Tratado de Ginecología

Sociedad Española de Ginecología y Obstetricia (SEGO)

Tratado de Ginecología

3ª edición

Directores

Juan Mario Troyano Luque
Catedrático, Departamento de Obstetricia y Ginecología, Pediatría, Medicina Preventiva y Salud Pública, Toxicología, Medicina Legal y Forense y Parasitología, Universidad de la Laguna, Santa Cruz de Tenerife.
Director del Máster de Formación Permanente en Ginecología y Obstetricia de la SEGO.

María Jesús Cancelo Hidalgo
Jefa del Servicio de Ginecología y Obstetricia, Hospital Universitario de Guadalajara.
Profesora Titular, Departamento de Cirugía, Ciencias Médicas y Sociales, Facultad de Medicina y Ciencias de la Salud, Universidad de Alcalá, Alcalá de Henares, Madrid.
Directora del Máster de Formación Permanente en Ginecología y Obstetricia de la SEGO.

Raquel Oliva Sánchez
Facultativa Especialista de Área, Unidad de Oncología Ginecológica, Servicio de Ginecología y Obstetricia, Hospital Clínico Universitario Virgen de la Arrixaca, El Palmar, Murcia.
Profesora Asociada, Departamento de Obstetricia y Ginecología, Facultad de Medicina, Universidad de Murcia.
Directora del Máster de Formación Permanente en Ginecología y Obstetricia de la SEGO.

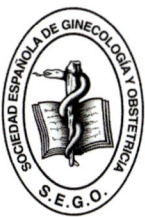

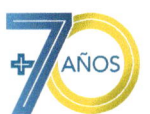 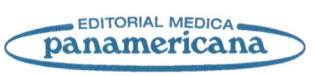

Desde 1953 formando Profesionales de la Salud

Buenos Aires - Bogotá - Madrid - México
www.medicapanamericana.com

1.ª edición, 2003
2.ª edición, 2013
3.ª edición, abril 2025

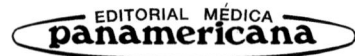

Visite nuestra página web:
http://www.medicapanamericana.com

ARGENTINA
Maipú, 1300, piso 3 (C1006ACT)
Ciudad Autónoma de Buenos Aires, Argentina
Tel.: (54-11) 5031-6919
e-mail: cinfo@medicapanamericana.com

COLOMBIA
Carrera 7a A. N.º 69-19 - Bogotá DC - Colombia
Tel.: (57-1) 235-4068
e-mail: infomp@medicapanamericana.com.co

ESPAÑA
Sauceda, 10 - 5ª planta - 28050 Madrid, España
Tel.: (34-91) 131-78-00 /
e-mail: info@medicapanamericana.es

MÉXICO
Av. Miguel de Cervantes Saavedra, n.º 233, piso 8, oficina 801
Col. Granada, Alcaldía Miguel Hidalgo
CP 11520 Ciudad de México, México
Tel.: (5255) 5250 0664
e-mail: infomp@medicapanamericana.com.mx

ISBN: 978-84-1106-228-2 (Versión impresa + Versión digital)
ISBN: 978-84-1106-229-9 (Versión digital)

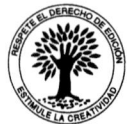
© 2025, EDITORIAL MÉDICA PANAMERICANA, S.A.
Sauceda, 10 - 5ª planta - 28050 Madrid - España
Depósito legal: M-5510-2025
Impreso en España

Coordinadores

Díez Lázaro, Santiago
Facultativo Especialista de Área, Unidad de Endoscopia Ginecológica, Servicio de Ginecología y Obstetricia, Hospital Universitario de Cruces, Baracaldo, Vizcaya.

Engels Calvo, Virginia
Facultativa Especialista de Área, Unidad de Reproducción Asistida, Servicio de Ginecología y Obstetricia, Hospital Universitario La Paz, Madrid.

Guijarro Campillo, Alberto Rafael
Facultativo Especialista de Área, Unidad de Oncología Ginecológica, Servicio de Ginecología y Obstetricia, Hospital Clínico Universitario Virgen de la Arrixaca, El Palmar, Murcia.
Profesor Colaborador, Facultad de Medicina, Universidad de Murcia.

Marín Sánchez, María del Pilar
Jefa del Servicio de Ginecología y Obstetricia, Hospital Clínico Universitario Santa Lucía, Cartagena, Murcia.

Martín Martínez, Alicia Inmaculada
Jefa de Departamento, Servicio de Ginecología y Obstetricia, Complejo Hospitalario Universitario Insular Materno-Infantil, Las Palmas de Gran Canaria, Las Palmas.
Profesora Contratada Doctora Vinculada, Departamento de Ciencias Médicas y Quirúrgicas, Facultad de Ciencias de la Salud, Universidad de Las Palmas de Gran Canaria, Las Palmas.

Oliva Sánchez, Raquel
Facultativa Especialista de Área, Unidad de Oncología Ginecológica, Servicio de Ginecología y Obstetricia, Hospital Clínico Universitario Virgen de la Arrixaca, El Palmar, Murcia.
Profesora Asociada, Departamento de Obstetricia y Ginecología, Facultad de Medicina, Universidad de Murcia.
Directora del Máster de Formación Permanente en Ginecología y Obstetricia de la SEGO.

Rodríguez Jiménez, María José
Facultativa Especialista de Área, Servicio de Ginecología y Obstetricia, Hospital Universitario Infanta Sofía, San Sebastián de los Reyes, Madrid.
Profesora Asociada, Departamento de Ginecología y Obstetricia, Facultad de Medicina, Universidad Europea, Villaviciosa de Odón, Madrid.

Rodríguez-Tabernero Martín, Luis
Director Médico, Clínicas Vida, Grupo Recoletas Salud.

Autores

Artola Irazabal, Izaskun
Facultativa Especialista de Área, Unidad de Patología Mamaria, Servicio de Ginecología y Obstetricia, Hospital Universitario de Cruces, Baracaldo, Vizcaya.
Profesora Asociada, Departamento de Especialidades Médico-Quirúrgicas, Facultad de Medicina y Enfermería, Universidad del País Vasco, Baracaldo, Vizcaya.

Azkuenaga Fernández, Ainhoa
Facultativa Especialista de Área, Unidad de Patología Orgánica Benigna y Ecografía Ginecológica, Servicio de Ginecología y Obstetricia, Hospital Universitario de Cruces, Baracaldo, Vizcaya.

Barahona Orpinell, Manel
Facultativo Especialista de Área, Unidad de Gestión Clínica, Servicio de Ginecología y Obstetricia, Hospital Universitario Puerto Real, Cádiz.

Barrera Coello, Laura
Facultativa Especialista de Área, Servicio de Ginecología y Obstetricia, Hospital Universitario de Guadalajara.
Profesora Asociada, Área de Ginecología, Departamento de Cirugía, Ciencias Médicas y Sociales, Facultad de Medicina y Ciencias de la Salud, Universidad de Alcalá, Alcalá de Henares, Madrid.

Butrón Hinojo, Carmen Aisha
Facultativa Especialista de Área, Servicio de Ginecología y Obstetricia, Hospital Viamed Bahía de Cádiz, Cádiz.

Cancelo Hidalgo, María Jesús
Jefa del Servicio de Ginecología y Obstetricia, Hospital Universitario de Guadalajara.
Profesora Titular, Departamento de Cirugía, Ciencias Médicas y Sociales, Facultad de Medicina y Ciencias de la Salud, Universidad de Alcalá, Alcalá de Henares, Madrid.
Directora del Máster de Formación Permanente en Ginecología y Obstetricia de la SEGO.

Cánovas López, Laura
Facultativa Especialista de Área, Unidad de Ginecología Oncológica, Servicio de Ginecología y Obstetricia, Hospital Clínico Universitario Virgen de la Arrixaca, El Palmar, Murcia.
Profesora Asociada, Departamento de Cirugía, Pediatría, Obstetricia y Ginecología, Facultad de Medicina, Universidad de Murcia.

Carballo Rastrilla, Sonia
Facultativa Especialista de Área, Unidad de Suelo Pélvico, Servicio de Ginecología y Obstetricia, Complejo Hospitalario Universitario Insular Materno-Infantil, Las Palmas de Gran Canaria, Las Palmas.

Céspedes Casas, María del Carmen
Facultativa Especialista de Área, Servicio de Ginecología y Obstetricia, Hospital General Universitario de Ciudad Real.
Profesora Asociada, Área de Ginecología y Obstetricia, Departamento de Ciencias Sociales, Facultad de Medicina y Ciencias de la Salud, Universidad de Castilla la Mancha, Ciudad Real.

Cobos Baena, Patricia
Facultativa Especialista de Área, Unidad de Patología Mamaria, Servicio de Ginecología y Obstetricia, Hospital Universitario de Cruces, Baracaldo, Vizcaya.
Profesora Asociada, Área de Ginecología y Obstetricia, Departamento Médico-Quirúrgico, Facultad de Medicina, Universidad del País Vasco, Baracaldo, Vizcaya.

Crespo Criado, Marta
Facultativa Especialista de Área, Servicio de Ginecología y Obstetricia, Hospital Universitario de Guadalajara.
Colaboradora Docente, Área de Ginecología, Departamento de Ciencias de la Salud, Facultad de Medicina y Ciencias de la Salud, Universidad de Alcalá, Alcalá de Henares, Madrid.

Cusidó Gimferrer, Maite
Jefa del Servicio de Ginecología, Hospital HM Nou Delfos, Barcelona.

De la Viuda García, Esther María
Facultativa Especialista de Área, Clínica Palacios, Gabinete Médico Velázquez, Madrid.

Díaz Recuero, José Luis
Facultativo Especialista de Área, Servicio de Dermatología, Hospital Fundación Jiménez Díaz, Madrid.

Díez Lázaro, Santiago
Facultativo Especialista de Área, Unidad de Endoscopia Ginecológica, Servicio de Ginecología y Obstetricia, Hospital Universitario de Cruces, Baracaldo, Vizcaya.

Engels Calvo, Virginia
Facultativa Especialista de Área, Unidad de Reproducción Asistida, Servicio de Ginecología y Obstetricia, Hospital Universitario La Paz, Madrid.

Estrada Álvarez, Tyrone
Facultativo Especialista de Área, Servicio de Ginecología y Obstetricia, Hospital General Universitario de Ciudad Real.
Colaborador Docente, Área de Ginecología, Facultad de Medicina, Universidad de Castilla la Mancha, Ciudad Real.

Fernández Mederos, Abián
Facultativo Especialista de Área, Unidad de Suelo Pélvico, Servicio de Ginecología y Obstetricia, Complejo Hospitalario Universitario Insular Materno-Infantil, Las Palmas de Gran Canaria, Las Palmas.

Fernández Olmedilla, Laura
Responsable del Programa de Ovodonación, Área de Reproducción Asistida y Ginecología, Servicio de Medicina de la Reproducción, Clínica Instituto Valenciano de Infertilidad, Murcia.

Ferreira Gutiérrez, Elisa
Médica Interna Residente, Servicio de Ginecología y Obstetricia, Hospital Clínico Universitario Virgen de la Arrixaca, El Palmar, Murcia.

García García, Elena
Facultativa Especialista de Área, Unidad de Reproducción Asistida, Servicio de Ginecología y Obstetricia, Hospital Clínico Universitario, Valladolid.
Profesora Asociada, Área de Obstetricia y Ginecología, Departamento de Pediatría, Inmunología, Obstetricia y Ginecología, Nutrición y Bromatología, Psiquiatría e Historia de la Ciencia, Facultad de Medicina, Universidad de Valladolid.

Garrido Esteban, Rosa Ana
Facultativa Especialista de Área, Servicio de Ginecología y Obstetricia, Hospital Universitario de Toledo.

Giménez Peralta, Iván
Director Médico, Unidad de Reproducción, Hospital HLA Mediterráneo, Almería.

Godoy Alba, Cristina
Facultativa Especialista de Área, Servicio de Anatomía Patológica, Hospital General Universitario Reina Sofía, Murcia.
Profesora Asociada, Departamento de Oftalmología, Optometría, Otorrinolaringología y Anatomía Patológica, Facultad de Ciencias de la Salud, Universidad de Murcia.

Goitia Ibarra, Mikel
Facultativo Especialista de Área, Unidad de Patología Orgánica Benigna, Servicio de Ginecología y Obstetricia, Hospital Universitario de Cruces, Baracaldo, Vizcaya.

Gómez Sánchez, David
Facultativo Especialista de Área, Servicio de Ginecología y Obstetricia, Hospital Álvaro Cunqueiro, Vigo, Pontevedra.

Guijarro Campillo, Alberto Rafael
Facultativo Especialista de Área, Unidad de Oncología Ginecológica, Servicio de Ginecología y Obstetricia, Hospital Clínico Universitario Virgen de la Arrixaca, El Palmar, Murcia.
Profesor Colaborador, Facultad de Medicina, Universidad de Murcia.

Herrera Muñoz, Alejandra María
Facultativa Especialista de Área, Unidad de Ginecología General y Menopausia, Servicio de Ginecología y Obstetricia, Hospital Universitario de Poniente, El Ejido, Almería.

Juan Pérez, Almudena
Médica Interna Residente, Servicio de Ginecología y Obstetricia, Hospital Clínico Universitario Virgen de la Arrixaca, El Palmar, Murcia.

Lago Leal, Víctor
Facultativo Especialista de Área, Unidad de Ginecología Oncológica, Servicio de Ginecología y Obstetricia, Hospital Universitario y Politécnico La Fe, Valencia.
Profesor Asociado, Departamento de Medicina, Facultad de Medicina, Universidad CEU Cardenal Herrera, Valencia.

Lubián López, Daniel María
Jefe del Servicio de Obstetricia y Ginecología, Hospital Quironsalud Campo de Gibraltar, Hospital Viamed Bahía de Cádiz, Hospital San Juan Grande de Jerez, Cádiz.
Profesor Titular, Departamento Materno-Infantil y Radiología, Facultad de Medicina, Universidad de Cádiz y Hospital Universitario de Jerez de la Frontera, Cádiz.

Lubián Tejero, Daniel María
Graduado en Medicina y Cirugía.

Llamas Sarriá, Micaela Ana
Médica Interna Residente, Servicio de Ginecología y Obstetricia, Hospital Clínico Universitario Virgen de la Arrixaca, El Palmar, Murcia.

Marín Sánchez, María del Pilar
Jefa del Servicio de Ginecología y Obstetricia, Hospital Clínico Universitario Santa Lucía, Cartagena, Murcia.

Martí Edo, Marina
Facultativa Especialista de Área, Servicio de Ginecología y Obstetricia, Hospital General Universitario de Ciudad Real.
Tutora de Residentes, Departamento de Obstetricia y Ginecología, Facultad de Medicina, Universidad de Castilla la Mancha, Ciudad Real.

Martín Bayón, Tina Aurora
Facultativa Especialista de Área, Área de Cáncer de Mama, Unidad de Patología Mamaria, Servicio de Ginecología y Obstetricia, Hospital General Universitario Dr. Balmis, Alicante.
Profesora Asociada, Departamento de Salud Pública, Historia de la Ciencia y Ginecología, Facultad de Medicina, Universidad Miguel Hernández, Elche, Alicante.

Martín Martínez, Alicia Inmaculada
Jefa de Departamento, Servicio de Ginecología y Obstetricia, Complejo Hospitalario Universitario Insular Materno-Infantil, Las Palmas de Gran Canaria, Las Palmas.
Profesora Contratada Doctora Vinculada, Departamento de Ciencias Médicas y Quirúrgicas, Facultad de Ciencias de la Salud, Universidad de Las Palmas de Gran Canaria, Las Palmas.

Martín Rodríguez, Ana Laura
Facultativa Especialista de Área, Servicio de Anatomía Patológica, Hospital de la Vega Lorenzo Guirao, Cieza, Murcia.

Mendoza Ladrón de Guevara, Nicolás
Catedrático de Obstetricia y Ginecología, Facultad de Medicina, Universidad de Granada.

Monte Mercado, Juan Carlos
Director Clínica Monte Mercado, Guadalajara.

Morales Serrano, María Luisa
Facultativa Especialista de Área, Servicio de Ginecología y Obstetricia, Hospital Virgen de Altagracia, Manzanares, Ciudad Real.

Morales Sierra, Sara
Jefa de Sección de Ginecología, Coordinadora de la Unidad de Ginecología Oncológica, Servicio de Ginecología y Obstetricia, Hospital Infanta Leonor, Madrid.
Profesora Asociada, Departamento de Ginecología, Facultad de Medicina, Universidad Complutense, Madrid.

Navarro Gutiérrez, Cristina
Facultativa Especialista de Área, Área de Oncología Ginecológica, Unidad de Patología Mamaria, Servicio de Ginecología y Obstetricia, Hospital Universitario de Poniente, El Ejido, Almería.

Nieto Díaz, Aníbal
Catedrático de Obstetricia y Ginecología, Facultad de Medicina, Universidad de Murcia.
Jefe del Servicio de Ginecología y Obstetricia, Hospital Clínico Universitario Virgen de la Arrixaca, El Palmar, Murcia.

Nieto Pascual, Laura
Facultativa Especialista de Área, Servicio de Obstetricia y Ginecología. Hospital Universitario Reina Sofía, Córdoba.

Núñez Arcas, Paloma
Facultativa Especialista de Área, Servicio de Ginecología y Obstetricia, Hospital Universitario de Guadalajara.

Núñez Pellitero, Celia
Facultativa Especialista de Área, Servicio de Ginecología y Obstetricia, Hospital Santa Bárbara, Puertollano, Ciudad Real.

Ñíguez Sevilla, Isabel
Facultativa Especialista de Área, Unidad de Suelo Pélvico, Servicio de Ginecología y Obstetricia, Hospital Clínico Universitario Virgen de la Arrixaca, El Palmar, Murcia.

Oliva Sánchez, Raquel
Facultativa Especialista de Área, Unidad de Oncología Ginecológica, Servicio de Ginecología y Obstetricia, Hospital Clínico Universitario Virgen de la Arrixaca, El Palmar, Murcia.
Profesora Asociada, Área de Oncología Ginecológica, Departamento de Obstetricia y Ginecología, Facultad de Medicina, Universidad de Murcia.
Directora del Máster de Formación Permanente en Ginecología y Obstetricia de la SEGO.

Orenes Moreno, María
Facultativa Especialista de Área, Servicio de Ginecología y Obstetricia, Hospital Vega Baja, Orihuela, Alicante.

Ortiz González, Ana
Facultativa Especialista de Área, Servicio de Anatomía Patológica, Complejo Hospitalario Universitario de Cartagena, Murcia.

Pelayo Delgado, Irene María
Facultativa Especialista de Área, Servicio de Ginecología y Obstetricia, Hospital Ramón y Cajal, Madrid.
Profesora Asociada, Área de Ginecología, Facultad de Medicina y Ciencias de la Salud, Universidad de Alcalá, Alcalá de Henares, Madrid.

Pelayo Delgado, María del Mar
Facultativa Especialista de Área, Unidad de la Mujer, Servicio de Radiodiagnóstico, Hospital HM Rivas, Rivas-Vaciamadrid, Madrid.

Pérez de Aguado Rodríguez, Marta
Médica Interna Residente, Servicio de Ginecología y Obstetricia, Hospital Universitario La Paz, Madrid.

Portillo Muñoz, Sara
Facultativa Especialista de Área, Unidad de Ginecología, Servicio de Ginecología y Obstetricia, Hospital General Universitario de Ciudad Real.
Colaboradora Docente, Departamento de Obstetricia y Ginecología, Facultad de Medicina, Universidad de Castilla la Mancha, Ciudad Real.

Rahmouni Samani, Omar
Facultativo Especialista de Área, Unidad de Oncología Ginecológica, Servicio de Ginecología y Obstetricia, Hospital Clínico Universitario Virgen de la Victoria, Málaga.

Rego Tejeda, María Teresa
Facultativa Especialista de Área, Servicio de Ginecología y Obstetricia, Hospital Universitario de Guadalajara.

Remezal Solano, Manuel
Facultativo Especialista de Área, Unidad Ginecológica de Área, Servicio de Ginecología y Obstetricia, Hospital Clínico Universitario Virgen de la Arrixaca, El Palmar, Murcia.
Colaborador Docente, Departamento de Medicina, Facultad de Ciencias de la Salud, Universidad Católica San Antonio de Murcia.

Rodríguez Jiménez, Bibiana
Facultativa Especialista de Área, Servicio de Ginecología y Obstetricia, Hospital Materno-Infantil Princesa Leonor, Almería.

Rodríguez Jiménez, María José
Facultativa Especialista de Área, Servicio de Ginecología y Obstetricia, Hospital Universitario Infanta Sofía, San Sebastián de los Reyes, Madrid.
Profesora Asociada, Departamento de Ginecología y Obstetricia, Facultad de Medicina, Universidad Europea, Villaviciosa de Odón, Madrid.

Rodríguez-Tabernero Martín, Luis
Director Médico, Clínicas Vida, Grupo Recoletas Salud.

Romero Domínguez, Marina
Facultativa Especialista de Área, Servicio de Ginecología y Obstetricia, Hospital Quironsalud, Málaga.

Rubio Arroyo, María del Mar
Facultativa Especialista de Área, Servicio de Ginecología y Obstetricia, Hospital Universitario de Donostia.
Colaboradora Docente, Área de Ginecología, Departamento de Ciencias de la Salud, Facultad de Medicina y Ciencias de la Salud, Universidad de Alcalá, Alcalá de Henares, Madrid.

Ruipérez Pacheco, Estefanía
Facultativa Especialista de Área, Servicio de Ginecología y Obstetricia, Hospital Universitario de Guadalajara.

Ruiz Boluda, María Inmaculada
Médica Interna Residente, Servicio de Ginecología y Obstetricia, Hospital Clínico Universitario Virgen de la Arrixaca, El Palmar, Murcia.

San Frutos Llorente, Luis Manuel
Jefe del Servicio de Obstetricia y Ginecología, Hospital Universitario Santa Cristina, Madrid.
Profesor Colaborador, Departamento de Obstetricia y Ginecología, Facultad de Ciencias Biomédicas, Universidad Europea, Villaviciosa de Odón, Madrid.

Sánchez Ferrer, María Luisa
Jefa de Sección de Ginecología y Obstetricia, Hospital Clínico Universitario Virgen de la Arrixaca, El Palmar, Murcia.
Profesora Titular, Departamento de Cirugía, Pediatría, Obstetricia y Ginecología, Universidad de Murcia.

Sánchez Romero, Javier
Facultativo Especialista de Área, Área de Diagnóstico Prenatal, Unidad de Medicina Materno-Fetal, Servicio de Ginecología y Obstetricia, Hospital Clínico Universitario Virgen de la Arrixaca, El Palmar, Murcia.
Profesor Colaborador, Departamento de Obstetricia y Ginecología, Cirugía y Pediatría, Facultad de Medicina, Universidad de Murcia.

Sánchez Torres, Damián Ángel
Facultativo Especialista de Área, Unidad de Patología del Tracto Genital Inferior y Unidad de Ginecología Oncológica, Servicio de Ginecología y Obstetricia, Hospital Universitario Infanta Leonor, Madrid.
Colaborador Docente, Área de Ginecología y Obstetricia, Departamento de Salud Pública y Materno-Infantil, Facultad de Medicina, Universidad Complutense, Madrid.

Sánchez-Mateos Enrique, María Rosa
Facultativa Especialista de Área, Servicio de Ginecología y Obstetricia, Hospital Virgen del Castillo, Yecla, Murcia.

Sancho Saúco, Javier
Facultativo Especialista de Área, Servicio de Ginecología y Obstetricia, Hospital Universitario Ramón y Cajal, Madrid.
Profesor Asociado, Departamento de Obstetricia y Ginecología, Facultad de Medicina y Ciencias de la Salud, Universidad de Alcalá, Alcalá de Henares, Madrid.

Tapiador Albertos, Silvia María
Facultativa Especialista de Área, Unidad de Ginecología y Obstetricia, Hospital Torrecárdenas, Hospital Materno-Infantil Princesa Leonor, Almería.

Urquijo Beamonte, Elena
Facultativa Especialista de Área, Unidad de Endoscopia Ginecológica, Servicio de Ginecología y Obstetricia, Hospital Universitario de Cruces, Baracaldo, Vizcaya.

Velasco Sánchez, Esther
Facultativa Especialista de Área, Unidad de Ginecología Oncológica, Servicio de Ginecología y Obstetricia, Hospital Universitario Reina Sofía, Madrid.

Prólogo a la 3ª edición

La ginecología y obstetricia, como especialidad médica, se encuentra en constante evolución. Debe adaptarse a los avances científicos y tecnológicos que nos permiten ofrecer una atención cada vez más precisa y personalizada a las mujeres, todo ello modulado por los cambios sociales. En este contexto, la formación continua y la actualización de conocimientos se convierten en pilares fundamentales para garantizar una práctica clínica de excelencia.

La Sociedad Española de Ginecología y Obstetricia (SEGO) ha desempeñado, desde su fundación en 1874, un papel crucial en el fomento de la formación de sus asociados. A través de congresos, cursos, seminarios, documentos de consenso, guías de asistencia práctica, «píldoras», *webinars* y publicaciones especializadas, nuestra Sociedad ha sido y sigue siendo un faro que guía el desarrollo profesional de ginecólogos y obstetras en todas las etapas de su carrera. Este compromiso con la educación médica continuada no solo beneficia a los profesionales, sino que repercute directamente en la calidad de la atención que reciben las mujeres en todos los momentos de su vida.

En este sentido, la obra que tiene en sus manos es un testimonio más de este esfuerzo colectivo por elevar los estándares y el conocimiento de nuestra especialidad. Esta obra no habría sido posible sin la generosa contribución de numerosos autores que, con dedicación y altruismo, han volcado en estas páginas su gran experiencia y conocimientos. A todos ellos, nuestro más sincero agradecimiento por su inestimable aportación a la comunidad médica y, por extensión, a la salud de la mujer.

Mención especial merecen los coordinadores de esta obra, quienes han asumido la ardua tarea de dar coherencia y estructura a un compendio tan amplio y diverso de conocimientos. Su visión, experiencia y capacidad de síntesis han sido fundamentales para que este tratado se convierta en una herramienta de consulta indispensable para estudiantes, residentes y especialistas en ginecología y obstetricia.

No podemos concluir este prólogo sin dedicar unas palabras de profundo agradecimiento a las verdaderas protagonistas de nuestra labor: las mujeres. Son ellas quienes, con su confianza en nuestro trabajo, nos impulsan a mejorar día a día. La salud y el bienestar de la mujer en todas las etapas de su vida son el objetivo último que guía nuestra práctica clínica, nuestra investigación y nuestra docencia.

Este tratado aspira a ser un reflejo fiel de ese compromiso con la excelencia en la atención a la mujer. Desde la infancia hasta la senectud, pasando por el embarazo y el parto, la ginecología y obstetricia abarca un amplio espectro de situaciones vitales en las que nuestro papel como profesionales de la salud puede marcar una diferencia significativa.

En un mundo en constante cambio, donde los roles de género se redefinen y las expectativas de salud evolucionan, nuestra especialidad debe estar a la altura de los nuevos desafíos. La medicina personalizada, la atención centrada en la mujer y el respeto a la diversidad son conceptos que deben guiar nuestra práctica clínica y que encuentran su reflejo en las páginas de este tratado.

Invitamos a todos los lectores a sumergirse en esta obra con espíritu crítico y mente abierta. Que sea este libro no solo una fuente de conocimiento, sino también una inspiración para seguir investigando, aprendiendo y, sobre todo, para mantener viva la vocación de servicio que nos une a todos los profesionales de la ginecología y obstetricia.

Porque detrás de cada avance científico, de cada nueva técnica quirúrgica, de cada protocolo actualizado, está el rostro de una mujer cuya vida podemos mejorar. Ese es nuestro mayor estímulo y nuestra más alta responsabilidad.

Con la esperanza de que este tratado contribuya significativamente a la formación de los profesionales actuales y futuros, y con la certeza de que redundará en una mejor atención a la salud de la mujer, les invitamos a recorrer sus páginas y a hacer suyo el conocimiento que en ellas se ha volcado.

La salud y el bienestar de la mujer son nuestro norte. Que este tratado sea una brújula fiable en ese viaje que emprendemos juntos hacia una atención ginecológica y obstétrica de excelencia.

María Jesús Cancelo Hidalgo

Prólogo a la 1ª edición

Tengo el gran placer de presentar una de las obras más emblemáticas de la Sociedad Española de Ginecología y Obstetricia, el *Tratado de Ginecología y Obstetricia*. Esta obra consta de 223 capítulos y un CD con cinco anexos (Protocolos Asistenciales, Documentos de Consenso, Consentimientos Informados, Cartera de Servicios y los Indicadores de Calidad). Su edición, en dos tomos, con un total de 2.012 páginas, es una muestra de las dificultades superadas y de los contenidos de la misma. La obra, realizada por más de 350 especialistas (la práctica totalidad de los Catedráticos, Jefes de Servicio, Líderes científicos, etc.) hace que no haya hospital o centro representativo de España que no esté reflejado de alguna forma en el libro. Además, se ha invitado a más de 15 líderes de opinión latinoamericanos a que formen parte del grupo de autores, con el fin de que el libro tenga un mayor impacto y un valor añadido, especialmente para esa área.

La Ginecología y la Obstetricia han sufrido en los últimos años un importante cambio tanto doctrinal como técnico, de manera que se ha incorporado un gran número de nuevos aspectos en las distintas ramas de nuestra especialidad. La moderna Medicina se basa en la interacción de diversos profesionales con el objetivo de conseguir, como decía Short en su día, la máxima cantidad y la máxima calidad de vida. Con el advenimiento de una cada vez más sofisticada tecnología, se ha podido ir adentrando en esa «caja de Pandora» que constituía hasta hace poco el cuerpo científico, de manera que han llegado a asentarse conceptos como el del feto como un verdadero paciente, que la mujer posmenopáusica sea motivo de atención especial, o que el cáncer ginecológico deje de ser visto como una sumisión ante la enfermedad, para devenir un importante campo de estudio y terapia efectiva. Por lo tanto, los equipos terapéuticos se enfrentan a «pacientes» absolutamente distintas, con intereses y planteamientos diferentes, y con metodologías de estudio y estrategias terapéuticas y, asimismo, distintas. En este sentido, hemos visto cómo en muy poco tiempo se ha llegado a descubrir un número importante de patologías, que daban explicación a otras tantas situaciones anómalas, algunas de las cuales pueden ser manipulables y corregibles.

Es menester poner una especial atención en un hecho que entendemos muy significativo. Cuando se analiza la literatura actual, frecuentemente se halla una importante disparidad de criterios y de pautas ante situaciones parecidas. Nuestro trabajo en equipo ha hecho una labor de gran mérito que consiste en cotejar esas informaciones con nuestras propias experiencias y, a su vez, tamizarlas con los preceptos de la medicina de la evidencia, de forma que el análisis, las discusiones fisiopatológicas, las pautas y las guías de actuación sugeridas tienen el aval de la Institución, así como el marchamo de la Medicina de la evidencia, de manera que aquellas que no están bien testadas, no se aportan como elementos fundamentales. Así mismo, dentro de las distintas opciones, se ha escogido aquella que demuestre ser la más eficiente, amén de efectiva y eficaz. Esto tiene un especial interés cuando se habla de ciertas pruebas complementarias o de ciertas estrategias terapéuticas.

La forma en la que se ha desarrollado la obra, es la propia de un tratado, y ha querido tener por base el programa que constituye el marco de referencia de nuestra especialidad, añadiéndole aspectos diversos que van desde los históricos, epidemiológicos y economicistas, hasta los médico-legales. Este escenario, demasiado rígido y a veces muy ajeno a los principios elementales del quehacer médico, obliga a que las normas y preceptos técnicos queden perfectamente reflejados y existan los mecanismos adecuados de control a fin de preservar los intereses de todos (enfermo, proveedor y médico). Este escenario, además, ha impuesto una serie de requisitos imprescindibles, entre los que destaca el respeto al papel que cada uno tiene dentro de la acción médica. A fin de que el enfermo pueda confiar su decisión al facultativo elegido, éste debe antes proporcionarle un nivel de conocimiento adecuado (tanto en términos de cantidad como de calidad), hecho no siempre fácil. En este sentido, las Sociedades Científicas tienen un papel enormemente relevante cuando, fruto de consensos entre profesionales, se establecen guías de actuación, en las que se estipulan distintas estrategias curativas, de manera que cada paciente pueda encontrar su mejor solución («traje a medida»). Esta herramienta, denominada habitualmente Protocolos de Actuación o Protocolos Clínicos, es el referente para que el profesional muestre al enfermo las distintas alternativas terapéuticas a su caso particular. Decir el referente no significa, ni mucho menos, la norma de obligado cumplimiento, dado que, en las circunstancias en que el profesional entienda, pueden no ser aplicables. El enfermo, dentro de su poco conocimiento médico, ha de ser informado para que pueda elegir entre alternativas. Esta acción, paradigma de la relación médico-paciente, es la base de lo que se entiende por Consentimiento Informado, acto de repercusión legal y de obligado cumplimiento según la Ley General de Sanidad. Pues bien, toda esa metodología se ha querido plasmar en los diversos capítulos del Tratado.

La obra se complementa con la edición de un CD que contiene toda una serie de informaciones relevantes entre las que quisiera destacar los Protocolos Asistenciales y de Procedimientos de nuestra Sociedad, muchos de ellos ya actualizados en los últimos tiempos. Ni que decir tiene que estas guías de actuación implican toda una serie de tributos entre las que destacaríamos que no suplen en modo alguno al bagaje doctrinal que el responsable asistencial ha de poseer; es decir, no es un manual ni un libro de texto; es simplemente un libro de protocolos. En segundo lugar, hemos de destacar que se trata de unos protocolos para ser utilizados en centros de cualquier nivel. Por último, y concatenado con lo anterior, el personal que ha de utilizarlos (todo el equipo) ha de estar familiarizado con los elementos tratados. En este mismo sentido, debe remarcarse que el personal de soporte al equipo médico ha de utilizar estos protocolos como punto de referencia, pero no como verdaderas guías de actuación. Es más, de estos protocolos han de derivarse las actuaciones de enfermería a través de sus correspondientes protocolos. De ahí que, como resumen final, estos protocolos sean puntos de referencia para los profesionales, que, según cada caso, adecuarán de manera pertinente.

Además, se incluyen los Documentos de Consenso de la SEGO, verdaderos puntos de referencia ante multitud de circunstancias, y que han significado un gran bagaje científico para nuestra entidad. En el CD, se incluyen todos los editados hasta el momento; es decir, 24 documentos.

Por otro lado, se han incluido los Consentimientos Informados que, una vez revisados y ampliados, son la base que utilizarán una gran cantidad de profesionales. Cada uno de ellos ha sido concienzudamente discutido y avalado por las instancias judiciales pertinentes, lo cuál les da un valor añadido muy importante.

Asimismo, en ese CD se incluyen también los indicadores de calidad de la Sociedad. Estos indicadores, fruto de la colaboración con la Fundación Avedis Donabedian, han representado una herramienta de incalculable valor para identificar zonas de mejora en los Servicios de Ginecología y Obstetricia.

Por último, se incluye además la Cartera de Servicios de la SEGO, elemento de gran valor para los planificadores asistenciales, dado que se define cada proceso, y se establece quién debe realizarlo, dónde, con qué y con qué resultado. Consideramos de gran valor esta aportación.

Por lo tanto, el CD es un complemento al Tratado que ha de constituir un elemento de utilidad alta y frecuente por parte de los especialistas en el ejercicio de su profesión.

Quisiera agradecer a todos los autores del Tratado el esfuerzo realizado para adecuarse a las normas editoriales, no sólo en los aspectos de extensión, sino también en los plazos de realización, así como su pulcra redacción de los distintos capítulos. Sin su maestría en el arte de la docencia y de la literatura médica, no habría podido redactarse esta obra. Así mismo, no tengo palabras de agradecimiento a los coordinadores de las distintas secciones del Tratado. Han hecho un esfuerzo denodado, armonizando la información y realizando funciones de ensamblaje entre autores tan diversos y a veces tan lejanos en el espacio.

Y a Editorial Panamericana, la esmerada edición del Tratado, haciendo gala de su profesionalidad, a la que ya nos tiene acostumbrados. El maquetado, la composición, así como la calidad de los elementos, son fuera de lo común. El esfuerzo editorial, el gran trabajo de coordinación y la pasión por las cosas bien hechas no han pasado desapercibidos, y el resultado ahí está. Una obra emblemática y de calidad envidiable.

Espero que guste a todos los profesionales, y, así mismo, deseamos que se transforme en la obra de consulta y herramienta de trabajo más utilizada por todos. Por la calidad de los autores y por el contenido de la misma, no cabe duda que será un referente de muchas escuelas y servicios, y, en todo caso, no habrá de faltar en ninguna de las bibliotecas de nuestros socios.

Luis Cabero Roura
Presidente de la SEGO

Prólogo a la 2ª edición

A la Sociedad Española de Ginecología y Obstetricia (SEGO), le corresponde, como a toda sociedad científica, analizar y difundir los últimos avances médicos y científicos e indicar sus aplicaciones clínicas, y debe hacerlo con un objetivo claro, que es el de ofrecer los medios para desarrollar la mejor asistencia posible en el cuidado de la salud de las mujeres y los fetos y, para ello, debe formar e informar a todos los médicos especialistas, de forma continuada, veraz y objetiva de todas estas aportaciones. En este sentido, entendemos que estos tratados son fundamentales.

La SEGO debe asumir la labor de liderazgo en la formación de todos los especialistas, entendiendo por liderazgo la actitud de guiar, de señalar un horizonte y un objetivo, de promover y suscitar ilusión y confianza. Entendemos que un liderazgo comporta tener ideas, doctrina y objetivos y, además, se debe comunicar con credibilidad y confianza, y esto es lo que se pretende con esta nueva edición del Tratado de Ginecología, Obstetricia y Medicina de la Reproducción.

Esta labor de liderazgo sólo es posible ejercerla con la colaboración, con el trabajo conjunto y coordinado de la mayoría de líderes de que disponemos en nuestra sociedad, cada uno en su campo, cada uno aportando los conocimientos y las bases científicas de los numerosos temas que constituyen nuestra especialidad. Esta suma de aportaciones –todas ellas de un nivel científico elevado, pero, al mismo tiempo, asequible, incluso, para el lector no especializado– hace posible que esta obra que estamos prologando sea conocida y valorada por todos nuestros socios.

La oportunidad de que esta suma de aportaciones constituya una obra única y coherente sólo es posible mediante una dirección y coordinación excepcional, y ésta corresponde al Prof. Ll. Cabero Roura, director ya de la primera edición. Su amplia experiencia en este campo así como su capacidad de trabajo y de convicción son imprescindibles para lograr cerrar una obra de este estilo, en donde se combinan, como hemos dicho, la selección de las evidencias científicas con los criterios personales y de las diferentes escuelas de nuestra especialidad que existen en España, sin perder en ningún momento una línea de coherencia y de consenso. Gracias, Lluis, por tu trabajo y, desde la SEGO, te emplazamos ya para que vayas preparando la tercera edición.

Felicitación y agradecimiento deben transmitirse también a todos los autores y coautores de todos y cada uno de los capítulos y, principalmente, a los diferentes coordinadores de las distintas partes del tratado. Es difícil hoy en día seleccionar, analizar, comparar y razonar las distintas aportaciones que se publican a diario y sacar de ellas todo el provecho posible, no para un caso determinado, sino para crear un cuerpo de doctrina que sirva para orientar una asistencia clínica de calidad. Gracias a todos a título personal y desde la SEGO, que es lo mismo que decir de todos y cada uno de los obstetras y ginecólogos no sólo de España, sino también de muchos países de habla hispánica.

Agradecimiento a la Editorial Médica Panamericana, con la cual venimos trabajando desde hace años, ya que conocemos el buen hacer en su trabajo y, además, nos consta el cariño con que trata las obras de nuestra Sociedad. Sabemos hoy en día la dificultad editorial existente para sacar adelante una obra de este estilo y, por ello, nuestro agradecimiento debe ser también mayor.

Gracias a todos.

José Mª Lailla Vicens
Presidente de la SEGO

Prefacio

Con gran satisfacción, la Sociedad Española de Ginecología y Obstetricia (SEGO) presenta el primer volumen de esta nueva edición del *Tratado de Ginecología y Obstetricia*, dedicado específicamente a la ginecología y la medicina de la reproducción. Esta obra representa un hito en la evolución de nuestro compromiso con la excelencia académica y asistencial, consolidándose como una herramienta imprescindible para los profesionales que se dedican al cuidado integral de la salud de las mujeres.

La decisión de dividir la obra en dos volúmenes responde a la necesidad de abordar con mayor profundidad y especialización las áreas de la ginecología y la obstetricia. Este primer tomo de la tercera edición del *Tratado de Ginecología y Obstetricia*, se centra en los fundamentos anatómicos, fisiológicos y clínicos de la ginecología, así como en los avances más recientes en la medicina de la reproducción. Desde los aspectos básicos hasta las técnicas más avanzadas, este volumen ofrece un enfoque actualizado y práctico, alineado con la evidencia científica más reciente.

En los últimos años, hemos sido testigos de una verdadera revolución en el diagnóstico y tratamiento de la patología ginecológica y esta es la razón para esta nueva edición. La introducción de técnicas de imagen avanzadas, como la ecografía de alta resolución, ha transformado nuestra capacidad para detectar y caracterizar enfermedades con una precisión sin precedentes.

Paralelamente, la cirugía ginecológica ha experimentado avances significativos que han transformado la atención a las pacientes, permitiendo intervenciones de gran precisión con incisiones mínimas, lo que se traduce en menos dolor postoperatorio y recuperaciones más rápidas. Para afecciones frecuentes como los miomas uterinos o la endometriosis, se han desarrollado tratamientos innovadores médicos y quirúrgicos que ofrecen alternativas adaptables a las necesidades de cada mujer. En el campo de la oncología, la cirugía mínimamente invasiva y las técnicas guiadas por fluorescencia están mejorando la detección precisa de ganglios centinelas, lo que permite abordajes más restrictivos y, por lo tanto, menos agresivos en el tratamiento de los cánceres ginecológicos.

Un área relevante que aborda este tratado es la prevención de enfermedades, explicando el papel de las campañas de cribado y el abordaje de las lesiones preneoplásicas.

Además, la visión integral de la salud de la mujer se ha plasmado en el abordaje de la atención a la anticoncepción, la menopausia o la esfera de la salud sexual y reproductiva, con la incorporación de novedosas estrategias como las que aporta la medicina regenerativa. La reproducción asistida ha experimentado un desarrollo exponencial, ofreciendo nuevas esperanzas a quienes buscan formar una familia. Estos avances se han producido en un contexto de profundos cambios sociales, donde el papel de la mujer ha evolucionado significativamente, demandando una atención médica que respete su autonomía y se adapte a sus nuevas realidades laborales y personales.

Queremos expresar nuestro más sincero agradecimiento a los coordinadores de este volumen, cuya visión y dedicación han sido fundamentales para estructurar y supervisar esta obra. Asimismo, reconocemos y agradecemos profundamente el esfuerzo de los numerosos autores que han contribuido con su experiencia y conocimiento. Cada uno de ellos ha sido cuidadosamente seleccionado por ser referente en su área, garantizando, así, un contenido riguroso y de alta calidad.

No podemos dejar de destacar la gran labor realizada por la Editorial Médica Panamericana. Su compromiso con la excelencia técnica y su atención al detalle han permitido que esta edición no solo sea un recurso académico valioso, sino también una obra visualmente atractiva y accesible para todos los lectores.

Confiamos en que este volumen será una guía esencial para estudiantes, residentes y especialistas, promoviendo el aprendizaje continuo y contribuyendo al desarrollo profesional. Desde la SEGO, reafirmamos nuestro compromiso con la formación médica de calidad y con el avance científico en beneficio del bienestar de las mujeres.

Los directores
Sociedad Española de Ginecología y Obstetricia (SEGO)
Abril 2025

Índice

Fundamentos

I

Anatomía del aparato genital femenino y de la mama

M. L. Sánchez Ferrer e I. Ñíguez Sevilla

OBJETIVOS

- Comprender que el conocimiento de la anatomía es fundamental para la exploración física y las técnicas quirúrgicas.
- Aplicar los conocimientos anatómicos a las disecciones quirúrgicas.
- Aprender la anatomía macroscópica y microscópica de la mama, así como su drenaje linfático.

ANATOMÍA DEL APARATO GENITAL FEMENINO

A continuación, se explican los componentes principales de la anatomía del aparato genital femenino.

La pelvis ósea

La pelvis ósea está formada por la confluencia del sacro con los dos coxales, articulándose mediante una diartroanfiartrosis reforzada por potentes ligamentos sacroilíacos posteriores y anteriores. Los huesos coxales están formados por la confluencia de tres puntos de osificación distintos que confluyen en la zona del cótilo para su articulación con el fémur o enartrosis coxofemoral.

La porción superior y articular con el sacro es el ilíaco, hueso ancho de la pala ilíaca ligeramente cóncavo en su superficie anterior y convexo en la posterior, el cual se une al hueso más inferior o isquion en la zona del cótilo y al hueso más anterior o pubis mediante una rama iliopúbica, quedando unidos el pubis y el isquion por la rama isquiopúbica. Estos elementos delimitan un orificio de aspecto triangular: el agujero obturador.

Al articularse los pubis entre sí (en la línea media mediante una sínfisis) acaban por cerrar un anillo, que al mover sincrónicamente los dos coxales en la zona de las articulaciones sacroilíacas permitirán los movimientos de nutación (aproximando el extremo distal del sacro y del coxis hacia atrás) y su opuesto o contranutación, importante en el momento del parto.

Si se observa la pelvis en una visión anterior, se verá el relieve del borde superior del ilíaco, cresta ilíaca, que, hacia delante, terminará en un relieve anterior o espina ilíaca anterosuperior, una ligera escotadura innominada y una espina anteroinferior. Desde ella y en la zona de la rama iliopúbica, hay un reborde agudo o cresta pectínea, continuándose por el reborde superior de la lámina cuadrilátera del pubis, donde medialmente se encuentra la espina púbica.

Igualmente es posible observar una línea que, desde el promontorio y las alas del sacro y la articulación sacroilíaca, se continúa con el reborde muy pronunciado del ilíaco en la porción inferior de su pala. Esta línea semilunar continúa con la cresta pectínea hasta la espina del pubis y su sínfisis. Es la llamada *línea innominada* o *estrecho superior* que divide a la pelvis en un espacio superior a esta (la pelvis mayor) y un espacio inferior (pelvis menor o excavación pélvica).

Si se observa desde atrás, se ve la cara posterior del sacro, la pala ilíaca con un reborde posterior con un engrosamiento supraarticular, la espina ilíaca posterosuperior y un reborde rugoso terminando en la zona inferior de la articulación, la espina ilíaca posteroinferior. Desde aquí, aparece una gran escotadura, ciática mayor, de concavidad posterior, que termina en una espina muy pronunciada: la espina ciática. Debajo de esta, entre esta y la tuberosidad isquiática, aparecerá otra escotadura de menor tamaño: la escotadura ciática menor.

 La estabilidad de la pelvis está reforzada por dos potentes ligamentos que, desde el sacro, se dirigen a la espina ciática del ilíaco: el ligamento sacroespinoso y otro más posterior (ligamento sacrotuberoso) que desde el sacro se dirige a la tuberosidad del isquion, donde se inserta cruzándose en aspa sobre el anterior.

Centrando el interés en la excavación pélvica, se verá en ella un contenido visceral y una serie de capas envolventes hasta el plano óseo y elementos de las paredes externas de la zona: el hipogastrio, las regiones inguinoabdominales e inguinocrurales, el periné, los genitales externos, y las regiones anales y glúteas.

Las paredes pélvicas

Como en el resto del tronco, existen un número importante de fascias o capas. Desde fuera hacia dentro, se encuentra la piel, la lámina de Camper (fundamentalmente integrada por abundante grasa), una fina capa de tejido fibroso o fascia de Scarpa, que dará paso a una capa integrada por músculos con sus propias fascias o en su caso por elementos óseos (huesos de la pelvis).

Por dentro de esta última capa, está en el abdomen la fascia *transversalis* que, en la zona de la excavación pélvica, formará la fascia endopélvica, y suele a su vez presentar dos capas: externa e interna, respectivamente. Esta última dará paso a una zona con células adiposas, la fascia preperitoneal y, por último, estará el peritoneo. Este presentará una lámina parietal que formará la cavidad o el saco peritoneal y una lámina visceral que cubrirá a todas las vísceras, a excepción del ovario, donde su superficie no está recubierta por el peritoneo, ya que se detiene en la zona de la línea de Rosser-Nelaton a fin de ovular en la cavidad para poder ser captados los óvulos por la trompa (**Fig. 1-1**).

A fin de que los vasos puedan llegar desde espacios extraperitoneales a las vísceras, se formarán pedículos o mesos, donde el peritoneo parietal se pone en contacto con el visceral. En la zona pélvica, al reflejarse el peritoneo sobre las vísceras pélvicas, se forman una serie de relieves que en la línea media se corresponden con el repliegue vesicouterino, o el fondo de saco rectouterino o de Douglas, flanqueado lateralmente por los ligamentos uterosacros. Lateralmente estarían las hojas anterior y posterior del peritoneo formando el ligamento ancho, condensado en su porción inferior por el ligamento cardinal de Mackenrodt.

También en la zona lateral, se encuentran unas fositas no muy pronunciadas, formadas por el peritoneo al recubrir elementos retroperitoneales: en la parte superior, al recubrir la división de la arteria ilíaca común en las externas e internas y las inserciones laterales del ligamento ancho, estará la fosa ovárica de Krause (donde suele situarse el ovario en la nulípara). Más abajo, en situación posterior a la ilíaca interna y ligeramente por encima del ligamento uterosacro, habrá otra ligera depresión: la fosita ovárica de Claudius (donde se sitúa el ovario en la multípara). Ambas fosas mantienen importantes relaciones con el uréter.

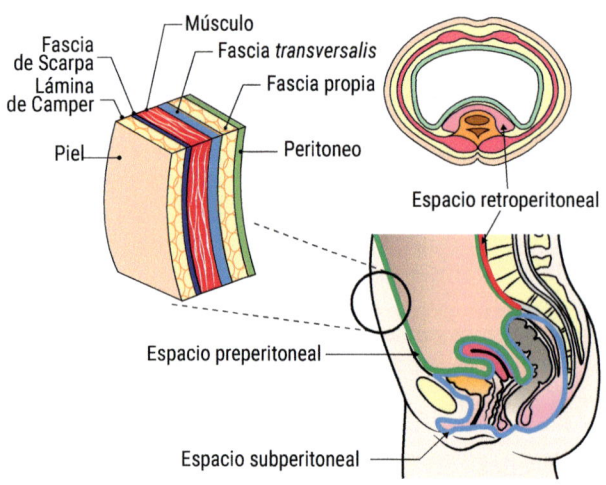

Figura 1-1. Capas y espacios pélvicos. Subdivisión de espacios extra-peritoneales.

Los espacios pélvicos

El *espacio o compartimento extraperitoneal* rodeará por fuera al peritoneo, entre este y la fascia *transversalis*. Este espacio, en principio virtual, presenta volúmenes distintos según la región. Así medialmente, está el espacio retroperitoneal, donde se encuentran los grandes vasos, los nervios esplácnicos y sus plexos, así como vasos linfáticos. Para algunos sería como un mediastino abdominal. Por delante, hay un espacio menor e infraumbilical, que se extiende desde el ombligo hasta el retropubis o espacio de Retzius. Lateralmente, el espacio retroperitoneal se extendería a la zona retrorrenal por detrás de la fascia de Zuckerkandl. Igualmente, el espacio de Retzius se continuaría lateralmente por el espacio de Bogros o retroinguinal, comunicándose ambos espacios laterales en la zona de la fosa ilíaca.

Hay un espacio inferior, infraperitoneal al que clásicamente se le conoce como *espacio pelvivisceral*. Si se estuviera dentro de este espacio, pelvivisceral, se vería cómo lateralmente la fascia endopélvica está cubriendo desde atrás hacia adelante al músculo piramidal, el músculo coccígeo, a la porción superior del músculo obturador interno hasta el arco tendíneo del elevador del ano y, desde allí, a la porción sacroilíaca del elevador del ano, así como a su porción pubococcígea. En la zona más medial, donde la fascia endopélvica se continúa reflejándose para pasar a las vísceras, se forma un cordón fibroso de mayor densidad o arco tendíneo de la fascia endopélvica.

Los elementos internamente situados por dentro de estos espacios son los siguientes: los más pegados a la fascia endopélvica serían los elementos nerviosos y por fuera de estos están los elementos vasculares y linfáticos.

Las condensaciones de la fascia endopélvica unidas a las fascias musculares y ligamentos forman una especie de bóvedas laterales de concavidad medial reforzada por una serie de radios que saldrían de la espina ciática. Forman la llamada *estrella de Roggie*. Estas condensaciones son: el ligamento sacrociático hacia atrás, el borde posterior de las fascias del músculo obturador interno hacia arriba, y hacia delante, el arco tendíneo del músculo elevador del ano, y más medial e inferior, el arco tendíneo de la fascia endopélvica.

Dentro de este espacio pelvivisceral, se pueden subdividir una serie de subespacios, de los cuales unos están en un plano medio y de delante hacia atrás, serían el espacio prevesical (entre el pubis y la vejiga), que se corresponde con la porción más inferior del *espacio de Retzius* limitado lateralmente por los ligamentos pubovesicales, encontrando elementos vasculonerviosos, con mención especial al plexo venoso de Santorini (**Fig. 1-2**).

Detrás está el *espacio retrovesical* delimitado entre la vejiga y la uretra, por delante, y por el cérvix y la vagina, por detrás. En este espacio virtual hay un tejido más denso, la fascia de Halban (nombre que recibe la fascia endopélvica en esta localización), también llamada *muscularis vaginalis*. Lateralmente está delimitado este espacio por los segmentos vesicouterinos de los ligamentos sacropúbicos.

Más posterior a este está el *espacio rectovaginal*, delimitado entre la vagina, por delante, y el recto, por detrás. Aquí el

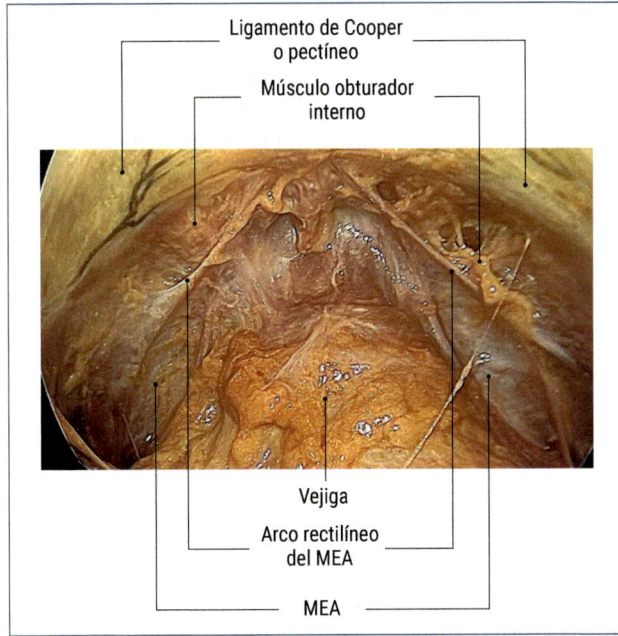

Figura 1-2. Espacio de Retzius.
MEA: músculo elevador del ano.

fondo de saco vaginal posterior asciende mucho hasta estar separado pocos milímetros del peritoneo que tapiza el fondo de saco de Douglas. Por detrás, estaría limitado por la fascia perirrectal y lateralmente por los ligamentos uterosacros. En su porción superior el tejido conjuntivo se hace más fibroso, dando lugar a la fascia rectovaginal, de forma semejante a la llamada fascia de Denonvilliers del varón, pero de distinta procedencia.

Posterior al recto, está el *espacio presacro,* limitado lateralmente por el segmento más posterior del ligamento sacropúbico. Este espacio bastante laxo es llamado por algunos *mesorrecto,* pero evidentemente no se trata de un meso, ya que el recto se hace extraperitoneal a partir de la segunda o tercera vértebra sacra. En este espacio, estaría la arteria sacra media, así como fibras nerviosas del plexo hipogástrico inferior. Se trata de un espacio celulósico despegable llamado *plano sagrado de Heald,* delimitado dorsalmente por la fascia presacra o de Waldeyer.

Lateralmente se encuentran espacios igualmente virtuales o compartimentos situados entre el eje visceral y las paredes de la excavación pélvica. Estos espacios en conjunto estarían delimitados por delante por la fascia endopélvica en la zona de su porción inguinal, donde se continuaría con el espacio de Bogros, lateralmente por la fascia endopélvica que recubriría a los músculos elevador del ano y obturador interno, hasta la línea innominada del estrecho superior, donde se continuaría con la fosa lumboilíaca (con el psoas, la arteria ilíaca externa y los nervios femorocutáneo, iliohipogástrico e ilioinguinal). Hacia atrás están las porciones laterales del sacro y el ligamento sacroespinoso y los músculos piramidal y coccígeo, e inferiormente, el músculo elevador de ano.

Dentro de este espacio, clásicamente se subdividía en un paracisto, un parametrio-paracolpos y un espacio pararrectal o paraprocto (**Fig. 1-3**).

En la actualidad, la anatomía quirúrgica de la zona, y sobre todo la anatomía quirúrgica laparoscópica se sitúa en esta región, de una forma más precisa, delimitando los siguientes espacios avasculares:

• El *espacio o compartimento paravesical,* localizado lateral a la vejiga, entre esta y la pared pélvica situada inferiormente a la arteria ilíaca externa, que la separa del espacio lumboilíaco. En esta pared, se ve descender a la arteria hipogástrica y la salida de la arteria uterina, la cual marcaría la separación con el espacio pararrectal. La disección de la arteria umbilical obliterada divide a este espacio en dos, el paravesical lateral, donde estaría el músculo obturador y los nervios y vasos obturadores. En esta zona, es posible encontrar en un 28 % de los casos una anastomosis entre los vasos obturadores y los ilíacos externos rodeando la cara posterior de la rama iliopúbica: la *corona mortis.* Puede ser venosa (más frecuente) o arterial. En el espacio paravesical medial, se vería en su fondo el músculo elevador del ano.

• Hacia atrás, estaría *el espacio pararrectal:* se extiende detrás de la hoja posterior del ligamento ancho, que sería su límite ventral. Medial estaría el recto, por abajo de los músculos elevadores de ano y lateralmente a los vasos hipogástricos. La arteria uterina marcaría su continuidad con el espacio paravesical. El uréter y su meso, divide este espacio en dos: uno medial o de *Okabayashi* (donde se encuentran los elementos nerviosos del plexo hipogástrico y de los nervios erectores) y un espacio lateral al uréter, o espacio pararrectal lateral o de *Latzko* (donde se ven los vasos ilíacos internos o hipogástricos por la arteria uterina y los linfáticos perivasculares). Desde este último espacio, también es posible acceder al espacio paravesical lateral si se desea disecar la cadena ganglionar obturatriz y pélvica (**Fig. 1-4**).

• Por último, si desde el compartimento paravesical medial se diseca el ligamento vesicouterino, se entra en un espacio

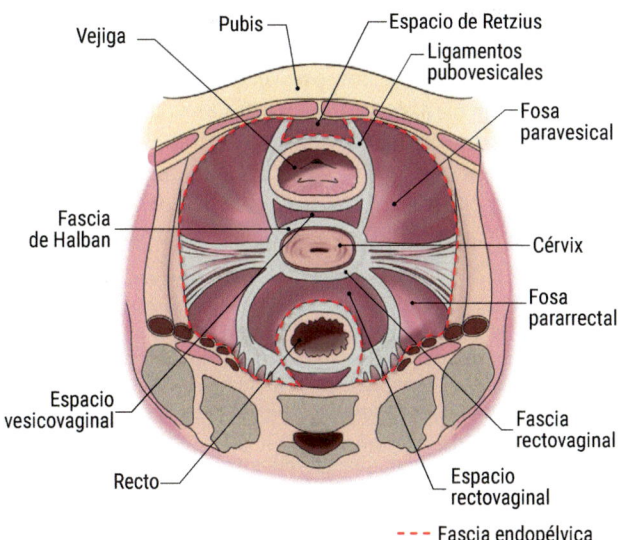

Figura 1-3. Representación del sistema ligamentario de soporte de la pelvis y de los diferentes espacios anatómicos de la pelvis mediales y laterales.

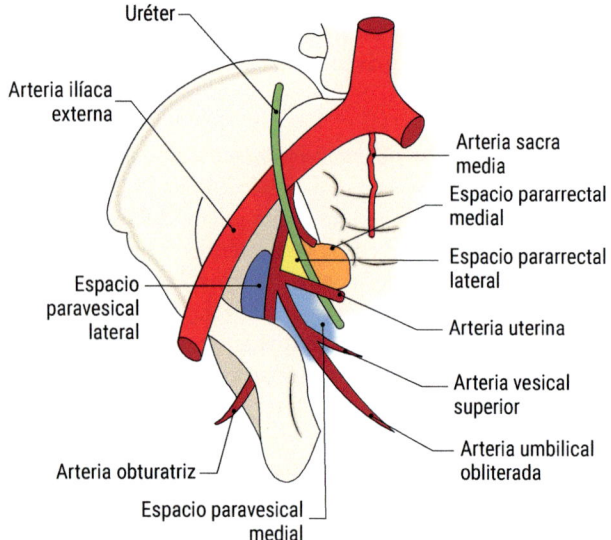

Figura 1-4. Espacios pélvicos laterales de la pelvis y relaciones anatómicas vasculares.

bordeado por el uréter en su segmento terminal al entrar en un túnel fibroso, previo a la desembocadura en el trígono vesical. Se trata del denominado *cuarto espacio de Yabuki*, por donde recibe su inervación la vejiga.

El periné

Desde el punto de vista de la anatomía topográfica, la superficie de este suelo pélvico o periné sería una región de aspecto romboidal, y solo aparente en posición ginecológica, delimitada anteriormente por el pubis y monte de Venus, por detrás por el relieve coccígeo y pliegue interglúteo, anterolateralmente por el relieve del isquion y de la rama isquiopúbica y el pliegue genitocrural.

El límite inferolateral es una línea que une la tuberosidad isquiática al coxis, que coincide en profundidad con los ligamentos sacroisquiáticos. Si se traza una línea que una entre sí las tuberosidades isquiáticas, quedaría dividido en dos triángulos: uno de disposición posterior o anal y uno ventral o urogenital, estando separados en la línea media por el llamado *cuerpo perineal*.

En su porción anterior, hay un plano superficial; la piel, la fascia subdérmica adiposa (fascia de Camper) y una capa más fina de tejido conjuntivo o fascia de Scarpa.

> **!** En la zona del triángulo anterior o diafragma urogenital, están los *genitales externos*. La *vulva* está constituida por *los labios mayores, menores, el introito vaginal y el clítoris*. El espacio entre los labios menores forma el vestíbulo vaginal que contiene el orificio externo de la uretra y la entrada a la vagina. Los labios mayores son dos gruesos pliegues cutáneos redondeados situados laterales a los labios menores. Se unen por delante en la comisura anterior y por detrás en la comisura posterior u horquilla vulvar. Los labios menores o ninfas miden unos 3 cm (de media, aunque con grandes variaciones individuales) y terminan uniéndose a los labios mayores en la unión de los tercios medio e inferior.

> **!** Las glándulas de Bartolino se sitúan en la parte posterior del introito y por dentro del tercio posterior de los labios menores. Su conducto excretor desemboca entre el tercio posterior y los dos tercios anteriores del orificio vaginal. El clítoris está constituido por dos cilindros de tejido cavernoso, en forma de dos raíces, que se fusionan bajo la sínfisis del pubis para formar el cuerpo, impar y medio del clítoris con su glande. El cuerpo del clítoris y sus ramas están formados por un tejido esponjoso eréctil semejante a los cuerpos cavernosos del pene.

Debajo de la piel de la vulva aparece una fascia propia de esta región, la fascia de Colles. Tras ella hay un plano muscular formado por el fascículo superficial del músculo transverso del periné, que se extiende desde la tuberosidad isquiática hasta coincidir con el opuesto en el nudo fibroso del periné. Se trata de un músculo fino y corto.

En este plano, está medialmente el músculo bulboesponjoso, rodeando al cuerpo esponjoso y lateralmente al músculo isquiocavernoso que, desde el isquion y la rama isquiopúbica, cubrirá a los cuerpos cavernosos, presentando un tendoncito terminal que rodea dorsalmente al clítoris. En un plano más profundo, separado de este, está el músculo transverso profundo del periné (músculo de Guthrie o membrana perineal) que no solo toma inserción en la tuberosidad isquiática y en el nudo fibroso del periné, sino que aumenta su superficie anterior insertándose en la rama isquiopúbica. En este plano, se encuentra el esfínter externo de la uretra (**Fig. 1-5**). Este diafragma urogenital estaría sobre la cara inferior del músculo elevador del ano.

Si se observa el triángulo posterior o anal, se vería la piel, la capa adiposa de Camper y la de Scarpa, no existiendo otras fascias hasta la del músculo elevador de ano. En esta zona está el músculo esfínter externo del ano, y telescopado a él, al

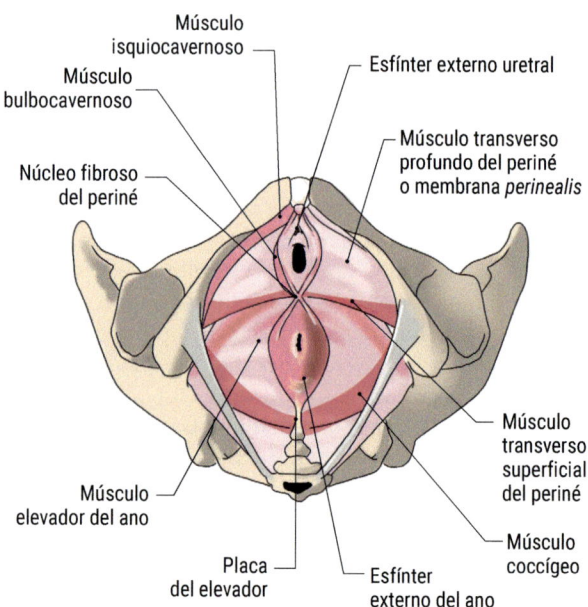

Figura 1-5. Músculos del suelo pélvico.

esfínter interno, y a la zona subdérmica rodeando al orificio anal una serie de fibras musculares lisas que conformarían el músculo *corrugator cutis ani*.

Entre los planos superficiales y el músculo elevador del ano, se encuentra el espacio isquioanal, o isquiorrectal. Es un espacio delimitado entre el músculo elevador del ano y el músculo obturador interno, concretamente desde el arco tendíneo del músculo elevador del ano hasta su inserción isquiática. En la zona de esta última pared y en las proximidades de la tuberosidad isquiática, se verá un canal fibroso por donde discurrirá el paquete vasculonervioso pudendo interno o canal de Alcock (**Fig. 1-6**).

Vísceras del tracto genital

El tracto genital superior femenino está formado por el cuello uterino, el cuerpo uterino, las trompas de Falopio y los ovarios.

La vagina es un tubo fibromuscular hueco y distensible con pliegues transversales, que se extiende desde el vestíbulo hasta el cuello uterino. En el plano sagital, la vagina tiene una angulación oblicua. Los dos tercios superiores de la vagina forman un ángulo hacia la segunda y tercera vértebra sacra y están casi horizontales en bipedestación.

Existe una variabilidad considerable en la longitud, el tamaño y el ancho de la vagina entre las mujeres. Según los estudios de resonancia magnética de mujeres con soporte normal del suelo pélvico, la longitud promedio de la pared vaginal anterior es de 6,3 cm con un amplio rango: de 4,4 a 8,4 cm. De manera similar, la longitud promedio de la pared vaginal posterior es de 9,8 cm con un rango de 5,1 a 14,4 cm.

Histológicamente, la pared vaginal se compone de tres capas: mucosa, muscular y adventicia. La adventicia representa una extensión de la fascia endopélvica visceral que rodea la vagina.

De hecho, la vagina se relaciona con los distintos planos que conforman el suelo pélvico, atravesando sus distintas estructuras.

> **!** Siguiendo a DeLancey, en una zona proximal, la vagina se relaciona con elementos de suspensión, como los ligamentos uterosacros y cardinales; en un segundo nivel (tercio medio), estarían estrechamente unidas, las fascias pubovesical y rectovaginal (es decir, con la fascia endopélvica); y, por último, en su porción inferior o tercer nivel, lo hace con el diafragma urogenital y el cuerpo perineal.

El útero incluye el cuerpo y el cuello uterinos. En las mujeres en edad reproductiva, el cuerpo es mucho más grande que el cuello uterino, mientras que, en las etapas prepuberales y posmenopáusicas, son de tamaños similares. Sin embargo, el tamaño del útero puede variar considerablemente, dependiendo de los niveles hormonales, del parto anterior o de la presencia de patología uterina (p. ej., fibromas y adenomiosis). El cuerpo del útero tiene una forma triangular invertida. La porción más superior se llama *fondo* y la porción más inferior que se continúa con el cuello uterino se llama *istmo* o *segmento uterino inferior*. El cuello uterino es una estructura tubular que sirve como conducto entre la cavidad endometrial y la vagina. La porción superior se continúa con el cuerpo del útero.

> **!** No existen puntos de referencia anatómicos que dividan estas porciones del resto del cuerpo uterino. Durante la cirugía, la unión entre el cuerpo uterino y el cuello uterino se puede localizar mediante la palpación del área, palpando el borde superior del cuello uterino, que es tubular y voluminoso comparado con el útero.

El útero está formado por tres capas:

- Endometrio: el endometrio es el revestimiento de la cavidad uterina, consta de epitelio glandular y estroma. El espesor del endometrio cambia con el ciclo menstrual u otra estimulación hormonal.
- Miometrio: es la capa más gruesa del útero. Está compuesto de fibras musculares lisas que están orientadas diagonalmente y se entrecruzan con fibras del lado contralateral del útero.
- Serosa: es la delgada capa de revestimiento exterior del útero que recubre el cuerpo del útero, formado por peritoneo visceral.

La porción inferior del cuello uterino sobresale hacia la vagina. En algunas mujeres (p. ej., posmenopáusicas, después de radiación pélvica), el cuello uterino puede aparecer en la misma zona que la vagina en el examen, en lugar de sobresalir. El canal cervical se abre hacia la cavidad endometrial en el orificio interno y hacia la vagina en el orificio externo. El exocérvix es la superficie del cuello uterino que sobresale hacia la vagina. El canal endocervical está revestido por epitelio glandular. Este se transforma en epitelio escamoso estratificado en el exocérvix, debido a la exposición al ambiente ácido que está presente en la vagina después de la menarquia.

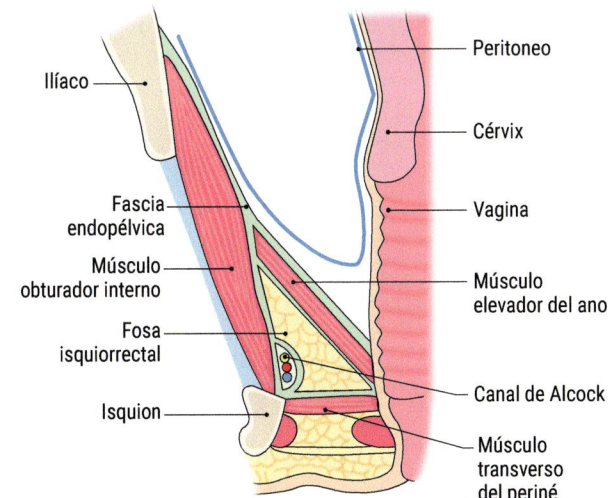

Ilíaco

Fascia endopélvica

Músculo obturador interno

Fosa isquiorrectal

Isquion

Peritoneo

Cérvix

Vagina

Músculo elevador del ano

Canal de Alcock

Músculo transverso del periné

Figura 1-6. Espacios subperitoneales.

> ❗ El área donde el epitelio cambia de glandular a esca-
> moso se conoce como *zona de transformación* y es el
> área del cuello uterino que es más susceptible a la dis-
> plasia y la transformación maligna.

Los ovarios se suspenden lateral y/o posteriormente al útero, dependiendo de la posición de la paciente. Las estructuras de soporte de los ovarios incluyen el ligamento uteroovárico, que une el ovario al útero; el ligamento infundibulopélvico (también conocido como *ligamento suspensorio del ovario*), a través del cual viajan los vasos ováricos, que une el ovario a la pared lateral pélvica; y el ligamento ancho, que se condensa para formar el mesovario. También está unido al ligamento ancho a través del mesovario.

> ❗ Durante la histerectomía, si se conservan los ovarios,
> se secciona el ligamento uteroovárico. Si se realiza una
> salpingooforectomía, se ligan los ligamentos infundi-
> bulopélvicos (con los vasos ováricos).

El ovario consta de una corteza externa, donde se encuentran los óvulos y los folículos, y una médula, donde los vasos sanguíneos y el tejido conectivo componen una capa de tejido fibromuscular.

Las trompas de Falopio surgen del cuerpo uterino posterior y superior a los ligamentos redondos. Los ligamentos anchos sostienen las trompas con una condensación de tejido conectivo llamada *mesosálpinx*. Pueden desarrollarse quistes paratubáricos o paraováricos dentro del mesosálpinx. Estos suelen ser restos de los conductos mesonéfricos o paramesonéfricos que se forman y luego se reabsorben durante el desarrollo embriológico. La luz de las trompas de Falopio se comunica con la cavidad uterina y la cavidad intraabdominal. Cada trompa se divide en porciones distintas: la porción intersticial, donde la trompa pasa a través del cuerno uterino; el istmo, con luz estrecha y pared muscular gruesa; la ampolla, con mayor luz y pliegues mucosos; y la fimbria, ubicada al final del tubo con proyecciones en forma de frondas que aumentan la superficie del extremo de los trompas, facilitando así el contacto y la aspiración de los óvulos.

Los anexos uterinos están formados por los ovarios y las trompas de Falopio.

Estructuras de soporte uterino

A continuación, se detallan las estructuras de soporte uterino:

- **Complejo de ligamentos uterosacro y cardinal**: el complejo de ligamentos uterosacro/cardinal suspende el útero y la parte superior de la vagina en su orientación normal. Sirve para mantener la longitud vaginal y mantener el eje vaginal casi horizontal en una mujer de pie para que pueda ser sostenido por la *placa del elevador* (este término hace referencia al segmento del músculo elevador del ano que está entre el coxis y el ano). La pérdida de este soporte contribuye al prolapso del útero y/o del

ápice vaginal. Correspondería al nivel I de soporte descrito por el anatomista DeLancey.
- **Ligamentos cardinales**: son condensaciones de tejido conectivo que tienen varios centímetros de ancho y van desde el cuello uterino y la parte superior de la vagina hasta la pared lateral de la pelvis. Los vasos uterinos discurren en gran parte de su recorrido dentro de los ligamentos cardinales. Los ligamentos uterosacros son bandas de tejido conectivo que se fusionan con los ligamentos cardinales en su punto de inserción en el cuello uterino. Los ligamentos uterosacros pasan en dirección posterior e inferior para unirse al sacro.
- **Ligamentos redondos**: son extensiones de la musculatura uterina. Comienzan en el fondo uterino anterior e inferior a las trompas de Falopio, viajan retroperitonealmente a través de las capas del ligamento ancho, luego ingresan al canal inguinal y terminan en los labios mayores. El homólogo masculino de los ligamentos redondos es el *gubernaculum testis* durante el desarrollo embrionario.
- **Ligamento ancho**: cubre el cuerpo uterino lateral y la parte superior del cuello uterino. Está compuesto por peritoneo visceral y parietal que contiene músculo liso y tejido conectivo. Los límites del ligamento ancho son: superiormente, los ligamentos redondos; posteriormente, los ligamentos infundibulopélvicos; e inferiormente, los ligamentos cardinal y uterosacro. Consta de hojas anterior y posterior que se separan para envolver vísceras y vasos sanguíneos. Las estructuras dentro del ligamento ancho se consideran retroperitoneales. La disección entre estas hojas es necesaria para exponer estas estructuras del retroperitoneo.

Varias porciones del ligamento ancho reciben el nombre de estructuras cercanas, es decir, el mesosálpinx (ubicado cerca de las trompas de Falopio) y el mesovario (ubicado cerca del ovario) (**Fig. 1- 7**).

Vascularización pélvica

La mayor parte del suministro de sangre al útero, las trompas y los ovarios deriva de las arterias uterinas y las arterias ováricas.

Las arterias uterinas se originan en la división anterior de las arterias ilíacas internas en el retroperitoneo. Pueden com-

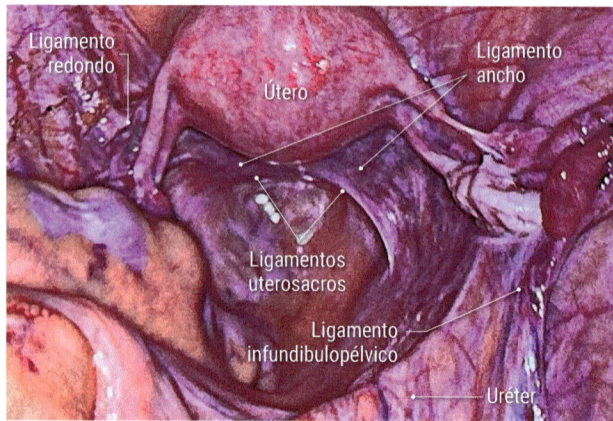

Figura 1-7. Ligamentos del útero.

partir un origen común con la arteria umbilical obliterada, la arteria pudenda interna o la arteria vaginal.

 En el feto, el patrón de suministro de oxígeno a través de la arteria y la vena umbilicales es inverso al patrón habitual. La arteria umbilical transporta desechos, dióxido de carbono y sangre desoxigenada fuera del feto; la vena umbilical suministra sangre oxigenada.

Las arterias umbilicales obliteradas (también conocidas como *ligamentos umbilicales mediales*) pueden servir como punto de referencia útil durante la laparotomía o la laparoscopia, ya que traccionar de la arteria umbilical obliterada puede ayudar a identificar la arteria uterina en casos de anatomía pélvica distorsionada.

La arteria uterina viaja a través del ligamento cardinal y pasa sobre el uréter, que se encuentra aproximadamente 1,5 cm lateral al cuello uterino. Luego se une al útero cerca del nivel del orificio cervical interno y emite ramas que corren superiormente hacia el cuerpo uterino e inferiormente hacia el cuello uterino. En la zona del cuerpo uterino, se ramifica y se anastomosa con vasos que proceden de las arterias ováricas, proporcionando así flujo sanguíneo colateral.

La arteria uterina emite una rama a la unión cervicovaginal en la cara lateral de la vagina. La vagina también recibe su suministro de sangre de esta rama uterina, así como de una rama vaginal de la arteria ilíaca interna, que se anastomosa a lo largo de la vagina lateralmente (aproximadamente a las 3 y 9 horarias).

Las arterias ováricas surgen de la aorta abdominal. La vena ovárica derecha regresa a la vena cava inferior, mientras que la vena ovárica izquierda regresa a la vena renal izquierda. Los vasos ováricos discurren a través de los ligamentos infundibulopélvicos muy cerca del uréter, siendo muy importante la localización del uréter antes de realizar una anexectomía (**Fig. 1-8**).

Drenaje linfático pélvico

El drenaje linfático sigue los vasos pélvicos, con los ganglios ubicados anterior, posterior o lateralmente a los vasos. El sistema linfático pélvico se localiza retroperitonealmente, al igual que la vascularización pélvica. Los linfáticos pélvicos incluyen los ganglios linfáticos ilíacos comunes, ilíacos externos, ilíacos internos, sacros mediales y pararrectales.

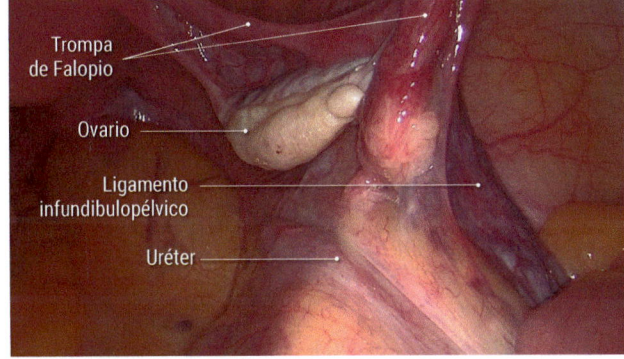

Figura 1-8. Relación entre el ligamento infundibulopélvico y el uréter.

Inervación de la pelvis femenina

Como se ha descrito, en la pelvis, hay que distinguir: las paredes de la excavación pélvica, las vísceras pélvicas, y las regiones de proximidad, como el periné, las regiones glúteas, las hipogástricas, las inguinoabdominales, las inguinocrurales y las obturatrices.

 La inervación de estas dependerá del *sistema nervioso de la vida de relación* (que responde o relaciona el organismo con el medio ambiente externo) y del *sistema nervioso vegetativo* (con funciones de regulación y adaptación internas, controla las funciones viscerales del cuerpo).

Sistema nervioso somático

Dependerá de los plexos lumbosacros y coccígeos. El plexo lumbar está formado por la unión de las ramas anteriores dependientes de los nervios lumbares L1 a L4, al que se le unen ramas torácicas del T12 o nervio subcostal.

Estas ramas, anastomosándose entre las contiguas, acaban dando ramas colaterales y terminales, las cuales emergen desde los ángulos vertebrocostiformes, estando, por tanto, cubiertas por el músculo psoas. Pueden salir sus ramas mediales al músculo, lateral a él o perforándolo. Darán ramas colaterales para el psoas y el cuadrado de los lomos.

En cuanto a las ramas terminales, desde L1 se ven salir dos ramas. Una de ellas está situada más cranealmente: el nervio abdominogenital mayor o iliohipogástrico. Procede de L1 y L2. Emerge por fuera del psoas, apoyado sobre el músculo cuadrado lumbar, y pasa entre los músculos transverso y oblicuo interno del abdomen, a 1 cm de la espina ilíaca anterosuperior (donde puede practicarse su anestesia troncular). Además de inervar a estos músculos abdominales, recogerán la sensibilidad de las regiones cutáneas anteroexterna de la cadera y de la región suprapúbica.

La otra rama es el nervio abdominogenital menor o ilioinguinal, que lleva un trayecto análogo al anterior, pero situándose inferior al mismo. Se introduce por el trayecto inguinal sobre el ligamento redondo, sale por el anillo superficial del conducto inguinal, de donde salen ramitas cutáneas para la ingle, y ramos para los labios mayores y menores.

Otra de las ramas terminales es el nervio genitocrural o genitofemoral procedente de L2 y sus anastomosis. Perfora al psoas para descender por la cara anterior de este músculo, relacionándose con los vasos ilíacos comunes y posteriormente con los ilíacos externos. Antes de llegar al ligamento inguinal, se divide en una rama femoral, que da inervación vasomotora a los vasos ilíacos y motora a los músculos transverso y oblicuo interno del abdomen. Pasa por fuera de los vasos femorales, por el anillo crural (laguna *vasorum*) para perforar la fascia *cribiformis* que cubre al triángulo de Scarpa y da ramitas que recogen la sensibilidad cutánea de esta región anterosuperior del muslo. La otra rama genital (más medial) penetra en el conducto inguinal, lateralmente al ligamento redondo, saliendo por su anillo superficial, y se divide en ramos terminales sensitivos para el monte de Venus y piel de los labios mayores.

El nervio femorocutáneo o cutáneo femoral lateral es una rama terminal del plexo lumbar procedente de L2 y L3. Es solo sensitivo. Aparece por el borde lateral del psoas, más caudalmente se dirige hacia la espina ilíaca anterosuperior, pasando por dentro de ella y medial a la inserción proximal del músculo sartorio y posterior al ligamento inguinal, por tanto, por la laguna *musculorum* (por donde pasará el músculo iliopsoas), limitada por el espacio óseo entre la espina ilíaca anterosuperior y la eminencia ileopectínea, el ligamento inguinal y la cintilla iliopectínea. Desde allí atraviesa la fascia lata, da ramos para la zona del trocánter mayor femoral y región anterosuperior de la región glútea y desciende sobre la fascia lata para recoger la sensibilidad de la región anterolateral del muslo hasta la rodilla.

El nervio femoral o crural es una rama terminal del plexo lumbar procedente de las raíces L2, L3 y L4. Se forma en el interior del psoas y se hace visible por el borde lateral de este músculo entre él y el músculo ilíaco, donde dará ramos para el iliopsoas. Desciende y, al llegar al ligamento inguinal, pasa sobre el psoas, y medial a él, por la laguna *musculorum*, pegado a la cintilla iliopectínea que lo separa de los vasos femorales, dividiéndose en ramos a modo de las varillas de un abanico, dando ramas musculares para el músculo sartorio, pectíneo y cuádriceps; ramas vasculares y ramas cutáneas que perforan la fascia *cribiformis*, como el nervio femoral cutáneo anterior, y el nervio cutáneo anterior medial, que recogerán la sensibilidad de las regiones anteriores e internas del muslo. De la porción profunda de este nervio, se desprende una rama que se aproxima a la arteria femoral, y que en el tercio distal del muslo penetra con ella por el conducto de Hunter; se trata del nervio safeno, el cual perfora la membrana vastoaductora en su porción más inferior, descendiendo pegado al borde inferior del sartorio. Dará ramas colaterales para la rodilla y su ramo terminal se hace satélite de la vena safena magna, recogiendo la sensibilidad cutánea de toda la superficie anteroexterna de la pierna hasta el tobillo y borde medial del pie.

La última rama terminal del plexo lumbar es el nervio obturador. Procede de las raíces L2, L3 y L4. Emerge desde detrás del psoas por su borde interno a nivel de la quinta vértebra lumbar. Desciende oblicuo sobre la articulación sacroilíaca, situándose en la pared externa de la excavación pélvica, pegado al músculo obturador interno. Se dirige al orificio obturador acompañado de los vasos homónimos, en la parte superior del agujero en la zona de la rama iliopúbica, donde labran el canal de bordes cruzados, en donde se divide, de forma que al llegar al muslo, ya está dividido. En el muslo, da ramas articulares para la articulación coxofemoral e inerva al músculo obturador externo (en ocasiones, puede compartir la inervación del pectíneo con ramas del nervio femoral). Dará dos ramas, una anterior entre el aductor largo y el corto y otra posterior entre el aductor corto y mayor, de forma que el nervio obturador cabalga sobre el borde superior del músculo aductor corto. La rama anterior inerva al aductor largo y corto, pectíneo y recto interno o *gracilis*. Sus ramas cutáneas recogen la sensibilidad de la región anterointerna del muslo. La rama posterior inerva al músculo obturador externo y al músculo aductor mayor. También da ramas articulares para la rodilla. En ocasiones, puede existir una rama que no pasa por el agujero obturador, sino por delante de la rama iliopúbica.

Con respecto al plexo sacro, estará formado por ramas anteriores de L5 (tronco lumbosacro) y los nervios sacros 1º al 4º y una rama anastomótica proveniente de L4. Sus ramas se unen en la excavación pélvica sobre los músculos piramidal y coccígeo y los ligamentos sacroespinal y sacrotuberoso. Se relaciona con la arteria hipogástrica y sus ramas, así como con los nervios simpáticos sacros, situados más medialmente.

Cada una de estas ramas se dividen en anteriores y posteriores, al tiempo que confluyen entre ellas, dando al final nervios colaterales y terminales del plexo.

De las porciones dorsales y superiores de este plexo, sale un nervio que se desliza por el borde superior del músculo piramidal, para salir por el espacio *suprapiriformis*: es el *nervio glúteo superior* que, acompañado por los vasos homónimos, pasan entre los músculos glúteos mediano y menor, inervando a estos y al músculo tensor de la fascia lata. También se verá, antes de salir de la excavación, una rama para el piramidal y ramitas para el músculo elevador del ano.

En la zona infrapiriforme, se encuentra de fuera a dentro el gran *nervio ciático,* con sus componentes tibial y peroneo.

Medial a este, sale el nervio glúteo inferior, que da unas ramas para el músculo glúteo mayor, unas ramitas para el músculo obturador interno, para el gémino superior, así como para el gémino inferior y cuadrado femoral. También está el nervio cutáneo femoral posterior, o ciático menor, el cual emitirá una rama para el músculo glúteo mayor, y del que saldrán ramas sensitivas para el periné, y para la piel de las regiones inferiores de la nalga (nervios clúneos inferiores), descendiendo para recoger la sensibilidad de la región posterior del muslo.

> **!** Medial a este, sale por el borde inferior del músculo piramidal al *nervio pudendo*. Procede de las divisiones anteriores sacras de S2, S3 y S4 (para algunos, plexo pudendo). Se dirige hacia el ligamento sacroespinal, pasando sobre este y el músculo coccígeo, muy próximo al vértice de la espina ciática. Sale de la excavación rodeando a dicho ligamento e introduciéndose entre este último y el sacro tuberoso, pasando al espacio isquiorrectal, donde se introduce en un canal fibroso en la zona de la inserción de la fascia del músculo obturador interno, en las proximidades de la tuberosidad isquiática (canal de Alcock). Se trata de un nervio mixto que dará ramas para el músculo elevador del ano, el músculo esfínter externo del ano y de la uretra a través del *nervio rectal*, procedente de S4, a veces independiente y paralelo al pudendo. Su rama terminal será el nervio dorsal del clítoris y dará ramos motores para los músculos transverso del periné, isquiocavernoso y bulboesponjoso, así como ramas cutáneas para la piel del periné labios mayores y ninfas. También inerva al rabdoesfínter uretral.

Por último, estaría el *plexo sacrococcígeo*, formado por la última rama anterior de S5 y el nervio coccígeo. Presenta a modo de dos asas, una superior entre S4 y S5 y una inferior entre S5 y el nervio coccígeo. De ellas, parten fibras sobre el músculo isquiococcígeo, dando ramas viscerales que se unirán a los nervios hipogástricos y ramas sensitivas para la piel de las regiones anococcígeas (**Fig. 1-9**).

Sistema nervioso vegetativo pélvico

En la zona de la excavación pélvica y de su contenido visceral, como en cualquier otra región anatómica, además del sistema nervioso de la vida de relación, está el sistema nervioso autó-

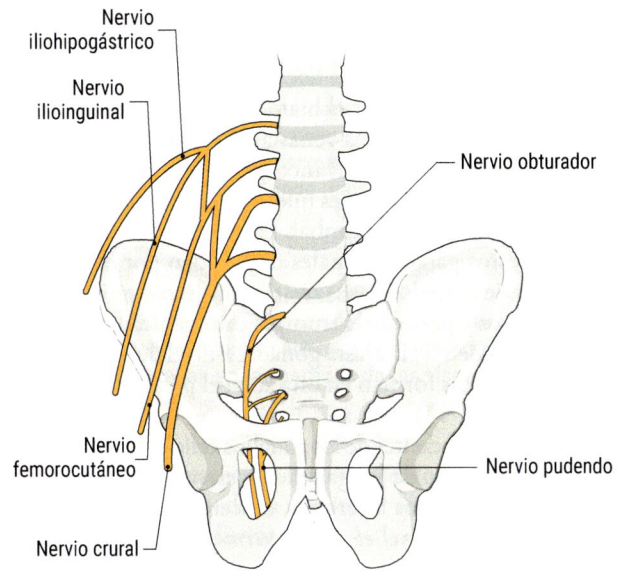

Figura 1-9. Nervios pélvicos.

nomo o vegetativo, el cual se encarga de la regulación interna de elementos vasculares y de las vísceras. En él se distingue un sistema ortosimpático o simpático (de elementos continuos, cadena ganglionar) y un sistema parasimpático (de elementos separados, en los extremos) con porciones cefálicas y sacras. En sus sinapsis intermedias, utilizan como neurotransmisor la acetilcolina, pero el simpático libera en su terminal noradrenalina (sistema adrenérgico), mientras que las parasimpáticas utilizan la acetilcolina (sistema colinérgico).

El sistema simpático visceral presenta ganglios periaórticos y pélvicos de los que salen largas fibras posganglionares hasta los órganos diana, mientras que en el sistema parasimpático, las neuronas están situadas en las paredes viscerales, por lo que no existen fibras postsinápticas. El simpático proyecta sobre las fibras musculares vasculares produciendo contracción de vasos, sobre glándulas dérmicas y músculos horripiladores, mientras que el parasimpático caudal lo haría sobre las fibras musculares lisas de los órganos pélvicos: la vejiga, el recto, el útero y la vagina.

Aunque este sistema vegetativo es eminentemente eferente (fibras que salen de la médula), también existen fibras aferentes (que se dirigen a la médula) desde las vísceras pélvicas y conducen estímulos sensitivos a neuronas del ganglio raquídeo, cuyo axón puede conectar con neuronas del asta intermediolateral de la médula, para establecer reflejos autónomos o cruzar periependimariamente para dirigirse a los haces espinotalámicos, conduciendo sensaciones de molestias o de dolor.

En esquema, el simpático se caracteriza por tener sus neuronas en el asta intermediolateral de la médula, cuyo axón sale por la raíz anterior, llega al nervio raquídeo y, desde aquí, tiene unas raicillas «comunicantes» de las que cuelga un ganglio simpático, existe uno por metámero, estando unidos mediante fibras ascendentes y descendentes, formándose a modo de una cadena (cadena simpática).

Los axones de las neuronas simpáticas del asta intermediolateral llegan al ganglio simpático por el ramo comunicante blanco y al llegar al ganglio sus fibras pueden sinaptizar con las neuronas del ganglio, o no hacerlo. Las que sinaptizan se incorporan de nuevo al nervio raquídeo mediante el ramo comunicante gris para la inervación simpática de la pared del tronco y de los miembros (**Fig. 1-10**).

Las fibras que no sinaptizaron, por tanto, presinápticas, salen de los ganglios formando los nervios esplácnicos. Los procedentes desde el torácico 5º al 9º formarán los *nervios*

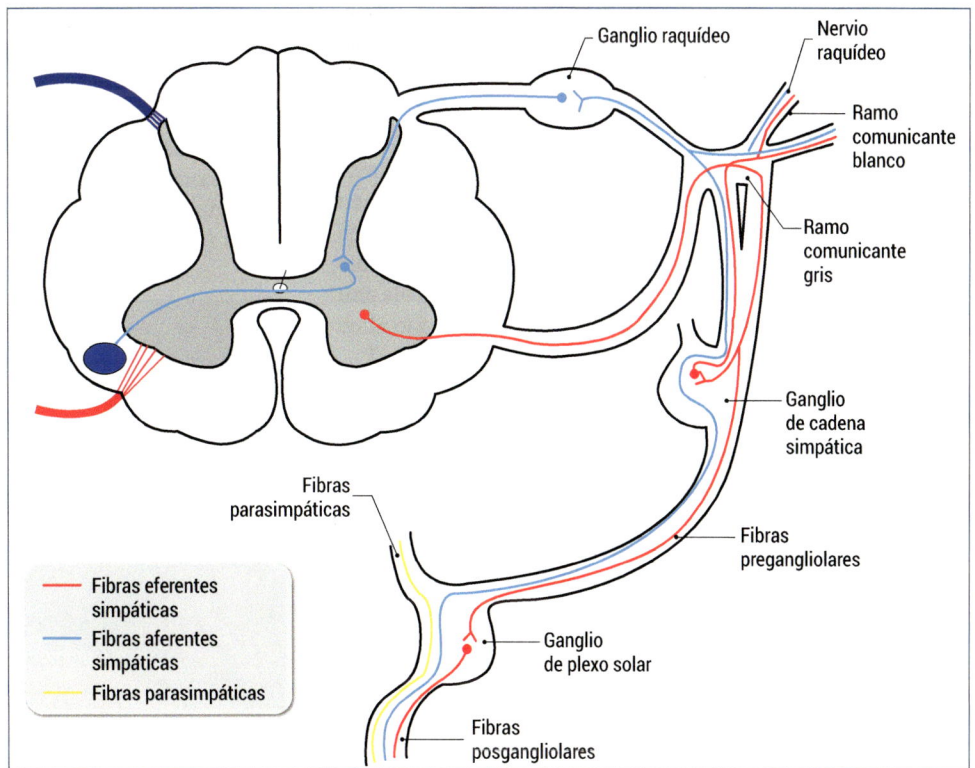

Figura 1-10. Esquema de las fibras aferentes y eferentes simpáticas y de las fibras parasimpáticas.

Histología

Microscópicamente, el tejido mamario se compone de elementos epiteliales y mesenquimales. La porción epitelial comprende partes secretoras llamadas *ácinos*, que se conectan a una serie de conductos que aumentan de diámetro a medida que se acercan al pezón.

La unidad ductal lobulillar terminal (UDLT) es la unidad funcional y estructural de la mama. La UDTL comprende los conductos más pequeños distales (conducto terminal) y los ácinos adheridos a ellos. Los elementos epiteliales de la UDTL, los ácinos y el conducto terminal, están incluidos en el estroma intralobulillar, que es altamente especializado y más sensible celular y hormonalmente en comparación con el estroma interlobulillar, que es comparativamente fibroso y hormonalmente menos sensible.

> **!** El conocimiento de la estructura del estroma periductal y lobulillar es importante para comprender los numerosos procesos patológicos. La mayoría de las lesiones proliferativas, así como las lesiones neoplásicas en la mama, se derivan de la UDLT.

Una característica clave vital para la comprensión de los cambios patológicos en la mama es el revestimiento especializado por dos tipos de células de todo el sistema de conductos y lobulillos. Bajo el microscopio óptico, las dos capas de células son claramente discernibles:

- Las células columnares o cúbicas, más grandes y más altas que recubren la cara luminal del conducto.
- Los ácinos con una capa de células externa compuesta por la capa de células mioepiteliales más pequeñas, en forma de huso, que se encuentra entre la capa de células epiteliales y la lámina basal. La capa de células mioepiteliales es continua y se encuentra paralela al eje longitudinal del sistema de conductos. Las propiedades contráctiles de las células mioepiteliales contribuyen al flujo de leche durante la lactancia.

> **!** La apreciación de la capa de dos células es fundamental para distinguir los procesos benignos de los malignos. Por ejemplo, en la adenosis esclerosante y los adenomas del pezón, que son lesiones benignas, la capa de dos células es evidente mediante un examen histológico de rutina o tinciones inmunohistoquímicas auxiliares para detectar la presencia de la capa de células mioepiteliales. Por el contrario, en neoplasias malignas bien diferenciadas como el carcinoma tubular, la capa de células mioepiteliales se pierde alrededor de las glándulas invasoras y confirma la naturaleza maligna de estas lesiones, que en ocasiones pueden ser un desafío solo por la morfología.

Vascularización y drenaje linfático

El principal suministro de sangre de la mama se deriva de la arteria mamaria interna. Aproximadamente un tercio del suministro de sangre (principalmente al cuadrante superior externo) lo proporcionan las arterias torácicas laterales.

El drenaje linfático de la mama se realiza a través de vasos linfáticos tanto superficiales (subepiteliales y subdérmicos) como profundos, y la linfa fluye unidireccionalmente desde el plexo superficial al profundo. El flujo linfático de los vasos subcutáneos e intramamarios profundos se mueve centrífugamente hacia los ganglios linfáticos axilares, mamarios internos y claviculares. Si bien la mayoría de las áreas de la mama drenan hacia los ganglios axilares, el drenaje también puede fluir simultánea o exclusivamente a otros sitios ganglionares.

Los estudios iniciales estimaron que aproximadamente el 3 % de la linfa de la mama drena a la cadena de los ganglios mamarios internos, mientras que el 97 % fluye a los ganglios axilares, aunque existe una gran variabilidad según los estudios. El mapeo linfático en pacientes con cáncer de mama ha delineado patrones de drenaje para lesiones palpables y no palpables. La mayoría de las lesiones mamarias (palpables y no palpables) de todos los cuadrantes drenan a los ganglios axilares. Las lesiones en los cuadrantes internos de la mama tienen significativamente más probabilidades de drenar a los ganglios linfáticos mamarios internos en comparación con las lesiones en los cuadrantes externos.

En gran medida, con el fin de determinar la progresión metastásica en el cáncer de mama, los ganglios linfáticos axilares se agrupan por ubicación anatómica y, a menudo, se describen dividiéndolos en niveles arbitrarios.

> **!** Los ganglios linfáticos de nivel I se encuentran laterales al borde lateral del músculo pectoral menor, los ganglios de nivel II se encuentran detrás del músculo pectoral menor, y los ganglios de nivel III se ubican mediales al borde medial del músculo pectoral menor.

Los ganglios linfáticos mamarios internos se encuentran dentro de la grasa extrapleural en los espacios intercostales, muy cerca de los vasos mamarios internos. Al igual que los ganglios axilares, los ganglios mamarios internos reciben drenaje linfático de todos los cuadrantes de la mama. El número de ganglios linfáticos descritos en la cadena mamaria interna es variable. Los ganglios pueden extenderse desde el 5º espacio intercostal hasta la región retroclavicular, pero los más prevalentes se encuentran en los tres espacios intercostales superiores.

PUNTOS CLAVE

- Dentro de la estática del suelo pélvico, la espina ciática representa un punto anatómico clave, al ser el centro de la fascia endopélvica y de donde nacen sus condensaciones (tanto el arco tendíneo de la propia fascia endopélvica como el arco tendíneo del músculo elevador de ano y el ligamento sacroespinoso, todos ellos claves en la estática del suelo pélvico y en el tratamiento quirúrgico del prolapso de órganos pélvicos).

- El conocimiento anatómico de los espacios avasculares de la pelvis es fundamental en la cirugía pélvica, ya que permite el acceso a todos los elementos vasculonerviosos de interés, así como la disección del uréter. La localización de estas estructuras minimiza el riesgo de yatrogenia en la cirugía pélvica, por lo que su conoci-

miento debe ser obligado para cualquier ginecólogo con actividad quirúrgica.

- También habría que tener conocimiento de la localización anatómica de los nervios somáticos y vegetativos de la pelvis, tratando de no lesionarlos en los diferentes abordajes quirúrgicos. Igualmente importante es conocer las estructuras que inervan, para poder diagnosticar el dolor referido por las pacientes.

- El conocimiento de la estructura histológica de la mama, concretamente del estroma periductal y lobulillar, es importante para comprender los numerosos procesos patológicos. La mayoría de las lesiones proliferativas, así como las lesiones neoplásicas en la mama, se derivan de la UDLT.

BIBLIOGRAFÍA

Barber MD. Surgical female urogenital anatomy. UpToDate. 2024 [consultado el 7 de septiembre de 2024]. Disponible en: https://www.uptodate.com.

Barber MD, Park AJ. Surgical female pelvic anatomy: Uterus and related structures. [Internet]. En: UpToDate. Waltham, MA: UpToDate, Inc.

Casiraghi JC. Anatomía del cuerpo humano funcional y quirúrgica. Buenos Aires: El Ateneo; 1969.

Cosma S, Ferraioli D, Mitidieri M, Ceccaroni M, Zola P, Micheletti L, et al. A simplified fascial model of pelvic anatomical surgery: going beyond parametrium-centered surgical anatomy. Anat Sci Int. 2021;96(1):20-9.

DeLancey JOL. What's new in the functional anatomy of pelvic organ prolapse? Curr Opin Obstet Gynecol. 2016;28(5):420-9.

García-Gausí M, García-Armengol J, Mulas Fernández C, Pellino G, Roig JV, García-Granero A, et al. Surgical anatomy of the rectovaginal space: does a standalone rectovaginal septum or Denonvilliers fascia exist in women? Dis Colon Rectum. 2021;64(5):576-82.

Haringopal M, Singh K. Breast development and morphology. En: UpToDate. 2024 [consultado el 7 de septiembre de 2024]. Disponible en: https://www.uptodate.com.

Kamina P. Diccionnaire atlas d'anatomie. París: Maloine; 1983.

Moawad GN, Wu C, Klebanoff JS, Urbina P, Alkatout I. Pelvic neuroanatomy: an overview of commonly encountered pelvic nerves in gynecologic surgery. J Minim Invasive Gynecol. 2021;28(2):178.

Netter F. Atlas de anatomía humana. 7ª ed. Barcelona: Elsevier; 2019.

Plexo hipogástrico inferior. Dolopedia. 2019 [consultado el 7 de septiembre de 2024]. Disponible en: https://dolopedia.com.

Puntambekar S, Manchanda R. Surgical pelvic anatomy in gynecologic oncology. Int J Gynaecol Obstet. 2018;143 Suppl 2:86-92.

Rogers RM, Pasic R. Pelvic retroperitoneal dissection: a hands-on primer. J Minim Invasive Gynecol. 2017;24(4):546-51.

Selçuk İ, Ersak B, Tatar İ, Güngör T, Huri E. Basic clinical retroperitoneal anatomy for pelvic surgeons. Turk J Obstet Gynecol. 2018;15(4):259-69.

Yabuki Y, Sasaki H, Hatakeyama N, Murakami G. Discrepancies between classic anatomy and modern gynecologic surgery on pelvic connective tissue structure: harmonization of those concepts by collaborative cadaver dissection. Am J Obstet Gynecol. 2005;193(1):7-15.

Embriología e histología del aparato genital femenino

2

A. L. Martín Rodríguez, A. Ortiz González, C. Godoy Alba y M. Remezal Solano

OBJETIVOS

- Adquirir los conocimientos esenciales acerca de la embriología del aparato genital femenino.
- Reconocer las estructuras histológicas normales de las que se componen cada uno de los órganos genitales femeninos.
- Conocer las nociones básicas sobre citología e histopatología ginecológica.

EMBRIOLOGÍA DEL APARATO GENITAL FEMENINO

Durante la semana 5 de vida embrionaria, se produce la migración de las células germinales del saco vitelino a la cresta genital, que quedará recubierta por los cordones sexuales primarios.

Comienza así el desarrollo de una gónada inicialmente indiferenciada, a partir de la cual se formarán ovarios o testículos, dependiendo del sexo genético del individuo.

La diferenciación de la gónada en el ovario no le da la dotación XX en sí misma, sino la ausencia de cromosoma Y. Por tanto, el feto tiende a diferenciarse a mujer siempre que no exista cromosoma Y o, lo que es lo mismo, necesita cromosoma Y para la diferenciación a varón.

El feto experimenta diferenciación a sexo masculino debido a que posee el gen *SRY* (*sex-determining region Y*, es decir, región Y determinante del sexo), presente en el brazo corto del cromosoma Y y que codifica la proteína TDF (*testis-determining factor*, es decir, factor determinante del testículo). Gracias a este gen y a la proteína que codifica, se produce el desarrollo del testículo a partir de la semana 7 de vida embrionaria.

En el testículo, están presentes tres tipos de células:

- Espermatogonias: a partir de las cuales se formarán los espermatozoides.
- Células de Sertoli: producen la hormona antimülleriana (HAM), que será responsable de inhibir el desarrollo del conducto de Müller (del que derivan las trompas, el útero y el tercio superior de la vagina).
- Células de Leydig: producen testosterona, que potencia el desarrollo del conducto de Wolff (del que derivan las vesículas seminales, los conductos deferentes, los conductos eyaculadores y el epidídimo). La testosterona, por el efecto de la enzima 5α-reductasa presente en diferentes tejidos periféricos, forma dihidrotestosterona (DHT), causante de la masculinización de los genitales externos.

Es importante tener en cuenta que:

- La HAM y la testosterona poseen un efecto paracrino, esto es, cada testículo produce estas hormonas que van a actuar de forma ipsilateral y, por tanto, cada gónada influirá selectivamente en la formación de los genitales internos de su lado correspondiente.
- La DHT tiene un efecto sistémico, no paracrino.

Es decir, que la HAM del testículo izquierdo anula el conducto de Müller izquierdo, y si falta o no funciona el testículo izquierdo, solo se desarrolla el conducto de Wolff derecho (efecto paracrino ipsilateral). Sin embargo, aunque solo el testículo derecho secretará testosterona, al transformarse en DHT, los genitales externos de ambos lados se diferenciarían en sentido masculino (efecto sistémico).

 El feto experimenta una diferenciación a sexo femenino de forma más tardía, en torno a la semana 8 de vida embrionaria, y se produce porque la ausencia del gen *SRY* impide la formación del teste y, por tanto, no se libera HAM ni testosterona.

El ovario fetal es muy inactivo desde el punto de vista hormonal (a diferencia de los testículos fetales) y depende de la ausencia de hormonas masculinas:

- Ausencia de HAM: no se produce la regresión del conducto de Müller, del cual se desarrollarán el útero, las trompas de Falopio y el tercio superior de la vagina (Fig. 2-1).
- Ausencia de testosterona: se produce atrofia del conducto de Wolff (no hay genitales internos masculinos).
- Ausencia de DHT: formación pasiva de genitales externos femeninos.

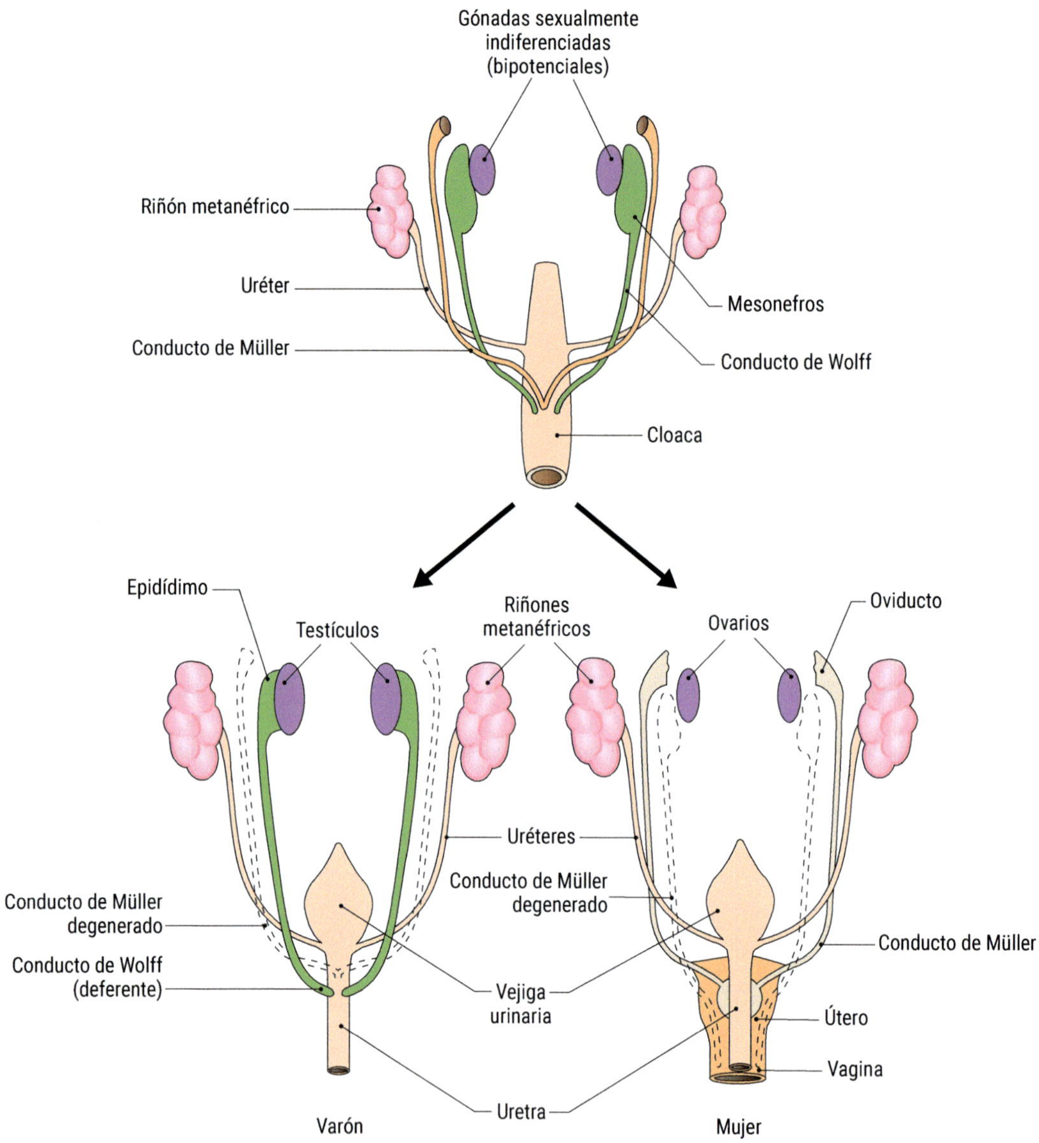

Gónadas sexualmente
indiferenciadas
(bipotenciales)

Riñón metanéfrico

Uréter

Conducto de Müller

Mesonefros

Conducto de Wolff

Cloaca

Epidídimo

Testículos

Riñones
metanéfricos

Ovarios

Oviducto

Uréteres

Conducto de Müller
degenerado

Conducto de Müller
degenerado

Conducto de Müller

Conducto de Wolff
(deferente)

Vejiga
urinaria

Útero

Vagina

Uretra

Varón

Mujer

Figura 2-1. Diferenciación sexual humana.

La diferenciación en sentido femenino puede hacerse en ausencia de ovarios, y la extirpación de las gónadas en embriones de forma precoz da lugar a fetos hembra.

 La diferenciación de los genitales externos tiene lugar en torno a la décima semana de vida embrionaria.

A diferencia de los genitales internos (que proceden de estructuras embrionarias distintas: los masculinos de los conductos de Wolff y los femeninos de los conductos de Müller), los genitales externos proceden ambos de las mismas estructuras embrionarias (**Fig. 2-2**):

- Tubérculo genital: dará lugar al clítoris o al glande.
- Pliegues urogenitales: forman los labios menores o el resto del pene.

- Engrosamientos labioescrotales: dan lugar a los labios mayores o al escroto.
- Seno urogenital: forma los dos tercios inferiores de la vagina y la uretra en la mujer o la próstata y la uretra prostática en el varón.

HISTOLOGÍA DE LA VULVA

El conjunto de genitales externos de la mujer se conoce como *vulva*. A pesar de que la vulva tiene varias estructuras claramente diferenciadas, en el examen histológico, presentan similares características, que son superponibles a las de la piel con un epitelio, dermis y tejido celular subcutáneo (**Fig. 2-3**).

El epitelio de la vulva es plano poliestratificado (o escamoso), y puede estar o no queratinizado según la localización anatómica. Este epitelio está formado por queratinocitos, que son células de mediano tamaño que están íntimamente unidas entre sí por

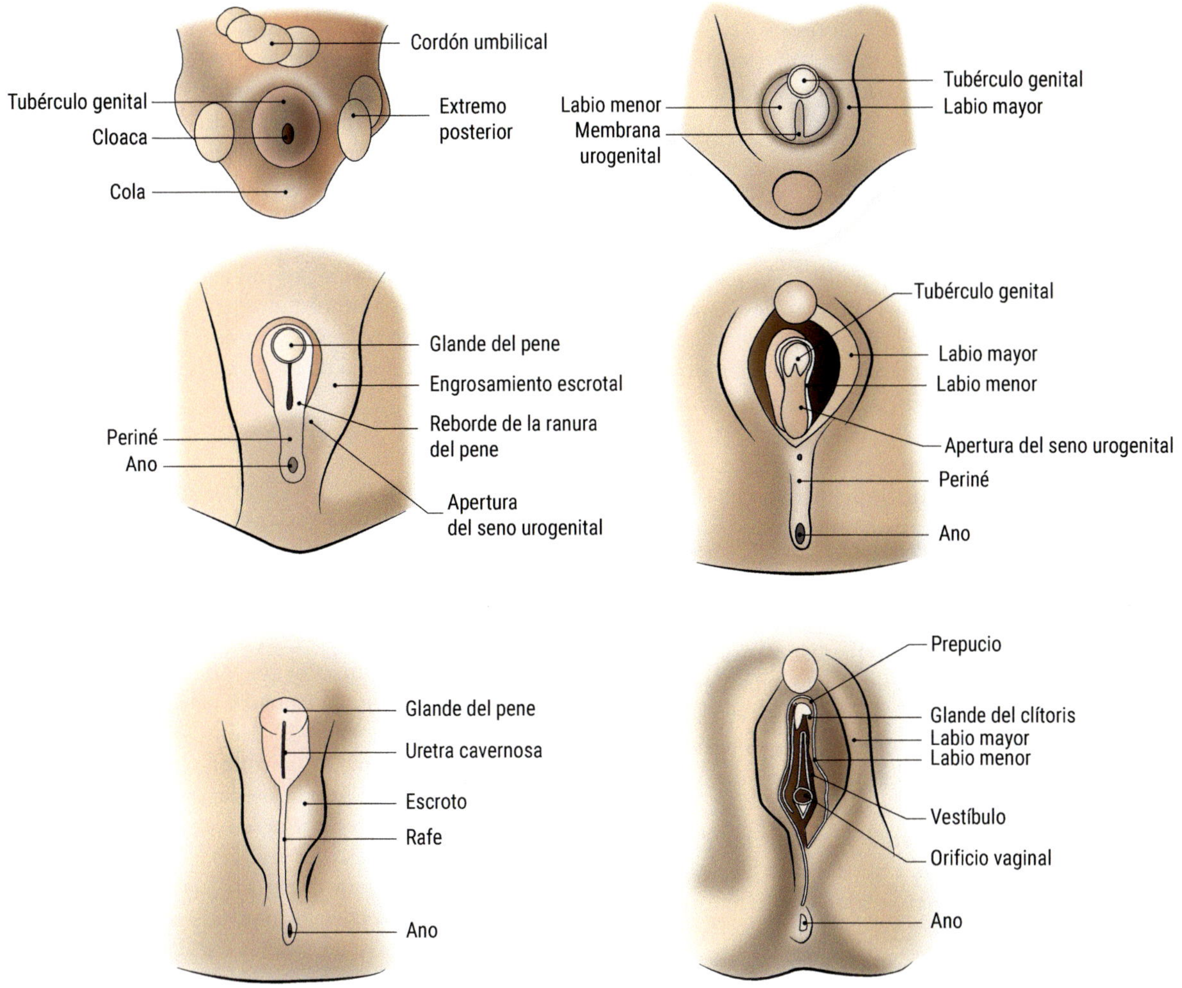

Cordón umbilical

Tubérculo genital

Cloaca

Cola

Extremo posterior

Labio menor
Membrana urogenital

Tubérculo genital
Labio mayor

Glande del pene

Engrosamiento escrotal

Reborde de la ranura del pene

Periné
Ano

Apertura del seno urogenital

Tubérculo genital

Labio mayor
Labio menor

Apertura del seno urogenital

Periné

Ano

Glande del pene

Uretra cavernosa

Escroto

Rafe

Ano

Prepucio

Glande del clítoris
Labio mayor
Labio menor

Vestíbulo

Orificio vaginal

Ano

Figura 2-2. Desarrollo de los genitales externos en el ser humano.

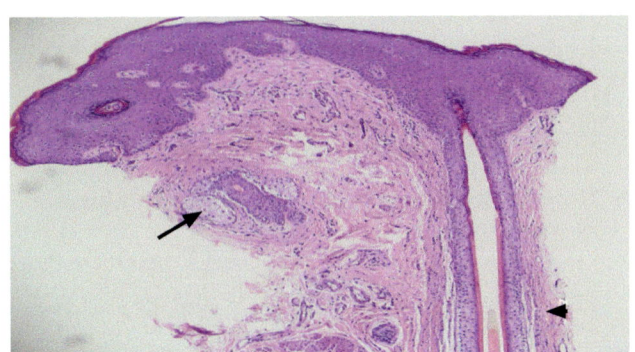

Figura 2-3. Panorámica de una biopsia vulvar de labio mayor. Se observa la presencia de anejos cutáneos con un folículo piloso (punta de flecha) y glándulas sebáceas (flecha negra).

desmosomas, y a la membrana basal por hemidesmosomas, lo que hace que se trate de uno de los epitelios más resistentes, viéndose potenciado además por un gran número de estratos.

Los queratinocitos presentan distinta morfología según en el estrato del epitelio en el que se encuentren.

• En la capa basal, los queratinocitos son pequeños, de escaso citoplasma, con una relación núcleo-citoplasma aumentada, lo que le confiere un aspecto basaloide a poco aumento. En este estrato, típicamente, los núcleos se disponen en empalizada, descansando sobre la membrana basal, siempre orientados en un eje perpendicular a la superficie epitelial.

• En la capa basal y parabasal del epitelio, se puede encontrar mitosis, sin que tenga implicación patológica, ya que en esta localización, los queratinocitos proliferan para crecer, ascender, madurar y formar el resto de las capas superiores.

• Otras células que es posible encontrar en la capa basal son los nevomelanocitos en los labios menores, los labios mayores y el periné; las células de Langerhans (que se disponen tanto en el epitelio de superficie como en los anejos), y las células de Merkel.

• En el estrato espinoso, los queratinocitos son de mayor tamaño, con citoplasmas amplios y eosinófilos, con una relación núcleo-citoplasma baja y núcleos que van disminuyendo su tamaño conforme maduran hacia la superficie. Es así como los queratinocitos de capas más altas tienen un núcleo mínimo, picnótico, que se reduce hasta desaparecer en el estrato córneo.

En las mujeres en edad reproductiva, debido al estímulo estrogénico, los citoplasmas de los queratinocitos tienen un aspecto hinchado y blanquecino, que representan la

alta carga en glucógeno que tienen estas células tanto en la vulva como en la vagina o el exocérvix.
- El estrato córneo puede estar o no presente según si hay queratinización o no en la localización anatómica.

> ❗ En la vulva, el epitelio está queratinizado en labios mayores; y no queratinizado en labios menores y vestíbulo.

La vulva tiene un componente glandular en la dermis, que son las glándulas de Bartolino, las glándulas de Skene y las glándulas vestibulares menores.

Las glándulas de Bartolino (o glándulas vestibulares mayores) se localizan laterales a la mitad posterior del orificio vaginal; las glándulas de Skene (o glándulas periuretrales) se localizan a los lados de la uretra; y las glándulas vestibulares menores se localizan concéntricamente en el vestíbulo. Todas estas estructuras tienen un componente glandular acinar secretor que está tapizado por un epitelio cilíndrico mucosecretor.

Las glándulas de Bartolino y Skene tienen un componente ductal excretor que drena la secreción mediante un conducto a la superficie, tapizado por un epitelio transicional, escamoso o mucosecretor. Por otro lado, las glándulas vestibulares menores drenan su secreción directamente a la superficie del vestíbulo, sin un conducto que excrete la secreción.

Además de estas glándulas, en los labios mayores se pueden encontrar otras estructuras propias de la piel, como son las glándulas sudoríparas ecrinas y apocrinas y las unidades foliculosebáceas. Los labios menores no contienen anejos cutáneos, aunque pueden llegar a tener glándulas sebáceas.

HISTOLOGÍA DE LA VAGINA

La vagina es un conducto que conecta el cuello del útero con la vulva. Su histología es similar a la de la vulva, pero, a diferencia de esta, la vagina es una mucosa cuyo epitelio no está queratinizado, con una capa mucosa, muscular y adventicia:

- **Mucosa**: contiene el epitelio de revestimiento que es plano poliestratificado no queratinizado. Al igual que en el exocérvix, dentro de este epitelio poliestratificado se distinguen tres capas de células bien diferenciadas y organizadas. Desde la base a la superficie son:
  - **Células basales y parabasales**: son las células más proliferativas de todo el epitelio, por lo que pueden contener mitosis. Las células basales son células columnares, cuyo eje mayor se dispone perpendicular a la superficie epitelial, con un núcleo oval basófilo y escaso citoplasma. Las células parabasales son dos capas de células poligonales más grandes que se sitúan inmediatamente por encima de la capa basal.
  - **Células intermedias**: es una capa de células de mayor tamaño, poligonales, cuyo eje mayor se dispone paralelo a la superficie epitelial.
  - **Células superficiales**: es una capa de aproximadamente 10 filas de células escamosas, que son poligonales o planas, y de citoplasma acidófilo y núcleo central y pequeño.

- Los queratinocitos de los estratos intermedios y altos están cargados de glucógeno debido a la estimulación estrogénica. Cuando las células de estratos altos se desprenden, este glucógeno se libera y las bacterias lo metabolizan produciendo ácido láctico. Este ácido disminuye el pH luminal, el cual reduce el crecimiento de microorganismos. Este epitelio asienta sobre una lámina propia de tejido conjuntivo denso rico en fibras elásticas y colágenas, que no contiene glándulas.
- **Muscular**: constituido por músculo liso que se organiza en dos capas, la capa circular interna y la longitudinal externa.
- **Adventicia**: presenta una zona interna de tejido conjuntivo denso y otra externa de tejido conjuntivo laxo.

HISTOLOGÍA DEL CUELLO UTERINO

El cérvix uterino o cuello del útero constituye una estructura cilíndrica fibromuscular que conecta la cavidad uterina con la vagina. Tiene dos zonas muy bien diferenciadas clínica e histológicamente: el exocérvix y el endocérvix.

El exocérvix es la región externa que se comunica con la mucosa vaginal, y está revestida por un epitelio plano poliestratificado no queratinizado, que le da resistencia y lo protege de los agentes externos. Dentro de este epitelio poliestratificado, se distinguen tres tipos de células bien diferenciadas y organizadas, dispuestas al igual que en la vagina: células basales y parabasales, células intermedias y células superficiales.

La región del endocérvix es la zona que se comunica con la cavidad uterina y está tapizada por un epitelio cilíndrico monoestratificado mucosecretor, cuya función es crear el ambiente adecuado para facilitar el paso de los espermatozoides por el canal para llegar a la cavidad uterina en la fertilización. Estas células son altas y presentan típicamente unas vacuolas de secreción luminal que desplazan a los núcleos hacia el polo basal de la célula; se organizan como orificio de salida de drenaje de las glándulas endocervicales subyacentes.

> ❗ La transición entre ambas mucosas es brusca y se conoce como *unión escamocolumnar*, haciendo referencia a la transición entre los dos tipos de epitelios (**Fig. 2-4**). Esta área se localiza en una zona clínicamente identificable que se conoce como *orificio cervical externo* (OCE).
> En esta región de transición es donde típicamente se originan las lesiones precursoras del cáncer de cérvix tras una infección previa por el virus del papiloma humano.

HISTOLOGÍA DEL CUERPO UTERINO

El útero, también conocido como *matriz*, es un órgano muscular hueco piriforme situado en la pelvis menor, entre la vejiga y el recto. Consta de dos porciones principales: el cuerpo en su parte superior y el cuello uterino en la inferior.

El cuerpo uterino forma los dos tercios superiores del órgano, y se encuentra a su vez constituido por el fondo, correspondiente a la región redondeada por encima de los orificios de las trompas uterinas, y el istmo o segmento uterino inferior, zona de transición entre el fondo y el cuello uterino,

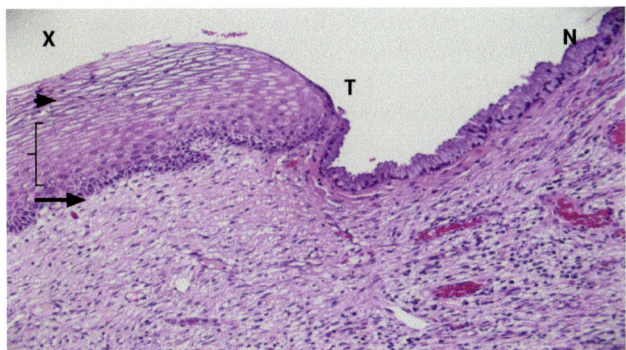

Figura 2-4. Detalle de la unión escamocolumnar. Se observa el exocérvix (X) revestido por un epitelio plano poliestratificado no queratinizado con sus tres capas de queratinocitos: células de la capa basal y parabasal (flecha), las células intermedias (llave) y las células superficiales (cabeza de flecha). El endocérvix (N) es un epitelio cilíndrico mucosecretor, que se une con el epitelio exocervical en la unión escamocolumnar (T).

Constituyendo el espesor del cuerpo uterino (**Fig. 2-5**), se pueden encontrar tres capas, de externo a interno:

- **Serosa** o perimetrio: en la que se puede observar tejido conectivo y adiposo vascularizados, con pequeñas estructuras neurales acompañantes y revestida en su porción más externa por una monocapa de epitelio plano, correspondiente al mesotelio y que se encuentra en continuidad directa con el peritoneo. Dicha capa no se encontrará en la porción más anterior e inferior del cuerpo uterino, ya que en esta zona, el útero se halla en contacto con la vejiga.
- **Miometrio**: constituye la capa de mayor grosor, formada por haces de fibras musculares lisas dispuestas de forma circular u oblicua (**Fig. 2-6**) y separadas por finas áreas de tejido conjuntivo vascularizado. A su vez, este componente muscular constituye tres estratos de límites imprecisos: submucoso (con fibras musculares longitudinales paralelas al eje mayor del cuerpo uterino), vascular (el más voluminoso, presenta numerosos vasos sanguíneos de paredes engrosadas), y subseroso (el tejido muscular se dispone de forma similar al submucoso).

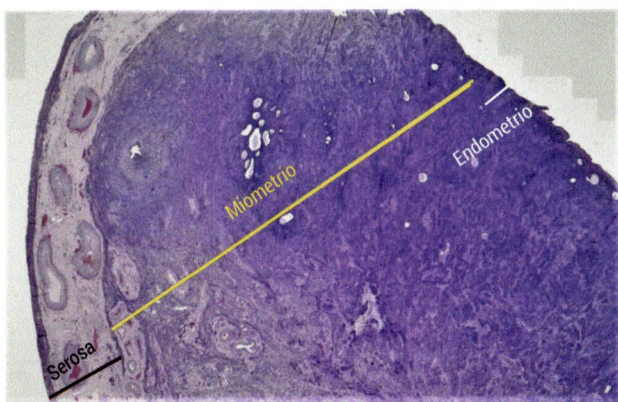

Figura 2-5. Visión panorámica del espesor de la pared del cuerpo uterino, que incluye, de la parte interna a la externa: endometrio, miometrio y serosa.

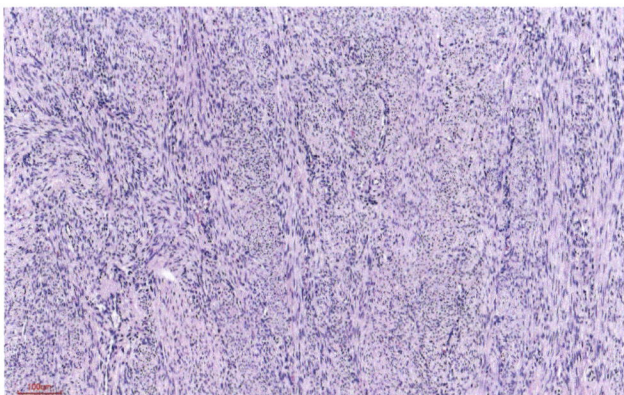

Figura 2-6. Espesor del miometrio, en el que se aprecian los haces musculares.

- **Endometrio**: firmemente adherido al miometrio, es la porción más interna del cuerpo y en ella se encuentra la mucosa uterina, revestida por un epitelio cilíndrico o cúbico simple y en cuyo tejido subyacente se encuentran las luces glandulares endometriales, tubulares, simples y ocasionalmente ramificadas, fruto de la invaginación del epitelio de revestimiento superficial y tapizadas por este. El tejido conectivo sobre el que asientan las glándulas, también llamado *estroma* o *lámina propia*, está formado por material intercelular amorfo, fibras reticulares, celularidad estrellada fibroblástica, linfocitos y macrófagos.

HISTOLOGÍA DEL ENDOMETRIO

La morfología endometrial durante el período reproductivo de la mujer se ve continuamente modificada en función de las concentraciones hormonales ováricas (estrógenos y progesterona), dando lugar así a cambios cíclicos (ciclo menstrual).

Dichos cambios podrían resumirse como crecimiento, sangrado y regeneración de la mucosa endometrial.

De esta manera, el endometrio al nacimiento y durante los años que abarcan hasta la pubertad permanece inactivo, sin actividad proliferativa ni secretora, encontrándose así revestido por una monocapa de epitelio columnar o cuboideo simple, de aspecto similar al que se observa en la etapa posmenopáusica.

Por otra parte, el endometrio se divide en dos zonas bien caracterizadas, tanto por su morfología como por su función:

- **Estrato basal**: área inmediatamente adyacente al miometrio que se encuentra constituida por estroma compacto celular con agregados de arteriolas espiraladas de paredes musculares gruesas, y glándulas irregulares aparentemente inactivas que apenas muestran modificaciones con las variaciones de los niveles hormonales.
- **Estrato funcional o esponjoso**: abarca los dos tercios superiores, entre el epitelio superficial y la capa basal, estando directamente expuesto al efecto de los estrógenos y progesterona, por lo que es en esta área donde se observa la variabilidad histológica en el ámbito glandular y estromal. Se pierde casi en su totalidad durante la mens-

truación y está sujeto a cambios regenerativos posteriores procedentes de la capa basal.

Las variaciones hormonales que dan lugar al ciclo menstrual determinan unos cambios histológicos de la capa funcional endometrial que permiten ser clasificados de la siguiente manera:

- **Fase proliferativa** (estrogénica, preovulatoria o folicular): comprende aproximadamente los días 4 al 14 del ciclo y refleja la influencia directa de los estrógenos, los cuales estimulan la proliferación glandular, estromal y vascular, dando así lugar a un aumento del grosor endometrial en unos 4 o 5 mm. Histológicamente predomina el aspecto tubular y uniforme de las glándulas endometriales, más o menos separadas entre sí y manteniendo una distribución glandular ordenada. Se encuentran revestidas por un epitelio cilíndrico o cuboideo seudoestratificado con frecuentes mitosis (**Fig. 2-7**), y asientan sobre una lámina propia densamente celular, con algunos linfocitos y células estromales ovales, de pequeño tamaño y núcleos hipercromáticos. También resultan frecuentes las mitosis (pero son menos numerosas que a nivel del epitelio glandular).
- **Fase de intervalo** (ovulación, días 14-15 del ciclo): no se aprecian cambios morfológicos en la mucosa endometrial.
- **Fase secretora** (luteínica o postovulatoria): abarca desde el día 15-16 del ciclo hasta el 28, y se caracteriza porque las glándulas y el estroma siguen una secuencia ordenada de desarrollo con un cuadro histológico específico. Comienza justo después de la ovulación, y depende directamente de la producción de progesterona, que estimula la función secretora de las glándulas endometriales, lo cual genera un incremento en el grosor endometrial de 7 a 8 mm. Esta fase, a su vez, se subdivide en tres etapas, las cuales se solapan entre ellas, no siendo posible demarcar morfológicamente con exactitud:
  - **Inicial** (días 16-18): aumenta la tortuosidad de las luces glandulares, observándose glucógeno intracitoplasmático en las células de revestimiento en forma de pequeñas vacuolas de disposición subnuclear o basal. El estroma

muestra en esta fase edema incipiente, con poca variabilidad respecto a la fase proliferativa avanzada (**Fig. 2-8**).
  - **Media** (días 19-23): desaparece la seudoestratificación nuclear, con núcleos redondeados y vesiculosos, de disposición basal, que se alinean en una capa perpendicular a la membrana basal, al mismo tiempo que las vacuolas intracitoplasmáticas disminuyen de tamaño, se hacen apicales y existen los primeros signos de secreción intraluminal (**Fig. 2-9**). Dicha secreción hacia la luz glandular, de contenido mucoide, es máxima en el día 21 del ciclo. En el ámbito estromal, las células dispersas son inicialmente pequeñas, con mínimo citoplasma, para progresivamente aumentar de tamaño, presentando citoplasmas eosinófilos más aparentes y asociadas a arteriolas espirales más evidentes y a un aumento del edema estromal, máximo al final de esta fase.
  - **Avanzada** (días 24-28): el epitelio de revestimiento glandular muestra agotamiento secretor, caracterizándose por glándulas compactas de aspecto «aserrado» e hiperplásico generalizado, con una única capa de células desorganizadas y desprovistas de orientación, en la que todavía se pueden observar algunas vacuolas intracitoplasmáticas remanentes e irregulares. El borde citoplasmático de la superficie luminal se torna desflecado y se observa secreción eosinófila en las luces glandulares (**Fig. 2-10**). En este momento del ciclo, el cambio más llamativo que se puede observar es a nivel estromal, siendo la principal

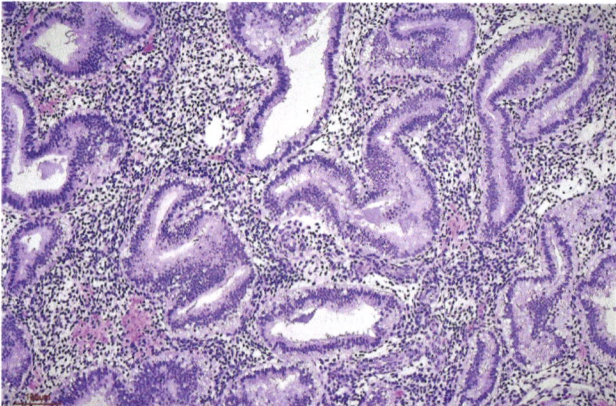

Figura 2-8. Glándulas endometriales con vacuolas de predominio basal, típicas de la fase secretora en su estadio más inicial.

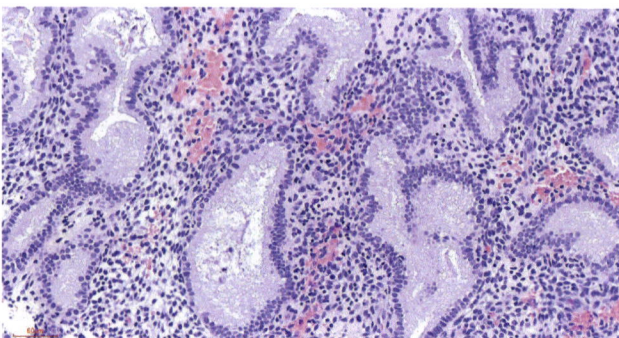

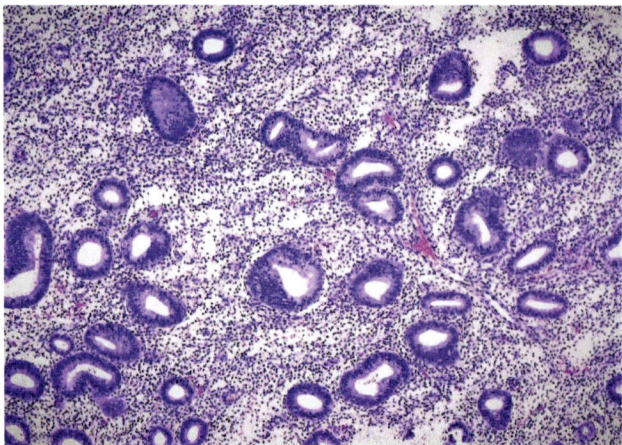

Figura 2-7. Glándulas tubulares uniformes sobre tejido estromal endometrial en fase proliferativa.

Figura 2-9. Disminución de las vacuolas junto a los primeros signos de secreción eosinófila intraluminal en la fase secretora intermedia.

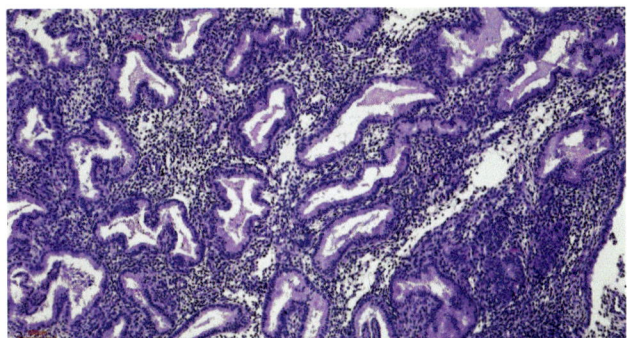

Figura 2-10. Aumento en la tortuosidad de las glándulas endometriales junto al agotamiento secretor típico de la fase secretora tardía.

característica de esta fase, conocida como *transformación predecidual*: presencia de numerosas células estromales poligonales de aspecto epitelioide, de núcleos redondeados vesiculosos con abundante citoplasma eosinófilo o anfofílico (células predeciduales). Es característica también la presencia de pequeñas células mononucleares y bilobuladas con citoplasma algo granuloso (linfocitos granulosos) (**Fig. 2-11**) y, de manera ocasional, pueden observarse leucocitos polimorfonucleares neutrófilos, sin que implique patología endometrial inflamatoria.

- **Endometrio menstrual** (día 28): la caída de los niveles de estrógeno y progesterona da lugar a una alteración en la morfología endometrial en forma de fragmentación y disgregación glandular y estromal, que afecta a la totalidad de la capa funcional y, por tanto, a su descamación posterior. Se caracteriza por un colapso generalizado del endometrio, con glándulas muy sinuosas, de forma dentada, detritos intraluminales y signos de apoptosis (presencia de restos nucleares picnóticos en la base de las células de revestimiento epitelial). En el ámbito estromal, desaparece el aspecto predecidual y las células se funden en forma de agregados densos. Se aprecian pequeños trombos de fibrina en el ámbito vascular y zonas de extravasación hemática intersticial entremezcladas con leucocitos polimorfonucleares neutrófilos, que forman parte del proceso fisiológico de esta fase. La menstruación es la consecuencia de la descamación del estrato funcional endometrial debido a la caída de los niveles hormonales.

- **Endometrio ístmico o del segmento uterino inferior**: en esta zona está la mucosa endometrial, cuya morfología apenas se ve modificada a lo largo del ciclo menstrual, debido a una escasa respuesta a las hormonas esteroideas. Se encuentra constituido por glándulas endometriales inactivas, distribuidas de forma desordenada y ocasionalmente dilatadas. Están revestidas por una monocapa de epitelio cilíndrico frecuentemente ciliado y asientan sobre un estroma fibroso con celularidad de hábito fibroblástico, pudiendo observarse además entremezcladas con glándulas mucosas endocervicales (**Fig. 2-12**) de la porción superior del cuello uterino.

- **Endometrio posmenopáusico**: debido al cese o reducción de la producción de hormonas ováricas, el endometrio se adelgaza y se torna atrófico. Desaparece la capa funcional y solo existe la basal, cuyo aspecto histológico característico consta de un epitelio adelgazado con luces glandulares tubulares homogéneas y atróficas, espaciadas, algunas con dilataciones quísticas y revestidas por epitelio sin actividad proliferativa (**Fig. 2-13**). El estroma es densamente celular, mostrando tendencia a hacerse más fibroso e hipocelular con los años.

- **Endometrio gravídico**: durante la gestación, la mucosa endometrial adopta unos cambios morfológicos evolutivos que afectan tanto a las glándulas como al estroma, dando lugar a su proliferación y transformación. Las primeras presentan mayor secreción, con luces aserradas y células vacuoladas estratificadas. Las células estromales de la fase

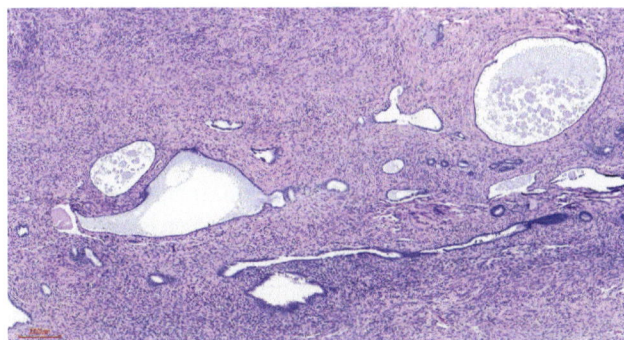

Figura 2-12. Mucosa ístmica constituida por glándulas endometriales atróficas entremezcladas con mucosecretoras endocervicales.

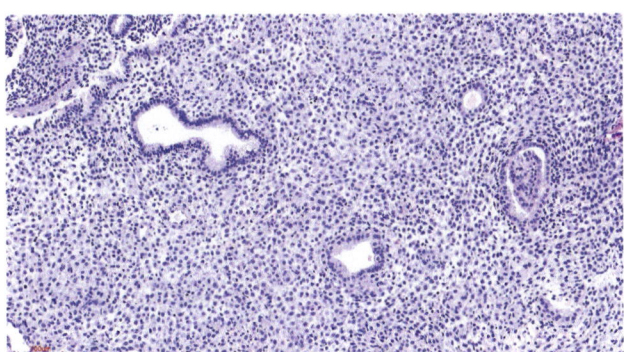

Figura 2-11. Células estromales epitelioides junto a linfocitos granulosos, característicos de la transformación predecidual de la fase secretora avanzada.

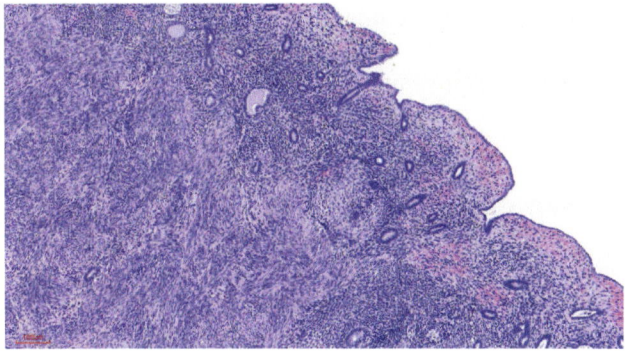

Figura 2-13. Mucosa endometrial atrófica, en la que disminuye el grosor y se encuentra constituida por glándulas inactivas ocasionalmente dilatadas y estroma compacto.

secretora avanzada se transforman en deciduales, de morfología poligonal y se caracterizan por mostrar amplios citoplasmas eosinófilos, de bordes netos y aspecto epitelioide, con núcleos pleomórficos. Además, las glándulas endometriales pueden presentar el fenómeno de Arias Stella: hipersecreción y estratificación nuclear, con núcleos marcadamente atípicos, grandes, irregulares e hipercromáticos.

Las variaciones hormonales que dan lugar al ciclo menstrual determinan unos cambios histológicos de la capa funcional endometrial que permiten ser clasificados en:

- Fase proliferativa (días 4 a 14): aspecto homogéneo generalizado, mitosis y estroma denso.
- Fase de intervalo (días 14 y 15): ausencia de cambios morfológicos.
- Fase secretora (días 15 a 28): predominio de signos de secreción en la zona epitelial glandular e intraluminal.
- Fase menstrual (día 28 a 4): colapso y descamación de la mucosa endometrial.

HISTOLOGÍA DE LAS TROMPAS UTERINAS

Las trompas uterinas (o trompas de Falopio) son dos órganos tubulares situados a ambos lados del cuerpo uterino, que comunican la luz de este con la cavidad pélvica y cuya función es transportar al óvulo desde su salida del ovario hacia la cavidad endometrial, para su implantación una vez fertilizado. Estructuralmente están constituidas principalmente por una pared tubular muscular, con su luz revestida por epitelio especializado y revestimiento seroso en su superficie externa.

Miden aproximadamente entre 10 y 12 cm de longitud, y se dividen en cuatro segmentos (de medial a lateral):

- **Intramural (o intersticial)**: porción situada en el espesor de la pared miometrial y que desemboca en la cavidad uterina a través del *ostium*.
- **Istmo**: en continuidad al segmento intramural, de pared gruesa y luz reducida sin apenas ondulaciones.
- **Ampolla**: de pared fina y luz dilatada con proyecciones papilares o plicas. Es la zona más frecuente de fertilización del óvulo por el espermatozoide.
- **Infundíbulo**: es la región más distal de la trompa, abierta hacia la cavidad peritoneal y próxima al ovario. Presenta un borde irregular con prolongaciones digitiformes denominadas *fimbrias* que, en ocasiones, pueden adherirse a la superficie ovárica.

Histológicamente, la trompa consta de tres capas: mucosa, muscular y serosa (**Fig. 2-14**). Sus distintos componentes pueden sufrir variaciones, según el segmento anatómico y el momento del ciclo:

- **Mucosa**: constituida por epitelio de revestimiento especializado seudoestratificado y una delgada lámina propia. En el epitelio de revestimiento, se pueden encontrar tres tipos celulares:

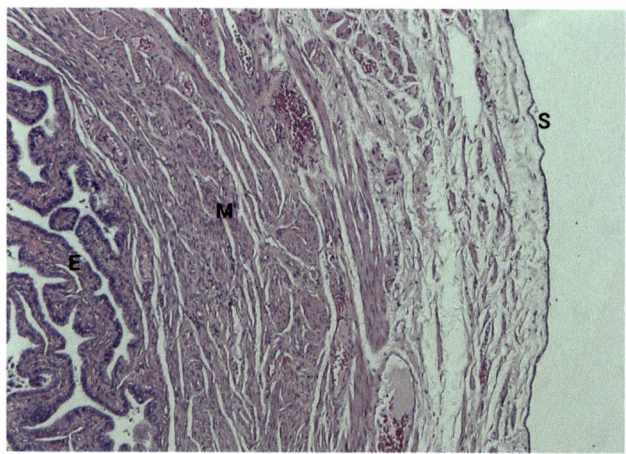

Figura 2-14. Detalle de las distintas capas de la trompa uterina. E: mucosa con su epitelio de revestimiento; M: capa muscular; S: serosa.

- **Células ciliadas** (**Fig. 2-15**): células cilíndricas, de moderado citoplasma claro a eosinófilo, núcleo redondeado u oval y cromatina granular ligeramente basófila. Predominan en la zona distal de la trompa (infundíbulo y ampolla) y su proporción disminuye conforme se acerca al istmo. Su altura y la cantidad de cilios varía a lo largo del ciclo menstrual, incrementándose ambas por la acción estrogénica en los días previos a la ovulación. Al contrario, ocurre en la segunda mitad del ciclo, provocando la progesterona su acortamiento y deciliación (al igual que durante el embarazo). El movimiento ciliar, junto con el peristaltismo de la capa muscular, favorecen el desplazamiento del óvulo desde el ovario hacia la cavidad uterina.
- **Células secretoras**: también cilíndricas o ligeramente triangulares, dotadas de microvellosidades en su superficie, citoplasma más escaso y basófilo en comparación con las células ciliadas, y núcleo alargado, fino y más picnótico. Su secreción hacia a la luz tubárica lubrica esta, facilitando el desplazamiento del óvulo, a la vez que le sirve de protección y nutriente. La proporción de células

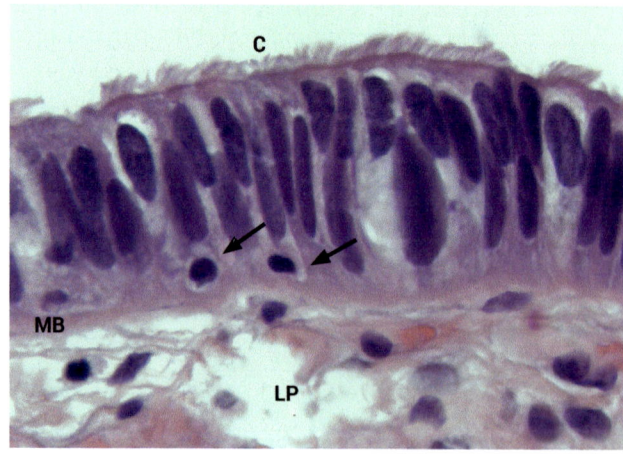

Figura 2-15. Mucosa tubárica. Detalle del epitelio de revestimiento ciliado (C), separado de la lámina propia (LP) por una membrana basal eosinófila (MB). También se identifican algunos linfocitos intraepiteliales (flechas).

secretoras aumenta conforme se acercan al istmo, donde son predominantes.

- **Células intercaladas**: se cree que se trata de una variación de las células secretoras o de algún tipo de células de reserva. Son difíciles de ver con hematoxilina-eosina.

También es posible encontrar en el epitelio células endocrinas y algunos linfocitos intraepiteliales, generalmente de localización basal.

La lámina propia se encuentra separada del epitelio por una fina membrana basal, y está constituida por un delicado tejido conectivo que proporciona el aporte vascular al epitelio.

- **Pared muscular (o miosálpinx)**: constituida por fibras musculares lisas que se disponen de forma circular y compacta en su capa interna, mostrando la capa externa una distribución más laxa longitudinal. Hay autores que postulan que, en realidad, se trata de una única capa con fibras distribuidas a modo de espiral, por lo que la transición entre ambas capas se realizaría de forma continua. El grosor de la pared muscular varía según el segmento anatómico del que se trate: la región distal (infundíbulo y ampolla) presenta una pared muscular fina, cuyo espesor va incrementándose conforme se acerca al istmo. En la zona próxima a la unión uterotubárica, es posible observar una tercera capa interna longitudinal.

- **Serosa**: es la capa más externa de la trompa, constituida por tejido conectivo laxo por el que discurren canales vasculares y linfáticos, y revestida por mesotelio aplanado. En la periferia de la trompa, se pueden encontrar frecuentemente remanentes wolffianos o del ducto mesonéfrico. Se visualizan a modo de pequeños túbulos revestidos por una monocapa de epitelio cúbico a cilíndrico, que puede estar ciliado o no, rodeados por abundante estroma muscular.

- La función de las trompas es el transporte del óvulo para su fecundación y posterior implantación en el útero.
- Constan de cuatro porciones anatómicas: intramural, istmo, ampolla e infundíbulo.
- Histológicamente se componen de tres capas: mucosa, muscular y serosa.
- Las células ciliadas contribuyen al desplazamiento del óvulo con el movimiento de sus cilios y las secretoras a la lubricación del recorrido.

HISTOLOGÍA DEL OVARIO

Los ovarios son dos órganos sólidos ovales, ligeramente aplanados, de eje mayor lateromedial. Están situados a ambos lados del útero, unidos a este por el ligamento uteroovárico y en vecindad a las trompas uterinas. Poseen una función endocrina y reproductiva, encargándose tanto de la producción de óvulos como de la secreción de hormonas esteroideas que prepararán al endometrio para su implantación y mantenimiento durante el embarazo.

El tamaño y la morfología ovárica varían con la edad, mide 1,3 cm de eje mayor y 0,3 g de peso en la recién nacida; y aumenta en la edad adulta a 3-5 cm y unos 5-8 g de peso. Pos-

teriormente, en la menopausia, vuelven a reducir su tamaño a la mitad. Su superficie externa también sufre modificaciones, es de contorno liso previo a la edad reproductiva y adquiere ondulaciones conforme se avanza en edad, adoptando una apariencia «cerebriforme» en la posmenopausia.

Anatómicamente se pueden distinguir tres regiones: corteza, médula e hilio, revestidos en su superficie por epitelio:

- **Epitelio de superficie**: anteriormente mal denominado *epitelio germinal* (ya que no interviene en la producción de gametos). Se trata de un epitelio simple o focalmente seudoestratificado, constituido por células cúbicas o cilíndricas bajas, que no sufre variaciones durante el ciclo, aunque puede verse aplanado con la edad o si aumenta el volumen ovárico. Debido a su fragilidad, con frecuencia se erosiona o desprende durante la manipulación quirúrgica o el procesamiento anatomopatológico, por lo que puede ser difícil de identificar o se hace solo parcialmente. Se encuentra separado del estroma ovárico por una delgada membrana basal y se continúa en la zona del hilio con el peritoneo, ya que proviene de una modificación de este.

La superficie ovárica con frecuencia sufre invaginaciones del epitelio hacia el estroma cortical, que pueden fusionarse y perder su conexión con la superficie, originando glándulas de inclusión o pequeños quistes de inclusión. En otras ocasiones, dicho epitelio puede sufrir diferenciación hacia células transicionales (urotelio), originando entonces los denominados *nidos de Walthard*, que también pueden sufrir cambios quísticos.

- **Hilio**: es la zona de entrada y salida de vasos sanguíneos y linfáticos del ovario. Se continúa con la médula y, al igual que esta, puede contener vestigios mesonéfricos del conducto de Wolff denominados *rete ovarii*, en forma de túbulos de contorno irregular revestidos por epitelio cúbico o aplanado. En el hilio, también se pueden encontrar grupos compactos de células hiliares, generalmente situadas junto a vasos y nervios. Constituyen el equivalente en el ovario a las células de Leydig testiculares y, al igual que estas, son células redondeadas u ovales, de citoplasma granular eosinófilo o de aspecto espumoso, con bordes pobremente definidos y, en algunas de ellas, se pueden observar restos de pigmento similar a la lipofuscina, cristales de Reinke y cuerpos hialinos.

- **Médula**: constituye la porción central del ovario. En ella, es posible observar vasos sanguíneos y linfáticos, células estromales similares a las de la corteza, pequeños grupos de células hiliares y restos del conducto de Wolff. En el ovario posmenopáusico destaca el incremento en número y espesor de la pared de los vasos medulares, que también puede verse incrementado en el hilio.

- **Corteza**: consta de dos componentes: el estroma de sostén y las estructuras productoras de gametos. Su proporción y aspecto morfológico varían, dependiendo de la edad y de los estímulos hormonales.

El estroma ovárico, además de la función de soporte estructural, tiene la capacidad de producir hormonas esteroideas y es el encargado de conformar las capas tecales que rodearán a los folículos. Es densamente celular y está constituido por células fusiformes similares a los fibroblastos, de disposición desordenada ligeramente arremolinada, entre las que se disponen fibras de colágeno y reticulina, más abundantes en la zona periférica de la corteza. Dicho estroma también sufre variaciones con la edad y los estímulos hormonales. Así se observa que, conforme se avanza en la edad reproductiva, la proporción de colágeno cortical también se ve incrementada, encontrando una corteza ampliamente colagenizada en la etapa menopáusica. Otra de las variaciones que se puede observar es la acumulación de lípidos en las células estromales (*luteinización*) provocada por estímulos hormonales (especialmente marcada durante la gestación).

Las estructuras productoras de gametos se encuentran en el espesor del estroma cortical y derivan de las células primordiales formadas en el saco vitelino que posteriormente migran al ovario. Su número y morfología varían con la edad:

- **Folículos primordiales** (**Fig. 2-16**): muy numerosos en la recién nacida (en torno a 400.000 por ovario). Su número decrecerá con la edad, sufriendo atresia y degeneración durante la lactancia y la niñez, reduciéndose aproximadamente a la mitad en la pubertad. Están constituidos por un ovocito primario central, rodeado por una capa simple de células aplanadas denominadas *células granulosas*. El ovocito primario permanecerá años en la profase de la primera división meiótica, hasta que llegue su momento de madurar para la ovulación en la edad reproductiva.
- **Folículo primario**: en la pubertad, gracias al estímulo hormonal cíclico de la hormona foliculoestimulante (FSH) segregada por la hipófisis, algunos folículos primordiales (30-40 aproximadamente) sufren un aumento de tamaño del ovocito y de las células granulosas, que pasan a ser cúbicas o cilíndricas, haciéndose más visibles y constituyendo el folículo primario unilaminar. Las células estromales por su parte se empezarán a distribuir de forma concéntrica rodeando el folículo en crecimiento a modo de seudocápsula. Por acción de la FSH, las células de la granulosa se

dividirán aumentado el número de capas que rodean al ovocito. Entre este y las células granulosas se formará una capa glucoproteica PAS+ (ácido periódico de Schiff positiva) denominada *zona pelúcida*, pasando a denominarse entonces *folículo primario multilaminar*.
- **Folículo secundario**: el folículo continúa madurando, aumentando la proliferación y el grosor de su capa granulosa. Las células estromales dispuestas en su periferia se dividen en dos capas: la teca interna, con células de mayor citoplasma, ricas en retículo endoplásmico liso y mitocondrias, productoras de estrógenos, con una densa red vascular en dicho ámbito; y la teca externa, más estrecha, compacta y sin actividad secretora.
- **Folículo terciario (o de De Graaf)**: se trata de un folículo ya maduro y preparado para la ovulación, en el que el ovocito completa la primera división meiótica generando un gameto haploide, denominándose entonces *ovocito secundario*. Entre las múltiples capas de células de la granulosa que rodean al ovocito, se empieza a formar una cavidad con contenido líquido viscoso rico en ácido hialurónico, denominada *antro*. La franja de células de la granulosa que separan el ovocito de dicha cavidad pasa a denominarse *cúmulo oóforo*. Las dos capas estromales de la teca se visualizan con mayor facilidad, siendo las células tecales externas fusiformes, y las internas de citoplasma más amplio, de aspecto hinchado. Las células tecales internas serán las encargadas de segregar cada vez más estrógenos para favorecer la proliferación endometrial y prepararlo para una posible implantación del óvulo fertilizado.

El período de maduración del ovocito para estar preparado para la *ovulación* suele durar unos 15 días. En la ovulación, el folículo de De Graaf ha aumentado su tamaño y protruye a modo de quiste deformando la superficie ovárica. El ovocito se desprende de la pared folicular y queda flotando en la cavidad antral, rodeado aún por una banda de células de la granulosa que pasan a denominarse *corona radiata*. El folículo se rompe por la zona más próxima a la superficie ovárica y libera su contenido líquido junto con el ovocito a la cavidad peritoneal. Facilitado por el movimiento de las fimbrias tubáricas, el ovocito es atraído hacia el infundíbulo de la trompa, donde continuará su trayecto hacia la cavidad endometrial.

 Maduración de gametos femeninos: Folículo primordial → Folículo primario (unilaminar y multilaminar) → Folículo secundario → Folículo terciario (de De Graaf) → Rotura: ovulación → Liberación del ovocito hacia la trompa → Desplazamiento hacia la cavidad uterina.

La hemorragia producida durante la rotura folicular, en parte, se vierte a la cavidad peritoneal y también rellena la cavidad ahora vacía del antro folicular, formando el cuerpo hemorrágico. El coágulo producido sufre una reorganización y fibrosis que, junto con la luteinización de las células de la granulosa y parte de las de la teca por el estímulo de la hormona luteinizante producida por la hipófisis, constituyen el cuerpo lúteo. Este actúa como órgano endocrino, en el que las células granulosas luteinizadas (*células granulosoluteínicas*) segregan

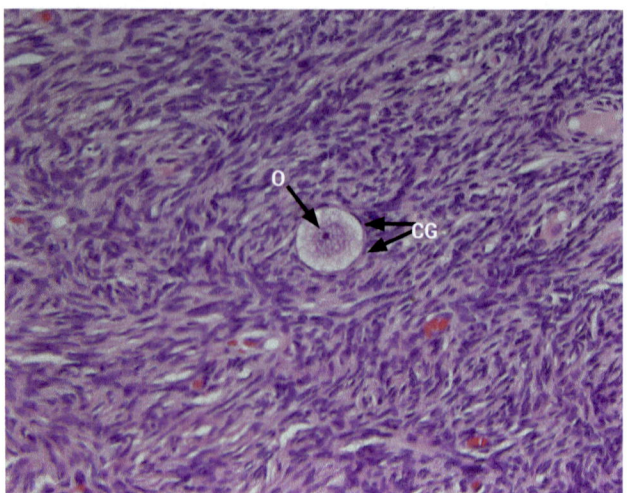

Figura 2-16. Folículo primordial en el espesor del estroma cortical. Constituido por un ovocito primario (O), rodeado de una capa aplanada de células de la granulosa (CG).

progesterona y las células luteinizadas de la teca interna (*células tecaluteínicas*) continúan produciendo estrógenos. El resto de células de la teca interna y externa sufrirán una involución, haciéndose más pequeñas, compactas y fusiformes. El cuerpo lúteo seguirá creciendo, alcanzando su máximo desarrollo en torno al día 20 del ciclo, conformando una estructura oval de hasta 1,5-2 cm.

En caso de que no se lleve a cabo la fertilización del ovocito en la trompa, el cuerpo lúteo sufrirá una involución, consistente en la disminución del tamaño de las células luteinizadas de la granulosa y teca, con vacuolización de su citoplasma y disminución de la producción hormonal de ambos tipos de células. Por su parte, las células fusiformes de la teca y los fibroblastos producirán colágeno, que irá ocupando el lugar de las células involucionadas. Sobre el día 26 del ciclo, la producción hormonal desaparece por completo (lo cual tendrá sus efectos en el endometrio). Como resultado de esta transformación del cuerpo lúteo, se observará una masa oval de tejido colágeno hialino acelular denominada cuerpo *albicans*. Este se mantendrá en el ovario a lo largo de los años, e irá disminuyendo progresivamente de tamaño, aunque sin llegar a desaparecer por completo.

De todas las ovogonias existentes en el ovario, solo unas 500-600 llegarán a madurar por completo y ovular a lo largo de la vida de una mujer. Muchas de ellas no llegan a desarrollarse y otras sufren un proceso denominado *atresia*. Esta es más frecuente durante la vida intrauterina, pero continúa produciéndose a cualquier edad y en cualquier fase del desarrollo folicular. Por ello, es posible observar en el ovario la presencia de folículos primordiales, primarios y secundarios desde el nacimiento hasta que finaliza la edad reproductiva de la mujer. Cuando un folículo (primario o secundario) sufre atresia, se produce una reabsorción completa de los elementos del folículo degenerado, por lo que no deja cicatriz. Cuando se trata de folículos terciarios con mayor componente celular, la involución se produce de modo más progresivo, sustituyendo dichos elementos por tejido fibroso hialino, dejando una cicatriz fibrocolágena visible denominada *cuerpo fibroso*.

Tras la ovulación: Cuerpo hemorrágico → Luteinización → Cuerpo lúteo → Productor de estrógenos (teca) y progesterona (granulosa) → Crecimiento.
En ausencia de fecundación: Involución del cuerpo lúteo (↓ luteinización y ↓ producción hormonal) → Sustitución por colágeno acelular: cuerpo *albicans*.
En cualquier etapa de maduración (a cualquier edad, mayor en etapa intrauterina):

- Atresia: degeneración y reabsorción de ovogonias y folículos.
- Folículo terciario → Reabsorción incompleta → Cuerpo fibroso.

HISTOLOGÍA DE LA MAMA

La mama está formada por glándulas sudoríparas apocrinas altamente modificadas, que experimentan cambios cíclicos durante la vida, secundarios a la secreción de hormonas durante el ciclo ovárico hasta la llegada de la menopausia, en la que el epitelio progresivamente se atrofia.

La mama adulta está constituida por ductos y ácinos ramificados que se disponen en un tejido adiposo y conjuntivo denso de sostén. Los ductos se abren a la superficie del pezón a través de los senos galactóforos, y se extienden hacia el interior de la mama ramificándose a dúctulos terminales y ácinos. Los ácinos se disponen en agregados redondeados formando lobulillos, que se separan por un tejido conjuntivo más laxo rico en vasos.

Todo el sistema ductolobular está tapizado por un epitelio bicapa (**Fig. 2-17**) constituido por:

- Una capa interna de células epiteliales luminales de células de epitelio cúbico o cilíndrico con citoplasma eosinófilo. Estas células expresan citoqueratinas de bajo peso molecular, como la CK7, CK8, CK18 y CK19.
- Una capa externa de células mioepiteliales de células cúbicas o aplanadas con citoplasma blanquecino. Estas células expresan actina, CD10, p63 y las citoqueratinas de alto peso molecular, como la CK5/6, entre otras.

- Todos los ductos, dúctulos y ácinos mamarios se rodean bajo la capa de células mioepiteliales de una membrana basal rica en colágeno IV y laminina.
- Cuando estas células mioepiteliales y la membrana basal se encuentran interrumpidas por células tumorales, se define como invasión o infiltración tumoral.

El sistema ductolobular se modifica ligeramente con el ciclo. En la fase temprana del ciclo, las luces de los ductos pueden no ser muy evidentes, y van agrandándose progresivamente hasta ser más prominentes y adquirir una secreción luminal eosinófila al final del ciclo.

Respecto a la mama gestante, debido a la secreción hormonal del cuerpo lúteo y posteriormente de la placenta, se observa una proliferación ductal que forma un aumento del número de los ácinos secretores, que presentan luces dilatadas y contienen vacuolas citoplasmáticas. Conforme progresa el embarazo, los ácinos comienzan a secretar un fluido eosinófilo granular, rico en proteínas, conocido como *calostro*. Después del parto, la proliferación acinar es tan marcada que los tabi-

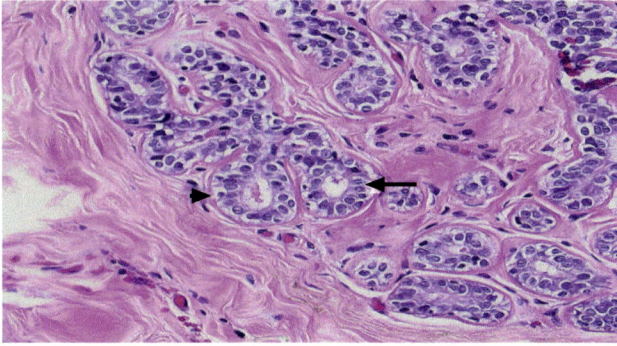

Figura 2-17. Detalle de ácinos mamarios con su epitelio bicapa: capa luminal de células epiteliales eosinófilas (flecha) y capa basal de células mioepiteliales blanquecinas (cabeza de flecha).

ques interlobulares se reducen a finos septos, los ácinos están más dilatados y están repletos de secreción, lo que aplana el epitelio de revestimiento bicapa.

HISTOLOGÍA DE LA PLACENTA

La placenta es un órgano esencial y característico de los mamíferos superiores o *Eutheria*. El término *placenta* parece provenir del vocablo latino *placenta*, que quiere decir *pastel plano*, y se cree que fue introducido en 1559 por un médico llamado Realdus Columbus.

La placenta humana, al llegar al estado de madurez, forma un disco de 18 a 20 cm de diámetro, con un peso de 450 a 600 g y contorno redondeado.

Al corte, es más gruesa por el centro que por los lados, por lo que tiene forma lenticular o de torta. En la cara materna, que es la que contacta con el útero, se aprecian unos surcos que dividen la placenta en cotiledones. La cara fetal mira hacia el interior de la cavidad amniótica y está tapizada por el epitelio amniótico, un epitelio monoestratificado plano sin signos de diferenciación.

En la zona central de la cara fetal de la placenta, se observa la inserción del cordón umbilical. Este está constituido por una vena y dos arterias de gran calibre, arrolladas las tres en hélice y envueltas en un tejido conjuntivo laxo de sustancia fundamentalmente mucoide (*gelatina de Wharton*). Dicha gelatina tiene como finalidad constituir un almohadillado elástico sobre los vasos y evitarles bruscas compresiones o estiramientos. Al llegar a su inserción placentaria, los vasos del cordón umbilical se ramifican. El borde de la placenta continúa con las membranas de envoltura del feto.

Histológicamente, cada cotiledón de la placenta es un gran árbol ramificado de vellosidades, y cada vellosidad está formada por un recubrimiento epitelial superficial y un eje conjuntivo central, por donde se ramifican los vasos.

Según la descripción hecha por Snoeck y Wilkin en 1958, los cotiledones están divididos por tabiques intercotiledóneos, que separan el espacio intervelloso en grandes compartimentos irrigados por arterias espirales maternas, de manera que la placenta queda constituida por un árbol de vellosidades ramificadas, dentro de los senos venosos maternos. En definitiva, cada cotiledón está formado por una arborización de vellosidades que se bañan en copas rellenas de sangre materna (espacio intervelloso). Dicho espacio intervelloso no está revestido por un epitelio, sino que está en contacto directo con elementos sinciciales (trofoblásticos) de origen fetal.

Desde un punto de vista histológico, en las vellosidades placentarias hay que distinguir:

- **El sincitiotrofoblasto**: constituido por células gigantes multinucleadas, que se origina al ponerse en contacto el trofoblasto primitivo con la sangre materna, por lo que se cree que es una forma adaptativa del citotrofoblasto a dicho contacto.
- **El citotrofoblasto**: es el revestimiento derivado del ectodermo del blastocisto que erosiona la mucosa uterina como trofoblasto intermedio y a través del que el embrión recibe alimento de la madre.

- **Un eje conjuntivo**: que forma la porción central de la vellosidad, de tipo mucoso y cuya sustancia fundamental es muy laxa. A medida que la placenta va envejeciendo, este tejido se densifica, sobre todo en torno a los vasos, donde empiezan a aparecer fibras colágenas en la placenta madura.
- **Los vasos fetoplacentarios**: son las ramas de las arterias umbilicales, y se reúnen para constituir la vena umbilical.

Desde su formación, la evolución de la vellosidad placentaria se desarrolla en dos sentidos principales:

- La vellosidad pasa de ser una masa celular trofoblástica sólida constituida por citotrofoblasto a ser una estructura de eje conectivo laxo revestida por una capa discontinua de citotrofoblasto, por trofoblasto intermedio y una capa continua de sincitiotrofoblasto.
- La vellosidad es inicialmente avascular y, progresivamente, va presentando un mayor número de capilares en su seno.

De esta manera, a los 28 días de gestación, las vellosidades, denominadas *vellosidades primarias* (**Fig. 2-18**), están formadas por una masa sólida de citotrofoblasto, por cordones de trofoblasto intermedio y por sincitiotrofoblasto superficial. A partir de la semana 4-5 de gestación, las vellosidades se convierten en vellosidades secundarias, al ser invadidas por un estroma «vasculogénico» derivado del mesodermo extraembrionario y, a partir de la semana 5-6 de gestación, se forman las vellosidades terciarias caracterizadas por la aparición en su seno de capilares sanguíneos (**Figs. 2-19** y **2-20**).

> **!** Durante casi toda la gestación se interponen entre la sangre materna y fetal el endotelio del capilar fetal, el tejido conectivo de la vellosidad, el citotrofoblasto y el sincitiotrofoblasto.

Sin embargo, al final del embarazo, la atrofia del citotrofoblasto y de parte del sincitiotrofoblasto y la aproximación de los capilares fetales a la superficie de la vellosidad hacen que solo se interpongan entre la sangre materna y fetal el endotelio capilar y una capa de sincitiotrofoblasto muy aplanada.

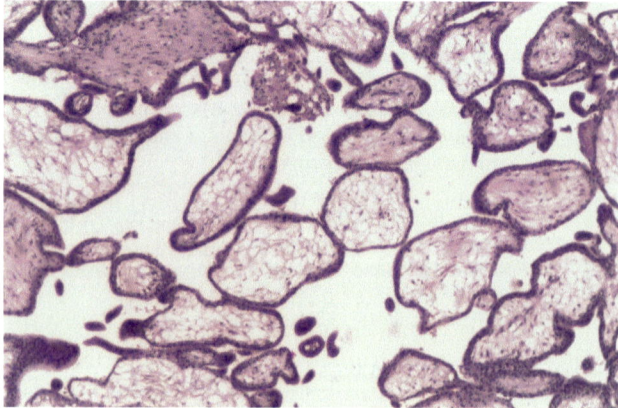

Figura 2-18. Vellosidades coriónicas iniciales no vascularizadas, con presencia de estroma conectivo laxo y revestimiento de trofoblasto (citotrofoblasto, trofoblasto intermedio y sincitiotrofoblasto).

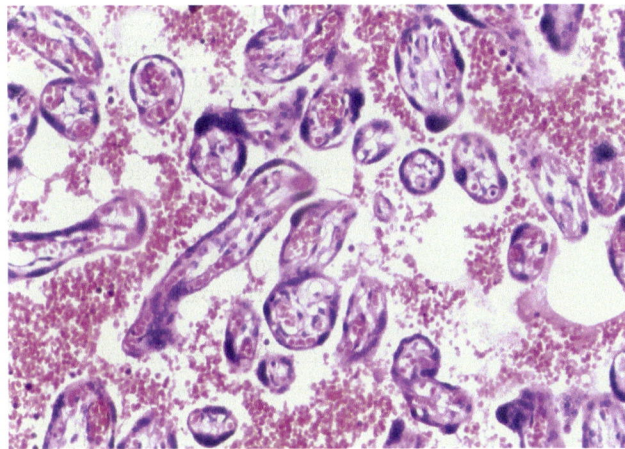

Figura 2-19. Vellosidades coriónicas maduras vascularizadas, con presencia de escaso estroma conectivo y revestimiento de trofoblasto (citotrofoblasto, trofoblasto intermedio y sincitiotrofoblasto).

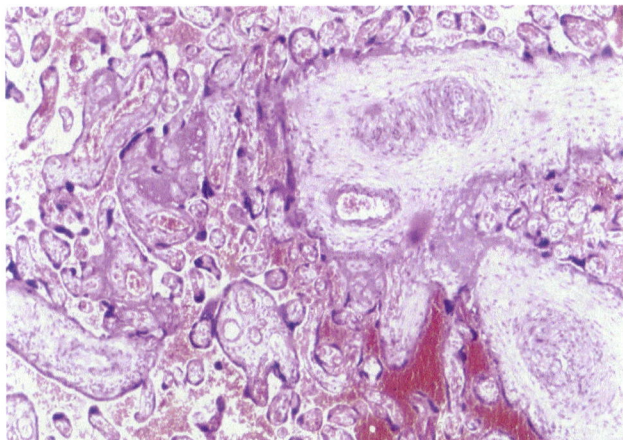

Figura 2-20. Inserción placentaria del cordón umbilical, con presencia de vellosidades coriónicas maduras vascularizadas revestidas superficialmente por trofoblasto de predominio sincitiotrofoblástico.

FUNDAMENTOS BÁSICOS DE LA CITOLOGÍA Y DE LA HISTOPATOLOGÍA DE LOS ÓRGANOS DEL APARATO REPRODUCTOR FEMENINO Y DE LA MAMA

La citología surgió como estudio microscópico de células del tracto genital (vaginal, endocervical y exocervical). Inicialmente la citología era una prueba exclusiva de la ginecología, pero actualmente se ha extendido a otros órganos femeninos y a otras especialidades médicas.

Georgios Papanicolaou fue un médico griego pionero en citología y en la detección temprana del cáncer de cuello uterino. Tras licenciarse en la Universidad de Atenas y doctorarse en la Universidad de Munich, emigró a Estados Unidos en 1913 para trabajar en el departamento de patología del Hospital Presbiteriano de Nueva York y en el departamento de anatomía de la Universidad de Cornell. Se dedicaba a estudiar si había correlación entre las características del moco cervical y el momento de la ovulación en ratas, cuando descubrió que en el moco veía células procedentes del cuello del útero.

> ❗ Basándose en el hallazgo de Georgios Papanicolaou, en los años 60 se desarrolló la triple toma cervicovaginal o *prueba de Papanicolaou*, que permite la detección precoz del cáncer de cuello uterino mediante el estudio microscópico de células descamadas del aparato genital femenino (citología exfoliativa).

Paralelamente al desarrollo de la triple toma cervicovaginal, el estudio de las células de diferentes órganos se fue consolidando, desarrollándose así los estudios mediante frotis, el estudio de células presentes en líquidos corporales, y el estudio de células de órganos sólidos obtenidas mediante punción aspirativa con aguja fina.

En todos los casos, se obtienen células sueltas o en grupos que son estudiadas al microscopio y que permiten establecer diagnósticos de normalidad celular, benignidad o malignidad.

Los principios básicos de la citopatología son similares independientemente del órgano y se basan en analizar:

- El fondo de la muestra que puede ser limpio o sucio, con material proteináceo, restos hemáticos o necróticos celulares.
- La presencia o ausencia de componente inflamatorio asociado.
- La presencia de componente celular estromal o epitelial, que puede ser normal o patológico y en el que se valoran criterios básicos citológicos de malignidad:
  - Presencia de células sueltas o de grupos de células formando placas, papilas citológicas, grupos tridimensionales, etcétera.
  - Tamaño y pleomorfismo celular.
  - Desproporción núcleo-citoplasmática (núcleos grandes para el tamaño celular constituye un criterio de sospecha de proliferación tumoral maligna).
  - Presencia de nucléolos como signo de actividad celular.
  - Características nucleares: pleomorfismo nuclear, hipercromatismo, engrosamiento de la membrana nuclear, aclaramiento de la paracromatina, etcétera.

Para el diagnóstico final, además de tener en cuenta todos los criterios citológicos previamente descritos, se debe tener en cuenta la arquitectura de la lesión en una biopsia. Así, el diagnóstico de una lesión se basa en gran parte en su patrón de crecimiento: sólido, glandular, cribiforme, papilar, etc. Además, la biopsia permite también analizar otros aspectos difícilmente valorables en la citología:

- Infiltración de estructuras adyacentes o a distancia de la lesión.
- Presencia y grado de necrosis.
- Presencia y número de mitosis típicas o atípicas.

Estos aspectos permiten no solo establecer el diagnóstico de una lesión, sino que también permiten establecer su pronóstico mediante la estadificación de la misma y condicionar de este modo su tratamiento.

Por último, la biopsia permite la realización de estudios de marcadores de diferenciación celular, de marcadores pronósticos y de alteraciones tumorales, que permiten utilizar fármacos específicos para ciertas características o mutaciones celulares.

PUNTOS CLAVE

- El desarrollo embriológico del aparato genital femenino se produce de forma pasiva ante la ausencia de genes y hormonas que determinan el sexo masculino.
- La histología normal del aparato genital femenino se corresponde con la funcionalidad de cada una de sus partes:
  - Vulva, vagina y cuello uterino con epitelios de roce queratinizados en zonas secas y no queratinizados en zonas húmedas, sirviendo de transición hacia estructuras internas.
  - Cuerpo uterino y endometrio destinados a contener el embrión y el feto, encontrándose cambios histológicos
en ellos directamente dependientes de las concentraciones hormonales.
- Trompas uterinas con una citoarquitectura orientada a poner en contacto al óvulo y los espermatozoides.
- Ovario como órgano endocrino que modifica su actividad hormonal a lo largo del ciclo menstrual.
- Mama como órgano glandular secretor que modifica su producción láctea en función del ambiente hormonal en el que se encuentra.
- Placenta como órgano «transitorio», orientado al bienestar y a la alimentación embrionaria y fetal.

BIBLIOGRAFÍA

Alvarado-Cabrero I, Valencia-Cedillo R, Estévez-Castro R. La biopsia de endometrio en los procesos no neoplásicos. Parte I. Las fases del ciclo menstrual y la endometritis. Patología. 2017;55(4):36-44.

Chuaqui B (ed.). Lecciones de anatomía patológica. [Internet]. En: Publicacionesmedicina.uc.cl. Escuela de Medicina Universidad Pontificia de Chile [consultado el 8 de septiembre de 2024]. Disponible en: https://medicina.uc.cl/publicacion/lecciones-de-anatomia-patologica/

Clement PB. Ovary. En: Mills SE (ed.). Histology for pathologists. 3ª ed. Filadelfia: Lippincott Williams & Wilkins; 2007. p. 1063-94.

Hendrickson MR, Atkins KA, Kempson RL. Uterus and fallopian tubes. En: Mills SE (ed.). Histology for pathologists. 3ª ed. Filadelfia: Lippincott Williams & Wilkins; 2007. p. 1011-62.

Irving JA, Clement PB. Nonneoplastic lesions of the ovary. En: Blaustein's pathology of the female genital tract. 7ª ed. Nueva York: Springer; 2019. p. 715-63.

Kumar V, Abbas AK. Robbins y Cotran: patología estructural y funcional. 10ª ed. Barcelona: Elsevier; 2021.

Kurman RJ, Lora Hedrick Ellenson, Ronnett BM. Blaustein's pathology of the female genital tract. Cham: Springer; 2019.

Mazur MT, Kurman RJ. Diagnóstico de biopsias y legrados endometriales. Un enfoque práctico. Buenos Aires: Ediciones Journal; 2007.

Mills S. Histology for pathologists. 3ª ed. Filadelfia: Lippincott Williams & Wilkins; 2007.

Sadler T. Langman. Embriología médica. 14ª ed. Madrid: Wolters Kluwer; 2019.

Stevens A, Lowe J. Sistema reproductor femenino. En: Histología humana. 2ª ed. Madrid: Harcourt; 1999. p. 327-54.

Vang R, Wheeler JE. Diseases of the fallopian tube and paratubal region. En: Blaustein A, Kurman RJ, Ellenson LH, Ronnet BM (eds.). Pathology of the female genital tract. 7ª ed. Nueva York: Springer; 2019.

Young B, O'Dawd G, Woodford P. Wheater: histología funcional: texto y atlas en color. 6ª ed. Barcelona: Elsevier; 2014.

Ciclo ovárico y endometrial. Fisiología de la vagina y la vulva

3

V. Engels Calvo, L. M. San Frutos Llorente y M. Pérez de Aguado Rodríguez

OBJETIVOS

- Conocer el ciclo ovárico femenino en lo referente al reclutamiento, selección y ovulación/maduración ovocitaria.
- Analizar las fluctuaciones de las hormonas sexuales a lo largo de cada fase del ciclo ovárico.
- Ser capaces de comprender los diferentes marcadores de reserva ovárica, así como su aplicabilidad clínica.
- Aplicar el conocimiento del ciclo ovárico a situaciones clínicas frecuentes, como la anticoncepción o la estimulación ovárica en fecundación *in vitro*.
- Aprender la anatomía de la vulva.
- Saber las relaciones anatómicas y la vascularización e inervación de cada una de las estructuras de la vulva.
- Diferenciar los cambios fisiológicos de la vulva a lo largo de la vida de la mujer.

CICLO OVÁRICO Y ENDOMETRIAL

El ciclo ovárico es la secuencia de eventos que ocurren entre cada menstruación en la mujer y que tienen por finalidad la maduración y liberación de un ovocito en metafase II que puede ser fecundado. Este hecho crucial en el mantenimiento de la especie humana necesita ir sincronizado con una serie de modificaciones en la zona endometrial, de manera que el blastocisto, al llegar a la cavidad endometrial, pueda encontrar un endometrio receptivo que le permita implantarse inicialmente y luego seguir con su proceso de división celular.

Se trata de cambios cíclicos comandados por las hormonas procedentes del hipotálamo y la hipófisis, que van a tener consecuencias tanto en el ovario como en el endometrio. Asimismo, las hormonas de origen ovárico y los factores paracrinos van a actuar como contrarreguladores, de manera que su distribución al torrente sanguíneo condicionará el freno de las hormonas hipotalamohipofisarias, constituyendo el conjunto de las hormonas un mecanismo de retroalimentación.

El ciclo ovárico consta de tres fases:

1. Fase folicular: tiene una duración variable de entre 10 y 14 días, es menor en mujeres con ciclos cortos.
2. Ovulación.
3. Fase lútea: es la fase del ciclo más constante, ya que siempre va a durar 14 días.

Es importante señalar que las alteraciones en cualquier ámbito o las asincronías entre los mismos (hipotálamo-hipófisis-ovario-endometrio) condicionan las alteraciones del ciclo y/o problemas de esterilidad.

Fase folicular

A continuación, se van a tratar de explicar los eventos fundamentales de cada una de las fases del ciclo, dándole un enfoque eminentemente práctico, exponiendo los problemas más frecuentes en cada una de las fases y los cuadros clínicos a los que darán lugar en cada caso.

Ovario

En esta fase, se van a producir una serie de cambios secuenciales sobre el folículo que conducen al folículo preovulatorio, de manera que desde el folículo primordial se pasará sucesivamente al folículo preantral, antral y preovulatorio.

Folículo primordial

Su formación se inicia en la semana 16-20 de gestación. Durante el período fetal, alcanzan su número máximo: 6-7 millones de folículos primordiales, que van «atresiándose» durante todas las etapas de la vida de la mujer, de manera que: en el nacimiento, solo quedarán 1-2 millones de estos folículos primordiales; y en la adolescencia, justo al inicio de los ciclos ovulatorios, quedarán 300.000-500.000 folículos primordiales. De este conjunto de folículos, solo llegaran a ovular aproximadamente 500.

Se trata de un mecanismo de selección natural en el que los folículos irán atresiándose por un mecanismo desconocido de muerte celular programada. Probablemente intervengan factores paracrinos, que actualmente están siendo objeto de investigación en medicina reproductiva, ya que, si fuera posible rescatar de la apoptosis parte del *pool* de primordiales, cabría la posibilidad de detener el envejecimiento ovárico y la consiguiente reducción de la reserva de folículos antrales.

Concepto de cohorte folicular

La cohorte folicular está constituida por aquellos folículos primordiales rescatados de la atresia que contienen el folículo destinado a ovular. Son por lo tanto los folículos antrales, que tienen varias características:

- Se pueden ver por ecografía transvaginal.
- Se seleccionan 85 días antes de la ovulación (2-2,5 ciclos antes). En ese momento, empiezan a ser rescatados de la muerte celular programada.
- Son especialmente susceptibles al entorno, por lo que es especialmente importante explicar a las pacientes la necesidad de mantener un estilo de vida óptimo en caso de estar en etapa periconcepcional, ya que en este momento tiene lugar la modulación epigenética de las células germinales.

Es importante entender los **mecanismos por los que se selecciona la cohorte folicular**:

- El primer mecanismo de selección es inicialmente no hormonal, teniendo en cuenta factores paracrinos.
- Posteriormente, la hormona folículoestimulante (FSH) selecciona la cohorte de folículos antrales en función del número de receptores hormonales para la FSH, la aptitud para responder a la FSH, etcétera).
- De esa cohorte, surgirá el folículo dominante, que será el que esté destinado a ovular y liberar el ovocito en metafase II maduro.

Existen una serie de ideas fundamentales acerca de los folículos primordiales que van a permitir comprender el manejo diario de las pacientes:

- Todos los folículos primordiales están destinados a la atresia.
- Ni los anticonceptivos hormonales (anticonceptivos orales combinados), ni la supresión de las reglas, ni el embarazo evitan la atresia folicular y, por tanto, la disminución de la reserva ovárica. Sí evitan la selección del conjunto de folículos, pero se seguirán destruyendo y atresiando.
- Por el contrario, las destrucciones del tejido ovárico yatrogénicas (desaparición abrupta de tejido ovárico) o la edad (disminución fisiológica del *pool* de primordiales) disminuirán la reserva ovárica.

Foliculogénesis

La foliculogénesis consta de tres fases.

- Reclutamiento de la cohorte folicular: inicialmente por factores no hormonales. Es la fase comentada anteriormente en la que se van a rescatar de la atresia los folículos en los ciclos previos al ciclo en el que se producirá la ovulación de uno de los primordiales rescatados de la atresia.

- Selección: en esta fase, se seleccionan de 3 a 11 folículos antrales por mecanismos hormonales, mediados por el pico de FSH intercíclica del ciclo previo.
- Dominancia y maduración folicular durante el ciclo de uno o, excepcionalmente, 2-3 folículos que irán desarrollándose antes de la etapa siguiente, que culminará con la ovulación del folículo dominante (**Fig. 3-1**).

Concepto de reserva ovárica

Se conoce como reserva ovárica la mayor o menor dotación folicular que tienen los ovarios de una mujer en un momento dado. Es un marcador pronóstico tanto de la fertilidad de la mujer como del tiempo restante hasta el establecimiento de la menopausia (guía de la Sociedad Española de Fertilidad, Estudio de la reserva funcional ovárica, de E. Pérez de la Blanca).

Durante los días iniciales de la fase folicular, los clínicos son capaces de evaluar la reserva ovárica. Para ello, disponen de diversos indicadores hormonales y ecográficos.

Hay una serie de marcadores hormonales que se utilizan como puntos de corte de baja reserva ovárica:

- FSH en el 2º-3er día: > 10-12 mUI/mL.
- Estradio (E_2) basal: > 70-80 pg/mL en el 2º-3er día.

La FSH se eleva en las bajas reservas ováricas al disminuir el freno que suponen los estrógenos circulantes para su secreción. Es decir, con una menor dotación folicular, se producen menores cantidades de E_2 secretado por los folículos, que derivan en un incremento de la producción de FSH hipofisaria en un intento de estimular la foliculogénesis en una reserva ovárica disminuida.

Paradójicamente, el aumento de la secreción de FSH lleva a una elevación prematura de los estrógenos, que se objetiva en forma de un E_2 anormalmente elevado en la primera fase del ciclo.

Al ser hormonas cuya secreción no es constante, sino que está regulada por mecanismos de retroalimentación, el gran inconveniente del E_2 y de la FSH es que no son capaces de

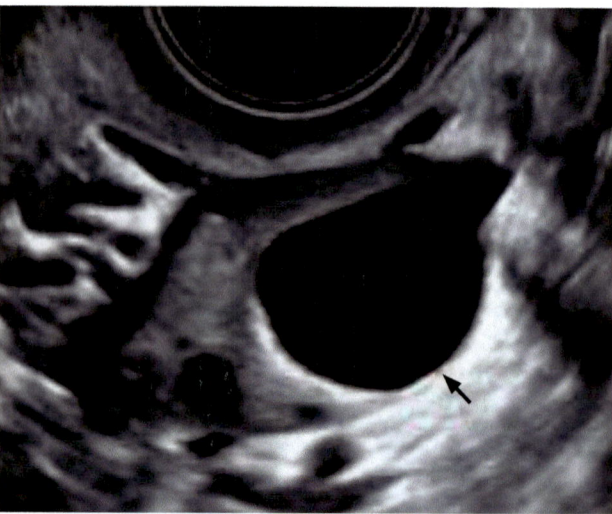

Figura 3-1. Folículo dominante.

cuantificar, ni de manera directa ni de manera precisa, la reserva real de folículos antrales:

- Inhibina B: < 45 pg/mL.
- Hormona antimülleriana (AMH): se trata de una hormona estable a lo largo del ciclo (solo en folículos antrales); < 1,2-1,4 ng/mL.

Asimismo, son de utilidad los **marcadores ecográficos**:

- Recuento de folículos antrales en dos/tres dimensiones (2D/3D): suponen un escaparate de la cantidad de folículos primordiales restantes. Así, a mayor número de folículos antrales, mayor será la reserva ovárica de la paciente, y por el contrario, un bajo recuento folicular se correlaciona con pobres reservas ováricas (**Fig. 3-2**).
- Volumen ovárico: es un parámetro poco utilizado, ya que precisa realizar varias medidas, calcular un volumen y no tiene en cuenta el número de folículos, pudiendo ser poco preciso en pacientes con mucho o poco estroma ovárico.

Una vez expuestas las herramientas con las que se valora la reserva ovárica, es muy importante conocer cómo definir una reserva como baja, normal o alta. Existen diversas publicaciones que van a permitir definir los diferentes grupos de reserva ovárica. Ateniéndose exclusivamente a parámetros ecográficos, los artículos clásicos (Tomás C, 1997) definen tres grupos de pacientes en función del recuento de folículos antrales:

- Baja reserva: < 5 folículos antrales de 2-10 mm.
- Reserva normal: 5-10 folículos antrales.
- Alta reserva: 10-12 folículos antrales.

Es importante señalar que, para realizar un correcto recuento folicular, se debe hacer de la siguiente manera: la paciente debe estar en el 2º-5º día de ciclo, se deben contar todos los folículos antrales de 2-10 mm, por ecografía 2D o 3D transvaginal y evitando anticonceptivos hormonales orales (no evitan la atresia de los folículos primordiales, pero sí el reclutamiento folicular al inhibir la FSH).

A la hora de decidir cuál es el mejor parámetro para valorar la reserva ovárica de los disponibles, existe un acuerdo sobre la enorme utilidad clínica por su alta sensibilidad y especificidad a la hora de discernir entre reserva ovárica baja, normal o alta, de la AMH. En 2009, el grupo de L. G. Nardo determinó que era mejor parámetro de valoración de reserva ovárica que otros, como el recuento de folículos antrales (RFA) o la FSH.

A modo de resumen, se puede decir que:

- La baja reserva ovárica se caracteriza por: FSH alta, E_2 alto con AMH y RFA bajos.
- ¿Por qué son marcadores de reserva ovárica FSH, E_2, AMH y RFA? Lo son porque traducen la cantidad de folículos primordiales restantes en un momento dado:
  - La AMH:
    - Se segrega en folículos primordiales y antrales; bajas concentraciones traducen una baja reserva.
    - Es más constante que la FSH (independiente del momento del ciclo o de la toma de anticonceptivos hormonales orales).
  - La FSH cuantifica la reserva ovárica de manera indirecta, es de origen hipofisario y responde a la retroalimentación o *feedback* ovárico.
  - No hay que olvidar que el mejor marcador de reserva ovárica es la edad, ya que a mayor edad, hay menor reserva ovárica y folículos de peor calidad, con mayor proporción de alteraciones genéticas (aneuploidias, fragmentación del ácido desoxirribonucleico, etcétera).
  - A la hora de dar un pronóstico de reserva ovárica a una paciente, hay que tener en cuenta otros factores, como los antecedentes de historia familiar de menopausia precoz, el hábito tabáquico, los antecedentes de cirugías ováricas, la historia personal o familiar de problemas reproductivos, o los tratamientos gonadotóxicos con quimioterapia o radioterapia. Todos estos factores se asocian a una pobre reserva ovárica.

Actualmente en las unidades de reproducción asistida, se guían por los *criterios POSEIDON* (acrónimo de *patient-oriented strategies encompassing individualized oocyte number*, es decir, estrategias orientadas al paciente que abarcan el número de ovocitos individualizados).

Se trata de una clasificación pronóstica del número de ovocitos recuperables en una paciente en la que se definen cuatro grupos de pacientes:

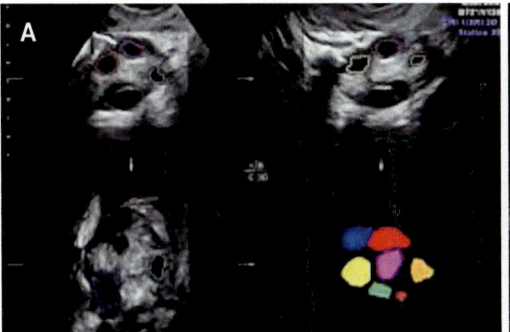
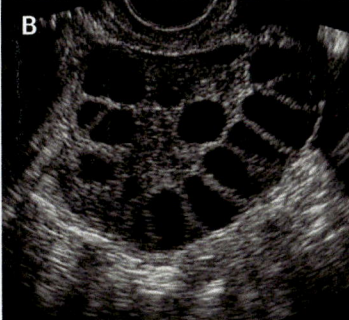
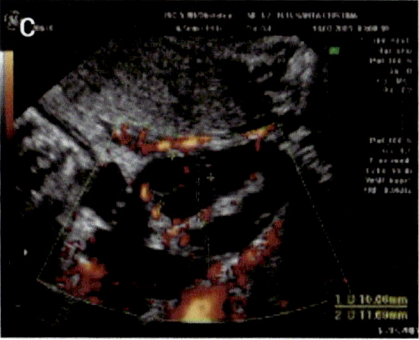

Figura 3-2. Imágenes ecográficas de recuento folicular. Se visualizan los folículos antrales. **A)** Reconstrucción ovárica en 3 dimensiones (3D). **B)** Ovario con buena reserva ovárica. **C)** Medición de folículo antral.

- Grupo 1: pacientes de menos de 35 años con un RFA de más de cinco folículos antrales y una AMH superior a 1,2 ng/mL.
- Grupo 2: pacientes de más de 35 años con un RFA de más de cinco folículos antrales y una AMH superior a 1,2 ng/mL.
- Grupo 3: pacientes de menos de 35 años con un RFA de menos de cinco folículos antrales y una AMH inferior a 1,2 ng/mL.
- Grupo 4: pacientes de más de 35 años con un RFA de menos de cinco folículos antrales y una AMH inferior a 1,2 ng/mL.

Concepto de selección folicular

Es la selección de un *pool* de 3-11 folículos antrales durante el pico de FSH intercíclica del ciclo previo, de los cuales surgirá el folículo dominante que ovulará.

Durante la fase lútea previa, disminuye la esteroidogénesis y la secreción de inhibina-A con lo que aumenta la FSH (*feed-back* o retroalimentación positiva) unos días antes de la regla. Esta FSH es la que impulsa los folículos antrales a crecer. Son folículos preparados desde hace 70 días por un estímulo hasta entonces no hormonal (fase previa de reclutamiento) (**Fig. 3-3**).

Concepto de dominancia y maduración de un folículo (excepcionalmente 2 o 3 folículos)

Durante la fase folicular inicial, la FSH activa la aromatización de los andrógenos de la granulosa produciendo estrógenos. Posteriormente, la FSH junto con los estrógenos aumentan el contenido de receptores de FSH del folículo y la proliferación de células de la granulosa.

De esta manera, los folículos antrales con mayor cantidad de receptores de FSH producirán más estrógenos y tendrán menor probabilidad de atresiarse.

La selección del folículo dominante se produce durante los días 5º al 7º del ciclo. A partir de este momento, el folículo antral con mayor número de receptores de FSH será el folículo dominante y el que más estrógenos producirá. El incremento de estrógenos induce una disminución de la FSH por retroalimentación negativa y un incremento de hormona luteinizante por retroalimentación positiva.

La disminución de FSH atresia los folículos con menos receptores, mientras que la secreción de hormona luteinizante permite el incremento de la síntesis de andrógenos por la teca. Estos andrógenos permitirán la maduración final del ovocito. La FSH induce la aparición de receptores de la hormona luteinizante en las células de la granulosa del folículo dominante (no solo de la teca), lo que permitirá la respuesta ovulatoria (**Fig. 3-4**).

! Concepto fundamental de equilibrio:

- Cuantos más receptores de FSH, mayor probabilidad de éxito.
- A mayor número de receptores, mayor síntesis de estrógenos.
- El folículo dominante tolera mejor los andrógenos, porque al segregar más estrógenos que los demás, mantiene el equilibrio.
- Genera una mejor respuesta tras el pico de hormona luteinizante que incrementa los andrógenos.

En las estimulaciones ováricas de los ciclos de fecundación *in vitro*, se proporciona un aporte exógeno continuo de FSH a altas dosis. Este hecho:

- Permite que no se seleccione un solo folículo dominante, sino múltiples, al tener todos FSH suficiente (sin retroalimentación negativa) para crecer (**Fig. 3-5**).

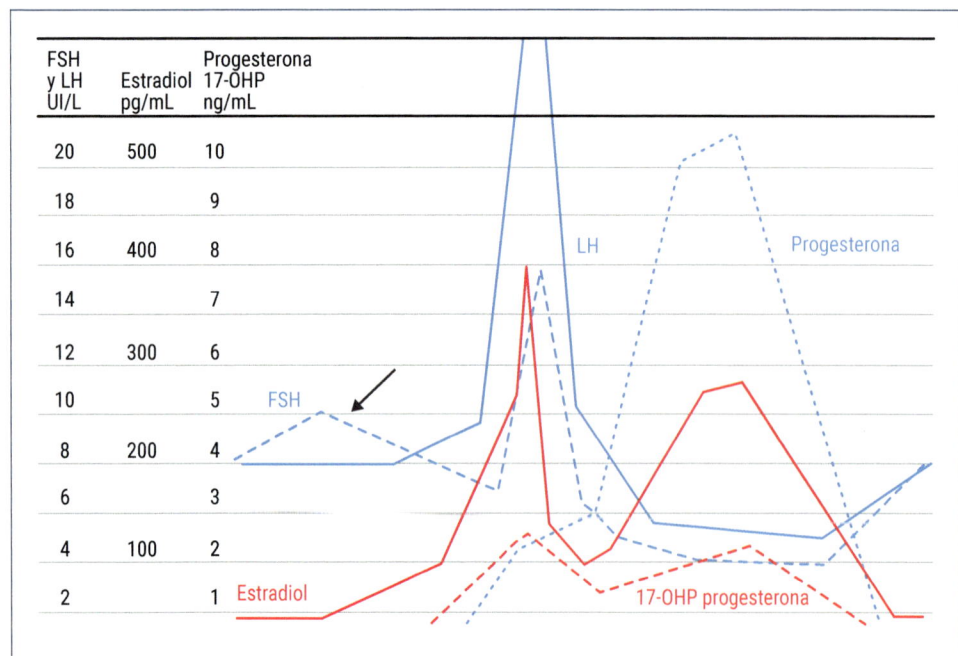

Figura 3-3. Evolución de las concentraciones hormonales durante el ciclo ovárico.
FSH: hormona foliculoestimulante; LH: hormona luteinizante.

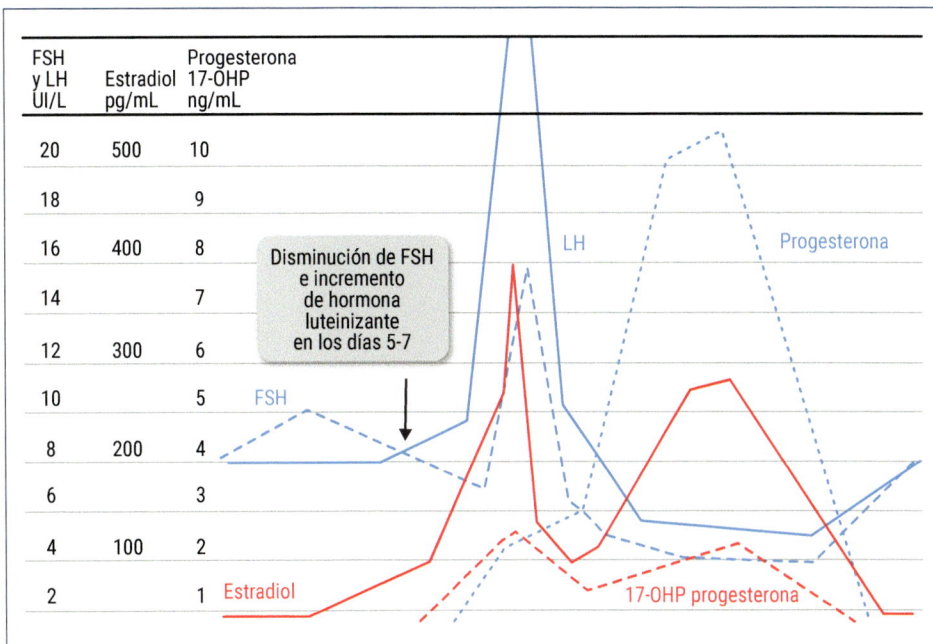

Figura 3-4. Evolución de las concentraciones de hormonas sexuales a lo largo del ciclo ovárico. FSH: hormona foliculoestimulante; LH: hormona luteinizante.

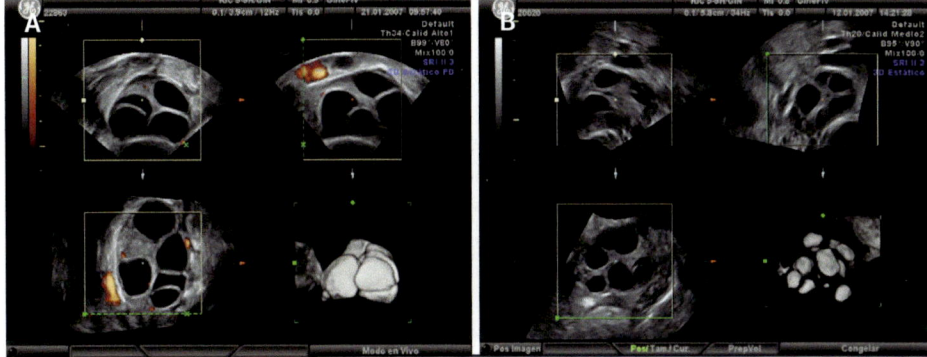

Figura 3-5. Folículos dominantes múltiples visualizados por ecografía en ciclo de estimulación ovárica para fecundación *in vitro*. **A)** Recuento folicular en 3D. **B)** Recuento folicular de menor tamaño en 3D.

- No madura solo el folículo con más receptores de FSH, maduran todos por el aporte suprafisiológico de FSH.

Endometrio

Los cambios que acontecen en el endometrio durante la fase proliferativa (días 5º-14º) están regidos por los estrógenos. Son cambios que se traducen básicamente en:

- Proliferación del estroma, de las glándulas y de los vasos.
- Las glándulas pasan de estrechas y rectilíneas a voluminosas y tortuosas.
- El epitelio glandular pasa de cúbico monoestratificado a un epitelio seudoestratificado con mitosis.
- El estroma se vasculariza y se hace edematoso. Aparecen los vasos espirales encargados de aportar la vascularización a todas las capas del endometrio.
- Finalmente, se evidencia una elevada actividad mitótica periovulatoria en el endometrio.

En definitiva, se trata de pasar de un endometrio menstrual a un endometrio capaz de albergar y nutrir al embrión en sus etapas iniciales en caso de producirse un embarazo.

Ecográficamente, estos cambios se traducen en el paso de un endometrio lineal al final de la menstruación a un endometrio triple línea periovulatorio (**Fig. 3-6**).

Fase ovulatoria

En esta fase, destaca el folículo preovulatorio y su mecanismo final de la ovulación.

Folículo preovulatorio

La ovulación es un evento mediado fundamentalmente por la hormona luteinizante.

Durante la fase folicular tardía, se produce un aumento de los estrógenos. Esta elevación de estrógenos lleva, por retroalimentación positiva, a un pico preovulatorio de hormona luteinizante (y en menor cuantía, de FSH, a expensas de la progesterona) 24-36 horas antes de la ovulación (**Fig. 3-7**).

La hormona luteinizante circulante induce la atresia de los folículos de menor tamaño al incrementar la síntesis de andrógenos circulantes que van a ser nocivos para los folículos con menor tamaño y, por ende, con menor producción de estró-

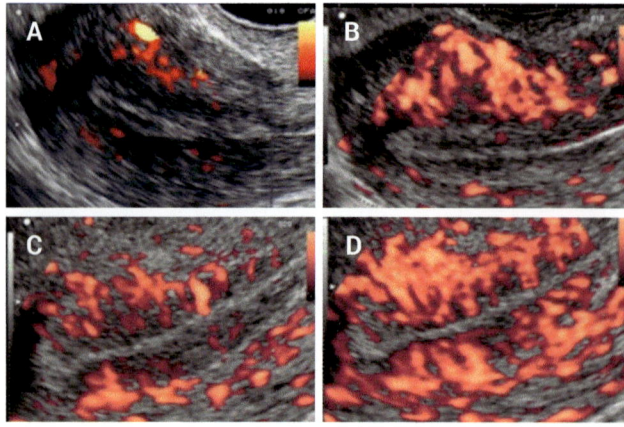

Figura 3-6. Evolución ecográfica del endometrio durante la fase proliferativa. **A)** Posmenstrual. **B)** Proliferativo inicial. **C)** Triple línea, periovulatorio. **D)** Vascularización abundante endometrial.

genos, ya que se rompe el equilibrio estrógenos/andrógenos. Por otra parte, la hormona luteinizante va a tener una acción fundamental, al permitir la luteinización de las células de la granulosa y el mantenimiento de la síntesis de progesterona.

La progesterona va a ser la hormona dominante en la segunda fase del ciclo, tanto en el ámbito ovárico como endometrial.

Mecanismo final de la ovulación

El pico de hormona luteinizante activa intensamente la señal posreceptor mediada por monofosfato de adenosina cíclico que, posteriormente, suprime la división de las células de la granulosa y activa la cascada de la inflamación, produciendo una rotura por proteólisis del folículo, la liberación del ovocito y, finalmente, la formación del cuerpo lúteo.

Durante la ovulación, resulta imprescindible el equilibrio entre el proceso de inflamación y los mediadores antiinflamatorios que serán los encargados de reparar la superficie del ovario. En todos estos procesos, intervienen las prostaglandinas. Por esta razón, los fármacos antiinflamatorios no esteroideos, ampliamente utilizados por la población general, pueden interferir en el proceso normal de ovulación.

Fase lútea

En esta fase, hay que tener en cuenta los cambios producidos en el ovario y el endometrio.

Ovario

En la fase lútea, las células de la granulosa aumentan de tamaño y se produce la vascularización central del cuerpo lúteo. Dicha vascularización está mediada por los estrógenos y la progesterona, producidos en el cuerpo lúteo, que van a incrementar la síntesis del factor de crecimiento endotelial vascular y angiopoyetinas.

El cuerpo lúteo se mantiene gracias a la secreción tónica de hormona luteinizante. En los casos en los que se administra un análogo de la hormona liberadora de gonadotropina, que a su vez inhibe la secreción de hormona luteinizante, se produce una rápida luteólisis. La secreción de progesterona también va a ser pulsátil en respuesta a la secreción pulsátil de hormona luteinizante. Por eso, la determinación de niveles de progesterona es un mal marcador de ovulación.

A su vez, la secreción de diferentes hormonas en el cuerpo lúteo, como son la inhibina-A, los estrógenos y la progesterona, inducen la retroalimentación negativa de la FSH e impiden la selección de nuevos folículos antrales en la fase lútea (**Fig. 3-8**).

La fase lútea es la más estable del ciclo: siempre o casi siempre que se produce ovulación, durará 14 días. Las variaciones en la duración de los ciclos ovulatorios serán a expensas de la duración de la fase folicular.

Degeneración del cuerpo lúteo:

- Transcurridos 9-11 días tras la ovulación, el cuerpo lúteo degenera (mecanismo activo por óxido nítrico, prostaglandinas, etc.), salvo que lo mantenga la gonadotropina coriónica humana en el embarazo.
- Cuando se produce una gestación, el cuerpo lúteo mantiene la función lútea hasta la esteroidogénesis placentaria, que debutará alrededor de la semana 12 de gestación.

Endometrio

A partir de la ovulación, el endometrio entra en fase secretora, que será dependiente de la progesterona. Durante este período del ciclo, continúa el crecimiento de glándulas, estroma y vasos, de manera que las células cada vez van a tener un mayor contenido de glucógeno, que será destinado a nutrir al blastocisto en sus primeros días.

La secreción de glucoproteínas será máxima en torno al día 21 del ciclo, cuando se implantaría el blastocisto. Este es el momento en el que se determina la *ventana de implantación*, que se caracteriza por tener un perfil de expre-

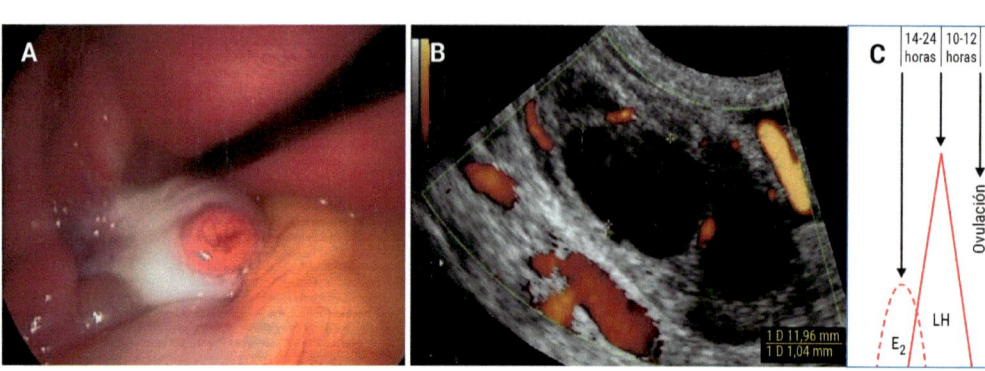

Figura 3-7. Diferentes demostraciones de ovulación. **A)** Imagen laparoscópica. **B)** Imagen ecográfica. **C)** Picos de hormona luteinizante y hormona folículoestimulante preovulatorios. E_2: estradiol; LH: hormona luteinizante.

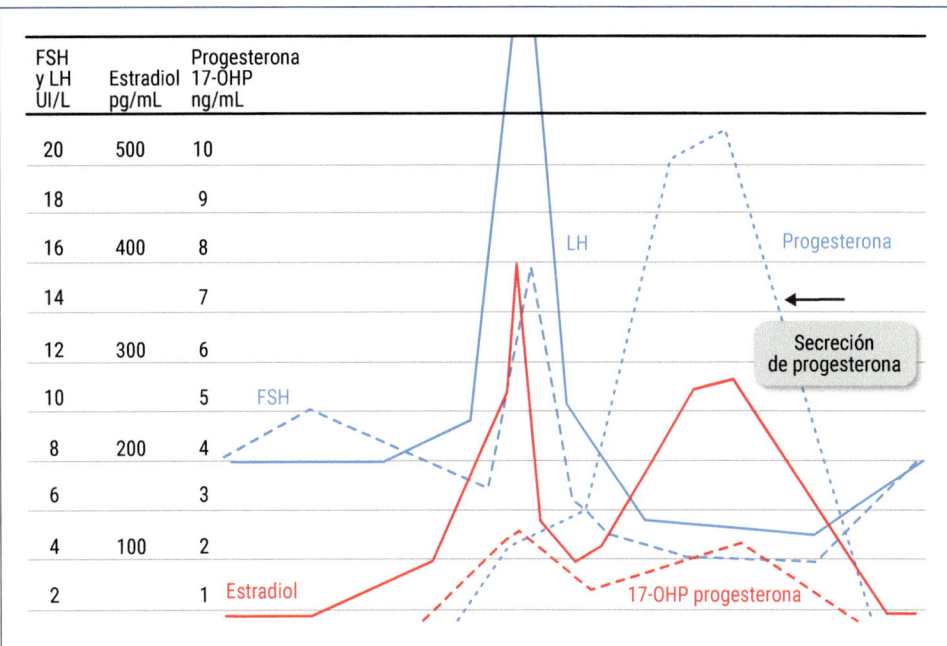

Figura 3-8. Evolución de las concentraciones de hormonas sexuales durante el ciclo ovárico. FSH: hormona foliculoestimulante; LH: hormona luteinizante.

sión diferencial de genes relacionados con la implantación embrionaria.

Esta ventana de implantación ha sido ampliamente estudiada en reproducción, y define lo que es un *endometrio receptivo*. Existen kits comerciales que evalúan la expresión genética de receptividad endometrial en muestras de biopsia endometrial. Esto permite sincronizar la criotransferencia embrionaria con el momento óptimo del endometrio.

Por último, durante la fase secretora, se produce una predecidualización del estroma, que será importante para el embarazo y para la rotura endometrial (**Fig. 3-9**).

Transición lúteo-folicular. Menstruación

En esta fase, se producen cambios en el ovario y el endometrio.

Ovario

Durante la transición lúteo-folicular, se produce la degeneración del cuerpo lúteo, por lo que disminuyen las concentra-

ciones de estrógenos, progesterona e inhibina. Esto elimina la retroalimentación negativa de la FSH. En efecto, la disminución de las concentraciones de estrógenos y progesterona incrementa los impulsos de la hormona liberadora de gonadotropina y, con ellos, la FSH.

La FSH rescata de la atresia los folículos primordiales de 70 días ya preparados, con lo que se cierra el círculo y empieza un nuevo ciclo ovárico.

En las pacientes con ciclos anovulatorios por síndrome de ovario poliquístico, existe un ambiente hiperestrogénico con FSH inhibida tónicamente, por lo que no se producen ovulaciones.

Endometrio

Durante la transición lúteo-folicular, se produce la descamación de la capa funcional por necrosis isquémica. Al degenerar el cuerpo lúteo y disminuir la concentración de estrógenos y progesterona, se produce un adelgazamiento del endometrio.

Asimismo, hay una respuesta vasomotora con vasodilatación, vasoconstricción y espasmos miometriales mediados por prostaglandinas, acompañados de procesos de autodigestión enzimática, ya que, al disminuir la progesterona, se liberan enzimas celulares que digieren las células.

Consideraciones acerca del ciclo ovárico

Es conveniente tener en cuenta las siguientes consideraciones:

- El ciclo normal tiene una duración de entre 21/24 y 35 días.
- La fase lútea suele ser constante: 14 días.
- La duración del ciclo depende de la fase folicular: 10-12 días en mujeres con ciclos de 25 días y 20-22 días en los de 35 días.

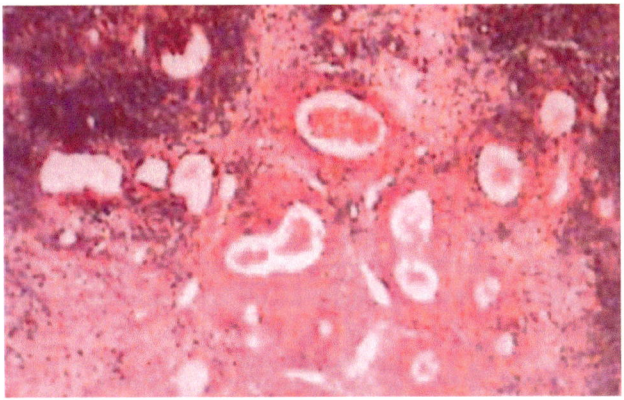

Figura 3-9. Imagen histológica del endometrio en fase secretora.

- Hay una mínima probabilidad de ovulación (1 %) en ciclos < 21 días o > 35 días.
- Los ciclos extremos suelen ocurrir en pacientes con índices de masa corporal extremos.
- **Etapa final de la vida fértil**:
  – A la edad de 37-38 años: solo quedan 25.000 folículos antrales.
  – A partir de esas edades, se produce un acortamiento inicial de los ciclos por baja cantidad de folículos de peor calidad y con pocos receptores, que necesitan más FSH para madurar de manera acelerada.
  – Se produce una aceleración de la maduración folicular por aumento de la FSH, el E_2 se eleva pronto.

Al cabo de 10 años, con la reserva casi agotada, los ciclos son largos y anovulatorios.

ANATOMÍA Y FISIOLOGÍA DE LA VAGINA Y DE LA VULVA

A continuación, se aborda con detalle cómo es la anatomía y fisiología de la vagina y de la vulva.

Anatomía de la vulva

Las estructuras genitales se componen del triángulo urogenital y de la vagina.

Triángulo urogenital

Es el triángulo que comprende las estructuras genitales externas y el meato uretral. Son las partes externas del aparato genital femenino, e incluyen los labios menores y mayores, los pliegues de la piel, el clítoris y el meato uretral, así como la entrada de la uretra y de la vagina.

Vulva

La vulva está compuesta por el monte de Venus, los labios mayores y menores, el clítoris y el orificio vaginal:

- **Monte de Venus**: es una prominencia con forma de triángulo compuesta por grasa cubierta de piel con folículos pilosos. Se sitúa por delante de los huesos púbicos y está limitada cranealmente por los músculos de la pared abdominal. Las características del vello del monte de Venus son muy variables en función de la etnia, pero casi nunca se extienden más allá de 2 cm del pliegue genitofemoral. Se caracteriza por:
  – Vascularización: arteria superficial pudenda externa, que es una rama de la arteria femoral.
  – Drenaje vascular: por las venas pudendas que drenan en la safena.
  – Inervación: ramas del nervio perineal.
  – Drenaje linfático: drena a los ganglios inguinales superficiales y, de ahí, a los ganglios femorales profundos.
- **Labios mayores**: son repliegues de tejido fibroadiposo que van desde el monte de Venus hacia el ano y se unen en la horquilla vulvar, que es el límite posterior de la entrada de la vagina. Lateralmente limitan con el pliegue inguinal.

Incluyen la porción terminal del ligamento redondo. Tras la pubertad, se produce un depósito de tejido graso en los labios mayores, así como un aumento de la pigmentación de estos. La grasa se deposita fundamentalmente en la parte interna, mientras que exteriormente se adelgazan. A veces, contiene el conducto de Nuck, un divertículo peritoneal. Están cubiertos por vello y contienen glándulas sebáceas, ecrinas y apocrinas. Lateralmente están separados de los muslos por el pliegue genitocrural, mientras que internamente se unen entre sí cerrando la vagina con los labios menores localizados entre ambos. Se caracterizan por:
  – Vascularización: ramas labiales de la arteria pudenda interna.
  – Drenaje vascular: ramas de las venas pudendas superficiales externas, que drenan en la safena.
  – Inervación: ramas labiales del nervio perineal.
  – Drenaje linfático: drena a los ganglios inguinales superficiales y las porciones inferiores de los labios mayores al plexo linfático rectal.
- **Labios menores**: son dos pliegues finos de piel queratinizada con glándulas sebáceas y ecrinas, que se encuentran en el interior de los labios mayores y se fusionan con ellos. Los labios mayores y menores están separados por el surco interlabial. Ambos labios menores se unen entre sí en la horquilla vulvar por la parte posterior. En la parte anterior, los labios menores se juntan en el clítoris, que lo recubren formando el capuchón del clítoris. Al igual que los labios menores, están constituidos por tejido fibroadiposo sin vello, con múltiples terminaciones nerviosas y con intensa vascularización. La piel que los recubre es lisa o levemente rugosa. El borde interno de los labios menores constituye el vestíbulo de la vagina. La vascularización de los labios menores hace de ellos un órgano eréctil similar al cuerpo esponjoso del pene. Durante el coito, la vascularización aumenta en los labios menores lo que conlleva un aumento de la coloración y del tamaño de los mismos y la tracción del clítoris. Existe una gran disparidad de tamaños y formas de los labios menores. Se caracterizan por:
  – Vascularización: ramas labiales de la arteria pudenda interna.
  – Drenaje vascular: por las venas pudendas que drenan en la safena.
  – Inervación: ramas labiales del nervio perineal.
  – Drenaje linfático: drena a los ganglios inguinales superficiales.
- **Clítoris**: se trata de una estructura especializada, cubierta de epitelio escamoso sin glándulas. La parte visible del clítoris se sitúa en la unión de los repliegues cutáneos que llegan a alcanzar los labios menores. En total, mide entre 7 y 10 cm (la mayoría queda oculto) y queda fijado a los huesos del pubis. Se trata de un órgano eréctil constituido por el glande, recubierto en parte por el capuchón del clítoris, el cuerpo del clítoris y dos cuerpos cavernosos que rodean la uretra y las paredes del tercio inferior de la vagina. El cuerpo del clítoris está unido a la sínfisis del pubis por el ligamento suspensorio, mientras que los cuerpos cavernosos se unen a las ramas del pubis. Todo el clítoris es un órgano eréctil. Contiene múltiples terminaciones nerviosas

que serán las encargadas de transmitir los impulsos nerviosos del orgasmo. Se caracteriza por:

- Vascularización: ramas terminales superficiales y profundas de la arteria pudenda interna.
- Drenaje vascular: por las venas pudendas que drenan en la safena.
- Inervación: nervio dorsal del clítoris, rama del nervio pudendo.
- Drenaje linfático: drena a los ganglios inguinales profundos y ganglios ilíacos internos.

- **Vestíbulo**: se extiende anteroposteriormente desde el frenillo del clítoris hasta la horquilla vulvar, y lateralmente, desde el anillo himeneal hasta la cara interna de los labios menores. La línea que separa los labios menores del vestíbulo se denomina *línea de Hart*. La entrada de la vagina, la uretra, la apertura de las glándulas de Bartolino y de otras glándulas menores vestibulares se encuentran en el interior del vestíbulo. El tejido eréctil de los cuerpos bulbocavernosos del clítoris se encuentra en el fondo de saco superficial perineal, que es adyacente a las paredes laterales de la vagina, de manera que, durante el coito, el tejido bulbar eréctil abraza y estrecha el introito vaginal. En mujeres que no han mantenido relaciones sexuales, el introito vaginal se encuentra obturado parcialmente por el himen. Una vez roto, será sustituido por las carúnculas himeneales. Se caracteriza por:
  - Vascularización: ramas de la arteria pudenda interna.
  - Drenaje vascular: por la vena pudenda externa.
  - Inervación: rama perineal del nervio pudendo.
  - Drenaje linfático: drena a los ganglios inguinales superficiales.

- **Glándulas vestibulares mayores y menores**: la apertura de las glándulas menores y mayores vestibulares se visualiza a ojo desnudo. Las glándulas de Bartolino son las glándulas mayores vestibulares. Se encuentran laterales e inferiores al músculo bulbocavernoso, y en condiciones normales, no son palpables. La secreción glandular es mucoide, clara y alcalina, y se incrementa durante las relaciones sexuales. La glándula de Bartolino es polilobulada. El conducto principal de la glándula se abre en el margen lateral de la vagina a las 5 y 7 horarias, respectivamente. Las glándulas menores tienen una estructura similar, y su número es muy variable.

Meato uretral externo y uretra

El meato uretral externo se encuentra entre el clítoris y el borde anterior del hiato vaginal. Se sitúa en la línea media. La uretra femenina mide 4 cm y sale de la vejiga discurriendo por detrás del pubis y por delante de la cara anterior de la vagina. Tras pasar por el suelo pélvico, acaba en el meato uretral. La uretra queda fijada por los ligamentos pubovesicales y por la cara anterior de la vagina. En su salida, el elemento de sostén es el diafragma urogenital.

La uretra recibe su aporte sanguíneo de los vasos pudendos, así como la inervación. La musculatura voluntaria del esfínter anal externo es dependiente de la rama perineal del nervio pudendo.

Vagina

La vagina es una cavidad tubular que va desde el vestíbulo hasta el útero. Se compone de tejido fibromuscular, muy irrigado. Se une al útero por encima del orificio cervical interno. Los repliegues vaginales que se sitúan entre el cuello y el cuerpo uterino son los denominados *fondos de saco vaginales*. Por la cara posterior vaginal, el fondo de saco vaginal posterior contacta con el fondo de saco de Douglas peritoneal.

La vagina está fijada a la pelvis por diferentes estructuras de sostén:

- En su porción superior, la vagina se sostiene por los ligamentos uterosacros posteriormente, por el ligamento cardinal lateralmente y anteriormente por los ligamentos pubovesicales que se hallan en la base de la vejiga.
- En la cara lateral: existen estructuras aponeuróticas que unen las paredes de la vagina al arco tendinoso, que es un ligamento de los huesos de la pelvis, desde el pubis hasta la espina ciática.
- En el ámbito del suelo pélvico, la vagina queda rodeada por el músculo bulbocavernoso, y en el tercio posterior del introito vaginal, estaría el músculo transverso del periné. Lateralmente al músculo bulbocavernoso se encuentra el diafragma urogenital (**Fig. 3-10**).

La vagina tiene por lo tanto tres porciones. Una porción abdominal (tercio superior), una porción media que atraviesa el diafragma urogenital y una porción inferior (tercio inferior) en la que se abre a al suelo pélvico.

Las relaciones de la vagina con las diferentes estructuras son las siguientes:

- La cara anterior se relaciona con la vejiga y la uretra.
- En la cara posterior, la vagina se relaciona con el fondo de saco de Douglas y, más caudalmente, con el recto.
- En el periné, queda separada del ano por el cuerpo fibromuscular perineal.

Se caracteriza por:

- Vascularización: ramas de la arteria ilíaca interna. La arteria uterina tiene una rama vaginal descendente hacia el tercio superior de la vagina. El tercio inferior de la vagina queda irrigado por ramas de la arteria pudenda interna.
- Drenaje vascular: plexo uterovaginal, que a su vez drena en las venas ilíacas.
- Inervación: fundamentalmente a cargo del sistema simpático.
- Drenaje linfático: el tercio superior drena a los ganglios ilíacos, mientras que el tercio inferior de la vagina y el periné drenan a los ganglios inguinales superficiales.

Histológicamente, la vagina está compuesta por tres capas:

- **Mucosa**: se trata de un epitelio escamoso estratificado no queratinizado y carente de glándulas. La lubricación dependerá fundamentalmente de glándulas de Bartolino

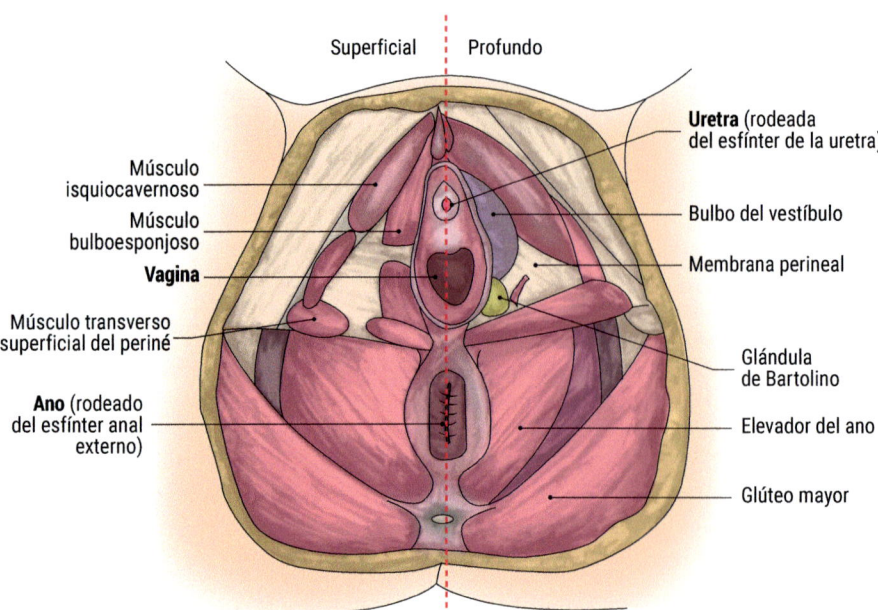

Figura 3-10. Anatomía del aparato genital femenino.

y cervicales y de trasudación. Es una mucosa con estriaciones transversales a lo largo de toda la vagina. Resulta imprescindible conocer la respuesta vaginal a los estrógenos, que serán los encargados de su maduración a partir de la pubertad. Normalmente, la vagina tiene una microbiota compuesta esencialmente por lactobacilos que le confieren un pH ácido.
- **Muscular**: se trata de un revestimiento de músculo liso en dos capas; internamente, la musculatura es circular, mientras que la capa externa se compone de fibras dispuestas verticalmente.
- **Adventicia**: recubre por fuera la muscular. Es la fascia endopélvica, un tejido fibroelástico rodeado de plexos venosos que están en el origen de la erección del tejido del clítoris y de la lubricación vaginal durante las relaciones sexuales.

Periné

Es una estructura en forma de diamante limitada por la sínfisis del pubis, las tuberosidades isquiáticas y el coxis. A su vez, se divide en dos triángulos, el urogenital y el anal:

- Cuerpo perineal: masa fibromuscular anclada a las tuberosidades isquiáticas.
- Triángulo urogenital: es la porción del periné situada detrás de las ramas púbicas. Principalmente, está sostenido por el diafragma urogenital. En la línea media del triángulo urogenital, se hallan la uretra y la vagina.
- Triángulo anal: es la porción del periné limitada por el coxis, las tuberosidades isquiáticas y, anteriormente, por músculo transverso superficial del peroné. Muscularmente está sostenido por el elevador del ano. El canal anal, constituido por los 3 cm terminales de intestino grueso, se sitúa en la mitad del triángulo anal. Hay dos esfínteres

que contienen las heces y los gases: el esfínter anal interno (involuntario, formado por músculo liso) y el esfínter anal externo, voluntario y constituido por musculatura estriada.

Músculos del periné

El suelo pélvico tiene forma de embudo y está compuesto por porciones de músculo, desde y hacia la uretra, la vagina y el ano a las paredes óseas del coxis, las tuberosidades isquiáticas y el pubis. El diafragma pélvico tiene varias porciones: isquiococcígea, ileococcígea y pubococcígea. Todas parten de la línea blanca de la fascia del obturador del ano y alcanzan la línea media en diferentes puntos: el sacro, el coxis, el rafe anococcígeo y el cuerpo perineal.

La función de los músculos perineales consiste en contener las vísceras pélvicas y ser una parte accesoria del mecanismo de continencia anal y urinaria en momentos en los que se hace Valsalva, como un episodio de tos, estornudo, etcétera.

Región inguinofemoral

El triángulo femoral o triángulo de Scarpa es una depresión por debajo de la ingle. Su base la forma el ligamento inguinal, y sus dos otros vértices son el músculo sartorio y el aductor largo. Los vasos ilíacos entran en el triángulo femoral atravesando la fascia femoral, convertidos en vasos femorales con la arteria ilíaca situándose lateral a la vena y el nervio femoral más lateral aún. La vena safena después de recorrer toda la pierna también llega a atravesarlo, para acabar entrando en la vena femoral.

Histología de la vulva y de la vagina

A continuación, se explican las características de la dermis y la epidermis.

Epidermis

La vulva está cubierta por epitelio cutáneo normal, y va convirtiéndose gradualmente en mucosa en la zona del vestíbulo y de la vagina.

El epitelio escamoso cornificado estratificado consta de cuatro capas:

1. Capa basal o estrato germinativo.
2. Capa espinosa.
3. Capa granular.
4. Estrato córneo.

Desde la capa espinosa, los queratinocitos van subiendo, teniendo cada vez una mayor diferenciación, convirtiéndose en células cada vez más planas que van perdiendo sus núcleos. El epitelio vulvar es cornificado, estratificado en labios mayores, menores y clítoris, pero va convirtiéndose en epitelio no cornificado en la línea de Hart, que es la unión entre el vestíbulo y los labios menores.

El monte de Venus, los labios mayores y la región perianal, están recubiertos por piel con vello. Cada unidad pilosebácea contiene un folículo, el vello, la glándula sebácea y el músculo piloerector, así como glándulas apocrinas. En las zonas sin vello, como los labios menores y el clítoris, y en la cara interna de los labios mayores, sigue habiendo glándulas sebáceas.

Además de los queratinocitos, en la vulva hay otros tipos de células:

- **Melanocitos**: células especializadas en la producción de pigmento.
- **Células de Langerhans**: tienen una importante función inmunitaria, derivadas de la médula ósea. Su función es luchar contra hongos, virus (en particular el virus del papiloma humano) y bacterias.
- **Células de Merkel**: no se conoce muy bien su función en la vulva.

Dermis

La dermis se sitúa por encima del tejido celular subcutáneo y por debajo de la epidermis. La dermis es una estructura de fibras de colágeno y fibras elásticas, que da soporte a vasos sanguíneos y linfáticos y a nervios.

Fisiología de la vulva

El epitelio de la vulva va variando a lo largo de la vida de la mujer en cuanto a su respuesta inmunitaria, función de barrera y elasticidad. Es un epitelio que va a responder a sus cambios hormonales fisiológicos: ciclos menstruales, embarazo, lactancia, pero también a los inducidos: menopausias yatrogénicas, terapias hormonales, anticonceptivos, etc. La hormona que va a regir estos cambios son los estrógenos.

Es importante señalar que la piel con mayor número de receptores estrogénicos en la vulva es la de los labios menores y la de la vagina. También hay susceptibilidad hormonal a los andrógenos, pero esta se localiza fundamentalmente en los labios mayores. Finalmente, existe una respuesta a la progesterona en el ámbito de la mucosa vaginal.

La función de barrera de la vulva solo queda garantizada si hay una correcta hidratación y la presencia de un estrato córneo íntegro. La integridad de la piel de la vulva puede verse afectada por la obesidad, los salvaslips o la inmovilización prolongada.

Del nacimiento a la pubertad

En la recién nacida, la vulva está sometida a los efectos de las hormonas maternas durante las 4 primeras semanas de vida. En ese momento, puede haber un pequeño sangrado, debido a la deprivación endometrial secundaria a la caída de los estrógenos. Una vez pasadas estas 4 primeras semanas, el epitelio vaginal se adelgaza y pierde el glucógeno, haciendo el ambiente vaginal menos propicio a los *Lactobacillus,* lo que confiere a la vagina prepúber una mayor vulnerabilidad frente a las vulvovaginitis.

Durante la pubertad, los cambios visibles en la vulva y la vagina son evidentes. En primer lugar, se va poblando tanto el monte de Venus como los labios mayores de vello, con un vello más denso y poblado a mayor estadio de Tanner. A la vez que aparece el vello púbico, empiezan a proliferar las glándulas apocrinas vulvares. La edad media de la menarquia en las niñas es de 13 años.

El epitelio vaginal se va a desarrollar en respuesta al aumento de la producción de estrógenos de origen ovárico en los años cercanos a la menarquia. La vagina va a adquirir un epitelio más grueso con glucogenización de las células. Además, la vagina y el cérvix se van a alargar en respuesta a las hormonas, a la vez que aparecerán las glándulas cervicales. El pH vaginal se hace cada vez más ácido. Otros cambios puberales son la aparición de rugosidades vaginales, el depósito de grasa en los labios mayores y el engrosamiento del clítoris.

Edad fértil

A lo largo de la vida fértil de la mujer, el ciclo ovárico va a regir los cambios hormonales, que a su vez van a condicionar cambios en todo el aparato reproductor, y serán los responsables de favorecer el embarazo durante la ovulación y el mantenimiento de este durante la fase secretora.

En la edad fértil, se establecen las siguientes fases:

- Fase folicular: la secreción de estrógenos domina la fase folicular.
- Ovulación: se produce en respuesta a los picos de hormona luteinizante y FSH.
- Fase secretora: la hormona dominante es la progesterona.

Los cambios del aparato reproductor son:

- **Cérvix**: el volumen de secreción cervical es máximo en la fase periovulatoria. En ese momento, el objetivo del aumento de flujo es favorecer el ascenso de los espermatozoides para aumentar las probabilidades de embarazo. Por el contrario, el cérvix, en la fase secretora, actuará de barrera entre la vagina y el útero.

- **Vagina**: el epitelio vaginal responde al estímulo estrogénico, de manera que en ausencia de estrógenos se vuelve fino y menos elástico. El número de células de la vagina es directamente proporcional al estímulo estrogénico al que son sometidas. Los efectos de la progesterona son más sutiles en la vagina.
- **Uretra y vulva**:
  - El epitelio de la uretra también va a modificarse en respuesta a los cambios hormonales, al igual que el epitelio de la cara interna de los labios menores.
  - En cuanto a la vulva, los cambios más llamativos son la sensación de humedad periovulatoria. Por lo contrario, en pacientes menopáusicas, la sensación continua de sequedad vulvar es muy acusada como respuesta al hipoestrogenismo.

Cambios durante el coito y el embarazo

Existen tres componentes diferentes de la excitación sexual: excitación del sistema nervioso central, excitación no genital (erección del pezón, aumento de frecuencia cardíaca, etc.) y excitación genital. En esta última, se produce un aumento de la lubricación vaginal, a la vez que aumenta el diámetro del introito vaginal y se produce una ingurgitación de clítoris y los labios menores.

El ángulo de la vagina cambia durante el coito, ya que el útero tracciona de su cara posterior. El epitelio vaginal se encarga de liberar múltiples neurotransmisores en respuesta a la estimulación, que van a producir una vasodilatación local que incrementará el flujo sanguíneo en los cuerpos cavernosos.

Durante el embarazo, los cambios observados en los órganos genitales son debidos a la secreción de hormonas de origen placentario que van a incrementar la circulación local. La progesterona típicamente induce estasis venosa, lo que predispone a la formación de varices pélvicas.

Además, la disminución en la disponibilidad de glucógeno vaginal hace que las cándidas tengan más oportunidades de proliferar durante el embarazo, lo que predispone a las infecciones fúngicas. A su vez, la inmunosupresión relativa del embarazo promueve la aparición de vaginitis de todo tipo. Finalmente, el embarazo suele producir un incremento de la pigmentación de los labios mayores.

Cambios durante la menopausia

La menopausia es el período que comprende el fin de la actividad ovárica, con desaparición de las reglas hasta la muerte de la mujer. En los países occidentalizados, con una elevada esperanza de vida, puede suponer hasta un tercio de la vida de la mujer.

Debido a la falta de estrógenos, la vagina pierde rugosidad, se hace más estrecha y frágil, con mayor tendencia a las lesiones. Los Lactobacillus dejan de colonizar la vagina, al tener una menor disponibilidad de glucógeno en un epitelio vaginal adelgazado. En la vulva, van a disminuir el número de folículos pilosos, sobre todo en la parte central del monte de Venus y en los labios mayores. Los labios mayores adelgazan y se vuelven más flácidos, al disminuir la cantidad de grasa en el tejido celular subcutáneo.

Asimismo, la pérdida de tono muscular propiciará los prolapsos uterino, vesical y rectal. Los cambios epiteliales observados en la vagina también aparecen en el epitelio de la uretra, lo que predispondrá a la aparición de infecciones urinarias. El deseo sexual y la excitación secundaria al tacto disminuirán, al tener menor sensibilidad una vagina con un epitelio más adelgazado.

Respuesta inmunitaria de la vagina

La piel tiene una función imprescindible de barrera inmunitaria. En la zona genital, las células de Langerhans son las encargadas de ejercer de barrera, siendo más abundantes en la vulva que en la vagina. Otra barrera fundamental del aparato genital es el moco cervical, con su abundante concentración de anticuerpos, en particular de inmunoglobulina A.

Los linfocitos T son capaces de destruir los espermatozoides que penetran en los tejidos maternos tras el coito, función limitada por la capacidad inmunosupresora de las secreciones seminales, lo que evitará un ataque de las defensas maternas al embrión y, por ende, evita el fracaso de implantación. El líquido seminal tiene el inconveniente de poder limitar la respuesta a los virus de la madre por este efecto inmunosupresor. Otros factores que disminuyen la respuesta inmunitaria vulvovaginal son la toma de anticonceptivos, la inmunosupresión y el embarazo.

PUNTOS CLAVE

- Todos los folículos primordiales están destinados a la atresia.
- Ni los anticonceptivos hormonales (anticonceptivos orales combinados), ni la supresión de las reglas, ni el embarazo evitan la atresia folicular y, por tanto, la disminución de la reserva ovárica. Sí evitan la selección del conjunto de folículos, pero se seguirán destruyendo y atresiando. Por el contrario, las destrucciones del tejido ovárico yatrogénicas (desaparición abrupta de tejido ovárico) o la edad (disminución fisiológica del conjunto de folículos primordiales) disminuirán la reserva ovárica.

- Marcadores de reserva ovárica: la baja reserva ovárica se caracteriza por: FSH alta, E_2 alto con AMH y RFA bajos. Estos son marcadores de reserva ovárica porque traducen la cantidad de folículos primordiales restantes en un momento dado. El concepto de reserva ovárica es siempre en un momento dado de la vida de la paciente. No se va a mantener estable en el tiempo, ya que la reserva ovárica solo tiende a disminuir a lo largo de la vida.
- Concepto fundamental de equilibrio hormonal: a más receptores hormonales para la FSH, más probabilidad de éxito de

(Continúa)

PUNTOS CLAVE (*cont.*)

los folículos; a mayor número de receptores hormonales de FSH, mayor síntesis de estrógenos. El folículo dominante tolera mejor los andrógenos porque al segregar más estrógenos que los demás, es capaz de mantener el equilibrio.

• La vulva sufre cambios a lo largo de cada etapa de la vida de la mujer en respuesta al ambiente hormonal.

• Durante la pubertad, el epitelio vaginal se va a desarrollar en respuesta al aumento de la producción de estrógenos de origen ovárico.

• A lo largo de la vida fértil de la mujer, el ciclo ovárico va a regir los cambios hormonales, al tener una menor disponibilidad de glucógeno en un epitelio vaginal adelgazado.

BIBLIOGRAFÍA

Guía clínica SEGO. Estudio de la Reserva funcional ovárica. Prog Obstet Ginecol. 2017;60(4):388-97.

Lewis FM (ed.). Ridley's the vulva. Hoboken: Wiley-Blackwell; 2022.

Nardo LG, Gelbaya TA, Wilkinson H, Roberts SA, Yates A, Pemberton P, et al. Circulating basal anti-Müllerian hormone levels as predictor of ovarian response in women undergoing ovarian stimulation for in vitro fertilization. Fertil Steril. 2009;92:1586-93.

O'Rahilly R. The development of the vagina in the human. Birth Defects Orig Artic Ser. 1977;13(2):123-36.

Pérez de la Blanca E. Guía clínica SEF. Estudio de la reserva funcional ovárica. Madrid: Sociedad Española de Fertilidad (SEF); 2017.

Sociedad Española de Ginecología y Obstetricia. Guía de asistencia práctica. Estudio de la reserva funcional ovárica. Prog Obstet Ginecol. 2017;60(4):388-97.

Taylor H, Pal L, Seli E. SPEROFF endocrinología ginecológica clínica y esterilidad. 9ª ed. Madrid: Lippincott Williams and Wilkins-Wolters Kluwer Health; 2020.

Tomas C, Nuojua-Huttunen S, Martikainen H. Pretreatment transvaginal ultrasound examination predicts ovarian responsiveness to gonadotrophins in in-vitro fertilization. Hum Reprod. 1997;12(2):220-3.

Regulación neurohormonal de la función reproductora

4

M. Crespo Criado, M. M. Rubio Arroyo y E. M. de la Viuda García

OBJETIVOS

- Conocer el funcionamiento del ciclo reproductor de la mujer.
- Estudiar las diferentes pruebas diagnósticas del sistema endocrino de la mujer.
- Saber interpretar las alteraciones en las pruebas hormonales del eje hipotálamo-hipófiso-ovárico.
- Aplicar el conocimiento de las diferentes pruebas de la exploración del eje a la práctica clínica.

INTRODUCCIÓN

El proceso reproductivo depende de la ovulación regular de un óvulo maduro a mitad de cada ciclo menstrual. A su vez, este proceso depende del eje hipotálamo-hipófiso-ovárico y de los estímulos aferentes de otros sistemas.

CONCEPTOS BÁSICOS

Históricamente se había postulado que la hipófisis era la verdadera glándula directora del ciclo genital (en animales de experimentación, la hipofisectomía conducía a atrofia genital). Posteriormente, surgió el concepto del hipotálamo como el verdadero «regulador», que responde a los mensajes del sistema nervioso central (SNC) y periférico, que ejerce su acción por medio de neuropéptidos transportados a la hipófisis a través de la red vascular.

Los últimos descubrimientos indican que si bien el hipotálamo y la hipófisis son fundamentales en este proceso, la compleja sucesión de acontecimientos conocidos como *ciclo menstrual* o *ciclo reproductor* está controlada por las gónadas, mediante la producción de esteroides sexuales y otras sustancias peptídicas no esteroideas sintetizadas en los folículos ováricos, que inducen, en el ámbito hipotalámico y de la hipófisis, un *feedback* negativo al comienzo del ciclo y un *feedback* positivo en la mitad del mismo que desencadena la

ovulación. Estos hallazgos dieron lugar al concepto del ovario como verdadero órgano director del sistema.

El primer indicador de «normalidad» del ciclo ovulatorio es la regularidad del ciclo. Una mujer con un patrón menstrual regular es indicador de funcionalismo ovárico y, por tanto, ovuladora (es un predictor útil de la salud reproductiva y la fecundidad). Por el contrario, una alteración mantenida en cualquiera de las partes del eje hipotálamo-hipófiso-ovárico producirá un trastorno del ciclo menstrual, y por tanto de la fertilidad.

> **!** Los dos objetivos básicos para la reproducción son:
>
> - La obtención de un ovocito en la ovulación.
> - Preparar al endometrio para acoger un posible embarazo.

FISIOLOGÍA DEL EJE HIPOTÁLAMO-HIPOFISARIO

El conocimiento funcional del eje hipotálamo-hipófisis es imprescindible para el clínico, para poder comprender y afrontar la patología ginecológica de origen endocrino.

Hipotálamo

El hipotálamo es un componente del diencéfalo constituido por varios núcleos neuronales que, mediante fibras nerviosas aferentes o eferentes, conecta con la corteza cerebral, la hipófisis, el tálamo, el tronco encefálico y la médula espinal, ejerciendo importantes efectos sobre los sistemas endocrino, nervioso autónomo y límbico.

Los agentes neuroendocrinos (neurohormonas) que se originan en el hipotálamo tienen efectos estimuladores positivos sobre la hormona del crecimiento, la tirotropina, la corticotropina y las gonadotropinas de la hipófisis. La neurohormona que controla las gonadotropinas se denomina *hormona liberadora de gonadotropinas* (GnRH) o *gonadoliberina*.

> **!** Para que exista un ciclo menstrual normal, se requiere:
>
> - La integridad anatómica y funcional de las estructuras cerebrales del hipotálamo y la hipófisis en sus múltiples conexiones con el SNC y periférico.
> - Un ambiente endocrino metabólico general.
> - Un aparato genital bien desarrollado. Cualquier anomalía estructural o de funcionamiento en alguno de estos niveles puede alterar la función reproductora.

La GnRH se produce en el núcleo arcuato, cuya misión es la estimulación de la producción hipofisaria de las gonadotropinas (hormona luteinizante y hormona foliculoestimulante [FSH]). La producción de GnRH se estimula por neuropéptidos (sistema dopaminérgico-noradrenérgico y sistema serotoninérgico), y se inhibe por dopamina (que es el factor inhibidor de la prolactina [PRL]) y endorfinas. La liberación se produce de forma pulsátil, de forma que: los pulsos lentos estimulan la FSH más que la hormona luteinizante; los rápidos, la hormona luteinizante más que la FSH (síndrome del ovario poliquístico [SOP]); y la liberación continua satura los receptores e inhibe la liberación de la FSH y la hormona luteinizante.

Las neuronas que fabrican la GnRH se encuentran principalmente en el núcleo arcuato, que se sitúa por fuera de la barrera hematoencefálica (lo que le permite responder a estímulos aferentes, originándose en distintos órganos). Estas células se originan en el área olfativa, en una placa engrosada del ectodermo, y migran durante la embriogénesis a lo largo de los pares craneales que conectan la nariz y los núcleos septales preópticos del encéfalo. Además, al igual que las células olfativas de la cavidad nasal, las neuronas de GnRH poseen cilios. Este trayecto explica la clínica que aparece en el síndrome de Kallman, una asociación entre la falta de GnRH y un defecto del olfato, por fallo en la migración axonal olfativa y neuronal de GnRH.

Conexiones entre el hipotálamo y la hipófisis

El lóbulo posterior de la hipófisis se comunica directamente con el hipotálamo a través del tallo hipofisario, habiéndose comprobado la existencia de fibras nerviosas que desde los núcleos supraópticos y paraventriculares terminan en este lóbulo, con el que forman una verdadera unidad anatómica y funcional.

En cambio, el lóbulo anterior no tiene comunicación directa mediante fibras nerviosas con el hipotálamo, y se relaciona con él mediante una conexión vascular muy particular. La vascularización que recibe el lóbulo anterior de la hipófisis se origina en una red capilar situada en la eminencia media. Estos capilares se reúnen y forman un tronco común que, a través del tallo hipofisario, penetran en el lóbulo anterior, donde de nuevo se dividen en una segunda red capilar (sistema portahipofisario).

La hormona liberadora de gonadotropinas

La GnRH es un decapéptido constituido por 10 aminoácidos que estimula de manera simultánea la síntesis, el almacenamiento y la liberación de FSH y la hormona luteinizante por la adenohipófisis. Por otro lado, inhibe la producción de PRL.

Diversos experimentos han demostrado que la secreción normal de gonadotropinas requiere una secreción pulsátil de GnRH dentro de un intervalo crítico de frecuencia y amplitud, y que varía sustancialmente a lo largo del ciclo ovárico: la actividad pulsátil es más frecuente durante la fase folicular comparada con la fase lútea, pero de menos amplitud. Además, se ha observado que, si disminuye la frecuencia de los pulsos, aumenta la secreción de FSH, mientras que frecuencias

mayores favorecen la secreción de hormona luteinizante. Por eso, la disminución de la frecuencia de los pulsos de GnRH en la fase lútea tardía es un factor importante que favorece la síntesis y la secreción de FSH para el siguiente ciclo.

Tanto una disminución en la frecuencia de los pulsos como una exposición prolongada y continua a GnRH (como ocurre con el uso farmacológico de agonistas de la GnRH) terminan por provocar anovulación y amenorrea.

Aunque la actividad rítmica pulsátil es una propiedad intrínseca de las neuronas de GnRH, puede modularse por la acción de diversas hormonas y neurotransmisores: dopamina, noradrenalina, opiáceos endógenos, serotonina, melatonina, leptina y feromonas, lo que explica cambios en el ciclo menstrual y reproductivo en determinadas circunstancias, como estrés, ejercicio físico intenso, convivencia femenina o dieta. Sus características son:

- **Dopamina**: actúa suprimiendo directamente la actividad de las neuronas de GnRH, además de suprimir la secreción de PRL en la hipófisis anterior.
- **Noradrenalina**: favorece la liberación de GnRH.
- **Serotonina**: efecto inhibidor sobre la secreción de GnRH.
- **Neuropéptido Y:** se produce en el hipotálamo en respuesta a los esteroides gonadales. Estimula los pulsos de GnRH y potencia la respuesta gonadotrópica de la hipófisis a dicha hormona. Sin embargo, en ausencia de estrógenos, inhibe la secreción de gonadotropinas. Como la desnutrición, se asocia a un incremento de neuropéptido Y; se han medido mayores cantidades de dicha sustancia en el líquido cefalorraquídeo en mujeres con anorexia y bulimia nerviosa, se considera que este neuropéptido representa un vínculo entre la nutrición y la función reproductora.
- **Prolactina**: inhibe la secreción pulsátil de GnRH.
- **Opioides endógenos**: suprimen la liberación hipotalámica de GnRH, y además favorecen la secreción de PRL (que también va a suprimir la liberación de GnRH). Provienen de un péptido precursor común con la hormona adrenocorticotropa (ACTH), la proopiomelanocortina (POMC). Mientras que en la hipófisis, la expresión del gen *POMC* produce sobre todo ACTH y está controlada por la hormona liberadora de corticotropina (CRH), en el hipotálamo predomina la producción de β-endorfinas, y está bajo el control de los esteroides sexuales. Los estrógenos son los principales responsables del mantenimiento del tono opioide, ya que, aunque tanto el estradiol como la progesterona lo incrementan, los estrógenos potencian la acción de la progesterona, lo que explica la máxima supresión de GnRH y de gonadotropinas durante la fase lútea. De este modo, los niveles de β-endorfina en el sistema portal-hipofisario progresan lentamente desde un nadir en el momento de la menstruación, aumentando desde la mitad del ciclo folicular hasta alcanzar el acmé en la fase lútea.
- La **CRH**: inhibe la secreción de GnRH en el núcleo arcuato de forma directa, además de actuar indirectamente a través de un aumento de opioides endógenos.
  El estrés, la depresión, los trastornos alimenticios, etc., producen la liberación de CRH, con la consiguiente activación del eje hipotálamo-hipófiso-suprarrenal, además

de incrementar el neuropéptido Y, que va a estimular la secreción de ACTH. Estas situaciones van a provocar un incremento de los corticoides, que además van a inhibir tanto la secreción de GnRH como la secreción hipofisaria de hormona luteinizante y tornan los tejidos estrógeno-sensibles resistentes a estos.

Hipófisis y gonadotropinas

La glándula pituitaria (hipófisis) ocupa el hueco de la silla turca, en el cuerpo del esfenoides. Las paredes laterales de la silla turca terminan en el seno cavernoso, que contiene la arteria carótida interna y los pares craneales III, IV, V y VI. Por eso, las lesiones expansivas hipofisarias producen alteraciones características del campo visual.

Las gonadotropinas se van a sintetizar en la adenohipófisis o hipófisis glandular, situada en el lóbulo anterior de la glándula, por debajo del diafragma. A diferencia del lóbulo posterior de la hipófisis, que tiene origen en el tubo neural, esta porción de la hipófisis tiene su origen embriológico en la cavidad bucal primitiva, por delante de la membrana faríngea: se forma a partir de la bolsa de Rathke, que es una invaginación que va desde el techo del estomodeo en dirección ascendente y anteroposterior hacia el suelo del tercer ventrículo.

La adenohipófisis (hipófisis anterior) posee receptores para GnRH, cuya estimulación produce gonadotropinas.

Las gonadotropinas son las hormonas fabricadas por la adenohipófisis en respuesta a la GnRH, encargadas de vehiculizar la información desde el bloque central hasta las gónadas. Se denominan *FSH y hormona luteinizante*. Ambas son hormonas glucoproteicas constituidas por dos subunidades, alfa y beta. La subunidad alfa es común para FSH, hormona luteinizante, hormona estimulante tiroidea (TSH) y gonadotropina coriónica placentaria, mientras que la subunidad beta es específica de cada hormona, y en ella residen sus propiedades biológicas:

- **FSH**: su liberación sigue una curva bimodal. Tiene una primera meseta, se libera en la primera mitad de la fase proliferativa, a caballo entre el fin de un ciclo y el comienzo del siguiente, y tiene como misión el crecimiento de la cohorte folicular y la selección del folículo dominante. El segundo pico sucede justo antes de la ovulación. Sus acciones son:
  - Estimula el crecimiento de la granulosa.
  - Induce la actividad aromatasa en la granulosa del ovario.
  - Aumenta los receptores FSH en la granulosa. La FSH es inhibida por la inhibina folicular y los estrógenos. La FSH aumenta en la perimenopausia, porque cada vez el número de folículos es menor y estos son menos sensibles a la FSH.
- **Hormona luteinizante**: su liberación sigue una curva unimodal: el pico ovulatorio, consecuencia del «efecto gatillo» de los estrógenos. Sus acciones son:
  - Estimula el crecimiento de la teca.
  - Favorece la luteinización del folículo postovulatorio.

La hormona luteinizante está elevada en el SOP.
Según aumenta la frecuencia de los pulsos de la GnRH se secreta más hormona luteinizante que FSH. En ausencia de las cantidades normales de FSH, las células de la granulosa de los folículos ováricos, en las pacientes con SOP, desarrollan escasa actividad aromatasa para convertir el exceso de andrógenos, derivados de de las células de la teca, en estrógenos. Las células de la granulosa pueden continuar produciendo estradiol en cantidad suficiente para suprimir la producción hipofisaria de FSH, lo que refuerza la secreción anómala de gonadotropinas. Hasta el 95 % de las mujeres anovulatorias con SOP presentan un índice elevado de hormona luteinizante/FSH.

El ovario y el ciclo

Las responsabilidades fisiológicas del ovario son la liberación periódica de gametos y la producción de hormonas esteroideas. Ambas actividades se integran en un proceso repetitivo y continuo de maduración del folículo, ovulación y formación y regresión del cuerpo lúteo. Es un órgano en constante cambio. El ovario contiene 500.000 folículos primordiales en la pubertad, de los que solo 400 llegarán a ovular.

Fase folicular

El ciclo típico de maduración de folículos, ovulación y formación del cuerpo lúteo, durante los años reproductores de la vida de la mujer, es el resultado de la secuencia compleja de interacciones hipotalámicas-hipofisarias-gonadales, en las que se integran las hormonas esteroideas de los folículos y el cuerpo lúteo, las gonadotropinas de la hipófisis y distintos factores autocrinos y paracrinos.

La selección de cohorte de folículos primordiales es por mecanismos independientes de FSH. El crecimiento de los folículos depende de la FSH. La bajada de FSH selecciona el folículo dominante y atresia simultáneamente el resto por exceso local de andrógenos.

El desarrollo de la teca depende de la hormona luteinizante. Produce andrógenos, que son aportados a la granulosa. La secreción anómala de la hormona luteinizante estimula la producción excesiva de andrógenos ováricos.

El desarrollo de la granulosa depende de FSH y el ambiente estrogénico (tiene receptores de FSH). Contiene aromatasa, que emplea los andrógenos de la teca para producir estradiol. Si los andrógenos son excesivos (ambiente androgénico), se atresia. Produce inhibina.

Ovulación

Es consecuencia directa del pico de hormona luteinizante, aparece el día 14 (11 al 23) del ciclo, 24-36 horas tras el pico de estradiol, 10-12 horas tras el pico de hormona luteinizante.

En cuanto al ovocito, el ovocito primario está en profase de la 1ª meiosis hasta la pubertad; y con la ovulación se completa la 1ª meiosis. La fecundación estimula la 2ª división meiótica.

Fase lútea

Tiene una duración fija de 13-15 días. Al final de esta fase comienza a elevarse algo la FSH.

En el *cuerpo lúteo,* la granulosa se pliega y es invadida por capilares de la teca. Las células se llenan de lípidos por la acción de la hormona luteinizante y comienza la producción de progesterona. Es estimulado por la hormona luteinizante y la gonadotropina coriónica humana (hCG).

Luteólisis y menstruación

Los estrógenos inducen la luteólisis alterando la prostaglandina F/prostaglandina E, que inhibe la síntesis de progesterona y la capacidad de unión de hormona luteinizante a su receptor.

Los esteroides sexuales

A continuación, se explican las características de los andrógenos, los estrógenos y los progestágenos.

Andrógenos

Son causados por la teca, tras la estimulación por la hormona luteinizante. A dosis bajas, estimulan la aromatización de la granulosa. A dosis altas, la inhiben y atresian el folículo. Son el sustrato de la aromatasa de la granulosa y del cuerpo lúteo en la producción de estrógenos.

Estrógenos

Se produce una liberación bimodal: los niveles de fase folicular crecen hasta el pico periovulatorio 24-36 horas antes de la ovulación. Hay otro pico menor en la fase lútea. Son tróficos para todo el aparato genital. En el ámbito local, inducen receptores de FSH. Los niveles bajos y moderados inhiben la FSH, y los altos tienen un «efecto gatillo» sobre la hormona luteinizante. Proceden de la aromatización de los andrógenos en la granulosa y también se producen en el cuerpo lúteo.

Estimula el crecimiento y la proliferación de los órganos sexuales femeninos. Bloquean a la PRL en la excreción de leche.

Progestágenos

Su liberación es unimodal: pico en la fase secretora, máximo 8 días tras el pico de hormona luteinizante. Se fabrican en el cuerpo lúteo. Su misión es la maduración del endometrio (secretora), y produce modificaciones en todo el aparato genital que lo adecúan a la gestación.

Deprimen la excitabilidad de las fibras miometriales, del músculo liso digestivo y uretral. Elevan el metabolismo, la temperatura corporal y disminuyen la cantidad de moco cervical y su contenido en ácido siálico.

Endometrio

En el endometrio, se distinguen la siguientes fases:
- **Fase proliferativa**: crecimiento glandular por estrógenos.
- **Fase secretora**: maduración de las glándulas y estroma por progesterona y estrógenos.

Modelo fisiológico. Integración del ciclo

Al principio del ciclo (**Fig. 4-1**), la liberación pulsátil de GnRH produce un discreto aumento de FSH y algo menor de hormona luteinizante. La FSH estimula el crecimiento y funcionalidad de las células de la granulosa en una cohorte de folículos.

Conforme crecen los folículos, empieza a aumentar el estradiol sistémico que, además de estimular el crecimiento endometrial, hace descender progresivamente, junto con la inhibina, las cifras de FSH.

En los folículos pequeños, con poca actividad aromatasa y ambiente suavemente estrogénico, este descenso de FSH es suficiente para que descienda aún más la aromatización, produciéndose atrofia de estos folículos.

Solo el folículo mayor, con la mayor cantidad de aromatización y receptores, resiste este descenso de FSH, manteniendo su crecimiento y aumentando él solo los niveles sistémicos de estrógenos.

Estos niveles de estrógenos aumentan hasta desencadenar el «efecto gatillo» del pico de hormona luteinizante y de FSH, el primero de los cuales desencadenará la ovulación.

Posteriormente, la granulosa se pliega y la hormona luteinizante induce la luteinización del resto folicular, que se carga de lípidos y comienza la producción de progestágenos y su transformación en andrógenos y estrógenos, lo que produce el pico de progestágenos y estrógenos en la mitad de la fase secretora. Estos estrógenos inducen progresivamente la luteólisis. Antes de que termine la fase secretora, ya empieza el leve aumento de FSH, que estimulará, tras la menstruación, el crecimiento de una nueva cohorte de folículos.

EVALUACIÓN DEL EJE HIPOTÁLAMO-HIPÓFISO-OVÁRICO

Es necesario realizar una anamnesis y exploración y los estudios analíticos.

Anamnesis y exploración

La anamnesis y la exploración física pueden orientar al diagnóstico correcto. Se debe indagar sobre antecedentes familiares y personales, y si existen síntomas asociados al motivo de consulta.

Es preciso realizar una exploración física que incluya el estado constitucional, la inspección detallada de los caracteres sexuales secundarios y si existen signos o síntomas de algún síndrome. La exploración ginecológica debe valorar los genitales externos e internos, y hay que realizar una exploración abdominal e inguinal. También se debe valorar si hay signos de patología tiroidea y suprarrenal.

Estudios analíticos

La valoración funcional del eje hipotálamo-hipófiso-gonadal es fundamental para estudiar las diferentes alteraciones.

Dosificaciones estáticas

Son las pruebas de mayor utilidad clínica.

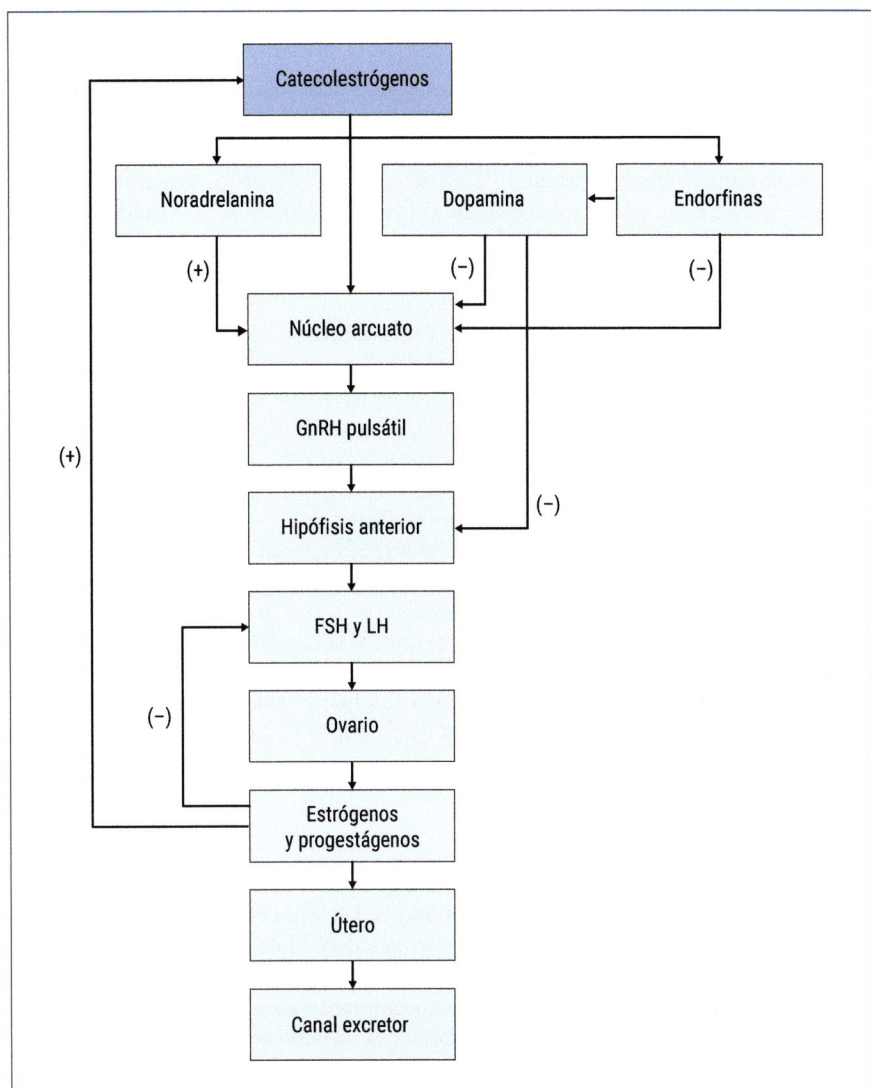

Figura 4-1. Integración del ciclo. FSH: hormona foliculoestimulante; GnRH: hormona liberadora de gonadotropinas; LH: hormona luteinizante.

Gonadotropinas

La hormona luteinizante y la FSH son liberadas por células gonadotróficas, que constituyen el 10 % de la hipófisis anterior.

Son liberadas de forma *pulsátil* bajo la influencia de la GnRH. Regulan la función ovárica. La respuesta de la hormona luteinizante y la FSH varía a lo largo de la vida; la sensibilidad a la GnRH disminuye hasta el inicio de la pubertad. Antes de la pubertad, la respuesta de la FSH es mayor que la de la hormona luteinizante.

Con el desarrollo puberal, aumenta la sensibilidad a la GnRH y comienza la secreción pulsátil de hormona luteinizante, inicialmente durante el sueño. Durante la vida fértil, las pulsaciones de hormona luteinizante aparecen durante el día, y la respuesta de la hormona luteinizante a la GnRH es mayor que la de la FSH.

En la menopausia, el agotamiento de la reserva folicular y la disminución del estradiol producen un aumento de las gonadotropinas. Los niveles de FSH son superiores a los de la hormona luteinizante. Ambas hormonas aumentan hasta llegar al máximo y, a partir del tercer año de la menopausia, sufren una declinación gradual.

En las mujeres en edad reproductiva, en la interfase lúteo-folicular, se produce un leve aumento de FSH, que rescata de la atresia algunos folículos provenientes de un *pool* seleccionado por el ovario unos 80 días antes (proceso FSH-independiente). Posteriormente, la FSH estimula el desarrollo de las células de la granulosa para la producción de estrógenos, el desarrollo de los receptores para la hormona luteinizante y controla la actividad de la aromatasa, enzima responsable de la trasformación de los andrógenos en estrógenos, los cuales son producidos en las células de la teca bajo el estímulo de la hormona luteinizante, lo cual desencadena la ovulación unas horas después.

Tras la ovulación, disminuye la concentración de hormona luteinizante por pérdida de retroalimentación positiva de estradiol, dando paso a la fase luteínica, en la que se desprende el óvulo y el cuerpo lúteo secreta progesterona. El proceso luteínico dependerá de si existe gestación. Si no ocurre, descienden los niveles de progesterona y estradiol y comienza un nuevo ciclo menstrual.

Datos recientes confirman que diferentes factores de crecimiento y péptidos autocrinos/paracrinos, secretados por la granulosa en respuesta a la FSH, son los encargados de modular la respuesta del folículo a las gonadotropinas (y no los estrógenos, como se suponía anteriormente).

A la hora de interpretar los resultados de las gonadotropinas, es preciso, por tanto, tener en cuenta las variaciones que se producen a lo largo de la vida reproductiva y de las distintas fases del ciclo menstrual.

La determinación de las gonadotropinas (hormona luteinizante y FSH) se debe realizar por la mañana y su secreción pulsátil puede estudiarse mediante extracciones separadas 10-15 minutos.

El valor de la FSH en los días 2 a 4 del ciclo es de 3-20 mUI/mL. Un valor mayor de 10 mUI/mL es indicativo de que la reserva folicular puede estar comprometida, y por encima de 20 mUI/mL, está agotada.

Los valores normales de hormona luteinizante en la primera fase de ciclo son de 5 a 20 mUI/mL, llegando a 40-150 mUI/mL en el pico de hormona luteinizante.

Si hay una relación de hormona luteinizante/FSH aumentada (lo normal es 1:1), en un contexto clínico y/o ecográfico característico, es sugestiva de SOP o, raramente, feminización testicular. Tasas de FSH por debajo de 1 mUI/mL son indicativas de hipogonadismo hipogonadotropo.

> Las gonadotropinas están elevadas en la pubertad precoz central, en la insuficiencia ovárica y en la menopausia. Estarán disminuidas en la pubertad precoz periférica.

La hCG se produce mayoritariamente en el citotrofoblasto. La mayoría de las pruebas de hCG utilizan el método del ensayo por inmunoabsorción ligado a enzimas (ELISA, *enzyme-linked immunosorbent assay*), que identifica la subunidad beta, que se detecta en la circulación aproximadamente 9-11 días tras el pico de hormona luteinizante en el caso de embarazo. Debe ser siempre la primera determinación en el caso de amenorrea, y sus determinaciones seriadas ayudan a diferenciar los embarazos normales de los patológicos, pues su determinación se duplica cada 48 horas.

7β-estradiol

El estradiol es el estrógeno fundamental en la edad fértil y es producido mayoritariamente por el folículo preovulatorio, gracias a la acción de la FSH sobre las células de la granulosa, y una pequeña parte por la aromatización de andrógenos en tejidos extragonadales como el adiposo. Su función principal es la formación y mantenimiento de los caracteres sexuales secundarios femeninos.

Los niveles de estradiol son indetectables durante la infancia. Cuando el estradiol es elevado en el curso de una pubertad precoz, se debe descartar un tumor secretor de estrógenos (tumor de la granulosa, tecoma).

Las concentraciones de estradiol durante el ciclo menstrual tienen una curva bimodal parecida a la de la FSH. A partir del 7º y el 8º día del ciclo, antes del pico de la hormona luteinizante, sus niveles son de 90-330 pg/mL, descienden inmediatamente antes de la ovulación, y a partir del 2º día postovulación vuelven a elevarse, alcanzando hacia el 6º día tras la ovulación valores de 65-189 pg/mL. A partir del 10º día, los niveles descienden hasta cifras iniciales en fase folicular (25-75 pg/mL).

El aumento del estradiol en la fase folicular estimula el endometrio, y en la interfase lúteo-folicular, se produce su degeneración y desprendimiento, por la caída de los niveles sanguíneos y también de la progesterona.

En el estudio de la paciente estéril, se considera que niveles de estradiol por encima de 70-80 pg/mL en el tercer día del ciclo predicen una baja respuesta a la estimulación ovárica, reflejando un desarrollo folicular avanzado típico de más mujeres con baja reserva ovárica.

El control de la estimulación ovárica se realiza mediante mediciones seriadas de estradiol sérico en combinación con la ecografía transvaginal de los folículos ováricos. La concentración de estradiol debe concordar con el tamaño global de los folículos (unos 220 pg/mL por cada folículo mayor de 14 mm). Las concentraciones mayores de 3.000 pg/mL elevan el riesgo de síndrome de hiperestimulación ovárica.

En el embarazo, el estriol, que deriva fundamentalmente de esteroides fetales, es el estrógeno que se encuentra en mayor cantidad.

En la menopausia, el estrógeno principal es la estrona, derivada de la aromatización periférica de la androstenodiona, de origen fundamentalmente suprarrenal. Las cifras de estradiol en esta etapa de la vida son bajas, del orden de 15 pg/mL.

Progesterona

Es sintetizada por el cuerpo lúteo y, en menor medida, por las células de la granulosa. Su función principal es la preparación del endometrio para la gestación.

Las tasas plasmáticas de progesterona son bajas hasta la ovulación, momento en el que sus valores se multiplican por 80, y alcanzan un pico el día 21-23 del ciclo. Su dosificación se usa para valorar la presencia de ovulación, y el momento óptimo para realizar su medición es cuando se produce el pico. Por tanto, se realiza una determinación basal de progesterona entre los días 21 y 23 del ciclo. Un valor mayor de 30 nmol/L o 10 ng/mL es muy sugestivo de ovulación en mujeres con ciclos regulares. Si los ciclos son irregulares, hay que realizar al menos dos extracciones los días 21 y 26. Los incrementos de 16 nmol/L o de 6,5 ng/mL con un intervalo de 5 días indican ovulación. Su utilidad clínica radica en evaluar la presencia de ovulación.

Prolactina

La PRL es una hormona proteica segregada por las células lactotrópicas de la adenohipófisis de forma pulsátil y con una amplitud máxima durante el sueño. La forma predominante de la hormona procesada contiene 198 aminoácidos y es conocida como *little* (pequeña) (que es la única forma activa), pero existen formas de mayor tamaño biológicamente no activas o macroprolactinas (PRL *big* y PRL *big-big*), que pueden dar lugar a resultados elevados de PRL plasmática a expensas de formas inactivas, lo que justifica las hiperprolactinemias asintomáticas.

La PRL es fundamental para la lactancia. El aumento de la producción de estrógenos durante el embarazo estimula el crecimiento y replicación de las células lactotróficas de la hipófisis, lo que incrementa la secreción de PRL. Esta prepara la glándula mamaria para la lactancia a lo largo del embarazo. Los niveles elevados de estrógenos inhiben el efecto de la PRL sobre la mama, por lo que la lactancia no se inicia hasta que los niveles de estrógenos descienden tras el parto.

La PRL mantiene la estructura y la secreción de progesterona por el cuerpo lúteo. La elevación de PRL estimula la producción de andrógenos suprarrenales como la deshidroepiandrosterona (DHEA).

El principal factor inhibidor de la PRL hipotalámico es la dopamina, que es sintetizada en el hipotálamo y es secretada a la circulación portal actuando para inhibir la secreción de PRL, pero también la inhiben la noradrenalina, la acetilcolina y el ácido gamma-aminobutírico. Los factores estimuladores son: la hormona liberadora de tirotropina (lo que explica la hiperprolactinemia que acompaña al hipotiroidismo primario de larga evolución), el péptido vasoactivo intestinal que es liberado tras la succión, la serotonina y la melatonina. Por su parte, la PRL inhibe su propia secreción y la de GnRH.

La concentración de PRL permanece baja hasta la pubertad, cuando su elevación es paralela al aumento de estrógenos; los niveles séricos normales de PRL en la mujer adulta no embarazada son de 2 a 29 ng/mL, algo mayores que en el varón, y no sufren variaciones a lo largo del ciclo. Se eleva en el segundo trimestre del embarazo y alcanza sus máximos en el momento del parto, que oscilan entre 100 y 300 µg/L.

La liberación de PRL es pulsátil y presenta un ritmo nictameral: con un ascenso entre los 10 y 60 minutos después de iniciarse el sueño y un descenso rápido, que es máximo a las 2-4 horas tras el despertar.

La PRL es una hormona de estrés, por lo que debe medirse en ayunas, a primera hora de la mañana y con reposo previo de 90 minutos.

Los falsos positivos, en su cuantificación, se deben a elevaciones por estrés, estimulación del pezón, intervenciones quirúrgicas menores recientes, relaciones sexuales o ejercicio.

Sus niveles elevados de forma permanente producen disminución de las gonadotropinas, causando alteraciones menstruales (amenorrea y anovulación). Es importante por tanto, determinar la PRL en el diagnóstico etiológico de la amenorrea y la galactorrea, y puede estar indicada en el estudio de la pareja estéril.

En el SOP, se observan pequeñas elevaciones, mientras que valores por encima de 100 ng/mL sugieren la presencia de adenoma hipofisario. A pacientes con hiperprolactinemias inexplicadas, se les debe realizar estudios de imagen del hipotálamo y de la hipófisis mediante resonancia magnética o tomografía computarizada. Se habla de hiperprolactinemia idiopática cuando no se detectan anomalías radiológicas, a pesar de que pueda existir un microadenoma oculto.

Se debe sospechar una enfermedad hipofisaria o hipotalámica ante cualquier hiperprolactinemia una vez descartado el embarazo, el puerperio, la cirrosis, los estados poscríticos, la ingesta de determinados medicamentos, el hipotiroidismo y la insuficiencia renal.

Andrógenos

La androstenodiona es el andrógeno ovárico más abundante. También es sintetizada por la glándula suprarrenal.

Los perfiles de secreción de testosterona y androstenodiona durante el ciclo menstrual son muy similares, mostrando un pico en el momento de la descarga de hormona luteinizante. En la infancia, los niveles son muy bajos, 0,27-0,34 nmol/L para la testosterona y 0,28-0,70 mmol/L para la androstenodiona, elevándose en la pubertad hasta los valores adultos.

El rango normal de testosterona total en la mujer adulta es de 3-86 ng/dL. El sulfato de DHEA (DHEA-S) es una hormona producida casi en su totalidad por la *corteza suprarrenal* y produce testosterona y andrógenos. Su límite superior suele ser 350 µg/dL.

 La determinación de los andrógenos se utiliza en el estudio del hirsutismo y de los hiperandrogenismos. Es fundamental medir la testosterona y el DHEA-S.

Si existen ciclos menstruales regulares y la testosterona es normal, se trata de un hirsutismo idiopático. Valores de testosterona > 200 ng/dL sugieren neoplasia ovárica, y valores de DHEA-S > 700 µg/dL, un tumor suprarrenal. Los inicios súbitos de hirsutismo y virilización progresivos sugieren una neoplasia suprarrenal u ovárica. La virilización asociada a tumores ováricos se caracteriza por niveles normales de DHEA-S y 17-cetosteroides, con niveles muy elevados de testosterona, que no muestran supresión con dexametasona. El tumor ovárico virilizante más frecuente es el arrenoblastoma. En los tumores suprarrenales, tampoco se produce supresión con dexametasona. Los niveles de DHEA-S son muy altos y tienen eliminación aumentada de 17-cetosteroides.

La causa ovárica más frecuente de hiperandrogenismo es el ovario poliquístico (hirsutismo, obesidad, esterilidad, amenorrea u oligomenorreas). A diferencia de los tumores, la virilización es poco frecuente y la aparición de hirsutismo resulta común. Muchas pacientes son obesas y presentan resistencia a la insulina, y pueden presentar acantosis nigricans. El cociente hormona luteinizante/FSH está aumentado, los niveles basales de testosterona, el DHEA-S y la eliminación de 17-cetosteroides puede estar normal o aumentada, pero la respuesta al estímulo con ACTH es normal.

Los adultos con hiperplasia suprarrenal congénita tardía se caracterizan por DHEA-S y 17-cetosteroides aumentados, y el diagnóstico se confirma por la elevación de los precursores de la síntesis de cortisol tras el estímulo con ACTH.

17-hidroxiprogesterona

La 17-hidroxiprogesterona (17-OHP) es un paso intermedio en el metabolismo de la aldosterona y el cortisol en la glándula suprarrenal y de la androstenodiona en el ovario.

Su medición debe hacerse por la mañana y en fase folicular inicial, para evitar el aumento que se produce en la fase periovulatoria y lútea.

Los valores normales son inferiores a 200 ng/dL. Ayudan al diagnóstico de hiperplasia suprarrenal congénita por déficit de 21-hidroxilasa en estados de hiperandrogenismo. Niveles

> 800 ng/dL son diagnósticos de hiperplasia suprarrenal congénita. También puede elevarse en el ovario poliquístico, y el diagnóstico diferencial se hace con la prueba de estimulación con ACTH.

Tirotropina

Sus niveles máximos se alcanzan por la noche. Tienen una vida media larga, por lo que las determinaciones aisladas son adecuadas.

Estimula la secreción de TSH y PRL. También se ha implicado a la hormona liberadora de tirotropina materna en el desarrollo del tiroides fetal durante el embarazo.

Se realiza una determinación de TSH de alta sensibilidad y se mide la función tiroidea. El nivel normal es de 0,4-4 mUI/L.

En un 3-5 % de las pacientes con amenorrea, anovulación y esterilidad, puede existir un hipotiroidismo primario, y también puede asociarse este último a casos de fallo ovárico precoz y defectos de implantación con abortos de repetición.

Inhibina

Producida por las células de la granulosa de los folículos antrales, es responsable de la inhibición de la producción de FSH en la hipófisis, y en los ciclos normales, su concentración será inversamente proporcional a la de la FSH.

Su concentración disminuye con la edad. En el fallo ovárico precoz, se han relacionado niveles de inhibina B inferiores a 45 pg/mL, con una mala respuesta a la estimulación. Tiene una baja precisión para predecir la respuesta. Se encuentra elevada en algunos tipos de cáncer de ovario (como en tumores de la granulosa).

Hormona antimülleriana

Producida por las células de la granulosa, sus niveles séricos se relacionan con el número de folículos antrales.

No hay variaciones a lo largo del ciclo ovárico. Su determinación se puede hacer en cualquier momento.

Es el marcador analítico de reserva ovárica, con mayor valor predictivo que la dosificación de FSH y similar al recuento de folículos antrales. Es el marcador hormonal que disminuye más precozmente en la mujer.

Hay variabilidad interlaboratorios. Niveles de 0,2-1 ng/mL predicen baja reserva ovárica y baja respuesta a la estimulación; y mayores de 3 ng/mL, riesgo de hiperestimulación.

> **!** Las hormonas basales que aportan más información son: la FSH, la hormona luteinizante, 17β-estradiol, PRL y TSH. La American Society for Reproductive Medicine (ASMR) solo considera absolutamente necesarias la FSH, la PRL y la prueba de embarazo. Si bien es cierto que se pueden descartar todas las causas de amenorrea con estas tres determinaciones, el añadir una hormona luteinizante, un 17β-estradiol y una TSH al examen basal, no incrementa excesivamente el coste del estudio y sí que aporta información adicional relevante que puede ayudar en la orientación diagnóstica.

En cuanto a la **interpretación de la analítica hormonal basal,** hay que tener en cuenta que:

- La amenorrea central, sea cual sea la causa que la origine, va asociada a niveles normales o bajos de FSH y/u hormona luteinizante, el cociente de hormona luteinizante/FSH suele estar invertido (niveles más bajos de hormona luteinizante que de FSH) y generalmente niveles de estradiol bajos, aunque excepcionalmente puede haber cierto grado de estrogenización y encontrar unos niveles de estradiol normales. En el caso de hiperprolactinemia, las concentraciones elevadas de PRL inhiben la secreción pulsátil de GnRH, lo que conduce a una amenorrea de origen hipofisario. Va asociada a niveles normales o bajos de FSH y/u hormona luteinizante con niveles de estradiol bajos.
- Dentro de la amenorrea gonadal, se puede considerar:
  - Una patología principalmente orgánica, con disminución de la reserva folicular y fallo ovárico (fallo ovárico prematuro), que cursa con niveles elevados de gonadotropinas y niveles bajos de estrógenos.
  - Una patología funcional, con reserva folicular y valores de estradiol normales, y bajos o normales de gonadotrofinas, pero con foliculogénesis alterada. Muchos son secundarios a distintas endocrinopatías, como el SOP.
- En la amenorrea genital, podría establecerse una diferenciación dependiendo de si la causa es en la zona uterina o vaginal. Se trata de patología orgánica que impide la adecuada respuesta del endometrio con proliferación y posterior privación, o bien el normal flujo de menstruación hacia el exterior (con niveles de gonadotropinas, estradiol y PRL dentro de los límites de normalidad).

Métodos indirectos de dosificación hormonal

Métodos derivados del análisis de la actuación hormonal sobre los tejidos diana. Actualmente se pone en duda la sistematización de estas pruebas diagnósticas. No se consideran imprescindibles. En el caso de las amenorreas centrales, si el hipoestrogenismo se puede evaluar por la clínica y/o ecografía, no sería necesario realizar la prueba de gestágenos.

Prueba de gestágenos

Valora si tras la administración de progesterona se produce una hemorragia por deprivación. Solo será posible si se produce una proliferación endometrial adecuada secundaria a unos niveles de estrógenos endógenos suficientes. Se utiliza en el diagnóstico de la amenorrea, proporciona una medida indirecta del grado de estrogenización de la paciente y confirma la integridad del tracto genital de salida.

Su pauta es:

- Acetato de medroxiprogesterona (Progevera®): 10 mg/día vía oral 5 días.
- Progesterona natural micronizada (Progeffik®, Seidigestan®): 300 mg/día 5 días.

Su interpretación puede ser:

- **Positivo**: se produce un sangrado:
  - El canal está integro.
  - Función ovárica suficiente (hay un endometrio reactivo preparado por los estrógenos de la paciente (descarta amenorrea central y/o fallo ovárico prematuro).
  - Orienta el diagnóstico a una anovulación periférica (como el SOP).
- **Negativo**: no hay sangrado por privación:
  - Posible canal genital alterado.
  - No hay suficiente proliferación endometrial (alteración hipotálamo-hipofisaria o gonadal más graves).

Sus limitaciones son:

- **Falsos negativos**: más de un 20 % de mujeres con oligoamenorrea/amenorrea, en las que los estrógenos están presentes, no presentan sangrados por deprivación.
- **Falsos positivos**: el sangrado por privación puede ocurrir en más del 40 % de mujeres con amenorrea inducida por estrés, pérdida de peso, ejercicio o hiperprolactinemia, en donde la producción estrogénica está reducida, y en más de un 50 % de mujeres con fallo ovárico.

Prueba de estrógenos-progesterona

Valora si tras la administración secundaria de estrógenos y progesterona se consigue una proliferación endometrial adecuada y, con ello, una hemorragia por deprivación.

Esta prueba se puede omitir en la mayoría de las ocasiones. Su pauta es:

- Preparados secuenciales que contengan estrógenos y progesterona: Progyluton®, Duofemme®, etcétera.
- Administración de forma secuencial, estrógenos seguidos de progesterona:
  - Estrógenos conjugados equinos (Equin®) 2,5 mg/día 3 semanas + 10 mg de acetato de medroxiprogesterona (Progevera®) vía oral los últimos 5-7 días.
  - Valerianato de estradiol (Progynova®) 2 mg/día vía oral 3 semanas + progesterona micronizada (Progeffik®, Seidigistan®) 300 mg/día los 10 últimos días.

Su indicación es cuando la prueba de progesterona es negativa. La interpretación puede ser:

- **Positiva**: si hay hemorragia por deprivación en las 2 semanas siguientes al cese de su administración:
  - Explica la existencia de un hipoestrogenismo gonadal.
  - Confirma un tracto genital intacto.
- **Negativa**: se debe sospechar de alteraciones en el tracto genital (amenorrea genital).

Ante una prueba negativa, es prudente repetir el tratamiento con estrógenos para confirmar el resultado.

Prueba del citrato de clomifeno

El citrato de clomifeno es un modulador selectivo de los receptores de estrógenos que bloquea los receptores para los estrógenos; en condiciones normales, aumenta las concentraciones de GnRH y eleva la hormona luteinizante en mayor medida que la FSH. Si existe una dotación folicular escasa, la relación se invierte y se secreta más FSH. Se mide la FSH en el 3er y el 10º día del ciclo tras 5 días con 100 mg de clomifeno, y se considera anormal si la suma de las dos mediciones de FSH es superior a 25 mUI/mL.

Se utilizaba como marcador de reserva ovárica, pero actualmente su valor es controvertido. Si no se produce un aumento de hormona luteinizante tras la administración de citrato de clomifeno, sugiere enfermedad hipotalámica.

Prueba de estimulación de la hormona liberadora de gonadotropinas (Luforán)

Está indicada en el diagnóstico diferencial entre etiología hipotalámica e hipofisaria.

Su pauta es: administración de 100 µg de GnRH en bolus endovenosos. Determinación de LH y FSH basal a los 30 y a los 60 minutos.

La interpretación puede ser:

- **Positiva**:
  - Si se doblan los niveles de FSH y hormona luteinizante a los 30 y 60 min.
  - Se confirma la integridad hipofisaria. Origen hipotalámico.
- **Negativa**: probable etiología hipofisaria.

Sus limitaciones son:

- Existen pocas formas puras de amenorrea hipofisaria.
- Elevado porcentaje de falsos negativos. La hipófisis precisa impregnación previa de GnRH y estrógenos.
- Si es negativo, hay que repetir la prueba previa impregnación estrogénica.

La utilidad de esta prueba es controvertida, sería para demostrar que la hipófisis es capaz de segregar gonadotropinas en respuesta a la GnRH.

En el estudio de la pubertad precoz, si aumenta la hormona luteinizante en respuesta a la GnRH, se clasificará como pubertad precoz central, y en caso contrario, periférica.

Prueba de la hormona adrenocorticotropa

Es una prueba de estimulación suprarrenal. Se administra ACTH sintética, que estimula el metabolismo de las hormonas suprarrenales, y luego se mide la 17-OHP. Los niveles > 6 ng/mL indican un estado de portador de déficit de 21-α-hidroxilasa (hiperplasia suprarrenal congénita). Se realiza por la mañana y es independiente del ciclo menstrual.

Prueba de supresión nocturna con dexametasona

Se usa para el estudio del hiperandrogenismo. Hay dos tipos de pruebas:

- **Prueba corta**: se administran 1-2 mg de dexametasona a las 23:00 horas y se mide el cortisol, la testosterona y el DHEA-S a las 8:00 horas.

- **Prueba larga**: se administran 2 mg/día de dexametasona durante 7 días y se mide la 17-OHP.

La interpretación puede ser:

- **Origen suprarrenal**: la testosterona y el DHEA-S disminuyen a la mitad tras administrar la dexametasona.
- **Origen ovárico**: la testosterona no cambia y el DHEA-S y el cortisol descienden.
- **Síndrome de Cushing o tumor**: no se suprimen.

APLICACIÓN CLÍNICA

La utilidad de las determinaciones analíticas hormonales radica en:

- El estudio de la pubertad femenina.
- Las alteraciones del desarrollo sexual.
- Las alteraciones del ciclo menstrual (principalmente por defecto).
- La esterilidad.
- Algunos tumores.
- El seguimiento de las técnicas de reproducción.

Estudio de las amenorreas

La amenorrea (Fig. 4-2) no es un diagnóstico sino un síntoma que indica un trastorno anatómico, genético o neuroendocrino.

Clásicamente se ha clasificado en primaria o secundaria según el momento de su aparición. La fisiología del ciclo menstrual permite identificar varios compartimentos de cuyo funcionamiento adecuado depende la menstruación regular. Así se evaluará la amenorrea según el trastorno se sitúe en el aparato genital, el ovario, la hipófisis anterior, el hipotálamo o SNC.

Desde un punto de vista práctico, cuando el examen de la pelvis demuestra genitales externos e internos normales, y cuando no existen antecedentes de infección ni de traumatismo (como el legrado), es muy poco probable que haya un defecto en el tracto de salida. En estos casos, la determinación del nivel de gonadotropinas permite clasificar las amenorreas con déficit estrogénico en hipogonadismos hipergonadotropos, hipogonadotropos y normogonadotropos.

Su clasificación es:

- **Amenorreas centrales**: niveles bajos de estradiol y normales o bajos de gonadotropinas. Se subdividen en:
  - Hipotalámicas (hay incapacidad para estimular la síntesis y liberación de gonadotropinas) y pueden ser orgánicas y funcionales, que son consecuencia de la pérdida de peso, el ejercicio físico o factores psicógenos. Cursan con niveles normales o bajos de gonadotropinas y de estradiol, niveles normales de PRL, imagen normal de la silla turca y prueba de gestágenos negativa.
  - Hipofisarias: pueden ser orgánicas o funcionales.
  - Secundarias a hiperprolactinemias (cursan con amenorrea y galactorrea): es la alteración más frecuente del eje

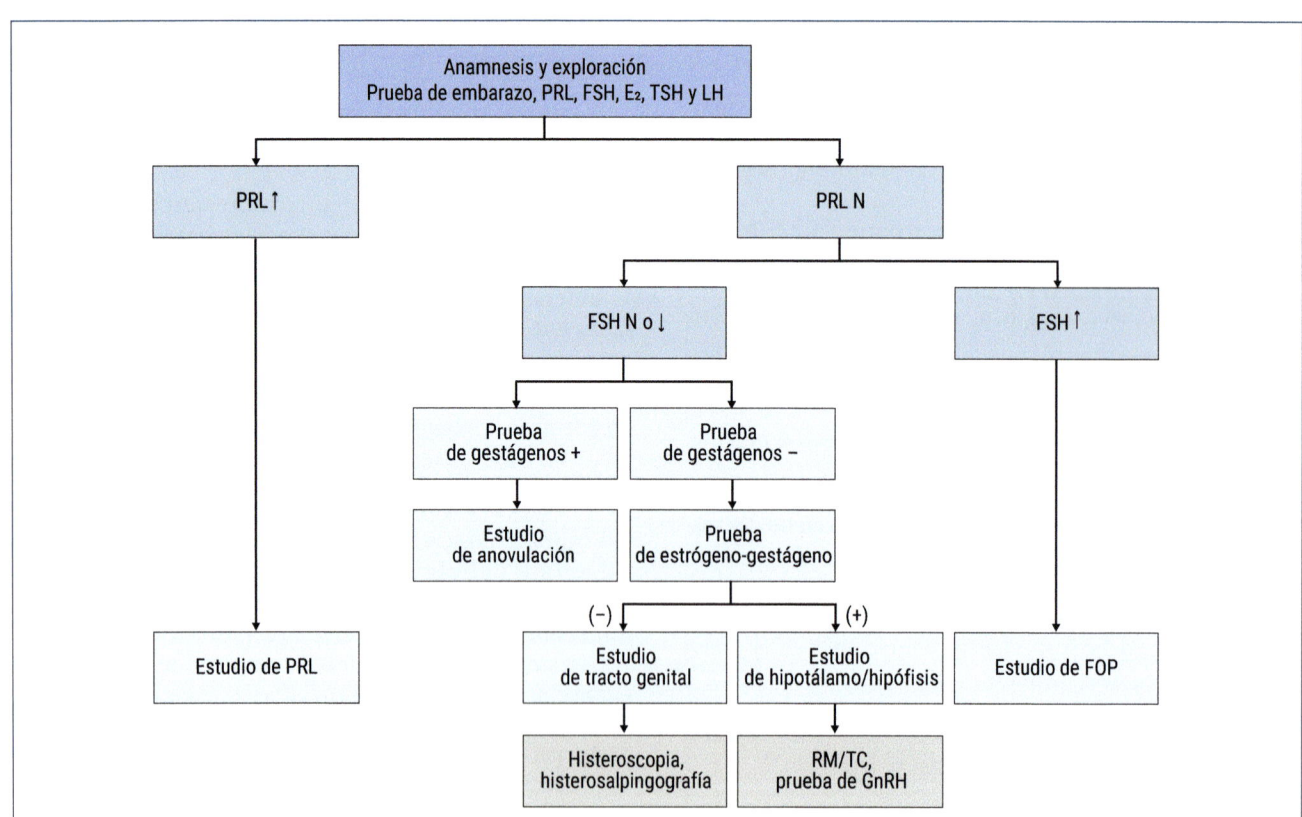

Figura 4-2. Estudio de las amenorreas.

E$_2$: estradiol; FOP: fallo ovárico prematuro; FSH: hormona foliculoestimulante; GnRH: hormona liberadora de gonadotropinas; LH: hormona luteinizante; N: normal; PRL: prolactina; RM: resonancia magnética; TC: tomografía computarizada; TSH: hormona estimulante tiroidea.

hipotálamo-hipófiso-ovárico. La determinación de PRL permite descartar una hiperprolactinemia como causa de la amenorrea secundaria. La presencia de un prolactinoma da lugar a valores de PRL > 100, y en general, a la presencia de galactorrea asociada. Sin embargo, una hiperprolactinemia de origen yatrógeno (neurolépticos, antidepresivos, metoclopramida, cimetidina, reserpina, α-metildopa), pueden dar lugar a valores de 50-100 y cursar solo con amenorrea. Es importante indagar sobre la ingesta de fármacos.

- **Amenorreas gonadales**: de patología orgánica con disminución de la reserva folicular y fallo ovárico. Cursa con disminución de los niveles de estradiol y aumento de las gonadotropinas (amenorrea hipergonadotrópica e hipoestrogénica) y patología funcional con reserva folicular normal y valores normales de estradiol y bajos o normales de gonadotropinas, pero con foliculogénesis alterada, cursando con anovulación crónica e hiperandrogenismo.
- **Amenorreas genitales**: se dividen en causas uterinas o vaginales (los niveles de gonadotropinas, estradiol y PRL son normales).

Tras descartar el embarazo, el paso inicial consiste en realizar una anamnesis y exploración física, para descartar trastornos psicológicos, antecedentes familiares de anomalías genéticas, problemas físicos, estado nutricional, crecimiento y desarrollo y determinaciones hormonales basales (hormona luteinizante, FSH, PRL, TSH, estradiol y progesterona). Aunque son poco frecuentes las pacientes con amenorrea e hipotiroidismo sin afectación clínica, la determinación de TSH está justificada por su fácil tratamiento.

Se deben solicitar pruebas complementarias, como la ecografía, la histeroscopia o la resonancia magnética del SNC, ante sospechas diagnósticas de alteraciones del tracto genital y del SNC.

En casos de amenorrea secundaria sugestivas de fallo ovárico precoz o en amenorreas primarias con ausencia ecográfica de ovarios, se debe valorar la solicitud de un estudio genético para descartar el síndrome del X frágil y un cariotipo que descarte afecciones como el síndrome de Turner o de Swyer.

En las pacientes con amenorrea e hipoestrogenismo que no son candidatas a la inducción de la ovulación, está indicado el tratamiento hormonal de sustitución.

Estudio de la paciente estéril

El estudio se inicia tras 1 año de relaciones sexuales sin protección, y en algunos casos, podría iniciarse a los 6 meses.

Es necesario realizar: anamnesis y exploración física; una ecografía transvaginal con recuento de folículos antrales; y analítica general con perfil hormonal (determinación del 2º al 4º día del ciclo de FSH, hormona luteinizante y estradiol). El recuento de folículos antrales junto con la hormona antimülleriana son los principales parámetros predictivos de reserva ovárica.

Si los ciclos son irregulares, hay que considerar ampliar el estudio con objeto de orientar la localización de la patología:
- PRL: si hay irregularidades menstruales, galactorrea o sospecha de tumor hipofisario.

- TSH: si se sospecha de una patología tiroidea o abortos de repetición.
- FSH y hormona luteinizante: para identificar hipogonadismos hipogonadotropos o hipergonadotropos, así como criterios diagnósticos de SOP.
- 17-OHP en hiperplasia suprarrenal.
- DHEA-S y testosterona en hirsutismo.

La determinación de niveles séricos de progesterona en fase lútea media es útil para confirmar la ovulación. Sus niveles plasmáticos se elevan 12 horas después del pico de la hormona luteinizante. En mujeres con ciclos regulares, un único valor superior a 30 nmol/L o 10 ng/mL el día 21 o 22 de ciclo es altamente sugestivo de ovulación. Confirma la ovulación en ese ciclo, pero debido a la variabilidad interciclo, actualmente está en desuso.

En cuanto a la curva de temperatura basal, existe un pequeño aumento de temperatura por el efecto de la progesterona sobre el centro hipotalámico termorregulador. Tienen un bajo nivel de evidencia científica.

El pico de hormona luteinizante urinario detecta niveles de hormona luteinizante > 10 mUI/mL. Su valor no está claramente establecido en las publicaciones científicas.

Hay que confirmar la permeabilidad tubárica. Por último, se debería realizar un estudio básico de esterilidad en el hombre.

Se considera que la prueba más informativa de predicción de la respuesta a la estimulación ovárica es la realización de un primer ciclo de fecundación *in vitro*.

Estudio de la pubertad precoz

La pubertad precoz hipergonadotropa o central (80 %) se caracteriza por maduración prematura del eje hipotálamo-hipofisario-gonadal con aumento de FSH, hormona luteinizante y estradiol, con madurez ósea superior a la edad de la paciente.

La periférica o hipogonadotropa es debida a tumores productores de hormonas sexuales de origen gonadal (como el tumor de la granulosa-teca).

También puede ser causada por una producción aumentada de andrógenos de origen suprarrenal u ovárico con FSH, hormona luteinizante y estradiol normales.

> **!** Se deben realizar estudios hormonales basales (FSH, hormona luteinizante y estradiol) y son el criterio diagnóstico más importante. En las formas centrales, es preciso determinar la TSH y, si asocia hirsutismo, determinar la 17-OHP, el DHEA-S, la testosterona, el cortisol o realizar la prueba de supresión con dexametasona.

También deben tenerse en cuenta otras técnicas, como: ecografía ginecológica, tomografía computarizada craneal y suprarrenal, radiografía ósea de la mano (normal en la periférica).

Alteraciones del desarrollo sexual

Existe discordancia entre el cariotipo y el fenotipo (morfología de las gónadas). Pueden presentar tejidos gonadales femeninos y/o masculinos. Suele ser necesario realizar un cariotipo.

> ! El diagnóstico suele surgir a partir del estudio de una semiología de base (amenorrea, esterilidad, hallazgos anatómicos, etc.). Se necesita una exploración física detallada, con pruebas de imagen complementarias, determinación hormonal basal y estudios encaminados al diagnóstico de la causa del hiperandrogenismo.

Estudio del hirsutismo

El hirsutismo se define como la presencia de folículos pilosos en fase terminal en mujeres en localizaciones no frecuentes. Puede presentarse aislado o asociado a pubertad precoz o alteraciones del ciclo menstrual.

> ! • Hay que realizar una valoración de los signos androgénicos en la evaluación clínica: hirsutismo, acné, alopecia, seborrea, acantosis.
> • La determinación de los andrógenos se utiliza en el estudio del hirsutismo y de los hiperandrogenismos que pueden ser debidos a disfunción ovárica, hiperplasia suprarrenal congénita o tumores.

La causa ovárica más frecuente de hiperandrogenismo es el SOP. A diferencia de los tumores, la virilización es poco frecuente, y la aparición de hirsutismo es común. Muchas pacientes son obesas, presentan resistencia a la insulina y pueden presentar acantosis nigricans. El cociente de hormona luteinizante/FSH está aumentado, los niveles basales de testosterona, DHEA-S y la eliminación de 17-cetosteroides puede estar normal o aumentada, pero la respuesta al estímulo con ACTH es normal. En el SOP, la secreción anómala de hormona luteinizante estimula la producción excesiva de andrógenos ováricos. La supresión de la producción y secreción de la hormona luteinizante, por parte de los anticon-

ceptivos orales combinados o de los análogos de la GnRH, provoca una reducción de la concentración de testosterona y de androstenodiona séricas.

Existen pacientes con hirsutismo «idiopático», con ciclos ovulatorios normales y niveles de andrógenos correctos.

En la hiperplasia suprarrenal congénita, existe un estado de hiperandrogenismo que puede producir anovulación, amenorrea, infertilidad e incluso caracteres sexuales secundarios masculinizados. Para su diagnóstico, es necesario la medición de la 17-OHP y, en ocasiones, es preciso realizar la prueba de estimulación con ACTH para diferenciar el déficit de 21-hidroxilasa de las pacientes con SOP.

Los adultos con hiperplasia suprarrenal congénita tardía se caracterizan por DHEA-S y 17-cetosteroides elevados, y el diagnóstico se confirma por la elevación de los precursores de la síntesis de cortisol tras el estímulo con ACTH. Se consideran diagnósticos unos niveles estimulados mayores de 1.000 ng/dL.

El síndrome de Cushing, con aumento de la hipersecreción de ACTH, produce una excesiva secreción de andrógenos suprarrenales, que produce alteraciones menstruales (oligomenorrea o amenorrea) por la inhibición de gonadotropinas por el hiperandrogenismo. Está indicado realizar la prueba de supresión nocturna, y es útil la medición de cortisol libre en orina de 24 horas como prueba de cribado.

Los tumores ováricos, hipofisarios o suprarrenales son causas raras de hirsutismo, y deben ser considerados en mujeres en edad adulta que desarrollan hirsutismo rápidamente.

El método más usado para la medición vellosa es la escala modificada de Ferriman-Gallwey, considerando un diagnóstico de hirsutismo una puntuación superior a 8.

CONCLUSIONES

Para el ginecólogo, es fundamental conocer la regulación neurohormonal de la función reproductora para poder identificar las alteraciones del eje hipotálamo-hipófiso-ovárico y las repercusiones derivadas de dichas alteraciones.

 PUNTOS CLAVE

- El conocimiento de la fisiología del aparato reproductor es fundamental para entender las diferentes pruebas diagnósticas del sistema endocrino propio de la mujer (dosificaciones estáticas y los métodos indirectos de dosificación hormonal).
- Las hormonas basales que aportan más información son: la FSH, la hormona luteinizante, el 17-beta estradiol, la PRL y la TSH. Los métodos indirectos son métodos derivados del análisis de la actuación hormonal sobre los tejidos diana.
- Saber interpretar y conocer las alteraciones de las diferentes pruebas hormonales permite aplicar este conocimiento a la práctica clínica (estudio de la paciente estéril, de las amenorreas, la pubertad precoz, las alteraciones del desarrollo sexual y del hirsutismo).

BIBLIOGRAFÍA

Barbieri RL. The endocrinology of the menstrual cycle. Methods Mol Biol. 2014;1154:145-69.

Campbell LR, Scalise AL, DiBenedictis BT, Mahalingaiah S. Menstrual cycle length and modern living: a review. Curr Opin Endocrinol Diabetes Obes. 2021;28(6):566-73.

Castelo-Branco C. Amenorrea: valoración y diagnóstico. En: Balasch J, Carmona F, Fábregues F (eds.). Endocrinología ginecológica y reproducción humana y patología ginecológica benigna: Cursos Clínic de formación continuada en obstetricia y ginecología. Madrid: Ergon; 2010. p. 59-71.

Chumduri C, Turco MY. Organoids of the female reproductive tract. J Mol Med (Berl). 2021;99(4):531-53.

Franz WB 3rd. Basic review: endocrinology of the normal menstrual cycle. Prim Care. 1988;15(3):607-16.

Gordon K, Oehninger S. Fisiología de la reproducción. En: Copeland LJ (ed.). Ginecología. 2ª ed. Madrid: Editorial Médica Panamericana; 2002. p. 59-98.

Liao B, Qiao J, Pang Y. Central regulation of PCOS: abnormal neuronal-reproductive-metabolic circuits in PCOS pathophysiology. Front Endocrinol (Lausanne). 2021;12:667422.

Maggi R, Cariboni AM, Marelli MM, Moretti RM, Andrè V, Marzagalli M, et al. GnRH and GnRH receptors in the pathophysiology of the human female reproductive system. Hum Reprod Update. 2016;22(3):358-81.

Messinis I, Messini C, Dafopoulos K. Novel aspects of the endocrinology of the menstrual cycle. Reprod Biomed Online. 2014;28(6):714-22.

Prueba de la gonadorelina. Labgetafe.com. Servicio de Análisis Clínicos del Hospital Universitario de Getafe. 2023 [consultado el 23 de octubre de 2023]. Disponible en: https://labgetafe.com

Richards JS. The Ovarian Cycle. Vitam Horm. 2018;107:1-25.

Speroff L, Glass RH, Kase NG. Neuroendocrinology. En: Fritz MA, Speroff L (eds.). Clinical gynecologic endocrinology and infertility. 8ª ed. Baltimore: Lippicontt Williams and Wilkins; 2011. p. 145-80.

Tur R, Chueca A, Salvador C, Fontes J. Estudio general de las amenorreas. En: Cabero Roura Ll, Calaf Alsina J, Lailla Vicens JM (eds.). XVII curso intensivo de formación continuada. Endocrinología ginecológica y reproducción humana. Universitat Autònoma de Barcelona. Madrid: Ergon; 2010. p. 29-37.

Abordaje clínico

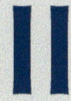

Historia clínica y exploraciones básicas en ginecología   5

L. Cánovas López, M. I. Ruiz Boluda, E. Ferreira Gutiérrez y J. Sánchez Romero

 OBJETIVOS

- Conocer las partes fundamentales de la anamnesis en la historia clínica ginecológica.
- Realizar una exploración ginecológica básica.
- Diferenciar los diferentes tipos de alteraciones en la colposcopia y por qué se producen.
- Aprender las funciones diagnósticas y terapéuticas de la histeroscopia.

HISTORIA CLÍNICA EN GINECOLOGÍA

La historia clínica es fundamental para un abordaje completo e integral de la paciente en ginecología y obstetricia. Comprende una serie de partes bien delimitadas y resulta fundamental realizar para conceptualizar el problema que atañe a la paciente.

El primer paso de la exploración ginecológica, al igual que en el estudio de cualquier paciente, es la anamnesis. El interrogatorio bien dirigido puede ser la clave de un diagnóstico exacto. La anamnesis abarca los siguientes aspectos:

- Filiación: es decir, nombre, apellidos, edad, domicilio, profesión, etcétera.
- Motivo de la consulta: causa que hace a la paciente consultar al médico, con una historia detallada de la enfermedad actual.
- Antecedentes personales: en los que se harán constar las enfermedades anteriores padecidas, operaciones, etc., que, a su vez, se dividen en médicos y quirúrgicos.
- Antecedentes familiares: de enfermedades o procesos que puedan influir o dirigir el estudio diagnóstico.
- Historia menstrual: haciendo constar en ella la edad de aparición de la primera regla (menarquia). Caracteres de la menstruación (duración, períodos o intervalos libres entre una regla y otra, intensidad de la regla) y fecha en que tuvo lugar la última menstruación.
- Antecedentes ginecológicos: es igualmente imprescindible preguntar sobre la fecha en que se realizó el último control ginecológico y las pruebas realizadas: citología, ecografía, mamografía, etc.; la edad de inicio de relaciones sexuales, si existe dispareunia u otros signos/síntomas asociados al dolor pélvico crónico; y por último, se recogerán, si existen, datos referentes a tratamientos anteriores, particularmente la existencia de tratamientos hormonales o antiinflamatorios.
- Antecedentes obstétricos: número de gestaciones y cómo han cursado, también conocida como fórmula obstétrica:

número de partos espontáneos u operatorios, número de abortos, tiempo de gestación en que tuvieron lugar los abortos; si fueron seguidos de legrados y si ha ocurrido alguna incidencia antes o después de alguno de ellos; si la lactancia ha sido natural o artificial; y si ha habido patología asociada mamaria.

- Enfermedad actual: caracterización del síntoma principal y otros relacionados: después de recoger con detalle los datos sobre la enfermedad actual, se indagará sobre la existencia de ciertos síndromes ginecológicos, relativamente frecuentes, como leucorrea, hemorragia, dolor o prurito, especificando sus caracteres (comienzo, intensidad, duración, circunstancias que condicionan su aparición, etcétera).

La anamnesis dirigida ginecológica no excluye la clínica de otros aparatos cuya patología hay que ser capaces de discernir.

EXPLORACIÓN GINECOLÓGICA

A continuación, se desarrollan las pautas más importantes para llevar a cabo una correcta exploración ginecológica.

Exploración del aparato genital

Incluye las siguientes actuaciones:

- Exploración abdominal.
- Inspección de los genitales externos.
- Inspección de la vagina y del cuello uterino.
- Tacto vaginal-abdominal combinado.
- Tacto rectovaginal.

Exploración abdominal

Una adecuada exploración abdominal es crucial para valorar la gravedad de un dolor abdominal con una posible indicación quirúrgica urgente/emergente.

Auscultación

La auscultación debe preceder a la percusión y palpación.

Se deben auscultar los ruidos intestinales y anotar su frecuencia y sus características. Habitualmente, se oyen como chasquidos y borboteos que aparecen de forma irregular. Los ruidos intestinales suelen ser generalizados. Los borboteos prolongados e intensos se denominan *borborigmos* (rugido del estómago) y se producen por un aumento de los ruidos intestinales en la gastroenteritis, en las primeras fases de la obstrucción intestinal y en situaciones de hambre. Los ruidos de tintineo de tono elevado indican la presencia de líquido y aire a presión en el intestino, como en las primeras fases de la obstrucción.

En la peritonitis y en el íleo paralítico, hay una disminución de los ruidos intestinales.

La ausencia de ruidos intestinales junto a la presencia de dolor abdominal y rigidez se asocia a una urgencia quirúrgica.

Inspección

Aspecto de la piel, vascularización anómala, aumento del perímetro abdominal anómalo (ascitis, masas abdominales, etc.), cicatrices, hernias, estimación de edad gestacional, etcétera.

Palpación

Una adecuada palpación abdominal es esencial para valorar la gravedad de un dolor abdominal con una posible indicación quirúrgica urgente/emergente.

La palpación del abdomen (superficial y profunda) se realiza de forma sistemática con suavidad y con las manos templadas. Se inicia desde la zona más alejada del área dolorosa, con el fin de evitar una contracción muscular voluntaria y espontánea del paciente. Se debe evaluar la tensión del abdomen y la presencia de masas.

Maniobras a realizar en función de la sospecha clínica:

- Maniobra de Blumberg o signo del rebote: dolor por rebote de la víscera inflamada sobre la pared abdominal al retirar la mano bruscamente después de la palpación profunda sobre la zona dolorosa. En la fosa ilíaca derecha, es muy indicativo de apendicitis aguda.
- Contractura abdominal involuntaria: es un signo indicativo de irritación peritoneal. En la peritonitis generalizada, el dolor es difuso y el abdomen puede estar rígido con una gran contractura muscular (vientre «en tabla»).
- Signo de Murphy: es un signo característico de la colecistitis aguda y es el dolor a la palpación profunda en el hipocondrio derecho durante la inspiración.
- Signo de Rovsing: dolor referido a la fosa ilíaca derecha al presionar sobre la fosa ilíaca izquierda. También es indicativo de apendicitis aguda.
- Signo de McBurney: punto de máxima sensibilidad dolorosa cuando está afectado el apéndice. Se localiza en el tercio externo de una línea recta, entre la espina ilíaca anterior derecha y el ombligo.
- Percusión: se utiliza para evaluar el tamaño y la densidad de los órganos del abdomen, así como para detectar la presencia de líquido (ascitis), aire (distensión gástrica) y masas llenas de líquido o sólidas. La percusión puede ser dolorosa en caso de abdomen agudo.

El timpanismo es el ruido predominante por la presencia de aire en el estómago y los intestinos. Se percibe un sonido mate sobre los órganos y las masas sólidas. La distensión vesical produce matidez en la zona suprapúbica.

Inspección de los genitales externos

Paciente colocada en decúbito supino sobre una mesa adecuada de exploración ginecológica.

- Se realiza la inspección de los genitales externos visualizando la distribución del vello, los labios mayores y los labios menores (**Fig. 5-1**).
- Entreabriendo la vulva con el dedo índice y pulgar, se visualiza el clítoris, los labios menores, la uretra, el introito, el himen y el ano (**Fig. 5-2**).
- Se buscará la existencia de leucorrea, neoformaciones, prolapsos, úlceras, deformaciones o inflamaciones. Hay que observar si hay patología de las glándulas de Skene (buscando secreciones anormales, exprimiendo a través de la pared vaginal la superficie de la uretra); y palpar la parte posterior de los labios mayores si se sospecha una alteración de las glándulas de Bartolino. En los labios menores, es posible encontrar quistes sebáceos (**Fig. 5-3**).

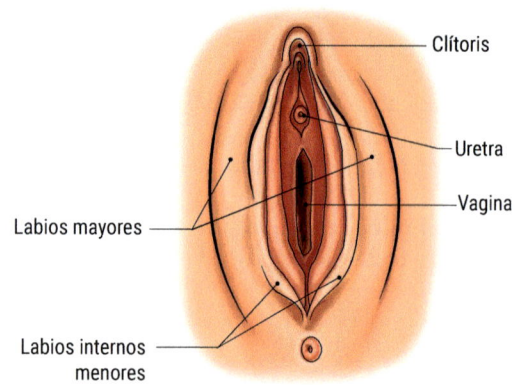

Figura 5-1. Partes de los genitales externos.

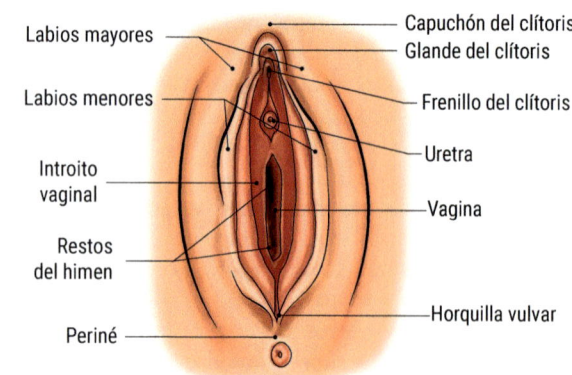

Figura 5-2. Genitales externos y genitales internos.

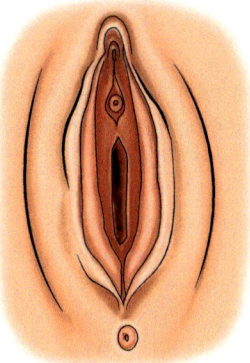 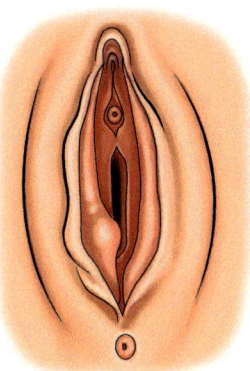

Anatomía normal   Glándula de Bartolino
                              inflamada

Figura 5-3. Localización de las glándulas de Bartolino y su aspecto ante procesos de inflamación.

Inspección de la vagina y del cuello

Se realiza mediante la introducción de un espéculo vaginal, que despegando ambas paredes vaginales hacen visible el cuello y la totalidad de la vagina. Se introduce el espéculo de lado, siguiendo el eje mayor del introito con la mano dominante, tras separar con el índice y el pulgar un poco los labios con la izquierda (**Fig. 5-4**).

Se debe seleccionar el tamaño de espéculo adecuado (normal o virginal), para evitar una exploración dolorosa en mujeres que no han mantenido relaciones sexuales con penetración, estenosis vaginales tras cirugía, secuelas posradioterapia, hipoestrogenismo, etcétera.

En esta exploración, se atenderá a la superficie y color de la mucosa vaginal, comprobando la existencia de sangre y de secreciones vaginales y cervicales, lesiones inflamatorias o tumorales, lesiones vasculares, pigmentadas u otras lesiones (traumatismo, endometriosis, quistes, etcétera).

Se inicia la inspección en el cuello uterino y, posteriormente, en los fondos de saco vaginales y en el resto de vagina. En el cérvix, se observa hemorragia a través del conducto cervical, lesiones inflamatorias cervicales, pólipos exocervicales o endocervicales y lesiones neoplásicas cervicales (**Fig. 5-5**).

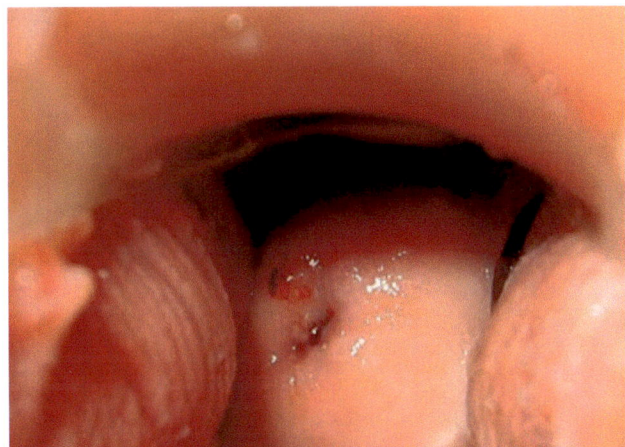

Figura 5-4. Cérvix macroscópicamente normal con la especuloscopia.

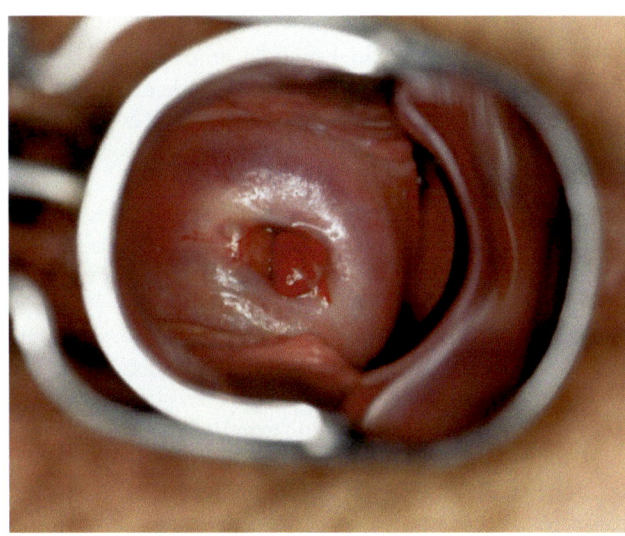

Figura 5-5. Pólipo asomando por el cuello uterino.

Por otra parte, es preciso realizar una *valoración del moco cervical*, que es producido por las glándulas del epitelio cilíndrico del endocérvix, muy sensible a los estrógenos y a la progesterona, por lo que varía a lo largo del ciclo según los niveles de estas hormonas.

Se deben tener en cuenta dos aspectos del moco:

• La cantidad: después de la menstruación, apenas hay moco cervical, se trata de una escasez secundaria a los bajos niveles de estrógenos. En los días posteriores, aumentan los niveles de estrógenos, de manera que aumenta la producción y la composición del moco hasta alcanzar su máximo en cantidad y fluidez en los días 12 y 13 del ciclo, justo antes de la ovulación. Tras la ovulación, el aumento de progesterona hace que vuelva a disminuir la cantidad de moco cervical.

• La filancia: es la capacidad del moco para estirarse y formar un filamento. Al comienzo del ciclo, el moco es poco filante; preovulatoriamente y coincidiendo con los máximos niveles de estrógenos, la filancia es máxima, siendo poco consistente y dejándose atravesar fácilmente por los espermatozoides (en este sentido, la mujer es más fértil los días 13 y 14 del ciclo, hecho que hay que tener en cuenta a la hora de planear una anticoncepción natural). Tras la ovulación, con el aumento de la progesterona, el moco se vuelve consistente y denso.

Tacto vaginoabdominal combinado (tacto bimanual)

La paciente debe estar colocada correctamente en decúbito supino y en una mesa de exploración ginecológica. Se puede identificar el contorno de los órganos pélvicos mediante palpación bimanual.

En una mujer que ha iniciado relaciones sexuales, se pueden introducir dos dedos de la mano dominante, protegida con un guante. Se puede utilizar lubricante para favorecer esta maniobra. La mano contraria se colocará sobre el hipogastrio, y de esta forma, entre ambas manos, se intentará delimitar el aparato genital interno o, al menos, detectar una exploración anómala.

Para delimitar el útero, los dedos introducidos en la vagina se colocan debajo del cuello, y empujan hacia arriba y atrás, así el fondo uterino se desplaza hacia delante, y con la mano del abdomen, se puede identificar. De esta forma se identifica la situación, el tamaño, la forma y la consistencia (**Fig. 5-6**).

Para comprobar la movilidad del útero, se colocan los dedos índice y medio de la mano vaginal uno a cada lado de los fondos de saco vaginales laterales y se moviliza el útero, comprobando con la mano externa este movimiento y la existencia del dolor al movilizar.

La exploración de las zonas anexiales se realiza colocando los dos dedos, introducidos en la vagina, en el fondo de saco vaginal correspondiente. La mano externa presiona a la altura de la espina ilíaca anterosuperior, por fuera del borde del útero, de forma que los dedos de ambas manos casi llegan a contactar. Esta maniobra no permite delimitar un anejo sin patología, pero en caso de tactarse, sí permite una sospecha de esta.

Tacto rectoabdominal

Se realiza introduciendo el dedo índice, protegido por un guante, previamente lubricado con vaselina, en el recto. La mano externa o abdominal realiza las mismas funciones que en el tacto vaginoabdominal.

Se emplea en pacientes que no han mantenido relaciones sexuales, en las que es imposible la introducción del dedo índice a través del introito vulvar.

Es muy útil cuando se quiere enjuiciar el estado del tabique rectovaginal y los ligamentos uterosacros en pacientes con endometriosis, así como el estado de los parametrios en los casos de neoplasia cervical.

El tacto rectal también es indispensable ante presencia de síntomas rectales, como fisuras y hemorroides, y para el diagnóstico diferencial del sangrado vaginal, que en ocasiones proviene de recto o de la uretra.

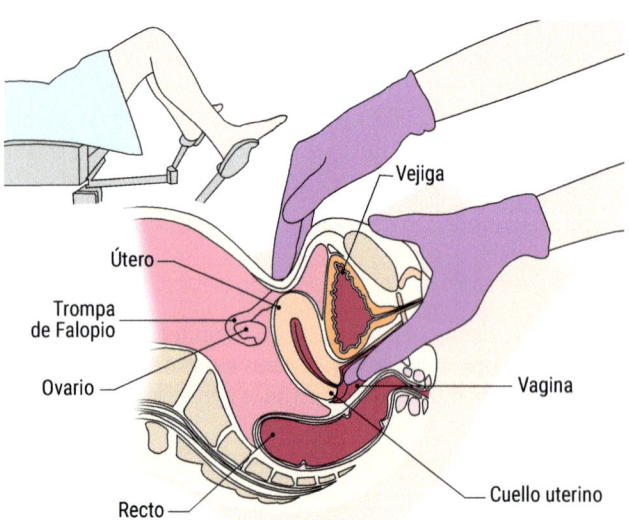

Figura 5-6. Cómo realizar un tacto bimanual y cómo se palpan las estructuras anatómicas implicadas.

Exploración mamaria

La inspección mamaria consta de una estática y otra dinámica (**Fig. 5-7**). En la **figura 5-8**, se muestra la posición adecuada para la inspección mamaria con los brazos levantados. Estas exploraciones, se realizan de la siguiente manera:

- **Inspección estática**: con la paciente sentada, las extremidades superiores colgando a lo largo del tronco o en jarra, en posición de relajación, se inspeccionan las mamas, las aréolas y los pezones; se observa la forma, el volumen, la simetría, bultos, hundimientos, cambios de coloración de la piel y la red venosa. Los pezones deben ser de color homogéneo, similar al de las aréolas; la superficie puede ser lisa o rugosa; hay que observar si algún pezón está invertido (umbilicación), la dirección hacia la que apuntan, si hay exantema, ulceración o cualquier secreción que orienten a la sospecha de una lesión mamaria. Los tubérculos de Montgomery deben

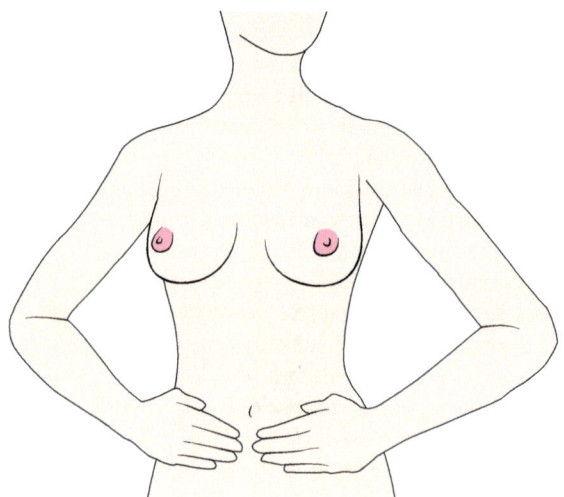

Figura 5-7. Posición adecuada para la inspección mamaria con los brazos «en jarra».

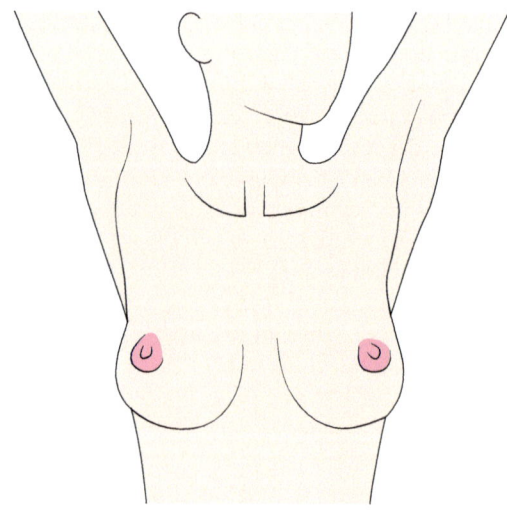

Figura 5-8. Posición adecuada para la inspección mamaria con los brazos levantados.

de ser dispersos, no sensibles, no supurantes, y constituyen un hallazgo habitual.

- **Inspección dinámica**: se realiza en tres pasos:
  1. Sentada, se indica a la paciente que levante los brazos por encima de la cabeza. Esta postura aumenta la tensión en el ligamento suspensorio. Durante este proceso, se manifiestan signos cutáneos retráctiles que pueden pasar inadvertidos durante la inspección estática.
  2. Sentada, se le pide que presione las caderas con las manos y con los hombros rotados hacia atrás, o que presione las palmas de las manos una contra la otra, para contraer los músculos pectorales, lo que pone de manifiesto desviaciones del contorno y de la simetría.
  3. Sentada e inclinada hacia adelante desde la cintura. Esta postura también induce tensión sobre los ligamentos suspensorios. Las mamas deben colgar a la misma altura. Esta maniobra puede resultar particularmente útil en la valoración del contorno y simetría de mamas grandes.

La palpación se hace en decúbito supino y con las manos debajo de la cabeza, siguiendo estas pautas:

- Palpación mamaria sistemática de todos los cuadrantes, utilizando las partes distales de los cuatro dedos, con presión creciente sobre las costillas. En fase premenstrual, la turgencia de la mama joven condiciona un tacto más o menos duro y uniforme, que dificulta su exploración. Hay que evaluar la secreción y motilidad del pezón.
- Una parte relevante consiste en la palpación de los ganglios linfáticos:
  - Axilares centrales: se sujeta la parte inferior del brazo izquierdo de la paciente con la mano izquierda, mientras se explora la axila izquierda con la mano derecha. Con la superficie palmar de los dedos, se agrupan y se introducen en la axila hasta el fondo. Los dedos se deben colocar justo detrás de los músculos pectorales, apuntando hacia la parte central de la clavícula. Se presiona con firmeza, de modo que se pueda palpar rotando con suavidad el tejido blando contra la pared torácica, y se bajan los dedos tratando de palpar los ganglios centrales contra la pared torácica. Si los ganglios centrales se palpan grandes, duros o dolorosos, entonces se palpan los demás grupos de ganglios linfáticos axilares.
  - Mamarios externos (pectorales anteriores): se sujeta el pliegue axilar anterior entre el pulgar y los demás dedos, y se palpa el borde del músculo pectoral por dentro.
  - Braquiales (axilares): se palpa la cara interna del brazo desde la parte superior hasta el codo.
  - Subescapulares: hay que colocarse detrás de la paciente y palpar con los dedos el interior del músculo situado en el pliegue axilar posterior. Se utiliza la mano izquierda para explorar la axila derecha.
  - Supraclaviculares: se introducen los dedos en forma de gancho sobre la clavícula y se rotan sobre la fosa supraclavicular en su totalidad. Hay que hacer que la paciente gire la cabeza hacia el lado que está siendo palpado y eleve el hombro de ese mismo lado, para que los dedos puedan penetrar más profundamente en la fosa. Se indica a la paciente que incline la cabeza hacia adelante para relajar el músculo esternocleidomastoideo. Estos ganglios se consideran ganglios centinela (ganglios de Virchow), por lo que cualquier agrandamiento de ellos es muy significativo. Los ganglios centinela son indicadores de invasión de los vasos linfáticos por un carcinoma.
  - *Subclavios*: se palpa a lo largo de la clavícula con un movimiento rotatorio de los dedos.
- Los ganglios detectados se deben describir en función de su localización, número, tamaño, forma, consistencia, sensibilidad, fijación y delineación de los bordes. La **figura 5-9** muestra la palpación de los huecos axilares, la infraclavicular y supraclavicular.

EXPLORACIONES COMPLEMENTARIAS

Se pueden realizar diversas pruebas para complementar la exploración.

Ecografía

Más que una prueba complementaria, la ecografía se ha convertido en una prueba rutinaria en la consulta de ginecología, realizándose sistemáticamente después de la exploración ginecológica. Es una prueba interpretativa, dinámica, y es necesario tener presente la clínica y el estado de la paciente para manejar de forma dirigida la información que revela esta prueba diagnóstica.

Además, actualmente, la exploración ecográfica mediante ecografía Doppler se ha integrado en el diagnóstico y seguimiento obstétrico y se ha convertido en el complemento indispensable del estudio de la pelvis.

La vía de exploración ecográfica habitual para el estudio de la patología ginecológica es la transvaginal, también se pueden utilizar la transrectal o la abdominal en aquellos casos en los que la vía transvaginal no pudiera emplearse, o de forma complementaria. La ecografía tridimensional puede aportar un valor añadido en estudios de algunas patologías, como las malformaciones uterinas.

Estudio de ecografía Doppler del ciclo ovárico y su importancia en reproducción

Se distinguen las siguientes fases:

- **Fase folicular**: comprende las fases de reclutamiento, selección, dominancia y madurez (**Fig. 5-10**):

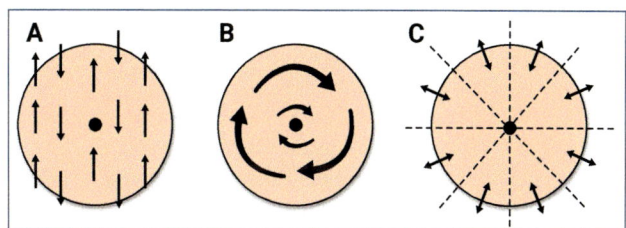

Figura 5-9. Cómo realizar la exploración mamaria. **A)** Primero en dirección craneocaudal primero de forma superficial y luego profunda. Posteriormente en sentido circular **(B)** y finalmente desde la periferia hacia el pezón **(C)**.

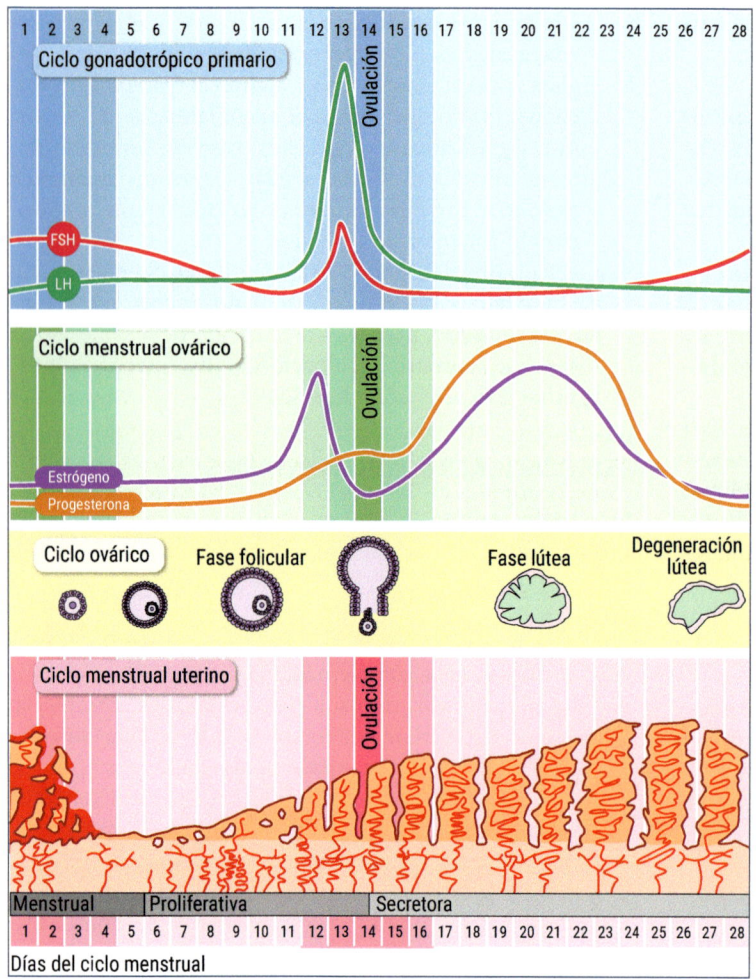

Figura 5-10. Esquema hormonal del ciclo menstrual. En la parte de arriba, se representan los niveles de hormona foliculoestimulante (FSH) y hormona luteinizante (LH), y su aumento coincidente con la ovulación. En la parte más inferior se ve representado el endometrio.

– Reclutamiento folicular en los días 1 al 5: debido al aumento de la hormona foliculoestimulante (FSH), aparecen 2-4 nuevos folículos antrales en ambos ovarios de tamaños entre 3 y 7 mm. Estas formaciones foliculares antrales de pequeño tamaño también pueden visualizarse en distintos momentos del ciclo, e incluso en mujeres embarazadas o que toman anovulatorios, ya que su crecimiento es independiente de los niveles de gonadotrofinas, pero llega un momento del ciclo en que algunos adquieren sensibilidad para estas hormonas, y es entonces cuando estos se desarrollan y el resto se atresian, quedando visibles ecográficamente.

– Fase de selección: suele iniciarse hacia el 5º día del ciclo y termina hacia el 8º, va a definirse el folículo que posteriormente ovule. Es esencial en esta fase el descenso de la FSH, debido a la acción de la inhibina B, segregada por las células de la granulosa.

– Dominancia: el crecimiento y cambios morfológicos del folículo dominante se hacen visibles a partir del 8º día del ciclo. El crecimiento del folículo dominante se correlaciona con los niveles de estradiol, su crecimiento se acompaña de la atresia del resto de folículos.

– Madurez folicular: al final de esta fase, debe identificarse el folículo o los folículos maduros, los que han adquirido la capacidad de ovular. Es muy importante valorar la ten-

sión en la que se encuentra el folículo, es decir, su morfología redondeada, dando el aspecto de estar a punto de estallar. Cuando se evidencia como una vesícula más flácida, con las paredes del folículo arrugadas o desflecadas, se puede decir que este no es de buena calidad y probablemente no se obtenga una ovulación. La señal de color que rodea al folículo, secundaria al aumento vascular, es cada vez más marcada, especialmente en los días preovulatorios.

• **Ovulación**: la madurez folicular se alcanza a partir de un folículo con un diámetro entre los 18 y 20 mm, que se denomina *folículo maduro* o *folículo preovulatorio*. En la mayoría de las ocasiones, la imagen del folículo preovulatorio hace una predicción exacta de la ovulación, aproximadamente unas 36 horas después de la aparición de estos signos, lo cual permite planificar la conducta a seguir en el caso de que se esté estudiando un ciclo para tratamientos de fertilidad. El diagnóstico ecográfico de que se ha producido la ovulación siempre es retrospectivo por la disminución del tamaño del folículo previamente visualizado, así como un aplanamiento de su forma, por la pérdida de tensión de su cavidad y la imagen de una pared irregular y engrosada.

• **Fase lútea**: en esta fase, pueden identificarse el plegado de las paredes foliculares tras la pérdida de tensión interna del folículo, secundaria a la rotura del mismo y la ovulación. En algunos casos, la cavidad folicular aparece rellena de material hemático a más o menos tensión y de tamaño variable. El tamaño del cuerpo lúteo es muy variable (rango de 2-6 cm), alcanza su máximo cerca del cuarto día postovulación, disminuyendo después progresivamente.

Estudio endometrial durante el ciclo menstrual

Este estudio se debe llevar a cabo en las distintas fases:

- Fase menstrual: comprende desde el día 1 hasta el día 6-7 del ciclo. El endometrio es hiperecogénico, como al final de la fase lútea, pero presenta pequeñas zonas anecoicas irregulares en su grosor, debido a colecciones hemáticas. Estas áreas hemáticas van concluyendo y distorsionando la capa hiperecogénica de endometrio residual.
- Fase proliferativa: comprende desde el día 5 hasta el 14 del ciclo. El endometrio se va convirtiendo en una banda hipoecogénica más gruesa, delimitado por las líneas hiperecogénicas de la unión mioendometrial, iniciándose el típico aspecto de triple línea.
- Fase secretora: comprende desde el día 15 hasta el 28 del ciclo. Tras la ovulación, aumenta el grosor de las líneas externas hiperecogénicas, alcanzando el endometrio su máximo grosor. La banda hipoecoica se llena de zonas ecogénicas irregulares que confluyen hasta volverse totalmente hiperecogénica, dando el aspecto de endometrio secretor avanzado. La línea endocavitaria va desapareciendo. Al final, aparecen pequeñas imágenes hipoecogénicas que representan hemorragias y zonas de degeneración del endometrio.

Citología

Prueba con la que se realiza el cribado nacional de patología de cérvix uterino, si bien en los últimos años, la evidencia científica ha demostrado que el cribado primario para cáncer de cuello uterino con una prueba de virus del papiloma humano (VPH) tiene mayor sensibilidad que la citología para la detección de lesiones premalignas y mejor rendimiento en la prevención del cáncer de cérvix en mujeres mayores de 30-35 años, ya que, en mujeres jóvenes (con elevada prevalencia de infecciones de VPH transitorias), implica un notable riesgo de sobrediagnóstico y sobretratamiento. Por tanto, la citología cervical queda limitada a las mujeres entre 25 y 30-35 años en los nuevos programas de cribado.

En 2019, el Ministerio de Sanidad, Consumo y Bienestar modificó el Real Decreto de servicios comunes del Sistema Nacional de Salud, por el cual las comunidades autónomas debían sustituir progresivamente el cribado citológico por la prueba de VPH y el cribado oportunista por el cribado poblacional.

También se puede obtener de otras localizaciones: vulva, vagina, endometrio, mama, etcétera.

Además está indicada en:

- Estudio de las leucorreas.
- Coitorragias.

- Colposcopia anómala.
- Preoperatoria en cualquier intervención ginecológica.
- Mujeres con cánceres de otra localización.
- Mujeres diagnosticadas de cáncer de cuello en las revisiones posquirúrgicas o tras la radioterapia.

Colposcopia

La colposcopia es una exploración imprescindible en la prevención secundaria del cáncer de cuello de útero y en la evaluación del tracto genital inferior. Es el único procedimiento que permite identificar las lesiones cervicales intraepiteliales, conocer su localización, extensión y características, y dirigir la biopsia para obtener la confirmación diagnóstica. Por ello, la mayoría de las pacientes con resultados anormales en las pruebas de cribado requieren una evaluación colposcópica.

En el cuello uterino, los epitelios que se pueden observar mediante el colposcopio son:

- Epitelio plano estratificado no queratinizado: típico de exocérvix y vagina. Está formado por tres capas, superficial, intermedia y germinal, que a su vez está compuesta por dos estratos, uno de células parabasales y otro de células basales.
- Epitelio cilíndrico: reviste el endocérvix y está compuesto por una hilera de células cilíndricas altas mucosecretoras con núcleos basales ovalados. Es normal que el endocérvix protruya hacia fuera, hacia el exocérvix, en mujeres jóvenes y fértiles.
- Zona de transición o límite escamocilíndrico, entre ambos epitelios: este límite puede ser un cambio brusco, pero lo más frecuente es que se aprecie entre ambos un epitelio metaplásico, constituido por elementos celulares pequeños oscuros, dispuestos en escasas hileras, cuya función es reepitelizar las anormalidades del cérvix. La colposcopia se centra en el estudio de esta zona de transición, ya que sobre esta asienta el 90 % de los cánceres de cuello uterino (**Fig. 5-11**).

La colposcopia se debe realizar antes de la exploración bimanual, para evitar traumatismos y sangrado del cérvix que impidan una correcta visión del mismo.

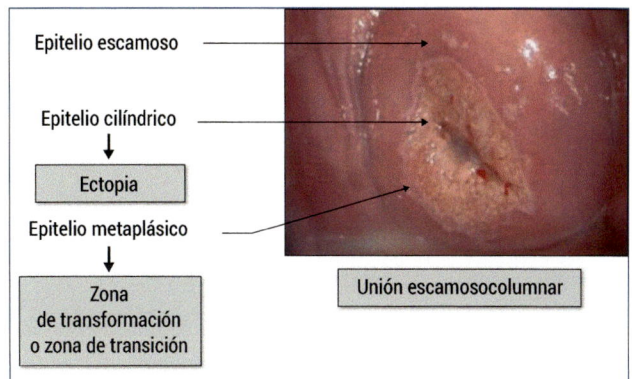

Figura 5-11. Diferentes epitelios del cérvix y la zona de transformación que es de especial interés.

Hay que seguir la siguiente sistemática:

- Examen macroscópico: se realiza tras la colocación del espéculo, y permite obtener una primera visión del cérvix (**Figs. 5-12**, **5-13** y **5-14**).
- Colposcopia simple: a través del espéculo, se introduce una torunda empapada de suero salino fisiológico para retirar

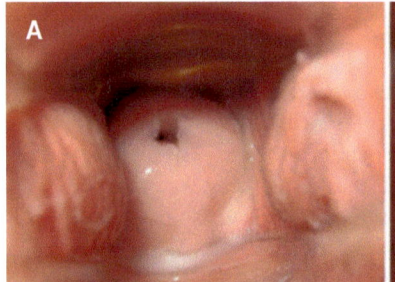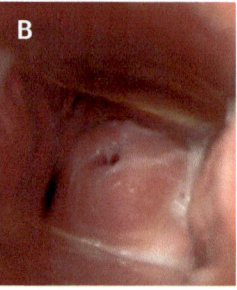

Figura 5-12. Colposcopia normal donde se visualiza el cérvix. **A)** Cérvix normoepitelizado. **B)** Cérvix con un flujo no patológico.

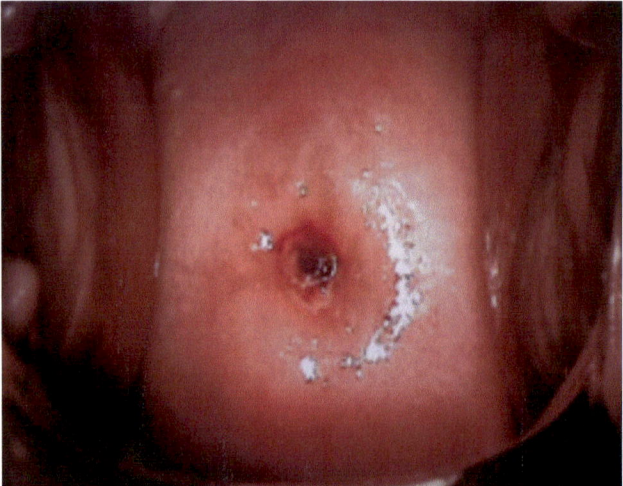

Figura 5-13. Colposcopia normal en la que se visualiza un cérvix normoepitelizado y con un flujo no patológico.

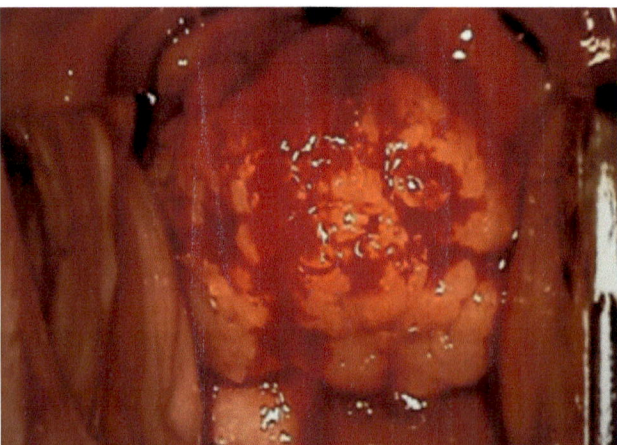

Figura 5-14. Cérvix aumentado de tamaño, con superficie irregular, polipoide y con regiones excrecentes, que hace pensar en patología maligna de cérvix. Es imprescindible en este caso un tacto bimanual que revelará un cérvix duro.

sustancias adheridas al cuello (principalmente moco cervical), se observa el cuello con luz normal y después con filtro verde, para observar la vascularización cervical. Normalmente se ven vasos regulares, de un calibre homogéneo y sin cambios bruscos de dirección. La presencia de vasos irregulares, tortuosos, con cambios bruscos de dirección es indicativo de que puede existir alguna patología cervical importante (**Fig. 5-15**).

- Colposcopia ampliada: se realiza tras la aplicación de ácido acético al 3-5 % durante unos 15-20 segundos, con lo que se elimina el moco cervical residual y los detritos celulares, se provoca una contracción vascular y se induce un edema en las papilas endocervicales. El ácido acético no penetra en el epitelio plano normal, pero en las zonas de epitelio alterado, da lugar a la aparición de zonas blancas y opacas por coagulación de proteínas intracelulares («efecto acetoblanco»). Los epitelios inmaduros o atípicos tienen más proporción de proteínas celulares, por lo que se convierten en más opacos o blanquecinos tras aplicar ácido acético y contrastan con el color rosado del epitelio escamoso normal circundante. Estas zonas acetoblancas son susceptibles de ser biopsiadas.

 Ante la sospecha de patología maligna cervical, es importante realizar un tacto rectal para comprobar la afectación de los parametrios.
Los principales objetivos de la colposcopia ampliada son: evaluar el límite escamocilíndrico, objetivo fundamental y que determina que, para que la colposcopia sea satisfactoria, la unión escamocilíndrica y la zona de transformación deben ser totalmente visibles, así como las modificaciones fisiológicas o patológicas de las mucosas.

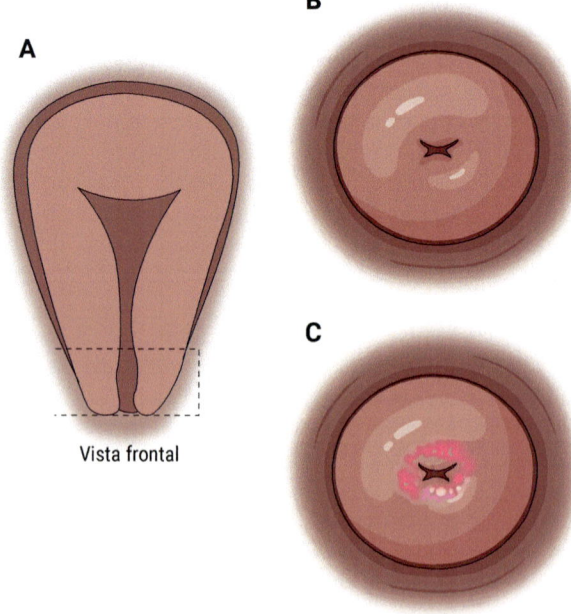

Figura 5-15. Cuellos uterinos. **A)** Vista frontal del cuello uterino. **B)** Cuello uterino sano visto desde abajo. **C)** Cuello uterino con cáncer.

Según la localización del límite escamocolumnar y la visualización colposcópica de la zona de transformación, se distinguen:

- Zona de transformación tipo I: se ve completamente dicha zona, y está situada en el ectocérvix.
- Zona de transformación tipo II: está situada toda o en parte en el endocérvix, pero es totalmente visible.
- Zona de transformación tipo III: está en el canal cervical y no se ve en su totalidad.

La prueba de Schiller consiste en la aplicación de una solución yodo-yodurada (de Lugol), y se basa en el hecho de que el epitelio plano normal de la vagina y el exocérvix poseen una capa intermedia de células ricas en glucógeno, que captan el yodo y se tiñen de color marrón oscuro o caoba. Las células atípicas o alteradas no poseen glucógeno y no captan yodo, por lo que no se teñirán de color marrón, y se ven de color amarillo claro o pardo (**Fig. 5-16**).

> **!** Las imágenes colposcópicas anormales son consecuencia de:
>
> - Cambios en la maduración epitelial, que comportan modificaciones en el contenido de glucógeno y proteínas.
> - Cambios en el grosor epitelial.
> - Cambios en la morfología de la vascularización del estroma subyacente al epitelio.

Los parámetros colposcópicos más importantes que permiten valorar estas anormalidades son:

- La superficie: lisa o rugosa, indicativa de menor o mayor gravedad de la lesión, respectivamente.
- Reacción al acético: los epitelios inmaduros o atípicos tienen más proporción de proteínas celulares, por lo que se convierten en más opacos o blanquecinos tras aplicar ácido acético y contrastan con el color rosado del epitelio escamoso normal circundante.
- Reacción al Lugol: los epitelios atípicos poseen poco glucógeno y, por tanto, son yodo-negativos.

Un aspecto fundamental de la práctica colposcópica es la necesidad de utilizar una terminología estandarizada que permita el entendimiento y la valoración de los resultados de la colposcopia. Existen múltiples clasificaciones y descripciones de los hallazgos colposcópicos, pero la terminología reconocida como «oficial» y que, por tanto, debería aplicarse de forma sistemática en todas las exploraciones es la descrita por la International Federation of Cervical Pathology and Colposcopy (IFCPC).

Las características del epitelio en una zona de transformación anormal permiten diferenciar hasta cuatro tipos de imágenes:

- Epitelio acetoblanco: puede ser plano o micropapilar y es totalmente avascular. Se origina en la zona de transformación desde donde se extiende, pudiendo llegar incluso hasta la vagina. Es raro encontrar una imagen pura de epitelio acetoblanco, casi siempre va acompañado de una base o mosaico. El epitelio acetoblanco, al ser patológico, no se teñirá con el yodo y, por tanto, la prueba de Schiller es positiva. El sustrato histológico puede ser hiperqueratosis o acantosis (aumento del grosor del epitelio a expensas del estrato intermedio) (**Figs. 5-17** y **5-18**).
- Base o punteado: es un epitelio acetoblanco con prueba de Schiller positiva, que muestra imágenes puntiformes en su superficie (**Fig. 5-19**). El sustrato histológico es hiperqueratosis, acantosis y papilomatosis (crecimiento de las papilas dérmicas y adelgazamiento de las crestas interpapilares, con lo que se ven los ejes vasculares del epitelio en forma de punteado).

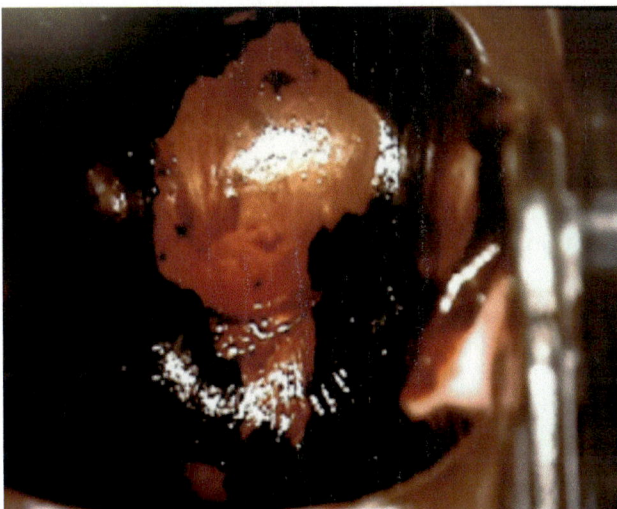

Figura 5-16. Región yodo-negativa en el labio anterior.

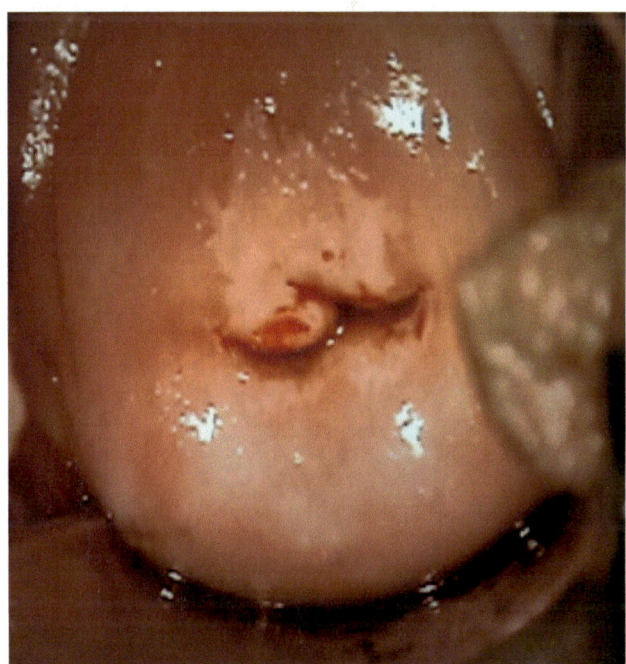

Figura 5-17. Epitelio acetoblanco en el labio anterior.

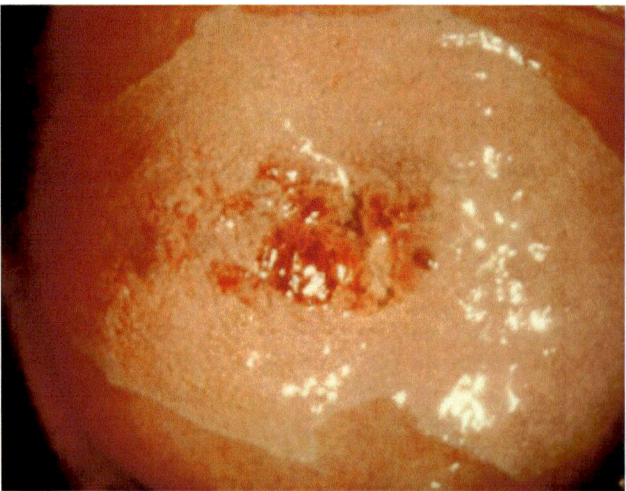

Figura 5-18. Epitelio acetoblanco que abarca el orificio cervical externo y toda la zona de transformación.

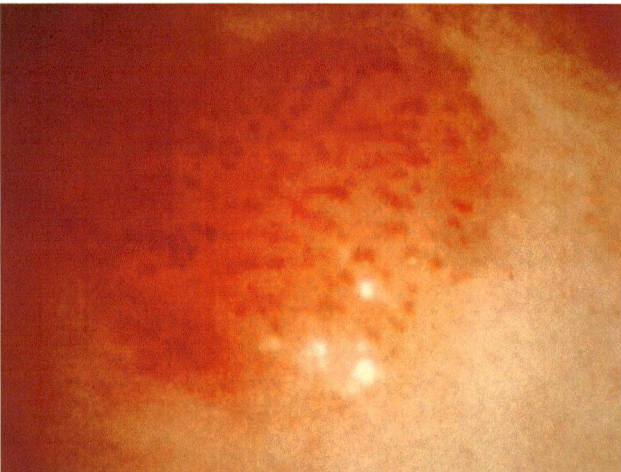

Figura 5-19. Región con punteado basal.

- Mosaico: es un epitelio acetoblanco con prueba de Schiller positiva, con imágenes vasculares lineales que dan un aspecto de enlosado o empedrado. El sustrato histológico es similar al de la base, aunque sin una papilomatosis tan marcada (**Fig. 5-20**).
- Vascularización atípica: la vascularización atípica es quizá la imagen más llamativa y la más importante a valorar, porque cualquier imagen patológica agrava su significado si se acompaña de imágenes vasculares especiales. Su presencia es indicativa de biopsia. Se puede visualizar con la

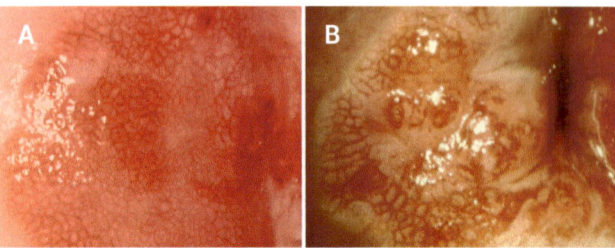

Figura 5-20. Zonas con mosaico. **A)** Mosaico fino; **B)** Mosaico grueso.

colposcopia simple usando el filtro verde, sin ser necesario hacer la colposcopia ampliada.

Clásicamente, la vascularización cervical se ha dividido en cinco tipos:
- **Vascularización típica**:
  - Vasos tipo I: red vascular fina.
  - Vasos tipo II: red vascular aumentada.
  - Vasos tipo III: vasos dilatados, gruesos, arborescentes.
- **Vascularización atípica**:
  - Vasos tipo IV: vasos dilatados e irregulares, con bruscos cambios de dirección.
  - Vasos tipo V: vasos fuertemente atípicos asociados a imágenes de hemorragias subepiteliales.

Biopsia cervical

El diagnóstico definitivo de cualquier alteración macroscópica, colposcópica o citológica está totalmente condicionado al resultado del estudio histopatológico de una biopsia correctamente realizada.

La biopsia cervical puede ser:

- Biopsia dirigida por colposcopia: se tiñe con ácido acético o yodo para localizar la zona patológica que se va a biopsiar.
- Biopsia horaria: se realiza una biopsia comparando el cuello del útero con un reloj, de manera que se toman muestras con pinzas de sacabocados a las 3, 6, 9 y 12 horas.
- Exéresis de la zona de transformación mediante asas de diatermia: se toma una amplia muestra de toda la zona de transformación en la zona del límite escamocolumnar.
- Conización: es una técnica diagnóstica y terapéutica en procesos iniciales del cáncer de cérvix. Consiste en extirpar un cono de tejido cervical con base en el exocérvix y cúspide en el orificio cervical interno que incluye todo el canal endocervical (**Fig. 5-21**), donde se representan la toma de un fragmento de cérvix con un asa de diatermia.
- Legrado endocervical: en caso de colposcopias negativas y biopsias del límite escamocolumnar horarias negativas, se debe realizar un legrado del canal endocervical, para estudiar la presencia de alteraciones displásicas en esta zona (**Fig. 5-22**).

Histeroscopia

El desarrollo de la histeroscopia (HSC) ha proporcionado un abordaje mínimamente invasivo para el diagnóstico o resolución de problemas ginecológicos frecuentes. La introducción de esta técnica en la formación clínica, la aparición de histeroscopios con menor diámetro y un peso cada vez mayor de los procedimientos ambulatorios en la práctica médica han posibilitado el uso generalizado de esta técnica (**Fig. 5-23**).

Las indicaciones de la HSC en consulta han variado desde su inicio, bien por la aparición de estudios con un buen nivel de evidencia que han ajustado la recomendación de estas, o por la fabricación de dispositivos que han posibilitado nuevas aplicaciones. Es importante reseñar que aunque existen

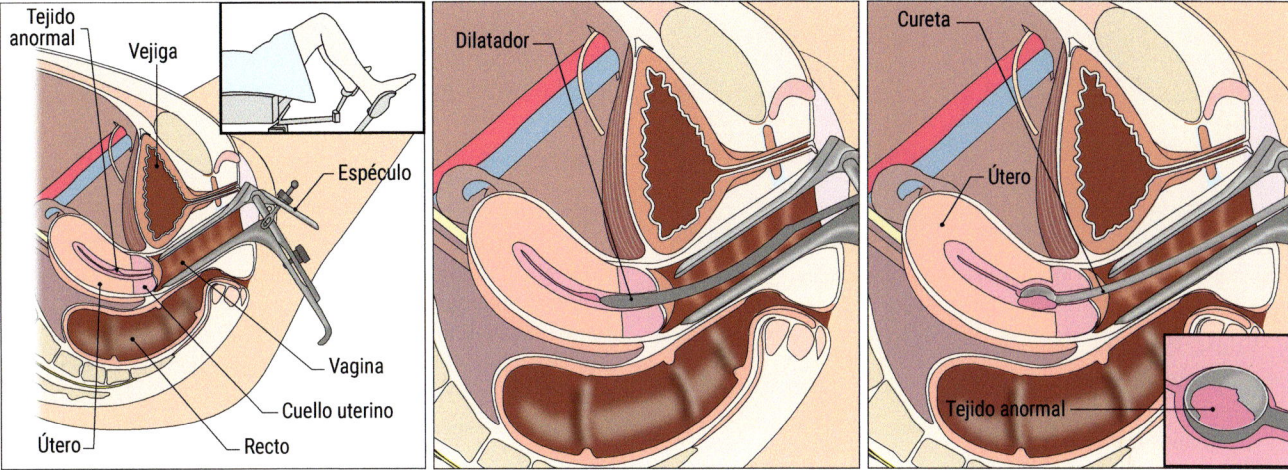

Figura 5-21. Realización de una conización con asa de diatermia. **A)** Inicio. **B)** Proceso. **C)** Finalización.

Figura 5-22. Realización de un legrado endocervical.

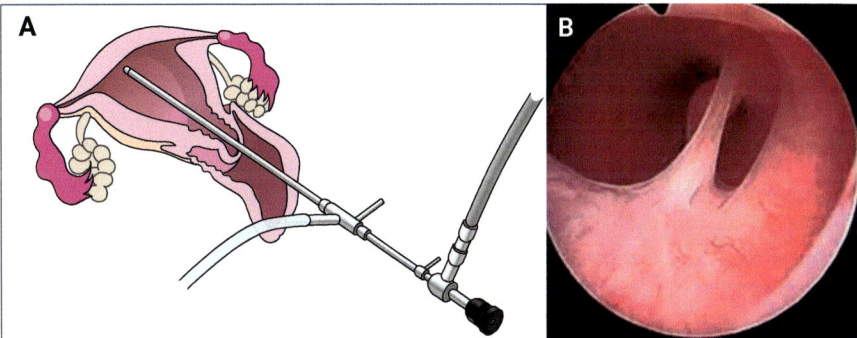

Figura 5-23. Histeroscopia. **A)** Realización de una histeroscopia. **B)** Tabique visto por histeroscopia.

numerosas técnicas, tanto invasivas como no invasivas, para evaluar las metrorragias anormales o las lesiones intrauterinas (ecografía, histerosonografía, histerosalpingografía, biopsias endometriales), la HSC ofrece el beneficio potencial de combinar el diagnóstico con el tratamiento. También aumenta el rendimiento diagnóstico en las patologías focales en comparación con las tomas endometriales, ya que permite biopsias dirigidas.

La aparición de instrumental con un calibre apto para su utilización en consulta ha posibilitado la realización de muchos procedimientos hasta ahora limitados a quirófano.

Es necesario individualizar estas indicaciones en función de tres variables: la disponibilidad de ese material en la unidad de HSC, la experiencia del histeroscopista y la predisposición de la paciente.

La HSC ambulatoria está indicada como procedimiento diagnóstico o terapéutico de procesos que afectan a la cavidad

endometrial, los *ostium* tubáricos o el canal endocervical en las siguientes situaciones:

- Valoración de la hemorragia uterina anormal:
  - Mujeres premenopáusicas.
  - Mujeres posmenopáusicas.
  - Otras situaciones:
    - Diagnóstico y seguimiento de hiperplasias.
    - Terapia hormonal sustitutiva.
    - Toma de tamoxifeno.
- Valoración de hallazgos ecográficos en pacientes asintomáticas:
  - Engrosamiento endometrial.
  - Pólipos endometriales.
- Resolución de patología orgánica:
  - Polipectomía (**Fig. 5-24**).
  - Miomectomía.

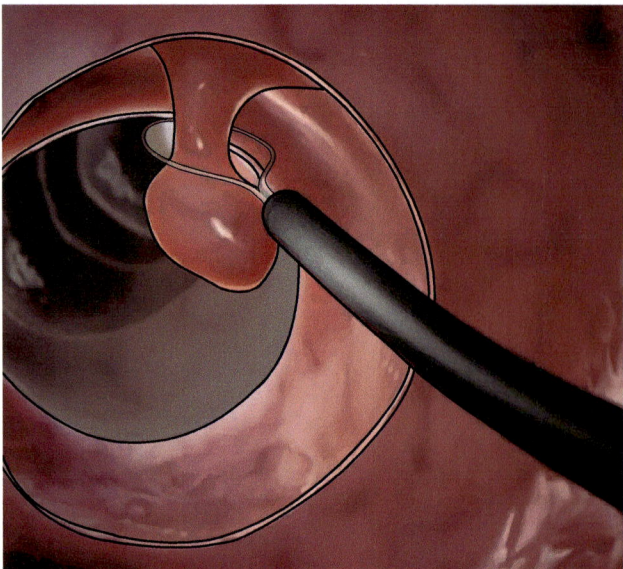

Figura 5-24. Resección de un pólipo con histeroscopia.

- Valoración de patología yatrogénica:
  - Adherencias intrauterinas.
  - Istmocele.
- Anomalías müllerianas.
- Valoración de esterilidad/infertilidad.
- Extracción del dispositivo intrauterino y otros cuerpos extraños.
- Diagnóstico y extracción de restos trofoblásticos.
- Valoración de lesiones endocervicales.

Histerosalpingografía

Es un método diagnóstico que, mediante la introducción de contraste yodado y una radiografía asociada, permite visualizar la cavidad uterina, incluyendo el trayecto tubárico. Al meter el contraste con la suficiente presión, este refluye por las trompas hacia el peritoneo y sirve para explorar la permeabilidad de estas, por lo que es una prueba que se realiza en el contexto de esterilidad. Actualmente se tiende de forma preferente a realizar este estudio de permeabilidad tubárica mediante histerosonosalpingografía con contraste ecorrefringente, ya que no se irradia a la paciente.

Resonancia magnética

El papel de la resonancia magnética (RM) en ginecología, especialmente en el campo de la ginecología oncológica, ha ido adquiriendo una creciente importancia durante las dos últimas décadas. En el momento actual, existe una sólida evidencia científica que apoya su uso en la patología pélvica tumoral, inflamatoria y malformativa. Existen datos más que suficientes que apoyan además un creciente papel en el estudio de la patología mamaria. En cualquier caso, su aplicabilidad en el ámbito de esta especialidad parece ir aumentando progresivamente, haciendo de esta técnica de imagen una prueba complementaria más, aplicable al estudio de la fisiopatología del tracto genital.

Tomografía computarizada/tomografía por emisión de positrones-tomografía computarizada

La mayor utilidad de la tomografía computarizada (TC) está en el diagnóstico diferencial de las urgencias ginecológicas, en evaluar el compromiso extrapelviano de neoplasias anexiales y en el estudio preoperatorio de anomalías de la vía urinaria.

Su asociación a la tomografía por emisión de positrones con fluorodesoxiglucosa tiende a desempeñar un papel, aunque algo limitado, en la ginecología oncológica. Solo en el cérvix tiene un papel en el diagnóstico inicial de estadios localmente avanzados, y también en otras situaciones de sospecha clínica o por parámetros analíticos de recurrencia/persistencia con el resto de pruebas de imagen negativas.

Mamografía

Es el sistema de cribado actual de patología maligna en España.

La nomenclatura más utilizada para la interpretación, tanto en la mamografía, la ecografía y la RM de la mama, son las establecidas en el sistema de reporte y base de datos de imágenes mamarias (BI-RADS®, Breast Imaging Reporting and Data System). Se pretende reducir la variabilidad en los informes radiológicos, facilitar la comunicación entre los distintos especialistas y posibilitar la monitorización de los resultados (**Tabla 5-1**).

Ecografía mamaria

Herramienta importante para el hallazgo y seguimiento de la patología benigna, así como la *second look* (segunda mirada) en patología maligna.

Es la prueba inicial de elección en el estudio de la patología en las pacientes menores de 30 años, y también se pueden clasificar las lesiones según el sistema BI-RADS®, al igual que con la RM mamaria.

Laparoscopia diagnóstica

Consiste en la valoración de la cavidad abdominopélvica con posible toma de muestras. Solo presenta a día de hoy una indicación: la estadificación por índices validados de enfermedad avanzada peritoneal oncológica, para poder indicar de forma objetiva la posible indicación quirúrgica con la intención de planificar y conseguir una cirugía óptima.

Analíticas en sangre y orina

Para el estudio hormonal, marcadores tumorales, patología urinaria, etcétera.

Estudios urodinámicos

Los estudios urodinámicos son el único medio objetivo para evaluar el tramo urinario inferior en pacientes con incontinencia urinaria:

- Prueba de incontinencia: para evidenciar la incontinencia de esfuerzo. Se puede practicar en consulta, ya que

Tabla 5-1. Resumen: BI-RADS®, incremento del riesgo de cáncer de mama y manejo

BI-RADS®	Categoría	Incremento del riesgo de cáncer	Recomendaciones
0	Estudio incompleto	No determinada	Evaluaciones adicionales
1	Sin hallazgos	No incrementada	Controles habituales
2	Hallazgos benignos	No incrementada	Controles habituales
3	Sugestiva de benignidad	< 2 %	Control a corto plazo/estudio histológico
4a	Sospecha baja	2-10 %	Estudio histológico
4b	Sospecha moderada	10-50 %	Estudio histológico
4c	Sospecha alta	50-95 %	Estudio histológico
5	Sugestiva de malignidad	> 95 %	Estudio histológico
6	Malignidad confirmada	100 %	Estadificación/tratamiento

BI-RADS®: sistema de reporte y base de datos de imágenes mamarias (Breast Imaging Reporting and Data System).

no necesita aparataje. Es posible realizarla con el llenado propio de la paciente o con llenado artificial de la vejiga, con hasta 300 mL de suero fisiológico y realización de Valsalva. En el caso de que la paciente presente un prolapso de órganos pélvicos, la prueba puede ser positiva de forma manifiesta (salida de líquido con Valsalva sin reducción del prolapso) u oculta (tras reducir el prolapso hacia el sacro).

- Flujometría con medición del residuo posmiccional: en cualquier paciente, como prueba inicial en caso de sospechar una alteración miccional.
- Cistomanometría: para diferenciar entre la hiperactividad vesical, la incontinencia de esfuerzo y la incontinencia mixta.
- Presión-flujo y videourodinamia: se debe reservar para los fracasos de tratamiento y la sospecha de neuropatía.
- Electromiografía periuretral: en caso de sospecha de neuropatía.

 PUNTOS CLAVE

- De manera general, una historia clínica y una exploración física ordenada, sin olvidar ninguna de las pautas, puede orientar en gran cantidad de diagnósticos en ginecología.
- Los parámetros colposcópicos más importantes son: diferenciar si la superficie es lisa o rugosa (indicativo de mayor malignidad); la reacción al ácido acético (los epitelios inmaduros o atípicos tienen más proporción de proteínas celulares, por lo que se convierten en más opacos o blanquecinos tras aplicar ácido acético); y la reacción al Lugol (los epitelios atípicos poseen poco glucógeno y, por tanto, son yodo-negativos).

BIBLIOGRAFÍA

Alcázar JL, Errasti T, Laparte C, Jurado M, López-García G. Assessment of a new logistic model in the preoperative evaluation of adnexal masses. J Ultrasound Med. 2001;20(8):841-8.

Amor F, Alcázar JL, Vaccaro H, León M, Iturra A. GI-RADS reporting system for ultrasound evaluation of adnexal masses in clinical practice: a prospective multicenter study. Ultrasound Obstet Gynecol. 2011;38(4):450-5.

Amor F, Vaccaro H, Alcázar JL, León M, Craig JM, Martínez J. Gynecologic imaging reporting and data system: a new proposal for classifying adnexal masses on the basis of sonographic findings. J Ultrasound Med. 2009;28(3):285-91.

Barbieri RL, Ehrmann DA. Diagnosis of polycystic ovary syndrome in adults. UpToDate. 2022 [consultado el 8 de septiembre de 2024]. Disponible en: https://www.uptodate.com.

Bornstein J, Bentley J, Bosze P, Girardi F, Haefner H, Menton M, et al. Nomenclatura de la Federación Internacional de Colposcopia y Patología Cervical: IFCPC 2011. Archivos Médicos de Actualización en Tracto Genital Inferior. 2012;7.

Díaz-Recasens J, Pelayo Delgado I, Álvaro Navidad M. Curso teórico práctico de ecografía-SESEGO. 2ª ed. Madrid: Sección de Ecografía de la Sociedad Española de Ginecología y Obstetricia (SESEGO); 2012.

Dubeau L. The cell of origin of ovarian epithelial tumors. Lancet Oncol. 2008;9:1191-7.

González Merlo J, González Bosquet E, González Bosquet J. Ginecología. 9ª ed. Barcelona: Elsevier Masson; 2014.

Guerriero S, Condous G, Van den Bosch T, Valentin L, Leone FPG, Van Schoubroeck D, et al. Systematic approach to sonographic evaluation of the pelvis in women with suspected endometriosis, including terms, definitions and measurements: a consensus opinion from the International Deep Endometriosis Analysis (IDEA) group. Ultrasound Obstet Gynecol. 2016;48(3):318-32.

Leone FPG, Timmerman D, Bourne T, Valentin L, Epstein E, Goldstein SR, et al. Terms, definitions and measurements to describe the sonographic features of the endometrium and intrauterine lesions: a consensus opinion from the International Endometrial Tumor Analysis (IETA) group. Ultrasound Obstet Gynecol. 2010;35(1):103-12.

Luengo S, San José LA, Villar A, Redondo E, Moreno J, Mohamed Z, et al. Valoración urodinámica clásica en el diagnóstico y seguimiento de la incontinencia urinaria. Clínicas Urológicas de la Complutense. 2000;8:149-63.

Plan integral de Atención a la Mujer. Murciasalud.es. [consultado el 8 de septiembre de 2024]-

Ramos Vidal J. Valoración tubárica en reproducción asistida. En: Curso de actualización en Obstetricia y Ginecología. Granada: Hospital Universitario Virgen de las Nieves; 2014.

Timmerman D, Valentin L, Bourne TH, Collins WP, Verrelst H, Vergote I; International Ovarian Tumor Analysis (IOTA) Group. Terms, definitions and measurements to describe the sonographic features of adnexal tumors: a consensus opinion from the International Ovarian Tumor Analysis (IOTA) Group. Ultrasound Obstet Gynecol. 2000;16(5):500-5.

Torres Tabanera M. Novedades de la 5ª edición del sistema breast imaging reporting and data system (BI-RADS®) del Colegio Americano de Radiología. Rev Senol Patol Mamar. 2016;29:32-9.

Van den Bosch T, Dueholm M, Leone FPG, Valentin L, Rasmussen CK, Votino A, et al. Terms, definitions and measurements to describe sonographic features of myometrium and uterine masses: a consensus opinion from the Morphological Uterus Sonographic Assessment (MUSA) group. Ultrasound Obstet Gynecol. 2015;46(3):284-98.

Técnicas de imagen no ecográficas aplicadas al estudio del aparato reproductor femenino y de la mama

6

A. M. Herrera Muñoz

OBJETIVOS

- Conocer las técnicas de imagen, al margen de los ultrasonidos, aplicables al estudio del aparato genital femenino y la mama.
- Comprender los diferentes mecanismos de acción de las técnicas de imagen.
- Profundizar en sus principales características y potencial aplicabilidad en las diferentes patologías ginecológicas.
- Decidir la idoneidad de cada técnica en las diferentes patologías ginecológicas, tanto benignas como malignas.

INTRODUCCIÓN

El estudio del aparato genital femenino se centra, fundamentalmente, en el empleo de ultrasonidos, ya que se trata de una herramienta sensible, de fácil acceso, segura y costo-efectiva. En la mama, por el contrario, el ultrasonido pierde ese papel principal y lo comparte con la mamografía, quedando relegado tan solo como prueba inicial en aquellas pacientes de menos de 35 años.

Sin embargo, a pesar de que la ecografía (transvaginal o rectal) ha de ser considerada como técnica de elección para el estudio inicial del aparato reproductor femenino, existen otras técnicas de imagen que van a permitir realizar diagnósticos diferenciales, evaluar lesiones que no son totalmente caracterizables por ultrasonidos, conocer el compromiso extrapelviano de neoplasias malignas y estadificar neoplasias pélvicas, entre otras aplicaciones.

Es importante conocer las ventajas y limitaciones de cada técnica de imagen, así como su disponibilidad, riesgos, costes y rendimiento (sensibilidad y especificidad).

> ! Las pruebas de imagen constituyen un elemento de apoyo para establecer una sospecha diagnóstica, la cual ha de estar sustentada siempre en una buena anamnesis y una adecuada exploración física.

Las pruebas complementarias a la ecografía en el estudio del aparato genital femenino son la tomografía computarizada (TC) y la resonancia magnética (RM), ambas tienen un papel diagnóstico muy similar al de la ecografía (especialmente en la patología benigna aguda), y pueden complementar, ampliar o, incluso, sustituir a la ecografía transvaginal en algunas patologías o ante determinadas condiciones físicas de las pacientes. Sin embargo, a pesar de que constituyen pruebas con una magnífica capacidad de resolución, así como de orientación espacial, este papel complementario se debe a una serie de desventajas prácticas que presentan y que se resumen a continuación:

- Poca disponibilidad (dependiendo de los centros asistenciales).
- Mayor coste.
- Pueden requerir una preparación previa, así como del uso de medios de contraste.
- Riesgos: asociados a los medios de contraste, así como a radiaciones ionizantes.
- Resultados diferidos.

En la mama, se va a utilizar la mamografía como método de *screening* (cribado) del cáncer mamario, y la ecografía va a quedar relegada a un papel complementario en caso de duda diagnóstica ante imágenes con bajo riesgo de malignidad y en mujeres con una elevada densidad mamaria.

No obstante, la ecografía puede ser empleada como prueba de imagen inicial en mujeres por debajo de los 35 años, debido precisamente a que las mamas en este rango de edad son particularmente densas y la mamografía no va a ser concluyente.

La RM mamaria se trata de otra prueba complementaria que sirve para caracterizar mejor la naturaleza de las lesiones mamarias detectadas por mamografía o ecografía (benigna o maligna) y, así, evaluar otras lesiones satélites no vistas en las pruebas iniciales de *screening* que ayuden a adoptar la conducta terapéutica más adecuada.

> ! En el estudio del aparato genital femenino, la ecografía transvaginal constituye el estándar de oro, dada su accesibilidad y seguridad, así como su elevada sensibilidad, mientras que la TC y la RM van a ser empleadas solo en caso de duda diagnóstica, compromiso extrapelviano y en el estadiaje y recidiva de neoplasias malignas.

TÉCNICAS DE IMAGEN EMPLEADAS EN EL ESTUDIO DEL APARATO GENITAL FEMENINO

A continuación, se describen las principales técnicas de imagen empleadas en el estudio del aparato genital femenino y la mama, comentando su mecanismo de acción, las principales indicaciones y la patología ginecológica en la que están indicadas.

La tomografía computarizada

La TC, también conocida como «escáner», es una fuente motorizada de rayos X (radiación electromagnética con mayor energía que la luz, capaz de atravesar los cuerpos generando sombras, que dependen de la cantidad de energía absorbida por cada materia), que gira alrededor de una abertura en forma de rosca denominada *gantry*. El paciente permanece tumbado bocarriba en la cama, que se mueve lentamente a través del *gantry*, mientras que el tubo de rayos X gira alrededor del paciente, disparando haces de rayos X a través del cuerpo.

Los rayos X que salen del paciente son captados por detectores digitales situados enfrente de la fuente de rayos X y son transmitidos a un ordenador. Este genera imágenes bidimensionales en forma de cortes con grosores de tejido que oscilan entre 1 y 10 mm. Se pueden mostrar los cortes de forma individual o apilados, generando una imagen tridimensional (3D) del individuo, lo cual ofrece grandes ventajas a la hora de localizar exactamente el lugar donde puede estar situada una lesión (**Fig. 6-1**).

> **!** La principal limitación de la TC es la escasa caracterización tisular, es decir, los criterios morforradiológicos son insuficientes para caracterizar una lesión como benigna o maligna, así como para diferenciar la fibrosis posquirúrgica/posradioterapia de las recidivas en las masas residuales.

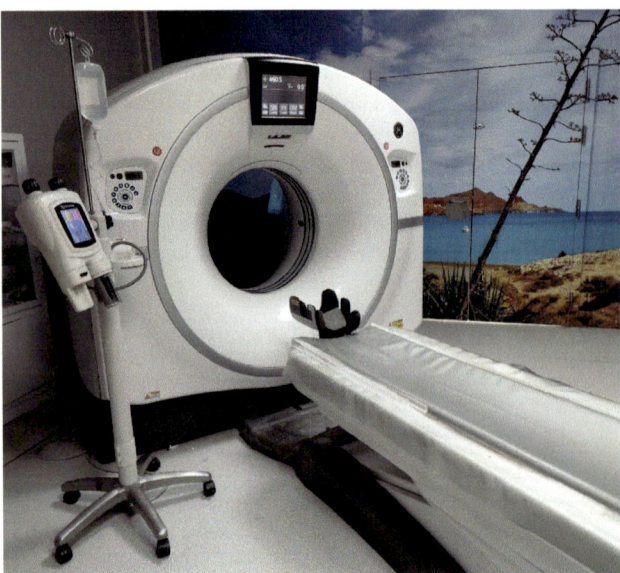

Figura 6-1. Máquina de tomografía computarizada.

Los escáneres de TC empleados hoy día en la mayoría de los centros asistenciales se denominan *tomografía computarizada multidetector*. Estos escáneres presentan mayor número de detectores que los aparatos de TC clásicos iniciales, y cuentan con procesadores mucho más actualizados y potentes que permiten la obtención de imágenes de forma mucho más rápida y en menos tiempo, con mejor resolución espacial (reconstrucción multiplanar), lo que conlleva la obtención de mayor número de imágenes, con más calidad y aplicando menor cantidad de radiación.

El empleo de la TC en ginecología requiere, habitualmente, el uso de contraste intravenoso para realizar una mejor aproximación diagnóstica, teniendo en cuenta la vascularización y el realce de los diferentes tejidos, así como la lesión a estudiar. Se emplean contrastes yodados que tienen el inconveniente de ser nefrotóxicos y que pueden producir reacciones adversas, siendo estas más frecuentes en los siguientes 15-20 minutos tras la administración del contraste.

Los contrastes yodados más empleados son los monómeros no iónicos, los cuales presentan las ventajas de tener menos osmolaridad y presentar menos reacciones adversas que los iónicos (más nefrotóxicos).

El estudio se realiza en la fase portal, es decir, cuando el contraste ha llegado por vía portal y persiste por vía arterial, permitiendo visualizar el árbol vascular de la zona abdominal y pélvica. Esta fase solo es visible entre 60 y 80 segundos tras la administración del contraste, por lo que el estudio deberá ser realizado en este tiempo.

El empleo de la TC también puede requerir, en ocasiones, el empleo de contrastes vía oral para distinguir mejor las estructuras digestivas, lo cual depende del grado de urgencia que requiera la prueba, así como de la experiencia del propio radiólogo.

Los contrastes más empleados en la TC son el sulfato de bario (llamado *contraste positivo*, porque permite ver el tubo digestivo en un tono más blanco, hiperdenso) y el agua, que hace que el aparato digestivo se vea en una tonalidad gris más oscura o negro (*contraste neutro* o *negativo*).

A continuación, se dan las principales indicaciones para realizar una TC en ginecología.

Evaluación o diagnóstico de patología pélvica urgente

En el diagnóstico de patología ginecológica urgente, especialmente la relacionada con patología anexial (tubárica u ovárica), la ecografía va a aportar un diagnóstico más próximo y certero. Sin embargo, ante casos de diagnóstico incierto o donde no se pueda descartar un origen digestivo de la lesión (suelen ser casos donde existe una masa o plastrón de difícil determinación, donde puede coexistir una infección/inflamación, adherencias o coágulos), la TC puede aproximar tanto el origen como la extensión pélvica de la lesión.

En los casos de quistes hemorrágicos (tanto cuerpos lúteos como folículos), así como en embarazos ectópicos, la ecografía en manos expertas presenta una mejor sensibilidad y especificidad para el diagnóstico que la TC. En estos casos, la TC se va a limitar a dar información de una lesión unilocular o multilocular, con diferentes niveles de líquido-líquido y con la presencia, asociada o no, de hemoperitoneo.

La enfermedad pélvica inflamatoria (EPI) puede dar muchos cuadros clínicos y de imagen diferentes en forma de endometritis, salpingitis, absceso tuboovárico y/o pelviperitonitis. La TC puede ayudar a la caracterización de una lesión anexial de posible origen infeccioso/inflamatorio, mostrando lesiones hipodensas, serpiginosas y de paredes engrosadas que realzan con contraste en la periferia, trabeculación grasa, además de localizar abscesos pélvicos y de origen extraginecológico, así como definir signos de peritonitis localizada o difusa; pero no aporta mayor eficacia diagnóstica a la ecografía en casos agudos. Sí que puede aportar información en casos de evolución subaguda o en el diagnóstico diferencial de otros cuadros no ginecológicos de naturaleza infecciosa/inflamatoria, que pueden confundirse con una EPI, como un plastrón apendicular, diverticulitis o peritonitis de origen no ginecológico (**Fig. 6-2**).

En el caso de la torsión anexial, la cual ocurre cuando el ovario rota sobre su pedículo vascular comprometiendo el flujo sanguíneo a dicho ovario, se va a visualizar una masa anexial en el 50-70 % de los casos, cuyas características ecográficas van a depender del tiempo de evolución. La causa secundaria es la más frecuente, asociada a tumoración ovárica, sobre todo a teratomas.

La TC, en estos casos, va a aportar hallazgos inespecíficos, como un ovario aumentado de tamaño por el edema y la congestión vascular, que se suele colocar de forma craneal al útero y con los folículos situados en la periferia, así como una desviación del útero hacia el lado patológico y algo de líquido libre en el saco de Douglas.

Sin embargo, en casos donde existe una gran distorsión de la anatomía por una masa anexial, que desplaza en la zona cefálica los órganos pélvicos, alejándolos de la visión de la ecografía transvaginal, la TC puede ser útil si muestra congestión del mesoovario torcido y remolino vascular (*whirlpool*), con un diagnóstico cierto de esta patología (**Fig. 6-3**).

La TC también es de utilidad en el caso de sospecha de teratomas complicados con rotura, identificando signos

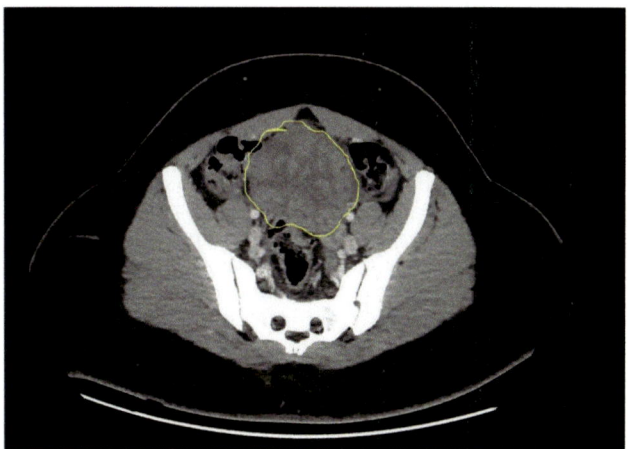

Figura 6-3. Torsión ovárica en tomografía computarizada. En la región craneal y anterior al útero y la vejiga y ligeramente lateralizada hacia la derecha, se observa una masa sólida de densidad heterogénea, con un área central más hipocaptante y algunas imágenes nodulares hipodensas en la periferia, sin significativa vascularización en la exploración de ecografía Doppler en relación con una torsión ovárica derecha.

específicos de peritonitis química, como lóculos nodulares de aspecto graso distribuidos por la cavidad peritoneal.

> ! • En aquellos casos donde no sea posible la realización de una ecografía transvaginal/transrectal, como en el caso de niñas y/o adolescentes o mujeres que no han iniciado relaciones sexuales, la TC es una de las principales técnicas de imagen, junto con la ecografía abdominal, para el estudio y la evaluación del dolor pélvico agudo.
> • La ecografía transvaginal continúa siendo el estándar de oro en la evaluación y el diagnóstico de la patología ginecológica de urgencias. La utilidad de la TC viene determinada por su capacidad para distinguir la implicación del sistema digestivo y, por tanto, el diagnóstico de un posible origen extraginecológico, así como evaluar la extensión de la lesión y la afectación peritoneal.

Estudio de extensión de neoplasias ginecológicas

El estadiaje de los cánceres ginecológicos (cérvix, mama, endometrio, ovario y vulva) es un proceso fundamental a la hora de decidir el plan terapéutico de cada paciente. La extensión locorregional, así como la afectación a distancia (metástasis en ganglios y afectación de otros órganos), van a predecir el pronóstico clínico y la supervivencia de las pacientes, así como el abordaje terapéutico.

Antes de planificar una cirugía es preciso conocer exactamente qué extensión presenta el cáncer, es fundamental para decidir el abordaje, el tipo de cirugía, y considerar si es mejor un tratamiento prequirúrgico (p. ej., quimioterapia neoadyuvante) o incluso si es inoperable y hay que dar un tratamiento paliativo.

Las diferentes técnicas que se emplean para el estudio de extensión y estadiaje del cáncer son los ultrasonidos, la TC, la RM y la tomografía por emisión de positrones (PET)-TC. Todas estas técnicas se pueden emplear para el estudio de

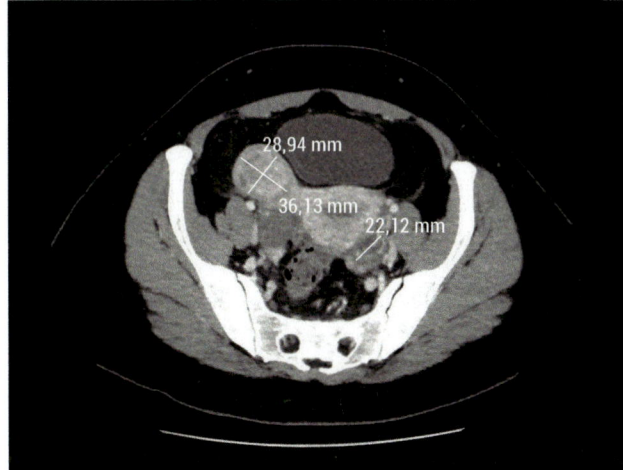

Figura 6-2. Imagen ecoplanar en tomografía computarizada. Se observa una colección parauterina izquierda de 2 cm con captación de la pared, sugestiva de absceso compatible con salpingitis izquierda residual en el contexto de una enfermedad inflamatoria pélvica ya tratada y subaguda. Mioma uterino subseroso, de localización anterolateral derecha de 36 x 28 mm.

metástasis en los ganglios linfáticos, sin embargo, la precisión de cada una de ellas es diferente según el tipo de cáncer ginecológico tratado, y existe controversia en las publicaciones científicas sobre el uso idóneo en cada indicación.

> **!** La presencia de micrometástasis en los ganglios linfáticos no suele ser identificada por ninguna de las pruebas de imagen, es por ello por lo que el estadiaje de la mayoría de los cánceres ginecológicos continúa siendo quirúrgico (mediante el estudio intraoperatorio de la biopsia selectiva del ganglio centinela y/o diferido tras una linfadenectomía).

Un metanálisis publicado en el año 2017 desveló que la capacidad de cada una de estas técnicas para detectar metástasis en ganglios linfáticos fue de un 71 % para los ultrasonidos, un 69 % para la PET-TC, un 50 % para la imagen potenciada en difusión por RM y un 47 % para la TC.

> **!** La TC presenta una serie de ventajas en el estudio de extensión de las neoplasias ginecológicas:
>
> - Disponibilidad inmediata.
> - Tiempos cortos de adquisición de imágenes.
> - Gran campo de visión.
> - Elevada resolución espacial.
> - Rápida capacidad para realizar reconstrucciones multiplanares.
> - Posibilidad de realizar biopsia guiada por TC.
>
> También presenta algunas desventajas:
>
> - Uso de radiación ionizante, especialmente importante en gente joven o en embarazadas (donde está contraindicado).
> - Empeoramiento de calidad de la imagen en caso de implantes metálicos, como puede ser una prótesis de cadera.
> - Morbilidad asociada al uso de contrastes yodados (contraindicado en caso de alergia a estos).

La PET-TC se trata de un aparato híbrido que combina un escáner helicoidal multicorona y un tomógrafo PET de altas prestaciones. Esta técnica presenta una ventaja fundamental sobre la TC, y es que permite diferenciar el origen benigno o maligno de una lesión, principal limitación de la TC, como ya se ha comentado.

Se basa en la obtención de imágenes tomográficas de la distribución tridimensional en el organismo de radiofármacos emisores de positrones, los cuales reflejan procesos bioquímicos *in vivo*. Los radiofármacos-PET se administran por vía intravenosa, se distribuyen por el torrente sanguíneo y son metabolizados al igual que sus análogos.

El parámetro más estudiado es el metabolismo de la glucosa a nivel tumoral. El análogo de la glucosa denominado 2-fluoro-2-desoxi-D-glucosa (FDG) refleja la utilización de la glucosa por los tejidos. Las células tumorales presentan un mayor consumo de glucosa respecto a las células normales, como consecuencia de su mayor tasa de glucólisis, mayor penetración de la glucosa a través de las membranas y la mayor actividad de algunas enzimas.

La distribución corporal de la FDG es detectada gracias a la incorporación metabólica de dicho análogo en las células y al átomo radioactivo flúor-18, que va unido a su segundo carbono. El flúor-18 se desintegra emitiendo positrones, los cuales son aniquilados, y de la misma surgen dos fotones en la misma dirección, pero en sentido contrario, que inciden en los detectores del anillo del tomógrafo, de esta manera se detecta qué zonas del organismo presentan un mayor consumo de glucosa.

> **!** El gran rendimiento diagnóstico de la PET-TC está basado en dos factores:
>
> - Permite detectar el metabolismo tumoral anormal sin necesidad de que aumente de tamaño y, por tanto, antes de que los cambios resulten aparentes en las técnicas de imagen anatómicas.
> - Se trata de una técnica de cuerpo entero que permite detectar focos de origen tumoral en cualquier zona, incluso en lugares no sospechados.
> - La FDG no presenta reacciones adversas.
>
> Inconvenientes de la PET-TC:
>
> - Escasa definición anatómica.
> - Presencia de falsos positivos (infección aguda o inflamación).
> - Presencia de falsos negativos en casos seleccionados (pacientes con hiperglucemias, micrometástasis, tumores con poca celularidad).

Su principal indicación en oncología es en la evaluación de la recidiva tumoral, sobre todo, en el estudio de lesiones equívocas o dudosas imágenes radiológicas, así como en la reestadificación preoperatoria, ante una recidiva potencialmente curable mediante resección. También es de gran utilidad ante la elevación de los marcadores tumorales sin evidencia de enfermedad mediante las técnicas de imagen convencionales y en el seguimiento del tratamiento del paciente oncológico (**Fig. 6-4**).

Tanto la TC como la PET-TC no resultan de utilidad para establecer el estadiaje de neoplasias ginecológicas dado que no presentan capacidad para detectar micrometástasis ganglionares. Sin embargo, sirven para conocer la extensión local y a distancia en estadios localmente avanzados para plantear así

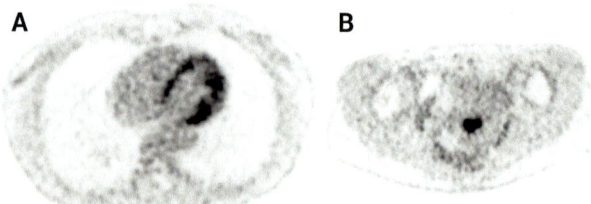

A   B

Figura 6-4. Tomografía por emisión de positrones-tomografía computarizada en paciente con cáncer de endometrio en estadio IVB. **A)** Se observan varios focos hipermetabólicos correspondientes con adenopatías a nivel hiliar bilateral. Estos focos son sugestivos, por su focalidad y alta tasa, de afectación ganglionar metastásica. **B)** Aparece un área hipermetabólica en la pelvis en la zona del endometrio, lo que se corresponde con una neoplasia ya conocida.

el tratamiento más adecuado. Además, también van a servir para el seguimiento posquirúrgico de algunos cánceres y en la evaluación de recidivas (especialmente la PET-TC).

A continuación, se comentarán las indicaciones de la TC para los distintos tipos de cánceres ginecológicos.

Cáncer de cérvix

Las recomendaciones actuales indican el uso de la TC toracoabdominopélvica (TAP) como método diagnóstico de estadificación ganglionar y a distancia en pacientes con cáncer de cérvix localmente avanzado o estadio inicial con imágenes sospechosas (por ecografía o RM) de ganglios sospechosos. En este mismo contexto, la PET-TC parece presentar mayor rendimiento.

Las recomendaciones de todas las guías consideran que las pruebas de imagen durante el seguimiento deben realizarse únicamente en función del riesgo de recurrencia, síntomas o hallazgos que sugieran recurrencia y/o efectos secundarios. En función de los síntomas, la prueba de imagen debe variar para una exploración dirigida (imagen de RM, ecografía, TC o PET-TC).

Cáncer de endometrio

El empleo de TC TAP como estudio inicial de pacientes con sospecha de cáncer de endometrio es recomendable en todos los casos, si bien en los grupos de bajo riesgo pronóstico, puede llegar a obviarse principalmente en centros con falta de disponibilidad y medios.

La PET-TC no estará indicada en estos casos de rutina, pero su papel será importante en el caso de sospecha de una recaída (sensibilidad superior a la de la TC).

Las recomendaciones de todas las guías consideran que las pruebas de imagen durante el seguimiento deben realizarse únicamente en función del riesgo de recurrencia, síntomas o hallazgos que sugieran recurrencia y/o efectos secundarios. En función de los síntomas, la prueba de imagen debe variar para una exploración dirigida (imagen de RM, ecografía, TC o PET-TC).

Cáncer de ovario

En pacientes con sospecha de cáncer de ovario en estadio inicial o avanzado, se recomienda, como estudio preoperatorio, la realización de una TC TAP para el estudio de la enfermedad a distancia.

El empleo de la TC también está recomendado, aunque basado en una evidencia menor, tras la cirugía del cáncer de ovario avanzado, con el objeto de evaluar la progresión de la enfermedad o enfermedad residual, previamente al inicio de la quimioterapia.

La PET-TC sí que puede tener indicación principal en casos seleccionados de cáncer de ovario avanzado y/o sospecha de recidiva. El seguimiento de las pacientes que han sido tratadas de un cáncer de ovario se hace mediante seguimiento clínico y del marcador tumoral Ca-125, quedando relegado el uso de la TC tan solo para aquellos casos de sospecha clínica y/o elevación de dicho marcador.

Cáncer de vulva

Hasta un 30 % de los tumores de vulva con enfermedad resecable presentan diseminación ganglionar.

- Tan solo en aquellas pacientes que no sean candidatas a cirugía primaria, bien por enfermedad extendida y/o comorbilidad asociada que contraindique la cirugía, el estado ganglionar se evaluará mediante técnicas de imagen como la ecografía, la TC, la PET-TC y/o la RM. A partir de un estadio IB de la clasificación de la Federación Internacional de Ginecología y Obstetricia (FIGO) (invasión estromal > 1 mm o > 20 mm de tamaño tumoral), estaría indicado realizar una TC TAP de estadificación.
- Las pruebas de imagen durante el seguimiento deben realizarse únicamente en función de los riesgos de recurrencia, los síntomas o los hallazgos que sugieran recurrencia y/o efectos secundarios

Cáncer de vagina

El empleo de la TC y la PET-TC va a quedar relegado a casos localmente avanzados o cuando existen ganglios sospechosos, para así valorar su extensión local y a distancia y planificar el tratamiento más adecuado.

La resonancia magnética

La RM ha ido adquiriendo a lo largo de las últimas décadas un papel cada vez más relevante en el ámbito ginecoobstétrico, tanto en patología benigna como maligna. Se trata de una técnica radiológica que emplea el magnetismo, las ondas de radio y un soporte informático para obtener imágenes de cualquier parte del cuerpo.

Su fundamento se basa en que ciertos núcleos atómicos, bajo campos magnéticos intensos, pueden absorber energía de radiofrecuencia y generar otra señal de radiofrecuencia captada por una antena receptora.

El equipo está formado por un tubo rodeado de un imán circular gigante. El paciente se tumba en una camilla que se introduce dentro del tubo, creando un campo magnético que alinea los protones de los átomos de hidrógeno del cuerpo que se exponen posteriormente a ondas de radio, produciendo nuevas ondas de radio que son captadas por un receptor especial (**Fig. 6-5**).

- Actualmente la RM puede considerarse la prueba de elección en el estudio de la patología ginecológica congénita, inflamatoria y tumoral, especialmente en la estadificación diagnóstica locorregional del cáncer de cérvix, vulva y endometrio, con un rendimiento superior a la TC y permitiendo la diferenciación entre la fibrosis posradioterapia y la recidiva tumoral.
- La RM ponderada por difusión de todo el cuerpo (imagen potenciada en difusión/imagen de RM-WB [blanco y negro por sus siglas en inglés]) ha demostrado mayor rendimiento diagnóstico que la TC para la detección de la enfermedad peritoneal, y similar a la PET-TC en la zona ganglionar. A pesar de las excelentes tasas de detección, su empleo no está generalizado.

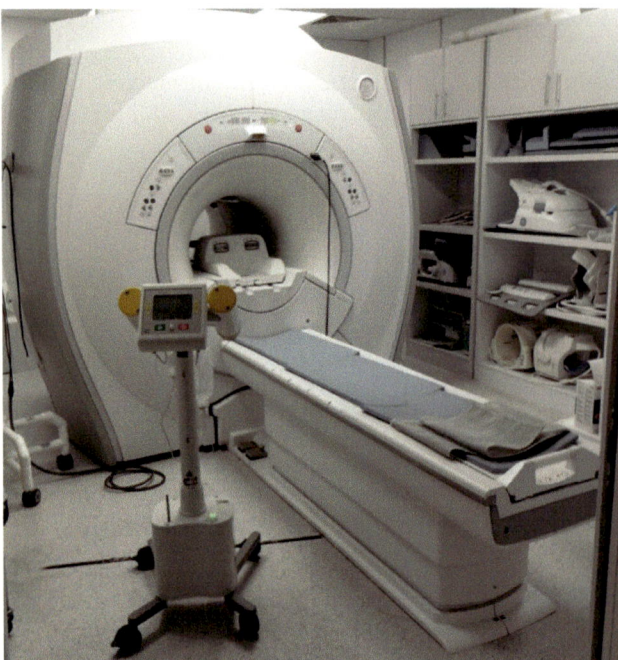

Figura 6-5. Máquina de resonancia magnética.

La información aportada por la RM mejora con el empleo de gadolinio, contraste intravenoso que aporta valiosa información sobre la vascularización de las lesiones a estudiar.

> **!** Entre las principales limitaciones de la RM destacan:
>
> - Coste superior al de otras técnicas.
> - Accesibilidad (no disponible en todos los centros).
> - Artefactos en la imagen por movimientos del paciente.
> - La presencia de cuerpos extraños metálicos, marcapasos, implantes cocleares, algunas prótesis ortopédicas, cuerpos extraños intraoculares, algunos tatuajes y válvulas cardíacas, contraindican la realización de dicha prueba, debido al magnetismo emitido por el imán.
> - Su uso está limitado en pacientes que sufren claustrofobia (debido al túnel), en lactantes (si se requiere uso de gadolinio) y gestantes en el primer trimestre del embarazo (controvertido).
> - Falta de estandarización y curva de aprendizaje mayor para los radiólogos (**Tabla 6-1**).

A continuación, se resumen las principales indicaciones de la RM para realizar un estudio del aparato genital femenino.

Valoración de anomalías congénitas

Es la técnica de elección cuando la ecografía vaginal no resulta concluyente al 100 % o bien cuando no es posible realizarla (p. ej., en adolescentes que no han mantenido relaciones sexuales). Facilita información precisa sobre la vagina, el cérvix, la cavidad y las paredes uterinas, así como el contorno externo del útero y otras estructuras pélvicas, a excepción de las trompas. Para su realización, se puede aplicar gel de ecografía endovaginal que sirve de contraste para visualizar mejor la vagina.

	Tabla 6-1. Resumen de las principales limitaciones de las pruebas de imagen del aparato genital femenino	
TC	• Escasa caracterización tisular • No distinción entre naturaleza benigna/maligna (si se hace PET-TC) • No distinción entre fibrosis posquirúrgica/posradiación de recidiva tumoral • Radiación ionizante (contraindicada en embarazadas) • Posible alergia a contraste yodado • Escasa capacidad de detección de metástasis ganglionares (no detecta micrometástasis)	
RM	• Prueba de coste superior • Artefactos por movimiento • Contraindicación si es portadora de determinados elementos metálicos • Claustrofobia • Posibilidad de uso de contrastes linfoespecíficos para la detección de micrometástasis ganglionares (limitación relativa)	

PET: tomografía por emisión de positrones; RM: resonancia magnética; TC: tomografía computarizada.

Diagnóstico diferencial de patología ovárica benigna

La RM resulta de utilidad para la correcta caracterización de aquellas lesiones ováricas que sobrepasan los límites de la ventana ecográfica convencional (p. ej., en quistes mucinosos de 10 cm de diámetro) y como prueba complementaria a la ecografía, cuando existe sospecha de malignidad, en caso de no disponer de un ecografista experto.

> **!** La RM, en comparación con la ecografía en manos expertas, no presenta diferencias en cuanto a sensibilidad y especificidad diagnósticas.

Como ejemplo, la RM permite una mejor caracterización de los teratomas, dada la excelente resolución de contraste entre los distintos componentes: grasa, líquido y calcio (**Fig. 6-6**).

Por otro lado, dadas sus distintas secuencias susceptibles de detección de los distintos productos de degradación de la hemoglobina, la RM resulta una técnica de imagen útil para la detección tanto de endometriomas ováricos y quistes hemorrágicos (sensibilidad del 90 % y especificidad del 98 %) como de endometriosis extraovárica y extraperitoneal.

Los endometriomas presentan una elevada señal en T1 asociada a hemorragia recurrente junto con una baja señal en T2 (efecto *shading* o sombreado debido a la presencia de sangre en distintos estadios). El uso de gadolinio puede mostrar un realce inespecífico que no permite distinguir entre patología benigna y maligna.

La detección de endometriosis peritoneal está basada en el hallazgo cicatricial y fibrótico producido por los focos endometriósicos con sangrado recurrente. Se pueden detectar masas nodulares y bandas fibróticas de baja señal en secuencias en T2 y en T1, donde también es posible detectar islotes de endometrio hiperintensos en T1 dentro de las mismas.

El rendimiento de la RM para detectar nódulos hemorrágicos sobre la superficie peritoneal subcentimétricos es inferior al

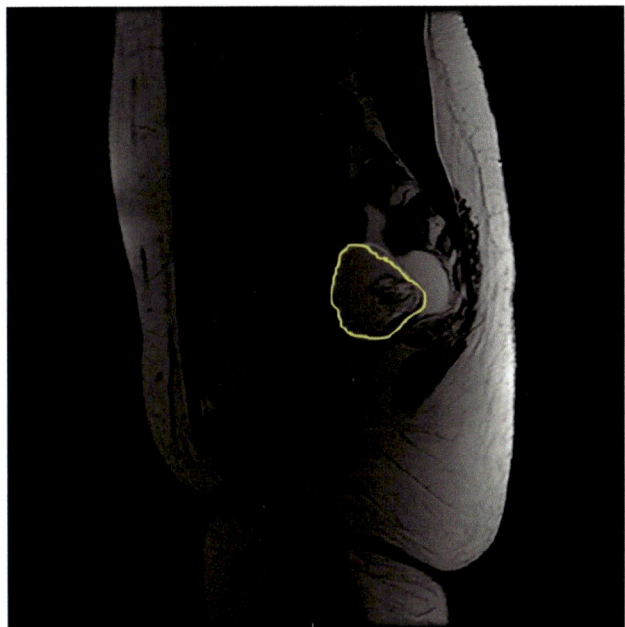

Figura 6-6. Teratoma de ovario derecho en resonancia magnética pélvica con contraste intravenoso. En el ovario derecho, se observa una lesión redondeada de contornos lobulados, de señal heterogénea en la totalidad de los pulsos, con señal predominantemente hiperintensa en secuencia T1 con baja intensidad de señal en las secuencias de saturación grasa (contenido graso) y tejido de partes blandas. Lesión compatible con teratoma maduro en el ovario derecho.

de la laparoscopia. Los implantes pueden realzar con gadolinio, sin embargo, esta característica no es sensible ni específica.

Diagnóstico de patología uterina benigna

Los ultrasonidos constituyen la mejor técnica de imagen para catalogar los miomas uterinos (caracterización, ubicación, relación con endometrio, vascularización, etc.). Sin embargo, la RM mejora la capacidad de localización exacta de los mismos (sensibilidad del 93 % y especificidad del 100 %), así como su relación con la cavidad endometrial, a la vez que permite ver su comportamiento vascular. Además, resulta especialmente útil en aquellos miomas grandes extrapélvicos, en úteros miomatosos en paciente con deseos genésicos y control postoperatorio en cirugía conservadora.

> ❗ Una de las principales indicaciones de los ultrasonidos es en el diagnóstico diferencial de miomas subserosos pediculados y masas anexiales, especialmente cuando no se han podido localizar los ovarios y/o la anatomía está distorsionada; así como en los miomas con degeneración hemorrágica, donde la RM permite una mejor caracterización que los ultrasonidos en caso de no disponer de un ecografista experto.

La adenomiosis se trata de una patología con una elevada prevalencia (30-50 %) y difícil diagnóstico, en la cual la ecografía presenta un papel muy limitado. La RM permite mejorar ostensiblemente el rendimiento diagnóstico de la ecografía (sensibilidad de hasta el 88 % y especificidad de

hasta el 93 %) mediante el hallazgo de un engrosamiento > 10 mm de la zona de unión endometriomiometrial, focos hemorrágicos subendometriales hiperintensos en T1 y estrías radiales subendometriales hiperintensas en T2.

Además, la RM también permite la diferenciación entre leiomiomas y adenomiomas intramiometriales, los cuales presentan una peor definición, suelen ser alargados y con un islote hemorrágico central (**Fig. 6-7**).

Valoración del suelo pélvico

En este caso, se puede realizar una RM donde se le pide a la paciente que realice contracciones y relajaciones de la musculatura del suelo pélvico, para así obtener imágenes mientras la musculatura está relajada, como cuando está contraída. Además, ayuda a seleccionar a las pacientes candidatas a cirugía y a establecer el abordaje adecuado.

Se trata de una técnica que no está demasiado extendida y cada vez más en desuso, debido a que la ecografía transvaginal y transperineal está asumiendo su papel con un rendimiento diagnóstico similar, añadiendo además la posibilidad de una prueba dinámica a tiempo real (prolapso de órganos pélvicos, incontinencia de orina y fecal, así como obstrucciones).

Estudio de la hipófisis

La realización de una RM cerebral va a resultar imprescindible para confirmar o descartar la presencia de un prolactinoma hipofisario en aquellos casos en los que la paciente presente unos niveles séricos de prolactina elevada.

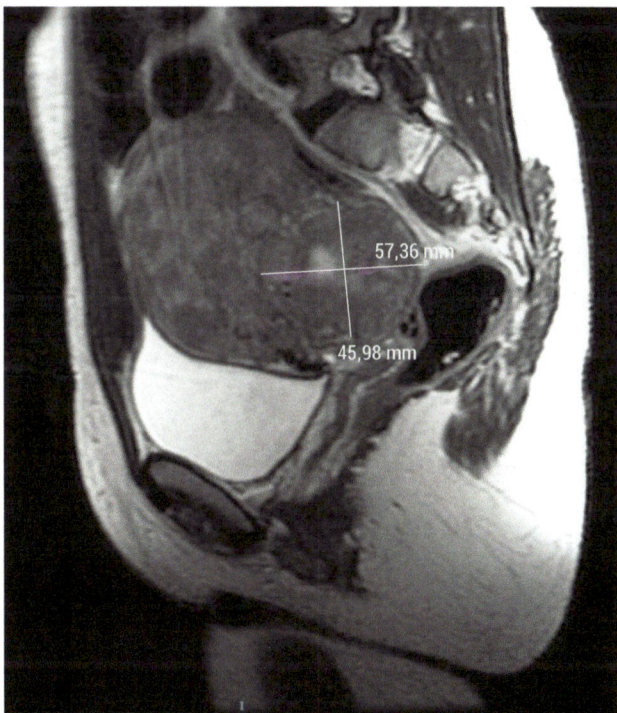

57,36 mm

45,98 mm

Figura 6-7. Útero miomatoso en resonancia magnética con contraste intravenoso. Se observa un útero globuloso, aumentado de tamaño a expensas de numerosos nódulos intramurales compatibles con miomas con tamaños que oscilan entre 1 y 5 cm, siendo el mayor de ellos de 57 x 45 mm en la cara lateral derecha uterina.

Lesiones en pacientes embarazadas

Dado que la TC presenta radiaciones ionizantes, la RM es la prueba de elección en pacientes embarazadas que cursen con dolor pélvico, masas pélvicas o neoplasias.

Estudio de malformaciones fetales cuando la ecografía presente dudas

La RM presenta una serie de ventajas sobre la ecografía, tiene mejor resolución espacial y no está limitada en el caso de oligoamnios, por posición fetal inadecuada o sombras acústicas por la osificación de la calota fetal. Este último punto es especialmente relevante ya que permite estudiar el cerebro fetal con una gran resolución. Entre sus desventajas, la presencia de artefactos por movimientos fetales, baja resolución espacial en el primer trimestre y claustrofobia o incomodidad de la paciente durante el estudio. El American College of Radiology aprobó su seguridad en cualquier trimestre del embarazo, aunque es conveniente esperar al segundo trimestre ya que los tamaños muestrales del primer trimestre son pequeños, y además su resolución es ligeramente menor. Su principal indicación es en el estudio del cerebro fetal, especialmente cuando existe una enfermedad cerebral grave en el embarazo anterior con ecografía normal, alteración que aparece aislada en ecografía, cuando se halla una alteración ecográfica cuyo estudio no se puede completar por limitación de la técnica (obesidad materna o posición fetal) o cuando existe riesgo elevado de anomalías del desarrollo cerebral, por ejemplo en el caso de infecciones o daño isquémico (**Tabla 6-2**).

Detección, estadificación y seguimiento de patología maligna pélvica

En la práctica totalidad de las guías actuales, la RM es universalmente aceptada como la técnica de imagen más fiable y precisa para el diagnóstico, estadificación, planificación terapéutica y seguimiento de los carcinomas de cérvix y vulva, y en menor medida de endometrio.

Cáncer de cérvix

La prueba inicial para valorar la extensión locorregional, así como para planificar el tratamiento del cáncer de cérvix es la RM (**Fig. 6-8**). Además, también es una de las pruebas a realizar para planificar el tratamiento radioterápico posterior, así como la guía para la braquiterapia (de forma preferente mediante RM 3D).

El papel de la RM en el seguimiento queda relegado a la existencia de sospecha de progresión/recidiva tras el examen clínico, siendo especialmente útil para diferenciar cambios inflamatorios secundarios a cirugía y/o radioterapia del tumor residual, así como para descartar la presencia de fístulas.

Cáncer de endometrio

Las técnicas de RM son muy específicas en la evaluación de la invasión profunda del miometrio, la afectación del estroma cervical y las metástasis en los ganglios linfáticos. El rendimiento diagnóstico de la ecografía transvaginal en manos expertas y la RM para detectar la invasión miometrial en el carcinoma de endometrio es similar (**Fig. 6-9**).

Cáncer de vulva

En pacientes con tumor invasivo que afecta clínicamente los tejidos circundantes (tumores ≥ T2) o si el hallazgo es equívoco, se recomienda la evaluación de las estructuras extravulvares (tabiques, uretra, vejiga, vagina, cuello uterino y canal anal) con RM. En centros especializados que cuen-

Tabla 6-2. Principales indicaciones de las pruebas de imagen en la patología benigna del aparato genital femenino	
TC	Patología pélvica urgente: permite descartar un origen digestivo de la lesión (p. ej., torsión ovárica con gran distorsión anatómica, teratomas complicados, enfermedades pélvicas inflamatorias subagudas o pacientes jóvenes o que no han mantenido nunca relaciones sexuales)
RM	• Anomalías congénitas del aparato reproductor femenino • Patología benigna ovárica: 　– Lesiones que sobrepasan los límites de la ecografía transvaginal 　– Teratomas 　– Endometriomas y quistes hemorrágicos • Patología benigna uterina: 　– Miomas 　– Adenomiosis • Estudio de suelo pélvico • Estudio hipofisario • Lesiones abdominales y pélvicas en embarazadas • Estudio fetal (cerebral)

RM: resonancia magnética; TC: tomografía computarizada.

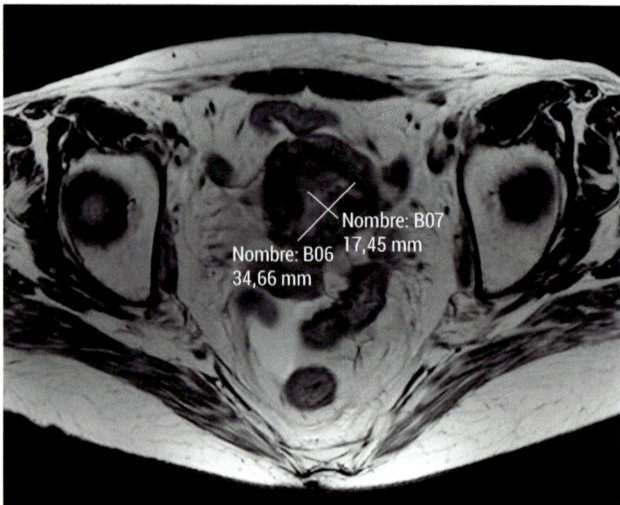

Figura 6-8. Recidiva de cáncer de cérvix en resonancia magnética con contraste intravenoso. Formación infiltrativa de contornos irregulares en proyección de la cavidad endometrial, en la zona del istmo cervical, de señal heterogénea predominante hiperintensa en secuencia T2, con discreto realce heterogéneo en las adquisiciones poscontraste endovenoso, con infiltración miometrial que sobrepasa el 50 % de su espesor, sin compromiso de la serosa vinculable a la enfermedad de base.

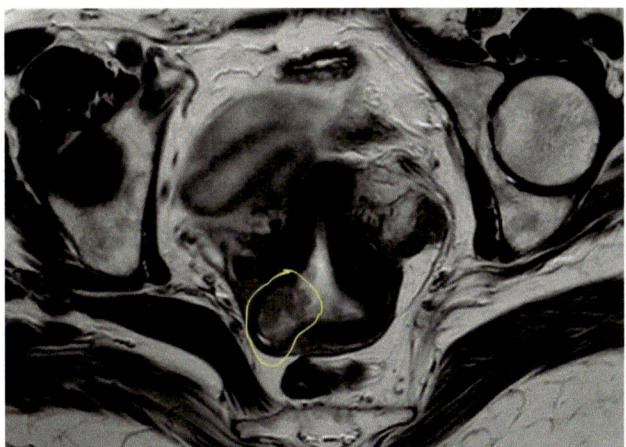

Figura 6-9. Estadificación preoperatoria con resonancia magnética con contraste intravenoso previa a cirugía en paciente con cáncer de endometrio. Se observa un útero en retroversión de tamaño y morfologías normales, identificando un aumento de la cavidad endometrial en el margen lateral derecho del fondo uterino de aproximadamente 26 x 20 mm. Dicha masa muestra una baja señal con respecto al endometrio en secuencias T2 e isointensidad de señal con respecto al endometrio en secuencias T1. La masa disrumpe la línea de unión endometrio-miometrio con una invasión miometrial mayor del 50 %.

tan con un ecografista capacitado disponible, la ecografía transvaginal/transrectal/perineal puede ser una opción para determinar la estadificación local de cáncer de ovario.

Para evaluar la extensión de la enfermedad preoperatoria, así como en las sospechas de recidiva, la RM de cuerpo entero ponderada por difusión parece ir adquiriendo una importancia notable, si bien aún no está muy generalizado su uso.

Leiomiosarcomas

La RM es la segunda prueba a realizar tras la ecografía en el diagnóstico diferencial de los miomas uterinos, especialmente cuando se ven características ecográficas atípicas: masas irregulares, mal definidas, de rápido crecimiento, visión incompleta por ecografía y/o fenómenos degenerativos.

Sin embargo, y a pesar de la mejor resolución que presenta la RM en el estudio de la patología uterina, los estudios hasta la fecha no han podido demostrar una elevada especificidad (alrededor de un 80 %) con tasas de valor predictivo positivo del 67 % y valor predictivo negativo del 83 %. Esto es así ya que la mayoría de los estudios existentes son retrospectivos, de tamaño muestral limitado y con protocolos de estudio muy diversos (diferentes secuencias, empleo o no de contraste y con diferentes protocolos de administración de este).

Cáncer de vagina

De forma similar al cáncer de cérvix, la RM constituye la prueba de imagen inicial a realizar para valorar la extensión locorregional de la enfermedad. Su empleo en el seguimiento también quedará en un segundo plano tras la sospecha de una recidiva mediante exploración física (Tabla 6-3).

TÉCNICAS DE IMAGEN EMPLEADAS EN EL ESTUDIO DE LA MAMA

Las técnicas de imagen constituyen el pilar fundamental sobre el que se apoya el estudio de la patología mamaria, junto con el examen clínico y el estudio anatomopatológico. Además, su manejo requiere, habitualmente, un abordaje multidisciplinar y multiprofesional que asegure un diagnóstico precoz, así como un tratamiento y seguimiento adecuados.

Entre las principales pruebas de imagen mamaria encontramos la mamografía, que es la técnica de elección en el *screening*, la ecografía y la RM.

Existen tres escenarios donde es posible emplear estas técnicas: el cribado radiológico, el diagnóstico locorregional de patología benigna y maligna ante la presencia de signos/síntomas clínicos o ante el hallazgo de una lesión en las pruebas de cribado y el estudio de extensión ante patología maligna.

Cualquiera que sea la prueba de imagen empleada (mamografía, ecografía o RM), sus resultados deben ser traducidos a un idioma común para conocer si existe lesión, su probabilidad de malignidad y la recomendación a seguir para llegar a un diagnóstico probable o definitivo.

Para ello, existe un consenso de ámbito internacional desarrollado en 1992 por el American College of Radiology (ACR) de que las imágenes mamarias sean catalogadas bajo la misma denominación, en función de si hay hallazgos probablemente benignos o malignos; es el denominado sistema de reporte y base de datos de imágenes mamarias (BI-RADS®, Breast Imaging Reporting and Data System). Entre sus objetivos están estandarizar la terminología y sistematización de los informes, catalogar las lesiones en función del índice de sospecha de malignidad y asignar una recomendación sobre la actitud a tomar en cada caso (Tabla 6-4).

La división de la mama en cuatro cuadrantes va a permitir conocer la localización de las lesiones, mientras que la profundidad vendrá determinada en milímetros respecto a la piel, el pezón o el músculo pectoral (Fig. 6-10). Estos datos han de venir reflejados siempre que se encuentre una lesión en cualquiera de las pruebas de imagen realizadas.

La ecografía, principal prueba para el estudio y manejo de la patología del aparato reproductor femenino, presenta un papel secundario en el abordaje de la mama, aunque no es despreciable.

> ! La ecografía de mama es la segunda técnica más empleada después de la mamografía (por las ventajas comentadas previamente en el apartado anterior de estudio del aparato genital femenino) y se puede emplear de forma aislada en el diagnóstico de pacientes sintomáticas y como complemento a la mamografía en los programas de cribado (mejora la precisión diagnóstica). Además, también sirve como guía de los procedimientos intervencionistas (biopsia guiada por ecografía) y en la estadificación ganglionar regional del cáncer de mama.

Tabla 6-3. Resumen de las principales indicaciones de las pruebas de imagen del aparato genital femenino en las neoplasias ginecológicas

	TC	RM
Cáncer de cérvix	• Solo en estadios localmente avanzados o en caso de ganglios clínicamente sospechosos para detección de metástasis ganglionares locales o a distancia • PET-TC: seguimiento posquirúrgico de tumores ≥ IB2, márgenes afectos y planificación de tratamiento	• Estudio de extensión tras diagnóstico • Planificación del tratamiento quirúrgico, radioterápico y de braquiterapia (RM 3D)
Cáncer de endometrio	• Solo en caso de histología de alto grado o sospecha de afectación extrauterina para valorar enfermedad a distancia (TC toracoabdominopélvica) • Seguimiento en pacientes de alto riesgo • PET-TC: si hay recaída	• Estadificación del cáncer de endometrio, especialmente en estadios iniciales, confinados al útero y con histología de bajo grado para valorar la infiltración miometrial y afectación endocervical
Cáncer de ovario	• Siempre indicada tras el diagnóstico para la valoración de una enfermedad local y a distancia • Tras cirugía para la revaluación de enfermedad residual previamente a quimioterapia • En el seguimiento, si hay sospecha clínica y/o elevación de marcadores tumorales • PET-TC: estadios avanzados y/o recidivas	• No se aplica
Leiomiosarcomas	• En caso de lesiones altamente sospechosas y/o confirmadas por anatomía patológica tras cirugía (para valorar una enfermedad local y a distancia) • En el seguimiento, solo si sospecha de una recaída por exploración física	• Segunda prueba a realizar si hay duda diagnóstica tras una ecografía vaginal para mejorar la aproximación diagnóstica
Cáncer de vulva	• Solo en estadios ≥ IB y en pacientes no candidatas a cirugía primaria para la valoración del estado ganglionar local y a distancia • Cáncer de vulva tratadas con radioterapia ± quimioterapia para valorar una posible cirugía • PET-TC: tumores localmente avanzados, recurrentes o ante sospecha de enfermedad a distancia	• Posible uso para la valoración del estado ganglionar local en pacientes no candidatas a cirugía primaria (igual que la TC)
Cáncer de vagina	• Solo en estadios localmente avanzados o en caso de ganglios clínicamente sospechosos para la detección de metástasis ganglionares locales o a distancia (TC o PET-TC)	• Estudio de extensión tras diagnóstico • Planificación del tratamiento quirúrgico, radioterápico y de braquiterapia (RM 3D)

3D: tridimensional; PET: tomografía por emisión de positrones; RM: resonancia magnética; TC: tomografía computarizada.

Tabla 6-4. Código BI-RADS®

Categoría	Probabilidad de malignidad	Hallazgo	Recomendación
BI-RADS® 0	No aplicable	Incompleto/no valorable (no hay estudios previos para comparar, información incompleta, mala calidad de imagen o posición incorrecta)	Necesidad de estudios complementarios para establecer un diagnóstico de sospecha
BI-RADS® 1	0%	Normal	Seguimiento habitual según la edad y los factores de riesgo
BI-RADS® 2	0%	Benigno	Seguimiento habitual según la edad y los factores de riesgo
BI-RADS® 3	< 2%	Probablemente benigno (p. ej., asimetrías focales, calcificaciones groseras, nódulos bien delimitados)	Control cada 6 meses durante un mínimo de 2 años
BI-RADS® 4	2-95% A: riesgo bajo (2-9%) B: riesgo moderado (10-49%) C: riesgo elevado (50-95%)	Sugestivo de malignidad	Considerar biopsia
BI-RADS® 5	> 95%	Altamente sospechoso de malignidad	Realizar biopsia o cirugía
BI-RADS® 6	100%	Carcinoma confirmado por anatomía patológica	Tratamiento

BI-RADS®: sistema de reporte y base de datos de imágenes mamarias (Breast Imaging Reporting and Data System).

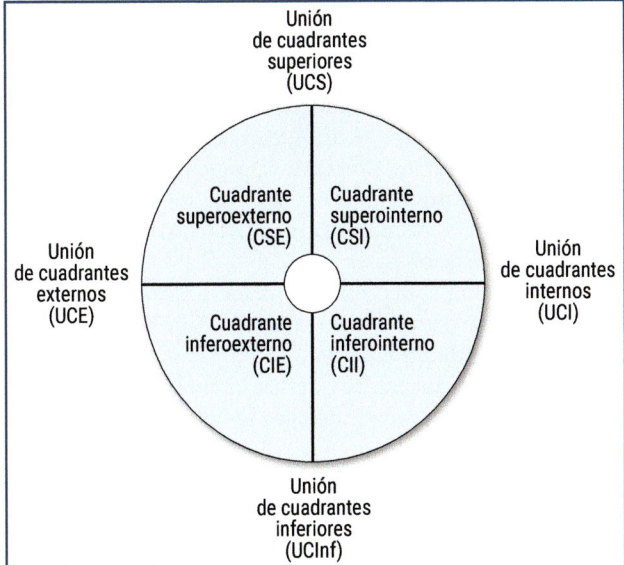

Figura 6-10. División en cuadrantes de la mama derecha.

Sus principales indicaciones como prueba principal no secundaria a la mamografía son las siguientes:

- Joven sintomática por debajo de los 30 años con antecedentes familiares de primer grado o menor de 35 años sin antecedentes familiares. Esta indicación se fundamenta en que el tejido mamario joven es muy denso y, por tanto, las lesiones no son visibles en su mayoría por mamografía, y en la baja incidencia del cáncer de mama en la población joven (< 1 %).
- Estudio del varón joven con sospecha de ginecomastia.
- Estudio de patología mamaria durante el embarazo y la lactancia.
- Prueba inicial en el estudio de la mama en presencia de patología inflamatoria (mastitis) y en pacientes portadoras de prótesis mamarias.
- En el seguimiento postratamiento del cáncer de mama, la ecografía es la técnica de elección para el estudio del lecho quirúrgico tras mastectomía.
- Guía de procedimientos intervencionistas.

De forma complementaria, la ecografía se puede emplear tras la mamografía en los siguientes supuestos:

- Caracterización de una lesión visualizada por mamografía, sobre todo para diferenciar una lesión quística de otra sólida, y en este último caso, ver si existen datos morfológicos de malignidad. Además, la ecografía también puede detectar focos adicionales no detectados por la mamografía.
- Estudio de lesión palpable con mamografía negativa, lo que ocurre en un 10 % de los casos.
- Estudio ganglionar local tras alta sospecha de malignidad o diagnóstico confirmado de carcinoma (debe incluir también un estudio de fosa supraclavicular y de axila).
- Estudio del lecho de tumorectomía tras cirugía conservadora del cáncer de mama.

La sonoelastografía es otra de las pruebas que se pueden realizar con un equipo ecográfico mamario. Esta aporta infor-

mación sobre la dureza y elasticidad de las lesiones mamarias en comparación con el tejido que las rodea y eso se traduce en una imagen con distintas gradaciones y combinaciones de color. Para ello, solo es necesario aplicar una fuerza de compresión sobre las lesiones, pero nunca debe valorarse de forma aislada, sino siempre en el contexto de la información aportada por la ecografía. Los tejidos de mayor dureza y poca elasticidad en principio se relacionan con malignidad.

A continuación, se comentarán las principales pruebas de imagen no ecográficas empleadas en el estudio de la mama y su indicación en cada uno de estos tres principales escenarios anteriormente comentados.

Mamografía

Consiste en el estudio de la mama mediante el empleo de rayos X, los cuales son transmitidos y atenuados a través del tejido mamario y absorbidos por un dispositivo que formará las imágenes sobre una película (analógico) o un monitor (digital). Los mamógrafos digitales presentan mejor resolución de contraste, especialmente en mamas densas, así como posibilidad de procesamiento, intercambio entre equipos o centros, almacenamiento y además precisan menor radiación; sin embargo, tienen peor resolución espacial, lo cual compensan con su sistema de procesado.

Diversos estudios no han podido demostrar que ninguno de los dos tipos (analógico y digital) sea mejor para la detección del cáncer de mama, aunque algunos estudios sí parecen indicar una mayor tasa de detección de cáncer con el mamógrafo digital en mujeres jóvenes, premenopáusicas y perimenopáusicas (**Fig. 6-11**).

> **!**
> - La mamografía constituye la principal prueba de imagen para el estudio de la patología mamaria y es la única prueba aceptada para el cribado mamario.
> - Su utilización ha permitido disminuir la mortalidad por cáncer de mama hasta en un 30 %. Su sensibilidad y especificidad, que se encuentran entre un 70-95 % y un 80-99 % respectivamente, van a estar influenciadas por la densidad mamaria (a mayor densidad, menor sensibilidad y especificidad), la edad de la paciente (a mayor edad, mayor sensibilidad y especificidad) y la experiencia del radiólogo. Hasta un 10 % de las neoplasias pueden no ser detectadas en mamas densas, por lo que siempre va a ser necesario un método complementario como la ecografía y la RM para hacer una correcta valoración en este grupo de pacientes.

La compresión mamaria es necesaria para aumentar el contraste de la imagen, reducir la dosis de radiación, obtener una penetración de los rayos X más homogénea, disminuir el movimiento, así como la superposición de los tejidos, y permitir, en definitiva, una mejor calidad de imagen. La dosis de radiación recidiva se corresponde con unos 0,7 milisiévert (mSv), dosis que equivaldría a 12 semanas de exposición a la radiación ambiente.

El estudio mamográfico convencional consta de dos proyecciones por cada mama: craneocaudal y oblicua mediolateral (**Fig. 6-12**). Es muy importante que se realicen estas dos proyecciones para no pasar por alto hasta un 20 % de las neoplasias. Además, existen otras proyecciones adicionales o complementa-

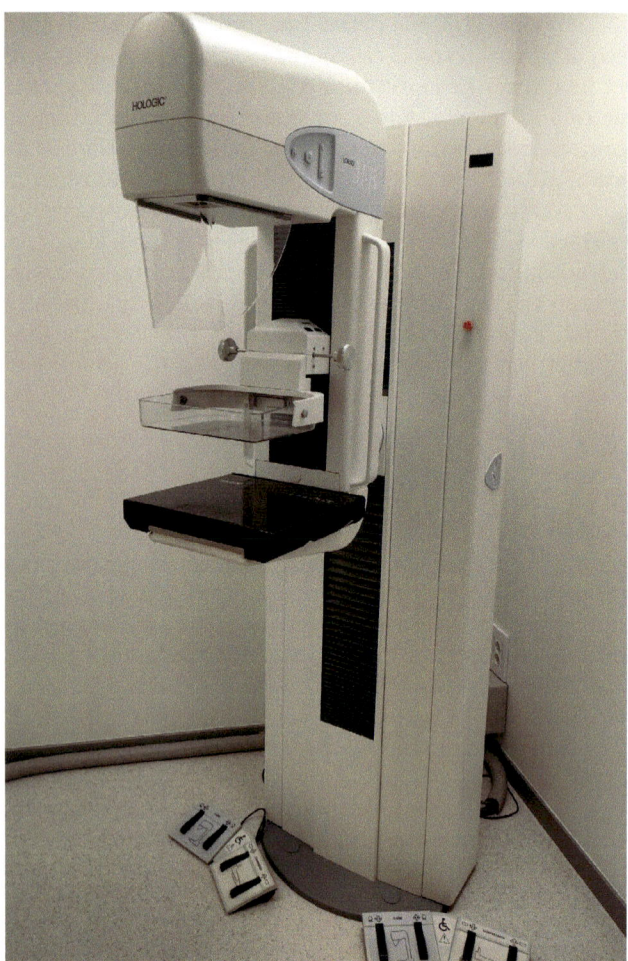

Figura 6-11. Mamógrafo analógico.

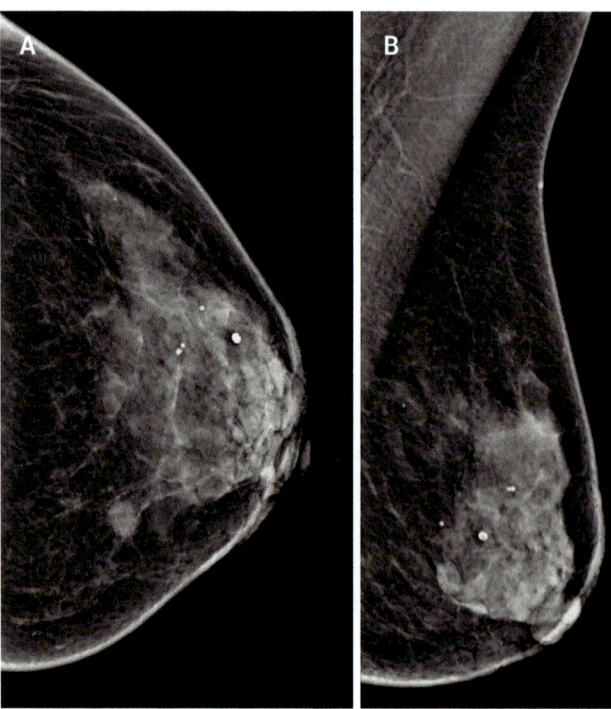

Figura 6-12. Proyecciones mamarias básicas del cribado mamográfico. **A)** Proyección craneocaudal. **B)** Proyección oblicua media lateral.

rias que se pueden realizar para ayudar a interpretar las lesiones visualizadas en las dos proyecciones anteriores:

- La compresión focalizada, al evitar el tejido mamario superpuesto, mejora la visibilidad de los márgenes de un nódulo, y confirma o descarta la presencia de una distorsión arquitectural.
- La proyección magnificada mejora la visualización de las microcalcificaciones.
- La proyección lateral ofrece una localización más real de las lesiones y permite una mejor visualización de las calcificaciones intralobulillares.
- Proyecciones exageradas externas como la «del valle» para detectar lesiones muy internas o la «axilar».

La densidad mamaria por mamografía se define, según la última clasificación BI-RADS® en:

- Clase a: mamas casi completamente grasas.
- Clase b: mamas con áreas de densidad glandular dispersas.
- Clase c: mamas heterogéneamente densas, lo que puede ocultar pequeños nódulos.
- Clase d: mamas extremadamente densas, lo que disminuye la sensibilidad de la mamografía.

Las imágenes más representativas y frecuentes que se pueden encontrar en la mamografía y que van a estar asociadas a lesiones benignas y malignas son:

- **Nódulo o masa**: lesión ocupante de espacio visible en al menos dos proyecciones. Se define en función de su densidad, márgenes, forma, etc. Son rasgos morfológicos compatibles con malignidad los nódulos de forma mal definida (irregulares) con bordes espiculados, mientras que los nódulos de morfología regular y bien delimitados suelen estar asociados a lesiones benignas como fibroadenomas, quistes y papilomas.
- **Asimetría**: definida en relación con la misma área en la mama contralateral. Se identifica en las dos proyecciones, pero a diferencia del nódulo, carece de bordes y de una clara delimitación. Suele estar asociada a islote de tejido glandular normal, aunque en ocasiones debe descartarse malignidad, especialmente si va asociada a microcalcificaciones, seudonódulos o cambia de morfología en los siguientes controles (Tabla 6-5).
- **Distorsión arquitectural**: incluye líneas o especulaciones, retracciones o desestructuración del parénquima adyacente. Puede estar asociada a procesos benignos, como necrosis grasa, cicatrices de cirugías previas, radioterapia y/o procesos infecciosos/inflamatorios (mastitis), así como a patología maligna (carcinomas *in situ* e infiltrantes).
- **Calcificaciones**: hallazgo frecuente en las mamografías de las pacientes de edad avanzada y hasta en un 60 % de los cánceres de mama. En el primer caso, se trata de calcificaciones groseras, grandes y redondeadas, de disposición lineal, siguiendo el trayecto de los vasos sanguíneos, consecuencia directa del proceso de envejecimiento de las

Tabla 6-5. Clasificación de las asimetrías en la 5ª edición del BI-RADS®

Tipos	Características	Categoría
Asimetría	Visible en una única proyección	BI-RADS® 1
Asimetría global	Visible en más de una proyección. Extensión mayor que un cuadrante	BI-RADS® 2
Asimetría focal	Visible en más de una proyección. Extensión menor que un cuadrante	BI-RADS® 3
Asimetría en crecimiento/desarrollo	Asimetría focal de nueva aparición, más evidente o que ha aumentado respecto a mamografías previas	BI-RADS® 4B

BI-RADS®: sistema de reporte y base de datos de imágenes mamarias (Breast Imaging Reporting and Data System).

paredes del sistema vascular. En el segundo caso, cuando se asocian a malignidad, surgen unas microcalcificaciones (de tamaño entre 0,1 y 1 mm) que pueden aparecer agrupadas, pleomórficas, lineales finas y/o ramificadas, y se deben a calcificaciones intraductales en el interior de las áreas de necrosis tumoral o calcificaciones de la secreción mucosa producida por determinados tumores malignos (Fig. 6-13).

Es importante conocer que la mayoría de estos hallazgos no van a ser visibles mediante ecografía (a excepción de los nódulos, quistes o masas), por que la prueba de imagen indicada para hacer de guía en la toma de biopsias percutáneas va a depender de qué prueba de imagen permita ver y localizar mejor la lesión.

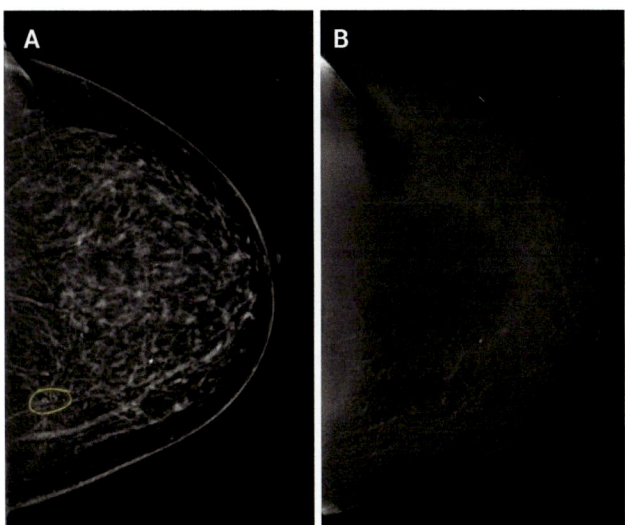

Figura 6-13. Mamografías. **A)** Mamografía craneocaudal con contraste intravenoso (proyección de baja energía), donde se observan microcalcificaciones amorfas de distribución lineal, localizadas en la unión de cuadrantes internos de la mama izquierda. Con código de clasificación 4 del sistema de reporte y base de datos de imágenes mamarias (BI-RADS®, Breast Imaging Reporting and Data System). **B)** Imagen combinada tras aplicar el algoritmo de sustracción, donde se muestra un patrón de captación de fondo mínimo difuso bilateral y simétrico. No se identifican áreas de captación incrementada con contraste intravenoso en el resto del parénquima.

La mamografía con contraste se trata de una modalidad radiológica emergente, basada en el fenómeno hipermetabólico y de angiogénesis de las células tumorales. En el cáncer de mama, se crean microvasos y, debido a su alta porosidad, el medio de contraste intravenoso inyectado difunde rápidamente al medio intersticial del espacio tumoral, el cual se realza. Han surgido dos modalidades de uso de esta técnica: la *mamografía con realce de contraste con técnica de sustracción temporal*; y la segunda, basada en la adquisición de imágenes a diferentes energías, denominada *mamografía con realce de contraste espectral o de energía dual*.

Sus principales aplicaciones son las mismas que la mamografía convencional:

- Diagnóstico de lesiones palpables.
- Diagnóstico de lesiones se baja sospecha de malignidad, especialmente cuando la mamografía y la ecografía no son concluyentes. Es este caso, el rendimiento de la mamografía con realce de contraste espectral se ha demostrado igual al de la RM.
- Estudio complementario de lesiones malignas de reciente diagnóstico.
- Valoración de la respuesta al tratamiento quimioterápico neoadyuvante y seguimiento posquirúrgico en sustitución a la RM.
- Pacientes no aptas para el estudio por RM.

La mamografía va a ser de utilidad en tres circunstancias: en pacientes con síntomas/signos mamarios, en el cribado de cáncer de mama y en el seguimiento especial en pacientes de riesgo.

Paciente con síntomas/signos mamarios

Ante la presencia de un nódulo palpable, dolor (mastalgia no cíclica), secreción patológica (verdosa, blanquecina o sanguinolenta), modificación cutánea y/o del complejo aréola-pezón y cambios en la forma o simetría de las mamas, se debe realizar una prueba de imagen mamaria, la cual va a depender fundamentalmente de la edad de la paciente, así como de su riesgo personal de cáncer de mama:

- Pacientes mayores de 35 años o entre 30 y 35 años, con antecedentes de familiares de primer grado con cáncer de mama: se inicia un estudio con mamografía y, por supuesto, se complementará con ecografía siempre y cuando sea necesario (si se precisa mayor información y/o lesión no visible en mamografía).
- Pacientes menores de 30 años (con o sin antecedentes familiares de cáncer de mama) o entre 30 y 35 años sin antecedentes de cáncer de mama: se iniciará un estudio con ecografía. La mamografía quedará relegada a una lesión sospechosa o no visible en ecografía. Las pacientes entre 30 y 35 años constituyen un rango de edad donde no existe un consenso uniforme entre las diferentes sociedades científicas sobre qué prueba realizar inicialmente, por lo que queda aceptada tanto la ecografía como la mamografía.

Cribado de cáncer de mama

El cribado mamográfico ha conseguido, además de reducir la mortalidad por cáncer de mama, detectar tumores de pequeño tamaño sin afectación ganglionar, lo que a su vez ha permitido realizar cirugías más conservadoras, menos agresivas y con un gran impacto en la calidad de vida de las pacientes.

El Sistema Nacional de Salud contempla el cribado de cáncer de mama entre los 45-50 años hasta los 70, de forma bienal.

Las pacientes portadoras de prótesis mamarias (estéticas o terapéuticas) siguen el mismo cribado basado en mamografía que las pacientes sin prótesis. En este caso, se va a presentar una mayor dificultad técnica, y es necesario un grado de compresión menor para evitar la rotura de la prótesis.

Las mamografías con prótesis retroglandulares van a presentar una mayor dificultad técnica y de interpretación, al verse el tejido glandular mamario comprimido entre la piel y la prótesis.

En las pacientes con prótesis mamarias, además de las proyecciones habituales, se realiza la maniobra de Eklund, que consiste en traccionar la mama hacia fuera y desplazar la prótesis contra la pared torácica, para intentar comprimir la mayor parte de tejido mamario y evitar que partes más profundas del mismo no puedan ser evaluadas (se asume que hasta un 25 % del tejido mamario puede llegar a no ser visible).

Tan solo se saldrán del cribado mamográfico las siguientes pacientes portadoras de prótesis:

• Si la mujer rechaza hacérsela una vez informada (no se le indicará ninguna otra prueba de imagen).
• Si refiere prótesis de tipo PIP (sigla que proviene del nombre de compañía francesa Poly Implant Prothèse que las fabrica).
• Si refiere o presenta síntomas de contractura capsular de la prótesis estética grado III o IV de la escala de Baker (**Tabla 6-6**).

Seguimiento especial en pacientes de riesgo

Existen grupos con un riesgo aumentado de padecer cáncer de mama, por lo que en estos, las mamografías se van a realizar de forma más periódica y con una edad de comienzo más temprana:

• Pacientes de familiares con cáncer de mama: las pacientes consideradas de alto riesgo (mutación en el gen *BRCA*, familiar de primer grado afecto), se van a realizar controles mamográficos anuales partir de los 25-35 años (dependiendo de la edad de diagnóstico del familiar más joven afecto, los controles comenzarán unos 5-10 años antes). La ecografía se empleará de forma complementaria, y la RM, de forma alterna con la mamografía en caso de mutación genética de alto riesgo conocida (*BRCA* positiva).
• Lesiones mamarias de alto riesgo de cáncer (hiperplasia ductal con atipia, hiperplasia ductal sin atipia en posmenopáusicas o con antecedentes familiares, neoplasia lobulillar o lesión papilar): en estos casos, se realizará una exploración física anual y mamografía bianual hasta los 40 años, exploración física y mamografía anuales entre los 40 y los 50 años y exploración anual con seguimiento en el programa de cribado mamario hasta los 70 años.
• Enfermedad de Hodgkin y tratamiento con radioterapia antes de los 30 años: también en casos de cáncer infantil y/o radioterapia a altas dosis. La indicación será comenzar con exploración y mamografía anuales 8 años tras terminar la radioterapia, alternado con RM.

La tomosíntesis mamaria consiste en una variación de la mamografía digital donde el tubo de rayos X se desplaza en un arco de giro completo, obteniendo así muchas imágenes de la mama en poco tiempo y realizando una posterior reconstrucción de la misma de forma similar a una TC (imágenes en 2D y 3D). Tiene el inconveniente de que emplea una mayor tasa de radiación, aunque menor a la permitida para una mamografía convencional (3 miligray), pero la gran ventaja es que incrementa la tasa de detección del cáncer de mama (especialmente en mamas densas) y disminuye la necesidad de biopsias innecesarias (se estima que disminuye hasta en un 20 % los falsos positivos y negativos de la mamografía).

Gracias a que evita la superposición de los tejidos, permite establecer mejor los márgenes de los nódulos e identificar los bordes mal definidos y/o espiculados que pueden quedar enmascarados en la mamografía, especialmente en caso de mamas densas. Esto permite detectar un mayor número de cánceres infiltrantes y cicatrices esclerosantes complejas. Además, no precisa comprimir la mama, tan solo inmovilizarla.

Como desventajas, se pueden encontrar los artefactos producidos por movimientos y calcificaciones, así como los requerimientos de un entrenamiento específico de los técnicos y una interpretación más lenta, debido al mayor número de imágenes que leer.

La forma más extendida de realizar la tomosíntesis es en combinación con la mamografía digital, aunque en algunos centros se realiza solo como prueba complementaria para resolver dudas de la mamografía (**Fig. 6-14**).

Resonancia magnética mamaria

Su realización requiere que la paciente se coloque sobre la camilla en decúbito prono sobre una bobina mamaria, dispositivo que tiene las aberturas para los senos y se encarga de recibir las señales magnéticas emitidas por ambas mamas (**Fig. 6-15**).

Tabla 6-6. Clasificación de la intensidad de la contractura capsular en prótesis mamarias. Escala de Baker	
Grado	**Características de la mama**
I	Mama blanda y apariencia normal
II	Mama firme, pero apariencia normal
III	Mama firme y anormal (distorsión visible y se puede palpar el implante)
IV	Mama dura con gran distorsión en su forma, puede resultado doloroso

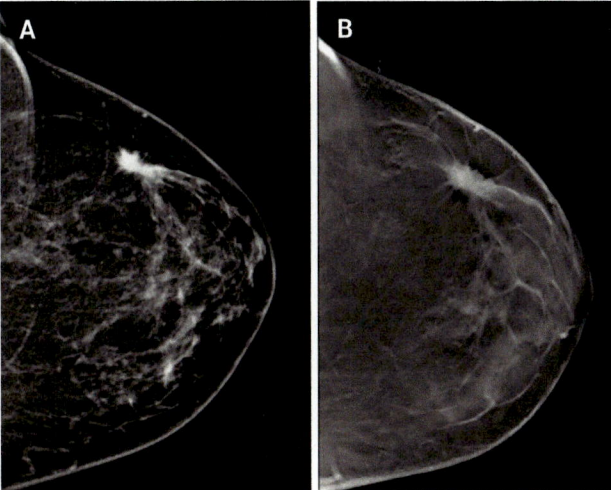

Figura 6-14. Imágenes de mama. **A)** Mamografía craneocaudal de mama izquierda con contraste intravenoso, donde se visualiza un nódulo captante de bordes irregulares en el cuadrante superoexterno de 38,9 x 26,4 mm junto con captación heterogénea de fondo catalogado como código de clasificación 5 del sistema de reporte y base de datos de imágenes mamarias (BI-RADS®, Breast Imaging Reporting and Data System). **B)** La misma imagen de tomosíntesis mamaria.

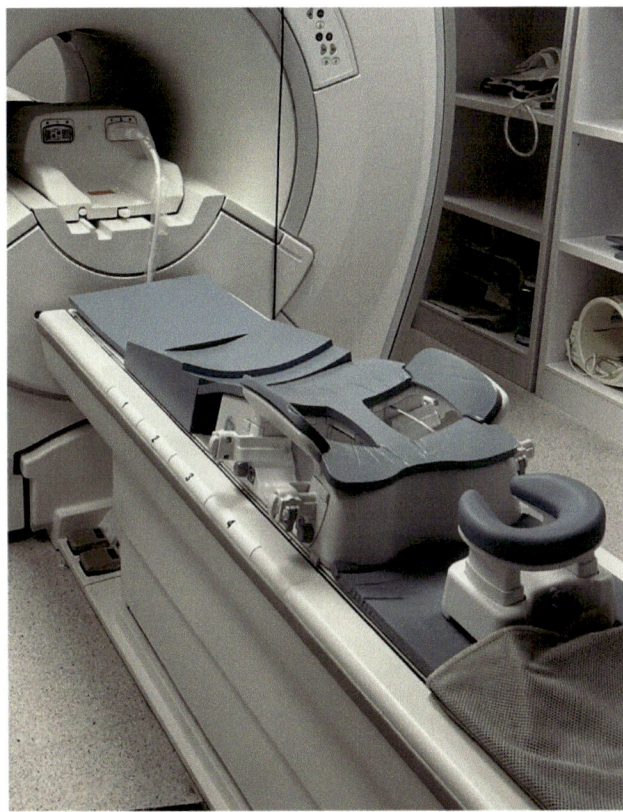

Figura 6-15. Bobina mamaria.

> ❗ La RM mamaria es la prueba con mayor sensibilidad para la detección del cáncer de mama (90-100 %), sin embargo, su especificidad ronda el 70-75 %, lo que obliga a asociarla a las demás pruebas (mamografía y ecografía) y usarla como complemento, no como sustituta.

Algunas lesiones benignas como los fibroadenomas presentan unos fenómenos de realce muy similares a las neoplasias, por lo que pueden ser confundidos. Tiene una sensibilidad cercana al 100 % para el carcinoma ductal infiltrante, disminuyendo de forma importante en la detección del carcinoma ductal *in situ* y del carcinoma lobulillar. Es importante que sus hallazgos sean correlacionados con los de la mamografía y la ecografía, con el fin de llegar a un diagnóstico de presunción adecuado. También existen sistemas de biopsia dirigida por RM para aquellos hallazgos visibles únicamente mediante esta prueba.

Su mecanismo de detección de lesiones malignas está basado en la neoangiogénesis tumoral, por ello, su empleo requiere la administración de un contraste paramagnético, como es el gadolinio (a excepción de la valoración de las prótesis mamarias en pacientes sin sospecha de cáncer que no requiere contraste) (Fig. 6-16). El realce de las lesiones por contraste en la RM dinámica se cuantifica en curvas cinéticas, analizando la captación cada 2-3 minutos.

Las lesiones malignas se caracterizan por un realce de contraste rápido tras la administración del gadolinio, generando un realce heterogéneo que posteriormente se lava de forma rápida. Estos criterios se suman a los criterios de clasificación BI-RADS®, para así poder catalogar las lesiones con mayor precisión.

Es importante conocer un tipo de imagen específica de la RM, que son las áreas de realce no asociadas a lesiones visibles. Se suelen corresponder con áreas de tejido glandular mamario que pueden ser simétricas, asimétricas, con

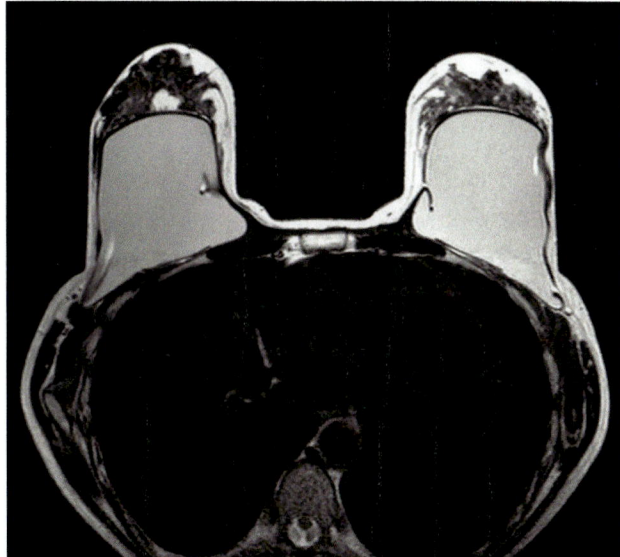

Figura 6-16. Resonancia magnética mamaria con contraste intravenoso bilateral. Implantes retropectorales bilaterales con mínimo seroma periprotésico bilateral. En la mama derecha, se visualizan al menos cuatro focos de realce nodular tras la administración de contraste, que se correlacionan con focos hipointensos en T2, en una localización paraareolar externa profunda, la unión de cuadrantes externos, el cuadrante inferior externo y la unión de cuadrantes inferiores. La lesión dominante se encuentra en íntimo contacto con la cápsula externa de la prótesis. Con código de clasificación 5 del sistema de reporte y base de datos de imágenes mamarias (BI-RADS®, Breast Imaging Reporting and Data System).

patrón homogéneo, heterogéneo, etc., y suelen requerir evaluación mediante ecografía y, en muchas ocasiones, biopsia dirigida.

La densidad del tejido glandular mamario se clasifica, al igual que en la mamografía, en cuatro categorías (a, b, c y d). Además, existe el patrón de realce de fondo, el cual es considerado por el sistema BI-RADS® como una característica normal del tejido mamario independiente del ciclo menstrual, estado hormonal y la cantidad de tejido, aunque acepta que es más prominente en mujeres jóvenes con mamas densas, y en la segunda mitad del ciclo, en mujeres premenopáusicas.

Las principales indicaciones de la RM en el estudio mamario son:

- Estadificación preoperatoria locorregional del cáncer de mama: para la valoración del tamaño tumoral, la multifocalidad y la multicentricidad, la valoración de componente intraductal extenso, las cadenas ganglionares, la afectación por contigüidad a estructuras vecinas, como la parrilla costal, la piel, el complejo aréola-pezón, etc., así como de la mama contralateral.
- Complemento a la mamografía y ecografía en casos dudosos o no concluyentes: como puede ocurrir en las mamas densas y en asimetrías de difícil evaluación.
- Diagnóstico diferencial entre recidiva tumoral y cambios posquirúrgicos: se recomienda realizarla entre 6 y 12 meses tras la cirugía y 18 meses tras la radioterapia. La necrosis grasa es una causa frecuente de falsos positivos en estas pacientes.
- Estadificación posquirúrgica: antes de 28 días tras la cirugía.
- Localización exacta de la lesión cuando no es posible por otras pruebas de imagen.
- Evaluación de prótesis mamarias: especialmente cuando ha existido un cáncer de mama, para distinguir entre cicatriz y recidiva.
- Búsqueda de carcinoma oculto: en caso de metástasis axilares positivas con pruebas de imagen negativas (mamografía y ecografía), la RM ha demostrado la existencia de un tumor primario hasta en un 88 % de los casos.
- Evaluar una respuesta a quimioterapia neoadyuvante.
- Pacientes con mutación genética conocida (*BRCA*): en estos casos, el uso de la RM se alternará con la mamografía anualmente. Sin embargo, en caso de hallazgos patológicos en la RM, estos se deben confirmar con una mamografía y ecografía, dado el elevado número de falsos positivos en RM (especificidad subóptima).

Para compensar su baja especificidad, se han desarrollado nuevas aplicaciones y secuencias entre las que se pueden distinguir las siguientes:

- **Secuencias de difusión**: se basa en el principio de la difusión del agua, la cual es diferente en los tejidos normales que en los tumores. Puede ser realizada sin aumento del tiempo de examen y utiliza una secuencia específica de imágenes ecoplanares sin contraste intravenoso. El coeficiente de difusión aparente (CDA) es el valor utilizado

para cuantificar esa movilidad de las moléculas de agua, y es característico para cada tejido: se afecta por la densidad celular de las lesiones, la estructura de los tumores y su microvascularización. La disminución del CDA refleja una mayor celularidad y, por tanto, menor movimiento del agua y de su difusión, lo que provoca una caída del CDA. Por ello, los tumores presentan un CDA más bajo, al contrario de las lesiones benignas como los quistes. Tiene una baja resolución espacial, por lo que no es muy útil para evaluar lesiones pequeñas. Algunos estudios están demostrando su utilidad en la detección de micrometástasis, dado que los ganglios infiltrados presentan una mayor celularidad y, por tanto, menor difusión del agua y CDA más bajo.
- **La espectroscopia**: es una técnica que estudia los perfiles metabólicos de los tejidos. Detecta y cuantifica las señales de RM de ciertas moléculas que se encuentran en concentraciones más bajas que el agua. En el cáncer de mama, se emplea el biomarcador denominado *pico de fosfocolina* para clasificar las lesiones como benignas o malignas.

Tomografía por emisión de positrones-tomografía computarizada

El uso de la PET-TC no está extendido en el caso del cáncer de mama, tan solo estaría indicado en los siguientes casos:

- Estadificación preoperatoria en pacientes con alto riesgo de metástasis en sustitución a la TC o gammagrafía ósea: carcinoma inflamatorio, estadios IIB o IIIA operable.
- Estudio de metástasis ganglionares por encima del nivel Berg II (ganglios infraclaviculares).
- Pacientes con sospecha de recurrencia con pruebas de imagen negativas y aumento de marcadores tumorales.
- Pacientes que van a ser sometidas a quimioterapia neoadyuvante. Con el fin de evaluar la respuesta al tratamiento, es necesario contar con una PET previa al inicio del mismo y otro al finalizarlo.
- Otras situaciones clínicas con indicación relativa son: la planificación radioterápica, la valoración de respuesta a la quimioterapia o la evaluación de masas dudosas tras una RM.

> **!** La mamografía continúa siendo hoy en día la prueba de imagen más importante en el estudio de la patología mamaria y la única aceptada en los programas de cribado poblacional. Otras pruebas, como la ecografía y la RM, tienen su indicación en contextos y condiciones muy concretas, además de su papel complementario a la mamografía, fundamental en el diagnóstico de lesiones benignas y malignas (**Fig. 6-17**).

Otras pruebas de imagen en el estudio de la mama

En la actualidad, se están desarrollando pruebas basadas en medicina nuclear para mejorar el diagnóstico de lesiones mamarias y ayudar a determinar con mayor exactitud la extensión de un cáncer de mama. Son las denominadas *mamografías mediante imagen molecular PET*. Su papel se

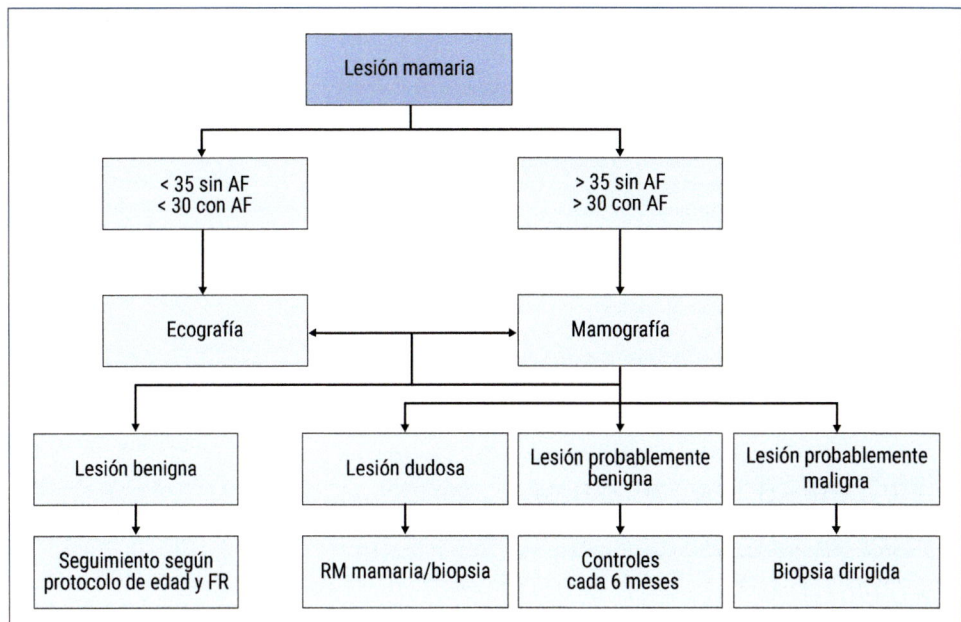

Figura 6-17. Algoritmo de decisión en caso de detección de lesión mamaria.
AF: antecedentes familiares; FR: factores de riesgo; RM: resonancia magnética.

centra en mejorar el estudio preoperatorio de las pacientes con cáncer de mama, para ver si es posible detectar nuevos focos tumorales y ayudando a definir la naturaleza benigna/maligna de las lesiones. Sin embargo, a pesar de que presenta una elevada sensibilidad, así como valor predictivo positivo, no ha mostrado diferencias estadísticamente significativas hasta el momento con las otras pruebas de imagen mamarias (mamografía y RM).

PUNTOS CLAVE

- Las principales pruebas complementarias en el estudio del aparato reproductor femenino son la TC y la RM, que a pesar de presentar la misma sensibilidad que la ecografía transvaginal, presentan una serie de desventajas que las obligan a desempeñar un papel secundario.
- La principal limitación de la TC es la incapacidad para distinguir la naturaleza benigna o maligna de las lesiones.
- En la patología pélvica urgente, la TC va a permitir realizar un adecuado diagnóstico diferencial de posibles orígenes no ginecológicos, así como valorar su extensión y afectación abdominoperitoneal. Además, puede ser la prueba inicial a realizar en niñas y mujeres que no han mantenido relaciones sexuales, en las que la ecografía transvaginal no es posible.
- La TC en la ginecología oncológica tiene un papel principal en el momento del diagnóstico inicial para la valoración de la extensión de la enfermedad a distancia, salvo en estadios muy iniciales con factores pronóstico de bajo riesgo.
- La PET-TC constituye una alternativa a la TC, especialmente en las sospechas clínicas o analíticas de recidiva tumoral con resultados del resto de pruebas de imagen dudosos, ya que permite discernir con mayor exactitud la naturaleza maligna de la lesión gracias al metabolismo expresado por la FDG.

- La RM va a tener un papel fundamental en la caracterización de las lesiones ováricas cuando existen dudas con la ecografía y en la valoración de las imágenes miometriales (tanto miomas como adenomiosis) en los casos en los que no se dispone de un ecografista experto.
- La RM es de gran utilidad como prueba en el momento del diagnóstico inicial para la valoración de la extensión locorregional de pacientes con cánceres de vulva y cérvix, así como para la caracterización y delimitación de la lesión sospechosa de posible recidiva de cara a una indicación y planificación quirúrgica.
- La mamografía sigue siendo la prueba principal para el estudio de la patología mamaria y para el cribado radiológico mamario.
- La tomosíntesis mamaria suele ser empleada de forma conjunta con la mamografía para aumentar su sensibilidad y especificidad.
- La RM mamaria, a pesar de tener sus indicaciones, continúa presentando un papel secundario a la mamografía, siendo de especial utilidad en la valoración de las lesiones dudosas tras mamografía y ecografía y en el estudio de extensión preoperatorio.

BIBLIOGRAFÍA

Acea B, Adrover E, Aguinaga M, Alés JE, Algara M, Apesteguía L, et al. Manual de práctica clínica en senología. 2ª ed. Madrid: Fundación Española de Senología y Patología Mamaria; 2012.

Anastasi E, Gigli S, Ballesio L, Angeloni A, Manganaro L. The complementary role of imaging and tumor biomarkers in gynecological cancers: an update of the literature. Asian Pac J Cancer Prev. 2018;19(2):309-17.

Cibula D, Raspollini MR, Planchamp F, Centeno C, Chargari C, Felix A, et al. ESGO/ESTRO/ESP Guidelines for the management of patients with cervical cancer – Update 2023. Int J Gynecol Cancer. 2023;33(5):649-66.

Concin N, Matias-Guiu X, Vergote I, Cibula D, Mirza M, Marnitz S, et al. ESGO/ESTRO/ESP guidelines for the management of patients with endometrial carcinoma. Int J Gynecol Cancer. 2021;31(1):12-39.

Elmor J, Lee C. Screening for breast cancer: strategies and recommendations. UpToDate 2024 [consultado el 9 de septiembre de 2024]. Disponible en: https://www.uptodate.com.

Esserman L, Joe B. Diagnostic evaluation of suspected breast cancer. UpToDate. 2023 [consultado el 9 de septiembre de 2024]. Disponible en: https://www.uptodate.com.

Frutos FJ, Hijona JJ, Espejo S, Torres JM. Indicaciones de la resonancia magnética en el diagnóstico ginecológico. Prog Obstet Ginecol. 2010;53:308-14.

Frutos FJ, Seguí MA, Nieto JA, Palma A, Olloqui E. Técnicas de diagnóstico por la imagen en cáncer de mama. Cir Andal. 2012;23:18-24.

Gong Y, Wang Q, Dong L, Jia Y, Hua C, Mi F, et al. Different imaging techniques for the detection of pelvic lymph nodes metastasis from gynecological malignancies: a systematic review and meta-analysis. Oncotarget. 2017;8(8):14107-25.

Huete A, Craig J, Vial MC, Farías M, Tsunekawa H, Cuello M. Rol de la imagenología en el proceso diagnóstico de la patología ginecológica benigna. Rev Chil Obstet Ginecol. 2016;81:63-85.

Joe B. Clinical features, diagnosis, and staging of newly diagnosed breast cancer. UpToDate 2023 [consultado el 9 de septiembre de 2024]. Disponible en: https://www.uptodate.com.

Lotter W, Diab AR, Haslam B, Kim JG, Grisot G, Wu E, et al. Robust breast cancer detection in mammography and digital breast tomosynthesisi using an annotation-efficient Deep learning approach. Nat Med. 2021;27(2):244-9.

Luczynska E, Kojs Z. Diagnostic imaging in gynecology. Gineckologia Pol. 2022;93(1):63-9.

Manoharan D, Das C, Aggarwal A, Gupta A. Diffusion weighted imaging in gynecological malignancies - present and future. World J Radiol. 2016;8(3):288-97.

Martínez P, Etxano J. Tomosíntesis de mama: una nueva herramienta en el diagnóstico del cáncer de mama. Radiología. 2015;57:3-8.

Michielsen K, Dresen R, Vanslembrouck R, De Keyzer F, Amant F, Mussen E, et al. Diagnostic value of whole body diffusion-weighted MRI compared to computed tomography for pre-operative assessment of patients suspected for ovarian cancer. Eur J Cancer. 2017;83:88-98.

Nout R, Calaminus G, Planchamp F, Chargari C, Lax S, Martelli H, et al. ESTRO/ESGO/SIOPe Guidelines for the management of patients with vaginal cancer. Int J Gynecol Cancer. 2023;33(8):1185-202.

Oonk M, Planchamp F, Baldwin P, Mahner S, Mirza M, Fisherová D, et al. European Society of Gynaecological Oncology Guidelines for the Management of Patients with Vulvar Cancer - Update 2023. Int J Gynecol Cancer. 2023;33(7):1023-43.

Ren W, Chen M, Qiao Y, Zhao F. Global guidelines for breast cancer screening: A systematic review. Breast. 2022;64:85-99.

Ribelles C, Sánchez MA, Pamies J. Contrastes yodados de utilización en radiología. Radiología. 2014;56:12-20.

Rocha AM, Mera D. Tomosíntesis de la mama: estado actual. Radiología. 2019;61:274-85.

Sociedad Española de Ginecología y Obstetricia. Oncoguía SEGO: Cáncer de cuello uterino. Guías de práctica clínica en cáncer ginecológico y mamario. Madrid: SEGO; 2018.

Sociedad Española de Ginecología y Obstetricia. Oncoguía SEGO: Cáncer de endometrio. Guías de práctica clínica en cáncer ginecológico y mamario. Madrid: SEGO; 2023.

Sociedad Española de Ginecología y Obstetricia. Oncoguía SEGO: Cáncer escamoso invasor de vulva. Guías de práctica clínica en cáncer ginecológico y mamario. Madrid: SEGO; 2023.

Sociedad Española de Ginecología y Obstetricia. Oncoguía SEGO: Cáncer infiltrante de mama. Guías de práctica clínica en cáncer ginecológico y mamario. Madrid: SEGO; 2017.

Sociedad Española de Ginecología y Obstetricia. Oncoguía SEGO: Cáncer de ovario. Guías de práctica clínica en cáncer ginecológico y mamario. Madrid: SEGO; 2022.

Sociedad Española de Ginecología y Obstetricia. Oncoguía SEGO: Sarcoma uterino. Guías de práctica clínica en cáncer ginecológico y mamario. Madrid: SEGO; 2023.

Timmerman D, Planchamp F, Bourne T, Landolfo C, Du Bois A, Chiva L, et al. ESGO/ISUOG/IOTA/ESGE Consensus Statement on pre-operative diagnosis of ovarian tumors. Int J Gynecol Cancer. 2021;31(7):961-82.

Travieso MM, Rodríguez M, Alayón S, Vega V, Luzardo OP. Mamografía con realce de contraste mediante técnica de energía dual. Radiología. 2014;56:390-9.

Cirugía ginecológica

7

M. Romero Domínguez y L. Nieto Pascual

OBJETIVOS

- Conocer las diferentes vías de abordaje en cirugía ginecológica.
- Definir las indicaciones, contraindicaciones y limitaciones de cada técnica.
- Saber identificar y prevenir las principales complicaciones en cirugía ginecológica.

INTRODUCCIÓN

La cirugía ginecológica ha experimentado una notable evolución a lo largo de la historia, adaptándose a los avances científicos y tecnológicos.

En la antigüedad, ya se llevaban a cabo intervenciones ginecológicas.

Registros médicos encontrados en el antiguo Egipto, como el Papiro de Kahun y el Papiro de Ebers, que datan de 1800 a. de C. describen la extirpación de tumores pélvicos. Del mismo modo, existe constancia de que, en la Antigua Grecia, se realizaron intervenciones quirúrgicas ginecológicas, como la extracción de miomas uterinos, así como nuevas técnicas quirúrgicas para la reparación de fístulas vesicovaginales y rectovaginales durante el siglo XIX.

Ya en el siglo XX, la introducción de anestesia general y la asepsia permitieron la realización de procedimientos más complejos y prolongados, como la histerectomía.

A finales de este siglo, aparece la cirugía laparoscópica, que convierte los procedimientos quirúrgicos en menos dolorosos, con menores cicatrices y con una recuperación más rápida que la cirugía abierta.

Tras ello, en las últimas décadas, la cirugía robótica ha permitido al cirujano una mayor comodidad durante la cirugía, manteniendo una alta precisión y destreza, si bien sus indicaciones aún están en definición.

A principios del siglo XXI, se desarrolla la cirugía endoscópica transluminal a través de orificios naturales-vaginal (V-NOTES, *vaginal-natural orifice transluminal endoscopic surgery*), que hace referencia a la capacidad de realizar intervenciones quirúrgicas a través de la vagina sin realizar incisiones en la pared abdominal, representando un avance en la búsqueda de abordajes quirúrgicos cada vez menos invasivos, sumando la baja morbilidad del abordaje vaginal y laparoscópico.

CIRUGÍA LAPAROTÓMICA

Es un procedimiento quirúrgico en el que se realiza una incisión en la pared abdominal para acceder a la cavidad abdominal. Se realiza este tipo de incisión cuando se requiere un acceso amplio y directo a los órganos pélvicos y abdominales.

Indicaciones

Se indica en casos de: histerectomía, anexectomía, salpingectomía, ligadura tubárica, quistectomía, cáncer ginecológico, endometriosis, miomas, enfermedad inflamatoria pélvica, prolapso de órganos pélvicos, cesárea, malformaciones uterinas y rotura uterina, entre otros.

Posición

La posición de la paciente suele ser en decúbito supino, con los brazos a 90° con respecto al eje longitudinal del cuerpo. Las piernas deben estar separadas, sobre perneras en semiflexión, por dos motivos: la vía vaginal no debe ser despreciada ante una posible necesidad; y el acceso al recto debe tenerse presente en cirugías oncológicas avanzadas.

Preoperatorio

Es similar en todas las técnicas quirúrgicas. Tiene como objetivo preparar a la paciente de manera adecuada para la intervención quirúrgica y maximizar los resultados positivos del procedimiento minimizando complicaciones.

Es esencial abordar aspectos generales de la salud de la paciente, lo que implica corregir condiciones médicas preexistentes, como la anemia, la desnutrición, hábitos perjudiciales (tabaquismo, alcoholismo, etc.) o cualquier otra enfermedad que pueda comprometer la recuperación y el éxito de la intervención.

> ! Se debe establecer una buena planificación quirúrgica, con adecuada preparación y anticipación a potenciales riesgos asociados. Esto implica contar con un equipo médico multidisciplinar que pueda brindar apoyo en caso de ser necesario, como cirujanos de otras especialidades, en función de las características y requerimientos específicos del procedimiento, además de tener en cuenta la disponibilidad de recursos y equipamiento necesarios para llevar a cabo la cirugía de manera segura y eficiente.

Las principales recomendaciones son:

- La paciente debe ser informada de la técnica quirúrgica a realizar, así como de sus beneficios y riesgos, y firmar un consentimiento informado por escrito con suficiente antelación para permitir a la paciente revisar y comprender completamente la información proporcionada.
- Valorar el riesgo anestésico y quirúrgico según la patología concomitante y la técnica quirúrgica a realizar.
- Valoración de patología asociada y medicación.
- Valoración de anemia preoperatoria: lo recomendable es que la hemoglobina se encuentre en valores de 13 g/dL, aunque valores de 11 o 12 g/dL se pueden considerar aceptables, por debajo de estos valores, suele instaurarse tratamiento con hierro vía oral, y por debajo de 8 g/dL, puede valorarse una transfusión sanguínea; los niveles absolutos de hemoglobina deberán valorarse junto a la repercusión clínica y hemodinámica de la paciente. El hierro intravenoso puede utilizarse en valores cercanos a 8 g/dL que no presenten repercusión clínica o hemodinámica, o que esta sea leve.
- Tromboprofilaxis: estaría justificado el uso protocolizado de heparina de bajo peso molecular (HBPM) si no está prevista la deambulación en las primeras 12 horas de postoperatorio, o en aquellas pacientes con factores de riesgo de trombosis.
- Preparación intestinal previa a la cirugía: no presenta indicaciones actualmente ni siquiera en la prevención de una posible resección intestinal. En este último supuesto, los antibióticos orales profilácticos quedan a criterio del cirujano.
- Ayuno de 2 horas para líquidos claros como el agua: se recomienda evitar la ingesta de comidas ligeras de hasta 6 horas antes del procedimiento, así como de 8 horas para alimentos sólidos. Esta consideración ayuda a disminuir el riesgo de broncoaspiración durante el procedimiento. La evidencia en torno a la rehabilitación mejorada después de cirugía (ERAS, *enhanced recovery after surgery*) también en ginecología recomienda la sobrecarga con hidratos de carbono 2 horas antes de la cirugía para reducir la resistencia insulínica y el estrés quirúrgico.
- Antibioterapia: debe comenzar 1 hora antes de la cirugía; si esta dura más de 3 horas, hay que administrar una segunda dosis. Del mismo modo, se administrará una segunda dosis si se produjera una pérdida hemática de más de 1.500 mL. El tipo de antibiótico quedará determinado por el tipo de cirugía y su protocolo específico (limpia, limpia-contaminada, contaminada, sucia).

- Manejo de la ansiedad preoperatoria: ya que aumenta la percepción de dolor y la estancia hospitalaria. Son de elección las benzodiacepinas de acción corta. Hay que evitar las de acción media o larga acción, ya que se relacionan con extubaciones más prolongadas y con tasas inferiores de recuperación cognitiva precoz.
- Glucocorticoides: se recomienda la administración preoperatoria intravenosa de glucocorticoides (dexametasona 4 mg), ya que disminuye la incidencia de complicaciones perioperatorias.
- Temperatura corporal: se recomienda la prevención de la hipotermia (temperatura por debajo de 36 °C). Se puede realizar un calentamiento previo a la cirugía, monitorización de la temperatura central, uso de mantas de aire conectivo en cirugías de más de 2 horas de duración y calentamiento de fluidos intravenosos.
- Control de hiperglucemia perioperatoria: la glucemia perioperatoria debe ser monitorizada y tratada adecuadamente con insulina, evitando glucemias mayores de 180 mg/dL. Este control deberá incluir estrategias de prevención de infección de herida quirúrgica.

Checklist o lista de verificación

Es una herramienta para garantizar la seguridad del paciente y prevenir errores durante el procedimiento quirúrgico. Consiste en una lista de verificación que se completa antes, durante y después de la cirugía para asegurar que se han realizado todas las acciones necesarias y se han considerado todos los aspectos importantes.

Incluye elementos como la confirmación de la identidad del paciente, la identificación del sitio y del procedimiento quirúrgico a realizar, la disponibilidad de los equipos y materiales necesarios, la administración adecuada de antibióticos profilácticos y otros medicamentos, así como la comunicación efectiva entre el equipo quirúrgico (**Tabla 7-1**).

Incisiones en pared abdominal

Las incisiones más frecuentes en cirugía ginecológica abierta son (**Fig. 7-1**):

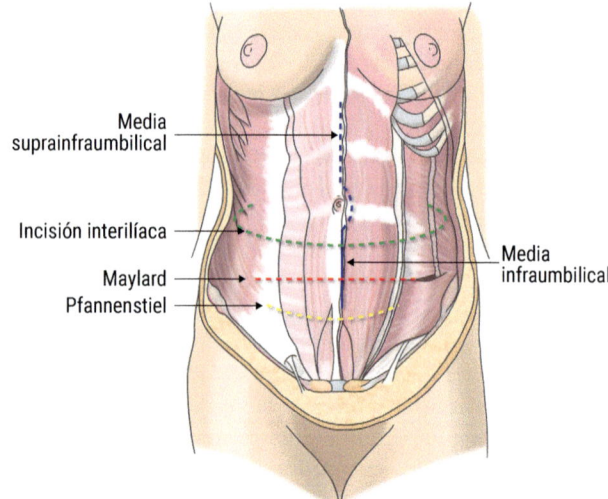

Media suprainfraumbilical

Incisión interilíaca

Maylard

Pfannenstiel

Media infraumbilical

Figura 7-1. Incisiones más frecuentes en cirugía ginecológica abierta.

Tabla 7-1. Clasificación Altemeier y de La National Research Council (NRC) del grado de contaminación de la cirugía		
Tipo de cirugía	**Comentarios**	**Riesgo de infección**
Limpia	Aquella que no es traumática, no tiene inflamación, es programada, con cierre directo y sin drenaje, o con drenaje cerrado. Se ha respetado todas las técnicas de asepsia y no involucra el sistema respiratorio, genitourinario, orofaríngeo o digestivo	1-5%
Limpia-contaminada	Cirugía urgente, programa sin infección previa de: zona genitourinaria, gastrointestinal, biliar o traqueobronquial con derrame mínimo de sus contenidos. Reintervención en los 7 primeros días postoperatorios mediante cirugía limpia	5-15%
Contaminada	Cuando existe derrame franco de una víscera hueca al campo quirúrgico, cirugía de inflamación aguda no purulenta, trasgresión mayor de la técnica quirúrgica. Traumatismo penetrante con menos de 4 horas de evolución y/o injertos de heridas crónicas	15-25%
Sucia	Perforación o rotura preoperatoria de los tractos orofaríngeo, gastrointestinal, traqueobronquial o biliar. Traumatismo de más de 4 horas de evolución. Abscesos o infecciones con supuración purulenta	40-60%

- **Laparotomía media infraumbilical**: se realiza una incisión en la línea media del abdomen, desde el ombligo hasta la región púbica. Durante la cirugía, se secciona la piel, la capa de tejido celular subcutáneo y la fascia superficial, hasta llegar a la aponeurosis. A continuación, y abriendo a través de la línea alba, aparece la grasa preperitoneal; si esta capa es delgada, es posible orientarse identificando el ligamento umbilical medio que se sitúa sobre el peritoneo. Previamente a la entrada en el peritoneo, se coloca a la paciente en posición de Trendelenburg, para que las asas intestinales se desplacen hacia la parte craneal.
- **Incisión de Pfannenstiel**: la incisión cutánea se realiza en un pliegue de la piel sobre la sínfisis púbica. Normalmente mide 12 cm de longitud y está situada a unos 2-3 cm sobre la sínfisis del pubis. Se continúa la incisión en la grasa y la fascia superficial. Después se hace una incisión transversa en la fascia, si esta es extensa, se corta también una pequeña porción de músculo oblicuo interno y transverso del abdomen. Se debe ligar las ramas de la arteria epigástrica inferior, que discurre entre ambos músculos. El tejido denso de la línea alba se seccionará. Tras separar los músculos rectos de la aponeurosis, se abre el peritoneo por la línea media. Para evitar lesiones vesicales, es recomendable abrir primero el peritoneo en sentido craneal y, posteriormente, en sentido caudal.
- **Incisión de Joel-Cohen**: incisión transversa recta, 3 cm por debajo de las espinas ilíacas anterosuperiores; la incisión se profundiza con el bisturí solo en el centro, hasta alcanzar la aponeurosis de los rectos, y se abre en el centro con una extensión aproximada de 4 cm, que posteriormente se amplía con tijeras, por debajo de los tejidos subcutáneos a ambos lados de la incisión. La *técnica de Misgav-Ladach* utiliza una disección roma, asociándose a menos lesiones vasculares y a menor hemorragia. Está más indicada en pacientes delgadas, resulta menos conveniente si se necesita un buen campo quirúrgico o si la paciente es obesa.
- **Incisión de Maylard**: se utiliza para mejorar los campos laterales de la pelvis, es una incisión transversa en la zona subumbilical, a 3-8 cm por encima de la sínfisis del pubis. Los vasos epigástricos son identificados por debajo del borde de cada músculo recto para ser ligados, tras lo cual se seccionan los músculos rectos transversalmente. El peritoneo es abierto y seccionado de forma transversal.

Complicaciones y desventajas de la vía laparotómica

La vía laparotómica presenta las siguientes desventajas:

- Infección de la herida quirúrgica.
- Mayor riesgo de tromboembolia.
- Mayor riesgo de hernia.
- Mayor riesgo de sangrado.
- Mayor estancia hospitalaria.
- Mayor tiempo de recuperación para la vida habitual.

Cierre de pared abdominal

Se realiza por planos anatómicos. Habitualmente no se cierra el peritoneo; en otras ocasiones, se puede cerrar de forma individualizada o junto con la fascia. Pueden aproximarse o no los músculos rectos, si hay defectos de estos, pueden suturarse. El cierre adecuado de la fascia mediante la técnica *small bytes* (puntos pequeños), es la única medida que ha demostrado claramente la prevención en los defectos de pared. Si el espesor del tejido celular subcutáneo es mayor a 2 cm, debe valorarse su sutura. En el cierre de la piel, se pueden utilizar grapas, sutura intradérmica o transdérmica (**Fig. 7-2**).

Drenajes

No se recomienda el uso de drenajes de forma rutinaria. Se colocan cuando existe riesgo de sangrado o retención de fluidos. Es necesario comprobar su correcto funcionamiento valorando el tipo de material evacuado: sangre, linfa, orina, pus, aire, etc., así como su cantidad.

El tiempo que permanece el drenaje varía según el tipo de cirugía, la evolución de cada paciente, la naturaleza del material evacuado y la indicación de su colocación.

Según su finalidad, se pueden distinguir (**Tabla 7-2**):

- *Profilácticos*: cuando se presupone que puedan existir fugas y/o colecciones.
- *Terapéuticos*: cuando es necesario evacuar colecciones o fugas.
- *Diagnósticos*: cuando se emplean para conocer la naturaleza y la cantidad del material drenado.

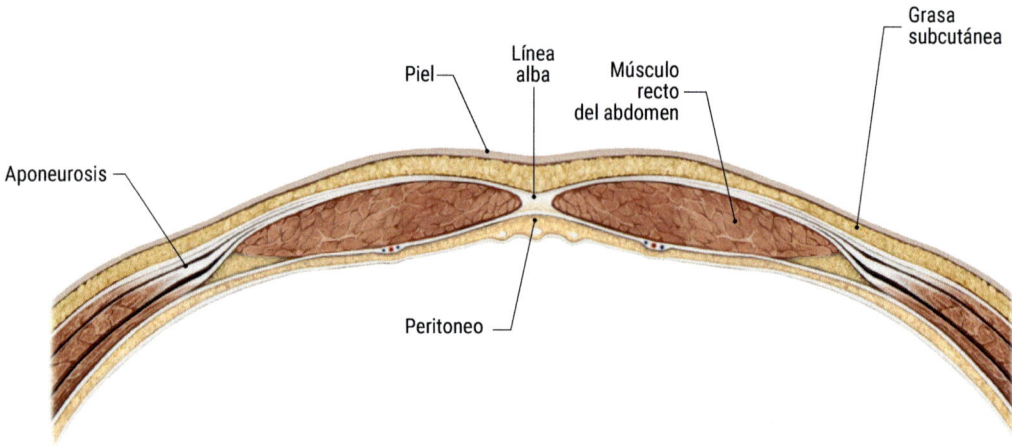

Figura 7-2. Capas de la piel en la zona abdominal.

Tabla 7-2. Tipos de drenaje

Pasivos → Actúan conforme a fuerzas naturales		Activos → Cuentan con mecanismo propio de succión	
Capilaridad	Filiformes (hilos de nailon)	Tubos de drenaje	Jackson-Pratt
	Gasa en mecha		Redon/Blake
	Tejadillo		Tubo de tórax con trócar
	Penrose		Pleurocath®
Gravedad	Kehr	Sistema de drenaje con vacío	Pera de goma o bulbo
	Pleural		Colector rígido
	Axion		Fuelle
	Robinson		Drenaje torácico o Pleur-Evac®

Cuidados postoperatorios

Los cuidados postoperatorios son medidas y acciones dirigidas a garantizar una pronta y exitosa recuperación después de una cirugía. Estos cuidados se enfocan en proporcionar atención personalizada y adaptada a las necesidades individuales de cada paciente. Se implementan estrategias como los programas de recuperación intensificada o rehabilitación multimodal, también conocidos como ERAS, los cuales se basan en la evidencia científica para brindar los cuidados necesarios. El objetivo principal de estos programas es reducir el tiempo de hospitalización y el período de convalecencia, así como prevenir la aparición de complicaciones postoperatorias. Se basan en:

- Alimentación precoz: preferiblemente durante las primeras 24 horas y con inicio de la tolerancia de forma progresiva.
- Profilaxis del íleo paralítico (se desarrolla más adelante).
- Analgesia multimodal: manteniendo un buen control del dolor para favorecer la movilización precoz. Hay que tener en cuenta que el máximo dolor suele presentarse en las primeras 24 horas y después disminuye progresivamente. Habitualmente, primero se pautan vía intravenosa, para pasar a la vía oral cuando se tolere de manera adecuada.
- Movilización precoz: preferiblemente en las primeras 24 horas de la cirugía.

- Retirada de sondaje vesical: preferiblemente en las primeras 24 horas de la cirugía.
- Fluidoterapia restrictiva: debe ser ajustada a las pérdidas para evitar sobrecargas. Se retira una vez conseguida la tolerancia oral.
- Tromboprofilaxis: en todas las pacientes, se recomiendan las medidas no farmacológicas como medias de compresión, deambulación precoz, hidratación adecuada y evitar catéteres intravenosos en miembros inferiores. En casos donde existan dificultades para la movilización precoz o presenten factores de riesgo, habrá que administrar HBPM tras 12 horas de la cirugía. La pauta deberá ser individualizada para cada paciente, se acepta que para un postoperatorio favorable y riesgo moderado de trombosis con bajo riesgo de sangrado, podría mantenerse entre 7 y 10 días hasta que la paciente deambule con normalidad.

En pacientes con alto riesgo de trombosis o con cáncer ginecológico que vayan a someterse a una cirugía mayor, la tromboprofilaxis debe comenzar previamente a la intervención quirúrgica (siempre y cuando no exista un riesgo mayor de sangrado); hay que mantener su pauta de tromboprofilaxis al menos durante 28 días. En caso de iniciar la tromboprofilaxis de forma preoperatoria a dosis profiláctica y precisar anestesia neuroaxial, esta deberá demorarse hasta pasadas 12 horas de la inyección de la HBPM. También es necesario esperar al menos 6 horas para su administración en caso de anestesia neuroaxial o movilización de catéter epidural.

> ! La dosis de la medicación utilizada en el postoperatorio no tiene un consenso claro en cuanto a su ajuste en pacientes con bajo peso o índice de masa corporal (IMC) inferior a 40. Sin embargo, en pacientes con obesidad mórbida (IMC superior a 40-50), se recomienda dividir la dosis correspondiente en dos partes y administrarlas cada 12 horas. Esto se debe a que dosis elevadas administradas cada 24 horas pueden aumentar el riesgo de hemorragia, especialmente durante los primeros días después de la cirugía.

- Cuidados de la herida quirúrgica: el apósito que se coloca sobre la herida puede ser retirado dentro de las primeras 24-48 horas después de la cirugía y, por lo general, no es necesario cubrir nuevamente la herida. Se recomienda lavar la herida diariamente con agua o suero, y es beneficioso reiniciar la higiene diaria lo más pronto posible.
- Fisioterapia respiratoria: se recomienda la aplicación de técnicas de fisioterapia respiratoria, incluyen ejercicios como la respiración profunda y el uso de un dispositivo de espirometría incentiva. Se debe realizar durante 10 minutos cada 2 horas, especialmente en pacientes que presenten insuficiencia respiratoria, obesidad, personas de edad avanzada o aquellos que deban permanecer en reposo prolongado en cama.

Cuando se dé el alta, es fundamental aconsejar a las pacientes que eviten realizar esfuerzos físicos intensos, como levantar pesos, durante un período de 4-6 semanas después de la cirugía. Esto ayuda a prevenir la tensión excesiva en la zona intervenida y favorece la cicatrización óptima.

En el caso de las pacientes sometidas a una histerectomía total, es necesario hacer hincapié en la importancia de abstenerse de tener relaciones sexuales con penetración hasta que se realice una revisión médica y se haya confirmado que el manguito vaginal ha cerrado completamente.

Complicaciones quirúrgicas generales

A continuación, se detallan las complicaciones quirúrgicas generales.

Infección de herida quirúrgica

Se estima que la tasa de infecciones de herida quirúrgica en ginecología es de un 5 % . Existen diferentes tipos según su afectación:

- Superficial: piel y tejido celular subcutáneo.
- Profunda: va más allá de la piel, tejidos blandos profundos, fascia y músculos.
- De órgano y espacio: compromete al órgano y espacio en los que se realizó la cirugía.

Para identificar una infección en la herida quirúrgica, hay que observar los signos, como la presencia de material purulento, la formación de abscesos en el área o el aislamiento de microorganismos causantes. En caso de sospecha, se debe iniciar un tratamiento antibiótico empírico. Sin embargo, no se considera una infección de herida quirúrgica la presencia de celulitis, infección en los puntos de sutura o en el sitio de salida de un drenaje.

La flora bacteriana causante de la infección varía según el tipo de cirugía realizada. En cirugías limpias, predominan los cocos grampositivos como *Staphylococcus aureus* y los estafilococos coagulasa negativos. En cirugías limpias-contaminadas y contaminadas, se encuentran bacterias de origen entérico como *Enterococcus* spp. y *Escherichia coli*.

Existen factores de riesgo que aumentan la probabilidad de desarrollar una infección de herida quirúrgica, como el tipo de cirugía realizada, la manipulación por parte del cirujano y estancias prolongadas en el hospital superiores a 7-8 días.

Lesión de nervio periférico

El daño en los nervios periféricos es debido principalmente a la compresión, la tracción y la abducción exagerada de las extremidades (**Figs. 7-3** y **7-4**; **Tablas 7-3** y **7-4**).

Las manifestaciones clínicas son: parestesias, hipoestesia, anestesia, debilidad y dolor en la zona de afectación. Suele manifestarse durante los 7 primeros días posteriores al procedimiento, y presentan una recuperación casi en su totalidad en los 6 primeros meses.

Su prevención se basa en la colocación de la paciente en la posición adecuada, minimizando la tracción, la hiperextensión y la compresión, evitando posiciones forzadas y favoreciendo una posición neutra. Es importante el uso de materiales de acolchado y relleno, así como las correas de sujeción para que el paciente no se deslice.

> ! La cirugía robótica presenta más riesgo de afectación de nervio periférico que la cirugía laparoscópica.

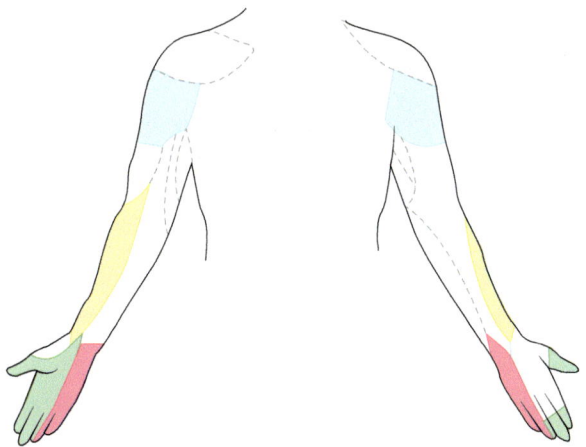

Figura 7-3. Inervación sensitiva del miembro superior. Nervio musculocutáneo (borde lateral del antebrazo), nervio axilar (área del hombro), nervio mediano (palmar lateral) y nervio cubital (palmar y dorsal medial).

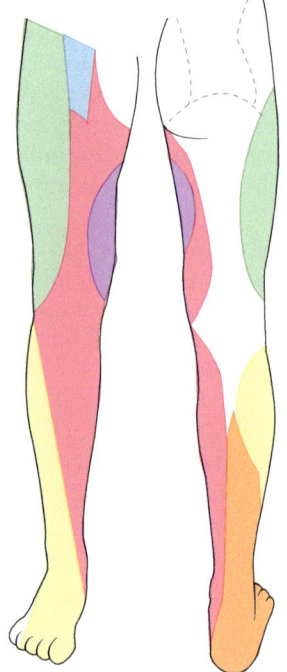

Figura 7-4. Inervación sensitiva del miembro inferior. Se han marcado los troncos nerviosos con lesiones referidas en las publicaciones científicas. Nervio genitofemoral (área genital y superomedial del muslo), nervio obturador (medial de muslo), nervio femoral (anteromedial de muslo y pantorrilla) y nervio ciático (lateral de pantorrilla y pie).

Lesión de los nervios ileohipogástrico e ileoinguinal

Pueden dañarse por atrapamiento nervioso postincisión de Pfannenstiel, por inclusión del nervio al suturar la aponeu-

rosis, la tracción del nervio durante el proceso de cicatrización o una lesión directa que resulta en la formación de un neuroma.

Suele presentarse como dolor en la zona abdominal baja, acompañada de sensación quemante en la cicatriz quirúrgica, dolor tipo peso, o irradiarse hacia la región vulvar o la cara anterior del muslo. El dolor puede aparecer de forma inmediata después de la cirugía o meses o años más tarde. El tratamiento consiste en el bloqueo anestésico, que puede proporcionar alivio temporal o permanente. Como medida preventiva, se puede limitar la extensión de la incisión aponeurótica y curvar la incisión transversalmente con los extremos hacia arriba (**Fig. 7-5**).

Fiebre postoperatoria

Dependiendo del tiempo que tarde en aparecer, hay que tener en cuenta sus características:

- **Primeras 48 horas**:
  - Durante este período, la mayoría de las complicaciones no son de origen infeccioso. Pueden incluir reacciones de hipersensibilidad a la anestesia u otros medicamentos, atelectasias pulmonares (que son la complicación más común de la cirugía y resultan de la intubación, acumulación de secreciones y falta de movilidad), lesiones en el uréter o el intestino, o respuestas fisiológicas normales a los traumatismos tisulares durante la cirugía.
  - Las causas infecciosas más frecuentes de fiebre precoz postoperatoria son la neumonía, infusiones intravenosas contaminadas, infección de la herida quirúrgica por estreptococo betahemolítico del grupo A, infecciones

Tabla 7-3. Lesiones de los nervios periféricos en la zona de los miembros superiores			
Lesión	**Posición quirúrgica del paciente**	**Mecanismo lesional**	**Clínica**
• Plexo braquial C5-D1 • Tronco superior C5-C7 • Tronco inferior C8-D1	• Hiperabducción del brazo • Abducción del brazo con rotación contralateral de la cabeza • Topes en los hombros con posición Trendelenburg	• Compresión del plexo entre la clavícula y la primera costilla • Presión de la cabeza humeral sobre el plexo braquial	• Brazo recto en aducción y en rotación interna con la muñeca flexionada, mostrando la palma de la mano • Parálisis de la mano y los dedos
• Nervio musculocutáneo C5-C7	• Hiperabducción del brazo, con extensión y rotación interna	• Presión de la cabeza humeral sobre el plexo braquial • Compresión en la zona del paso por el músculo coracobraquial	• Debilidad en la flexión del antebrazo, parestesias en el borde lateral del brazo y pérdida del reflejo bicipital
• Nervio axilar C5-C6	• Lesión aislada descrita en prono • Topes en las axilas	• Presión de la cabeza humeral sobre plexo braquial	• Debilidad en la abducción del brazo, alteración de la sensibilidad en el hombro
• Nervio mediano C5-D1	• Hiperabducción del brazo • Brazo pronado sobre soporte no almohadillado	• Presión del nervio en la zona del brazo	• No oposición del pulgar, parestesias en el territorio de la eminencia tenar
• Nervio cubital C7-D1	• Brazo pronado sobre soporte no almohadillado	• Presión del nervio en la zona del túnel cubital, en el codo	• Debilidad en la flexión del 4º y 5º dedos, entumecimiento de la mitad cubital de la mano
• Nervio radial C5-D1	• Brazo supinado sobre bracero no almohadillado	• Presión del nervio en el canal de torsión del húmero	• Debilidad para extender la muñeca y los dedos, la mano queda péndula

C: cervical; D: dorsal.

Tabla 7-4. Lesiones de los nervios periféricos en la zona de los miembros inferiores

Lesión	Posición quirúrgica del paciente	Mecanismo lesional	Clínica
• Nervio femoral (L2-L4) • En plexo lumbar • Bajo ligamento inguinal	• Separadores autoestáticos en cirugía abdominal abierta • Posición de litotomía con caderas en abducción y rotación externa	• Compresión del músculo psoas sobre el nervio por valvas laterales del autorretractor • Compresión del nervio bajo el ligamento inguinal	• Debilidad para extender la rodilla, flexionar el muslo • Hipoestesia de cara medial del muslo y anteromedial de la pantorrilla. Pérdida del reflejo rotuliano • Debilidad para extender la rodilla. Hipoestesia de cara medial del muslo y anteromedial de la pantorrilla • Pérdida del reflejo rotuliano
• Nervio cutáneo femoral lateral (L2-L3)	• Posición de litotomía • Prono	• Barras de fijación laterales de los estribos de las piernas • Compresión del nervio por decúbito en el muslo	• Meralgia parestésica: dolor urente, entumecimiento y parestesias en la cara medial del muslo
• Nervio obturador (L2-L4)	• Posición de litotomía con caderas en abducción y rotación externa	• Compresión del nervio contra la cara inferior de la rama del pubis en la zona del foramen obturador	• Debilidad en la aducción del músculo. Hipoestesia o parestesias en la cara medial del muslo
• Nervio ciático (L4-S3)	• Posición de litotomía con caderas en flexión extrema, especialmente si se combina con extensión de la rodilla	• Excesiva tensión del nervio	• Debilidad para flexionar la rodilla, eversión, inversión, flexión plantar y dorsal del pie. Hipoestesia en la cara externa de la pierna y del pie. Pérdida del reflejo aquíleo
• Nervio peroneo común (L4-S2)	• Posición de litotomía con caderas en flexión extrema, especialmente si se combina con extensión de la rodilla • Posición supina con perneras que compriman la zona del hueco poplíteo	• Excesiva tensión del nervio • Compresión del nervio lateralmente a la cabeza del peroné	• Debilidad en la flexión dorsal y eversión del tobillo, pie equino y marcha en estepaje • Hipoestesia en dorso del pie y en el borde lateral de la pierna

L: lumbar; S: sacro.

pelvianas asociadas a manipulación intrauterina, infecciones uterinas o urinarias preexistentes.

- **Primeras 72 horas:**
  - Infecciones respiratorias como la neumonía pueden ocurrir debido a la presencia de atelectasias infectadas o

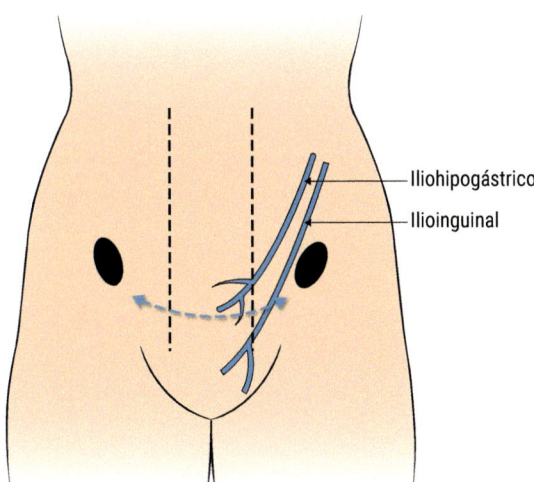

Figura 7-5. Relación de los nervios ilioinguinal e iliohipogástrico con respecto a la incisión de Pfannenstield y el borde de los músculos rectos abdominales.

aspiraciones durante la intubación. Por lo general, son causadas por bacterias gramnegativas.
  - Las infecciones urinarias son más comunes en pacientes con sondaje vesical, especialmente con sistemas abiertos.
  - La flebitis causada por catéteres intravenosos es más frecuente cuando se utilizan catéteres de plástico. Los microorganismos causantes suelen ser *Staphylococcus aureus* y estreptococos. En algunos casos, también pueden estar asociadas a infecciones por *Candida* en pacientes que reciben antibióticos de amplio espectro.
- **Tras las primeras 72 horas:**
  - La infección de la herida quirúrgica es la causa más común de infecciones nosocomiales después de las infecciones urinarias. En estos casos, los microorganismos más frecuentes son bacilos gramnegativos y anaerobios.
  - La trombosis venosa profunda y la tromboflebitis son complicaciones que requieren una evaluación cuidadosa de los miembros afectados. Para detectar una trombosis venosa profunda, se buscan signos como venas superficiales dilatadas, edema o hinchazón unilateral con diferencia de diámetro en la pantorrilla o el muslo, aumento de calor unilateral, enrojecimiento, dolor y sensibilidad a lo largo de las venas principales involucradas. Dependiendo de la sospecha clínica, se pueden solicitar pruebas de imagen, como un estudio de ecografía Doppler de los

miembros inferiores (en casos de alta sospecha clínica) o un marcador en sangre como el dímero D (en casos de baja sospecha clínica). Se requiere la evaluación de un especialista en la materia. En el caso de la tromboflebitis, se buscan signos de inflamación en las venas superficiales, especialmente en relación con los catéteres utilizados por la paciente. La prevención incluye la colocación estéril de los catéteres bajo estricta indicación, reemplazo cada 3 días y retirada temprana.

– Complicaciones inherentes al acto quirúrgico: los abscesos pélvicos suelen manifestarse con fiebre, dolor abdominal y secreción purulenta en la herida quirúrgica, suelen presentarse a los 5-10 días de la cirugía. Su presencia se confirma por lo general con ecografía o tomografía computarizada (TC). El tratamiento incluye antibióticos y drenaje del absceso, ya sea a través de la vagina, de forma percutánea, por vía abdominal o laparoscópica.

– La sepsis es una respuesta inflamatoria sistémica y generalizada excesiva, y se considera grave cuando hay signos de disfunción orgánica, como acidosis metabólica, encefalopatía, oliguria, hipoxemia, hipotensión o trastornos de la coagulación. Puede llevar al *shock* o al fallo multiorgánico. Ocurre cuando los microorganismos ingresan en el torrente sanguíneo. Es una condición grave y potencialmente mortal, y su tratamiento se basa en la administración de antibióticos sistémicos y en proporcionar el soporte orgánico necesario.

– Otras causas más raras son: tirotoxicosis en el enfermo hipertiroideo, feocromocitoma y otras.

Íleo

Es posible diferenciar:

- Íleo mecánico: se produce cuando hay un bloqueo en el paso del contenido intestinal. Las adherencias son la causa más común de obstrucción aguda en el intestino delgado, y suelen aparecer entre el quinto y séptimo día después de la cirugía. Son especialmente frecuentes en pacientes que han tenido laparotomías previas y presentan un mayor riesgo en casos de cirugía oncológica o radioterapia postoperatoria.
- Íleo paralítico: ocurre cuando no hay una obstrucción física del intestino, sino una disminución o detención del movimiento peristáltico. Esta es la causa más frecuente de obstrucción intestinal en general. Puede manifestarse como una parálisis difusa del intestino delgado (íleo adinámico), que afecta principalmente a esta parte del sistema digestivo, o como una parálisis segmentaria, que generalmente afecta al colon y se conoce como síndrome de Ogilvie.

La detención del tracto gastrointestinal provoca:

- Acumulación del contenido intestinal, disminución de la absorción y creación de un tercer espacio, provocando hipovolemia, elevación del diafragma, insuficiencia respiratoria y *shock*.
- Aumento de la presión intraluminal dando lugar a perforación, gangrena y sepsis.

- Aumento de la proliferación bacteriana con riesgo de traslocación.
- Estasis venosa promoviendo la trombosis isquémica.

La clínica consiste en: dolor abdominal, sensación de plenitud, vómitos, náuseas, distensión abdominal, ausencia de ventoseo o deposición.

En cuanto al diagnóstico, es preciso realizar:

- Exploración: abdomen distendido, la percusión de la pared demuestra la presencia de líquido. En el íleo paralítico, hay ausencia de ruido intestinal; en el íleo mecánico, ruidos peristálticos de lucha (metálicos).
- Analítica: hemoconcentración, leucocitosis, elevación de amilasa, lactato-deshidrogenasa elevada (sugestiva de afectación isquémica de asa y obstrucción), hiponatremia, hipocalemia, acidosis/alcalosis metabólica, elevación de urea/creatinina.
- Radiografía simple de abdomen: es la prueba más rentable y útil, objetivándose dilatación de asas y presencia de niveles hidroaéreos cuando se realiza en bipedestación. Deben incluirse las cúpulas diafragmáticas para valorar la presencia de neumoperitoneo. Ausencia de aire en las asas posteriores a la obstrucción en caso de que exista.

Para el tratamiento, se recomienda:

- Dieta absoluta, para reducir la producción de contenido intestinal.
- Reposición hidroelectrolítica.
- Colocación de sonda nasogástrica aspirativa, en caso de vómitos incoercibles, como tratamiento sintomático, sin que haya demostrado favorecer la evolución.
- Control de diuresis: para evaluar la función renal y asegurar una adecuada eliminación de líquidos.
- Antibioterapia empírica especialmente en casos de sepsis.
- Analgesia.
- Procinéticos (p. ej., metoclopramida), para estimular el movimiento intestinal.
- Cirugía si no se consigue resolver con medidas conservadoras.

En el caso de una seudoobstrucción aguda colónica, también conocida como *síndrome de Ogilvie*, se seguirán inicialmente las mismas medidas conservadoras mencionadas anteriormente, junto con la utilización de descompresión por sonda rectal si no hay mejoría en un período de 4 a 5 días.

En el caso de un íleo mecánico, si no se obtiene mejoría con las medidas conservadoras, se requerirá cirugía para tratar la causa subyacente.

> **!** En la mayoría de los casos, el aparato digestivo recupera su función normal al tercer día del postoperatorio; de hecho, se calcula que el intestino delgado recupera su funcionalismo en 6-12 horas; el estómago, en 12-24 horas; y el intestino grueso, en 48-72 horas. El inicio precoz (a las 6 horas de la intervención) de la ingesta hídrica o dieta ligera no se ha asociado a un aumento de la incidencia de íleo paralítico. Es más frecuente en cirugía abierta que con la vía vaginal.

En cuanto a la prevención, se recomienda:

- Movilización temprana: tan pronto como sea posible tras la intervención quirúrgica.
- Alimentación e hidratación gradual, generalmente dentro de las primeras 24 horas del postoperatorio, evitando el ayuno prolongado, aunque dependerá del tipo y la complejidad de la cirugía.
- Medicamentos: el uso de metoclopramida en el postoperatorio como antiemético presenta el beneficio adicional de su acción procinética.
- Manejo adecuado del dolor.
- Evitar la distensión abdominal excesiva, como realizar una adecuada evacuación de gas intraabdominal tras la cirugía laparoscópica.
- Terapia física y respiratoria.

Son medidas encaminadas a estimular el peristaltismo intestinal y prevenir la acumulación de gas y líquidos en el intestino.

Tromboembolia

Hasta el 20 % de las muertes postoperatorias son debidas a embolia pulmonar.

La trombosis venosa es la formación de coágulos sanguíneos en las venas, y es la principal causa de tromboembolia pulmonar. En cirugía ginecológica, las venas de los miembros inferiores y de la pelvis son las más afectadas. El diagnóstico puede ser complicado, ya que muchas pacientes no presentan síntomas, y no todas las trombosis se confirman con una ecografía Doppler. El tratamiento consiste en administrar heparina, preferiblemente en infusión continua después de una dosis inicial de carga. Se monitorea el tiempo de cefalina hasta que se encuentre entre 1,2 y 2 veces el valor control. La heparina se administra durante 5-7 días, y luego se cambia a anticoagulantes orales o HBPM durante 3-6 meses si no hay otros factores de riesgo presentes.

La tromboembolia pulmonar es una complicación grave que ocurre cuando un coágulo sanguíneo se desprende y viaja hasta los pulmones. El diagnóstico requiere un alto grado de sospecha, debido a que los síntomas y signos no son sensibles ni específicos. Los síntomas pueden incluir dificultad para respirar, dolor en el pecho, angustia, taquicardia, cianosis, síncope, tos, expectoración de sangre, fiebre y presión arterial baja, entre otros. Las pruebas diagnósticas incluyen radiografía de tórax, electrocardiograma y gasometría arterial. Sin embargo, el diagnóstico definitivo se obtiene mediante una gammagrafía de ventilación-perfusión o una angiografía por TC. El tratamiento consiste en administrar anticoagulantes a dosis completas.

Lesiones urológicas

Ocurren principalmente durante la histerectomía. Se producen con mayor frecuencia en la cirugía laparoscópica, seguido de cirugía abierta y cirugía vaginal. Pueden darse lesiones vesicales y/o ureterales.

En pacientes identificadas con alto riesgo de *lesión ureteral*, se puede considerar la colocación preoperatoria de catéter doble J o la inyección vesical de verde de indocianina (ICG), con el objetivo de tener una mejor visualización del uréter y reducir el riesgo de daño durante la cirugía.

Los lugares más frecuentes de lesión ureteral (**Fig. 7-6**) son:

- En la zona del ligamento infundibulopélvico: es posible evitarlo haciendo una ventana en el ligamento ancho para visualizar el uréter.
- En la zona de la arteria uterina: es posible evitarlo disecando la arteria desde su origen en la arteria hipogástrica.
- En la zona de los ligamentos uterosacros: durante la colpotomía, lo mejor es realizarla con el manipulador uterino, el ayudante debe presionar bien el manipulador para empujar el útero hacia la parte craneal y separarlo del uréter. Durante la colporrafia, si se produce sangrado, se debe realizar una coagulación cuidadosa, ya que se pierden los puntos de referencia.

Si se sospecha la lesión en el postoperatorio, puede dar lugar a peritonitis urinosas o fístulas. Realizar una TC urológica, que permite evaluar la lesión y el nivel de la misma para una correcta planificación en su reparación quirúrgica.

En cuanto a la *obstrucción ureteral*, alrededor del 50 % de las obstrucciones unilaterales de los uréteres no presentan síntomas evidentes. La lesión inadvertida del uréter puede manifestarse como un cuadro febril en el período postoperatorio, acompañado de dolor, que eventualmente puede provocar la formación de una fístula hacia la vagina o la cavidad abdominal (ascitis urinaria). En estos casos, se observará una evolución postoperatoria complicada, con frecuentes episodios de íleo, distensión abdominal y niveles moderadamente elevados de creatinina.

También es posible que se desarrolle hidronefrosis, una acumulación de líquido en el riñón, con afectación de la función renal, y aunque puede tener pocos síntomas si no se presenta una infección concomitante, con el tiempo, la lesión renal puede volverse irreversible.

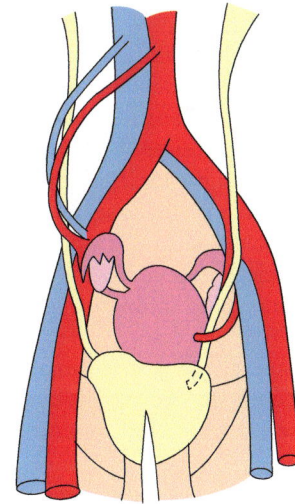

Figura 7-6. Zonas anatómicas donde es más frecuente la lesión ureteral en cirugía ginecológica.

Por lo que se refiere a la *reparación,* el manejo quirúrgico depende de la situación de la lesión. En lesiones proximales a la pelvis renal, existe una alta probabilidad de nefrostomía terminal. En lesiones del tercio medio, se suelen emplear porciones de intestino delgado para la reconstrucción del mismo o suturas terminoterminales. En lesiones distales, que son las que mejores resultados obtienen, se realiza un implante directo con posible desplazamiento vesical si lo precisara.

Si hay dudas de lesión durante la cirugía, se aconseja siempre colocar un catéter doble J y dejar drenaje a la paciente.

El momento más frecuente de *daño vesical* sucede al separar la plica vesicouterina antes de llevar a cabo la colpotomía. Si resulta dificultosa, puede ser necesario instilar suero a la vejiga con el fin de facilitar la disección.

Si hay sospechas de lesión en la vejiga durante la cirugía, es necesario verificar su ubicación llenando la vejiga con suero fisiológico o utilizando una inyección intravenosa de tinte índigo carmín, o mediante la introducción retrógrada de azul de metileno a través de la sonda uretral. Lesiones menores pueden requerir el uso de una cistoscopia. Si se confirma la lesión durante la misma operación, es necesario llevar a cabo una reconstrucción inmediata utilizando una sutura reabsorbible 3/0. La sutura se realiza en dos capas, con puntos sueltos en la primera capa y una sutura continua con la serosa en la segunda capa. Se debe mantener la colocación de una sonda vesical durante 2-3 semanas.

Lesiones digestivas

Las lesiones en el intestino durante la cirugía son poco frecuentes. Sus factores de riesgo son la endometriosis (especialmente si esta es profunda o existen implantes en la zona del tabique rectovaginal), la enfermedad inflamatoria pélvica, los antecedentes de peritonitis o cirugía abdominal previa así como de radioterapia, padecer obesidad o extrema delgadez, cáncer o presencia de adherencias significativas.

Si se identifica una lesión durante la intervención quirúrgica o hay signos claros de lesión durante el postoperatorio, como salida de material fecaloideo, hay que corregirla, siendo esta una urgencia quirúrgica con una alta morbimortalidad asociada. En caso de que no se haya identificado durante la cirugía, pero aparezcan signos sospechosos de lesión intestinal después de la intervención (como colecciones líquidas, abscesos o salida de material purulento a través de un drenaje, íleo que no responde al tratamiento conservador, entre otros), se debe considerar una reintervención urgente si hay indicios de sepsis o antecedentes de radioterapia. Si no hay signos de sepsis, se puede intentar un enfoque conservador, que incluye la aspiración de secreciones, colocación de drenajes si es posible y una monitorización cuidadosa junto al tratamiento antibiótico intravenoso.

En casi el 50 % de los casos, la perforación intestinal puede pasar desapercibida y manifestarse en el período postoperatorio como un íleo paralítico, fiebre o incluso sepsis, sin que se presente clínicamente un peritonismo abdominal evidente, lo cual dificulta el diagnóstico. Por lo tanto, en cualquier caso de evolución desfavorable a las 48-72 horas después de la cirugía, es necesario sospechar esta complicación y recurrir a pruebas de diagnóstico como la ecografía o la TC para evaluar la presencia de aire libre en el abdomen.

En términos de prevención, se recomienda realizar pexias, utilizar pinzas atraumáticas y realizar pruebas de estanqueidad durante la cirugía (cubriendo la pelvis baja con suero de Ringer e insuflando aire a través del ano mientras se sujeta el sigma por encima de la zona disecada para excluir cualquier lesión, por mínima que sea, la cual se manifestará mediante la liberación de burbujas de aire en el líquido).

Es importante tener en cuenta que las lesiones térmicas causadas por electrocirugía pueden manifestarse varios días después, cuando la escara cae, dando lugar a un cuadro de peritonitis que suele aparecer de manera repentina, lo que aumenta su gravedad.

Complicaciones según la naturaleza de la pieza

Las principales complicaciones son:

- La rotura de la cápsula de un cáncer ovárico implica un cambio de estadio de clasificación de acuerdo con la Federación Internacional de Ginecología y Obstetricia (FIGO), pudiendo implicar cambios en el pronóstico y el tratamiento adyuvante.
- Una extracción inapropiada a través de la pared abdominal puede dar lugar a la posterior aparición de metástasis en los puntos de inserción. Es necesario tener precaución al manipular los contenidos de quistes voluminosos, teratomas dermoides y quistes o implantes endometriósicos, debido a su capacidad irritante y adherencial. En el caso de que ocurra esta incidencia, se debe lavar abundantemente la cavidad con suero.

CIRUGÍA VÍA LAPAROSCÓPICA

La cirugía laparoscópica es una cirugía endoscópica mínimamente invasiva que se ha convertido en el abordaje preferido en cirugía ginecológica, relegando a la laparotomía tradicional a los casos en los que no sea posible el abordaje mínimamente invasivo.

El término *cirugía laparoscópica asistida* incluye aquella cirugía en la que se combina un abordaje laparoscópico «puro» con la realización de incisiones laparotómicas pequeñas, para facilitar el procedimiento quirúrgico, extraer piezas o completar gestos quirúrgicos.

Ventajas

Las principales ventajas son:

- Ampliación de la imagen.
- Menor daño por la pared abdominal.
- Reducción de adherencias postoperatorias.
- Menor tasa de infección posquirúrgica.
- Mejor estética.
- Menor hemorragia.
- Menos días de hospitalización, con mejor recuperación y menos dolor.

- Posibilidad de imagen en 3 dimensiones con material específico.
- Permite el entrenamiento de la técnica en *pelvitrainer* (entrenador pélvico).
- Menor tasa de complicaciones mayores y menores.
- Menor tasa de eventraciones y dehiscencia de fascia.
- Menor tasa de lesiones intestinales.
- Más barata que la laparotomía en términos globales, debido a un número menor de complicaciones y menor estancia hospitalaria.

Limitaciones

Existen limitaciones de la técnica, como el tamaño de la pieza a extraer en casos de imposibilidad de morcelación, una curva de aprendizaje elevada y la dificultad para mantener una correcta ergonomía por parte del cirujano.

Hay dificultades para el manejo anestésico, la posición de Trendelenburg y la insuflación de dióxido de carbono a la cavidad abdominal con creación de neumoperitoneo puede afectar a la capacidad pulmonar de la paciente y a su sistema circulatorio.

Indicaciones

Las técnicas más habituales realizadas en cirugía laparoscópica ginecológica son: histerectomía, salpingectomía, ooforectomía, anexectomía, quistectomía, miomectomía, linfadenectomía.

Material

El material indicado para esta cirugía es:

- Fuente de energía.
- Sistema de insuflación.
- Soporte de imagen:
  - Fuente de luz fría: la recomendada de xenón de alta intensidad a 300 vatios (W).
  - Óptica: con diámetros que van de 3,5 a 10 mm y diferentes ángulos de visión (0°, 30°, 45°).
  - Cámara.
  - Monitor.
- Laparoscopio.
- Trocares que pueden variar de 5, 10, 12 a 15 mm.
- Instrumental: diferentes tipos de pinzas que pueden tener energía monopolar o bipolar, ultrasónica, tijeras, morcelador, dispositivos de extracción, clips laparoscópicos, portaagujas.
- Sistema de irrigación y aspiración.
- Manipulador uterino: eleva y acerca el útero a instrumentos laparoscópicos para facilitar la cirugía. Evita lesiones internas no deseadas, aumentando la distancia entre el útero y otros órganos. Ayuda a la extracción vaginal del útero, identifica estructuras anatómicas y mantiene el neumoperitoneo. Sus tipos son:
  - Manipulador uterino tipo Kogan: varilla cilíndrica con gancho en un extremo y abrazadera ajustable en el otro. Proporciona una tracción suave y estable.
  - Manipulador uterino tipo Cohen: con forma curva y flexible. Se adapta al contorno del útero. Proporciona una manipulación precisa.
  - Manipulador uterino tipo Rumi: combina la manipulación uterina con la irrigación y la aspiración uterina.
  - Manipulador uterino tipo V-care®: desechable para procedimientos mínimamente invasivos. Forma ergonómica para una fácil inserción y sujeción segura del útero.
  - Manipulador de Clermont-Ferrand.

Posición de la paciente

La paciente debe ser posicionada con los brazos pegados al cuerpo, para trabajar con mayor facilidad; si los brazos se extienden, deben abducirse menos de 90°. Si se necesita trabajar con un movilizador uterino, habrá que colocar a la paciente lo más al borde posible de la mesa quirúrgica y en posición de litotomía. La colocación de las piernas debe ser extremadamente cuidadosa para evitar lesiones:

- Flexión de la cadera de 60 a 170°.
- Flexión de la rodilla de 90 a 120°.
- Abducción de la cadera de ≤90°.
- Mínima rotación externa de la cadera.

Posición ergonómica del cirujano

El entorno de trabajo debe estar diseñado para minimizar los riesgos de lesiones musculoesqueléticas, reducir la fatiga y el estrés, y mejorar la precisión de los movimientos. Esto no solo garantiza la seguridad de la paciente, sino también resultados quirúrgicos óptimos y un ambiente laboral saludable para el cirujano y el equipo quirúrgico (**Fig.** 7-7). Para lograrlo, es importante considerar:

- Ningún elemento corporal debe encontrarse en una posición forzada. El monitor debe estar ubicado frente al cirujano y a la altura de sus ojos o ligeramente inferior. Esto evita que el cirujano tenga que girar, flexionar o extender excesivamente el cuello.
- Se ha de mantener un ángulo en la articulación del codo de 90°. La altura de la mesa debe ajustarse de acuerdo a la

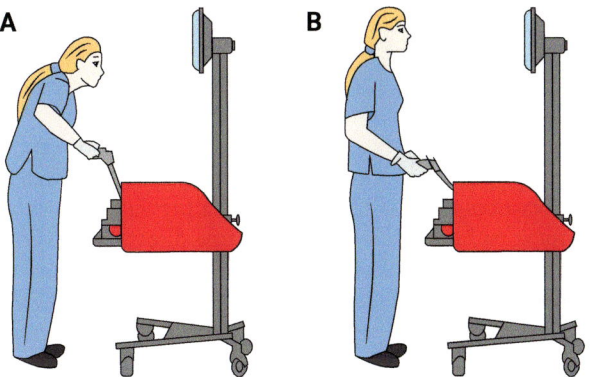

Figura 7-7. Ejemplo de buenas y malas posiciones en cirugía. **A)** Cirujana con mala posición ergonómica. **B)** Cirujana con buena posición ergonómica.

estatura del cirujano, manteniendo la superficie de trabajo entre 29 y 77 mm del suelo.

- Se deben evitar los movimientos excesivos de flexión o giros innecesarios de la muñeca al manejar los instrumentos quirúrgicos.
- El instrumental tiene que manejarse con un apoyo palmar adecuado. En el caso de instrumentos que incorporen un anillo para el pulgar, es importante no introducir demasiado el dedo en este mecanismo, para evitar dolencias tenares compresivas.

Técnicas de entrada en cirugía laparoscópica

A continuación, se desarrollan las principales técnicas de entrada en cirugía laparoscópica.

Aguja de Veress

Por vía umbilical, la ventaja fundamental es que la distancia en esta zona entre la piel y el peritoneo es menor. Para introducir la aguja de Veress, se hace una pequeña incisión en la piel y se introduce la aguja hasta impactar la fascia. En ese momento (y no antes), se tracciona de la pared abdominal y se introduce la aguja. Hay que percibir dos saltos, correspondientes a las fascias anterior y posterior fusionadas y al peritoneo. Justo debajo del ombligo, se encuentra el promontorio sacro, donde la aorta y la cava se bifurcan en las arterias y venas ilíacas, y es por ello extremadamente importante demorar la colocación de la paciente en Trendelenburg hasta que se haya insertado el trocar umbilical, para así minimizar la posibilidad de incidir sobre los grandes vasos (v. **Fig. 7-7**).

El punto de Palmer se sitúa a 3 cm por debajo del arco costal, en la línea medioclavicular izquierda. Se utiliza en pacientes muy delgadas o en pacientes con riesgo de adherencias. Es importante que el estómago esté vacío para evitar lesionarlo. En este caso, en lugar de dos saltos, percibiremos tres, correspondientes a las fascia anterior, la posterior y el peritoneo.

Como prueba de seguridad, se colocarán unas gotas de suero en la aguja, de modo que si se está en la cavidad abdominal, la presión negativa de esta hará descender el suero por la aguja, siempre que esté en posición abierta. De este modo, se corroborará que la porción más distal de la aguja se encuentra en la cavidad abdominal.

Técnica de trocar directo

Se practica la introducción del trocar de forma directa sin neumoperitoneo previo. Se puede realizar en una paciente sin cicatrices abdominales por cirugía previa. Se introduce el trocar en la zona umbilical de forma directa. Para ello, se tracciona de la pared abdominal y se introduce cuidadosamente el trocar perpendicular al plano de la pared abdominal traccionado, hasta su entrada en la cavidad peritoneal, procediendo posteriormente a la insuflación. Siempre se comprobará, introduciendo la óptica, que el trocar está situado en la cavidad abdominal, y será en ese momento cuando se pueda comenzar con la insuflación de gas.

Técnica de Hasson

Se realiza una incisión, habitualmente en la zona umbilical, se hace una disección de los tejidos subcutáneos y la fascia para exponer el peritoneo, se tracciona de este y, tras cerciorarse de que no hay órganos subyacentes, se realiza una incisión con tijeras, permitiendo el acceso al espacio intraabdominal, después se introduce el trocar, que, mediante un sellado específico, consigue la estanqueidad del neumoperitoneo, a pesar del mayor espacio generado.

Colocación de trocares

Se deben seguir una serie de consideraciones y técnicas específicas para la colocación de los trocares (**Fig. 7-8**), que buscan garantizar un acceso seguro y cómodo a la cavidad abdominal, optimizando la visión y el espacio de trabajo.

El trocar óptico, que es el principal que aloja la cámara laparoscópica, generalmente se coloca en la zona umbilical. Presenta un diámetro más grande, de 10 a 12 mm. Además de este, se colocan dos o tres trocares accesorios en diferentes ubicaciones, y siempre bajo visión laparoscópica, para evitar lesiones en órganos adyacentes.

Uno de estos trocares suele colocarse en la región suprapúbica o infraumbilical, a una distancia de 8 a 10 cm por debajo del trocar óptico. Los otros dos trocares se colocan lateralmente, en el espacio generado medial a las espinas ilíacas, y lateralmente, evitando los rectos abdominales y las arterias epigástricas. Esta disposición busca lograr una triangulación adecuada y permitir una operación cómoda para el cirujano.

 Es importante realizar incisiones pequeñas para fijar correctamente los trocares en la piel y evitar que se muevan durante los movimientos quirúrgicos, así como para evitar las fugas de gas.

Los trocares se deben colocar siempre bajo visión directa laparoscópica.

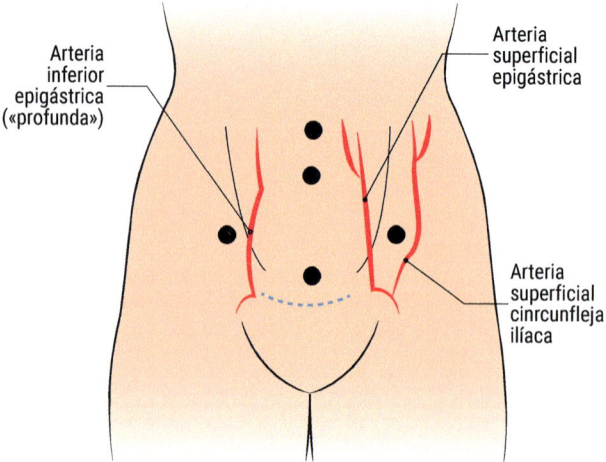

Figura 7-8. Localización habitual de trocares en cirugía laparoscópica ginecológica.

Cuando se colocan los trocares en las fosas ilíacas, se ha de tener precaución con las arterias epigástricas, utilizando la técnica de transiluminación, y se debe mantener una distancia de al menos 2 cm de las espinas ilíacas, ya que pasan los nervios ilioinguinal e ilioepigástrico, y su lesión, aunque es rara, puede ocasionar dolor en la zona (**Fig. 7-9**).

Consideraciones durante el inicio de la cirugía

Es fundamental seguir el principio de no manipular los tejidos hasta que se cuente con una visión clara y completa del campo quirúrgico. Esta precaución se debe a que, en caso de presentarse alguna complicación o dificultad durante la intervención, es importante contar con todos los recursos necesarios para abordarla de manera adecuada.

Es recomendable dedicar tiempo a lograr una exposición correcta del campo quirúrgico. Para ello, se suele utilizar la posición de Trendelenburg y métodos para fijar los ovarios a la pared abdominal o suspender las asas intestinales o el rectosigma. Estas maniobras ayudan a exponer la pelvis, permitiendo una mejor visualización del campo quirúrgico, y facilitan la ejecución de las maniobras por parte del cirujano. Asimismo, liberan al ayudante de la tarea de sostener o separar los tejidos, lo que le permite involucrarse de manera más activa en la cirugía y contribuir de manera

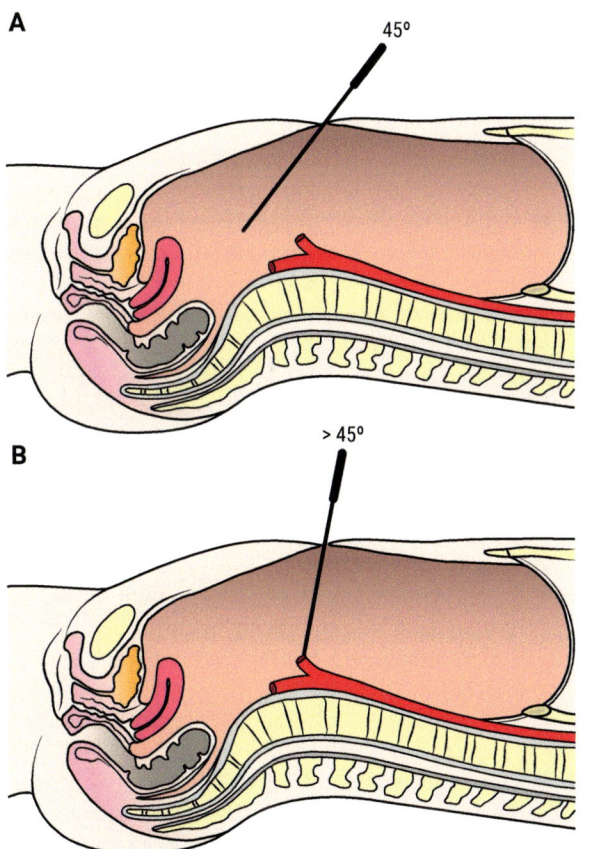

A   45°

B   > 45°

Figura 7-9. Inserción del primer trócar en una paciente delgada. **A)** Entrada con angulación de unos 45°. **B)** Entrada excesivamente verticalizada, con el consiguiente riesgo de lesión de grandes vasos pélvicos.

significativa. Esta distribución de tareas más eficiente ahorra tiempo y reduce la tasa de complicaciones durante el procedimiento.

> ! La posición de Trendelenburg (la paciente se coloca en posición supina, con la cabeza inclinada hacia abajo y los pies elevados por encima de la altura de la cabeza) puede provocar un aumento del retorno venoso, aumento de la precarga y gasto cardíaco, aumento de la precisión intracraneal y disminución de la capacidad pulmonar funcional, y favorece la aspiración gástrica.

Después de realizar el primer acceso a la cavidad abdominal mediante una aguja de Veress o un trocar, es necesario establecer el neumoperitoneo mediante la insuflación de dióxido de carbono. Las presiones intraabdominales deben oscilar entre 10 y 15 mmHg. Hay que utilizar la menor presión posible para mantener una adecuada visualización del campo quirúrgico. El flujo de insuflación para establecer el neumoperitoneo a través de la aguja de Veress suele ser de 1 L por minuto, aunque con su diámetro no alcanza más de 2,5 L por minuto, a pesar de que se ajuste a más velocidad. La velocidad de insuflación en trocar suele ser de 4 a 6 L por minuto.

Una vez establecido el neumoperitoneo, es esencial mantener una presión constante en la cavidad peritoneal. Se establece en el insuflador la presión y la velocidad de reposición de flujo deseada. Esta presión y flujo controlados garantizan un adecuado espacio de trabajo y una buena visualización durante la cirugía laparoscópica.

Complicaciones

A continuación, se explican las complicaciones propias de la técnica de abordaje.

Derivadas de la introducción de trocares

Es la causa más frecuente de complicación, entre el 50 y el 70 %. No hay diferencias entre la técnica abierta y la aguja de Veress. No existen diferencias en las complicaciones vasculares o intestinales entre las diferentes vías. Las vías abiertas o de visión directa se asocian a menores fallos de entrada. Las posibles lesiones son:

- Lesión de los vasos de la pared abdominal: puede ocurrir con cierta frecuencia durante la introducción de trocares. Se recomienda realizar la transiluminación de la pared abdominal, lo que permite visualizar los vasos de mayor calibre y evitar su daño, especialmente los vasos epigástricos inferiores. En caso de producir una lesión vascular, es posible observar sangrado a través del trocar, así como la presencia de hemorragia subcutánea si se afectan los vasos superficiales, o una hemorragia preperitoneal en caso de lesión de vasos más profundos.
- Lesión de los grandes vasos: es una complicación potencial durante la entrada a la cavidad abdominal, especialmente durante la inserción del trocar primario. Estas lesiones suelen ocurrir con mayor frecuencia en la arteria ilíaca, seguida de los vasos mesentéricos, la aorta, la vena ilíaca y la vena cava.

Se pueden tomar diversas medidas de seguridad, como el uso adecuado de la aguja de Veress a través del punto de Palmer (en vez de utilizar la aguja de Veress o trocar o la técnica de Hasson en la zona umbilical), la introducción del trocar principal adaptado al IMC de la paciente (45° en pacientes delgadas, 90° en pacientes obesas) y la entrada a la cavidad abdominal en posición de decúbito supino, evitando la posición de Trendelenburg, que hace que la bifurcación aórtica se acerque al eje de la inserción del trocar umbilical, aumentando el riesgo de lesión vascular. Las primeras medidas siempre deben ir dirigidas a la hemostasia por presión mientras se consigue un campo adecuado para valorar el daño. Este tipo de complicación puede requerir la conversión a laparotomía para abordar adecuadamente la lesión y controlar la hemorragia (**Fig. 7-10**).

- Lesión de víscera hueca: los órganos más afectados son: el intestino delgado, el colon y la vejiga, también puede verse afectado el estómago con menor frecuencia. Para evitar la lesión vesical, es recomendable el vaciado, habitualmente por sondaje; además, se recomienda ser especialmente cuidadoso en el caso de laparotomías previas mediante incisión de Pfannenstiel, donde la cúpula vesical puede estar desplazada cranealmente. La punción accidental del estómago es más frecuente si se realiza la entrada a través del punto de Palmer, por lo que es aconsejable el vaciado gástrico por sonda nasogástrica previamente a la realización del neumoperitoneo. Las lesiones intestinales serán más frecuentes en cuadros adherenciales, especialmente cuando el intestino está fijo en la pared abdominal, por lo que se debe ser especialmente cauto en pacientes con cirugías previas y antecedentes de procesos infecciosos o inflamatorios abdominales. Las lesiones intestinales que pasan inadvertidas suelen cursar con dolor abdominal, anorexia, vómitos, fiebre y/o leucocitosis del 4° al 10° día postintervención.
- Durante la inserción de la aguja de Veress, si la presión no es la correcta, se debe tener precaución y evitar mover la aguja. Aunque en la mano pueda parecer que solo hay una pequeña diferencia en la posición, hay que recordar que unos pocos milímetros en superficie suponen un movimiento de varios centímetros en el interior del abdomen. Si se ha perforado

inadvertidamente algún órgano o estructura, mover la aguja puede ampliar la lesión existente, agravando la situación.
- Hernias en los orificios de los trocares: es poco frecuente en los orificios de 5-10 mm en situación lateral, sobre todo si se ha realizado la entrada de forma oblicua. Puede aparecer sobre todo en la zona umbilical o si se ha precisado la ampliación de algunos puertos para la extracción de pieza quirúrgica. Es aconsejable cerrar la fascia en puertos de línea media y aquellos de 10 mm o más.

Derivadas de neumoperitoneo

Las principales complicaciones son:

- **Enfisema**: se produce por insuflación de gas a través de la aguja de Veress en la pared abdominal, el mesenterio, el epiplón o el retroperitoneo:
  - Una vez iniciada la insuflación durante la cirugía laparoscópica, es importante que la presión intraperitoneal al inicio sea cercana a 0 y, en cualquier caso, no supere los 7-8 mmHg. Si la presión aumenta rápidamente a 15 mmHg, se debe interrumpir el flujo, ya que es probable que la aguja esté colocada en el espacio preperitoneal, lo que requerirá repetir todo el proceso. Si el aumento de presión no es tan intenso, pero supera los 10 mmHg, el flujo no se interrumpe, pero no se deben observar descensos en el manómetro de presión, lo que indicaría un posible despegamiento de peritoneo. Es importante detectar este despegamiento a tiempo, ya que puede resultar en la pérdida de la matidez hepática. Por último, si se sospecha un enfisema de epiplón, se caracterizará por un flujo discontinuo, una presión inicial correcta, pero una rápida elevación de la presión en el manómetro de control. En estos casos, la movilización suave o la inyección de 20 mL de suero fisiológico suelen resolver la situación en la mayoría de los casos.
  - Cuando ocurre en la pared abdominal, se produce enfisema subcutáneo, que puede dificultar la consecución del neumoperitoneo, se palpa como una crepitación en la piel.
  - Las medidas para comprobar la correcta colocación de la aguja de Veress son:
    - Paso de dos capas en la inserción umbilical y tres en el punto de Palmer.
    - Aspiración con jeringa de 20 mL que demuestra el vacío intraperitoneal.
    - Inyección de suero fisiológico, siendo imposible su recuperación si la colocación es correcta.
    - Presión inferior a 5-8 mmHg con subida lenta y progresiva posterior.
    - Pérdida de matidez hepática y distensión homogénea y regular de la cavidad abdominal.
- **Reacción vasovagal**: la introducción del neumoperitoneo durante la cirugía puede generar complicaciones inmediatas, como la aparición de bradiarritmias e incluso la asistolia, debido a un reflejo vasovagal desencadenado por el estiramiento del peritoneo. Es importante distinguir este tipo de reacción de otros eventos, como la insuflación intravascular del gas, el hemoperitoneo causado por lesión

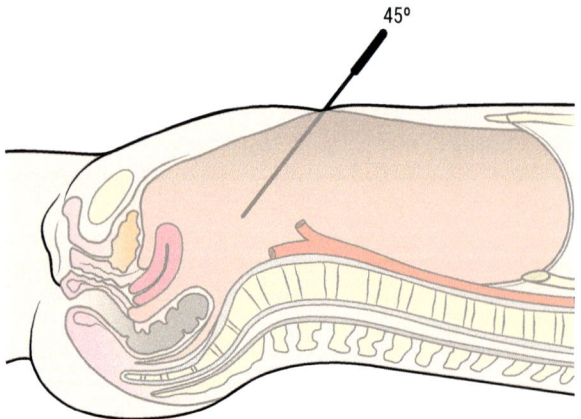

45°

Figura 7-10. Angulación de entrada del primer trocar de 45° en una paciente delgada.

vascular o una reacción anafiláctica. En caso de presentarse bradicardia, se puede revertir rápidamente mediante la liberación del neumoperitoneo y, si es necesario, administrando fármacos adrenérgicos de acción corta, como atropina o adrenalina. Después de estabilizar la bradicardia, es posible intentar nuevamente el neumoperitoneo con una tasa de insuflación más baja.

- **Dolor en los hombros**: causada por la irritación del nervio frénico diafragmático por el dióxido de carbono y por la rápida insuflación de este en la cavidad abdominal; por ello, se aconseja no utilizar flujos superiores a 1,5 L por minuto y, a ser posible, no superar los 13 mmHg. Este dolor es fácilmente combatible con analgésicos, y desaparece en 48 horas. Se aconseja evacuar siempre el neumoperitoneo tras la intervención.
- **Embolia gaseosa**: producida por la insuflación directa de dióxido de carbono en un vaso venoso de gran calibre.
- **Neumotórax**: su mecanismo de actuación no está claro, se involucra tanto al barotrauma de la insuflación del neumoperitoneo como a posibles defectos diafragmáticos que posibilitan su establecimiento. En la gran mayoría de las ocasiones, no necesitan tratamiento.
- **Hipercapnia**: debida al aumento del espacio muerto (alvéolos bien ventilados pero deficitariamente perfundidos) y a la absorción del dióxido de carbono a través del neumoperitoneo. La saturación de oxígeno no parece estar alterada por el neumoperitoneo. Se produce una discreta acidosis metabólica, que se hace más evidente cuanto mayor es la repercusión hemodinámica.
- **Repercusiones hemodinámicas**: al inicio de la insuflación, se produce un aumento de la presión venosa central, de la presión arterial media y del débito cardíaco, pero una vez establecida la presión media de trabajo (10-14 mmHg), esta es superior a la de la vena cava, con lo que la presión venosa central disminuye al igual que el débito cardíaco. La adecuada ventilación ayuda a minimizarlo.

Derivadas del uso de material laparoscópico

Es fundamental realizar todas las manipulaciones bajo visión óptica y seguir el recorrido del instrumental desde la entrada en la cavidad abdominal. Estas lesiones, causadas por un uso inadecuado del instrumental, pueden pasar desapercibidas en un primer momento, lo que aumenta su gravedad y repercusión clínica.

Las lesiones electroquirúrgicas son lesiones térmicas no deseadas en el tejido objetivo y en los tejidos circundantes. La aplicación inadecuada de electrocirugía puede llevar a necrosis y formación de escaras en el tejido tratado, las cuales pueden desprenderse días después del procedimiento y causar sangrado. Es importante destacar que la lesión térmica sobre los ovarios puede disminuir la reserva ovárica, impactando negativamente en la capacidad reproductiva de la paciente.

Lesiones consecuentes a la vía de extracción

La imposibilidad de extracción de grandes piezas crea la necesidad de ampliación de las incisiones de los trocares, dando lugar a la creación de hernias con o sin compromiso intestinal. La culdotomía, incisión transvaginal del saco de Douglas, resulta una excelente vía para permitir la extracción de piezas voluminosas, pero debe conocerse suficientemente el método para evitar graves lesiones rectovaginales. Las maniobras de morcelación deben realizarse bajo un estricto control visual y siempre en bolsa estanca, para evitar la diseminación a la cavidad abdominal.

V-NOTES

La cirugía V-NOTES es una técnica de cirugía endoscópica mínimamente invasiva que utiliza la vagina como orificio natural del cuerpo, para acceder a la cavidad abdominal y, de este modo, poder realizar procedimientos quirúrgicos ginecológicos: histerectomía, salpingectomía, ooforectomía, miomectomía y cirugía de prolapso de órganos pélvicos.

Indicaciones

Las indicaciones son las siguientes:

- Pacientes con indicación de cirugía laparoscópica por patología benigna ginecológica.
- Patología maligna ginecológica con alto riesgo quirúrgico para laparoscopia abdominal.

> **!** No es preciso que el útero se encuentre prolapsado, aunque es recomendable que el cérvix descienda con facilidad y la presencia de una vagina amplia.

Contraindicaciones

Sospecha de bloqueo en el fondo de Douglas que dificulte el acceso a la cavidad abdominal (endometriosis, adherencias, antecedente de peritonitis, cirugía abdominopélvica con sospecha de adherencias en la zona rectal, etcétera).

Ventajas

Las principales ventajas son:

- Mayor confort postoperatorio, con menor dolor.
- Menor respuesta inflamatoria así como disminución en la formación de adherencias intraperitoneales.
- Menor incidencia de complicaciones parietales, como infección de herida quirúrgica.
- Recuperación más rápida, con menor estancia hospitalaria y menor tiempo de incapacidad laboral.
- Estética mejorada, al no requerir incisiones en la pared abdominal.

Riesgos y dificultades

Los principales riesgos y dificultades son:

- Lesión de vísceras adyacentes a la entrada durante el acceso, como la vejiga o el colon.

- Riesgo de infección relacionada con el acceso a través de la vagina.
- Dehiscencia de sutura en el puerto de entrada.
- Hemorragia parietal visceral en el puerto de entrada.
- Dificultad en el control de las complicaciones por limitación de espacio y gestos quirúrgicos.
- Curva de aprendizaje.

Posición

En una primera fase de la cirugía, la paciente debe colocarse en posición de litotomía con las piernas flexionadas a 90° a la altura de las caderas, y las nalgas al borde de la mesa quirúrgica, para así, mejorar la exposición y facilitar el manejo de los instrumentos quirúrgicos. En una segunda fase quirúrgica, se moviliza la mesa hacia la posición de Trendelenburg a 20° (tras la colocación de la plataforma especial de gel con puertos), lo que favorece el desplazamiento de las asas intestinales hacia el abdomen superior, dejando libre la pelvis (Fig. 7-11).

Intervención quirúrgica

La cirugía puede dividirse en tres tiempos:

1. Primer tiempo o cirugía vaginal: el acceso a la cavidad peritoneal se realiza a través del espacio retrocervical o Douglas (culdotomía) para acceder a la pelvis posterior (p ej., para realizar salpingectomía) o completando una colpotomía a través del espacio vesicouterino para acceder a la pelvis anterior y posterior (quedando expuesto el paracolpo y el parametrio, para la realización, por ejemplo, de una histerectomía). La técnica precisa de la colocación de un retractor y un trocar especial con base de gel que le otorga capacidad de sellado y posee tres puertos, para uso de instrumental y óptica, además de dos llaves accesorias para la evacuación de humos e insuflación de dióxido de carbono para crear neumoperitoneo. Los puertos pueden ser de 5 a 10 mm.
2. Segundo tiempo de cirugía laparoscópica: según la técnica quirúrgica a realizar.
3. Tercer tiempo: extracción de la pieza y cierre de la vía de acceso (colporrafia y cierre de Douglas o culdocleisis).

Cuidados postoperatorios

El alta puede ofrecerse a las 24 horas de la cirugía en un postoperatorio favorable.

Es preciso la abstención de relaciones sexuales vaginales y grandes esfuerzos durante 6 semanas después de la intervención quirúrgica.

CIRUGÍA ROBÓTICA

La cirugía robótica ha revolucionado el campo de la ginecología, permitiendo realizar procedimientos complejos con mayor precisión y destreza, utilizando para ello el sistema Da Vinci, el más reciente Da Vinci Xi.

Este consta de tres o cuatro brazos interactivos más otro brazo que es manipulado por el asistente; cámara y sistema de visión que permite ver la imagen en tres dimensiones (3D) de la pelvis; instrumentos que simulan el movimiento de la muñeca (endowrist) y una consola maestra donde el cirujano se sienta frente a la pantalla y controla los instrumentos, la cámara y los pedales.

Ventajas

Las principales ventajas son:

- Pequeñas incisiones: los trocares robóticos tienen incisiones de 8 mm, incluido el trocar óptico en la zona umbilical.
- Visión tridimensional (sensación de profundidad) y ampliación de las imágenes mediante el ángulo de las cámaras, además de una alta resolución y definición de imagen que proporciona un mayor control quirúrgico, permitiendo más precisión.
- Capacidad de reducir a cero el efecto del temblor (tremor) del cirujano adicionando precisión y fineza al procedimiento quirúrgico.
- Movimientos de las pinzas similares a los de la mano del cirujano al contar con siete grados de libertad de movimiento. Esto se denomina instrumentación wristed, que proporciona mayor destreza durante la cirugía.
- Habilidad para controlar cuatro instrumentos quirúrgicos, incluida la cámara, lo que permite al cirujano operar con muy poca asistencia.
- Posición ergonómica del médico durante la cirugía.

Desventajas

Las principales desventajas son:

- El costo del robot.
- La ausencia de tacto, al igual que en cirugía laparoscópica.

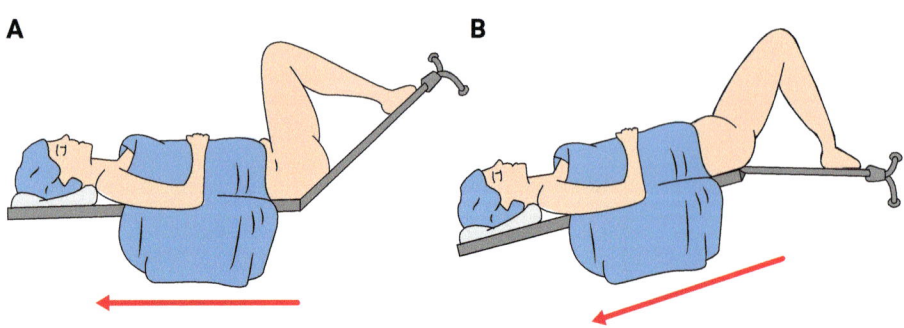

Figura 7-11. Colocación de la paciente. **A)** Colocación de la paciente en litotomía durante la primera fase de la cirugía V-NOTES. **B)** Colocación de la paciente en litotomía y Trendelenburg en la segunda fase de la cirugía V-NOTES.

- La curva de aprendizaje, aunque es más corta que en la cirugía laparoscópica.

Indicación

Puede utilizarse en cualquier procedimiento con indicación quirúrgica laparoscópica.

HISTEROSCOPIA

La histeroscopia ha proporcionado un abordaje mínimamente invasivo para el diagnóstico y la resolución de patología en la cavidad uterina. Existen diferentes nomenclaturas de la técnica:

- Histeroscopia diagnóstica: finalidad diagnóstica de patología endocavitaria.
- Histeroscopia quirúrgica: procedimiento con finalidad terapéutica.
- Resectoscopia: procedimiento terapéutico en el que se utiliza el resector.
- Histeroscopia ambulatoria: también denominada histeroscopia *in office* (en consulta), se realiza en un entorno ambulatorio y con histeroscopio de < 5 mm de diámetro.

Indicaciones

Está indicada en los casos de:

- **Valoración de la hemorragia uterina anormal**.
  - Cuando exista riesgo de hiperplasia o neoplasia (obesas, hallazgos sugestivos de disfunción ovulatoria) o sangrado irregular persistente, fracaso del tratamiento, sangrado crónico continuo, endometrio irregular o que no se consiga visualizar correctamente.
  - En mujeres posmenopáusicas:
    - Endometrio > 4 mm o endometrio > 3 mm con presencia de fluido anecoico intrauterino: está indicada la realización de una biopsia de endometrio, pero cuando esta no se puede realizar o su resultado no es concluyente, se debe realizar una histeroscopia.
    - Metrorragia posmenopáusica persistente, independientemente del grosor endometrial y del resultado de la biopsia previa.
    - Sospecha de patología endometrial o cáncer de endometrio. Hasta un 10 % de las mujeres con hemorragia uterina anormal en menopausia serán debidos a un carcinoma endometrial, no obstante, la causa más común es por atrofia de la mucosa endometrial.
  - Diagnóstico y seguimiento de hiperplasia, pudiendo requerir biopsia dirigida para descartar un carcinoma endometrial coexistente.
  - Mujeres con terapia hormonal sustitutiva, se recomienda valoración si presentan *spotting* (goteo intermenstrual o pequeño sangrado) o metrorragia que persiste más allá de los 6 meses tras la instauración del tratamiento en pauta continua. La imposibilidad de la realización de una biopsia de endometrio o la obtención de una muestra inadecuada obliga a la indicación de una histeroscopia con biopsia dirigida.
  - Pacientes en tratamiento con tamoxifeno:
    - Las mujeres premenopáusicas en tratamiento con tamoxifeno no tienen riesgo aumentado de cáncer uterino, por lo que no requieren una monitorización adicional en ausencia de clínica, solo estaría indicada la histeroscopia con biopsia si presentan sangrado menstrual abundante.
    - En pacientes posmenopáusicas con patología estructural previa al inicio de tamoxifeno, estaría indicada la histeroscopia para su valoración y/o resolución.
    - Pacientes posmenopáusicas que presenten hemorragia con la toma de tamoxifeno, independientemente del grosor endometrial.
- **Resolución de patología orgánica**:
  - Engrosamiento endometrial:
    - En mujeres premenopáusicas que presentan factores de riesgo, deberá indicarse una biopsia de endometrio, si esta es inadecuada o no puede realizarse, está indicada la realización de una histeroscopia (no existe consenso sobre el grosor límite).
    - En mujeres posmenopáusicas, está indicada la realización de una histeroscopia cuando el grosor endometrial sea mayor a 11 mm, cuando el grosor endometrial sea mayor de 5 mm y presente factores de riesgo, o cuando el grosor endometrial sea mayor de 5 mm y haya presencia de factores ecográficos sospechosos.

> ❗ Factores de riesgo de cáncer de endometrio: exposición a gestágenos exógenos, riesgo familiar o genético (Lynch II), tamoxifeno, obesidad (directamente proporcional al IMC), edad avanzada (mayor, entre 50 y 70 años), diabetes *mellitus*, hipertensión arterial, menopausia tardía (> 55 años), síndrome de ovarios poliquísticos, ciclos anovulatorios, nuliparidad, historia de esterilidad, menarquia temprana, antecedentes de cáncer de mama. Hallazgos ecográficos sospechosos de cáncer de endometrio: aumento de vascularización, endometrio heterogéneo, líquido intracavitario.

  - Pólipos endometriales: en mujeres premenopáusicas asintomáticas, estaría indicada la polipectomía en presencia de factores de riesgo para cáncer de endometrio. En mujeres posmenopáusicas, se recomienda la extirpación de todos los pólipos endometriales, con independencia de su sintomatología.
  - Miomas submucosos.
- **Valoración de la patología yatrógena**:
  - Adherencias intrauterinas: son bandas de tejido fibroso que se forman en la cavidad endometrial, a menudo en respuesta a un procedimiento en esta zona. Las secuelas clínicas incluyen infertilidad, abortos de repetición, alteraciones menstruales y dismenorrea despendiendo de la gravedad. Debe ofrecerse histeroscopia para un correcto diagnóstico y la resección de sinequias.
  - Istmocele: defecto de la pared miometrial anterior del istmo uterino sobre la cicatriz de una cesárea previa que

puede producir sangrado uterino anormal, dolor pélvico, dismenorrea y esterilidad secundaria. El diagnóstico de sospecha es ecográfico, debe realizarse solo cuando este sea sintomático (sangrado irregular o esterilidad) y puede realizarse vía histeroscópica cuando el grosor del miometrio residual es superior a 3 mm. Cuando el grosor residual miometrial es menor de 3 mm, es preferible la vía laparoscópica, debido al riesgo de perforación uterina, y tiene como finalidad la reparación de la pared uterina en esta zona.

- **Estudio de esterilidad/infertilidad**: no existe evidencia de que mujeres estériles con una cavidad uterina normal por ecografía o histerosalpingografía deban realizarse una histeroscopia. Tampoco hay evidencia sobre realizarla antes de la fecundación. Sí habría que realizar una histeroscopia en pacientes estériles que se van a someter a una técnica de reproducción asistida y que presenten miomas de crecimiento intracavitario o que deformen la cavidad endometrial, adherencias, pólipos, anomalías müllerianas o con fracasos de implantación.
- *Scratching* (**lesión endometrial**): técnica que consiste en realizar una estimulación mecánica por arrastre en el endometrio, que se realiza en fase secretora del ciclo previo a la fecundación *in vitro* para favorecer la posterior implantación del embrión tras la transferencia.
- **Anomalías müllerianas**: aunque el diagnóstico suele realizarse por ecografía 2D, 3D y/o resonancia magnética nuclear, la histeroscopia puede ayudar al diagnóstico en algunos casos. Según la clasificación en el año 2013 de la European Society of Human Reproduction and Embriology (ESHRH), las malformaciones susceptibles de tratamiento son:
  – Útero dismórfico en forma de T (clase U1).
  – Útero septo (clase U2).
- **Extracción del dispositivo intrauterino y otros cuerpos extraños.**
- **Extracción de restos trofoblásticos por histeroscopia**, ya que presenta baja tasa de complicaciones con menor riesgo de adherencias y mayores tasas de embarazos posteriores que su extracción a través de un legrado. Extracción de pólipos placentarios.
- **Valoración del canal cervical**: en casos de sinequias o estenosis cervicales, en pólipos endocervicales que planteen dudas diagnósticas, pólipos endometriales o miomas submucosos pediculados que ocupen el canal cervical, valoración del canal cervical en caso de hallazgo de atipias glandulares en la citología cervical para valorar el canal cervical y el endometrio.

Contraindicaciones

Las principales contraindicaciones son:

- Embarazo viable.
- Infección activa, incluida la infección por virus del herpes simple.
- Enfermedad inflamatoria pélvica activa.
- Cáncer cervical o uterino avanzado.
- Perforación uterina reciente.

Material

El material necesario es:
- Sala o quirófano.
- Mesa.
- Sistema videóptico: monitor de televisión, videocámara endoscópica, unidad de vídeo para grabación de imágenes, impresora para obtener material fotográfico.
- Fuente de luz: que puede ser halógeno que proporciona una luz más amarillenta o de xenón, luz blanca, esta última sería más recomendable y proporciona una calidad de imagen superior. En general, 175 vatios (W) de potencia son suficientes para exploraciones de rutina, aunque sería recomendable 300 W. La fuente de luz debe ser el último elemento que se encienda al inicio de una exploración y el primero que se apague al finalizar. Cuando no se esté utilizando, es mejor dejarlo en *standby* (modo en espera o en reposo). La repetida conexión y desconexión puede estropear la lámpara.
- Cable de luz: cable de fibra óptica que conecta la óptica con la fuente de luz. Normalmente tiene 5 mm de diámetro y 180 cm de longitud. Hay que evitar doblarlo en exceso y usar un sistema de esterilización adecuado.
- Histeroscopio: existen diferentes modelos:
  – Histeroscopios flexibles: son bien tolerados y útiles en pacientes con úteros irregulares. La punta distal se puede desviar hacia arriba o hacia abajo (podrían indicarse por ejemplo para lisis de adherencias cerca del *ostium* tubárico). Son difíciles de esterilizar, más frágiles y caros.
  – Histeroscopio semirrígido: con un calibre global de 3,5 mm. Bien tolerado aunque el campo de visión es limitado (óptica de 0°) y exige destreza histeroscópica. Su coste es mayor.
  – Histeroscopio rígido: puede ocasionar más dolor. Presenta mayor calidad de imagen y menor coste.

Componentes del histeroscopio:

- Óptica: formada por el ocular, el cañón y el objetivo.
- Vainas: pueden ser internas o externas. La interna alberga el canal de entrada del medio de distensión uterino y el canal de trabajo; y la externa alberga el canal de drenaje del medio de distensión. El calibre puede oscilar entre 3 mm (minihisteroscopio) y 10 mm. Los más utilizados son los que presentan 4 y 5 mm. El dolor disminuye con los histeroscopios de 3 o 3,5 mm de forma significativa, por lo que serían de elección en pacientes que requieran histeroscopia diagnóstica. Existen vainas diagnósticas y operativas, estas últimas pueden presentar uno, dos o tres puertos.
- Material operatorio:
  – Mecánicos: tijeras y pinzas.
  – Electroquirúrgicos: la energía bipolar permite utilizar suero fisiológico como medio de distensión. Tiene: modo corte, modo coagulación y modo *blend* (mezcla). Presenta diferentes formas en sus terminales.
  – Láser de diodo: tiene una longitud de onda de 980 nm y puede cortar y vaporizar el tejido consiguiendo una buena hemostasia.

– Micromorcelador: instrumento que corta y aspira tejido para recogerlo, lo que permite su posterior estudio histológico. Son compatibles con histeroscopios de 6, 7 y 9 mm. No utilizan electrocoagulación, por lo que no permiten coagular los vasos sangrantes encontrados en la cirugía.

– Minirresectoscopio: resectoscopio hasta 5,3 mm, lo que hace que no se requiera dilatación cervical facilitando su uso. Uso de energía bipolar. Terminales: asa de corte, asa de Collins, bola.

– Sistemas de ablación endometrial: dispositivos triangulares en forma de abanico que se adaptan a la cavidad uterina para eliminar la mucosa uterina.

• Medios de distensión: es necesario distender la cavidad uterina para su adecuada visualización. Los medios de distensión pueden ser gaseosos o líquidos.

– Dióxido de carbono: utilizado antiguamente y hoy día en desuso, debido a que solo permite su empleo para la histeroscopia diagnóstica, y por el riesgo de embolia gaseosa si se sobrepasan los 100 mmHg de presión dentro de la cavidad uterina, es soluble en sangre.

– Medios líquidos no electrolíticos: son soluciones con glicina o manitol-sorbitol. Al no contener electrólitos, no son conductores, por lo que pueden usarse con energía monopolar. Actualmente están en desuso por su dificultad de empleo y la mayor probabilidad de absorción intravascular, con el consiguiente riesgo para la paciente, ya que pueden provocar con mayor probabilidad hipervolemia, hiponatremia y alteraciones hidroelectrolíticas, originando neurotoxicidad a la paciente.

– Medios líquidos electrolíticos: pueden utilizarse tanto el suero fisiológico (cloruro de sodio al 0,9 %), como el lactato de Ringer. Ninguno evita el riesgo de que ocurra un desequilibrio hidroelectrolítico y osmolar, pero sí minimiza el riesgo de que ocurra una intravasación y aportan, por tanto, seguridad al procedimiento. Por eso, son el medio de distensión de elección hoy en día, ya que permiten su uso con energía bipolar, además de que son de fácil disponibilidad, baratos y permiten su reabsorción fisiológica peritoneal.

Ningún medio ha mostrado ser mejor para reducir el dolor. El riesgo de reacciones vasovagales es significativamente menor con suero fisiológico (**Tabla 7-5**).

Tabla 7-5. Medios de distensión de la cavidad uterina en histeroscopia

	Medios líquidos electrolíticos	Medios líquidos no electrolíticos
Ejemplos	• Suero fisiológico • Lactato de Ringer	• Glicina • Manitol • Sorbitol
Contiene electrolitos	Sí	No
Conducción	Conductora	No conductora
Energía utilizada	Bipolar	Monopolar
Riesgo de sobrecarga hídrica	Menor	Mayor

Para perfundir el medio de distensión, se pueden utilizar varios sistemas:

• Caída por gravedad: elevando la bolsa aproximadamente 90-100 cm sobre el periné de la paciente.
• Manguito de presión: en torno a 80 mmHg.
• Bomba electrónica de perfusión: para alcanzar una distensión uterina de alrededor de 50 mmHg, hay que tener un flujo de 200 mL/min, presiones de irrigación de 75 mmHg y presiones de succión de (-) 0,25 bares.

La recomendación generalizada es mantener la presión entre 70 y 100 mmHg. No se deben usar presiones de distensión mayores para no sobrepasar la tensión arterial media y evitar el paso forzado de mayor cantidad de líquido expansor al torrente sanguíneo.

> **!** En casos de cáncer de endometrio, es recomendable bajar la presión hasta 40 mmHg para reducir el paso de células tumorales hacia la cavidad abdominal. La presión a no superar para reducir el flujo a través de las trompas es 70 mmHg.

Preparación previa al procedimiento

Para la preparación previa al procedimiento, se recomiendan las siguientes pautas:

• **Valoración e información previa a la paciente**, entrega de consentimiento informado que ha de ser por escrito y debe firmarlo previamente al procedimiento.
• **Momento del ciclo**: en mujeres premenopáusicas con ciclos regulares, de forma general, el momento óptimo es la fase proliferativa después de la menstruación. Si la paciente está tomando anticonceptivos o es posmenopáusica, puede realizarse en cualquier momento del ciclo.
• **Analgesia**: el dolor durante la realización de la prueba es debido a la manipulación cervical, la distensión de la cavidad endometrial y la contractilidad uterina. Tras su realización, se debe a la contractilidad uterina y a la descarga de prostaglandinas. A los 5-10 minutos tras finalizar el procedimiento, el dolor comienza a disminuir, y a los 30 minutos, la mayoría de las pacientes lo refieren como malestar. El uso rutinario de los analgésicos previamente a la realización de la prueba no puede aconsejarse, porque puede causar efectos secundarios, sin disminuir de forma clínicamente significativa el dolor. El momento óptimo de su toma, si se toma la decisión de indicarlo, es 1 hora antes de su realización, siendo preferible que dicha toma se haga antes de la llegada al hospital.
• **Profilaxis antibiótica**: no está recomendada su administración para una histeroscopia, salvo historia reciente de enfermedad inflamatoria pélvica o hidrosálpinx o factores de riesgo. La profilaxis de endocarditis bacteriana sistemática en pacientes con cardiopatías no está indicada cuando se vaya a realizar una histeroscopia ambulatoria, solo se debe valorar en contexto de una infección o en pacientes con cardiopatías de alto riesgo (pacientes con válvulas protésicas, episodio

previo de endocarditis, cardiopatías congénitas cianóticas y cardiopatías congénitas reparadas con material protésico).

- **Toma de anticoagulantes/antiagregantes previos**: como norma de buena práctica clínica, es conveniente dejar entre la toma del fármaco y la realización de la prueba al menos 12 horas. Se recomienda no interrumpir la anticoagulación para procedimientos de bajo riesgo de sangrado, cuando la posible hemorragia sea clínicamente poco importante y asumible por el operador. La histeroscopia se considera una técnica de bajo riesgo de sangrado:
  - Fármacos antagonistas de la vitamina K (Sintrom®): dejar de tomarlos 5 días antes del procedimiento como normal general.
  - Ácido acetilsalicílico o derivados: suspender 7 días antes.
  - Heparina de bajo peso molecular: suspender 12 horas antes si son dosis profilácticas; y 24 horas antes si son dosis terapéuticas.
- **Preparación cervical**: no se recomienda su uso rutinario. Podría utilizarse en pacientes con alta sospecha de estenosis cervical, siendo el fármaco más utilizado misoprostol 200 μg 12-24 horas antes, bien por vía vaginal o sublingual.
- **La posición de la paciente** deber ser en litotomía, con las piernas sobre perneras separadas y flexionadas.

Con respecto a la anestesia, no se aconseja el uso de la sedación de forma rutinaria. Se recomienda el uso de anestesia local cuando se usen histeroscopios mayores de 5 mm o cuando sea necesaria la dilatación cervical por sospecha de estenosis (inyección intracervical o bloqueo paracervical). No está indicado su uso para disminuir la incidencia de reacciones vasovagales.

La duración de la técnica histeroscópica debe ser de unos minutos hasta media hora o un poco más; si se estima mayor demora, debe completarse la cirugía en un segundo tiempo (**Tabla 7-6**).

Complicaciones

Las principales complicaciones son:

- Laceración del cérvix y creación de falsa vía: suele tener lugar durante el acceso a la cavidad uterina, en contexto de dificultad de acceso por el canal.
- Perforación uterina: suele producirse en el momento de acceso a la cavidad uterina. En caso de suceder, debe inte-

rrumpirse inmediatamente el procedimiento, realizar la valoración del estado hemodinámico de la paciente y descartar que se hayan producido lesiones de órganos adyacentes. Se debe mantener a la paciente en observación durante al menos 3-4 horas. Si la perforación se ha producido con el uso de electrocirugía, es obligado una laparoscopia exploradora para descartar una lesión intestinal.

- Síncope vasovagal: el paso a través del orificio cervical interno puede desencadenar reflejos vagales intensos, provocando bradicardia, hipotensión y mareo. Es más frecuente, sobre todo, en pacientes nulíparas, posmenopáusicas y en mujeres con conización. La mayor parte se resuelve de forma espontánea, manteniendo a la paciente en ligero Trendelenburg. No obstante, en ocasiones, es necesario utilizar atropina.
- Sangrado: el riesgo en general es bajo, aunque aumenta con la dificultad de la técnica empleada (miomectomías, polipectomías, tabiques). En caso de sangrado que no se puede solucionar mediante coagulación del vaso con energía bipolar, puede ser necesario un taponamiento mediante la introducción de una sonda de Foley en la cavidad y su llenado con 30-50 mL de suero.
- Complicaciones infecciosas: es muy baja (< 1 %), siendo más frecuente en mujeres con infección pélvica latente (endometritis, salpingitis, etcétera).
- Síndrome de sobrecarga hídrica: su incidencia es baja, entre el 0,1 y el 5 %. Es importante mantener una monitorización de líquido absorbido, este es la diferencia entre lo infundido y lo recolectado. En términos generales, en solución salina y mujeres sanas, se acepta un límite de 2.500 mL, que disminuye a 1.500 mL en pacientes que presentan una enfermedad cardiovascular o insuficiencia renal. En solución no electrolítica, el límite en mujer sana es de 1.500 mL, ya que presentan mayor riesgo de absorción masiva.

La hipervolemia y la acumulación de líquido extracelular pueden aumentar la presión arterial, la presión venosa central e inhibir el sistema renina-angiotensina, dando lugar a la acumulación de agua en el compartimento intracelular y originando náuseas, vómitos, contracciones musculares, edema pulmonar, subcutáneo, cerebral e incluso *shock* cardiogénico. Es más frecuente en mujeres premenopáusicas.

Si se sospecha, se debe suspender la cirugía, evaluar la natremia (no es conveniente la elevación brusca del sodio), restringir la administración de otros fluidos, realizar un con-

Tabla 7-6. Patrones endometriales fisiológicos en la visión histeroscópica				
	Menstrual	**Proliferativo**	**Secretor inicial**	**Secretor tardío**
Días	1-4	5-14	14-21	21-28
Color	Rojo	Rosado	Blanquecino	Blanquecino
Superficie	Desigual	Lisa	Ondulada	Esponjosa
Glándulas	Ausentes	Punteado blanco	Sobreelevadas	Sobreelevadas y abiertas
Muesca endometrial	No	Sí, hemorrágica	Sí, serosa	Sí, serosa
Vasos	No	Capilares finos	Ausentes	Ausentes

trol analítico cada 4 horas y control continuo de tensión arterial, la frecuencia cardíaca y electrocardiograma.

CIRUGÍA VÍA VAGINAL

Modalidad de cirugía ginecológica en la que se accede a los órganos pélvicos a través de la vagina, evitando incisiones en el abdomen. Es un enfoque quirúrgico mínimamente invasivo que utiliza la cavidad vaginal como vía de acceso a los órganos y tejidos internos.

Indicaciones

Prolapso de órganos pélvicos, colporrafia anterior y posterior, enterocele, legrado, glándula de Bartolino, ninfoplastia, conización, cirugía sobre la vulva y la vagina, así como determinados contextos de patología maligna (neoplasias de endometrio, cérvix y vulva).

Agradecimientos a Rosa María Ingelmo Moyano por su colaboración en las ilustraciones de este capítulo.

Material

Es preciso en muchas ocasiones la utilización del espéculo o valvas para aumentar el campo de visón, pinzas de Pozzi, pinzas de Ford, portaagujas, tijeras y disector.

Ventajas

Sus ventajas son: una mejor recuperación y mejor estética, ya que no se realiza una cicatriz abdominal.

Complicaciones y limitaciones

Sus complicaciones y limitaciones son:

- Limitaciones anatómicas.
- Dehiscencia de sutura en la cúpula vaginal con riesgo de salida de contenido intestinal.
- Hematoma de cúpula vaginal.

PUNTOS CLAVE

- El preoperatorio es crucial para evaluar al paciente, planificar el procedimiento y reducir los riesgos quirúrgicos.
- El consentimiento informado es esencial para garantizar que el paciente comprenda los beneficios, riesgos y alternativas del procedimiento antes de su realización.
- Identificar a pacientes con factores de riesgo que sean subsidiarios de tromboprofilaxis ayudará prevenir la formación de coágulos sanguíneos y reducir el riesgo de complicaciones tromboembólicas.
- El protocolo ERAS busca optimizar la recuperación de la paciente mediante un enfoque multidisciplinario que incluye medidas preoperatorias, intraoperatorias y postoperatorias.
- Hay que ser conscientes de la posición en la que se coloca a la paciente y los instrumentos sobre esta. Las lesiones en los nervios periféricos son complicaciones potenciales durante la intervención quirúrgica.
- La fiebre postoperatoria es un síntoma común después de la cirugía, por lo que hay que conocer sus posibles causas para poder identificarlas.
- El íleo posquirúrgico es la disminución transitoria de la función intestinal después de una cirugía abdominal, que puede causar obstrucción y requerir medidas para restablecer la función intestinal.
- Las lesiones urológicas en cirugía ginecológica pueden ocurrir en procedimientos como la histerectomía; es importante conocer los lugares y momentos de la cirugía donde más frecuentemente se producen estas lesiones para poder evitarlas.
- La ergonomía en cirugía se refiere a la aplicación de principios ergonómicos para optimizar la postura y los movimientos del cirujano, con el fin de prevenir lesiones y mejorar la precisión.
- El síndrome de sobrecarga hídrica en histeroscopia puede suceder cuando se administra un exceso de líquido durante el procedimiento, lo que puede producir complicaciones cardiovasculares y pulmonares.
- Es fundamental conocer las diferentes vías de acceso en cirugía ginecológica, así como sus indicaciones, sus contraindicaciones, sus ventajas y sus limitaciones. Esto permitirá abordar a cada paciente de manera individualizada, maximizando las posibilidades de éxito quirúrgico y minimizando la aparición de complicaciones.

BIBLIOGRAFÍA

Arturo Buitrago C, Arias A. Histeroscopia in office (en consulta). En: Principios básicos de la histeroscopia. Madrid: Editorial Médica Panamericana; 2022. Secc. II; cap. 9; p. 1-11.

Asgeirsson T, El-Badawi KI, Mahmood A, Barletta J, Luchtefeld M, Senagore AJ. Postoperative ileus: it cost more than you expect. J Am Coll Surg. 2010;210(2):228-31.

Bassy Iza N, Esteban Dombriz MJ. Obstrucción intestinal. En: Tratado de geriatría para residentes. Madrid: Sociedad Española de Geriatría y Gerontología (SEGG); 2005. Cap. 56. p. 575-9.

Cirugía ginecológica avanzada. 3ª ed. Ciudad de México: Editorial Médica Internacional; 2019.

Colsa Gutiérrez P, Viadero Cervera R, Morales-García D, Ingelmo Setién A. Lesión intraoperatoria de nervio periférico en cirugía colorrectal. Revisión de conjunto. Cir Esp. 2015;94:125-36.

Del Olmo Mendizábal CC. Lesiones del nervio periférico por posicionamiento quirúrgico. [Trabajo de Fin de Grado]. Valladolid: Facultad de Enfermería de Valladolid; 2022.

Fiorinelli MA, Chejin Orellana A. Distensión en histeroscopia. Electrocirugía. En: Principios básicos de la histeroscopia. Madrid: Editorial Médica Panamericana; 2021. Secc. II; cap. 7; p. 1-11.

Grupo Desarrollador del Consenso de Tromboprofilaxis en Cirugía Ginecológica, Federación Colombiana de Obstetricia y Ginecología Fecolsog. Consenso de tromboprofilaxis en cirugía ginecológica. Rev Colomb Obstet Ginecol. 2021;72:53-68.

Harnsberger CR, Holubar SD, Dozois EJ. Preoperative bowel preparation for colorectal surgery. Dis Colon Rectum. 2015;58:592-9.

Insin P, Vitoopinyoparb K, Thadanipon K, Charakorn C, Attia J, McKay GJ, et al. Prevention of venous thromboembolism in gynecological cancer patients undergoing major abdominopelvic surgery: A systematic review and network meta-analysis. Gynecol Oncol. 2021;161(1):304-13.

Johnson CD, Thompson RW. The role of minimally invasive surgery in gynecologic oncology. Obstet Gynecol Surv. 2020;75(1):112-8.

Livingston EH, Passaro Jr EP. Postoperative ileus. Dig Dis Sci. 1990;35: 121-32.

Martínez Morales S. Manejo del dolor en histeroscopia. En: Principios básicos de la histeroscopia. Madrid: Editorial Médica Panamericana; 2022. Secc. II; cap. 8; p. 1-12.

Moscovitz T, Marconi França ML. Patrones histeroscópicos endometriales. En: Alteraciones del endometrio. Madrid: Editorial Médica Panamericana; 2022. Secc. II; cap. 14; p. 1-12.

Noguera Aguilar JF, Moreno Sanz C, Cuadrado García A, Olea Martínez-Mediero JM, Morales Soriano R, Vicens Arbona JC, et al. NOTES. Historia y situación actual de la cirugía endoscópica por orificios naturales en nuestro país. Cir Esp. 2010;88:222-7.

Pérez-Duarte FJ, Sánchez-Margallo FM, Díaz-Güemes Martín-Portugués I, Sánchez-Hurtado MÁ, Lucas-Hernández M, Usón Gargallo J. Ergonomía en cirugía laparoscópica y su importancia en la formación quirúrgica. Cir Esp. 2011;90:284-91.

Qin Z, Dong Z, Tang H, Zhang S, Wang H, Bao M, et al. A preliminary clinical report of transvaginal natural orifice transluminal endoscopic sacrospinous ligament fixation in the treatment of moderate and severe pelvic organ prolapse. Front Surg. 2022;9:931691.

Recari E, Oroz LC, Lara JA. Complicaciones de la cirugía ginecológica. An Sist Sanit Navar. 2099;32:65-79.

Rivas-López R, Sandoval-García-Travesí FA. Cirugía robótica en ginecología: revisión de la literatura. Cir Cir. 2020;88:107-16.

Rivero Torrejón FB, Gorostidi Pulgar M, Cortaberria JR. CJ. Evaluación morfológica endometrial histeroscópica. Progresos Obstet Ginecol. 2012;56: 79-85.

Silverberg SG, Kurman RJ. Tumors of the uterine corpus and gestational trophoblastic disease. En: Wick MR, LiVolsi VA, Pfeifer JD, Stelow EB, Wakely PE (eds.). Silverberg's principales and practise of surgical pathology and cytopathology. 5ª ed. Fildelfia: Elservier; 2020. p. 946-8.

Terzi H, Turkay U, Uzun ND, Salıcı M. Hysterectomy and salpingo-oophorectomy by transvaginal natural orifice transluminal endoscopic surgery (V-NOTES) assisted by an umbilical camera: Case report and new hybrid technique in gynecology. Int J Surg Case Rep. 2018;51:349-51.

Urquijo Beamonte E, Díez Lázaro S. Histeroscopia en menopausia. En: Alteraciones del endometrio. Madrid: Editorial Médica Panamericana; 2022. Secc. II; cap. 21; p. 1-9.

Vilches Jiménez JC. Instauración de un protocolo ERAS en cirugía ginecológica laparoscopia en un centro de III nivel. [Tesis doctoral]. Málaga: Universidad de Málaga; 2022.

Vather R, O'Grady G, Bissett IP, Dinning PG. Postoperative ileus: mechanisms and future directions for research. Clin Exp Pharmacol Physiol. 2014;41:358-70.

Witzke O, Wenger FA, Bruns CJ. Management of postoperative ileus. Chirurg. 2021;92(1):10-15.

Aspectos básicos de la relación médico-paciente

8

R. Oliva Sánchez, M. A. Llamas Sarriá, A. Juan Pérez y D. M. Lubián López

OBJETIVOS

- Entender y reproducir en la práctica clínica diaria una relación médico-paciente adecuada a las condiciones éticas y legales actuales.
- Promover la medicina centrada en el paciente.
- Aprender estrategias para la comunicación de malas noticias. Desarrollo del modelo SPIKES (acrónimo inglés de entorno, percepción, invitación, conocimiento, empatía, estrategia y resumen) en un entorno práctico.
- Adquirir habilidades de comunicación con los pacientes.
- Identificar situaciones concretas en obstetricia y en ginecología en las que una buena comunicación es clave para la toma de decisiones.

INTRODUCCIÓN

En las últimas décadas, la relación médico-paciente ha sufrido importantes cambios, situando el fortalecimiento de la misma y el aprendizaje de las técnicas que la fomenten entre los objetivos fundamentales en la formación médica, tanto de grado como de posgrado.

En el momento actual, se está asistiendo a un desarrollo exponencial de la inteligencia artificial, que va a suponer un reto muy importante para los profesionales sanitarios y que va a situar la comunicación con los pacientes y sus familias en un hecho de vital importancia. Los médicos deben aprender cómo adaptar la cantidad y el contenido de la información proporcionada a la formación y necesidades de los mismos. Nunca una máquina o un algoritmo podrá sustituir a un médico empático preparado para acompañar en el proceso de la enfermedad a pacientes cada vez más informados y dispuestos a compartir la responsabilidad en la toma de decisiones.

La época en la que se aplaudía y fomentaba la confianza ciega del paciente en sus médicos está llegando a su fin. La medicina paternalista, en la que el médico era considerado el mejor preparado para tomar decisiones sobre la salud de sus pacientes, no es hoy ni legal ni éticamente adecuada. No obstante, sustituir esta forma de actuar por una mera exposición fría y técnica de la enfermedad, con el fin de obtener una descarga de responsabilidades, no es desde luego una mejora en los cuidados, aunque sí lo es conseguir mediante una escucha activa integrar los deseos, circunstancias y valores de los pacientes y sus familiares en la toma de decisiones.

Por tanto, la práctica de la medicina defensiva no es apropiada, ni para el médico ni para el paciente, puesto que la medicina solo debe ser ejercida teniendo en cuenta el interés de

la salud que se trata. Sin embargo, el progreso técnico y científico, lejos de haber facilitado la relación médico-paciente, ha influido en la población a la que se atiende aumentando enormemente las expectativas de infalibilidad del médico, lo que ha conllevado a su vez un incremento de las demandas legales.

La mayoría de pacientes desean conocer los detalles de su diagnóstico y entender cómo va a afectar a su vida, para poder asumir así las consecuencias de los tratamientos propuestos y sus alternativas. Como médicos, hay que prepararse para adaptar la comunicación de los conocimientos al paciente individual. Solo un paciente correctamente informado es capaz de decidir el grado de responsabilidad que quiere asumir en la toma de decisiones, y por ello se debe trabajar en la formación de los médicos en habilidades de comunicación.

RELACIÓN MÉDICO-PACIENTE

La Real Academia Española (RAE) define «relación» como la conexión, correspondencia, trato o comunicación de una persona con otra. Se podría definir entonces la relación médico-paciente como el acto de comunicación entre un profesional y su paciente.

Una relación médico-paciente ideal sería aquella en la que hay una continuidad de cuidados, confianza mutua y una buena comunicación, que permite llegar a un acuerdo sobre el problema de salud y acerca de la forma más adecuada de resolverlo o mitigarlo, tanto para el paciente como para el médico.

Tipos de relación médico-paciente

Existen diferentes modelos de relación médico-paciente. En la actualidad, se considera como máximo grado de excelencia una relación basada en la confianza mutua, en la que la práctica de la medicina basada en la evidencia sea un pilar básico, pero situando al mismo nivel la promoción de la toma de decisiones compartida, ya que difícilmente se puede ser un médico excelente si no se consigue poner al paciente en el centro de la atención.

Solo los pacientes y sus familias tienen todos los datos para asumir las consecuencias de las propuestas y, por ello, el acuerdo basado en el respeto mutuo debe ser siempre el objetivo. Un paciente que entiende y acepta las recomendaciones no solo es un paciente legalmente atendido, sino que, con mucha probabilidad, tendrá una adherencia mayor a los tratamientos, lo que supondrá una mayor probabilidad de éxito frente a la enfermedad.

En el modelo paternalista, el paciente asume un rol completamente pasivo, y se considera al médico como la persona más preparada para tomar las decisiones sobre la salud del paciente. El médico es el que posee los conocimientos y la información y sabe cuál es la mejor opción para el paciente. Este modelo clásico de relación médico-paciente no es ética ni legalmente adecuado hoy en día, ya que viola el principio de autonomía de los pacientes.

El modelo informativo se limita a exponer de manera técnica más o menos pormenorizada todos los aspectos relacionados con el diagnóstico, tratamiento y pronóstico del paciente. En un intento de descarga de responsabilidades, elabora consentimientos repletos de consecuencias adversas o comunica hechos posibles, aunque poco probables, a un paciente que, atemorizado, solo puede asentir con una firma de documentos que, a menudo, no consigue terminar de leer.

Este modelo practicado por muchos profesionales a modo de medicina defensiva tampoco sería el más adecuado, porque rompe con uno de los principios básicos comentado, como es la búsqueda de la confianza mutua, que no de la sumisión.

> ⚠️ En la actualidad, el modelo deliberativo es el más aceptado para promover una mejora en la calidad de la relación médico-paciente que se puede y se debe llevar a su máximo exponente. Se resumiría en una relación empática entre los pacientes y sus médicos, que permita integrar los deseos, creencias, valores y circunstancias en la toma de decisiones y que favorezca la confianza del paciente, la percepción de calidad y la adherencia al tratamiento.

Puntos clave para lograr una medicina centrada en el paciente

A continuación, se explican cuáles son los aspectos principales para conseguir una medicina centrada en el paciente.

Respeto a los valores, necesidades y preferencias del paciente

La enfermedad es un proceso social y cultural. La educación, el contexto sociodemográfico y la cultura de una persona influyen en cómo entiende la enfermedad y en cómo afecta a su vida diaria. Los pacientes y los profesionales sanitarios que los atienden pueden tener una idea muy diferente de lo

que es un riesgo aceptable, un efecto secundario tolerable o una secuela que no se pueden permitir.

Una forma de respetar dichos valores es preguntar a los pacientes cuánto desean conocer sobre su enfermedad, si tienen alguna pregunta, si hay algo que no entienden y cuáles son sus expectativas respecto al tratamiento y pronóstico de la enfermedad.

Con respecto a la información sobre el pronóstico, sobre todo cuando este no es bueno, en general, los médicos sienten dificultades para llevarla a cabo. Se sabe que la exacta trayectoria de la enfermedad es desconocida y que el pronóstico del final de la vida es incierto. Pero esto no debe llevar a evitar una conversación que es necesaria para que el paciente pueda tomar decisiones médicas y personales.

La reticencia a dar noticias poco optimistas es explicada por los médicos por diferentes consecuencias supuestas en los pacientes, algunas de ellas, como el miedo a producir ansiedad, provocar la pérdida de esperanza o incluso parecer menos compasivo frente a ellos.

En este sentido se publicó un ensayo clínico en el que pacientes con cáncer avanzado visualizaron dos vídeos en los que el médico comunicaba una noticia más optimista frente a una menos optimista. Los resultados fueron puntuaciones superiores sobre la compasión por parte del médico que transmitía el mensaje más optimista.

Los autores reflexionan sobre este resultado y concluyen que se necesitan más investigaciones para encontrar la manera de transmitir noticias menos favorables sin perder la percepción de compasión por parte de los pacientes (Tanco *et al.*, 2015).

En este sentido, hay un artículo reciente de opinión donde sugieren utilizar expresiones como «yo espero que» (mensaje positivo), «pero me preocupa» (mensaje negativo), para iniciar una conversación sobre un pronóstico que se considera muy desfavorable, pero sobre el que se desea posicionarse manteniendo la esperanza. El objetivo será entonces encontrar el necesario equilibrio entre la necesidad de información del paciente y el mantenimiento de la esperanza propia y de sus familiares.

«La idea sería posicionarnos en el mismo equipo que ellos, el problema no es que nosotros comuniquemos una noticia desfavorable, tampoco lo es que el paciente quiera conservar la esperanza, el problema es la enfermedad que avanza a pesar de los esfuerzos de ambos» (Lakin y Jacobsen, 2019).

Comunicación adecuada entre médico y paciente

En la actualidad, los pacientes pueden acceder de forma fácil a una gran cantidad de información a través de Internet, que puede llegar a ser abrumadora. Por eso es tan importante desarrollar habilidades de comunicación que permitan romper la barrera que pueden estar provocando diferencias personales, culturales o sociales. Es preciso aprender a comunicar una noticia de forma transparente y adaptada a las necesidades de cada uno y asegurarse de que el receptor ha comprendido la información.

Generalmente los pacientes desean recibir más información sobre su enfermedad de la que le proporcionan los médicos. Necesitan también tiempo para escuchar y procesar la información que han recibido. Es por este motivo por el que los médicos precisan aprender habilidades de comunicación y repasarlas de forma periódica.

> **!** Otras formas para mejorar la comunicación con el paciente y la calidad de la información que recibe sería proporcionarles acceso a los pacientes a información verídica y comprensible sobre su enfermedad y tratamiento a través de páginas web del hospital o aplicaciones recomendadas desde la consulta.

Toma de decisiones compartida

La mayoría de los pacientes desean involucrarse en la toma de decisiones respecto a su enfermedad y quieren que sus valores y preferencias sean tenidos en cuenta. Esto choca con el modelo tradicional paternalista en el que es el médico quien toma las decisiones sobre la salud del paciente, ya que es el que está mejor preparado para ello. De modo que, hace décadas, en dicho modelo, el médico era considerado un amigo, y en la comunicación con el paciente se buscaba y aplaudía la total obediencia del mismo. Esa medicina paternalista ha ido evolucionando a favor de la autonomía del paciente, de modo que hoy en día no se considera ni legal ni éticamente adecuada.

Los médicos son incapaces de conocer todas las circunstancias, deseos y valores de los pacientes; por lo que, desde la formación médica de pregrado y, en igual medida, de posgrado y formación continuada profesional, se debe trabajar para enseñar estrategias que promuevan la participación del paciente en la toma de decisiones.

La nueva excelencia médica debe estar basada en dos pilares fundamentales: procurar los mejores resultados para los pacientes aplicando la medicina basada en la evidencia y fomentar la toma de decisiones compartida. Se dedican muchos esfuerzos a estudiar y estar al día, con el fin de procurar lo mejor para los pacientes, pero desarrollar las habilidades necesarias en comunicación es tanto o más importante.

En la búsqueda de la excelencia en los cuidados, se trataría de promover una relación empática entre los pacientes y sus médicos, integrando, tal y como se ha mencionado anteriormente, sus deseos, creencias y valores en la toma de decisiones.

En los casos en los que las diferentes opciones terapéuticas están cercanas en cuanto a efectividad y los eventos adversos, pueden tener importantes repercusiones para la salud de los pacientes; la importancia de esta toma de decisiones compartida aumenta, ya que la opinión del paciente es clave.

Sin embargo, se sabe que la promoción de la toma de decisiones compartida no está realmente implementada en la práctica clínica diaria en España. En una investigación reciente realizada por la autora del capítulo sobre pacientes oncológicas (pendiente de publicar) se concluye que las pacientes oncológicas perciben y prefieren mayoritariamente un rol pasivo en la toma de decisiones tras el diagnóstico de su enfermedad; sin embargo, más de una quinta parte de las mismas que deseaban un rol más activo, percibieron

un rol pasivo. Ninguna característica demográfica modifica estos resultados y en relación con las variables clínicas, las pacientes que han sufrido una recidiva perciben una toma de decisiones compartida significativamente superior al resto de las participantes.

> **💡** La mayoría de los pacientes desean involucrarse en la toma de decisiones respecto a su enfermedad y quieren que sus valores y preferencias sean tenidos en cuenta.

Alivio del dolor

La enfermedad puede ir acompañada de dolor, y el alivio del mismo se encuentra entre las principales preocupaciones de las pacientes. Los médicos, a menudo, se centran en intentar resolver la enfermedad y no en controlar los síntomas. Sin embargo, en una verdadera medicina centrada en los pacientes, se observa que ellos, sobre todo cuando deben enfrentarse a enfermedades crónicas o en progresión, necesitan mantener conversaciones sobre el dolor y sus mecanismos de control y, a menudo, no encuentran el apoyo suficiente para iniciar dicha conversación.

Por ello, favorecer la conversación sobre síntomas, especialmente el dolor, y proponer al paciente distintas herramientas para su control, está relacionado directamente con la percepción de calidad asistencial para los usuarios de salud.

Soporte emocional

Una enfermedad grave o un ingreso hospitalario suponen en la mayoría de los casos un evento estresante para la persona que lo sufre y para su entorno. Ser consciente de la ansiedad que puede generar, escuchar los miedos y preocupaciones del paciente y acompañarlo en el proceso ayuda a disminuir el estrés y acelera la recuperación.

Además, se puede facilitar el acceso a técnicas de relajación, posibilitar una entrevista con un psiquiatra o psicólogo en el hospital si así el paciente lo requiriese, entre otros.

Asimismo, la formación de grupos de apoyo de pacientes con patologías similares son una buena manera de ayudar a sobrellevar la carga emocional de la enfermedad, así como dar información sobre los recursos que tienen a su disposición, por si los quisieran utilizar.

Incluir al entorno del paciente

Tener en cuenta a la familia y/o amigos del paciente en caso de que este lo desee e incluirlos en el plan de cuidados es fundamental, así como crear junto con la familia una red de soporte para el mismo.

Continuidad y coordinación de los cuidados

Un punto clave para el paciente es la percepción de coordinación entre los distintos profesionales que se encargan de su cuidado, esto aumenta la sensación de seguridad y la confianza del paciente hacia el médico. A menudo, sobre todo en un entorno de medicina cada vez más focalizado y compartimentado, el paciente debe acudir a distintos especialistas con citas y visitas en entornos diferentes.

Es de especial importancia, sobre todo en pacientes complejos, que haya una persona que se erija como responsable del paciente. Además de este médico, la figura del gestor de procesos que acompaña al paciente y dirige sus citas desde un punto de vista organizativo es también un factor que aumenta la calidad percibida.

En ginecología, a menudo, la mujer, durante el proceso del embarazo o tras recibir un resultado anormal en una prueba de cribado, tiene que interaccionar con diferentes profesionales (ginecólogo, médico de familia, matrona, etc.). Como se ha indicado, asegurar la continuidad de cuidados es fundamental para transmitir seguridad y confianza al paciente.

Desafortunadamente, hoy en día, en ginecología, y especialmente en el ámbito del control del embarazo, existen importantes brechas entre la asistencia hospitalaria y la ambulatoria. Muchas mujeres sienten miedo al acudir a los hospitales para el momento del parto, de modo que debería ser una prioridad en esta especialidad investigar las causas que han llevado al desprestigio de la relación médico-paciente en el ámbito de la obstetricia y recuperar la confianza de las mujeres en sus médicos.

> **!** Algunas medidas que mejoren la relación médico-paciente en este ámbito pueden ser: organizar charlas para gestantes impartidas por ginecólogos, explicando por qué puede ser necesaria la intervención del profesional; mostrar el hospital a las mujeres embarazadas que así lo deseen (incluyendo los espacios quirúrgicos y siendo acompañadas por personal médico encargado de relatar el papel fundamental de supervisión y continua responsabilidad que se ejerce en los paritorios); o impartir talleres a obstetras que les ayuden a implementar la toma de decisiones compartida.

Consentimiento informado

La sociedad moderna demanda, de los sistemas de salud y de sus profesionales, principios y metas que respeten la dignidad y los derechos del individuo. Los pacientes merecen ser adecuadamente informados sobre su enfermedad, la naturaleza de sus causas, el pronóstico, el manejo, las alternativas de tratamiento o los cuidados paliativos, según corresponda.

Todas y cada una de las actuaciones como médicos, desde una sencilla exploración ginecológica con un espéculo hasta la realización de una prueba no invasiva, como es la ecografía, deben estar respaldadas por el consentimiento del paciente al que se atiende, siendo suficiente en la gran mayoría de casos con su aprobación verbal.

> **!** Se define el consentimiento informado como la conformidad libre, voluntaria y consciente de un paciente, manifestada en el pleno uso de sus facultades después de recibir la información adecuada, para que tenga lugar una actuación que afecte a su salud.

> **!** Hay una serie de supuestos en los que es necesario obtener dicho consentimiento por escrito, entre ellos: intervenciones quirúrgicas, procedimientos diagnósticos y terapéuticos invasivos, procedimientos que supongan riesgos o inconvenientes de notoria y previsible repercusión negativa sobre la salud del paciente y procedimientos de carácter experimental que se encuentran en proceso de validación científica o que pudieran ser utilizados en un proyecto docente o de investigación.

El consentimiento informado, más que un documento formal, es un modelo de una virtuosa relación entre los profesionales de salud y los pacientes, donde el respeto por la autonomía y autodeterminación del sujeto afectado por la enfermedad es el principio más importante en el proceso de decisión del paciente acompañado por el médico.

Aunque su objetivo principal sea otro, desde el punto de vista de la medicina defensiva, el consentimiento informado constituye un documento fundamental, cuya validez de cara a un posible conflicto legal mejora si, además de lo estandarizado, se personalizan las observaciones y los riesgos individuales de cada paciente.

Es importante recordar que todo acto médico debe ir acompañado del consentimiento del paciente, y en algunos casos (cirugías, técnicas invasivas o procedimientos que impliquen riesgos para el paciente), además, ese documento debe quedar por escrito.

COMUNICACIÓN DE MALAS NOTICIAS

Se define el concepto de *bad news* (malas noticias) como cualquier información adversa y que afecta seriamente a la visión que el paciente tiene sobre sí mismo y sobre su futuro. Enfrentarse a la comunicación de una mala noticia es una situación relativamente frecuente en esta especialidad y, a menudo, acontece de un modo inesperado.

Comunicar una pérdida perinatal, un diagnóstico oncológico o una complicación quirúrgica son ejemplos de situaciones clínicas complejas englobadas bajo este término y para las que se debería tener la preparación adecuada. La persona que recibe la noticia puede sufrir cierto déficit cognitivo, emocional o conductual, que va a persistir durante cierto tiempo tras el encuentro con su médico.

El hecho de que dicho déficit se perpetúe en el tiempo y se convierta en un trauma puede depender de un modo importante de la preparación profesional para comunicar correctamente.

> *Bad news* es cualquier información adversa y que afecta seriamente a la visión que el paciente tiene sobre sí mismo y sobre su futuro.

Recientemente, ha aparecido una corriente que intenta cambiar el concepto de *bad news* por el de *serious news*, traduciéndose este último como *noticias críticas*. Esto se basa en los datos recogidos en un estudio americano realizado en pacientes oncológicos que eran informados sobre la recidiva de su cáncer. Entre otras conclusiones, ellos preferían que el médico se refiriera al acto de información sin juzgar previamente si este era malo, y que fuera el propio paciente con la guía de su especialista quien valorara las consecuencias de esa información y, por tanto, la calificara.

Las habilidades de comunicación de malas noticias engloban todas las estrategias que el profesional va a desarrollar para transmitir de forma efectiva (**Tabla 8-1**) el mensaje al paciente, amortiguando en lo posible el impacto nocivo de la información, ofreciéndole apoyo y respetando sus deseos y emociones.

La relación médico-paciente tras la comunicación de malas noticias puede verse afectada por el contenido y la forma con la que se transmite dicha información. Además, se podrá influir en su respuesta presentando el mal resultado o pronóstico con unas condiciones previamente estructuradas, mostrando la realidad desde una perspectiva técnica, pero a la vez cercana, y prestando los recursos necesarios para orientar la vida posterior. Realizar una simple entrega de información es una tarea incompleta e inaceptable desde la perspectiva de un ejercicio humanista de la profesión.

Comunicación interactiva. La entrevista clínica

El éxito de cualquier entrevista clínica depende de la calidad de la comunicación médico-paciente. Se considera comunicación efectiva aquella que asegura una interacción bidireccional, reduce la incertidumbre, plantea un plan de seguimiento y demuestra flexibilidad.

Además, una comunicación adecuada beneficia tanto al profesional como a sus pacientes, ya que, por una parte, el médico identifica los problemas de sus pacientes con mayor precisión y, por otra, el paciente, al sentirse escuchado y respetado, se compromete no solo con el plan de tratamiento acordado entre ambos, sino también con su médico. No obstante, la entrevista clínica puede presentar diversas dificultades, al tratarse de un tipo de interacción humana en la que afloran sentimientos, emociones e ideas, convirtiéndose en una situación de subjetividad que el profesional debe dominar de la manera más objetiva posible.

Tal y como se ha mencionado anteriormente, en la comunicación médico-paciente (ya sea con el propio enfermo o con su entorno familiar) los componentes más valorados son: saber escuchar, saber comunicar un diagnóstico evitando palabras técnicas que alejen la comprensión del paciente y transmitir de una forma clara las pautas de tratamiento, teniendo en cuenta la autonomía del paciente y su papel para participar en la toma de decisiones. Cada vez más, los pacientes ya no son meros receptores de cuidados o sujetos de investigación, sino personas activas e informadas que desean conocer y ejercer un mayor control sobre su propio cuidado.

El proceso de comunicación consta de dos niveles, uno más superficial, que atiende a los aspectos verbales del lenguaje, y otro más complejo que reconoce además los mensajes no verbales.

Lenguaje verbal

Existen una serie de normas y recomendaciones relativas al lenguaje verbal que acercan más a una comunicación médico-paciente efectiva:

- Evitar hablar demasiado rápido: a la hora de explicar un punto clave de la entrevista, por ejemplo un concepto importante sobre su enfermedad o tratamiento, sería conveniente hablar a una velocidad ligeramente menor a la normal, para ser entendido adecuadamente.
- Utilizar palabras sencillas: evitar en la medida de lo posible los tecnicismos e intentar adecuarse al grado sociocultural del paciente.
- Ser preciso: un exceso de palabras puede abrumar y confundir al receptor de la información, haciéndole malinterpretar las indicaciones dadas.
- Explicar el proceso e insistir en los conceptos claves: enfatizar e incluso repetir los puntos más importantes, finalizar el discurso realizando un breve resumen y preguntar acerca de las dudas que le hayan podido surgir.

 Pautas para mejorar el lenguaje verbal: evitar hablar demasiado rápido, usar palabras sencillas, ser preciso e insistir en los puntos clave.

Lenguaje no verbal

Desde la antigüedad, la observación ha supuesto un aspecto fundamental en el proceso diagnóstico de múltiples patologías, ya que muchas de las señales no verbales que manifiestan sutilmente los pacientes nos aportan información muy valiosa. La comunicación no verbal es particularmente importante en la actualidad, puesto que, al margen de la tecnificación del proceso asistencial, permite captar señales que, por una parte, complementan aspectos de la interacción verbal y, por otra, proporcionan mensajes y expresan sentimientos no sujetos al análisis consciente de quienes interactúan.

Los gestos de las pacientes, sus expresiones de miedo al recibir el diagnóstico de una enfermedad , así como el contacto reconfortante de la sonrisa de un médico, son todos ellos actos comunicativos que pueden ser incluso más importantes que la propia expresión verbal.

Cabe destacar dos aspectos de la comunicación no verbal de la paciente: por una parte, la sensibilidad o capacidad que tiene para captar señales no verbales emitidas por los profesionales de la salud; y por otra, su propia expresividad no verbal que tan útil puede ser para el médico.

Tabla 8-1. Principios de una comunicación efectiva

Interacción en lugar de transmisión directa
Reducir la incertidumbre (contestar todas las dudas que se van expresando)
Plantear un plan de seguimiento
Demostrar flexibilidad y respeto por todas las opciones planteadas por el paciente, contrastándolas con la medicina basada en la evidencia

Dada la gran variedad de emociones que se suelen experimentar en una situación de enfermedad (miedo, dolor, ansiedad, inseguridad, incertidumbre, etc.), es habitual que las pacientes experimenten un aumento de la expresividad por vía no verbal, debido a las dificultades para verbalizar sus sentimientos ante la ansiedad y la incertidumbre de los primeros momentos tras la recepción de una mala noticia.

Dentro de la comunicación no verbal, existen seis emociones básicas, como son: alegría, tristeza, miedo, ira, asco y sorpresa. Todas ellas son reacciones humanas universales, pero no lo son las expresiones faciales o corporales que las acompañan. Identificar estas reacciones no verbales es más fácil para los miembros del mismo grupo étnico o del mismo país.

Diversos autores plantean el debate de si la empatía, entendida como la habilidad para detectar y expresar emociones, se ve modificada en las relaciones médicos-pacientes transculturales. Existen dos corrientes de pensamiento: un modelo de equivalencia cultural, que postula que la empatía es universal; y un modelo denominado «modelo de ventaja cultural», que defiende que esta depende de normas culturales.

En la interacción directa, cara a cara, entre el médico y la paciente, es importante considerar los siguientes aspectos:

- La expresión facial y gestual: la expresión facial posee un rol mediador en la experiencia de las emociones. Es importante asentir con la cabeza como una forma no verbal de decir «te oigo, entiendo lo que estás diciendo…», animando a continuar su relato.
- La mirada y el contacto visual: se trata de uno de los elementos de la comunicación no verbal que más información aporta si se sabe interpretar adecuadamente, pues cumple una serie de funciones, entre ellas: la regulación del flujo de la comunicación, la obtención de *feedback*, la expresión de emociones, etc. Así, por ejemplo, que el profesional de la salud mire a la pantalla del ordenador en lugar de a los ojos de la paciente cuando le habla da lugar a un distanciamiento y despersonalización en la relación médico-paciente. No obstante, si el contacto visual es demasiado prolongado, puede resultar incómodo para ambas partes. En el momento actual, donde una parte muy importante del tiempo de la consulta médica se dedica a labores administrativas (recogida de datos en la historia clínica, solicitud de pruebas complementarias, incluso programación de la siguiente cita), es difícil mantener esta excelencia en el trato que, probablemente, los que eran maestros de los profesionales actuales desarrollaban con mayor habilidad, pero no es menos cierto que, en un futuro de inteligencia artificial, lo que siempre será imprescindible es esta esencia humana que se reivindica.
- La voz: el tono, el timbre y las inflexiones de la voz muestran los diferentes estados emocionales del interlocutor. Aprender a respetar los silencios, aunque en ocasiones resulte incómodo, es necesario, porque solo si una persona se calla, puede comenzar a escuchar.
- El contacto físico: este aspecto concreto de la comunicación es controvertido, no siempre un paciente está preparado para el contacto físico en estos difíciles momentos, por lo que hay que ser respetuosos y cautos.
- La posición corporal: es aconsejable evitar cruzar las piernas, los brazos y las manos e inclinarse ligeramente hacia delante, sin invadir el espacio de la otra persona, para mostrar así una mayor predisposición a interactuar.

 En cuanto al lenguaje no verbal, es importante prestar atención a la expresión facial y gestual, la mirada y el contacto visual, el tono de voz, el contacto físico y la posición corporal.

Habilidades y técnicas para la comunicación de malas noticias. La importancia de «tener un plan»

A pesar de la relativa frecuencia con la que hay que enfrentarse a la comunicación de malas noticias, este acto resulta estresante para el médico, tanto más si es inexperto, la paciente es joven o existen limitadas posibilidades de éxito con el tratamiento. Por consiguiente, es posible que la información que se proporcione no se adecúe a la realidad o que cree incomodidad con dicha situación y se intente evitar (efecto *mum* o renuncia a dar malas noticias por el estrés que produce). Baile *et al.* afirman que este comportamiento de evitación por parte del médico puede tener importantes consecuencias para sus pacientes.

Hasta hace unos años, se consideraba que la habilidad para comunicar malas noticias debía ser innata o, a lo sumo, fácilmente aprendida tras la imitación de roles observados en los propios maestros, este hecho ha llevado a muchos pacientes a declarar como traumáticas situaciones médicas que, de ser correctamente informadas, probablemente habrían podido mitigarse.

En la actualidad, se reconoce que esta habilidad puede y debe ser entrenada. Diversas investigaciones sugieren que las habilidades de comunicación no mejoran con la edad o la experiencia como se pudiera creer, y que, además, la formación en comunicación muestra beneficios en todas las categorías profesionales, desde residentes hasta jefes de servicio. Es por ello por lo que, en los últimos tiempos, se está realizando un esfuerzo considerable en diseñar diferentes cursos para el aprendizaje en técnicas de comunicación y mejora de la empatía.

Se ha titulado este apartado bajo el lema «la importancia de tener un plan» para introducir una estrategia sencilla de recordar para aplicar cuando, de manera inesperada, se genere la necesidad de comunicar una mala noticia. La comunicación de *bad news* es una tarea estresante para el médico, relativamente frecuente y con importantes repercusiones sobre la salud de las pacientes, por lo que debería ser en cierta medida reproducible. Para poder hacerlo, hay que ser conscientes de la necesidad de tener estructurada la manera de actuar. No solo porque una situación estresante para el médico y para la paciente puede hacer olvidar aspectos fundamentales, sino también porque va a permitir comparar y evaluar la propia actuación y, por supuesto, preparar a las futuras generaciones en las habilidades necesarias.

Tener un plan incrementa la confianza del médico para dar malas noticias y anima a la paciente a participar en la toma de decisiones. A lo largo de las últimas décadas, se han desarrollado varios modelos para ayudar a los médicos a dar malas noticias. El modelo SPIKES es probablemente el más utilizado; no obstante, se han creado otros como *ABCDE model* (Rabow y McPhee, 1999) o el protocolo BREAKS en India (Narayanan *et al.*, 2010). Todos ellos comparten aspectos comunes y pretenden desarrollar el proceso de la información de una mala noticia paso a paso, siguiendo un protocolo que debe cumplir una serie de fundamentos.

Protocolo SPIKES

El acrónimo SPIKES hace referencia a los seis pasos consecutivos que hay que seguir cuando el médico comunica malas noticias a un paciente:

- *Setting* (entorno): preparar el entorno, elegir el lugar correcto (p. ej., en una habitación separada y tranquila) y crear un ambiente propicio para comunicar noticias críticas a la paciente y su familiar (sentarse de forma que se pueda tener contacto visual directo, evitar interrupciones de agentes externos, etcétera).
- *Perception* (percepción): valorar el grado de conocimiento que tiene el paciente, antes de iniciar la comunicación, acerca de la situación médica (¿qué sabe?). Es necesario indagar en lo que sabe de la noticia y las expectativas que tiene con respecto al resultado que se le va a comunicar, esto va a ayudar a prepararse para los siguientes pasos, por lo que es preciso realizar preguntas abiertas acerca de lo que sabe de su proceso o el resultado que espera recibir.
- *Invitation* (invitación): averiguar el grado de detalle con el que el paciente desea recibir información acerca de su enfermedad o su tratamiento (¿qué quiere saber?) o, por el contrario, si prefiere evitar hablar del diagnóstico. En este último caso, es posible ofrecerle hacerlo en otro momento o tratar ese punto con un familiar o amigo.
- *Knowledge* (conocimiento): proporcionar al paciente información acerca de su enfermedad (dar la información en pequeñas dosis, utilizar un lenguaje claro y comprensible, evitar tecnicismos, apoyarse en recursos gráficos, dedicar el tiempo que se considere necesario, etcétera). El objetivo es que entienda el diagnóstico, su pronóstico y las repercusiones sobre su salud. Si la información es desfavorable en cuanto al pronóstico, puede ser de ayuda explorar informar de otros aspectos, como el control del dolor u otros síntomas.
- *Empathy* (empatía): intentar conectar con los sentimientos, las reacciones y el estado de estrés que vive el paciente durante la comunicación de una noticia crítica, intentando minimizar el sentimiento de aislamiento que describen la mayoría de los receptores.
En cuanto al manejo de las seis emociones básicas citadas, se dispone de diversos modelos, un ejemplo de ellos es el modelo NURSE, cuya finalidad es ayudar a orientar la comunicación de una noticia con fuerte impacto emocional desde un manejo empático. El acrónimo recoge los siguientes puntos:

  - *Name* (nombrar): hace referencia a la identificación del sentimiento que se está percibiendo en el paciente verbalizándolo. Esto va a permitir comenzar la conversación. Un ejemplo sería: «Suena triste tu voz…».
  - *Understanding* (comprensión): el segundo paso sería validar el sentimiento, que el paciente entienda que se comprende su reacción. Un ejemplo podría ser: «Me doy cuenta de que esto te angustia mucho, así se sienten muchos pacientes en mi experiencia…».
  - *Respect* (respeto): en el proceso de respuesta empática, se pueden reafirmar aquellas conductas del paciente o su acompañante que estén ayudando en el proceso. Por ejemplo: «Me alegro de que hayas hecho esta pregunta, porque realmente es importante…».
  - *Support* (apoyo): este punto hace referencia a no esquivar las preguntas intentando apoyar al paciente en sus miedos con la actitud más franca posible. Un ejemplo sería: «Intentaré contestar a todas las preguntas que desees formular…».
  - *Explore* (explorar): finalmente, este último paso debería incluir una pregunta abierta para explorar aquellos miedos que puedan quedar ocultos. Por ejemplo: «Cuéntame algo más sobre lo que estás pensando…».
- *Strategy and Summary* (estrategia y resumen): a modo de conclusión y cierre de la entrevista, se debe planificar la estrategia y los pasos a seguir (explicar el tratamiento, concretar próximas visitas, etc.), además de realizar un breve resumen de la información facilitada, preguntar si lo ha entendido todo y favorecer la toma de decisiones compartida.

El acrónimo SPIKES incluye los seis pasos a seguir a la hora de comunicar un mala noticia: *setting* (entorno), *perception* (percepción), *invitation* (invitación), *knowledge* (conocimiento), *empathy* (empatía), *strategy and summary* (estrategia y resumen).

Comunicación médico-paciente no presencial

Debido a la presión asistencial, a la falta de recursos suficientes y a la necesidad de buscar una mayor eficiencia en el uso del tiempo disponible, tanto para el paciente como para el médico, en los últimos años, se han desarrollado nuevas formas de comunicación no presencial.

La reciente pandemia por enfermedad por coronavirus de 2019 supuso un desarrollo exponencial de consultas telefónicas, visitas *online* o comunicaciones telemáticas. Estos sistemas resultaron, y resultan en la actualidad, de gran utilidad cuando se trata de comunicar resultados favorables, pero pueden suponer una situación muy estresante cuando la noticia a comunicar está englobada en el tema planteado.

Todos los servicios deberían contar con un plan bien definido que permita unificar los criterios para convertir una consulta no presencial en presencial, establecer guiones claros de cómo comunicar este cambio de escenario e intentar, en la medida de lo posible, no citar *online* aquellos resultados que, con cierta probabilidad, puedan ser desfavorables (Tabla 8-2).

Tabla 8-2. Ejemplos de comunicación de malas noticias en obstetricia y ginecología

Comunicación de la noticia del cáncer

Comunicación de infección de transmisión sexual (incluido el virus del papiloma humano en cribado)

Comunicación de resultados de pruebas de cribado anormales (citología, mamografía)

Comunicación de evolución desfavorable de una enfermedad

Comunicación de complicaciones quirúrgicas

Comunicación de malformación fetal

Comunicación de resultado anormal en el cribado de aneuploidias

Comunicación de muerte perinatal

En el otro extremo, cabe destacar que la práctica bastante extendida de la no comunicación de resultados, en caso de que estos sean favorables, debería contar con adecuados mecanismos de control para evitar errores que repercutan de forma negativa en los pacientes.

Aspectos específicos de la comunicación de malas noticias en la especialidad

A continuación, se abordan los aspectos específicos de la comunicación de malas noticias en la especialidad de obstetricia y ginecología a las pacientes.

Comunicación de malas noticias en obstetricia

Un elemento común a la comunicación adecuada de cualquier mala noticia es conocer las circunstancias específicas de la persona que va a recibir la información. Se basa en el principio básico de «escuchar antes de hablar». Este precepto es fundamental en la paciente embarazada, ya que existen circunstancias personales que pueden impactar gravemente en la reacción de la paciente ante las palabras del médico.

> **!** A la hora de dar una mala noticia en obstetricia, hay varios aspectos que se deben conocer para modular la respuesta empática a la reacción de la paciente. Serían, entre otros:
>
> - Gestación planificada o no.
> - Antecedentes de pérdidas gestacionales o complicaciones obstétricas.
> - Edad de la paciente y años de deseo genésico.
> - Edad gestacional en el momento del diagnóstico.
> - Creencias de la paciente y su pareja.
> - Impacto que las modificaciones recomendadas en su actividad diaria pudieran tener.

Comunicación de resultados adversos en el cribado de aneuploidias

En opinión del autor, tras años de práctica clínica en esta área e investigación posterior, la clave para disminuir la ansiedad que provoca en las pacientes un resultado anormal del cribado

del primer trimestre es una entrevista clínica previa, realizada preferentemente semanas antes de la prueba.

Esta información debería ser proporcionada por aquel profesional sanitario familiarizado con la exploración y los distintos resultados que se pueden obtener, explicando con palabras sencillas, por ejemplo, en qué consiste la prueba, qué es un marcador de riesgo y su diferencia con una malformación o qué significa un riesgo alto, intermedio o bajo.

Este es el momento en el que habría que asegurarse de que la paciente y su pareja han entendido qué significa una probabilidad numérica y las recomendaciones que este dato va a derivar.

En España, en el momento actual en la medicina pública, el seguimiento de la mayoría de las mujeres embarazadas es llevado a cabo por otros profesionales distintos al obstetra, como son médicos de familia o matronas, siendo el primer contacto del médico especialista con la embarazada el día de la ecografía de la semana 12.

Sin embargo, en una medicina con los recursos suficientes, una visita previa con el ginecólogo supondría una gran oportunidad para abordar, sin la presión que supone un resultado anormal presente, los distintos objetivos de los cribados propuestos en la gestación, así como los riesgos que se asumen en caso de que estos fueran anormales.

La estructura ideal para la comunicación de un resultado adverso en el cribado de cromosomopatías quedaría entonces del siguiente modo:

1. Visita previa a la realización del cribado: incluiría información sobre las pruebas disponibles y su fiabilidad, explicando brevemente en qué consisten las pruebas (extracción de sangre, ecografía, biopsia coriónica o amniocentesis), cuándo es el momento adecuado para su realización y los riesgos potenciales que se asumen. Habría que conocer los deseos, preferencias y creencias de la paciente y su pareja en relación con la interrupción de la gestación en caso de un resultado anormal. Esto último es importante para una verdadera medicina personalizada y centrada en la paciente, y puede ayudar a preparar las comunicaciones siguientes llegado el caso. Por tanto, esta entrevista clínica, aportada en días o semanas previas por un ginecólogo con experiencia en este campo sería una atención en el máximo grado de excelencia que podría, además, contribuir al fortalecimiento de la relación médico-paciente en este ámbito. Los documentos escritos para apoyo de la información recibida verbalmente podrían ayudar a mejorar el consentimiento asesorado de la mujer y su pareja.

2. Realización de la prueba de cribado y comunicación del resultado adverso: existen diferentes estrategias para la realización de la prueba de cribado de aneuploidias, siendo deseable que la comunicación del resultado sea lo más precoz posible. En el supuesto del riesgo combinado (ecografía y analítica), la estrategia de comunicar el resultado inmediato permite disminuir la ansiedad anticipatoria de la paciente, pero a su vez supone un reto para el especialista en medicina fetal, que debe estar preparado para comunicar una noticia desfavorable no esperada. Las instituciones sanitarias deberían tener estructuras que permitieran que

este acto de información se realizara de forma adecuada (salas de información aisladas que permitan un tiempo de tranquilidad para la paciente y su acompañante tras la noticia, etc.), así como programas de formación en comunicación de malas noticias. Este acto médico debe incluir información sobre pruebas complementarias necesarias, además de riesgos y consecuencias de la estrategia propuesta. En el caso de la información sobre las pruebas invasivas, además de aclarar de forma actualizada los riesgos sobre el feto, no se debería olvidar hablar sobre el dolor que puede ocasionar la prueba, ya que se podría aliviar el miedo de muchas pacientes a las que les asusta este aspecto, aunque no se atrevan a manifestarlo en ese momento por el miedo a ser juzgadas.

3. Realización de la prueba invasiva: la interacción con la paciente en el día de la prueba debe prestar especial atención a la comunicación no verbal y extremar los cuidados sobre expresiones faciales o información transmitida a personal en prácticas que puedan quedar grabadas en sentido desfavorable en una mujer en un momento muy delicado de su embarazo. A menudo, la presión asistencial, así como la necesidad de ejercer la necesaria formación de otros compañeros en los hospitales universitarios, puede llevar a no valorar con la suficiente diligencia el estado emocional de la paciente que se encuentra en un momento de ansiedad importante ante las consecuencias de la prueba a la que va a ser sometida.

4. Información del resultado anormal de la prueba invasiva: es, sin duda, uno de los actos clínicos más complicados a los que se enfrentan los ginecólogos que trabajan en medicina fetal. Aplicar estrategias de comunicación, como el modelo SPIKES, puede ayudar a disminuir la ansiedad que la paciente va a experimentar tras recibir la noticia, así como el estrés que puede producirse en el médico que la transmite.

Comunicación de resultados adversos en ecografía morfológica

La ecografía morfológica realizada en torno a la semana 20 de gestación es, a menudo, un acto médico rodeado de felicidad y esperado durante semanas por la paciente y sus familiares. Las expectativas de las pacientes van más allá de un acto médico, y si se les preguntara por lo que esperan de ese día, probablemente harían alusiones a si se les dará foto o no, cuántos familiares podrán acompañarla o si sabrán con certeza el sexo de su futuro bebé.

Por tanto, un resultado anormal en esta prueba está tan alejado de lo esperado por la paciente que todos los profesionales implicados en el diagnóstico prenatal deberían recibir formación adecuada para comunicar con el menor impacto posible la noticia adversa e inesperada.

Los puntos claves en la comunicación de una sospecha ecográfica de malformación son:

- Prestar atención a la comunicación no verbal, evitando los silencios prolongados y las quejas o gestos bruscos ante la dificultad para afianzar la seguridad del diagnóstico.
- Si es posible, informar a la paciente de que se desea contrastar la imagen con otro compañero y comunicar el grado de certeza de la sospecha.
- En caso de precisar el apoyo de otros especialistas (genetista clínico, cardiólogo infantil o experto en medicina fetal), hay que explicar este hecho con la paciente incorporada y acompañada, si así lo desea.
- Si son necesarias pruebas complementarias, como la amniocentesis, explicar en qué consiste la prueba y citar su realización de forma preferente.

Los factores que incrementan la ansiedad materna son:

- Diagnóstico tardío de la enfermedad, por encima de la semana 22.
- Pronóstico incierto de la malformación (ventriculomegalia, agenesia parcial de cuerpo calloso). Si el diagnóstico es incierto, se debe intentar explicar el pronóstico con lo mejor, lo peor y lo más probable que puede acontecer.

> **!** Tras el diagnóstico de una malformación fetal grave, la gestante y su pareja deben decidir continuar el embarazo o interrumpirlo, si así lo permiten los supuestos contemplados legalmente (ley de interrupción voluntaria del embarazo). Esta decisión supone un gran sufrimiento para ambos, puesto que deben enfrentarse a una interrupción para la que no estaban preparados o a la continuidad de la gestación con las dudas sobre la discapacidad o dependencia que podría tener su hijo. El papel del médico ha de ser informar adecuadamente con la evidencia disponible de las consecuencias de la continuación de la gestación y acompañar y apoyar a los padres en la decisión que asuman finalmente.

Comunicación de pérdida perinatal

Los puntos específicos a tener en cuenta en una pérdida perinatal son:

- Para acercarse a una correcta comunicación en estos casos, hay que conocer lo que es un duelo, así como las fases que pudieran atravesar estas pacientes y sus familiares. En la actualidad, se considera que el orden no tiene por qué ser el estrictamente establecido de forma clásica, ni tampoco que todas las mujeres vayan a pasar por todas las fases del duelo. Sí que es importante conocerlas para validar cualquiera de los sentimientos, que comprenden:
  - *Negación*: es un mecanismo de defensa que permite a la mente más tiempo para asimilar la realidad.
  - *Negociación*: intento de volver hacia atrás en el tiempo y de revertir lo irreversible. Es la etapa de repasar lo ocurrido y buscar culpables.
  - *Ira*: incluye el sentimiento de frustración y la sensación de que «no es justo».
  - *Depresión y tristeza*: cuando fracasa el intento de evasión de la realidad, aparece la pena y los sentimientos de angustia.
  - *Aceptación*: la aceptación se produce si el sujeto ha podido asimilar tanto la ira como la tristeza.

- En caso de que la estabilidad del caso lo permita, se puede ofrecer consultar con otro profesional incluso de su elección para afianzar su creencia en el diagnóstico y evitar traumas posteriores.
- Se recomienda informar exhaustivamente sobre los eventos que pueden suceder a lo largo de todo el proceso de finalización del embarazo (inducción del parto, expulsivo, conservación de recuerdos, etc.). Es importante invitarle además a que tome pequeñas decisiones que aumenten su sensación de control sobre el proceso (quién quiere que le acompañe, preguntar si desea ver al niño una vez nacido, si desea fotografiarlo para poder verlo posteriormente, si quiere guardar algún recuerdo de su bebé, etcétera).
- No predice un duelo patológico la edad gestacional, pero sí son factores predisponentes del mismo: una historia previa de infertilidad, antecedentes de patología psiquiátrica, falta de apoyo social o edad avanzada materna.
- Es aconsejable dar nociones básicas al entorno más cercano (pareja, familiares y amigos). La paciente debe tomar decisiones por ella misma llegado el momento, ya que actitudes de evitación que impidan el desarrollo normal del duelo pueden alargar el proceso de aceptación y superación (se recomienda no recoger precipitadamente la habitación del bebé fallecido, evitar comentarios sobre que es joven y puede tener más hijos, etc.). En muchas ocasiones, las mujeres refieren que no se les ha permitido asimilar el sufrimiento, sintiendo que todo el mundo actúa como si nada hubiera ocurrido, es el llamado «duelo prohibido», que puede tener consecuencias traumáticas para algunas mujeres.

Comunicación de malas noticias en ginecología

A continuación, se exponen los aspectos más relevantes de la comunicación de malas noticias en la especialidad de ginecología a las pacientes.

Comunicación del diagnóstico de una infección de transmisión sexual

Las infecciones de transmisión sexual (ITS) constituyen un importante problema de salud pública. En ocasiones, se asocian a un inicio precoz de las relaciones sexuales, a un número elevado de parejas sexuales diferentes y a la falta de utilización de métodos preventivos, como el preservativo; por lo que a día de hoy, el diagnóstico de algunas de estas infecciones puede suponer un estigma desde el punto de vista social.

Ante la noticia de la detección de una ITS, la primera reacción suele ser de sorpresa e incredulidad. Hay mujeres que hasta ese momento se creían en situación de invulnerabilidad, pensando que las ITS afectan solamente a determinados colectivos de riesgo. Con frecuencia, afloran sentimientos de vergüenza y culpa, muy influidos por el ya mencionado estigma social que suponen.

El deber del médico es, por tanto, mostrar una especial sensibilidad para intentar modular esas emociones negativas, remarcando que son infecciones muy frecuentes en la población general, sin culpabilizar ni asociarlas a ciertas conductas sexuales. Incluso es posible comparar la infección con un cuadro gripal: es una entidad muy común a la que todo el mundo puede sucumbir y que, con un adecuado manejo, tiene una recuperación excelente.

 Al diagnosticar una ITS, con frecuencia, afloran sentimientos de vergüenza y culpa, muy influidos por el ya mencionado estigma social que suponen.

Por otra parte, la paciente se pregunta sobre el origen de la infección. Es frecuente que aparezcan sentimientos de ira o culpa hacia una pareja actual o pasada, por lo que hay que ser muy cautos a la hora de establecer una posible relación causal, ya que algunas ITS (como p. ej., la *Chlamydia*) pueden ser asintomáticas durante mucho tiempo, haciendo que sea difícil establecer su origen.

Dicha incertidumbre acerca del origen y, por tanto, del tiempo de evolución pueden causar en la paciente una profunda preocupación sobre las consecuencias que puede tener en su salud o, incluso, en su fertilidad futura. Además de incertidumbre y preocupación, las pacientes pueden experimentar sentimientos de aislamiento y ansiedad, ya que les resulta difícil comunicárselo a sus familiares y amigos más cercanos.

No es de extrañar que rechacen contárselo a su pareja actual o pasada, temiendo que reaccionen de forma negativa. Como profesionales, hay que enfatizar en la importancia del tratamiento de las parejas sexuales de los últimos meses para evitar la propagación de las ITS, ayudando a la mujer en el proceso de comunicación de la noticia.

A su vez, las ITS también pueden desencadenar problemas sexuales, como miedo a tener relaciones, pérdida de autoestima, deterioro de la autoimagen corporal, así como un menor optimismo y satisfacción sexual.

Por todo ello, a la hora de comunicar el diagnóstico de una ITS, hay que hacerlo de una forma cuidadosa y sensible para intentar minimizar su profundo impacto psicosocial. Una visión normalizada y desestigmatizada de las ITS mitigará los posibles sentimientos de vergüenza y culpa, contribuyendo a que tanto ella como su pareja puedan recibir un adecuado tratamiento que evite la propagación de la infección y sus posibles secuelas.

En cuanto a la *infección por el virus del papiloma humano* (VPH), cabe recordar que el cáncer de cérvix es la tercera neoplasia más frecuente en las mujeres en el ámbito mundial. No obstante, los programas de cribado mediante citología cervical han conseguido reducir drásticamente su incidencia. El VPH es el agente causal en la práctica totalidad de los casos.

Durante los primeros años de vida sexual, existe una elevada incidencia de infección y aclaramiento viral (se estima que, al menos, el 80 % de las mujeres entran en contacto con el VPH, siendo la gran mayoría infecciones transitorias y resolviéndose el 90 % de estas a los 2 años en edades tempranas).

En la última década, se ha incorporado la identificación de portadores de VPH como prevención secundaria del cáncer de cérvix. Ante la noticia de una prueba de VPH positiva, la reacción inicial es de sorpresa y preocupación. Con frecuencia, el cribado se asocia a una acción rutinaria, y la mujer no se cuestiona la posibilidad de que se pueda presentar un resultado anómalo. La paciente puede incluso entrar en pánico y pensar que tiene cáncer, siendo incapaz de comprender las explicaciones, debido a un estado de *shock*.

Por otra parte, la comunicación de que la infección por VPH es una ITS, como el virus de la inmunodeficiencia humana, la gonorrea o la *Chlamydia*, se asocia a sentimientos de estigma y culpabilidad. Con tal de mitigar dichos sentimientos, es preciso aclarar que la infección por VPH es muy común y que su detección no implica la detección de enfermedad. Es posible utilizar el ejemplo de la cavidad bucal: en ella hay numerosas bacterias, y nadie piensa que está enfermo por el hecho de tener bacterias; sin embargo, en determinadas ocasiones, pueden producir un flemón.

Además, la incertidumbre de no poder establecer cuándo se produjo la infección, así como la inexistencia de un tratamiento específico que elimine el VPH con suficiente evidencia, provoca en la mujer el temor a un posible avance de la enfermedad.

Es preciso especificar que el riesgo para desarrollar cáncer por VPH dependiente no se incrementa realmente ante la presencia de virus, siendo la persistencia viral una causa necesaria, pero no suficiente, para el desarrollo de cáncer. Por tanto, la causa de la enfermedad no debe buscarse en la persona que trasmitió el agente, sino en aquellos factores que afectaron al proceso normal de aclaramiento viral (p. ej., hay que fomentar el abandono del tabaquismo y la importancia de la vacunación para evitar las reinfecciones).

El mensaje no debe dirigirse a evitar mantener relaciones sexuales, sino a enfatizar la importancia de las revisiones periódicas para descartar una infección viral persistente y fomentar el uso del preservativo como método para prevenir las ITS. Se ha de aprovechar también para mandar un mensaje positivo, destacando que el hecho de conocer la positividad al virus va a impedir que la paciente desarrolle cáncer, puesto que es posible diagnosticar y tratar una lesión precursora.

El resultado de una prueba anormal no debería comunicarse a través de una carta escrita ni por vía telemática, ya que algunos términos pueden ser difícilmente comprensibles para la mujer, aumentando todavía más sus dudas e inseguridades. En todo caso, debe comunicarse de forma oral por parte del profesional, en un ambiente adecuado para que la mujer pueda despejar sus dudas y expresar sus inquietudes y temores.

Se utilizará un lenguaje sencillo y comprensible, y se ofrecerá apoyo mediante información escrita de forma clara y precisa. El material de tipo audiovisual, como un gráfico o un vídeo explicativo, puede aumentar el grado de comprensión y satisfacción. Las mujeres que reciben una adecuada información suelen presentar menos emociones negativas. Sin embargo, un exceso de información puede ser contraproducente en algunas mujeres, especialmente en aquellas que muestran una menor tolerancia a la incertidumbre, aumentando sus dudas y ansiedad.

En caso de existir una alteración citológica, hay que tener especial cuidado con los términos empleados para distinguir los diferentes grados de displasia y cáncer. Así, términos como «carcinoma *in situ*» deberían evitarse y sustituirse por otros más adecuados como «neoplasia intraepitelial cervical de tipo 3», ya que pueden aumentar la ansiedad de la paciente, porque para ella tienen un significado similar al cáncer.

La incertidumbre asociada a un elevado período de seguimiento ocasiona más ansiedad y preocupación. Así, mientras que desde un punto de vista médico, un manejo expectante puede parecer una opción apropiada que evite el excesivo intervencionismo y un sobretratamiento de una lesión que puede curarse sola, desde el punto de vista de la mujer, puede parecer una opción arriesgada, que permita que la lesión se extienda y termine en un cáncer. Incluso en determinados casos, algunas mujeres pueden confundir los intervalos espaciados de seguimiento con problemas en la lista de espera.

Por tanto, en el caso de existir diversas opciones de seguimiento o cambios en el plan habitual, se intentará que la mujer entienda el sustento en evidencia científica de la decisión, que debe venir apoyada por guías de actuación médica.

En resumen, la comunicación de infección por VPH puede producir un importante impacto emocional, que podrá ser atenuado con una adecuada información. La calidad de la información, ajustada a las necesidades de cada paciente y, sobre todo, el modo en que se transmite, con empatía y respeto, serán esenciales para disminuir los miedos e inseguridades y asegurar una adecuada adherencia al plan de seguimiento y tratamiento.

Comunicación del diagnóstico de enfermedad oncológica

Dar la noticia de que se padece cáncer supone todo un reto para el médico y para la propia paciente. Para el ginecólogo, transmitir malas noticias es un desafío frecuente y difícil, a pesar de lo cual ha sido considerado como una competencia menor. En un primer momento, la información ha de ser precisa y eficiente, ya que un exceso de información puede resultar tan contraproducente como su ausencia. Es necesario:

* Cuidar la comunicación verbal y no verbal y el marco adecuado.
* Evitar frases o gestos «fatales».
* Manejar los silencios, para dar posibilidad a que la paciente intervenga en la conversación y pueda preguntar sus dudas.
* Decir siempre la verdad, pero no «imponer la verdad», sería la máxima, intentando dejar en medida de lo posible una puerta abierta a la esperanza.

Como se ha desarrollado previamente, utilizar el protocolo SPIKES, entre otros, puede ayudar, tanto a los ginecólogos como a sus pacientes, a disminuir el estrés inmediato, así como a prevenir el desarrollo del trauma posterior.

«Las segundas víctimas» en la comunicación de malas noticias

Enlazando con el punto anterior, algunos médicos son reticentes a informar un diagnóstico con pronóstico desfavorable, ya que ello les produce miedo a causar dolor; a ser culpado de la situación y que los pacientes focalicen su rabia e incluso sean agresivos; al dolor empático que se pueda llegar a sentir; a decir «no lo sé»; a no encontrar las palabras y respuestas necesarias en un momento determinado.

Reconocer esos miedos es el primer paso para poder controlarlos. En realidad, el problema no es que la paciente desee mantener la esperanza, tampoco lo es que los médicos deban comunicar una noticia muy desfavorable, sino que, en realidad, el problema está en la enfermedad que se empeña en progresar.

> **!** Estar sometido de forma continua a esta situación tan estresante puede provocar en el médico un estado de agotamiento conocido como *síndrome de burnout*, que se define como: «un síndrome de agotamiento emocional, despersonalización y baja realización personal» o «el estado de agotamiento mental, físico y emocional, producido por la involucración crónica en el trabajo en situaciones emocionalmente demandantes». Todo esto podría encajar con la situación de un profesional que está sometido de forma rutinaria a la comunicación de malas noticias, produciéndose un desequilibrio entre unas excesivas demandas laborales y unos limitados recursos de afrontamiento.

No obstante, existen una serie de recursos que pueden ser empleados para calmar los sentimientos de ansiedad y estrés, tanto en la paciente que recibe una mala noticia como en el médico que la comunica. Entre ellos, figuran las técnicas cognitivo-conductuales, que consisten en: aprendizaje observacional, estrategias de afrontamiento, control de conductas con técnicas de relajación, reentrenamiento físico (*biofeedback*) y de autocontrol emocional. Dichas técnicas tratan de controlar los comportamientos (pensamiento, emoción y conducta) que resultan estresantes. Las más destacadas son las siguientes: regulación cognitiva, autocontrol emocional y control conductual, y consisten en:

- **Regulación cognitiva** (control de pensamientos): las técnicas más utilizadas son:
  - *Técnicas de identificación y resolución de problemas*: consisten en aprender a evaluar de forma realista los problemas que se afrontan, enumerando y discerniendo el problema y tratando de buscar la respuesta de conducta más satisfactoria para su resolución.
  - *Reestructuración cognitiva*: tiene por objetivo corregir errores interpretativos, debidos a creencias distorsionadas de la realidad y a transformarlas para hacer una evaluación más objetiva de la situación real. Así, por ejemplo, cuando una persona está triste, exagera los aspectos negativos y minimiza los positivos, o al revés, cuando está eufórica y alegre. En otras ocasiones se generaliza en exceso. Por ejemplo, si «ha ido mal» con un paciente, el médico puede pensar que es un mal profesional, lo que aumenta la frustración y la sensación de incapacidad, perjudicando la autoestima personal. Sugerencias para combatir las distorsiones son: actuar como científico, aprender a desvincular el comportamiento del valor como personas, recordar que el ser humano no es infalible y que una manera de aprender y evolucionar es a través de los errores.
- **Control emocional**: para atender al componente emocional de la respuesta de estrés existen diversas técnicas de entrenamiento en relajación: respiración controlada, yoga, meditación, etcétera.
- **Control conductual**: se debe insistir en la importancia del afrontamiento directo orientado al conocimiento de la realidad, dado que conocer ayuda a controlar los problemas. Así, es fundamental trabajar para la mejora de las condiciones objetivas de trabajo, bien sea del entorno físico o bien de la tecnología a emplear.

 PUNTOS CLAVE

- Las malas noticias o noticias críticas (*serious news*) son aquellas que van a modificar grave y permanentemente la visión que el individuo tiene sobre sí mismo o sobre su futuro. Es importante preparar a los médicos para comunicar esta noticia minimizando el impacto, con el fin de prevenir el trauma posterior.
- El acrónimo SPIKES denomina uno de los modelos de comunicación de *bad news* más implantados. Consiste en una serie de pasos que se deben desarrollar de un modo consecutivo: entorno, percepción, invitación, conocimiento, empatía, estrategia y resumen.
- Una buena relación médico-paciente es aquella en la que se integran las creencias, valores, deseos y circunstancias de la paciente en la toma de decisiones, lo que favorece la confianza del paciente y la adherencia al tratamiento. Esto sería una medicina centrada en el paciente, y para ello, es clave lograr una toma de decisiones compartida.
- Para lograr la toma de decisiones compartida hay que: tener en cuenta los valores y preferencias de la paciente;

ser capaces de empatizar con sus sentimientos y preocupaciones; informar, adecuando a su grado sociocultural el perfil riesgo/beneficio de cada una de las opciones; en casos de opciones terapéuticas similares, en cuanto a efectividad, pero con efectos adversos diferentes, hay que indagar sobre qué grado de tolerancia tiene la paciente respecto a cada uno de los efectos adversos.
- Una pérdida perinatal supone un duelo para la paciente que la sufre, y su intensidad o perpetuidad no depende de la edad gestacional en la que ocurre. Es importante conocer las cinco fases del duelo para validar los sentimientos de la paciente, que son: negación, ira, negociación, tristeza y aceptación. No se dan siempre en este orden.
- Hay que intentar mitigar la sensación de «duelo prohibido» que algunas pacientes refieren. Algunas formas de ayudar serían: consultar con otro especialista que confirme el diagnóstico para aumentar la confianza; informar detalladamente del proceso para finalizar la gestación explicando tiempos aproximados, dolor, acompañamiento, la eviden-

(Continúa)

PUNTOS CLAVE *(cont.)*

cia científica que justifica esas opciones médicas; permitir tomar decisiones (escoger a su acompañante, ver al niño o no , visualizar fotos más tarde, guardar algún recuerdo, etc.), que aumenta la sensación de control en la paciente; y asesorar a los familiares o amigos.

• Se recomienda que no se bloquee el sentimiento o se borre cualquier huella del hijo fallecido. Según la evidencia actual, para la mujer en proceso de duelo, tomar sus propias decisiones en pequeñas cosas le da cierta sensación de control y le puede causar cierto alivio no tener que ocultar su dolor.

• En cuanto a la comunicación del resultado anormal en el cribado de aneuploidias, la estructura ideal sería: visita previa a la realización del cribado, realización de la prueba de cribado y comunicación del resultado adverso, realización de la prueba invasiva e informar del resultado anormal de dicha prueba.

BIBLIOGRAFÍA

Back AL, Trinidad SB, Hopley EK, Arnold RM, Baile WF, Edwards KA. What patients value when oncologists give news of cancer recurrence: commentary on specific moments in audio-recorded conversations. Oncologist. 2011;16(3):342-50.

Baile WF, Buckman R, Lenzi R, Glober G, Beale EA, Kudelka AP. SPIKES-A six-step protocol for delivering bad news: application to the patient with cancer. Oncologist. 2000;5(4):302-11.

Boissy A, Windover AK, Bokar D, Karafa M, Neuendorf K, Frankel RM, et al. Communication Skills Training for Physicians Improves Patient Satisfaction. J Gen Intern Med. 2016;31(7):755-61.

Chewning B, Bylund CL, Shah B, Arora NK, Gueguen JA, Makoul G. Patient preferences for shared decisions: a systematic review. Patient Educ Couns. 2012;86(1):9-18.

D'Agostino TA, Atkinson TM, Latella LE, Rogers M, Morrissey D, DeRosa AP, et al. Promoting patient participation in healthcare interactions through communication skills training: A systematic review. Patient Educ Couns. 2017;100(7):1247-57.

Degner LF, Sloan JA. Decision making during serious illness: what role do patients really want to play? J Clin Epidemiol. 1992;45(9):941-50.

Epstein RM, Duberstein PR, Fenton JJ, Fiscella K, Hoerger M, Tancredi DJ, et al. Effect of a patient-centered communication intervention on oncologist-patient communication, quality of life, and health care utilization in advanced cancer: the VOICE randomized clinical trial. JAMA Oncol. 2017;3(1):92-100.

Fallowfield L, Jenkins V, Farewell V, Saul J, Duffy A, Eves R. Efficacy of a Cancer Research UK communication skills training model for oncologists: a randomised controlled trial. Lancet. 2002;359(9307):650-6.

Fogarty LA, Curbow BA, Wingard JR, McDonnell K, Somerfield MR. Can 40 seconds of compassion reduce patient anxiety? J Clin Oncol. 1999;17(1):371-9.

Fujimori M, Akechi T, Uchitomi Y. Factors associated with patient preferences for communication of bad news. Palliat Support Care. 2017;15(3):328-35.

Fujimori M, Uchitomi Y. Preferences of cancer patients regarding communication of bad news: a systematic literature review. Jpn J Clin Oncol. 2009;39(4):201-16.

Gálvez-Hernández CL, Ortega Mondragón A, Villarreal-Garza C, Ramos del Río B. Mujeres jóvenes con cáncer de mama: necesidades de apoyo en atención y resiliencia. Psicooncología. 2018;15:287-300.

Ghoshal A, Salins N, Damani A, Chowdhury J, Chitre A, Muckaden MA, et al. To tell or not to tell: exploring the preferences and attitudes of patients and family caregivers on disclosure of a cancer-related diagnosis and prognosis. J Glob Oncol. 2019;5:1-12.

Herrera A, Ríos M, Manríquez JM, Rojas G. Entrega de malas noticias en la práctica clínica. Rev Med Chil. 2014;142:1306-15.

Hoffmann TC, Montori VM, Del Mar C. The connection between evidence-based medicine and shared decision making. JAMA. 2014;312(13):1295-6.

Levinson W, Kao A, Kuby A, Thisted RA. Not all patients want to participate in decision making. A national study of public preferences. J Gen Intern Med. 2005;20(6):531-5.

Marschollek P, Bąkowska K, Bąkowski W, Marschollek K, Tarkowski R. Oncologists and Breaking Bad News-From the Informed Patients' Point of View. The Evaluation of the SPIKES Protocol Implementation. J Cancer Educ. 2019;34(2):375-80.

Moore PM, Rivera S, Bravo-Soto GA, Olivares C, Lawrie TA. Communication skills training for healthcare professionals working with people who have cancer. Cochrane Database Syst Rev. 2018;7(7):CD003751.

Morita T, Shibata K, Kikkawa F, Kajiyama H, Ino K, Mizutani S. Oxytocin inhibits the progression of human ovarian carcinoma cells in vitro and in vivo. Int J Cancer. 2004;109(4):525-32.

Padilla-Garrido N, Aguado-Correa F, Ortega-Moreno M, Bayo-Calero J, Bayo-Lozano E. La toma de decisiones compartidas desde la perspectiva del paciente oncológico: roles de participación y valoración del proceso. An Sist Sanit Navar. 2017;40:25-33.

Parker PA, Baile WF, De Moor C, Lenzi R, Kudelka AP, Cohen L. Breaking bad news about cancer: patients' preferences for communication. J Clin Oncol. 2001;19(7):2049-56.

Payán C. Comunicar malas noticias: una tarea difícil pero necesaria. Ciruped. 2012;2:35-9.

Rutten LJ, Arora NK, Bakos AD, Aziz N, Rowland J. Information needs and sources of information among cancer patients: a systematic review of research (1980-2003). Patient Educ Couns. 2005;57(3):250-61.

Sánchez N, Sirgo Rodríguez A, Hollenstein Prat M, León C, Lacorte TM, Salamero M. Preferencias de comunicación y apoyo oncológicos españoles: Adaptación del "measure of patient's preferences". Psicooncología. 2005;2:81-90.

Seifart C, Hofmann M, Bär T, Riera Knorrenschild J, Seifart U, Rief W. Breaking bad news-what patients want and what they get: evaluating the SPIKES protocol in Germany. Ann Oncol. 2014;25(3):707-11.

Shrout MR, Renna ME, Madison AA, Alfano CM, Povoski SP, Lipari AM, et al. Relationship satisfaction predicts lower stress and inflammation in breast cancer survivors: a longitudinal study of within-person and between-person effects. Psychoneuroendocrinology. 2020;118:104708.

Simons M, Rapport F, Zurynski Y, Cullis J, Davidson A. What are the links between evidence-based medicine and shared decision-making in training programs for junior doctors? A scoping review protocol. BMJ Open. 2020;10(5):e037225.

Wallberg B, Michelson H, Nystedt M, Bolund C, Degner LF, Wilking N. Information needs and preferences for participation in treatment decisions among Swedish breast cancer patients. Acta Oncol. 2000;39(4):467-76.

Yang LY, Manhas DS, Howard AF, Olson RA. Patient-reported outcome use in oncology: a systematic review of the impact on patient-clinician communication. Support Care Cancer. 2018;26(1):41-60.

Zwingmann J, Baile WF, Schmier JW, Bernhard J, Keller M. Effects of patient-centered communication on anxiety, negative affect, and trust in the physician in delivering a cancer diagnosis: a randomized, experimental study. Cancer. 2017;123(16):3167-75.

Ginecología orgánica

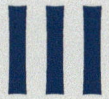

Infecciones bacterianas y víricas del tracto genital inferior

 9

E. Ruipérez Pacheco

OBJETIVOS

- Actualizar los conocimientos acerca de las infecciones bacterianas y víricas del tracto genital inferior, debido a su gran importancia clínica y al problema de diagnóstico diferencial que a veces plantea.
- Comprender la clínica de las infecciones del tracto genital inferior en función del tipo de infección, bacteriana o vírica.
- Diagnosticar clínicamente la infección del tracto genital inferior, así como conocer las principales pruebas de laboratorio indicadas para el diagnóstico correcto de las infecciones.
- Realizar un tratamiento adecuado de las infecciones bacterianas y víricas del tracto genital inferior.

INTRODUCCIÓN

La mayoría de las infecciones bacterianas y víricas del tracto genital inferior son consideradas como infecciones de transmisión sexual (ITS), las cuales suponen un problema de salud pública mundial (**Fig. 9-1**).

La mayoría de las pacientes que tienen una ITS no tienen síntomas o son paucisintomáticas, lo cual facilita la transmisión de la infección y, si no se instaura el tratamiento adecuado, pueden aparecer complicaciones clínicas con secuelas importantes, y con repercusiones potencialmente graves en la salud sexual y reproductiva. Además algunas de estas infecciones pueden transmitirse prenatalmente o posnatalmente al feto/neonato y causar complicaciones gestacionales, etcétera.

Por estos motivos, es muy importante realizar un adecuado diagnóstico, basado en la clínica y en las pruebas diagnósticas, para poder instaurar un tratamiento lo más precozmente posible.

INFECCIONES BACTERIANAS

A continuación, se detallan las infecciones bacterianas.

Vaginosis bacteriana

La vaginosis bacteriana se puede definir como un síndrome ocasionado por la sustitución de la flora vaginal normal, lo cual produce un aumento del pH vaginal, con flujo maloliente y grisáceo. Se origina por un cambio en el balance de los diferentes tipos de bacterias en la vagina, produciéndose una sustitución de la microbiota vaginal normal (*Lactobacillus* spp. principalmente) por elevadas concentraciones de bacterias anaeróbicas, tanto obligadas como facultativas (*Prevotella* spp., *Mobiluncus* spp., *Bacteroides* spp., *Peptostreptococcus* spp.), así como *Gardnerella vaginalis* (**Fig. 9-2**) y *Mycoplasma hominis*. Es la causa más frecuente de emisión de flujo vaginal o mal olor, siendo la infección vaginal más prevalente en las mujeres de países desarrollados en edad reproductiva.

> La vaginosis bacteriana se entiende actualmente como una variante de la microbiota vaginal.

Con respecto a los **síntomas**, más de la mitad de las mujeres con *Gardnerella vaginalis* no presentan síntomas. No todas las mujeres con vaginosis bacteriana manifiestan malestar ni dolor.

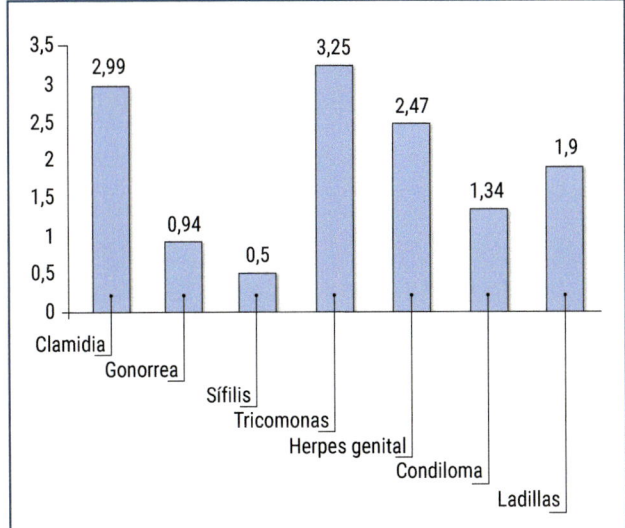

Figura 9-1. Porcentajes de prevalencia de enfermedades de transmisión sexual en España.

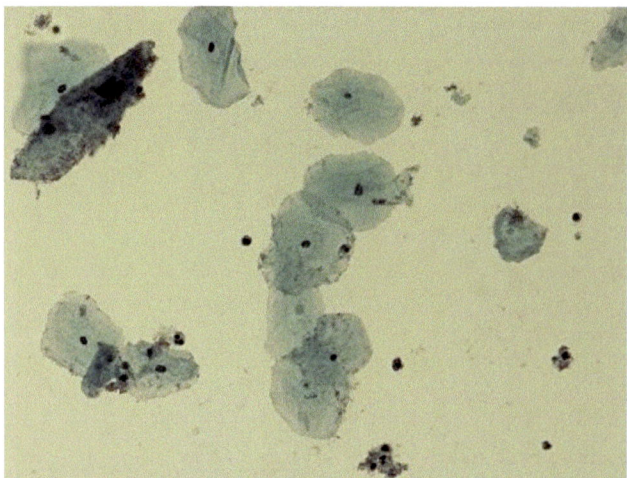

Figura 9-2. *Gardnerella vaginalis.*

El **signo** más característico es la leucorrea blanco grisácea, delgada, homogénea y adherente a las paredes vaginales, sin eritema ni inflamación.

El **diagnóstico** de la vaginosis bacteriana es a menudo difícil. No existe un método único. Normalmente se basa en la presencia de criterios clínicos (criterios de Amsel), citomorfológicos (tinción de Gram) y, en algunos casos, incluso requiere la confirmación mediante criterios bioquímicos. Para su diagnóstico, se requieren al menos tres de los cuatro criterios clínicos propuestos por Amsel *et al.* en 1983 (Tabla 9-1).

Se recomienda el **tratamiento** de todas las pacientes sintomáticas y las mujeres gestantes, dado que puede producir complicaciones como abortos o nacimientos prematuros. Se desaconseja en mujeres no gestantes asintomáticas, salvo en algunas situaciones particulares, como antes de procedimientos invasivos diagnósticos y/o quirúrgicos, o para reducir el riesgo de enfermedad inflamatoria pélvica.

El **tratamiento de elección** es el metronidazol vía oral (v.o.) durante 7 días o la clindamicina tópica en gel vía vaginal (v.v.) durante 7 días. Otras alternativas son tinidazol v.o., clindamicina v.o. durante 7 días o en óvulos durante 3 días (Tabla 9-2).

Otro tratamiento no antibiótico usado durante el embarazo y la lactancia es el cloruro de decualinio en comprimidos vaginales durante 6 días.

No se recomienda tratamiento rutinario de las parejas sexuales, porque no evita la aparición de nuevos episodios de vaginosis en la mujer.

 A pesar de que no se considera una ITS, se admite que la vaginosis bacteriana aumenta con el número de parejas sexuales o por un compañero sexual nuevo en el mes previo.

 A pesar de que la vaginosis bacteriana se considera una enfermedad benigna, se asocia a complicaciones ginecológicas y obstétricas (abortos, partos prematuros, fetos con bajo peso al nacer, endometritis, etc.), aumento del riesgo de adquirir una ITS incluyendo el virus de inmunodeficiencia humana, e implica un riesgo mayor de desarrollar una enfermedad inflamatoria pélvica.

Clamidias

Es la ITS bacteriana más frecuentemente diagnosticada en Occidente, principalmente en los países desarrollados.

La mayoría de infecciones por *Chlamydia trachomatis* son asintomáticas o paucisintomáticas. Si estos aparecen, se manifiestan entre 7 y 21 días tras el contacto sexual. La *clínica* más frecuente consta de secreción vaginal, edema o friabilidad cervical (cervicitis), coitorragia, dolor abdominal o abdominopélvico, etcétera (Fig. 9-3).

La infección se puede transmitir a la pareja o a los contactos sexuales. Puede causar complicaciones, como esterilidad, afectación de la vejiga, enfermedad inflamatoria pélvica, etc. La mujer embarazada puede transmitir la infección al feto durante el parto, produciendo conjuntivitis, infecciones de oído, etcétera.

Tabla 9-1. Criterios de Amsel *et al.* para el diagnóstico de vaginosis bacteriana

- Leucorrea blanquecina no inflamatoria, homogénea, ligera y adherida a las paredes vaginales
- Presencia de células clave o guía (*clue cell*) en el examen microscópico
- Un pH vaginal > 4,5
- Olor característico a pescado, antes o tras añadir hidróxido de potasio al 10 % (*whiff-test* o prueba de las aminas)

El diagnóstico de vaginosis bacteriana se establece ante la presencia de al menos tres de estos criterios.

Tabla 9-2. Pautas terapéuticas recomendadas por los CDC, 2015

		Presentaciones comercializadas en España
Regímenes terapéuticos recomendados	• Metronidazol 500 mg/12 h × 7 días v.o. • Metronidazol gel al 0,75 %, 5 g, una aplicación/día v.v. × 5 días • Clindamicina gel al 2 %, 5 g, una aplicación/día v.v. × 7 días	• Comprimidos 250 mg • No • Crema vaginal (tubo)
Regímenes alternativos	• Tinidazol, 2.000 mg v.o./24 h, 2 días v.o. • Tinidazol, 1.000 mg v.o./24 h, 5 días v.o. • Clindamicina 300 mg/12 h × 7 días v.o. • Clindamicina óvulos 100 mg; un óvulo/día v.v. durante 3 días	• Comprimidos. 500 mg • Comprimidos. 500 mg • Comprimidos. 300 mg • Óvulos 100 mg

CDC: Centers for Disease Control and Prevention; v.o.: vía oral; v.v.: vía vaginal.

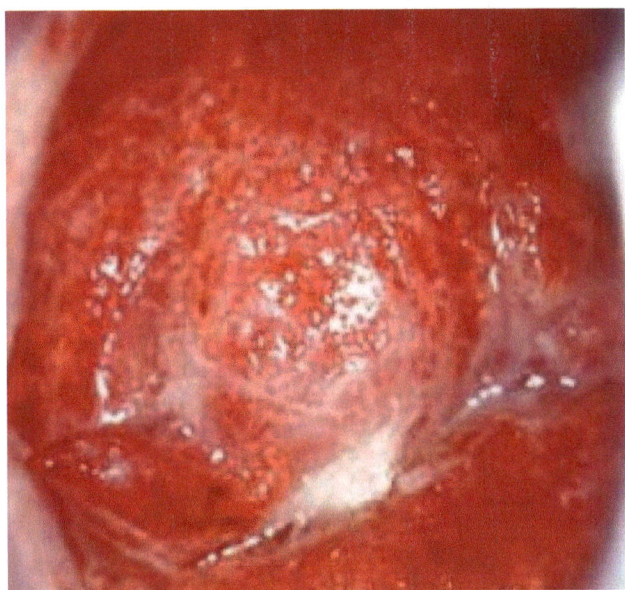

Figura 9-3. Leucorrea abundante junto con edema y friabilidad cervical (cervititis).

Para el **diagnóstico** de clamidia (**Fig. 9-4**), las pruebas de amplificación de ácido nucleico (NAAT, *nucleic acid amplification test*), de ácido desoxirribonucleico (ADN) o ácido ribonucleico (ARN), de una muestra vulvovaginal son de elección por su elevada sensibilidad, especificidad y rapidez. Esta elevada especificidad hace innecesario realizar estudios de confirmación en caso de resultado positivo.

El *tratamiento* de elección es la doxiciclina 100 mg/12 h v.o. durante 7 días (contraindicado en gestantes) o acitromicina 1 g v.o. en monodosis, siendo esta última de elección en mujeres embarazadas.

Se recomienda estudiar y tratar a todas las parejas sexuales de la paciente de los últimos 6 meses desde el inicio de los síntomas de la infección por *C. trachomatis*.

La clamidia es la ITS bacteriana más frecuentemente diagnosticada en los países desarrollados.

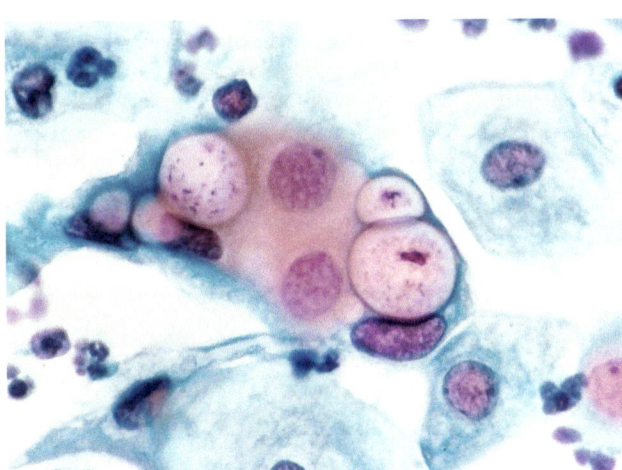

Figura 9-4. Vacuola clamidial.

Gonococo

Es una de las ITS bacterianas más prevalentes, junto a la infección por clamidia. La transmisión se produce por contacto directo con secreciones infectadas de una mucosa a otra. Es posible la transmisión vertical en el nacimiento. Puede producir complicaciones, causando enfermedad inflamatoria pélvica en la mujer.

Con respecto a la **clínica**, los síntomas pueden aparecer entre los 2 y 7 días (o incluso más) a partir del contacto sexual genital, oral-genital o rectal. Más del 50 % de las mujeres no presentan síntomas. Los síntomas más frecuentes son: flujo vaginal aumentado amarillento y espeso (≤ 50 %), junto con molestias al orinar (10-15 %), dolor en el hipogastrio (≤ 25 %) y, raramente, menorragia o sangrado intermenstrual.

Si no se realiza tratamiento adecuado, la infección se puede transmitir a la pareja o a los contactos sexuales. Asimismo, puede producir complicaciones, desde esterilidad hasta alteraciones en otros órganos (articulaciones, piel, etc.) y transmitirla al recién nacido en el momento del parto, produciendo conjuntivitis.

Con respecto al **diagnóstico**, no existe una prueba que ofrezca una sensibilidad y especificidad del 100 %. *Neisseria gonorrhoeae* se puede detectar en cualquier localización anatómica, preferentemente mediante pruebas de amplificación de ácidos nucleicos o por cultivo.

El **tratamiento** de elección se realiza con ceftriaxona 500 mg, vía intramuscular (i.m.), dosis única + acitromicina 1 g v.o. en dosis única.

Otra alternativa sería ceftriaxona 250 mg vía i.m. en dosis única o cefixima 400 mg v.o. en dosis única + acitromicina 1 g v.o. en dosis única.

El tratamiento en pacientes con alergia a la penicilina y cefalosporinas es con acitromicina 2 g v.o. en dosis única.

Durante el embarazo y la lactancia, la opción preferente es ceftriaxona 500 mg vía i.m. en dosis única.

Entre 3 y 7 días tras finalizar el tratamiento, se recomienda realizar una prueba de curación para excluir la infección persistente y la eventual aparición de resistencias.

Todas las parejas sexuales, durante los 60 días previos a la aparición de los síntomas o el diagnóstico, deben ser evaluadas y tratadas.

El diagnóstico de gonococia requiere valorar la detección de otras posibles ITS concomitantes.

Lúes (sífilis)

La sífilis es una infección crónica generalizada, producida por *Treponema pallidum*, que suele ser de transmisión sexual, en la que se alternan períodos de actividad interrumpidos por períodos de latencia. En la mayoría de los casos, la transmisión de una persona a otra se produce por contacto sexual (oral, vaginal, anal) con una lesión sifilítica. También puede producirse a través de la sangre.

En cuanto a la *clínica*, la mayoría de los casos son asintomáticos. En otros, alrededor de 20-40 días del contacto sexual, aparece una úlcera o chancro indoloro, con bordes sobreelevados, en la zona que estuvo en contacto con la zona lesionada, junto con una inflamación de un ganglio regional. Desaparece entre 6 y 8 semanas, y es lo que se conoce como *sífilis primaria*. Si no se trata la infección, puede pasar a otra etapa que se conoce como *sífilis secundaria*, en la que se puede producir una erupción en la piel, incluidas las palmas de las manos y las plantas de los pies (cuyas lesiones son muy contagiosas).

La infección puede transmitirse a las parejas sexuales. Sin tratamiento, puede aparecer un período de latencia (*sífilis latente*), y tras este, pueden aparecer alteraciones en el ámbito cardiovascular o neurológico (*sífilis terciaria*). Las mujeres embarazadas pueden transmitir la infección al feto, pudiéndose producir abortos tardíos, muerte fetal y sífilis congénita.

La **clínica** típica de la sífilis consta de una úlcera endurecida de bordes lisos, firmes, bien definidos, a menudo sobreelevados, y no exudativa (**Fig. 9-5**). Son úlceras únicas y poco dolorosas, produciéndose normalmente una resolución espontánea sin secuelas. Pueden aparecer adenopatías firmes, de aspecto gomoso, escasamente dolorosas, a menudo bilaterales (**Tabla 9-3**).

El **diagnóstico** se realiza mediante la identificación de *Treponema pallidum* o su ADN en las lesiones o la presencia de anticuerpos en suero o líquido cefalorraquídeo (LCR). Se puede realizar mediante diferentes técnicas diagnósticas, por métodos directos o indirectos.

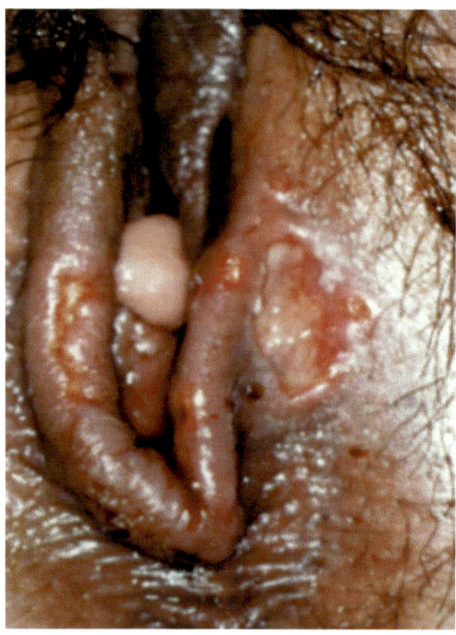

Figura 9-5. Úlcera típica de la infección sifilítica.

El diagnóstico directo se realiza mediante un examen en fresco con microscopia de campo oscuro, inmunofluorescencia directa, demostración del germen en tejidos, cultivo de *T. pallidum*, técnicas de biología molecular.

El diagnóstico indirecto se realiza mediante pruebas serológicas, basadas en la detección de anticuerpos en el suero del paciente. Se detectan dos tipos de anticuerpos: los reagínicos, o no específicos o no treponémicos, y los treponémicos o específicos.

En las pruebas reagínicas o no treponémicas, los anticuerpos reagínicos son de tipo inmunoglobulina (Ig) G e IgM, dirigidos frente a un antígeno lipoideo, que es el resultado de la interacción de *T. pallidum* con los tejidos del huésped.

Las pruebas reagínicas son pruebas poco específicas. Sin embargo, tanto la prueba de la reagina plasmática rápida (RPR, *rapid plasma reagin test*) como la del laboratorio de investigación de enfermedades venéreas (VDRL, *venereal disease research laboratory*) son sensibles y buenos marcadores de la infección en «actividad». Son los mejores métodos de diagnóstico serológico de la sífilis latente temprana y de la sífilis tardía, y son útiles en el control de la respuesta al tratamiento en la paciente con inmunidad intacta.

Las pruebas reagínicas se dividen en:

- Floculación microscópica: VDRL, reagina sérica sin calentar
- Floculación macroscópica: RPR (prueba en tarjeta de reaginas plasmáticas rápidas), prueba de reagina automatizada, prueba sérica con azul de toluidina sin calentar, prueba de detección de reaginas.
- Ensayo por inmunoabsorción ligado a enzimas (ELISA, *enzyme-linked immunosorbent assay*) no treponémico: utiliza como antígeno el del VDRL.

El RPR ha pasado a ser la prueba de cribado habitual en los laboratorios y en los bancos de sangre. El VDRL es la prueba de elección para el diagnóstico de la neurosífilis en muestras de LCR. La mayor utilidad del ELISA es el cribado de poblaciones, por la gran cantidad de muestras que puede procesar al mismo tiempo.

En el seguimiento, deben realizarse serologías reagínicas a los 6 y a los 12 meses desde la aplicación del tratamiento.

Las pruebas específicas treponémicas utilizan un antígeno treponémico específico. Se utilizan para confirmar los resultados positivos de los métodos no treponémicos. Una prueba treponémica negativa indica la ausencia de infección, pasada o presente. Sin embargo, una vez se positivizan, se mantienen positivas. La mayoría de la personas tratadas adecuadamente permanecen positivas para las pruebas treponémicas

Tabla 9-3. Características de la infección sifilítica

Agente etiológico	Características clásicas de las úlceras	Incubación	Dolor	Adenopatías
Treponema pallidum	• Úlcera endurecida de bordes lisos, firmes, bien definidos, a menudo sobreelevados; no exudativa, en el 70 % única • Resolución espontánea sin secuelas	7-90 días	Habitualmente poco o nada dolorosas	• Adenopatías firmes de aspecto gomoso, escasamente dolorosas • En ocasiones pueden ser bilaterales

por muchos años, y muchas por el resto de su vida, por lo que no son útiles para demostrar la actividad de la infección ni para el control terapéutico.

El **tratamiento** se realizará en función de la etapa en la que se diagnostique la sífilis:

- Sífilis precoz: penicilina G benzatina 2,4 millones de unidades internacionales (UI), vía i.m. en dosis única.
- Sífilis tardía: penicilina G benzatina 2,4 millones de UI, vía i.m. una vez por semana durante 3 semanas consecutivas.

La sífilis durante el embarazo se ha de tratar con penicilina, dado que es el único tratamiento recomendado en la gestación. En caso de alergia a la penicilina, debería llevarse a cabo la desensibilización y tratamiento con penicilina en un centro médico. Después del tratamiento, se repetirá mensualmente una prueba reagínica cuantitativa durante todo el embarazo, por si fuese necesario repetir el tratamiento. A pesar de un tratamiento apropiado, el 14 % de las pacientes pueden presentar muerte fetal o contagio al feto.

Se recomienda una evaluación clínica, serológica y tratamiento adecuado de las personas que han tenido un contacto sexual con una persona con sífilis.

En caso de gestación con infección por *T. pallidum,* el tratamiento varía según la fase de la enfermedad en que se diagnostique la paciente, teniendo en cuenta que el período de más riesgo de fallo en el tratamiento con afectación fetal es durante la sífilis secundaria en la gestante. Una reacción de Jarisch-Herxheimer puede provocar contracciones prematuras de intensidad leve, aunque no suele desencadenar partos prematuros.

Chancroide

El chancroide o chancro blando es una ITS cuyo agente etiológico es el *Haemophilus ducreyi.* Es más frecuente en zonas tropicales y subtropicales del sudeste asiático.

Produce típicamente una lesión ulcerosa superficial, blanda y dolorosa, que aparece a los 3-14 días de la relación sexual, junto a la inflamación de un ganglio inguinal. Por tanto, la **clínica** consta de una úlcera de bordes circunscritos o difusos, no sobreelevados, eritematosos, pudiendo ser de varios tamaños, únicas o más a menudo múltiples, a veces especulares. Suelen tener una base grisácea o amarillenta, exudativa, a veces necrótica. El tiempo de incubación oscila entre 3 y 10 días. Las úlceras son muy dolorosas. El 50 % presenta adenopatías, a menudo también dolorosas y unilaterales, a veces fluctuantes, pudiendo supurar (**Tabla 9-4**).

En muchas ocasiones, se puede establecer un *diagnóstico* de presunción únicamente en base a la presentación clínica y a datos epidemiológicos de la anamnesis, lo cual sería suficiente para indicar el tratamiento inicial. Posteriormente, las pruebas de laboratorio establecerán el diagnóstico microbiológico, sobre todo mediante NAAT, que actualmente se consideran las pruebas de elección.

El *tratamiento* se ha de realizar como opción preferente con ceftriaxona 250 mg i.m. en dosis única o, como alternativa, acitromicina 1 g v.o. en dosis única.

Durante el embarazo, se recomienda la misma pauta terapéutica que en no gestantes.

Se recomienda el seguimiento clínico a todas las pacientes después del tratamiento, realizando un primer control a los 3-7 días, con el objetivo de confirmar su mejoría clínica (no se requiere confirmación analítica) y programar los siguientes controles postratamiento.

Asimismo es recomendable la evaluación y tratamiento de todas las personas que mantuvieron relaciones sexuales con la paciente en los 10 días previos al inicio de los síntomas, aunque estén asintomáticos.

Es preciso realizar el diagnóstico diferencial con otras ITS que producen úlceras vulvares, como el virus del herpes simple (VHS), la sífilis, el linfogranuloma venéreo y el granuloma inguinal.

Granuloma inguinal

El granuloma inguinal es una ITS poco frecuente y mal conocida. El agente etiológico del granuloma inguinal o donovanosis es la *Klebsiella granulomatis.* Es más frecuente en algunos países de clima tropical o subtropical y, sobre todo, en poblaciones pobres marginales.

La **clínica** se caracteriza por la aparición de una úlcera en la zona genital en el 90 % de los casos, y en la zona inguinal, en el 10 %, que se extiende progresivamente, de aspecto seudogranulomatoso o seudoneoplásico, y de bordes laminados, siendo habitualmente poco dolorosas. El período de incubación oscila entre 7 y 90 días. Es típica la aparición de seudobubones (**Tabla 9-5**).

Si las lesiones no se tratan, estas pueden seguir expandiéndose durante años. En etapas evolucionadas, es posible observar elefantiasis genital, especialmente en mujeres.

El **diagnóstico** de sospecha es clínico. Su confirmación requiere la observación al microscopio de muestras de tejido afectado. La microscopia directa es el método más rápido y fiable que existe para la confirmación diagnóstica. La tinción de Giemsa es la de elección para el examen microscópico.

Tabla 9-4. Características de la infección sifilítica				
Agente etiológico	**Características clásicas de las úlceras**	**Incubación**	**Dolor**	**Adenopatías**
Haemophilus ducreyi	• Bordes circunscritos o difusos, no sobreelevados, eritematosos; varios tamaños; únicas o más a menudo múltiples, a veces especulares • Base grisácea o amarillenta, exudativa, a veces necrótica	3-10 días	Muy dolorosas	• El 50 % presenta adenopatías • A menudo dolorosas y unilaterales; a veces fluctuantes; pueden supurar

Tabla 9-5. Características de la infección por *Klebsiella granulomatis*

Agente etiológico	Características clásicas de las úlceras	Incubación	Dolor	Adenopatías
Klebsiella granulomatis	• Se extiende progresivamente • Aspecto seudogranulomatoso o seudoneoplásico • Bordes laminadoss	7-90 días	Habitualmente poco dolorosas	Seudobubones

En el examen microscópico de la muestra teñida mediante Giemsa, se pueden observar los característicos «cuerpos de Donovan» en el interior de grandes células mononucleares.

El **tratamiento** se realiza como opción preferente con acitromicina 1 g/día durante 7 días v.o. o 500 mg/día hasta la curación. La duración del tratamiento no debe ser inferior a 3 semanas o hasta que se logre la curación completa.

Durante el embarazo, la eritromicina es el tratamiento recomendado.

Los contactos sexuales de los últimos 6 meses de una mujer infectada se recomienda que sean evaluados mediante examen clínico.

 El granuloma inguinal es una ITS poco frecuente y mal conocida, siendo más frecuente en algunos países de clima tropical o subtropical, y en poblaciones pobres marginales.

Linfogranuloma venéreo

El linfogranuloma venéreo es una ITS cuyo agente etiológico es *C. trachomatis* L1-L3 (Tabla 9-6). Es endémica en Asia, África, Caribe y Sudamérica, y resulta rara en Europa y Norteamérica.

La **clínica** se caracteriza por desarrollarse en tres fases. La primera fase consta de una úlcera genital en la zona de inoculación, dolorosa, poco evidente y autolimitada, junto con una adenopatía inguinal o femoral, generalmente unilateral. Esta primera fase suele pasar desapercibida, evolucionando a una segunda fase con afectación linfática en forma de adenopatías persistentes dolorosas que pueden fistulizar. El «síndrome anogenitorrectal» aparece en la tercera fase, consistiendo en una afectación crónica con inflamación de tejidos profundos y linfáticos, ocasionando secuelas cicatriciales (estenosis rectal, edema organizado genital, fístulas, abscesos, etc.) (Tabla 9-7).

El **diagnóstico** del linfogranuloma venéreo precisa una alta sospecha clínica teniendo en cuenta la información epidemiológica.

La confirmación diagnóstica se realiza mediante cultivo del aspirado de una adenopatía, inmunofluorescencia directa o detección de ADN o ARN de tipos específicos de *C. trachomatis* en las lesiones ulceradas, el recto o el aspirado de una adenopatía. Se recomienda el uso de técnicas moleculares mediante NAAT, dada su mayor sensibilidad, especificidad y rapidez tanto en infecciones sintomáticas como asintomáticas.

Las pruebas NAAT pueden tardar hasta 16 días en negativizarse. Por esto, la prueba microbiológica de curación no se debe realizar antes de las 2 semanas.

El **tratamiento** se realiza con doxiciclina 100 mg/12 h v.o. durante 21 días.

En el embarazo y durante la lactancia, se recomienda una pauta larga de acitromicina.

Se recomienda el estudio de los contactos sexuales de los 6 meses previos al inicio de los síntomas.

Tabla 9-6. *Chlamydia trachomatis*: serotipos y asociación con enfermedad

Serotipos	Enfermedad	Diseminación	Patología
A, B, Ba y C	Tracoma ocular	Mano-ojo, fómites y moscas	Conjuntivitis y escarificación conjuntival y de la córnea
D, Da, E, F, G, H, I, Ia, J, Ja, K	Enfermedad oculogenital	Sexual y perinatal	Cervicitis, uretritis, endometritis, enfermedad inflamatoria pélvica, infertilidad, embarazo ectópico, conjuntivitis neonatal y neumonía infantil
L1, L2 y L3	Linfogranuloma venéreo	Sexual	Invasión de ganglios linfáticos, con granulomas necróticos y fibrosis

Tabla 9-7. Características de la infección por *Chlamydia trachomatis* L1-L3

Agente etiológico	Características clásicas de las úlceras	Incubación	Dolor	Adenopatías
Chlamydia trachomatis L1-L3	• A menudo no se observan • Pequeñas y poco profundas en el lugar de inoculación • Rápida curación espontánea	3-21 días	Habitualmente poco dolorosas	• Más frecuentes en hombres • Adenopatías agrupadas en racimo • Unilaterales o bilaterales • Bubones fluctuantes dolorosos • Signo del surco doloroso • Fístulas

El agente etiológico del linfogranuloma venéreo es *C. trachomatis* L1-L3.

INFECCIONES VÍRICAS

A continuación, se detallan las infecciones víricas.

Virus del papiloma humano

La infección genital por virus del papiloma humano (VPH) es una de las ITS más frecuentes.

En la mayoría de los casos, la infección es asintomática. El VPH tiene un especial trofismo cutaneomucoso. En un período entre 3 semanas y 8 meses del contacto sexual (en los órganos genitales, anales y orales), pueden aparecer unas lesiones irregulares, verrucosas, con aspecto de coliflor, aunque también pueden presentar un aspecto aplanado, ambos condilomas acuminados (**Fig. 9-6**). Si no se tratan, los condilomas acuminados pueden resolverse de forma espontánea, permanecer sin cambios o aumentar en número y/o tamaño.

Los genotipos 6 y 11 son los responsables del 95 % de los condilomas acuminados.

La tasa de incidencia máxima de los condilomas acuminados se observa entre los 20 y 29 años. Es una patología muy frecuente en pacientes inmunodeprimidos. Asimismo, los estados de inmunodepresión fisiológica, como el embarazo, favorecen la progresión de los condilomas.

Se detectó un aumento de la incidencia de condilomas en varios países desarrollados antes del inicio de los programas de vacunación del VPH, pero tras la introducción de la vacuna del VPH tetravalente, se ha visto una disminución de la incidencia de condilomas acuminados.

La principal vía de transmisión es el contacto sexual, siendo los principales factores de riesgo el número de parejas sexuales y el inicio precoz de las relaciones sexuales.

Con respecto a la **clínica**, es importante reseñar que va a depender de la localización, el número y el tamaño de las lesiones. En las mucosas de cérvix y vagina, los condilomas acumi-

nados suelen cursar de forma asintomática, y ocasionalmente pueden producir dispareunia, leucorrea, dolor, sensación de ardor o coitorragia. Si los condilomas aparecen en la vulva, pueden producir prurito, hipersensibilidad de la zona, ardor, dolor o sangrado ocasional. Si aparecen en el meato uretral, pueden dificultar la micción. En el ano, la sintomatología es en general leve en la mayoría de pacientes.

El **diagnóstico** se basa principalmente en la exploración física. En caso de duda diagnóstica, para descartar malignidad o cuando los tratamientos no funcionan, se debe practicar una biopsia de las lesiones.

No se recomienda la determinación de VPH para el diagnóstico de los condilomas.

El **tratamiento** de los condilomas debe ser individualizado. Hay múltiples opciones, desde la abstención terapéutica u observación a la combinación de varias modalidades terapéuticas. No hay evidencia científica que demuestre que un tratamiento es claramente superior a otro (**Fig. 9-7**).

En embarazadas, las opciones preferidas son crioterapia, láser de dióxido de carbono (CO_2) y ácido tricloroacético (**Tabla 9-8**).

No se considera indicada la cesárea para finalizar la gestación en una mujer con condilomatosis genital, salvo si el canal del parto está obstruido por las lesiones o si el parto por vía vaginal puede provocar un sangrado excesivo.

En pacientes inmunodeprimidas, las terapias que activan el sistema inmunitario son menos eficaces. En este caso, se recomienda la crioterapia, el láser de CO_2 y ácido tricloroacético.

Ante la aparición de condilomas acuminados en la mucosa vaginocervical y/o anal, se recomienda evitar el uso de podofilotoxina, imiquimod y sinecatequinas, por la posible absorción sistémica de los mismos y el riesgo de mucositis grave.

Se recomienda el seguimiento con visitas de control a los 3, 6 y 12 meses, para detectar recurrencias. La aparición de condilomas acuminados en los primeros 6 meses tras su desaparición se considera recidiva. En las recidivas, el tratamiento empleado debe ser el mismo que se eligió para el tratamiento primario.

La medida preventiva más eficaz para evitar la aparición de los condilomas acuminados es la vacunación contra el VPH, especialmente si esta se realiza antes de la exposición a los virus incluidos en la vacuna. La vacunación con vacunas que contienen los genotipos virales 6 y 11 (tetravalente y nonavalente) son, a día de hoy, el método más eficaz para la prevención primaria de los condilomas acuminados.

 Ante la aparición de condilomas acuminados en la infancia, sería conveniente descartar la posibilidad de abusos sexuales.

Molluscum contagiosum

El *molluscum contagiosum* o molusco contagioso es un virus ADN de doble cadena de la familia de los poxvirus.

La infección de *molluscum contagiosum* no solo es de transmisión sexual. La transmisión se produce por contacto directo con la lesión, pudiendo aparecer en cualquier parte del cuerpo. En las personas con infección por virus de inmuno-

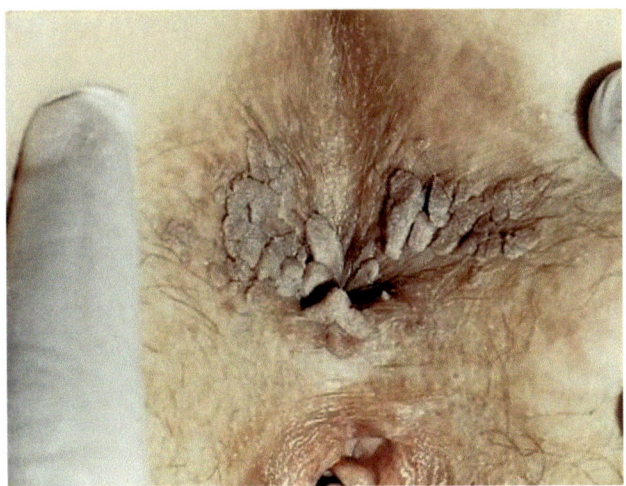

Figura 9-6. Lesiones características de la infección por el virus del papiloma humano 6 y 11.

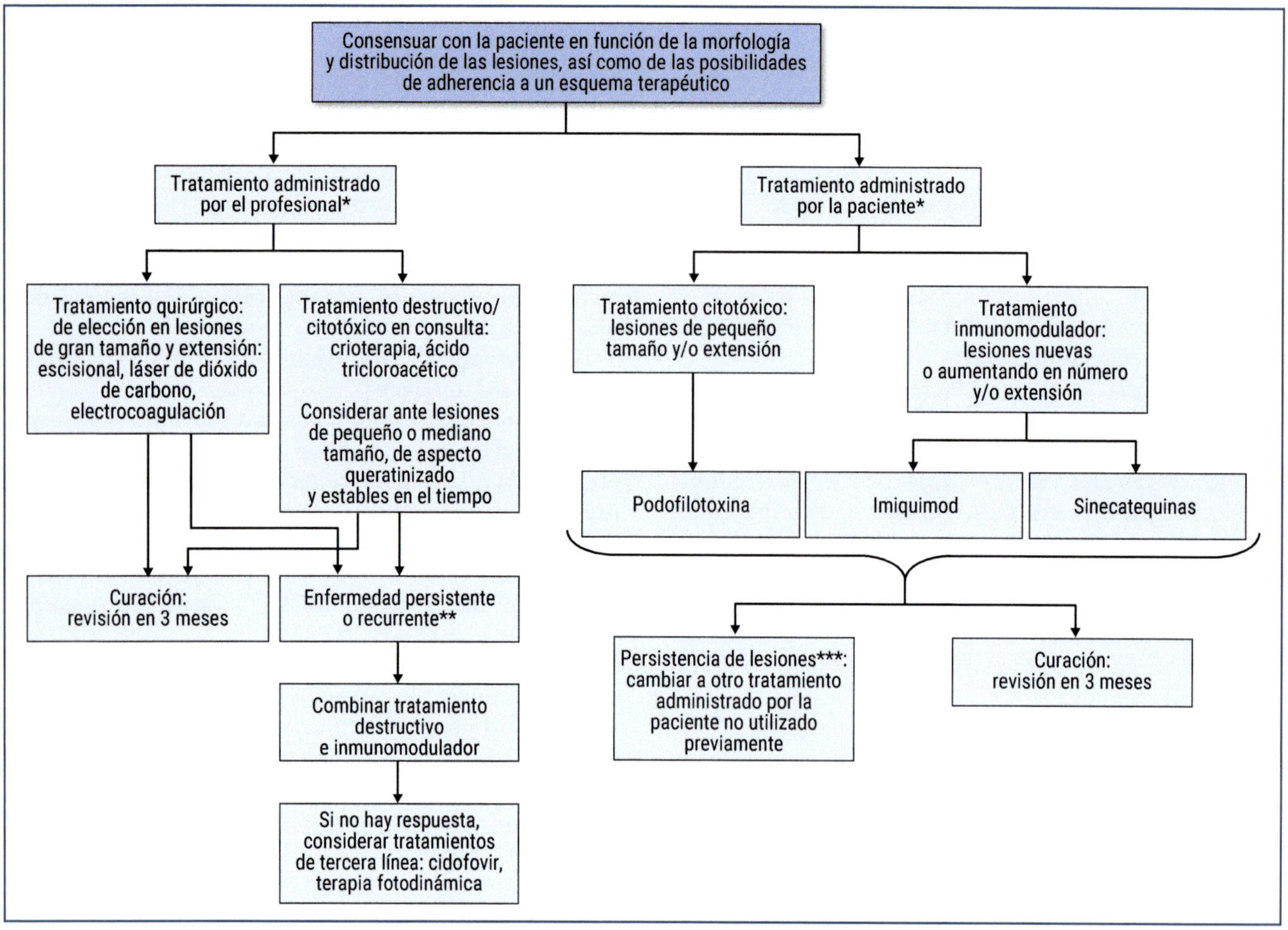

Consensuar con la paciente en función de la morfología y distribución de las lesiones, así como de las posibilidades de adherencia a un esquema terapéutico

Tratamiento administrado por el profesional*

Tratamiento administrado por la paciente*

Tratamiento quirúrgico: de elección en lesiones de gran tamaño y extensión: escisional, láser de dióxido de carbono, electrocoagulación

Tratamiento destructivo/citotóxico en consulta: crioterapia, ácido tricloroacético

Considerar ante lesiones de pequeño o mediano tamaño, de aspecto queratinizado y estables en el tiempo

Tratamiento citotóxico: lesiones de pequeño tamaño y/o extensión

Tratamiento inmunomodulador: lesiones nuevas o aumentando en número y/o extensión

Podofilotoxina

Imiquimod

Sinecatequinas

Curación: revisión en 3 meses

Enfermedad persistente o recurrente**

Persistencia de lesiones***: cambiar a otro tratamiento administrado por la paciente no utilizado previamente

Curación: revisión en 3 meses

Combinar tratamiento destructivo e inmunomodulador

Si no hay respuesta, considerar tratamientos de tercera línea: cidofovir, terapia fotodinámica

Figura 9-7. Algoritmo de tratamiento de condilomas acuminados.
*Tener en cuenta la existencia de embarazo y la localización en las mucosas vaginocervical y anal.
**Revaluar el diagnóstico mediante estudio histológico con el fin de descartar displasia.
***Revaluar el cumplimiento terapéutico.

deficiencia humana o cualquier otro tipo de disminución de la inmunidad, las lesiones pueden llegar a ser muy extensas.

La **clínica** suele aparecer entre 2 y 3 meses del contacto sexual, siendo lo más típico entre 2 y 6 semanas. La infección se caracteriza por la aparición de pequeñas pápulas umbilica-

das de consistencia firme (**Fig. 9-8**). El tamaño es variable, habitualmente alrededor de 3-5 mm de diámetro, de color de la piel, blanco o amarillento. En adultos, las lesiones aparecen en el pubis, en la cara interna de los muslos y en los genitales, en la mayoría de los casos, aunque se pueden presentar

Tabla 9-8. Tratamiento de condilomas acuminados en mujeres embarazadas

	Autorizado	Motivo
Podofilotoxina	No	Teratogénico
Sinecatequinas	No	Pocos datos
Imiquimod	No	Pocos datos
Láser de dióxido de carbono	Sí*	Seguro
Crioterapia	Sí*	Seguro
Ácido tricloroacético	Sí*	Seguro
Escisión	Sí*	Seguro
Electrocoagulación diatérmica	Sí*	Seguro

*Incluidas las mucosas vaginocervical y anal.

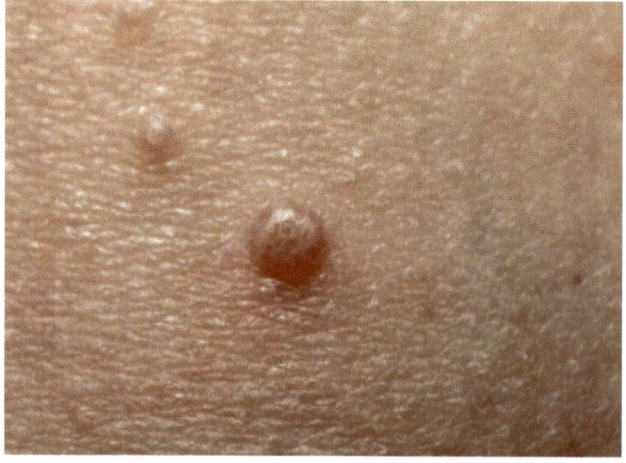

Figura 9-8. Lesión característica de la infección por *molluscum contagiosum*.

en cualquier localización. El número de lesiones es variable, habitualmente entre 1 y 30. Las lesiones drenan un material blanquecino cremoso cuando se traumatizan o exprimen.

La mayoría de las pacientes se encuentran asintomáticas, aunque algunas pueden presentar prurito leve.

El **diagnóstico** es directo y basado en la clínica en la gran mayoría de los casos. Ante dudas diagnósticas, se puede realizar una biopsia para su estudio histológico. La dermatoscopia también puede apoyar el diagnóstico.

Con respecto al **tratamiento**, hay que indicar que ninguna opción, incluida el curetaje, se considera de primera elección. Algunas modalidades de tratamiento son: podofilotoxina 0,5 %, crioterapia, curetaje, imiquimod 5 %, cantaridina, hidróxido de potasio, láser, cimetidina v.o.

Se puede considerar la abstención terapéutica en algunos casos, como en pacientes inmunocompetentes. Sin embargo, en pacientes inmunocomprometidas, se aconseja el tratamiento precoz, para evitar la diseminación de la enfermedad. El curetaje es a menudo una alternativa poco eficaz, por el gran número de lesiones que presentan las pacientes. El imiquimod ha demostrado ser eficaz en algunas series.

Durante el embarazo y la lactancia, se recomienda una actitud expectante o utilizar terapias físicas ablativas. Imiquimod y podofilotoxina están contraindicados en estas situaciones.

> ❗ Se han descrito casos de transmisión vertical de la madre al feto que se consideran adquiridos en el momento del parto.

> 💡 En adultos sexualmente activos, la vía de transmisión más frecuente es el contacto sexual, y se considera como una ITS cuando aparecen lesiones en el área anogenital.

> ❗ En niños, las lesiones en el área anogenital son, en la mayoría de las ocasiones, secundarias a la autoinoculación por rascado.

Virus del herpes simple

El herpes genital es una ITS causada por los VHS tipo 1 y tipo 2. El VHS-2 es más frecuente en la zona genital, mientras que el VHS-1 es menos común en esta zona anatómica (Tabla 9-9).

La lesión por VHS es la causa más frecuente de úlcera vulvar (Fig. 9-9) en la población sexualmente activa en los países desarrollados.

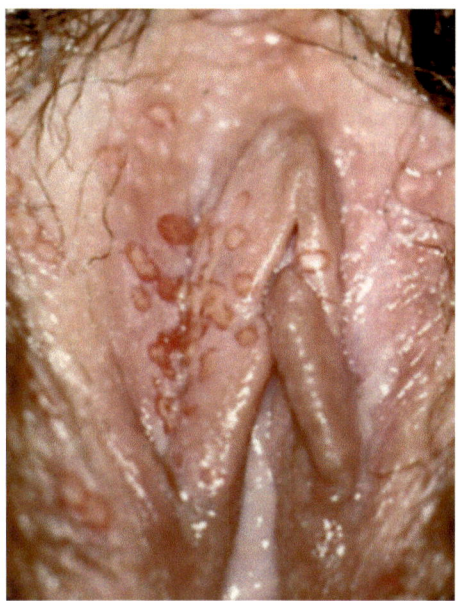

Figura 9-9. Lesiones ulceradas típicas de la infección por virus del herpes simple.

La **clínica** va a depender de si es el primer contagio por VHS o si la paciente ya ha tenido una infección previa. El primer episodio clínico de herpes genital (herpes genital primario) suele ser más intenso que en pacientes con infección previa (herpes genital inicial no primario).

> 💡 La lesión por VHS es la causa más frecuente de úlcera vulvar en población sexualmente activa.

El herpes genital primario está causado por la infección de VHS-1 en el 7-50 % de los casos, mientras que el 50-93 % se debe a VHS-2.

El período de incubación es de unos 4 días (2-12 días). Las lesiones están precedidas de una fase prodrómica en el 90 % de los pacientes, entre 2 y 24 horas antes de la aparición de las lesiones. Dicha fase prodrómica consta de fiebre, malestar general, dolor de cabeza y mialgia, que son prominentes y más frecuentes en las mujeres (70 %) que en los hombres (40 %). Asimismo, puede aparecer escozor o picor en la zona anal-genital, flujo vaginal anómalo y dolor en piernas, nalgas o genitales.

Las lesiones aparecen en las áreas de inoculación. Característicamente aparecen ampollas dolorosas de color rojizo que progresan a úlceras, transformándose en algunos días en

Tabla 9-9. Características de las úlceras vulvares secundarias a infección herpética				
Agente etiológico	**Características clásicas de las úlceras**	**Incubación**	**Dolor**	**Adenopatías**
VHS-2 más frecuente, VHS-1 menos común	• Múltiples pequeñas úlceras agrupadas sobre base eritematosa. Ocasionalmente, lesiones únicas/fisuras • Vesículas múltiples, formando úlceras poco profundas/erosiones, que pueden coalescer	2-7 días	• Normalmente dolorosas • Ocasionalmente solo prurito	Reactivas, dolorosas y con frecuencia bilaterales

VHS: virus del herpes simple.

costra, curando sin secuelas (**Fig. 9-10**). Son frecuentes la uretritis y la linfadenopatía inguinal dolorosa. El 25 % de las mujeres pueden tener lesiones extragenitales, probablemente por autoinoculación, en las nalgas, la ingle, los muslos y, con menor frecuencia, los ojos o los dedos. La meningitis (meningitis de Mollaret) suele cursar de forma benigna, y la encefalitis es rara.

En el herpes genital inicial no primario, los síntomas son menos graves y se resuelven con mayor rapidez que en las infecciones primarias. La duración media de excreción viral es de 12 días en la enfermedad primaria y de 7 días en la no primaria.

Con respecto al herpes genital recurrente, las recurrencias dependen del tipo de virus, de la intensidad del primer episodio y del huésped, siendo más frecuentes durante el primer año tras la primoinfección, cuando el responsable de la infección inicial es el VHS-2 (80-90 % por VHS-2 frente al 20 % por VHS-1, en el primer año), tras un primer episodio muy intenso, y en caso de infección en edades más tempranas.

Las lesiones aparecen en la misma zona de la infección inicial, con una extensión menor (10 % de la inicial), y a menudo unilateral (**Fig. 9-11**). A veces, son inespecíficas y apenas perceptibles, como fisuras y grietas. Los síntomas sistémicos son poco frecuentes y de menor gravedad.

- En la primoinfección herpética, aparecen ampollas de aspecto eritematoso en el área de inoculación, prurito y dolor local; adenopatías satélites inguinales dolorosas y uretritis, malestar general, fiebre, mialgias, etc. La excreción viral es de aproximadamente 12 días.
- En el herpes genital recurrente, aparecen lesiones ampollosas unilaterales, con menor extensión cutánea, y sintomatología sistémica de menor gravedad. La excreción viral es de aproximadamente 2-5 días.

Las recurrencias durante el embarazo son más frecuentes, pero tienen una evolución y duración similares. La tasa de infección neonatal en la primoinfección materna durante el parto es del 20-50 %, en la recurrencia de un 5 %, y durante una excreción asintomática de un 1 %.

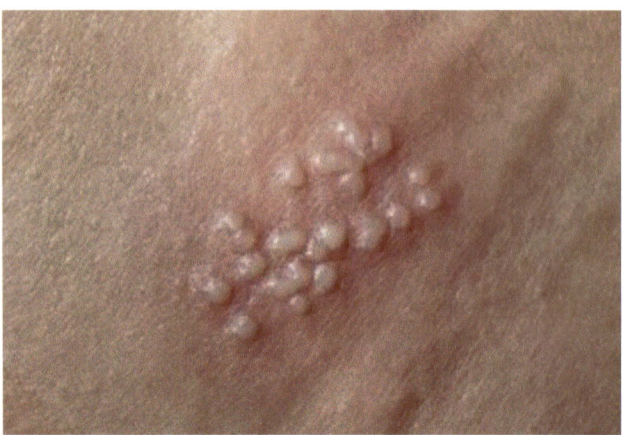

Figura 9-10. Vesículas herpéticas en el periné.

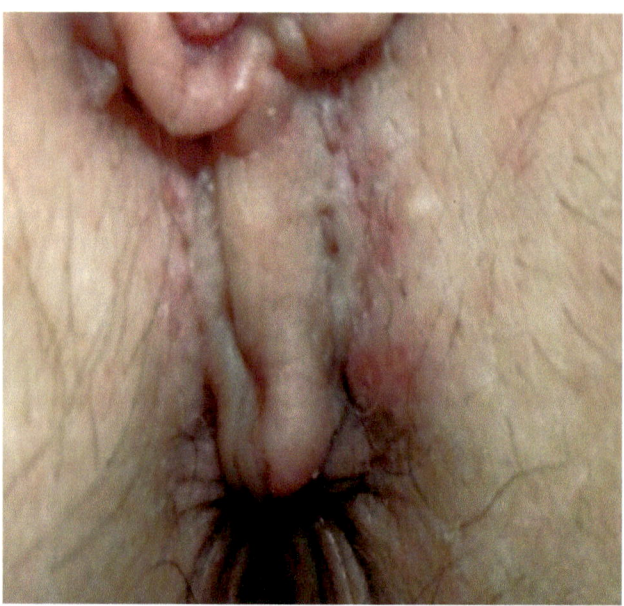

Figura 9-11. Recidiva de una infección herpética perineal en fase de úlcera.

La sospecha clínica es suficiente para iniciar un tratamiento empírico precoz, dado que acorta y mejora la sintomatología. El **diagnóstico** mediante la clínica siempre debe confirmarse con pruebas de laboratorio. Estas incluyen: cultivo viral, inmunofluorescencia directa, reacción en cadena de la polimerasa (PCR), serología específica de tipo.

La PCR es la prueba más precisa para el diagnóstico del virus en la lesión, permitiendo diferenciar entre VHS-1 y VHS-2.

El **tratamiento** dependerá de si es una primoinfección herpética o una infección herpética recurrente:

- **Primoinfección herpética**: el tratamiento del herpes primario se puede realizar con aciclovir, famciclovir o valaciclovir. Los tres fármacos presentan una eficacia similar para el manejo de la primoinfección (**Tabla 9-10**).
- **Herpes genital recurrente**: se puede optar por tratar los brotes cuando ocurren (terapia episódica), o intentar prevenir los futuros brotes (terapia supresora). Las diferencias entre ambas terapias se pueden ver en la **tabla 9-11** y las principales pautas de tratamiento en la **tabla 9-12**.

Tabla 9-10. Tratamiento de la primoinfección herpética	
Oral	**Sistémico**
- Aciclovir 200 mg cinco veces al día, 10 días - Aciclovir 400 mg/8 h, 10 días - Famciclovir 250 mg/8 h, 7-10 días - Valaciclovir 1.000 mg/12 h, 10 días	- Aciclovir 5-10 mg/8 h i.v. 2-7 días o hasta mejoría clínica, seguido de terapia v.o. hasta completar 10 días de tratamiento

i.v.: intravenoso; v.o.: vía oral.

Tabla 9-11. Diferencias entre terapia supresora y terapia episódica del herpes genital

	Terapia supresora	Terapia episódica
Administración	• Tratamiento diario	Iniciar el día 1 de aparición de las lesiones o durante la fase prodrómica
Indicaciones	• Más de seis episodios al año • Alteración en la calidad de vida • Disfunción sexual • Múltiples parejas sexuales	Menos de seis episodios al año
Ventajas	• Reduce la frecuencia de recurrencias en el 70-80 %; el 50 %, sin recurrencias • Mejora la calidad de vida • Disminuye el riesgo de transmisión en un 48 %	Acorta la duración de las lesiones, mejor adherencia, más económico

Tabla 9-12. Pautas para el tratamiento episódico y supresor del herpes genital según la guía de CDC

Tratamiento episódico	Tratamiento supresor
• Aciclovir 800 mg/12 h, 5 días • Aciclovir 800 mg/8 h, 2 días • Aciclovir 400 mg/8 h, 5 días • Famciclovir 125 mg/12 h, 5 días • Famciclovir 1.000 mg/12 h, 1 día • Famciclovir 500 mg, seguido de 250 mg/12 h, 2 días • Valaciclovir 1.000 mg/24 h, 5 días • Valaciclovir 500 mg/12 h, 3 días	• Aciclovir 400 mg/12 h, 6-12 meses • Famciclovir 250 mg/12 h, 6-12 meses • Valaciclovir 500 mg/24 h, 6-12 meses • Valaciclovir 1.000 mg/24 h, 6-12 meses

> **!** El tratamiento supresor se puede realizar con aciclovir, famciclovir o valaciclovir. El valaciclovir 1.000 mg tiene una ligera ventaja en pacientes con más de 10 brotes al año.

En lo que se refiere al VHS y el embarazo, el 2 % de las nuevas infecciones por herpes genital en la mujer se producen durante esta etapa. El riesgo de transmisión varía en función del momento del contagio materno. Si el contagio del VHS es próximo al parto, la transmisión fetal se da en el 30-50 % de los casos, mientras que dicho riesgo es del 1 % en mujeres con antecedentes de herpes genital o infección en la primera mitad de la gestación, debido a la protección pasiva fetal de anticuerpos IgG anti-VHS que la madre transfiere al feto. En la primoinfección próxima al parto, estos anticuerpos todavía no están presentes.

Es importante saber que el antecedente de VHS materno no confiere una protección absoluta al feto, y está indicada la terapia supresora (especialmente si presenta VHS recurrente) desde la semana 36, para minimizar el riesgo de transmisión vertical y de tener que realizar un parto mediante cesárea (Tabla 9-13).

Con respecto al diagnóstico y tratamiento de las parejas, se recomienda la realización de serologías a las parejas asintomáticas para conocer el riesgo de contagio.

Tabla 9-13. Tratamiento del herpes genital durante la gestación y vía del parto

	Primoinfección durante la gestación	Recurrencia durante la gestación
Tratamiento de brote agudo • Aciclovir oral 400 mg/8 h • Valaciclovir 500 mg-1 g/12 h v.o.	Sí 7-10 días	¿? 3-5 días
Pauta supresora • Aciclovir oral 400 mg/8 h • Valaciclovir 500 mg/12 h v.o.	Sí >36 semanas → Parto	Sí >36 semanas → Parto
Riesgo transvaginal intraparto	40-50 %	1-3 %
Cesárea	Si hay infección en el momento del parto o 6 semanas previas	Si hay un brote en el momento del parto

CDC: Centers for Disease Control and Prevention.

PUNTOS CLAVE

- La mayoría de las infecciones bacterianas y víricas del tracto genital inferior son consideradas como ITS.
- Un amplio porcentaje de pacientes que tienen una ITS no tienen síntomas, facilitando la transmisión de la infección,

y si no se instaura el tratamiento adecuado, pueden aparecer complicaciones.
- Es muy importante realizar un adecuado diagnóstico, basado en la clínica y en las pruebas diagnósticas, para

(*Continúa*)

PUNTOS CLAVE (*cont.*)

poder instaurar un tratamiento lo más precozmente posible.

- La vaginosis bacteriana se entiende actualmente como una variante de la microbiota vaginal.
- El síntoma más frecuente de la vaginosis bacteriana es la leucorrea maloliente, con el típico «olor a pescado». Se recomienda el tratamiento de todas las pacientes sintomáticas y las mujeres gestantes. No se recomienda tratamiento rutinario de las parejas sexuales.
- El tratamiento de elección de la vaginosis bacteriana es el metronidazol v.o. durante 7 días.
- La clamidia es la infección de transmisión sexual bacteriana más frecuentemente diagnosticada en Occidente.
- El tratamiento de elección de la infección por clamidia es la doxiciclina 100 mg/12 h v.o. durante 7 días.
- El gonococo es una de las ITS bacterianas más prevalentes, junto a la infección por clamidia.
- El tratamiento de elección del gonococo se realiza con ceftriaxona 500 mg, i.m. en dosis única + acitromicina 1 g v.o. en dosis única.
- La sífilis es una infección crónica generalizada, producida por *T. pallidum*.
- La clínica típica de la sífilis consta de una úlcera endurecida de bordes lisos, firmes, bien definidos, a menudo sobreelevados, y no exudativa, con adenopatías a menudo bilaterales y escasamente dolorosas.
- En función del estadio en que se diagnostique la sífilis, se clasifica en precoz y tardía. El tratamiento se realizará en función de ello: sífilis precoz: penicilina G benzatina 2,4 millones de UI i.m. en dosis única; o sífilis tardía: penicilina G benzatina 2,4 millones de UI vía i.m. una vez por semana durante 3 semanas consecutivas.
- El chancroide o chancro blando es una ITS cuyo agente etiológico es el *H. ducreyi*.
- La lesión típica del chancroide consta de una úlcera de bordes circunscritos o difusos, no sobreelevados, eritematosos, pudiendo ser de varios tamaños, únicas o más a menudo múltiples, a veces especulares. El 50 % presenta adenopatías, a menudo también dolorosas y unilaterales. El tratamiento se ha de realizar como opción preferente con ceftriaxona 250 mg i.m. en dosis única.
- El granuloma inguinal es una ITS poco frecuente y mal conocida. El agente etiológico del granuloma inguinal o donovanosis es *K. granulomatis*.
- La clínica de la infección por *K. granulomatis* se caracteriza por la aparición de una úlcera en la zona genital en el 90 % de los casos, y en la zona inguinal, en el 10 %, que se extiende progresivamente, de aspecto seudogranulomatoso, habitualmente poco dolorosa. El tratamiento se

realiza como opción preferente con acitromicina 1 g/día durante 7 días v.o. o 500 mg/día hasta la curación.

- El linfogranuloma venéreo es una ITS cuyo agente etiológico es *C. trachomatis* L1-L3.
- La lesión típica del linfogranuloma venéreo es una úlcera genital en la zona de inoculación, dolorosa, poco evidente y autolimitada, junto con una adenopatía inguinal o femoral, generalmente unilateral. El tratamiento se realiza con doxiciclina 100 mg/12 h v.o. durante 21 días.
- La infección genital por VPH es una de las ITS más frecuentes. Los genotipos 6 y 11 son los responsables del 95 % de los condilomas acuminados.
- La principal vía de transmisión del VPH es el contacto sexual, siendo los principales factores de riesgo el número de parejas sexuales y el inicio precoz de las relaciones sexuales. El diagnóstico se basa principalmente en la exploración física.
- El tratamiento de los condilomas debe ser individualizado.
- La medida preventiva más eficaz para evitar la aparición de los condilomas acuminados es la vacunación contra el VPH.
- El *molluscum contagiosum* es un virus ADN de doble cadena de la familia de los poxvirus. La infección se caracteriza por la aparición de pequeñas pápulas umbilicadas de consistencia firme. Con respecto al tratamiento, ninguna opción, incluida el curetaje, se considera de primera elección.
- La lesión por VHS es la causa más frecuente de úlcera vulvar en la población sexualmente activa en los países desarrollados. En los últimos años, se ha producido un aumento de la infección por VHS.
- Las recurrencias del herpes genital son más frecuentes durante el embarazo y en personas inmunosuprimidas.
- Las lesiones ampollosas con base eritematosa y las úlceras dolorosas pueden orientar al diagnóstico de infección herpética, aunque siempre se ha de confirmar con pruebas de laboratorio.
- La PCR es la prueba más precisa para el diagnóstico del virus en la lesión, permitiendo diferenciar entre VHS-1 y VHS-2.
- El tratamiento del herpes primario y del herpes recurrente se puede realizar con aciclovir, famciclovir o valaciclovir.
- Si aparecen complicaciones en el herpes primario, se recomienda tratamiento endovenoso con aciclovir 5-10 mg/kg de peso cada 8 h. Si aparecen más de 10 brotes al año, valaciclovir 1.000 g tiene ventaja sobre otros tratamientos. Durante la gestación, las pautas con aciclovir 400 mg/8 h o valaciclovir 500 mg/12 h son las más recomendadas. La terapia antiviral no disminuye el riesgo de contagio.

BIBLIOGRAFÍA

Amsel R, Totten PA, Spiegel CA, Chen KCS, Eschenbach D, Holmes KK. Nonspecific vaginitis. Am J Med. 1983;74(1):14-22.

Asociación Española de Patología Cervical y Colposcopia. Condilomas acuminados. AEPCC; 2015.

Asociación Española de Patología Cervical y Colposcopia. Infecciones del tracto genital inferior. AEPCC Guías. AEPCC; 2016.

Cubie HA. Diseases associated with human papillomavirus infection. Virology. 2013;445(1-2):21-34.

De Vries HJC, Smelov V, Middelburg JG, Pleijster J, Speksnijder AG, Morré SA. Delayed microbial cure of lymphogranuloma venereum proctitis with doxycycline treatment. Clin Infect Dis. 2009;48(5):e53-6.

Doorbar J. Latent papillomavirus infections and their regulation. Curr Opin Virol. 2013;3(4):416-21.

Genç M, Ledger WJ. Syphilis in pregnancy. Sex Transm Infect. 2000;76(2):73-9.

Kimberlim D, Rouse D. Clinical practice. Genital herpes. N Engl J Med. 2004;350(19):1970-7.

Luke JD, Silverberg NB. Vertically transmitted molluscum contagiosum infection. Pediatrics. 2010;125(2):e423-5.

Monteagudo B, Cabanillas M, Acevedo A, De Las Heras C, Pérez-Pérez L, Suárez-Amor O, et al. Molluscum contagiosum: descriptive study. An Pediatr. 2010;72(2):139-42.

Rosen T. Condyloma acuminata (anogenital warts) in adults epidemiology, pathogenesis, clinical features, and diagnosis. UpToDate. 2022 [consultado el 11 de septiembre de 2024]. Disponible en: https://www.uptodate.com.

Smart S, Singal A, Mindel A. Social and sexual risk factors for bacterial vaginosis. Sex Transm Infect. 2004;80(1):58-62.

Tiplica GS, Radcliffe K, Evans C, Gomberg M, Nandwani R, Rafila A, et al. 2015 European guidelines for the management of partners of persons with sexually transmitted infections. J Eur Acad Dermatology Venereol. 2015;29(7):1251-7.

Watson EJ, Templeton A, Russell I, Paavonen J, Mardh P-A, Stary A, et al. The accuracy and efficacy of screening tests for Chlamydia trachomatis: a systematic review. J Med Microbiol. 2002;51(12):1021-31.

White J, O'Farrell N, Daniels ; British Association for Sexual Health and HIV. 2013 UK National Guideline for the management of lymphogranuloma venereum: Clinical Effectiveness Group of the British Association for Sexual Health and HIV (CEG/BASHH) Guideline development group. Int J STD AIDS. 2013;24(8):593-601.

Malformaciones del aparato genital femenino y de la mama

10

I. M. Pelayo Delgado, J. Sancho Saúco y M. M. Pelayo Delgado

OBJETIVOS

- Conocer la existencia de malformaciones del aparato genital femenino y su clasificación.
- Determinar cuál es la mejor prueba diagnóstica y valorar los diferentes tratamientos para cada una de las malformaciones del aparato genital femenino.
- Diferenciar las distintas malformaciones mamarias.

INTRODUCCIÓN

Las malformaciones congénitas del tracto genital femenino se definen como desviaciones de la anatomía normal, que resultan del mal desarrollo embriológico de los conductos müllerianos o paramesonéfricos. Son relativamente comunes, con una prevalencia de 4 al 7 %, y aparecen con más frecuencia en la población con trastornos reproductivos. En el año 2013, la Sociedad Europea de Reproducción Humana y Embriología (ESHRE, European Society of Human Reproduction and Embryology) y la Sociedad Europea de Endoscopia Ginecológica (ESGE, European Society for Gynaecological Endoscopy) establecieron un grupo de trabajo común, bajo el nombre de CONUTA (acrónimo de *congenital uterine anomalies*, es decir, anomalías uterinas congénitas), con el objetivo de desarrollar un nuevo sistema de clasificación actualizado, que presenta las siguientes características generales (**Figs. 10-1** y **10-2**; **Tablas 10-1** y **10-2**):

- La anatomía es la base para la categorización sistemática de las anomalías.
- Las desviaciones de la anatomía uterina derivadas del mismo origen embriológico son la base para el diseño de las clases principales.
- Las variaciones anatómicas de las principales clases que expresan diferentes grados de deformidad uterina y que son clínicamente significativas son la base para el diseño de las principales subclases.
- Las anomalías cervicales y vaginales se clasifican en subclases complementarias independientes.

> ! En el estudio de las malformaciones del tracto genital interno femenino, debe diferenciarse si se trata de una alteración en la zona uterina (morfología y cavidad uterinas), cervical o vaginal, de forma independiente. Además ha de comprobarse la presencia de ambos riñones.

CLASIFICACIÓN DE LAS MALFORMACIONES UTERINAS

A continuación, se indica cómo se clasifican las malformaciones uterinas.

Clase U0: útero normal

Un útero normal es cualquier útero que tenga una línea *interostium* recta o curva, pero con una hendidura interna en la línea media del fondo que no exceda el 50 % del grosor de la pared uterina.

Clase U1: útero dismórfico

Incorpora todos los casos con un contorno uterino normal, pero con una forma anormal de la cavidad uterina, excluyendo los tabiques. La clase 1 se subdivide además en tres categorías:

- **Clase U1a o útero en forma de T**: caracterizado por una cavidad uterina estrecha, debido a paredes laterales engrosadas con una correlación de 2/3 del cuerpo uterino y 1/3 del cuello uterino (**Fig. 10-3**).
- **Clase U1b o útero infantil**: tiene una cavidad uterina estrecha sin engrosamiento de la pared lateral y una correlación inversa de 1/3 del cuerpo uterino y 2/3 del cuello uterino.
- **Clase U1c u otras**: incluye todas las deformidades menores de la cavidad uterina, incluso aquellas con una hendidura interna en el nivel de la línea media del fondo de menos del 50 % del grosor de la pared uterina. Por lo general, los úteros dismórficos son de menor tamaño.

Clase U2: útero septado

Incluye todos los casos con fusión normal y absorción anormal del tabique de la línea media. El término «tabicado» se define

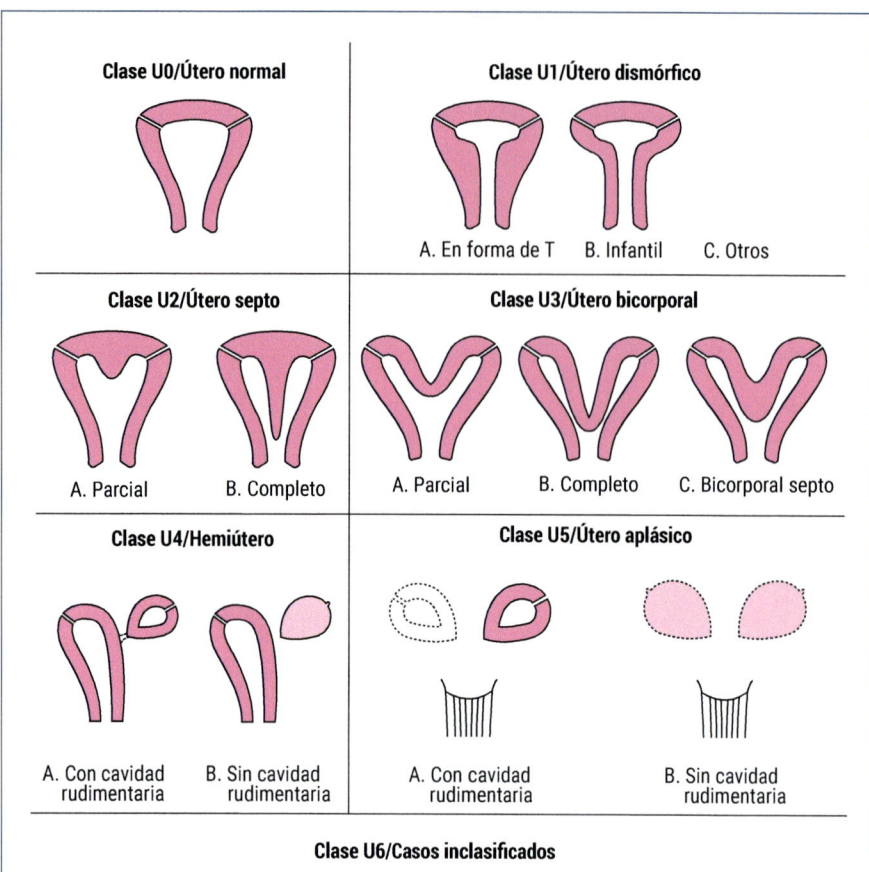

Figura 10-1. Representación esquemática de la clasificación de la European Society for Gynaecological Endoscopy y la European Society of Human Reproduction and Embryology (ESGE/ESHRE) de anomalías uterinas.
Adaptada de: Grimbizis GF, Gordts S, Di Spiezio Sardo A, Brucker S, De Angelis C, Gergolet M, et al. The ESHRE-ESGE consensus on the classification of female genital tract congenital anomalies. Gynecol Surg. 2013;10(3):199-212.

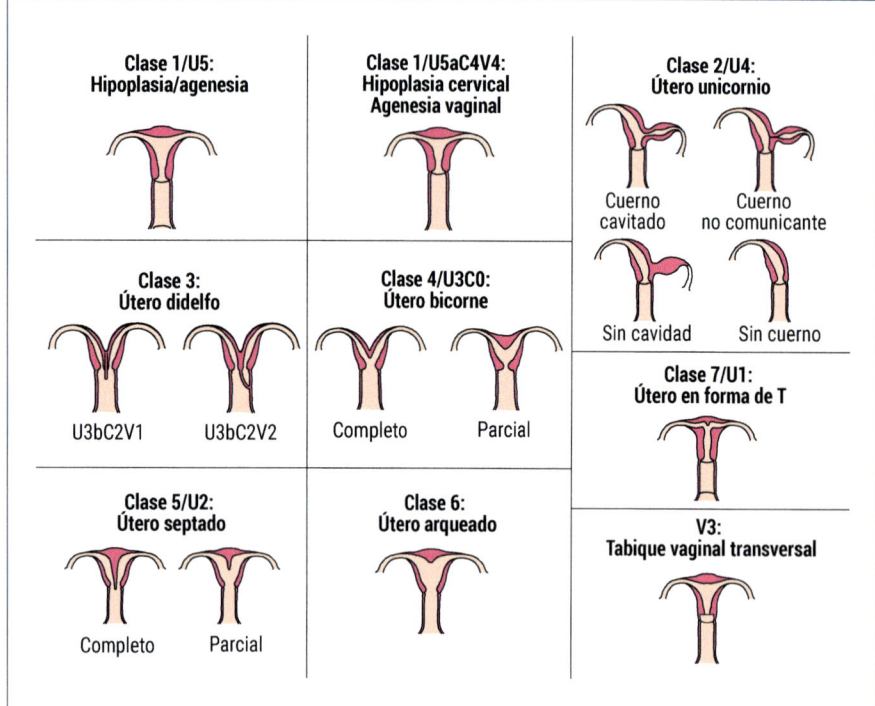

Figura 10-2. Clasificación de las anomalías del desarrollo de los conductos müllerianos según la American Fertility Society (AFS) y la European Society for Gynaecological Endoscopy/European Society of Human Reproduction and Embryology (ESGE/ESHRE).

como el útero con un contorno normal y una hendidura interna en la línea media del fondo superior al 50 % del espesor de la pared uterina. Esta hendidura se caracteriza como tabique, y podría dividir parcial o totalmente la cavidad, llegando en algunos casos a dividir también el cuello uterino y/o la vagina (v. apartado *Clasificación de malformaciones cervicales*). La clase

Tabla 10-1. Clasificación ESHRE/ESGE de anomalías del tracto genital femenino

Anomalía uterina (U)	U0	Útero normal	
	U1	Útero dismórfico	A. Forma de T B. Infantil C. Otros
	U2	Útero septo	A. Parcial B. Completo
	U3	Útero bicorporal	A. Parcial B. Completo C. Bicorporal septado
	U4	Hemiútero	A. Con cavidad rudimentaria (comunicante o no con cavidad uterina) B. Sin cavidad rudimentaria
	U5	Aplásico	A. Con cavidad rudimentaria (cuerno bilateral o unilateral) B. Sin cavidad rudimentaria (remanente de cuerno bilateral o unilateral/aplasia)
	U6	No clasificable	
Anomalía cervical (C)	C0	Cérvix normal	
	C1	Cérvix septado	
	C2	Cérvix doble normal	
	C3	Aplasia cervical unilateral	
	C4	Aplasia cervical	
Anomalía vaginal (V)	V0	Vagina normal	
	V1	Septo vaginal longitudinal no obstructivo	
	V2	Septo vaginal longitudinal obstructivo	
	V3	Septo vaginal transverso y/o himen imperforado	
	V4	Aplasia vaginal	

En esta tabla, se diferencia si existe alteración e la zona uterina (U0-U6), cervical (C0-C4) o vaginal (V0-V4).
Adaptada de: Grimbizis GF, Gordts S, Di Spiezio Sardo A, Brucker S, De Angelis C, Gergolet M, et al. The ESHRE-ESGE consensus on the classification of female genital tract congenital anomalies. Gynecol Surg. 2013;10(3):199-212.
ESGE: European Society for Gynaecological Endoscopy; ESHRE: European Society of Human Reproduction and Embryology.

Tabla 10-2. Clasificación de las anomalías del desarrollo de los conductos müllerianos según la American Fertility Society (AFS)

Clase 1	Hipoplasia segmentaria/agénesis	• Vaginal • Cervical • Fundo • Tubárica • Combinado

Clase 2	Unicornual	• Cuerno rudimentario con tejido endometrial:
		  – Comunicante con la cavidad uterina principal
		  – No comunicante
		• Cuerno rudimentario sin tejido endometrial
		• Sin cuerno rudimentario

Clase 3	Didelfo	
Clase 4	Bicornual	• Completo • Parcial
Clase 5	Septo	• Completo • Parcial
Clase 6	Arqueado	
Clase 7	Relacionado con dietilestilbestrol	• Útero en T

Adaptada de: The American Fertility Society classification of adnexal adhesions, distal tubal occlusion secondary or tubal ligation, tubal pregnancies, mullerian anomalies and intrauterine adhesions. Fertil Steril. 1988;49(6):944-55.

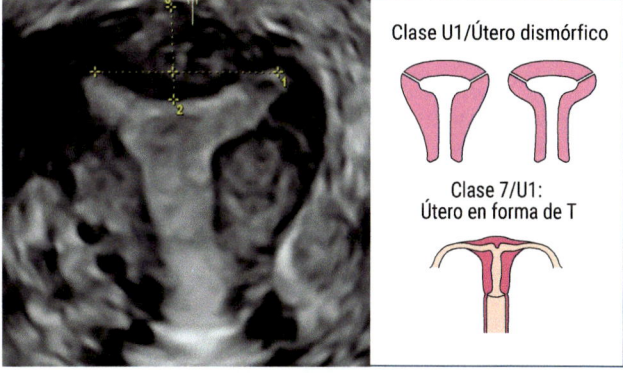

Figura 10-3. Útero en T. Plano coronal de ecografía tridimensional que muestra un útero donde la cavidad uterina tiene la morfología en T. Se trataría de un tipo U1a de la European Society of Human Reproduction and Embryology (ESHRE) y de clase 7 de la American Fertility Society (AFS), útero en forma de T.

U2 se divide además en dos subclases, según el grado de deformidad del cuerpo uterino:

- **Clase U2a o útero septado parcial**: caracterizado por la existencia de un tabique que divide parcialmente la cavidad uterina por encima de la zona del orificio cervical interno (**Figs. 10-4** y **10-5**).
- **Clase U2b o útero tabicado completo**: si el tabique divide completamente la cavidad uterina hasta la zona del orificio cervical interno. Las pacientes con útero tabicado completo (clase U2b) pueden tener o no defectos cervicales (p. ej., un útero tabicado bicervical) y/o defectos vaginales asocia-

dos (v. apartado *Clasificación de malformaciones cervicales*) (**Figs. 10-6** y **10-7**).

En muchos casos, la presencia de un útero septo no tiene significación clínica. Sin embargo, puede asociarse a infertilidad (26-94%) o parto prematuro (6-16%).

Clase U3: útero bicorporal

Agrupa todos los casos de defectos de fusión. Es «bicorporal» el útero con un contorno de fondo anormal, y se caracteriza por la presencia de una hendidura externa en la línea media del fondo

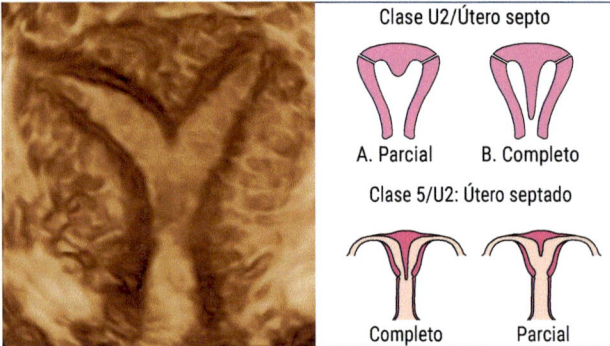

Figura 10-4. Septo uterino parcial. Plano coronal de ecografía tridimensional que muestra la presencia de un septo uterino parcial con forma de pico que no afecta a toda la cavidad uterina. Se trataría de un tipo U2a de la la European Society of Human Reproduction and Embryology (ESHRE) y de clase 5 de la American Fertility Society (AFS), útero septo parcial.

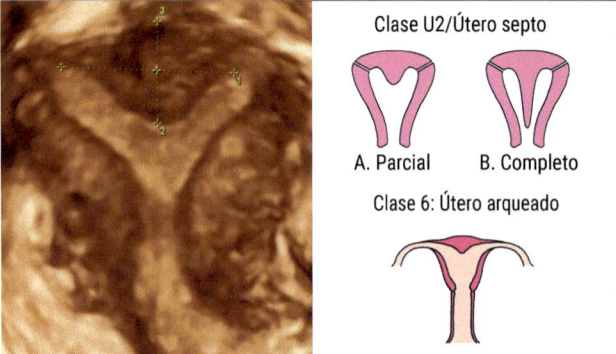

Figura 10-5. Septo uterino parcial. Plano coronal de ecografía tridimensional que muestra la presencia de un septo uterino parcial con forma redondeada que no afecta a toda la cavidad uterina. Se trataría de un tipo U2a de la European Society of Human Reproduction and Embryology (ESHRE) y de clase 6 de la American Fertility Society (AFS), útero arqueado. Se puede observar que se han realizado medidas de la distancia *interostium*, y de la línea *interostium* al final del tabique y en el fondo uterino, que servirá como referencia para su resección histeroscópica.

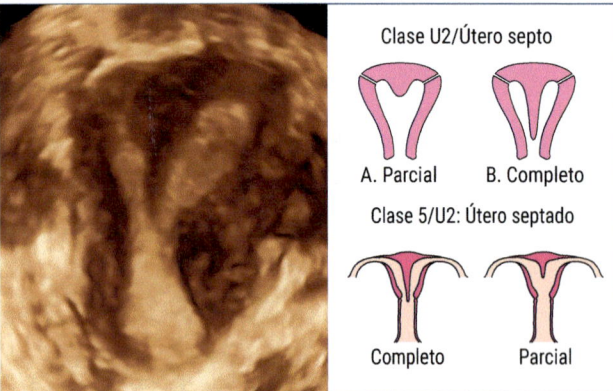

Figura 10-6. Septo uterino completo. Plano coronal de ecografía tridimensional que muestra la presencia de un septo uterino prácticamente completo que afecta a casi toda la cavidad uterina. En este caso, el cérvix no aparece septado. Se trataría de un tipo U2b C0 de la European Society of Human Reproduction and Embryology (ESHRE) y de clase 5 de la American Fertility Society (AFS), útero septo completo.

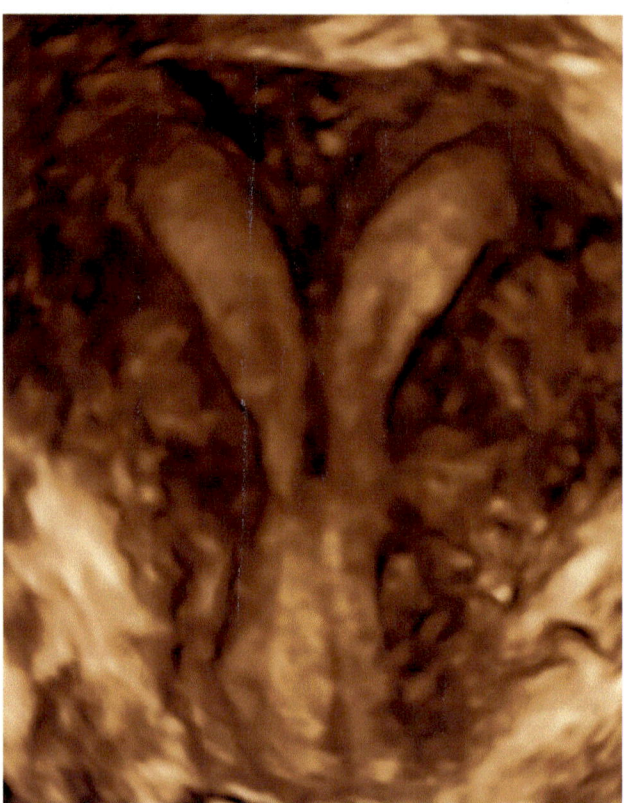

Figura 10-7. Septo uterino completo. Septo cervical completo. Plano coronal de ecografía tridimensional que muestra la presencia de un septo uterino completo que se continúa hasta el orificio cervical externo (cérvix septado). Se trataría de un tipo U2b C1 de la European Society of Human Reproduction and Embryology (ESHRE) y de clase 5 de la American Fertility Society (AFS), útero septo completo.

que excede el 50 % del espesor de la pared uterina. Esta muesca podría dividir parcial o completamente el cuerpo uterino, incluidos en algunos casos el cuello uterino y/o la vagina (véanse las anomalías cervicales y vaginales). También está asociado a una muesca interna en la zona de la línea media que divide la cavidad, como sucede también en el caso del útero septado.

La clase U3 se divide además en tres subclases, según el grado de deformidad del cuerpo uterino:

- **Clase U3a o útero bicorporal parcial**: caracterizado por una hendidura externa del fondo uterino que divide parcialmente el cuerpo uterino por encima de la zona del cuello uterino.
- **Clase U3b o útero bicorporal completo**: si aparece una hendidura del fondo externo que divide completamente el cuerpo uterino hasta la zona del cuello uterino. Pueden tener o no defectos cervicales coexistentes (p. ej., doble cérvix/anteriormente útero didelfo) y/o defectos vaginales (p. ej., tabique vaginal obstructivo o no).
- **Clase U3c o útero bicorporal septo**: caracterizado por la presencia de un defecto de absorción, además del defecto de fusión principal. En estos casos, el ancho de la indentación del fondo excede en un 50 % el grosor de la pared uterina; estas pacientes podrían tratarse parcialmente mediante sección transversal histeroscópica del elemento septado del defecto (**Fig. 10-8**).

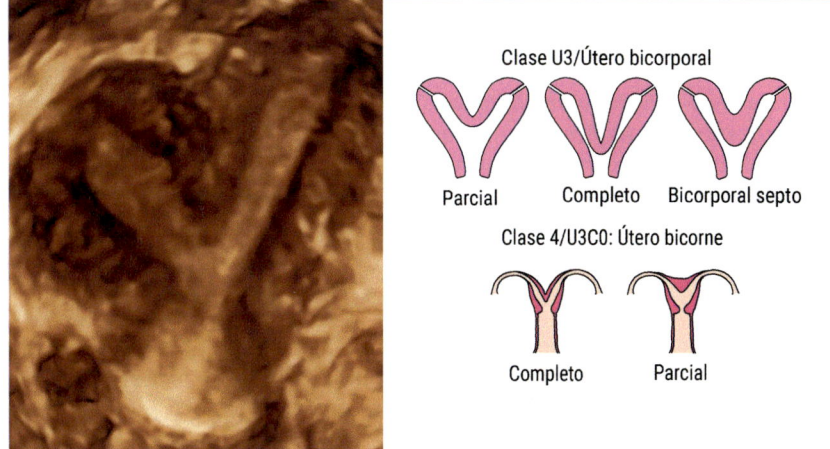

Figura 10-8. Útero bicorporal septado. Plano coronal de ecografía tridimensional que muestra un útero con dos cuerpos uterinos y además un tabique. Se trataría de un tipo U3c de la European Society of Human Reproduction and Embryology (ESHRE) y de clase 4 de la American Fertility Society (AFS), útero bicorne parcial.

> **!** Cuando se diagnostique un septo uterino, es preciso visualizar el contorno del fondo uterino para diferenciar un septo aislado (parcial-U2a o completo-U2b) de un útero tabicado bicorporal (U3c).

Clase U4: hemiútero

Se refiere a todos los casos de útero formado unilateralmente. El hemiútero se define como el desarrollo uterino unilateral donde la parte contralateral podría estar incompleta o ausente. Es un defecto de formación. La necesidad de clasificarlo en una clase diferente a la del útero aplásico (defecto de formación) se debe a la existencia de una hemicavidad uterina funcional completamente desarrollada. La clase U4 se divide además en dos subclases, según la presencia o no de una cavidad rudimentaria funcional:

- **Clase U4a o hemiútero con cavidad rudimentaria (funcional):** caracterizada por la presencia de un cuerno contralateral funcional comunicante o no comunicante.
- **Clase U4b o hemiútero sin cavidad rudimentaria (funcional):** si aparece un cuerno uterino contralateral no funcional o aplásico de la parte contralateral. La presencia de una cavidad funcional en la parte contralateral es el único factor clínicamente importante para las complicaciones, como hematometra o embarazo ectópico en el cuerno rudimentario. En ocasiones, se recomienda la extirpación laparoscópica de la misma incluso si el cuerno es comunicante.

Clase U5: útero aplásico

Se refiere a todos los casos de aplasia uterina. Es un defecto de formación caracterizado por la ausencia de cualquier cavidad uterina desarrollada total o unilateralmente. Sin embargo, en algunos casos, pueden existir cuernos rudimentarios bilaterales o unilaterales con cavidad, mientras que en otros pueden existir restos uterinos sin cavidad. Las opciones de tratamiento en pacientes con cuerno rudimentario con cavidad aún no están claras. Además, habrá que descartar los defectos coexistentes (p. ej., aplasia vaginal/síndrome de Mayer-Rokitansky-Küster-Hauser). La clase U5 se divide además en dos subclases según la presencia o no de una cavidad funcional en un cuerno rudimentario existente:

- **Clase U5a o útero aplásico con cavidad rudimentaria (funcional):** caracterizada por la presencia de un cuerno funcional bilateral o unilateral.
- **Clase U5b o útero aplásico sin cavidad rudimentaria (funcional):** si aparecen restos uterinos o existe una aplasia uterina completa. La presencia de un cuerno con cavidad es clínicamente importante, y se utiliza como criterio de subclasificación porque se combina con problemas clínicos (dolor cíclico y/o hematometra) que pueden requerir tratamiento.

Clase U6: malformaciones no clasificadas

La clase U6 se mantiene para casos aún sin clasificar, anomalías poco frecuentes, los cambios sutiles o las patologías combinadas que no pudieron asignarse correctamente a uno de los grupos anteriormente descritos.

CLASIFICACIÓN DE MALFORMACIONES CERVICALES

En caso de sospechar una malformación uterina, hay que describir si existe malformación cervical.

Dado que no todos los casos de malformaciones uterinas van asociadas a anomalías cervicales, se creó una subclasificación de estas, y se subdividen en:

- **Clase C0 o cuello uterino normal:** si no se observan alteraciones aparentes.
- **Clase C1 o cuello uterino septado:** incorpora todos los casos de defectos de absorción cervical. Se caracteriza por la presencia de un cuello uterino normal redondeado externamente con la presencia de un tabique (v. **Fig. 10-7**).
- **Clase C2 o cuello uterino doble:** si existe un defecto de fusión cervical. Se caracteriza por la presencia de dos cérvix externamente redondeados distintos, que pueden estar completamente divididos o parcialmente fusionados. Podría combinarse con un útero bicorporal completo como una clase U3b/C2 en el antiguo útero didelfo.
- **Clase C3 o aplasia cervical unilateral:** incluye los casos de formación cervical unilateral. Se caracteriza por el desarrollo cervical único, unilateral, donde la parte contralateral podría estar formada de forma incompleta o estar ausente. Obviamente, esto ha sucedido en pacientes de clase U4

(hemiútero). También incluiría otras anomalías raras, como el útero bicorporal completo con aplasia cervical unilateral, como clase U3b/C3, que es una anomalía obstructiva grave.

- **Clase C4 o aplasia cervical**: incorpora todos los casos de aplasia cervical completa, pero también los de defectos graves de formación cervical. Se caracteriza por la ausencia absoluta de cualquier tejido cervical o por la presencia de tejido cervical gravemente defectuoso (disgenesia cervical).

CLASIFICACIÓN DE MALFORMACIONES VAGINALES

En caso de sospecharse una malformación uterina o cervical, hay que describir si existe malformación vaginal.

La clasificación de las malformaciones vaginales no siempre es fácil y requiere de una buena exploración ginecológica, en ocasiones complementada por la resonancia magnética (RM) con aplicación de gel vaginal y/o ecografía. A continuación, se describe la clasificación del estudio morfológico vaginal:

- **Clase V0 o vagina normal**: incorpora todos los casos de desarrollo vaginal normal.
- **Clase V1 o tabique vaginal longitudinal no obstructivo**: habrá que descartar que no se asocie a úteros septados o bicorporales asociados o a cérvix septados o dobles.
- **Clase V2 o tabique vaginal obstructivo longitudinal**: su diagnóstico también obliga a estudiar posibles anomalías uterinas o cervicales asociadas.
- **Clase V3 o tabique vaginal transverso y/o himen imperforado**: ambas patologías suelen presentarse como defectos vaginales aislados y tienen la misma presentación clínica en forma de procesos obstructivos, pudiendo presentarse como hematocolpos, dolorosos con la menarquia.
- **Clase V4 o aplasia vaginal**: incorpora todos los casos de aplasia vaginal total o parcial. Existen combinaciones de aplasia vaginal, como, por ejemplo, el caso de agenesia vaginal y uterina en el síndrome de Mayer-Rokitansky-Küster-Hauser.

DIAGNÓSTICO DE LAS MALFORMACIONES DE GENITALES EXTERNOS

Los genitales externos incluyen la vulva y el clítoris. La vulva comprende el monte de Venus, los labios mayores y menores, el himen y el vestíbulo vaginal. Las malformaciones más frecuentes incluyen la asimetría/hipertrofia de los labios menores o el himen imperforado.

La hipertrofia de los labios menores puede ir asociada a higiene deficiente, incomodidad al usar ropa ajustada o coitalgia por la fricción de los labios vaginales. El tratamiento, en caso de precisarse, consiste en una plastia quirúrgica.

El himen imperforado se puede sospechar en niñas con amenorrea y dolor abdominal intenso, debido al hematocolpos subsiguiente (sangre retenida en la vagina). El tratamiento consiste en la apertura quirúrgica del himen.

DIAGNÓSTICO DE LAS MALFORMACIONES GENITALES

El diagnóstico de las malformaciones genitales tiene una gran importancia, debido a su amplio abanico de presentación

clínica que puede aparecer desde edades tempranas (como p. ej., la aparición de un hematocolpos doloroso tras la menarquia en una niña diagnosticada de himen imperforado) o causando problemas de fertilidad (p. ej., en una paciente con un tabique uterino completo que presente abortos de repetición). El estudio ginecológico deberá incluir en todos los casos una exploración ginecológica detallada, así como una ecografía ginecológica con la que se valorará la necesidad de realizar otras pruebas complementarias (ecografía tridimensional [3D], RM, etcétera).

La cavidad uterina puede estudiarse mediante histeroscopia e histerosalpingografía. El fondo uterino se puede valorar además de por ecografía mediante laparoscopia y laparotomía. Solo la RM y la ecografía 3D son capaces de evaluar simultáneamente la cavidad y el fondo uterinos, fundamental en el capítulo que se aborda, mediante la aportación del plano C o coronal del útero.

Examen ginecológico

El examen ginecológico es siempre el punto de partida y una parte esencial de la evaluación clínica de cualquier mujer. Es una técnica no invasiva, simple, fácil y de bajo coste. Algunas malformaciones vaginales y cervicales (aplasia, cérvix doble, tabiques uterinos completos) pueden diagnosticarse objetivamente mediante la inspección ginecológica y la especuloscopia.

El tacto bimanual a través de la vagina y/o el tacto rectal, esto último en casos de aplasia vaginal o en mujeres que nunca han sido sexualmente activas, puede ser también útil aportando información subjetiva sobre el cuerpo uterino (p. ej., útero bicorporal completo), en casos de dilatación secundaria a obstrucción del flujo menstrual, produciendo, por ejemplo, episodios de hematocolpos (retención de sangre en la zona cervical), hematometra (retención de restos hemáticos en la cavidad uterina) que puede ocurrir en casos de cuernos uterinos no comunicantes.

Sin embargo, aunque la exploración clínica es fundamental para el diagnóstico de anomalías vaginales, y en algunos casos de las cervicales, no es suficiente para la valoración de alteraciones uterinas debido a su incapacidad inherente para proporcionar información fiable sobre la anatomía uterina.

 El diagnóstico de las malformaciones del aparato genital interno o externo debe comenzar con una exploración ginecológica cuidadosa.

En casos de amenorrea primaria, es importante realizar una inspección cuidadosa de los genitales externos, para detectar la presencia de aplasia vaginal distal. Asimismo, es preciso revisar la vagina exhaustivamente, para evitar diagnósticos erróneos en casos de tabiques vaginales longitudinales, en los que se podría distinguir solamente uno de los dos espacios vaginales existentes. Con el espéculo, habrá que visualizar correctamente la cúpula vaginal para establecer la presencia de uno o más cuerpos cervicales o un cuerpo cervical con una o dos aberturas cervicales externas.

En casos de dolor pélvico cíclico, con o sin amenorrea primaria, será necesario realizar una palpación cuidadosa de posibles masas palpables secundarias a la acumulación de sangre menstrual por la presencia de algún tipo de obstrucción en esta zona.

Ecografía ginecológica bidimensional

La ecografía ginecológica bidimensional (2D) puede proporcionar información fiable, objetiva y, lo que es más importante, medible sobre la anatomía del cuello uterino, la cavidad uterina, la pared uterina y el contorno externo del útero. Además proporciona información útil sobre la patología pélvica asociada, por ejemplo, patología ovárica como formaciones anexiales benignas o malignas, endometriosis, hidrosálpinx, etcétera.

También es muy importante la valoración de una posible patología renal (ausencia, hipotrofia renal unilateral/bilateral) que frecuentemente se asocia a la presencia de malformaciones uterinas. Asimismo, podría proporcionar información acerca de posibles obstrucciones de la salida de la menstruación (hematocolpos, hematómetra, etcétera).

La ecografía 2D es una técnica no invasiva, simple, de bajo costo, y está disponible en casi todos los entornos, formando parte esencial de la evaluación de rutina de las mujeres. El almacenamiento electrónico de las imágenes suele estar disponible en la mayoría de los equipos de ecografía, lo que resulta muy útil para la revaluación de los casos. Podría proporcionar los planos requeridos de manera flexible, ya que el examinador podría cambiar la posición de las sondas de ultrasonido según las necesidades de la imagen. Sin embargo, su precisión diagnóstica depende en gran medida de la experiencia del examinador y de la forma adecuada y sistemática de realizar el procedimiento. Además, no siempre es factible contar con los planos requeridos, debido a las características anatómicas del paciente.

Respecto a la sistemática de estudio por ecografía, se puede comenzar por la vía abdominal para ver en conjunto el aparato genital femenino y, en los casos de sospecha de patología malformativa, comprobar la presencia de ambos riñones. Es importante completar el estudio con la vía vaginal, donde debe visualizarse la línea endometrial, realizar planos sagitales en serie desde más allá del margen exterior de un lado del útero hasta el otro, incluidos el cuello uterino y el cuerpo uterino, y los planos transversales desde el cuello uterino hasta más allá de la zona del fondo uterino.

En casos de obstrucción o estenosis vaginal, o si la paciente no permite la exploración vaginal, si la mujer lo consiente, se puede realizar una ecografía transrectal con sonda vaginal.

> ❗ En caso de diagnosticar una malformación uterina, es recomendable visualizar ambos riñones en la ecografía abdominal.

Ecografía tridimensional

La ecografía 3D puede proporcionar información altamente confiable, objetiva y, lo que es más importante, medible sobre la anatomía del cuello uterino, la cavidad uterina, la pared uterina, el contorno externo del útero y la patología pélvica asociada. El plano coronal del útero proporciona una imagen clara de la cavidad y el perfil externo del fondo uterino.

Los volúmenes 3D brindan una representación de manera más independiente del examinador, superando las limitaciones de obtener imágenes coronales con ecografía 2D. Además, cuenta con la posibilidad del almacenamiento del volumen para su posterior revaluación, lo que brinda la oportunidad de un análisis *offline* (fuera de línea).

También ofrece datos adicionales en casos de mujeres infértiles por potencial patología intracavitaria (adherencias presentadas como «puentes» entre las paredes, pólipos y miomas) e intramural (miomas, adenomiosis).

La ecografía 3D transperineal puede ofrecer la oportunidad de ver las estructuras pélvicas, incluida la vagina y el cuello uterino. Sin embargo, no está tan ampliamente disponible como la ecografía bidimensional 2D, necesita ecografistas experimentados con entrenamiento especial y adecuado en técnicas de adquisición y posprocesamiento de imágenes tridimensionales.

Para la obtención de una buena imagen 3D, hay que realizar primero una ecografía 2D del útero. Se recomienda elegir, si es posible, la mitad del ciclo o en la fase lútea, dado que aumenta el grosor endometrial y facilita la obtención de buenas imágenes. El plano coronal reconstruido del útero puede mostrar la cavidad y el perfil uterino externo, así como el ángulo tubárico y la zona de unión, si es posible, a lo largo de todo el endometrio y la cavidad. Además es recomendable realizar la adquisición de un volumen cervical aislado, sin incluir el útero.

El diagnóstico de anomalías vaginales asociadas se puede realizar mediante la adquisición transperineal del volumen del suelo pélvico tras llenar la vagina con gel o solución salina, obteniéndose un plano axial a partir de un plano sagital medio.

> Una buena ecografía 3D debe realizarse después de una buena ecografía 2D.

Histerosonografía/histerosonosalpingografía

Se puede realizar una histerosonografía 2D/3D tras la instilación de un medio de contraste o solución salina, que mejora la precisión en la identificación de defectos de la cavidad uterina. Si se precisa la valoración de la permeabilidad tubárica en una mujer estéril se realizará una histerosonosalpingografía, donde se suele utilizar un gel de contraste para la evaluación de la cavidad y las trompas. En estos casos, el examen debe realizarse en la fase folicular temprana para evitar el embarazo previo, así como los artefactos, debido al endometrio secretor grueso.

Histerosalpingografía por rayos X

Esta técnica proporciona información fiable sobre la anatomía de la cavidad uterina en ausencia de obstrucción cervical. Sin embargo, no aporta datos acerca de la morfología vaginal, la pared uterina y el contorno externo del útero, ni de cuernos o cavidades rudimentarios no comunicantes. Está ampliamente disponible y ofrece películas imprimibles que pueden revaluarse en cualquier momento.

En casos de mujeres infértiles, además, se puede diagnosticar una posible patología intracavitaria (presencia de defectos/diagnóstico diferencial entre adherencias, pólipos, miomas) y morfología tubárica. No obstante, su realización resulta dolorosa, aumenta el riesgo de infección y supone una irradiación de la paciente. Es más invasiva que la ecografía, no siempre resulta de fácil realización y se necesita una unidad radiológica.

Resonancia magnética

La RM puede proporcionar información altamente confiable y objetiva sobre el estado anatómico del cuello uterino de la vagina, la cavidad uterina, la pared uterina, el contorno externo del útero y otras estructuras peritoneales, con la excepción de las trompas, además de diagnosticar posibles obstrucciones del tracto genital femenino. No es un procedimiento invasivo y no emite radiación. Aporta una representación fiable y objetiva de los órganos de examen en los tres planos (sagital, transversal y coronal). Se puede utilizar para el diagnóstico en casos de anomalías complejas y obstructivas.

Sin embargo, es más caro, está menos disponible que la ecografía y no es apropiado para pacientes con claustrofobia y obesidad mórbida. Se necesita experiencia y formación en la evaluación de los resultados. Los planos necesarios se proporcionan de forma poco flexible, ya que estos están predefinidos y son independientes del examinador, lo que podría disminuir la precisión diagnóstica del método en ausencia de un radiólogo experimentado. No se puede utilizar como prueba de permeabilidad tubárica en casos de pacientes infértiles.

Histeroscopia

La histeroscopia aporta información muy fiable sobre el estado anatómico de la vagina (abordaje vaginoscópico), del canal cervical y, principalmente, de la cavidad uterina y los *ostium* tubáricos. Además brinda la oportunidad adicional de tratar el útero tabicado en forma de T, tabicado y bicorporal o de patología asociada (polipectomía, miomectomía, etc.). Su objetivo incluye la estimación del canal cervical y la cavidad endometrial.

No obstante, se trata de una técnica más costosa, que necesita experiencia y formación del ginecólogo explorador. Además, no aporta información sobre el grosor de la pared y el contorno uterino, y no puede ofrecer un diagnóstico diferencial entre el útero tabicado y el bicorporal. Tampoco puede realizar una evaluación de la cavidad en casos de anomalías obstructivas ni para la valoración de permeabilidad tubárica en casos de pacientes infértiles. Se considera, por tanto, una técnica que complementa a la ecografía en la investigación de las malformaciones del tracto genital femenino, orientada hacia el tratamiento.

Laparoscopia

La laparoscopia proporciona información muy fiable sobre el estado anatómico del contorno externo del útero y las estructuras intraperitoneales. Sin embargo, se trata de un procedimiento invasivo sin una estimación objetiva del grosor de la pared uterina.

El diagnóstico se basa principalmente en la impresión subjetiva del clínico que la realiza, lo que supone una limitación en la estimación objetiva de la anomalía. Además, se necesita experiencia y formación del laparoscopista. Por ello no es aceptable como procedimiento de detección de primera línea, aunque complementa la imagen indirecta en el diagnóstico de anomalías más complejas en combinación con posibles acciones quirúrgicas. También puede ofrecer información complementaria sobre la ausencia parcial o total de las trompas de Falopio y la localización anormal de los ovarios.

En casos de malformaciones uterinas complejas, es necesaria la realización de una laparoscopia que complete el diagnóstico y que facilite, por ejemplo, la resección de cuernos rudimentarios que produzcan patología.

TRATAMIENTO DE LAS MALFORMACIONES GENITALES

Algunas de las malformaciones genitales precisan cirugía, y el éxito del tratamiento depende de realizar un diagnóstico preciso y de la elección de la técnica más adecuada en cada caso.

La *agenesia vaginal* puede tratarse con dilatación o vaginoplastia. El método más común es la autoaplicación diaria de dilatadores vaginales rígidos con aumento progresivo de la longitud y anchura, durante 30-120 minutos, varios meses. El tratamiento solo debe iniciarse cuando la paciente sea lo suficientemente madura y exprese su deseo de intentarlo, ya que no es un método ampliamente aceptado; además, es difícil de manejar y puede conllevar mucha angustia y miedo. La paciente también debe saber que servirá solo para posibilitar un coito vaginal normal. Cuando la dilatación no tiene éxito o en los casos de agenesia total de vagina, se puede realizar una vaginoplastia laparoscópica, según diversas técnicas, por cirujanos expertos (técnica de Vecchietti modificada).

El tratamiento de la **atresia cervical y vaginal congénita** es controvertido, ya que no existen guías ni estudios aleatorizados que señalen cuál es la mejor cirugía.

El **útero unicorne** solo necesita corrección quirúrgica si hay un cuerno uterino rudimentario cavitado no comunicante, que necesita resección debido al dolor que resulta del impedimento de salida del flujo menstrual.

El **útero didelfo** tiene un buen pronóstico reproductivo y solo necesita intervención en los casos de síndrome de Herlyn-Werner-Wunderlich, que es una anomalía rara congénita urogenital caracterizada por un útero didelfo con hemivagina ciega unilateral y agenesia renal ipsilateral. Ya que una de las vaginas está obliterada, es necesario resecar el septo que las separa para drenar el hematocolpos y el hematometra, además de permitir la salida del flujo menstrual normal.

El **útero bicorne** no suele ser una causa de dificultad para concebir, sino de abortos recurrentes en el segundo trimestre del embarazo, así como de partos prematuros.

El **septo uterino** es la malformación mülleriana más frecuente y de peor pronóstico para la reproducción, asociada a abortos espontáneos en el primer y segundo trimestre de la gestación. El tratamiento ofertado puede ser la resección histeroscópica del tabique, con buenos resultados.

El **tabique vaginal transverso** puede tratarse con resección quirúrgica y anastomosis de la vagina proximal y distal. La elección de la técnica depende de su localización y grosor. Se diagnostica en un examen físico, junto con ecografía y, en algunas ocasiones, RM. La vía de abordaje puede ser vaginal o laparoscópica.

MALFORMACIONES MAMARIAS

A continuación, se detallan las características de las distintas malformaciones mamarias.

Atelia, amazia y amastia

La atelia se define como la ausencia del complejo aréola-pezón; la amazia, como la ausencia de tejido glandular mamario; y la amastia, como la ausencia tanto del pezón como de la mama glandular. Pueden ser unilaterales o bilaterales, y casi siempre se asocian a un síndrome o deformidad congénita, como displasia ectodérmica.

La displasia ectodérmica, que ocurre en aproximadamente 1 de cada 100.000 pacientes, no es un trastorno único, sino un hallazgo asociado a más de 100 afecciones hereditarias raras diferentes que afectan al menos a dos estructuras ectodérmicas, con mayor frecuencia, la piel, los dientes, las uñas y las glándulas sudoríparas. La afección se puede heredar de forma autosómica dominante o recesiva ligada al cromosoma X.

La mayoría de los casos de atelia están asociados a esta categoría de trastornos y, debido a los múltiples patrones de herencia, pueden ocurrir tanto en pacientes masculinos como femeninos. Se ha informado de casos raros de atelia aislada, en ausencia de un síndrome asociado, que se supone que es el resultado de la ausencia de proteína relacionada con la hormona paratiroidea durante el desarrollo embriológico.

Hipomastia e hipoplasia

La hipomastia o hipoplasia de la mama puede ser secundaria a anomalías hormonales que provocan la falta de desarrollo mamario en la pubertad u otras causas de subdesarrollo, como en casos sindrómicos, yatrogénicos o adquiridas, por ejemplo, tras cirugías pediátricas o irradiación en el área mamaria.

En este último caso el grado de hipoplasia está determinado por la edad del paciente en el momento del tratamiento, la dosis de radiación, la duración del tratamiento y la extensión del campo de radiación.

La hipomastia puede presentarse como uno de los muchos hallazgos anatómicos en pacientes con síndromes congénitos raros, como el síndrome cúbito-mamario, un trastorno autosómico dominante, con mutaciones en el factor de transcripción T-box 3.

Respecto a los posibles síndromes asociados, tanto el síndrome de Turner como el síndrome de Noonan pueden aso-

ciarse a falta de desarrollo mamario pospuberal. La anomalía o síndrome de Polonia es una malformación o deformidad congénita rara que ocurre en hasta 1 de cada 10.000 a 100.000 nacidos vivos, se presenta con una variedad de gravedad clínica y es de predominio masculino. El defecto primario que afecta a todos los pacientes con el síndrome es la ausencia o hipoplasia del músculo pectoral mayor, frecuentemente acompañado de anomalías en el pectoral menor, el esternón, las costillas y las extremidades superiores, con hipoplasia o aplasia acompañante de la mama ipsilateral.

Mama estenótica y malformación tuberosa

Se trata de una deformidad de la mama que da como resultado una forma y un crecimiento anormales del tejido mamario, que se asemeja a la raíz de una planta tuberosa, con el resultado de una aréola agrandada y un aumento del espacio intermamario (**Fig. 10-9**). Como la mayoría de las deformidades del desarrollo de la mama, esta afección puede presentarse con una gravedad variable, por lo que se desconoce la incidencia exacta de esta malformación.

Su etiología no está clara, pero una hipótesis es que la fascia superficial de la parte inferior de la mama restringe anormalmente la expansión del tejido mamario, lo que obliga a que el crecimiento se produzca en dirección hacia adelante con hernia en la aréola que carece de esta capa fascial.

Otra teoría sostiene que un anillo de constricción en la base de la mama conduce a un patrón de crecimiento periférico predominantemente hacia adelante y limitado.

Más recientemente, se sugirió que los efectos de crecimiento del estrógeno predominan en la mama en crecimiento y superan de manera desigual los efectos verticales de la progesterona, lo que permite que el desarrollo mamario avance, a través del complejo aréola-pezón, más rápido de lo que puede ocurrir el crecimiento radial. Esta deformidad parece ser estrictamente estética y requiere una corrección quirúrgica en los casos en los que se desee lograr la simetría y el contorno natural del seno. No existe correlación con el cáncer de mama.

Macromastia y gigantomastia

La definición estricta de macromastia se basa en el exceso de peso y volumen de tejido mamario, que contribuye con más del

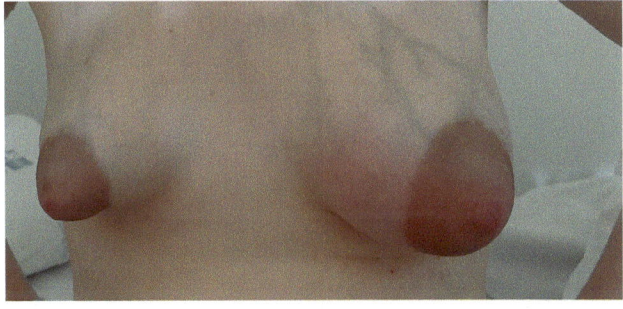

Figura 10-9. Mamas tuberosas. Asimetría mamaria donde aparece la mama izquierda de mayor tamaño que la derecha, de aspecto tuberoso, con aréola agrandada y aumento del espacio intermamario.

3 % del peso corporal (**Fig. 10-10**). Según la edad de presentación, se reconocen varios tipos: en la adolescencia, asociado al embarazo o grávido, o yatrogénico (relacionado con fármacos).

La macromastia adolescente es un crecimiento lento y progresivo de las mamas durante la adolescencia. Si bien las mamas suelen ser simétricas, las pacientes a menudo requieren cirugías de reducción mamaria, debido al dolor de espalda, de cuello y hombros. Los hallazgos histológicos comunes incluyen un aumento en el tejido adiposo y fibrosis estromal, y con menos frecuencia, hiperplasia ductal o hiperplasia estromal seudoangiomatosa.

La macromastia puberal (virginal) es un agrandamiento difuso rápido de ambas mamas durante la pubertad, sin lesiones de masa asociadas.

La macromastia del embarazo es una condición poco común, reportada en menos del 0,01 % de los embarazos, más probable durante el primer embarazo, y no hay relación con el sexo del feto. Clínicamente, las pacientes se presentan con mamas grandes, eritematosas e hinchadas, dolorosas, a veces asociadas a ulceración de la piel. La mamoplastia de reducción es a menudo la única solución, ya que las tasas de recurrencia en embarazos posteriores son altas y la involución durante el período posparto es baja. Los posibles factores etiológicos incluyen hipersensibilidad a la gonadotropina coriónica humana. Los cambios histológicos son predominantes en el estroma, incluyendo fibrosis, deposición de colágeno, y edema del estroma interlobulillar.

Se ha descrito la macromastia yatrogénica asociada a fármacos en pacientes tratados con penicilamina, indinavir, cortisona e inhibidores de la proteasa. En ocasiones, la macromastia puede acompañarse de macrotelia (pezones muy grandes y cilíndricos).

Tejido mamario ectópico

En el desarrollo las crestas mamarias o líneas de leche se extienden desde la mitad de la axila hasta la ingle medial inferior. La parte torácica de las líneas de leche da origen a los senos, mientras que el resto involuciona.

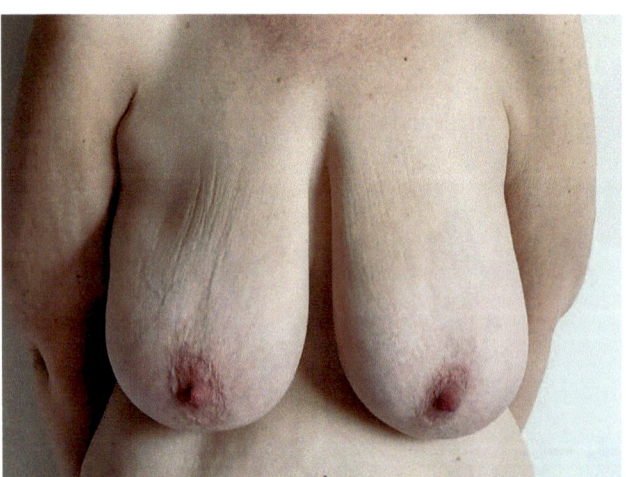

Figura 10-10. Gigantomastia con mamas péndulas. Aparecen mamas de gran tamaño, simétricas, que alcanzan la región superior del abdomen.

Cuando no se atrofian, se puede ver tejido mamario ectópico a lo largo de todo su recorrido, que puede aparecer como aréola/pezón solamente, denominándose entonces politelia o pezón accesorio (**Fig. 10-11**) o tejido glandular, conocido como polimastia o mamas supernumerarias (**Fig. 10-12**).

Las mamas supernumerarias pueden verse en el 1-6 % de adultos y son más comunes en mujeres. El tejido mamario ectópico suele ser bilateral, y puede presentarse en cualquier lugar a lo largo de la línea de leche, más comúnmente en la axila. Se cree que existe una predisposición familiar autosómica dominante, ya que alrededor del 6 al 11,5 % de los pacientes tienen un pariente cercano con la misma afección.

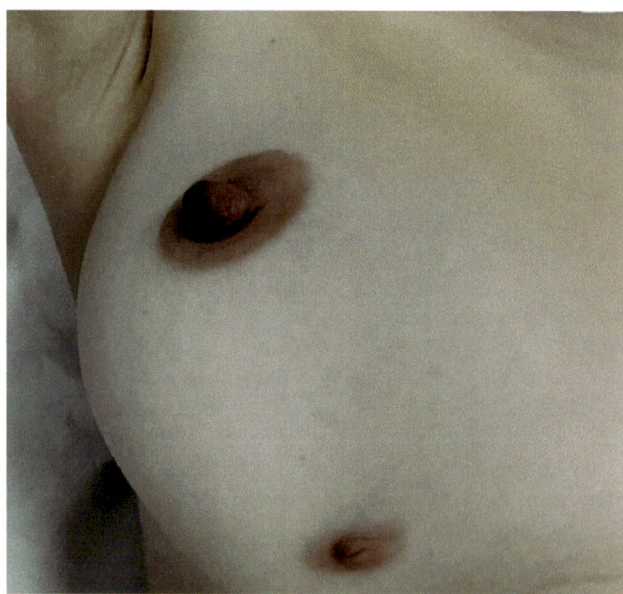

Figura 10-11. Pezón accesorio. Se observa la presencia de una formación nodular oscura en la porción inferior de la mama derecha de aspecto similar al pezón principal, aunque de menor tamaño.

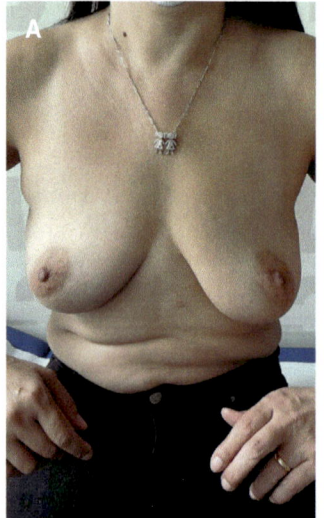
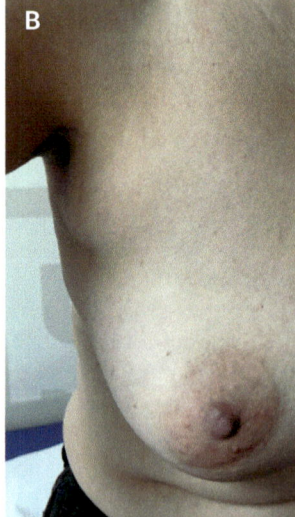

Figura 10-12. Tejido mamario accesorio axilar derecho (mamas supernumerarias). **A)** Asimetría mamaria donde aparece la mama izquierda de mayor tamaño que la derecha. **B)** En la zona de la axila derecha, se observa una masa palpable que se corresponde con tejido mamario accesorio.

La clínica relacionada con el tejido mamario ectópico incluye hinchazón durante el ciclo menstrual o el embarazo y la lactancia. Además, pueden asociarse lesiones benignas y malignas idénticas al resto del tejido mamario. La incidencia de carcinomas que surgen en el tejido mamario accesorio es de aproximadamente el 0,3 % de todos los carcinomas de mama, el 5 % de los cuales se encuentran dentro de una mama supernumeraria.

Debido a su rareza y al bajo índice de sospecha clínica, a menudo se diagnostica en un estadio avanzado o se diagnostica erróneamente como un tumor primario de los anexos de la piel.

El manejo clínico de la politelia es la observación, aunque si hay crecimiento o cambios en la pigmentación, puede ser necesario un examen histológico.

La polimastia generalmente se maneja quirúrgicamente según su tamaño, ubicación y clínica asociada, y se realiza después de que las mamas se hayan desarrollado por completo.

El tejido mamario aberrante se puede encontrar en áreas más allá de la línea de leche y se compone de conductos y lóbulos desorganizados sin pezón/aréola. A menudo, no se reconoce hasta que aparecen síntomas clínicos, como hinchazón o dolor.

Ginecomastia

La ginecomastia es la anomalía más común de la mama masculina. La ginecomastia fisiológica de los bebés varones es el resultado del efecto de los estrógenos maternos y remite espontáneamente. La presentación clínica más frecuente es el agrandamiento de los senos causado por una masa palpable debajo del pezón, en ocasiones asociado a dolor o sensibilidad. La incidencia global de malignidad es baja, pero parece aumentar con la edad.

Los casos de ginecomastia secundaria pueden deberse a enfermedades sistémicas, como enfermedad hepática en etapa terminal, insuficiencia renal crónica e hipertiroidismo, o inducida por fármacos relacionados con el tratamiento hormonal con estrógenos, andrógenos, otros fármacos como digitálicos, antidepresivos tricíclicos, espironolactona, estatinas, finasterida, antirretrovirales y mesilato de imatinib. En estos casos, la ginecomastia suele regresar tras el tratamiento de las afecciones subyacentes o tras suspender la medicación.

La escisión quirúrgica puede ser necesaria en algunos pacientes por razones estéticas. Actualmente no hay evidencia de que la ginecomastia sea una lesión precursora del cáncer de mama masculino.

PUNTOS CLAVE

- Las malformaciones uterinas pueden clasificarse en función de la morfología del cuerpo uterino, de su cavidad uterina y del cérvix. Además, habrá que determinar si se asocia a una patología vaginal o de genitales externos.
- Para su diagnóstico, es importante realizar una buena anamnesis, seguida de una exploración clínica y, posteriormente, una ecografía 2D. Si se sospecha que existe malformación uterina, cervical o vaginal, se puede comple-

tar el estudio con ecografía 3D y, en casos más complejos, con RM u otras técnicas.
- Es importante realizar un adecuado diagnóstico de las malformaciones uterinas para poder adecuar su manejo.
- Es necesario conocer las posibles variaciones de la anatomía mamaria para diferenciarla de una patología y conocer sus asociaciones a determinados cuadros clínicos.

BIBLIOGRAFÍA

Bermejo C. Estudio de las malformaciones uterinas. En: Pelayo I, Abarca L, Lázaro-Carrasco J (eds.). Ecografía en ginecología. Madrid: Editorial Médica Panamericana; 2022. p. 127-37.

Grimbizis GF, Di Spiezio Sardo A, Saravelos SH, Gordts S, Exacoustos C, Van Schoubroeck D, et al. The Thessaloniki ESHRE/ESGE consensus on diagnosis of female genital anomalies. Gynecol Surg. 2016;13:1-16.

Grimbizis GF, Di Spiezio Sardo A, Saravelos SH, Gordts S, Exacoustos C, Van Schoubroeck D, et al. The Thessaloniki ESHRE/ESGE consensus on diagnosis of female genital anomalies. Hum Reprod. 2016;31(1):2-7.

Grimbizis GF, Gordts S, Di Spiezio Sardo A, Brucker S, De Angelis C, Gergolet M, et al. The ESHRE-ESGE consensus on the classification of female genital tract congenital anomalies. Gynecol Surg. 2013;10(3):199-212.

Ludwin A, Coelho Neto MA, Ludwin I, Nastri CO, Costa W, Acién M, et al. Congenital Uterine Malformation by Experts (CUME): diagnostic criteria for T-shaped uterus. Ultrasound Obstet Gynecol. 2020;55(6):815-29.

Ludwin A, Martins WP, Nastri CO, Ludwin I, Coelho Neto MA, Leitão VM, et al. Congenital Uterine Malformation by Experts (CUME): better criteria for distinguishing between normal/arcuate and septate uterus? Ultrasound Obstet Gynecol. 2018;51(1):101-9.

Passos IMPE, Britto RL. Diagnosis and treatment of müllerian malformations. Taiwan J Obstet Gynecol. 2020;59(2):183-8.

Pelayo I. Protocolo de estudio ecográfico de la mujer infértil. En: Pelayo I, Abarca L, Lázaro-Carrasco J (eds.). Ecografía en ginecología. Madrid: Editorial Médica Panamericana; 2022. p. 213-21.

Pelayo M. Anatomía mamaria en ecografía. En: Pelayo I, Abarca L, Lázaro-Carrasco J (eds.). Ecografía en ginecología. Madrid: Editorial Médica Panamericana; 2022. p. 291-301.

Reisenbichler E, Hanley KZ. Developmental disorders and malformations of the breast. Semin Diagn Pathol. 2019;36(1):11-5.

Triana L, Robledo AM. Aesthetic surgery of female external genitalia. Aesthet Surg J. 2015;35(2):165-77.

Endometriosis

11

M. P. Marín Sánchez

OBJETIVOS

- Conocer las principales características de la enfermedad así como su base etiopatogénica.
- Aprender las diferentes clasificaciones de la endometriosis.
- Reconocer los signos y síntomas de la enfermedad.
- Interpretar los resultados de las pruebas de imagen relacionados con la endometriosis.
- Distinguir la endometriosis de sus principales diagnósticos diferenciales.
- Valorar las diferentes opciones de tratamiento, así como aprender a elegir el tratamiento adecuado en función de la paciente y el estado de la enfermedad.

DEFINICIÓN

La endometriosis es una enfermedad crónica inflamatoria definida como la presencia, implantación y crecimiento de tejido similar al tejido endometrial (glándulas y estroma) fuera de la cavidad uterina, que induce una reacción inflamatoria y fibrosis (v. apartado *Controversias*).

Algunas características de la enfermedad son:

- Es una enfermedad estrógeno-dependiente. El tejido endometriósico tiene capacidad de crecer, infiltrar, diseminarse y recurrir, es decir, tiene capacidades oncomiméticas.
- Hay endometriosis en varones, pero es extremadamente raro y solo se han publicado pocos casos en las publicaciones científicas. Su localización predominante en el varón es en el tracto genital, aunque también en la pared abdominal.
- Los focos de endometriosis se pueden localizar en cualquier lugar del cuerpo. Hay controversia con respecto a la ubicación en el bazo (v. apartado *Controversias*). Se localizan más en la hemipelvis izquierda.
- La endometriosis es la patología más frecuente en las adolescentes que presentan dolor pélvico, suponiendo entre un 25 y un 38 % de los casos, según el documento de consenso de la Sociedad Española de Ginecología y Obstetricia (SEGO), publicado en 2014. Para el American College of Obstetrics and Gynecology (ACOG), en su guía de dismenorrea en adolescencia, recientemente publicada, la causa más frecuente de este trastorno en la adolescencia es la dismenorrea primaria.
- Predomina en la mujer en edad reproductiva. La aparición de endometriosis durante la menopausia es una

condición rara que varía del 2 al 5 %. La endometriosis habitualmente regresa tras la menopausia, por el marcado descenso de la producción de estrógenos. Al igual que antes de la menarquia (se han descrito algunos casos en las publicaciones científicas), que es excepcional.

Recuerdo histológico del endometrio:
El endometrio consta de una capa basal y otra funcional, en la que se distingue en estrato esponjoso profundo y un estrato compacto superficial, recubierto de un epitelio de células Cúbicas.
El endometrio consta de:

- Una capa superficial de epitelio cúbico monoestratificado.
- Estroma de células epiteliales.
- Glándulas tubulosas simples recubiertas de epitelio cúbico.
- Estroma con abundantes vasos.
- Una capa basal de 1-2 mm de grosor, de células epiteliales redondeadas con gran actividad mitótica.

La capa funcional es la que se deprende con la menstruación, quedando prácticamente solo la capa basal tras la misma. El estroma endometrial alberga muchas células, como fibroblastos, fibrocitos, miofibroblastos, células musculares lisas, células endometriales, pericitos y células inmunitarias (**Fig. 11-1**).

La endometriosis es una enfermedad crónica inflamatoria definida como la presencia de tejido similar al tejido endometrial (glándulas y estroma) fuera de la cavidad uterina. Es la enfermedad estrógeno-dependiente más frecuente en edad reproductiva, pero no es exclusiva.

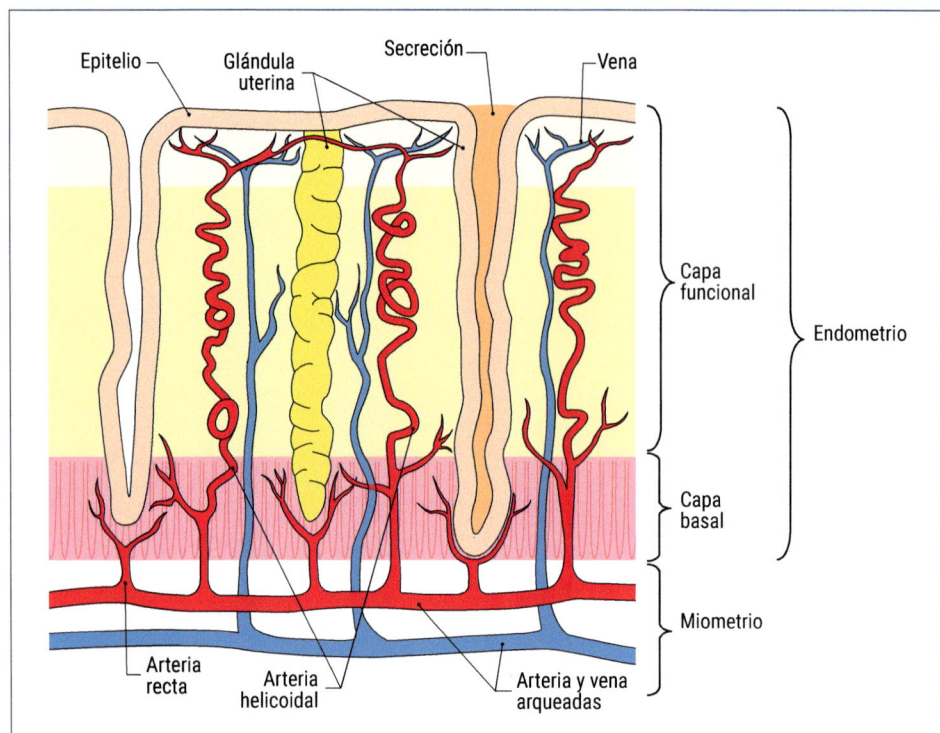

Figura 11-1. Esquema del endometrio.

! CD10 es una endopeptidasa cinc-dependiente que se expresa exclusivamente en las células estromales del endometrio humano sin diferencias entre la fase proliferativa ni secretora. Además, CD 10 puede ser identificada en todas las lesiones endometriósicas como un marcador específico de endometriosis, excepto en la endometriosis cervical.

EPIDEMIOLOGÍA

No son incidencias ni prevalencias reales, son estimaciones. Se estima que existe una prevalencia de 190 millones de mujeres en el mundo en edad reproductiva. En población general, la prevalencia de endometriosis se estima en el 1-7 %, y en edad fértil, en el 10-20 %, según la guía del Ministerio de Sanidad, Servicios Sociales e Igualdad (MSSSI). Es la causa más frecuente de dolor pélvico crónico, según el documento de consenso de la SEGO, y en la guía del MSSSI, la endometriosis es la causa más frecuente de dolor pélvico crónico en la edad fértil. La causa más frecuente de dismenorrea secundaria es la endometriosis (Tabla 11-1).

💡 Estos datos son estimaciones, no cifras reales: la endometriosis está presente en 176 millones de mujeres en el mundo, alrededor de 10 % de las mujeres en edad fértil, entre un 1 y un 7 % de población general.

Factores de riesgo

Los factores de riesgo de la endometriosis (v. apartado *Controversias*) son:

• Asociación familiar: las mujeres con familiares de primer grado (madre, hermanas e hijas) con endometriosis tienen 7-10 veces mayor riesgo de desarrollar una endome-

---

Tabla 11-1. Cifras de prevalencia de endometriosis estimadas según las principales guías clínicas

	Mujeres en edad reproductiva	Mujeres con infertilidad	Mujeres con dolor pélvico crónico	Mujeres con dismenorrea	Edad de incidencia máxima
MSC	10-20 %	16 %	18 %	NC	NC
ACOG	6-10 %	38 %	71-87 %	NC	NC
ESHRE	2-10 %	50 %	NC	NC	NC
SEGO	5-10 %	20-40 %	40-60 %	NC	30-45 años
Guía andaluza	10-15 %	NC	NC	50 %	30-45 años

ACOG: American College of Obstetrics and Gynecology; ESHRE: European Society of Human Reproduction and Embriology; MSC: Ministerio de Sanidad y Consumo (*Guía de atención a las mujeres con endometriosis en el Sistema Sanitario Nacional de Salud*); NC: no consta; SEGO: Sociedad Española de Ginecología y Obstetricia.

triosis según el ACOG. Según el Ministerio el riesgo es 6 veces mayor.
- Hay una concordancia fuerte en gemelas monocigóticas.
- Tener la edad de la menarquia precoz (antes de los 11 años). Menopausia tardía. Ciclos cortos.
- Mayor volumen menstrual. Ciclos prolongados (mayor de 7 días).
- Exposición a dioxinas y bifenilpoliclorinados.
- Las pacientes con malformaciones congénitas que obstaculizan el paso de flujo menstrual anterógrado tienen mayor riesgo de endometriosis.

Factores protectores

Los factores protectores de la endometriosis son: la lactancia materna y el ejercicio físico. El consumo de tabaco es considerado como factor protector por el MSSSI.

 De los factores de riesgo epidemiológico en pacientes con sintomatología sugestiva, el que más se asocia a endometriosis son los antecedentes familiares.

CLASIFICACIÓN

La endometriosis se puede clasificar como se indica a continuación.

Clasificación según las formas de presentación

Según la forma de presentación, la endometriosis puede ser: peritoneal, ovárica o profunda.

Tipo I o endometriosis peritoneal

La endometriosis peritoneal se caracteriza por:

- Lesiones típicas: lesiones superficiales negras sobre el peritoneo.
- Lesiones atípicas: lesiones rojas con aspectos diferentes como petequias, polipoideas, hemorrágicas o en llamarada. Lesiones vesiculares. Lesiones blancas que incluyen fibrosis y cicatrización (**Fig. 11-2**).

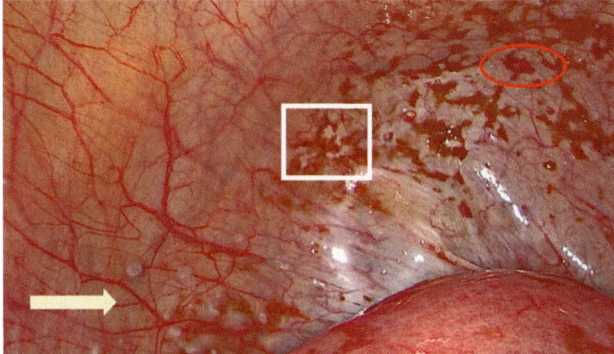

Figura 11-2. Imagen laparoscópica de lesiones atípicas peritoneales.

Tipo II o endometriosis ovárica

Las lesiones quísticas que contienen un líquido fluido espeso y marrón, de aspecto similar al chocolate. Suelen formar adherencias con el peritoneo, las trompas y el intestino. En el 20-50 % de todas las mujeres con endometriosis, los ovarios están afectados.

Tipo III o endometriosis profunda

La endometriosis profunda se define como la presencia de nódulos que infiltran más de 5 mm el peritoneo subyacente (límite establecido de forma arbitraria) (v. apartado *Controversias*). Se caracteriza por nódulos uterosacros, tabique recto vaginal, fórnix vaginal y *torus* uterino, recto sigma y/o vejiga. Se estima que un 1 % de las mujeres en edad reproductiva presentan una endometriosis profunda.

Los tres tipos de lesión pueden hallarse por separado o en combinación. De forma práctica, se ha propuesto clasificar la enfermedad en dos tipos, en función de si tiene o no asociado algún nódulo de endometriosis profunda. El grupo sin endometriosis profunda son más del 90 %, suelen presentar síntomas menos graves (**Fig. 11-3**).

Según la guía alemana, por orden de frecuencia, las lesiones se encuentran en el peritoneo pélvico, los ovarios, los uterosacros, el septo rectovaginal y el fórnix vaginal y extragenital (colon rectosigmoide y vejiga). Los lugares típicos extragenitales, pero no frecuentes, son el peritoneo diafragmático, el apéndice y el ombligo. Además, la endometriosis también puede ocurrir en cicatrices quirúrgicas como posthisterectomía, tras cesáreas, episiotomías o laceraciones perineales. Las manifestaciones en el bazo (v. apartado *Controversias*), pulmones, cerebro y esqueleto, son raras.

 Hay tres tipos de endometriosis: peritoneal, ovárica y profunda. La adenomiosis es un subtipo de endometriosis profunda.

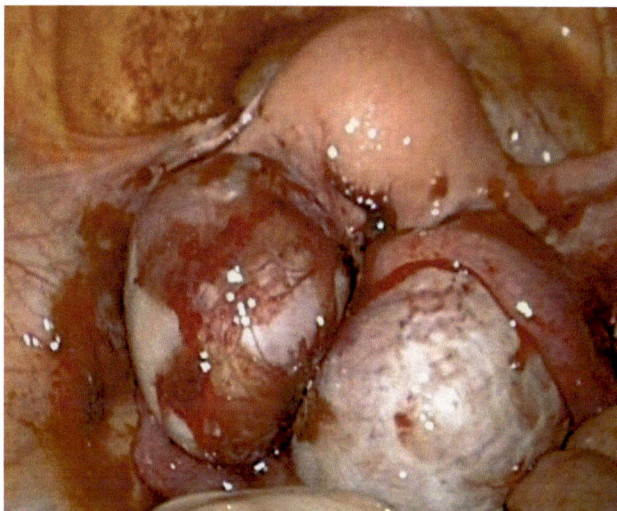

Figura 11-3. Imagen laparoscópica de una pelvis congelada por endometriosis.

Clasificación de la American Society for Reproductive Medicine (ASRM)

Esta clasificación es la más utilizada. Se basa en dos categorías mayores: la localización de las lesiones (peritoneo u ovario) y su extensión (superficial o profunda), y la segunda categoría es la gravedad y extensión de las adherencias implicadas en los ovarios y las trompas. Se asigna puntos extra por la afectación parcial o completa del fondo de saco de Douglas. Las ventajas encontradas son que homogeniza los hallazgos quirúrgicos y pudiera ser una herramienta para comparar los tratamientos. Por otro lado, los inconvenientes resaltados son que no es un sistema adecuado para predecir el embarazo y no relaciona los síntomas (dolor ni infertilidad) con los estadios (Fig. 11-4).

Según los hallazgos descritos en el acto quirúrgico de las lesiones, se clasifica la enfermedad en cuatro estadios:

- Mínima (1-5 puntos): implantes asilados y sin adherencias.
- Leve (6-15 puntos): implantes superficiales menores de 5 cm adheridos o diseminados sobre la superficie del peritoneo y los ovarios.
- Moderada (16-40 puntos): implantes superficiales o invasivos. Adherencias alrededor de las trompas o periováricas que pueden se evidentes.

American Society for Reproductive Medicine
Revised Classification of Endometriosis

Patient's name ______ Date ______

Stage I (minimal) — 1–5
Stage II (mild) — 6–15
Stage III (moderate) — 16–40
Stage IV (severe) — >40

Total ______

Laparoscopy ______ Laparotomy ______ Photography ______
Recommended treatment ______
Prognosis ______

	Endometriosis	<1 cm	1–3 cm	>3 cm
Peritoneum	Superficial	1	2	4
	Deep	2	4	6
Ovary	R Superficial	1	2	4
	Deep	4	16	20
	L Superficial	1	2	4
	Deep	4	16	20

		Partial	Complete
	Posterior cul-de-sac obliteration	4	40

	Adhesions	<1/3 Enclosure	1/3–2/3 Enclosure	>2/3 Enclosure
Ovary	R Filmy	1	2	4
	Dense	4	8	16
	L Filmy	1	2	4
	Dense	4	8	16
Tube	R Filmy	1	2	4
	Dense	4*	8*	16
	L Filmy	1	2	4
	Dense	4*	8*	16

*If the fimbriated end of the fallopian tube is completely enclosed, change the point assignment to 16. Denote appearance of superficial implant types as red [(R), red, red-pink, flamelike, vesicular blobs, clear vesicles], white [(W), opacifications, peritoneal defects, yellow-brown], or black [(B), black, hemosiderin deposits, blue]. Denote percent of total described as R__%, W__%, and B__%. Total should equal 100%.

Figura 11-4. Esquema de clasificación del American College of Obstetrics and Gynecology (ACOG).
Tomada de: Adamson GD, Pasta DJ. Endometriosis fertility index: the new, validated endometriosis staging system. Fertil Steril. 2010;94(5):1609-15.
Johnson NP, Hummelshoj L; World Endometriosis Society Montpellier Consortium. Consensus on current management of endometriosis. Hum Reprod. 2013;28(6):1552-68.
Revised American Society for Reproductive Medicine classification of endometriosis: 1996. Fertil Steril. 1997;67(5):817-21.

- Grave (> 40 puntos): implantes múltiples, superficiales y profundos que incluyen grandes endometriomas ováricos. Usualmente se observan adherencias membranosas extensas.

Clasificación ENZIAN

Clasificación para endometriosis profunda. Equipara el sistema de clasificación tumoral por tumor, ganglios y metástasis (TNM, *tumor nodes metastases staging system*). La pelvis se divide en tres compartimentos desde el centro del saco de Douglas (Fig. 11-5):

- Craneocaudal: fondo de saco de Douglas, tabique rectovaginal y vagina.
- Mediolateral: ligamentos uterosacros y cardinales, pared pélvica y afectación extrínseca ureteral.
- Mediodorsal: recto y rectosigma.

Añade tres grados de gravedad: grado 1 (invasión menor de 1 cm); grado 2 (1-3 cm); y grado 3 (si es mayor de 3 cm). Además, se puede registrar la invasión mas allá de la pelvis menor y la invasión de los órganos pélvicos: FA: adenomiosis; FB: afectación vesical; FU: ureteral intrínseca; FI: enfermedad intestinal craneal a la unión rectosigmoidea; y FO: a otras localizaciones.

Esta clasificación es una buena herramienta, complementaria a la clasificación de la ASRM, pero no es predictiva de los resultados reproductivos en pacientes infértiles.

Sistema del índice de fertilidad por endometriosis

El índice de fertilidad por endometriosis (EFI, Endometriosis Fertility Index) es empleado para predecir la probabilidad de embarazo en una mujer que va a ser sometida a una cirugía de endometriosis, pero solo con la probabilidad de embarazo espontáneo y no con técnicas de reproducción asistida.

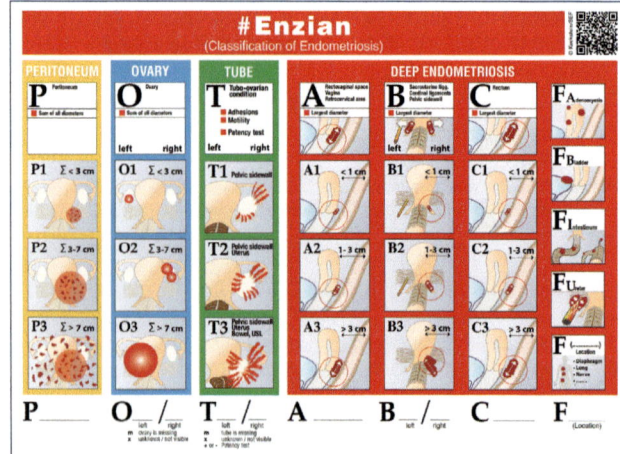

Figura 11-5. Clasificación de endometriosis de ENZIAN actualizada.
Tomada de: Keckstein J, Saridogan E, Ulrich UA, Sillem M, Oppelt P, Schweppe KW, et al. The #Enzian classification: a comprehensive non-invasive and surgical description system for endometriosis. Acta Obstet Gynecol Scand. 2021;100(7):1165-75.

La guía de la European Society of Human Reproduction and Embryology (ESHRE) de 2022 recomienda su uso posquirúrgico. Está basada en la asunción apriorística de que los ovocitos y los espermatozoides funcionan adecuadamente. Está formulada por la suma de dos tipos de factores: el médico y el quirúrgico (incluyendo en este último la clasificación American Fertility Society (AFS)/ASRM) (**Fig. 11-6**).

- No hay una clasificación ideal que aporte información sobre la extensión de la enfermedad y su pronóstico.
- Las principales clasificaciones son: ASRM, ENZIAN *score* (puntuación) y EFI, aunque existen otras. Entre ellas, la más utilizada es la ASRM. La ENZIAN se utiliza para endometriosis profunda y la EFI para fertilidad.

ETIOPATOGENIA

La etiología sigue siendo a día de hoy desconocida, por lo que existen numerosas teorías, aunque ninguna de ellas por sí sola puede explicar todos los aspectos de este trastorno.

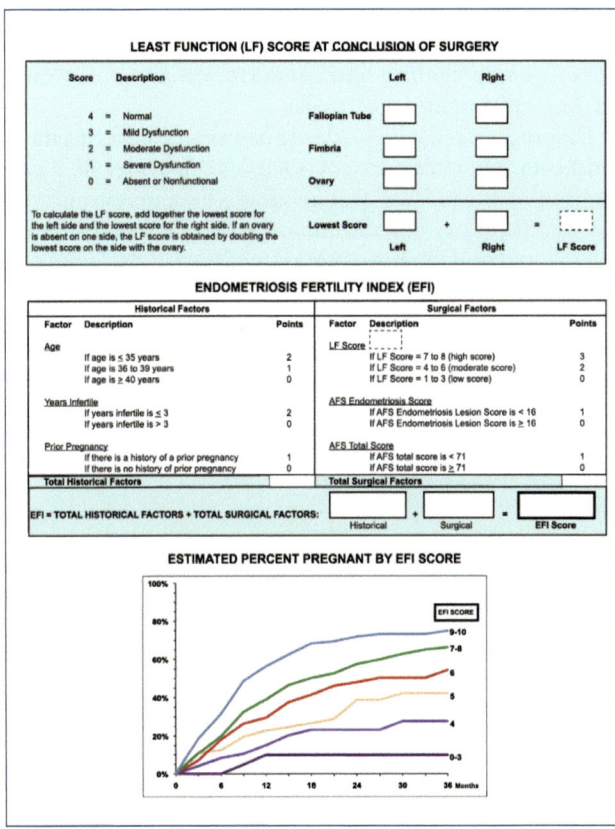

Figura 11-6. Índice de fertilidad por endometriosis (EFI, Endometriosis Fertility Index).
Reimpreso con permiso de la American Society for Reproductive Medicine (ASRM).
Tomada de: Adamson GD, Pasta DJ. Endometriosis fertility index: the new, validated endometriosis staging system. Fertil Steril. 2010;94 (5):1609-15. Johnson NP, Hummelshoj L; World Endometriosis Society Montpellier Consortium. Consensus on current management of endometriosis. Hum Reprod. 2013;28(6):1552-68.
Además está en el documento de consenso de la Sociedad Española de Ginecología y Obstetricia (SEGO).

Teorías

A continuación, se desarrollan las diversas teorías existentes sobre la etiopatogenia de la endometriosis.

Teoría de la implantación

Postulada por Sampson, es una de las hipótesis más aceptada. La endometriosis es consecuencia de la implantación y el crecimiento, en el peritoneo y el ovario, de fragmentos de tejido endometrial que migran de forma retrógrada durante la menstruación a través de la trompa. La menstruación retrógrada se observa en el 90 % de las mujeres, sugiriendo factores adicionales y susceptibilidad. Las células de endometriosis necesitarán escapar al sistema inmunitario, adherirse al epitelio peritoneal, invadir el epitelio, establecer una neurovascularización local y seguir crecimiento y sobreviviendo.

Teoría de la metaplasia celómica

El endometrio ectópico se desarrolla *in situ* a partir de los tejidos locales peritoneales. Esta teoría no es la que mejor explica la enfermedad, sí es válida para casos de localizaciones atípicas o prepúberes. Los agentes responsables de dicha transformación no se han definido claramente, aunque los disruptores endocrinos químicos podrían jugar un papel importante.

Teoría de la inducción

Es el resultado de la diferenciación a partir de células mesenquimales presentes en el tejido conectivo, activadas o inducidas por sustancias liberadas por el endometrio degenerado que llega a la cavidad abdominal. Muy relacionada con la teoría de la metaplasia celómica, sostiene que un estímulo inductor endógeno, hormonal o inmunógeno, promovería la diferenciación de células peritoneales en células endometriales.

Teoría de los restos embriónicos müllerianos o müllerianosis

Propone que las células residuales de la migración de los conductos müllerianos embriológicos mantienen la capacidad de transformarse en lesiones endometriósicas bajo la influencia del estímulo estrogénico iniciado en la pubertad, o quizás en respuesta a otras moléculas que puedan mimetizar los estrógenos.

Teoría de las células progenitoras que se originan en la médula ósea

Las células madre de la médula ósea pueden diferenciarse en tejido endometriósico.

Teoría de las metástasis benignas

Los implantes endometriósicos aparecen tras la diseminación linfática o hematógenas de las células endometriales.

La etiopatogenia es desconocida. Las teorías de las endometriosis son múltiples. De ellas, la teoría de la menstruación retrógrada es la más aceptada. Ninguna por sí sola puede explicar todos los aspectos de este trastorno.

Componentes claves

Los componentes claves para el desarrollo de una endometriosis son: la sobreproducción local de prostaglandinas por el incremento de la actividad de la ciclooxigenasa-2 y la sobreproducción local de estrógenos por la actividad aumentada de la aromatasa y el descenso de la 17β-hidroxiesteroide-deshidrogenasa tipo 2. Además, hay una cierta resistencia a la progesterona que ocasiona una disminución de los efectos antiestrogénicos de la progesterona y amplifica el efecto local de los estrógenos.

Las lesiones endometriósicas producen un desencadenamiento inflamatorio, con un aumento de los macrófagos activados y las citocinas proinflamatorias en el líquido peritoneal, que causa dolor e infertilidad.

ENFERMEDADES CONCOMITANTES

En las guías de endometriosis nacionales e internacionales, no reflejan una patología médica asociada (salvo patología oncológica), pero existen multitud de artículos que muestran, más allá de la transformación oncológica ovárica (se desarrollará en otro apartado), numerosas enfermedades asociadas o relacionadas con la endometriosis.

Riesgo oncológico

La endometriosis no tiene un riesgo global aumentado de cáncer. Tiene un riesgo mayor de cáncer de mama y tiroides, no guarda relación con el cáncer uterino y el cáncer colorrectal, y tiene un bajo riesgo con el cáncer cervical (**Tabla 11-2**).

En 2015, Marina Kvaskoff publicó, en *Human Reproduction Update*, una mayor asociación entre endometriosis y otras enfermedades crónicas, como asma, miastenia *gravis*, enfermedad inflamatoria intestinal (colitis ulcerosa y enfermedad de Chron) y enfermedad celíaca, enfermedades cardiovasculares y enfermedades atópicas. Y recientemente, en julio de 2019, en la misma revista, se publica la relación con enfermedades autoinmunitarias.

Con respecto a la patología ginecológica asociada, la guía clínica publicada por el MSSSI, establece una asociación entre endometriosis y mioma, que en las mujeres estériles no se ha visto, teniendo la misma frecuencia de mioma con y sin endometriosis.

Cáncer de ovario y endometriosis

El riesgo de malignidad de la endometriosis es muy bajo, pero está asociado a un incremento de riesgo de cáncer de ovario. En aquellas pacientes con endometriosis ovárica y transformación a cáncer ovárico, los subtipos histológicos frecuentemente encontrados es el carcinoma de células claras y el subtipo endometrioide.

Tabla 11-2. Riesgo oncológico en pacientes con endometriosis			
	ESHRE	Guía alemana	Kvaskoff*
Cáncer de ovario	↑	↑ (SIR 1,37)	↑
Cáncer de mama	↑	↑ (SIR 1,08)	
Cáncer uterino	=		
Cáncer cervical	↓		↓
Tumores endocrinos		↑ (SIR 1,38)	
Carcinoma de células renales		↑	
Melanomas		↑	
Tumores cerebrales		↑	

ESHRE: European Society of Human Reproduction and Embryology; SIR: Susceptibles-Infectados-Recuperados.

En la guía de la World Endometriosis Society (WES) y la guía alemana, además, lo relaciona con el cáncer de ovario seroso de bajo grado (v. apartado *Controversias*). Se debe informar a las pacientes sobre el riesgo de algunos cánceres en números absolutos. El riesgo relativo está estimado entre 1,3 y 1,9, que significa un incremento de cáncer de ovario del 1 al 2 % durante toda la vida.

Los grupos de riesgo a los que se ha asociado de forma independiente son: endometriomas iguales o mayores de 9 cm, mujeres posmenopáusicas y un estado de hiperestronismo. Por otro lado, hay una disminución del riesgo en pacientes con tratamientos de anovulatorios, multíparas, pacientes con ligaduras tubáricas y con histerectomías.

 La endometriosis no tiene un riesgo global aumentado de cáncer. Se asocia a un aumento del cáncer de ovario, con un riesgo relativo de 1,3 a 1,9. De entre los subtipos, los más frecuentemente asociados son el de células claras y el endometrioide.

ENDOMETRIOSIS Y EMBARAZO

Según la guía WES, las mujeres con endometriosis tienen un mayor riesgo de complicaciones obstétricas, incluyendo el parto pretérmino, sangrado anteparto, preeclampsia y cesárea.

 Las mujeres con endometriosis tienen un mayor riesgo de complicaciones obstétricas. De entre ellas, destacan el parto pretérmino y el riesgo de cesárea.

MANIFESTACIONES CLÍNICAS

Hay un elevado porcentaje de mujeres asintomáticas (se estima en un 15-30 % de las mujeres con endometriosis). Los síntomas relacionados con endometriosis incluyen una larga lista, donde se encuentra: dismenorrea (75 % de frecuencia), dolor pélvico crónico (70 %), dispareunia profunda (44 %), disquecia, alteraciones intestinales cíclicas, fatiga y cansancio crónico e infertilidad. Se añaden a los síntomas, el sangrado anormal, dolores o síntomas urinarios.

La intensidad del dolor generalmente no se correlaciona con la extensión o estadio de la enfermedad, aunque en la enfermedad profunda o infiltrante, sí se asocia a la profundidad de la infiltración de las lesiones, coexistiendo un dolor grave, intenso y profundo cuando la infiltración en profundidad del peritoneo es mayor o igual a 5 mm (v. apartado *Controversias*).

Durante la adolescencia, existe un elenco mayor de sintomatología, como es: dolor tipo contracción uterina, dismenorrea, dolor pélvico crónico, alteraciones del ciclo intestinal con diarrea y estreñimiento, dolor referido a extremidades inferiores y a la espalda. El síntoma más común en adolescentes es la dismenorrea de elevada intensidad y/ o falta de respuesta al tratamiento habitual.

Hay poca especificidad de los síntomas, pero la combinación de ellos con dismenorrea grave o la presencia de síntomas ginecológicos con claro empeoramiento o debut catamenial (rectorragia, hematuria, disquecia, dificultad de vaciado vesical o síndrome miccional, dolor pleurítico catamenial, etc.) debe hacer sospechar una endometriosis.

Según el National Institute for Health and Care Excellence (NICE), hay que sospechar endometriosis en pacientes que presentan uno o más de estos síntomas: dolor pélvico crónico, dismenorrea que afecta a sus actividades diarias y a su calidad de vida, dispareunia, síntomas gastrointestinales relacionados con el ciclo, en particular, dolor en el movimiento intestinal, síntomas urinarios relacionados con el ciclo o cíclicos, en particular disuria o hematuria, infertilidad en asociación a uno o más de los síntomas anteriores.

Para el ACOG, la disquecia catamenial y la dispareunia son los síntomas que predicen la presencia de una endometriosis profunda. Según la guía europea (ESHRE) presentan los siguientes *odds ratio* o razón de posibilidades: dolor abdominal: 5,2; dismenorrea: 8,1; sangrado menstrual abundante: 4,0; o infertilidad: 8,2.

Evolución y/o progresión de los síntomas

La evolución de la enfermedad es impredecible. Según la guía del MSSSI, la «endometriosis puede ser progresiva hasta en un 50 % de los casos, con una velocidad de progresión variable e impredecible». Aunque se considera una enfermedad progresiva, la endometriosis puede permanecer estable e incluso regresar sin tratamiento. En la última guía europea (ESHRE), se expone un 30 % de progresión de la enfermedad.

Consideraciones respecto a la infertilidad

La frecuencia de la dismenorrea es similar en mujeres infértiles con y sin endometriosis, por tanto, la existencia o ausencia de dismenorrea carece de valor a la hora de orientar el diagnóstico en la pareja estéril. La presencia de endometriosis aumenta hasta un 25-50 % en las pacientes con infertilidad y entre el 30 y 50 % de las pacientes con endometriosis son infértiles.

La Sociedad Española de Fertilidad (SEF) postula algunos mecanismos que pudieran explicar la asociación entre endometriosis y esterilidad, aunque cualquiera de ellos por sí mismo no ha demostrado que la disminuya, entre los que destacan: distorsión de la anatomía pélvica, alteración de la función peritoneal (el fluido peritoneal de mujeres con endometriosis contiene un inhibidor de la captura ovocitaria), alteración de la función hormonal y mediación celular.

En el endometrio de estas pacientes, puede estar incrementada la inmunoglobulina (Ig) G y la IgA, así como linfocitos, anormalidad endocrina y ovulatoria y disminución de la implantación.

Todos estos síntomas, en ocasiones, producen en la paciente con endometriosis una importante afectación de su calidad de vida, con afectación en su entorno familiar y psicosocial.

> 💡 Se estima que hasta un 15-30 % son asintomáticas. Hay muchos síntomas de endometriosis, que son inespecíficos. De entre ellos, la dismenorrea el más frecuente. En la adolescencia, el cuadro es más florido. Es de evolución impredecible.

EXPLORACIÓN FÍSICA

Incluye la inspección mediante especuloscopia, la exploración bimanual y el examen digital rectovaginal. La especuloscopia tiene que tener un énfasis en la inspección del fórnix posterior de la pared vaginal, y así facilitar la detección de nódulos infiltrantes en la vagina, los ligamentos uterosacros y en el saco de Douglas. El examen digital rectovaginal permite la detección de la infiltración o la presencia de masas que involucren al colon rectosigmoide o de masas anexiales (**Fig. 11-7**).

Los hallazgos más frecuentes en endometriosis son: palpación de pelvis dolorosa, útero en retroflexión blando, ligamentos uterosacros dolorosos y un aumento de tamaño de los ovarios.

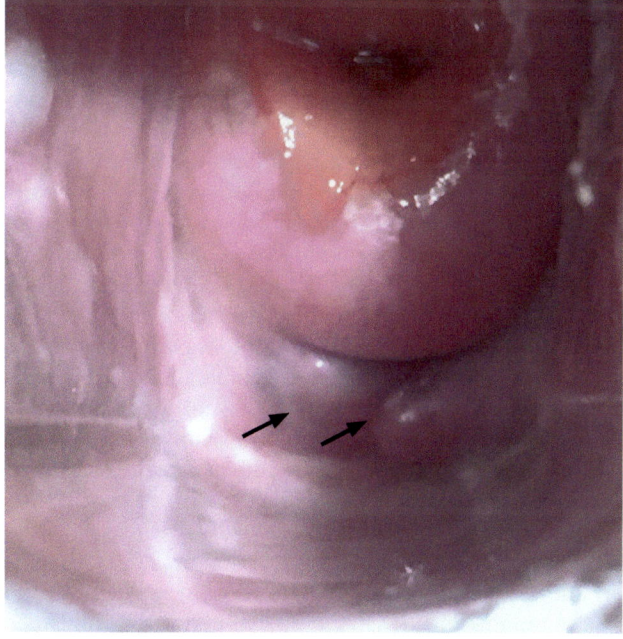

Figura 11-7. Imagen de especuloscopia donde se objetivan dos formaciones azuladas en el fórnix posterior vaginal (flechas negras).

Los signos más específicos de endometriosis son: la palpación de nódulos infiltrativos profundos en los ligamentos uterosacros o en el fondo de saco de Douglas y la visualización directa de lesiones características en el fondo vaginal o en el retrocérvix.

El rendimiento diagnóstico de la endometriosis aumenta si se realiza durante la menstruación. El diagnóstico clínico basado en técnicas no invasivas, como la historia clínica, los síntomas y el examen clínico, es correcto en el 78-87 % de los casos. Una exploración normal no excluye endometriosis.

- La palpación de nódulos uterosacros y el fondo de saco de Douglas son los signos más específicos. Los hallazgos más frecuentes son la palpación dolorosa de la pelvis, el útero en retroversión, ligamentos uterosacros dolorosos y ovarios aumentados.
- Una exploración normal no excluye la endometriosis. El rendimiento diagnóstico aumenta durante la menstruación.

ENFOQUE DIAGNÓSTICO

Hay numerosos estudios que publican un retraso en el diagnóstico de endometriosis. En España, se ha estimado unos 6,7 años. Las razones de este retraso son múltiples, como las actitudes de normalización ante el dolor por parte de las pacientes, familiares, sus médicos, incluidos sus ginecólogos, pero además, la utilización de fármacos como anticonceptivos que aminoran o suprimen los síntomas; asimismo, por la poca especificidad de los síntomas, ya que muchas veces se solapan con los de otras enfermedades.

El diagnóstico de endometriosis es primero sospechado por la historia, corroborado por la exploración física y las técnicas de imagen y, finalmente, probado por el estudio histológico de los especímenes obtenidos por laparoscopia.

LAPAROSCOPIA

El diagnóstico definitivo de endometriosis solo puede hacerse mediante anatomía patológica de las lesiones. Pero una anatomía negativa no la excluye.

A día de hoy, no se requiere un estudio histológico y/o visión directa de las lesiones para iniciar un tratamiento médico o realizar técnicas de reproducción asistida (TRA). Antes del diagnóstico laparoscópico y/o histológico, se puede empezar un tratamiento empírico sin un diagnóstico definitivo si la paciente presenta síntomas y signos de endometriosis.

Para la guía de la ESHRE de 2014, el patrón oro para el diagnóstico de la enfermedad es la combinación de la laparoscopia y la verificación histológica de glándulas y/o estroma (v. apartado *Controversias*). En la revisión de esta guía de 2022, hacen un llamamiento a cambiar este dogma.

No se debe realizar laparoscopia diagnóstica en pacientes sin signos de endometriosis profunda u ovárica con la intención de encontrar endometriosis peritoneal, especialmente en adolescentes y mujeres jóvenes. No se ha demostrado que el tratamiento de la enfermedad peritoneal influya en el curso natural de la enfermedad. En cambio, la guía NICE expone que debe considerarse una laparoscopia para diagnosticar la enfermedad en mujeres con sospecha de endometriosis, incluso si la ecografía es normal. El diagnóstico y la calidad de las laparoscopias positivas o en blanco es dependiente del cirujano.

Para la guía NICE, la laparoscopia diagnóstica ha de realizarla un ginecólogo experto en cirugía laparoscópica en endometriosis, realizando una inspección sistemática de la pelvis. Debe chequearse: el útero y los anejos; el peritoneo de la fosa ovárica, la plica vesicouterina, el saco de Douglas y los espacios pararrectales; el recto y el sigma; el apéndice y el ciego; el diafragma y la especuloscopia, y hacer una palpación vaginal bajo control laparoscópico.

Una laparoscopia realizada de forma sistemática negativa en mujeres con síntomas y signos de la enfermedad es altamente fiable para la exclusión de diagnóstico de endometriosis.

La utilidad de la laparoscopia diagnóstica en pacientes con endometriosis es muy escasa desde un punto de vista coste-eficacia, por tanto, no se recomienda realizar una laparoscopia solo con fines diagnósticos, y si se encuentra esta enfermedad, deberá tratarse en ese acto quirúrgico (ver y tratar).

No hay evidencia para realizarla en ninguna fase específica del ciclo menstrual, pero no debe realizarse en los 3 meses siguientes a un tratamiento hormonal por riesgo de infradiagnóstico. En resumen, la laparoscopia con o sin verificación histológica es utilizada ampliamente para el diagnóstico y para la exclusión de endometriosis.

Mediciones del Ca-125

La determinación de los niveles de Ca-125 no es de ayuda ni para el diagnóstico ni para el seguimiento, por lo que no está recomendada (v. apartado *Controversias*).

Ecografía

Según la guía NICE, se debe realizar a toda mujer con sospecha de endometriosis una ecografía transvaginal, incluso si la exploración física pélvica y/o abdominal es normal. Ha demostrado utilidad diagnóstica en la enfermedad quística y en la infiltrativa intestinal, vesical y ureteral.

Endometriosis peritoneal

La clave para el diagnóstico es la laparoscopia con confirmación histológica. La ecografía transvaginal y la resonancia magnética (RM) son irrelevantes de igual forma para el diagnóstico de endometriosis peritoneal.

Endometriosis ovárica

En cuanto a su imagen típica, la conducta más extendida para la descripción de los endometriomas es utilizar la nomenclatura del análisis internacional de tumores de ovario (IOTA, *international ovarian tumor analasys*), que caracteriza al endometrioma en mujeres premenopáusicas como quiste de uno a cuatro lóculos de contenido levemente ecogénico, denso, denominado «en vidrio esmerilado» en ausencia de papilas vascularizadas. Según la metodología ginecológica del sistema de datos e informes de imágenes (GI-RADS®,

Gynecologic-Imaging Reporting and Data System), el endometrioma se considera GI-RADS® 3, por tanto, susceptible de manejo conservador (**Fig. 11-8**). Tiene una sensibilidad del 93 % y una especificidad del 96 % según la guía ESHRE 2022.

Endometriosis profunda

Los nódulos profundos son lesiones hipoecoicas, lineales o engrosamientos nodulares con bordes irregulares y poco vascularizadas.

La ecografía abdominal es imprescindible para descartar lesiones extrapélvicas, así como hidronefrosis secundaria.

Con respecto a la consideración de ecografía tridimensional, para la guía ESHRE, la ecografía tridimensional para el diagnóstico de endometriosis rectovaginal tiene una utilidad que todavía no está bien establecida.

Resonancia magnética

Es válida para endometriosis ovárica y tiene especial interés en la valoración de endometriosis profunda. Para la guía NICE, no se debe realizar una RM como primer estudio en una paciente con sospecha de endometriosis. Se debe indicar una RM pélvica para establecer la extensión de las lesiones de endometriosis profunda intestinal, vesical y ureteral, y aconsejan que debe ser valorada por un radiólogo especialista.

En este mismo sentido, la guía americana considera que debe indicarse en casos de endometriosis rectovaginal o vesical. En cambio el protocolo de la SEGO de endometriosis, refiere que la RM pélvica y la ecografía transvaginal se consideran pruebas diagnósticas y de estadificación de la enfermedad complementarias entre ellas.

La posibilidad de endometriosis no está excluida si el examen abdominal o pélvico, la ecografía transvaginal y la RM son normales.

Otras técnicas de imagen

En la endometriosis profunda, se recomienda el uso de otras técnicas de imagen específicas, en el caso de sospecha clínica de implicación del uréter, la vejiga o el intestino. Para la afectación intestinal, se puede realizar un enema opaco y una ecografía transrectal; para la afectación vesical, una ecografía transvaginal y una cistoscopia.

Según el documento de consenso, se podrían realizar las siguientes técnicas de imagen: ecoendoscopia (aporta información sobre la distancia de la lesión al ano y la profundidad de la infiltración de la pared); enema opaco de doble contraste (en caso de afectación alta como el caso de íleon terminal); cistoscopia, urografía por tomografía computarizada (TC), renograma isotópico y cistouretrografía miccional.

DIAGNÓSTICO DIFERENCIAL

Debe realizarse el diagnóstico diferencial con las situaciones que sean causa de dolor pélvico crónico, como enfermedad inflamatoria pélvica, anomalías congénitas del tracto genital, masas ováricas y tubáricas y con otras causas no ginecológicas, como gastrointestinales, urinarias, musculoesqueléticas, neurológicas o psiquiátricas. De entre ellas, las más comunes son: síndrome de colon irritable, cistitis intersticial, fibromialgia y alteraciones del suelo pélvico.

MANEJO Y TRATAMIENTO

Las opciones de manejo de la endometriosis son:

- Conducta expectante.
- Tratamiento médico: analgésicos, tratamientos hormonales y nuevas terapias.
- Tratamiento quirúrgico.
- Tratamiento de TRA: inseminación artificial; fecundación *in vitro* (FIV); y criopreservación ovocitaria.

El objetivo del tratamiento de esta enfermedad crónica es tratar los síntomas (dolor y/o infertilidad) y prevenir la recurrencia. El manejo y el enfoque terapéutico es diferente si el problema a tratar es el dolor o la infertilidad. No existe un tratamiento causal.

Según indica la guía del MSSSI, el tratamiento médico solo frena de manera transitoria la progresión de la enfermedad. El tratamiento definitivo, tanto para la endometriosis ovárica como la profunda, es la cirugía. Dado que la cirugía no está exenta de complicaciones, siempre se debe optar por un tratamiento médico farmacológico previo.

La primera y segunda línea terapéutica es una posición arbitraria. Según la WES, la primera línea terapéutica serían aquellos fármacos que los clínicos podrían considerar utilizar de forma empírica; y la segunda línea se reservaría a aquellos que se emplean tras el diagnóstico laparoscópico.

Conducta expectante

La conducta expectante generalmente se reserva a pacientes asintomáticas o con muy pocos síntomas, o a aquellas cercanas a la menopausia. Se ha sugerido que la conducta expectante durante 1 año constituye una opción válida de tratamiento

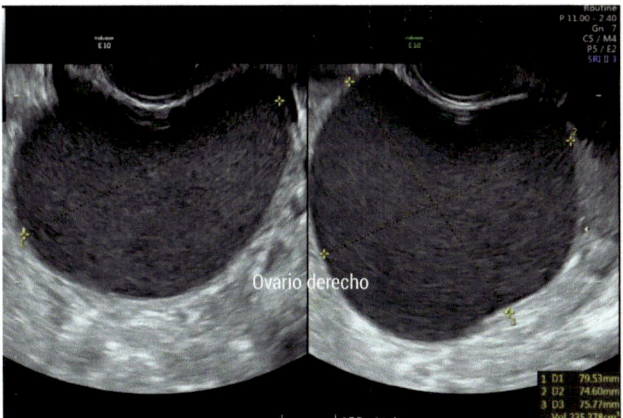

Figura 11-8. Imagen ecográfica típica de endometriomas ováricos.

para pacientes jóvenes, con esterilidad no muy evolucionada, en ausencia de otro factor causal de esterilidad y que no desean o aceptan los tratamientos indicados.

Tratamiento médico

El tratamiento médico se fundamenta en que el endometrio ectópico responde de igual manera que el endometrio eutópico. La terapia médica es efectiva en el tratamiento del dolor, pero no hay fármacos efectivos en la eliminación definitiva de la endometriosis. Es de primera elección en la paciente sintomática sin deseo genésico actual.

Los tratamientos médicos hormonales no han demostrado aportar beneficios para mejorar la fertilidad, por tanto, no se debe ofrecer tratamiento médico para el control de la enfermedad en pacientes con deseo genésico, ya que puede retrasar el embarazo. Las opciones médicas son antiinflamatorios no esteroideos (AINE), analgésicos y terapias hormonales.

Analgésicos y antiinflamatorios no esteroideos

La guía NICE considera como primera línea de tratamiento del dolor asociado a endometriosis una pauta corta de 3 meses de paracetamol y/o de AINE. El ACOG establece que, aunque no hay evidencia clara (por la revisión de la Cochrane), los AINE mejoran el dolor. En cambio, la ASRM establece que no hay suficientes datos (basándose en la revisión de la Cochrane) para demostrar que los AINE tengan una reducción significativa del dolor asociado a endometriosis.

Hay que tener en cuenta los efectos secundarios del uso frecuente de AINE, como la inhibición de la ovulación, riesgo de úlcera gástrica y enfermedad cardiovascular. En los opiáceos, también afecta a la ovulación y hay riesgo de abuso y/o adicción. En ocasiones, son necesarios los bloqueos nerviosos y la neuromodulación.

Tratamiento hormonal

El tratamiento médico más eficaz es el hormonal, habiéndose demostrado que la supresión de la función ovárica durante 6 meses reduce de manera significativa el dolor asociado a endometriosis. Su desventaja es que la recurrencia de los síntomas es frecuente después de la suspensión, siendo cercana al 80%. Reduce el dolor y no tiene un impacto negativo permanente en la fertilidad.

Ningún tratamiento hormonal ha sido más efectivo que otro (anticonceptivos, gestágenos, danazol, antigestágenos [gestrinona] y análogos), pero su perfil de efectos secundarios es diferente, lo que limita su uso a largo plazo y el cumplimiento del tratamiento.

Anticoncepción hormonal

Entre los anticonceptivos orales, se prefieren los de dosis media, con gestágenos de segunda generación, a los más modernos, con dosis más bajas de estrógenos. No existen datos de superioridad de la pauta continua frente a la cíclica. Las diferentes vías de administración pueden ser igual de efectivas entre ellas, pero no se han estudiado ampliamente.

Gestágenos

Hay suficiente evidencia de que los gestágenos y antigestágenos, incluido el dispositivo intrauterino (DIU) de levonorgestrel (LNG), son efectivos en el manejo, pero en la guía ESHRE, aconsejan no emplear danazol por sus graves efectos secundarios (acné, sangrado vaginal, ganancia de peso, edema, calambres musculares). Los empleados son: acetato de medroxiprogesterona, noretisterona, acetato de ciproterona, dienogest, DIU de LNG. Hay que seleccionar cada uno en función del perfil.

> **!** Según la Agencia Española del Medicamento y Productos Sanitarios (AEMPS), solo como gestágenos, la noretisterona (5 y 10 mg) y el dienogest tienen la indicación en ficha técnica de tratamiento de endometriosis. Otros principios activos aprobados para el tratamiento de endometriosis en España no gestágenos son: acetato de nafarelina, acetato de leuprolina, triptorelina, danazol, acetato de goserelina, etinil estradiol-LNG.

Análogos de la hormona liberadora de gonadotropina

Los análogos de la hormona liberadora de gonadotropina (GnRH) deben, en principio, suspenderse a los 6 meses de tratamiento, debido a sus efectos sobre la masa ósea de la paciente.

Por tanto, los análogos de la GnRH se consideran una segunda línea de tratamiento en los casos resistentes a los tratamientos médicos expuestos con anterioridad. Si se decide mantener el tratamiento con análogos de la GnRH, debe asociarse un tratamiento tipo *add-back* (es decir, administrando al mismo tiempo estrógenos, progestágenos, una combinación de estrógenos y gestágenos, o tibolona), para evitar efectos secundarios, como pérdida de masa ósea.

El uso de análogos de la GnRH tras cirugía en pacientes con endometriosis profundas extensas no ha demostrado un beneficio en cuanto a tasas de embarazo respecto a la conducta expectante. La evidencia científica actual, no recomienda el uso de análogos de la GnRH durante 3-6 meses antes de realizar una FIV en pacientes con endometriosis (Tabla 11-3).

> **!** Otras terapias son: inhibidores de la aromatasa (anastrozol, fadrozol, exemestano, letrozol). Según la guía ESHRE, los inhibidores de la aromatasa deberían ser prescritos solo cuando no existe otra alternativa médica o quirúrgica factible por los efectos secundarios (sequedad vaginal, sofocos y disminución de la masa ósea). En casos de endometriosis del tabique rectovaginal refractarios a otros tratamientos médicos o quirúrgicos, se podría emplear una combinación de anticonceptivos orales, gestágenos o análogos para reducir el dolor asociado a endometriosis.

Tabla 11-3. Esquema de los tratamientos médicos según las principales guías clínicas			
	Primera línea terapéutica	**Segunda línea terapéutica**	**Tratamientos futuros**
Protocolo SEGO	• ACO • Gestágenos • DIU de LNG	• Análogos de la GnRH + *add back* (administrando al mismo tiempo) • Danazol • Gestrinona	• Inhibidores de aromatasa • Antagonistas de progesterona • Modularores selectivos de receptores de progesterona
NICE	• Paracetamol y/o AINE	• ACO o gestágenos	
MSC	• ACO • Gestágenos (incluido DIU de LNG) • Análogos de GnRH • Danazol • Gestrinona		• Inhibidores de aromatasa • Tamoxifeno • Cebergolina
SEF, grupo de interés en endometriosis	• ACO • Gestágenos	• Análogos de la GnRH	
WES	• AINE, ACO, gestágenos	• Opiáceos, análogos con terapia *add back*, DIU de LNG, gestágenos *depot*	

ACO: anticonceptivos orales combinados; AINE: antiinflamatorios no esteroideos; DIU: dispositivo intrauterino; GnRH: hormona liberadora de gonadotropina; LNG: levonorgestrel; MSC: Ministerio de Sanidad y Consumo; NICE: National Institute for Health and Care Excellence; SEF: Sociedad Española de Fertilidad; SEGO: Sociedad Española de Ginecología y Obstetricia; WES: World Endometriosis Society.

> ! • Otros tratamientos en estudio son: moduladores selectivos de los receptores de progesterona (mifepristona, ulipristal); antagonista de la GnRH oral (elagolix); inmunomodulador: pentoxifilina (los estudios reflejan que no mejora la fertilidad); antifactor de necrosis tumoral alfa: infliximab; moduladores selectivos del receptor de estrógeno (SERM): raloxifeno.
> • En la guía ESHRE de 2022, los antagonistas de la GnRH deben ser una opción terapéutica de segunda línea.
> • La acupuntura, la medicina china, la homeopatía, la psicoterapia, etc. son terapias complementarias que no gozan de evidencia suficiente para poder recomendarlas.

Tratamiento quirúrgico

Si es preciso la cirugía, a día de hoy, salvo excepciones muy concretas, la laparoscopia es de elección. Tienen resultados similares en términos de fertilidad, mejoría de la sintomatología y recurrencia, pero con una tasa menor de complicaciones. Con respecto a la efectividad de la cirugía, la primera cirugía disminuye un 83 % el dolor frente a un 53 % de la segunda cirugía. Con respecto a la reproducción, las tasas de embarazo tras la segunda cirugía son inferiores con respecto a la primera cirugía. En la endometriosis recurrente, los resultados son semejantes cuando se hace FIV que cuando se hace una segunda cirugía mas FIV.

Según indica la guía del MSSSI, la mayor parte de la cirugía de endometriosis profunda debe ser realizada por equipos multidisciplinares que cuenten con profesionales en ginecología con experiencia en cirugía laparoscópica avanzada y que conozcan adecuadamente la endometriosis profunda.

El tratamiento quirúrgico para la mejoría del dolor consta de eliminación de las adherencias para restituir la anatomía pélvica, la eliminación de las lesiones endometriósicas y la interrupción de las vías nerviosas pélvicas. El tratamiento de la infertilidad es similar que para los otros síntomas asociados a endometriosis, salvo que es muy importante considerar la reserva ovárica antes de la cirugía, ya que la misma contribuye a su reducción.

Técnicas de reproducción asistida

En las pacientes con endometriosis y esterilidad asociada, se recomienda realizar técnicas de reproducción asistida (inseminación artificial conyugal o FIV según los factores asociados). Las mujeres con endometriosis y deseo reproductivo deben ser atendidas en unidades/centros de reproducción con los siguientes criterios de derivación (según la guía del MSSSI):

• Endometriosis moderada (III) o grave (IV) con deseo reproductivo independientemente del tiempo de búsqueda de embarazo, debido a la progresión de la enfermedad.
• Endometriosis mínima o leve (I y II) con deseo reproductivo, una vez transcurrido un período de búsqueda de embarazo de 12 meses.

Inseminación artificial

La inseminación combinada con la estimulación ovárica es una opción efectiva en mujeres con mínima a moderada enfermedad, si las trompas son funcionantes. La inseminación con estimulación ovárica es más efectiva que sin estimulación, y para esta, los análogos son más efectivos que el citrato de clomifeno. Las tasas de embarazo con inseminación artificial son más bajas en las pacientes con endometriosis que en los controles.

Fecundación in vitro

Es generalmente la primera línea terapéutica en preferencia a la inseminación artificial cuando la endometriosis en más grave y existe afectación tubárica, o en el contexto de edad de la mujer avanzada o disminución de la calidad espermática.

La endometriosis tiene un impacto negativo en resultados de la FIV comparado con otras causas de infertilidad, en cambio, en la guía del MSSSI, se refiere que esta relación no está clara. El uso de análogos de la GnRH durante 3-6 meses antes de la FIV o la inyección intracitoplasmática de espermatozoides mejora los resultados de esta, aumentando cuatro veces la probabilidad de gestación. Los tratamientos de FIV no incrementan la tasa de recurrencia ni favorecen la progresión de la enfermedad.

Tratamiento según la afectación

Dependiendo de la afectación, el tratamiento de la endometriosis será como se indica a continuación.

Endometriosis peritoneal

Suelen corresponder a los grados I y II de la ASRM.

Tratamiento médico

Para el tratamiento del dolor, véase el apartado *Tratamiento médico*. No se ha indicado ningún tratamiento médico para el tratamiento de la infertilidad.

Tratamiento quirúrgico

Las lesiones superficiales de localización peritoneal y ováricas superficiales pueden ser eliminadas por escisión, coagulación o vaporización por láser (dióxido de carbono, argón, potasio-fosfato o helio). Se ha demostrado que estos tratamientos reducen el dolor.

No está claro si la escisión es superior a la ablación en términos de reducción del dolor y de adherencias postoperatorias, aunque la primera permite la verificación histológica. En este sentido, existe una voz discrepante en los protocolos de la SEGO y en el documento de consenso sobre endometriosis; con grado de evidencia IA, la vaporización de las lesiones es el tratamiento ideal para la endometriosis peritoneal, para dañar lo menos posible el tejido sano adyacente.

Con respecto a la reproducción, la guía del MSSSI refiere que la ablación/adhesiólisis de las lesiones produce una mejoría significativa de la tasa de embarazo. Pero se requeriría realizar 7,7 laparoscopias para obtener 1 embarazo. En cambio, la guía reciente de la ESHRE establece 12 laparoscopias para conseguir un embarazo más, por lo que la guía, con un grado de recomendación débil, recomienda que no se debería realizar una laparoscopia de forma sistemática para la búsqueda y escisión de lesiones peritoneales, ya que no incrementa de forma significativa la probabilidad de gestación.

La guía NICE refiere que debe ofertarse la escisión o ablación de endometriosis + adhesiólisis (si no afecta al intestino, la vejiga o el uréter), porque mejora la posibilidad de embarazo espontáneo. La guía ESHRE de 2022, en cambio, expone que la cirugía, en la clasificación revisada de la ASRM I/II, debe ser considerada como una opción terapéutica, ya que mejora la tasa de embarazo natural.

Igualmente se posiciona la guía WES, que indica que la cirugía que elimina la endometriosis es efectiva para mejorar la fertilidad en los estadios I y II. En este sentido, la guía ESHRE refiere que la vaporización con láser, comparado con la electrocoagulación monopolar, está asociada a una tasa acumulativa de embarazo espontáneo mayor.

Está demostrado que si se hace una laparoscopia es más efectiva la ablación + adhesiólisis (ver y tratar) que la laparoscopia diagnóstica.

Controversia sobre la técnica de ablación laparoscópica del nervio uterosacro

Aunque hay voces discrepantes, parece que no existe eficacia en la técnica de ablación laparoscópica del nervio uterosacro (LUNA, *laparoscopic uterosacral nerve ablation*) para el manejo del dolor en la enfermedad mínima-moderada (v. apartado *Controversias*).

Neurectomía presacra

Consiste en la interrupción de la inervación simpática del útero en la zona del plexo hipogástrico superior. Según el documento de consenso de la SEGO, la guía americana y la guía ESHRE, la neurectomía presacra tiene beneficios en la mejoría del dolor en la línea media asociado a endometriosis, pero tiene elevado riesgo de efectos adversos (sangrado, estreñimiento y urgencia miccional), por lo que se requiere una exquisita selección de las pacientes que se van a beneficiar de esta técnica. No está recomendada en la paciente con historia de estreñimiento importante o retención urinaria.

La guía WES habla de que puede ser beneficiosa para pacientes con dismenorrea central, pero debido a los efectos secundarios, no se debe recomendar, salvo de forma excepcional, y ha de estar realizada por cirujanos expertos.

- La escisión o ablación de las lesiones peritoneales disminuyen el dolor. Es mejor «ver y tratar» que hacer solo una laparoscopia diagnóstica. No hay evidencia de que la escisión sea mejor que la ablación.
- Con respecto a la reproducción, la escisión o ablación parece aumentar las tasas de embarazo. La técnica de LUNA no ofrece una mejoría de la eficacia de la cirugía.

Endometriosis ovárica

En general, están presentes en los grados III y IV de la ASRM:

- Para el manejo del dolor, el tratamiento más efectivo para los endometriomas es la exéresis quirúrgica.
- Para el manejo de la infertilidad, existe bastante consenso acerca de que la FIV es la técnica de reproducción asistida de elección dada su efectividad, aunque se debe individualizar; y no se deben intervenir los endometriomas antes de la FIV, ya que la cirugía no mejora las tasas de éxito del tratamiento y puede reducir la reserva ovárica. En este sentido, los protocolos de la SEGO consideran que se deben realizar las TRA antes que repetir la quistectomía, en mayores

de 35 años o con endometriosis avanzadas, como primera opción antes que la cirugía.

- Para el tratamiento médico con respecto al alivio de la sintomatología véase el apartado *Tratamiento médico*. Con respecto a la reproducción, no está indicado ningún tratamiento médico para el tratamiento de la infertilidad.
- Tratamiento quirúrgico: los endometriomas se pueden intervenir mediante decapsulación, drenaje y coagulación bipolar o vaporización con láser de la cápsula, punción-aspiración ecoguiada y esclerosis de la cápsula del quiste con diversos agentes. Pueden ser más o menos lesivos, pero el daño ovárico de tejido sano es inevitable. Con respecto a la técnica quirúrgica empleada, la extirpación de la seudocápsula del endometrioma tiene menos recidivas de endometrioma que la vaporización o la electrocoagulación. La quistectomía laparoscópica para el tratamiento de endometriomas de más de 4 cm de diámetro mejora la fecundidad comparada con el drenaje y la coagulación. El solo drenaje del endometrioma tiene una recurrencia del 80 % a los 6 meses.

Además, según la guía reciente de la SEF, la quistectomía ovárica laparoscópica es la técnica quirúrgica de elección en el tratamiento del endometrioma, sobre todo si el objetivo es el control o desaparición de los síntomas, prevenir la recidiva y favorecer un posterior embarazo.

La guía NICE ofrece a las mujeres con endometrioma, si la fertilidad es una prioridad, una quistectomía laparoscópica con escisión de la cápsula a las mujeres con endometriomas, porque mejora la posibilidad de embarazo espontáneo y reduce la recurrencia teniendo en cuenta la reserva ovárica. En este sentido, también se posiciona el ACOG, la WES, la ASRM, la guía alemana (en esta guía al igual que la WES, establece que estas recomendaciones son para endometriomas de 4 cm o más; en los más pequeños no está demostrado).

Las técnicas quirúrgicas de varios pasos (cirugía con drenaje-análogos 3 meses y posterior cirugía para vaporización de la cápsula) necesitan todavía más estudios.

La reducción media de la hormona antimülleriana tras la cirugía del endometrioma tras quistectomía fue del 7 % a los 3 meses (intervalo de confianza del 95 %, 3-9 %), significativamente menor con métodos no térmicos (polímeros hemostáticos o sutura). Por este motivo, la guía de la SEF recomienda el uso de hemostáticos no térmicos o sutura intracorpórea a la hemostasia del lecho.

Indicaciones de la cirugía de la endometriosis ovárica:

- Crecimiento rápido, sospecha de malignidad ecográfica, sintomatología incoercible, riesgo de rotura durante el embarazo si está en búsqueda gestacional espontánea o con TRA o dificultad de punción ovárica en una paciente que se va a someter a ciclo de TRA.
- Alivio de síntomas: la quistectomía del endometrioma reduce el dolor asociado a endometriosis, y se debería realizar mejor que el drenaje y la coagulación.
- Con respecto a la reproducción, la quistectomía aumenta las tasas de embarazo espontáneo en pacientes con subinfertilidad previa.

 La quistectomía es el método de elección de la cirugía del endometrioma mayor de 4 cm, porque disminuye mejor los síntomas, presenta menos recidivas y aumenta la posibilidad de embarazo espontáneo frente a otras técnicas.

Endometriosis profunda

La endometriosis profunda se trata como se detalla a continuación.

Tratamiento médico

Para este capítulo, véase el apartado *Tratamiento médico*. Para el tratamiento de la infertilidad, no está indicado ningún tratamiento médico.

Tratamiento quirúrgico

Los principios de la cirugía de la endometriosis profunda son: tratar solamente pacientes con lesiones sintomáticas, liberar correctamente todas las adherencias para ver las lesiones (reconstitución anatómica), la escisión quirúrgica completa de todas las lesiones en un solo procedimiento y no es necesario el tratamiento preoperatorio.

Las medidas preventivas de complicaciones son: la preparación intestinal sistemática (recomendación del documento de consenso de la SEGO, aunque hay controversia en este punto), comprobación de estanqueidad rectal al terminar la sutura o anastomosis, valorar la posibilidad de mecanismos de protección en caso de sutura muy baja o cercana a la sutura vaginal (interposición de *flap* o colgajo de epiplón, ileostomía). Debe ser un tratamiento multidisciplinar, dada su complejidad. Como tratamiento neoadyuvante a la cirugía de endometriosis profunda que afecte al intestino, la vejiga o el uréter, se ha de considerar el uso de análogos 3 meses antes de la cirugía, según la guía NICE.

Indicaciones de la cirugía:

- Fracaso previo del tratamiento médico (dado que el dolor, en la mayoría de las mujeres con endometriosis, es de origen nociceptivo, la cirugía es eficaz en el tratamiento del dolor asociado a endometriosis)/intolerancia al mismo.
- Obstrucción ureteral o intestinal (estenosis de más de un 50 % de indicación absoluta quirúrgica y relativa si hay lesiones sintomáticas intestinales mayores de 2-3 cm).

Tipos de técnica quirúrgica intestinal: *shaving* o afeitado, resección discoide, resección intestinal segmentaria. El *shaving* debe ser la primera técnica de tratamiento quirúrgico de la endometriosis profunda rectovaginal. Para la afectación ureteral, siempre es una indicación absoluta quirúrgica, ya que existe riesgo de pérdida de función renal. La ureterólisis suele ser suficiente. Con respecto a la vesical, es indicación quirúrgica, salvo en algunos casos que tiene cabida el tratamiento farmacológico, realizando un control estricto de la función renal y del posible crecimiento del nódulo. La resección transuretral no se recomienda de forma aislada, por su alta tasa de recidiva.

Para el alivio de la sintomatología

La cirugía mejora el dolor y la calidad de vida en mujeres con endometriosis profunda, sin embargo, está asociada a una tasa considerable de complicaciones intraoperatorias y posquirúrgicas. Hay controversia sobre el grado de resección, ya que una exéresis incompleta está asociada a una disminución de la mejoría de los síntomas, pero a mayor grado de radicalidad, mayores tasas de complicaciones por daño ureteral y rectal.

Para la reproducción

No se dispone de evidencia para responder a la pregunta de si la escisión quirúrgica de la endometriosis moderada-grave (III/IV de la ASRM) aumenta la tasa de embarazo, aunque los datos apuntan a que la aumenta. No debe indicarse cirugía previa a la FIV, salvo riesgo de complicación durante la punción o en segunda línea terapéutica tras el fallo de FIV.

CRIOPRESERVACIÓN OVOCITARIA

El 3 de septiembre de 2016, la SEF publica las recomendaciones del grupo de interés en asistencia en reproducción en el sistema público de salud en preservación de fertilidad en endometriosis, las cuales, a juicio del grupo, son las candidatas a preservación ovocitaria las mujeres de menos de 36 años y con suficiente reserva ovárica (hormona antimülleriana > 1 ng/dL; recuento folicular antral >5-7; hormona foliculoestimulante < 10) y endometriomas bilaterales mayores de 4 cm o recurrencia de la endometriosis.

Además, establece que el número ideal de ovocitos a vitrificar sería de 10 o más, y podría lograrse con uno o dos ciclos.

PREVENCIÓN DE LA ENDOMETRIOSIS

A continuación se desarrolla la prevención primaria de la endometriosis y de la recurrencia.

Prevención primaria

Es la prevención de endometriosis en mujeres sanas. Debido a que la etiología es desconocida, la prevención primaria es limitada. Según la ESHRE, la utilidad tanto de la actividad física y el uso de anticoncepción con respecto a la prevención primaria no está clara.

Prevención de la recurrencia

La endometriosis tiene una gran capacidad de recurrencia, incluso tras cirugía completa. Las cifras alcanzan un 21,5 % a los 2 años, y entre el 40 y el 50 % a los 5 años de la cirugía.

Los grupos de riesgo para la recidiva son:

- Las pacientes que tienen una exéresis incompleta de las lesiones (debe realizarse una primera cirugía lo más completa posible).

- Las pacientes que iniciaron sus síntomas a una edad más temprana.
- Aquellas que presenta un alto nivel de dolor previo a la cirugía.
- Aquellas que tuvieron tratamiento médico hormonal previo a la cirugía.
- Aquellas que presentan mayor extensión de la enfermedad.
- La vaporización con láser o electrocirugía sin la extirpación de la seudocápsula.

Hay controversia sobre los distintos medios para evitar tanto la recurrencia de síntomas como de la recidiva del endometrioma (v. apartado *Controversias*) (Tabla 11-4).

- El uso de anticonceptivos hormonales combinados parece disminuir la tasa de recurrencia de los endometriomas. Para evitar la recurrencia de endometriomas, es mejor la quistectomía que el drenaje + electrocoagulación.
- Para evitar la recurrencia de la dismenorrea asociada, se puede pautar anticonceptivos o DIU de LNG durante 18-24 meses.
- Los análogos de la GnRH durante 6 meses disminuyen la recurrencia del endometrioma y del dolor.

ADENOMIOSIS

La adenomiosis se define como la invasión del miometrio por parte de células endometriales y el estroma, está asociada a hipertrofia e hiperplasia de las fibras musculares miometriales. Puede ser difusa o focal (los adenomiomas son un subgrupo de adenomiosis focal, difíciles de diferenciar clínicamente de los miomas). Se considera difusa, se ve afectado el miometrio más de un 25 %. Es frecuente la presencia concomitante de adenomiosis y endometriosis pélvica.

Es una de las causas de diagnóstico diferencial del sangrado uterino anómalo propuesto por la Federación Internacional de Ginecología y Obstetricia (FIGO), PALM COEIN (acrónimo inglés que significa: P: pólipo; A: adenomiosis; L: leiomioma; y M: malignidad, que son las anomalías estructurales; C: coagulación; O: trastornos ovulatorios; E: endometrio; I: iatrogenia; y N: no clasificados en los anteriores grupos).

La prevalencia estimada en la población general femenina es del 20 %, pero hay mucha divergencia en las publicaciones científicas. Es una enfermedad estrógeno-dependiente.

Tabla 11-4. Resumen del tratamiento para evitar recurrencias

	Recurrencia de endometrioma	Recurrencia de dismenorrea	Recurrencia de DPC o dispareunia
ACO (18-24 meses)	Sí	Sí	No
DIU de LNG (18-24 meses)		Sí	No
Análogos (6 meses)	Sí	Sí	Sí

ACO: anticonceptivos orales combinados; DIU: dispositivo intrauterino; DPC: dolor pélvico crónico; LNG: levonorgestrel.

Los factores de riesgo son: edad > 40 años, multiparidad, cesárea anterior y cirugía uterina previa. La localización es más frecuente en la cara posterior, después en la cara anterior y excepcional en los cuernos o el cérvix.

Teorías etiopatogénicas:

- *De novo*, inducida por la transformación metaplásica de los remanentes müllerianos pluripotenciales.
- Invaginación del endometrio basal en el miometrio por una zona de unión alterada o ausente.
- Consecuencia de un daño y reparación tisular estimulados por una hipersecreción estrogénica.

El sangrado menstrual abundante (60 %) y la dismenorrea (25 %) son los síntomas más frecuentes, aunque el dolor pélvico crónico también puede estar presente. Al igual que la endometriosis, un tercio de las mujeres son asintomáticas.

Con respecto a la adenomiosis y la reproducción, no hay evidencia que pueda contestar si la adenomiosis reduce la probabilidad de gestación espontánea. Por el contrario, la presencia de adenomiosis constatada o sospecha firme debe considerarse un factor de riesgo para la obtención de gestación clínica mediante FIV, ya que reduce la probabilidad de gestación clínica y de recién nacido vivo y causa un aumento de aborto precoz.

El diagnóstico de certeza es histológico. Para la sospecha de la enfermedad, se pueden utilizar métodos de imagen como la RM y la ecografía. La ecografía tiene buena correlación con la RM y con la histología. Debe emplearse como primer escalón diagnóstico.

La RM se considera la prueba más precisa en el diagnóstico, si bien hay pocos trabajos que la correlacionan con la histología. Debe reservarse para aquellos casos que ofrezcan dudas o exista otro tipo de patología (miomas, sobre todo) que pueda dificultar el diagnóstico ecográfico.

Criterios ecográficos de adenomiosis:

- Asimetría en el grosor de las paredes uterinas.
- Heterogenicidad miometrial: alternancia de áreas hiperecogéncias e hipoecogénicas en el espesor del miometrio sin un borde definido junto a finas sombras acústicas, con patrón de distribución radial, no producidas por miomas o focos hiperecogénicos intramiometriales.
- Estriaciones lineales desde el endometrio hacia el miometrio: líneas hiperecogénicas que atraviesan el espesor del miometrio, visibles a partir de la interfase endometrio-miometrial.
- Áreas anecoicas de morfología y tamaño variable situadas en el espesor del miometrio que no captan la ecografía Doppler color.
- Aumento global del espesor miometrial uterino no causado por miomas.
- Zona de unión interrumpida o irregular.

No existe consenso claro acerca del número de criterios necesarios (uno o varios) para el diagnóstico de adenomiosis (**Fig. 11-9**).

La histerectomía es el tratamiento curativo. Otras alternativas son: manejo expectante, analgesia, terapia médica hormo-

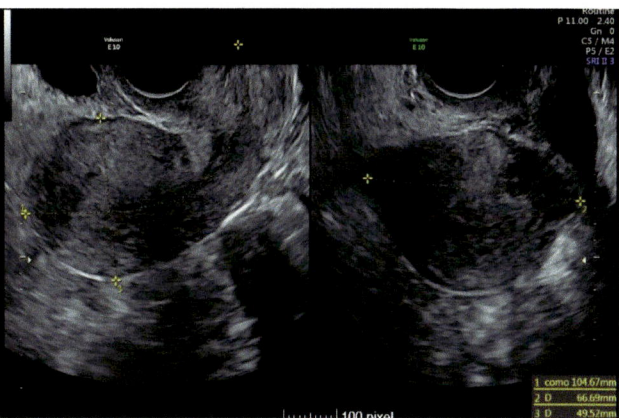

Figura 11-9. Imagen ecográfica de útero con adenomiosis.

nal (el mismo enfoque que el tratado para la endometriosis, con especial interés el DIU de LNG), cirugía con técnicas escisionales o no escisionales (ultrasonido focalizado de alta intensidad, embolización arterial o electrocoagulación miometrial laparoscópica); el tratamiento ablativo no escisional mediante ultrasonido focalizado de alta intensidad, embolización o electrocoagulación miometrial, no debe ofrecerse como opción conservadora del útero a pacientes con adenomiosis sintomáticas y deseo gestacional, ya que las pruebas sobre su efectividad y seguridad son aún insuficientes) y combinación de terapia médica y quirúrgica.

No existe evidencia suficiente a día de hoy para establecer un manejo terapéutico establecido, y puede que por este motivo no existan guías clínicas sobre la adenomiosis.

 La adenomiosis es la invasión del miometrio por parte de células endometriales y el estroma, asociada a hipertrofia e hiperplasia de las fibras musculares miometriales. Es más frecuente en la cara posterior. Puede ser difusa o focal. El diagnóstico de certeza es histológico. La histerectomía es el tratamiento curativo.

ENDOMETRIOSIS EXTRAGENITAL

Las localizaciones extrapélvicas de endometriosis más frecuentes son: en la pared abdominal, el peritoneo y el tórax, habiéndose descrito focos de endometriosis en prácticamente cualquier localización anatómica (v. apartado *Controversias*). De las localizaciones extragenitales, la intestinal es la más frecuente. También se puede ver afectado el aparato urinario (**Fig. 11-10**).

La clínica está determinada por la localización de la lesión, sin embargo, salvo en casos de neumotórax catamenial, no se suele identificar un patrón cíclico en la aparición de los síntomas:

- Sobre pared abdominal: es la más frecuente de afectación extragenital, y su aparición se suele producir sobre cicatrices de abordaje quirúrgicos. De entre ellas la mayoría sobre casos de cesáreas, si bien también sobre la inserción de trocares de laparoscopia.

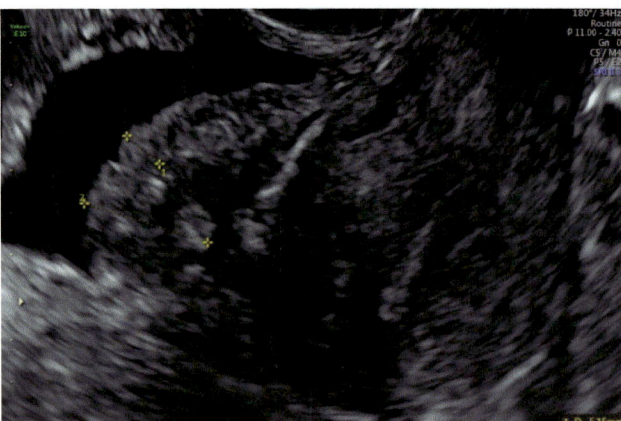

Figura 11-10. Imagen de endometriosis vesical.

- Endometriosis pleural: su manifestación clínica más frecuente es el neumotórax catamenial. Otros signos son: disnea, hemotórax y hemoptisis. El 80 % de las pacientes con endometriosis torácica (diafragmática, pleural o pulmonar) presentan endometriosis abdominopélvica. En el 90-95 % de los casos, el hemitórax derecho está implicado.
- Endometriosis apendicular (puede mimetizar la clínica de una apendicitis).
- Diafragmática (asociada a dolor cíclico en el hombro derecho).
- Renal, cerebral, nasolacrimal, retiniana, etcétera.

CONTROVERSIAS

Es conveniente analizar las controversias que se detallan a continuación.

Definición

Según la *Guía de atención a las mujeres con endometriosis en el Sistema Nacional de Salud*, la endometriosis se caracteriza por la presencia de tejido endometrial fuera de la cavidad uterina (estroma y/o glándulas). En la guía ESHRE, en su página 17, refiere que el patrón oro para el diagnóstico de la enfermedad es la combinación de laparoscopia y la verificación histológica de glándulas y/o estroma endometrial. En el resto, son estroma y glándulas. El punto de controversia es si en la definición debe haber glándulas y estroma o una de las dos.

Localización

Presencia de endometriosis en el bazo: la guía andaluza, publicada en 2017, exceptúa al bazo como lugar de aparición de endometriosis (página 16), pero la guía alemana, del 2014, especifica al bazo como lugar de endometriosis.

El sumario de evidencia del UpToDate, refiere los sitios anatómicos en los que se han publicado de forma muy rara: «mama, páncreas, hígado, vesícula biliar, riñón, uretra, extremidades, vértebras, huesos, nervios periféricos, bazo, diafragma, sistema nervioso central, himen y pulmones». Una pregunta potencial sobre localizaciones de la endometriosis podría ser controvertida.

Factores de riesgo

Hay controversia sobre la obesidad: según la guía del MSSSI, se ha asociado a sobrepeso y obesidad, pero el documento de consenso de la SEGO del 2014 refiere que las mujeres con sobrepeso presentan menos riesgo de endometriosis. La obesidad puede ser considerada por algunos autores como factor de riesgo o protector, por lo que puede ser controvertido este punto.

Definición de endometriosis profunda

La infiltración en profundidad del peritoneo es mayor o igual a 5 mm. Hay que tener cuidado con el punto de corte, porque, en la guía del MSSSI, en su página 29, refiere un punto de corte mayor o igual a 6 mm, al igual que la guía de Andalucía. La definición de endometriosis profunda fue realizada en 1992 por Koninckx de forma arbitraria como la infiltración de más de 5 mm.

Sobre el cáncer de ovario y endometriosis

El documento de consenso de la SEGO publicado en 2014 refiere que «hay estudios epidemiológicos que relacionan la endometriosis con los subtipos endometrioide y células claras, pero no todos los estudios apoyan que exista suficiente evidencia como para asegurar este aumento de incidencia de carcinoma endometrioide y de células claras en las pacientes con endometriosis verificada histológicamente» (página 94), al igual que «no se ha establecido asociación causal firme entre endometriosis y cáncer de ovario».

En cambio, la guía publicada por el MSSSI del 2013 (página 23), el protocolo de guía asistencial de la SEGO del 2013 (página 15) y el documento de consenso del grupo de expertos de la ESHRE (página 80) la vinculan a estos dos subtipos histológicos.

Además, la guía propuesta por la WES, en la página 1.559, la relacionan, además de con estos dos subtipos, con el cáncer de ovario seroso de bajo grado, al igual que la guía alemana en su página 1.106.

Hay un metaanálisis de Kim que vincula a los dos subtipos histológicos, células claras y endometrioide. Hay mucha bibliografía sobre la relación del cáncer de ovario y endometriosis.

La intensidad del dolor

La intensidad del dolor generalmente no se correlaciona con la extensión o el estadio de la enfermedad, aunque en la enfermedad profunda o infiltrante, sí se asocia a la profundidad de la infiltración de las lesiones, coexistiendo un dolor grave, intenso y profundo cuando la infiltración en profundidad del peritoneo es mayor o igual a 5 mm (en la guía del MSSSI, en su página 29, refiere un punto de corte de mayor o igual a 6 mm, al igual que la guía andaluza, en el punto 18.4).

Diagnóstico

La visualización directa de las lesiones mediante laparoscopia es el patrón oro para el diagnóstico definitivo de la endometriosis.

Macroscópicamente se objetivan lesiones pigmentadas pardo violáceas superficiales o profundas, lesiones rojas «en llama», cicatrices blanquecinas, vesículas claras y quistes de chocolate.

Para la guía ESHRE, el patrón oro para el diagnóstico de la enfermedad es la combinación de la laparoscopia y la verificación histológica de glándulas y/o estroma. Aunque en muchos casos, la apariencia típica de los implantes endometriósicos en la cavidad abdominal se considera prueba de endometriosis.

Para el ACOG, aunque la biopsia no es siempre necesaria cuando se realiza una laparoscopia, esta debería realizarse si hay dudas sobre el origen de la lesión. En este sentido, la guía NICE recomienda realizar una biopsia para confirmar el diagnóstico de endometriosis y para excluir la malignidad si el endometrioma va a ser tratado, pero sin exéresis. Una laparoscopia positiva es menos informativa y de valor más limitado cuando no se toman biopsias para la confirmación histológica.

Ca-125

Según la guía ESRHE, el rendimiento de las curvas de eficacia diagnóstica de las medidas de Ca-125 para el diagnóstico de endometriosis es limitado para el estadio I/II, mientras que para los estadios III/IV es mejor.

Concluyen que la medida del Ca-125 presenta un potencial limitado en el diagnóstico, pero puede que, en futuras investigaciones, muestre potencial en el pronóstico, en el «estadiaje» de la enfermedad, en el diagnóstico diferencial con otras masas ováricas.

A día de hoy, no se recomienda el uso de Ca-125 en el diagnóstico de endometriosis. Según la guía NICE, una elevación del Ca-125 en suero puede ser compatible con endometriosis, pero puede estar presente también con un Ca-125 normal (menos de 35 UI/mL). Para el ACOG, la utilidad clínica del Ca-125 para el diagnóstico de endometriosis es limitada. Según la guía andaluza, puede ser útil para descartar tumores malignos y para la monitorización de la respuesta al tratamiento.

Controversia sobre ablación laparoscópica del nervio uterosacro

Con respecto al tratamiento quirúrgico de la endometriosis peritoneal, la guía del MSSSI publica, en la página 35, que la ablación de las lesiones más la ablación del nervio uterosacro en la enfermedad mínima-moderada reduce el dolor a los 6 meses (grado de recomendación A).

En la misma línea, se posiciona la guía andaluza, en su página 27. En cambio, la guía alemana, en la página 1107, refiere que la técnica LUNA no incrementa los resultados en cuanto al dolor en pacientes en estadios I y II de la ASRM. También el comité de la ASRM se posiciona en este sentido, en su página 929. El ACOG y los protocolos de la SEGO, el documento de consenso de la SEGO, la ESHRE y la WES, también establecen la ausencia de eficacia de esta técnica (Tabla 11-5).

Puntos controvertidos sobre la recurrencia

A continuación, se detallan los puntos controvertidos sobre la recurrencia.

Tabla 11-5. Posición respecto a la técnica LUNA

LUNA sí	LUNA no
• MSC • Guía andaluza	• ACOG • Protocolo SEGO • Guía alemana • Guía ASRM • ESHRE • WES

ACOG: American College of Obstetrics and Gynecology; ASRM: American Society for Reproductive Medicine; ESHRE: European Society of Human Reproduction and Embriology; LUNA: ablación laparoscópica del nervio uterosacro (*laparoscopic uterosacral nerve ablation*); MSC: Ministerio de Sanidad y Consumo; SEGO: Sociedad Española de Ginecología y Obstetricia; WES: World Endometriosis Society.

Recurrencia de endometrioma

Diversos estudios demuestran el beneficio de la anticoncepción hormonal combinada como tratamiento preventivo de las recurrencias tras el tratamiento quirúrgico de los endometriomas, y, por tanto, deberían recomendarse como tratamiento crónico tras la cirugía del endometrioma cuando la paciente no desee gestación.

En el caso de la guía americana, recomienda el uso al menos 24 meses. En cambio, la WES, aunque los anticonceptivos reducen la tasa de recidivas de endometriomas después de una quistectomía, refiere que no hay evidencia que sustente el uso a corto plazo preoperatorio y postoperatorio para mejorar los síntomas o la tasa de recurrencias.

En este mismo sentido la guía alemana, explicita que hay controversia con respecto a este punto, donde hay grupos que publican una disminución de la recurrencia y otros donde la disminución de la recurrencia es irrelevante.

Para evitar la recurrencia del dolor

Para evitar la recurrencia del dolor (dismenorrea, dispareunia y dolor pélvico crónico) en endometriomas de 3 cm o mayores, se debe realizar una quistectomía en vez drenaje y electrocoagulación.

Con el fin de evitar la recurrencia de la dismenorrea, pero no la dispareunia ni el dolor pélvico crónico, una vez realizada la cirugía de la endometriosis, incluida la quistectomía, se puede insertar un DIU de LNG o anticoncepción hormonal combinada oral al menos 18-24 meses. Si solo se emplea 6 meses, el efecto protector no está evidenciado.

El uso de análogos de la GnRH durante 6 meses posquirúrgicos produce una disminución de la recurrencia de endometriomas y del dolor. La comparación de la efectividad para evitar la recurrencia de los síntomas al primer año es igual en anticonceptivos orales combinados que en análogos.

Para la endometriosis profunda, según la guía alemana, el uso postoperatorio de análogos no está probado, por lo que no debería administrarse de forma generalizada.

Según la guía andaluza, el tratamiento con danazol durante 6 meses tras la cirugía laparoscópica reduce en gran medida el dolor asociado a endometriosis, y retrasa la aparición de recidivas entre 12 y 24 meses, comparado con placebo o una actitud expectante.

La guía NICE (2017) refiere que, después de la escisión o la ablación quirúrgica de la endometriosis, se debe considerar el tratamiento hormonal (p. ej., con la anticoncepción hormonal oral combinada) para prolongar los beneficios de la cirugía y el manejo de los síntomas.

Pauta de anticoncepción

Existe controversia en las publicaciones científicas sobre el uso de anticoncepción en pauta continua o discontinua en la recurrencia del dolor. El documento de consenso de la SEGO (2014), en la página 143, explicita textualmente: «se ha publicado una revisión sistemática que demuestra que el uso de anticoncepción oral continua tras cirugía por endometriosis se asoció a una reducción de la recurrencia de la dismenorrea tras cirugía, retraso en la reaparición de dismenorrea tras cirugía, reducción del dolor pélvico crónico y reducción en el riesgo de reaparición del endometrioma tras tratamiento quirúrgico comparado con pautas cíclicas. Por tanto, la solución para evitar cirugías repetidas en paciente que no tiene deseo gestacional actual consiste en administrar tratamiento médico posquirúrgico y un tratamiento de elección es los anticonceptivos hormonales orales continuos».

La ASRM, en su comité para el tratamiento del dolor asociado a endometriosis (2014), en su página 932, publica que hay resultados contradictorios sobre la eficacia de los regímenes continuos frente a cíclicos para limitar la recurrencia del dolor y de los endometriomas.

El ACOG (2010) refiere explícitamente que no se ha demostrado diferencia en la eficacia entre el uso continuo o cíclico de la anticoncepción para la prevención de recurrencias.

El grupo de la ESHRE, en la página 51, refiere que el régimen continuo y el cíclico tienen efectos comparables, por lo que la elección del tipo de régimen queda en manos de la preferencia de la paciente.

PUNTOS CLAVE

- La endometriosis es una enfermedad crónica inflamatoria definida como la presencia de tejido similar al tejido endometrial (glándulas y estroma) fuera de la cavidad uterina. Es una enfermedad estrógeno-dependiente más frecuente en edad reproductiva, pero no exclusiva.
- La prevalencia se basa en estimaciones, no en cifras reales. La endometriosis está presente en: 176 millones de mujeres en el mundo; alrededor del 10 % de las mujeres en edad fértil; entre un 1 y un 7 % de la población general.
- De los factores de riesgo epidemiológico en pacientes con sintomatología sugestiva, el que más se asocia a endometriosis son los antecedentes familiares.
- Hay tres tipos de endometriosis: peritoneal, ovárica y profunda. La adenomiosis es un subtipo de endometriosis profunda.
- No hay una clasificación ideal que aporte información sobre la extensión de la enfermedad y su pronóstico. Las principales clasificaciones son: ASRM, ENZIAN *score* y EFI, aunque existen otras. Entre ellas, la más utilizada es la de la ASRM. La ENZIAN se utiliza para endometriosis profunda, y la EFI, para fertilidad.
- Las teorías de las endometriosis son: teoría de la menstruación retrógrada (la más aceptada), teoría de la metaplasia celómica, teoría de la inducción, teoría de las células progenitoras de la médula ósea, teoría de restos embriológicos y teoría de las metástasis benignas. La etiopatogenia es desconocida.
- Los puntos clave para el desarrollo de endometriosis son: el aumento de estrógenos locales, el aumento de prostaglandinas locales, la resistencia a la progesterona local y el aumento de macrófagos y citocinas.
- La endometriosis no tiene un riesgo global aumentado de cáncer. Se asocia a un aumento del cáncer de ovario, con un riesgo relativo de 1,3 a 1,9. De entre los subtipos, los más frecuentemente asociados son el de células claras y el endometrioide.
- Las mujeres con endometriosis tienen un mayor riesgo de complicaciones obstétricas. De entre ellas, destacan el parto pretérmino y el riesgo de cesárea.
- Se estima que hasta un 15-30 % son asintomáticas. Hay muchos síntomas de endometriosis que son inespecíficos. De entre ellos, la dismenorrea es el más frecuente. Otros son: dispareunia, disquecia, dolor pélvico crónico, dolor a la micción, sangrado menstrual abundante, fatiga, etc. En la adolescencia, el cuadro es más florido. Es de evolución impredecible.
- La palpación de nódulos uterosacros y en el fondo de saco de Douglas son los signos más específicos. Los hallazgos más frecuentes son la palpación dolorosa de la pelvis, útero en retroversión, ligamentos uterosacros dolorosos y ovarios aumentados. Una exploración normal no excluye endometriosis. El rendimiento diagnóstico aumenta durante la menstruación.
- La escisión o ablación de las lesiones peritoneales disminuyen el dolor. Es mejor «ver y tratar» que realizar solo una laparoscopia diagnóstica. No hay evidencia de que la escisión sea mejor que la ablación. Con respecto a la reproducción, la escisión o ablación parece aumentar las tasas de embarazo. La técnica de LUNA no ofrece una mejoría de la eficacia de la cirugía.
- La quistectomía es el método de elección de la cirugía del endometrioma mayor de 4 cm, porque disminuye mejor los síntomas, presenta menos recidivas y aumenta la posibilidad de embarazo espontáneo frente a otras técnicas.
- Las indicaciones del tratamiento quirúrgico en endometriosis profunda son: fracaso previo del tratamiento médico)/intolerancia al mismo o de obstrucción ureteral o intestinal (estenosis de más de un 50 % de indicación absoluta quirúrgica y relativa si hay lesiones sintomáticas intestinales mayores de 2-3 cm).
- El uso de anticonceptivos hormonales combinados parece disminuir la tasa de recurrencia de los endometriomas. Para evitar la recurrencia de estos, es mejor la quistectomía que el drenaje más electrocoagulación. Para evitar la recurrencia de la dismenorrea asociada, se puede pautar anticonceptivos o DIU de LNG durante 18-24 meses. Los análogos de la GnRH durante 6 meses disminuyen la recurrencia del endometrioma y del dolor.
- La adenomiosis es la invasión del miometrio por parte de células endometriales y el estroma, asociada a hipertrofia e hiperplasia de las fibras musculares miometriales. Es más frecuente en la cara posterior. Puede ser difusa o focal. El diagnóstico de certeza es histológico. La histerectomía es el tratamiento curativo.

BIBLIOGRAFÍA

Agencia Española de Medicamentos y Productos Sanitarios. Madrid: Ministerio de Sanidad, Consumo y Bienestar Social.

Alkatout I, Meinhold-Heerlein I, Keckstein J, Mettler L. Endometriosis: a concise practical guide to current diagnosis and treatment. J Turk Ger Gynecol Assoc. 2018;19(3):173-5.

Amor F, Alcázar JL, Vaccaro H, León M, Iturra A. GI-RADS reporting system for ultrasound evaluation of adnexal masses in clinical practice: a prospective multicenter study. Ultrasound Obstet Gynecol. 2011;38(4):450-5.

Becker CM, Bokor A, Heikinheimo O, Horne A, Jansen F, Kiesel L, et al. ESHRE guideline: endometriosis. Hum Reprod Open. 2022;2022(2):hoac009.

Carrera M, Álvarez C, Caballero M, Domínguez JA, García Velasco JA, Gris JM, et al. Manejo de la paciente con endometriosis durante la edad fértil. Madrid: Sociedad Española de Fertilidad; 2018.

Ceccaroni M, Clarizia R, Bruni F, D'Urso E, Gagliardi ML, Roviglione G, et al. Nerve-sparing laparoscopic eradication of deep endometriosis with segmental rectal and parametrial resection: The negrar method. A single-center, prospective, clinical trial. Surg Endosc. 2012;26(7):2029-45.

Dirección General de Asistencia Sanitaria y Resultados en Salud; Junta de Andalucía. Guía de atención a mujeres con endometriosis en el sistema sanitario público de Andalucía. Sevilla: Servicio Andaluz de Salud; 2018.

González Gómez F, González Utor A, Martínez Moya M, Fontes Jiménez J, Martínez Navarro L, Molini Rivera JL, et al. Esterilidad general I. En: Hernández J, Matorras R (eds.). Estudio y tratamiento de la pareja estéril. Recomendaciones de la Sociedad Española de Fertilidad (SEF), con la colaboración de la Asociación Española para el Estudio de la Biología de la Reproducción (ASEBIR), la Asociación Española de Andrología (ASESA) y la Sociedad Española de Contracepción (SEC). Madrid: Adalia Farma; 2007.

Johnson NP, Hummelshoj L; World Endometriosis Society Montpellier Consortium. Consensus on current management of endometriosis. Hum Reprod. 2013;28(6):1552-68.

Kaufman LC, Smyrk TC, Levy MJ, Enders FT, Oxentenko AS. Symptomatic intestinal endometriosis requiring surgical resection: clinical presentation and preoperative diagnosis. Am J Gastroenterol. 2011;106(7):1325-32.

Kim HS, Kim TH, Chung HH, Song YS. Risk and prognosis of ovarian cancer in women with endometriosis: a meta-analysis. Br J Cancer 2014;110(7):1878-90.

Kvaskoff M, Mu F, Terry KL, Harris HR, Poole EM, Farland L, et al. Endometriosis: a high-risk population for major chronic diseases? Hum Reprod Update. 2015;21(4):500-16.

Lama Herrera C, Martín Jiménez A, Schneider Fontan J, Bodega Frías A, Carmona Herrera J, Raga Baixauli F, et al. Guía de atención a las mujeres con endometriosis en el Sistema Nacional de Salud (SNS). Madrid: Ministerio de Sanidad, Servicios Sociales e Igualdad; 2013.

Lazzeri L, Morosetti G, Centini G, Monti G, Zupi E, Piccione E, et al. A sonographic classification of adenomyosis: Interobserver reproducibility in the evaluation of type and degree of the myometrial involvement. Fertil Steril. 2018;110(6):1154-61.e3.

Munro MG, Critchley HOD, Fraser IS ; FIGO Menstrual Disorders Working Group. The FIGO classification of causes of abnormal uterine bleeding in the reproductive years. Fertil Steril. 2011;95(7):2204-8.e3.

National Institute for Health and Care Excellence (NICE). Endometriosis: diagnosis and management. NICE Guideline. Londres: NICE; 2017.

Ota Y, Andou M, Ota I. Laparoscopic surgery with urinary tract reconstruction and bowel endometriosis resection for deep infiltrating endometriosis. Asian J Endosc Surg. 2018;11(1):7-14.

Practice bulletin no. 114: Management of endometriosis. Obstet Gynecol. 2010;116(1):223-36.

Practice Committee of the American Society for Reproductive Medicine. Treatment of pelvic pain associated with endometriosis: a committee opinion. Fertil Steril. 2014:101:927-35.

Shigesi N, Kvaskoff M, Kirtley S, Feng Q, Fang H, Knight JC, et al. The association between endometriosis and autoimmune diseases: a systematic review and meta-analysis. Hum Reprod Update. 2019;25(4):486-503.

Sinder C, Dochat GR, Wenstler NE. Splenoendometriosis. Am J Obstet Gynecol. 1965;92:883-4.

Sociedad Española de Fertilidad (SEF). Recomendaciones del Grupo de Interés en Asistencia en Reproducción en el sistema público de salud en preservación de fertilidad en endometriosis. Madrid: SEF; 2016.

Sociedad Española de Ginecología y Obstetricia (SEGO). Documentos de consenso SEGO 2014. Madrid: SEGO; 2014.

Sociedad Española de Ginecología y Obstetricia (SEGO). Endometriosis 2013. Guía de asistencia práctica. Madrid: SEGO; 2013.

Struble J, Reid S, Bedaiwy MA. Adenomyosis: a clinical review of a challenging gynecologic condition. J Minim Invasive Gynecol. 2016;23(2):164-85.

Timmerman D, Valentin L, Bourne TH, Collins WP, Verrelst H, Vergote I, et al. Terms, definitions and measurements to describe the sonographic features of adnexal tumors: A consensus opinion from the International Ovarian Tumor Analysis (IOTA) Group. Ultrasound Obstet Gynecol. 2000;16(5):500-5.

Ulrich U, Buchweitz O, Greb R, Keckstein J, Von Leffern I, Oppelt P, et al.; German and Austrian Societies for Obstetrics and Gynecology. National German Guideline (S2k): Guideline for the diagnosis and treatment of endometriosis. Geburtshilfe Frauenheilkd. 2014;74(12):1104-18.

Van den Bosch T, De Bruijn AM, De Leeuw RA, De Leeuw RA, Dueholm M, Exacoustos C, et al. A sonographic classification and reporting system for diagnosing adenomyosis. Ultrasound Obstet Gynecol. 2019;53(5):576-82.

Van Holsbeke C, Van Calster B, Guerriero S, Savelli L, Paladini D, Lissoni AA, et al. Endometriomas: their ultrasound characteristics. Ultrasound Obstet Gynecol. 2010;35(6):730-40.

Vannuccini S, Petraglia F. Recent advances in understanding and managing adenomyosis. F1000Res. 2019;8(F1000 Faculty Rev):283.

Vercellini P, Buggio L, Berlanda N, Barbara G, Somigliana E, Bosari S. Estrogen-progestins and progestins for the management of endometriosis. Fertil Steril. 2016;106(7):1552-71.e2.

Infecciones genitales femeninas por el virus del papiloma humano: epidemiología y asociaciones de enfermedades

12

J. C. Monte Mercado

OBJETIVOS

- Conocer la prevalencia de la infección por virus del papiloma humano.
- Valorar las consecuencias de la infección por virus del papiloma humano.
- Saber la utilidad de la identificación precoz de la infección.
- Aprender cómo identificar la infección de virus del papiloma humano y las lesiones premalignas.
- Analizar la técnica de colposcopia.
- Repasar la enfermedad de condiloma acuminado.
- Plantear las ventajas de la vacunación frente al virus del papiloma humano.

INTRODUCCIÓN

Las infecciones del virus del papiloma humano (VPH) son muy frecuentes: hay más de 200 tipos que se pueden subdividir en categorías cutáneas o mucosas, según su afinidad tisular. Hasta donde se conoce, solo afectan a los seres humanos.

La mayoría de las personas contraen la infección por VPH en algún momento de su vida.

El VPH pueden tener afinidad a infectar mucosas o piel queratinizada.

La infección por el VPH genitoanal es la infección de transmisión sexual más común. Se ha estimado que hasta un 80 % de las personas sexualmente activas están expuestas al VPH al menos una vez en su vida.

El VPH infecta al huésped a través de microtraumatismos o erosiones de la mucosa que permiten el acceso a la capa basal. El VPH se transmite con mayor frecuencia a través de las relaciones sexuales, pero los estudios han demostrado que el contacto genital sin penetración vaginal también puede provocar infecciones por VPH. Una vez que el VPH ha entrado en la capa basal, puede vivir durante años sin causar secuelas significativas. El VPH puede existir sin ser detectado si es viralmente inactivo o está presente en niveles virales bajos. Además, debido a que el virus limita su expresión génica y la replicación del ADN a las capas de células suprabasales una vez que está activo, el virus puede evadir la respuesta inmunitaria natural del cuerpo. Solo entre el 50 y el 70 % de las mujeres muestran anticuerpos anti-VPH detectables después de la infección natural.

Una vez que el VPH ha invadido la mucosa, puede retroceder (o desaparecer), persistir con el tiempo o progresar a lesiones preneoplásicas y a lesiones cancerosas. La mayoría de las infecciones por VPH son transitorias y desaparecen rápidamente, con un tiempo promedio de eliminación de 6 meses y un 90 % indetectable en 2 años. Las infecciones virales que desaparecen rápidamente por el sistema inmunitario del huésped probablemente no representan casi ningún riesgo de malignidad. Sin embargo, cuando las infecciones por VPH persisten, la probabilidad de que la infección continúe persistiendo y posiblemente progrese a precáncer y/o cánceres aumenta sustancialmente.

EPIDEMIOLOGÍA, EVOLUCIÓN NATURAL

El VPH es un virus de ácido desoxirribonucleico (ADN) bicatenario que infecta predominantemente los epitelios escamosos estratificados de la piel y las membranas mucosas. Provoca casi todos los cánceres de cuello uterino y una mayoría significativa de los cánceres de vagina, vulva, pene, ano y orofaringe.

El cáncer de cuello uterino (CCU) es, entre las mujeres de todo el mundo, un problema de salud maligno, potencialmente mortal (el cuarto cáncer más común). Con una previsión de 604.000 nuevos casos y 342.000 muertes en 2020, el cáncer de cérvix es la segunda neoplasia maligna más frecuente en mujeres que viven en países en vías de desarrollo, según la Organización Mundial de la Salud (OMS).

La infección por VPH está casi siempre involucrada en el desarrollo del CCU. Se han encontrado más de 200 cepas distintas de VPH que infectan las células epiteliales. Dependiendo de su capacidad para causar cáncer, se clasifican en VPH de bajo riesgo riesgo (VPH-LR [*low risk*]) y VPH de alto riesgo (VPH-HR [*high risk*]). Mientras que los tipos de VPH-HR están relacionados con la neoplasia intraepitelial cervical (CIN) y el cáncer de cérvix, los tipos de VPH-LR están relacionados con el crecimiento de verrugas anogenitales. Alrededor del 70 % de los casos de cáncer de cérvix en todo el mundo son causados por el VPH-HR, principalmente el VPH 16 y el VPH 18.

La mayoría de estas infecciones son autolimitadas y generalmente se resuelven espontáneamente (virus de menor agresividad) dentro de los 12 meses tras la infección.

Al igual que todas las infecciones de transmisión sexual, la prevalencia máxima de la infección por VPH generalmente ocurre dentro de la primera década después del debut sexual, generalmente entre las edades de 15 a 25 años en la mayoría de los países occidentales, la mayoría de estas infecciones son transitorias. La prevalencia en mujeres mayores de 30 años es muy inferior, pero un porcentaje más elevado de las infecciones en dichas mujeres es persistente y esto implica un mayor riesgo e incidencia de lesiones precursoras de patología maligna.

El riesgo de infección por VPH cervicovaginal en mujeres está directamente relacionado con el número de parejas sexuales masculinas y con el número de parejas sexuales femeninas de las parejas masculinas.

Al igual que con otras infecciones de transmisión sexual, el sexo con una nueva pareja es un factor de riesgo más fuerte que el sexo con una pareja estable. Se ha estimado un riesgo relativo de 10,1 por nueva pareja por mes.

Durante la infección por VPH cervical, las anomalías citológicas de bajo grado pueden ser clínicamente detectables, mayoritariamente son transitorias y pueden aparecer y desaparecer en el intervalo entre las pruebas de VPH. Sin embargo, las infecciones cancerígenas por VPH que persisten más allá de los 12 meses aumentan la probabilidad de lesiones precancerosas o cancerosas, aunque no todas las infecciones persistentes progresan.

Hay más de 40 tipos de VPH que infectan todo el tracto genital inferior, incluida la vagina.

El estudio rutinario sistemático del cérvix uterino mediante la toma de una muestra para el estudio citológico permite detectar alteraciones de diferente grado de intensidad. En el caso de anomalías citológicas de bajo grado, el seguimiento de estas demuestra que habitualmente son transitorias. Si las anomalías persisten más allá de 12 meses, aumenta el riesgo de que alguna de estas infecciones origine la aparición de lesiones premalignas o malignas.

Esta progresión suele ser lenta, estadísticamente la edad de aparición de lesiones suele ser superior a un período de 10 años después del inicio de la actividad sexual no protegida.

La mayoría de las infecciones por VPH son transitorias y pueden aparecer y desaparecer en el intervalo entre las pruebas de VPH. Algunas de las infecciones por el VPH pueden quedar en estado latente, desconociéndose qué porcentaje pueden progresar y provocar lesión celular, meses o años después del inicio de la infección. La reactivación viral puede estar en relación con la disminución de la inmunidad del huésped por diversos motivos.

PATOLOGÍAS GENITALES ASOCIADAS AL VIRUS DEL PAPILOMA HUMANO

La infección por VPH, según el tipo viral, origina distintas patologías. La afectación del epitelio de la región genital y anal puede ocurrir en piel queratinizada y/o en mucosas: vulva, introito vaginal, cérvix uterino, región perianal, canal anal, perineo, pene y escroto; también puede originar lesiones en la mucosa oral.

Diferentes lesiones en distintas localizaciones pueden estar asociadas a distintos tipos virales.

Verrugas genitales (condiloma acuminado)

Son verrugas anogenitales benignas, causadas con mayor frecuencia por los tipos VPH 6 y VPH 11. En el mundo occidental, se estima una prevalencia que oscila entre el 1 y el 10 % de la población sexualmente activa. La prevalencia máxima ocurre en personas entre las edades de 17 y 33 años, con un pico de máxima incidencia entre los 20 y los 24 años. El 90 % de las verrugas genitales están asociadas a infección por los tipos VPH 6 y VPH 11.

Lesiones intraepiteliales escamosas y/o carcinoma de vagina, vulva, cuello uterino, ano o pene

Aproximadamente 15 tipos de VPH están asociados al cáncer, y se conocen como de alto riesgo, cancerígenos o asociados al cáncer. El VPH 16 es el más común y se asocia al mayor riesgo de progresión a cáncer.

Tanto el coito vaginal como el anal son factores de riesgo importantes para la infección por VPH. Aunque no se requiere el coito vaginal penetrante para la transmisión, la prevalencia de la infección por VPH es mucho menor entre las vírgenes (4 frente al 22 % en mujeres sexualmente activas). En un estudio de mujeres adolescentes sin antecedentes sexuales reportados, la infección genital por VPH se observó en el 8 % y se asoció a la limpieza intravaginal, pero esta observación podría simplemente reflejar actividad sexual no reportada o no penetrante.

Cáncer cervical

Es una de las patologías oncológicas más frecuentes en la población femenina. Casi todos los casos de cáncer de cérvix están relacionados con la infección por VPH, con el VPH 16 representando aproximadamente el 50 % de los casos, y el VPH 18, el 20 %. Los tipos 31, 33, 45, 52 y 58 del VPH causan un 19 % adicional.

La progresión de la CIN a cáncer de cérvix o su regresión pueden estar influenciadas por factores adicionales a la infección por el VPH. El entorno cervicovaginal contiene células inmunitarias, así como un microbioma único que controla las respuestas inmunitarias regionales. La disbiosis es una afección caracterizada por una composición desequilibrada de la microbiota cervicovaginal, con la presencia de gran variedad de bacterias oportunistas y baja concentración de *Lactobacillus*.

La disbiosis puede hacer que algunas mujeres experimenten síntomas como: flujo vaginal anormal, irritación, olor y picazón, en estos casos, se diagnostica vaginosis bacteriana. A pesar de que algunas mujeres tienen síntomas, la mayoría de las mujeres son asintomáticas. Esta alteración del ecosistema vaginal hace a la mujer más propensa a contraer el VIH, el

VPH y otras infecciones, tanto en el caso de que presenten sintomatología como de que sean asintomáticas.

Cáncer vulvar y vaginal

Son mucho menos frecuentes. Se ha estimado que el porcentaje de estos cánceres asociado a infección por VPH oscila entre un 29 y un 43 % para el cáncer vulvar, en un 87 % para la neoplasia intraepitelial vulvar, un 70 % para el cáncer vaginal y entre un 69 y el 100 % para la neoplasia intraepitelial vaginal.

Los tipos 16 y 18 del VPH causan aproximadamente del 35 al 77 % del cáncer vulvar VPH-positivo, del 75 al 80 % de las lesiones vulvares precancerosas positivas para el VPH y del 60 % del cáncer vaginal VPH-positivo y las lesiones vaginales precancerosas.

Los cánceres vulvares asociados al VPH ocurren a una edad más temprana, exhiben patología basaloide, en lugar de queratinizante, no tienen mutaciones en p53 y se asocian a factores de riesgo sexual, a diferencia de los cánceres de genitales externos no asociados a infección de VPH.

Cáncer anal

El cáncer anal es relativamente poco frecuente entre la población mundial en general, aunque su incidencia ha aumentado en los últimos años. Se incrementa de forma significativa entre los hombres que tienen relaciones sexuales con hombres y tienen infección por el virus de la inmunodeficiencia humana (VIH): los tipos 16 y 18 del VPH causan casi el 90 % de los cánceres anales y lesiones intraepiteliales escamosas de alto grado.

El coito anal es probablemente un medio eficiente de propagación del VPH al canal anal, pero tampoco es necesario para la transmisión; otros tipos de contacto también pueden desempeñar un papel en la transmisión, como la propagación a través de los dedos o juguetes.

La infección anal por VPH se asoció a la limpieza en el baño de adelante hacia atrás, lo que implica la propagación directa del VPH de un sitio genital a otro, pudiendo explicar algunos casos de infección anal por VPH no asociada al coito anal.

Los estudios sobre la infección anal por VPH en mujeres sugieren que es mucho más común de lo que se pensaba originalmente. En estudios de mujeres de alto riesgo, incluidas mujeres con VIH y mujeres con antecedentes de trabajo sexual comercial o uso de drogas inyectables, la infección anal por VPH es más común que la infección cervical por VPH. En estudios de mujeres de menor riesgo, la prevalencia e incidencia de la infección anal por VPH es similar a la de la infección cervical por VPH, y los estudios longitudinales han demostrado que la adquisición de la infección cervical por VPH predice la adquisición de la infección anal por dicho virus.

Las mujeres con antecedentes de lesiones intraepiteliales escamosas vulvares o cervicales de alto grado o cáncer también tienen un mayor riesgo de infección anal por VPH y enfermedad relacionada con el VPH.

Pocos estudios han evaluado la frecuencia de la infección anal por VPH en hombres heterosexuales, pero parece ser menor que la de la infección genital por VPH. En un estudio que incluyó a 1.305 hombres heterosexuales, se detectó infección anal con cualquier tipo de VPH en el 12 %, más de la mitad de los cuales portaban un tipo oncogénico. Aproximadamente el 50 % de los hombres heterosexuales con infección anal por VPH tenían el mismo tipo de VPH detectado en el muestreo genital.

Los factores de riesgo para la infección anal por VPH incluyeron un mayor número de parejas sexuales femeninas de por vida, una duración más corta de la relación con la pareja sexual actual, una infección genital previa por VPH y un diagnóstico anterior de infección por el virus de la hepatitis B.

Cáncer de pene

El cáncer de pene es poco frecuente. A diferencia del cáncer cervical, no todos los cánceres de pene están asociados a la infección por VPH. Los tipos 16 y 18 del VPH causan aproximadamente del 35 al 40 % de los cánceres de pene en general y del 70 al 80 % de los cánceres de pene VPH-positivos. Los cánceres de pene asociados a infección por VPH ocurren a una edad más temprana, exhiben una patología basaloide en lugar de queratinizante, no tienen mutaciones en p53 y se asocian a factores de riesgo sexual.

Cáncer de orofaringe

El VPH tipo 16 puede infectar la mucosa oral, y se ha asociado a carcinoma de células escamosas de la cavidad oral.

La infección de la mucosa respiratoria con los tipos 6 y 11 del VPH también ocurre, de manera particular, pero no exclusivamente, en niños pequeños y bebés.

Los cánceres de orofaringe asociados al VPH se encuentran principalmente en la orofaringe y la base de la lengua y las amígdalas. El VPH también se ha relacionado con el cáncer de laringe. Los cánceres de orofaringe relacionados con el VPH se presentan en una población más joven que los cánceres no asociados al VPH y se asocian a factores de riesgo sexuales.

Los cánceres no asociados al VPH se asocian principalmente al consumo de alcohol y tabaco y, a menudo, tienen mutaciones p53. La incidencia de cánceres de orofaringe asociados al VPH ha aumentado, y la incidencia de cánceres no asociados al VPH ha disminuido, de modo que la incidencia de los primeros ahora supera a la de los segundos.

Papilomatosis respiratoria recurrente

Es una enfermedad crónica poco frecuente que se caracteriza por el desarrollo de papilomas exofíticos que afectan a la mucosa del tracto aerodigestivo superior, sobre todo en la laringe. La papilomatosis respiratoria recurrente está causada por el VPH, fundamentalmente por dos tipos: el VPH 6 y el VPH 11.

Puede ocurrir tanto en adultos (papilomatosis respiratoria recurrente del adulto), como en bebés y niños pequeños (papilomatosis respiratoria recurrente juvenil). El contagio del virus, aunque no está claro cómo se produce, puede ocurrir en niños a través del canal del parto, y en adultos, en relación principalmente con la actividad sexual.

Verrugas no genitales

El VPH se transmite de la superficie de la piel a la superficie de la piel, y las infecciones cutáneas por VPH están muy extendidas en toda la población general.

Las verrugas ocurren en el 10 % de los niños, con una incidencia máxima entre las edades de 12 y 16 años. Las verrugas no genitales no se limitan únicamente a la población pediátrica. Hasta el 3,5 % de los adultos tienen verrugas no genitales en un momento dado.

Las verrugas comunes representan hasta el 71 % de todas las verrugas cutáneas, seguidas en frecuencia por las verrugas plantares y las verrugas planas. Se supone que el contacto personal cercano es importante para la transmisión de las verrugas cutáneas.

DETECCIÓN DE DE PRESENCIA DE VIRUS DEL PAPILOMA HUMANO Y/O ALTERACIONES CELULARES (CRIBADO)

El objetivo último del cribado poblacional del CCU es reducir la mortalidad por dicha neoplasia. Idealmente, el cribado debe identificar: mujeres asintomáticas con lesiones cervicales precursoras, que presentan riesgo de transformación a CCU y cuyo tratamiento evita la progresión; y mujeres con CCU en estadio inicial que pueden tratarse con menor radicalidad y mayor efectividad.

La prevención secundaria del CCU se ha fundamentado, durante más de 50 años, en la citología cervical, como método de detección de las lesiones precursoras o del CCU en fase inicial, y la colposcopia y biopsia como métodos de diagnóstico para evaluar los resultados anormales de la citología. En los últimos años, la evidencia científica ha demostrado que, el cribado primario con una prueba de VPH tiene mayor sensibilidad que la citología para la detección de lesiones premalignas y mejor rendimiento en la prevención del CCU.

La identificación precoz de precursores de CCU es esencial para disminuir su morbimortalidad.

Esta detección se realiza mediante el estudio de la citología cervical y/o la detección de la presencia de VPH del alto riesgo oncogénico.

Cuando el resultado de estas pruebas es anormal, se aumenta la metodología diagnóstica mediante el estudio colposcópico y la eventual biopsia de cuello uterino; esta metodología puede identificar lesiones precursoras, un diagnóstico de CIN de cuello uterino o incluso de CCU.

Como estrategia de prevención secundaria, la detección precoz de presencia de VPH oncogénicos y de alteraciones citomorfológicas precursoras es esencial para disminuir o evitar la aparición del cáncer de cérvix.

La utilización de técnicas de biología molecular ha permitido la detección de presencia del VPH.

La aplicación clínica de la detección del VPH se centra en la recogida de muestras de cuello uterino y paralelamente la identificación de alteraciones citomorfológicas, como parte de la detección del CCU.

También se han utilizado las pruebas de identificación de VPH en las muestras de biopsia de lesiones de orofaringe.

La citología cervical se basa en el estudio morfológico de las células obtenidas por rascado o cepillado de la superficie del exocérvix y del endocérvix. El estudio de las alteraciones citomorfológicas de las tomas obtenidas por raspado/cepillado del cérvix uterino pueden procesarse de forma convencional mediante la extensión en portaobjetos directamente en el momento de la obtención de la muestra, o mediante el depósito en medio líquido de la muestra para posterior procesado y análisis (citología líquida).

Estas células presentan cambios morfológicos cuando son infectadas por el VPH, pero también por otros microorganismos, o cuando existen cambios en la flora vaginal normal. La capacidad diagnóstica de los citotecnólogos y citopatólogos se basa en saber distinguir aquellos cambios específicos de los inespecíficos y en graduar el daño celular, de manera que el resultado emitido permita decidir si la mujer padece o no el riesgo de desarrollar un cáncer en los próximos años. De este modo, se incide en el manejo de la paciente, siendo importante para decidir si debe realizarse un seguimiento o, por ejemplo, un estudio colposcópico para descartar una lesión intraepitelial de alto grado o un carcinoma.

Las bases para que el diagnóstico citológico sea de calidad son: la experiencia de los profesionales, tras un buen aprendizaje teórico y práctico; el establecimiento de criterios de calidad en los laboratorios; y la monitorización constante de los resultados colectivos e individuales.

El resultado de este cribado citológico presenta la siguiente terminología:

- **Negativo para neoplasia maligna intraepitelial**: muestra satisfactoria para la evaluación sin ninguna anomalía epitelial.
- **Células escamosas atípicas de significado incierto**: células que presentan anomalías más marcadas que los cambios reactivos simples, pero que no muestran claramente una lesión intraepitelial escamosa (SIL, *squamous intraepithelial lesion*); en algunos casos, es posible que estas lesiones se asocien a la presencia de CIN, y requieren un seguimiento.
- **Lesiones escamosas intraepiteliales de bajo grado** (LSIL, *low-grade squamous intraepithelial lesions*): lesiones celulares de escasa entidad asociadas a la infección por el VPH; suelen estar asociadas a alteraciones transitorias que desaparecen con el tiempo.
- **Lesiones escamosas intraepiteliales de alto grado** (HSIL, *high-grade squamous intraepithelial lesions*): alteraciones celulares de mayor entidad asociadas a tipos de VPH de alto riesgo oncogénico con un alto riesgo de progresión a CIN o a cáncer de cérvix.

La obtención de muestras del cérvix uterino para las pruebas de cribado se realiza mediante frotado exocervical y endocervical con espátula/cepillo, procesando su estudio posteriormente mediante:

- **Citología en medio líquido** (opción preferente): se recomienda el uso de la citología en medio líquido porque disminuye el número de muestras insatisfactorias, requiere menor tiempo de estudio microscópico, permite realizar pruebas complementarias y posibilita la lectura automatizada. Si la toma de la muestra se realiza con un dispositivo único (para recogida de material exocervical y endocervical), se aconseja aplicarlo centrado sobre el cérvix y girar las cerdas al menos cinco vueltas sobre el espécimen, posteriormente se debe empujar 4-5 veces el dispositivo contra el fondo del envase con líquido para que se separen las cerdas y caiga el material al líquido de transporte/conservación.

- **Citología convencional** (opción aceptable), que se realiza de la siguiente manera:
  - Se extiende la muestra en un portaobjetos de tres campos con la identificación de la mujer en uno de sus extremos, la toma exocervical perpendicular al eje largo del portaobjetos y adyacente a la identificación de la mujer, la toma periorificial (orificio cervical externo) perpendicular al eje largo y adyacente a la anterior; y por último, la toma por cepillado endocervical adyacente a la anterior, pero en este caso, paralela al eje largo del portaobjetos. La extensión del material no debe formar grumos o una capa gruesa, ya que en estas áreas la lectura es inadecuada. Tras depositar la muestra, esta se debe fijar con un espray citofijador, aplicado a una distancia de 15-20 cm, para que quede una capa homogénea sobre la muestra y que no la arrastre.
  - La muestra cervical debe tener en cuenta el día del ciclo menstrual; en los casos en los que hay sangrado, disminuye la calidad de la interpretación, por ese motivo la toma citológica se realizará preferentemente fuera de los días de menstruación. Sin embargo, es importante tener en cuenta que siempre será mejor realizar el cribado durante la menstruación que no realizarlo.
  - Para la toma de muestra, mediante un espéculo, se expone la totalidad del cuello del útero y se valora macroscópicamente. La toma citológica debe obtener muestra de la superficie externa (ectocérvix) y del canal cervical (endocérvix). Tradicionalmente, en la citología convencional, se han utilizado dos dispositivos (una espátula para la toma exocervical y un citocepillo para la toma endocervical). En la actualidad, también existen dispositivos que permiten la toma única del exocérvix y del endocérvix. Ambos métodos son eficaces.

La sensibilidad de la citología convencional para CIN 2+ se sitúa alrededor del 50 %, no superando el 80 % en las mejores condiciones de calidad. Esta sensibilidad es alrededor de un 40 % inferior a la de las pruebas clínicamente validadas para la detección de VPH.

El hecho de que la sensibilidad sea relativamente baja se debe a la variabilidad del material obtenido en la toma, a la calidad de la extensión citológica y a la preservación de la muestra, así como a la distinta capacidad de detección e interpretación de las características microscópicas por parte de los profesionales. Por tanto, es fundamental la habilidad y experiencia de quienes intervienen en todo el proceso.

Se considera que las dos terceras partes de los «errores» diagnósticos en citología ginecológica se deben a problemas en la toma de la muestra, y la tercera parte restante, a la interpretación microscópica. La baja sensibilidad de una única citología se ha compensado en muchos programas, aumentando la frecuencia de realización de la prueba, lo cual ha sido posible por su relativo bajo coste. Por otra parte, la especificidad de la citología es elevada.

En los últimos años, el desarrollo de técnicas que permiten obtener preparaciones en una sola capa celular mejora la capacidad de lectura citológica y su eficacia diagnóstica.

En la citología líquida, el material obtenido se conserva inmediatamente tras su extracción en un medio líquido, normalmente de base alcohólica, que permite su almacenaje y transporte, y la extensión se realiza en el laboratorio. Los estudios publicados coinciden en que este tipo de citología disminuye los casos inadecuados para diagnóstico, en los que hay que repetir la toma de la muestra, acorta el tiempo de lectura al microscopio y ofrece un discreto aumento de la sensibilidad.

Un valor añadido de la citología en medio líquido es que no se utiliza todo el material para realizar el estudio citológico, y el material remanente conservado en el líquido de fijación durante semanas a temperatura ambiente permite realizar técnicas adicionales, como la determinación de VPH.

Esta determinación de presencia del VPH, junto al estudio citomorfológico, ha mejorado la sensibilidad para identificar estados precursores del cáncer cervical, pero también ha disminuido levemente la especificidad, siendo comentado un posible aumento de las derivaciones a estudio colposcópico.

En el momento actual, se ha producido un cambio en la distribución de la metodología de cribado, pasando a realizar, en primer lugar, en la toma en líquido, la identificación de presencia del VPH, y en segundo lugar, la lectura citomorfológica pasaría a ser una prueba de «selección» de las mujeres VPH-positivas. La citología, por lo tanto, pasaría a realizarse como prueba «réflex», siendo necesario obtener la muestra de cérvix uterino en medio líquido.

El desarrollo de sistemas automatizados de lectura citológica puede obtener una estandarización de todos los procesos, incluida la interpretación de las alteraciones morfológicas y la posibilidad de trabajar con imágenes de referencia o con expertos a distancia (telepatología).

La lectura automatizada implica un cambio en la forma de trabajar de los citotécnicos, de manera que deben fijarse en aquellas áreas que han sido previamente seleccionadas por el sistema automático, y decidir si es posible establecer un diagnóstico en esos campos. Si en un caso concreto deciden que esto no es posible, se procedería a un examen microscópico convencional de toda la preparación. Por tanto, aunque representa una gran ayuda, la interpretación de las alteraciones y el diagnóstico final siguen dependiendo totalmente del observador.

En el informe de resultado del estudio, las anomalías de células escamosas se informan como SIL. Las alteraciones citológicas de SIL se dividen en dos categorías, desde 1988, en base a un pronóstico distinto: LSIL, que suele corresponder a lesiones de bajo grado histológico (LSIL/CIN 1); y HSIL, que se asocia con más frecuencia a lesiones histológicas de alto grado (HSIL/CIN 2-CIN 3) y cáncer. El resultado de la citología no supone un diagnóstico definitivo, ya que este debe confirmarse siempre con histología. El diagnóstico definitivo debe realizarse siempre mediante biopsia dirigida por colposcopia.

El cribado oportunista es una estrategia escasa en términos de salud poblacional para este objetivo poblacional; es necesaria la aplicación de estudio/análisis del mayor porcentaje de población posible para obtener una significativa disminución de la aparición de esta patología oncológica.

El cribado poblacional global debe ser la estrategia de prevención secundaria a seguir; esto, sumado a la cobertura máxima de prevención primaria mediante vacunación VPH, permitirá obtener una máxima disminución del cáncer de cérvix.

La Asociación Española de Patología Cervical y Colposcopia (AEPCC), en su guía de cribado de 2022, recomienda estudiar a la población general:

- Antes de los 25 años: no se realizará ninguna prueba de cribado (calidad de evidencia moderada, recomendación fuerte a favor).
- Entre los 25 y 30 años: citología cervical cada 3 años (calidad de evidencia alta, recomendación fuerte a favor).
- Entre los 30 y 65 años, hay que seguir una de las tres siguientes estrategias:
  – Prueba de VPH cada 5 años (opción preferente, calidad de evidencia alta, recomendación fuerte a favor).
  – Mediante coprueba (citología y prueba de VPH) cada 5 años (opción aceptable, calidad de evidencia baja, recomendación débil a favor). Globalmente, la coprueba no añade mayor rendimiento y eficacia a la prueba de VPH-HR como método único, y conlleva un mayor gasto de recursos. La elección de la coprueba debe tener una finalidad transitoria mientras se incorpora e implementa la tecnología para la detección del VPH. La Sociedad Española de Epidemiología (SEE) no favorece la coprueba como opción aceptable de cribado.
  – Citología cervical cada 3 años (opción aceptable, calidad de evidencia moderada, recomendación débil a favor). Aunque la citología cervical exclusiva en el cribado primario continúa vigente, siempre que se cumplan los controles de calidad preceptivos, la transición a cribado con prueba de VPH debería ser un objetivo alcanzable a corto plazo, para todos los ámbitos del cribado primario de cáncer de cuello uterino. Esta recomendación se justifica teniendo en cuenta la ganancia en calidad y validez del cribado.
- A partir de los 65 años: se finalizará el cribado siempre que se cumpla un cribado previo adecuado y negativo (10 años) y no haya antecedentes de CIN o CCU (20 años) (calidad de evidencia moderada, recomendación fuerte a favor): tres citologías negativas previas o dos pruebas de VPH negativas o dos copruebas negativas.

En circunstancias «especiales», las recomendaciones de cribado varían:

- Mujeres con histerectomía previa por patología no relacionada con el CCU o sus lesiones precursoras: no realizar cribado (calidad de evidencia alta, recomendación fuerte a favor).
- Mujeres con antecedente de CIN 2+: cribado durante 20 años (calidad de evidencia moderada, recomendación fuerte a favor). Estrategias de cribado en función del subgrupo de edad.
- Mujeres inmunodeprimidas: hay que seguir una de las dos siguientes estrategias:
  – Citología anual a partir de los 21 años (calidad de evidencia baja, recomendación fuerte a favor).
  – Coprueba a partir de los 30 años (calidad de evidencia baja, recomendación fuerte a favor).
    ▪ Cada 3 años si CD4 ≥ 200 células/µL o en tratamiento antirretroviral activo.
    ▪ Anual si CD4 < 200 células/µL o no hay tratamiento antirretroviral.

En el momento actual, la evidencia científica ha demostrado que el cribado primario con una prueba de VPH tiene mayor sensibilidad que la citología para la detección de lesiones premalignas y mejor rendimiento en la prevención del CCU.

En diciembre del 2019, la OMS publicó el documento «Estrategias globales de eliminación del cáncer de cuello de útero como problema de salud pública», priorizando la implementación del cribado mediante prueba VPH. Actualmente, la mayoría de los países, entre ellos España, están en pleno proceso de transformación de los programas de cribado del CCU, incorporando el cribado primario con prueba VPH y el triaje de las mujeres VPH-positivas previo a la colposcopia.

Un elevado porcentaje de mujeres con prueba VPH-positiva no presentan lesiones premalignas o CCU. Remitir a colposcopia a todas las mujeres VPH-positivas sin triaje implica un elevado riesgo de sobrediagnóstico, sobretratamiento y sobrecoste asociado a la detección de lesiones VPH sin riesgo de progresión. Por tanto, es necesaria una prueba de triaje que permita estratificar el riesgo de HSIL/CIN 2+. El objetivo es seleccionar a las mujeres que requieren colposcopia, dado su mayor riesgo de lesión.

La citología cervical se ha propuesto como prueba de triaje debido a su elevada especificidad. Idealmente, debería realizarse con el material sobrante de la muestra obtenida para la determinación del VPH (citología réflex en medio líquido). También se ha propuesto realizar un genotipado en las mujeres con prueba VPH-positiva y utilizar la información del genotipo en la conducta clínica. El triaje de mujeres con prueba VPH-positiva mediante citología, genotipado parcial u otras pruebas moleculares (ácido ribonucleico mensajero E6/E7, metilación, tinción dual) permite su estratificación según el riesgo de lesión cervical.

Las guías clínicas actuales (en España, la AEPCC la presenta en su sitio web) subrayan la importancia de individualizar la conducta clínica en función del riesgo.

Con ello, se pretende que las mujeres con el mismo grado de riesgo se evalúen o traten de la misma manera (*equal risk, equal management*), asegurando la equidad y coherencia dentro de las estrategias de cribado.

Definir los umbrales de riesgo y basar la conducta clínica en función de estos permite decidir con mayor precisión la mejor opción en cada caso:

- Realizar seguimiento con citología y/o prueba de VPH.
- Realizar colposcopia con o sin biopsia.
- Realizar tratamiento en caso de lesión cervical con un elevado potencial premaligno.
- Realizar seguimiento postratamiento acorde con el grado de riesgo de recurrencia/persistencia lesional.

De esta manera, será posible individualizar la conducta clínica según el riesgo específico de cada paciente.

ACTUACIÓN ANTE UNA PRUEBA DE CRIBADO ANORMAL

Ante una prueba anormal en el cribado cervical con identificación citológica de HSIL o con presencia de VPH 16/18 (aunque no presente lesión citomorfológica), es preciso realizar un examen colposcópico y una evaluación del tracto genital inferior.

Las principales ventajas que aporta la colposcopia en la evaluación del riesgo de lesiones ≥ HSIL/CIN 2 son:

- Permite detectar lesiones premalignas del tracto genital inferior.
- Determina la localización en la que debe realizarse la biopsia.
- Facilita e individualiza los tratamientos.
- Permite realizar un seguimiento de las lesiones intraepiteliales, tanto si estas son tratadas como si se opta por un seguimiento sin tratamiento.

Actualmente, en mujeres jóvenes con lesiones ≥ HSIL/CIN 2 de pequeño tamaño, se admite el manejo conservador. La colposcopia representa el elemento clave en el seguimiento de estas lesiones.

El *colposcopio* es un microscopio de campo estereoscópico, binocular, de baja resolución, con una fuente de iluminación potente, que se emplea para el examen visual del cuello uterino y del resto del tracto genital inferior, siendo una herramienta imprescindible en el diagnóstico de las lesiones preneoplásicas.

En general, los colposcopios tienen una distancia focal ajustable entre 200 y 350 mm, lo que permite adaptarse a cualquier tipo de pinza o procedimiento con la máxima comodidad.

La utilización del filtro verde o azul, disponible en todos los colposcopios, actúa impidiendo la transmisión de la luz roja, resaltando la visión de los vasos sanguíneos alojados en el estroma y facilitando la valoración de sus características.

La magnificación de la imagen es necesaria para el estudio de lesiones en las diferentes localizaciones de la vulva, la vagina y el cérvix.

En el examen colposcópico, se utiliza la impregnación de cérvix con ácido acético y solución de Lugol.

La impregnación con torunda del cérvix con ácido acético glacial al 3-5 % en agua destilada, durante al menos 20 segun-dos, produce el blanqueamiento de las áreas lesionales, facilitando su identificación.

La solución de Lugol está yodoyodurada de yoduro potásico (10 g), agua destilada (100 mL) y cristales de yodo (5 g). Es inestable a temperatura ambiente, y su tiempo de caducidad es de 3-6 meses. Se aplica de la misma forma que el ácido acético, con torunda, instilación directa o pulverización. En este caso, no es necesario esperar, ya que el efecto de tinción es muy rápido, pero puede ser necesario insistir en la tinción para obtener una coloración homogénea.

Dicha solución presenta avidez por el glucógeno que se encuentra en el estrato intermedio del epitelio escamoso del cérvix y la vagina, provocando una coloración marrón caoba, más o menos intensa, en función de la cantidad de glucógeno contenida en las células. El epitelio cilíndrico, al no contener glucógeno, no presenta cambios de coloración o presenta una coloración marrón muy débil.

El epitelio escamoso de la metaplasia inmadura, el estado menopáusico o los procesos inflamatorios, tienen un contenido menor de glucógeno, presentando áreas de menor captación o captación dispersa y mal definida. El epitelio displásico y el cáncer no contienen glucógeno, por lo que, cuando se aplica la solución de Lugol, adquieren un color amarillo-mostaza o azafrán. Las zonas de leucoplasia o hiperqueratosis tampoco captan el yodo. Los condilomas pueden no teñirse o hacerlo de forma variable.

Ante una imagen de alarma, está indicada la realización de biopsia para su estudio histológico ulterior. Esta se realiza bajo visión directa colposcópica, con pinza de sacabocado que permita una porción de tejido de un tamaño aproximado inferior a 5 mm en superficie y 2 mm en profundidad. Tras la biopsia, puede producirse un sangrado, habitualmente es mínimo y autolimitado, ya que puede ser necesario utilizar productos hemostáticos; los más frecuentemente utilizados tras una biopsia son las barras de nitrato de plata y el percloruro de hierro o solución de Monsel.

El orden para tomar las muestras debe ser «de posterior a anterior», para evitar que el sangrado dificulte la visualización del resto de áreas a biopsiar y preferentemente del área más próxima a la zona de transformación (localización centrípeta), dado que aquí es donde asientan habitualmente las lesiones de mayor grado. En el caso de lesiones con sospecha de invasión, hay que evitar tomar las muestras de las zonas donde se objetive necrosis. Para que la biopsia cervical sea representativa, la muestra debe contener tejido epitelial y estromal. El porcentaje de biopsias adecuadas para un diagnóstico histológico debería ser superior al 90 %.

El protocolo de realización de colposcopia de la AEPCC indica:

- Visualizar con luz blanca y a bajo aumento (×4) la vulva y el área perianal y, en caso de detectar alguna anomalía, realizar el estudio específico en ese momento o posponerlo hasta el final del examen cervical.
- Introducir en la vagina el espéculo del tamaño y longitud que se consideren adecuados. Es importante mover el espéculo con delicadeza, evitando realizar movimientos bruscos que puedan provocar dolor a la paciente, y procurar no lesionar el cuello uterino y/o la vagina, evitando

la aparición de cualquier lesión que, además, podría dificultar la exploración.

- En casos concretos, se puede usar un lubricante ginecológico que facilite la maniobrabilidad.
- Limpiar con suero salino, de forma suave, aquellas secreciones que dificulten la visualización tanto del cuello uterino como de la vagina.
- Visualizar con luz blanca y bajo aumento (×4) la anatomía vaginocervical, el trofismo de las mucosas y la presencia o ausencia de signos infecciosos.
- Examinar el patrón vascular con el filtro verde. Los vasos deben observarse a bajo y gran aumento. No aplicar ácido acético ni recoger ninguna muestra antes de realizar esta valoración vascular.
- Realizar la toma de muestras en caso de estar indicado.
- Aplicar el ácido acético al 3-5 % sobre el cuello del útero, bien de forma directa (torundas de gasa o algodón) o bien mediante dispositivos pulverizadores. Evitar frotar o golpear en exceso el cuello del útero, para no producir erosiones o hemorragias innecesarias.
- Visualizar con luz blanca y a bajo y gran aumento, para apreciar en detalle los cambios que se produzcan.
- Determinar si la colposcopia es adecuada o no.
- Identificar la unión escamocolumnar y catalogar la zona de transformación.
- Identificar y valorar las características de los hallazgos colposcópicos en la zona cervical, endocervical y fondos de saco vaginales.
- Tomar imágenes digitalizadas siempre que sea posible para incluirlas en la historia clínica de la paciente.
- Aplicar la solución de Lugol de forma similar a la aplicación del ácido acético, para precisar la topografía y la extensión de las zonas sospechosas.
- Antes, hay que confirmar que la paciente no es alérgica al yodo.
- Realizar biopsias dirigidas en casos indicados y coagular las zonas sangrantes del área biopsiada.

El estudio endocervical con microlegrado debe realizarse cuando la lesión colposcópica muestra un componente endocervical (más frecuente en la menopausia o postratamiento). El estudio endocervical inmediato posconización está indicado, ya que posee un elevado valor predictivo de persistencia lesional. El legrado endocervical está contraindicado durante la gestación.

Es muy importante que exista una nomenclatura uniforme que posibilite una buena reproductibilidad. Con esta finalidad, es fundamental disponer de una terminología consensuada tanto por los profesionales como por las sociedades científicas implicadas en la colposcopia. La clasificación colposcópica más aceptada internacionalmente es la que propone la International Federation of Cervical Pathology and Colposcopy (IFCPC) en 2011.

La terminología colposcópica del cuello uterino de IFCPC 2011 es la siguiente:

- Evaluación general: adecuada/inadecuada a causa de… (p. ej., cuello uterino no claro por inflamación, sangrado, cicatriz).

- Visibilidad de la unión escamocolumnar:
  – Completamente visible.
  – Parcialmente visible.
  – No visible.
- Descripción de la zona de transformación.
- Hallazgos colposcópicos normales:
  – Epitelio escamoso original:
    ▪ Maduro.
    ▪ Atrófico.
    ▪ Epitelio columnar.
    ▪ Ectopia.
  – Epitelio escamoso metaplásico:
    ▪ Quistes de Naboth.
    ▪ Aberturas glandulares y/o criptas glandulares.
    ▪ Deciduosis en el embarazo.
- Hallazgos colposcópicos anormales:
  – Principios generales, descripción hallazgos colposcópicos:
    ▪ Ubicación de la lesión: dentro o fuera de la zona de transformación/ubicación de la lesión según las agujas del reloj.
    ▪ Tamaño de la lesión: número de cuadrantes del cuello uterino que cubre la lesión, tamaño de la lesión en porcentajes del cuello uterino.
    ▪ Grado 1 (menor) epitelio acetoblanco delgado/borde irregular/mosaico fino/puntillado fino.
    ▪ Grado 2 (mayor): epitelio acetoblanco denso/aparición rápida de epitelio acetoblanco/orificios glandulares abiertos con bordes engrosados/mosaico grueso/puntillado grueso. Bordes delimitados, «signo del límite del borde interno», «signo de la cresta» o sobreelevado.
    ▪ No específicos, leucoplasia (queratosis, hiperqueratosis), erosión. Solución de Lugol (prueba de Schiller): positivo/negativo.
  – Sospecha de invasión:
    ▪ Vasos atípicos.
    ▪ Signos adicionales: vasos delgados, superficie irregular, lesión exofítica, necrosis, ulceración (necrótica), tumoración nodular.
    ▪ Otros: zona de transformación congénita, condiloma, pólipo (exocervical/endocervical), inflamación, estenosis, anomalía congénita, anomalías postratamiento, endometriosis.

Los cambios acetoblancos tienen el mayor grado de correlación, y aumenta con la valoración del patrón vascular y los bordes de la lesión; algunos signos colposcópicos son: borde irregular, «signo de la cresta» y «signo del harapo», tienen elevada especificidad y valor predictivo positivo para lesiones ≥ HSIL/CIN 2.

CLASIFICACIÓN DE LAS LESIONES CERVICALES PREMALIGNAS

La descripción histológica de las muestras de biopsia dirigida por colposcopia también ha sido estandarizada.

Desde 2013, la clasificación de la terminología de las lesiones escamosas del tracto anogenital inferior sustituye a la terminología clásica de Richart de CIN, con tres grados diferenciados, CIN 1, equivalente a LSIL, y CIN 2 o CIN 3, ambos englobados dentro del diagnóstico de HSIL.

Esta clasificación en dos grados es acorde con las hipótesis actuales sobre la biología de la infección de VPH. La LSIL indica una lesión celular asociada a la infección vírica productiva con muy baja capacidad de progresión a carcinoma, mientras que la HSIL indica una verdadera lesión oncogénica precursora con capacidad de progresión a cáncer. En cualquier caso, en la clasificación de la OMS de 2020, se recomienda incluir el grado de CIN (2 o 3), tras el diagnóstico principal de HSIL.

El estudio de la presencia de p16, una molécula relacionada con la regulación del ciclo celular, está fuertemente sobreexpresada en prácticamente todas las infecciones oncogénicas causadas por VPH. La sobreexpresión de p16 es altamente específica de las lesiones asociadas a VPH, particularmente de las de alto grado, las cuales son prácticamente siempre positivas, mientras que es negativa en la inmensa mayoría de las lesiones reactivas. El estudio de p16 tiene un valor fundamental en las siguientes situaciones:

- Diagnóstico diferencial entre lesión premaligna oncogénica (HSIL) y los simuladores (metaplasia inmadura, atrofia, cambios reparativos, secciones tangenciales).
- Diagnóstico diferencial entre LSIL y HSIL/CIN 2 (una tinción positiva apoya la HSIL, mientras que una tinción negativa indica LSIL).
- Biopsia interpretada como ≤ LSIL/CIN 1, pero con riesgo elevado de que exista una lesión de alto grado (citología con resultado de HSIL, células escamosas atípicas que no excluyen una HSIL o células glandulares atípicas) o prueba VPH-positiva para VPH 16.

El análisis de p16 se ha mostrado particularmente útil en la identificación de lesiones pequeñas o escasamente representadas en la muestra y en la evaluación de legrados endocervicales.

A pesar del valor diagnóstico indiscutible de p16, la información pronóstica que p16 aporta sobre el riesgo de progresión de las LSIL es limitada.

Aunque se encuentra en una fase más temprana de desarrollo, otro biomarcador prometedor es la metilación del VPH y del ADN del huésped, que ha demostrado un buen rendimiento clínico para la detección del precáncer y el CCU.

El diagnóstico histológico clasificará la lesión como LSIL (CIN 1) o HSIL (CIN 2). Según la concordancia con la citología previa y/o el tipo viral, será indicado seguimiento frecuente o tratamiento escisional mediante conización.

CONDILOMA ACUMINADO

El VPH es una infección viral común que se manifiesta en algunos pacientes como verrugas anogenitales.

Los condilomas acuminados o verrugas anogenitales son manifestaciones de la infección por el VPH anogenital. La infección por VPH se adquiere a través del contacto genital directo. Pueden aparecer como pápulas blandas excrecentes aisladas o agrupadas en placas de tamaños variables en la piel anogenital. Pueden no presentar sintomatología o asociarse a prurito, dolor o sangrado al roce.

> Algunos casos presentan una resolución espontánea, pero esto es impredecible. La mayoría de los pacientes desean tratamiento.

La infección puede adquirirse semanas o muchos meses antes de la aparición de las verrugas anogenitales. No se puede confirmar el momento de la infección. Por lo tanto, la aparición de verrugas anogenitales no garantiza la infidelidad dentro de una relación sexual actual.

Los pacientes con verrugas anogenitales pueden estar en riesgo de contraer otras enfermedades de transmisión sexual.

Las personas con verrugas anogenitales pueden transmitir el VPH a sus parejas sexuales. Los pacientes deben informar a sus parejas sexuales actuales de su diagnóstico. Estas pueden beneficiarse de una evaluación de verrugas anogenitales y otras enfermedades de transmisión sexual.

La infección por VPH puede permanecer después del tratamiento con éxito de las verrugas anogenitales y puede transmitirse a otras personas, incluso si las verrugas ya no son visibles.

El uso del preservativo puede ayudar a reducir la adquisición de verrugas anogenitales, pero la infección por VPH aún puede transmitirse a través del contacto con la piel infectada que no está cubierta por un preservativo.

El impacto negativo de las verrugas anogenitales en el bienestar psicosocial ha sido demostrado en múltiples estudios. Los médicos deben ofrecer recursos de apoyo psicológico cuando sea necesario.

Existe una variedad de tratamientos efectivos para las verrugas anogenitales. Sin tratamiento, las verrugas anogenitales pueden resolverse, persistir o progresar espontáneamente. Se estima que aproximadamente un tercio de las verrugas anogenitales retroceden sin tratamiento en un plazo de 4 meses.

> - Las opciones de tratamiento eficaces para el condiloma acuminado incluyen terapias aplicadas por el paciente y administradas por el médico.
> - Las terapias de primera línea autoaplicadas por el paciente incluyen imiquimod, podofilotoxina y sinecatequinas.
> - Los tratamientos de primera línea administrados por el médico son la crioterapia, el ácido tricloroacético (TCA) y el ácido bicloroacético (BCA), la escisión quirúrgica, la electrocirugía y la terapia con láser.

El tratamiento debe individualizarse y basarse en la consideración de la extensión de la enfermedad, la preferencia del paciente, el costo, los efectos adversos, la disponibilidad de tratamiento y la respuesta a tratamientos previos.

Un diagnóstico de condiloma acuminado puede asociarse por el paciente a preocupaciones con respecto a la apariencia estética, la estigmatización, la salud personal y las relaciones sexuales. Educar a los pacientes sobre la infección por el VPH es un componente importante del tratamiento. Es muy importante la adecuada comunicación de las implicaciones de esta infección trasladándole la información correcta, como se indica a continuación.

Indicaciones para el tratamiento

A todos los pacientes se les debe ofrecer tratamiento. Si bien las verrugas anogenitales pueden resolverse espontáneamente, también pueden extenderse o agrandarse, por ello una demora en el tratamiento dificulta la resolución. Se recomienda no diferir el tratamiento.

Dada la incertidumbre con respecto a la resolución y los efectos psicosociales y físicos negativos de las verrugas anogenitales, la mayoría de los pacientes desean tratamiento.

Las terapias de primera línea aplicadas por el paciente incluyen: imiquimod, podofilotoxina y sinecatequinas.

Las terapias de primera línea administradas por el médico incluyen: crioterapia, TCA y BCA, extirpación quirúrgica (escisión, electrocirugía o láser).

Selección del tratamiento

No existe una terapia única como estándar de atención.

Es preciso un enfoque general: la selección de un tratamiento de primera línea para los condilomas acuminados debe ser individualizada y dirigida por factores como: el número, el tamaño y la ubicación de las verrugas; preferencia del paciente; consideraciones de costos; efectos adversos; habilidad del clínico; y disponibilidad de tratamientos.

En cuanto al tamaño de las verrugas anogenitales, aunque sean pequeñas (p. ej., < 1 cm), los pacientes pueden ser tratados eficazmente con cualquiera de los tratamientos de primera línea administrados por ellos mismos o por el médico. Las terapias destructivas administradas por el médico a menudo se ven favorecidas, debido a los resultados rápidos en comparación con la terapia tópica a largo plazo.

La crioterapia es un tratamiento típico de primera línea, ya que es una terapia ampliamente disponible, bien tolerada, fácil de administrar y que no requiere anestesia.

La electrocirugía es una opción preferida adicional para el tratamiento de las verrugas genitales pequeñas; sin embargo, puede resultar en más cicatrices que la crioterapia.

Tanto la crioterapia como la electrocirugía pueden dar lugar a discromías cutáneas locales; el riesgo es mayor en pacientes con piel de pigmentación moderada a oscura.

La enfermedad extensa puede tratarse con escisión quirúrgica, ablación con láser o electrocirugía. Los agentes tópicos se utilizan posteriormente como terapia adyuvante para la enfermedad remanente.

Los pacientes pueden expresar una preferencia por los tratamientos autoaplicados. Otros prefieren evitar los ciclos de tratamiento prolongados asociados a las terapias aplicadas por ellos mismos y prefieren los resultados rápidos de los tratamientos ablativos administrados por el médico.

Cabe destacar que los pacientes con discapacidades visuales, cognitivas o físicas, que limitan su capacidad para identificar, tratar y alcanzar todas las verrugas, no son buenos candidatos para los tratamientos autoaplicados.

Los posibles efectos adversos de los tratamientos deben revisarse con los pacientes. Las reacciones inflamatorias locales son efectos secundarios comunes de la podofilotoxina, el imiquimod y las sinecatequinas. El tratamiento con imiquimod, resina de podofilina o inyecciones intralesionales de interferón, puede causar efectos secundarios sistémicos. Las terapias ablativas administradas por el médico pueden provocar cicatrices y despigmentación.

Las combinaciones de terapias aplicadas por el paciente y administradas por el médico, se utilizan a menudo en la práctica clínica (p. ej., el uso de una terapia tópica aplicada por el paciente entre las sesiones de tratamiento administrado por el médico) en un intento de aumentar la respuesta al tratamiento.

En pacientes inmunodeprimidos, el enfoque del tratamiento no difiere del enfoque para pacientes inmunocompetentes, pero el tratamiento de las verrugas es menos exitoso. Pueden ser necesarios ciclos de tratamiento más largos y un seguimiento más estrecho.

Terapias de primera línea (aplicadas por el paciente)

Las terapias de primera línea aplicadas por el paciente incluyen: imiquimod, podofilotoxina y sinecatequinas.

Imiquimod

Es un fármaco inmunomodulador que aumenta la respuesta inmunitaria frente a las verrugas. Es un inductor de citocinas que estimula la producción de interferón alfa, el factor de necrosis tumoral y la interleucina 1, la interleucina 6 y la interleucina 8. Se utilizan en formulación al 5 %.

Eficacia

Una revisión sistemática de ensayos aleatorizados encontró que el imiquimod era superior al placebo para lograr una regresión completa y parcial de las verrugas anogenitales. Las tasas de aclaramiento de los ensayos aleatorizados para imiquimod al 5 % en crema oscilan entre el 35 y el 75 %. Las tasas de recurrencia oscilan entre el 6 y el 26 %.

Administración

Los pacientes deben aplicar la crema de imiquimod al 5 % en las verrugas anogenitales tres veces por semana (p. ej., lunes, miércoles y viernes), hasta que haya una eliminación total de las verrugas anogenitales o durante un máximo de 16 semanas. Se debe aplicar una capa delgada de crema de imiquimod al 5 % en cada verruga y frotar hasta que la crema ya no sea visible. Dicha crema debe aplicarse antes de las horas normales de sueño y dejarse en la piel durante 6 a 10 horas, después de lo cual la crema debe retirarse lavando el área con agua y jabón suave.

Debe explicarse al paciente la técnica de aplicación adecuada (incluidas las instrucciones claras sobre los lugares a tratar y la cantidad de medicamento a aplicar) para maximizar el beneficio.

Efectos adversos

Las reacciones inflamatorias locales, que incluyen enrojecimiento, irritación, induración, ulceración, erosiones y vesículas, son comunes con el uso de la crema imiquimod al 5 %. Se puede tomar un período de descanso de varios días, si es necesario, debido a la incomodidad del paciente o a la gravedad de la reacción. El tratamiento puede reanudarse una vez que la reacción disminuya. Se pueden usar apósitos no oclusivos (p. ej., gasa de algodón o ropa interior de algodón) en el tratamiento de las reacciones cutáneas.

Puede desarrollarse hipopigmentación en el sitio de tratamiento.

Síntomas similares a los de la gripe ocurren con poca frecuencia. Se han notificado casos raros de vitíligo y curvatura reversible del pene secundaria a edema en asociación al tratamiento con imiquimod.

A pesar de que la absorción sistémica es mínima, en algunos casos puede aparecer cefalea, astenia, mialgias y náuseas. Se ha relacionado el uso de imiquimod con el agravamiento de enfermedades inflamatorias y autoinmunitarias, como la psoriasis, el vitíligo o el lupus, o la aparición de reacciones a distancia como eritema multiforme o el síndrome de Stevens-Johnson.

Además puede debilitar los preservativos y los diafragmas vaginales. Se debe evitar el contacto sexual mientras el imiquimod esté en contacto con la piel.

Podofilotoxina

Es un fármaco antimitótico que puede sintetizarse o purificarse químicamente a partir de las plantas *Coniferae* y *Berberidaceae*. Está disponible en forma de:

- Crema al 0,15 % (1,5 mg/g; tubo de crema de 5 g), para autoaplicación.
- Solución cutánea al 5 % (5 mg/mL; frasco de 3 mL), que, aunque puede autoaplicarse, es un tratamiento potencialmente más lesivo, por lo que su aplicación debe tutelarse para asegurar un adecuado cumplimiento.

La podofilotoxina se aplica dos veces al día durante 3 días consecutivos, seguido de un período de descanso de 4 días. Esta pauta se repite hasta un máximo de cuatro ciclos para la crema y dos ciclos para la solución, o hasta que las verrugas ya no sean visibles. La crema se puede aplicar con los dedos, y la solución, con un hisopo de algodón, siendo la aplicación lo más selectiva posible sobre las lesiones. Posteriormente se recomienda lavarse las manos y evitar el contacto con los ojos.

Eficacia

Los ensayos aleatorizados controlados con placebo respaldan su eficacia con tasas de eliminación del 45 al 83 % con el uso de la solución de podofilotoxina al 0,5 % durante 3-6 semanas y del 43 al 70 % con el uso de crema de podofilotoxina al 0,15 % durante 4 semanas. Las tasas de recurrencia oscilan entre el 13 y el 100 %.

El área total de tratamiento no debe exceder los 10 cm^2, y el volumen total de podofilotoxina debe limitarse a 0,5 mL por día. La superficie en la que se aplica no debe contener lesiones o heridas abiertas. La podofilotoxina debe lavarse de una a cuatro horas después de la aplicación, para minimizar la irritación local. Si es posible, el médico debe aplicar el primer tratamiento para demostrar los sitios correctos para la aplicación y la técnica adecuada. Se deben evitar las relaciones sexuales cuando la podofilotoxina está en contacto con la piel.

Efectos adversos

Los efectos adversos locales habitualmente son leves o moderados. Las reacciones graves ocurren con mayor frecuencia durante las primeras 2 semanas de tratamiento. Los efectos adversos comunes incluyen dolor local, inflamación, erosiones, ardor o picazón. La aplicación excesiva puede contribuir a los efectos adversos. El efecto adverso sistémico más común reportado durante los estudios clínicos fue el dolor de cabeza (7 %).

Su utilización está contraindicada en la gestación y durante la lactancia.

Sinecatequinas

El ungüento de sinecatequinas es una fracción parcialmente purificada del extracto acuoso de las hojas de té verde de *Camellia sinensis,* y consiste en una mezcla patentada de catequinas y otros componentes del té verde. El preparado de sinecatequinas está disponible en formulaciones al 10 %, en tubo de 15 g de pomada.

El mecanismo de acción de las sinecatequinas modula una regular al alza de los genes asociados a la apoptosis y regulan a la baja los genes implicados en la respuesta proinflamatoria a la infección por el VPH. Tiene actividad antiproliferativa, antiangiogénica, antioxidante, antiviral y de potenciación inmunitaria.

La eficacia de las sinecatequinas para las verrugas anogenitales con desaparición por completo de las verrugas es variable, está en torno a un 50-65 % de los pacientes. Las tasas de recurrencia después de la eliminación completa fueron bajas durante un período de seguimiento de 12 semanas, ocurriendo en el 7 %.

Administración

La pomada de sinecatequinas al 10 % se aplica tres veces al día a las verrugas anogenitales hasta su completa eliminación, hasta un máximo de 16 semanas. Los pacientes deben aplicar una hebra de aproximadamente 0,5 cm de la pomada en cada verruga con los dedos. El ungüento ha de aplicarse sobre las verrugas para garantizar una cobertura completa, dejando una capa delgada del ungüento sobre estas.

Los pacientes deben lavarse las manos antes y después de la aplicación. No es necesario lavar el ungüento antes del siguiente tratamiento. El ungüento de sinecatequinas puede debilitar los preservativos y los diafragmas. Se debe evitar el contacto sexual cuando el ungüento está en contacto con la piel.

Efectos adversos

Las reacciones cutáneas locales (p. ej., eritema) en el sitio de tratamiento son frecuentes. El tratamiento puede continuarse cuando la gravedad de la reacción cutánea local sea aceptable.

Terapias de primera línea aplicadas por el médico

Las terapias de primera línea aplicadas por el médico incluyen crioterapia, TCA y BCA, escisión, electrocirugía y terapia con láser.

Crioterapia

La crioterapia implica el uso de nitrógeno líquido (–196 °C) para causar daño tisular mediante la formación de cristales de hielo, lo que provoca la alteración de las membranas y la muerte celulares. Este tratamiento se puede utilizar para verrugas anogenitales únicas o múltiples y es más eficaz para verrugas pequeñas. Las tasas de éxito del tratamiento de los ensayos aleatorios oscilan entre el 44 y el 75 %.

El nitrógeno líquido se aplica a través de un dispositivo de pistola rociadora o un bastoncillo de algodón, y se realizan dos ciclos de congelación y descongelación. Se debe incluir un pequeño margen de piel sana (p. ej., 1 mm) en el área de tratamiento. Habitualmente son tratamientos cada 2 semanas durante un máximo de 6 a 10 semanas. Si no se ha logrado el aclaramiento dentro de las 6-10 semanas, se debe utilizar otro tratamiento.

Los pacientes experimentan ardor y dolor local durante la crioterapia. Los posibles efectos secundarios después del tratamiento incluyen ampollas, despigmentación y cicatrices. La hiperestesia y la hipoestesia también pueden ocurrir después de la criocirugía, pero casi siempre son temporales.

Se obtiene un aclaramiento completo de las lesiones en un 44-75 % de las pacientes, y en la mayoría de los casos, este se produce alrededor de la tercera sesión. Como no tiene actividad antiviral ni modula el sistema inmunitario, las tasas de recurrencia son elevadas, entre el 21 y el 42 % tras un período de seguimiento de 1 a 3 meses. Se ha evaluado el efecto de combinar crioterapia con sinecatequinas 1 semana después de la primera (tratamiento secuencial), resultando en una mejor respuesta que con la crioterapia aislada.

Electrocirugía

Las verrugas anogenitales se pueden destruir con electrocauterio diatérmico. Requiere la inyección de un anestésico local. Se debe tener cuidado de controlar la profundidad de la electrocauterización para minimizar las cicatrices. Al igual que con la escisión quirúrgica, se han reportado altas tasas de aclaramiento, del 94 al 100 %. Está indicada en el tratamiento de condilomas en número y extensión limitada. No resulta aplicable ante lesiones múltiples o de gran extensión.

Se indica precaución durante el tratamiento de las verrugas anales. La electrocirugía o las escisiones que lesionan el esfínter anal pueden provocar incontinencia anal, defecación dolorosa o fístulas.

El riesgo de transmisión del VPH a la mucosa oral o nasal de los sanitarios durante la electrocirugía o el tratamiento con láser de las verrugas anogenitales es bajo. Sin embargo, se recomienda realizar la electrocirugía en una habitación bien ventilada, con ventilación de extracción en el sitio de tratamiento, para minimizar el riesgo de transmisión.

Ácido tricloroacético

Es un agente cáustico relativamente barato que destruye las verrugas a través de la coagulación química de las proteínas.

La terapia con TCA es más adecuada para las verrugas pequeñas, ya que su capacidad para penetrar en la piel puede ser limitada. Las tasas de aclaramiento reportadas en ensayos aleatorizados oscilan entre el 56 y el 81 %.

Se aplica una pequeña cantidad de 80 o 90 % de TCA directamente sobre las verrugas con un aplicador de punta de algodón, y se deja secar. Una escarcha blanca se hace visible en el sitio de tratamiento. Un curso de tratamiento razonable para el TCA es la aplicación una vez por semana durante 3-4 semanas o cada 2 semanas durante 8-10 semanas.

Las desventajas del TCA incluyen la necesidad de múltiples sesiones de tratamiento y la aparición de una sensación de ardor en el lugar de aplicación que dura unos minutos. El TCA ha de aplicarse con cuidado solo en la piel con verrugas, ya que una aplicación excesiva puede dañar los tejidos adyacentes. Se debe dejar que el material se seque por completo (formando una «escarcha blanca») antes de que el paciente se siente, se ponga de pie y camine.

El BCA es similar al TCA, y se utiliza más típicamente en ginecología. Las instrucciones de uso de ambos son similares.

Escisión quirúrgica

La escisión quirúrgica es más beneficiosa para los pacientes que tienen verrugas anogenitales exofíticas grandes (p. ej., > 1 cm). La escisión a la profundidad de la dermis superficial es generalmente suficiente. Es posible que se requieran escisiones más extensas bajo anestesia general para eliminar verrugas extensas o voluminosas.

Las desventajas de la escisión quirúrgica incluyen la necesidad de anestesia local y cicatrices en el sitio de la escisión. El sitio quirúrgico puede estar adolorido y sensible durante aproximadamente 1-4 semanas. Aunque se han comunicado tasas de éxito para la escisión entre el 90 y el 100 %, se desarrollan recurrencias en hasta un tercio de los pacientes.

No se considera el tratamiento de elección en condilomas del área anogenital. Su uso estaría justificado en los siguientes casos: por fallo de los tratamientos previos; por no disponibilidad de otros tratamientos; por condilomas de gran volumen que requieren tratamientos combinados; y ante la sospecha de neoplasia intraepitelial o invasora que haga necesario el estudio histológico de las lesiones.

Terapia con láser

Los láseres de dióxido de carbono (CO_2) son los más utilizados para destruir las verrugas anogenitales. El tratamiento es doloroso, es necesaria anestesia local o general. Conviene no profundizar más de 1 mm para evitar secuelas cicatriciales. Deben utilizarse máscaras protectoras y un aspirador de humo. Las tasas de aclaramiento y recurrencia después del tratamiento con láser de CO_2 varían, y las tasas de recurrencia comunicadas son elevadas. Las posibles complicaciones incluyen: dolor persistente, fisuras anales y cicatrices.

Otros láseres se utilizan con menos frecuencia para el tratamiento de las verrugas anogenitales. La mayoría de los informes sobre el láser de granate de itrio y aluminio dopado con neodimio se centran en el uso de verrugas uretrales. Los datos sobre el uso del láser de colorante pulsado y el láser de tulio son limitados. Se necesitan más estudios para confirmar los resultados de un estudio no controlado que encontró una baja tasa de recaída de las verrugas anogenitales después del tratamiento combinado con un láser de CO_2 y de una a seis sesiones de terapia fotodinámica realizada con ácido amino-levulínico tópico y un láser de 635 nanómetros.

Terapia de segunda línea

Los pacientes que no responden a un tratamiento de primera línea pueden beneficiarse de un ensayo de un tratamiento alternativo de primera línea o un tratamiento combinado. La crioterapia más un agente tópico es una opción inicial común para el tratamiento combinado (v. apartado *Terapia combinada*).

Enfermedad refractaria

Los pacientes con verrugas anogenitales que no se pueden erradicar con terapias de primera línea o combinaciones de terapias de primera línea pueden requerir el uso de tratamientos alternativos.

Existen múltiples informes de respuestas positivas de las verrugas anogenitales al cidofovir tópico o intralesional. Inhibe competitivamente la ADN-polimerasa viral, es un nucleótido análogo del monofosfato de deoxicitidina que actúa mediante la inducción de la apoptosis de las células infectadas por el VPH. Este fármaco reduce la expresión de E6 y E7, permitiendo la expresión de las proteínas supresoras p53 y pRb *in vitro*. Puede considerarse como tratamiento de segunda línea de condilomas en cualquier área del tracto anogenital (fuera de ficha técnica). La administración tópica en crema o intralesional es segura, especialmente si se usa sobre piel o mucosa no ulcerada, evitando el riesgo de toxicidad sistémica (nefrotoxicidad, neutropenia, acidosis metabólica y toxicidad ocular), debe aplicarse en condiciones de monitorización estricta.

En raras ocasiones, los tratamientos sistémicos se utilizan para casos difíciles. Se ha reportado un beneficio con ciclofosfamida oral en dosis bajas. El mecanismo de la ciclofosfamida puede implicar la selección de linfocitos T reguladores, mejorando así la función de los linfocitos T específicos del VPH y las células asesinas naturales, lo que conduce a la eliminación de la infección por VPH.

Los informes de casos describen el uso exitoso de la hipertermia y la radioterapia de haz externo para las verrugas anogenitales extensas.

Terapias emergentes

Cabe destacar el beneficio del nitrato de sodio tópico con ácido cítrico, la vacuna contra *Mycobacterium w*, el complejo tópico nítrico-cinc, la inmunoterapia con partículas similares a virus, el ácido glicirricínico más un suplemento alimenticio inmunoestimulante y la terapia fotodinámica.

El efecto terapéutico de la terapia fotodinámica en los condilomas acuminados se explica por la activación de las células dendríticas y de los linfocitos CD4 en la piel lesional. La aplicación previa de un fotosensibilizador (ácido 5-aminolevulínico), que se acumula en las células infectadas por el VPH, hará que estas sean posteriormente destruidas mediante fotooxidación. El principal efecto adverso es el dolor. Se han descritos casos de eritema, erosiones o úlceras.

Actualmente debería limitarse su utilización en el ámbito de estudios experimentales de condilomas en cualquier área del tracto anogenital. Son necesarios más estudios antes de recomendar el uso de estos tratamientos.

Pronóstico y seguimiento

Las recurrencias pueden aparecer poco después del tratamiento o después de meses o años. Los factores que pueden contribuir a las recurrencias después del tratamiento incluyen la infección subclínica persistente, la infección repetida y la inmunosupresión.

El momento del seguimiento después del inicio del tratamiento depende del modo de tratamiento. En el caso de las terapias tópicas aplicadas por los pacientes, deben ser reevaluados después de completar un ciclo de tratamiento. Después de las terapias destructivas administradas por el médico, generalmente se vuelve a examinar a los pacientes después de 2 semanas, para evaluar la respuesta y si la curación es adecuada.

Se debe indicar a los pacientes que regresen para una evaluación clínica si se desarrollan nuevas verrugas después del tratamiento.

Prevención

La actividad sexual es el principal factor de riesgo para la adquisición de la infección por el VPH y el desarrollo de verrugas anogenitales. La forma óptima de prevenir las verrugas anogenitales es la vacunación antes del inicio de la actividad sexual. Además, limitar el número de parejas sexuales a lo largo de la vida y retrasar la edad de la primera relación sexual reduce el riesgo de dicha infección.

Administrar las vacunas que contienen los genotipos virales 6 y 11 es el método más eficaz para la prevención primaria de los condilomas acuminados, obteniéndose la máxima efectividad si se administran antes del inicio de la actividad sexual.

VACUNA FRENTE AL VIRUS DEL PAPILOMA HUMANO

Las vacunas contra el VPH son muy eficaces para prevenir la transmisión de este virus y, por lo tanto, las neoplasias del tracto genital inferior relacionadas con el VPH.

La respuesta inmunitaria del huésped al VPH depende totalmente de la capacidad del cuerpo para reconocer la presencia de este virus. Las infecciones latentes por VPH presentan muy poco potencial inmunogénico para el sistema inmunitario del cuerpo y, por lo tanto, la inmunidad natural después de la infección no es potente.

Por ello, la inducción de la producción de anticuerpos mediante la vacunación es una estrategia de prevención primaria que ha probado ser eficaz.

Cada vez es más amplia la recomendación de la inmunización sistemática contra el VPH para adolescentes y adultos jóvenes. Muchos estudios han reportado una disminución de la prevalencia e incidencia de la infección por VPH, así como de la enfermedad relacionada con el VPH después de la introducción de la vacunación contra dicho virus. Ha sido documentado el efecto directo de la vacunación contra el VPH en la reducción del CCU en poblaciones vacunadas.

Se han observado disminuciones en las infecciones por VPH de tipo vacunal tanto en individuos vacunados como no vacunados, lo que muestra evidencia de protección directa y colectiva. Pero cuanto más amplio es el colectivo vacunado, menor es la tasa de infección en la comunidad.

La infección genital por VPH es común entre los hombres heterosexuales, como lo demuestran los hallazgos de varios estudios.

Entre hombres heterosexuales, ha sido comunicada una prevalencia de VPH genital de cualquier tipo del 53 %. Casi un tercio de los participantes del estudio estaban infectados con tipos de VPH oncogénicos. Los factores asociados a la infección oncogénica por VPH incluyeron: fumar, consumo excesivo de alcohol y un mayor número de parejas sexuales femeninas, mientras que el uso del condón se asoció con una menor probabilidad de infección por VPH.

Entre las parejas heterosexuales, la concordancia específica del tipo (es decir, ambos miembros de la pareja infectados con el mismo tipo de VPH) es común, casi el 25 % en una serie. La transmisión en cualquier dirección es típicamente asintomática.

Las altas tasas de infección en estas poblaciones de estudio sugieren que las estrategias para la prevención de la infección por VPH también deben dirigirse a los hombres.

Idealmente, antes del inicio de la actividad sexual, se debe promover la vacunación VPH, así como difundir medidas de salud destinadas a la planificación familiar y prevención de otras enfermedades de transmisión sexual.

Las personas que son sexualmente activas aún pueden vacunarse. Los antecedentes de una prueba de Papanicolaou anormal, verrugas genitales o infección por VPH, no son una contraindicación para la inmunización contra dicho virus, aunque en estos casos la eficacia en protección de la vacuna es menor.

Dado que las vacunas actuales no ofrecen cobertura para todos los tipos de VPH oncogénicos, es importante recomendar a todas las mujeres vacunadas que deben seguir las pautas establecidas de cribado de cáncer de cérvix.

En un estudio se ha descrito que el cribado con citología conseguiría disminuir la incidencia a 6,9/100.000 habitantes, y que con la prueba de VPH, se reduciría a 5/100.000 habitantes. El incorporar la vacunación reduciría la incidencia en más de un 40 % si el cribado es con citología y un 24 % si es con VPH, con incidencias de 2/100.000 habitantes. Por ello, para conseguir el objetivo de la eliminación del cáncer de cérvix, debe existir una sinergia entre cribado y vacunación.

Se están analizando la utilidad y aplicabilidad de modificar las estrategias y periodicidad de cribado, en población de bajo riesgo, según aumente el porcentaje de población vacunada.

Los beneficios añadidos a la disminución del cáncer del canal genital serían la disminución del condiloma acuminado, del cáncer anal y de las enfermedades orofaríngeas-respiratorias inducidas por el VPH.

Las mujeres tratadas por SIL/CIN constituyen un grupo especialmente susceptible de desarrollar nuevas lesiones, e incluso CCU. Entre el 5 y el 15 % de las mujeres tratadas por HSIL/CIN 2- CIN 3 mediante conización, presentarán enfermedad persistente/recurrente en el seguimiento. Además, estas mujeres tienen un mayor riesgo de CCU en comparación con la población general, incluso después de un tratamiento adecuado. La vacunación frente al VPH en estas mujeres reduce el riesgo de segundas lesiones. La vacuna debe administrarse lo antes posible, a poder ser antes del tratamiento.

Aunque no existe evidencia del plazo del tiempo disponible para proteger frente a la reinfección o reactivación de la lesión preneoplásica, se recomienda administrar la vacuna VPH hasta 12 meses tras la conización. Los beneficios de la vacunación en mujeres tratadas por SIL/CIN incluye distintos aspectos como la protección frente a nuevas infecciones por tipos vacunales (u otros tipos no vacunales, mediante la protección cruzada) diferentes al VPH que ha causado la lesión tratada. Si la lesión está producida por tipos virales incluidos en la vacuna y el virus se aclara después del tratamiento, la vacuna ofrece protección frente a la reinfección/reactivación por el mismo tipo de VPH.

A pesar del éxito de la vacuna contra el VPH, las dudas sobre la vacunación y la desinformación siguen amenazando la capacidad para eliminar estos cánceres. Las intervenciones informativas, conductuales y ambientales han tenido un éxito desigual en el aumento de las tasas de vacunación, pero deben promoverse estrategias informativas para aumentar dichas tasas.

La falta de conocimiento sobre la vacuna contra el VPH puede ser una de las causas de morbilidad y mortalidad asociadas al VPH. La implementación exitosa de un programa de vacunación se puede ver obstaculizada por varios factores demográficos, como la edad, el grado educativo, la ocupación y la residencia.

Aún existen actitudes y creencias desfavorables hacia la vacuna: un rechazo basado en la creencia de que las vacunas eran innecesarias y también los posibles efectos secundarios. Estas actitudes negativas no se limitan a quienes se negaron a vacunarse, sino también a quienes alientan a otros a rechazar la vacunación. Son necesarios programas educativos proporcionando información respecto a la eficacia y seguridad de las vacunas y generar confianza en los padres y los adolescentes hacia la vacunación.

Debido a la falta de comprensión y a las actitudes negativas, algunos adolescentes no contaban con el apoyo de sus padres o familiares para vacunarse. Según datos de los Centros para el Control y la Prevención de Enfermedades (CDC) de los Estados Unidos, algunos padres no están dispuestos a vacunar a sus hijos debido a la falta de conocimiento sobre la vacuna; por otro lado, en otros casos, los padres retrasan la decisión de vacunarse contra el VPH porque piensan que sus hijos tienen un bajo riesgo de infección por este virus.

En España, en la población de edad superior a la de los programas de vacunación de mujeres de hasta 14 años institucionalizados, la tasa de vacunación sigue siendo muy escasa, en un estudio reciente oscila entre un 4 y un 17,4 % en mujeres entre 15 y 40 años, existiendo grandes diferencias entre los grupos de edad. Las coberturas del grupo de edad entre 15 y 19 años ascienden hasta un 56,7 %, siendo del 3,8 % en el grupo de mujeres entre 35 y 40 años. Estos resultados están condicionados por el área geográfica, el profesional sanitario, la edad, la accesibilidad a la vacunación y los factores económico-geográficos.

La capacidad inmunogénica de la vacuna en población adulta y su durabilidad han sido documentadas. La indicación debe ser individualizada, pero no se estima un límite superior de edad para su aplicación.

El mecanismo de protección inducida por la vacuna es la inducción de anticuerpos. En caso de contacto con el VPH, la vacuna se adhiere a los virus del VPH y evita la infección de los tejidos epiteliales.

La cantidad de anticuerpos generados durante la infección natural no suele ser suficiente para detener un avance de la infección. No hay tejido linfoide secundario en la región cervical infectada, lo que hubiera podido producir anticuerpos y neutralizado el virus antes de su avance en profundidad. Se necesitan niveles grandes y prolongados de anticuerpos que pueden generar las vacunas para mantener las respuestas inmunitarias protectoras durante la vida sexualmente activa.

Por lo tanto, una vacunación perfecta contra el VPH debería aumentar las defensas del sistema inmunitario y proteger contra todos los tipos de VPH de alto riesgo, así como contra aquellas formas que probablemente o tal vez sean cancerígenas.

Las vacunas contra el VPH disponibles en la actualidad se basan en partículas similares al virus (VLP), que carecen de ADN viral y están hechas de proteínas recombinantes de la cápside del VPH. La vacunación con VLP puede inducir diferentes formas de anticuerpos específicos que se adhieren al virus y evitan que infecte las células en contactos posteriores con el VPH.

La base de las vacunas actuales contra el VPH es la formación de VLP a partir de elementos de la superficie del VPH. Las VLP no son contagiosas, ya que falta el ADN del virus. Por el contrario, se parecen al virus natural, y los anticuerpos contra las VLP también funcionan contra el virus natural. Según la investigación, las VLP son fuertemente inmunogénicas para producir anticuerpos sustanciales, eficaces y seguros para disminuir la posibilidad de aparición del CCU.

En el ámbito mundial, muchos países han aprobado el uso de tres tipos de vacunas preventivas. Estas se clasifican como: vacuna tetravalente contra el VPH, vacuna bivalente contra el VPH y vacuna nonavalente contra el VPH.

Las tres vacunas demuestran seguridad y eficacia en estudios aleatorizados y vigilancia posterior a la comercialización, previniendo entre el 70 y el 90 % de las neoplasias malignas relacionadas con el VPH. La nonavalente proporciona una protección más amplia. La nonavalente y la tetravalente brindan protección contra las verrugas anogenitales.

Estas vacunas son sustancialmente eficientes y efectivas para prevenir las infecciones por VPH y las enfermedades neoplásicas.

Los efectos adversos de la vacunación contra el VPH generalmente se limitan a reacciones locales leves.

Ha sido analizado el potencial impacto de la hipotética vacunación de toda la población de niñas de 12 años de edad de los Estados Unidos: esta acción evitaría anualmente más de 200.000 infecciones por VPH, 100.000 exámenes citológicos anormales y 3.300 casos de cáncer cervical.

En entornos donde ha habido una alta aceptación de la vacuna entre las mujeres, también hay evidencia de inmunidad colectiva entre los hombres de edad similar, reflejada por una reducción en la incidencia de aparición de verrugas genitales.

La vacunación a hombres contra el VPH les proporciona un beneficio directo, ya que les protege de manera segura contra los cánceres que pueden resultar de una infección persistente por VPH.

Sin embargo, a pesar de un beneficio absoluto directo menor de la vacunación contra el VPH en los hombres en comparación con las mujeres, el beneficio general de vacunar a los hombres supera sus riesgos potenciales, debido a los beneficios adicionales de la población de la inmunidad colectiva y la seguridad documentada de las vacunas contra el VPH.

Varios modelos han indicado que vacunar tanto a hombres como a mujeres es más beneficioso para reducir la infección y la enfermedad por VPH que vacunar solo a las mujeres, aunque la vacunación masculina parece presentar una menor rentabilidad económica, en el gasto sanitario de cara al futuro, que la vacunación femenina.

Sin embargo, los análisis de costo-efectividad están limitados por la incertidumbre con respecto a diferentes variables que afectan el impacto de la vacunación masculina. Estos incluyen la eficacia de la vacuna y la duración de la protección, la cobertura de la vacuna de las mujeres, el efecto de la inmunidad colectiva, el rango de resultados de salud incluidos y el efecto de las enfermedades asociadas al VPH en la calidad de vida.

Los modelos han encontrado que la rentabilidad de la vacunación masculina es mayor en el contexto de niveles más bajos de cobertura femenina, por insuficiente distribución o por no aceptación por parte de algunas mujeres de ser vacunadas.

Durante los 10 primeros años de utilización de las vacunas frente al VPH, el máximo interés sobre su potencial preventivo se ha centrado, desde una perspectiva de salud pública, en la implementación de programas de vacunación sistemática de las mujeres jóvenes. En los últimos años, los ensayos clínicos también han demostrado la eficacia vacunal en mujeres de mayor edad, y en aquellas que han estado expuestas o han tenido una infección o lesión previa por VPH.

Es importante tener en cuenta la vacunación frente al VPH en los grupos de riesgo.

La infección del VIH disminuye la respuesta inmunitaria celular. La infección por el VIH y la inmunodepresión asociada facilitan la persistencia de la infección del VPH y su potencial oncogénico. Existen datos sobre la inmunogenicidad y seguridad de la vacuna frente al VPH en pacientes con infección por VIH, que avalan su uso para la prevención de la enfermedad neoplásica y las verrugas genitales relacionadas con el VPH.

Los hombres que mantienen relaciones sexuales con otros hombres (HSH) presentan un alto riesgo de infección por VPH. La prevalencia de VPH en la región anal es del 63,9 % en varones HSH-VIH-negativos. La incidencia de neoplasia anal en HSH se sitúa 20 veces por encima de la de varones heterosexuales, siendo este riesgo superior en HSH-VIH-positivos. Además, la recurrencia anual de lesión anal de alto grado en pacientes tratados puede alcanzar el 50 %.

La enfermedad inflamatoria intestinal, la enfermedad de Crohn y la colitis ulcerosa, se presenta típicamente en la adolescencia o en la juventud. Su tratamiento incluye con frecuencia fármacos inmunosupresores, especialmente tiopurínicos, que aumentan el riesgo de presentar infecciones bacterianas y víricas, como infecciones por VPH. Los pacientes con enfermedad inflamatoria intestinal en tratamiento con azatioprina presentan una mayor incidencia de verrugas cutáneas (17,2 % frente a 3,3 %, $p = 0,004$) y una peor evolución de estas en comparación con los pacientes sin tratamiento inmunosupresor.

En el momento actual, todavía existe controversia en los trabajos publicados sobre si las pacientes con enfermedad inflamatoria intestinal presentan un mayor riesgo de infección VPH y de cáncer de cuello de útero que la población general, pero hay datos consistentes que así lo sugieren.

Los pacientes que han recibido un trasplante de órgano sólido requieren de por vida terapia inmunosupresora, lo cual supone un mayor riesgo de complicaciones asociadas a la infección persistente por VPH.

Varias investigaciones han mostrado un incremento del riesgo de lesiones anogenitales malignas en receptores de trasplante de órgano sólido.

Los pacientes que han recibido un trasplante de progenitores hematopoyéticos tienen mayor riesgo de desarrollar un cáncer de órgano sólido. Esta es una de las complicaciones más graves a largo plazo del trasplante alogénico. El riesgo de presentar cáncer de órgano sólido aumenta con el tiempo (tendencia $p < 0,001$), hasta triplicarse en los pacientes seguidos durante más de 15 años después del trasplante. La existencia de enfermedad crónica de injerto contra el huésped aumentó hasta cinco veces el riesgo de carcinoma escamoso. El aumento de la supervivencia tras el trasplante alogénico de células madre se ha relacionado con el desarrollo de infección prolongada por el VPH y la consecuente aparición de SIL en mujeres.

Los síndromes de insuficiencia medular congénita constituyen un grupo de enfermedades genética y fenotípicamente muy heterogéneo (anemia de Fanconi, disqueratosis congénita, etc.), que se asocian a una producción inadecuada de células sanguíneas, malformaciones constitucionales y predisposición al cáncer (leucemia aguda mieloblástica, síndromes mielodisplásicos y carcinomas escamosos principalmente ginecológicos y de cabeza y cuello). Se ha analizado la respuesta a la vacunación frente al VPH en este grupo de pacientes y se ha observado una respuesta similar a la población general.

Determinados tipos de inmunodeficiencias primarias, como la epidermodisplasia verruciforme (deficiencia de *EVER1* y *EVER2*), el síndrome de hiperinmunoglobulina E, la linfopenia idiopática de CD4, la deficiencia de *GATA2*, el síndrome WHIM (*warts, hypogammaglobulinemia, immunodeficiency, myelokathexis*, es decir, verrugas, hipogammaglobulinemia, infecciones y mielocatexis) o el síndrome de Netherton, se caracterizan por la presencia de verrugas cutáneas como una de las principales manifestaciones clínicas de la enfermedad. Los pacientes que las padecen tienen una mayor susceptibilidad a la infección por el VPH, debido a una respuesta inmunitaria deficiente frente al virus. Además, estos pacientes tienen riesgo de sufrir afectación cutánea extensa y presentan mayor riesgo que la población general a sufrir transformación maligna de estas lesiones.

ADMINISTRACIÓN

Dentro del rango de edad recomendado, *el momento óptimo* para la inmunización contra el VPH es antes del debut sexual de un individuo. Los datos de ensayos clínicos sobre la eficacia de la vacuna en hombres y mujeres sugieren que la inmunización con la vacuna contra el VPH es más efectiva entre las personas que no han sido infectadas con el VPH.

Desde el año 2020, la cobertura en España referida a la vacunación frente a VPH de las niñas adolescentes se mantiene estable. Los datos correspondientes al año 2021 muestran una cobertura del 91,33 % para la primera dosis y del 81,33 % para la segunda dosis.

Contrariamente a lo anterior, un estudio publicado en 2022 muestra una cobertura acumulada de vacunación contra el VPH en mujeres entre 15 y 55 años en España del 4 % (durante el período 2007-2020).

La vacuna nonavalente frente al VPH es la que se está utilizando en todo el territorio nacional.

El nuevo calendario de vacunación del Consejo Interterritorial del Sistema Nacional de Salud de España (2023) indica que la vacuna frente al VPH se administrará a niñas con una edad comprendida entre los 12 y 18 años, de la siguiente manera:

- Entre los 12 y 15 años: dos dosis separadas al menos 6 meses.
- A partir de 15 años y hasta los 18: tres dosis con una pauta 0-2-6 meses (según la vacuna utilizada).
- A niños de 12 años de edad, con una pauta de vacunación de dos dosis, separadas al menos 6 meses.
- La vacunación VPH en niños se incorporará en todas las comunidades autónomas antes de finalizar el año 2024.

En mujeres de edad superior, especialmente en aquellas sin experiencia sexual previa o con un número limitado de parejas sexuales previas, el riesgo de exposición previa al VPH puede ser muy bajo. La vacuna contra el VPH a dichas personas, si se piensa que tienen un riesgo futuro de exposición al VPH (p. ej., nuevas parejas sexuales esperadas), se considera beneficiosa. Aunque los datos de apoyo son limitados, también ha sido sugerida la vacunación contra el VPH para los trabajadores de la salud que pueden estar en riesgo de exposición ocupacional, incluso si son mayores de 26 años.

Las recomendaciones de grupos de expertos para entornos con recursos limitados son algo diferentes. La Organización Mundial de la Salud (OMS) recomienda que el objetivo principal de los programas de vacunación contra el VPH sean las mujeres de 9 a 14 años, y que los programas locales de salud pública recomienden la vacunación de las mujeres mayores solo si es asequible y rentable y no desvía recursos de la vacunación de la población objetivo-primaria o la detección del cáncer de cuello uterino.

En el calendario de vacunación de los Estados Unidos, el esquema de dosificación recomendado depende de la edad del paciente al iniciar la vacuna: en pacientes inmunocomprometidos, se deben administrar tres dosis de la vacuna contra el VPH a los 0, 1 a 2 y 6 meses, independientemente de la edad.

La vacuna contra el VPH se puede administrar de manera segura al mismo tiempo que otras vacunas apropiadas para la edad en un sitio anatómico diferente. La administración de la vacuna contra el VPH al mismo tiempo que ciertas otras vacunas (vacuna contra el tétanos, la tosferina, difteria, poliovirus inactivado) no parece afectar negativamente a la respuesta inmunitaria a la vacuna contra el VPH o a la vacuna concomitante.

La vacuna contra el VPH se puede administrar sin una evaluación especial.

En cuanto a la serología, no hay evidencia de que la medición de los títulos de anticuerpos posteriores a la vacunación para monitorear la inmunidad sea útil para determinar quién está protegido contra la infección por los tipos dirigidos a la vacuna.

Las vacunas contra el VPH han demostrado una protección duradera contra las enfermedades asociadas al VPH, y no hay evidencia de que la revacunación sea necesaria.

POBLACIONES ESPECIALES

No se recomienda la vacunación contra el VPH durante el embarazo, debido a la información limitada sobre la seguridad; pero los datos del uso inadvertido en este entorno están cada vez más disponibles y son tranquilizadores. Por lo tanto, si se descubre que una mujer está embarazada después de iniciar la serie de vacunación, puede estar segura de que la evidencia disponible no indica ningún aumento en el riesgo de resultado adverso del embarazo con la vacunación. Sin embargo, el resto de la serie debe retrasarse hasta que la mujer ya no esté embarazada.

Las mujeres lactantes pueden recibir la serie de inmunización, ya que las vacunas de subunidades no afectan la seguridad de la lactancia materna infantil.

En el caso de enfermedad asociada al VPH preexistente (con antecedentes de verrugas genitales, un resultado positivo de la prueba del VPH o una citología cervical, vaginal, vulvar o anal anormal, que indican una infección previa por VPH, pero no necesariamente con los tipos de VPH incluidos en las vacunas), la vacunación todavía se reco-

mienda en individuos dentro del rango de edad recomendado que tienen evidencia de infección previa por VPH, ya que todavía puede proporcionar protección contra la infección con tipos de vacunas contra el VPH aún no adquiridos. Sin embargo, se debe advertir a estos pacientes que la vacunación no tendrá ningún efecto terapéutico sobre la infección por VPH preexistente o la enfermedad asociada al VPH, y el beneficio potencial de la vacunación contra el VPH no es tan grande como si hubieran sido vacunados antes de su debut sexual.

En cuanto a los trabajadores de la salud en riesgo de exposición ocupacional, existe evidencia de que la infección por VPH aerodigestiva superior (nasal y orofaríngea) puede transmitirse a través de la exposición a este virus en vapores generados durante la escisión quirúrgica o la ablación de lesiones asociadas al VPH, aunque se desconoce la magnitud de este riesgo.

La recomendación de vacunación de los trabajadores de la salud que pueden estar expuestos rutinariamente al VPH puede ser adecuada. Incluye a los proveedores de atención médica y al personal de quirófano y consultorio en los campos de ginecología, dermatología y medicina familiar.

EFICACIA E INMUNOGENICIDAD

Han sido comunicadas excelentes respuestas de anticuerpos después de la inmunización con las vacunas del VPH, con tasas de seroconversión del 93 al 100 % en mujeres y del 99 al 100 % en hombres. Los títulos obtenidos son generalmente más altos en individuos más jóvenes que en individuos mayores. Aunque no existe un título umbral mínimo definido para la protección, se ha demostrado que la seroconversión de la exposición previa reduce el riesgo de infección incidente por VPH con el mismo tipo de virus.

Los estudios inmunológicos realizados en mujeres y hombres demuestran seguridad e inmunogenicidad y, por lo tanto, apoyan el uso de vacunas en estas otras poblaciones. Con cada una de las tres vacunas, los títulos medios de anticuerpos posteriores a la vacunación entre mujeres de 9 a 15 años fueron generalmente dos veces más altos que los observados en mujeres de 16 a 26 años para todos los tipos de VPH objetivo. Del mismo modo, los títulos de anticuerpos posteriores a la vacunación en hombres con edades entre 9 y 26 años fueron al menos comparables a los de las mujeres entre 16 y 26 años.

Las comparaciones directas de inmunogenicidad de las vacunas nonavalentes y bivalentes contra el VPH arrojaron resultados similares.

Dicha vacunación es efectiva para prevenir la enfermedad cervical. Esto se ha demostrado en grandes ensayos aleatorizados de vacunas tetravalentes, nonavalentes y bivalentes, y ha sido respaldado por datos de población de regiones que informan disminuciones en la incidencia de enfermedad cervical después de la vacunación generalizada contra el VPH.

Grandes estudios observacionales también han mostrado disminuciones sustanciales en la incidencia de CCU después del inicio de los programas nacionales de vacunación contra el

VPH. Además, se ha demostrado que las vacunas tetravalentes y nonavalentes contra el VPH reducen la incidencia de neoplasia intraepitelial vaginal (VaIN) y vulvar (VIN 1-VIN 3). La eficacia de la vacuna es mayor en aquellos que no tienen infección previa por VPH.

Es importante destacar la importancia de la vacunación antes del inicio de la actividad sexual para maximizar la efectividad.

La eficacia de la vacuna nonavalente para prevenir la CIN 2 o enfermedad más grave, VIN 2 o VIN 3, y VaIN 2 o VaIN 3 asociada a los tipos 31, 33, 45, 52 y 58 del VPH (los tipos no contenidos en la vacuna tetravalente) fue del 97 % entre la población que no ha recibido tratamiento previo de infección por VPH.

La vacunación contra el VPH también parece ser segura y efectiva para prevenir la infección posterior y la enfermedad cervical en mujeres mayores, pero el beneficio general es menor que en las mujeres más jóvenes. En estudios de mujeres mayores de 25 años, sin infección por VPH y que recibieron tres dosis de la vacuna, la eficacia de la vacuna fue del 91 %.

Como se esperaba, ha llevado más tiempo demostrar las reducciones de casos en el CCU con la vacunación debido al mayor tiempo de retraso desde la infección inicial por VPH hasta el cáncer, en comparación con el tiempo hasta CIN 2 o CIN 3. Los estudios observacionales proporcionan la primera evidencia de que las reducciones observadas previamente en CIN 2 y CIN 3 también están ocurriendo para el cáncer de cuello uterino, según lo previsto.

Aunque muchos de estos estudios no vincularon formalmente el estado de vacunación individual o el tipo de VPH implicado con la aparición de la enfermedad, sugieren una asociación entre la vacunación generalizada y la disminución de la población en la enfermedad relacionada con el VPH. Esto es consistente con la eficacia observada en los ensayos clínicos, y puede reflejar la inmunidad colectiva asociada a la vacuna.

En lo que se refiere a la enfermedad anal, los datos que informan el impacto de la vacuna contra el VPH en las SIL anales y los cánceres anales son más limitados que los de la enfermedad cervical, pero sugieren eficacia en hombres y en mujeres. Al igual que con la infección y la enfermedad cervical, la infección previa por VPH parece atenuar la eficacia de la vacunación para la infección y la enfermedad anal.

Por otra parte, los datos que informan el impacto de la vacuna contra el VPH en la enfermedad oral se limitan a estudios que demuestran una reducción en la infección oral por VPH después de la vacunación. La eficacia de la vacuna para la prevención de la infección oral por VPH se estimó en un 93 %. Los estudios retrospectivos que informan una disminución de la prevalencia del VPH tipo vacuna oral entre las personas no vacunadas después de la introducción de la vacuna sugieren la posibilidad de inmunidad colectiva contra la infección oral por VPH.

Aún no se ha evaluado si la vacunación contra el VPH puede prevenir el desarrollo de cáncer de orofaringe relacionado con el VPH.

Los ensayos clínicos en mujeres y hombres han demostrado la eficacia de la vacuna contra el VPH para prevenir las verrugas anogenitales (condilomas acuminados), que con mayor frecuencia son causadas por los tipos 6 y 11 del VPH. La vacuna bivalente contra el VPH no se dirige a estos tipos de VPH y, por lo tanto, no previene las verrugas anogenitales.

La vacunación contra el VPH podría afectar a la carga de la papilomatosis respiratoria recurrente, un tumor laríngeo benigno pero mórbido en niños, que se cree que es causado por el VPH (generalmente los tipos 6 y 11) adquirido durante el paso a través del canal de parto de una madre infectada.

En un estudio realizado en Australia, la incidencia de papilomatosis respiratoria recurrente disminuyó de 0,16 a 0,02 casos por cada 100.000 niños, entre 5 y 9 años de edad, tras la introducción de un programa nacional de vacunación tetravalente contra el VPH entre las mujeres. Todos los casos ocurrieron en hijos de mujeres no vacunadas.

DURACIÓN DE LA PROTECCIÓN

Las vacunas contra el VPH han demostrado una excelente duración de la protección durante los períodos de tiempo durante los cuales se han estudiado. Se ha observado una protección continua contra la neoplasia cervical, vaginal y vulvar de alto grado durante al menos 10 años después de la vacunación.

También se han reportado niveles persistentes de anticuerpos y protección contra la infección por VPH hasta 10 años después de la vacunación, y altos niveles de protección contra la infección por VPH anogenital incidente y la enfermedad asociada al tipo de vacuna en hombres seguidos durante una media de 9,5 años.

Cabe destacar que se desconoce el nivel preciso de anticuerpos necesarios para la protección contra la infección. Más datos estarán disponibles en el futuro a medida que los participantes del estudio de vacunas sean seguidos a lo largo del tiempo.

SEGURIDAD DE LAS VACUNAS

Todas las vacunas contra el VPH tienen seguridad documentada en grandes ensayos clínicos, y los extensos datos posteriores a la autorización respaldan este perfil de seguridad. Todos ellos utilizan partículas similares a virus, que imitan la cápside viral, no contienen material genético y se producen en sistemas biológicos, que tienen registros de seguridad bien establecidos.

A la luz de los crecientes datos sobre la seguridad de la vacuna contra el VPH, el Comité Asesor Mundial sobre Seguridad de las Vacunas de la OMS declaró que el perfil beneficio-riesgo sigue siendo favorable.

Las vacunas posteriores a la vacunación han surgido como un posible efecto adverso, aunque no parece exclusivo de la vacunación contra el VPH, ya que el síncope después de la vacunación ocurre con otras vacunas administradas a adolescentes. Se recomienda un tiempo de espera después de la vacunación para tratar de reducir la probabilidad de lesiones por posible síncope.

Las reacciones leves en el lugar de la inyección fueron los eventos adversos observados con mayor frecuencia.

También se ha notificado anafilaxia tras la administración de la vacuna, aunque este riesgo no se ha confirmado en otros estudios. En un programa nacional de vacunación escolar masivo en Australia, la incidencia de anafilaxia fue de 2,6 por 100.000 dosis. Sin embargo, posteriormente se pensó que algunos de esos casos no representaban anafilaxia, y otros estudios de Australia no confirmaron esta alta tasa. En el Sistema para Reportar Reacciones Adversas a las Vacunas (VAERS, Vaccines Adverse Events Report System) de los Estados Unidos, solo 10 casos cumplieron con los criterios predefinidos para la anafilaxia. El cociente de riesgos global fue de 0,1 casos por 100.000 dosis distribuidas.

Hay menos datos de seguridad posteriores a la licencia disponibles para la vacuna nonavalente (Gardasil® 9) contra el VPH que para la vacuna tetravalente. El perfil de seguridad general parece similar, aunque la frecuencia de reacciones locales leves podría ser mayor con la vacuna nonavalente.

En cuanto al impacto conductual, algunas encuestas de padres de adolescentes identificaron una preocupación por la desinhibición sexual después de recibir la vacuna contra el VPH. Los estudios no han apoyado una asociación entre la vacunación y el aumento del comportamiento sexual de riesgo.

En un estudio retrospectivo de niñas preadolescentes inscritas en un gran sistema de atención médica, se determinó la incidencia combinada de pruebas de embarazo, pruebas de clamidia y asesoramiento sobre anticoncepción entre aquellas niñas que sí recibieron la vacuna contra el VPH (n = 493) y las que no la recibieron (n = 905). Después del ajuste por la utilización inicial de la atención médica, la raza y el estado socioeconómico, la vacunación contra el VPH no se asoció a una mayor tasa de estos resultados relacionados con la actividad sexual.

VACUNACIÓN TERAPÉUTICA CONTRA EL VPH

Las vacunas utilizadas en la actualidad son de naturaleza preventiva y tienen beneficios terapéuticos limitados, no teniendo efecto en el tratamiento de infecciones preexistentes. Se han explorado nuevos avances en la creación de vacunas terapéuticas para seguir mejorando y vigilando después de la vacunación.

El objetivo principal de las vacunas preventivas contra el VPH es estimular la inmunidad humoral contra las proteínas diana (proteínas tardías L1 y L2), lo que inducirá la producción de anticuerpos y la neutralización de antígenos. Las vacunas terapéuticas, a diferencia de las preventivas, están destinadas principalmente a tratar lesiones precancerosas e infecciones crónicas por VPH.

En la infección por VPH, en la mayoría de las lesiones precancerosas, las proteínas tempranas E6 y E7 se producen de forma consistente (pero no en los tejidos normales). En particular, estas proteínas tempranas (E6 y E7) son las proteínas diana preferidas para desarrollar inmunoterapia específica de antígeno y terapia de tratamiento de infecciones por VPH y trastornos relacionados. Su expresión continua es crucial para inducir y mantener el fenotipo maligno de las células cancerosas.

En las últimas dos décadas, se ha informado de que varias vacunas terapéuticas para controlar la CC utilizan las mismas cepas virales dirigidas a estas proteínas tempranas (E6, E7), proteínas tardías (L1 y L2) y antígenos del virus. Estas vacunas incluían enfoques basados en ácidos nucleicos, vectores vivos y ácidos/proteínas/péptidos.

Las proteínas E6 y E7 son proteínas diana muy prometedoras para las vacunas terapéuticas, ya que son las únicas proteínas virales que se expresan constitutivamente en las células CC, y son necesarias para mantener el fenotipo de la enfermedad.

El progreso en el desarrollo de vacunas terapéuticas es prometedor, con vacunas diseñadas principalmente sobre la base de las proteínas tumorales E6/E7 para inducir una fuerte inmunidad celular y, con suerte, erradicar las enfermedades y neoplasias malignas relacionadas con el VPH. Por lo general, las vacunas son eficaces en estudios preclínicos, pero no en la fase clínica.

 PUNTOS CLAVE

- La infección por VPH presenta una elevada prevalencia. Hasta un 80 % de personas sexualmente activas están expuestas al virus.
- El VPH causa casi todos los CCU y una mayoría significativa de los cánceres de vagina, vulva, pene, ano y orofaringe.
- Un elevado porcentaje de las infecciones por VPH son asintomáticas y pueden pasar desapercibidas.
- La aparición de lesiones malignas, secundarias a la infección por VPH, es de lento desarrollo; esto permite identificar lesiones premalignas y evitar su progresión mediante un programa de cribado adecuado.
- El cribado oportunista es una estrategia escasa, en términos de salud poblacional para este objetivo poblacional; es necesaria la aplicación de estudios/análisis del mayor porcentaje de población posible para obtener una

significativa disminución de la aparición de esta patología oncológica.
- El cribado poblacional global debe ser la estrategia de prevención secundaria a seguir.
- El cribado tradicional se ha realizado con la identificación de alteraciones citomorfológicas mediante la citología cervicovaginal. En la actualidad la detección de la presencia de VPH de elevada agresividad permite una identificación mas precisa de la población de riesgo.
- El condiloma acuminado es una infección de la mucosa del VPH que puede afectar intensamente a la calidad de vida de la persona afectada.
- La estrategia de vacunación poblacional frente al VPH permitirá la diminución significativa de las enfermedades provocadas por el virus.

BIBLIOGRAFÍA

Arbyn M, Xu L. Efficacy and safety of prophylactic HPV vaccines. A Cochrane review of randomized trials. Expert Rev Vaccines. 2018;17(12):1085-91.

Asociación Española de Patología Cervical y Colposcopia. AEPCC-Guía: Prevención secundaria del cáncer de cuello del útero, 2022. Conducta clínica ante resultados anormales de las pruebas de cribado. AEPCC; 2022.

Asociación Española de Patología Cervical y Colposcopia. AEPCC-Guía: Guía de colposcopia. Estándares de calidad. AEPCC; 2018.

Asociación Española de Patología Cervical y Colposcopia. AEPCC-Guía: Neoplasia vulvar intraepitelial (VIN). AEPCC; 2015.

Asociación Española de Patología Cervical y Colposcopia. AEPCC-Guía: Vacunación selectiva frente al virus del papiloma humano en poblaciones de riesgo elevado. AEPCC; 2016.

Baker DA, Ferris DG, Martens MG, Fife KH, Tyring SK, Edwards L, et al. Imiquimod 3.75% cream applied daily to treat anogenital warts: combined results from women in two randomized, placebo-controlled studies. Infect Dis Obstet Gynecol. 2011;2011:806105.

Center of Disease Control and Prevention. Vaccine safety [consultado el 12 de septiembre de 2024]. Disponible en: https://www.cdc.gov/index.html.

De Sanjosé S, Quint WG, Alemany L, Geraets DT, Klaustermeier JE, Lloveras B, et al.; Retrospective International Survey and HPV Time Trends Study Group. Human papillomavirus genotype attribution in invasive cervical cancer: a retrospective cross-sectional worldwide study. Lancet Oncol. 2010;11(11):1048-56.

Demarco M, Egemen D, Hyun N, Chen X, Moscicki AB, Cheung L, et al. Contribution of etiologic cofactors to CIN3+ risk among women with human papillomavirus-positive screening test results. J Low Genit Tract Dis. 2022;26(2):127-34.

Donken R, Hoes J, Knol MJ, Ogilvie GS, Dobson S, King AJ, et al. Measuring vaccine effectiveness against persistent HPV infections: a comparison of different statistical approaches. BMC Infect Dis. 2020;20(1):482.

Fontham ETH, Wolf AMD, Church TR, Etzioni R, Flowers CR, Herzig A, et al. Cervical cancer screening for individuals at average risk: 2020 guideline update from the American Cancer Society. CA Cancer J Clin. 2020;70(5):321-46.

Joura EA, Giuliano AR, Iversen OE, Bouchard C, Mao C, Mehlsen J, et al. A 9-valent HPV vaccine against infection and intraepithelial neoplasia in women. N Engl J Med. 2015;372(8):711-23.

Kreimer AR, Cernuschi T, Rees H, Brotherton JML, Porras C, Schiller J. Public health opportunities resulting from sufficient HPV vaccine supply and a single-dose vaccination schedule. J Natl Cancer Inst. 2023;115(3):246-9.

Kreisel KM, Spicknall IH, Gargano JW, Lewis FMT, Lewis RM, Markowitz LE, et al. Sexually transmitted infections among us women and men: prevalence and incidence estimates, 2018. Sex Transm Dis. 2021;48(4):208-14.

Lei J, Ploner A, Elfström KM, Wang J, Roth A, Fang F, et al. HPV Vaccination and the Risk of Invasive Cervical Cancer. N Engl J Med. 2020;383(14):1340-8.

Lin C, Franceschi S, Clifford GM. Human papillomavirus types from infection to cancer in the anus, according to sex and HIV status: a systematic review and meta-analysis. Lancet Infect Dis. 2018;18(2):198-206.

Maglennon GA, McIntosh P, Doorbar J. Persistence of viral DNA in the epithelial basal layer suggests a model for papillomavirus latency following immune regression. Virology. 2011;414(2):153-63.

Papanicolaou GN, Traut HF. The diagnostic value of vaginal smears in carcinoma of the uterus. 1941. Arch Pathol Lab Med. 1997;121(3):211-24.

Rodríguez AC, Schiffman M, Herrero R, Wacholder S, Hildesheim A, Castle PE, et al. Rapid clearance of human papillomavirus and implications for clinical focus on persistent infections. J Natl Cancer Inst. 2008;100(7):513-7.

Schiffman M, Castle PE, Jerónimo J, Rodríguez AC, Wacholder S. Human papillomavirus and cervical cancer. Lancet. 2007;370(9590):890-907.

Sung H, Ferlay J, Siegel RL, Laversanne M, Soerjomataram I, Jemal A, et al. Global Cancer Statistics 2020: GLOBOCAN Estimates of Incidence and Mortality Worldwide for 36 Cancers in 185 Countries. CA Cancer J Clin. 2021;71(3):209-49.

The Global Cancer Observatory. The Global Cancer Observatory – Population Spain. International Agency for Research on Cancer (IARC); 2020 [consultado el 12 de septiembre de 2024]. Disponible en: https://gco.iarc.fr/en.

Tota JE, Bentley J, Blake J, Coutlée F, Duggan MA, Ferenczy A, et al. Introduction of molecular HPV testing as the primary technology in cervical cancer screening: Acting on evidence to change the current paradigm. Prev Med. 2017;98:5-14.

Vinokurova S, Wentzensen N, Kraus I, Klaes R, Driesch C, Melsheimer P, et al. Type-dependent integration frequency of human papillomavirus genomes in cervical lesions. Cancer Res. 2008;68(1):307-13.

Westfechtel L, Werner RN, Dressler C, Gaskins M, Nast A. Adjuvant treatment of anogenital warts with systemic interferon: a systematic review and meta-analysis. Sex Transm Infect. 2018;94(1):21-9.

Workowski KA, Bachmann LH, Chan PA, Johnston CM, Muzny CA, Park I, et al. Sexually transmitted infections treatment guidelines, 2021. MMWR Recomm Rep. 2021;70(4):1-187.

Yew YW, Pan JY. Complete remission of recalcitrant genital warts with a combination approach of surgical debulking and oral isotretinoin in a patient with systemic lupus erythematosus. Dermatol Ther. 2014;27(2):79-82.

Infecciones del tracto genital superior. Endometritis

13

M. C. Céspedes Casas, M. Martí Edo y C. Núñez Pellitero

OBJETIVOS

- Definir el concepto de enfermedad inflamatoria pélvica.
- Describir los patógenos causales más frecuentes y los factores de riesgo predisponentes para la enfermedad inflamatoria pélvica.
- Exponer las pruebas complementarias para el diagnóstico de la enfermedad inflamatoria pélvica y los criterios diagnósticos.
- Aplicar el tratamiento ambulatorio u hospitalario según los criterios establecidos.
- Conocer las complicaciones o secuelas a largo plazo derivadas de la enfermedad, así como las medidas preventivas.
- Explicar el concepto de endometritis.
- Distinguir los tipos de endometritis, así como su etiopatogenia, diagnóstico y tratamiento.
- Analizar la epidemiología, la patogénesis, el diagnóstico y el tratamiento de la endometritis tuberculosa.

ENFERMEDAD INFLAMATORIA PÉLVICA

La enfermedad inflamatoria pélvica (EIP) se define como la inflamación e infección del tracto genital superior en la mujer, adquirida en la comunidad. Las localizaciones que habitualmente se afectan son: las trompas de Falopio (salpingitis), ovarios (ooforitis), endometrio (endometritis), miometrio (miometritis), serosa y ligamentos anchos (parametritis), y estructuras adyacentes. El componente más característico es la inflamación de las trompas, pero la EIP comprende una variedad de trastornos inflamatorios del tracto genital superior, incluyendo combinaciones de endometritis, salpingitis, abscesos tuboováricos y pelviperitonitis.

La EIP sigue suponiendo un desafío clínico y, a pesar de los avances en los métodos de diagnósticos por imagen, el diagnóstico es fundamentalmente clínico. Para ello, debe ser sospechado en cualquier mujer en edad reproductiva con dolor pélvico.

En su origen están implicados microorganismos transmitidos sexualmente (*Neisseria gonorrhoeae* y *Chlamydia trachomatis)*, aunque los microorganismos habituales de la flora vaginal pueden también ser causantes de EIP. Se excluyen las infecciones favorecidas por intervenciones quirúrgicas (yatrogénicas) o las asociadas al embarazo (aborto séptico, infección puerperal).

Su importancia radica, por un lado, en la alta prevalencia de esta infección en mujeres jóvenes sexualmente activas y, por otro lado, en el alto impacto en la salud reproductiva por la gravedad de sus potenciales secuelas. Supone un problema de gran magnitud, ya que alrededor del 1 % de las mujeres entre 15 y 40 años son diagnosticadas de una EIP, por lo que

es fundamental dedicar esfuerzos en su diagnóstico e instaurar un tratamiento precozmente.

Etiopatogenia

La EIP por definición está causada por el ascenso de gérmenes desde el tracto genital inferior. El canal endocervical actúa como barrera de defensa para mantener el tracto genital superior relativamente estéril. Por lo que se sugiere que alteraciones endocervicales facilitaría el ascenso de la flora patógena, por ejemplo, en infecciones de transmisión sexual (ITS). Además, alrededor del 75 % de los casos se producen en los 7 días alrededor de la menstruación, momento en el que el ascenso se supone más fácil.

Otro mecanismo implicado sería un cambio cualitativo y cuantitativo en la flora vaginal, que puede fluctuar bajo estímulos hormonales, método anticonceptivo, actividad sexual, higiene vaginal, etc. Este cambio producido por la disminución de lactobacilos conlleva un aumento exponencial de otros patógenos como: *Mobiluncus, Prevotella, Gardnerella vaginalis* y micoplasmas genitales.

Los gérmenes causales más frecuentes implicados son *C. trachomatis* y *N. gonorrhoeae;* estudios recientes sugieren que la proporción atribuible a ellos está decreciendo, aproximadamente el 50 % de los diagnósticos de EIP tienen una prueba positiva para *N. gonorrhoeae o C. Trachomatis*. Estos patógenos se hallan frecuentemente en infecciones leves o moderadas, mientras que en las formas más graves, es frecuente encontrar microorganismos endógenos.

De esta observación surge la hipótesis de que la infección por gérmenes de transmisión sexual (fase monomicrobiana) lesiona la mucosa endocervical, permitiendo el ascenso de los otros patógenos a la mucosa tubárica, convirtiéndola en más susceptible de ser colonizada por gérmenes oportunistas de la flora del tracto genital inferior (fase polimicrobiana).

La razón por la que, en algunas mujeres, las bacterias del tracto genital inferior causan EIP y en otras no, se desconoce, pero puede relacionarse con variaciones genéticas en la respuesta inmunitaria, los niveles de estrógenos que afectan a la viscosidad del moco cervical y la carga bacteriana del potencial patógeno.

Si la infección sigue propagándose, puede pasar a ser una infección intraabdominal que puede conducir a periapendicitis, perihepatitis e incluso periesplenitis.

Factores de riesgo

La mayoría de los casos de EIP se deben a infecciones producidas por gérmenes de transmisión sexual, por lo tanto, los factores de riesgo se comparten con las ITS:

- Relaciones sexuales de riesgo: múltiples parejas, sin medidas de protección (aumenta el riesgo cuatro veces).
- Edad: la máxima incidencia se observa en las primeras décadas reproductivas (mayor entre los 15 y 25 años), en gran parte, por la mala práctica anticonceptiva. Las adolescentes presentan un riesgo tres veces mayor de EIP.
- ITS de la mujer y/o la pareja: el 15 % de las pacientes con gonorrea o infección cervical por *Chlamydia,* que no han sido tratadas, desarrollarán un cuadro de EIP, y se manifiesta a menudo durante o inmediatamente después de la menstruación. Hay que tener en cuenta que, aproximadamente, un tercio de las uretritis gonocócicas o por clamidia en varones son asintomáticas.
- Contracepción: los cambios que producen los anticonceptivos hormonales orales en el moco cervical se implican en el mecanismo de protección frente a la EIP. Sin embargo, se especula sobre la posibilidad de favorecer la infección silente y repercutir sobre las secuelas. La ectopia por anticonceptivos hormonales orales constituye un elemento favorecedor de la colonización por *Chlamydia.* Aun aceptando un mayor riesgo de ITS, no se incrementan las tasas de EIP.

Otros factores de riesgo para desarrollar EIP independientes de ITS son:

- Maniobras intrauterinas diagnósticas/terapéuticas: como inserción de un dispositivo intrauterino (DIU), especialmente en las primeras 3 semanas postinserción.
- Historia previa de EIP: la recurrencia ocurre en ¼ de las mujeres, sobre todo por la persistencia de las mismas conductas sexuales.
- Vaginosis bacteriana: al producir la disrupción de la protección del canal endocervical.

 La mitad de las pacientes con EIP tienen cultivos positivos para *N. gonorrhoeae* o *C. Trachomatis.* Los principales factores de riesgo para la EIP coinciden con los predisponentes de ITS.

Se ha descrito una reducción del riesgo en las usuarias de métodos anticonceptivos de barrera y anticonceptivos orales, por la acción de los gestágenos sobre el moco cervical, la reducción del sangrado y su duración, y la disminución de la receptividad endometrial por la acción atrofiante de los gestágenos.

Microbiología

A continuación, se detallan los aspectos más importantes de la microbiología.

Neisseria gonorrhoeae

Fue la primera causa identificada de EIP. Se identifica en el 50-70 % de las pacientes con EIP aguda en Norteamérica, mientras que las tasas en Europa son más moderadas (5-40 %). Aproximadamente el 15 % de las mujeres con infección endocervical por *N. gonorrhoeae* desarrollan EIP. La EIP gonocócica tiende a ser más grave que por *Chlamydia,* por lo que se diagnostica más precozmente.

Chlamydia trachomatis

Se clasifican como gramnegativos intracelulares que pueden permanecer latentes durante períodos prolongados. La clamidiasis genital es la ITS bacteriana más común. *C. trachomatis* supone alrededor de ⅓ de casos de EIP, con menor variación geográfica en su prevalencia que la asociada a gonorrea.

Alrededor del 10-15 % de las clamidiasis endocervicales producen EIP, pero también son comunes infecciones subclínicas asintomáticas, que pueden estar presentes durante años y manifestarse como dolor pélvico crónico o infertilidad. Además, seis de cada siete pacientes con EIP y clamidiasis cervical tienen clamidiasis tubárica.

Mycoplasma hominis

En condiciones normales, se ha aislado en el cérvix y la vagina; en casos de EIP, puede aislarse en el endometrio y la trompa. Se sugiere que *M. hominis se* asocia a un 30 % de las EIP.

Ureaplasma urealyticum

Se ha aislado frecuentemente en el tracto genital inferior en pacientes con EIP y, en menor proporción, en las trompas de Falopio. El rol de este agente en la EIP parece mínimo.

Agentes bacterianos endógenos

Las pacientes con vaginosis bacteriana se caracterizan por presentar una flora microbiológica del tracto genital constituida por diferentes gérmenes aeróbicos, facultativos y anaeróbicos. En el tracto genital superior y el fluido peritoneal de mujeres con EIP, se ha aislado un espectro bacteriano similar al de la vaginosis bacteriana (estreptococos facultativos, anaeróbicos, *Escherichia coli, G. vaginalis,* bacteroides, actinomices y clostridios). Este hecho apoya el concepto de EIP como enfermedad de etiología polimicrobiana; este aislamiento polibacteriano es más prevalente en la EIP grave, aparece con mayor frecuencia en mujeres mayores, con EIP de repetición y en portadoras de DIU. En aproximadamente un 25-35 % de los casos, se hallan anaerobios como agentes únicos. *Bacteroides fragilis* se asocia con mayor morbilidad, menos frecuentemente los cultivos para anaerobios.

Virus

Existen pocos estudios acerca del papel que juegan los agentes virales en la EIP; se describen casos aislados identificando el virus del herpes tipo 2 o citomegalovirus, pero no puede descartarse su presencia por contaminación. Por lo tanto, los virus no parecen ser relevantes en la EIP aguda.

Tuberculosis genital

Generalmente ocurre por diseminación hematógena procedente de un foco pulmonar o, menos frecuentemente, a través de la diseminación linfática desde otros órganos abdominales. Afecta a las trompas de Falopio, el endometrio y los ovarios, respetando el miometrio. La tuberculosis primaria del tracto genital femenino puede desarrollarse tras tener relaciones sexuales con un hombre con tuberculosis del pene o del epidídimo. No se incluye en el concepto de EIP por no ser una infección ascendente.

Otros patógenos

Recientemente se han identificado otros patógenos mediante amplificación molecular: *Atopobium, Sneathia y Leptotrichia*. El papel de estas y otras bacterias anaerobias en la patogenia de la EIP sigue sin estar claro, pero probablemente coincida con su papel en la microbiología de la vaginosis bacteriana. También los patógenos del tracto respiratorio (*Campylobacter fetus, Enterobius vermicularis* o *Trichomonas vaginalis*) se han identificado en el tracto genital superior de pacientes con EIP, así como algunos agentes asociados a enfermedades tropicales, como la filariosis o la esquistosomiasis.

Etiología desconocida

En más de un 20 % de pacientes con EIP clínica y cambios tubáricos inflamatorios en la laparoscopia, no se obtiene crecimiento bacteriano en los cultivos de muestras tubáricas o fondo de saco de Douglas. A menudo, tampoco se observa respuesta serológica plasmática a los gérmenes habitualmente implicados. Característicamente, se corresponde con mujeres de mayor edad, con un curso de dolor pélvico subagudo o crónico y con cambios inflamatorios tubáricos leves en la laparoscopia.

 Independientemente del patógeno iniciador, la EIP se considera clínicamente una infección polimicrobiana mixta. *E. coli* y los anaerobios pueden ser responsables de los raros casos de EIP observados en mujeres postmenopáusicas.

Clínica

La EIP abarca un amplio espectro clínico. La forma de presentación suele ser dolor pélvico y poca afectación del estado general; también puede ocurrir que la EIP se presente de forma más indolente durante semanas o meses.

 El espectro de la EIP sintomática aguda varía desde síntomas pélvicos leves y vagos hasta dolor intenso asociado a absceso tuboovárico y, en raras ocasiones, sepsis intraabdominal; en algunas mujeres, este proceso inflamatorio se puede extender a la cápsula hepática y causar perihepatitis (síndrome de Fitz-Hugh-Curtis).

Enfermedad inflamatoria pélvica aguda sintomática

El primer síntoma que se presenta es el dolor pélvico, indicativo de infección ascendente. Suele localizarse en la zona del hipogastrio o con extensión a ambas fosas ilíacas, de instauración subaguda, y rara vez dura más de 2 semanas. La aparición reciente de un dolor que empeora durante las relaciones sexuales o con movimientos discordantes puede ser el único síntoma de presentación. El inicio del dolor durante o poco después de la menstruación es particularmente sugestivo de EIP, con mayor frecuencia la asociada a ITS (*C. trachomatis*, gonococo). La infección por clamidias suele ser más indolente, menos florida clínicamente que la gonocócica, pero con mayor lesión residual tubárica.

La mayoría de las mujeres con EIP tienen una enfermedad de leve a moderada y solo una minoría desarrolla peritonitis o absceso pélvico, que generalmente se manifiesta por un dolor más intenso, mayor sensibilidad al examen y características sistémicas como fiebre.

El sangrado uterino anómalo (sangrado poscoital, sangrado intermenstrual, sangrado menstrual abundante) ocurre en un tercio o más de las pacientes con EIP, más comúnmente asociado a la infección por *Chlamydia*. En mujeres jóvenes sexualmente activas, sin tratamiento hormonal, con aparición *de novo* de estos síntomas, debe descartarse la infección genital, especialmente si coexiste con síntomas indolentes genitourinarios.

La disuria puede acontecer hasta en el 20 % de los casos, en el marco de una infección gonocócica, micoplasmática o clamidiásica. La leucorrea se describe casi en el 50 % de los casos, precediendo los síntomas de EIP aguda, como manifestación de una cervicovaginitis por ITS no diagnosticada.

La fiebre se constata en aproximadamente el 50 % de los casos, a veces tras un coito o una exploración ginecológica. Es más frecuente en las formas más graves.

Las náuseas y los vómitos son infrecuentes, en general, secundaria a una infección grave con peritonitis o afectación del tracto intestinal. En el 7 % de los casos, se describen síntomas de proctitis.

Según algunos estudios, el 50 % de las pacientes con la sintomatología descrita tendrán hallazgos laparoscópicos normales, lo que puede llevar a considerar de forma equivocada que la infección está limitada al tracto genital inferior, descartando la posibilidad de una endometritis.

Ninguna sintomatología es específica de un germen causal, pero algunas observaciones se correlacionan con la etiología microbiológica. Un intervalo corto entre el dolor y la primera consulta, o la aparición de fiebre y la palpación de una masa anexial, es más típico de la EIP gonocócica.

Se ha descrito que el dolor de más de 1 semana de duración es más propio de la infección clamidiásica. Tanto *Chlamydia* como el gonococo se caracterizan porque la paciente conserva buen estado general, a pesar de un mayor grado de dolor pélvico y una aparición durante o inmediatamente tras la regla. Sin embargo, la infección polimicrobiana de gérmenes endógenos representa a menudo formas graves de la enfermedad, sus formas clínicas son: afectación grave del estado general, absceso pélvico, pelviperitonitis, síndrome febril y leucocitosis. Estas formas de presentación son más frecuentes en pacientes de edad más avanzada y, a menudo, refieren episodios previos de EIP.

> **!** El absceso tuboovárico es una masa inflamatoria que involucra a la trompa de Falopio, el ovario y ocasionalmente otros órganos pélvicos adyacentes. En la exploración, las mujeres con absceso tuboovárico pueden tener una masa anexial palpable.

Perihepatitis (síndrome de Fitz-Hugh-Curtis)

Ocurre cuando hay inflamación de la cápsula hepática y las superficies peritoneales del cuadrante superior derecho. Generalmente, la afectación del estroma hepático es mínima. Ocurre en un 10 % de mujeres con EIP aguda, y se caracteriza por dolor abdominal de componente pleurítico, a veces, referido al hombro izquierdo y no el derecho. En la exploración, existe marcada sensibilidad en el hipocondrio derecho. La intensidad del dolor en esta ubicación puede enmascarar el diagnóstico de EIP y llevar a un diagnóstico diferencial erróneo (colecistitis, pleuritis).

En la laparoscopia, la perihepatitis se manifiesta como un exudado purulento o fibrinoso en parches (adherencias «en cuerda de violín»), que afecta de manera más prominente a las superficies anteriores del hígado (no al parénquima hepático). Se asoció por primera vez a salpingitis gonocócica en 1920, posteriormente a *C. trachomatis* y posiblemente también a *Mycoplasma genitalium*.

Enfermedad inflamatoria pélvica subclínica

Existen datos que apoyan la existencia de una epidemia de EIP silente, que no induce a la mujer a acudir al médico, pero es lo suficientemente grave para producir secuelas significativas. Las mujeres con infertilidad por factor tubárico que parece haber sido el resultado de episodios previos de EIP. Por su naturaleza, hay poca información acerca de la magnitud del problema, la etiología y la fisiopatología de estas infecciones.

Enfermedad inflamatoria pélvica crónica

Se ha documentado una presentación indolente de EIP con febrícula, pérdida de peso, dolor abdominal subagudo o crónico de larga evolución.

Diagnóstico

Se debe sospechar la posibilidad de EIP en cualquier mujer sexualmente activa con dolor en el hipogastrio y malestar pélvico. El índice de sospecha de EIP debe ser alto, sobre todo en adolescentes. Se debe preguntar por posibles factores de riesgo de la EIP, incluyendo un historial sexual. La historia debe incluir el inicio (generalmente reciente) y las características del dolor pélvico (suele ser constante).

Exploración física

El dolor se intensifica con la exploración, con el tacto bimanual se evalúa la movilidad cervical, la uterina y la sensibilidad anexial. En la especuloscopia, se evalúa si hay secreción mucopurulenta o cervicitis, que se presentan de forma inconstante.

La sensibilidad de los órganos pélvicos es una característica sugestiva de EIP aguda. Es el signo que mejor se correlaciona con el hallazgo de endometritis en la biopsia endometrial.

La presencia de una masa anexial palpable puede sugerir un absceso tuboovárico que se relaciona con formas más graves o en reinfecciones, pero no es un hallazgo habitual de las EIP agudas.

> El objetivo de la evaluación inicial de mujeres con sospecha de EIP es establecer un diagnóstico clínico presuntivo, evaluar hallazgos adicionales que aumenten la probabilidad de ese diagnóstico y descartar otras posibles causas de dolor pélvico.

Pruebas de laboratorio

Ante la sospecha de una EIP, se deberá solicitar una prueba de gestación, cultivo de flujo vaginal, hemograma y reactantes de fase aguda. La leucocitosis (> 10.000/mL) es poco específica, se presenta en menos de dos terceras partes de las pacientes con EIP y se encuentra en un tercio de las laparoscopias sin salpingitis. La proteína C-reactiva (PCR) es más específica.

En general, los parámetros analíticos son poco útiles para discriminar a las pacientes con signos de salpingitis en la laparoscopia de las que tienen infección del tracto genital bajo sin infección tubárica.

Otras pruebas que parecen más específicas (isoamilasas genitales) no se utilizan de forma rutinaria. La analítica de orina también debe realizarse en mujeres con síntomas urinarios.

Técnicas de imagen

La ecografía transvaginal es la técnica que más se ha estudiado, las imágenes pélvicas pueden ayudar a descartar causas alternativas de dolor pélvico o descartar complicaciones de la EIP (como un absceso tuboovárico). Sin embargo, una prueba de imagen normal no descarta la posibilidad de EIP y no debe ser una razón para retrasar el tratamiento para una presunta EIP.

Existe evidencia limitada para el uso de tomografía computarizada o resonancia magnética en el diagnóstico de EIP; sin embargo, son útiles para excluir otros diagnósticos en mujeres con una presentación atípica y grave. La interpretación de los hallazgos ecográficos es dependiente del operador y, a menudo, se observan cambios mínimos en mujeres con EIP sin complicaciones, por ejemplo, engrosamiento de trompas de Falopio y llenas de líquido, con o sin líquido libre en la pelvis, y el «signo de la rueda dentada» (apariencia de rueda dentada en una sección transversal de la trompa). Cuando hay un absceso tuboovárico (**Fig. 13-1**), se puede ver una colección quística multilocular compleja de paredes gruesas en los anejos, típicamente con ecos internos o múltiples niveles de líquido.

Punción de Douglas

Pueden realizarse estudios microbiológicos y analíticos del líquido peritoneal del fondo de saco de Douglas obtenido por punción transvaginal. No se utilizan habitualmente por las siguientes complicaciones: por posibilidad de lesión de órganos pélvicos, contaminación por gérmenes vaginales, escasa rentabilidad de parámetros utilizados, falta de obtención de muestras o por resultar inadecuadas.

Biopsia endometrial e histeroscopia

Puede ser utilizada para diagnosticar endometritis evidenciable histológicamente, que se asocia a salpingitis. Se ha descrito hasta un 90 % de signos histológicos de endometritis en pacientes con sospecha clínica de EIP y salpingitis laparoscópica. Sin embargo, no se utiliza de rutina, porque hay un retraso asociado al procesamiento de la biopsia y puede haber dificultad para interpretar la histología, debido a la naturaleza parcheada de la inflamación.

Otro inconveniente es que se pueden encontrar hallazgos histológicos parecidos en mujeres sanas, como en portadoras de DIU.

Laparoscopia

Se ha considerado el estándar de oro del diagnóstico y es indispensable en investigación clínica. Sin embargo, no es suficientemente sensible (alrededor del 50 %), porque no detecta endometritis aislada o inflamación tubárica leve.

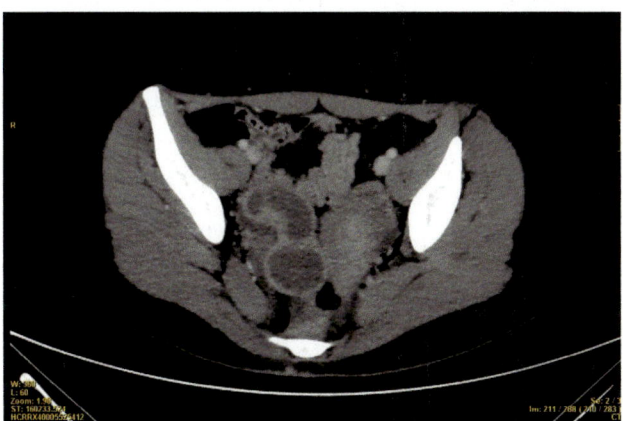

Figura 13-1. Tomografía computarizada con absceso tuboovárico bilateral.

Dado que es un procedimiento invasivo, no está justificada la intervención quirúrgica de forma sistemática.

En las siguientes situaciones, puede ser útil para la evaluación diagnóstica: diagnósticos diferenciales de apendicitis, gestación ectópica o complicaciones de quistes ováricos; en pacientes con sintomatología que no mejora o empeoran tras 72 horas de tratamiento médico hospitalario; y para minimizar las secuelas en pacientes adolescentes, inmunosupresión o deseo gestacional no satisfecho.

Por otro lado, la laparoscopia es útil en el diagnóstico de EIP crónica, en el contexto de algias pélvicas crónicas. La laparoscopia posibilita coger muestras directamente del fondo de saco de Douglas, de la luz tubárica y también visualizar la cavidad abdominal, permitiendo descartar perihepatitis. En aproximadamente un 15 % de pacientes sometidas a laparoscopia por sospecha de EIP, se objetivan otras patologías pélvicas.

Criterios diagnósticos

El diagnóstico de EIP es complejo, dado que no hay descritos signos ni síntomas patognomónicos. Se debe sospechar en mujeres con factores de riesgo, que presentan dolor pélvico o hipogástrico y en la exploración destaca la movilización cervical dolorosa o sensibilidad uterina o anexial. La sensibilidad de este diagnóstico clínico varía del 65 al 90 %.

> **!** El diagnóstico de sospecha es suficiente para justificar el tratamiento empírico antimicrobiano, debido a las potenciales secuelas reproductivas si el tratamiento de la EIP se retrasa o no se administra.

La guía de los Centros de Control y Prevención de Enfermedades (CDC, Centers for Disease Control and Prevention) (**Tabla 13-1**) recoge los criterios diagnósticos que constituyen un referente adecuado para mejorar la precisión del diagnóstico y establecer la necesidad de tratamiento. Es necesaria la presencia de uno de los tres criterios mínimos (dolor a la movilización cervical, sensibilidad uterina o dolor anexial), además uno o más de los siguientes criterios adicionales para mejorar la especificidad: temperatura > 38 °C, secreción mucopurulenta cervical anormal o friabilidad, presencia de glóbulos blancos en solución salina en microscopia de flujo vaginal, tasa de sedimentación de eritrocitos elevada, PCR elevada o infección cervical por *N. gonorrhoeae* o *C. trachomatis* documentada.

Para las pacientes que se han sometido a pruebas adicionales, ciertos hallazgos pueden ayudar a confirmar el diagnóstico, por ejemplo, imágenes pélvicas (trompas dilatadas y llenas de líquido), laparoscopia (eritema, edema o adherencias tubáricas, exudado purulento) o biopsia (evidencia histológica de endometritis), aunque su ausencia no descarta la posibilidad de EIP.

Diagnóstico etiológico

A continuación, se detallan los aspectos más importantes que hay que tener en cuenta para el diagnóstico etiológico.

Tabla 13-1. Criterios diagnósticos de los CDC de 2021

Tipo de criterio	Signos o síntomas
Criterio mínimo	• Dolor a la movilización cervical, uterino o anexial
Criterios menores (al menos uno)	• Temperatura > 38 °C • Secreción mucopurulenta cervical anormal o friabilidad • Presencia de glóbulos blancos en solución salina en microscopia de flujo vaginal • Tasa de sedimentación de eritrocitos • Proteína C-reactiva elevada • Infección cervical por *Neisseria gonorrhoeae* o *Chlamydia trachomatis* documentada
Confirmación diagnóstica	• Imágenes pélvicas (resonancia magnética, tomografía computarizada o ecografía)de trompas dilatadas y/o absceso tuboovárico • Laparoscopia con hallazgos compatibles con enfermedad inflamatoria pélvica • Biopsia: evidencia histológica de endometritis

CDC: Centers for Disease Control and Prevention.

Cultivos

Idealmente deberían obtenerse de la mucosa tubárica, mediante laparoscopia. Hay descritos diferentes procedimientos de muestreo, cuya eficacia no se ha comparado entre sí. Son opciones factibles las muestras procedentes de fondo de saco de Douglas (su limitación es tener menor sensibilidad, sobre todo para *Chlamydia*) o la punción directa de abscesos o quistes tubáricos.

La culdocentesis presenta algunas limitaciones, como que es poco eficaz, la baja sensibilidad, contaminación o muestreo inadecuado. Estos inconvenientes son extensibles al aspirado endometrial. La posibilidad y rentabilidad de obtener muestras endometriales a través de una histeroscopia ambulatoria no ha sido bien estudiada.

Los cultivos cervicales ofrecen información sobre la presencia de microorganismos etiológicos en la mucosa cervical implicados en la EIP, pero no son representativos de la patología del tracto genital superior. Deben realizarse siempre porque suelen predecir la etiología de la infección ascendente, condicionar la indicación de tratamiento en casos dudosos en formas leves de la enfermedad y justificar la necesidad de evaluar a posibles contagios sexuales. Existe la posibilidad de presentar cultivos cervicales para clamidia negativos y positividad en muestras endometriales y tubáricas, pero es infrecuente.

Detección directa de gérmenes

Al examinar las muestras obtenidas al microscopio, la detección de diplococos gramnegativos intracelulares condiciona el diagnóstico de gonococia, pero es un hallazgo infrecuente. Sin embargo, si la tinción de Gram es negativa, tiene un valor limitado, porque la mayoría de los casos de EIP no son causados por gonorrea y la sensibilidad de la microscopia es solo de alrededor del 60 %.

Se han descrito diferentes técnicas para objetivar la presencia de gérmenes, bien por detección directa de antígenos o bien por técnicas de ácido desoxirribonucleico (hibridación, reacción en cadena de la polimerasa).

La sensibilidad parece mayor frente a los cultivos. Su principal inconveniente es la disponibilidad técnica del laboratorio, y la gran ventaja es la precocidad del resultado, lo que permite realizar un tratamiento precoz y preciso respecto a tener que esperar el resultado de los cultivos.

En la práctica habitual, el tratamiento se establece normalmente de forma inmediata teniendo en cuenta los hallazgos clínicos, analíticos o laparoscópicos y de forma empírica. Sin embargo, en casos cuyo diagnóstico es dudoso (especialmente en formas leves de la enfermedad), puede condicionar un tratamiento precoz, que, de no realizarse, podría no llegar a instaurarse.

Serologías

La determinación y monitorización de la respuesta serológica es útil para estudios epidemiológicos, pero no suele modificar la actitud clínica ni la decisión terapéutica en una sospecha de EIP aguda. Pueden representar un apoyo al diagnóstico en cuadros de algias pélvicas crónicas y cultivos cervicovaginales negativos, ratificando la indicación de laparoscopia.

Diagnóstico diferencial

El diagnóstico diferencial de la EIP es amplio e incluye otras patologías pélvicas, procesos del tracto urinario y trastornos del tracto gastrointestinal (**Tabla 13-2**), como el embarazo ectópico, complicación de quiste ovárico, endometriosis, cistitis, apendicitis, diverticulitis, síndrome de intestino irritable, dolor funcional.

Tratamiento

El diagnóstico clínico presuntivo de la EIP se realiza en mujeres jóvenes sexualmente activas o en mujeres con riesgo de ITS que presentan dolor pélvico o abdominal y tienen evidencia de dolor en la movilización cervical, uterino o sensibilidad

Tabla 13-2. Diagnóstico diferencial de la enfermedad inflamatoria pélvica

Diagnóstico	Características sugestivas
Gestación ectópica	Historia de amenorrea o prueba de gestación positiva
Complicación de quiste ovárico	Dolor intenso de inicio súbito
Endometriosis	Dolor crónico o cíclico
Cistitis	Urgencia miccional y/o disuria
Apendicitis	Dolor localizado en la fosa ilíaca derecha, vómitos
Diverticulitis	Síntomas intestinales en mujeres de edad avanzada
Síndrome de intestino irritable	Dolor abdominal generalizado, estreñimiento o diarrea
Dolor funcional	Exclusión de otras causas

anexial durante la exploración física. Ocasionalmente, puede aparecer en mujeres sin actividad sexual reciente.

El tratamiento se debe iniciar ante este diagnóstico clínico presuntivo, incluso si los hallazgos son sutiles o mínimos, dado el alto riesgo de complicaciones a largo plazo que supone el retraso en el inicio del tratamiento.

> ! El tratamiento de la EIP se debe iniciar ante el diagnóstico clínico presuntivo, dado el alto riesgo de complicaciones a largo plazo que supone el retraso en el inicio del tratamiento.

El objetivo principal del tratamiento es la erradicación de gérmenes causantes de la infección con una correcta cobertura antibiótica. Otros objetivos son: prevenir el daño tubárico que conduce a la esterilidad o la gestación ectópica, evitar el agravamiento del cuadro y disminuir el riesgo tanto de infección crónica como de transmisión a contactos.

Hay que conocer una serie de premisas en las que se basa el tratamiento:

- Siempre se deberá cubrir *N. gonorrhoeae* y *C. trachomatis*. Con respecto al gonococo, se ha de recordar, de cara a la elección del tratamiento antibiótico, la presencia de cepas productoras de betalactamasas y, además, se han descrito cepas resistentes a las fluoroquinolonas. Se recomienda usarlas siempre que las resistencias en este medio sean < 5 %.
- En mujeres positivas para *M. genitalium,* el tratamiento debería ser con moxifloxacino.
- Se asociará la cobertura frente a gérmenes anaerobios a metronidazol, por su alta prevalencia, en los siguientes casos:
  - Absceso pélvico.
  - Detección de *T. vaginalis* o vaginosis bacteriana.
  - Antecedente de instrumentación ginecológica en las 2 o 3 semanas previas.
  - En todas aquellas pacientes que requieran ingreso hospitalario.
- La respuesta al tratamiento está influenciada por una serie de factores, como el intervalo desde el inicio de la sintomatología hasta la instauración del tratamiento.
- La selección de un régimen terapéutico tiene en cuenta además el coste, la vía de administración, la seguridad, la disponibilidad y el historial de alergias.
- Independientemente de la vía de administración del tratamiento antibiótico, se recomienda asociar medidas generales, como analgesia, antitérmicos, hidratación y reposo en todas las pacientes.

- Una vez obtenido el resultado microbiológico, se realizará el ajuste del tratamiento.
- El tratamiento tendrá una duración total de 14 días.

 Premisas en las que se basa el tratamiento:

- Siempre se deberá cubrir *N. gonorrhoeae* y *C. trachomatis*.
- Se asociará cobertura frente a gérmenes anaerobios, con metronidazol en:
  - Absceso pélvico.
  - Detección de *T. vaginalis* o vaginosis bacteriana.
  - Antecedente de instrumentación ginecológica en las 2 o 3 semanas previas.
  - En todas aquellas pacientes que requieran ingreso hospitalario.
- El tratamiento tendrá una duración total de 14 días.
- Hay que tener en cuenta las medidas generales, como analgesia, antitérmicos, hidratación y reposo.
- Una vez obtenido el resultado microbiológico, se realizará el ajuste del tratamiento.

Tratamiento ambulatorio

Está indicado si no hay criterios de ingreso. Se aconseja reposo en domicilio, evitar las relaciones sexuales, controlar la temperatura corporal y explicar signos de alarma por los que se debe consultar. La terapia intramuscular (i.m) u oral (v.o.) puede considerarse en aquellos casos con EIP aguda leve o moderada, porque los resultados clínicos entre las mujeres tratadas con estos regímenes son similares a los de las tratadas con terapia intravenosa (i.v.).

Se debe asegurar un seguimiento de la paciente, con la posibilidad de reevaluar a las 48-72 horas del inicio del tratamiento. Los que no presentan mejoría clínica después de este período justifican una evaluación diagnóstica adicional en busca de complicaciones (p. ej., abscesos pélvicos) o de diagnósticos alternativos.

Según los CDC (2021), estos serían los esquemas terapéuticos (**Tabla 13-3**):

La cefoxitina es una cefalosporina de segunda generación, tiene mejor cobertura anaerobia y, en combinación con probenecid y doxiciclina, ha sido eficaz en la respuesta clínica a corto plazo entre las mujeres con EIP. La ceftriaxona tiene mejor cobertura frente a *N. gonorrhoeae*. La adición de metronidazol a estos regímenes proporciona una cobertura ampliada contra los organismos anaerobios y también tratará eficazmente la vaginosis bacteriana.

En pacientes con alergia a la penicilina, se pueden considerar estas terapias alternativas:

Tabla 13-3. Regímenes recomendados para la enfermedad inflamatoria pélvica para tratamiento domiciliario

Ceftriaxona 500 mg i.m. en dosis única + Doxiciclina 100 mg v.o./12 h durante 14 días	Cefoxitina 2 g i.m. la dosis inicial + Probenecid 1 g v.o. en dosis única + Doxiciclina 100 mg v.o./12 h durante 14 días	Cualquier otra cefalosporina de tercera generación (p. ej., cefotaxima 1 g i.m. o ceftizoxima 1 g i.m.) + Doxiciclina 100 mg v.o./12 h durante 14 días
	Asociado a metronidazol 500 mg/12 h durante 14 días	

i.m.: intramuscular; v.o.: vía oral.

- Levofloxacino 500 mg v.o. una vez al día o moxifloxacino 400 mg v.o. una vez al día con metronidazol 500 mg v.o. 2 veces/día durante 14 días.
- Acitromicina 500 mg i.v. al día 1-2 dosis, seguido de 250 mg v.o. al día en combinación con metronidazol 500 mg v.o. 2 veces/día durante 12-14 días.

Existe un régimen ambulatorio que puede ser administrado si hay sospecha de mal cumplimiento terapéutico. Se trata de ceftriaxona 250 mg i.m. más acitromicina 1 g v.o., ambos en monodosis, aunque de eficacia menor que las anteriores.

Criterios de ingreso

La mayoría de las mujeres con EIP pueden ser tratadas de forma segura en régimen ambulatorio, pero aquellas que presenten alguno de estos criterios deberán ser ingresadas bajo tratamiento antibiótico i.v.:

- Diagnóstico incierto.
- Enfermedad clínica grave (p. ej., fiebre ≥ 38,5 °C, náuseas y vómitos).
- EIP complicada con absceso pélvico: por riesgo de rotura y sepsis.
- Posible necesidad de evaluación diagnóstica invasiva para etiología alternativa (p. ej., apendicitis o torsión ovárica).
- Incapacidad para tomar medicación oral.
- Embarazo.
- Falta de respuesta o tolerancia a la medicación oral.
- Concomitancia con enfermedades graves que impidan tratamiento ambulatorio.
- Preocupación por el incumplimiento terapéutico.

No hay datos clínicos que sugieran que la adolescencia, la edad avanzada o la infección por el virus de la inmunodeficiencia humana (VIH) deban considerarse criterios de hospitalización.

Pacientes hospitalizadas

La terapia inicial consiste en un régimen intravenoso combinado que proporciona cobertura antimicrobiana contra una amplia gama de bacterias, incluidas *C. trachomatis*, *N. gonorrhoeae*, estreptococos, bacilos entéricos gramnegativos (*E. coli*, *Klebsiella* spp. y *Proteus* spp.) y organismos anaerobios (es decir, flora asociada a la vaginosis bacteriana) (**Tabla 13-4**).

La cefoxitina es un betalactámico activo frente a gonococo, incluso en aquellas productoras de betalactamasas y frente al 90 % de las cepas de *B. fragilis*. Al asociarlo a la doxiciclina, se potencia el efecto frente a gonococo y es una amplia cobertura frente a *Chlamydia*, evitando así recaídas y recidivas. En varios ensayos, se ha demostrado que los regímenes combinados que incluyen una cefalosporina y doxiciclina dan lugar a tasas de curación clínica a corto plazo de más del 80 % de los casos.

Es importante comentar que generalmente se prefiere la administración oral de doxiciclina, siempre y cuando la paciente pueda tolerarla, debido al dolor asociado a la administración intravenosa del fármaco. Las biodisponibilidades de las formulaciones oral y parenteral son similares. La guía de los CDC de 2021 propone diversas alternativas (**Tabla 13-5**).

El régimen inicial elegido debe ser evaluado para asegurarse de que proporciona una cobertura adecuada, si no es así, este debe ser ajustado.

En cuanto a la *transición al tratamiento oral*, por lo general, los pacientes pueden pasar del tratamiento parenteral al oral tras 24 a 48 horas de mejoría clínica, reflejada en la desaparición de la fiebre, las náuseas, los vómitos, el dolor abdominal. Tras la mejoría clínica con la terapia parenteral, se recomienda la transición a la terapia oral con doxiciclina 100 mg 2 veces/día y metronidazol 500 mg 2 veces/día hasta completar 14 días de terapia antibiótica.

Una alternativa para las pacientes que no toleren la doxiciclina, es el uso de acitromicina 500 mg durante 1 o 2 días seguidos de 250 mg 1 vez/día para completar un ciclo de 14 días. Para aquellas mujeres que no toleren el metronidazol, la alternativa propuesta es la clindamicina 450 mg v.o. cada 6 horas.

 Tras 24 a 48 horas de mejoría clínica (desaparición de la fiebre, las náuseas, los vómitos, el dolor abdominal) pueden pasar del tratamiento parenteral al oral.

Tratamiento quirúrgico

El tratamiento antibiótico es la base del tratamiento de la EIP, lo que ha supuesto una disminución de las intervenciones quirúrgicas. Esta opción se plantea cuando existe fallo en el tratamiento, entendido este como persistencia de fiebre y/o leucocitosis, aumento del tamaño del absceso tuboovárico o sospecha de rotura de este. El fallo de respuesta puede llegar a producirse en el 30-40 % de los casos de absceso tuboovárico.

Tratamiento de la pareja

Las parejas sexuales deben ser evaluadas y tratadas si tuvieron contacto sexual con la paciente durante los 60 días previos al inicio de los síntomas de la paciente, ya que suelen ser

Tabla 13-4. Regímenes recomendados para tratamiento hospitalario de la enfermedad inflamatoria pélvica vía intravenosa		
Ceftriaxona 1 g/24 h + Doxiciclina 100 mg v.o. o i.v./12 h + Metronidazol 500 mg v.o. o i.v./12 h	Cefoxitina 2 g por vía i.v./6-8 h + Doxiciclina 100 mg v.o. o i.v./12 h	Cefotetán 2 g i.v./12 h + Doxiciclina 100 mg v.o. o i.v./12 h

i.v.: intravenosa; v.o.: vía oral.

Tabla 13-5. Regímenes alternativos vía intravenosa para la enfermedad inflamatoria pélvica

Ampicilina/sulbactam 3 g i.v./6 h + Doxiciclina 100 mg v.o. o i.v./ 12 h hasta completar 14 días	Clindamicina 900 mg i.v./8 h + Gentamicina i.v. o i.m., 3 a 5 mg/kg i.v. diarios o 2 mg/kg i.v. una vez seguidos de 1,5 mg/kg cada 8 h ↓ Tras 24-48 h de mejoría ↓ Clindamicina 450 mg v.o./6 h o Doxiciclina 100 mg v.o. 2 veces al día para completar el tratamiento de 14 días

i.v.: intravenosa; v.o.: vía oral.

asintomáticas. La evaluación y el tratamiento de la pareja sexual son esenciales para disminuir el riesgo de reinfección.

Si las muestras microbiológicas son negativas o se desconocen, la pareja debe recibir tratamiento antibiótico empírico de forma precoz. Se recomienda ceftriaxona 500 mg i.m. en dosis única + acitromicina 1 g v.o. en dosis única o doxiciclina 100 mg/12 h v.o. durante 7 días. En caso de alergia a la penicilina y derivados, el tratamiento se realizará con acitromicina 2 g v.o. dosis única.

Si por el contrario se conoce el microorganismo causante de la EIP, la pareja será tratada con antibioterapia específica para dicho microorganismo.

Hay que tener en cuenta que si la EIP ha sido secundaria a una instrumentación uterina (cirugía vaginal, inserción de DIU, etc.), no será necesario realizar profilaxis antibiótica en la pareja.

 La evaluación y el tratamiento de la pareja sexual son esenciales para disminuir el riesgo de reinfección. Se recomienda ceftriaxona 500 mg i.m. en dosis única + acitromicina 1 g v.o. en dosis única o doxiciclina 100 mg/12 h v.o. durante 7 días.

Poblaciones especiales

Es preciso tener en cuenta las poblaciones especiales que se detallan a continuación.

Pacientes portadoras de dispositivo intrauterino

El riesgo de EIP se asocia principalmente a las 3 primeras semanas después de la inserción. Si una paciente usuaria de DIU se diagnostica de EIP, no es necesaria la retirada del DIU. Sin embargo, la paciente debe recibir seguimiento estrecho y tratamiento antibiótico adecuado.

La extracción puede estar justificada si no mejora clínicamente con el tratamiento antibiótico. Se aconseja remitirla al servicio de microbiología para su estudio.

Gestantes

Aunque es bastante raro tener una EIP durante el embarazo, la infección puede producirse en el primer trimestre de gestación, antes de que el tapón mucoso y la decidua generen una barrera frente a las bacterias ascendentes. Requiere ingreso hospitalario y antibióticos i.v., evitando pautas con fármacos teratógenos.

La pauta recomendada es: ceftriaxona 2 g/24 h i.v. + acitromicina 1 g en toma única (repetir a la semana) v.o. o i.v. + metronidazol 1,5 g/24 h i.v. Cuando exista mejoría y pueda usarse la v.o., se recomienda pasar a metronidazol 500 mg/12 h v.o., hasta completar 14 días.

Pacientes con virus de la inmunodeficiencia humana

Las diferencias en las manifestaciones clínicas de la EIP entre las mujeres infectadas por el VIH y las que no, no han sido bien delimitadas, aunque los últimos estudios apuntan a que las manifestaciones clínicas son similares, salvo que tienen más probabilidad de presentar un absceso tuboovárico. Las mujeres con VIH parecen responder a la terapia para la EIP tan bien como las mujeres sin VIH. Por lo tanto, los regímenes antibióticos recomendados para la EIP aguda en pacientes con VIH son los mismos que para la población general.

 Pacientes en situaciones especiales:

- Portadoras de DIU: no es necesario su retirada, salvo si no existe mejoría clínica.
- Gestantes: requiere ingreso hospitalario y antibióticos intravenosos, se recomienda: ceftriaxona 2 g/24 h i.v. + acitromicina 1 g en toma única v.o. o i.v. + metronidazol 1,5 g/24 h i.v.
- Paciente con VIH: se indica el mismo régimen antibiótico que para la población general.

Secuelas

Como ya se ha comentado anteriormente, las mujeres con antecedentes de EIP tienen un mayor riesgo de recurrencia, y hasta el 25 % de las pacientes con EIP van a sufrir secuelas a largo plazo. También se ha estudiado que las adolescentes llegan a tener un 50 % más de probabilidades que las mujeres adultas de experimentar una recurrencia.

Las complicaciones pueden manifestarse de forma precoz y hasta varios años después del episodio de EIP, siendo más frecuentes si el tratamiento de la EIP aguda no se instaura de forma precoz. Además, hay que saber que la curación clínica y/o microbiológica de la enfermedad aguda no excluye el desarrollo de las complicaciones a largo plazo.

Entre las complicaciones más importantes, destacan:

- **Rotura de absceso tuboovárico y peritonitis**: se presenta como un cuadro de abdomen agudo que progresa en pocas horas a un *shock* séptico. Es importante estabilizar a la paciente con medidas generales, iniciando tratamiento antibiótico y cirugía.

- **Síndrome de Fitz-Hugh-Curtis o perihepatitis:** se trata de una inflamación de la cápsula hepática y del peritoneo abdominal, con formación de adherencias entre ellos. Sin embargo, no hay afectación del parénquima ni de la función hepática. El dolor en el hipocondrio derecho es el principal síntoma, agravado con los movimientos respiratorios. El tratamiento de elección es médico, siendo el mismo que el de la EIP, reservándose el tratamiento quirúrgico para casos excepcionales.
- **Hidrosálpinx:** una vez resuelta la EIP, la trompa de Falopio dañada puede obstruirse, llenarse de líquido estéril y aumentar su tamaño. El hidrosálpinx puede asociarse a dolor o ser asintomático, salvo en caso de infertilidad por factor tubárico.
- **Esterilidad:** tanto la EIP sintomática como la asintomática pueden causar lesiones permanentes en la trompa de Falopio, debido a la formación de estenosis, obstrucción y adherencias ocasionadas por la infección. La secuela más habitual es un engrosamiento y estrechamiento de la trompa. Esta afectación aumenta con el número de infecciones, la duración, la gravedad de cada infección y el retraso en instaurar tratamiento. Se considera que *N. gonorrhoeae* y *C. trachomatis* incrementan de manera similar el riesgo de esterilidad y de gestación ectópica, produciendo en el 50 % de casos una oclusión tubárica distal. La incidencia de esterilidad tras un primer episodio de EIP se estima alrededor del 13-18 %. Sin embargo, con cada recidiva, el riesgo de esterilidad prácticamente se duplica, con una incidencia del 35 % después de dos episodios y del 75 % después de tres o más.
- **Embarazo ectópico:** la lesión tubárica postinfección es el factor de riesgo más importante. La EIP incrementa el riesgo relativo de gestación ectópica, que se multiplica por 6-7 veces, aunque el absoluto sigue manteniéndose bajo, alrededor del 1 %. En un estudio de cohortes, se describe que el 46 % de las gestaciones ectópicas intervenidas se produjeron en mujeres con antecedentes de EIP. Después de uno, dos y tres episodios de EIP, la proporción entre embarazo ectópico y embarazo intrauterino fue de 1:15, 1:6 y 1:3, respectivamente.
- **Dolor pélvico crónico:** se puede definir como aquel dolor que persiste al menos de 3 a 6 meses en la misma localización. Ha sido reconocido como enfermedad en la undécima versión de 2019 de la Clasificación Internacional de Enfermedades (CIE-11) de la Organización Mundial de la Salud (OMS). La incidencia de dolor pélvico crónico tras EIP se estima en torno al 29-30 %, y se correlaciona con el número de episodios de EIP. Aunque se desconoce la etiología exacta, el dolor puede deberse a la formación de cicatrices y adherencias como consecuencia de la inflamación relacionada con el proceso infeccioso.
- **Cáncer de ovario:** en los últimos estudios, se está encontrando la posible asociación de EIP y cáncer de ovario, sobre todo en mujeres con múltiples episodios de EIP. Se desconoce si la EIP es un factor de riesgo independiente de cáncer de ovario, ya que esta aumenta el riesgo de paridad baja, nuliparidad e infertilidad, que también son factores de riesgo de cáncer de ovario. Por lo que se puede concluir que no está clara la relación entre EIP y cáncer de ovario, y se necesitan más estudios para poder sacar conclusiones.

 La curación clínica y/o microbiológica de la enfermedad aguda no excluye el desarrollo de las complicaciones a largo plazo.

Pronóstico

La EIP aguda leve normalmente es autolimitada, pero el hecho de repetición del cuadro puede conllevar la cronicidad del proceso si no se instaura un tratamiento eficaz tanto de la paciente como de la pareja. El pronóstico es bueno, siendo la situación de más peligro la rotura de un absceso con la peritonitis secundaria que conlleva, el riesgo de mortalidad es de un 6-7 %.

Hasta el 15-20 % de pacientes volverá a tener otro episodio de EIP a lo largo de su vida, debido fundamentalmente a la persistencia de factores de riesgo. Se recomienda realizar un seguimiento de las pacientes en consulta tras un episodio de EIP, no limitándose únicamente al episodio actual.

En las mujeres sin factores de riesgo para ITS, no se aconseja el despistaje microbiológico ni la profilaxis antibiótica previos a maniobras invasivas intrauterinas diagnóstico-terapéuticas: inserción de DIU, histerosalpingografía, histeroscopia, legrado o biopsia por aspiración.

Por el contrario, en mujeres con factores de riesgo para ITS o antecedentes de EIP, se recomienda el cribado microbiológico. En su defecto, se puede realizar una profilaxis antibiótica con acitromicina 2 g.

 Aunque el pronóstico de la EIP es bueno, la situación más peligrosa es la rotura de un absceso con la peritonitis secundaria que conlleva, con un riesgo de mortalidad de un 6-7 %.

Asesoramiento y prevención

Desde un punto de vista epidemiológico, se debe insistir a los profesionales en la importancia de la recogida de los antecedentes sexuales. Así mismo, se debe tener en cuenta, el hecho de que la incidencia de gonorrea está disminuyendo en occidente, a expensas de otros microorganismos menos habituales. Por ello, es fundamental la toma de muestras en el momento del diagnóstico.

Se debe dar una explicación detallada de la enfermedad a las pacientes, incluyendo las implicaciones a largo plazo para su salud y la de sus contactos, reforzada con información escrita clara y precisa. Esta información debe incluir:

- La importancia de la adherencia a la medicación y los resultados clínicos.
- Aconsejar abstención de relaciones sexuales hasta que hayan finalizado el tratamiento, sus síntomas se hayan

resuelto y sus parejas sexuales hayan sido evaluadas y/o tratadas para detectar posibles ITS. Después del proceso, se recomienda el uso de preservativo, ya que reduce el riesgo de recurrencia.

- También se podría iniciar tratamiento con píldora de solo gestágenos, por su acción de espesamiento de moco cervical, impidiendo la infección ascendente.

Todas las pacientes diagnosticadas de EIP aguda deben someterse a un cribado de otras ITS importantes, como gonorrea, *Chlamydia*, VIH y sífilis.

Deben ser evaluadas para ver si hay indicaciones de vacunación para prevenir otras ITS, incluyendo:

- Vacunación contra la hepatitis B para quienes no tengan evidencia de inmunidad.
- Vacunación frente al virus del papiloma humano para aquellas personas, dentro del rango de edad apropiado, si no han sido vacunadas previamente.

Es importante también la realización de campañas poblacionales y estrategias de salud pública frente a ITS para reducir las tasas de EIP.

> **!** Hay que explicar detalladamente la enfermedad a las pacientes y su implicación a largo plazo para su salud y la de sus contactos, incluyendo la importancia de la adherencia al tratamiento, aconsejando la abstención de relaciones sexuales hasta que hayan finalizado el tratamiento, sus síntomas se hayan resuelto y sus parejas sexuales hayan sido evaluadas y/o tratadas. Después del proceso, se recomienda el uso de preservativo.

> **💡** Todas las pacientes diagnosticadas de EIP aguda deben someterse a un cribado de otras ITS importantes, como gonorrea, *Chlamydia*, VIH y sífilis.

ENDOMETRITIS

La endometritis es una infección o inflamación del endometrio. Existen dos tipos, endometritis aguda y crónica. La endometritis aguda se caracteriza por la presencia de microabscesos o neutrófilos dentro de las glándulas endometriales, mientras que la endometritis crónica se distingue por un número variable de células plasmáticas dentro del estroma endometrial.

En ausencia de una muestra de tejido, otros factores pueden ayudar a distinguir entre inflamación endometrial aguda y crónica. Los síntomas por sí solos no son útiles, ya que las manifestaciones clínicas de ambos trastornos son similares (hemorragia vaginal anormal y dolor pélvico). La presencia de fiebre es más frecuente en la endometritis aguda, siendo infrecuente en el proceso crónico.

La endometritis aguda no puerperal suele ir precedida de una EIP secundaria a una ITS o a un proceso ginecológico invasivo.

La endometritis crónica no puerperal puede deberse a varios procesos, como infecciones, cuerpos extraños intrauterinos o tumores (DIU, leiomioma submucoso, pólipo) y

radioterapia. En un tercio de las pacientes no se identifica ninguna etiología.

Endometritis aguda

La endometritis aguda se presenta con síntomas como fiebre, dolor pélvico, aumento de flujo vaginal, mal olor, dolor y distensión abdominal, sangrado vaginal anormal y malestar general.

La endometritis por *Streptococcus* del grupo A puede cursar con dolor, diarrea y flujo vaginal, progresar a sepsis, *shock* tóxico y fascitis necrosante. Es importante la sospecha diagnóstica y el inicio de tratamiento antibiótico precoz.

Etiopatogenia

La EIP afecta al tracto genital superior. La mayoría de las EIP son el resultado de la migración ascendente de la flora patológica del tracto genital inferior al superior. La infección puede limitarse a las trompas (salpingitis), afectar a ambos ovarios (salpingooforitis) y a la cavidad uterina (endometritis). En general, el endometrio y los ovarios son menos susceptibles a la infección que las trompas de Falopio. Sin embargo, el endometrio o el ovario pueden ser ocasionalmente el único foco de infección.

La endometritis concomitante se produce en el 70-90 % de los casos de salpingitis documentados por laparoscopia. No existe correlación entre el grado de afectación tubárica y la gravedad histopatológica de la endometritis. Las pacientes con signos y síntomas de EIP, pero sin evidencia laparoscópica de la enfermedad, pueden tener una endometritis aislada responsable de sus síntomas.

La endometritis está estrechamente asociada a la colonización o infección del cuello uterino por *C. trachomatis*, existe asociación, aunque más débil, entre endometritis y la infección por gonococo o vaginosis bacteriana.

Diagnóstico

El diagnóstico es clínico, basándose en los criterios de la guías de los CDC (2021) de la EIP aguda. Una biopsia endometrial para el estudio microbiológico e histológico puede ser útil para el diagnóstico específico de endometritis aguda, pero no es necesaria. El solapamiento de los síntomas entre pacientes con EIP documentada laparoscópicamente y las que presentan endometritis aislada es tal que no es posible el diagnóstico diferencial por ningún criterio específico. Aunque los leucocitos vaginales suelen estar presentes en pacientes con endometritis histológica (sensibilidad del 91 %), en muchas pacientes sin endometritis, también se observan leucocitos en el flujo vaginal (especificidad del 26 %). Así pues, esta prueba es de utilidad para excluir la infección del tracto genital superior, en los casos infrecuentes en que es negativa (valor predictivo negativo del 95 %).

Tratamiento

El tratamiento de la endometritis aguda debería iniciarse lo más precozmente posible, utilizando antibióticos de amplio espectro que cubran las infecciones por los patógenos causantes más frecuentes.

En la enfermedad leve-moderada, el tratamiento oral es tan eficaz como el tratamiento i.v., las pacientes que no responden en 48-72 horas al tratamiento oral, deberían ser revaluadas e iniciar tratamiento i.v.. Los regímenes de tratamiento oral recomendados son los siguientes: ceftriaxona 250 mg i.m. en dosis única asociada a doxiciclina 100 mg v.o./12 h asociada o no a metronidazol 500 mg/12 h v.o. durante 14 días.

La decisión de hospitalización para tratamiento antibiótico i.v. es la misma que para la EIP (Tabla 13-6).

Los regímenes de tratamiento i.v. recomendado por la guía CDC (2021) son los siguientes:

- Cefoxitina 1 g cada 6 h i.v. asociada a doxiciclina 100 mg/12 h v.o.
- Clindamicina 900 mg i.v./8 h asociada a gentamicina 240 mg/24 h i.v.

Complicaciones

Del 1 al 4 % de las pacientes pueden tener complicaciones como peritonitis séptica, absceso pélvico, septicemia, *shock* séptico o fascitis necrosante. La endometritis aguda puede conducir a un síndrome de Asherman y, finalmente, a infertilidad por factor uterino o amenorrea secundaria.

Prevención

La endometritis es una complicación infrecuente de los procedimientos ginecológicos diagnósticos transcervicales. No es necesario el cribado de *Chlamydia* y gonococo antes de procedimientos mínimamente invasivos limitados al endometrio, como la histeroscopia, la inserción de anticonceptivos intrauterinos y la biopsia endometrial.

No está indicado el tratamiento profiláctico en ausencia de resultado de cultivo. Sin embargo, se recomienda tratamiento profiláctico en ausencia de cultivo en las siguientes situaciones: antes de la histerosalpingografía y la sonohisterografía en pacientes con antecedentes de infección pélvica. Si se observan las trompas dilatadas, se puede continuar el tratamiento antibiótico con doxiciclina 100 mg/12 h durante 5 días posteriores a la prueba, para reducir el riesgo de infección.

Pronóstico

Se asocia a mayor riesgo de infertilidad, embarazo ectópico y dolor pélvico crónico.

Tabla 13-6. Indicación de tratamiento intravenoso en pacientes con endometritis aguda

Indicación de hospitalización por endometritis aguda:

- Abdomen agudo
- Absceso tuboovárico o absceso pélvico
- Endometritis en embarazada
- Fiebre alta, mayor de 39 °C
- Náuseas y vómitos
- No mejoría con régimen de tratamiento oral en 48-72 h
- Incumplimiento de tratamiento oral

Endometritis crónica

La población de leucocitos en el estroma endometrial varía según el momento del ciclo. Está formada principalmente por linfocitos T, macrófagos y células asesinas naturales (NK). Los linfocitos B y las células plasmáticas son escasas en el endometrio normal (1 %).

En la endometritis crónica, se produce una inflamación endometrial leve, continua y prolongada, que se caracteriza por la infiltración de células plasmáticas en el área del estroma endometrial. Las células plasmáticas se consideran las causantes de un microambiente endometrial aberrante que justifica la alteración en la receptividad endometrial.

Su incidencia se subestima porque es una patología de difícil diagnóstico. Se detecta histológicamente en el 8 % de las muestras de endometrio.

No hay etiología aparente en un tercio de estas pacientes, por lo que la endometritis idiopática es la causa más común de endometritis crónica en pacientes que no están embarazadas o en el posparto. La endometritis crónica puede estar asociada a resultados reproductivos adversos, como fallos de implantación y abortos recurrentes, por lo que puede ser más prevalente en pacientes con infertilidad.

Los microorganismos que se detectan en la endometritis crónica incluyen: *E. coli, Enterococcus, Staphylococcus, Streptococcus, Ureaplasma, G. vaginalis* y *Mycobacterium tuberculosis*, siendo más infrecuente la infección por gonococo o *Chlamydia*.

Manifestaciones clínicas

Las pacientes con endometritis crónica sintomática suelen presentar una hemorragia uterina anormal, que puede consistir en sangrado uterino intermenstrual, manchado, hemorragia poscoital, menorragia o amenorrea. La hemorragia se acompaña de dolor abdominal, leucorrea o infertilidad.

El hallazgo más frecuente en la exploración física es dolor a la movilización uterina o cérvix. Sin embargo, a diferencia de la endometritis aguda, muchas pacientes no presentan síntomas, y su exploración es completamente normal.

Las pacientes con sangrado uterino anormal son subsidiarias de biopsia endometrial. La histología que revela células plasmáticas en el estroma endometrial es diagnóstica de endometritis crónica, pero no se puede asumir que sea la causa de la hemorragia uterina anormal.

Es preciso realizar un cultivo endometrial que puede ser positivo para un microorganismo infeccioso, a pesar de que los cultivos endocervicales sean negativos. El diagnóstico de endometritis crónica de etiología desconocida se realiza si el resultado del cultivo es negativo, la ecografía no sospecha mioma submucoso y no hay antecedentes de radioterapia o anticoncepción intrauterina reciente.

Los signos sospechosos de endometritis crónica en la histeroscopia son: hiperemia, edema de mucosa (11 %) y presencia de micropólipos de 1-2 mm. La histeroscopia mostró una precisión diagnóstica del 93,4 %.

El método diagnóstico más específico es la inmunohistoquímica para CD138; se recomienda la biopsia en fase proliferativa frente a la fase secretora.

En la ecografía, las pacientes pueden presentar un endometrio delgado, con áreas hiperecogénicas que representan focos de calcificación o fibrosis.

Tratamiento

La terapia antimicrobiana empírica con doxiciclina 100 mg/12 h durante 10-14 días (acitromicina 500 mg v.o. el primer día, acitromicina 250 mg/día durante 4 días para pacientes alérgicas a doxiciclina) parece mejorar los síntomas y la histología en algunas pacientes con endometritis crónica de causa desconocida. Otras alternativas terapéuticas son: ciprofloxacino 500 mg/12 h v.o. 10 días o amoxicilina/ácido clavulánico 875 mg/8 h durante 8 días (**Tabla 13-7**).

ENDOMETRITIS TUBERCULOSA

Aproximadamente un tercio de la población mundial está infectada por *M. tuberculosis*, y es una de las principales causas de infertilidad en los países endémicos. La incidencia mundial de tuberculosis crece aproximadamente un 0,4 % al año. Sin embargo, es una causa poco frecuente de infección del tracto genital superior en los países desarrollados.

Epidemiología y patogénesis

La endometritis tuberculosa se produce con mayor frecuencia en pacientes jóvenes procedentes de países donde la tuberculosis es endémica. La tuberculosis del tracto genital suele originarse por diseminación hematógena a partir de un foco pulmonar o de otro foco no genital. La inoculación del tracto genital a partir de otros focos intraperitoneales o de parejas sexuales masculinas con epididimitis tuberculosa es inusual.

Las trompas de Falopio y el endometrio son los sitios más frecuentemente afectados en el tracto genital femenino, aunque el cuello uterino y los ovarios también pueden estar implicados.

 La vía de diseminación más frecuente de tuberculosis es la diseminación hematógena.

Manifestaciones clínicas

La tuberculosis del tracto genital suele ser el resultado de la reactivación de un foco de infección, por lo tanto, la clínica puede no aparecer hasta 10 años después de la siembra inicial. La infertilidad suele ser el principal motivo de consulta entre los pacientes jóvenes con tuberculosis del tracto genital.

Los patrones de sangrado frecuente, la amenorrea o el sangrado posmenopáusico son otras presentaciones comunes de la enfermedad. El 25-35 % de las pacientes presentan dolor pélvico. Más infrecuente es la presencia de peritonitis tuberculosa o ascitis.

Diagnóstico

El diagnóstico debe sospecharse en pacientes con síntomas sugestivos de tuberculosis, que hayan residido en zonas endémicas o con radiografías sugestivas de enfermedad pulmonar pasada.

- **Diagnóstico de laboratorio**:
  - Determinación de adenosina-desaminasa: enzima degradadora de las purinas. Su determinación se encuentra elevada en el líquido ascítico, derrame pleural o líquido cefalorraquídeo cuando existe infección tuberculosa en dichas localizaciones.
  - Examen bacteriológico de sangre menstrual, moco cervical o material de legrado. Si se sospecha enfermedad activa, deberá llevarse a cabo un estudio de esputo y lavado gástrico.
  - Tinción de Ziehl-Neelsen.
  - Cultivo de Lowenstein.
  - Inoculación de cobaya. El lento crecimiento de *M. tuberculosis* es uno de los principales problemas.
  - Prueba cutánea intradérmica con derivado proteico purificado o intradermorreacción de Mantoux.
- **Diagnóstico por imagen**:
  - Radiografía de tórax: permite descartar la enfermedad pulmonar.
  - Pielografía: permite descartar la enfermedad urológica (10 %).
  - Ecografía pélvica.
  - Histerosalpingografía:
    - Imágenes uterinas:
      - «Dedo de guante»: sinequia total.
      - Bordes dentellados de la cavidad uterina.
      - Inyección vascular en el fondo uterino.
    - Trompa:
      - Obstrucción bilateral.
      - «Hilo de alambre» (porción ístmica).

Tabla 13-7. Indicación de tratamiento intravenoso en pacientes con endometritis crónica

	Endometritis aguda	Endometritis crónica
Histología endometrial	Microabscesos, neutrófilos en glándulas endometriales	Presencia de linfocitos B y células plasmáticas
Clínica	Fiebre, dolor abdominal y sangrado uterino anormal	Sangrado uterino anormal y dolor abdominal (es menos frecuente la presencia de fiebre)
Hallazgos histeroscópicos		Micropólipos, hiperemia, edema
Tratamiento	Ceftriaxona 250 mg i.m. en dosis única, doxiciclina 100 mg/12 h, metronidazol 500 mg/12 h v.o. 14 días	Doxiciclina 100 mg cada 12 h 10-14 días

i.m.: intramuscular; v.o.: vía oral.

- «Palo de golf» o «maza» (porción ampular).
- Trompa arrosariada o «en collar de perlas».
- Hidrosálpinx.
- Imágenes «en algodón».
- Calcificaciones de trompas, ovarios o ganglios pélvicos.

– La biopsia de endometrio debe ser premenstrual. Solo se diagnostica el proceso activo en el 80 % de los casos.
– El diagnóstico quirúrgico se realiza mediante laparoscopia:
  - Las adherencias pueden impedir la visualización del aparato genital.
  - Visualiza los tubérculos directamente y permite la realización de su biopsia.

Tratamiento

El tratamiento es fundamentalmente médico y consiste en una terapia farmacológica combinada con isoniacida 300 mg/día, rifampicina 10 mg/kg al día durante 9 meses y los tres primeros meses se asocia piracinamida 25 mg/kg al día.

La cirugía está indicada si los síntomas o la exploración física sugieren persistencia o aumento de la enfermedad, a pesar del tratamiento antibiótico. La histerectomía total y la salpingoo-forectomía bilateral son el procedimiento quirúrgico definitivo para la tuberculosis pélvica. Sin embargo, una terapia médica agresiva temprana puede permitir procedimientos conservadores en pacientes que deseen intentar un futuro embarazo.

PUNTOS CLAVE

- La EIP se define como la infección aguda del tracto genital superior, que incluye alguno o todos los órganos (útero, trompas de Falopio y/u ovarios) y, a veces, otros órganos pélvicos adyacentes.
- La EIP está causada por ITS. Los patógenos más frecuentes incluyen *N. Gonorrhoeae*, *C. trachomatis* y *M. genitalium*, que suponen el 30-40 % de todos los casos.
- El principal factor de riesgo es haber tenido relaciones sexuales sin protección con múltiples parejas sexuales.
- Las pacientes con EIP sintomática aguda presentan aparición reciente de dolor en la parte baja del abdomen en asociación a nuevas secreciones vaginales y/o sangrado intermenstrual.
- Las pruebas complementarias, como imágenes con hallazgos característicos, alteraciones laparoscópicas compatibles con EIP y evidencia histológica de endometritis en la biopsia, pueden ayudar a confirmar el diagnóstico.
- Hay que iniciar tratamiento ante la mínima sospecha de EIP, por las consecuencias que puede tener si se retrasa.
- El tratamiento antibiótico que se realice siempre debe cubrir *N. gonorrhoeae* y *C. trachomatis*.
- Una vez iniciado el tratamiento, hay que asegurar el seguimiento de la paciente, reevaluándola a las 48-72 horas.
- Es preciso tener en mente siempre los criterios de ingreso bajo tratamiento antibiótico.
- El paso de tratamiento parenteral al oral se realizará a las 24 a 48 horas de mejoría clínica.
- El tratamiento quirúrgico se plantea cuando existe fallo en el tratamiento con persistencia de fiebre y/o leucocito-

sis, aumento del tamaño del absceso tuboovárico o sospecha de rotura.
- La evaluación y el tratamiento de la pareja sexual son esenciales para disminuir el riesgo de reinfección.
- La curación clínica y/o microbiológica de la enfermedad aguda no excluye el desarrollo de las complicaciones a largo plazo.
- La endometritis es la infección o inflamación del endometrio. Existen dos tipos, endometritis aguda o crónica.
- La endometritis aguda es una inflamación sintomática, que se caracteriza por microabscesos o presencia de neutrófilos en las glándulas endometriales, mientras que la endometritis crónica se distingue por un número variable de células plasmáticas dentro del estroma endometrial.
- Las manifestaciones clínicas de ambos trastornos son muy similares, siendo más frecuente la asociación a antecedente de EIP y la presencia de fiebre en la endometritis aguda.
- La endometritis tuberculosa en una enfermedad del tracto genital superior producida por *M. tuberculosis*.
- Suele producirse por diseminación hematógena a partir de un foco pulmonar o de un foco no genital.
- Las trompas de Falopio y el endometrio son los órganos más afectados en la tuberculosis genital.
- El tratamiento es fundamentalmente médico. La cirugía está indicada si la enfermedad persiste o progresa a pesar del tratamiento antibiótico (isoniacida, rifampicina durante 6 meses y piracinamida oral los 3 primeros meses).

BIBLIOGRAFÍA

ACOG Practice Bulletin Nº 195: Prevention of infection after gynecologic procedures. Obstet Gynecol. 2018;131(6):e172-89.

Aparwal J, Gupta JK. Female genital tuberculosis a retrospective clínico pathologic study of 501 cases. Indian J Pathol Microbiol. 1993;36(4):389-97.

Baquedano Mainar L, Abad Rubio C, Adiego Calvo I, Colecha Morales M, De la Cueva Barrao MP, Franco Serrano C, et al. Protocolo aragonés de enfermedad inflamatoria pélvica. Progr Obstet Ginecol. 2020;63: 347-54.

Beigi RH. Tubo-ovarian abscess: management and complications. UpToDate. 2024 [consultado el 12 de septiembre de 2024]. Disponible en: https://www.uptodate.com

Carreras Collado R, Vernet Tomás MM. Enfermedad inflamatoria pélvica. En: Tratado de ginecología y obstetricia. 2ª ed. Madrid: Editorial Médica Panamericana; 2013. p. 2006.

Cicinelli E, Resta L, Nicoletti R, Tartagni M, Marinaccio M, Bulletti C, et al. Detection of chronic endometritis at fluid hysteroscopy. J Minim Invasive Gynecol. 2005;12(6):514-8.

Eckert LO, Thwin SS, Hillier SL, Kiviat NB, Eschenbach DA. The antimicrobial treatment of subacute endometritis: a proof of concept study. Am J Obstet Gynecol. 2004;190(2):305-13.

Greenwood SM, Moran JJ. Chronic endometritis: morphologic and clinical observations. Obstet Gynecol. 1981;58(2):176-84.

Hillier SL, Kiviat NB, Hawes SE, Hasselquist MB, Hanssen PW, Eschenbach DA, et al. Role of bacterial vaginosis-associated microorganisms in endometritis. Am J Obstet Gynecol. 1996;175(2):435-41.

Korn AP, Bolan G, Padian N, Ohm-Smith M, Schachter J, Landers DV. Plasma cell endometritis in women with symptomatic bacterial vaginosis. Obstet Gynecol. 1995;85(3):387-90.

Kurman R, Mazur M. Benign disease of the endometrium. En: Blaustein A (ed.). Pathology of the female genital tract. Nueva York: Spinger-Verlag; 982. p. 279.

McGregor JA, Crombleholme WR, Newton E, Sweet RL, Tuomala R, Gibbs RS. Randomized comparison of ampicillin-sulbactam to cefoxitin and doxycycline or clindamycin and gentamicin in the treatment of pelvic inflammatory disease or endometritis. Obstet Gynecol. 1994;83(6):998-1004.

Michels TC. Chronic endometritis. Am Fam Physician. 1995;52(1):217-22.

Oosthuizen AP, Wessels PH, Hefer JN. Tuberculosis of the female genital tract in patients attending and infertility clinic. S Afr Med J. 1990;77(11):562-4.

Paavonen J, Kiviat N, Brunham RC, Stevens CE, Kuo CC, Stamm WE, et al. Prevalence and manifestations of endometritis among women with cervicitis. Am J Obstet Gynecol. 1985;152(3):280-6.

Peipert JF, Madden T. Pelvic inflammatory disease: Long-term complications. UpToDate. 2024 [consultado el 12 de septiembre de 2024]. Disponible en: https://www.uptodate.com

Peipert JF, Montagno AB, Cooper AS, Sung CJ. Bacterial vaginosis as a risk factor for upper genital tract infection. Am J Obstet Gynecol. 1997;177(5):1884-7.

Pitsos M, Skurnick J, Heller D. Association of pathologic diagnoses with clinical findings in chronic endometritis. J Reprod Med. 2009;54(6):373-7.

Pittaway DE, Winfield AC, Maxson W, Daniell J, Herbert C, Wentz AC. Prevention of acute pelvic inflammatory disease after hysterosalpingography: efficacy of doxycycline prophylaxis. Am J Obstet Gynecol. 1983;147(6):623-6.

Ross J, Guaschino S, Cusini M, Jensen J. 2017 European guideline for the management of pelvic inflammatory disease. Int J STD AIDS. 2018;29(2):108-14.

Ross J. Pelvic inflammatory disease: pathogenesis, microbiology, and risk factors. UpToDate. 2024 [consultado el 12 de septiembre de 2024]. Disponible en: https://www.uptodate.com

Santana Suárez MA, Suárez Suárez B, Ocón Padrón L, Seara Fernández S. Diagnóstico y tratamiento de la enfermedad pélvica inflamatoria. Clin Invest Ginecol Obstet. 2018;45:157-62.

Savaris RF, Fuhrich DG, Maissiat J, Duarte RV, Ross J. Antibiotic therapy for pelvic inflammatory disease. Cochrane Database Syst Rev. 2020;8(8):CD010285.

Sawaya GF, Grady D, Kerlikowske K, Grimes DA. Antibiotics at the time of induced abortion:the case for universal prophylaxis based on a mera-analysis. Obstet Gynecol. 1996;87(5 Pt 2):884-90.

Shah HU, Sannananja B, Baheti AD, Udare AS, Badhe PV. Hysterosalpingography and ultrasonography findings of female genital tuberculosis. Diagn Interv Radiol. 2015;21(1):10-5.

Singh N, Sethi A. Endometritis- Diagnosis, treatment and its impact on fertility-A Scoping review. JBRA Assist Reprod. 2022;26(3):538-46.

Walker CK, Kahn JG, Washington AE, Peterson HB, Sweet RL. Pelvic inflammatory disease: metaanalysis of antimicrobial regimen efficacy. J Infect Dis. 1993;168(4):969-78.

Westrom L. Effect of pelvic inflammatory disease on fertility. Venereology. 1995;8(4):219-22.

Wølner-Hanssen P, Mårdh PA, Svensson L, Weström L. Laparoscopy in women with chlamydial infection and pelvic pain: a comparison of patients with and without salpingitis. Obstet Gynecol. 1983;61(3):299-303.

Workowski KA, Bachmann LH, Chan PA, Johnston CM, Muzny CA, Park I, et al. Sexually transmitted infections treatment guidelines, 2021. MMWR Recomm Rep. 2021;70(4):1-187.

Xercavins Montosa J, Cuadrado Mangas C, Carreras Collado R, Torrejón Cardoso R, Vila Escudé E. Enfermedad inflamatoria pélvica. Documentos de consenso. Madrid: Sociedad Española de Ginecología y Obstetricia; 2004.

Yudin MH, Hillier SL, Wiesenfeld HC, Krohn MA, Amortegui AA, Sweet RL. Vaginal polymorphonuclear leukocytes and bacterial vaginosis as markers for histologic endometritis among women without symptoms of pelvic inflammatory disease. Am J Obstet Gynecol. 2003;188(2):318-23.

Dismenorrea y tensión premenstrual. Dolor pélvico crónico. Dispareunia

14

P. Núñez Arcas y L. Barrera Coello

 OBJETIVOS

- Conocer la fisiopatología de la dismenorrea como la base de todas las opciones de tratamiento disponibles.
- Comprender el dolor pélvico crónico e identificar todas sus posibles causas y variantes. Recordar su impacto en la calidad de vida e integrar su abordaje biopsicosocial con las técnicas de diagnóstico y tratamiento.
- Saber reconocer y definir bien el concepto de dispareunia, con el objetivo de minimizar el tiempo de diagnóstico de la paciente y poder mejorar la calidad de vida desde un primer momento.

DISMENORREA Y TENSIÓN PREMENSTRUAL

A continuación, se aborda la definición, la clasificación, la prevalencia e impacto, los factores de riesgo, la patogénesis, la sintomatología, el diagnóstico, la evaluación y el tratamiento de la dismenorrea y la tensión premenstrual.

Definición y generalidades

La *dismenorrea* se entiende como el dolor abdominal/pélvico recurrente asociado o que aparece durante la menstruación.

La *tensión premenstrual* es la presencia de sintomatología clínica y/o psicológica que ocurre de manera periódica en la segunda fase del ciclo y que interfiere en la calidad de vida de la mujer.

La *disforia premenstrual* es un cuadro grave de tensión premenstrual en el que prima la aparición de síntomas psicológicos.

Clasificación

En función de la intensidad de presentación de los síntomas, la *dismenorrea* se puede clasificar en:

- *Leve*: aquella que causa una incapacidad de media jornada laboral o menos.
- *Moderada*: aquella que causa una incapacidad de una jornada laboral.
- *Grave*: aquella que causa una incapacidad de más de una jornada laboral.

En función del momento en el que se inicia la sintomatología, se puede clasificar en:

- *Primaria*: las menstruaciones han resultado dolorosas desde la menarquia.

- *Secundaria*: existiendo previamente un período libre de dolor desde la menarquia.

Por otro lado, existe la clasificación tradicional, que es la más utilizada:

- *Dismenorrea primaria, idiopática o esencial*: la dismenorrea primaria es aquella que se da en ausencia de cualquier alteración orgánica demostrable que pueda desencadenar dichos síntomas. Es la más frecuentemente referida por mujeres en la etapa de la adolescencia.
- *Dismenorrea secundaria, orgánica o extrínseca*: la dismenorrea secundaria es aquella que responde a una causa orgánica existente que provoque los síntomas, como es la endometriosis o la patología anexial, por ejemplo. Suele presentarse en mujeres en su edad adulta (en la cuarta y quinta década de la vida), aunque en algunos casos puede presentarse también en la etapa adolescente.

Otro tipo especial es la *dismenorrea membranácea*, que es aquella asociada al desprendimiento en bloque de la mucosa endometrial, expulsándose acompañada de dolor similar a las contracciones de parto.

Se pueden distinguir tres entidades clínicas de tensión premenstrual:

- Síntomas premenstruales o molimia premenstrual: pequeñas alteraciones del humor y síntomas físicos premenstruales, pero que no alteran su calidad de vida.
- Síndrome premenstrual: al menos un síntoma físico, psíquico o conductual durante la fase lútea, en al menos tres ciclos consecutivos, de intensidad suficiente como para alterar la vida de la mujer.
- Trastorno disfórico premenstrual: según la quinta edición del Manual diagnóstico y estadístico de los trastornos men-

tales (DSM-5-TR, *Diagnostic and Statistical Manual of Mental Disorders, fifth edition*), en la mayoría de los ciclos menstruales, al menos cinco síntomas han de estar presentes en la última semana antes del inicio de la menstruación, empezar a mejorar unos días después del inicio de la menstruación y hacerse mínimos, o desaparecer en la semana después de la menstruación. Además, es necesario que exista una gran interferencia en la calidad de vida de la mujer y presentarse en al menos dos ciclos consecutivos (Tabla 14-1).

Prevalencia e impacto

La dismenorrea supone, a día de hoy, uno de los principales motivos de consulta de la mujer en edad fértil, en especial la dismenorrea primaria en población adolescente. Series descritas reflejan que esta condición puede llegar a presentarse en el 63-90 % de las mujeres con una variabilidad, pero solo una pequeña parte de las mismas (alrededor del 15 %) consultan por este motivo.

El hecho de que este porcentaje de pacientes sea tan escaso se atribuye a que es una situación que se maneja de manera sencilla con analgesia habitual que pueden autoadministrarse las pacientes en su domicilio, por lo que aquellas que llegan a la consulta son muy pocas. Desde otro punto de vista y desde la perspectiva de la fisiopatología, esta situación no suele presentarse hasta que se han instaurado los ciclos ovulatorios por completo, período que puede abarcar desde meses hasta años tras la menarquia.

El síndrome premenstrual, en sus diferentes variantes, se puede presentar hasta en un 85 % de las mujeres en edad fértil, y el trastorno disfórico premenstrual es la entidad menos prevalente, pero se puede presentar hasta en el 2-8 % de las pacientes en edad fértil.

Factores de riesgo y factores protectores de la dismenorrea

Son factores de riesgo:

- Edad joven.
- Fumadoras.
- Hábito enólico.
- Antecedentes familiares de dismenorrea.
- Menarquia temprana.
- Sangrado menstrual abundante.
- Obesidad.
- Nuliparidad.
- Base genética (escasa evidencia al respecto).

Son factores protectores:

- Paridad.
- Edad avanzada.
- Uso de anticonceptivos hormonales combinados.

Patogénesis

En la etiología de la dismenorrea primaria, existe un exceso de producción de la prostaglandina F2 alfa (PGF2α) en la zona del endometrio o por un desequilibrio en la ratio circulante de PGF2α/prostaglandina E2. Dicho exceso de PGF2α puede llegar a producir hipercontractilidad del miometrio uterino, contracciones uterinas arrítmicas o incluso un aumento del tono basal uterino debido a la isquemia de este (ya que la presión intrauterina supera la presión de perfusión de la arteria uterina). Esta isquemia también produce la liberación de productos del metabolismo anaerobio que estimulan las fibras nerviosas (de tipo C), que aumentan el dolor.

Este mismo exceso de PGF2α puede producir un estímulo en el tracto gastrointestinal que desencadene náuseas, vómitos o incluso llegar a producir diarrea (Fig. 14-1).

La etiología de la dismenorrea secundaria puede ser:

- Urgente:
  - Enfermedad inflamatoria pélvica (EIP)/absceso tuboovárico.
  - Anomalías genitales obstructivas (disgenesias müllerianas, himen imperforado, etcétera).
- No urgente:
  - Endometriosis.
  - Adenomiosis.
  - Miomas.
  - Hidrometra posquirúrgico.
  - Estenosis cervical.

Tabla 14-1. Síntomas del trastorno disfórico premenstrual	
Grupo 1	**Grupo 2**
Irritabilidad	Disminución del interés de las actividades habituales
Labilidad afectiva	Dificultad de concentración
Afectividad deprimida	Astenia
Tensión o ansiedad	Alteración de la conducta alimentaria
	Alteraciones del sueño
	Sensación de pérdida de autocontrol
	Cualquier síntoma físico

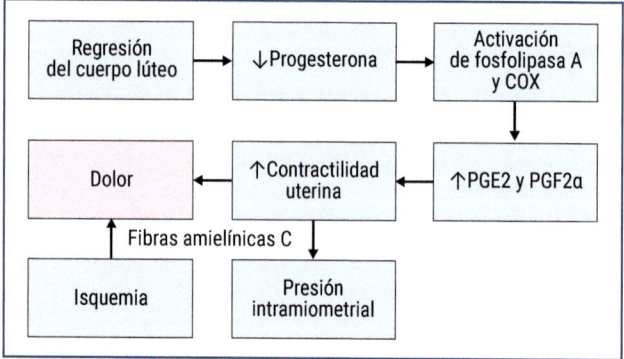

Figura 14-1. Mecanismo causante de la dismenorrea primaria. COX: ciclooxigenasa; PGE2: prostaglandina E2; PGF2: prostaglandina F2 alfa.

En cuanto al síndrome premenstrual, la etiopatogenia no es bien conocida, pero la base genética está bien descrita, dado que hasta en el 70 % de los casos existe agregación familiar. Parece que existe una clara relación en los cambios cíclicos entre los estrógenos y la progesterona en estas pacientes predispuestas y la necesaria existencia de un cuerpo lúteo. Por otro lado, se han descrito relaciones entre déficits nutricionales (vitamina A, magnesio, etc.) y también con alteraciones del metabolismo de hidratos de carbono.

Los síntomas psíquicos parecen deberse al efecto hormonal sobre los sistemas de serotonina y dopamina, en especial de los primeros.

Sintomatología

El síntoma principal de la dismenorrea primaria es el dolor, que suele aparecer 1-2 días antes de la menstruación. Es de tipo cólico y con presentación habitual en la región hipogástrica. Este dolor va en disminución a medida que avanzan los días, y puede llegar a irradiarse a otras zonas, como la región lumbar o sacra. Puede llegar a acompañarse, como se ha referido anteriormente, de náuseas, vómitos o diarrea, e incluso hay pacientes que refieren asociada la astenia, cefalea o mareos. Toda esta sintomatología suele mejorar con la edad y a medida que aumenta la paridad.

En la dismenorrea secundaria, una vez más el síntoma principal es el dolor, que aparece también 1 o 2 días previos a la menstruación, pero que, al contrario de lo que sucede en la dismenorrea primaria, aumenta a medida que pasan los días, siendo menos cólico y más sordo y profundo. En algunas ocasiones, puede llegar a durar hasta varios días tras finalizar el período menstrual.

En la tensión premenstrual, los síntomas se presentan días antes de la menstruación y tienen que desaparecer al inicio del siguiente ciclo. Existe un período sin síntomas hasta la siguiente fase lútea, con muy buen estado general, coincidente con la ovulación por el pico estrogénico del momento. Los síntomas se pueden clasificar en tres grupos:

- Manifestaciones psicológicas: llanto, pérdida de la capacidad de concentración, irritabilidad.
- Síntomas físicos: tensión mamaria, distensión y dolor abdominal, ganancia ponderal, astenia, cefalea, sofocos.
- Alteraciones conductuales: alteraciones alimentarias (aumento del apetito), alteraciones del sueño.

Diagnóstico y evaluación

La base del diagnóstico y la evaluación de estas condiciones se basan en la anamnesis y la historia clínica detallada, con el fin de descartar etiologías secundarias u otras condiciones.

Dismenorrea

Para el diagnóstico y la evaluación de la dismenorrea, hay que realizar:

- Anamnesis, en la que es imprescindible reflejar datos como: edad de la menarquia, edad de inicio del dolor, patrón menstrual y repercusión sobre la calidad de vida. Sobre el dolor, es preciso perfilar sus características (localización, intensidad, duración, aparición en relación con el ciclo, con la menstruación o la defecación), la aparición de otros síntomas añadidos (gastrointestinales, cefaleas, etc.) y la presencia o no de factores precipitantes. En el caso de aparición del dolor en presencia de otra clínica ginecológica tal como dispareunia, disquecia o sangrado menstrual abundante, hay que orientarse hacia causas de dismenorrea secundaria.
- Examen físico: basado en una exploración física. Tiene que ser general y genital, basada en palpación abdominal, tacto vaginal bimanual y especuloscopia. El objetivo es el de palpar o tactar masas, el tamaño y la forma uterina, y posibles masas o patología anexial. Hay que prestar especial interés a los ligamentos uterosacros, fondos de saco vaginales y tabique rectovaginal, para descartar la posibilidad de implantes endometriósicos en esas zonas. Con el espéculo, se visualizará el exocérvix y la posible aparición de cervicitis o leucorrea no fisiológica o incluso nódulos violáceos sugestivos de endometriosis.
- Pruebas de imagen: con la anamnesis y la exploración clínica, es suficiente en la mayoría de los casos, sin embargo, existen otras técnicas de imagen disponibles:
  - Ecografía: es la prueba prínceps por la alta disponibilidad que presenta en la consulta de ginecología. En el caso de la dismenorrea primaria, no detectará ningún hallazgo de interés. En el caso de presencia de masas anexiales y miomas, la sensibilidad que presenta la ecografía no es superada por cualquier otra técnica de imagen.
  - Tomografía computarizada (TC): papel limitado, pero de utilidad para masas anexiales o de otro tipo alojadas en la pelvis.
  - Resonancia magnética (RM): es de especial relevancia en los casos de alteración del canal blando o de obstrucción de salida, debido a alteraciones del desarrollo mülleriano.
  - Laparoscopia: no es de elección, su utilidad se ve reducida a pacientes refractarias al tratamiento más allá de los 6 meses. En la mayoría de los casos que pasan por quirófano, el hallazgo descrito es de endometriosis.

Síndrome premenstrual

El diagnóstico es clínico y, por supuesto, precisa descartar las causas orgánicas que lo produzcan. La anamnesis es esencial y resulta de ayuda prescribir un cuestionario prospectivo para la definición clara de la entidad clínica.

No hay descritos marcadores biológicos ni pruebas de imagen que ayuden al diagnóstico.

El síndrome premenstrual se puede diagnosticar si la paciente informa al menos uno de los siguientes síntomas afectivos y somáticos durante los cinco días antes de la menstruación en cada uno de los tres ciclos menstruales anteriores (American College of Obstetrics and Gynecology [ACOG]):

- Síntomas afectivos del síndrome premenstrual:
  - Crisis de ira.
  - Ansiedad.
  - Confusión.
  - Depresión.

- Irritabilidad.
- Retiro social.
- Síntomas somáticos del síndrome premenstrual:
  - Distensión abdominal.
  - Sensibilidad o hinchazón de los senos.
  - Dolor de cabeza.
  - Dolor articular o muscular.
  - Hinchazón de las extremidades.
  - Aumento de peso.

Estos síntomas deben aliviarse dentro de los 4 días posteriores al inicio de la menstruación, sin recurrencia hasta al menos el día 13 del ciclo, y deben estar presentes en ausencia de cualquier terapia farmacológica, ingestión de hormonas o consumo de drogas o alcohol. Los síntomas han de surgir de forma reproducible durante tres ciclos de registro prospectivo. La paciente debe exhibir una disfunción identificable en el desempeño social, académico o laboral.

En el caso del trastorno disfórico premenstrual, es útil realizar el diario de síntomas, como el registro diario de gravedad de los problemas (*Daily record of severity of problems*) y los criterios diagnósticos del DSM-5-TR descritos en la definición.

! En el *Daily record of severity of problems* (DSM-5-TR), se deben cumplir al menos, cinco síntomas de los que se citan a continuación, y al menos, uno de ellos ha de ser alguno de los cuatro primeros:

1. Tristeza, desesperanza o autodesaprobación.
2. Tensión, ansiedad o impaciencia.
3. Estado de ánimo marcadamente lábil, al que se añade llanto frecuente.
4. Irritabilidad o enfado persistentes y aumento de los conflictos interpersonales.
5. Pérdida de interés por las actividades habituales, a lo que puede asociarse un cierto distanciamiento en las relaciones sociales.
6. Dificultad para concentrarse.
7. Sensación de fatiga, letargia o falta de energía.
8. Cambios acusados del apetito, que a veces puede acompañarse de atracones o antojos por una determinada comida.
9. Hipersomnia o insomnio.
10. Sensación subjetiva de estar rebasada o fuera de control.
11. Síntomas físicos como hipersensibilidad o crecimiento mamario, dolores de cabeza o sensación de hinchazón o ganancia de peso, con dificultad para ajustarse la ropa, el calzado o los anillos.

También pueden aparecer dolores articulares o musculares, y paralelamente, pueden surgir ideas de suicidio. Además:

a. La mujer debe estar en edad fértil. En la mujer menopáusica, se necesita cuantificar por análisis de sangre la fase lútea y folicular.
b. Las alteraciones interfieren de forma acusada en el trabajo y las relaciones interpersonales.
c. La exacerbación no corresponde a otro trastorno mental ya existente.

Los criterios a, b y c deben corroborarse al menos en dos ciclos sintomáticos consecutivos.

Tratamiento

A continuación, se indica cómo se debe llevar a cabo el tratamiento.

Dismenorrea

En la dismenorrea primaria, el tratamiento se realiza mediante:

- **Medidas higiénicas**: ejercicio físico, dieta antioxidante, pérdida de peso, aplicación de calor local.
- **Tratamiento farmacológico**:
  - Antiinflamatorios no esteroideos (AINE): producen inhibición de la síntesis de prostaglandinas al inhibir la enzima ciclooxigenasa 1 (COX-1) y COX-2. Los principales efectos secundarios que presenta son los gastrointestinales. Todos ellos han demostrado superioridad con respecto al ácido acetilsalicílico:
    - Fenamatos: ácido mefenámico.
    - Fenilpropiónicos: ibuprofeno, naproxeno.
    Deberían ser administrados desde 2 días antes de la aparición de la menstruación incluso hasta 2 días después, en función del patrón de dolor de cada paciente, procurando evitar su uso solamente cuando el dolor ya ha aparecido.
  - Anticonceptivos hormonales: se pueden pautar de manera aislada o asociada a los AINE previamente mencionados. Su base fisiológica es la de la anovulación y atrofia endometrial que producen, que generan una disminución en la cantidad de sangrado y por lo tanto del dolor. Pueden ser:
    - Anticonceptivos hormonales combinados: por vía oral, vaginal o transdérmica. Ninguno de ellos ha demostrado superioridad respecto a otro y las pautas continuas comprenden un mejor control de la dismenorrea.
    - Píldoras de solo progesterona.
    - Implantes subdérmicos.
    - Gestágenos trimestrales subcutáneos.
    - Dispositivo intrauterino (DIU) de levonorgestrel.
    - Acetato de noretisterona: aunque no es anticonceptivo, se ha demostrado su utilidad en el manejo de la dismenorrea.
    - Análogos de la hormona liberadora de gonadotropina (GnRH, *gonadotropin-releasing hormone*): no tienen utilidad de primaria línea, pero sus efectos secundarios limitan su uso.
- **Estimulación nerviosa transcutánea (TENS)**: del nervio tibial y en la región hipogástrica. De manera aislada, no ha demostrado un claro beneficio, pero asociados a AINE y/o anticonceptivos hormonales y tras sesiones semanales de al menos 12 semanas, sí que ha demostrado utilidad.
- **Cirugía**: solo en casos determinados en los que el manejo conservador farmacológico ha resultado totalmente refractario:
  - Ablación endometrial.
  - Ablación nerviosa.
  - Histerectomía.

En la dismenorrea secundaria: el tratamiento se basará en el tratamiento específico de la causa que lo origina.

Síndrome premenstrual

El tratamiento tiene como objetivo el alivio de los síntomas que le permita recuperar su actividad diaria previa:

- Medidas generales: ejercicio físico moderado, suplementación de oligoelementos, técnicas de relajación. Carecen de respaldo empírico.
- Tratamientos sintomáticos: diuréticos, espasmolíticos y betabloqueantes en caso de migrañas.
- Compuestos vegetales: hierba de san Juan, *Ginkgo biloba* y *Vitex agnus-castus.*
- Psicofármacos: son de primera línea. Responden hasta el 60-70 % de las pacientes. Serían: sertralina, paroxetina, fluoxetina, citalopram y escitalopram. Pueden usarse durante todo el ciclo o solo en la fase lútea, y precisan de 3-4 semanas de tratamiento para valorar su efecto. Los inhibidores selectivos de la recaptación de serotonina (ISRS) como la venlafaxina pueden utilizarse si no existe respuesta a los primeros, así como la quetiapina.
- Tratamientos hormonales: son de primera línea también. Responderían a un aporte de progesterona en la fase lútea. El uso aislado de gestágenos no ha demostrado utilidad. Sin embargo, los anticonceptivos hormonales combinados, tanto cíclicos como continuos, consiguen mejoría en muchas pacientes. De elección son aquellos que llevan drospirenona por su efecto diurético. Si no toleran estos tratamientos descritos, el uso de análogos de GnRH con terapia *add back* consigue respuesta en algunas mujeres.
- Cirugía: para casos radicales, se contemplaba la histerectomía y/u ovariectomía. En la actualidad está en desuso.

DOLOR PÉLVICO CRÓNICO

A continuación, se abordan los conceptos y generalidades, la epidemiología y las causas del síndromes del dolor pélvico crónico (DPC), el diagnóstico y su tratamiento.

Conceptos y generalidades

El dolor, según la Real Academia Española (RAE), es una sensación molesta y aflictiva de una parte del cuerpo por causa interior o exterior. Según la Asociación Internacional para el Estudio del Dolor (IASP, International Association for the Study of Pain) se define como «una experiencia sensorial y emocional desagradable asociada a una lesión tisular real o potencial».

Los tipos de dolor son:

- El dolor nociceptivo: se debe a una estimulación directa de nociceptores periféricos, existiendo inflamación o no. Puede ser fisiológico, aunque el dolor nociceptivo patológico se asocia a lesión tisular e inflamación, lo que aumenta la percepción del dolor.
- El dolor neuropático: causado por una lesión del sistema nervioso periférico o central.

- El dolor agudo patológico tiene un inicio agudo y es de corta duración (menor de 1 semana), y se asocia a un traumatismo tisular. El dolor agudo transitorio también puede deberse a una lesión nerviosa aguda.
- El dolor crónico o persistente: está presente durante un mínimo de 3 meses y se asocia a cambios en el sistema nervioso central (SNC), que pueden mantener la percepción del dolor en ausencia de una lesión aguda. Estos cambios también pueden ampliar la percepción, de tal modo que estímulos no dolorosos se perciben como dolorosos (alodinia), mientras que estímulos dolorosos se perciben más dolorosos de lo previsto (hiperalgesia).

Según el American College of Obstetricians and Gynecologists (ACOG), el DPC se define como «síntomas de dolor que se perciben como originados en órganos o estructuras pélvicas que generalmente duran más de 6 meses. A menudo asocian consecuencias cognitivas, conductuales, sexuales y emocionales negativas, así como síntomas sugestivos de disfunción del tracto urinario inferior, sexual, intestinal, de suelo pélvico, miofascial o ginecológica».

La European Association of Urology (EAU), en 2020, lo definió como dolor persistente percibido en estructuras relacionadas con la pelvis.

El DPC se presenta en consulta de formas muy diferentes, con distintas localizaciones, intensidades y tiempo de evolución. Puede ser señal de lesión tisular de los órganos continentes o puede haberse convertido en una afección crónica en la que ya no sea posible encontrar una patología identificable, originando el síndrome de DPC (SDPC), que es un dolor pélvico episódico persistente o recurrente asociado a síntomas que sugieren disfunción del tracto urinario inferior, sexual, intestinal o ginecológica, sin infección comprobada u otra patología evidente.

La EAU indica la importancia de diferenciar entre DPC asociado a una enfermedad del SDPC cuando no existe infección u otra patología asociada.

> **!** Características del SDPC:
>
> - No hay lesión o enfermedad relevante que cause el dolor.
> - La naturaleza, localización, intensidad y duración no coinciden con una lesión o patología.
> - Distribución generalizada, alodinia, hiperalgesia.
> - Comorbilidad importante.
> - Discapacidad desproporcionada.
> - Hipersensibilidad generalizada a muchos estímulos.
> - Respuesta anormal al tratamiento.
> - Factores cognitivos, emocionales y conductuales asociados.
> - Aspectos biopsicosociales asociados.

Epidemiología y causas

En cuanto a la epidemiología, no hay datos suficientes sobre la incidencia. En Reino Unido, existe una prevalencia del 14,8 % en mujeres mayores de 25 años, según la guía de la EAU de 2023.

El 35 % de los pacientes con DPC tienen síndrome del intestino irritable. El 61 % de las mujeres con síndrome de dolor vesical tienen DPC, mientras que casi el 50 % de las mujeres con endometriosis sufren DPC.

La prevalencia del DPC en mujeres es aproximadamente del 4-16 %. El 99 % de todos los casos son mujeres. Solo una tercera parte de las mujeres que lo padecen buscan atención médica.

En un 20 % de pacientes, se observan otras comorbilidades, pero la endometriosis es la comorbilidad más común asociada a pacientes que buscan atención médica.

De las pacientes con DPC que se someten a cirugía electiva, entre el 20 y el 80 % son diagnosticadas con endometriosis.

El 28 % de las mujeres desarrollan dolor pélvico persistente 3 meses después de una cesárea electiva, y el 20 % continúan con el dolor 6 meses después.

Casi la mitad de las mujeres con DPC reportan antecedentes de abuso sexual o físico, de estas, un tercio tenían un trastorno de estrés postraumático.

Hasta el 30 % de mujeres con antecedentes de EIP desarrollan DPC.

El DPC es complejo, y en la mayoría de casos, no se identifica una causa orgánica. Puede estar causado por:

- Comorbilidades asociadas: adherencias, endometriosis, colon irritable, cistitis intersticial o síndrome de fatiga crónica inespecífico, pero el desarrollo de un síndrome de dolor crónico suele ser multifactorial. Por lo tanto, la evaluación clínica debe ser exhaustiva desde el punto de vista médico, quirúrgico y psicológico.
- Las cinco etiologías más comunes del dolor crónico incluyen: el síndrome de intestino irritable, dolor musculoesquelético del suelo pélvico, síndrome de vejiga dolorosa, neuropatía periférica y trastornos del dolor uterino crónico.
- Factores biopsicosociales: como la violencia de género, el abuso sexual, efectos adversos en la infancia, traumas, ansiedad, estrés, depresión, rasgos de personalidad con catastrofismo y desesperanza, aspectos educativos o problemas conyugales y de la esfera sexual.

Síndrome de dolor pélvico crónico en la mujer

A continuación, se detalla en qué consiste el SDPC en la mujer.

Dismenorrea grave y dolor pélvico de origen uterino

La *dismenorrea* es un término griego que significa «menstruación dolorosa». Se puede clasificar en dismenorrea primaria y secundaria (v. apartado *Dismenorrea y tensión premenstrual*). Se considerara SDPC si es persistente y tiene consecuencias negativas emocionales, cognitivas o de comportamiento.

El concepto de *síndrome doloroso uterino* es dolor pélvico, cuya causa parece ser de tipo uterino, con valoración anatómica negativa, asociando dismenorrea y fenómenos dolorosos en relación con episodios de contracciones violentas e inapropiadas del miometrio.

! Criterios del síndrome doloroso uterino:

- Ubicación: DPC en la parte inferior del abdomen (hipogastrio).
- Tipo: calambres, sensaciones de contracciones uterinas, pesadez, sensación de dolor menstrual fuera del período de la menstruación.
- Dismenorrea primaria o secundaria, asociada o no a hipermenorrea.
- Dispareunia profunda.
- Tacto vaginal: gatillo doloroso uterino.
- Asociación a comorbilidades: vestibulodinia provocada, síndrome miofascial de los músculos de la pelvis o el perineo, síndrome de vejiga dolorosa, síndrome del intestino irritable, etcétera.

Dispareunia

En la versión del DSM-5-TR, la dispareunia (que se desarrolla más adelante) y el vaginismo han quedado solapados como trastorno de dolor genitopélvico/penetración, que se define como: dificultades persistentes o recurrentes hacia la penetración vaginal con:

- Miedo/ansiedad intensa, en anticipación al dolor, antes, durante o como resultado de la penetración vaginal.
- Dolor en la pelvis o en el área vulvovaginal durante el intento o la penetración.
- Marcada tensión o contracción de los músculos del suelo pélvico durante el intento de penetración vaginal.

Dolor asociado a endometriosis

La endometriosis es una enfermedad inflamatoria crónica, de causa desconocida, con presencia extrauterina de un tejido similar al endometrio, dependiente de estrógenos y resistente a progesterona, sin características de malignidad, que genera reacción inflamatoria crónica y estimula los procesos de cicatrización. Es una enfermedad infradiagnosticada. Puede ser un hallazgo accidental y no doloroso, y el grado de enfermedad en laparoscopia no siempre se correlaciona con la severidad de los síntomas. Puede ser pélvica, extrapélvica, abdominal o yatrogénica.

Los síntomas son: dismenorrea, dispareunia, disquecia, disuria, DPC e infertilidad, que provocan gran impacto en la calidad de vida.

El dolor asociado a la endometriosis es un DPC recurrente en pacientes con endometriosis confirmada por laparoscopia, cuando los síntomas persisten a pesar de un tratamiento adecuado. Tiene consecuencias negativas emocionales, cognitivas o de comportamiento, y se asocia a disfunciones del tracto genital inferior, sexuales o ginecológicas.

Dolor miofascial de suelo pélvico

El síndrome de dolor miofascial es la aparición o recurrencia de un punto hiperirritable en el músculo, asociado a un nódulo palpable hipersensible en una banda tensa. La zona es dolorosa a la compresión manual, y puede dar lugar a un dolor referido característico, hipersensibilidad a la presión referida, disfunción motora y fenómenos autonómicos. Se asocia a dolor en los músculos y los tejidos conectivos en la pelvis y puede ser causado por tensión muscular o lesiones en los tejidos blandos.

Vulvodinia

La vulvodinia o síndrome de dolor vulvar primario es el dolor en la vulva espontáneo o al tacto, y puede ocurrir durante la penetración sexual, y en situaciones no sexuales, de forma persistente o recurrente, asociado a consecuencias psicológicas. Según la IASP, es el dolor vulvar durante más de 3 meses sin una causa identificable y con un número de posibles factores asociados.

Dolor posquirúrgico crónico. Mallas

Según la IASP/Organización Mundial de la Salud (OMS), es el dolor crónico que se desarrolla o aumenta en intensidad después de un procedimiento quirúrgico y persiste más allá del proceso de curación, es decir, al menos 3 meses después de la cirugía. Frecuentemente se asocia a trastornos del sueño, ansiedad, depresión y mala calidad de vida.

En la cirugía del prolapso genital y de la incontinencia urinaria, ha habido una gran preocupación desde siempre por el dolor-dispareunia como complicación.

Neuropatía del pudendo

La neuralgia del nervio pudendo es un dolor invalidante en el dermatoma del nervio que impacta directamente en la calidad de vida del paciente. La prevalencia es desconocida.

Las causas pueden ser:

- Somáticas: hipertonías a nivel de la musculatura pélvica.
- Visceral: por dolor referido en pacientes diagnosticadas de otras patologías.
- Neuropática: lesión del nervio por una elongación excesiva tras el parto o por atrapamiento, causando el *síndrome del atrapamiento del nervio pudendo* en el canal infrapiriforme (10 %), la pinza interligamentaria (70 %), el canal de Alcock (25 %), o en el canal subpúbico.

> **!** Criterios diagnósticos de la neuropatía del pudendo (Nantes, 2015):
>
> - Dolor en el área sensitiva del nervio pudendo: desde el ano hasta el clítoris.
> - Empeoramiento del dolor con la sedestación.
> - El dolor no despierta al paciente durante la noche.
> - No hay una alteración sensitiva objetivable en la exploración física.
> - El bloqueo del nervio es positivo.

Dolor pelviperineal posparto

Es el dolor posparto, que puede subclasificarse según su duración:

- Agudo, menos de 3 meses:
  - Inmediato: en las primeras 24 horas. Suele estar causado por retención aguda de orina, patología osteoarticular, hematomas, inflamación o neurapraxia.
  - Precoz: entre las primeras 24 horas y antes de las 72-96 horas. Asociado a complicación infecciosa por endometritis o infección de la herida quirúrgica.
  - Tardío: pasadas 96 horas hasta los 3 meses posparto. Cuadro de dolor propio del proceso de cicatrización que puede estar condicionado por la presencia de complicaciones.
- Crónico: aquel que aparece o se prolonga más allá de los 3 meses. Está muy ligado a la presencia de dolor agudo previo, por ello es muy importante aplicar medidas preventivas para disminuir la probabilidad de cronificación. Es más frecuente tras la cesárea, pero cuando está presente, es más grave tras el parto vaginal, afectando más a la calidad de vida. El dolor es mayor si ha precisado sutura perineal por episiotomía que por desgarro espontáneo; también es mayor si la sutura es por planos en lugar de continua. Existe relación con síntomas depresivos o falta crónica de sueño. Causas importantes son: las lesiones osteomusculares por lesión ósea, edema de médula ósea, lesión del músculo elevador del ano, edema de articulación sacroilíaca o diástasis del pubis.

Dolor pélvico asociado a síntomas urológicos

En el síndrome de dolor vesical primario, el dolor es persistente o recurrente, percibido en la región de la vejiga urinaria, está acompañado de al menos otro síntoma, como el dolor que empeora con el llenado de la vejiga y orina. No hay infección ni otra patología local.

En el síndrome de dolor uretral primario, el dolor episódico crónico o recurrente es percibido en la uretra, sin infección ni otros síntomas. Puede ocurrir en hombres y mujeres.

Otras causas del dolor pélvico crónico

El DPC puede tener también otras casusas:

- Síndrome de congestión pélvica: insuficiencia venosa pélvica con abundantes venas varicosas en torno a los ovarios. Más frecuente en multíparas, asociado al hiperestrogenismo y a pacientes que cargan peso o se mantienen de pie.
- Síndromes adherenciales: causado por cirugías, EIP, endometriosis, tumores, etc. No existe una correlación exacta entre la localización y el dolor. Las cesáreas, la miomectomía y la cirugía anexial son los de mayor riesgo.
- Síndrome de ovario remanente: dolor cíclico o crónico en presencia de tejido ovárico tras la ooforectomía en la que parte del ovario no ha sido extirpado. Los síntomas incluyen DPC, posibilidad de masa pélvica, dispareunia, dolor pélvico cíclico, disuria y tenesmo.
- EIP crónica: tras tener una EIP aguda, se desarrolla dolor en el hipogastrio, menstrual o no durante al menos 6 meses y provoca discapacidad funcional.

• Dolor de causa intestinal y coloproctológica: síndrome del intestino irritable, fisura anal o síndrome del elevador del ano, dolor anal crónico primario.

Diagnóstico

La evaluación puede ser general o complementaria.

Evaluación general

Para llevar a cabo una completa evaluación general, se detallan a continuación las pautas a seguir.

Historia

Hay que recopilar todos los datos disponibles, lo que puede requerir más de una visita a la consulta. Es preciso usar cuestionarios estandarizados, como el formulario de evaluación del dolor pélvico de la puntuación internacional de los síntomas prostáticos (IPSS, International Prostate Score Symptoms), el inventario

breve del dolor o un diario de dolor durante dos o tres ciclos menstruales; y es muy importantes la evaluación biopsicocial.

Se debe interrogar sobre las características del dolor (Fig. 14-2):

• Factores provocadores y paliativos.
• Calidad e intensidad del dolor.
• Irradiación del dolor.
• Entorno.
• Temporalidad.

Es importante descartar otras causas que precisan una investigación más profunda, incluso derivar a especialistas (sangrado rectal, nuevos síntomas intestinales a partir de los 50 años, nuevos dolores tras la menopausia, masa pélvica, ideación suicida, pérdida excesiva de peso, sangrado vaginal irregular a partir de los 40 años o sangrado poscoital):

• Aspectos urológicos: historia detallada de las funciones del tracto urinario inferior y motivos de exacerbación de síntomas.

Puntuación internacional de los síntomas prostáticos (IPSS)						
	Ninguna	Menos de 1 vez de cada 5	Menos de la mitad de las veces	Aproximadamente la mitad de las veces	Más de la mitad de las veces	Casi siempre
1. Durante más o menos los últimos 30 días, ¿cuántas veces ha tenido la sensación de no vaciar completamente la vejiga al terminar de orinar?	0 ☐	1 ☐	2 ☐	3 ☐	4 ☐	5 ☐
2. Durante más o menos los últimos 30 días, ¿cuántas veces ha tenido que volver a orinar en las 2 horas siguientes después de haber orinado?	0 ☐	1 ☐	2 ☐	3 ☐	4 ☐	5 ☐
3. Durante más o menos los últimos 30 días, ¿cuántas veces ha notado que, al orinar, paraba y comenzaba de nuevo varias veces?	0 ☐	1 ☐	2 ☐	3 ☐	4 ☐	5 ☐
4. Durante más o menos los últimos 30 días, ¿cuántas veces ha tenido dificultad para aguantarse las ganas de orinar?	0 ☐	1 ☐	2 ☐	3 ☐	4 ☐	5 ☐
5. Durante más o menos los últimos 30 días, ¿cuántas veces ha observado que el chorro de orina es poco fuerte?	0 ☐	1 ☐	2 ☐	3 ☐	4 ☐	5 ☐
6. Durante más o menos los últimos 30 días, ¿cuántas veces ha tenido que apretar o hacer fuerza para comenzar a orinar?	0 ☐	1 ☐	2 ☐	3 ☐	4 ☐	5 ☐
	Ninguna	1 vez	2 veces	3 veces	4 veces	5 o más veces
7. Durante más o menos los últimos 30 días, ¿cuantas veces suele tener que levantarse para orinar desde que se va a la cama por la noche hasta que se levanta por la mañana?	0 ☐	1 ☐	2 ☐	3 ☐	4 ☐	5 ☐

Puntuación IPSS total							
	Encantado	Muy satisfecho	Más bien satisfecho	Tan satisfecho como insatisfecho	Más bien insatisfecho	Muy insatisfecho	Fatal
8. ¿Cómo se sentiría si tuviera que pasar el resto de la vida con los síntomas prostáticos tal y como los siente ahora?	0 ☐	1 ☐	2 ☐	3 ☐	4 ☐	5 ☐	6 ☐

Figura 14-2. Formulario de evaluación del dolor pélvico crónico de la puntuación internacional de los síntomas prostáticos (IPSS, International Prostate Score Symptoms).

- Aspectos ginecológicos: naturaleza, frecuencia y localización del dolor, factores precipitantes y relación con el ciclo menstrual. Historia menstrual y sexual, citologías y antecedentes de cirugía obstétrica y/o ginecológica, particularmente el uso de mallas.
- Aspectos gastrointestinales: síntomas de malestar o dolor en relación con sus hábitos intestinales, actividades diarias y alimentación. Historia de defecación disfuncional.
- Aspectos de los nervios periféricos: algunos pacientes relacionan el inicio del dolor con un evento agudo, como cirugía, sepsis o traumatismo. Ardor es el adjetivo más usado. Síntomas de daño son: mala tolerancia a asientos blandos, sentarse sobre una nalga si el daño es unilateral, demasiada sensibilidad en el acto sexual y en el uso de ropa. El daño del nervio pudendo puede estar asociado a parestesia, disestesias, alodinia o hiperalgesia. También suele provocar fatiga y calambres musculares generalizados, debilidad y dolor, lo que lleva a la inmovilidad y la atrofia muscular.
- Aspectos miofasciales: es preciso abordar la función de todos los órganos pélvicos. Hay una sospecha de disfunción de los músculos del suelo pélvico cuando dos o más órganos pélvicos muestran disfunción.

Evaluación física

Antes de un examen, el médico debe explicar qué va a suceder y cuáles son los objetivos, obteniendo el consentimiento. Se debe realizar un examen local y general.

Exploración en bipedestación

La exploración ha de incluir:

- Examen postural y del raquis, alteraciones de la marcha, asimetrías de cadera, etcétera.
- Búsqueda de la presencia de puntos gatillo en las nalgas o la cintura pélvica, y en el músculo piramidal, mediante presión digital sobre su trayecto e inserción.
- Maniobra de Valsalva para valorar posibles hernias inguinales mediante palpación.

Exploración en decúbito supino del abdomen

La exploración ha de incluir:

- Palpación abdominal por cuadrantes para valorar hernias, cicatrices, tumoraciones o diástasis musculares (diástasis de los rectos si hay más de dos dedos de separación), puntos gatillo en la pared abdominal y zonas de alodinia, hiperalgesia o hipoestesia.
- Signo de Carnett: presión del punto de máximo dolor a la vez que la paciente levanta el tronco o flexiona la cadera. Es positivo si aumenta el dolor orientando a dolor miofascial o nervioso; y negativo si disminuye orientando a dolor visceral.
- Maniobra de Pace: si la paciente no tolera la abducción de las rodillas contrarresistencia, se puede pensar que existe debilidad en el músculo piramidal.

- Maniobra de Freiberg: si con la pierna extendida se desencadena dolor en la nalga al realizar una rotación interna forzada de la cadera, puede estar afectado el piramidal.
- Palpación de articulaciones pélvicas buscando dolor por causas musculares o fasciales.
- Exploración neurológica: el signo de Lasègue positivo indica irritación radicular lumbosacra; y el signo de Bragard lo confirma si el de Lasègue es dudoso.

Exploración en litotomía

La exploración ha de incluir:

- Inspección visual de los genitales externos y la pelvis: hay que buscar asimetrías e inestabilidad en la pelvis. Las pacientes con hiperactividad de los músculos del suelo pélvico tienen la pelvis en retroversión; y las mujeres con musculatura hipoactiva, en anteversión.
- Evaluación neurosensorial del periné y la vulva: mediante un hisopo de algodón, hay que buscar alodinias e hiperalgesia, valorar el reflejo bulbocavernoso pasando el hisopo sobre el clítoris, valorar el área vestibular con presión suave y la sensibilidad sobre cicatrices vulvares o perineales.
- Prueba de la pinza rodada: si aparece dolor al desplazar la piel y el tejido subcutáneo, desde el ano hasta el pubis, mediante una pinza con los dedos, el nervio pudendo está afectado.
- Tacto vaginal: valorando la anatomía, el tono muscular, zonas de desgarros o cicatriciales, zonas más tensas o de debilidad y puntos gatillo dolorosos.
- Prueba perineal: evalúa el tono e integridad del musculo elevador del ano. Se introducen los dedos índice y medio en la vagina y se apoyan en la pared posterior, separados unos 2-3 cm. Se solicita a la paciente que intente apretar los dedos cerrando la vagina y evite el uso compensatorio de los músculos pélvicos accesorios.
- Tacto bimanual: la movilización cervical y exploración de los ligamentos uterosacros permite valorar el grado de fijación y la posición del útero.
- Especuloscopia: inspeccionar el cérvix y las paredes vaginales para descartar prolapsos. Es preciso evaluar la cúpula vaginal en pacientes histerectomizadas y si hay dolor en esta. Realizar una inspección de trofismo vaginal, flujo y toma de citología y cultivo si se precisa.
- Tacto rectal: para explorar el tono del esfínter anal, el tabique rectovaginal, completar la valoración del músculo elevador del ano y el trayecto del nervio pudendo.

Evaluación complementaria del dolor pélvico y síntomas relacionados

El dolor y la calidad de vida deberían siempre evaluarse al inicio, para identificar la progresión y la respuesta al tratamiento, y antes de comenzar el tratamiento, sería útil acordar un grado de alivio. Los métodos más fiables son:

- La escala verbal de cinco puntos: ninguno, leve, moderado, intenso, muy intenso.
- La puntuación de la escala visual analógica (EVA): de uno a diez puntos.

Las pruebas de laboratorio pueden ser:

- Analítica con hemograma, para descartar signos de infección, y marcadores tumorales si existe masa pélvica.
- Tira reactiva de orina y urocultivo. La citología de orina se indica en grupos de riesgo.
- Se recomienda el cultivo vaginal y endocervical que descarte infección.
- Sangre oculta en heces: en caso de sospecha de enfermedad inflamatoria intestinal o proceso intestinal.

Las pruebas de imagen pueden ser:

- No invasivas:
  - Ecografía abdominal, transvaginal y pélvica, incluso endoanal si es necesario.
  - Estudios urodinámicos y pielografía descendente.
  - TC y RM de la pelvis y la columna: para el diagnóstico de la localización (proximal o periférica) y el grado (total o parcial) de la lesión nerviosa en el sistema nervioso periférico.
  - Ecografía Doppler vascular.
  - Estudio electrofisiológico: pueden revelar signos de denervación.
- Invasivas:
  - Inyecciones de anestésico local y corticoides en el sitio de la lesión del nervio, puede ser diagnóstica. El bloqueo diferencial del nervio pudiendo ayuda a proporcionar información en relación con el sitio de atrapamiento.
  - Manometría anorrectal: defecación disinérgica e hipersensibilidad del recto en el síndrome del intestino irritable.
  - La rectosigmoidoscopia o la colonoscopia descarta una patología o la afectación por endometriosis.
  - Laparoscopia: es la investigación invasiva más útil para excluir la patología ginecológica. A veces mejora el dolor al resolver las preocupaciones sobre enfermedad grave.
  - Cistoscopia y biopsia vesical: controversia sobre el valor diagnóstico, para excluir, mediante examen histológico, el carcinoma *in situ* y la cistitis tuberculosa.

Tratamiento

La filosofía para el manejo del DPC se basa en un modelo biopsicosocial, con participación activa de los pacientes, transmitiendo confianza y preocupación. El tratamiento puede incluir: psicología, fisioterapia, medicamentos e intervenciones invasivas.

Manejo conservador

En el manejo conservador del DPC, se recomienda:

- Educación sobre el dolor: incluir educación sobre las causas del dolor, incluso conocer la ansiedad sobre la patología no descubierta, mejorar la adherencia al tratamiento.
- Fisioterapia y rehabilitación:
  - El tratamiento debe ser realizado por fisioterapeutas especializados que estén capacitados en los aspectos musculoesqueléticos y psicológicos del dolor, y el papel del SNC en el DPC. Es útil aprender a relajar los músculos cuando comienza el dolor e interrumpir el círculo de dolor-espasmo-dolor.
  - La terapia manual transvaginal de la musculatura del suelo pélvico (masaje de Thiele) en pacientes con DPC con tono alto mejora el dolor.
  - La terapia somatocognitiva de Mensendieck, usando la relajación y la tensión miofascial, mejora la postura y el movimiento.
  - Liberación de puntos gatillo: mediante terapia manual, punción seca y punción húmeda.
  - *Biofeedback* (biorretroalimentación): mejora el resultado de la terapia miofascial.
  - Tratamiento de disfunciones sexuales y DPC: es importante la derivación temprana. Hay que realizar una exploración de alternativas a las relaciones sexuales, micción antes y después del coito, aplicación de bolsas de hielo en genitales, dilatadores vaginales o juguetes sexuales. También se pueden usar lubricantes y crema de estrógenos en mujeres con atrofia.
  - Láser y ultrasonidos: mejora el trofismo y la elasticidad de los tejidos.
  - TENS: es una técnica no invasiva muy útil en la estimulación del nervio tibial (PTNS), con escasos efectos adversos, como el dolor leve en el sitio de aplicación y hematoma.
  - Terapia electromagnética.
  - Termoterapia con microondas (diatermia) transrectal y transuretral.
  - Terapia extracorpórea de ondas de choque: mejorar síntomas sin un aumento de los eventos adversos.
  - Acupuntura.
- Terapia psicológica: las intervenciones psicológicas pueden estar dirigidas al dolor mismo o al ajuste al dolor, con o sin reducción de este. La exposición a los miedos relacionados con el dolor en mujeres con DPC reduce estos y la discapacidad general del dolor.
  La depresión, la ansiedad, la angustia emocional, junto con un grupo de emociones negativas, pensamientos y comportamientos denominados «afecto negativo», son los hallazgos más frecuentes e influyen en los resultados a largo plazo del dolor persistente, como la discapacidad física o laboral, los costes sanitarios, la mortalidad y el suicidio.
  La resiliencia puede ser un factor clave en el manejo del DPC, y puede ser trabajada y reforzada con diferentes terapias cognitivo-conductuales, que ofrecen pautas psicoeducativas sobre el dolor y cómo manejarlo.
- Tratamiento dietético y estilo de vida:
  - Tratamiento dietético: disminuir el estrés oxidativo disminuye el dolor, reduciendo carbohidratos y grasas, aumentando los omega-3 (ácido docosahexaenoico y ácido eicosapentaenoico) y disminuyendo los omega-6. Fomentar la toma de antioxidantes como flavonoides, ligninas y lignanos, alcoholes fenólicos, estilbenos y ácidos fenólicos. Además las vitaminas C, D y E y el selenio son potentes antioxidantes.

– Los suplementos nutricionales como palmitoiletanolamida, que es una amida de ácido graso endógena y un compuesto cannabimimético, y el ácido alfa-lipoico, que es un antioxidante natural sintetizado por plantas y animales con acción antiinflamatoria.
– Mejora de la calidad del sueño: la interrupción del sueño era un factor de riesgo para el dolor crónico y predictivo para la persistencia del dolor.
– El ejercicio físico tiene importantes beneficios en general sobre la salud mental y la disminución del riesgo de enfermedades y tiene muchos efectos en la reducción del dolor. Es mejor practicar ejercicios de intensidad moderada y ejercicios de fuerza.

Manejo farmacológico

Las estrategias monoterapéuticas para el tratamiento del SDPC pueden fallar, y es necesario utilizar un tratamiento multimodal dirigido a los síntomas principales:

• Tratamiento hormonal: el DPC es más frecuente en mujeres en edad reproductiva. La elección del tratamiento será consensuada con la paciente, con atención a su estilo de vida y preferencias, experiencias pasadas con hormonas, necesidad de anticoncepción, comorbilidades, disponibilidad y costes:
  – Gestágenos: vía oral: dienogest, acetato de noretisterona, drospirenona, desogestrel, acetato de medroxiprogesterona; vía intramuscular: acetato de medroxiprogesterona.
  – Implante subcutáneo de etonorgestrel.
  – DIU de levonorgestrel.
  – Terapia hormonal combinada: distintas dosis y distintos gestágenos según las preferencias. Resulta muy útil el dienogest para la endometriosis.
  – Danazol: antiestrógeno y antiandrógeno, con múltiples efectos secundarios, como terapia alternativa.
  – Agonistas de la GnRH: reduce el tamaño de los miomas, el sangrado endometrial y la endometriosis. Es de segunda línea para endometriosis infiltrante y extrapélvica.
  – Antagonistas de la GnRH: inhiben la producción hormonal de la hipófisis anterior. Hay que tener especial precaución en gente joven por efectos secundarios. Es un tratamiento alternativo.
  – Inhibidores de aromatasa: esteroideos (exemestano) y no esteroideos (anastrozol y letrozol). Se usa como segunda línea para la endometriosis.
  – Estrógenos vaginovulvares: estriol, promestrieno, y estradiol en comprimidos, óvulos o cremas para el dolor causado por la atrofia, como vulvodonia, vaginismo o síndrome genitourinario de la menopausia.
• Tratamiento analgésico: las combinaciones suelen proporcionar un mayor beneficio que los agentes individuales. También pueden permitir dosis individuales más bajas y así minimizar los efectos secundarios. A veces, los pacientes prefieren un mayor dolor y menos efectos secundarios:
  – Paracetamol (acetaminofeno): analgésico de primera línea de acción central.

  – Metamizol: inhibidor no selectivo de la COX. Analgésico periférico y central.
  – AINE: antiinflamatorios y antipiréticos que inhiben la enzima COX. Acción periférica con más efectos secundarios que el paracetamol (indigestión, dolores de cabeza y somnolencia). Muy útiles para la dismenorrea. Estos fármacos son: ibuprofeno, naproxeno, diclofenaco, ketorolaco, dexketoprofeno, ácido acetilsalicílico, etoricoxib y celecoxib.
  – Anticonvulsivos como la carbamazepina para el dolor neuropático, además de la gabapentina y la pregabalina. Sus reacciones adversas más comunes son: mareo, somnolencia, alteración de la memoria y la atención o aumento de peso.
  – Antidepresivos tricíclicos: son útiles para el dolor neuropático. La amitriptilina es la que más se usa. La nortriptilina y la imipramina se utilizan como alternativas.
  – Otros antidepresivos: se puede usar la duloxetina (contraindicada si se usan inhibidores de la monoaminooxidasa y ciprofloxacino) y la venlafaxina, que requiere dosis altas para el tratamiento del dolor.
  – Agentes tópicos: capsaicina y lidocaína de uso en la zona dolorosa de forma local.
  – Relajantes musculares: benzodiacepinas con efecto relajante muscular, ansiolítico e hipnótico. Resulta útil el diazepam de forma local en hipertonías de la musculatura vaginal. No está recomendado de forma crónica, por el desarrollo de tolerancia y dependencia.
  – Opioides: son útiles para el dolor y el dolor oncológico. A menudo, los pacientes dejan de tomarlos por los efectos secundarios o el efecto analgésico insuficiente. Se sugiere un manejo especializado. La vía de administración puede ser oral, transdérmica, intranasal, combinados con AINE o paracetamol y preparados de liberación retardada:
    ▪ Menores: codeína, tramadol. Presentan techo analgésico.
    ▪ Mayores: morfina, fentanilo, metadona, oxicodona, etc. Sin techo analgésico.
  – Cannabinoides: útil por su contenido en Δ9-tetrahidrocannabinol. Pero existe preocupación sobre los posibles efectos adversos y la seguridad a largo plazo.

Tratamientos invasivos

Los tratamientos invasivos del DCP son:

• Toxina botulínica tipo A: es un relajante muscular, y en los músculos puborrectal y pubococcígeos, se utiliza para el espasmo del elevador del ano. También se puede inyectar en el esfínter uretral o anal para mejorar la micción o la defecación.
• Bloqueos nerviosos: los realizan los especialistas en analgésicos como parte de un plan de manejo del sujeto:
  – Neuralgia del pudendo: se inyecta anestésico local con o sin corticoides (5 mL) en distintas localizaciones del nervio cuando existe atrapamiento del nervio pudendo, algias de la zona perineal o del suelo pélvico. La infiltra-

ción en la espina isquiática requiere el uso de un localizador de nervios. La fluoroscopia es lo más usado, y para la infiltración del nervio pudendo dentro del canal de Alcock, se utiliza la TC.

– Bloqueo del plexo hipogástrico: el superior e inferior, que deben localizarse previamente por fluoroscopia, TC o RM. Los riesgos y contraindicaciones deben tenerse en cuenta, ya que existen grandes vasos sanguíneos cerca. Indicaciones para bloqueo del nervio hipogástrico son:
  ▪ Trastornos ginecológicos como endometriosis, EIP y adherencias pélvicas.
  ▪ Trastornos no ginecológicos como cistitis intersticial y síndrome del intestino irritable.
  ▪ Dolor secundario a neoplasia en el área pélvica.
  ▪ Dolor vaginal y vulvodinia.
  ▪ Dolor rectal y anal.
  ▪ Tenesmo inducido por irradiación.

- Estimulación del nervio sacro (SNS): requiere sedación o anestesia general para implantar primero un dispositivo de estimulación de prueba que, si es eficaz, será definitivo. La tasa de complicaciones es notable (dolor, fallo del dispositivo, infección, seroma, migración del plomo, implantación intratecal, pérdida de eficacia y erosión).

- Otras técnicas de neuromodulación: estimulación eléctrica intravaginal o del nervio pudendo, estimulación de la médula espinal para neuralgia pudenda, interferencia eléctrica transcutánea, estimulación para el síndrome del intestino irritable.

- Radiofrecuencia del ganglio impar o ganglio de Walters: es una estructura retroperitoneal única que recibe fibras simpáticas y parasimpáticas que inervan parte del recto, el periné y los genitales. Bajo sedación, se localiza con radioscopia para un primer bloqueo simple diagnóstico y, posteriormente, para un segundo bloqueo transdiscal. Las complicaciones son: molestia en el sitio de punción y perforación accidental del recto.

- Neuroestimulación de raíces sacras: se usa cuando no aparece mejoría con las técnicas previas descritas. Antes del implante, es muy importante la selección y preparación del paciente, por la complejidad emocional añadida a esta patología. Primero se realiza una fase de prueba para ver si es eficaz, y en una segunda fase, se implanta el generador definitivo en la zona glútea que prefiera el paciente conectándolo a los electrodos sacros. Parece que produce mejoría del DPC, pero no hay estudios suficientes.

Cirugía

Desde el punto de vista quirúrgico, se puede practicar:

- Adherencias intraabdominales: no hay consenso sobre si se debe realizar adhesiólisis para mejorar el dolor. La cirugía extensa para la endometriosis es un desafío. Si hay adenomiosis, la única cirugía curativa es la histerectomía, aunque pueden beneficiarse de terapia hormonal y analgésicos.

- Neuralgia del pudendo y cirugía: la descompresión de un nervio atrapado o lesionado podría aplicarse al nervio pudendo, así como a todos los demás nervios.

- Malla para DPC y prolapso/incontinencia: eliminar una malla es un procedimiento complejo que precisa habilidades especializadas y manejo multidisciplinar. Las complicaciones pueden ser: sangrado, infección, daño a órganos cercanos, dolor crónico persistente e incontinencia urinaria de esfuerzo recurrente, que ocurre después de la eliminación.

DISPAREUNIA

A continuación, se aborda la definición, la epidemiología, los factores asociados, la clasificación clínica, el diagnóstico, la evaluación y el manejo de la dispareunia.

Definición y conceptos

Se entiende la dispareunia como el dolor con la penetración en las relaciones sexuales. Es importante saber diferenciarlo del concepto de vulvodinia (dolor constante en la vulva sin causa aparente).

En la versión del DSM-5 de 2013, la dispareunia y el vaginismo quedaron solapados como trastorno de dolor genitopélvico/penetración, que se define como dificultades persistentes o recurrentes hacia la penetración vaginal con:

- Miedo/ansiedad intensa, en anticipación al dolor, antes, durante o como resultado de la penetración vaginal.
- Dolor en la pelvis o en el área vulvovaginal durante el intento o la penetración.
- Marcada tensión o contracción de los músculos del suelo pélvico durante el intento de penetración vaginal.

Epidemiología y factores asociados

La descripción de la epidemiología de estas entidades, incluida la dispareunia, se encuentra íntimamente asociada a los rasgos culturales y sociales que presente la paciente, dado que este motivo de consulta es poco frecuente en ciertos grupos de mujeres. En conjunto, existen series que describen las disfunciones sexuales con una prevalencia en torno al 6-40 %.

Los factores de riesgo descritos para la dispareunia son:

- Hipertonía del suelo pélvico.
- EIP.
- Depresión.
- Ansiedad.
- Antecedentes de abuso sexual (de niño, adulto o ambos).
- Raza negra.
- Estado perimenopáusico o posmenopáusico.
- Edad < 50 años.

Clasificación clínica

- Según el primer episodio, puede ser:
  – Primaria: en la primera relación sexual y persiste.
  – Secundaria: comienza después de años de relaciones sexuales satisfactorias.
- Según el contexto del dolor:
  – Generalizado: con todas las parejas y en cualquier circunstancia.

– Situacional: si ocurren en ciertas posiciones, con un tipo de estímulo o pareja.
• Según la zona anatómica del dolor:
  – Superficial: en la entrada del introito vaginal o durante la penetración.
  – Profundo: en la penetración profunda y durante los movimientos.

Diagnóstico y evaluación

En la anamnesis e historia clínica, hay un punto básico en el momento de definir el problema. La exploración física es capaz de realizar un mapa del dolor que ayude a definirlo. Es imprescindible preguntar por las características del dolor, como en qué momento aparece, en qué posición aparece o si existe algún punto gatillo que desencadene el dolor.

Las pruebas pueden ser:

• Pruebas complementarias: son de ayuda solo en ciertas circunstancias y cumplen funciones como:
  – Biopsias tisulares en caso de lesiones visibles.
  – Toma de muestras vaginales en caso de leucorrea patológica o episodios de vaginosis recurrentes o lesiones dérmicas visibles, como úlceras genitales.
  – Análisis o cultivos de orina en caso de sintomatología vesical asociada.

• Pruebas de imagen: no son de utilidad en los casos de dispareunia, pero en ciertas pacientes pueden descartar otro tipo de alteraciones orgánicas funcionales de cara al diagnóstico diferencial. Sería de especial utilidad en estos casos la RM.

Manejo

El manejo de la dispareunia puede contemplar un amplio espectro de actuaciones que pueden incluir:

• Asesoramiento psicológico o terapia sexual, incluida la de pareja: mejora de la percepción de su imagen corporal y mejora de la confianza en la relación de pareja por parte de expertos en sexualidad.
• Cambios en el estilo de vida: para mejorar esferas como la fatiga y el estrés crónico, que pueden afectar a la calidad de vida sexual.
• Psicofármacos: los ISRS y el bupropión.
• Terapias dirigidas a la disfunción pélvica, como tratamientos de fisioterapia en caso de presentar hipertonía de la musculatura del suelo pélvico.
• Tratamiento de la incontinencia urinaria y del prolapso de órganos pélvicos en caso de presentarlos.
• Hormonoterapia para casos con disfunción presente.

PUNTOS CLAVE

• La dismenorrea supone a día de hoy uno de los principales motivos de consulta de la mujer en edad fértil, y responde de manera muy adecuada al tratamiento pautado de AINE y/o combinado con anticonceptivos hormonales.
• El síndrome premenstrual es de diagnóstico clínico, con una exploración física normal.
• El DPC se define como dolor que se percibe como originado en órganos o estructuras pélvicas y que dura más de 6 meses. Asocia consecuencias cognitivas, conductuales, sexuales y emocionales negativas, y síntomas sugestivos de disfunción del tracto urinario inferior, sexual, intestinal, de suelo pélvico, miofascial o ginecológica.
• En el tratamiento del DPC es muy importante el abordaje multidisciplinar, prestando especial atención a la esfera biopsicosocial de la paciente.
• La dispareunia precisa un manejo multidisciplinar, con especial atención a la esfera psíquica de la mujer.

BIBLIOGRAFÍA

ACOG Committee Opinion No. 760: Dysmenorrhea and endometriosis in the adolescent. Obstet Gynecol. 2018;132(6):e249-58.

ACOG Practice Bulletin No. 110: noncontraceptive uses of hormonal contraceptives. Obstet Gynecol. 2010;115(1):206-18.

Alcoba Valls SL. Disfunciones sexuales en la mujer: vaginismo y dispareunia. En: Toquero de la Torre F, Zarco Rodríguez J (coords.). Atención primaria de calidad. Guía de buena práctica clínica en: disfunciones sexuales. Madrid: IM&C; 2004. p. 95-108.

Arab A, Golpour-Hamedani S, Rafie N. The association between vitamin d and premenstrual syndrome: a systematic review and meta-analysis of current literature. J Am Coll Nutr. 2019;38(7):648-56.

Armour M, Ee CC, Hao J, Wilson TM, Yao SS, Smith CA. Acupuncture and acupressure for premenstrual syndrome. Cochrane Database Syst Rev. 2018;8(8):CD005290.

Burnett M, Lemyre M. No. 345-Primary dysmenorrhea consensus guideline. J Obstet Gynaecol Can. 2017;39(7):585-95.

De Sanctis V, Soliman A, Bernasconi S, Bianchin L Bona G, Bozzola M, et al. Primary dysmenorrhea in adolescents: prevalence, impact and recent knowledge. Pediatr Endocrinol Rev. 2015;13(2):512-20.

Dydyk AM, Gupta N. Chronic pelvic pain. StatPearls Treasure Island (FL): StatPearls; 2023.

Espitia De La Hoz FJ, Orozco Gallego H. Evaluación de la mejoría de la sexualidad en mujeres intervenidas por incontinencia urinaria. Rev Peru Ginecol Obstet. 2017;63:537-46.

Fall M, Baranowski AP, Elneil S, Engeler D, Hughes J, Messelink EJ, et al. EAU guidelines on chronic pelvic pain. Eur Urol. 2010;57(1):35-48.

Fall M, Baranowski AP, Elneil S, Engeler D, Hughes J, Messelink EJ, et al. EAU Guidelines on Chronic Pelvic Pain. En: EAU Guidelines. 23rd Annual EAU Congress. Milán: European Association of Urology (EAU); 2023.

Iacovides S, Avidon I, Baker FC. What we know about primary dysmenorrhea today: a critical review. Hum Reprod Update. 2015;21(6):762-78.

Jarrel JF, Vilos G, Allaire C, Burgess S, Fortin C, Erwin RG, et al. No. 164-Consensus guidelines for the management of chronic pelvic pain. J Obstet Gynaecol Can. 2018;40(11):e747-87.

López LM, Kaptein AA, Helmerhorst FM. Oral contraceptives containing drospirenone for premenstrual syndrome. Cochrane Database Syst Rev. 2012:CD006586.

Marjoribanks J, Brown J, O'Brien PM, Wyatt K. Selective serotonin reuptake inhibitors for premenstrual syndrome. Cochrane Database Syst Rev. 2013;2013(6):CD001396.

Nohales Alfonso FJ (coord.). Manual de dolor pélvico en la mujer. Barcelona: Activa Médica Editorial; 2023.

Pace G, Silvestri V, Gualá L, Vicentini C. Body mass index, urinary incontinence, and female sexual dysfunction: how they affect female postmenopausal health. Menopause. 2009;16(6):1188-92.

Sexual dysfunctions. En: Diagnostic and Statistical Manual of Mental Disorders. 5ª ed. Arlington: American Psychiatric Association; 2013.

Simon JA, Lukas VA. Dificultades de la función sexual en la edad madura. Necesidades insatisfechas, diagnósticos prácticos, y tratamientos. Obstet Gynecol. 2017;130:889-905.

Sociedad Española de Ginecología y Obstetricia (Madrid). Dismenorrea en la adolescente. Guías de asistencia práctica. Madrid: SEGO; 2013.

Sociedad Española de Ginecología y Obstetricia (SEGO). Síndrome premenstrual: documento de consenso. Madrid: SEGO; 2010.

Steiner M, Pearlstein T, Cohen LS, Endicott J, Kornstein SG, Roberts C, et al. Expert guidelines for the treatment of severe PMS, PMDD, and comorbidities: the role of SSRIs. J Womens Health (Larchmt). 2006;15(1):57-69.

Yesildere Saglam H, Orsal O. Effect of exercise on premenstrual symptoms: a systematic review. Complement Ther Med. 2020;48:102272.

Miomas uterinos

15

M. Goitia Ibarra y A. Azkuenaga Fernández

OBJETIVOS

- Conocer los conceptos actuales sobre patogenia, fisiopatología e histología de los miomas uterinos.
- Aplicar estos conocimientos de ciencias básicas, ser capaces de reconocer las diferentes manifestaciones clínicas de los miomas. Comprender la evolución natural de los miomas y su repercusión clínica sobre las pacientes.
- Saber elegir las pruebas diagnósticas complementarias más adecuadas a cada caso y, una vez realizada la evaluación completa, analizar todos esos datos y proponer una alternativa terapéutica.

DEFINICIÓN

Los miomas uterinos, también conocidos como *leiomiomas, fibromas* o *miomatosis uterina*, son la neoplasia pélvica más común en mujeres. Son tumores benignos, cuyo origen se puede situar en las células musculares y fibroblastos del miometrio; cada tumoración se origina en una sola célula (monoclonales).

EPIDEMIOLOGÍA Y FACTORES DE RIESGO/PROTECTORES

La incidencia y prevalencia de la miomatosis uterina son difíciles de determinar, los estudios longitudinales son escasos, y la mayoría de los datos provienen de pacientes sintomáticas o histerectomizadas. La incidencia es variable, en función de la situación clínica en la que se valora (**Tabla 15-1**).

Existen factores de riesgo y protectores que pueden influir en la prevalencia y tipo de la presentación clínica de la miomatosis uterina:

- **Raza**: es el factor de riesgo más importante. La incidencia en la raza negra está duplicada e incluso triplicada. No existe evidencia sobre si estas diferencias se basan únicamente en factores raciales propiamente dichos o si los factores ambientales (modo de vida, dieta, exposiciones externas, etc.) podrían tener un papel relevante. Es conocido por estudios clásicos que las mujeres de raza negra no solo presentan más frecuencia de miomas, sino que también se manifiestan con una clínica significativamente diferente a las otras razas, siendo más frecuente la presencia de clínica, con un desarrollo más precoz de los miomas, y necesitan más soluciones quirúrgicas. Las mujeres de raza hispana de los Estados Unidos también presentan miomas con doble frecuencia que las pacientes de raza blanca.
- **Edad**: el porcentaje de mujeres que presenta miomas se sitúa en torno al 40 % por debajo de los 50 años y en el 70 % por encima de esa edad en la raza blanca; en la raza negra, los porcentajes son del 60 y el 80 %, respectiva-

Tabla 15-1. Prevalencia de miomatosis uterina

Tipo de estudio	Pacientes	Situación clínica	Método diagnóstico	Prevalencia
Estudio prospectivo a 4 años	95.000 pacientes entre 25 y 44 años	Población general	Ecografía o histología	30,6 % en raza negra
				8,9 % en raza blanca
Transversal	1.756 pacientes	Clínica relacionada con miomas	Exploración y/o ecografía	12-24 %
			Histología (HT)	80 %
Transversal	100 pacientes	HT	Histología	77 %
Transversal	101 pacientes entre 18 y 30 años	Asintomáticas	Ecografía	26 % en raza negra
				7 % en raza blanca

HT: histerectomizadas.

mente. No se han descrito miomas en niñas prepuberales y son excepcionales en adolescentes. La posibilidad de tener un mioma entre los 40 y 50 años es 10 veces mayor que en cualquier otro momento de la vida.

- **Obesidad**: el tejido adiposo produce diferentes citocinas y factores de crecimiento que regulan la inmunidad y la inflamación. La enzima aromatasa presente en los adipocitos metaboliza los andrógenos adrenales a estrógenos. Existe una evidente asociación entre un mayor índice de masa corporal (IMC) y la presencia de miomas. La obesidad es más prevalente entre las mujeres de raza negra, y la resistencia a la insulina, habitual en obesas, podría mediar el riesgo aumentado de miomatosis.
- **Asociación familiar**: la incidencia se multiplica por 2,5 en caso de tener tres familiares de primer grado con miomatosis, llegando a un riesgo relativo de 5,7 si algún familiar presentó miomas antes de los 45 años.
- **Factores obstétricos**: la mayor paridad, un primer embarazo a edades tempranas y la cercanía en el tiempo de la última gestación, son factores protectores. El efecto protector solo se produce con embarazos a término o, al menos, que han alcanzado las 20 semanas de gestación, los abortos no producen ese efecto protector. La regresión de algunos miomas posparto se encuentra bien documentada.
- **Factores hormonales**:
  - La menarquia precoz (por debajo de 10 años) aumenta el riesgo de miomatosis uterina, debido a la exposición precoz a niveles altos de estradiol. Existen teorías que ligan esta situación a alteraciones genéticas, que se abordarán más adelante.
  - La exposición intraútero al dietilestilbestrol aumenta la frecuencia de miomas.
  - La anticoncepción hormonal combinada (AHC) a dosis inferiores a 35 µg de etinilestradiol no parece influir en el desarrollo de miomas. Se ha sugerido que la exposición a AHC en edades muy precoces (13-16 años) sí podría contribuir al desarrollo de estos.
- **Factores ambientales**: la exposición ambiental a determinados factores conocidos como disruptores endocrinos, especialmente en edades tempranas, aparece asociada a una mayor frecuencia de miomas uterinos. Entre estos disruptores, caben destacar los fenoles y los parabenos.
- **Déficit de vitamina D**: es más prevalente entre las mujeres de raza negra. A una mayor evidencia epidemiológica, se han de sumar los estudios que explican los mecanismos fisiopatológicos, que justifican la mayor prevalencia de miomas. La absorción limitada de radiación ultravioleta, fundamental en el metabolismo de la vitamina D, podría explicar el déficit de esta asociado a la raza negra. Se podrían plantear actuaciones preventivas en relación con este aspecto.
- **Estrés psicológico**: en un reciente metaanálisis, se ha descrito la asociación entre el estrés psicológico crónico y la presencia de «eventos mayores vitales», con el aumento del riesgo de desarrollar miomas.
- **Otros factores**: el consumo de carnes rojas, soja y alcohol, la hipertensión y la diabetes aumentan el riesgo de miomas. El consumo de tabaco, vegetales, fruta (especialmente cítricos), pescado y suplementos de vitamina A parecen disminuir su incidencia. El consumo de tabaco solo ejerce efecto protector en mujeres con IMC menor de 22.

PATOGENIA

El miometrio humano está formado por una red de fibras musculares, dispuestas en una matriz extracelular de tejido conectivo. Los fibromas uterinos se inician en células progenitoras (*stem cells*) del miometrio que se transforman en *stem cells* iniciadoras de tumor. Hasta el 3 % de las células miometriales tiene esa capacidad pluripotencial, esto va ligado a la enorme capacidad plástica del útero, tanto en relación con las menstruaciones como con las gestaciones.

Se han propuesto diferentes factores que puedan desencadenar la transformación de una *stem cell* miometrial a una iniciadora del tumor, la exposición temprana a químicos disruptores endocrinos (EDC, *endocrine disrupting chemicals*) podría provocar una reprogramación genética, causando mutaciones somáticas en diferentes cromosomas, y así crear la célula que dará inicio a el mioma uterino.

Una vez mutada, la *stem cell* iniciadora de tumor, empezará el proceso de replicación monoclonal y crecimiento, mediado por diversos factores de crecimiento, tanto endocrinos como autocrinos y paracrinos (Fig. 15-1). No es algo que se comprenda bien cómo confluyen todos estos factores para estimular dicho proceso. Se pueden dividir los diferentes factores implicados en el desarrollo de los miomas en: genéticos, hormonales, ambientales y de factores inflamatorios y de crecimiento (Tabla 15-2).

Factores genéticos

Existen cuatro tipos de alteraciones genéticas asociadas a los miomas, la más común es la mutación de la subunidad 12 del complejo mediador (MED12), seguida de sobreexpresión a nivel del grupo de alta movilidad 2 (HMGA2), y disrupciones de COL4A5 y COL4A6, estas últimas relacionadas con alteraciones en el colágeno tipo 4. También están descritas alteraciones en el gen de la fumarata-hidratasa, con déficit en la síntesis de esta enzima, que aparece en el síndrome de leiomiomatosis hereditaria y carcinoma de células renales (HLRCC), síndrome autosómico dominante que presenta fibromas uterinos y cutáneos y cáncer renal papilar.

La presencia de mutaciones en *MED12* es más frecuente en múltiples miomas de pequeño tamaño, de localización subserosa e histología típica. La base molecular de la alteración producida por las mutaciones de *MED12* se sitúa en la disregulación del gen *RNA-Pol II*, que provoca una disrupción de la actividad cinasa asociada al mediador CDK 8/19. Una reciente teoría implica la inserción de ácido ribonucleico (ARN) de *Staphylococcus aureus*, presente en la microbiota uterina, en la secuencia del ácido desoxirribonucleico (ADN) del *MED12*, como inductor de las mutaciones.

Factores hormonales

Los receptores de progesterona y estrógenos se encuentran sobreexpresados en las células de los miomas comparado con las células miometriales normales, clásicamente se han

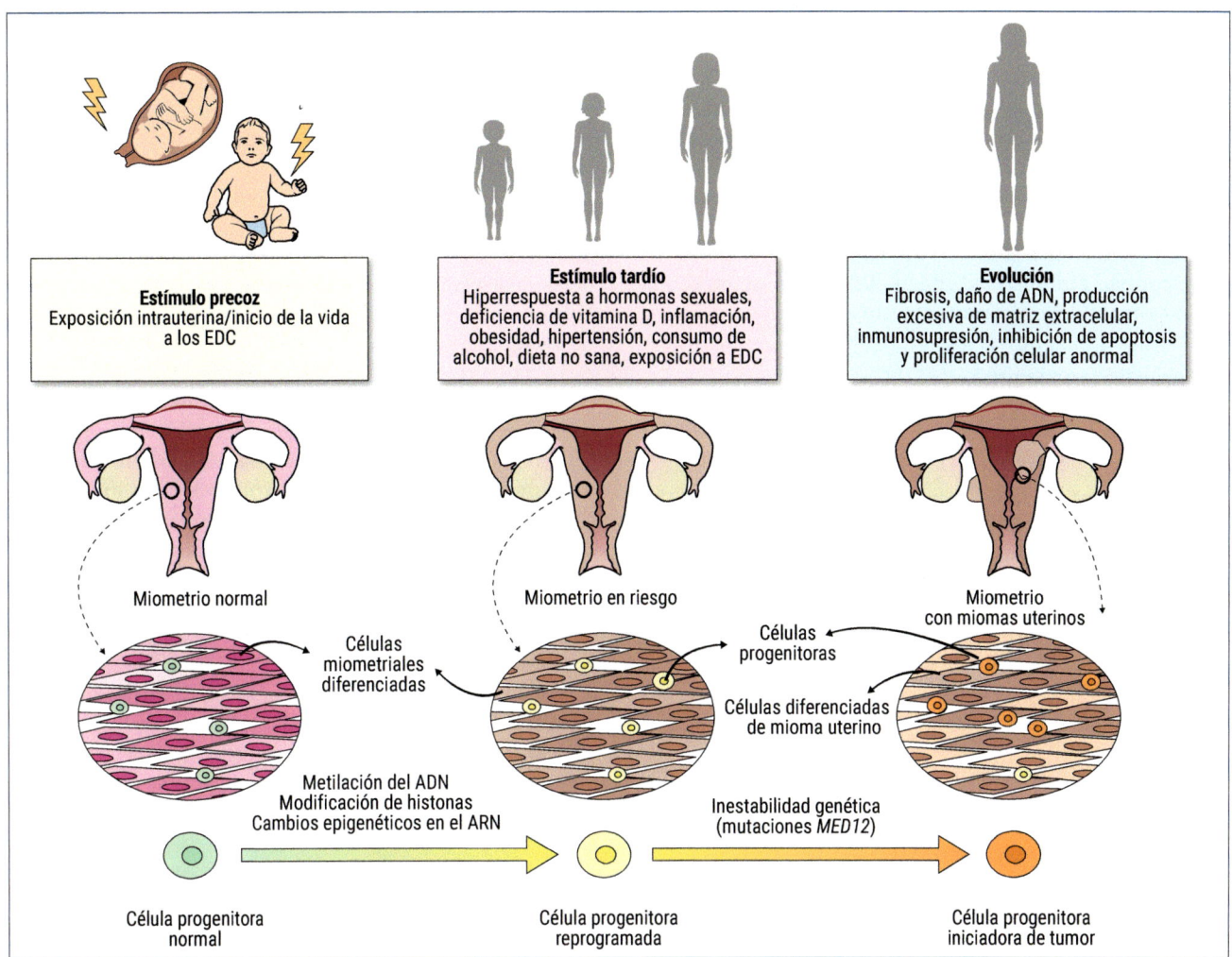

Figura 15-1. Proceso de transformación de célula progenitora normal a célula progenitora iniciadora de tumor.
ADN: ácido desoxirribonucleico; ARN: ácido ribonucleico; EDC: compuestos químicos disruptores endocrinos (*endocrine disrupting chemicals*).

Tabla 15-2. Factores de desarrollo de miomas			
Genéticos	*MED12*	Mutaciones en exón 1 y 2	Presente en el 45-90 % de los miomas
	HMGA 2	Sobreexpresión	8-10 %
	COL4 A5/6	Deleciones	2 %
	Fumarato-hidratasa	Deleciones	1,6 %
Hormonales	Receptores de estrógenos y progesterona	Sobreexpresión	
	Enzima aromatasa		
Ambientales	Exposición en edades tempranas a diferentes EDC	Promueven alteraciones genéticas	
Factores de crecimiento/inflamación	Hipoxia	Estimulan la fibrosis y angiogénesis con aumento de arteriolas y vénulas, produciendo ectasia y fibrosis en la matriz extracelular	
	Colágeno tipo I y III		
	TGF-beta		

EDC: químicos disruptores endocrinos (*endocrine disrupting chemicals*); TGF: factor de transformación de crecimiento.

considerado los estrógenos la hormona sexual directamente implicada en el desarrollo de miomas, aunque se ha visto que su acción es indirecta, vía la estimulación de los receptores de progesterona. La enzima aromatasa, codificada por el gen *CYP19* y encargada de la conversión de andrógenos a estrógenos, también esta sobreexpresada en los miomas.

Factores ambientales

Los EDC son factores cuya exposición en edades tempranas puede desencadenar el proceso patogénico de los miomas, sería la exposición a estos EDC en una ventana de tiempo crítica en el desarrollo del útero lo que aumentaría el riesgo de generar miomas en un futuro. Estos EDC pueden acumular daños en el ADN de las células madre de los miomas y reducir la capacidad de estas para su reparación.

Se podrían atribuir, en torno al 30 % de los miomas, a la exposición al difenil-dicloroeteno, un insecticida.

Factores de crecimiento

Diversos factores de crecimiento se encuentran asociados al estímulo de la fibrosis y de la angiogénesis en los miomas uterinos.

En los miomas, se han descrito un número aumentado de arteriolas y vénulas, además de ectasia venosa. Clásicamente se ha explicado por el efecto masa de los miomas, aunque parece que son las alteraciones moleculares las responsables finales de esta situación. La hipoxia de las células miometriales durante la menstruación también podría favorecer la transformación de los miocitos.

El proceso fibrótico exagerado que se puede encontrar en la matriz extracelular de los miomas define en gran parte su apariencia histológica y clínica. La gran cantidad de glucosaminoglicanos y colágeno intersticial, presentes en los miomas, justifica la rigidez aumentada de la matriz extracelular y su influencia en la aparición de clínica, tanto de sangrado uterino anómalo (SUA) como de dolor pélvico. El ARN mensajero (ARNm) de algunas proteínas de la matriz extracelular se encuentra sobreexpresado, especialmente el colágeno tipo I y III. Asimismo, algunos factores de crecimiento evidencian una regulación alterada: el factor de transformación de crecimiento beta se encuentra asociado a esos procesos de fibrosis. La alteración de dicho factor vendría determinada por el déficit de vitamina D.

Otro proceso relacionado con la génesis de los miomas es la situación de inflamación crónica. En un útero sometido a un proceso de inflamación crónica de origen diverso, la exagerada respuesta del sistema inmunitario podría acabar alterando el ADN y, finalmente, estimulando la proliferación celular y la fibrosis (v. **Tabla 15-2**).

HISTOLOGÍA

Las características histológicas a evaluar en un tumor de músculo liso uterino son:

- Índice de mitosis, por cada campo de 10 aumentos.
- Grado de atipia citológica (leve, moderada o grave).
- Presencia de necrosis celular.

Como ya se ha explicado, los miomas son neoplasias benignas originadas en una sola célula (monoclonales) del músculo liso uterino y fibroblastos. Una vez desencadenado el proceso y mantenido por la influencia hormonal y/o de diversos factores moleculares, se produciría una serie de cam-

bios histológicos que desembocarían en la aparición del mioma.

Una gran parte del volumen del mioma está compuesto por matriz extracelular. Los miomas están rodeados por la una seudocápsula, que se encuentra formada por músculo liso normal comprimido por la neoplasia. Se ha evidenciado por microscopia electrónica la presencia de una red neurovascular rica en neurotransmisores y factores de crecimiento, que debe ser preservada al realizar una miomectomía. Futuros estudios deberían aclarar el papel de la seudocápsula en la formación, el crecimiento y las repercusiones clínicas (dolor e infertilidad) de los miomas.

La variante más habitual de los miomas (conocida como *clásica*, *típica* o *convencional*) presenta un índice mitótico menor de 5, atipia leve y ausencia de necrosis celular. Los diferentes tipos de degeneración benigna: hialina, quística, grasa, roja, etc., son parte del proceso evolutivo de los miomas. La degeneración roja es característica de la gestación, el resto son más frecuentes en miomas subserosos pediculados (tipo 7).

Las variantes histológicas «no típicas» no se diferencian en síntomas o signos de las clásicas, y ninguna prueba de imagen puede diferenciarlas. El diagnóstico se realiza por el análisis anatomopatológico del mioma (**Tabla 15-3**).

Los tumores de músculo liso de potencial maligno incierto no se pueden considerar una variante de los miomas, no cumpliendo criterios histológicos ni de mioma clásico, ni de sus variantes, ni de leiomiosarcoma. No es posible diferenciarlos de los miomas ni por clínica ni por imagen. El diagnóstico se realiza *a posteriori* con la histología de la pieza quirúrgica, el mioma o la histerectomía. La histerectomía se considera curativa, no existiendo consenso sobre el manejo en caso de miomectomía.

Tabla 15-3. Variantes histológicas de los miomas		
	Características	**Implicación clínica**
Celular (5 % del total)	Celularidad aumentada respecto al miometrio circundante sin límite específico establecido	Ninguna
Bizarro	Atipia nuclear que puede ser focal, multifocal o difusa	Mayor recurrencia en caso de miomectomía
Mitótico	Índice mitótico mayor de 10 y pueden asociar celularidad aumentada	Más frecuente en la 2ª fase del ciclo, la gestación o en tratamiento con gestágenos exógenos
Mixoide	Matriz extracelular compuesta por proteoglicanos y glicosaminoglicanos. Al menos el 50 % del tumor debe presentarlo	Ninguna
Epitelial	Células epiteliales en al menos el 50 % del tumor	Diagnóstico diferencial con carcinomas y PEComa

PEComa: tumor de células epitelioides perivasculares.

No existe evidencia para recomendar la histerectomía sistemática ni cómo controlar el útero posmiomectomía, el control se basaría en la exploración y las pruebas de imagen periódicas. La presencia de necrosis celular parece aumentar el riesgo de recurrencia hasta el 28 %, en cambio, los tumores sin atipia ni necrosis, aun con índices mitóticos elevados (mayores de 15 por campo), presentan posibilidad de recurrencia baja, en torno al 0 %. La recurrencia de un tumor de músculo liso de potencial maligno incierto debe ser manejada como un sarcoma. No se ha podido demostrar la transformación maligna de miomas a sarcomas, la frecuencia de sarcomas es menor al 1 %.

PRESENTACIONES CLÍNICAS (ANAMNESIS Y EXPLORACIÓN)

Se describen a continuación (Tabla 15-4) los diferentes tipos de presentaciones clínicas.

Formas clínicas frecuentes

La mayoría de las mujeres con miomas no presentan síntomas, aunque para algunas pueden provocar una importante afectación en su calidad de vida y llevarles a necesitar tratamiento. Se debe realizar una historia general médico-quirúrgica, especialmente de los antecedentes ginecoobstétricos, con una anamnesis detallada de la evolución del proceso desde el punto de vista de los síntomas y del posible crecimiento de los miomas, y aportar datos objetivos sobre el tamaño de los miomas, reflejando medidas y pruebas de imagen realizadas. Es preciso recoger los tratamientos previos, constatar si fueron realizados adecuadamente en cuanto a dosis, duración y su efectividad, o los motivos por los que se interrumpió, en el caso, el tratamiento.

Una vez recogida la evolución hay que centrarse en la situación actual: sintomatología, edad, deseo genésico, eventuales tratamientos en curso con su efectividad y tolerancia. La recogida de todos estos datos en cuestionarios validados, tanto de síntomas como de calidad de vida, se recomienda y favorece el proceso diagnóstico y la evaluación de los resultados de los diferentes tratamientos de un modo más objetivo.

La evolución natural de un mioma sería su manifestación clínica en función de varios parámetros: localización, número y tamaño. Durante vida fértil de la mujer podría aumentar de tamaño y/o provocar más o menos síntomas. La regresión espontánea y, especialmente, posparto están descritas. En la menopausia, se suele producir la involución de los miomas con el cese de los síntomas.

Cuando existen síntomas, el más habitual es el SUA, habitualmente en forma de sangrado menstrual abundante (SMA) y prolongado. El sangrado asociado a miomas se identificaría dentro de las causas orgánicas de SUA, en la clasificación PALM-COEIN, acrónimo formado por: PALM (causas estructurales): P: pólipo; A: adenomiosis; L: leiomioma; y M: malignidad; COEIN (causas no estructurales): C: coagulopatía; O: disfunción ovulatoria; E: endometrio; I: iatrogenia; y N: no clasificada.

El apartado SUA por leiomiomas se subdivide en dos grupos: SUA L_{SM} y SUA L_0, según la presencia o no de miomas submucosos. No existe un tipo de SUA patognomónico de cada tipo de causa, aunque la existencia de sangrados intermenstruales o posmenopáusicos no deben ser asociadas a los miomas y debería orientar a excluir la patología endometrial, que puede coexistir con los miomas en estas pacientes.

El SMA es más frecuente en caso de presentarse miomas submucosos, siendo mucho más determinante la localización de los mismos que el tamaño o el número. El SMA habitualmente genera anemia, afectación de la vida social y falta de productividad en la vida laboral. La presencia de coágulos en las reglas suele acompañarse de reglas dolorosas, debido al proceso de expulsión de los mismos.

El mecanismo por el cual se provoca el SMA no está absolutamente establecido. Ya se ha referido previamente la situación de angiogénesis y ectasia vascular presente en úteros miomatosos, esta circunstancia ha sido clásicamente contemplada como la causa fundamental del SMA, debido al efecto masa de los miomas.

Hoy se sabe que alteraciones en la hemostasia en la zona endometrial y la disregulación de los factores angiogénicos, incluso a distancia de miomas, están también implicadas en la fisiopatología del SMA. La contracción uterina, habitual durante las menstruaciones, también se ve dificultada por la presencia de miomas.

El segundo tipo de clínica por su frecuencia son los síntomas asociados al efecto masa de los miomas. Se puede presentar en forma de dolor/presión pélvica, en el ámbito hipogástrico o lumbar bajo. Además también pueden aparecer síntomas específicos según el órgano comprimido. Dificultad miccional o retención urinaria (uretra), frecuencia miccional aumentada e incontinencia urinaria (vejiga), hidronefrosis (uréter), dificultad defecatoria (recto), varices y riesgo tromboembólico aumentado en caso de úteros mayores de 20 semanas de gestación (retorno venoso).

Tabla 15-4. Formas de presentación clínica de los miomas		
Habituales	• Asintomáticos (lo más frecuente)	
	• Sangrado uterino anómalo	26-29 % en raza blanca/ 37-42 % en raza negra
	• Relacionados con efecto masa	19 % en raza blanca/ 34 % en raza negra
	• Esterilidad/infertilidad	
	• Relacionados con la gestación	
Infrecuentes	• Degeneración/torsión del mioma	
	• Mioma parido	
	• Efectos endocrinos	
	• Leiomiomatosis peritoneal diseminada	
	• Leiomiomatosis intravenosa	
	• Leiomioma metastásico	
Asociadas a alteraciones genéticas	• Deficiencia de fumarato-hidratasa	
	• Síndrome de Cowden	

Relación con la gestación

Con respecto a la repercusión sobre la fertilidad, los miomas que provocan alteraciones en la anatomía de la cavidad uterina (tipos 0, 1 y 2 de la clasificación de la Federación Internacional de Ginecología y Obstetricia [FIGO]) son los clásicamente asociados a un mayor riesgo de abortos y de dificultades para la concepción. Aunque una revisión y metaanálisis posterior, al realizar un análisis multivalente, se observó que la edad era el factor más determinante en esta asociación. Existen discrepancias respecto a los miomas intramurales (tipos FIGO 3 y 4) y se acepta que los subserosos (tipos FIGO 5, 6 y 7) no alteran la fertilidad.

Respecto a los posibles resultados adversos obstétricos, se han de tener en cuenta las limitaciones de la evidencia disponible, la mayoría de los estudios son retrospectivos y observacionales, e incluyen muestras pequeñas, por lo que resulta muy difícil hacer recomendaciones absolutas.

El crecimiento durante la gestación no suele ser habitual, y cuando se produce, suele ser en el primer trimestre, siendo los miomas mayores de 5 cm los que más frecuentemente crecen. La mayoría de las gestantes no sufren complicaciones asociadas a los miomas, el dolor es el síntoma más frecuente y se asocia al aumento de tamaño del mioma o procesos de degeneración roja (característica del embarazo). El tratamiento del dolor se recomienda con paracetamol de entrada, las tandas cortas de antiinflamatorios no esteroideos (AINE) o los opiáceos serían de segunda línea.

Las complicaciones obstétricas (aborto, desprendimiento placentario, retraso de crecimiento fetal, parto pretérmino, atonía uterina y hemorragia posparto) están sobreestimadas, son más frecuentes en miomas mayores de 5 cm, submucosos, de localización retroplacentaria y que distorsionan la cavidad uterina. El parto pretérmino es más frecuente en úteros con múltiples miomas.

La realización de miomectomías histeroscópicas previas, especialmente en miomectomías amplias, múltiples o con energía eléctrica, podría conllevar un leve incremento de acretismo placentario. En estos casos, se recomienda una valoración detenida de la inserción placentaria en las ecografías de segundo y tercer trimestre.

Presentaciones clínicas infrecuentes

La degeneración por infarto o necrosis de un mioma provoca un cuadro de dolor agudo y es más habitual en miomas pediculados, la torsión sobre el pedículo también puede provocar un cuadro similar. Se suele asociar a febrícula, dolor a la movilización uterina, leucocitosis e irritación peritoneal en caso de miomas subserosos pediculados (tipo 7). La presión directa sobre el mioma con la sonda ecográfica provoca dolor.

Generalmente son cuadros autolimitados, que responden a AINE. La rotura y/o sangrado de un mioma pediculado puede precisar de solución quirúrgica.

Los miomas pediculados submucosos (tipo 0) pueden prolapsarse (mioma parido) a través del cérvix, apareciendo una masa ulcerada y sangrante, que precisa extirpación. La degeneración infecciosa que se puede producir es exclusiva de los miomas submucosos.

Están descritos efectos endocrinos asociados a la secreción ectópica de hormonas en los miomas: policitemia (eritropoyetina), hipercalcemia (hormona paratiroidea) e hiperprolactinemia.

La miomatosis peritoneal diseminada consiste en la presencia de múltiples nódulos miomatosos en la superficie peritoneal del abdomen y la pelvis. Normalmente son de histología benigna, aunque está descrita su malignización y su comportamiento agresivo.

La miomatosis intravenosa se caracteriza en tumoraciones de músculo liso que se extienden desde un mioma o desde los vasos de las paredes del útero, por los vasos pélvicos, pudiendo llegar a la vena cava o incluso al corazón. Puede aparecer, de manera excepcional, un nódulo miomatoso aislado a distancia, denominado mioma metastásico, de localización más habitual en el pulmón. Puede presentarse asociado a la miomatosis intravenosa o no.

Respecto a síndromes de origen genético que presentan asociación familiar, ya se ha referido el asociado a alteraciones en el gen de la fumarato-hidratasa, con pérdida de la síntesis de esta enzima. La presentación clínica es en forma de síndrome de *HLRCC*, síndrome autosómico dominante que asocia fibromas uterinos y cutáneos y cáncer renal papilar. El síndrome de Cowden agrupa lesiones hamartomatosas y musculares benignas en la zona mucocutánea, gastrointestinal, tiroidea y genitourinaria. Se debe a una mutación en el gen supresor de tumores *PTEN*. También asocia un riesgo aumentado de cáncer endometrial, tiroideo y de mama.

La exploración ginecológica completa, con especuloscopia y tacto bimanual vaginal y/o rectal, es parte fundamental del proceso diagnóstico. Una vez establecida la sospecha, en función de los síntomas, la evidencia de un útero aumentado de tamaño e irregular y de consistencia dura, será muy orientativa del diagnóstico. En caso de clínica dolorosa, es la única manera de valorar adecuadamente su relación con los miomas. Se puede evidenciar un mioma parido en la zona del cérvix.

Desde el punto de vista de la historia clínica y la exploración, la entidad con la que más frecuentemente se puede plantear un diagnóstico diferencial sería la adenomiosis. También es importante, dado su transcendencia, detectar signos clínicos de sospecha de sarcoma uterino, aunque su frecuencia es muy baja (Tabla 15-5).

EXPLORACIONES COMPLEMENTARIAS

A continuación, se abordan las diferentes pruebas que complementan las exploraciones: la analítica, la biopsia endometrial, los ultrasonidos, la resonancia magnética (RM) y la histeroscopia.

Analítica

La hemoglobina sanguínea se solicita en caso de clínica hemorrágica; y el perfil renal, en úteros miomatosos de gran tamaño, sobre todo de extensión lateral y con posible afectación de la vía urinaria.

Tabla 15-5. Diagnóstico diferencial clínico

	Edad/FR	Síntomas	Exploración
Miomas	Más frecuentes a mayor edad, generalmente no hay crecimiento o involución en la posmenopausia	• SMA y prolongado • Dolor y presión pélvica	• Útero aumentado, duro e irregular
Adenomiosis	Más frecuente en edad fértil	• SMA y prolongado • Dismenorrea • Dolor pélvico	• Útero aumentado, regular y blando
Sarcomas	Más frecuentes en menopausia	• SUA de diferentes tipos • Dolor pélvico • El crecimiento rápido de una masa uterina en premenopáusicas no es indicativo de sarcoma. Sí lo es en posmenopáusicas	• Masas únicas y de gran tamaño • Úteros de gran tamaño (>20 semanas) no están asociados a mayor riesgo de sarcomas

FR: factor de riesgo; SMA: sangrado menstrual abundante; SUA: sangrado uterino anómalo.

Biopsia endometrial

El objetivo de la biopsia endometrial es el de excluir patologías concomitantes, fundamentalmente patología endometrial y, más excepcionalmente, sarcomas del estroma endometrial. En los leiomiosarcomas, su utilidad es prácticamente nula.

La realización viene indicada por la presencia de SUA, aplicando los criterios de las guías de manejo del SUA.

Ecografía

Es la prueba de imagen de primera línea. La ecografía, como norma general, debe ser combinada abdominal + vaginal/transrectal en ocasiones. En miomas únicos y/o úteros de tamaño inferior a 10 semanas, la vía vaginal puede ser suficiente; en úteros de mayor tamaño, se debe combinar con la ecografía por vía abdominal.

La histerosonografía (con introducción de suero salino en la cavidad endometrial) no debe ser practicada de manera sistemática, pero en pacientes seleccionadas, puede ayudar al diagnóstico de miomas submucosos. La ecografía tridimensional puede aumentar la capacidad diagnóstica de la ecografía bidimensional.

Se realiza una ecografía ginecológica completa, con valoración endometrial, miometrial y anexial.

Se recomienda aportar la clasificación FIGO (actualización de 2018) de cada mioma y sus dimensiones, preferentemente volúmenes (**Fig. 15-2**), en la que se han introducido algunos cambios:

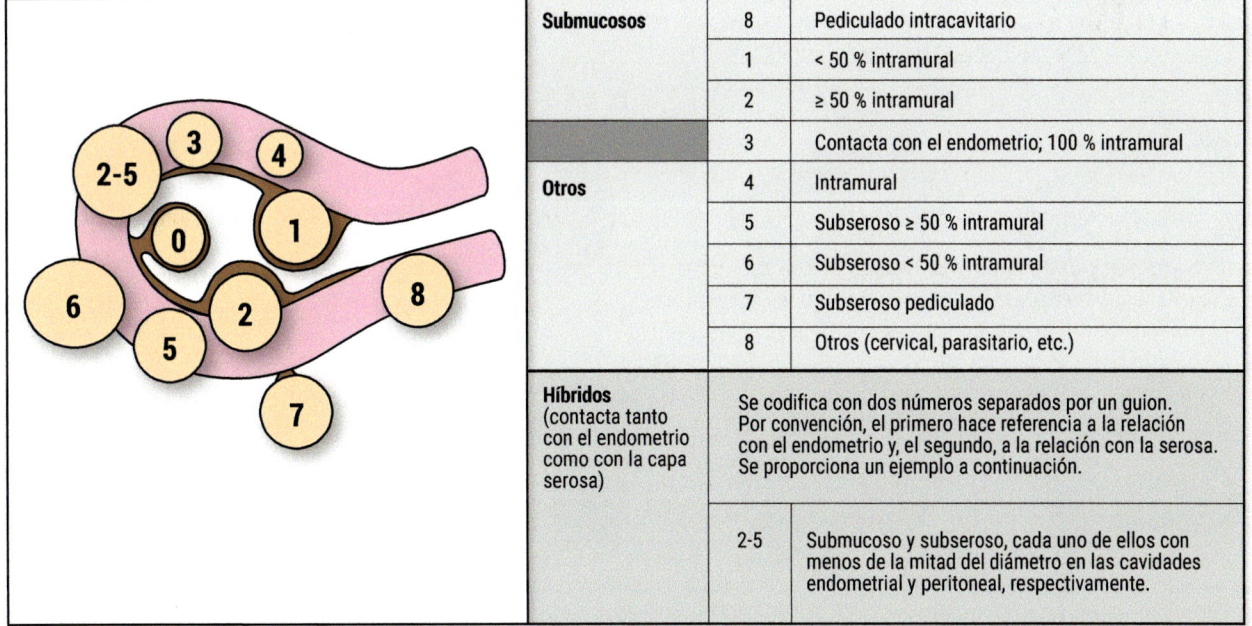

Submucosos	8	Pediculado intracavitario
	1	< 50 % intramural
	2	≥ 50 % intramural
Otros	3	Contacta con el endometrio; 100 % intramural
	4	Intramural
	5	Subseroso ≥ 50 % intramural
	6	Subseroso < 50 % intramural
	7	Subseroso pediculado
	8	Otros (cervical, parasitario, etc.)
Híbridos (contacta tanto con el endometrio como con la capa serosa)		Se codifica con dos números separados por un guion. Por convención, el primero hace referencia a la relación con el endometrio y, el segundo, a la relación con la serosa. Se proporciona un ejemplo a continuación.
	2-5	Submucoso y subseroso, cada uno de ellos con menos de la mitad del diámetro en las cavidades endometrial y peritoneal, respectivamente.

Figura 15-2. Clasificación de la Federación Internacional de Ginecología y Obstetricia (FIGO) de los miomas.

- Los miomas tipo 3 pasan a considerarse submucosos, aunque sin alteración cavitaria. El diagnóstico diferencial entre los tipos 2 y 3 se debe realizar por histeroscopia con bajas presiones, evidenciando la no deformación de la cavidad endometrial en los que son tipo 3.
- En el diagnóstico de los tipo 0 y 7 (pediculados), el tamaño del pedículo debe ser inferior al 10 % del diámetro máximo del mioma.

En la descripción de los miomas, se debe seguir la metodología estandarizada propuesta por la evaluación ecográfica morfológica del útero (MUSA, Morphological Uterus Sonographic Assessment) (v. **Fig. 15-2** y **Figs. 15-3** y **15-4**).

La valoración completa uterina incluye: medidas uterinas, contorno, línea de unión endometrio-miometrial, vascularización miometrial y de lesiones existentes, número, tamaño y localización de lesiones.

Son hallazgos ecográficos típicos de los miomas: lesión redondeada, hipoecogénica, en el miometrio, bien definida, sombra posterior, vascularización periférica (ecografía Doppler). Son hallazgos más infrecuentes, considerados *atípicos*: ecogenicidad no homogénea, presencia de zonas quísticas e hiperecogénicas (v. **Fig. 15-3**).

El diagnóstico diferencial por imagen de los miomas se plantea fundamentalmente ante: adenomiosis, variantes de miomas y otros tumores del músculo liso uterino. También con fibromas ováricos en caso de miomas pediculados (tipo 7).

Adenomiosis

La adenomiosis puede ser difusa o focal (presencia de glándulas y estroma endometrial en la zona del miometrio de manera difusa o localizada). La focal es la que presenta mayores dificultades de diagnóstico diferencial respecto a los miomas. Los adenomiomas, aunque por imagen son indistinguibles de la adenomiosis focal, histológicamente se definen por adenomiosis focal con hipertrofia compensatoria del miometrio circundante.

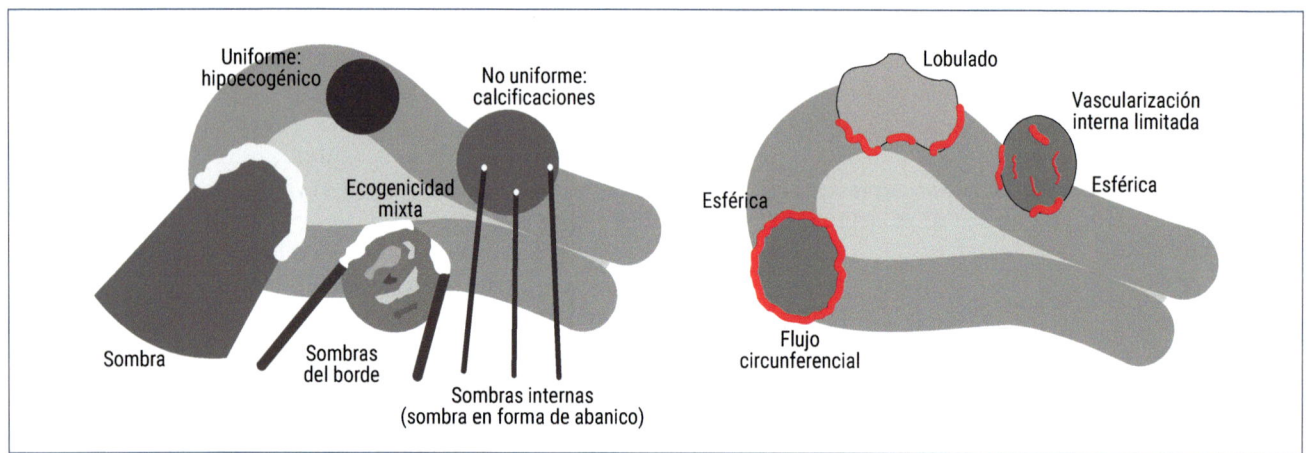

Figura 15-3. Criterios ecográficos de evaluación ecográfica morfológica del útero (MUSA, Morphological Uterus Sonographic Assessment) de los miomas típicos.

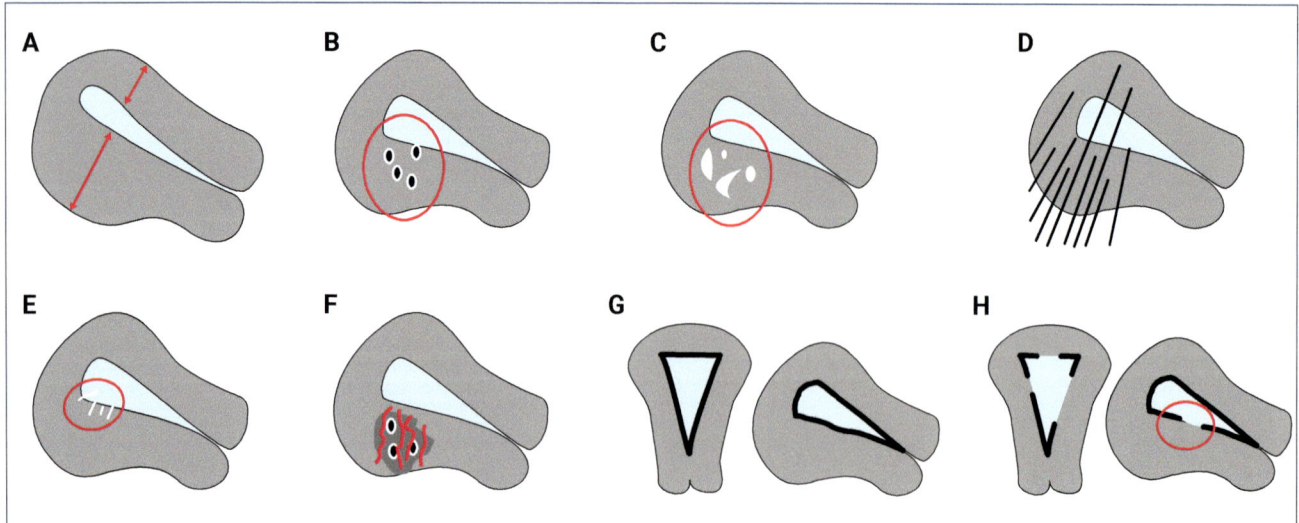

Figura 15-4. Criterios ecográficos de evaluación ecográfica morfológica del útero (MUSA, Morphological Uterus Sonographic Assessment) de adenomiosis. **A)** engrosamiento asimétrico. **B)** Quistes. **C)** Islas hipoecogénicas. **D)** Sombras en forma de abanico. **E)** líneas subendometriales ecogénicas. **F)** Vascularización translesional. **G)** Zona de unión irregular. **H)** Zona de unión interrumpida.

Suele presentar imágenes más irregulares y peor definidas que los miomas, con zonas quísticas e hiperecogénicas y vascularización central. La presencia de otros datos sugestivos de adenomiosis aumenta la sospecha, la más frecuente es la asimetría de las paredes uterinas (v. **Fig. 15-4**).

Variantes de miomas

Las degeneraciones no malignas de los miomas se caracterizan por ser: rojas, hialinas, quísticas, mixoides o hidrópicas. En estas situaciones, es frecuente encontrar imágenes atípicas en los miomas.

Sarcomas uterinos

Incluyen los leiomiosarcomas, los sarcomas del estroma endometrial, los adenosarcomas y los sarcomas indiferenciados. Son habituales las imágenes de lesiones únicas, de gran tamaño, con ecogenicidad mixta, vascularización irregular y áreas anecoicas por necrosis central. Aunque también pueden ser indistinguibles de un mioma.

Resonancia magnética

La RM es la mejor prueba para localizar todos los miomas, sus dimensiones y localizaciones, aunque se considera de segunda elección (después de la ecografía) debido a su coste-efectividad. Puede también ayudar al diagnóstico diferencial en caso de duda por ecografía con adenomiomas y sarcomas. También puede ser útil la RM para definir mejor las lesiones, afinando tamaños y localizaciones de cara a miomectomías complejas, especialmente en grandes úteros miomatosos, donde la ecografía puede perder capacidad diagnóstica.

Respecto al diagnóstico diferencial con los sarcomas la RM es muy específica (88-94 %) y tiene un gran valor predictivo negativo (cercano al 100 %), esto significa que si la RM descarta malignidad, se puede asumir que no se trata de un sarcoma. Por el contrario, la sensibilidad es más limitada (17-56 %), por lo que el valor predictivo positivo será mucho menor. De esta manera, ante la imposibilidad de descartar malignidad por RM, será obligada la extirpación quirúrgica, asumiendo que muchos serán miomas benignos (**Tabla 15-6**).

Morfológicas

Informarán sobre el tamaño, el volumen, la localización, la definición de los límites, etc.; y también sobre el «color» del mioma. El color típico de un mioma normal o con cambios hialinos es negro en T2. Si existen cambios hemorrágicos, aparece brillante en T1.

Funcionales

La *difusión* es una propiedad normal de las moléculas de agua que pasan del espacio intracelular al extracelular y al vascular. Esta propiedad se detecta en una secuencia especial de T2.

La difusión puede encontrarse alterada, esto sucede por la presencia de más células de lo habitual o por pus, haciendo ambas circunstancias que la difusión del agua sea más difícil, y se define como difusión restringida.

A continuación, se indican las pruebas habituales que se realizan en todo mioma, con esto se puede definir la *imagen radiológica típica* de un mioma:

- Bordes bien definidos.
- Negro en T2.
- Sin restricción de la difusión.

Si no se cumplen estos criterios, se define como mioma de *imagen atípica*, realizándose en estos casos una segunda prueba funcional: perfusión con gadolinio.

Los miomas normales, o con cambios hialinos, mixoides o hemorrágicos, presentan una gráfica de captación de gadolinio de aspecto lineal, mientras que los sarcomas presentan una gráfica de captación con subida y bajada rápida o en meseta.

El concepto de imagen típica o atípica, al igual que sucede en ecografía, nada tiene que ver con la atipia citológica, y no se pueden hacer similitudes entre la información radiológica y las variantes histológicas benignas de los miomas o los sarcomas.

Histeroscopia

Consiste en la introducción de una cámara endoscópica en la cavidad endometrial a través del canal cervical, además de visualizar la cavidad y sus posibles alteraciones, permite realizar intervenciones con diferentes herramientas. La realización de la histeroscopia en consulta, respecto al quirófano, tiene como ventajas: reducción del riesgo anestésico, mejor efectividad tiempo-costo y una mayor preferencia por parte de las pacientes.

Su realización está indicada en caso de:

- Clínica de SUA, según guías de manejo específicas.
- Miomas submucosos por técnicas de imagen, para valorar su resecabilidad vía histeroscópica.

El objetivo de la histeroscopia en consulta es la valoración de su resecabilidad por esta vía, a poder ser en ese mismo acto. Si esto no es factible, se debe plantear la exéresis en un segundo tiempo en consulta, en el quirófano, usando o no tratamientos médicos. Se pueden tomar muestras para el estudio histológico del mioma y de endometrio, si se considera oportuno.

La resecabilidad histeroscópica de un mioma ha venido definida clásicamente por la clasificación de Wamsteker que corresponde a los tipos FIGO de los miomas: los tipos 0 y 1 serían accesibles para la histeroscopia, y los tipos 2 en adelante, no lo serían.

Este concepto se ha afinado con la clasificación STEPW (acrónimo de *size, topography, extension of the base, penetra-*

Tabla 15-6. Tipos de exploraciones en resonancia magnética para la valoración de los miomas			
Morfológicas		**Funcionales**	
T1	T2	Difusión	Perfusión con gadolinio

tion, lateral wall, es decir, tamaño, topografía, extensión, penetración y pared), que aúna parámetros histeroscópicos y ecográficos, y cataloga a los miomas submucosos según la clasificación de Lasmar, informando sobre la complejidad de la miomectomía histeroscópica y las opciones recomendadas (**Fig. 15-5** y **Tabla 15-7**).

TRATAMIENTO

El objetivo del tratamiento es: el control de síntomas, revertir anemia (si existe) y restaurar la calidad de vida. En caso de deseo genésico futuro, se añade el objetivo de conseguir la restauración anatómica del útero, fundamentalmente en lo que se refiere a la cavidad uterina.

El tratamiento profiláctico para prevenir futuras complicaciones de los miomas no se recomienda, salvo algunas excepciones, como mujeres con miomas submucosos resecables por histeroscopia que desean gestación o mujeres con grandes úteros miomatosos con extensión lateral que condicionan la compresión ureteral y provocan hidronefrosis moderada o grave.

Una vez realizado el estudio indicado, se planteará la estrategia terapéutica, teniendo en cuenta el perfil de cada paciente (clínica, patología asociada, deseo genésico, edad, etc.) y el tipo de mioma. Existen cuatro grupos de actuaciones:

- Seguimiento-observación.
- Tratamientos médicos.
- Tratamientos invasivos no quirúrgicos.
- Tratamientos quirúrgicos.

Tabla 15-7. Clasificación de Lasmar

Score	Grupo	Complejidad y opciones terapéuticas
0-4	I	• Baja complejidad. Miomectomía por histeroscopia
5-6	II	• Alta complejidad. Miomectomía por histeroscopia • Considerar el uso de tratamientos médicos específicos • Considerar miomectomía histeroscópica en dos pasos
7-9	III	• Considerar alternativas a la técnica histeroscópica

Score: puntuación.

Cuando se considere a la paciente candidata a iniciar algún tipo de tratamiento, se intentará, como norma general, la mínima intervención posible, priorizando los tratamientos médicos (salvo contraindicación) previamente a los invasivos, ya sean no quirúrgicos o quirúrgicos. Excepto en caso de clínica hemorrágica/deseo genésico y posibilidad de miomectomía histeroscópica, en el que se considera el procedimiento histeroscópico de primera línea.

Todos los tratamientos que se plantean para el manejo de las pacientes con miomas uterinos tienen eficacia demostrada, de lo que se carece, en general, son de estudios aleatorizados que comparen unos tratamientos con otros. La decisión final de optar por un tratamiento u otro se debe tomar en un ámbito de decisiones, adecuadamente informadas y compartidas, entre la paciente y el facultativo responsable.

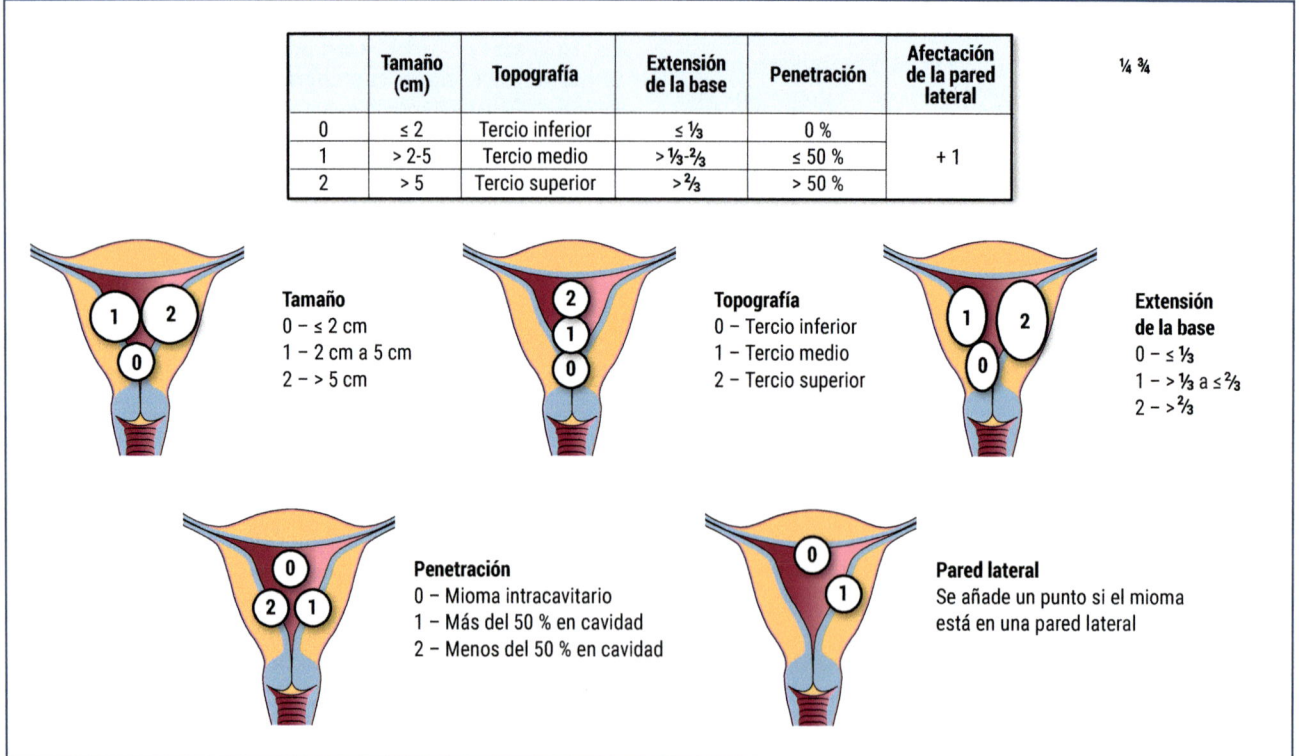

Figura 15-5. Puntuación STEPW de los miomas submucosos.
STEPW: tamaño, topografía, extensión, penetración y pared (*size, topography, extension of the base, penetration, lateral wall*).

Seguimiento y observación

Se plantea para miomas asintomáticos, sin deseo gestacional. Se basa en el control clínico, ecográfico y analítico (hemoglobina), no existe evidencia respecto al intervalo ni al tipo de controles a realizar. Se ha adaptado el cronograma propuesto por la Sociedad Española de Ginecología (SEGO) (**Fig. 15-6**).

Tratamientos médicos

Los tratamientos médicos pueden ser:

- **Sintomáticos**: tratamientos hormonales o no, con el objetivo de conseguir un control sobre los síntomas asociados a los miomas.
- **Específicos**: buscan controlar los síntomas asociados y reducir el volumen de los miomas:
  - Agonistas de la hormona liberadora de gonadotropina (GnRH).
  - Antagonistas de GnRH.
  - Acetato de ulipristal.

Sintomáticos

Los más habituales son los dirigidos a controlar la clínica de sangrado. Se pueden usar los tratamientos no hormonales y hormonales que se utilizan en el control de SUA. Con miomas menores de 4-5 cm y cavidades uterinas no distorsionadas, o mínimamente alteradas, la efectividad de los tratamientos sintomáticos en el control del SUA es similar a la de los tratamientos específicos, con miomas mayores o cavidades distorsionadas, estos últimos se muestran superiores. Estos tratamientos, en general, no influyen sobre la evolución en el crecimiento/involución del volumen de los miomas.

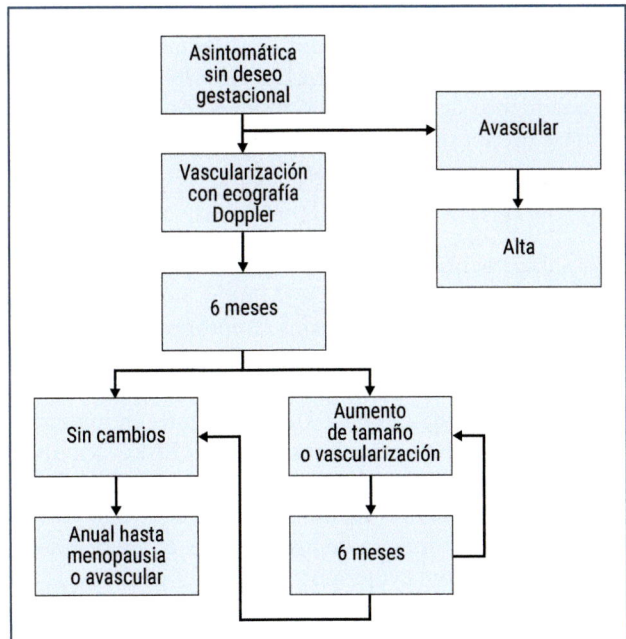

Figura 15-6. Algoritmo de seguimiento para la paciente asintomática sin deseo gestacional.

A continuación, se señalan algunas características asociadas al tratamiento específico de SUA en miomas:

- **Ferroterapia**: es imprescindible desde el momento inicial en caso de anemia, y se debe pautar de manera crónica para mantener los niveles de hemoglobina estables. La vía habitual es la oral, también se puede administrar vía intravenosa si fuese necesario.
- **Ácido tranexámico**: se recomienda su uso en miomas, aunque la evidencia no es tan clara como en el caso de SUA de origen funcional (disovulatorio). La necrosis y trombosis de los miomas es más frecuente en usuarias de ácido tranexámico (15 %) que en no usuarias (4 %).
- **AINE**: están indicados como analgésicos o para controlar la dismenorrea, su utilidad para el control de sangrado en caso de existencia de miomas es limitada.
- **Gestágenos y anticonceptivos**: especialmente indicados en caso de cavidades normales o con leves distorsiones de estas y deseo de anticoncepción:
  - El dispositivo intrauterino de levonorgestrel se ha demostrado útil en mujeres seleccionadas con miomas, y se ha visto que el porcentaje de expulsión en mujeres con miomas y adenomiomas es mayor que cuando se usa como anticonceptivo (25 % frente al 10 %), este porcentaje aumenta conforme la cavidad se encuentra más distorsionada y en úteros de mayor tamaño. Se consigue reducir significativamente el porcentaje de expulsión con la comprobación ecográfica de la correcta situación del dispositivo inmediatamente postinserción.
  - En pacientes tratadas por SUA con acetato de medroxiprogesterona *depot* trimestral se han descrito reducciones de volumen de hasta el 35-45 %.
  - Al igual que en el SUA de origen no estructural, se recomiendan pautas de gestágenos continuas (o como mínimo, más de 21 días/mes) por su mayor eficacia y adherencia (**Tabla 15-8**).

Específicos

A continuación, se desarrollan los tratamientos médicos específicos.

Agonistas de la hormona liberadora de gonadotropina

Están indicados en el tratamiento de los miomas durante 4-6 meses, no se recomienda prolongar su uso ni repetir el tratamiento. Por todo ello, suelen emplearse como tratamiento preoperatorio. Su mecanismo de acción consiste en el estímulo inicial del eje hipotálamo-hipófisis-ovario, después de una fase inicial de estímulo (*flare up*), lleva al bloqueo del eje por agotamiento, provocando una situación de hipoestrogenismo mantenido, conduciendo a un estatus de menopausia a la paciente.

Se busca conseguir cirugías menos agresivas en lo que se refiere a vías de abordaje (laparotomía-laparoscopia vaginal) y facilitar la realización de miomectomías. Existe evidencia de que se consiguen cirugías con menos complicaciones, gracias a la reducción marcada del volumen y la vascularización de los miomas, y la recuperación de la anemia preoperatoria.

Tabla 15-8. Tratamientos sintomáticos			
Tratamientos sintomáticos no hormonales	Ácido tranexámico 1 g (2 comprimidos) v.o./6 h/3-5 días		
	Analgésicos/AINE		
Tratamientos sintomáticos hormonales (SUA)	1ª línea	• DIU-LVNG 52	VE2-DNG oral cuatrifásico
	2ª línea	• Gestágenos orales > 21 días • Gestágenos i.m. *depot*	AHC

AHC: anticoncepción hormonal combinada; AINE: antiinflamatorios no esteroideos; DIU: dispositivo intrauterino; DNG: dienogest; i.m.: intramusculares; LVNG: levonorgestrel; SUA: sangrado uterino anómalo; VE2: valerato de estradiol; v.o.: vía oral.

En lo que se refiere específicamente a la histerectomía, se ha objetivado: menor sangrado, menor tiempo quirúrgico y menor tasa de complicaciones. Se realiza el tratamiento durante tres meses y, después, se reevalúa la obtención de los objetivos propuestos. Su uso podría aumentar la tasa de recidivas de las miomectomías al hacer disminuir los miomas a tamaños milimétricos y así pasar inadvertidos durante la cirugía.

El uso de análogos de GnRH como tratamiento mantenido de los miomas es una indicación fuera de ficha técnica, por lo que se debe reservar a casos muy concretos, donde otras opciones no sean recomendables. Este tipo de administración esta limitada en el tiempo, debido a los secundarismos derivados del hipoestrogenismo (pérdida de masa ósea, síntomas vasomotores y clínica climatérica en general), por lo que su mantenimiento a largo plazo debería ir acompañado de terapia *add-back* (TAB) o terapia de apoyo con estrógenos/gestágenos o tibolona.

Antagonistas de la hormona liberadora de gonadotropina

El mecanismo de acción de los antagonistas orales de la GnRH (anti-GnRH) se basa en una inhibición rápida y dosis-dependiente del eje hipotálamo-hipófisis-ovario, con disminución de los niveles circulantes de estrógenos, aunque sin la aparición del efecto *flare-up* inicial propio de los agonistas de GnRH. Se administran vía oral, ofreciendo una mayor facilidad de uso y facilitando una rápida reversibilidad de los efectos y retorno a ciclos espontáneos una vez suspendido el tratamiento.

Este estado hipoestrogénico permite un control de la clínica causada por miomas y una disminución de volumen de los mismos, que se revierte al finalizar el mismo. La presencia de secundarismos asociados a la situación de menopausia creada limita el tiempo de uso de estos tratamientos. La adición de TAB con tibolona o estroprogestágenos a bajas dosis permiten mantener los niveles circulantes de estrógenos suficientes para mantener los efectos beneficiosos del tratamiento, al mismo tiempo que disminuye la sintomatología hipoestrogénica, evitando la pérdida de masa ósea y permitiendo terapias prolongadas más allá de 6 meses. Elagolix, relugolix y linzagolix son los tres antagonistas con indicación para el tratamiento de los miomas.

Un reciente metaanálisis ha concluido que *elagolix* mejora el SMA asociado a miomas, disminuye el volumen de estos y mejora la calidad de vida cuando se compara con placebo.

Linzagolix también ha demostrado eficacia en el control del SMA. Se ha demostrado dicha eficacia con dosis de 100 y 200 mg/24 h con y sin TAB a las 24 y 52 semanas, con porcentajes de respondedoras del 70-75 %.

Los ensayos aleatorizados y controlados con *relugolix* (40 mg/24 h) combinado con estradiol y noretisterona ofrecen buenos resultados en términos de eficacia, escasos efectos secundarios y seguridad en el ámbito óseo. En los grupos de tratamiento combinado con relugolix, hasta el 87 % de las pacientes consiguieron reducciones de sangrado mantenidas a 52 semanas y mejoría en la calidad de vida en diferentes subescalas, física, social, sexual y relacionadas con síntomas asociados a los miomas.

Debido al hipoestrogenismo mantenido que se genera, es necesaria la administración de TAB a largo plazo. Los estudios en fase III realizados con estos tres fármacos se han realizado asociando TAB de baja dosis hormonal (etinilestradiol 1 mg + acetato de noretisterona 0,5 mg cada 24 h), sin diferencias significativas respecto al control observado con anti-GnRH en monoterapia. La adición de TAB consigue un perfil de efectos secundarios tolerable, con pérdida de masa ósea equivalente a placebo.

La Agencia Europea del Medicamento (EMA) ha aceptado la comercializacion de regulolix 40 mg diario, combinado con etinilestradiol 1 mg + acetato de noretisterona 0,5 mg diario, y de linzagolix en monoterapia a dosis de 100 y 200 mg, para el tratamiento de los síntomas moderados a graves de los miomas uterinos en mujeres adultas en edad reproductiva. En caso de linzagolix en monoterapia precisa añadir TAB a partir de los 6 meses.

Acetato de ulipristal

Es un modulador selectivo de los receptores de la progesterona, y actúa en la zona del eje hipotálamo-hipofisario provocando su bloqueo, sobre los miomas, provocando muerte celular programada (apoptosis), y en la zona endometrial, induciendo cambios específicos llamados PAEC (cambios histológicos no fisiológicos endometriales específicos) que revierten al detener el tratamiento. Está indicado para el tratamiento intermitente de los síntomas de moderados a graves de los miomas uterinos en mujeres adultas que no han alcanzado la menopausia en edad fértil, que no son candidatas a cirugía cuando la embolización de miomas uterinos y/o las opciones de tratamiento quirúrgico no son adecuadas o han fracasado.

Consigue un rápido control de los síntomas y una reducción de volumen progresivo. La respuesta al tratamiento se mantiene hasta 6-12 meses una vez interrumpido este. El tratamiento inicial estándar consiste en 2-4 ciclos trimestrales con acetato de ulipristal (tratamiento de choque). Después se detiene la administración de acetato de ulipristal y se espera a la evolución de los síntomas para administrar nuevos ciclos (tratamiento de mantenimiento). La periodicidad de los ciclos vendrá marcada por la respuesta clínica.

La EMA ha evaluado el balance riesgo/beneficio del acetato de ulipristal, como consecuencia de la posible asociación del fármaco a casos raros (1/200.000), pero graves, de alteración hepática, que pueden conducir a un trasplante hepático. Indica que «la decisión sobre si la cirugía es la mejor opción, incluida la histerectomía, debe tomarse entre el médico responsable del tratamiento y la paciente en un contexto de toma de decisiones informadas».

En el momento actual, se desconoce el eventual mecanismo de alteración hepática en asociación a acetato de ulipristal.

Con el objetivo de minimizar el riesgo de alteración hepática grave, se ha contraindicado el acetato de ulipristal en caso de historia previa de hepatopatía y se han propuesto una serie de controles. La realización estricta de estas medidas no permite descartar absolutamente la posibilidad de aparición de fallo hepático:

- Evaluar la aparición de clínica compatible con fallo hepático: en ese caso, suspender el tratamiento y solicitar pruebas hepáticas.
- Controles de transaminasas (transaminasa glutámica oxalacética y transaminasa glutámico pirúvica) entre ciclos y mensual durante los dos primeros ciclos (Tabla 15-9).

Tratamientos invasivos no quirúrgicos

Entre las diferentes opciones disponibles, las más utilizadas son:

- Embolización de arterias uterinas (EAU).
- Técnicas de ablación térmica:
  - Ablación térmica por ultrasonidos de alta intensidad guiados por RM o ecografía.
  - Ablación térmica por radiofrecuencia o microondas bajo control ecográfico.

La EAU busca cortar el aporte sanguíneo a los miomas con partículas que bloquean los vasos y provocan el infarto, por medio de radiología intervencionista, bajo anestesia epidural o general. El objetivo consiste en reducir la sintomatología ocasionada por los miomas y una disminución del tamaño de estos.

El mioma se nutre a partir de la arteria uterina, no por medio de un pedículo único, sino a través del plexo perimiomatoso, del cual parten vasos centrípetos hacia el centro del mioma. El miometrio recibe vascularización desde la arteria uterina y la ovárica. Es necesario que el mioma este recubierto por tejido miometrial sano, que no va a sufrir necrobiosis, para que no se produzca, en caso de los subserosos, la afectación de la cavidad abdominal, con aparición de peritonitis y adherencias, o un alto riesgo de infección en los submucosos.

Está indicada en mujeres con deseo gestacional cumplido y clínica asociada a los miomas, ya sea SUA o derivada de efecto masa. Los miomas tipo 7 con pedículos de menos de 3 cm no deben ser embolizados. Los tipo 0 y 1 son subsidiarios de histeroscopia. Los tipo 2 pueden ser embolizados, aunque el

Tabla 15-9. Tratamientos crónicos específicos de los miomas uterinos disponibles

	Acetato de ulipristal	Relugolix + add-back	Linzagolix
Pauta	Intermitente repetido	Crónico	Crónico si se añade add-back
	Ciclos trimestrales		
	Terapia de choque (2-4 ciclos)		
	Tratamiento de mantenimiento (ciclos según la respuesta)		
Restricciones	La cirugía y/o embolización no son adecuadas o han fracasado	No	No hay un uso continuado (más de 6 meses) sin añadir add-back o control de DMO
Controles hepáticos sistemáticos	Sí	No	No
Anticoncepción asegurada	No demostrada	Sí, después del primer mes	No demostrada
Control rápido del SUA	1 semana: reducción del 80 %; amenorrea: 80 %	8 semanas	
		Normalización del sangrado en el 71-80 %	Normalización del sangrado en el 66 % (100 mg) y el 93 % (200 mg + TAB)
		Amenorrea en el 50-60 %	Amenorrea en el 38 % (100 mg) - 60 % (200 mg + TAB)
Control del volumen progresivo del mioma dominante	3-4 ciclos: reducción del 60-70 %	24 semanas	
		12-17 %	< 10 % (100 mg)-25 % (200 mg + TAB)
Efecto postratamiento	Mantenido después de los ciclos	Recuperación rápida de los síntomas y el volumen uterino	Recuperación rápida de los síntomas y el volumen uterino

add-back: terapia de apoyo; DMO: densidad mineral ósea; SUA: sangrado uterino anómalo; TAB: terapia de apoyo (add-back therapy).

sangrado, la secreción y el parto del mioma pueden ocurrir con más frecuencia.

La mejoría sintomática se puede obtener sin una marcada reducción del tamaño del mioma. La eficacia en el control del sangrado es alta, hasta el 83-90 %. El volumen uterino se continúa reduciendo a lo largo del tiempo, la mayor reducción se consigue entre los 6 meses (37-50 %) y el año del procedimiento. Los miomas grandes (> 400 mL) se reducen el doble que los pequeños (< 200 mL) (49 % frente a 23 %). El control del dolor asociado a miomas se produce en el 77-79 %.

Comparando la EAU con la cirugía, se concluyó que era necesario estudiar más pacientes para poder apoyar las ventajas de la embolización (menos estancia, menos dolor en las primeras 24 horas, más rápida vuelta a las actividades habituales). Posteriores estudios aportan resultados comparativos similares. Está descrito un porcentaje del 20 % de fracasos, definido como la necesidad de una nueva embolización o cirugía; las pacientes con EAU precisaron nuevo tratamiento a los 2 años en un 13-32 % en comparación con las cirugías (histerectomía o miomectomía) (7 %).Un alto porcentaje de recidivas son por adenomiosis: no se considera una contraindicación, pero se debe ser consciente e informar de que el porcentaje de éxito disminuye.

La morbilidad perioperatoria se sitúa en el 5 %, con reingresos en las 2 primeras semanas del 3,5 %, la secreción vaginal y el dolor inicial es común y cede espontáneamente. El síndrome postembolización sucede en un 15 % de los procedimientos, con náuseas, vómitos, anorexia, febrícula (2 %) y leucocitosis. Es posible que dure 1 semana. Puede ser necesario realizar una histerectomía de urgencia (0,5-1 %), comparable con la incidencia de histerectomías de recurso al intentar una miomectomía, por complicaciones sépticas, sangrados, dolor incoercible (< 1 %).

Puede aparecer amenorrea transitoria o permanente con verdadera menopausia precoz por embolización de la arteria ovárica (2-15 %). Resulta más frecuente conforme la edad es mayor: mayores de 50 años: 41 %; de 45 a 50 años: 9 %; y menores de 40 años: 3 %.

Dese el punto de vista del pronóstico gestacional, no se dispone de evidencia suficiente. Se desconoce la tasa de fecundidad, el porcentaje de abortos resulta similar a las mujeres de idéntica edad. Parece existir un mayor porcentaje de patología placentaria: placenta previa, desprendimiento prematuro de placenta normoinserta y acretismos. Se considera como un procedimiento contraindicado en caso de deseo gestacional.

La ablación térmica de los miomas consiste en generar calor en su interior, para así provocar su necrosis. Aunque puede provocar dolor y un cuadro general similar a la EAU, suele ser mucho más leve y ocasional. Un método para transmitir esa energía al interior del mioma serían los ultrasonidos de alta intensidad guiados por RM o ecografía.

Aunque está indicada clásicamente en pacientes con miomas sintomáticos y sin deseo genésico, la evidencia acumulada no ha encontrado resultados obstétricos adversos, por lo que se puede contemplar como opción de tratamiento en pacientes con deseo gestacional. Se trata de un procedimiento no invasivo que usa ultrasonidos de alta intensidad a través de la pared abdominal, sin necesidad de incisiones o punciones. Las ondas de energía son focalizadas en el mioma, permitiendo la destrucción térmica del mismo. Se puede realizar de forma ambulatoria.

Al cabo de 3 meses del procedimiento, el 85 % presentan mejoría sintomática; a los 6 meses, un 92 %; y un 87 %, al año. El principal inconveniente para la extensión de su uso podría ser el elevado coste del sistema.

Otro método para transmitir energía y, por lo tanto, calor, al interior del mioma es la radiofrecuencia por medio de ondas electromagnéticas y, más recientemente, las microondas. Se considera adecuado como alternativa a la miomectomía en un intento de restaurar la anatomía uterina de cara a la búsqueda de gestación.

La experiencia con radiofrecuencia es más extendida en el tiempo, se realizó inicialmente por vía laparoscópica, aunque en la actualidad es un procedimiento fundamentalmente realizado bajo control ecográfico transvaginal o transcervical, tanto para la radiofrecuencia como para microondas. Se realiza bajo sedación y de manera ambulatoria. Con radiofrecuencia, se produce una mejoría significativa respecto a los síntomas y la calidad de vida al año del procedimiento, con una reducción del volumen de los miomas en un 66 %. La necesidad de reintervención por nuevos síntomas se sitúa en el 4,2, el 8,2 y el 11,5 % a 1, 3 y 5 años. Los resultados con microondas parecen comparables, aunque el número de pacientes tratadas es menor y los seguimientos son a más corto plazo.

En las técnicas de ablación térmica, se observa una correlación entre la cantidad de fibroma tratado y los resultados obtenidos, siendo necesaria la ablación completa del mioma para conseguir óptimos resultados, por lo que resulta más sencillo tratar miomas de menor tamaño. No se consideran indicadas en miomas submucosos resecables por histeroscopia o subserosos pediculados, en ambos casos por riesgo de necrosis, infección, rotura y peritonitis en el caso de los subserosos.

Tratamientos invasivos quirúrgicos

El tratamiento invasivo quirúrgico puede ser:

- **Histerectomía**:
  – Laparotómica.
  – Laparoscópica.
  – Vaginal.
- **Miomectomía**:
  – Laparotómica.
  – Laparoscópica.
  – Vaginal.
  – Histeroscópica.

Las principales indicaciones para el tratamiento invasivo quirúrgico de los miomas serían las siguientes:

- Miomas sintomáticos que no responden, no aceptan o no son subsidiarios de tratamiento médico ni otras terapias invasivas no quirúrgicas.
- Miomas resecables por histeroscopia en caso de SMA o incluso asintomáticas en caso de deseo gestacional pendiente.

Histerectomía

Se ha considerado el tratamiento quirúrgico tradicional en pacientes que habían completado su deseo genésico, aunque, también tradicionalmente, se han buscado alternativas a su realización. Se debe utilizar la vía menos agresiva: siempre que sea posible, hay que utilizar la vía vaginal; en su defecto, laparoscópica; y solo como última alternativa, la laparotomía.

Estudios iniciales señalaron mayor riesgo de complicaciones en la vía laparoscópica, punto este que después no ha sido confirmado, con equipos adecuados y una buena selección de pacientes, los riesgos quirúrgicos son comparables. Es difícil establecer los límites para el uso de una vía u otra, la experiencia del cirujano es fundamental y posiblemente el parámetro más importante; el volumen uterino por encima de 14 semanas de gestación puede considerarse una contraindicación relativa para cirugía no laparotómica.

No hay diferencias entre la histerectomía total y el subtotal en lo referente a la calidad de vida y los trastornos sexuales, urinarios o gastrointestinales, aunque sí acorta la duración de la cirugía cuando se usa la vía laparotómica (nivel de evidencia A).

Miomectomía

En caso de deseo de fertilidad, la única alternativa quirúrgica disponible es la miomectomía. La vía será histeroscópica, laparoscópica o laparotómica, según el número, las dimensiones y la localización de los miomas. Como ya se ha comentado, actualmente también se acepta la ablación térmica de los miomas como técnica adecuada para la normalización anatómica uterina, de cara a la búsqueda gestacional.

La miomectomía histeroscópica es el método de elección para los miomas submucosos (tipos 0, I y algunos tipo II). La realización en consultas, mediante un procedimiento ambulatorio, ofrece una recuperación rápida y baja tasa de complicaciones El límite de la resecabilidad histeroscópica se establece según la puntuación STEPW y la clasificación de Lasmar, como ya se ha indicado en el apartado de histeroscopia diagnóstica. No obstante, la disponibilidad de nuevas tecnologías y, especialmente, la pericia del cirujano, pueden ampliar las indicaciones. La existencia de una distancia pequeña entre el límite del mioma y la serosa uterina puede condicionar la técnica, sin haberse establecido puntos de corte claros.

Las técnicas recomendadas para la miomectomía histeroscópica son:

- Miomas tipo 0: sección del pedículo, el mioma libre en la cavidad se reabsorbe en 6-8 semanas sin complicaciones.
- Miomas tipo 1 y 2: apertura de la seudocápsula, descapsulación del mioma en un tiempo si es factible, o preparación para un segundo tiempo según la técnica de preparación en consulta de leiomiomas parcialmente intramurales (OPPIuM, *office preparation of partially intramural leiomiomas*). Se ha de valorar tratamiento médico específico entre el primer y el segundo tiempo.

Se recomienda, en general, la extirpación histeroscópica de los miomas submucosos si son sintomáticos o existe deseo de fertilidad. Se debe intentar la resección «fría» (sin uso de energía) para minimizar el daño en el miometrio subyacente. También es aceptable el uso de morceladores, fileteado de los miomas con energía monopolar o bipolar o láser.

Es superior a los procedimientos abdominales en: mayor aumento en calidad de vida, menor riesgo de reintervención (éxito hasta en el 95 % de los casos) y seguridad para gestaciones futuras, sin riesgo de rotura uterina en estas (**Fig. 15-7**).

Cuando es necesario realizar una miomectomía y la vía histeroscópica no es factible, se realizará una miomectomía vía abdominal (laparoscópica o laparotómica)*;* en casos muy seleccionados, la vía vaginal podría ser una opción, por ejemplo, en miomas paridos.

La miomectomía laparoscópica está asociada a menor tasa global de complicaciones, menor pérdida sanguínea intraoperatoria y menor descenso de hemoglobina, menor dolor e íleo postoperatorio con estancias hospitalarias más cortas y más pacientes totalmente recuperadas al día 15 postintervención. No se encontraron diferencias en complicaciones mayores, gestación o recurrencia.

La vía laparoscópica es apropiada para las miomectomías de varios miomas, aunque puede incrementar significativamente la duración de la intervención y los gastos médicos. La morcelación del mioma, para su extracción a través de los portales laparoscópicos, debe ser realizada bajo protección, por el riesgo de morcelar inadvertidamente un leiomiosarcoma y provocar su extensión. No existe un consenso sobre el límite en el tamaño o en el número de miomas para la miomectomía laparoscópica, y como siempre, el factor determinante será la experiencia del cirujano. Parece un límite razonable los

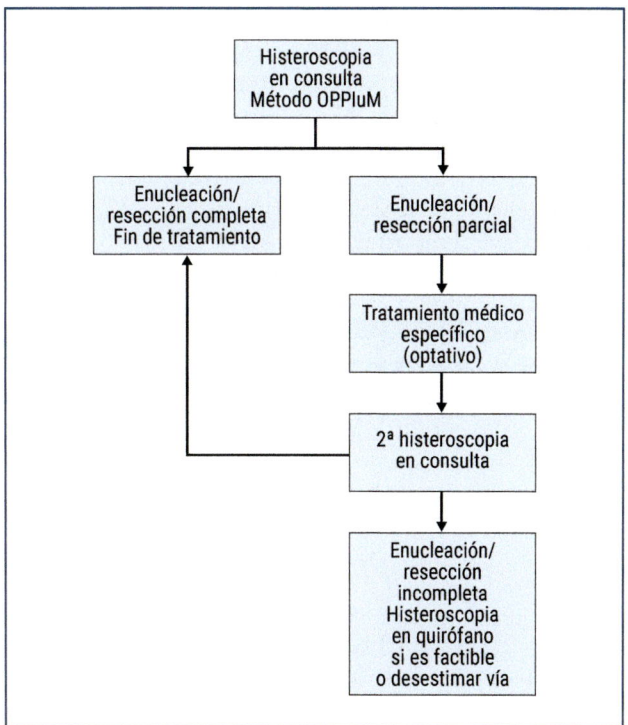

Figura 15-7. Algoritmo para la resección histeroscópica de los miomas. OPPIUM: preparación en consulta de leiomiomas parcialmente intramurales (*office preparation of partially intramural leiomiomas*).

miomas mayores de 12 cm o más de tres miomas de 6 cm.

Como ya se refirió en la sección de histología, la preservación de la seudocápsula al realizar cualquier tipo de miomectomía es fundamental para mantener la red neurovascular y el tejido miometrial sano que rodea el mioma, reduciendo el sangrado y el trauma, sobre el miometrio circundante. Esta preservación mejora los resultados sobre la fertilidad de la miomectomía, favoreciendo la reparación tisular.

Es fundamental que una miomectomía para la normalización de la anatomía uterina se practique en un momento no demasiado alejado de la búsqueda gestacional. La realización de miomectomías cuando la gestación no se plantea más que a largo plazo podría crear un escenario de cirugía previa con un nuevo mioma cuando se decide iniciar el intento de gestación (**Tabla 15-10**).

Se podría plantear el tratamiento médico específico para controlar síntomas e incluso reducir el volumen uterino hasta considerar el momento oportuno para la realización de la miomectomía.

La normalización de la anatomía de cara a la búsqueda gestacional espontánea se debe centrar en la normalización de la cavidad uterina. En caso de tratarse de una mujer que va a recurrir a técnicas de reproducción asistida (TRA), y aún más si las TRA ya han fallado, puede estar indicado el tratamiento de miomas que no alteran la anatomía cavitaria.

Otro aspecto a tener en cuenta, en caso de conseguir la normalización anatómica con tratamiento médico específico,

es si el tratamiento usado va a mantener esa normalización una vez se detenga su uso, como sucedería con el acetato de ulipristal, o si la alteración se reproducirá rápidamente (antagonistas y agonistas de GnRH) (v. **Tabla 15-9**). Solo en caso de que se mantenga, se podrá abrir una ventana de tiempo para la búsqueda gestacional espontánea, de otro modo, esta opción no parece adecuada, con la hipotética excepción de cuando se va a buscar la gestación de manera inmediata con TRA. Sobre este debate, la evidencia es nula.

Los resultados en términos de efectividad y complicaciones inmediatas de la cirugía abdominal se reflejan a continuación (**Tabla 15-11**).

Cirugía de los miomas durante la gestación

Como principio básico, se debe intentar evitar la miomectomía durante la gestación, por el riesgo aumentado de hemorragia. La miomectomía solo se realizará cuando no pueda ser diferida con seguridad por complicaciones agudas.

La indicación de cesárea será por motivos obstétricos, incluyendo el de tumor previo. En caso de miomectomía abdominal previa con entrada en la cavidad o miomectomías con gran número de incisiones uterinas, se recomienda un cesárea electiva. En caso de miomectomía que no cumpla estos criterios, se recomienda un manejo idéntico a los partos con una cicatriz de cesárea previa.

El principio básico en la actitud ante los miomas existentes durante la realización de una cesárea es el de mínima actuación. Como norma general, la miomectomía debe ser evitada.

Se ha evidenciado un mayor sangrado, mayores cambios de hemoglobina con necesidad de transfusión y una mayor estancia hospitalaria en caso de miomectomía asociada a cesárea. Diferenciando según el tipo de mioma, se ha observado que esto es aplicable a los miomas intramurales mayores de 5 cm y no así a los pediculados, donde la miomectomía se ha constatado como segura y sin aumento de riesgo.

Se considera la miomectomía intracesárea adecuada en caso de miomas pediculados sintomáticos. Solo se contempla la realización de miomectomías intramurales cuando es imprescindible para la extracción fetal o para el cierre uterino. Se debe evitar siempre la sección de un mioma para

Tabla 15-10. Recidiva a largo plazo después de miomectomía abdominal

	5 años	8 años
Recidiva de posmiomectomía abdominal	53 %	84 %
No hay diferencias	Laparotomía frente a laparoscopia	
Más frecuente	Miomectomía múltiple, útero > 13 semanas, edad < 36 años	

Tabla 15-11. Eficacia y complicaciones de la cirugía abdominal sobre los miomas

		Miomectomía abdominal	Histerectomía
Eficacia	Sangrado	80 %	100 % (si la histerectomía es total)
	Dolor	80 %	80 %
	10-25 % requieren una 2ª cirugía		
Complicaciones inmediatas	Comparables entre miomectomía e histerectomía		
	Mortalidad	1/2.000	
	Sangrado	1 %	Incrementados en caso de miomas que provocan gran distorsión anatómica
	Lesión visceral	1 %	
	Necesidad de histerectomía	1-4 %	

extraer el feto, como norma general, si se decide realizar una miomectomía se hace después de la extracción fetal. La realización de estas cirugías por personal experimentado se considera segura.

ALGORITMOS DE MANEJO

Debido a la heterogenicidad de la miomatosis uterina en función de múltiples factores: edad, deseo gestacional, tamaño, número, localización, clínica, respuesta al tratamiento, pre-

ferencias terapéuticas de la paciente, etc., resulta inviable desarrollar algoritmos que contemplen todas las situaciones posibles.

El siguiente algoritmo (**Figs. 15-8** y **15-9**) no trata de ser una guía clínica de manejo de pacientes, sino que pretende presentar de modo general las diferentes opciones terapéuticas y cómo integrarlas en el árbol de decisiones. Como ya se ha comentado, la toma de decisiones informadas y compartidas con la paciente será el factor determinante a la hora de realizar cualquier actuación.

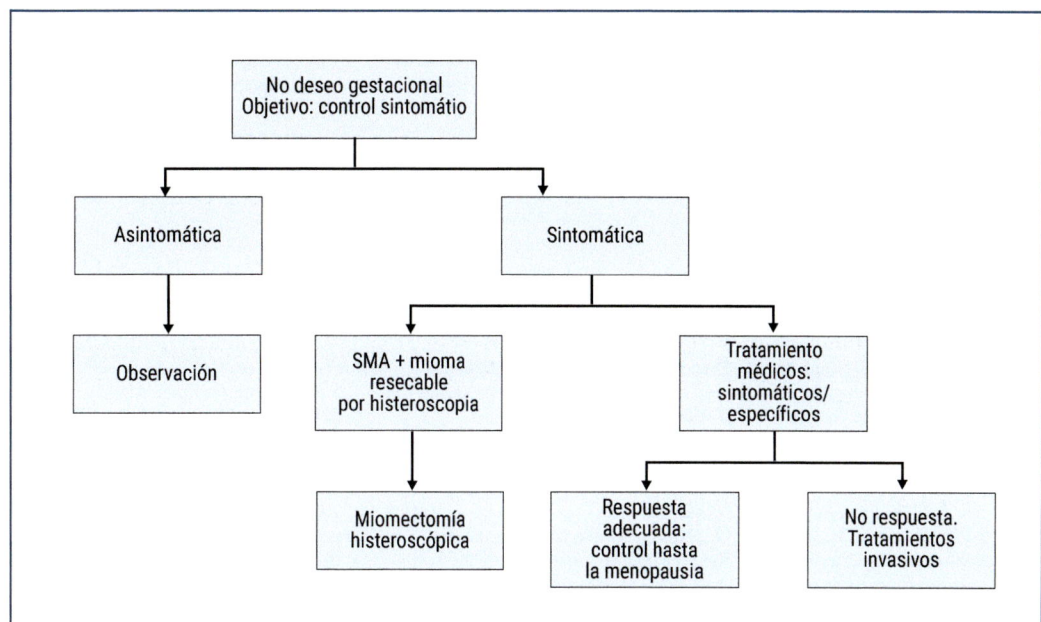

Figura 15-8. Algoritmo de manejo para la paciente sin deseo gestacional. SMA: sangrado menstrual abundante.

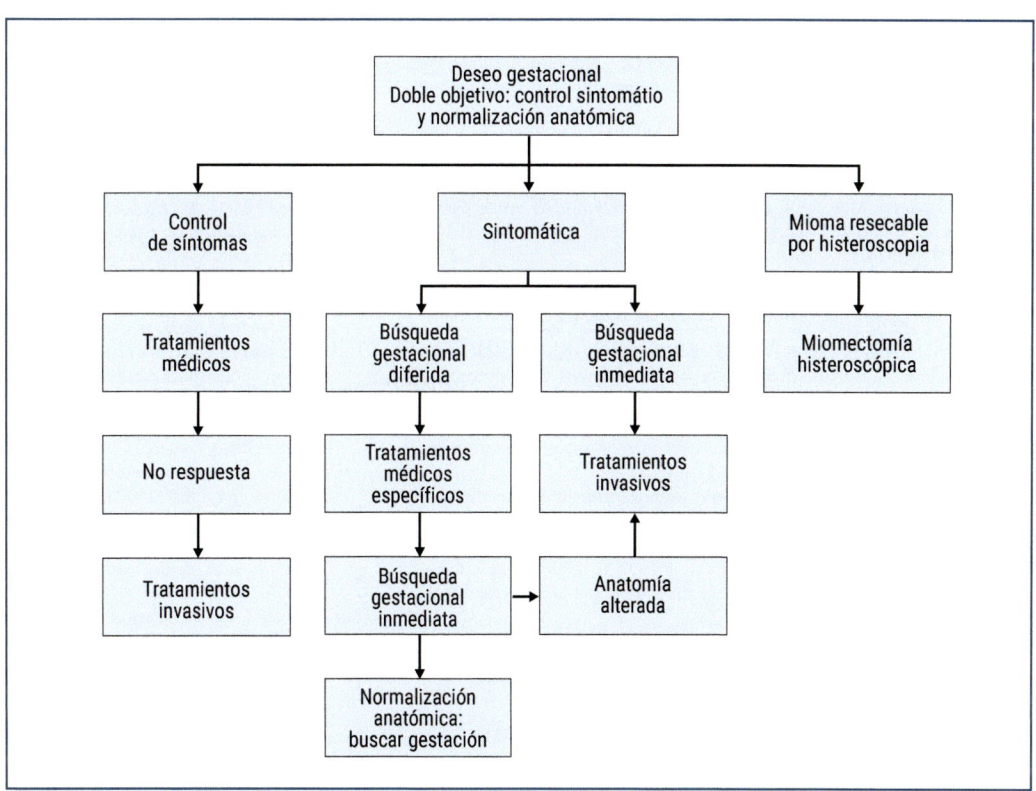

Figura 15-9. Algoritmo de manejo para la paciente con deseo gestacional.

PUNTOS CLAVE

- Los miomas son tumoraciones uterinas benignas muy frecuentes, normalmente asintomáticas, aunque pueden dar clínica (sangrado menstrual anormal, efecto masa y dificultades para la gestación).
- Existen factores de riesgo que predisponen a su aparición: la raza negra y la edad son los más importantes.
- Factores genéticos, ambientales, hormonales y de crecimiento influyen en su aparición y desarrollo.
- Histológicamente se derivan de miocitos y fibroblastos, acompañado del crecimiento de la matriz extracelular. También existen variaciones histológicas menos frecuentes.
- Habitualmente no provocan síntomas. Si existe clínica, la más habitual es de sangrado menstrual excesivo, derivada del efecto masa, o dificultades para la gestación. También existen formas clínicas poco habituales.
- La clínica de sangrado y la dificultad para la gestación están más asociadas a la localización de los miomas

(más frecuente en los submucosos) que al tamaño de estos.
- El estudio complementario de las pacientes con miomas se basa fundamentalmente en pruebas de imagen, ecografía como método inicial y RM para casos de dudas. La histeroscopia permite valorar la afectación de la cavidad uterina por los miomas, completar el estudio endometrial y, en ocasiones, la extirpación de los miomas submucosos.
- Las opciones de manejo de los miomas se concentran en cuatro grandes grupos: seguimiento y observación, tratamientos médicos, tratamientos invasivos no quirúrgicos y tratamientos quirúrgicos.
- El concepto general del tratamiento será de menor a mayor, buscando la mínima intervención. En caso de necesidad, los puntos que orientan hacia un tipo u otro de tratamiento son: edad, deseo gestacional cumplido, tipo de clínica existente, afectación de la cavidad uterina y accesibilidad histeroscópica.

BIBLIOGRAFÍA

Al-Hendy A, Lukes AS, Poindexter AN, Venturella R, Villarroel C, McKain L, et al. Long-term relugolix combination therapy for symptomatic uterine leiomyomas. Obstet Gynecol. 2022;140(6):920-30.

Arleo EK, Schwartz PE, Hui P, McCarthy S. Review of leiomyoma variants. AJR Am J Roentgenol. 2015;205(4):912-21.

Baird DD, Hill MC, Schectman JM, Hollis BW. Vitamin D and the risk of uterine fibroids. Epidemiology. 2013;24(3):447-53.

Bettocchi S, Di Spiezio Sardo A, Ceci O, Nappi L, Guida M, Greco E, et al. A new hysteroscopic technique for the preparation of partially intramural myomas in office setting (OPPIuM technique): a pilot study. J Minim Invasive Gynecol. 2009;16(6):748-54.

Borah BJ, Nicholson WK, Bradley L, Stewart EA. The impact of uterine leiomyomas: a national survey of affected women. Am J Obstet Gynecol. 2013;209(4):319.e1-20.

Bradley LD, Pasic RP, Miller LE. Clinical performance of radiofrequency ablation for treatment of uterine fibroids: systematic review and meta-analysis of prospective studies. J Laparoendosc Adv Surg Tech A. 2019;29(12):1507-17.

Brummer THI, Jalkanen J, Fraser J, Heikkinen AM, Kauko M, Mäkinen J, et al. FINHYST, a prospective study of 5279 hysterectomies: Complications and their risk factors. Human Reproduction. 2011;26(7):1741-51.

Bulun SE, Moravek MB, Yin P, Ono M, Coon JS, Dyson MT, et al. Uterine leiomyoma stem cells: linking progesterone to growth. Semin Reprod Med. 2015;33(5):357-65.

Chen R, Su Z, Yang L, Xin L, Yuan X, Wang Y. The effects and costs of laparoscopic versus abdominal myomectomy in patients with uterine fibroids: a systematic review and meta-analysis. BMC Surg. 2020;20(1):55.

Clark NA, Mumford SL, Segars JH. Reproductive impact of MRI-guided focused ultrasound surgery for fibroids: a systematic review of the evidence. Curr Opin Obstet Gynecol. 2014;26(3):151-61.

Donnez J, Dolmans MM. Fibroids and medical therapy: bridging the gap from selective progesterone receptor modulators to gonadotropin-releasing hormone antagonist. Fertil Steril. 2020;114(4):739-41.

Donnez J, Dolmans MM. Uterine fibroid management: From the present to the future. Hum Reprod Update. 2016;22(6):665-86.

Donnez O, Jadoul P, Squifflet J, Donnez J. A series of 3190 laparoscopic hysterectomies for benign disease from 1990 to 2006: Evaluation of complications compared with vaginal and abdominal procedures. BJOG. 2009;116(4):492-500.

Donnez J, Taylor HS, Stewart EA, Bradley L, Marsh E, Archer D, et al. Linzagolix with and without hormonal add-back therapy for the treatment of symptomatic uterine fibroids: two randomised, placebo-controlled, phase 3 trials. Lancet. 2022;400(10356):896-907.

Donnez J, Tomaszewski J, Vázquez F, Bouchard P, Lemieszczuk B, Baró F, et al. Ulipristal acetate versus leuprolide acetate for uterine fibroids. N Engl J Med. 2012;366(5):421-32.

Downes E, Sikirica V, Gilabert-Estelles J, Bolge SC, Dodd SL, Maroulis C, et al. The burden of uterine fibroids in five European countries. Eur J Obstet Gynecol Reprod Biol. 2010;152(1):96-102.

Dueholm M, Lundorf E, Hansen ES, Ledertoug S, Olesen F. Accuracy of magnetic resonance imaging and transvaginal ultrasonography in the diagnosis, mapping, and measurement of uterine myomas. Am J Obstet Gynecol. 2002;186(3):409-15.

Fernandez H, Schmidt T, Powell M, Costa APF, Arriagada P, Thaler C. Real world data of 1473 patients treated with ulipristal acetate for uterine fibroids: Premya study results. Eur J Obstet Gynecol Reprod Biol. 2017;208:91-6.

Goyal M, Dawood AS, Elbohoty SB, Abbas AM, Singh P, Melana N, et al. Cesarean myomectomy in the last ten years; a true shift from contraindication to indication: a systematic review and meta-analysis. Eur J Obstet Gynecol Reprod Biol. 2021;256:145-57.

Gupta JK, Sinha A, Lumsden MA, Hickey M. Uterine artery embolization for symptomatic uterine fibroids. Cochrane Database Syst Rev.; 2014(12):CD005073.

Hartmann KE, Fonnesbeck C, Surawicz T, Krishnaswami S, Andrews JC, Wilson JE, et al. Management of Uterine Fibroids. Comparative Effectivenes Review. 2020;195:1-410.

James-Todd TM, Chiu YH, Zota AR. Racial/ethnic disparities in environmental endocrine disrupting chemicals and women's reproductive health outcomes: epidemiological examples across the life course. Curr Epidemiol Rep. 2016;3(2):161-80.

Laganà AS, Alonso Pacheco L, Tinelli A, Haimovich S, Carugno J, Ghezzi F, et al. Management of asymptomatic submucous myomas in women of reproductive age: a consensus statement from the Global Congress on Hysteroscopy Scientific Committee. J Minim Invasive Gynecol. 2019;26(3): 381-3.

Laughlin-Tommaso SK. Alternatives to hysterectomy: management of uterine fibroids. Obstet Gynecol Clin North Am. 2016;43(3):397-413.

Lethaby A, Puscasiu L, Vollenhoven B. Preoperative medical therapy before surgery for uterine fibroids. Cochrane Database Syst Rev. 2017;11(11):CD000547.

Liu JH, Soper D, Lukes A, Gee P, Kimble T, Kroll R, et al. Ulipristal acetate for treatment of uterine leiomyomas: a randomized controlled trial. Obstet Gynecol. 2018;132(5):1241-51.

Liu L, Wang T, Lei B. Ultrasound-guided microwave ablation in the management of symptomatic uterine myomas: a systematic review and meta-analysis. J Minim Invasive Gynecol. 2021;28(12):1982-92.

Morcelacion en ginecología. Situacion real y ventajas. Documentos de consenso SEG; 2017.

Munro MG, Critchley HOD, Fraser IS; FIGO Menstrual Disorders Committee. The two FIGO systems for normal and abnormal uterine bleeding symptoms and classification of causes of abnormal uterine bleeding in the reproductive years: 2018 revisions. Int J Gynaecol Obstet. 2018;143(3):393-408.

National Institute for Health and Care Excellence (NICE). Heavy menstrual bleeding: assessment and management NICE guideline [NG88].

National Institute for Health and Clinical Excellence, NHS Quality Improvement Scotland. Uterine artery embolisation for fibroids: Interventional procedures guidance [IPG367]. Londres: NICE; 2010 [consultado el 13 de septiembre de 2024]. Disponible en: https://www.nice.org.uk.

Oh J, Park SB, Park HJ, Lee ES. Ultrasound features of uterine sarcomas. ultrasound Q. 2019;35(4):376-84.

Ouyang DW, Norwitz ER. Uterine fibroids (leiomyomas): issues in pregnancy. UpToDate. 2024 [consultado el 13 de septiembre de 2024]. Disponible en: https://www.uptodate.com.

Qin H, Lin Z, Vásquez E, Xu L. The association between chronic psychological stress and uterine fibroids risk: a meta-analysis of observational studies. Stress Health. 2019;35(5):585-94.

Simon JA, Catherino W, Segars JH, Blakesley RE, Chan A, Sniukiene V, et al. Ulipristal acetate for treatment of symptomatic uterine leiomyomas: a randomized controlled trial. Obstet Gynecol. 2018;131(3):431-9.

Sociedad Española de Ginecología y Obstetricia. Guías de práctica clínica: Histeroscopia en consulta. Madrid: SEGO; 2020.

Sociedad Española de Ginecología y Obstetricia. Guías de práctica clínica: Miomas uterinos. Madrid: SEGO; 2015.

Spies JB, Coyne K, Guaou Guaou N, Boyle D, Skyrnarz-Murphy K, Gonzalves SM. The UFS-QOL, a new disease-specific symptom and health-related quality of life questionnaire for leiomyomata. Obstet Gynecol. 2002;99(2):290-300.

Stewart E. Uterine fibroids (leiomyomas): differentiating fibroids from uterine sarcomas. UpToDate. 2024 [consultado el 13 de septiembre de 2024]. Disponible en: https://www.uptodate.com.

Stewart E. Uterine fibroids (leiomyomas): treatment overview. UpToDate. 2024 [consultado el 13 de septiembre de 2024]. Disponible en: https://www.uptodate.com.

Stewart EA. Clinical practice. Uterine fibroids. N Engl J Med. 2015;372(17): 1646-55.

Stewart EA, Cookson CL, Gandolfo RA, Schulze-Rath R. Epidemiology of uterine fibroids: a systematic review. BJOG. 2017;124(10):1501-12.

Stewart EA, Lytle BL, Thomas L, Wegienka GR, Jacoby V, Diamond MP, et al. The Comparing Options for Management: PAtient-centered REsults for Uterine Fibroids (COMPARE-UF) registry: rationale and design. Am J Obstet Gynecol. 2018;219(1):95.e1-10.

Stewart EA, Nowak RA. Leiomyoma-related bleeding: a classic hypothesis updated for the molecular era. Hum Reprod Update. 1996;2(4):295-306.

Sundermann AC, Velez Edwards DR, Bray MJ, Jones SH, Latham SM, Hartmann KE. Leiomyomas in pregnancy and spontaneous abortion: a systematic review and meta-analysis. Obstet Gynecol. 2017;130(5):1065-72.

Tinelli A, Malvasi A, Hurst BS, Tsin DA, Dávila F, Domínguez G, et al. Surgical management of neurovascular bundle in uterine fibroid pseudocapsule. JSLS. 2012;16(1):119-29.

Van den Bosch T, Dueholm M, Leone FP, Valentin L, Rasmussen CK, Votino A, et al. Terms, definitions and measurements to describe sonographic features of myometrium and uterine masses: a consensus opinion from the Morphological Uterus Sonographic Assessment (MUSA) group. Ultrasound Obstet Gynecol. 2015;46(3):284-98.

World Health Organization. WHO classification of tumours. Female genital tumours. WHO Tumours editorial board. 5ª ed. Ginebra: WHO; 2020.

Yang Q, Ciebiera M, Bariani MV, Ali M, Elkafas H, Boyer TG, et al. Comprehensive review of uterine fibroids: developmental origin, pathogenesis, and treatment. Endocr Rev. 2022;43:(4) 678-719.

Ginecología funcional

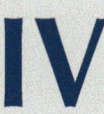

Pubertad

16

M. J. Rodríguez Jiménez

OBJETIVOS

- Recordar la fisiología del desarrollo puberal de la niña, la edad de inicio y los estadios evolutivos.
- Distinguir entre variantes normales y patológicas del desarrollo puberal.
- Definir los conceptos de pubertad precoz y pubertad retrasada y conocer sus principales etiologías.
- Establecer los medios y pruebas necesarios para el diagnóstico de las alteraciones del desarrollo puberal.
- Conocer los tratamientos indicados en función de cada patología.

INTRODUCCIÓN

La pubertad es un complejo proceso biológico a través del cual se alcanza el desarrollo de los caracteres sexuales secundarios, la maduración completa de las gónadas y glándulas suprarrenales, así como la adquisición del pico de masa ósea, y se logra la talla adulta. Estos cambios hormonales y fisiológicos se van a acompañar de cambios psicológicos y conductuales.

> La definición de pubertad normal obedece a criterios puramente estadísticos, si la aparición de los caracteres sexuales secundarios se encuentra dentro del intervalo de ± 2,5 desviaciones estándar para sexo y población de referencia. De esta manera, se considera normal la pubertad que acontece entre los 8 y 13 años en las niñas y entre los 9 y 14 años en los niños.

Se denomina *pubertad precoz* si el inicio del desarrollo se produce antes de los 8 años en las niñas y 9 en los niños; y *pubertad retrasada,* si a los 13 años en niñas o a los 14 en varones, no ha aparecido el botón mamario o el aumento testicular, respectivamente.

El índice de maduración sexual en el adolescente se evalúa mediante los estadios de Tanner (Fig. 16-1), y se basa en el desarrollo de los órganos genitales y caracteres sexuales secundarios.

Esto permite diferenciar la pubertad normal de la patológica.

La duración de la pubertad es, al igual que el momento de su inicio, muy variable. En las niñas, suele utilizarse la aparición de la menstruación como marcador de finalización puberal, aunque, en la mayoría de los casos, ni se ha completado el desarrollo puberal (aparece en el estadio 4 de Tanner), ni se ha finalizado el crecimiento, ni se ha alcanzado plenamente la fertilidad (frecuentes ciclos anovulatorios en los primeros años tras la menarquia).

FISIOLOGÍA DE LA PUBERTAD

La pubertad puede considerarse el punto final de un proceso madurativo en el que intervienen determinantes genéticos (70-80 %) y factores ambientales (20-30 %), como alimentación, disruptores endocrinos, ciclos luz-oscuridad, lugar geográfico, estímulos psíquicos y sociales, sueño, etcétera.

Los cambios hormonales de la pubertad se deben a la interacción entre el sistema nervioso central, el hipotálamo, la hipófisis, las gónadas y las glándulas suprarrenales.

No existe un único gen implicado en la puesta en marcha, sino una red nodal de genes que van a regular los cambios en los circuitos neuronales del núcleo arcuato del hipotálamo. Entre esos cambios, están el aumento de los estímulos excitatorios de las neuronas secretoras de hormona liberadora de gonadotropinas (GnRH) vía glutamato y, fundamentalmente, vía kisspeptina; disminución de los estímulos inhibitorios (ácido gamma-aminobutírico, acetilcolina, catecolaminas, serotonina, etc.) y cambios en las células gliales, liberando factores de crecimiento que actúan sobre los receptores de las neuronas GnRH.

El eje hipotálamo-hipófiso-gonadal (eje H-H-G) se activa en la vida fetal, hacia la mitad de la gestación, y, posteriormente, es inhibido por el retrocontrol negativo de las hormonas placentarias, principalmente por el estradiol, por lo que, en el nacimiento, el nivel sérico fetal de gonadotropinas es bajo.

La desaparición de los esteroides placentarios después del nacimiento permite la reactivación del eje H-H-G, a partir aproximadamente de la primera semana de vida posnatal, y se mantiene activo durante los primeros meses de vida, lo que se conoce como *minipubertad*. La duración de esta

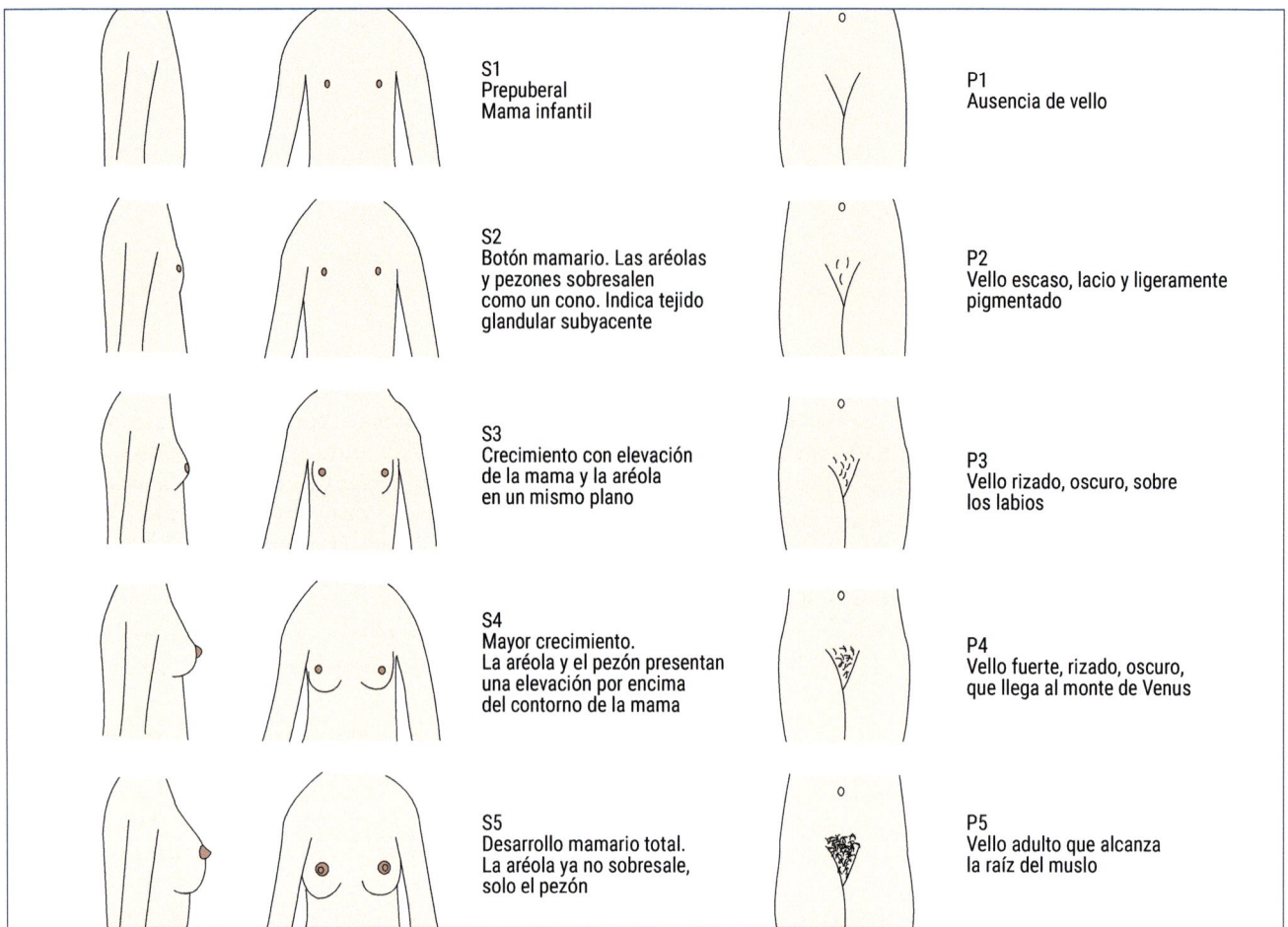

Figura 16-1. Estadios de Tanner.
P: estadios del vello púbico; S: estadios del seno.

actividad es variable, habitualmente hasta los 6-12 meses de vida. En las niñas, el incremento de gonadotropinas favorece el desarrollo folicular ovárico y la producción fluctuante de estradiol, que puede traducirse en una telarquia del lactante que es autolimitada.

Durante la infancia y la época prepuberal, la GnRH y las gonadotropinas hipofisarias (la hormona luteinizante y la hormona foliculoestimulante [FSH]) están inhibidas por acción de una supresión activa de la secreción de GnRH.

> ❗ La pubertad se inicia cuando se incrementan en número y en amplitud los picos nocturnos de secreción de GnRH, aproximadamente 1 año antes de la aparición del botón mamario. Este incremento está regulado por la acción de señales estimulantes e inhibidoras que actúan en el hipotálamo y que a su vez están moduladas por factores genéticos y epigenéticos.

La GnRH induce en las células de la hipófisis la síntesis y liberación pulsátil de hormona luteinizante y FSH, que actúan en la gónada para inducir la maduración de las células germinales (óvulos o espermatozoides) y la producción de esteroides sexuales, así como de otros péptidos gonadales (inhibinas, activinas, folistatina), y otras hormonas circulantes (leptina), que ejercen acciones de retrocontrol estimulantes e inhibidoras en el eje H-H-G.

Al inicio de la pubertad, la hormona luteinizante y la FSH son liberadas de forma pulsátil durante la noche y, posteriormente, según avanza la pubertad, durante todo el día.

> ❗ La ratio hormona luteinizante/FSH (basal o tras GnRH) es útil para identificar el comienzo de la pubertad, ya que es diferente en el período prepuberal (en el que predomina la FSH y es < 1) que en el período puberal (predomina la hormona luteinizante y es > 1).

En la pubertad, también se produce un aumento en la producción en la hipófisis de la hormona de crecimiento (GH), que es la responsable del aumento de la talla.

Cada vez se da más importancia al tejido adiposo y al estado nutricional, valorados mediante el índice de masa corporal (IMC), como factores determinantes del inicio y mantenimiento de la pubertad, sobre todo en niñas.

Clásicamente se conocía la necesidad de alcanzar un peso crítico para la aparición de la menarquia y, con posterioridad, de mantener un determinado porcentaje mínimo de masa grasa corporal para la persistencia de los ciclos.

Esta relación entre el estado nutricional y la reproducción estaría mediada por péptidos, algunos sintetizados en el tejido adiposo, como la leptina, que estimula el desarrollo puberal, y otros en las células del aparato digestivo, como el péptido grelina, que parece desempeñar un papel inhibitorio sobre la secreción de GnRH. Estos péptidos no actúan directamente sobre la producción de GnRH, sino que se fijan a receptores presentes en las neuronas hipotalámicas productoras de kisspeptina, considerado actualmente el mayor estimulador del sistema de GnRH/gonadotropinas.

La relación entre el metabolismo y el desarrollo puberal sería la responsable del adelanto puberal y la mayor probabilidad de presentar el síndrome de ovario poliquístico que se ha visto en recién nacidas de bajo peso para la edad gestacional que experimentan una rápida ganancia de peso tras el nacimiento.

> **!** Se denomina *disruptores endocrinos* a sustancias, naturales o de síntesis, que debido a su similitud estructural con determinadas hormonas, pueden tener efectos negativos sobre el sistema endocrino.

Algunos de estos disruptores (fitoestrógenos, estrógenos naturales tópicos o sistémicos, pesticidas, fungicidas, sustancias químicas industriales o ftalatos) se ha demostrado que son agentes capaces de alterar la cronología de la pubertad en humanos o, incluso, producir trastornos de la diferenciación sexual, dependiendo de su mecanismo de acción (estrogénico, androgénico, antiandrogénico o antiestrogénico) y su momento de actuación.

DESARROLLO PUBERAL NORMAL

Tanner describió en 1962 los cambios físicos que se observan a lo largo de la pubertad en ambos sexos en los genitales, la mama y el vello púbico. Esta escala está aceptada internacionalmente para clasificar el desarrollo puberal.

> **!** El primer signo de desarrollo puberal en las chicas es la aceleración del crecimiento, seguido de la aparición del botón mamario (telarquia), aproximadamente entre los 10,5 y 11 años de media. Seguidamente, de forma progresiva, se desarrollan el resto de los caracteres sexuales secundarios en paralelo al incremento del ritmo de crecimiento.

Los estrógenos ováricos son los responsables del desarrollo de la mama. La evaluación del desarrollo mamario se debe hacer mediante inspección y palpación para diferenciar el botón mamario de un cúmulo adiposo en niñas con sobrepeso. El tejido mamario puede aparecer de forma unilateral, persistiendo así hasta 6-9 meses. Si esto ocurre, no es preciso realizar pruebas diagnósticas y se debe tranquilizar sobre el desarrollo posterior de ambas mamas.

Los estadios de la mama se denominan con la letra S (seno) o B (*breast,* es decir, mama):

- S1/B1: es la mama infantil, en la que no existe ningún desarrollo.
- S2/B2: es el inicio de la telarquia, palpándose el botón mamario como un pequeño nódulo, y se observa un aumento de la aréola.
- S3/B3: la mama y el pezón crecen más, mostrando un contorno redondeado en el perfil lateral.
- S4/B4: la aréola y el pezón crecen más, mostrando una sobreelevación sobre el resto de la glándula.
- S5/B5: es la mama adulta, desapareciendo la sobreelevación típica del estadio 4.

La aparición de vello púbico y/o axilar (pubarquia/axilarquia) es un fenómeno dependiente de la glándula suprarrenal (adrenarquia) y es independiente del eje H-H-G. Suele aparecer en los 6 meses siguientes al inicio de la telarquia, pero en un 10-15 % de los casos puede precederla. Los estadios del vello púbico se denominan con la letra P. No existe clasificación para el vello axilar:

- P1: no existe vello púbico.
- P2: comienza a aparecer pelo escaso y liso en los labios mayores.
- P3: aumenta la cantidad de vello, siendo más oscuro, rizado y fuerte.
- P4: el vello cubre el monte de Venus y los labios mayores, similar a la adulta, pero no llega a la raíz del muslo.
- P5: el vello púbico tiene forma de triángulo invertido alcanzando la raíz del muslo.

La primera menstruación (menarquia) suele presentarse unos 2 o 3 años después de la aparición de la telarquia, coincidiendo con el estadio puberal Tanner 4. El tiempo desde que comienza la aceleración del crecimiento a la menarquia suele ser de 4,5 años, con rango entre 1,5 y 6 años.

> **!** • Se considera anómalo y, por tanto, requiere evaluación y estudio: si la menarquia no ha tenido lugar en los 3 años posteriores a la telarquia; a los 16 años, si existe desarrollo de caracteres sexuales secundarios; o a los 14 años, si no hay signos de desarrollo.
> • La edad media de la menarquia en España es de 12,7 ± 0,9 años. La mejor referencia sobre su inicio es la edad de la menarquia de la madre y las hermanas.

Los esteroides sexuales son los responsables del gran crecimiento somático característico de este período, en parte directamente y en parte indirectamente, aumentando la secreción de la GH. El crecimiento no es proporcionado, pues lo primero que crecen son las extremidades inferiores y los pies, seguidos del tronco, las extremidades superiores y, por último, la cabeza.

El pico máximo de crecimiento observado durante la pubertad es algo más temprano en las niñas, entre el estadio puberal Tanner 2 y 3, precediendo a la menarquia. Desde el comienzo del Tanner 2 hasta alcanzar la talla adulta, las niñas crecen entre unos 20 y 25 cm de media. El crecimiento medio después de tener la menarquia oscila entre 6 y 8 cm, pudiéndose incrementar si la aparición de la primera menstruación fue más temprana.

Aunque ha existido una tendencia secular de disminución de la edad de inicio de la pubertad, relacionado con la mejoría en las condiciones de vida, fundamentalmente en lo referente a la alimentación, la edad de aparición de la menarquia parece haberse estabilizado en las últimas décadas. No así la edad de la telarquia, que parece continuar descendiendo, prolongándose de esta forma el intervalo entre telarquia y menarquia.

VARIANTES NORMALES DEL DESARROLLO PUBERAL

Existe una serie de entidades que se consideran variantes normales del desarrollo puberal y que deben ser tenidas en cuenta en el diagnóstico diferencial de las alteraciones de la pubertad.

Adrenarquia prematura idiopática

Es la aparición de vello púbico y/o axilar y/o aumento del olor corporal (olor apocrino) antes de los 8 años en niñas y de los 9 años en niños, sin aparición de otros signos puberales. La edad ósea suele estar ligeramente adelantada con respecto a la cronológica.

Es mucho más frecuente en niñas (9:1) y algunos estudios demuestran mayor prevalencia de adrenarquia prematura en niñas con antecedentes de bajo peso para la edad gestacional.

Se debe a una maduración temprana de la glándula suprarrenal, con un aumento de la producción de sulfato de deshidroepiandrosterona (DHEAS).

La adrenarquia prematura puede ser un indicador precoz de resistencia a la insulina y síndrome de ovario poliquístico, siendo recomendable realizar seguimientos periódicos hasta el final de la pubertad.

La adrenarquia prematura idiopática no requiere tratamiento, pero sí descartar una hiperplasia suprarrenal congénita en su forma no clásica o un tumor productor de andrógenos.

Telarquia prematura aislada

Desarrollo mamario unilateral o bilateral antes de los 8 años, sin evidencia de otros signos de pubertad. En la mayoría de los casos, se ve en niñas de 1-3 años y desaparece espontáneamente. Otro pico de aparición se sitúa entre los 5-7 años y, en estos casos, se ha descrito mayor probabilidad de evolucionar a un cuadro de pubertad precoz central (14 %).

Existen diferentes teorías sobre su etiología: activación transitoria parcial del eje H-H-G, sensibilidad excesiva del tejido mamario a los estrógenos, contaminantes ambientales (disruptores endocrinos) con actividad estrogénica.

La telarquia prematura aislada no precisa tratamiento, porque suele ser un proceso autolimitado. En el caso de no regresar, se recomienda el seguimiento hasta los 8-9 años, vigilando si la telarquia es progresiva, si existe aceleración del crecimiento o si aparece pubarquia/axilarquia.

Menarquia prematura aislada

Entidad poco frecuente en la que niñas de entre 1 y 9 años presentan sangrado vaginal cíclico sin otros signos puberales.

La etiología es similar a la de la telarquia precoz, y lo importante es hacer un diagnóstico diferencial con un origen orgánico del sangrado (tumor, cuerpo extraño) y vigilancia para descartar el progreso a pubertad precoz.

En caso de episodios repetidos de sangrado, debe descartarse un síndrome de McCune-Albright (displasia ósea, manchas de color «café con leche», quistes de ovario) o un hipotiroidismo grave (síndrome de Van Wyk-Grumbach).

Pubertad adelantada

Se considera así cuando el desarrollo puberal se inicia entre los 8 y los 9 años en las niñas y entre los 9 y 10 años en los niños. Es más frecuente en niñas. Es una variante de la normalidad en los siguientes casos:

- Aceleración constitucional del crecimiento y desarrollo: son niños y niñas con antecedentes familiares de pubertad temprana, su talla se sitúa en percentiles elevados de talla (> percentil: 90-97) con adelanto de la maduración ósea. Terminan su crecimiento antes que el resto y suelen alcanzar una talla acorde con la talla genética.
- Obesidad: entre las niñas, hay mayor riesgo de adelanto puberal, sobre todo en las que aumentan de peso a partir de los 6 años de edad.
- Adopción: las niñas adoptadas presentan mayor riesgo de pubertad precoz y pubertad adelantada que las niñas autóctonas del país. Las causas que motivan el adelanto puberal en estas niñas son desconocidas, aunque se han sugerido distintos factores, entre ellos: traslado a un ambiente socioeconómico más favorable, mejoría nutricional, reducción de la situación de estrés crónico o reducción de la exposición a disruptores endocrinos que pudieran estar inhibiendo el eje H-H-G.
- Antecedente de feto de bajo peso para la edad gestacional: algunos estudios han demostrado una posible relación con el adelanto puberal, tanto en los que tuvieron un rápido crecimiento recuperador como en aquellos que no lo realizaron y reciben terapia con GH.

Las niñas con pubertad adelantada no precisan tratamiento frenador de esta, ya que no hay evidencia de que mejore el pronóstico de talla final.

Retraso constitucional del crecimiento y pubertad

Es una variante de la normalidad que constituye la causa más frecuente de retraso puberal, afectando a los niños en el 65 % de los casos y a las niñas en el 35 %.

Se considera así la ausencia de telarquia a partir de los 13 años en niñas y la falta de incremento del tamaño testicular a partir de los 14 años en niños.

En su etiología, destaca el componente genético (hasta en un 75 % existen antecedentes familiares), aunque hasta la fecha no se ha encontrado ninguna alteración causante de retraso constitucional del crecimiento y pubertad (RCCP).

Son niñas y niños que presentan unos datos antropométricos perinatales normales, pero a partir del año y medio comienzan una desaceleración del crecimiento, situando su talla en el percentil 3. Durante la infancia, el crecimiento se produce a un ritmo adecuado, pero manteniendo el percentil bajo. La edad ósea muestra un retardo con frecuencia superior a 2 años respecto a la edad cronológica. No suele producirse la aceleración del crecimiento al inicio de la pubertad, pero continuarán creciendo hasta alcanzar una talla normal acorde con su talla genética.

El diagnóstico de RCCP se hace por exclusión tras descartar otras causas de pubertad retrasada. No precisa tratamiento, pero en los casos en los que exista repercusión psicológica, se puede valorar la administración durante 3-6 meses de hormonas sexuales, para favorecer el desarrollo de los caracteres sexuales secundarios.

ALTERACIONES DE LA CRONOLOGÍA DE LA PUBERTAD

La pubertad es un proceso madurativo de límites muy imprecisos, en el que no solo se produce el desarrollo de las gónadas y los genitales, sino que se modifica la composición y la proporción corporal, el desarrollo neurológico, sobre todo a nivel de la corteza frontal y prefrontal, y se producen cambios psicológicos y emocionales propios de la adolescencia.

Las alteraciones en la cronología de la pubertad pueden determinar trastornos en todos estos aspectos, y su importancia dependerá de la causa que las origine, del grado de adelanto o de retraso en su inicio y de la rapidez de su progresión.

PUBERTAD PRECOZ

El concepto de pubertad precoz es arbitrario, pero suele definirse como la aparición de los caracteres sexuales secundarios antes de los 8 años en las niñas y de los 9 años en los niños, que corresponde a 2,5-3 desviaciones estándar por debajo de la edad media para el sexo y la población estudiada.

Aunque estudios realizados en Norteamérica a finales del siglo pasado sugerían un inicio puberal más precoz y planteaban la conveniencia de modificar el límite de pubertad precoz a los 7 años en niñas caucásicas y a los 6 años en afroamericanas, estudios similares en Europa no muestran la misma tendencia, por lo que se ha mantenido el límite de edad previo.

Es una patología infrecuente, con una incidencia de 1/5.000-10.000 niños y, al contrario de lo que ocurre con la pubertad retrasada, mucho más prevalente en las niñas que en los niños (3:1).

La aparición y desarrollo de los caracteres sexuales secundarios se debe al incremento de esteroides sexuales. El origen de ese aumento es lo que sirve para clasificar desde un punto fisiopatológico la pubertad precoz en:

- **Pubertad precoz central (PPC):** denominada también *verdadera o dependiente de gonadotropinas,* ya que el incremento es el resultado de una activación precoz del eje H-H-G y, por ello, siempre es isosexual. Aunque el comienzo es precoz, el patrón y la secuencia de eventos es generalmente normal.

- **Pubertad precoz periférica (PPP):** denominada también *seudopubertad precoz o pubertad precoz independiente de gonadotropinas.* La fuente de esteroides puede ser exógena o endógena, gonadal o extragonadal, pero no por activación del eje H-H-G. La secuencia de progresión puberal puede ser anormal y el sangrado vaginal frecuentemente precede al desarrollo mamario. Dependiendo del esteroide sexual aumentado (andrógeno o estrógeno) y del sexo del niño, las manifestaciones clínicas pueden ser isosexuales (apropiadas al sexo del niño) o contrasexuales (contrarias al sexo del niño).

- **Pubertad precoz mixta:** también denominada *PPC combinada.* Se debe a que los niveles elevados de esteroides en un caso de PPP son capaces de causar una activación precoz del eje H-H-G y, por tanto, el desarrollo de una PPC secundaria.

La etiología será diferente según se trate de una PPC o PPP (Tabla 16-1). Más del 90 % de los casos corresponden a formas de PPC y la gran mayoría son de etiología idiopática (Fig. 16-2).

El desarrollo puberal precoz acelera el ritmo de crecimiento y la maduración ósea. Por ello, aunque estas niñas parezcan inicialmente altas, el cierre de los cartílagos conlleva la finalización del crecimiento a una edad temprana, con adquisición de una menor talla final.

Aunque los datos disponibles no son definitivos, parece que las mujeres adultas con antecedentes de menarquia temprana presentan mayor IMC, resistencia elevada a la insulina y un peor perfil lipídico, todos ellos factores de riesgo cardiovascular y de diabetes.

Pubertad precoz central

La PPC en las niñas se caracteriza por la aparición y desarrollo progresivo de la mama antes de los 8 años, que puede ser, inicialmente y durante unos meses, unilateral, seguido habitualmente por el desarrollo de la pubarquia y axilarquia. También se produce una aceleración de la velocidad de crecimiento coincidiendo o incluso precediendo a la telarquia. La edad ósea está adelantada, habitualmente más de 2 desviaciones estándar por encima de la edad cronológica.

Afecta predominantemente a niñas y su etiología es habitualmente idiopática, mientras que cuando aparece en varones es más frecuente la etiología orgánica.

 El diagnóstico de PPC idiopática se hace por exclusión, tras descartar la existencia de patología del sistema nervioso central.

Dentro de las formas de PPC idiopática, alrededor de un 30 % son familiares. En esos casos, se han descrito defectos en los genes que incluyen mutaciones y polimorfismos. Los más frecuentes son:

- Mutaciones inactivadoras en el alelo paterno del gen *MKRFN3.*

Tabla 16-1. Etiología de la pubertad precoz

Pubertad precoz central	Idiopática	• Esporádica • Familiar • Tras una adopción internacional
	Genética	Mutaciones en *KISS1*, *KISS1R*, *MKRN3*
	Secundaria a alteraciones del SNC	• Tumores: hamartomas, craneofaringioma, astrocitoma, neuroblastoma • Anomalías congénitas: hidrocefalia, mielomeningocele, defectos del desarrollo del mesencéfalo • Lesiones quísticas: quiste aracnoideo, glial, pineal o hidatídico • Infecciones: meningitis, encefalitis, abscesos • Irradiación craneal • Lesiones vasculares
	Asociada a cuadros sindrómicos	• Neurofibromatosis tipo I, síndrome de Russell-Silver, síndrome de Williams-Beuren, síndrome de Cohen, disomía uniparental materna del cromosoma 14
Pubertad precoz periférica	Función gonadal autónoma	• Síndrome de McCune-Albright (gen *GANS1*) • Quistes ováricos

	Tumores gonadales	• Ovario Células de la granulosa
		               Células de la teca
		               Celularidad mixta
		• Otros: restos suprarrenales, etcétera

	Exposición o ingestión de estrógenos exógenos	
	Patología suprarrenal	• Hiperplasia suprarrenal congénita • Corticosuprarrenaloma (adenoma/carcinoma)
	Hipotiroidismo primario grave (síndrome de Van Wyk-Grumbach)	
	Resistencia generalizada a los glucocorticoides	

SNC: sistema nervioso central.

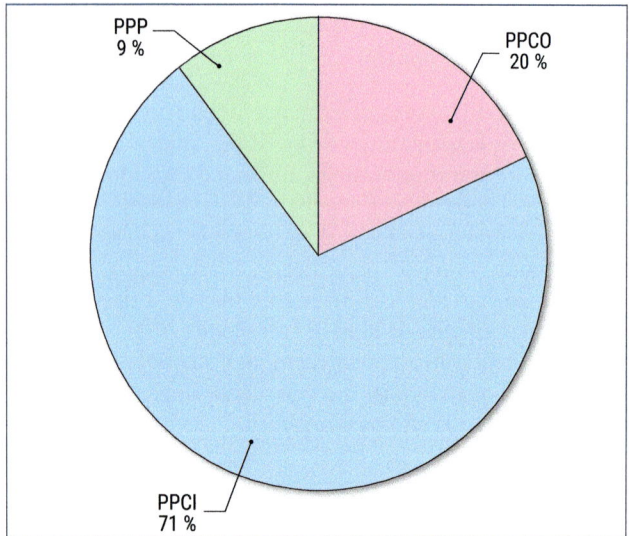

Figura 16-2. Distribución por etiología de la pubertad precoz en mujeres. Adaptada de: Job JC, Pierson M. Endocrinología pediátrica y crecimiento. Barcelona: Editorial Científico-Médica; 1983.
PPCI: pubertad precoz de causa idiopática; PPCO: pubertad precoz de causa orgánica; PPP: pubertad precoz periférica.

• Mutaciones activadoras del sistema de las kisspeptinas, un grupo de péptidos secretados en el hipotálamo y que se consideran uno de los principales mediadores en el inicio de la pubertad.

Dentro de las causas orgánicas de PPC, la más frecuente es el hamartoma hipotalámico, que puede encontrarse en un 2-28 % de los casos de PPC. Estos tumores son malformaciones congénitas benignas formadas por tejido nervioso desorganizado, en el que se incluyen neuronas productoras de GnRH.

El hamartoma puede ser asintomático o manifestarse como PPC, crisis epilépticas o alteraciones cognitivas o conductuales. Su crecimiento es muy lento o incluso nulo, y responde al tratamiento con análogos de GnRH, por lo que la cirugía no suele ser necesaria.

Otras alteraciones del sistema nervioso central, como malformaciones, tumores, gliomas hipotalámicos o del quiasma, displasia septoóptica, mielomeningocele e hidrocefalia, pueden provocar una pubertad precoz, se cree que por alteración de las señales de inhibición que recibe el hipotálamo, favoreciendo la activación precoz del eje H-H-G.

La irradiación craneal, utilizada en el tratamiento de tumores del sistema nervioso central o de leucemia linfoblástica aguda, sobre todo cuando se administra a edades muy precoces y a dosis bajas, puede predisponer al desarrollo de una PPC, siendo frecuente que después desarrollen un déficit de gonadotropinas y, por tanto, un hipogonadismo hipogonadotropo.

La neurofibromatosis, al igual que otros síndromes, presenta también PPC o pubertad adelantada con mayor frecuencia que la población normal.

Pubertad precoz periférica

La excesiva secreción por los ovarios o las suprarrenales de esteroides sexuales o la exposición a esteroides exógenos (alimentos, cremas, ingesta de fármacos) da lugar a un desarrollo de los caracteres sexuales secundarios sin elevación de las gonadotropinas. No se trata de una verdadera pubertad y, por eso, se la ha denominado *seudopubertad precoz*. Las características de la pubertad pueden ser acordes con el sexo (pubertad precoz isosexual) o desacordes (pubertad precoz contrasexual) con virilización de las mujeres y feminización de los varones. Los niveles de FSH y hormona luteinizante permanecen en rango prepuberal y no responden a la estimulación con GnRH.

La aparición de los caracteres sexuales secundarios no sigue la secuencia habitual, y en las niñas, puede aparecer una menstruación sin desarrollo mamario ni aceleración del crecimiento.

Un acné grave, de rápida progresión y, sobre todo, una clitoromegalia obliga a descartar un tumor productor de andrógenos. El vello púbico que aparece precozmente y progresa lentamente, en ausencia de otros signos de virilización, es sugestivo de hiperplasia suprarrenal congénita de presentación tardía o una variante de la normalidad.

> **!** La causa más frecuente de PPP son los quistes ováricos funcionales que secretan estrógenos de forma transitoria, lo que da lugar a desarrollo mamario y, cuando los niveles hormonales caen, a sangrado vaginal esporádico.

Los niveles de estrógenos en sangre están elevados, pero las gonadotropinas basales y tras la estimulación con GnRH permanecen bajas. En la mayoría de los casos, la edad ósea no está afectada. La ecografía pélvica mostrará uno o más quistes econegativos mayores de 15 mm. Los quistes regresan espontáneamente y no suelen requerir tratamiento.

La aparición de quistes ováricos también puede ser la primera manifestación de un síndrome de McCune-Albright. Es una enfermedad rara, con una prevalencia estimada de $1:10^5$-10^6, más frecuente en niñas, definida por la tríada de displasia fibrosa poliostótica, manchas de color «café con leche» y PPP por la existencia de quistes ováricos funcionales. Se debe a una mutación en el gen de la subunidad alfa de la proteína G de la membrana (*GNAS1*).

Los tumores ováricos son causa poco frecuente de PPP en las niñas. Los más frecuentes son los tumores de la granulosa, que típicamente se presentan como una pubertad precoz isosexual. Los arrenoblastomas (tumores de las células de Sertoli-Leydig) y los gonadoblastomas causan pubertad precoz contrasexual. El diagnóstico en las formas típicas se basa en el hallazgo ecográfico de una masa sólida o sólido-quística en el ovario, con niveles séricos elevados de estradiol y suprimidos de gonadotropinas.

La exposición a estrógenos exógenos (cremas, pastillas) o contaminantes ambientales con actividad estrogénica (plásticos, árbol del té) pucdc provocar un dcsarrollo sexual prematuro, porque las niñas son muy sensibles a los efectos de los estrógenos y pueden aumentar la velocidad de crecimiento o el desarrollo de la mama, incluso con niveles de hormona en sangre por debajo del límite de detección.

El hipotiroidismo primario grave también puede producir un cuadro de PPP que se denomina *síndrome de Van Wyk-Grumbach*, y se caracteriza por telarquia con galactorrea y sangrado vaginal recurrente en chicas con retraso del crecimiento y de la edad ósea y elevación de la hormona estimulante tiroidea (TSH). Se cree que es debido a la afinidad del receptor de FSH por la TSH.

La hiperplasia suprarrenal congénita, si está insuficientemente tratada, puede producir un PPP isosexual en el varón y contrasexual en la niña, con aparición de acné, hirsutismo y aceleración del crecimiento.

Diagnóstico de la pubertad precoz

En la mayoría de los casos, la aparición antes de los 8 años en las niñas de los caracteres sexuales secundarios se tratará de una de las variantes normales benignas y no progresivas de aceleración de la pubertad, más que una verdadera pubertad precoz.

La evaluación diagnóstica de estas pacientes con una anamnesis personal y familiar exhaustiva, exploración completa y un número limitado de pruebas complementarias básicas, puede evitar costosos y prolongados tratamientos no exentos de potenciales efectos secundarios (**Fig. 16-3**):

- **Anamnesis:**
  - Anamnesis familiar: antecedentes familiares de pubertad precoz o adelantada, endocrinopatías, talla de los progenitores.
  - Anamnesis personal: enfermedades previas o actuales, curva de crecimiento, tratamientos farmacológicos, edad y orden de aparición del desarrollo de los caracteres sexuales secundarios y velocidad de progresión.
- **Exploración física:**
  - Talla y peso.
  - Valoración del estadio puberal de Tanner.
  - Exploración general: fibromas en piel, manchas de color «café con leche», aumento del tamaño tiroideo, acné e hirsutismo, olor corporal.
- **Estudio hormonal:**
  - Estradiol: su elevación sería lo primero a demostrar ante una sospecha de pubertad precoz; sin embargo, su determinación puede no ser de mucha utilidad en las fases iniciales de la pubertad, ya que se sitúa con frecuencia por debajo del límite de detección de los inmunoanálisis convencionales. Por el contrario, niveles muy elevados sugieren la presencia de un tumor secretor.
  - FSH, hormona luteinizante: especialmente importante es la hormona luteinizante; sus valores en rango prepuberal (< 0,2 mUI/mL) aparecen tanto en PPP como en las variantes benignas, como la telarquia prematura; valores mayores de 0,2-0,3 mUI/mL tienen gran sensibilidad y especificidad en el diagnóstico de PPC.
  - Si existen signos de hirsutismo: testosterona, androstendiona, cortisol, 17-hidroxiprogesterona, DHEAS.
  - Prueba de GnRH (prueba de Luforan): se hace la deter-

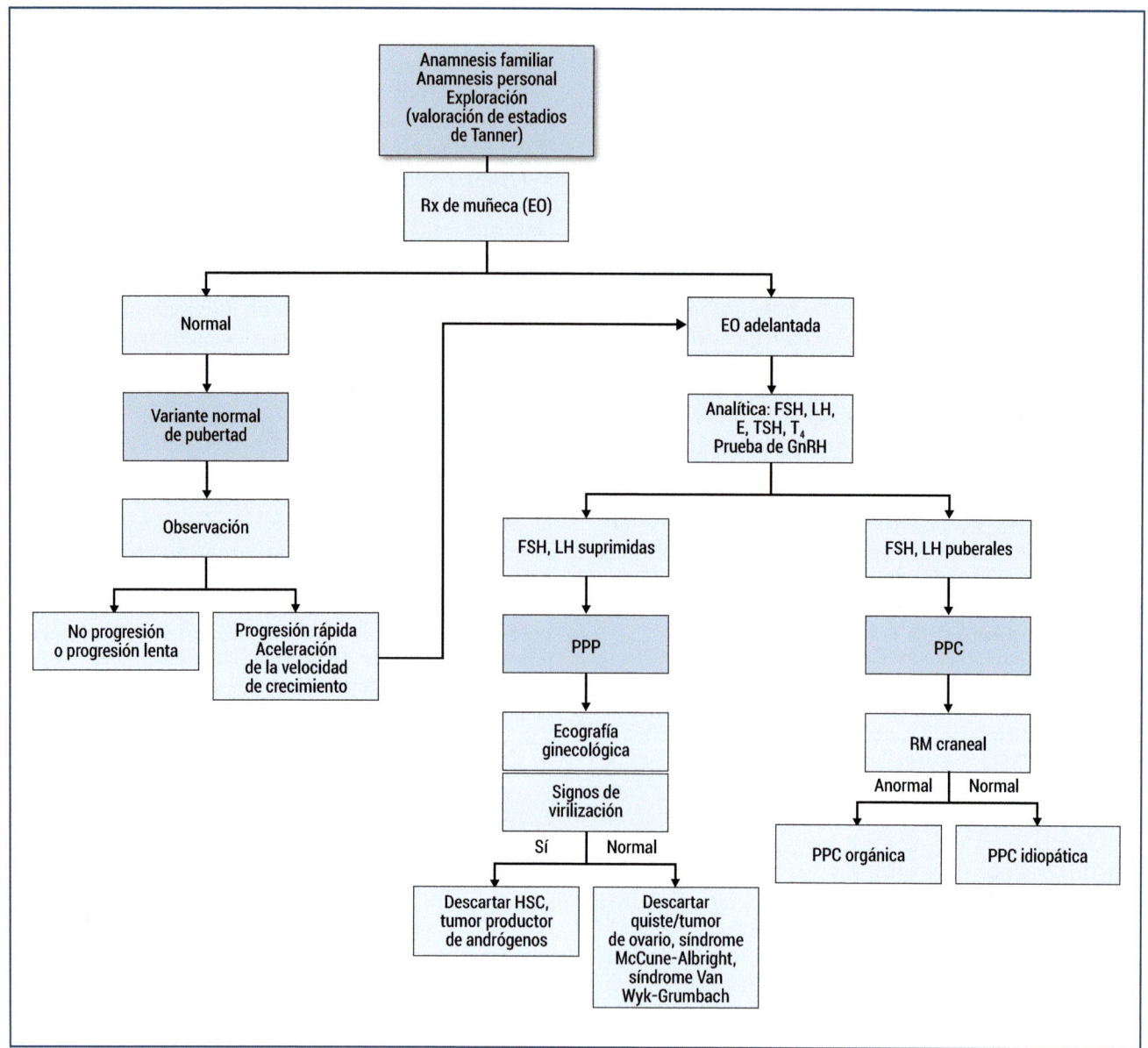

Figura 16-3. Algoritmo diagnóstico de pubertad precoz.
E: estrógenos; EO: edad ósea; FSH: hormona foliculoestimulante; GnRH: hormona liberadora de gonadotropina; HSC: hiperplasia suprarrenal congénita; LH: hormona luteinizante; PPC: pubertad precoz central; PPP: pubertad precoz periférica; RM: resonancia magnética; Rx: radiografía; T_4: tiroxina; TSH: hormona estimulante tiroidea.

minación de gonadotropinas a los 30 minutos de administrar GnRH intravenosa (100 µg, o un análogo de GnRH). Es el estándar de oro en el diagnóstico de la PPC, debido a que una determinación basal de hormona luteinizante no suele ser concluyente. Esta prueba permite distinguir, al menos teóricamente, una PPC (incremento de hormona luteinizante y FSH, con predominio de hormona luteinizante: cociente hormona luteinizante/FSH > 1) de una PPP (secreción de hormona luteinizante/FSH inhibida). Un pico de hormona luteinizante > 5-7 mUI/mL se considera diagnóstico de PPC.
• **Pruebas de imagen:**
  – Radiografía de mano izquierda, para valorar la edad ósea. Debe ser la primera prueba complementaria a realizar ante la sospecha de una pubertad precoz, ya que, en condicio-

nes normales, el grado de desarrollo puberal se correlaciona mejor con la edad ósea que con la edad cronológica. La edad ósea también es útil para realizar predicciones de talla adulta y valorar la posible repercusión de la pubertad precoz sobre la talla final, por lo que debe realizarse tanto en el momento del diagnóstico como a lo largo del seguimiento.
  – Ecografía ginecológica: para descartar la existencia de tumoraciones y valorar el volumen ovárico (longitudinal × transverso × anteroposterior × 0,52 <1 mL) y el tamaño uterino. Un volumen ovárico > 2 mL, una relación cuerpo/cérvix > 1 o la presencia de línea endometrial son signos sugestivos de niveles elevados de estrógenos circulantes y, por tanto, de inicio puberal. La presencia de ovarios multifoliculares (folículos <9 mm) es un hallazgo frecuente en niñas prepuberales.

- **Resonancia magnética craneal:** solo está indicado hacerla en los casos de PPC para diagnosticar una causa orgánica de la activación del eje H-H-G. En las niñas, esa etiología es muy poco frecuente, y solo en un 2 % la prueba mostrará hallazgos patológicos, por lo que su realización está muy cuestionada y debe reservarse a aquellos casos en que existan otros síntomas neurológicos.

Tratamiento de la pubertad precoz

El objetivo del tratamiento de la PP es revertir, detener o, al menos, enlentecer el desarrollo de los caracteres sexuales secundarios, con la finalidad de conservar el potencial de crecimiento y evitar las consecuencias psicológicas y conductuales de una pubertad temprana. Será diferente en función de la etiología y el grado de gravedad.

Tratamiento de la pubertad precoz central

En el caso de la PPC, el objetivo es frenar o suprimir la activación del eje H-H-G. El tratamiento de elección son los análogos de GnRH (GnRHa) de liberación sostenida (*depot*). En los casos en los que exista una causa orgánica, debe hacerse tratamiento etiológico si es posible.

La administración de GnRHa *depot* produce, tras una breve estimulación de la liberación de gonadotropinas, una prolongada desensibilización de los receptores hipofisarios de GnRH, con inhibición de la secreción de hormona luteinizante/FSH y, como consecuencia, de la producción y liberación de estrógenos. Los más utilizados son: la triptorelina *depot*, a la dosis de 80-100 µg/kg, y el acetato de leuprolerina, a la dosis de 150-200 µg/kg, que se administran, ambos, por vía intramuscular cada 25-28 días. Los preparados *depot* trimestrales no se han aprobado para esta indicación.

La utilización de los GnRHa en los casos de PPC idiopática con inicio a una edad próxima a los límites considerados normales es controvertida, ya que los efectos beneficiosos sobre la talla final son escasos o nulos. Por ello, la indicación de tratamiento se establece de forma individualizada, teniendo en consideración múltiples factores.

Otro aspecto controvertido sería el momento más adecuado para suspender el tratamiento con GnRHa. Aunque no existe consenso, en el caso de las niñas, se recomienda que se haga a una edad cronológica de 11 años y edad ósea de 12-12,5 años, ya que por encima de estas edades podría no solo no mejorar, sino incluso empeorar las expectativas de talla adulta. La menarquia tiene lugar, habitualmente, entre 6 y 18 meses después de suspender el análogo.

Tratamiento de la pubertad precoz periférica

En este caso, los GnRHa son ineficaces, y lo que se utilizan son fármacos que inhiben directamente la producción de estrógenos o su acción sobre los órganos diana.

El tratamiento de la PPP será etiológico en aquellos casos en los que sea posible: suprimir ingesta exógena de estrógenos; extirpación quirúrgica del tumor ovárico productor de hormonas; tratamiento del hipotiroidismo en el síndrome de Van Wik-Grumbach; tratamiento de la hiperplasia suprarrenal con hidrocortisona.

En el caso de quistes ováricos funcionantes, se aconseja la realización de punción-aspiración del mismo mediante laparoscopia cuando supere un volumen de 20 mL (3,2 cm de diámetro) y, muy especialmente, cuando supere 75 mL (5,2 cm de diámetro), dado el enorme riesgo de torsión ovárica existente.

En los demás casos, el tratamiento será sintomático, con fármacos que son capaces, por diferentes mecanismos, de reducir o inhibir la producción de estrógenos o de bloquear su acción en los órganos diana. Se han empleado inhibidores de la aromatasa, como letrozol y anastrozol, y, en menor medida, moduladores selectivos de los receptores de estrógenos, como tamoxifeno.

En general, estos tratamientos no son demasiado eficaces, y rara vez se alcanza con ellos una detención completa del desarrollo de los caracteres sexuales secundarios y una adecuada talla final.

PUBERTAD RETRASADA

Se considera la «pubertad retrasada» cuando no se ha iniciado el desarrollo puberal a una edad 2-2,5 desviaciones estándar por encima de la edad media de su aparición en la población de referencia. A efectos prácticos, supone la ausencia de telarquia en las niñas a una edad de 13 años.

Afecta a un 2-3 % de la población y, al contrario de lo que ocurre con la pubertad precoz, se presenta especialmente en varones (70 %). En ambos sexos, la causa más frecuente es el simple retraso en su inicio, de etiología familiar o idiopática, que representaría alrededor del 60 % de los casos de pubertad retrasada en varones y del 30 % en mujeres (**Fig. 16-4**).

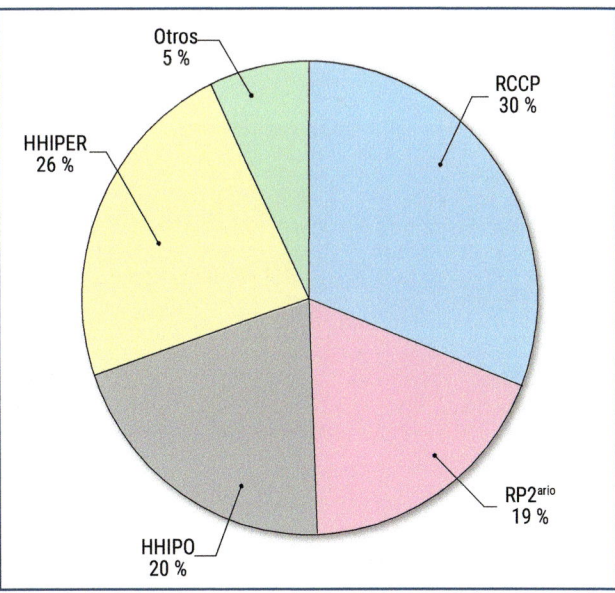

Figura 16-4. Distribución por etiología de la pubertad retrasada en mujeres. Con «otros» se indica la etiología no clasificada.
Adaptada de: Sedlmeyer IL, Palmert MR. Delayed puberty: analysis of a large case series from an academic center. J Clin Endocrinol Metab. 2002;87(4):1613-20.
HHIPER: hipogonadismo hipergonadotropo; HHIPO: hipogonadismo hipogonadotropo; RCCP: retraso constitucional del crecimiento y la pubertad; RP2ario: retraso puberal secundario a enfermedad o malnutrición.

La pubertad se considera «detenida» si la menarquia no ha aparecido a los 3 o 4 años desde su inicio. Se denomina *infantilismo sexual* a la ausencia de desarrollo puberal.

De forma general, cuando una chica consulta por una pubertad retrasada, lo primero que debe plantearse es si su origen puede ser central o periférico.

Los cuadros de pubertad retrasada central van a cursar con niveles de gonadotropinas en rango prepuberal, mientras que en la causa periférica, los niveles de gonadotropinas están elevados, en rango de menopausia, debido a un fallo ovárico.

En los casos en que exista desarrollo puberal con telarquia, pero no aparezca la menarquia, hay que descartar problemas obstructivos del tracto genital o cuadros de ovario poliquístico que cursan con amenorrea primaria. En estos casos, los niveles de hormona luteinizante y FSH serán los normales de la pubertad.

Clasificación de la pubertad retrasada

Las causas que pueden provocar una pubertad retrasada son múltiples (**Tabla 16-2**); no obstante, pueden ser fácilmente divididas en cuatro categorías, como se detalla a continuación.

Retraso puberal simple

Engloba aquellos retrasos temporales en el inicio puberal de causa desconocida (idiopáticos) o debidos a factores constitucionales o genéticos (RCCP). Se caracteriza por el retraso de la edad ósea y del inicio de la maduración puberal, y se considera una variante cronológica de la normalidad que, aunque puede presentarse de forma esporádica o idiopática, lo hace habitual-

mente en un contexto familiar de maduración tardía (60-90 % de los casos). La talla final se alcanza también tardíamente y suele ser acorde con el contexto familiar, aunque, en alrededor del 15 % de estas pacientes, por causas desconocidas, la talla final se sitúa por debajo de lo esperable para su contexto familiar. El patrón de herencia sugiere una herencia autosómica dominante. Es mucho más frecuente en varones (9:1).

Retraso puberal secundario a enfermedades crónicas o malnutrición

Las enfermedades crónicas, si son lo suficientemente importantes en gravedad y duración, repercuten de un modo negativo sobre el crecimiento y la maduración ósea. Se produce un hipogonadismo hipogonadotropo transitorio y, cuando la enfermedad mejora, se produce el desarrollo puberal normal. El cuadro clínico y las determinaciones hormonales son idénticos al RCCP: hipocrecimiento con retraso de la maduración ósea y del inicio puberal con niveles bajos de gonadotropinas y estrógenos. En otras ocasiones, cuando la enfermedad se manifiesta una vez iniciada la pubertad, puede condicionar una «pubertad detenida» (p. ej., anorexia nerviosa), con posterior progresión de los caracteres sexuales secundarios si la enfermedad mejora. En los países desarrollados, es excepcional la malnutrición como causa de pubertad retrasada.

Hipogonadismo hipogonadotropo

Supone el 10 % de los retrasos puberales y afectan a varones en proporción 3-5:1. Se caracteriza por niveles muy bajos de

Tabla 16-2. Etiología de la pubertad retrasada

Retraso constitucional de la pubertad y desarrollo	Familiar	
	Esporádico o idiopático	
Retraso puberal secundario a patologías crónicas		
Hipogonadismo hipogonadotropo	Congénitos aislados	• Con anosmia: síndrome de Kallmann • Sin anosmia: mutaciones de GnRH, kisspeptina y leptina
	Congénitos asociados a otras deficiencias hipofisarias	• Mutaciones en *LHX3, LHX4, PROP1, POU1F1* • Asociados a cuadros sindrómicos: Prader-Willi, CHARGE, Bardet-Biedl • Asociados a anomalías congénitas del SNC esporádicas o asociadas a cromosomopatías
	Adquiridos por lesión hipofisaria	
Hipogonadismo hipergonadotropo	Congénitos	• Síndrome de Turner • Disgenesia gonadal • Síndrome de Morris • Síndromes polimalformativos
	Adquiridos	• Fallo ovárico precoz • Galactosemia • Hemocromatosis • Castración quirúrgica • RT/QT

CHARGE: acrónimo inglés de coloboma, defectos cardíacos, atresia de coanas, retraso del crecimiento, hipogonadismo y defectos auditivos (*coloboma, heart defect, atresia choanae, retarded growth and development, genital hypoplasia, ear anomalies/deafness*); GnRH: hormona liberadora de gonadotropina; RT: radioterapia; QT: quimioterapia; SNC: sistema nervioso central.

gonadotropinas, hormona luteinizante y FSH. Pueden ser debidos a defectos congénitos o adquiridos del cerebro que afectan al hipotálamo o a la hipófisis y presentarse aislados o asociados a otras deficiencias hormonales.

Durante el período prepuberal, el crecimiento y la maduración ósea suelen ser normales, pero al llegar a la edad puberal, la ausencia de esteroides sexuales determina que no se desarrollen los caracteres sexuales secundarios (puede aparecer vello púbico escaso por acción de los andrógenos suprarrenales) y que se retrase el cierre de los cartílagos de crecimiento, lo que favorece el desarrollo de proporciones corporales eunucoides. Algunos pacientes pueden iniciar la pubertad y no completarla (pubertad detenida), o completarla y desarrollar el hipogonadismo, posteriormente, en la edad adulta, manifestándose en forma de infertilidad y disfunción sexual.

Las formas familiares pueden heredarse con carácter autosómico dominante, recesivo o recesivo ligado al X. Las lesiones congénitas pueden ser estructurales o defectos en la producción de hormonas, por ejemplo, el déficit de GnRH puede ser idiopático o asociado a anosmia por aplasia de los bulbos olfatorios (síndrome de Kallmann).

Algunas formas aisladas de hipogonadismo hipogonadotropo involucran a genes para la GnRH, la kisspeptina o su receptor.

Los más frecuentes son los adquiridos, en su mayoría debidos a procesos tumorales que afectan a la región hipotálamo-hipofisaria, bien por invasión tumoral directa o bien como consecuencia de su extirpación quirúrgica o de la radioterapia aplicada para su tratamiento si se administran dosis > 40 grays.

Hipogonadismo hipergonadotropo o hipogonadismo primario

Son debidos a fallo gonadal primario y se caracterizan por niveles séricos elevados de gonadotropinas y disminuidos de estrógenos. Pueden ser congénitos o adquiridos.

La causa más frecuente es el síndrome de Turner (45X0 y sus mosaicos), que afecta a 1:2.500-3.000 recién nacidas. La ausencia de un segundo cromosoma X completo da lugar a una atresia folicular que comienza en la vida intrauterina. Pese a ello, un 30 % son capaces de iniciar espontáneamente la pubertad, aunque solo un 2-5 % llegan a completarla y a tener reglas espontáneas.

Dado que estas pacientes tienen un riesgo muy elevado de insuficiencia ovárica precoz, deben ser aconsejadas sobre la preservación de la fertilidad. Estas niñas pueden presentar diferentes alteraciones y anomalías, incluyendo: hipocrecimiento (95 %), fallo gonadal (90 %), rasgos sindrómicos (*pterigium colli* o cuello alado, linfedema, tórax en coraza, hipoplasia areolar, cúbito valgo, alteraciones ungueales, acortamiento de metacarpianos, implantación baja del cabello y de las orejas, boca de pez, nevos múltiples, etc.), cardiopatía, malformaciones del sistema urinario, etc. El cociente intelectual habitualmente es normal.

La disgenesia gonadal pura (cariotipo 46, XY, antes denominada *síndrome de Swyer*) o mixta (45,X0/46,XY) así como ser portadora de la premutación del cromosoma X frágil, especialmente cuando es de origen paterno, también son causa de retraso puberal.

En el 80 % de las pacientes afectas de galactosemia, habrá fallo ovárico que condicione una pubertad retrasada.

Otras causas raras de pubertad retrasada son las mutaciones en la cadena beta de FSH o en el receptor de FSH.

El hipogonadismo hipergonadotropo puede ser yatrógeno (castración quirúrgica o por quimiorradioterapia en tumores) o por un fallo ovárico precoz de etiología idiopática o autoinmunitaria, aislado o en el contexto de síndromes pluriglandulares, en los que suelen estar elevados los anticuerpos anti-21-hidroxilasa o anti-17-hidroxilasa.

Diagnóstico de la pubertad retrasada

A continuación, se indican las pautas para realizar un correcto diagnóstico de la pubertad retrasada (**Fig. 16-5**).

Anamnesis

Se debe hacer una anamnesis detallada que debe comenzar por los antecedentes familiares de retraso del desarrollo, porque en la mayoría de los casos de RCCP, existirá una historia familiar. Hay que preguntar la edad de la menarquia de la madre y las hermanas mayores; e investigar la presencia de síntomas sugestivos de otras patologías, como anosmia, galactorrea o síntomas de hipotiroidismo.

Los antecedentes de tumores en la infancia en los que se administró quimioterapia o radioterapia pélvica o gonadal, así como la administración prolongada de fármacos que puedan interferir en la función gonadal, deben quedar reflejados. Muy importantes también son los hábitos de salud, como el exceso de ejercicio físico o los trastornos de la conducta alimentaria.

Exploración física

La exploración física será detallada valorando: talla, peso, signos de malnutrición o patología crónica, estigmas sindrómicos (*pterigium colli*, cúbito valgo, etc.) y signos neurológicos sugestivos de patología intracraneal.

Debe realizarse una cuidadosa valoración del estadio de desarrollo puberal según Tanner, anotando los signos presentes y su momento de aparición, ya que una alteración de la secuencia normal puede indicar una patología. En las niñas con desarrollo puberal normal, pero sin menarquia, deben descartarse causas anatómicas de amenorrea (himen imperforado, septo transverso vaginal o agenesia mülleriana) mediante una adecuada exploración ginecológica y ecográfica.

Estudio analítico

Se hará una analítica completa, incluyendo hemograma y bioquímica básica, marcadores de enfermedad celíaca, anticuerpos antitiroideos, TSH, tiroxina libre, prolactina y marcadores de deficiencia de la GH (factor de crecimiento insulinoide tipo 1, proteína 3 fijadora de factores de crecimiento insulinoides).

Un aspecto fundamental de la evaluación del retraso puberal es la valoración del eje H-H-G.

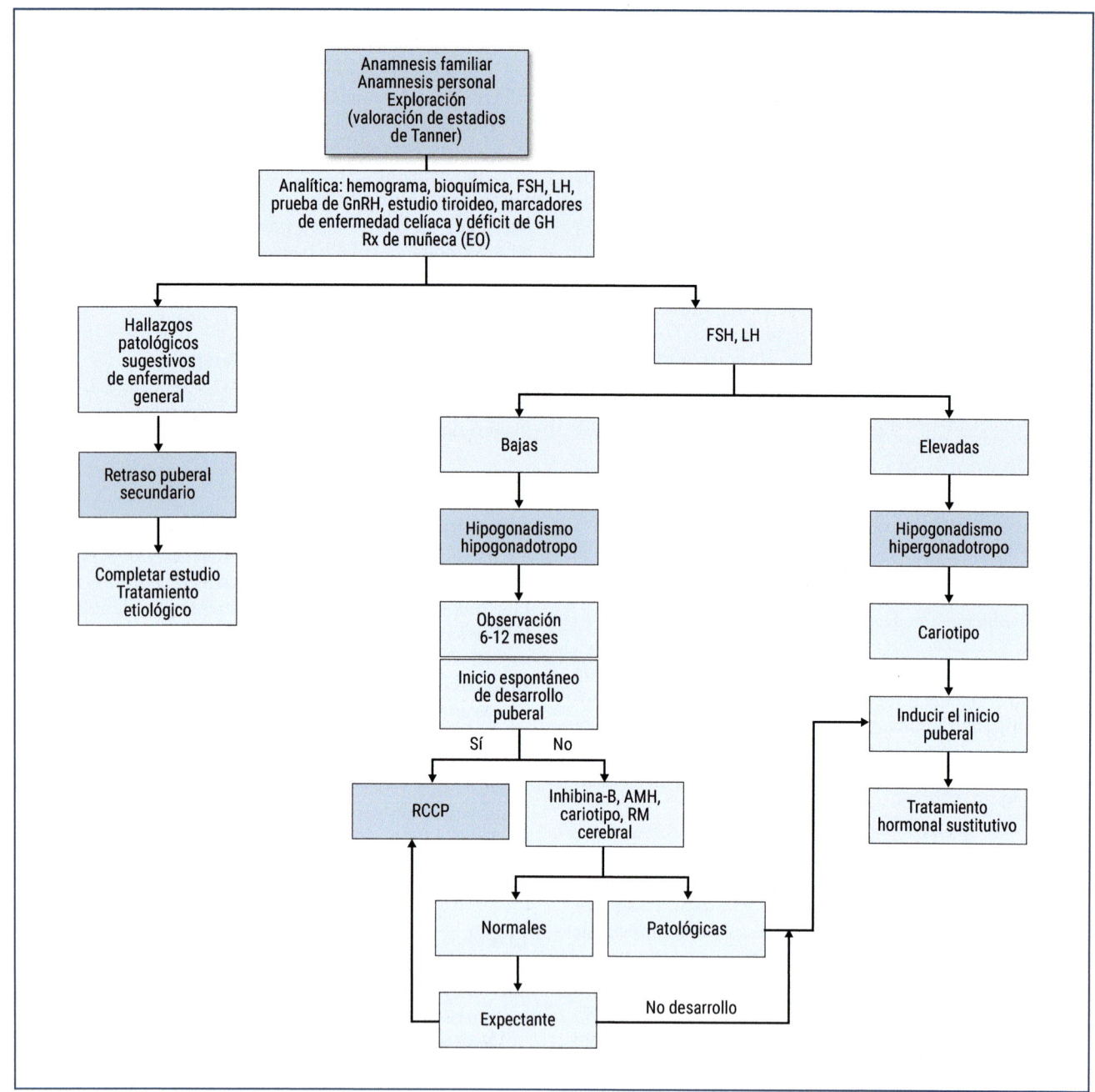

Figura 16-5. Algoritmo diagnóstico de pubertad retrasada.
AMH: hormona antimülleriana; EO: edad ósea; FSH: hormona foliculoestimulante; GH: hormona de crecimiento; GnRH: hormona liberadora de gonadotropina; HSC: hiperplasia suprarrenal congénita; LH: hormona luteinizante; RCCP: retraso constitucional de crecimiento y pubertad; RM: resonancia magnética; Rx: radiografía.

En los hipogonadismos hipergonadotropos, a partir de los 10-11 años de edad ósea, no suele ser necesario realizar el estímulo con GnRH, porque los niveles basales de gonadotropinas ya están elevados, sobre todo la FSH.

En los hipogonadismos hipogonadotropos, se observan niveles séricos disminuidos de hormona luteinizante y FSH tras un estímulo con GnRH. El principal problema de diagnóstico diferencial se plantea entre el RCCP y el hipogonadismo hipogonadotropo. En estos casos, existe un considerable solapamiento entre la pobre respuesta de los pacientes con RCCP y la observada en pacientes con hipogonadismo hipogonadotropo.

La determinación de inhibina-B y hormona antimülleriana pueden ser, en ocasiones, de utilidad para diferenciar el hipogonadismo hipogonadotropo y el RCCP, ya que la presencia de niveles séricos de inhibina-B y la hormona antimülleriana muy disminuidos o ausentes es más característico de los hipogonadismos hipogonadotropos que de los RCCP. No obstante, en muchos casos, solo el tiempo y la evolución espontánea de la pubertad permitirán excluir o confirmar definitivamente el hipogonadismo.

Se solicitará cariotipo ante la presencia de estigmas sindrómicos o en el caso de hipogonadismos hipergonadotropos.

Pruebas de imagen

Las pruebas de imagen imprescindibles serán la radiografía de mano para valorar la edad ósea y una ecografía para valorar los genitales internos y el volumen ovárico:

- La resonancia magnética cerebral para descartar una patología orgánica en el área hipotálamo-hipofisaria o anomalías de la vía olfatoria no está indicada de forma rutinaria por la baja incidencia en niñas.
- Radiografía de muñeca izquierda: el RCCP, las enfermedades crónicas y los hipogonadismos presentan, habitualmente, un retraso de edad ósea de 1 a 4 años. Una talla normal-baja, con ralentización reciente y edad ósea inferior a 11 años en una niña es muy sugestiva de retraso puberal simple; por el contrario, la ausencia de signos puberales a una edad ósea de más de 11 años en las niñas es muy sugestiva de hipogonadismo.
- La ecografía pélvica-abdominal puede diagnosticar anomalías genitales (síndrome de Rokitansky), malformaciones congénitas asociadas y permite valorar el tamaño y la morfología del útero y los ovarios, si bien tiene limitaciones porque no se emplea la vía vaginal.

Tratamiento de la pubertad retrasada

Los objetivos del tratamiento de la pubertad retrasada son la adquisición progresiva de caracteres sexuales secundarios, la ganancia de densidad mineral ósea adecuada, alcanzar una talla adulta acorde con la talla diana, junto con una maduración psicosocial normal y, en aquellos casos en que sea factible, adquirir y optimizar la capacidad reproductiva.

El RCCP se considera una variante de la normalidad; por consiguiente, en la gran mayoría de los casos, una clara explicación al paciente y a los padres, junto con un adecuado control y apoyo psicológico, son suficientes. Solo aquellos casos en los que el retraso sea más acusado y existan graves repercusiones psicológicas y sociales (depresión, baja autoestima, fracaso escolar, etc.) serán susceptibles de tratamiento, y en algunas ocasiones también puede estimular el inicio espontáneo de la pubertad. En las niñas, se recomienda que el tratamiento no se inicie antes de los 13 años de edad cronológica y de los 11-12 años de edad ósea, y que se utilicen estrógenos (estradiol o etinil-estradiol) a dosis muy bajas, al objeto de no acelerar en exceso la maduración ósea y comprometer la talla final.

El tratamiento y la prevención del retraso puberal en pacientes con patologías crónicas se basa en el tratamiento de la enfermedad de base, junto con una adecuada nutrición. Las pautas para inducir y mantener el desarrollo puberal no difieren, en general, de las empleadas en el RCCP o en el hipogonadismo.

Tanto en estos casos como en el RCCP, se recomienda hacer ciclos de tratamiento de 3-6 meses alternando con períodos similares de observación, vigilando la progresión espontánea de la pubertad.

En los hipogonadismos, es necesario inducir o completar el desarrollo de los caracteres sexuales secundarios y, posteriormente, establecer una pauta crónica de reemplazo hormonal.

El tratamiento se recomienda iniciarlo alrededor de los 11 años de edad ósea en las niñas e incrementar lentamente los niveles séricos de estrógenos para conseguir el desarrollo puberal completo en un período de 3-4 años. En aquellas patologías en las que la talla final está comprometida (síndrome de Turner) puede ser necesario retrasar la inducción de la pubertad, al objeto de lograr unas mejores expectativas de talla adulta, o combinarlo con la administración de GH.

> En las niñas, la inducción de la pubertad se realizará con estrógenos, principalmente estradiol, por vía oral o transdérmica y con dosis iniciales muy bajas, porque inducen la fusión de las epífisis.

La vía transdérmica es la más recomendada, ya que tiene la ventaja sobre la vía oral de una mayor biodisponibilidad, mejor tolerancia gastrointestinal y menor toxicidad hepatobiliar al evitar el paso inicial por el hígado. En el mercado, existen parches matriciales que, dependiendo del preparado, liberan 25, 50, 75 o 100 µg/día de estradiol, pero permiten su fragmentación y la administración de dosis más bajas y progresivamente crecientes de estradiol. No existen datos sobre la inducción con otros preparados, como cremas o aerosol de estrógenos.

La dosis inicial sería de 0,05-0,1 µg/kg, habitualmente un octavo de parche de 25 µg de estradiol que se aplicaría durante los primeros 3-4 meses solo por la noche (se pondría al acostarse y se retiraría por la mañana); posteriormente, el octavo de parche se mantendría durante todo el día (cambiando dos veces por semana) y las dosis se irían duplicando, aproximadamente, cada 6-12 meses, durante un período no inferior a 2-3 años, hasta alcanzar la dosis diaria de sustitución estrogénica de una mujer adulta, que correspondería habitualmente a unos 50 µg/día de estradiol.

Una vez alcanzado un adecuado desarrollo mamario (estadio Tanner 4-5) y uterino (útero en la ecografía > 35-40 mm, con línea endometrial visible), o bien si se produce un sangrado menstrual o pequeños manchados, debe añadirse un progestágeno cíclico (progesterona micronizada 200 mg/día, antes de acostarse, del día 10 al 23 del ciclo) para la protección uterina y establecer ciclos menstruales regulares.

Completado el desarrollo puberal, es necesario establecer una terapia sustitutiva a largo plazo. Se podría seguir con la asociación de estrógeno transdérmico y progestágeno oral-vaginal, pero, en la mayoría de los casos, se suele cambiar a la vía oral. Hay una gran variedad de preparados combinados de estrógenos-progestágenos, anticonceptivos o no, en forma de píldoras orales. Deben elegirse, si están disponibles, aquellos que contengan estrógenos naturales.

PUNTOS CLAVE

- La pubertad es un proceso madurativo en el que se produce el desarrollo de los caracteres sexuales secundarios y se alcanza la capacidad reproductiva. Sus límites etarios para las niñas están establecidos entre los 8 y 13 años. Por debajo de esa edad, se habla de pubertad precoz, y por encima, de pubertad retrasada.
- Las alteraciones del desarrollo puberal pueden tener consecuencias deletéreas tanto desde el punto de vista físico (talla final por debajo de lo esperado) como psicológico y social (conductas sexuales inapropiadas para la edad, retraimiento social). Por ello, es necesario hacer una valoración adecuada siguiendo los estadios de Tanner y la edad ósea y, en caso necesario, establecer tratamientos frenadores o estimuladores.

- En los casos de pubertad precoz hay que diferenciar si su origen es central, por estimulación precoz del eje H-H-G, o periférico, por producción endógena de estrógenos sin estímulo hipofisario o estrógenos exógenos. El tratamiento se orientará en el primer caso a frenar el eje (análogos GnRH), y en el segundo, a disminuir la producción de estrógenos o bloquear sus receptores.
- La etiología más frecuente de pubertad retrasada es el retraso en el inicio puberal de causa desconocida (idiopático) o debidos a factores constitucionales o genéticos. La valoración del eje H-H-G es esencial para diferenciar el hipogonadismo primario por fallo ovárico del hipogonadismo hipogonadotropo de causa central.

BIBLIOGRAFÍA

Alonso García LA, Itza Martín N. Adelanto puberal. En: Guía de Algoritmos en Pediatría de Atención Primaria. Asociación Española de Pediatría de Atención Primaria (AEPap); 2019 [consultado el 27 de septiembre de 2024]. Disponible en: https://www.aepap.org/biblioteca/guias/guia-de-algoritmos-en-pediatria-de-atencion-primaria.

Crowley WF, Pitteloud N. Approach to the patient with delayed puberty. UpToDate. 2023 [consultado el 27 de septiembre de 2024]. Disponible en: https://www.uptodate.com.

Harrington J, Palmert MR. Definition, etiology, and evaluation of precocious puberty. UpToDate. 2024 [consultado el 27 de septiembre de 2024]. Disponible en: https://www.uptodate.com.

Harrington J, Palmert MR. Treatment of precocious puberty. [Internet]. En: UpToDate. 2024 [consultado el 27 de septiembre de 2024]. Disponible en: https://www.uptodate.com.

Labarta JI, López M, Arriba A, Ferrer M. Determinaciones bioquímicas basales y tras estímulo de utilidad en el diagnóstico de patología puberal. Rev Esp Endocrinol Pediatr. 2017;8:35-41.

Lancon Connor E. Pubertal abnormalities: precocious and delayed. En: SanFilippo JS, Lara-Torre E, Gómez-Lobo V (eds.). SanFilippo's textbook of pediatric and adolescent gynecology. 2ª ed. Boca Raton: CRC Press; 2019. p. 39-47.

Loveless M. Normal pubertal development and the menstrual cycle as a vital sign. En: SanFilippo JS, Lara-Torre E, Gómez-Lobo V (eds.). SanFilippo's textbook of pediatric and adolescent gynecology. 2ª ed. Boca Raton: CRC Press; 2019. p. 1-10.

Orío Hernández M, Cabezas Tapia ME. Pubertad retrasada. En: Guía de Algoritmos en Pediatría de Atención Primaria. Asociación Española de Pediatría de Atención Primaria (AEPap); 2019. [consultado el 27 de septiembre de 2024]. Disponible en: https://www.aepap.org/biblioteca/guias/guia-de-algoritmos-en-pediatria-de-atencion-primaria.

Protocolos asistenciales de la Sociedad Española de Ginecología y Obstetricia. Alteraciones del desarrollo puberal. SEGO; 2013.

Pubertad normal y variantes de la normalidad. En: Argente J, Soriano L (eds.). Manual de endocrinología pediátrica. 2ª ed. Madrid: Ergon; 2014. p. 43-53.

Pubertad precoz y pubertad retrasada. En: Argente J, Soriano L (eds.). Manual de endocrinología pediátrica. 2ª edición. Madrid: Ergon; 2014. p. 55-73.

Pozo J, Muñoz MT. Pubertad precoz y retraso puberal. Pediatr Integral. 2015;19(6):389-410.

Sedlmeyer IL, Palmert MR. Delayed puberty: analysis of a large case series from an academic center. J Clin Endocrinol Metab. 2002;87(4):1613-20.

Soriano L, Argente J. Desarrollo y pubertad en el ser humano. Rev Esp Endocrinol Pediatr. 2017;8:4-7.

Soriano L, Argente J. Pubertad precoz periférica: fundamentos clínicos y diagnóstico-terapéuticos. An Pediatr. 2012;76:229.e1-10.

Soriano-Guillén L, Corripio R, Labarta JI, Cañete R, Castro-Feijóo L, Espino R, et al. Central precocious puberty in children living in Spain: incidence, prevalence, and influence of adoption and immigration. J Clin Endocrinol Metab. 2010;95(9):4305-13.

Sultan C, Gaspari L, Maimoun L, Kalfa N, Paris F. Disorders of puberty. Best Pract Res Clin Obstet Gynaecol. 2018;48:62-89.

Taylor HS, Pal L, Seli E. Normal and abnormal growth and puberal development. En: Speroff's clinical gynecologic endocrinology and infertility. 9ª ed. Filadelfia: Wolters Kluwer; 2019. p. 734-821.

Menopausia y climaterio

17

M. J. Cancelo Hidalgo

OBJETIVOS

- Conocer los mecanismos fisiológicos que conducen al establecimiento de la menopausia.
- Identificar las manifestaciones clínicas.
- Establecer medidas de prevención y cuidados de salud en las mujeres en la perimenopausia y posmenopausia.
- Posibilitar herramientas terapéuticas para el tratamiento de los síntomas.

INTRODUCCIÓN

La menopausia es una etapa fisiológica de la vida de la mujer en la que, debido al cese de la actividad ovárica, pueden aparecer síntomas como los trastornos vasomotores y la atrofia urogenital.

A pesar de que estos síntomas tienen una importancia relativa por tener una mortalidad nula y una morbilidad variable, pueden afectar significativamente a la calidad de vida de la mujer.

A causa del aumento de la esperanza de vida al nacer en España, que, según los datos de Instituto Nacional de Estadística (INE) de 2021, se estima en 85,8 años para las mujeres y en 80,3 años para los hombres, se prevé que aumente significativamente el número de mujeres en esta etapa de la vida y, como consecuencia, que haya una mayor prevalencia de mujeres sintomáticas y de enfermedades crónicas. De ahí la necesidad de conocer qué síntomas y problemas de salud están asociados a la menopausia y qué intervenciones son eficaces y seguras para su tratamiento.

En la **figura 17-1**, se muestra el incremento progresivo de la esperanza de vida al nacer en España, superior en las mujeres en comparación a los hombres.

DEFINICIONES Y CRONOLOGÍA

La menopausia se define como el cese de la menstruación durante 12 meses consecutivos, causada de forma natural por la disminución en el número de ovocitos.

Salvo la producida por la extirpación quirúrgica de los ovarios (menopausia quirúrgica) o la administración de fármacos gonadotóxicos (menopausia yatrógena), en general, se llega a ella de manera progresiva en un período de tiempo conocido como *transición menopáusica*, espacio de tiempo impreciso en la vida de la mujer, comprendido entre el momento en que aparecen las primeras alteraciones en el ciclo menstrual y el año siguiente al cese definitivo de la menstruación.

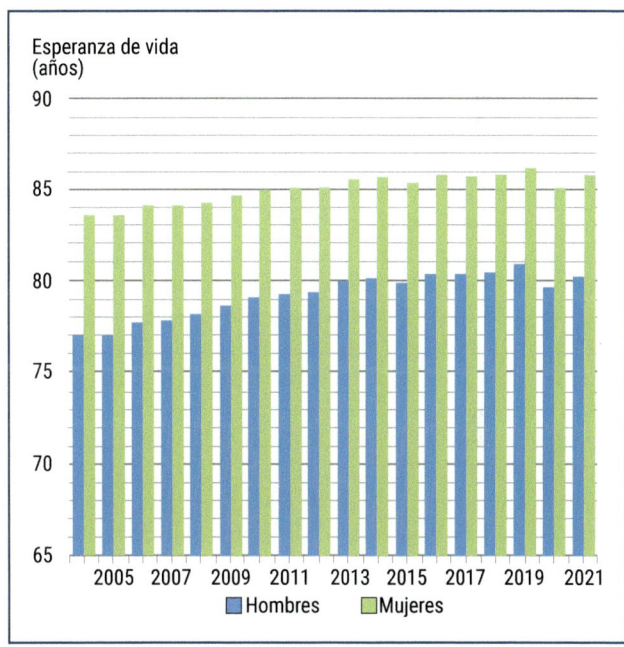

Figura 17-1. Esperanza de vida al nacer en España.
Fuente: Instituto Nacional de Estadística. Esperanza de vida a diferentes edades. Ine.es.

En España, la edad media de la menopausia es de 51,4 años, pero el período de transición es más difícil de establecer, ya que se presenta entre los 47 y los 48 años, con una duración variable, entre 2 y 5 años.

La principal característica de la transición a la menopausia son las alteraciones del ciclo derivado de la disfunción ovárica, donde la producción hormonal no sigue las pautas cíclicas de la época fértil y expone al endometrio a estímulos discordantes y desequilibrados de estrógenos y progesterona.

Junto a la irregularidad en el sangrado, muchas mujeres se quejan también en este período de la transición a la menopausia de sofocos y otros síntomas descritos en la posmenopausia.

El Stages of Reproductive Aging Workshop ha propuesto el esquema terminológico representado en la **figura 17-2**, señalando el período de transición menopáusica entre el final de los ciclos regulares y el año siguiente a la menopausia natural. Tras este, la posmenopausia se establece hasta la senectud.

La transición menopáusica se establece desde el momento en que aparecen las alteraciones del ciclo menstrual, y se eleva el nivel sérico de hormona foliculoestimulante (FSH), hasta el final de las menstruaciones (12 meses después de la última regla). La etapa −2 (transición temprana) se caracteriza por una duración variable de los ciclos (más de 7 días en un ciclo normal de 21 a 35 días). La etapa −1 (transición tardía) se caracteriza por la ausencia de dos o más ciclos, con un período de amenorrea de más de 60 días (v. **Fig. 17-2**).

Continuando con las definiciones, se determina la menopausia como la presencia de 12 meses o más de amenorrea no relacionada con el embarazo/lactancia ni otra patología. Esta podrá producirse de manera natural o inducida (yatrógena).

Tras este año de amenorrea, la posmenopausia temprana englobaría los 4 primeros años de amenorrea (5 años desde la última regla), y la tardía, hasta la senectud. En todo este período, la FSH permanece en valores elevados, y los estrógenos, bajos.

Una revisión y actualización de esta cronología ha llevado a la publicación de STRAW10, donde se indica que esta clasificación terminológica basada en la cronología debe aplicarse independientemente de la edad, etnia, tamaño corporal o características de estilo de vida de la mujer (**Fig. 17-3**).

Terminológicamente, no se debe confundir climaterio y menopausia. Aunque se emplean indistintamente, hacen referencia a condiciones diferentes. La menopausia es una etapa de la vida reproductiva de la mujer caracterizada por la desaparición definitiva de la menstruación. Para su diagnóstico, se requiere que transcurran 12 meses consecutivos sin presentar la regla. La menopausia es un acontecimiento único que tiene una fecha determinada: en la que se produjo la última menstruación.

El climaterio es un período de transición entre la fase reproductiva de la vida y la senectud, que puede durar varios años, durante el cual se producen profundos cambios hormonales.

ENDOCRINOLOGÍA

A lo largo de la vida, las mujeres tendrán una progresiva pérdida folicular que comienza ya en la vida intrauterina. El pico máximo corresponde a unos 7 millones en la semana 20 de gestación (v. **Fig. 17-3**). A pesar de que la mayoría de los folículos de una mujer se pierden durante la vida fetal, existe una pérdida progresiva y exponencial de ovocitos a lo largo de toda su vida reproductiva. Se estima que cuando el número de células germinales es alrededor de 1.000, comienzan los síntomas de la menopausia (**Fig. 17-4**).

Se han identificado algunos factores que aceleran la pérdida de ovocitos, como anomalías genéticas o cromosómicas ligados al cromosoma X, como el síndrome de Turner y el síndrome del cromosoma X frágil, gonadotóxicos (quimioterapia o radioterapia), enfermedades autoinmunitarias, cirugía en los ovarios o su extirpación, y el consumo de tabaco.

Sin embargo, la mayor aceleración de la pérdida de folículos se produce en la transición a la menopausia. Además, la calidad estructural y funcional de los ovocitos también se deteriora con el envejecimiento reproductivo.

Los principales cambios endocrinos reproductivos afectan al eje hipotálamo-hipófisis-ovario en diversas etapas durante la vida de la mujer, como el período neonatal, la pubertad y en la transición a la menopausia. Estos cambios afectan a las gonadotropinas, esteroides sexuales e inhibinas.

También se producen cambios en los precursores y en los andrógenos circulantes, pero estos se relacionan principalmente con la edad y no con el envejecimiento reproductivo.

Salvo la oleada de gonadotropinas a mitad del ciclo ovulatorio, el eje endocrino hipotálamo-hipófisis-ovario es un sistema de realimentación en circuito cerrado, en el que las gonadotropinas estimulan la producción de hormonas ováricas, que ejercen un efecto de retroalimentación negativa sobre las gonadotropinas, para mantener un sistema regulado entre ellas.

El ovario secreta hormonas esteroideas (estradiol, progesterona y testosterona) y hormonas peptídicas (inhibinas) bajo el control de las gonadotropinas y de la hormona antimülleriana (AMH), cuya producción es independiente de las gonadotropinas.

					Período final de la menstruación			
Estados	−5	−4	−3	−2	−1	0	+1	+2
Terminología	Reproductiva			Transición menopáusica		Postmenopausia		
	Temprana	Cima	Tardía	Temprana	Tardía*	Temprana*	Tardía	
				Perimenopausia				
Duración del estado	Variable			Variable		(a) 1 año	(b) 4 años	Hasta la muerte
Ciclo menstrual	Variable a regular	Regular		Duración de ciclo variable (> 7 días del normal)	≥ 2 cliclos alterados y un intervalo de amenorrea	Amenorrea × 12 meses	Ninguno	
Endocrinología	FSH normal		FSH alta	FSH alta		FSH alta		

Figura 17-2. Esquema terminológico STRAW (acrónimo de Stages of Reproductive Aging Workshop, es decir, taller de los estadios del envejecimiento reproductivo).
* Etapas caracterizadas por síntomas vasomotores.
FSH: hormona foliculoestimulante.

	Menarquia				Período final de la menstruación (0)					
Estados	−5	−4	−3b	−3a	−2	−1	+1a	+1b	+1c	+2
Terminología	Reproductiva				Transición menopáusica		Postmenopausia			
	Temprana	Cima	Tardía		Temprana	Tardía	Temprana			Tardía
					Perimenopausia					
Duración	Variable				Variable	1-3 años	2 años (1 + 1)	3-6 años		Hasta la muerte
Criterio principal										
Ciclo menstrual	Variable a regular	Regular	Regular	Cambios sutiles en el flujo/ duración	Duración variable ≥ 7 días de diferencia en duración de ciclos consecutivos	Intervalos amenorrea ≥ 60 días				
Criterios de apoyo										
Endocrinología FSH AMH Inhibina B			Baja Baja	Variable* Baja Baja	↑ Variable* Baja Baja	↑ > 25 UI/L** Baja Baja	↑ Variable Baja Baja	Estable Muy baja Muy baja		
Recuento de folículos antrales			Bajo	Bajo	Bajo	Bajo	Muy bajo	Muy bajo		
Características descriptivas										
Síntomas					Síntomas vasomotores probables	Síntomas vasomotores más probables				Síntomas crecientes de atrofia urogenital

Figura 17-3. Esquema terminológico STRAW-10 (acrónimo de Stages of Reproductive Aging Workshop, es decir, taller de los estadios del envejecimiento reproductivo).
* Extracción de sangre en los días 2-5 del ciclo.
** Nivel esperado aproximado basado en ensayos que utilizan el estándar pituitario internacional actu
AMH: hormona antimülleriana; FSH: hormona foliculoestimulante.

El papel en la regulación de las gonadotropinas de otras sustancias como el de la inhibina A, también producida por el cuerpo lúteo, no está aclarado.

En la **figura 17-5**, se representa el *feedback* o las interrelaciones entre gonadotropinas, hormonas esteroideas y peptídicas.

En el inicio de la transición a la menopausia, es frecuente la identificación por parte de la mujer de alguna irregularidad menstrual. En esta etapa, las concentraciones de inhibina B disminuyen por la reducción de folículos y, como resultado, los niveles séricos de FSH comienzan a elevarse, con relativa preservación de la secreción de estradiol (niveles

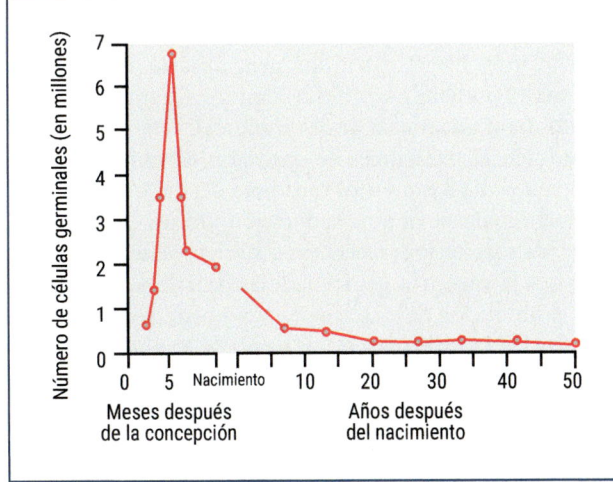

Figura 17-4. Representación gráfica del número de células germinales a lo largo de la vida de la mujer.

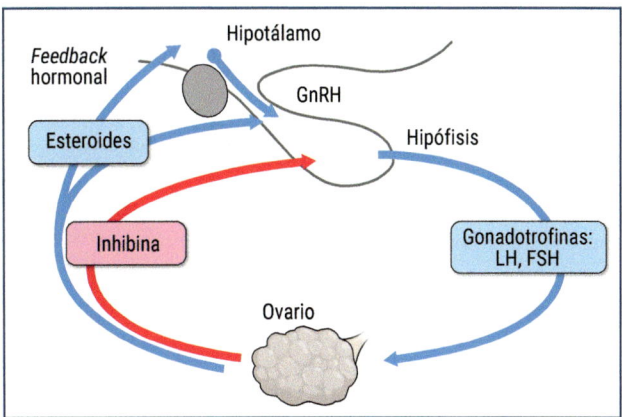

Figura 17-5. Representación esquemática de las interrelaciones entre gonadotropinas, hormonas esteroideas y peptídicas en el eje hipotálamo-hipófisis-ovárico.
FSH: hormona foliculoestimulante; GnRH: hormona liberadora de gonadotropinas; LH: hormona luteinizante.

de estradiol normales o altos), pero con bajas concentraciones de la progesterona en fase lútea. La preservación de la secreción de estradiol parece ser debida a un aumento en la actividad de la aromatasa.

Al final de la transición a la menopausia, aumenta la variabilidad del ciclo. Además, las fluctuaciones en las concentraciones séricas de FSH y estradiol pueden ser muy llamativas; valores altos de FSH y bajos de estradiol pueden ser indicativos de la menopausia, pero, poco después, puede verse que la FSH y el estradiol vuelven al rango normal premenopáusico. Por lo tanto, un único valor de FSH sérico en el rango posmenopáusico, incluso con niveles indetectables de estradiol (e inhibina), no es una prueba fiable de que la menopausia se haya establecido.

En la menopausia establecida, los valores elevados de FSH se estabilizan, manteniéndose bajos los de estradiol, inhibina y AMH.

DIAGNÓSTICO

El diagnóstico de la menopausia se basa en la edad, la anamnesis dirigida hacia las manifestaciones clínicas apoyadas por determinaciones analíticas hormonales, que no son necesarias, salvo en mujeres menores de 40-45 años.

El acontecimiento biológico central en el inicio de la transición a la menopausia es la supresión paulatina de la actividad ovárica, tanto en la cantidad de folículos como en la calidad de sus ovocitos.

Existe una notable variabilidad en cuanto a las determinaciones hormonales, tanto entre las mujeres como incluso dentro de la misma mujer, por lo que las determinaciones hormonales, representan una «fotografía» de ese momento y, por tanto, carecen de utilidad clínica para el diagnóstico de la menopausia, ya que pueden modificarse en un corto período de tiempo. La prueba de embarazo puede ser apropiada en estas mujeres con irregularidad menstrual, pero que pueden ovular de manera intermitente.

En la fase temprana de la transición menopáusica, empiezan a manifestarse irregularidades menstruales, aunque con anterioridad se pueden detectar descensos plasmáticos de inhibina B o de la AMH y aumento de la FSH.

Aunque estas determinaciones podrían identificar al período de perimenopausia, su valor es muy poco específico, y solo se emplean para la evaluación de la reserva folicular en el contexto de la reproducción asistida. Mientras tanto, los niveles de estradiol se mantienen normales o incluso elevados (por un aumento de la actividad aromatasa), y los de progesterona, disminuidos.

Los niveles de FSH no se estabilizan hasta pasados 3-6 años desde el último período menstrual

SÍNTOMAS

Algunas mujeres tienen una transición hacia el climaterio totalmente asintomática, pero la mayoría experimentan algún síntoma que puede comenzar antes del cese de la menstruación y prolongarse en el tiempo, incluso hasta la senectud.

En la perimenopausia, las alteraciones del ciclo suele ser el síntoma inicial en la transición climatérica. El agotamiento folicular ovárico conduce a anovulación crónica, lo que produce largos períodos de exposición estrogénica no contrarrestada por la progesterona, siendo causa de alteraciones en la duración del ciclo, sangrado anovulatorio e hiperplasia de endometrio.

El período de transición climatérica se caracteriza por la presencia de ciclos ovulatorios intercalados con ciclos anovulatorios de intervalo variable. Como resultado, los ciclos se tornan irregulares, con aumento de la cantidad del sangrado. El sangrado vaginal puede resultar impredecible, tanto en el tiempo como en la cantidad. Algunas mujeres experimentan además, en este período, síntomas vasomotores, alteraciones del sueño y sequedad vaginal.

La presencia de sofocos puede asociarse a alteraciones del sueño e insomnio crónico, aunque también se han referido en este período alteraciones del sueño en mujeres sin sofocos. En la perimenopausia, se ha señalado una peor calidad del sueño en la fase folicular inicial, coincidiendo con los niveles séricos de estrógenos más bajos. Se ha demostrado que los sofocos nocturnos son más frecuentes en las primeras 4 horas de sueño y pueden asociarse a episodios de despertar o a una peor calidad del sueño.

Síntomas vasomotores

Son un componente común del síndrome climatérico, estando presentes hasta en el 79 % de las mujeres menopáusicas. La prevalencia difiere ampliamente según la etnia y la distribución geográfica, siendo las mujeres que viven en Europa, América del Norte y América Latina más propensas a tenerlos en comparación con las asiáticas. Sin embargo, encuestas realizadas en India y Emiratos Árabes Unidos confirmaron que no hay asociación entre la estacionalidad y la prevalencia y frecuencia de los sofocos.

Un punto de vista reciente y novedoso sugiere que el aumento de la temperatura del planeta, debido al cambio climático, puede aumentar aún más el número de mujeres que presentan síntomas vasomotores o empeoran su gravedad.

Los sofocos y los sudores nocturnos pueden interferir en el sueño, el estado de ánimo, la energía y el bienestar general, afectando a las actividades diarias y la productividad laboral, en definitiva, a la calidad de vida.

Se caracterizan por una repentina sensación de calor, que suele comenzar en una localización concreta, en la cabeza o el pecho, para luego, desde ahí, generalizarse. La duración es variable, pudiendo ser desde algunos segundos a varios minutos (con una media de 3-4 minutos).

También la frecuencia de aparición es variable, desde alguno en el día hasta varios cada hora del día y de la noche. Suele acompañarse de una sudoración profusa y, ocasionalmente, de palpitaciones, cefaleas o vértigo y alteraciones del sueño que favorecen la aparición de cuadros de fatiga, irritabilidad, disminución de la concentración y pérdida de memoria. La intensidad puede ser referida como de leve a moderada o alta, con afectación de la calidad de vida.

En la **tabla 17-1**, se recogen algunos factores relacionados con la presencia de síntomas vasomotores.

En general, su frecuencia y duración se reduce con el paso del tiempo, habiéndose establecido en estudios de largo tiempo de seguimiento una duración media de 7,4 años,

Tabla 17-1. Factores favorecedores y protectores de los síntomas vasomotores	
Factores favorecedores	**Factores protectores**
Obesidad	Dieta mediterránea
Ambientes caldeados	Dietas ricas en fitoestrógenos
Comidas picantes	Actividad física
Alcohol	Mantenimiento de peso corporal
Estrés, depresión y ansiedad	Eliminación de tóxicos (alcohol y tabaco)
Factores biológicos (etnia, comorbilidad)	
Cultura, enfoque personal y social de la menopausia	

siendo de 10,1 en las afroamericanas. Es preciso tener en cuenta que un 5 % de las mujeres sintomáticas permanecerán toda la vida con sofocos.

Se han identificado algunos factores que pueden prolongar su duración, como la menopausia precoz, el bajo nivel educativo y la presencia de estrés y depresión y/o ansiedad en la perimenopausia.

Un sofoco es el resultado de una activación anormal de mecanismos fisiológicos destinados a aumentar la disipación de calor, incluyendo la vasodilatación y la transpiración, en una forma alterada de la homeostasis de la temperatura.

Su origen, aunque no está totalmente establecido, parece deberse a una alteración en la termorregulación que produce una inadecuada vasodilatación periférica, con incremento del flujo sanguíneo cutáneo y sudoración posterior, lo que resulta en una rápida pérdida de temperatura. En ello, también están implicados los mensajeros neuroquímicos.

Parece que, por la disminución de los niveles de estrógenos, el hipotálamo tendría menos respuesta a los cambios de temperatura. El hecho de que las mujeres que presentan sofocos no tengan niveles de estrógenos sensiblemente inferiores a los de aquellas sin sofocos ha llevado al estudio del papel que desempeñan los neurotransmisores, como la serotonina y la noradrenalina, que afectan a la respuesta térmica hipotalámica.

Recientes estudios han mostrado cómo neuronas del sistema kisspeptina, neurocinina B, dinorfina (KNDy) están implicadas también en la termorregulación, ya que el centro termorregulador del hipotálamo está inervado por estas neuronas que son estimuladas por la neurocinina B, y son inhibidas por los estrógenos. Estos hallazgos han abierto la puerta a la investigación y comercialización de nuevas dianas terapéuticas basadas en el uso de antagonistas del receptor de la neurocinina B fezolinetant.

A todo esto, se une una inapropiada vasodilatación periférica con aumento de flujo sanguíneo cutáneo, que se intenta compensar con la provocación de sudoración, para obtener una rápida pérdida de calor.

Análisis de la temperatura corporal central de mujeres durante los sofocos han identificado que tan solo se incrementa esta en el 51 % de los sofocos, lo que sugiere que los cambios en la temperatura ambiental pueden actuar como desencadenantes, pero no son necesarios para provocar un sofoco.

La percepción y aceptación de estos síntomas se verán influenciadas por factores culturales del propio entorno, por ejemplo, la dieta, la actividad física o el consumo de tabaco. Cabe recordar cómo las poblaciones asiáticas, grandes consumidoras de soja, apenas referirán sofocos.

También el estado de salud general y reproductiva previa a la menopausia, las actitudes sobre el papel que la mujer desempeña en la sociedad y cómo este puede verse influenciado por la llegada de la menopausia, pueden afectar a la vivencia propia de los sofocos. Incluso el estado social y económico y el nivel de educación influirán en la tolerancia a los sofocos.

Es probable que una mujer que realice una actividad «de cara al público» tolere peor los sofocos que otra mujer que pueda acceder a medidas para su alivio, como abanicarse, desprenderse de ropa o refrescarse.

Los sofocos nocturnos tienen en general peor tolerancia que los diurnos, ya que los frecuentes episodios de despertar se asocian a insomnio, lo cual acarreará cansancio, falta de concentración y rendimiento y pérdida de autoestima.

A menudo, existe una generación de sentimientos negativos con la llegada de la menopausia, aunque el impacto de esta percepción negativa varía enormemente dependiendo de las actitudes personales y del entorno sobre el envejecimiento, en general, y sobre el papel que ocupa la mujer mayor en la sociedad, en particular.

Alteraciones psicológicas y trastornos del sueño

Se puede aceptar que la menopausia en un sentido amplio conlleva síntomas psicológicos que afectan al estado de ánimo y al rendimiento habitual, sin embargo, esto no representa que dicha etapa sea sinónimo de un inevitable deterioro de la salud mental.

Estos síntomas emocionales pueden estar influenciados por expectativas negativas derivadas de los mitos establecidos alrededor de la menopausia, en la que al finalizar la época reproductiva, se cerraría la etapa «productiva» de la mujer. Lejos de ello, la menopausia supone una ventana de oportunidad para el desarrollo social, cultural y profesional de la mujer.

Se han descrito diferentes síntomas relacionados con la menopausia que potencialmente afectan a varios órganos y sistemas, y en relación con los aspectos psicológicos, se pueden agrupar en:

- Alteraciones en la esfera cognitiva: pérdida de memoria, falta de rendimiento y concentración. Incapacidad para las tareas delicadas. Estos síntomas hacen referencia a quejas que las mujeres presentan asociadas a situaciones de estrés, que tienen que ver más con una percepción subjetiva que con pruebas objetivas.
- Alteraciones del estado de ánimo: nerviosismo, trastornos de ansiedad, inquietud, irritabilidad, astenia, cansancio y fatiga, malestar general. Depresión: tristeza, melancolía, que es referido como «sin fuerzas para nada», «con sentimientos de inutilidad», «como sin vida», «de no valer para nada».
- Trastornos del sueño: dificultad para dormir, dormir sin un sueño reparador, con sueño ligero y un despertar tem-

prano, acortamiento de las horas de sueño y, en general, alteraciones en la calidad del sueño.

- Alteraciones en la esfera sexual: disminución del deseo sexual, trastorno del deseo sexual hipoactivo, dolor vaginal, trastorno de excitación sexual, trastorno de anorgasmia.

La transición a la menopausia se asocia a más altos niveles de depresión, ansiedad, falta de concentración y baja autoestima.

Entre el 40 y el 60 % de las mujeres menopáusicas reportan dificultades para dormir, especialmente despertares nocturnos asociados o no a la presencia de sofocos, aunque la calidad del sueño es peor para las mujeres que presentan síntomas vasomotores.

Se han desarrollado diferentes escalas psicométricas con el fin de evaluar de manera objetiva estos síntomas:

- La escala climatérica de Green.
- El cuestionario de salud de la mujer (WHQ, Women´s Health Questionnaire).
- Menopausia-cuestionario específico de calidad de vida (MENQQL, Menoapuse-Especific Quality of Life Questtionnaire).
- La escala de calificación de la menopausia (MRS, The Menopause Rating Scale).
- La calidad de vida específica de la menopausia (MSQQL, Menopause Specific Quality of Life).
- La puntuación de calidad de vida de la menopausia de Utian (UQQL, The Utian Menopause Quality of Life Score).
- La lista de síntomas de la menopausia (MSL, Menopausal Symtoms List).
- La escala Cervantes: validada en población española, proporciona una adecuada valoración de los síntomas psicológicos en la mujer posmenopáusica.

Síndrome genitourinario de la menopausia

El término *síndrome genitourinario de la menopausia* (SGUM) fue introducido en 2014 a propuesta de la North American Menopause Society (NAMS) con el objetivo de sustituir a otros términos, como *atrofia vulvovaginal*, *vaginitis atrófica* o *atrofia urogenital*, ya que considera, además de los síntomas vaginales y vulvares, los derivados de la carencia estrogénica en el tracto urinario.

Es una condición crónica causada por la deficiencia de estrógenos y otros esteroides sexuales como andrógenos, que son responsables de cambios anatómicos, fisiológicos y funcionales en el área vulvovaginal (labios mayores y menores, clítoris, vestíbulo, introito, vagina) y sistema urinario (uretra y vejiga).

El síndrome puede manifestarse con síntomas como sequedad, irritación, ardor, falta de lubricación en la actividad sexual, molestias o dolor, además de disuria, urgencia miccional e infecciones del tracto urinario.

Esta situación puede también manifestarse en mujeres premenopáusicas que se encuentren en situación de hipoestrogenismo (posparto, lactancia, amenorrea hipotalámica o tratamientos con fármacos antiestrogénicos). Manifiestan síntomas el 70 % en el estudio GENISSE y hasta el 90 % en la cohorte española de la European Vulvovaginal Epidemiological Survey (EVES).

En cuanto a su fisiopatología, el origen del síndrome es el descenso en los niveles séricos de estrógenos. Estos son los responsables de mantener unas condiciones óptimas de los tejidos del tracto genital y urinario. Actúan en receptores de la vagina, la vulva, la uretra y el trígono de la vejiga, áreas en las que hay una gran proporción de ellos.

Se ha documentado la presencia de los dos tipos de receptores estrogénicos α y β en la vagina, con una distribución preferente del receptor tipo α en el epitelio, el estroma y las fibras musculares, y del tipo β en el epitelio y, como en otros tejidos, en los vasos sanguíneos. En la vulva, se encuentran receptores estrogénicos en el epitelio de los labios menores, así como en su dermis, aunque en cantidad bastante inferior a la vagina, y son muy escasos en el epitelio queratinizado de los labios mayores, donde solo se identifican en algunas células de la capa basal.

En el aparato urinario, la uretra de la mujer está tapizada en toda su extensión por un epitelio escamoso poliestratificado, no queratinizado similar al de la vagina, y expresa abundantes receptores estrogénicos. El urotelio vesical carece de receptores estrogénicos, excepto en la zona del trígono vesical.

La acción de los estrógenos se manifiesta en todas las capas de la vagina: el epitelio, la lámina propia, la muscular y la adventicia. En conjunto, proporcionan un aumento en el número de capas y en la capacidad de renovación del epitelio vaginal, estimulan la producción de glucógeno y fibras elásticas, responsables directos del espesor y la elasticidad, productores de mucopolisacáridos ácidos y ácido hialurónico en la lámina propia. Actúan sobre la capacidad de transferencia de líquido a través del epitelio vaginal, responsable, junto con las secreciones producidas en las glándulas cervicales de Bartolino y de Skene, de la lubricación vaginal.

El efecto de los estrógenos sobre la lámina propia es importante para mantener la fisiología vaginal. Se trata de una capa de tejido conjuntivo situada entre el epitelio y la capa muscular. Está muy vascularizada, dotada de abundantes capilares. Contiene gran cantidad de fibroblastos y fibrocitos, cuya principal función es sintetizar y mantener a la matriz extracelular propia del tejido. De esta lámina propia depende la humedad de las superficies epiteliales, ya que el mantenimiento de un adecuado flujo sanguíneo guarda relación directa con la capacidad de producir un trasudado y, por tanto, de la lubricación vaginal.

Pero, además, el papel de los estrógenos es crucial en el mantenimiento de una microbiota vaginal saludable, ya que son responsables de la producción adecuada de glucógeno, sustrato para los lactobacilos, los cuales convierten la glucosa en ácido láctico, creando un ambiente vaginal ácido (entre 3,5 y 5), que favorece el crecimiento de estos microorganismos y dificulta el de otros que pueden considerarse perjudiciales en caso de sobrecrecimiento (patógenos oportunistas).

Los andrógenos también parecen desempeñar un papel relevante en la salud urogenital, ya que se ha demostrado la presencia de receptores de andrógenos en todas las capas de la vagina: mucosa, muscular y las capas adventicias.

Aunque los niveles séricos de andrógenos no tienen una caída brusca, como ocurre en la menopausia con los estrógenos, sí tienen un declinar progresivo desde el momento de máxima producción (alrededor de los 20 años), siendo en la época de la menopausia alrededor del 50 % menos. Son precursores de la síntesis de estrógenos y se ha comprobado cómo su administración local induce cambios en la expresión de receptores de andrógenos y receptores de estrógenos, crecimiento celular, producción de mucina y aumento del recambio del colágeno, aumento de la perfusión y aumento de la síntesis de neurotransmisores.

No en todas las mujeres se producen síntomas genitourinarios durante la transición o en la menopausia, aunque en la mayoría, los cambios que se manifiestan son de desarrollo progresivo a lo largo de años, y no es de esperar una mejoría con el paso del tiempo, salvo que reciban tratamiento.

La duración del hipoestrogenismo es el principal factor relacionado con el desarrollo y gravedad del SGUM. En la tabla 17-2, se muestran otras situaciones que se relacionan con el SGUM.

La deficiencia de esteroides (estrógenos y andrógenos) tendrá unas implicaciones histológicas con repercusiones clínicas. En la tabla 17-3, se muestra un resumen de la repercusión clínica de los cambios histológicos producidos por la deficiencia de estrógenos.

La influencia del SGUM en la calidad de vida es comparable a la de patologías como el asma, la enfermedad pulmonar obstructiva crónica, la artritis y otras afecciones graves.

En la vulva, aunque en menor cantidad, también están presentes los receptores estrogénicos. Los cambios identificados en la vulva, por la deficiencia de estrógenos, se resumen en la tabla 17-4.

El diagnóstico del SGUM es clínico, basado en la anamnesis y la exploración clínica. En la tabla 17-5, se resumen las orientaciones diagnósticas en el SGUM.

El diagnóstico diferencial del SGUM debe plantearse con situaciones clínicas como: liquen escleroso, dermatitis, infecciones, enfermedades sistémicas que cursen con úlceras o fisuras vulvares (enfermedad de Crohn), vulvodinia, cistitis intersticial o proceso neoplásico. La biopsia y el examen anatomopatológico deben realizarse en caso de duda para establecer el diagnóstico.

El tratamiento del SGUM debe ser precoz y mantenido en el tiempo, ya que los síntomas y cambios histológicos regresarán en caso de suspenderlo. Sin tratamiento, puede afectar a la función urinaria y aumentar la incidencia de prolapso.

Tabla 17-3. Cambios anatómicos producidos en el síndrome genitourinario de la menopausia y su relación con síntomas

Cambios genitourinarios	Repercusión clínica
• Pérdida de espesor y elasticidad del epitelio	• Síntomas: malestar, ardor, picor • Presencia de equimosis, úlceras con traumatismos (coito o exploración ginecológica)
• Aumento del tejido conectivo subepitelial. Pérdida de rugosidades • Acortamiento y falta de distensibilidad	• Dispareunia
• Reducción de la producción de secreción y trasudado	• Sequedad. Dispareunia. • Disminución del deseo sexual
• Aumento de pH vaginal (≥ 5). • Cambios en la microbiota vaginal	• Aumento de la predisposición a infecciones
• Vulva	• Cambios anatómicos • Pérdida de autoestima. Disminución de la satisfacción sexual
• Disminución del espesor del epitelio uretral y del trígono	• Disuria, polaquiuria, nicturia, urgencia miccional, mayor frecuencia de infecciones del tracto urinario
• Músculos del suelo pélvico, fascia endopélvica	• Mayor tendencia a prolapso de órganos pélvicos. Incontinencia de esfuerzo

Tabla 17-4. Cambios en la vulva relacionados con la deficiencia de estrógenos

- Hallazgos vulvares
- Falta de hidratación
- Disminución de la grasa subcutánea en los labios mayores
- Resorción o fusión de los labios menores
- Desaparición del capuchón del clítoris
- Estenosis del introito
- Disminución del tamaño de las carúnculas himeneales
- Meato uretral prominente (carúnculas uretrales)
- Pérdida de vello púbico
- Epitelio frágil: equimosis
- Disminución del flujo sanguíneo
- Disminución de la sensibilidad

Tabla 17-2. Situaciones clínicas relacionadas con el síndrome genitourinario de la menopausia

- Posparto, lactancia
- Ooforectomía bilateral
- Estados de hiperprolactinemia
- Fallo ovárico secundario a quimioterapia, radioterapia
- Enfermedades crónicas (lupus, artritis reumatoide)
- Fallo ovárico secundario a embolización de arterias uterinas
- Tratamientos supresivos con glucocorticoides
- Fármacos con efecto antiestrogénico: tamoxifeno, inhibidores de aromatasa, danazol, análogos de hormona liberadora de gonadotropinas
- Ooforectomía bilateral
- Fallo ovárico secundario a quimioterapia, radioterapia

Hidratantes y lubricantes

Los hidratantes y lubricantes han demostrado eficacia en el alivio de síntomas, aunque no modifican los cambios estructurales tisulares. Se recomiendan en las mujeres que no quieran o no puedan utilizar estrógenos.

Estrógenos locales

Los estrógenos locales son altamente efectivos en revertir los cambios fisiológicos asociados a la deficiencia de estrógenos: promueven el crecimiento y la maduración celular vaginal, favorecen la recolonización por lactobacilos, mejoran el flujo sanguíneo, disminuyen el pH, aumentan el espesor del epitelio

Tabla 17-5. Orientaciones para el diagnóstico del síndrome genitourinario de la menopausia

Anamnesis	• Antecedentes. Hábitos higiénicos. Síntomas: sequedad, ardor, picor, leucorrea, dispareunia, disuria
Inspección	• Visión directa • Especuloscopia • Magnificación de la imagen
Palpación	
Pruebas complementarias	• pH • Ácido acético al 5 %
Pruebas diagnósticas específicas según la orientación diagnóstica	• Azul de toluidina (prueba de Collins) • Examen en fresco de la secreción • Cultivo del exudado vaginal • Citología vaginal (índice de maduración) • Citología de rascado de lesiones • Biopsia

vaginal y la elasticidad, y mejoran la función sexual. Los estrógenos locales (estradiol, estriol y promestrieno) o la prasterona son de elección en el SGUM moderado-grave. Han demostrado ser eficaces, con datos de seguridad tranquilizadores.

Hay evidencia de que los efectos de estas preparaciones intravaginales no se limitan a la vagina y que existe un riesgo de absorción sistémica como consecuencia de una vagina atrófica, especialmente durante los primeros días de tratamiento; no obstante, no se ha demostrado un aumento de los niveles plasmáticos de estrógenos con dosis bajas de terapia estrogénica local, por lo que no es necesario asociar un progestágeno o establecer controles para evaluar el estímulo endometrial. A medida que el epitelio madura como resultado del tratamiento, la absorción disminuye, y se necesitan pequeñas dosis de estrógenos para prevenir la atrofia recurrente.

Prasterona (deshidroepiandrosterona)

Nuevos conocimientos sobre el papel desarrollado por los andrógenos ponen de manifiesto su participación en la fisiopatología del proceso de atrofia vaginal, a lo que se suma la nueva concepción *intracrina* de la esteroidogénesis en la mujer, lo que ha llevado al estudio de la respuesta al tratamiento mediante prasterona.

La deshidroepiandrosterona ejerce acciones estrogénicas y androgénicas en la vagina, aliviando los trastornos sexuales por dolor y la sequedad, así como mejorando la maduración celular, el pH y el aspecto de la mucosa vaginal. El efecto obtenido es local, sin que se hayan comunicado efectos a distancia, por lo que el perfil de seguridad es alto.

Ospemifeno

Se trata de un modulador selectivo del receptor de estrógeno de uso por vía oral. Es el primer tratamiento oral no hormonal

con un efecto agonista en el epitelio vaginal y antagonista en los tejidos endometrial y mamario, que lo hace candidato en mujeres con historia de cáncer de mama que han finalizado el tratamiento. Tras 12 semanas de tratamiento con ospemifeno, hasta un 75 % de las mujeres mejoran un grado o más sus síntomas de sequedad vaginal, y hasta un 80 %, sus síntomas de dispareunia.

En líneas generales, el tratamiento del SGUM debe ser precoz y mantenido en el tiempo, ya que los síntomas y cambios histológicos regresarán en caso de suspenderlo.

SGUM en mujeres con cáncer de mama

En el seguimiento de las mujeres con cáncer de mama, cada vez se presta más atención al manejo de los efectos adversos de la terapia adyuvante (quimioterapia y tratamiento antiestrógeno, especialmente con inhibidores de la aromatasa). Estas pacientes suelen experimentar síntomas vulvovaginales, debido a los niveles muy reducidos de estrógeno circulante, tienen con frecuencia sequedad vaginal, ardor, irritación, dispareunia y disuria, que a su vez puede provocar dolor, malestar y deterioro de la función sexual, con un impacto negativo en múltiples dominios de la calidad de vida.

En ellas, preocupa el empeoramiento de la calidad de vida, ya que por los síntomas del SGUM pueden interrumpir las terapias adyuvantes hormonales.

El tratamiento con estrógenos sistémicos está contraindicado en estas pacientes. En ellas, el SGUM se puede prevenir, reducir y controlar en la mayoría de los casos, pero teniendo una actitud proactiva frente a este problema mediante un reconocimiento temprano y un tratamiento adecuado.

Las modificaciones en el estilo de vida, como dejar de fumar o tener actividad sexual regular, suelen ser insuficientes para mejorar significativamente el SGUM, y los tratamientos no hormonales (hidratantes vaginales, lubricantes y geles) son el tratamiento de primera línea, pero estas opciones no hormonales no pueden revertir la atrofia una vez que está establecida.

Cuando estos no son efectivos para el alivio de los síntomas, se pueden considerar otras opciones, como el tratamiento con estrógenos locales, aunque esta indicación debe tener la aprobación expresa del oncólogo y, en muchos casos, no es aceptado, debido al temor a la recurrencia del cáncer, basado en la posible absorción sistémica del estradiol. En este sentido, el tratamiento con promestrieno local parece seguro, por la casi escasa absorción sistémica que tiene. No se han demostrado en usuarias valores séricos de estradiol que alcancen a los de la premenopausia.

El análisis de otras opciones como ospemifeno, deshidroepiandrosterona intravaginal (prasterona) o terapia con láser (de erbio o de dióxido de carbono) sugieren que estas terapias son efectivas para los síntomas derivados de la atrofia vulvovaginal en mujeres con cáncer de mama, sin embargo, la seguridad sigue siendo controvertida, y existe una gran preocupación con todos estos tratamientos, aunque hay que tener en en cuenta que, por ejemplo, en la ficha técnica del ospemifeno está recogida su indicación en aquellas mujeres con cáncer de mama que han finalizado el tratamiento.

COMPLICACIONES A LARGO PLAZO

El aumento de la esperanza de vida significa que las mujeres en la actualidad se encuentran en un estado hipoestrogénico durante aproximadamente un tercio de sus vidas. Esto supone una mayor atención a patologías crónicas relacionadas con el envejecimiento y con la falta de estrógenos, como las alteraciones cardiovasculares y la osteoporosis.

Cardiovasculares

Según datos del INE, la principal causa de muerte en la mujer española a partir de la menopausia es la patología cardiovascular. Este dato tiene que llevar a la reflexión de tener una actitud proactiva por parte del ginecólogo en la menopausia, para procurar identificar riesgos asociados, como obesidad, hipertensión y otros factores de riesgo cardiovascular, para establecer las medidas y recomendaciones de prevención necesarias.

Un punto importante es la influencia de la menopausia es el peso corporal. En la menopausia, relacionado con la disminución de la producción de estrógenos, se observa una mayor tendencia al depósito de grasa corporal en la región abdominal, con mayor circunferencia de la cintura.

El aumento de la adiposidad en mujeres posmenopáusicas se asocia significativamente a la hiperinsulinemia, lo que sugiere que la resistencia a la insulina puede ser responsable del desarrollo de las características clave de la dislipidemia posmenopáusica, la obesidad, el síndrome metabólico y la diabetes tipo 2.

El proceso del envejecimiento cardiovascular incluye:

- Disfunción endotelial.
- Pérdida de la función vasodilatadora y desarrollo de un estado protrombótico por menor biodisponibilidad de óxido nítrico y aumento de especies reactivas del oxígeno producidas por el metabolismo aeróbico fisiológico normal. Las citocinas inflamatorias y las especies reactivas del oxígeno favorecen la ateroesclerosis.
- Rigidez arterial.
- Disminución de fibras elásticas y más baja distensibilidad; el aumento del depósito de colágeno favorece la rigidez.

Además, la edad:

- Promueve la inflamación.
- Favorece el desarrollo de hipertensión, el aumento de la poscarga cardíaca, el remodelado del ventrículo izquierdo y la isquemia miocárdica.
- Aumenta el estrés oxidativo mitocondrial: la sobreproducción mitocondrial y la acumulación de superóxido y peróxido de hidrógeno provocan daño en el ácido desoxirribonucleico (ADN), inflamación y apoptosis.
- Inestabilidad genómica: el acortamiento de los telómeros producidos en la división celular provoca la senescencia de las células de los vasos con mutaciones genéticas en el tiempo, debido a reparaciones del ADN menos eficientes.

- Remodelado de la cromatina: metilación del ADN y modificaciones debidas a exposiciones ambientales.

Los estrógenos tienen relación con estos procesos y han mostrado un beneficio en los estudios que analizan los marcadores subrogados de patología cardiovascular. Sin embargo, los estudios que han planteado como objetivo principal el efecto de la administración de estrógenos, estrógenos/gestágenos, en la reducción de eventos cardiovasculares han mostrado resultados que se pueden resumir en que:

- No se dispone de evidencia derivada de ensayos clínicos aleatorizados que respalde el uso de la terapia hormonal para prevenir o aminorar el envejecimiento cardiometabólico y otras enfermedades comunes, en especial, eventos cardiovasculares.
- Numerosos estudios y reanálisis del estudio de la Women's Health Iniciative (WHI) han tratado de justificar las causas fisiopatológicas de la discrepancia existente entre los resultados de los estudios observacionales y de los ensayos clínicos aleatorizados de mujeres con terapia hormonal.
- Hasta la fecha, ningún estudio ha demostrado diferencias significativas en la mortalidad por causa cardiovascular o por otra causa entre mujeres tratadas y no tratadas con terapia hormonal.
- Existe consenso para indicar la terapia hormonal en mujeres con manifestaciones clínicas de menopausia que afecten a la calidad de vida, hasta los 60 años o con menos de 10 años de menopausia, pero no se considera indicada para la prevención de eventos cardiovasculares.

Osteoporosis

La osteoporosis se caracteriza por una alteración sistémica de la masa ósea, tanto en su cantidad como en su calidad, lo que supone un aumento de la propensión a producirse fracturas por fragilidad. Afecta fundamentalmente al hueso trabecular en comparación con el cortical. La salud general y específicamente la salud ósea durante la menopausia evoluciona de acuerdo con el envejecimiento y la exposición a diversos factores de riesgo.

En relación con la osteoporosis, se han identificado factores protectores y favorecedores y, dentro de estos, relacionados con el propio esqueleto y con el riesgo de caídas (**Tabla 17-6**).

De todos ellos, se consideran factores de riesgo relevantes e independientes de la masa ósea:

- La edad.
- La fractura previa osteoporótica.
- La menopausia prematura.
- La historia familiar de fractura de cadera.
- El uso de corticoides.

Es preciso tener en cuenta que solo se identifican factores de riesgo en el 30-49 % de mujeres con osteoporosis, por lo que resultan unos pobres factores predictivos de la enfermedad. Aunque la masa ósea es un elemento importante en el riesgo de fractura, otros factores óseos como la microarquitectura

Tabla 17-6. Factores de riesgo relacionados con la osteoporosis

Relacionados con el esqueleto	• Sexo: mujer • Edad avanzada • Deficiencia estrogénica • Menopausia precoz • Amenorrea prolongada en la premenopausia • Caucásica • Bajo índice de masa corporal • Historia familiar de osteoporosis • Fumadora • Baja ingesta de calcio • Actividad física inadecuada • Uso de corticoides
Relacionado con el riesgo de caídas	• Defectos visuales • Medicación • Obstáculos en la vivienda • Frío • Mascotas • Incontinencia de orina • Grasa corporal (protección)
Etiologías secundarias que contribuyen a la pérdida de masa ósea	• Acromegalia • Enfermedad de Addison • Amiloidosis • Espondilitis anquilopoyética • Enfermedad pulmonar obstructiva crónica • Porfiria • Síndrome de Cushing • Endometriosis • Epidermólisis ampollosa • Gastrectomía • Insuficiencia gonadal (primaria y secundaria) • Hemocromatosis • Hemofilia • Hiperparatiroidismo • Hipofosfatemia • Escoliosis idiopática • Diabetes insulinodependiente • Linfoma y leucemia • Síndrome de malabsorción • Mastocitosis • Mieloma múltiple • Esclerosis múltiple • Trastornos nutricionales • Osteogénesis imperfecta • Nutrición parenteral • Anemia perniciosa • Artritis reumatoide • Sarcoidosis • Enfermedad hepática grave, especialmente cirrosis biliar primaria • Talasemia • Hipertiroidismo • Tumor secretante de hormona paratiroidea
Medicaciones que incrementan el riesgo de osteoporosis	• Anticonvulsivos • Citotóxicos • Dosis altas de tiroxina • Glucocorticoides • Hormona liberadora de gonadotropina • Heparina • Litio • Tamoxifeno (premenopausia)

o la calidad del hueso tienen también una notable influencia en este riesgo.

El diagnóstico se basa en la medición de la densidad mineral ósea mediante densitometría, estableciendo la Organización Mundial de la Salud (OMS) puntos de corte teóricos para clasificar el resultado (Tabla 17-7). Actualmente no existen métodos de uso clínico para evaluar la calidad ósea.

La consecuencia más preocupante de la osteoporosis son las fracturas. Las típicas relacionadas con esta enfermedad son: las vertebrales (las más frecuentes), las de muñeca o fractura de Colles y la de cadera, la cual implica la mayor morbimortalidad de las tres.

Las acciones terapéuticas en relación con la osteoporosis se basan en la evolución de la masa ósea y el riesgo de fracturas, considerando el impacto de cada tratamiento en la calidad de vida y otros trastornos médicos que puedan surgir en este período de la vida de la mujer, como los síntomas vasomotores, factores de riesgo cardiovascular o cánceres hormonodependientes. Es por ello por lo que valorar los efectos extraesqueléticos de los tratamientos para la osteoporosis puede suponer «ventanas de oportunidad», teniendo en cuenta los efectos agonistas y antagonistas en relación con otras necesidades de salud.

Por ello, el tratamiento de la osteoporosis, que es crónico, se plantea como una acción cambiante a lo largo del tiempo.

En la figura 17-6, se muestra una representación secuencial de los tratamientos de la osteoporosis adaptados a los períodos evolutivos y los riesgos principales de la mujer en la posmenopausia.

Estilo de vida saludable. Calcio y vitamina D

Un estilo de vida saludable es la base de cualquier intervención farmacológica. Se ha demostrado que este estilo de vida mejora los síntomas vasomotores y puede prevenir enfermedades crónicas asociadas al envejecimiento y la menopausia. El ejercicio osteogénico debe implicar al menos 150 minutos de ejercicio de intensidad moderada o 75 minutos de actividad aeróbica de intensidad vigorosa por semana.

Las recomendaciones sobre dieta se basan en la realización de una dieta mediterránea. La ingesta diaria de calcio debe ser de 1.200 mg para mujeres mayores de 50 años y 1.000 mg si la paciente está con terapia hormonal. Además, la ingesta diaria de vitamina D es de 600 UI para personas de hasta 70 años y 800 UI para personas mayores de 70 años. La suplementación con calcio más vitamina D reduce significativamente el riesgo de todas las fracturas por fragilidad y fracturas de cadera en personas con enfermedades graves.

Tabla 17-7. Definiciones de la Organización Mundial de la Salud de osteoporosis, osteopenia y normalidad

Clasificación	Puntuación T de DXA
Normal	≥ 1,0
Osteopenia	> −2,5 y < −1,0
Osteoporosis	≤ 2,5

DXA: densitometría ósea.

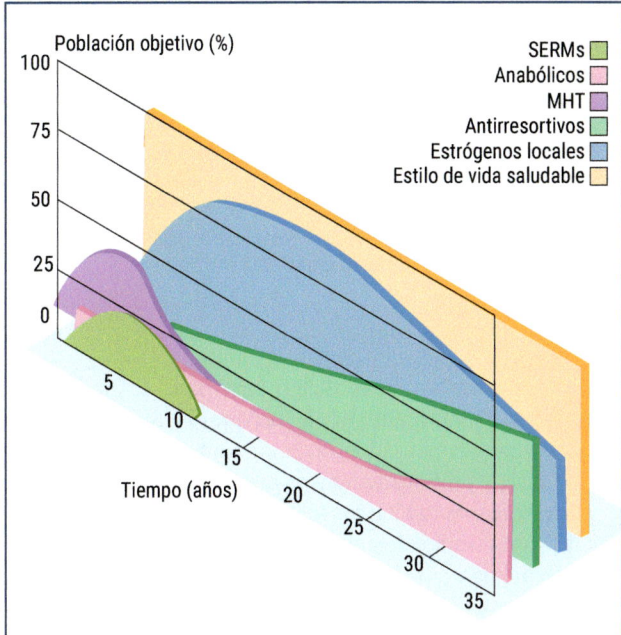

Figura 17-6. Tratamiento secuencial de la osteoporosis.
MHT: terapia hormonal para menopausia; SERMs: modulador selectivo de los receptores estrogénicos.

Tratamiento farmacológico

Debido a su efecto sobre el recambio óseo y sobre otros fenómenos regulados por hormonas, como los sofocos o el riesgo de cáncer de mama, se posiciona la terapia hormonal y los moduladores selectivos del receptor de estrógeno como una intervención en la posmenopausia temprana. Hay que tener en cuenta los síntomas asociados, así, por ejemplo, el raloxifeno incrementaría la presencia de sofocos. Cuando el uso de estos agentes no es posible, hay evidencia sólida que respalda el uso de fármacos antirresortivos.

Algunos condicionantes clínicos, como problemas digestivos, función renal alterada y las preferencias de la paciente que faciliten el cumplimiento terapéutico juegan un papel relevante en la elección entre bisfosfonatos o denosumab. Para pacientes con alto riesgo de fractura osteoporótica, el enfoque «anabólico primero» reduce ese riesgo. El efecto sobre la salud ósea de estos agentes formadores de hueso o con denosumab debe consolidarse con el uso posterior de agentes antirresortivos.

En resumen, la osteoporosis posmenopáusica es un proceso duradero que requiere un tratamiento adaptado al perfil de riesgo de fractura; independientemente de la estrategia terapéutica empleada, el seguimiento y el tratamiento deben mantenerse indefinidamente para ayudar a prevenir fracturas. Este tratamiento no es estático a lo largo de la vida de la mujer, sino que debe ser secuencial, teniendo en cuenta sus condiciones de salud y los riesgos asociados.

TRATAMIENTO

Los tratamientos eficaces para mujeres con síntomas vasomotores molestos o síntomas de SGUM incluyen opciones hormonales y no hormonales.

Estilos de vida saludables

Los principios de un estilo de vida saludable se centran en la práctica de ejercicio físico, acompañado de una dieta adecuada, logro de un peso corporal correcto, supresión o restricción de hábitos tóxicos y otras medidas de autocuidado. Los cambios en el estilo de vida durante esta etapa pueden tener un potencial impacto sobre la morbilidad y, eventualmente, sobre la mortalidad, especialmente, de causa cardiovascular.

Existe una fuerte correlación entre el consumo de tabaco, el consumo de alcohol y la aparición de sofocos. Es aconsejable, por tanto, disminuir el consumo de estos dos hábitos tóxicos para evitar su aparición o empeoramiento.

La adopción de un patrón dietético más saludable puede favorecer un peso corporal adecuado y mejorar incluso los síntomas vasomotores. Sin embargo, no hay evidencia que sugiera beneficio en otros síntomas, como los psicológicos. Si bien en algunos estudios se ha informado que productos botánicos, como el *black cohosh* y la hierba de San Juan, tienen efecto positivo en el alivio de síntomas vasomotores y depresión, aunque actualmente no se recomiendan, debido a la falta de estandarización de las dosis y la incertidumbre sobre la seguridad.

Las recomendaciones para reducción de riesgos podrían resumirse en: incremento de la actividad física (30-60 minutos al día), dejar de fumar, mantener un consumo de alcohol moderado con una dieta cardiosaludable e incorporar suplementos dietéticos (o farmacológicos, si es necesario) de calcio y vitamina D.

Estas recomendaciones deben tener un carácter universal, con independencia de la edad, el tiempo de menopausia o la comorbilidad asociada.

Terapias naturales: alternativas y complementarias

Las terapias naturales incluyen aquellas que se utilizan como una alternativa a la medicina tradicional (terapias alternativas) y las que tienen una función complementaria (terapias complementarias).

En la **tabla 17-8**, se muestran las terapias naturales en relación con su aplicación en la menopausia.

La terapia hormonal sigue siendo el tratamiento más eficaz para los síntomas vasomotores, y debe considerarse de elección en mujeres menopáusicas dentro de los 10 años posteriores a su último período menstrual y con edad inferior a 65 años.

Para las mujeres que no son buenas candidatas para la terapia hormonal debido a contraindicaciones (p. ej., cánceres dependientes de estrógenos o enfermedades cardiovasculares) o preferencias personales, es importante que los profesionales de la salud estén bien informados sobre las opciones de tratamiento no hormonales que estén respaldadas por la evidencia.

Un reciente posicionamiento de la North American Menopause Society señala, dentro de estas terapias, aquellas que pueden ser recomendadas por disponer de alguna evidencia sobre su efecto beneficioso: terapia cognitivo-conductual, hipnosis

Tabla 17-8. Terapias alternativas y complementarias en relación con la menopausia

Sistemas médicos alternativos	• Homeopatía • Naturopatía • Medicina tradicional china • Medicina tradicional india (ayurveda)
Enfoque sobre la mente y el cuerpo	• La meditación • La oración • La aplicación del estímulo artístico como el arte o la música en la mejora de algunos síntomas
Terapias biológicas	• Empleo de sustancias presentes en la naturaleza, especialmente plantas (fitoterapia), fitoestrógenos, *Cimicifuga racemosa*
Métodos de manipulación	• Quiroplastia • Osteopatía • Masajes
Terapias sobre la base de la energía	• Del propio organismo (terapias de biocampo) • Producida por algún aparato o equipo externo

clínica, inhibidores selectivos de la recaptación de serotonina/inhibidores de la recaptación de serotonina y adrenalina, gabapentina, fezolinetant (nivel I); oxibutinina (niveles I-II); pérdida de peso, bloqueo del ganglio estrellado (niveles II-III).

Y no considera que pueda ser recomendado por la falta de evidencia científica: respiración estimulada (nivel I); suplementos/remedios herbales (niveles I-II); técnicas de enfriamiento, evitar desencadenantes, ejercicio, yoga, intervención basada en *mindfulness* (atención plena), relajación, alimentos y extractos de soja, metabolito de soja equol, cannabinoides, acupuntura, calibración de oscilaciones neuronales (nivel II); intervenciones quiroprácticas, clonidina; (niveles I-III); modificación dietética y pregabalina (nivel III).

No obstante, debe tenerse en cuenta la falta de efectos adversos de estos tratamientos cuando son aplicados por aquellos profesionales conocedores de su técnica y, aunque no tengan beneficios comprobados en los síntomas de la menopausia, sí pueden aportar otros beneficios para la salud y el bienestar de la mujer.

La seguridad de los remedios fitoterápicos (fitoestrógenos) se ha plasmado en un metanálisis, concluyendo la seguridad de estos. En cuanto a su eficacia, un metanálisis de estudios sobre el efecto de productos fitoterápicos en los síntomas de la menopausia concluye que presentan modestas reducciones en la frecuencia de los sofocos y sequedad vaginal, sin efecto en los sudores nocturnos.

Para las mujeres que no son candidatas a tratamientos hormonales, se encuentran disponibles enfoques no hormonales como citalopram, desvenlafaxina, escitalopram, gabapentina, paroxetina y venlafaxina, que se asocian a una reducción en la frecuencia de los síntomas vasomotores de aproximadamente un 40-65 %. Es preciso tener en cuenta que, en España, no se encuentra aprobado en la ficha técnica de estos fármacos su uso para el tratamiento de los sofocos.

Aprobado por la Food and Drug Administration (FDA) y la Agencia Europea del Medicamento (EMA), el fezolinetant es un medicamento no hormonal para el tratamiento de síntomas vasomotores moderados a graves, utilizando 45 mg por vía oral, una vez al día, con o sin alimentos. Se trata de un antagonista del receptor de neurocinina 3. Su función es adherirse y bloquear las actividades del receptor de neurocinina 3, actuando así en la regulación de la temperatura corporal regulada por el cerebro, ya que recientes estudios han mostrado cómo las neuronas del sistema KNDy están implicadas en la termorregulación, pues el centro termorregulador del hipotálamo está inervado por dichas neuronas, que son estimuladas por la neurocinina B y son inhibidas por los estrógenos.

Tratamiento hormonal

Los síntomas vasomotores suelen durar más de 7 años, y el SGUM suele ser crónico; es preciso que el clínico tenga una actitud proactiva para identificar los síntomas asociados a la menopausia y ofertar medidas para su alivio.

Los estrógenos sistémicos solos o combinados con un progestágeno reducen la frecuencia de los síntomas vasomotores en aproximadamente un 75 %. Los estrógenos orales y transdérmicos tienen una eficacia similar. Los estrógenos equinos conjugados (ECE) con o sin acetato de medroxiprogesterona (AMP) fueron los únicos tratamientos hormonales para los cuales se diseñaron ensayos clínicos para examinar eventos cardiovasculares, tromboembolia venosa y riesgo de cáncer de mama.

No deben extrapolarse y generalizarse los resultados de los análisis realizados en poblaciones concretas y con productos determinados. Un claro ejemplo de ello los resultados del estudio WHI, cuyos resultados se generalizaron a todas las poblaciones y a todas las terapias hormonales de la menopausia (THM), a pesar de que el tratamiento estudiado ECE + AMP no ha sido utilizado en España.

Como en cualquier tratamiento, antes de su indicación, deben evaluarse los posibles riesgos. En comparación con el placebo, el mayor riesgo de accidente cerebrovascular y tromboembolia venosa asociada a ECE (con o sin AMP) y cáncer de mama (con el uso de ECE más AMP) es de aproximadamente un evento adicional por cada 1.000 personas/año.

Las dosis bajas de ECE más bacedoxifeno han demostrado un efecto beneficioso en el alivio de los síntomas, con un adecuado perfil de seguridad endometrial, y no se asocian a un mayor riesgo de cáncer de mama (0,25 % por año frente a 0,23 % por año con placebo).

La tibolona es un esteroide sintético con efecto tisular selectivo estrogénico, androgénico y gestagénico. Ha demostrado beneficio en el alivio de los sofocos, siendo más efectivo que el placebo, aunque menos que la THM, y en los síntomas genitourinarios, así como en parámetros de la esfera sexual como: aumento del flujo sanguíneo y de la lubricación vaginal, de las fantasías sexuales, del deseo sexual y de la excitación, teniendo un interesante perfil de seguridad en la mama. Se utiliza por vía oral a dosis de 2,5 mg/día y, según la ficha técnica, debe utilizarse tras 1 año de amenorrea.

Los estrógenos bioidénticos aprobados por la FDA (con una estructura química idéntica a la de los estrógenos producidos naturalmente y, a menudo, administrados por vía transdérmica) también están disponibles para tratar los síntomas vasomotores. No obstante, desde las sociedades científicas de esta especialidad, no se recomienda su uso. La mayoría de las afirmaciones de *marketing* sobre la seguridad y eficacia de las preparaciones compuestas de hormonas bioidénticas no son respaldados por estudios debidamente controlados.

Indicaciones de la terapia hormonal

El tratamiento tiene el objetivo de aliviar los síntomas vasomotores de moderados a graves que afecten a la calidad de vida. La determinación de si los síntomas vasomotores son moderados o graves se basa en la evaluación de cada paciente de sus síntomas, y si son molestos, interfieren en las actividades diarias o ambas cosas.

Como en cualquier indicación terapéutica, deben considerarse los riesgos del tratamiento: mayor riesgo de tromboembolia venosa, accidente cerebrovascular y cáncer de mama con terapia combinada de estrógeno más progestágeno.

Debe prescribirse la dosis efectiva más baja, limitando el tiempo de uso a las necesidades terapéuticas de la paciente. Para ello, es preciso hacer una revaluación periódica de la necesidad de continuar con la terapia hormonal para el control de los síntomas. En la actualidad, no hay indicación de la THM para la prevención de patologías crónicas.

Las mujeres con útero deben recibir un gestágeno o bacedoxifeno (un modulador selectivo del receptor de estrógeno) en combinación con estrógeno para reducir el riesgo de cáncer de endometrio. Aunque fuera de ficha técnica, las mujeres portadoras de un dispositivo intrauterino (DIU) con levonorgestrel (LNG) cumplen el objetivo.

La pauta de administración debe adaptarse a las preferencias de la mujer. Se puede tomar de forma continua, en lugar de cíclica, para evitar la menstruación.

La terapia con progestágenos no tiene utilidad entre las mujeres a las que se ha practicado una histerectomía, con la posible excepción de mujeres con endometriosis.

Una herramienta de ayuda en la toma de decisiones en cuanto a la indicación de la THM para el clínico ante determinadas condiciones de la mujer son los criterios médicos de elegibilidad para THM, avalados por un consorcio de 21 sociedades científicas.

Eficacia de la terapia hormonal

La terapia hormonal es la más eficaz para reducir los síntomas vasomotores en aproximadamente un 75 % en comparación con el placebo, y es superior a las alternativas no hormonales como venlafaxina o paroxetina.

Por el contrario, las preparaciones compuestas de hormonas bioidénticas no están aprobadas por la FDA y deben evitarse, porque no han sido evaluadas en cuanto a seguridad o eficacia y no se supervisa su calidad.

En 2020, un informe de las National Academies of Sciences (NAS) concluyó que las preparaciones compuestas de hormonas bioidénticas no incluían un etiquetado adecuado sobre las instrucciones para uso, contraindicaciones y posibles efectos adversos, y carecen de datos fiables para juzgar la seguridad, eficacia y relación producto-producto, y la variabilidad.

El uso de preparaciones compuestas de hormonas bioidénticas (p. ej., deshidroepiandrosterona, estradiol, cipionato de estradiol, estriol, estrona, pregnenolona, progesterona, testosterona, cipionato de testosterona y propionato de testosterona) deben restringirse a personas con alergia documentada a ingredientes farmacéuticos activos o excipientes (sustancias inactivas que sirven como medio para un medicamento) de productos farmacéuticos aprobados por la FDA.

Se debe informar a las pacientes con respecto a la falta de regulación de la FDA para preparaciones compuestas de hormonas bioidénticas.

En la *Menoguía Sofocos* de la Asociación Española para el Estudio de la Menopausia (AEEM), se resume el tratamiento hormonal en los siguientes puntos clave:

- Todas las combinaciones de THM son superiores al placebo en el tratamiento de los sofocos.
- Tanto la vía transdérmica como la vía oral son efectivas para el tratamiento de los sofocos.
- Todas las dosis de THM son efectivas.
- El enfoque actual es comenzar con dosis más bajas, como estradiol transdérmico (0,025 mg) o estradiol oral (0,5 mg/día), y aumentar si es necesario para aliviar los síntomas.
- Todas las dosis de progesterona previenen la hiperplasia endometrial.
- La THM oral ofrece un patrón de sangrado más aceptable que la THM transdérmica.
- El perfil de una paciente para DIU-LNG más estrógeno natural será la mujer en la perimenopausia con sofocos que tuviese sangrado menstrual abundante y necesitase anticoncepción.
- En cuanto a la amenorrea, durante el tratamiento, el estradiol más progesterona natural micronizada (PNM) oral, el estradiol más noretisterona y el estradiol más DIU-LNG ofrecen las mejores tasas de amenorrea comparados con otras formulaciones.
- Para minimizar el riesgo de trombosis, se recomienda THM transdérmica, estradiol más estradiol más noretisterona o estradiol más PNM oral.
- La tibolona podría ser además una alternativa en mujeres con tensión mamaria producida por la THM clásica.
- El complejo estrogénico selectivo tisular podría ser además una alternativa en mujeres con tensión mamaria producida por la THM clásica y osteopenia grave/osteoporosis.
- El uso de 300 mg de PNM vía oral muestra mejoría de los sofocos respecto al placebo.
- Las terapias compuestas por hormonas bioidénticas actualmente no están reguladas, no cumplen con perfiles de seguridad según la FDA, EMA o la Agencia Española de Medicamentos y Productos Sanitarios (AEMPS), por lo que no se recomienda su uso.
- Después de la revisión de las publicaciones científicas, se debería aconsejar a las mujeres un tratamiento no menor de 5 años, con la posibilidad de continuar hasta los 60 años o hasta los 10 años posteriores a la fecha de la última regla.
- En la suspensión del tratamiento, están descritas suspensiones súbitas y en descenso, pero no existe evidencia de que una pauta sea mejor que la otra.

• Sería plausible evaluar a las pacientes a las 12 semanas de iniciado el tratamiento, tanto para valorar la eficacia de la THM en el tratamiento de los sofocos como los efectos secundarios y mejorar la adherencia.

 PUNTOS CLAVE

• La fisiología de la menopausia es compleja e involucra a numerosas hormonas y circuitos de retroalimentación.
• Los cambios hormonales producidos tienen su origen en la disminución de los folículos ováricos.
• Un nivel de FSH elevado es la primera señal medible de envejecimiento reproductivo.
• Una vez que hay un agotamiento completo de los folículos ováricos, el ovario ya no responde a los altos niveles de FSH, y los niveles de estradiol se reducen.
• Las manifestaciones clínicas tienen su origen en la disminución de los estrógenos.

• Los cambios en el ciclo suelen ser el síntoma inicial de transición climatérica. Los síntomas vasomotores, psicológicos y el SGUM pueden afectar de manera importante a la calidad de vida de la mujer.
• A largo plazo, la osteoporosis y la patología cardiovascular son las principales complicaciones de la menopausia.
• Existen alternativas eficaces para el alivio de los síntomas. Debe mantenerse una actitud proactiva para identificar los síntomas y establecer las adecuadas medidas de tratamiento y cuidados de prevención en la salud de la mujer en la menopausia.

BIBLIOGRAFÍA

AEEM-SEGO Position statement on menopausal hormone theraphy. Prog Obstet Ginecol. 2018;61:230-4.

Anderson RA, Skorupskaite K, Sassarini J. The neurokinin B pathway in the treatment of menopausal hot flushes. Climacteric. 2019;22(1):51-4.

Asociación Española para el Estudio de la Menopausia (AEEM). Criterios de elegibilidad para la terapia hormonal en la menopausia (THM). Madrid: AEEM; 2022 [consultado el 28 de septiembre de 2024]. Disponible en: https://aeem.es.

Asociación Española para el Estudio de la Menopausia (AEEM). Menoguía Síndrome genitourinario de la menopausia. Madrid: AEEM; 2020 [consultado el 28 de septiembre de 2024].Disponible en: https://aeem.es.

Asociación Española para el Estudio de la Menopausia (AEEM). Menoguía Sofocos. Madrid: AEEM; 2023 [consultado el 28 de septiembre de 2024]. Disponible en: https://aeem.es.

Avis NE, Crawford SL, Greendale G, Bromberger JT, Everson-Rose SA, Gold EB, et al; Study of Women's Health Across the Nation. Duration of menopausal vasomotor symptoms over the menopause transition. JAMA Intern Med. 2015;175(4):531-9.

Bi B, Jiang Y, Shi Y, Ruan F. Bazedoxifene plus conjugated estrogens improve menopausal symptoms in postmenopausal women: a systematic review and meta-analysis. Gynecol Endocrinol. 2022;38(10):813-21.

Bromberger JT, Epperson CN. Depression during and after the perimenopause: impact of hormones, genetics, and environmental determinants of disease. Obstet Gynecol Clin North Am. 2018;45(4):663-78.

Calaf-Alsina J, Cano A, Guañabens N, Palacios S, Cancelo MJ, Castelo-Branco C, et al. Sequential management of postmenopausal health and osteoporosis: An update. Maturitas. 2023;177:107846.

Cancelo Hidalgo MJ, Castelo-Branco C, Sánchez Borrego R, Llaneza Coto P, Palacios Gil, Molero F, et al. Papel de ospemifeno en el tratamiento de la atrofia vulvovaginal en la mujer posmenopáusica. Prog Obstet Ginecol. 2016;59:141-50.

Castelo-Branco C, Cancelo MJ, Villero J, Nohales F, Juliá MD. Management of post-menopausal vaginal atrophy and atrophic vaginitis. Maturitas. 2005;52 Suppl 1:S46-52.

Castelo-Branco C, Palacios S, Ferrer-Barriendos J, Parrilla JJ, Manubens M, Alberich X, et al.; Cervantes Study Group. Understanding how personality factors may influence quality of life: development and validation of the Cervantes Personality Scale. Menopause. 2008;15(5):914-8.

Coronado PJ, Monroy M, Fasero M, Sánchez-Borrego R, Palacios S, Rejas J, et al.; AEEM collaborative group for the study of psychometric validation of the Cervantes Short-Form. Population-based norms for the Cervantes-SF short-form questionnaire assessing health-related quality of life in menopause. Maturitas. 2021;146:34-41.

Cox S, Nasseri R, Rubin RS, Santiago-Lastra Y. Genitourinary syndrome of menopause. Med Clin North Am. 2023;107(2):357-69.

Crandall CJ, Mehta JM, Manson JE. Management of menopausal symptoms: a review. JAMA. 2023;329(5):405-20.

Cucinella L, Tiranini L, Nappi RE. Impact of climate and environmental change on the menopause. Maturitas. 2023;178:107825.

DiBonaventura M, Luo X, Moffatt M, Bushmakin AG, Kumar M, Bobula J. The association between vulvovaginal atrophy symptoms and quality of life among postmenopausal women in the united states and western europe. J Womens Health (Larchmt). 2015;24(9):713-22.

Dubé MC, Lemieux S, Piché ME, Corneau L, Bergeron J, Riou ME, et al. The contribution of visceral adiposity and mid-thigh fat-rich muscle to the metabolic profile in postmenopausal women. Obesity. 2011;19(5):953-9.

Duralde ER, Sobel TH, Manson JE. Management of perimenopausal and menopausal symptoms. BMJ. 2023;382:e072612.

Edwards D, Panay N. Treating vulvovaginal atrophy/genitourinary syndrome of menopause: how important is vaginal lubricant and moisturizer composition? Climacteric. 2016;19(2):151-61.

Eugster-Hausmann M, Waitzinger J, Lehnick D. Minimized estradiol absorption with ultra-low-dose 10 microg 17beta-estradiol vaginal tablets. Climacteric. 2010;13(3):219-27.

Formoso G, Perrone E, Maltoni S, Balduzzi S, Wilkinson J, Basevi V, et al. Short-term and long-term effects of tibolone in postmenopausal women. Cochrane Database Syst Rev. 2016;10(10):CD008536.

Franco OH, Chowdhury R, Troup J, Voortman T, Kunutsor S, Kavousi M, et al. Use of plant-based therapies and menopausal symptoms: a systematic Review and Meta-analysis. JAMA. 2016;315:2554-63.

Garrido Oyarzún MF, Castelo-Branco C. Local hormone therapy for genitourinary syndrome of menopause in breast cancer patients: is it safe? Gynecol Endocrinol. 2017;33(6):418-20.

Goldstein SW, Goldstein I, Kim NN. Vestibular tissue changes following administration of intravaginal prasterone: a vulvoscopic open-label pilot study in menopausal women with dyspareunia. Sex Med. 2023;11(3):qfad028.

Harlow SD, Gass M, Hall JE, Lobo R, Maki P, Rebar RW, et al.; STRAW + 10 Collaborative Group. Executive summary of the Stages of Reproductive Aging Workshop + 10: addressing the unfinished agenda of staging reproductive aging. J Clin Endocrinol Metab. 2012;97(4):1159-68.

Heo YA. Prasterone: a review in vulvovaginal atrophy. Drugs Aging. 2019;36(8):781-8.

Hutchinson-Colas J. Postmenopausal vaginal microbiota: more to discover. Menopause. 2023;30(11):1071-2.

Instituto Nacional de Estadística. Esperanza de vida a diferentes edades [consultado el 28 de septiembre de 2024]. Disponible en: https://www.ine.es.

Johnston S, Bouchard C, Fortier M, Wolfman W. Guideline No. 422b: Menopause and genitourinary health. J Obstet Gynaecol Can. 2021;43(11): 1301-7.e1.

Jones H, Bailey TG, Barr DA, France M, Lucas RAI, Crandall CG, et al. Is core temperature the trigger of a menopausal hot flush? Menopause. 2019;26(9):1016-23.

Labrie F, Cusan L, Gómez JL, Côté I, Bérubé R, Bélanger P, et al. Effect of one-week treatment with vaginal estrogen preparations on serum estrogen levels in postmenopausal women. Menopause. 2009;16(1):30-6.

Labrie F, Martel C, Pelletier G. Is vulvovaginal atrophy due to a lack of both estrogens and androgens? Menopause. 2017;24(4):452-61.

Lambrinoudaki I, Armeni E, Goulis D, Bretz S, Ceausu I, Durmusoglu F, et al. Menopause, wellbeing and health: a care pathway from the European Menopause and Andropause Society. Maturitas. 2022;163:1-14.

LeBoff MS, Chou SH, Ratliff KA, Cook NR, Khurana B, Kim E, et al. Supplemental vitamin D and incident fractures in midlife and older adults. N Engl J Med. 2022;387(4):299-309.

Lello S, Capozzi A, Scambia G, Franceschini G. Tibolone and breast tissue: a review. Reprod Sci. 2023;30(12):3403-9.

Modi M, Dhillo WS. Neurokinin 3 receptor antagonism: a novel treatment for menopausal hot flushes. Neuroendocrinology. 2019;109(3):242-8.

Monteleone P, Mascagni G, Giannini A, Genazzani AR, Simoncini T. Symptoms of menopause - global prevalence, physiology and implications. Nat Rev Endocrinol. 2018;14(4):199-215.

Moral E, Delgado JL, Carmona F, Caballero B, Guillán C, González PM, et al.; as the writing group of the GENISSE study. Genitourinary syndrome of menopause. Prevalence and quality of life in Spanish postmenopausal women. The GENISSE study. Climacteric. 2018;21(2):167-73.

Nappi RE, Kroll R, Siddiqui E, Stoykova B, Rea C, Gemmen E, et al. Global cross-sectional survey of women with vasomotor symptoms associated with menopause: prevalence and quality of life burden. Menopause. 2021;28(8):875-82.

Palacios S, Henderson VW, Siseles N, Tan D, Villaseca P. Age of menopause and impact of climacteric symptoms by geographical region. Climacteric. 2010;13(5):419-28.

Palacios S, Nappi RE, Bruyniks N, Particco M, Panay N; EVES Study Investigators. The European Vulvovaginal Epidemiological Survey (EVES): prevalence, symptoms and impact of vulvovaginal atrophy of menopause. Climacteric. 2018;21(3):286-91.

Pickar JH, Komm BS. Selective estrogen receptor modulators and the combination therapy conjugated estrogens/bazedoxifene: a review of effects on the breast. Post Reprod Health. 2015;21(3):112-21.

Portman DJ, Bachmann GA, Simon JA; Ospemifene Study Group. Ospemifene, a novel selective estrogen receptor modulator for treating dyspareunia associated with postmenopausal vulvar and vaginal atrophy. Menopause. 2013;20(6):623-30.

Portman DJ, Gass ML; Vulvovaginal Atrophy Terminology Consensus Conference Panel. Genitourinary syndrome of menopause: new terminology for vulvovaginal atrophy from the International Society for the Study of Women's Sexual Health and the North American Menopause Society. Maturitas. 2014;79(3):349-54.

Rossouw JE, Anderson GL, Prentice RL, LaCroix AZ, Kooperberg C, Stefanick ML, et al.; Writing Group for the Women's Health Initiative Investigators. Risks and benefits of estrogen plus progestin in healthy postmenopausal women: principal results From the Women's Health Initiative randomized controlled trial. JAMA. 2002;288(3):321-33.

Santoro N, Roeca C, Peters BA, Neal-Perry G. The menopause transition: signs, symptoms, and management options. J Clin Endocrinol Metab. 2021;106(1):1-15.

Shifren JL, Zincavage R, Cho EL, Magnavita A, Portman DJ, Krychman ML, et al. Women's experience of vulvovaginal symptoms associated with menopause. Menopause. 2019;26(4):341-9.

Soules MR, Sherman S, Parrott E, Rebar R, Santoro N, Utian W, Woods N. Executive summary: Stages of Reproductive Aging Workshop (STRAW). Fertil Steril. 2001;76:874-8.

Stefanopoulou E, Gupta P, Mostafa RM, Nosair N, Mirghani Z, Moustafa K, et al. IMS study of climate, altitude, temperature and vasomotor symptoms in the United Arab Emirates. Climacteric. 2014;17(4):425-32.

Stefanopoulou E, Shah D, Shah R, Gupta P, Sturdee DW, Hunter MS. An International Menopause Society study of climate, altitude, temperature (IMS-CAT) and vasomotor symptoms in urban Indian regions. Climacteric. 2014;17(4):417-24.

Szeliga A, Czyzyk A, Podfigurna A, Genazzani AR, Genazzani AD, Meczekalski B. The role of kisspeptin/neurokinin B/dynorphin neurons in pathomechanism of vasomotor symptoms in postmenopausal women: from physiology to potential therapeutic applications. Gynecol Endocrinol. 2018;34(11):913-9.

Tandon VR, Sharma S, Mahajan A, Mahajan A, Tandon A. Menopause and sleep disorders. J Midlife Health. 2022;13(1):26-33.

Tempfer CB, Froese G, Heinze G, Bentz EK, Hefler LA, Huber JC. Side effects of phytoestrogens: a meta-analysis of randomized trials. Am J Med. 2009;122(10):939-46.e9.

«The 2023 Nonhormone Therapy Position Statement of The North American Menopause Society» Advisory Panel. The 2023 nonhormone therapy position statement of The North American Menopause Society. Menopause. 2023;30(6):573-90.

The NAMS 2020 GSM Position Statement Editorial Panel. The 2020 genitourinary syndrome of menopause position statement of The North American Menopause Society. Menopause. 2020;27(9):976-92.

Woods NF, Mitchell ES. Symptoms during the perimenopause: prevalence, severity, trajectory, and significance in women's lives. Am J Med. 2005;118 Suppl 12B:14-24.

Yelland S, Steenson S, Creedon A, Stanner S. The role of diet in managing menopausal symptoms: a narrative review. Nutr Bull. 2023;48(1):43-65.

Amenorreas y otros trastornos menstruales por defecto

18

M. T. Rego Tejeda

OBJETIVOS

- Conocer la definición de amenorrea y oligomenorrea.
- Saber diferenciar entre amenorrea, oligomenorrea y las variaciones normales del ciclo menstrual en función de la edad de la paciente.
- Valorar las diferentes pruebas indicadas en el diagnóstico de amenorreas.
- Aplicar algoritmos diagnósticos de amenorreas primarias y secundarias.
- Aprender las diferentes causas de amenorrea y su manejo clínico.
- Tratar las amenorreas en función de su etiología.

DEFINICIÓN

La amenorrea se define como la ausencia de sangrado menstrual. Según el momento de presentación, puede clasificarse en:

- *Amenorrea primaria*: ausencia de menstruación en pacientes que han alcanzado los 15 años y un adecuado desarrollo de caracteres sexuales secundarios o en pacientes que han alcanzado los 13 años sin desarrollo de caracteres sexuales secundarios. Si no se ha producido menstruación pasados 5 años del inicio del desarrollo mamario, algunos expertos consideran necesario hacer una evaluación por una posible amenorrea primaria (Tabla 18-1).
- *Amenorrea secundaria*: ausencia de menstruación durante ≥ 3 meses en pacientes con ciclos menstruales previos regulares o durante ≥ 6 meses en pacientes con ciclos previos irregulares, habiendo descartado un embarazo.

La oligomenorrea es el trastorno menstrual caracterizado por ciclos menstruales infrecuentes (menos de nueve en un año o con una duración de ≥ 38 días).

 Tanto la amenorrea como la oligomenorrea pueden compartir causas y requieren la misma evaluación diagnóstica. El resto de variaciones que pueden producirse, tanto en la frecuencia como en la regularidad, que entran dentro de los parámetros de un ciclo menstrual normal, no requieren estudio (Tabla 18-2).

ETIOLOGÍA

Las diferentes causas de amenorrea pueden clasificarse en varias categorías:

- **Anomalías del tracto genital**:
  - Congénitas:
    - Anomalías müllerianas (síndrome de Rokitansky).
    - Anomalías del seno urogenital: himen imperforado, agenesia/hipoplasia de vagina.
    - Síndrome de insensibilidad a andrógenos, deficiencia de 5-alfa-reductasa.
  - Adquiridas:
    - Síndrome de Asherman.
    - Endometritis tuberculosa.
    - Estenosis cervical.
- **Fallo gonadal (insuficiencia ovárica)**:
  - Congénito: síndrome de Turner y otras disgenesias gonadales, síndrome X frágil.
  - Adquirido: insuficiencia ovárica primaria (IOP), tumores ováricos, tratamiento con quimioterapia o radioterapia, patología autoinmunitaria.
- **Patología hipotálamo-hipofisaria orgánica y funcional**:
  - Retraso constitucional de la pubertad.
  - Amenorrea hipotalámica funcional.
  - Déficit aislado de hormona liberadora de gonadotropinas (GnRH) (síndrome de Kallmann).
  - Causas genéticas de hipopituitarismo (síndrome de Prader-Willi, síndrome de Laurence-Moon).
  - Enfermedades infiltrativas (p. ej., sarcoidosis).
  - Enfermedades autoinmunitarias.
  - Infecciones (p. ej., meningitis, tuberculosis).
  - Patología isquémica (síndrome de Sheehan).
  - Traumatismo, cirugía o radioterapia.
  - Tumores primarios y metastásicos.
  - Hiperprolactinemia.
  - Síndrome de la silla turca vacía.
  - Drogas (cocaína) y medicamentos (antidepresivos,

Tabla 18-1. Diagnóstico diferencial de las principales causas de amenorrea primaria

	Síndrome de Rokitansky	Síndrome de Morris	Disgenesia gonadal 46,XY
Fenotipo	Femenino	Femenino	Femenino
Desarrollo mamario	++	++	+/-
Vello de pubis/axila	++	-	+/-
Vagina	No/hipoplásica	Sí	Sí
Gónadas	Ovario	Testículo	Disgenética
Útero	No/rudimentario	No	Sí
Testosterona	Baja	Niveles masculinos	Baja
LH	Normal	Normal	Alta
FSH	Normal	Normal	Alta
Estradiol	Normal	Bajo	Bajo
Cariotipo	46,XX	46,XY	46,XY
Patrón de herencia	Ocasional	Recesivo X	Recesivo X
Otras anomalías	30 % renales; 12 % esqueléticas		

FSH: hormona foliculoestimulante: LH: hormona luteinizante.

antipsicóticos, opiáceos, antihipertensivos, antihistamínicos).

- **Otros trastornos endocrinológicos:**
  - Patología tiroidea.
  - Diabetes mal controlada.
  - Patología de la glándula suprarrenal: hiperplasia suprarrenal congénita, síndrome de Cushing, tumor secretor de andrógenos.
  - Síndrome del ovario poliquístico (SOP), tumores ováricos secretores de andrógenos.
- **Relacionadas con una enfermedad crónica:** celiaquía, enfermedad inflamatoria intestinal.
- **Fisiológica o inducida:**
  - Embarazo.
  - Menopausia.
  - Lactancia.
  - Tratamiento con anticonceptivos.

Todas las causas de amenorrea secundaria pueden manifestarse también como una amenorrea primaria.

En las amenorreas primarias, es especialmente importante descartar anomalías genéticas y alteraciones anatómicas del aparato genital.

Tabla 18-2. Parámetros de una menstruación normal

Frecuencia	≥ 24 y ≤ 38 días
Regularidad	Variación entre el ciclo más largo y el más corto: ≤ 7 días (26-41 años) o ≤ 9 días (≤ 25 años y ≥ 42 años)
Duración	≤ 8 días
Volumen	Cantidad que la paciente considere normal

Las causas más frecuentes de amenorrea primaria son: disgenesia gonadal (43 %), agenesias müllerianas (15 %), retraso de la pubertad (14 %), SOP (7 %), déficit aislado de GnRH (5 %), septo vaginal (3 %) y amenorrea hipotalámica funcional (2 %).

Entre las causas de amenorrea secundaria, destacan las siguientes: ováricas, con un 40 % (SOP 30 % e IOP 10 %); amenorrea hipotalámica funcional (35 %); hipofisarias, con un 17 % (hiperprolactinemia 13 %, síndrome de la silla turca vacía 1,5 %, síndrome de Sheehan 1,5%, Cushing 1 %); síndrome de Asherman (7 %); y otras, con un 1 % (patología tiroidea, tumores ováricos y suprarrenales, hiperplasia suprarrenal congénita).

PRUEBAS DIAGNÓSTICAS

El diagnóstico de las amenorreas se basa en una historia clínica detallada, una exploración física general y ginecológica, una analítica con perfil hormonal y pruebas de imagen para valorar la integridad del aparato genital interno.

Historia clínica

En la historia clínica, debe tenerse en cuenta:

- Antecedentes médicos: enfermedades crónicas, patología del sistema nervioso central, historia de tratamiento con quimioterapia o radioterapia, trastornos de la alimentación, antecedentes de endometritis.
- Antecedentes quirúrgicos: legrado uterino por aborto o sangrado puerperal, cirugía sobre el sistema nervioso central, el abdomen o la pelvis.
- Patrón menstrual, antecedentes obstétricos, desarrollo mamario y pubarquia. Uso de anticoncepción hormonal.
- Medicación y consumo de tóxicos.

- Hábitos de dieta y ejercicio, eventos estresantes, cambios de peso.
- Síntomas de patología hipofisaria: galactorrea, cefalea, defectos del campo visual, anosmia, poliuria, polidipsia.
- Síntomas de hiperandrogenismo: acné, hirsutismo, alopecia.
- Síntomas de déficit estrogénico: sofocos, sequedad vaginal, disminución de la libido, problemas para dormir.
- Antecedentes familiares de IOP.

Exploración

Para la exploración, se debe tener en cuenta:

- Fenotipo: talla, peso, índice de masa corporal (IMC).
- Tensión arterial.
- Exploración tiroidea.
- Desarrollo de caracteres sexuales secundarios (pubarquia y telarquia clasificados según los estadios de Tanner).
- Signos cutáneos de androgenización y otros trastornos endocrinos: acné, acantosis, hirsutismo, estrías.
- Características dismórficas: pliegues cervicales, implantación baja del pelo, pecho en coraza, pezones separados.
- Exploración de genitales: tamaño del clítoris, morfología del himen, longitud vaginal, presencia de cérvix y útero mediante tacto vaginal bimanual, si es posible.
- Exploración mamaria. Descartar galactorrea.
- Palpación abdominal e inguinal.
- Examen neurológico si procede por interrogatorio (campo visual, pares craneales).

Analítica

En los casos de amenorrea secundaria, la primera prueba de laboratorio que hay que realizar es una prueba en orina para descartar el embarazo. Posteriormente, es recomendable hacer una determinación hormonal (idealmente entre los días 1 y 5 del ciclo menstrual) que incluya: hormona estimulante tiroidea (TSH), prolactina, hormona foliculoestimulante (FSH) y estradiol.

- **TSH**: niveles alterados de TSH pueden orientar el diagnóstico a una amenorrea secundaria a patología tiroidea, sobre todo hipotiroidismo. Los casos de hipotiroidismo grave pueden producir elevaciones en los niveles de prolactina, debido al aumento de la hormona liberadora de tirotropina. En estos casos, el tratamiento con hormona tiroidea suele normalizar también los niveles de prolactina, no requiriendo más estudios. Si la prolactina persistiera elevada en una paciente eutiroidea, entonces estaría indicado completar el estudio de hiperprolactinemia. En casos de amenorrea hipotalámica funcional asociada a trastornos alimentarios graves, es posible encontrar el eje tiroideo suprimido con niveles bajos tanto de TSH como de tiroxina libre.
- **Prolactina**: en los casos de hiperprolactinemia, está indicado primero descartar la asociación a hipotiroidismo. Si se trata de una elevación moderada de prolactina (< 50 ng/mL), debe repetirse la determinación a primera hora de la mañana y sin haber realizado ejercicio el día anterior. Si los niveles de prolactina persisten elevados en la segunda determinación, o en una primera determinación ya superaban los 50 ng/mL, se debe realizar una resonancia magnética hipofisaria para descartar la presencia de un adenoma, salvo que haya una causa clara de este aumento, como el uso de fármacos antipsicóticos.
- **FSH**:
  - Niveles elevados de FSH sugieren una IOP (hipogonadismo primario o hipergonadotrópico). Es importante recordar que estas pacientes tienen un desarrollo folicular intermitente, por lo que ocasionalmente podrían menstruar y, en algunas determinaciones, la FSH estaría en rangos normales para la edad de la paciente. En los períodos de amenorrea, es cuando estaría la FSH elevada y el estradiol bajo, como en los casos de menopausia. La presencia de sofocos y sequedad vaginal apoyan el diagnóstico. En casos de fallo ovárico, sin un claro factor desencadenante (quimioterapia gonadotóxica, radioterapia, cirugía sobre el ovario), está indicado ampliar el estudio etiológico con un cariotipo, un estudio de mutación de síndrome X frágil y una determinación de anticuerpos antiadrenales.
  - Niveles bajos o normales de FSH orientan a un trastorno hipotalámico/hipofisario (hipogonadismo secundario o hipogonadotrópico) o a un SOP. Para hacer el diagnóstico diferencial, puede ser de utilidad medir la hormona luteinizante. En los casos de SOP, la FSH es menor que la hormona luteinizante, aunque esto no se considera un criterio diagnóstico, y los niveles de estradiol son normales. En los casos de hipogonadismo secundario en los que se encuentra una FSH baja o normal, y los niveles de estradiol normales, la causa de la amenorrea suele ser una alteración en los pulsos de las gonadotropinas con ausencia del pico central de la hormona luteinizante, que da lugar a la ovulación y a la posterior luteinización del folículo. La diferencia entre SOP y anovulación se va a deber a la presencia o no de signos de androgenización.
- **Estradiol**: sus niveles son variables a lo largo del ciclo menstrual, por lo que una única determinación puede no reflejar la producción estrogénica real de la paciente en las semanas previas. Otros indicadores que se pueden emplear para conocer el estado estrogénico de las pacientes son: la medición del espesor endometrial en ecografía transvaginal (si es < 4 mm indica hipoestrogenismo) y la prueba de privación con gestágenos (la falta de sangrado indica hipoestrogenismo).
- **Andrógenos**: si existe clínica de hiperandrogenismo, se debería añadir una determinación de testosterona total, 17-hidroxiprogesterona, deshidroepiandrosterona (DHEA) y androstenodiona. Las pacientes con SOP pueden tener niveles normales o moderadamente elevados de testosterona. Los niveles muy elevados de testosterona o DHEA obligan a descartar la existencia de un tumor ovárico o suprarrenal productor de andrógenos, especialmente cuando se asocia a signos de virilización, como cambios en la voz, clitoromegalia o aumento de

masa muscular. Los niveles elevados de 17-hidroxiprogesterona orientan hacia una forma no clásica de hiperplasia suprarrenal congénita, que debe confirmarse con la realización de la prueba de estimulación con hormona adrenocorticotropa.

Pruebas de imagen

Las pruebas de imagen como referencia son:

- *Ecografía transabdominal, transvaginal o transrectal*: fundamental para determinar la presencia de ovarios y útero y detectar la presencia de anomalías estructurales en el aparato genital en los casos de amenorrea primaria. También puede ser útil para buscar signos de obstrucción en la zona del cérvix o la vagina en pacientes con amenorrea y dolor abdominal cíclico. El grosor endometrial puede dar información sobre el estado estrogénico de la paciente (si es < 4 mm, es consistente con un estado de hipoestrogenismo). El aspecto multifolicular de los ovarios puede orientar al diagnóstico de SOP.
- *Resonancia magnética*: puede ser útil para confirmar malformaciones en el aparato genital interno, aunque está siendo desplazada por la ecografía en tres dimensiones. En casos de amenorreas que asocien otros síntomas de disfunción hipofisaria o síntomas neurológicos (cefalea, alteraciones del campo visual), habría que realizar una resonancia magnética de la región selar para descartar una patología de ámbito hipofisario.
- *Tomografía computarizada abdominal*: indicada para descartar la presencia de tumores suprarrenales productores de andrógenos en caso de testosterona > 150-200 ng/dL y/o DHEA > 700 μg/dL con ovarios de ecoestructura normal.
- *Pielografía endovenosa o ecografía renal*: indicadas en pacientes que presentan malformaciones del aparato genital, por su frecuente asociación a malformaciones renales.
- *Histeroscopia*: indicada cuando se sospecha un cuadro adherencial o síndrome de Asherman, en pacientes con analítica normal, historia de instrumentación uterina y respuesta negativa a la prueba de estimulación con estrógeno y gestágeno.

ALGORITMOS DIAGNÓSTICOS

Conociendo las diferentes causas de amenorrea y empleando las pruebas diagnósticas expuestas anteriormente, se podrían establecer los siguientes algoritmos para el diagnóstico diferencial.

Amenorrea primaria

En la evaluación de las amenorreas primarias, hay que centrarse en tres factores (**Fig. 18-1**):
- Presencia o ausencia de útero mediante ecografía pélvica, y en casos complejos, mediante resonancia magnética.
- Grado de desarrollo mamario. Informa de la acción estrogénica y, por tanto, de un buen funcionamiento hormonal del ovario.
- Concentración de FSH en plasma.

Útero presente

- **FSH elevada**: indica una insuficiencia ovárica primaria. Es necesario hacer un cariotipo para descartar alteraciones cromosómicas que puedan causar una disgenesia gonadal y una depleción prematura de folículos. Los resultados más encontrados habitualmente son deleciones completas o parciales del cromosoma X (síndrome de Turner y variantes) o presencia de material del cromosoma Y. En los casos de disgenesia gonadal con material procedente del cromosoma Y, aumenta el riesgo de desarrollar tumores gonadales malignos (gonadoblastomas o disgerminomas) y, por tanto, está indicada la extirpación profiláctica. Los casos que se asocien a hipertensión, ausencia de caracteres sexuales secundarios y escaso vello corporal, orientan a una hiperplasia suprarrenal congénita por déficit de 17-alfa-hidroxilasa (1:50.000 recién nacidos).
- **FSH normal o baja**:
  - *Desarrollo mamario adecuado*: orienta el diagnóstico a una alteración genital del tracto de salida (himen imperforado, tabique vaginal transverso, agenesia mülleriana). Suelen ser anomalías detectables en la exploración genital y mediante ecografía pélvica. En el himen imperforado y el tabique vaginal, la paciente referirá un dolor hipogástrico cíclico por la retención de restos menstruales en el útero o la vagina (hematometra, hematocolpos). Si no se detecta ninguna alteración anatómica, otros diagnósticos a tener en cuenta son patologías endocrinas como el SOP, la hiperprolactinemia o los trastornos tiroideos, que si bien es más frecuente que cursen con una amenorrea secundaria, también podrían ser responsables de una amenorrea primaria.
  - *Escaso desarrollo mamario*: orienta el diagnóstico a un hipogonadismo secundario o de causa central. Es recomendable realizar una segunda medición de FSH y añadir una determinación de hormona luteinizante:
    - Si la FSH y la hormona luteinizante presentan concentraciones bajas, los posibles diagnósticos a tener en cuenta son: déficit congénito aislado de GnRH, retraso constitucional de la pubertad o patologías orgánicas que afectan al eje hipotálamo-hipófisis.
    - Si la hormona luteinizante está baja y la FSH está baja o normal, el diagnóstico más probable es un hipogonadismo secundario funcional, también conocido como *amenorrea hipotalámica funcional*. Habrá que buscar factores desencadenantes, como trastornos de la alimentación, estrés, ejercicio físico excesivo o enfermedades sistémicas (las más frecuentes a descartar son diabetes, enfermedad inflamatoria intestinal y celiaquía). Es por tanto aconsejable completar la analítica de estas pacientes con determinaciones de glucemia, hemoglobina glucosilada, anticuerpos anti-transglutaminasa, perfil renal, hepático y marcadores de enfermedad crónica como velocidad de sedimentación globular y proteína C-reactiva.

Útero ausente

Hay que realizar un cariotipo y una determinación de testosterona. En función de los resultados, se podrá diagnosticar:

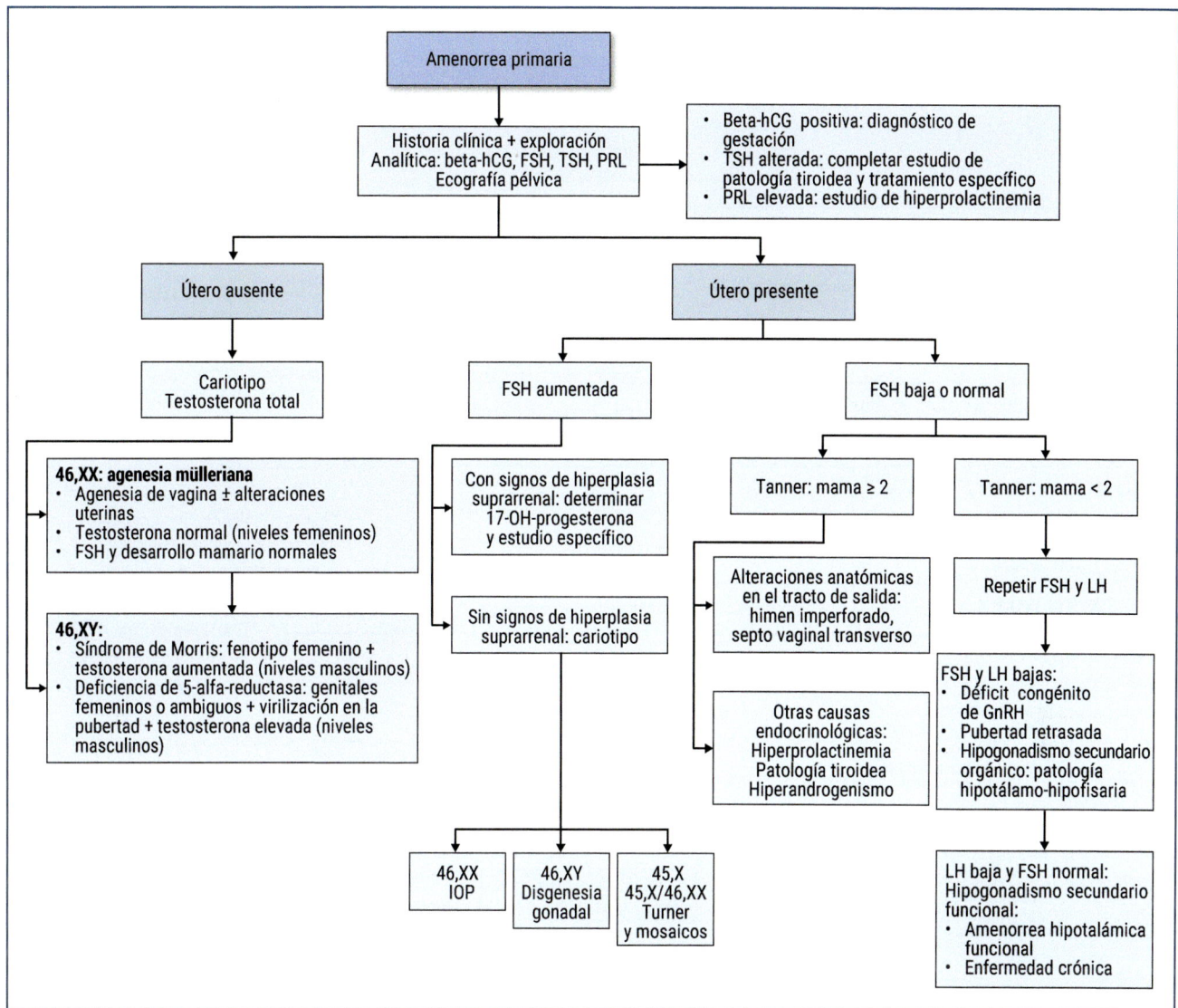

Figura 18-1. Algoritmo diagnóstico de amenorrea primaria.
17-OH-progesterona: 17-hidroxiprogesterona; FSH: hormona foliculoestimulante; GnRH: hormona liberadora de gonadotropinas; hCG: gonadotropina coriónica humana; IOP: insuficiencia ovárica primaria; LH: hormona luteinizante; PRL: prolactina; TSH: hormona estimulante tiroidea.

- Agenesias müllerianas: afectan a las estructuras derivadas del conducto de Müller, que son: trompas, útero y el tercio superior de la vagina. Presentan un cariotipo normal 46,XX, FSH y desarrollo mamario normales, y testosterona total en niveles femeninos normales.
- Síndrome de Morris o de insensibilidad a andrógenos: se encontrará un cariotipo 46,XY, fenotipo femenino con escaso vello púbico y axilar por conversión de los andrógenos a estrógenos en tejidos periféricos, presencia de gónadas masculinas intraabdominales o en el canal inguinal y testosterona elevada o en niveles masculinos. Está causado por una alteración genética de herencia recesiva ligada al cromosoma X, que hace al receptor de testosterona resistente a la acción de dicha hormona.
- Déficit de 5-alfa-reductasa: presentan un cariotipo 46,XY, testosterona elevada o en niveles masculinos y signos de virilización que se desarrolla al alcanzar la pubertad. Esta causado por un trastorno genético que causa una insufi-

ciencia de la enzima 5-alfa-reductasa, encargada de la conversión de testosterona a su metabolito de mayor potencia dihidrotestosterona, que es la responsable del desarrollo en sentido masculino de los genitales externos del embrión.

Amenorrea secundaria

El primer paso en el manejo de una amenorrea secundaria (**Fig. 18-2**) es descartar el embarazo mediante una determinación de gonadotropina coriónica (hCG) en orina o sangre.

Si se descarta la gestación, el siguiente paso consiste en completar la historia clínica de la paciente, buscando posibles factores desencadenantes de una amenorrea hipotalámica funcional. También hay que solicitar una analítica con una determinación de TSH, prolactina, FSH y estradiol. Si existen signos de hiperandrogenismo, es conveniente solicitar también una determinación de testosterona total.

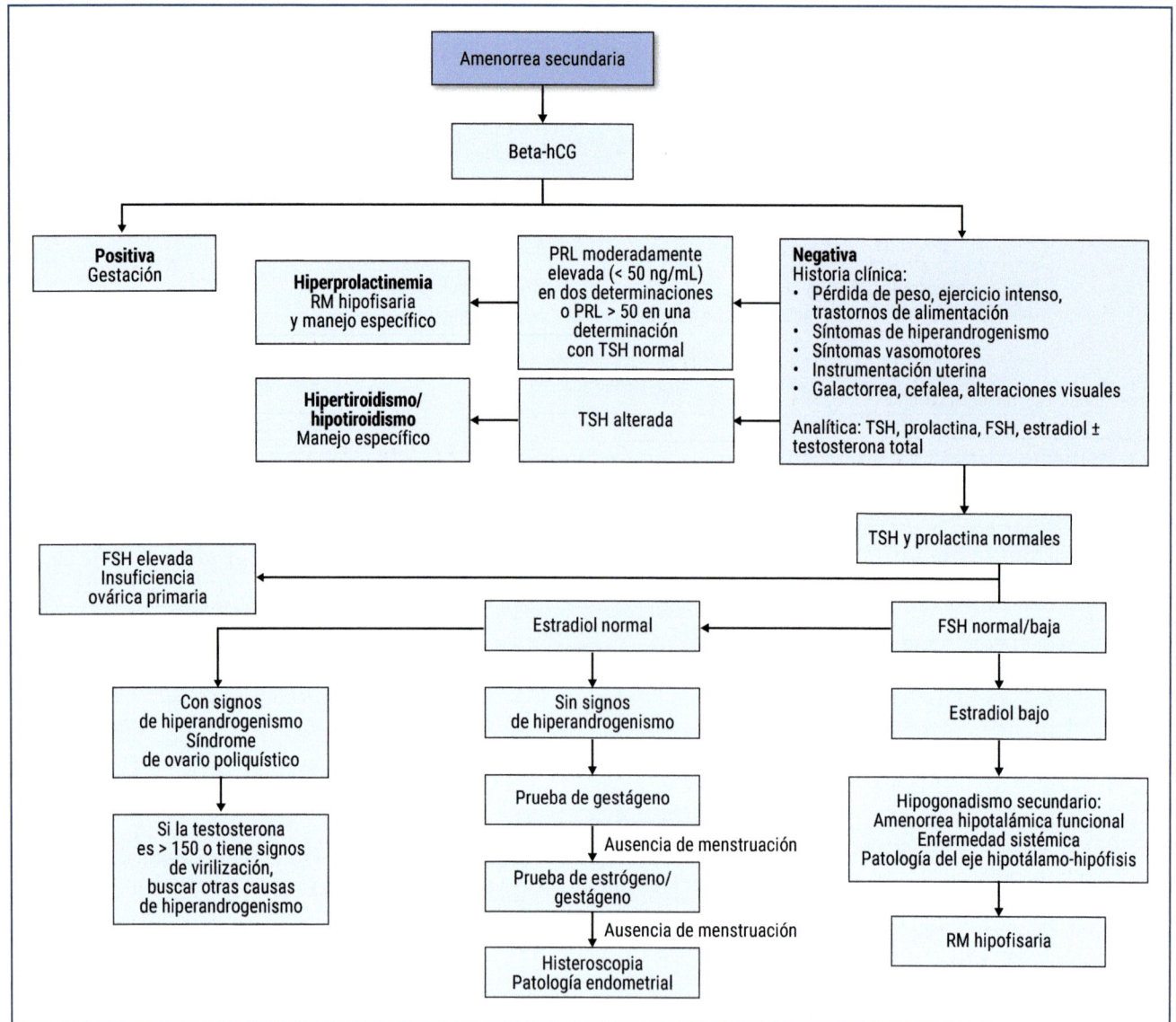

Figura 18-2. Algoritmo diagnóstico de amenorrea secundaria.
FSH: hormona foliculoestimulante; hCG: gonadotropina coriónica humana; PRL: prolactina; RM: resonancia magnética; TSH: hormona estimulante tiroidea.

Para completar la historia clínica de la paciente, se tiene en cuenta:

- **Hiperprolactinemia o TSH alteradas:** hay que hacer un tratamiento específico de esas patologías.
- **TSH y prolactina normales:**
  - FSH elevada: orienta a una insuficiencia ovárica prematura, especialmente si se asocia a niveles bajos de estrógenos y síntomas vasomotores.
  - FSH normal:
    - Estradiol bajo: se trata de un hipogonadismo hipogonadotrópico o secundario, que podría estar asociado a una enfermedad sistémica (diabetes, celiaquía) o a patología orgánica del eje hipotálamo-hipófisis. Si se descartan estas opciones, el diagnóstico más probable sería una amenorrea hipotalámica funcional.
    - Estradiol normal:

- Con evidencia de hiperandrogenismo: lo más probable es que se trate de un síndrome de ovario poliquístico.
- Sin evidencia de hiperandrogenismo: lo más probable es un cuadro de anovulación, que se puede confirmar al realizar la prueba de estimulación con gestágenos. Si esta es negativa, se debe realizar una prueba de estimulación con estrógeno y gestágeno. Si no se produce menstruación, estaría indicado descartar una patología en la zona endometrial mediante una histeroscopia.
- **Prueba de gestágeno:** administrar progestrona 400 mg/24 h o acetato de medroxiprogesterona 10 mg/24 h, ambos durante 5 días. Si en los 2-7 días siguientes a la interrupción del tratamiento la paciente sangra, la prueba es positiva, indicando un adecuado estado estrogénico. Si la paciente no sangra, la prueba es negativa, indicando

una insuficiente proliferación endometrial por déficit de estrógeno o un canal genital alterado.

- **Prueba de estrógeno-gestágeno**: indicada cuando la prueba de gestágenos es negativa. Se administra un preparado secuencial que contenga estrógeno y gestágeno (anticonceptivos hormonales orales o estrógeno durante 3 semanas en cantidad suficiente para proliferar el endometrio, seguido de progesterona durante 5-10 días para provocar una hemorragia por deprivación). Si hay sangrado, la prueba es positiva y confirma la integridad del tracto genital y un estado hipoestrogénico que puede ser de causa gonadal (gonadotropinas elevadas) o de causa hipotálamo-hipofisaria (gonadotropinas bajas). Si no hay sangrado, la prueba es negativa, indicando un defecto en el tracto genital de salida.

TRATAMIENTO

El tratamiento de la amenorrea tiene tres objetivos:

- Corregir la enfermedad desencadenante.
- Ayudar a conseguir la fertilidad.
- Prevenir las complicaciones.

Es preciso corregir la enfermedad desencadenante, si es posible, mediante:

- **Tratamiento médico**:
  - Fármacos para el tratamiento de la enfermedad tiroidea.
  - Fármacos para el tratamiento de la hiperprolactinemia.
  - Terapia hormonal sustitutiva en casos de insuficiencia ovárica prematura.
  - Antiandrogénicos si existe hiperandrogenemia.
- **Tratamiento quirúrgico**:
  - En casos de obstrucción en el tracto genital de salida (himen imperforado, tabique vaginal transverso), la corrección debe hacerse tan pronto como la paciente alcance la menarquia.
  - En casos de agenesias müllerianas, la creación de neovaginas mediante cirugía habitualmente se retrasa hasta que la paciente tiene suficiente madurez emocional y psicológica y pueda participar adecuadamente en los cuidados postoperatorios. El objetivo de la cirugía es permitir las relaciones sexuales con penetración, pero no resuelve la amenorrea.
  - Los casos de disgenesias gonadales en los que se detecte material procedente del cromosoma Y requieren gonadectomía, por la posibilidad aumentada de desarrollar tumores malignos.
  - En casos confirmados de síndrome de Asherman, el tratamiento indicado es una adhesiólisis vía histeroscópica, seguido de una estimulación con estrógenos para regenerar el tejido endometrial.
- **Cambios en el estilo de vida y terapia psicológica**: muchos casos de amenorrea hipotalámica funcional, a menudo, revierten cuando la paciente gana peso, reduce la intensidad de su actividad física o se resuelve la situación de enfermedad o estrés de base. Consultar con un nutricionista o un experto en terapia cognitivo-conductual puede ser útil.

Además, es necesario ayudar a la mujer a conseguir fertilidad, si la paciente lo desea:

- Si la amenorrea no revierte con un tratamiento dirigido a la causa subyacente, a menudo suele ser necesario recurrir a tratamiento con inductores de la ovulación o ciclos de estimulación ovárica con gonadotropinas exógenas.
- Otra alternativa que ha ampliado las posibilidades reproductivas de muchas pacientes con amenorrea y sin malformaciones uterinas son los ciclos de fecundación *in vitro* con donación de ovocitos.

Es conveniente prevenir las complicaciones a largo plazo, que pueden ser:

- Asociadas a la deficiencia de estrógenos en casos de insuficiencia ovárica: osteoporosis, trastornos cardiovasculares, atrofia vaginal. Para ello, se emplea terapia hormonal sustitutiva.
- Asociadas al exceso de estrógenos en casos de anovulación crónica o SOP: sangrado uterino anormal, dolor persistente o marcado a la palpación mamaria, riesgo de hiperplasia endometrial y cáncer. Para ello, se pueden emplear anticonceptivos combinados o gestágenos en la segunda fase del ciclo.
- Asociadas al exceso de andrógenos en casos de SOP: trastornos cardiovasculares, hipertensión. Para ello, se pueden emplear anticonceptivos combinados y fármacos antiandrogénicos.

Toda mujer con anovulación ha de ser tratada, ya que el estímulo prolongado de estrógenos sin compensación de gestágenos aumenta el riesgo de cáncer de endometrio. El tratamiento mínimo debe incluir un progestágeno mensual, al menos durante 10 días del ciclo. También es adecuado el empleo de anticonceptivos hormonales orales.

MANEJO CLÍNICO DE CASOS ESPECIALES

A continuación, se explica cómo debe abordarse el manejo clínico en casos especiales, en caso de IOP y amenorrea hipotalámica funcional.

Insuficiencia ovárica primaria

Se trata de un síndrome definido por la pérdida de función ovárica (hipogonadismo primario) en mujeres menores de 40 años.

Se caracteriza por la presencia de trastornos menstruales (oligomenorrea o amenorrea de >4 meses de duración), hipoestrogenismo (<20 pg/mL) con síntomas asociados, como sofocos y sequedad vaginal y niveles de gonadotropinas elevados (>40 mUI/mL) confirmados en dos ocasiones, separadas al menos 4 semanas.

La insuficiencia ovárica oculta es la consecuencia de una disfunción ocasionada por el envejecimiento acelerado del ovario, que condiciona una disminución de la fecundidad, a pesar de que la secreción hormonal se mantiene hasta los 3-4 años previos a la menopausia. Ha sido relacionada con mutaciones en el gen *BRCA1*. Los criterios diagnósticos son: FSH elevada (> 10 UI/L) en el 2º-4º día del ciclo, o bien FSH < 10 UI/L y estradiol > 80 pg/mL, o pobre respuesta a la estimulación con gonadotropinas (< 5 folículos de ≥ 12 mm).

En el pasado, se empleaba el término *menopausia precoz* o *fallo ovárico prematuro* para referirse a esta patología. Para evitar confusiones, actualmente es preferible usar el término de *insuficiencia ovárica*, ya que se sabe que estas pacientes pueden tener una producción intermitente de estrógenos y se pueden producir ovulaciones espontáneas. Un 5-10 % puede llegar incluso a concebir y tener gestaciones a término.

La IOP tiene una prevalencia del 1 %, observándose variaciones en función de la etnia: el 1 % en la raza caucásica, el 1,4 % en la afroamericana, el 1,4 % en la hispana, el 0-5 % en la china y el 0,14 % en la japonesa. Esto supone un 10-28 % de las amenorreas primarias y un 4-18 % de las amenorreas secundarias.

Etiología

El 90 % de las IOP son idiopáticas, y de este porcentaje, una tercera parte son familiares, lo que sugiere un origen genético que puede afectar tanto al cromosoma X como a los autosomas.

Entre las causas genéticas, destacarían las siguientes alteraciones:

- **Alteraciones del cromosoma X:**
  - *Anomalías cromosómicas*: pueden ser defectos numéricos (monosomías, trisomías, mosaicismos) o estructurales, ya que tanto la formación ovárica como su posterior desarrollo necesitan de dos cromosomas X funcionantes y de la normalidad de ciertas regiones críticas y *loci* en su brazo largo.

    Dentro de las numéricas, la más frecuente es el síndrome de Turner. Las mujeres con síndrome de Turner tienen una dotación folicular normal hasta el tercer mes de vida fetal, pero la atresia a partir de este momento reduce a un 10 % las que consiguen alcanzar la menarquia. Un 60 % son 45,X0, y el resto, mosaicismos. Hasta un 12-40 % de los mosaicismos presentan menstruaciones durante varios años hasta que se produce el fallo ovárico.

    Las anomalías estructurales son las deleciones y las translocaciones. Las primeras se asocian con más frecuencia a IOP. Pueden afectar al brazo corto (Xp) o al brazo largo (Xq) del cromosoma X. Las deleciones más frecuentes se encuentran en el brazo corto, aunque son las del brazo largo las que se asocian con más frecuencia a la IOP. Se han identificado tres regiones críticas para la función ovárica normal, denominadas: POF-1: (Xq26-28), POF-2: (Xq13-22) y POF-3: (Xp-11,2-p22,1). Las deleciones en POF1 se asocian a IOP entre los 24 y 39 años, y las de POF2 a IOP más precoz, entre 16 y 21 años.

    Las traslocaciones equilibradas entre autosomas y el cromosoma X conducen muy frecuentemente a IOP.
  - *Anomalías génicas*: se han identificado mutaciones génicas en el 10 % de los casos de IOP, pero no todas son aceptadas como marcadores para la IOP. Los genes más importantes son:

- Gen *FMR1* (*fragile X mental retardation* tipo 1) o *FRAXA*, situado en la región POF-1.
- Gen *FMR2* (*frágile site mental retardation 2 gene*) o *FRAXE* situado distal al anterior.
- Gen *BMP15* (*bone morphogenic protein 15 gene*): asociado al fallo ovárico prematuro no sindrómico.
- Otros: *Bcl-2*, que interviene en la apoptosis folicular; *StAR* y *CYP19*, genes implicados en la esteroidogénesis.

El gen *FMR1* codifica la proteína FMRP, necesaria para el desarrollo cognitivo y también para el desarrollo ovárico. La disfunción se debe a la mutación de la secuencia de repetición del triplete citosina-guanina-guanina. El gen normal tiene unas 30 repeticiones. La *mutación* completa se caracteriza por 200 o más repeticiones y da lugar al síndrome X frágil, caracterizado por discapacidad intelectual y autismo, que afecta con más frecuencia y gravedad a los hombres que a las mujeres. La *premutación*, caracterizada por 55-200 repeticiones, se asocia a otras dos patologías: el síndrome de tremor-ataxia asociado al X frágil, que afecta más a varones, y la IOP, que afecta al 15 % de las mujeres con la premutación. Se desconoce la causa por la que el estado de premutación se asocia significativamente a IOP, y por qué esto no ocurre para las mutaciones completas.

La herencia de la mutación y premutación del *FMR1* es ligada al X. Las mujeres portadoras la transmiten al 50 % de sus hijos e hijas, mientras que los varones portadores la transmiten al 100 % de las hijas, pero no a los varones. Las mujeres portadoras de premutación están en riesgo de tener un hijo con discapacidad intelectual del 5-10 %. Por ello, se aconseja la determinación sistemática de *FMR1* para despistaje de X frágil en todos los casos de antecedentes familiares de IOP, y en mujeres con FSH elevada sin causa conocida antes de los 40 años (insuficiencia ovárica oculta) con objeto de realizar consejo genético.

- **Alteraciones en los autosomas:**
  - *Anomalías cromosómicas*: solo han sido descritas tres traslocaciones entre autosomas, dos entre los cromosomas 2 y 15 y una entre el 13 y el 14. La mayoría de las translocaciones que cursan IOP son balanceadas entre un autosoma y el cromosoma X.
  - *Anomalías génicas*: genes en los que su mutación se relaciona con IOP son:
    - Gen *AIRE*: responsable del síndrome de poliendocrinopatía autoinmunitaria tipo 1 (SPA-1).
    - Gen *GALT*: su mutación provoca galactosemia. La IOP ha sido comprobada en el 60-70 % de las mujeres.
    - Gen *FSHR*: su mutación da lugar al síndrome de los ovarios resistentes a las gonadotropinas, en donde el desarrollo folicular es normal hasta la fase antral, pero es incapaz de progresar más allá de los 3 mm.
    - Gen *LHR*: los ovarios en estas pacientes muestran un desarrollo folicular normal, pero con ausencia de cuerpo lúteo.
    - Gen *CYP 19A1*: dos mutaciones que originan deficiencia de aromatasa y detención de maduración folicular.

- Otros: gen *FOXL2*, gen *NOG*, gen *POLG*, gen GDF9 (*growth and differentiation factor 9*), gen *SF1*.
- **Otras posibles causas** de IOP son procesos autoinmunitarios, metabólicos, infecciosos o yatrogénicos que afectan al ovario durante la vida posnatal:
  - *Causa autoinmunitaria*: se estima que las enfermedades autoinmunitarias están presentes en el 15-30 % de los casos de IOP y pueden ser de tipo endocrino o no endocrino. Entre los trastornos autoinmunitarios endocrinológicos asociados a IOP, figuran: diabetes mellitus, hipotiroidismo, hipoparatiroidismo e hipofisitis. Entre los trastornos autoinmunitarios no endocrinológicos asociados a IOP, están: candidiasis crónica, púrpura trombocitopénica idiopática, vitíligo, alopecia, anemia hemolítica, anemia perniciosa, lupus, artritis reumatoide, enfermedad de Crohn, síndrome de Sjögren y hepatitis crónica activa.

    Para diagnosticar un fallo ovárico autoinmunitario, es necesario demostrar la existencia de anticuerpos anticélulas esteroideas. En la práctica, se determinan anticuerpos anti-21-hidroxilasa o anticélulas suprarrenales porque la prevalencia de anticuerpos compartidos entre el ovario y la corteza suprarrenal puede llegar al 100 % de los casos con amenorrea primaria y hasta el 60 % si la amenorrea es secundaria.

    En ocasiones, la IOP se asocia a otras patologías endocrinas, formando parte de un síndrome poliglandular autoinmunitario. El tipo SPA-1 es también conocido como APECED (poliendocrinopatía autoinmunitaria-candidiasis-distrofia ectodérmica), ocurre precozmente, generalmente entre los 3 y 5 años de edad, se hereda con carácter autosómico recesivo y se asocia a candidiasis crónica mucocutánea, enfermedad de Addison y fallo paratiroideo. El tipo SPA-2 es más común. Su herencia es poligénica asociada a HLA-DR3 y HLA-DR4, se da entre adultos entre la 3ª y 4ª década de la vida y asocia fallo suprarrenal, hipotiroidismo autoinmunitario (síndrome de Schmidt) y/o diabetes mellitus tipo 1 (síndrome de Carpenter). La incidencia de IOP es superior en el tipo I (17-50 %) que en el II (3,6-10 %). La asociación clínica más importante entre IOP y patología autoinmunitaria por sus posibles complicaciones es la enfermedad de Addison. Un 2-10 % de los casos de IOP se asocian a autoinmunidad suprarrenal clínica o subclínica. La insuficiencia ovárica suele preceder a la suprarrenal en 9 de cada 10 casos, y en un 2 %, la insuficiencia suprarrenal coexistirá asintomáticamente al hacer el diagnóstico de IOP. Se recomienda el despistaje de enfermedad autoinmunitaria suprarrenal en mujeres con diagnóstico de IOP no yatrogénico, ante el riesgo de estas formas asintomáticas de desarrollar una crisis suprarrenal súbita.

    La autoinmunidad tiroidea es la asociación más frecuente con IOP (14-27 %). Debe realizarse una determinación de anticuerpos antiperoxidasa en todas las pacientes diagnosticadas de IOP de causa desconocida o si se sospecha patología autoinmunitaria. Si resultan positivos, deben hacerse controles anuales de TSH.

  - *Causa metabólica*: algunos trastornos genéticos que afectan a vías enzimáticas se han asociado a IOP. Entre ellos, destacan la galactosemia, el déficit de 17-α-hidroxilasa/17,20 desmolasa por la mutación del gen *CYP17*, y las mutaciones del gen de la aromatasa.
  - *Causa infecciosa*: el 3-5 % de las pacientes con IOP han tenido antecedentes de parotiditis, infección por varicela, shigelosis o malaria. Recientemente, se ha sugerido que la infección por virus de la inmunodeficiencia humana puede conducir al desarrollo de IOP. Pero ningún estudio ha demostrado una relación causa-efecto, por lo tanto, no está indicado un despistaje de infecciones en estas pacientes.
  - *Exposición a tóxicos*: aunque entre las fumadoras se ha observado un adelanto de 1-3 años en la edad de la menopausia natural, este dato carece de peso para justificar una IOP.
  - *Causa yatrogénica*:
    - Radioterapia pélvica: su efecto sobre la función ovárica es directamente dependiente de la dosis administrada y edad de la paciente. El ovario prepuberal es relativamente más resistente, pero una dosis de > 600 centigrays produce fallo ovárico en prácticamente el total de mujeres < 40 años.
    - Quimioterapia: su efecto gonadotóxico depende del fármaco utilizado, de la dosis y de la edad de la paciente. El antecedente de quimioterapia con agentes alquilantes se relaciona con una *odds ratio* o razón de posibilidades de hasta 4,9 de desarrollar IOP.
    - Cirugía pélvica: actúa de forma directa (reducción del parénquima en intervenciones sobre ovarios) o indirecta (isquemia). A la histerectomía simple, se le ha asociado un riesgo relativo de 3,3 de desarrollar IOP.
    - Embolización de la arteria uterina: usada para el tratamiento de diferentes problemas ginecológicos (p. ej., miomas), podría alterar la función ovárica por compromiso de la vascularización del ovario.
  - *Otras causas*: las mujeres con epilepsia presentan mayor riesgo de IOP (hasta el 14 %), por lo que es recomendable un consejo reproductivo que permita planificar su deseo genésico.

 El diagnóstico de IOP se establece con la combinación de la clínica (oligomenorrea/amenorrea > 4 meses de duración en mujeres < 40 años) y la analítica hormonal (niveles de FSH > 40 mUI/mL y estradiol < 20 pg/mL en dos determinaciones, separadas 4 semanas).

Diagnóstico

Para realizar un correcto diagnóstico, hay que tener en cuenta estos aspectos:

- **Anamnesis:** es necesario prestar especial atención a los siguientes datos:
  - Antecedentes familiares: historia familiar de consanguinidad, edad menstrual de la madre y hermanas, problemas de fertilidad, menopausia precoz, trastornos de dife-

renciación sexual, discapacidad intelectual en varones de la familia, trastornos autoinmunitarios.

– Antecedentes personales: hábitos de vida, patologías asociadas como trastornos autoinmunes, discapacidad intelectual o motora, parotiditis, yatrogenia (antecedentes de quimioterapia, radioterapia, cirugía sobre anejos).

– Antecedentes ginecológicos/obstétricos: edad a la menarquia, ritmo menstrual, estudios y/o diagnósticos previos de anovulación, uso de anticonceptivos, antecedentes obstétricos, y signos de hipoestrogenismo (síntomas vasomotores, sequedad vaginal, dispareunia, incontinencia urinaria).

• **Exploración:** hábito corporal y descripción del estado de los caracteres sexuales secundarios para descartar dismorfias y síndromes malformativos. Evaluación de tensión arterial para descartar una patología suprarrenal, y examen general para descartar signos de patología autoinmunitaria (vitíligo, exoftalmos, bocio, signos de hipotiroidismo, etcétera).

• **Ecografía transvaginal:** identificar los ovarios, precisar su tamaño y realizar el recuento de folículos antrales.

• **Analítica:**

– Descartar otras causas de amenorrea mediante determinación de beta-hCG, prolactina y TSH.

– Determinar el nivel de gonadotropinas (FSH y hormona luteinizante) y estrógenos para confirmar el diagnóstico.

– Determinar los anticuerpos antiperoxidasa y los anticuerpos anti-21-hidroxilasa o antisuprarrenales, para descartar una patología autoinmunitaria asociada. El estudio de los anticuerpos antiovarios no está recomendado.

– Cariotipo y estudio del síndrome X frágil para estudiar una posible causa genética. El resto del cribado genético dependerá de la patología asociada, pudiéndose incluir un estudio de mutaciones que impliquen al *BMP15, GDF-9; GALT, AIRE, FOXL-2.*

En mujeres con antecedentes familiares de IOP, pero sin amenorrea, se debe solicitar una analítica con: hormona antimülleriana (AMH), FSH, hormona luteinizante, estradiol, prolactina, TSH y anticuerpos antiperoxidasa. Si la AMH está en el rango esperado para su edad, esta prueba se repetirá al año, y si fuera normal, cada 2 años durante 10 años.

Si la AMH estuviese por debajo del rango, el estradiol sérico fuera < 50 ng/mL y la FSH fuera > 40 mUI/mL, debe repetirse el estudio en 1-3 meses. Si tras ese tiempo los resultados persistiesen anormales, se puede afirmar el diagnóstico de IOP y, en este caso, solicitar otros estudios etiológicos, entre ellos, un estudio sistemático de *FMR1* para el despistaje de X frágil.

Tratamiento

El manejo terapéutico de la IOP va a variar en función del deseo genésico de la paciente. Si este está cumplido, se orientará a prevenir los efectos del hipoestronismo mediante terapia hormonal de sustitución (THS). En caso contrario, el objetivo será conseguir el embarazo mediante técnicas de reproducción asistida.

En todos los casos, se recomienda realizar apoyo psicológico a la paciente por la repercusión que el diagnóstico puede tener en su personalidad, su vida sexual y relacional.

Tratamiento de insuficiencia ovárica primaria sin deseo genésico

La THS proporciona alivio a la sintomatología menopáusica (sofocos, atrofia vaginal, disfunción sexual), mantiene la densidad mineral ósea y reduce el riesgo de enfermedad cardiovascular. Se debe mantener hasta la edad teórica de menopausia (50-51 años). Es preferible la THS al uso de píldora anticonceptiva combinada de estradiol. Sin embargo, en las pacientes más jóvenes, se debe usar un anticonceptivo por la posibilidad de ovulaciones esporádicas y embarazos.

La dosis de estrógeno administrado debería proporcionar unos niveles plasmáticos equivalentes a los de la fase media folicular del ciclo menstrual, añadiendo progesterona durante al menos 14 días del ciclo, para establecer protección endometrial. Dentro de las opciones de THS, es preferible la vía transdérmica, porque tiene menor efecto sobre los factores hemostáticos y menor riesgo de tromboembolia venosa respecto a los preparados orales.

La monoterapia con tibolona mejora todos los síntomas del climaterio, y también la disfunción sexual. En muchos casos, constituyen una alternativa válida a la THS, sobre todo en la paciente con intolerancia a los estrógenos.

Si la THS estuviese contraindicada o no fuera aceptada, sería conveniente animar a la paciente a realizar ejercicios de fuerza, aumentar la ingesta de calcio y vitamina D, y a evitar el tabaco y el alcohol para prevenir la osteoporosis.

Si la THS está contraindicada, otra alternativa la constituyen los moduladores selectivos de los receptores de estrógenos (SERM). Su uso a largo plazo parece proteger contra el cáncer de mama, mientras que el riesgo trombótico entre pacientes jóvenes es muy bajo.

La asociación de andrógenos a la THS no ha demostrado eficacia.

Tratamiento de insuficiencia ovárica primaria con deseo genésico

Es importante establecer planes para la concepción tan pronto como se haga el diagnóstico de la IOP. Las posibilidades de recuperar la función ovárica y de que ocurra un embarazo son escasas (del 20 y 5-10 %, respectivamente) e impredecibles.

La única alternativa que se ha mostrado eficaz es la donación de ovocitos, consiguiendo una tasa de embarazos del 25-40 % por ciclo de tratamiento.

Ningún protocolo estimulador de la ovulación ha demostrado ser útil, por razones obvias. Sin embargo, se ha utilizado terapia hormonal a dosis bajas (estradiol 2 mg por vía oral o 50-100 µg/día por vía transdérmica con progesterona cíclica 200 mg/día durante 12 días al mes), para evitar la luteinización precoz del folículo cuando se producen ovulaciones espontáneas. Esta práctica mejora las tasas de ovulación, y la mayoría de gestaciones espontáneas han sido documentadas en los ciclos siguientes a la finalización del tratamiento de reemplazo, pero aun así, las tasas de embarazo son extremadamente bajas.

La preservación de ovocitos está indicada en aquellas pacientes con riesgo de desarrollar IOP (síndrome de Turner en mosaico, síndrome X frágil, enfermedad poliglandular autoinmunitaria tipo 2), pero no es útil en casos ya establecidos.

Amenorrea hipotalámica funcional

Se trata de un estado reversible de hipogonadismo hipogonadotrópico cuya causa es la baja disponibilidad energética (baja ingesta calórica, ejercicio físico intenso, trastornos de alimentación) y/o el estrés.

El mecanismo de actuación de esos factores es la alteración en la secreción pulsátil de GnRH, que condiciona una reducción de la secreción de gonadotropinas (FSH y hormona luteinizante) y, por tanto, a una falta de desarrollo folicular, ovulación y a un estado de hipoestrogenismo. En ocasiones, el desarrollo folicular es adecuado, y por tanto, los niveles de estradiol son normales, pero falta el aumento de secreción de GnRH, que da lugar al pico de hormona luteinizante en mitad del ciclo, provocando anovulación.

Diagnóstico

El diagnóstico es de exclusión, y se basa en la combinación de amenorrea, niveles normales o bajos de gonadotropinas y estradiol y presencia de factores desencadenantes en el estilo de vida.

Para hacer un correcto diagnóstico, hay que seguir los siguientes pasos:

- **Anamnesis:** al hacer la historia clínica, es importante preguntar a las pacientes si han perdido peso, si existen antecedentes de trastornos de alimentación, qué tipo de actividad física practican y si han experimentado algún evento estresante.
- **Analítica:** realizar estudio hormonal en el que se pueden encontrar niveles normales o bajos de FSH, hormona luteinizante y estradiol. Los niveles de FSH suelen ser mayores que los de hormona luteinizante. Se puede completar con hemograma con velocidad de sedimentación y proteína C-reactiva para descartar enfermedades inflamatorias o con determinación de anticuerpos antitransglutaminasa para excluir del diagnóstico la enfermedad celíaca.
- El estado estrogénico se puede valorar también mediante una **prueba de estimulación con gestágenos**. Esta prueba puede ser útil para distinguir estados de hipoestrogenismo (prueba negativa sin sangrado por privación) de los cuadros de anovulación (prueba positiva con sangrado por privación).
- **Pruebas de imagen:** estaría indicado solicitar una resonancia magnética de la región selar en todos los casos de hipogonadismo hipogonadotrópico sin causa aparente en la historia de la paciente o que presenten síntomas por compresión en el sistema nervioso central (cefaleas, síntomas visuales, otras insuficiencias hipofisarias). Es recomendable realizar una densitometría ósea si la amenorrea persiste durante más de 6 meses, o antes si se sospecha un estado de desnutrición grave o hay antecedentes de fracturas por fragilidad. Posteriormente habría que repetirla cada 1 o 2 años, mientras la paciente persista sin reglas. Si se detecta una disminución de la densidad ósea, es conveniente determinar la concentración de vitamina D para descartar una hipovitaminosis.

Tratamiento

El tratamiento siempre debe ir dirigido a la causa subyacente del proceso. Los objetivos del tratamiento son:

- Revertir el estado de oligomenorrea y anovulación.
- Recuperar la fertilidad si la paciente lo desea.
- Tratar los posibles síntomas genitourinarios.
- Prevenir las consecuencias del hipoestrogenismo a largo plazo: aumento del riesgo cardiovascular y pérdida de densidad mineral ósea.

La recuperación de ciclos menstruales en estas pacientes se consigue cuando aumenta el IMC y se elimina el factor desencadenante.

Como primer paso, hay que recomendar a las pacientes con un IMC < 18,5 o con menos de un 90 % de su peso ideal que ganen peso mediante una ingesta calórica adecuada y/o una disminución de la actividad física. Una buena estrategia puede ser animar a las pacientes a recuperar el peso con el cual tenían ciclos menstruales regulares.

Las mujeres que practican restricciones dietéticas suelen seguir dietas bajas en grasa y altas en fibra, que se asocian a una mayor pérdida de densidad ósea. El asesoramiento de un nutricionista puede ser útil para que las pacientes hagan una ingesta adecuada tanto en calorías como en distribución de nutrientes.

Se debe aconsejar una ingesta adecuada de calcio en la dieta (1.200-1.500 mg al día) y suplementar la vitamina D para mantener niveles > 32 ng/mL.

También es importante valorar comorbilidad psiquiátrica asociada, como la ansiedad, los trastornos del estado de ánimo y los trastornos de la conducta alimentaria. En estos casos, la terapia cognitiva-conductual llevada a cabo por psiquiatras y psicólogos también debe formar parte del tratamiento.

La THS debería valorarse si tras 6-12 meses de cambios en el estilo de vida no se consigue recuperar ciclos menstruales. Las guías actuales recomiendan tratamiento con formulaciones y dosis fisiológicas de estrógenos, preferentemente vía transdérmica, de forma continua, junto con progesterona cíclica. La terapia hormonal con otras formulaciones estrogénicas, como los anticonceptivos con etinilestradiol, no están indicadas, porque la evidencia disponible muestra que no son eficaces para mantener los niveles de densidad mineral ósea, excepto en pacientes que deseen evitar la gestación, en las que son el tratamiento de elección.

El tratamiento con estrógenos tópicos está indicado si aparecen síntomas de hipoestrogenismo, como la sequedad vaginal o la dispareunia.

En los casos de osteoporosis, debe evitarse el tratamiento con bisfosfonatos en mujeres con deseo genésico, por sus efectos deletéreos a largo plazo en una posible gestación. Hay poca evidencia disponible respecto al empleo de denosumab y teriparatida en estas pacientes. Algunos pequeños estudios demuestran un aumento de la densidad ósea en la zona espinal en pacientes con anorexia nerviosa. La teriparatida puede ser una opción de tratamiento en pacientes con baja densidad ósea, fracturas por fragilidad y contraindicación o falta de efectividad de los estrógenos.

Aunque estas pacientes también presentan un déficit de andrógenos, la suplementación de estas hormonas no está indicada, porque no ha demostrado ser efectiva para aumentar los niveles de densidad ósea.

Una de las nuevas terapias que se ha estudiado en estas pacientes es la suplementación de leptina. En algunos estudios, ha demostrado la recuperación de ciclos ovulatorios y, además, es una hormona con efecto anabólico sobre el hueso. Pese a estos efectos beneficiosos, actualmente no se recomienda su uso por tener efectos anoréxicos, al disminuir el apetito y favorecer la pérdida de peso.

En las pacientes que tengan deseo gestacional, la primera recomendación debe ser aumentar la ingesta calórica para recuperar la producción hormonal y la ovulación espontánea. En casos con un IMC normal y una producción estrogénica suficiente, podría realizarse algún ciclo con fármacos inductores de la ovulación. No deberían emplearse inductores de la ovulación hasta que la paciente haya alcanzado un peso adecuado y comprenda la necesidad de continuar con una ingesta calórica correcta, debido a las complicaciones de la gestación que pueden asociarse a un IMC bajo, como el retraso del crecimiento intrauterino o el parto prematuro.

Si con los cambios en la alimentación no se consigue recuperar la menstruación y la producción estrogénica es insuficiente, habría que recurrir a la estimulación con gonadotropinas exógenas.

Síndrome de ovario poliquístico

Es la endocrinopatía más frecuente en mujeres en edad fértil, alcanzando hasta un 7-14 % de prevalencia. Se caracteriza clínicamente por una combinación de disfunción anovulatoria e hiperandrogenismo clínico o analítico.

Por su frecuencia e importancia será desarrollado de forma más amplia en el **Cap. 20** Anovulación. Hiperandrogenismo de origen ovárico. Hirsutismo.

PUNTOS CLAVE

- La amenorrea primaria es la ausencia de menstruación en pacientes que han alcanzado los 15 años y un adecuado desarrollo de caracteres sexuales secundarios o en pacientes que han alcanzado los 13 años sin desarrollo de caracteres sexuales secundarios.
- La amenorrea secundaria es la ausencia de menstruación durante ⩾ 3 meses en pacientes con ciclos menstruales previos regulares o durante ⩾ 6 meses en pacientes con ciclos previos irregulares.
- Las diferentes causas de amenorrea pueden clasificarse en: anomalías del tracto genital, fallo gonadal, patología hipotálamo-hipofisaria, trastornos endocrinológicos, relacionada con enfermedad crónica, fisiológica o inducida por fármacos.
- El diagnóstico de las amenorreas se basa en una historia clínica detallada, una exploración física general y

ginecológica, una analítica con perfil hormonal y pruebas de imagen para valorar la integridad del aparato genital interno.
- En los casos de amenorrea secundaria, la primera prueba de laboratorio que se debe realizar es una determinación de hCG en sangre u orina para descartar la gestación.
- Niveles elevados de FSH sugieren una IOP (hipogonadismo primario o hipergonadotrópico).
- Niveles bajos o normales de FSH orientan a un trastorno hipotalámico/hipofisario (hipogonadismo secundario o hipogonadotrópico) o a un SOP.
- El tratamiento de la amenorrea tiene tres objetivos: corregir la enfermedad desencadenante, ayudar a conseguir la fertilidad y prevenir las complicaciones a largo plazo.

BIBLIOGRAFÍA

Ackerman KE, Misra M. Functional hypothalamic amenorrhea: evaluation and management. UpToDate. 2023 [consultado el 28 de septiembre de 2024]. Disponible en: https://www.uptodate.com.

Ackerman KE, Mishra M. Functional hypothalamic amenorrhea: pathophysiology and clinical manifestations. UpToDate. 2022 [consultado el 28 de septiembre de 2024]. Disponible en: https://www.uptodate.com.

Barbieri R, Ehrmann D. Diagnosis of polycystic ovary syndrome in adults. UpToDate. 2022 [consultado el 28 de septiembre de 2024]. Disponible en: https://www.uptodate.com.

Barthelmess EK, Naz RK. Polycystic ovary syndrome: current status and future perspective. Front Biosci. 2014;6(1):104-19.

Bednarska S, Siejka A. The pathogenesis and treatment of polycystic ovary syndrome: What's new? Adv Clin Exp Med. 2017;26(2):359-67.

Ebrahimi M, Akbari Asbagh F. Pathogenesis and causes of premature ovarian failure: an update. Int J Fertil Steril. 2011;5(2):54-65.

European Society for Human Reproduction and Embryology (ESHRE) Guideline Group on POI; Webber L, Davies M, Anderson R, Barlett J, Braat D, Car-

twright B, et al. ESHRE Guideline: management of women with premature ovarian insufficiency. Human Reprod. 2016;31(5):926-37.

Herlin MK, Petersen MB, Brännström M. Mayer-Rokitansky-Küster-Hauser (MRKH) syndrome: a comprehensive update. Orphanet J Rare Dis. 2020;15(1):214.

Kalve E, Klein JF. Evaluation of women with hirsutism. Am Fam Physician. 1996;54(1):117-24.

Klein DA, Paradise SL, Reeder RM. Amenorrhea: a systematic approach to diagnosis and management. Am Fam Physician. 2019;100(1):39-48.

Klein DA, Poth MA. Amenorrhea: an approach to diagnosis and management. Am Fam Physician. 2013;87(11):781-8.

Lee FT, Elaraj D. Evaluation and management of primary hyperaldosteronism. Surg Clin North Am. 2019;99(4):731-45.

Passos IMPE, Britto RL. Diagnosis and treatment of müllerian malformations. Taiwan J Obstet Gynecol. 2020;59:183-8.

Paz-Filho G, Mastronardi CA, Licinio J. Leptin treatment: facts and expectations. Metabolism. 2015;64(1):146-56.

Pinkerton JV. Fallo ovárico primario. [Internet]. En: Manual MSD versión para profesionales. Rahway: Merck & Co., Inc.; 2023 [consultado el 28 de septiembre de 2024]. Disponible en: https://www.msdmanuals.com

Practice Committee of American Society for Reproductive Medicine. Current evaluation of amenorrhea. Fertil Steril. 2008;90(5 Suppl):S219-25.

Sarathy H, Salman LA, Lee C, Cohen JB. Evaluation and management of secondary hypertension. Med Clin North Am. 2022;106(2):269-83.

Shaw N, Rosenfield RL. Definition, clinical features, and differential diagnosis of polycystic ovary syndrome in adolescents. UpToDate. 2023 [consultado el 28 de septiembre de 2024]. Disponible en: https://www.uptodate.com.

Shaw N, Rosenfield RL. Diagnostic evaluation of polycystic ovary syndrome in adolescents. UpToDate. 2024 [consultado el 28 de septiembre de 2024]. Disponible en: https://www.uptodate.com.

Sociedad Española de Ginecología (SEGO). Protoloco SEGO. Amenorrea primaria y secundaria. Sangrado infrecuente (actualizado febrero 2013). Prog Obstet Ginecol. 2013;56(7):387-92.

Sociedad Española de Ginecología y Obstetricia (SEGO). Estudio de la insuficiencia ovárica primaria e insuficiencia ovárica oculta. Prog Obstet Ginecol. 2017;60:600-11.

Szeliga A, Calik-Ksepka A, Maciejewska-Jeske M, Grymowicz M, Smolarczyk K, Kostrzak A, et al. Autoimmune diseases in patients with premature ovarian insufficiency—our current state of knowledge. Int J Mol Sci. 2021;22(5):2594.

Teede H, Misso M, Costello M, Dokras A, Laven J, Moran L, et al. International evidence-based guideline for the assessment and management of polycystic ovary syndrome 2018. National Health and Medical Research Council (NHMRC). 2018. Canberra: p. 198.

Vitek W, Hoeger KM. Treatment of polycystic ovary syndrome in adolescence. Semin Reprod Med. 2014;32(3):214-21.

Welt CK. Clinical manifestations and diagnosis of spontaneous primary ovarian insufficiency (premature ovarian failure). UpToDate. 2024 [consultado el 28 de septiembre de 2024]. Disponible en: https://www.uptodate.com.

Welt CK. Management of spontaneous primary ovarian insufficiency (premature ovarian failure). UpToDate. 2022 [consultado el 28 de septiembre de 2024]. Disponible en: https://www.uptodate.com.

Welt CK, Barbieri RL. Causes of primary amenorrhea. UpToDate. 2023 [consultado el 28 de septiembre de 2024]. Disponible en: https://www.uptodate.com.

Welt CK, Barbieri LM. Epidemiology and causes of secondary amenorrhea. UpToDate. 2023 [consultado el 28 de septiembre de 2024]. Disponible en: https://www.uptodate.com.

Witchel SF, Oberfield S, Rosenfield RL, Codner E, Bonny A, Ibáñez L, et al. The diagnosis of polycystic ovary syndrome during adolescence. Horm Res Paediatr. 2015;83:376-89.

Hemorragia uterina disfuncional. Patología benigna del endometrio

19

S. M. Tapiador Albertos y B. Rodríguez Jiménez

OBJETIVOS

- Reconocer la sintomatología típica de la patología endometrial.
- Orientar correctamente el diagnóstico de una patología endometrial disfuncional y de una patología endometrial estructural.
- Conocer el replanteamiento realizado sobre esta entidad llevado a cabo por la Federación Internacional de Ginecología y Obstetricia.
- Realizar un análisis sobre las terapias aplicadas en el tratamiento del sangrado uterino anómalo de origen disfuncional.
- Hacer una valoración de la terapia más adecuada de la patología endometrial estructural benigna.
- Enfocar y aplicar correctamente el tratamiento de la patología endometrial benigna que puede prevenir la patología endometrial maligna.

INTRODUCCIÓN

La patología endometrial benigna es causa de morbilidad en las mujeres. Frecuentemente, esta entidad provoca sangrado anómalo o dolor pélvico, agudo y crónico. Las mujeres con sangrado abundante presentan además una mayor incidencia de depresión y ansiedad que aquellas con patrones de sangrado normal.

La patología endometrial benigna afecta sobre todo a la etapa fértil de la vida de la mujer. Esto se debe a que parte de esta patología es secundaria a disfunciones hormonales. Las mujeres que no ovulan correctamente suelen sufrir sintomatología endometrial anómala en sus ciclos menstruales, en forma de sangrado uterino anómalo (SUA).

Por otro lado, en la patología endometrial, también se encontrarán alteraciones orgánicas. Queda fuera de este capítulo el estudio de los miomas que afectan al endometrio, que se tratarán en uno específico sobre esta patología.

A lo largo del capítulo, se estudiará la clasificación de la Federación Internacional de Ginecología y Obstetricia (FIGO) de la patología endometrial, que es muy didáctica, y que ha organizado la nomenclatura de esta entidad en un esfuerzo para que todos los profesionales utilicen los mismos términos y sea más fácil entenderse cuando se habla de este tema.

Por último, se realizará un enfoque de las terapias disponibles para tratar la patología endometrial. Conocer las diferentes terapias ayudará a ofrecer las distintas opciones a las mujeres para que, de forma consensuada, se opte por la mejor en cada caso.

El tratamiento de la patología endometrial benigna ayudará a mejorar la calidad de vida de las mujeres y a realizar prevención de la patología maligna, como en el caso de la hiperplasia endometrial.

DEFINICIÓN

Para poder definir qué es un SUA, habrá que conocer primero qué es un sangrado uterino normal.

A lo largo de los años, se han ido estudiando diferentes maneras de estimar o cuantificar los sangrados menstruales y conocer la normalidad en cuanto a cantidad, entre otros parámetros. Se han realizado estudios recogiendo los protectores sanitarios utilizados por las mujeres durante la menstruación, se ha utilizado el método de la hematina alcalina (espectrofotometría), se han llevado a cabo interrogatorios a las mujeres sobre su impresión subjetiva del sangrado menstrual, etc. Tras analizar los protectores sanitarios, se llegó a la conclusión de que la media de pérdida de sangre en cada ciclo menstrual es de 30 mL. Se aceptan como normales sangrados inferiores a 60 mL; los sangrados de 60-100 mL se consideran moderados; y se reconocen como excesivos aquellos sangrados de 100 mL o más por ciclo.

En cuanto a la duración del ciclo, es cierto que lo más frecuente es que dure 28 días, pero solo un 15 % de mujeres presentan esta duración en sus ciclos. Existe mucha dispersión en cuanto a la duración en días del ciclo menstrual. Menos del 1 % de mujeres presentan ciclos regulares de más de 35 días o menos de 24, y la mayoría de mujeres presentan ciclos de entre 24 y 35 días, pero hasta un 20 % de mujeres presentan ciclos irregulares.

La duración del sangrado menstrual habitual es de 4-6 días.

Dada la falta de consenso en el establecimiento de normalidad sobre el sangrado menstrual, la FIGO, en 2011, publicó una clasificación sistematizada y una nomenclatura unificada para hablar sobre el SUA, abandonando términos

293

como *oligomenorrea*, *menorragia*, *polimenorrea*, etc., que eran utilizados por los profesionales de forma inexacta para nombrar las alteraciones de sangrado.

La FIGO propone simplificar la terminología usando la siguiente clasificación:

- Alteraciones de la regularidad:
  – Sangrado uterino irregular.
  – Ausencia de sangrado menstrual.
- Alteraciones de la cantidad:
  – Sangrado menstrual abundante.
  – Sangrado menstrual escaso.
- Alteraciones de la duración:
  – Sangrado menstrual prolongado.
  – Sangrado menstrual acortado.
- Sangrado irregular no menstrual.
- Sangrado fuera de la edad reproductiva.

El SUA es todo sangrado procedente del cuerpo uterino que se sale de la definición de sangrado normal proporcionada por la FIGO, en cuanto a volumen, regularidad o temporalidad (o los tres), y que ha estado presente durante la mayor parte de los últimos 6 meses o se ha presentado durante 3 meses seguidos.

 Se habla de SUA en toda mujer con sangrado procedente del cuerpo uterino que se sale de la definición de sangrado normal.

El SUA puede ser agudo, crónico o intermenstrual: el agudo es aquel que, a criterio del profesional que evalúa el caso, precisa actuación inmediata; el crónico es aquel que se prolonga en el tiempo; y el intermenstrual, aquel que se presenta en el contexto de ciclos regulares y sangrados predecibles establecidos.

Se puede hablar de sangrado intermenstrual ante un sangrado que aparezca de forma inesperada en cualquier momento del ciclo, o bien aquel sangrado que aparece en varios ciclos seguidos en el mismo momento, pero fuera del momento de sangrado habitual (*spotting* o pequeño sangrado periovulatorio, cuando aparece alrededor de la ovulación).

ETIOLOGÍA DEL SANGRADO UTERINO ANORMAL

Existen dos grandes grupos de SUA: el estructural u orgánico y el no estructural.

La causa más frecuente de SUA es el sangrado disfuncional o no estructural. Las mujeres en las que se detecta un SUA sin organicidad asociada son aquellas a las que hace unos años se diagnosticaba de hemorragia uterina disfuncional (término que hoy en día la FIGO insta a abandonar).

Para poder llegar a la conclusión de que un SUA no presenta una anomalía estructural asociada, se deben llevar a cabo estudios complementarios que descarten las posibles anomalías asociadas conocidas. Es, por tanto, un diagnóstico de exclusión.

 El SUA no estructural es un diagnóstico de exclusión.

El 50 % de los SUA no estructurales se da en mujeres de más de 45 años; y el 20 %, en adolescentes.

Se pueden encontrar publicadas tasas de hasta 9-14 % de mujeres que van a presentar un SUA no estructural en algún momento de su vida, desde la menarquia hasta la menopausia. Y se estima que, en el ámbito mundial, el SUA no estructural provoca el 15 % de las consultas médicas, llegando a ser causa del 25 % de las histerectomías realizadas.

El SUA puede darse en mujeres con organicidad asociada, es decir, en aquellas con pólipos, adenomiosis, leiomiomas o alteraciones endometriales malignas o premalignas.

El Working Group on Menstrual Disorders de la FIGO ha clasificado las posibles causas de SUA bajo el acrónimo PALM-COEIN:

- PALM (causas estructurales): pólipos, adenomiosis, leiomioma, malignidad e hiperplasia.
- COEIN (causas no estructurales): coagulopatía, disfunción ovulatoria, endometrial, iatrogénica, no clasificado.

Existe una adaptación al castellano, aceptada por el grupo de trabajo, que se denomina PALMa-InDICE, e incluye las causas estructurales descritas (pólipo, adenomiosis, leiomioma, malignidad) y no estructurales (inespecífica, disovulación, iatrogénica, coagulopatía, endometrial).

 La FIGO ha agrupado las posibles causas de SUA bajo el acrónimo PALM-COEIN.

DIAGNÓSTICO DIFERENCIAL DEL SANGRADO UTERINO ANÓMALO

El signo que más frecuentemente va a provocar el inicio de un estudio de sospecha de patología endometrial va a ser el SUA.

A la hora de estudiar un SUA, en primer lugar, se deberá considerar excluir el embarazo como posible causa del problema. La causa más frecuente de SUA de inicio brusco en una mujer con ciclos regulares establecidos es una complicación de la gestación (aborto o gestación ectópica).

Una vez excluida la posibilidad de embarazo, hay que descartar que la mujer esté en tratamiento con contraceptivos hormonales o que pueda existir una causa infecciosa (cervicitis, endometritis, salpingitis). En ocasiones, se encontrarán anomalías estructurales, como pólipos o miomas. La adenomiosis y la patología maligna de cérvix o endometrio son también posibles causas de SUA.

A veces, la primera señal de una alteración tiroidea (hipotiroidismo o hipertiroidismo) es un SUA.

Hay estudios publicados que consideran el SUA no estructural como un signo precoz de síndrome de ovario poliquístico (SOP) en la adolescencia. El SOP es el trastorno endocrino más frecuente en esta etapa de la vida de la mujer. El SOP se puede asociar a anovulación crónica y esta anovulación crónica se suele asociar a SUA.

La causa más frecuente de SUA entre adolescentes es la anovulación, pero hasta un tercio de las mujeres de este grupo de edad pueden tener una alteración de la coagulación (enfermedad de Von Willebrand, trombastenia de Glanzmann, púrpura idiopática trombocitopénica, disfunción plaquetaria y trombocitopenia relacionada con patología maligna o tratamiento para esta), esta alteración de la coagulación es más habitual en aquellas mujeres en las que el SUA aparece desde la menarquia y presentan sangrados abundantes.

Toda medicación que altere la hemostasia es susceptible de provocar SUA. También aquella que tenga la capacidad de alterar las concentraciones de hormonas circulantes, ya sean endógenas o exógenas; o aquella que provoque una alteración del eje hipotálamo-hipófisis-ovario.

Y, por último, aquellas enfermedades sistémicas que puedan repercutir sobre la función ovárica o la coagulación también pueden inducir un SUA. Entre estas patologías se podrían encontrar la diabetes mellitus, el lupus eritematoso sistémico, la mielodisplasia y la enfermedad renal o hepática grave.

HERRAMIENTAS DIAGNÓSTICAS EN EL ESTUDIO DE LA PATOLOGÍA ENDOMETRIAL

Se aconseja un estudio de sospecha de patología endometrial en toda mujer que presente un SUA. En ocasiones será difícil cuantificar el sangrado y corroborar si es abundante o no, por tanto, se iniciará el estudio de sangrado abundante en toda mujer que subjetivamente crea tenerlo, aunque no se acompañe de anemia o patrón menstrual anómalo.

En primer lugar, es preciso realizar una correcta historia clínica. Esta debería recoger los siguientes aspectos:

- Intervalo intermenstrual (número de días y regularidad).
- Volumen del sangrado (abundante, escaso o variable).
- Duración del sangrado (normal o prolongado, días fijos o variables).
- Inicio del sangrado anómalo (desde la perimenarquia, brusco, gradual).
- Presencia de asociación temporal (poscoital, posparto, tras el inicio de la contracepción hormonal, tras una ganancia o pérdida de peso).
- Presencia de síntomas asociados (síndrome premenstrual, dismenorrea, dispareunia, galactorrea, hirsutismo).
- Asociación a sangrados de otras localizaciones (epistaxis, hematuria, hemorragia gingival, hematoquecia, petequias).
- Asociación a enfermedades sistémicas subyacentes (renal, hepática, hematopoyética, tiroidea).
- Asociación a la toma de fármacos (hormonales, anticoagulantes).

La mayor parte de los sangrados que presentan las mujeres anovuladoras se pueden filiar con bastante certeza por historia clínica. Tanto es así que, si una adecuada historia clínica orienta un SUA como anovulatorio, se puede iniciar tratamiento sin necesidad de llevar a cabo estudios complementarios que lo confirmen. Por otro lado, si una vez pautado el tratamiento para una probable etiología anovulatoria no hay respuesta adecuada, habrá que ahondar en la evaluación diagnóstica.

Aquellos sangrados infrecuentes, irregulares, impredecibles, variables en cantidad y duración, no precedidos de síntomas premenstruales ni otro signo reconocido, son fácilmente catalogados como anovulatorios. En cambio, aquellos que presentan regularidad mensual, sean abundantes o prolongados, se podrían encaminar más hacia una anomalía estructural.

Los sangrados intermenstruales, aquellos que se presentan a mitad de ciclo, a menudo son causados por el descenso brusco de estrógenos en la fase preovulatoria, pero si persisten en el tiempo e incluso van en aumento en cuanto a cantidad o duración, deberán ser sometidos a evaluación diagnóstica complementaria.

También se debería orientar el interrogatorio a descartar que el sangrado venga de otros lugares externos al útero: vejiga, uretra, vagina o recto.

Una vez realizada la historia clínica, si esta no ha sido suficiente para orientar un diagnóstico claro, hay que pasar a realizar pruebas complementarias.

El primer escalón de las pruebas complementarias lo componen las pruebas de laboratorio. Se deberá realizar una prueba de embarazo en aquellas mujeres en las que exista posibilidad de este. También se ha de realizar un hemograma para averiguar si existe anemia asociada o déficit de plaquetas.

En aquellas mujeres en las que la historia clínica no puede dilucidar si el sangrado es anovulatorio o no, se podrá realizar una determinación de progesterona sérica en la segunda fase del ciclo (día 22-24). Valores de progesterona >3 ng/mL en este momento sugieren que ha existido ovulación.

En mujeres con sospecha de anovulación, se puede realizar una determinación de tirotropina (hormona estimulante tiroidea) para descartar la asociación de patología tiroidea como causa de la disfunción ovárica. Y solo en aquellas mujeres con alta sospecha de patología renal o hepática será necesaria la determinación de la función de estos órganos.

Únicamente en los casos con sospecha de patología endocrina será preciso solicitar una determinación de hormona foliculoestimulante, hormona luteinizante, prolactina, testosterona total y libre (si se sospecha un SOP) o deshidroepiandrosterona (si se desea descartar un posible origen suprarrenal).

No va a ser necesaria una evaluación exhaustiva de la coagulación en todas las mujeres con SUA, pero en aquellas con sangrados inexplicados o adolescentes que presentan sangrados abundantes desde la menarquia, al menos se deberá determinar el tiempo de protrombina y el tiempo de tromboplastina parcial activado. La normalidad en estos exámenes no excluirá alteraciones como la enfermedad de Von Willebrand o alteraciones de los factores de la coagulación, pero la búsqueda de estas alteraciones se reservará para aquellas mujeres con alta sospecha diagnóstica. Y en estos casos, se podrá solicitar ayuda para el estudio al especialista en hematología.

Los SUA también se pueden asociar a infecciones. En los casos en los que se sospeche esta patología, se podrá realizar la determinación de clamidia, gonorrea, tricomonas, etcétera.

Ya se ha comentado que la patología endometrial disfuncional es un diagnóstico de exclusión. Por tanto, a la hora de evaluar un SUA, si por historia clínica no se orienta como no estructural, habrá que descartar organicidad. La técnica diagnóstica de primera línea en este contexto es la ecografía transvaginal, si esta vía es factible, o bien abdominal y/o transrectal.

El grupo International Endometrial Tumor Analysis (IETA) propuso un documento de consenso en el que se encuentran términos, definiciones y medidas que se deberían utilizar, de forma unificada, a la hora de describir los hallazgos ecográficos en la valoración de endometrio.

Existen puntos de corte de grosor endometrial aceptados, a partir de los cuales se debe indicar un estudio histológico. En mujeres asintomáticas, consideraremos el límite superior de normalidad en 5 mm para mujeres posmenopáusicas, y 15 mm para mujeres premenopáusicas. En el caso de mujeres posmenopáusicas con SUA, se indicará iniciar un estudio si el endometrio es mayor de 3 mm, tal y como recomienda la Sociedad Española de Ginecología y Obstetricia (SEGO).

> Se recomienda un estudio histológico en mujeres que presenten sangrado posmenopáusico y endometrio > 3 mm.

En mujeres con alto riesgo de cáncer de endometrio, asintomáticas, algunas sociedades proponen diferentes puntos de corte de normalidad, como en el caso de mujeres que toman tamoxifeno. La SEGO, en su protocolo específico, indica remitir a biopsia solo a aquellas mujeres de este grupo que presenten sangrado genital anómalo, sin hacer referencia al grosor endometrial.

Otras técnicas diagnósticas disponibles para el estudio de esta patología son la histerosonografía (HSN) y la histeroscopia (HSC). La disponibilidad de uso de una u otra técnica depende de cada centro. La ventaja de la HSC es que puede ser a la vez diagnóstica y terapéutica.

La HSN consiste en la valoración ecográfica del endometrio, previa instilación de suero salino en la cavidad uterina, a través del cérvix uterino. El hecho de rellenar de líquido la cavidad uterina ayuda a definir con mayor exactitud las paredes endometriales y su contenido, si este existe.

Las ventajas de la HSN son:

- Diferenciar si la patología endometrial que se está valorando es focal (pólipos, hiperplasia focal y cánceres polipoideos) o difusa (endometrio proliferativo, hiperplasia y la mayoría de los cánceres).
- Posibilidad de revaluación del endometrio en los casos en los que se obtenga una biopsia negativa para malignidad, a pesar de una alta sospecha.

La tasa de detección de anomalías focales es similar entre HSN e HSC. Estas dos técnicas tienen mejores tasas de detección que la ecografía en dos dimensiones.

La HSC es otra técnica de imagen que permite visualizar el interior de la cavidad uterina de forma mínimamente invasiva. Es necesario disponer de un histeroscopio y entrenamiento en su uso. Esta técnica permite evaluar y, en ocasiones, también tratar posibles anomalías estructurales. Pero debe reservarse como técnica diagnóstica de segunda línea para los siguientes casos:

- Exploración ecográfica no concluyente.
- Patrón endometrial alterado por tamoxifeno.
- Incapacidad para entrar en la cavidad endometrial con la cánula de aspiración.
- Ausencia de material valorable y sospecha clínica de cáncer de endometrio (p. ej., sangrado posmenopáusico persistente).
- Falta de respuesta al tratamiento instaurado después de un estudio adecuado.

Cuando no se esté ante uno de los casos anteriores, bastará una evaluación combinada de ecografía y/o HSN y la toma de biopsia endometrial.

La resonancia magnética (RM) es una técnica de imagen con un coste muy superior a las enumeradas anteriormente. Se suele reservar para aquellas mujeres con alta sospecha de anomalía estructural en las que no es posible una evaluación ultrasonográfica adecuada. Es una técnica adecuada para evaluar tejidos blandos, como es el útero. Es buena para diferenciar entre adenomiosis y miomas, o para localizar la situación de miomas en las paredes uterinas.

Otra herramienta disponible para llevar a cabo en el estudio de un SUA es la biopsia endometrial, que se puede llevar a cabo de forma ambulatoria mediante cánulas de aspiración (Cornier). Esta herramienta no es necesaria en todas las mujeres con SUA. Suele reservarse para aquellas con sospecha de hiperplasia endometrial o cáncer de endometrio. Estas patologías son más prevalentes en mujeres por encima de los 35-40 años, con sangrados irregulares, aunque las que no cumplan estos requisitos también podrían presentar estas entidades. En las patologías endometriales difusas, es factible llegar a un diagnóstico por biopsia a ciegas. En los casos de patología endometrial focal, es más probable obtener un falso negativo con biopsia a ciegas. En estas ocasiones, es mejor recurrir a la biopsia bajo visión directa (HSC).

Se sabe que la eficacia de la biopsia endometrial ciega es comparable al legrado en quirófano para la obtención de muestra histológica. La sensibilidad de esta técnica en el diagnóstico del cáncer de endometrio es del 70-80 % y su especificidad, cercana al 100 %.

La biopsia endometrial no va a ser la primera herramienta que se va a usar en una adolescente (momento en el que el riesgo de cáncer de endometrio es bajo). Algunas sociedades definen la edad de corte para la realización de una biopsia endometrial. Esta edad definida va entre los 35 y los 40 años.

La toma de biopsia a ciegas tiene una escasa rentabilidad diagnóstica en mujeres con endometrio fino (< 5 mm), ya que la posibilidad de que asocie un cáncer de endometrio o hiperplasia es muy baja. En cambio, sí se valorará la realización de una toma endometrial en aquellas mujeres con grosor endometrial normal (5-12 mm) y estímulo crónico estrogénico sin oposición gestagénica, o bien en aquellas con grosor aumentado (> 12-15 mm), aunque no haya alta sospecha de malignidad.

Además de la biopsia obtenida por aspirado endometrial, se puede obtener una muestra de endometrio para poder analizar mediante HSC o legrado quirúrgico.

PATOLOGÍA ENDOMETRIAL BENIGNA ORGÁNICA

Dentro de este apartado se tratarán las patologías PALM, del acrónimo de la FIGO, dejando fuera la patología miometrial que afecta al endometrio, ya que se desarrollará específicamente en otro capítulo.

Un tercio de los SUA tienen una anomalía ecográfica asociada.

Los *pólipos* (P) endometriales son neoplasias focales encontradas en el endometrio. Estos pueden ser únicos o múltiples, y medir desde escasos milímetros hasta varios centímetros. Los factores de riesgo para el desarrollo de los pólipos son: edad avanzada, hipertensión, obesidad, uso de tamoxifeno, etcétera.

No es necesaria la exéresis de todos los pólipos que se diagnostiquen, y menos si son asintomáticos. En mujeres infértiles, a pesar de ser asintomáticos, parece que la exéresis puede mejorar el pronóstico reproductivo, aumentando la receptividad endometrial y la implantación del embrión. Hoy en día no hay evidencia suficiente para recomendar la exéresis rutinaria de todos los pólipos en mujeres subfértiles.

La técnica diagnóstica de primera línea en los pólipos endometriales es la ecografía transvaginal. Mejora la tasa diagnóstica el uso de ecografía Doppler color y la ecografía tridimensional, aunque no es preciso su uso de forma rutinaria para llegar a un correcto diagnóstico (**Fig. 19-1**).

La HSC aumenta la tasa de diagnóstico de los pólipos, con la ventaja de que a la vez puede ser terapéutica. Esta será la técnica de mayor utilidad en las mujeres con infertilidad (**Fig. 19-2**).

No se debe utilizar la dilatación, el legrado, ni la biopsia a ciegas para el diagnóstico y el manejo de los pólipos endometriales, ya que es una patología endometrial focal.

Los pólipos son proliferaciones benignas, pero presentan riesgo de malignidad: del 3,4 al 4,9 % en mujeres posmenopáusicas y del 1,1 % en premenopáusicas.

En las mujeres con sangrado posmenopáusico y en aquellas que sean asintomáticas, pero de alto riesgo, la HSN es más fiable para el diagnóstico de pólipos endometriales que la ecografía en dos dimensiones. La técnica de elección para su tratamiento será la HSC.

La RM podría tener una cabida en el diagnóstico de los pólipos endometriales, pero económicamente es menos ren-

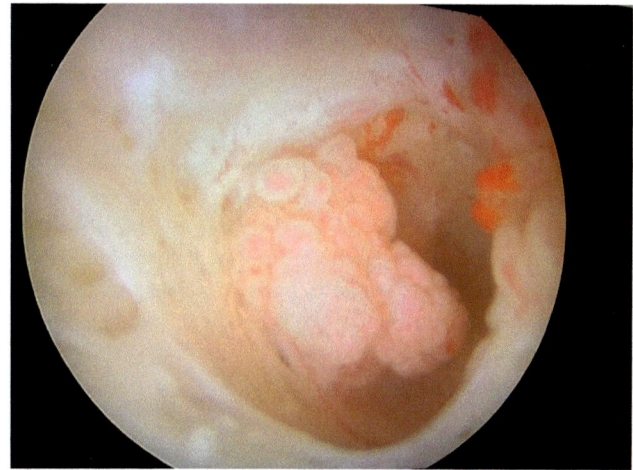

Figura 19-2. Imagen histeroscópica. Pólipo endometrial.

table que la ecografía y la HSN. No ha demostrado ventajas respecto a las otras técnicas diagnósticas disponibles.

La *adenomiosis* (A) es una patología endometrial benigna cuyo diagnóstico está aumentando en los últimos tiempos, dada su asociación a los problemas de fertilidad y la mejora en la capacidad diagnóstica de los profesionales.

Se caracteriza por la invasión miometrial de glándulas endometriales y el estroma. Esto puede provocar SUA, dolor pélvico y problemas de fertilidad. Anatomopatológicamente, consiste en el hallazgo de tejido endometrial ectópico en el miometrio.

La infiltración miometrial de la adenomiosis conduce al hallazgo de úteros aumentados de tamaño, globulosos y con nódulos en el espesor del miometrio (adenomiomas). La afectación puede ser focal o difusa y se puede diagnosticar por ecografía o RM, mayoritariamente. Hasta hace no muchos años, el diagnóstico era mayoritariamente histológico, resultado del análisis de las piezas de histerectomía. Afortunadamente, el avance en el diagnóstico de imagen ha permitido el diagnóstico de esta entidad incluso en mujeres jóvenes, ya sea por ecografía o RM.

La ecografía transvaginal se considera la técnica diagnóstica de primera línea en esta entidad. La ecografía ha avanzado mucho en el análisis de la adenomiosis, permitiendo incluso

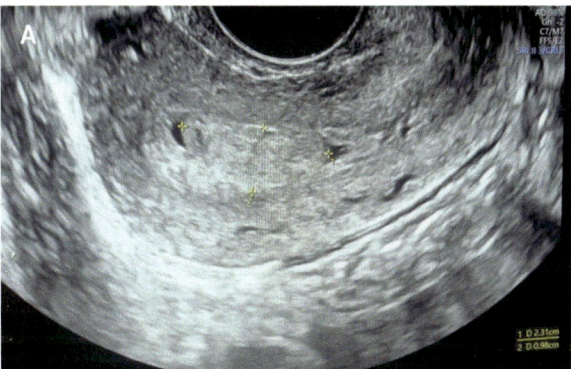
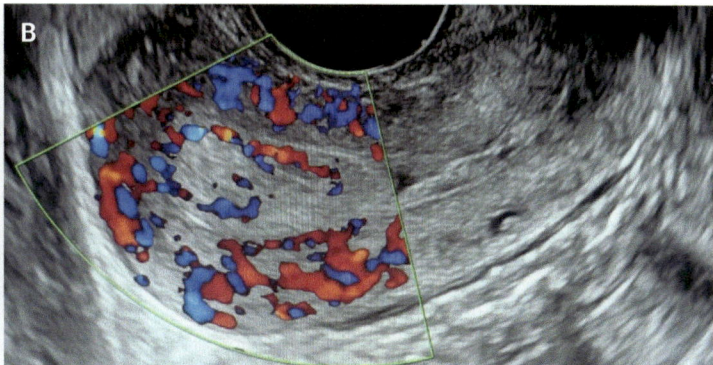

Figura 19-1. Imagen ecográfica bidimensional. **A)** Pólipo endometrial. **B)** Ecografía con Doppler color. Pólipo endometrial, en el que se visualiza el vaso nutricio.

el estudio de la zona de unión o *junctional zone*, la capa que separa el endometrio del miometrio.

Algún estudio habla de una baja sensibilidad de la ecografía, pero es cierto que, para conseguir buenos resultados, es necesario conocer la entidad, buscarla y familiarizarse con los hallazgos típicos ecográficos de la adenomiosis.

Son hallazgos ecográficos típicos, aunque no patognomónicos: islotes miometriales refringentes, quistes miometriales, asimetría en el grosor miometrial anterior y posterior, irregularidades o interrupciones en la *junctional zone*, estriaciones y yemas (*buds*) subendometriales ecogénicas, sombras hiperecogénicas en abanico, vascularización recta que atraviesa el miometrio hipertrófico, etcétera (**Fig. 19-3**).

La HSC no es imprescindible a la hora de diagnosticar la adenomiosis, pero, en ocasiones, puede complementar el estudio, permitiendo la visualización de vascularización anómala típica o quistes oscuros fruto de los implantes endometriales.

La hiperplasia endometrial (correspondiente a los términos del acrónimo de *malignidad e hiperplasia* (M) aparece cuando ocurre una proliferación anómala del endometrio. La hiperplasia, a grandes rasgos, puede clasificarse en benigna, sin atipias, o bien con la presencia de atipia citológica, también llamada neoplasia intraepitelial de endometrio. Esta última implica riesgo de padecer un cáncer de endometrio concomitante, o de desarrollar este, en ausencia de tratamiento.

Dicha clasificación en dos grupos surgió en 2014, respaldada por la *World Health Organization Classification for Female Genital Tract Tumors*. Anteriormente, la hiperplasia endometrial se clasificaba en simple o compleja, con presencia o ausencia de atipia citológica. No se tratará la hiperplasia con atipia en este capítulo por considerarse una lesión premaligna.

Un 10-20 % de los sangrados posmenopáusicos que se diagnostican serán hiperplasias o cáncer.

Son factores de riesgo de padecer hiperplasia endometrial: obesidad, alteraciones genéticas predisponentes (síndrome de Lynch, entre otros), anovulación crónica y SOP. Son factores protectores la anticoncepción hormonal oral o intrauterina.

El diagnóstico de hiperplasia endometrial es anatomopatológico. Es por esto por lo que se tomará una biopsia de endometrio siempre que se sospeche una hiperplasia, ya sea por el hallazgo de un endometrio engrosado en ecografía, ya sea en el contexto de una mujer con factores de riesgo y SUA.

La hiperplasia sin atipia tiene bajo riesgo de progresión a neoplasia, pero puede progresar si no se lleva a cabo el tratamiento adecuado, sobre todo en mujeres con factores de riesgo.

Por último, se va a tratar una entidad que queda fuera del acrónimo PALM de la FIGO, pero que cada vez se está demandando más su inclusión en esta clasificación. Es el istmocele. Es una anomalía uterina, estructural y yatrogénica, causante de sangrado anómalo, un defecto de la cicatriz de la cesárea.

Hay series en las que se concluye que, en mujeres con anomalías en la cicatriz de la cesárea, hay un riesgo tres veces mayor de SUA. Por este motivo, entre otros, hay autores que señalan la necesidad de descartar una anomalía en la cicatriz de la cesárea en las mujeres que consultan por SUA.

Para evaluar los defectos en la cicatriz de la cesárea, se debe medir el nicho o indentación en el lugar de la incisión de la cesárea por ecografía. Según la European Niche Taskforce, para considerar la indentación como nicho, esta tiene que medir al menos 2 mm de profundidad. Debe medirse la profundidad y la longitud del defecto, y el miometrio residual y adyacente al defecto, en el plano sagital. En el plano transverso, ha de medirse la anchura del defecto (**Fig. 19-4**).

PATOLOGÍA ENDOMETRIAL NO ORGÁNICA

Quedarían englobadas en este apartado las patologías del acrónimo COEIN de la FIGO, que se desarrolla y se explica a continuación.

La letra C del acrónimo mencionado corresponde a *coagulopatía*. Este término se usa para englobar todas aquellas causas de SUA secundarias a trastornos sistémicos de hemostasia. Varios trabajos científicos dicen que hasta un 13 % de mujeres con SUA presentan un trastorno de la coagulación demostrable en la bioquímica. El más frecuente de estos trastornos es la enfermedad de Von Willebrand.

Los *trastornos ovulatorios* (O) son otra causa de SUA. A menudo, se deben a la ausencia de producción cíclica y predecible de progesterona, pero no siempre es así. Se pueden observar en el contexto de endocrinopatías, como el SOP, el hipotiroidismo, la obesidad, el estrés mental, el ejercicio físico extremo, etc. Y también pueden deberse a efectos yatrogénicos, durante la toma de esteroides gonadales, por ejemplo, o

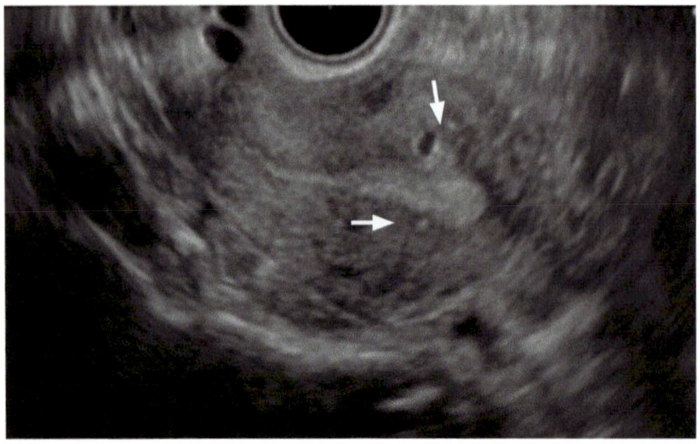

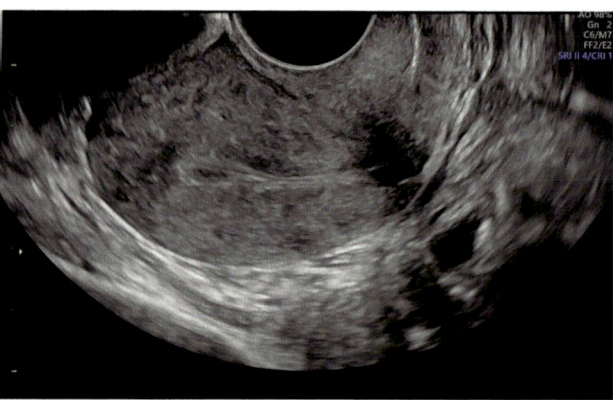

Figura 19-3. Adenomiosis: quiste miometrial y yema subendometrial.

Figura 19-4. Istmocele con útero en retroversión.

dopaminérgicos, como las fenotiacinas o los antidepresivos tricíclicos.

Dentro de las *alteraciones endometriales* (E) causantes de SUA, hay que contemplar aquellos trastornos primarios del endometrio. Suelen observarse en mujeres con sangrados cíclicos y predecibles, que hacen pensar en normofunción ovárica, sin otra clínica acompañante que justifique el SUA. Si se observan sangrados abundantes, es preciso contemplar la posibilidad de que se deba a alteraciones locales de la hemostasia endometrial, es decir, alteraciones por déficit en la producción local de vasoconstrictores (endotelina 1 y prostaglandina F2α), lisis acelerada del coágulo endometrial por producción excesiva del activador de plasminógeno o producción aumentada de sustancias vasodilatadoras como la prostaglandina E2 y la prostaciclina (prostaglandina I2).

También se pueden contemplar como alteraciones endometriales aquellas debidas a inflamación o infección endometrial, anormalidades en la respuesta inflamatoria local o aberraciones en la vasculogénesis endometrial. Ante la falta de técnicas de evaluación de estas alteraciones en la práctica diaria, la atribución de causa endometrial a un SUA se basará en la exclusión de otras causas en aquellas mujeres con aparente función ovárica normal.

Bajo la categoría correspondiente a la letra I de causas de SUA, se engloban aquellas debidas a *intervenciones médicas o dispositivos exógenos*. La causa más frecuente que se encuentra aquí es el llamado «sangrado de avanzada». Este es el que ocurre durante el uso de esteroides gonadales exógenos (toma de anticonceptivo, entre otros) o el uso de un sistema intrauterino liberador de levonorgestrel.

No se incluyen en la categoría I aquellos sangrados debidos a la toma de anticoagulantes (heparina, warfarina), que estarían en la categoría C. Tampoco entran en la categoría I los SUA debidos a efectos de fármacos que alteran la ovulación, como los dopaminérgicos, estarían en la categoría O.

Es posible que en la práctica diaria no sea muy importante discernir exactamente si un sangrado está en la categoría C, O o I, siempre y cuando se filie correctamente, pero sí es importante en cuanto a fines de investigación e interpretación de ensayos clínicos.

Finalmente, se ha dejado la categoría correspondiente a la letra N para encuadrar aquellos *trastornos no bien definidos o raros*, que no encajan en ninguna categoría de las anteriores. También se deja esta categoría para causas que puedan ser descubiertas en el futuro que sean desconocidas en este momento. Estarían en esta categoría las malformaciones arteriovenosas y la hipertrofia miometrial.

Se encontrarán casos en los que algunas mujeres presenten varias posibles causas de SUA. En estas ocasiones, la FIGO propone una estadificación como la de tumor, ganglio (*node*) y metástasis (TNM) de la Organización Mundial de la Salud (OMS) para tumores malignos. Por ejemplo, $P_0A_0L_{1(7)}$ M_0-$C_0O_0E_0I_0N_0$ (en los casos en los que se diagnostiquen miomas, se debe especificar qué tipo de mioma presenta) podría ser el caso de una mujer con un mioma subseroso, pero también con una enfermedad de Von Willebrand diagnosticada. Habría dos posibles causas de SUA en una misma mujer, aunque es probable que un mioma subseroso no sea causa de la alteración objeto de estudio.

Fisiopatología del sangrado uterino anómalo no estructural

El sangrado anómalo es aquel no predecible, que no sigue la cascada normal de señales endocrinas que caracterizan los ciclos ováricos y, por tanto, no tiene regularidad.

Se sabe que la mayoría de los SUA no estructurales (el 90 %) son anovulatorios, y solo el 10 %, ovulatorios.

La causa del inicio y finalización del sangrado durante la menstruación no es conocida por completo.

Se sabe que en el inicio de la menstruación intervienen fenómenos vasculares, además de una autodigestión enzimática de la capa funcional del endometrio y de su plexo capilar superficial, que posiblemente se extienda al sistema arteriolar espiral de la capa basal. Al final de la menstruación se llega por mecanismos de coagulación, vasoconstricción local y reepitelización. Todo esto, en condiciones normales, lleva a una correcta hemostasia en la zona del endometrio, donde los eventos vasculares juegan un papel fundamental. Es necesaria una correcta vasoconstricción en la zona de las arteriolas espirales para el cese del sangrado uterino.

La caída del nivel de estrógenos y progesterona en los días que preceden a la menstruación desestabiliza las membranas lisosomales, con la consiguiente liberación enzimática al citoplasma y al espacio intercelular. Esto, en última instancia, provoca depósito de plaquetas, liberación de prostaglandinas, trombosis vascular, extravasación de glóbulos rojos y necrosis tisular.

La caída de progesterona, además, en el ámbito endometrial, da lugar a una respuesta inflamatoria.

Una vez que se desencadena el sangrado menstrual, en condiciones normales, se pasa por una descamación que se inicia en el fondo uterino y se extiende hacia el istmo. El total de sangrado que se da en la menstruación depende del balance entre la fibrinólisis y la coagulación.

Para entender cómo se llega a padecer un SUA no estructural, es importante entender cómo influyen las hormonas sobre el endometrio. Ya se ha comentado que la privación o caída en los niveles de estrógenos y progesterona causan sangrado endometrial, pero también se provoca sangrado por los siguientes efectos:

- **Sangrado por privación de estrógenos:** esto ocurre en aquellas mujeres que se someten a ooforectomía durante su fase folicular. También se puede observar en mujeres con tratamiento estrogénico sustitutivo (posmenopausia) o en los días previos a la ovulación, momento en el que se produce de manera fisiológica una caída transitoria, pero brusca, de los niveles de estrógenos.
- **Sangrado por saturación de estrógenos:** es el que se observa en mujeres con anovulación crónica. La exposición a niveles bajos de estrógenos de forma crónica suele resultar en sangrados escasos intermitentes, que se pueden prolongar en el tiempo. En cambio, la exposición a altos niveles estrogénicos sin contraposición hormonal suele

resultar en períodos de amenorrea, con puntuales episodios de sangrado abundante de duración variable.

- **Sangrado por privación de progesterona:** estos sangrados se ven en mujeres tratadas con gestágenos exógenos cíclicos. El sangrado se produce cuando, antes del estímulo gestagénico, ha existido preparación endometrial con estrógenos, bien endógenos o bien exógenos. En las mujeres con tratamiento exógeno estrogénico + progestagénico, se objetiva sangrado tras la privación del gestágeno, haya o no privación de estrógeno concomitante.

- **Sangrado por saturación de progesterona:** en aquellas situaciones en las que existe predominancia de gestágeno de forma continua, haya o no estrógeno de base, se produce sangrado intermitente, que suele ser escaso y similar a aquel que se produce por saturación de estrógenos en mujeres anovuladoras. Este tipo de sangrado se ve en mujeres tratadas con contracepción de solo gestágeno (minipíldora, implante de gestágeno, acetato de medroxiprogesterona *depot*). El uso de contracepción combinada también puede dar sangrado por saturación de gestágeno, ya que, a pesar de que estos contraceptivos contienen estrógeno y gestágeno, el componente dominante es el gestágeno, y es este el que provoca el mayor efecto en la zona endometrial.

Una vez revisado el efecto de las diferentes hormonas y sus comportamientos sobre el endometrio, se va a estudiar qué ocurre en las mujeres anovuladoras. Por definición, las mujeres anovuladoras se encuentran siempre en la fase folicular del ciclo ovárico y en la fase proliferativa del ciclo endometrial. En estas mujeres solo existe el estímulo estrogénico, sin compensación gestagénica. Presentan un hiperestrogenismo persistente sin pico de hormona luteinizante.

En las mujeres anovuladoras, en las que solo existe estimulación estrogénica sobre el endometrio, se consigue una proliferación endometrial frágil, en la que no actúa la progesterona como estabilizadora. De este modo, llega un momento en el que se producen roturas focales en el endometrio y este sangra. La reparación de estas áreas fracturadas no es completa, puesto que no ha existido una descamación completa y estructurada, y es por eso por lo que se producen sangrados intermitentes, aunque normalmente escasos, correspondientes a las diferentes roturas focales y a la reparación parcheada de estas.

El sangrado uterino anómalo no estructural en las diferentes etapas de la vida

La existencia de variaciones en los ciclos menstruales es habitual, sobre todo en los límites de la edad reproductiva. La prevalencia de ciclos anovulatorios es mayor en mujeres menores de 20 y mayores de 40 años.

Los tipos de SUA que se pueden encontrar en las diferentes etapas de la vida de la mujer son:

- **Premenarquia:** en niñas recién nacidas, se puede observar un pequeño sangrado secundario a la privación de estrógenos maternos recibidos durante la etapa fetal. En la infancia, se pueden ver SUA asociados a traumatismos, cuerpos extraños e infecciones.

- **Posmenarquia en la adolescencia:** más frecuencia de sangrados anovulatorios. También coagulopatías, infecciones y complicaciones de la gestación.
- **Edad reproductiva establecida:** la mayoría de SUA no estructurales se deben a anovulación, aunque en esta época, es frecuente encontrar anomalías estructurales asociadas cuando se estudia un SUA (pólipos, miomas). También se pueden ver sangrados por complicaciones de la gestación, infecciones, sangrados en el contexto de uso de contracepción hormonal y alteraciones endocrinas.
- **Perimenopausia:** se puede ver anovulación, pero también neoplasias uterinas benignas e hiperplasias endometriales, como las causas más frecuentes de SUA.
- **Posmenopausia:** sangrado secundario a atrofia vaginal y endometrial; también sangrado en el contexto de terapia hormonal. Solo el 10 % de SUA en esta etapa se debe a cáncer de endometrio.

Se ha publicado que hasta el 95 % de los SUA en adolescentes son no estructurales, y la causa principal es la anovulación, sobre todo la secundaria a la inmadurez del eje hipotálamo-hipófisis-ovárico, seguida de los trastornos de la coagulación.

Es habitual que los ciclos menstruales sean irregulares durante los primeros 12-24 meses tras la menarquia (hasta el 55-82 % lo son), debido a la inmadurez del eje hipotálamo-hipófisis-ovario, como ya se ha comentado. Es frecuente que los ciclos sean largos durante los primeros 5-7 años tras la menarquia (10-20 %). También ocurre esto en aquellas mujeres con índices de masa corporal extremos (altos y bajos).

Se sabe que, cuanto más tardía es la menarquia, más se suele tardar en regularizar los ciclos menstruales. Mientras la mayoría de adolescentes tienen ciclos regulares establecidos pasados 2 años desde la menarquia, aquellas chicas con menarquia por encima de los 13 años suelen precisar 4-5 años para conseguir el 50 % de ciclos ovulatorios.

> La causa más frecuente de SUA abundante en la adolescencia es la anovulación, seguida de los trastornos de la coagulación.

Durante la anamnesis realizada a una adolescente, se deberá hacer hincapié en posibles trastornos de la alimentación y la práctica de ejercicio físico intenso. También será obligatorio descartar un posible embarazo, siendo cauteloso a la hora de realizar el interrogatorio sobre aspectos sexuales.

En aquellos casos en los que se sospeche una alteración de la coagulación, se debe tener en cuenta que el trastorno hemorrágico más frecuente en la adolescencia es la púrpura trombocitopénica, aunque tampoco se debe olvidar que un sangrado abundante persistente en esta etapa de la vida puede ser la manifestación principal de la enfermedad de Von Willebrand.

TRATAMIENTO LA PATOLOGÍA ENDOMETRIAL BENIGNA

Los objetivos del tratamiento del SUA incluyen la reducción de la cantidad de sangrado, la corrección de la anemia, si esta existiera, la prevención de las recurrencias y complicaciones, y la mejora de la calidad de vida. El tratamiento debe basarse siempre en el estado de salud y reproductivo de la paciente, además de tener en cuenta la opinión de esta, una vez que haya sido informada adecuadamente de las distintas opciones terapéuticas, sus ventajas, inconvenientes y los posibles efectos adversos.

Tratamiento médico

El tratamiento farmacológico debe considerarse siempre que no se identifique ninguna anomalía estructural, o bien, ante la presencia de patología, con el fin de garantizar el control del sangrado uterino anormal. La elección del tratamiento más adecuado dependerá de diferentes factores, entre los que se incluyen la preferencia de la paciente, el deseo de fertilidad actual o futuro, la existencia de comorbilidad, así como las contraindicaciones médicas que pudieran desaconsejar algunos de ellos.

Tratamiento médico no hormonal

A continuación, se aborda el tratamiento médico no hormonal existente.

Inhibidores de la síntesis de prostaglandinas antinflamatorios no esteroideos

Los antiinflamatorios no esteroideos (AINE) provocan una inhibición de las síntesis de prostaglandinas y, consecuentemente, una disminución de la pérdida sanguínea. Entre los más usados, destacan el ácido mefenámico, el naproxeno, el ibuprofeno, el flurbiprofeno, el micofenolato y el diclofenaco.

Entre sus ventajas, destacan por ser fármacos de absorción oral rápida, así como por conseguir un efecto clínico también bastante rápido.

Desde el punto de vista funcional, se caracterizan por inhibir la ciclooxigenasa a nivel de la cascada del ácido araquidónico, con la consiguiente inhibición de la síntesis de las prostaglandinas y el incremento de los niveles del tromboxano A2. Derivado de todo ello, se produce una vasoconstricción y un aumento de la agregación plaquetaria.

La última revisión Cochrane de 2022 concluye que:

- Para el tratamiento del sangrado uterino anormal no estructural, los AINE son más efectivos que el placebo, pero menos que el ácido tranexámico o el dispositivo intrauterino (DIU) de levonorgestrel.
- Los AINE presentan una tendencia no significativa a ser más eficaces que la progesterona durante la fase lútea o que el etamsilato y los anticonceptivos orales en los SUA ovulatorios.

> **!** Se debe contemplar el uso de AINE como el primer escalón terapéutico en aquellas mujeres con SUA abundante, cíclico (ovulatorio) y sin patología estructural demostrada.

Los efectos secundarios más importantes son los gastrointestinales, siendo su incidencia baja y no grave. Se debe evitar su uso en mujeres con asma grave, insuficiencia renal o con antecedentes de úlceras digestivas.

No hay datos que demuestren la superioridad de uno u otro AINE en la reducción del sangrado (nivel de evidencia: Ib-A).

Antifibrinolíticos

En pacientes con SUA, se ha detectado la existencia de mayores concentraciones de activadores del plasminógeno (enzimas favorecedoras de fibrinólisis y disolución de coágulos sanguíneos) a nivel endometrial, por lo que, si se consigue un bloqueo de dichas enzimas, eso conlleva una reducción en la cantidad de sangrado.

Dentro de este grupo está el ácido tranexámico y el ácido épsilon aminocaproico.

Ácido tranexámico

Varios estudios han demostrado una disminución del 50 % del sangrado con el uso oral de ácido tranexámico, mejorando de este modo la calidad de vida, con una percepción subjetiva satisfactoria de mejoría de un 80 % de las usuarias.

En cuadros de sangrado agudo, el uso oral de ácido tranexámico a dosis de 1 g/6-8 horas disminuye el sangrado de forma satisfactoria a las 2-3 horas de su administración.

La última revisión Cochrane llevada a cabo en 2018 concluye que la terapia con antifibrinolíticos, y en concreto con el ácido tranexámico, reduce entre un 40 y un 50 % la pérdida hemática en pacientes con SUA.

> **!** El ácido tranexámico es más eficaz que el placebo, los AINE, el ácido épsilon aminocaproico, el etamsilato y los gestágenos orales en fase lútea, pero menos que el DIU liberador de levonorgestrel.

Como efectos secundarios de su uso, se han descrito náuseas, vómitos y diarreas, las cuales disminuyen con la reducción y el alargamiento de los períodos entre dosis, sin aumento significativo de los efectos adversos, comparándolo con el placebo u otros tratamientos. También se han descrito alteraciones visuales para los colores en las mujeres usuarias de este tratamiento. En cuanto al riesgo de tromboembolia venosa, parece existir un discreto aumento de este, pero sin significado estadístico.

Ácido épsilon aminocaproico

Es un antifibrinolítico del que hay menos experiencia y peores resultados. Es activo por vía oral. Tiene un uso limitado por sus efectos gastrointestinales, y en la actualidad, no se recomienda su uso.

Actualmente, no está comercializado en España.

Otros fármacos no hormonales

Otros fármacos no hormonales son el etamsilato y el hierro.

Etamsilato

El etamsilato (cicloexadienolona sulfonato de dietilamina) es un fármaco que reduce el tiempo de sangría, corrigiendo una adhesión plaquetaria anormal, y mejorando la fragilidad y permeabilidad capilar alteradas. Ha demostrado disminuir un 20 % el sangrado menstrual abundante. Parece ser algo menos efectivo que los AINE, pero es bien tolerado y no presenta contraindicaciones en su uso, salvo en caso de porfiria (**Tabla 19-1**).

Actualmente, no está comercializado en España.

> **!** El tratamiento no hormonal se considera como primera línea en pacientes con SUA que presenten ciclos ovulatorios, tengan deseo genésico o limitación al tratamiento hormonal.

Hierro

Aparte de los tratamientos etiológicos específicos de actuación sobre el sangrado, se debe pensar en el tratamiento de reposición de la pérdida sanguínea. No siempre será necesario, sobre todo si el sangrado no es muy cuantioso y se espacia en el tiempo. Pero en aquellas mujeres con SUA abundante o con reservas bajas de hierro, hay que instaurar tratamiento de reposición de hierro, o bien transfusión de hemoderivados en aquellos sangrados muy abundantes y agudos.

Tratamiento médico hormonal

Dentro de las causas del sangrado menstrual abundante de origen no estructural, las alteraciones de la ovulación juegan un papel muy importante. Por todo ello, los tratamientos hormonales aparecen como la opción más racional cuando se objetiva que esta puede ser la causa principal del sangrado o no se detecta ninguna otra alternativa que justifique dicho cuadro.

El mecanismo de acción de este tipo de tratamientos puede limitarse a una acción sobre el endometrio, como ocurre en el caso del uso del DIU liberador de levonorgestrel o la administración secuencial de gestágenos, o mediante la combinación del bloqueo del eje hipotálamo-hipofisario-gonadal y la acción endometrial.

Antes de iniciar un tratamiento con anticonceptivos combinados, un método de solo gestágeno u otro tipo de terapia hormonal, es preciso valorar su idoneidad de uso. Los criterios médicos de elegibilidad de la OMS o los de otras sociedades científicas son guías ampliamente utilizadas, que se deben consultar.

Entre las opciones disponibles, se abordan a continuación las más destacadas.

Anticoncepción hormonal combinada

Los anticonceptivos combinados pueden administrarse por vía oral, vaginal o transdérmica. El estrógeno de este tipo de terapia es el responsable de regular la secreción de la hormona foliculoestimulante y el consiguiente desarrollo del folículo dominante, además de proporcionar estabilidad y crecimiento endometrial y modular el impacto del gestágeno. Por otro lado, el gestágeno es el responsable de impedir el incremento de la hormona luteinizante y la ovulación, aparte de condicionar un efecto antiproliferativo sobre el endometrio, consiguiendo de este modo reducir la pérdida hemática durante el período de sangrado por privación.

El único preparado combinado que presenta indicación en su ficha técnica para el tratamiento menstrual abundante es la pauta cuatrifásica de valerato de estradiol y dienogest (VE2/DNG). La evidencia científica sobre la eficacia del resto de preparados combinados en este tipo de patología es limitada. En varios estudios, se ha podido observar que los anticonceptivos hormonales combinados disminuyen la cantidad de sangrado menstrual entre un 35 y un 79 %, en función del tipo de preparado, a los 12 meses del inicio del tratamiento.

Las pautas continuas o con períodos libres de hormona de 4 o menos días de este tipo de preparados se asocian a una mayor inhibición el eje hipotálamo-hipofisario-gonadal en comparación con su uso clásico de descanso semanal. Por tanto, se ha podido observar cómo la toma de anticonceptivos combinados vía oral sin llevar a cabo un período de descanso induce amenorrea en un 80-100 % de las mujeres a los 10-12 meses de su toma. Debido a ello, las pautas continuas podrían ser superiores a las clásicas en cuanto a la reducción del sangrado menstrual en pacientes con esta clínica.

> **!** La SEGO recomienda el VE2/DNG como tratamiento hormonal combinado de primera línea del SUA abundante, considerando el tratamiento con el resto de preparados combinados como tratamientos de segunda línea.

Tabla 19-1. Tratamiento no hormonal del sangrado uterino anómalo abundante. Preparados, dosis y eficacia en la reducción del sangrado

Tratamiento		Dosis	Eficacia y disminución del SUA	Grado de recomendación	NE
Ácido tranexámico		1 g (2 comprimidos) v.o. cada 6 h/3-5 días	40-50 %	A	Ib
AINE	Ácido mefenámico	500 mg v.o. cada 8 h/3-5 días durante la menstruación	30 %	A	Ib
	Naproxeno	500 mg v.o. cada 12 h/3-5 días durante la menstruación			
Etamsilato		500 mg v.o. cada 4-6 h/3-6 días durante la menstruación	20 %	B	IIb

AINE: antinflamatorio no esteroideo; NE: nivel de evidencia; SUA: sangrado uterino anómalo; v.o.: vía oral.

Tratamiento hormonal con solo gestágeno

Los anticonceptivos hormonales de solo gestágeno pueden administrarse por vía oral, intrauterina, subdérmica o intramuscular.

El DIU liberador de levonorgestrel de 52 mg es el único método de solo gestágeno con indicación en ficha técnica en el tratamiento del sangrado menstrual abundante. El uso de este dispositivo se asocia a una reducción significativa del volumen de sangrado, así como a un incremento de los niveles sanguíneos de hemoglobina y ferritina a los 3, 6 y 12 meses de uso.

Aunque son pocos los estudios comparativos del DIU de levonorgestrel de 52 mg, cuando se comparó con placebo, con el uso de noretisterona, acetato de medroxiprogesterona a dosis altas (10 mg diarios/durante 10 días a partir del día 16 de cada ciclo), así como con el uso de anticonceptivo hormonal combinado, el DIU demostró una mayor eficacia en el control de la cantidad de sangrado, así como mejora en la calidad de vida de las pacientes.

En cuanto al uso del resto de métodos de solo gestágeno en mujeres con sangrado menstrual abundante, la evidencia científica es limitada (**Tabla 19-2**).

> **!** La SEGO recomienda el uso del DIU liberador de levonorgestrel 52 mg como primera línea de tratamiento cuando se decide iniciar un tratamiento con solo gestágeno en pacientes con sangrado menstrual abundante.

En el caso del sangrado de origen disfuncional, en mujeres anovuladoras que presenten SUA episódicos, inesperados y persistentes, aunque habitualmente no abundantes, se puede proponer un régimen de tratamiento que imite la fisiología normal del ciclo menstrual. Se puede utilizar acetato de medroxiprogesterona 5-10 mg/24 h durante 12-14 días al mes, seguido de otros 15 días sin tratamiento. El momento de cese de toma de fármaco en cada mes provocará un sangrado que imitará el ciclo menstrual normal. En los casos en los que este tratamiento no sea efectivo o en aquellas mujeres que no deseen gestación, se preferirá hacer uso de un contraceptivo combinado, con el que se cubrirán las necesidades de mejor modo, restableciendo los sangrados predecibles y, a la vez, consiguiendo evitar una gestación no deseada.

En ocasiones, los sangrados anovulatorios aparecen de forma brusca y cuantiosa. En estos casos, se puede proponer un régimen de tratamiento con dosis altas de gestágeno (acetato de medroxiprogesterona 10-20 mg/12 h, o noretisterona 5-10 mg/12 h). Este tratamiento solo será efectivo si ha existido impregnación previa con estrógeno endógeno y la mujer presenta un endometrio normal o engrosado. El régimen indicado deberá mantenerse durante 3 semanas, disminuyendo la dosis a 1 comprimido al día tras 7-10 días desde el inicio del tratamiento.

Esta terapia proporciona estabilidad al endometrio. Al cabo de 3 semanas de tratamiento, este se interrumpirá, y su cese dará lugar a un sangrado por privación, a menudo abundante y doloroso (se ha de avisar a la mujer sobre este fenómeno).

Tras este primer ciclo de estabilización endometrial, se deberá continuar con un régimen de gestágeno cíclico, como el propuesto anteriormente, o una contracepción combinada como tratamiento de mantenimiento.

Hay que mencionar que existe una tendencia bastante generalizada a iniciar el tratamiento de los SUA con terapia gestagénica, incluso en aquellos casos en que las pacientes presentan un endometrio adelgazado o denudado, donde la terapia inicial ideal sería el uso de un estrógeno a alta dosis. Quizás esto se deba a la creencia de que los gestágenos usados a corto plazo presentan menos efectos adversos y es todo lo contrario, si se instaura un tratamiento con gestágeno o terapia combinada en estos casos, puede incluso empeorar el cuadro de sangrado inicial.

Terapia con solo estrógeno

En el SUA agudo, sin enfermedad uterina asociada, que ocasiona inestabilidad hemodinámica, puede hacerse necesario el uso de estrógenos intravenosos.

Los estrógenos equinos conjugados intravenosos fueron aprobados por la Food and Drug Administration (FDA) en noviembre de 2009 para el tratamiento del SUA agudo. La terapia estrogénica a altas dosis trata rápidamente el SUA agudo: al generar un rápido crecimiento a nivel del epitelio y el estroma endometrial; al estimular el vasoespasmo de las arterias uterinas; promover la agregación plaquetaria y la

---

Tabla 19-2. Tratamiento hormonal del sangrado uterino anómalo abundante. Preparados, dosis y eficacia en la reducción del sangrado

Tratamiento	Dosis	Eficacia y disminución del SUA	Grado de recomendación	NE
DIU-LNG	0,02 mg/24 h	80-94 %	A	Ib
VE2/DNG	Variable por fases	87-89 %	A	Ib
AHC	20-30 µg de EE2	35-68 %	B	IIb
Gestágeno > 21 días	5-10 mg/día de MPA o NETA	50 %	B	IIb
Gestágeno < 11 días	5-10 mg/día de MPA o NETA	30 %	C	III

AHC: anticoncepción hormonal combinada; AINE: antinflamatorio no esteroideo; DIU: dispositivo intrauterino; DNG: dienogest; EE2: etinilestradiol; LNG: levonorgestrel; MPA: acetato de medroxiprogesterona; NE: nivel de evidencia; NETA: acetato de noretisterona; SUA: sangrado uterino anómalo; VE2: valerato de estradiol.

coagulación en el ámbito capilar aumentando los niveles de fibrinógeno, factor V y factor XI; y al aumentar la producción de receptores de estrógeno y progesterona en el ámbito local.

Se puede usar la pauta de 25 mg de estrógenos equinos conjugados cada 4 horas hasta el cese del sangrado y con un máximo de 24 horas. Suele ser muy efectivo, pero no se ha de perder de vista el riesgo de evento trombótico que acompaña a este tratamiento, por lo que deberá evitarse en aquellas mujeres con antecedente personal o familiar de trombosis.

Agonistas y antagonistas del receptor de la hormona liberadora de gonadotropinas

El bloqueo de los receptores de hormona liberadora de gonadotropinas (GnRH) en el ámbito hipofisario es el responsable de desencadenar un control del SUA abundante. Este bloqueo provoca una inhibición en la síntesis y, por tanto, en la liberación de gonadotropinas, dando lugar a una disminución en sangre de los niveles de hormona luteinizante, hormona foliculoestimulante y, secundariamente, de esteroides ováricos.

Este estado de hipoestrogenismo desemboca en una atrofia endometrial que secundariamente provoca una disminución del sangrado menstrual, pero además conlleva la aparición de otros efectos secundarios, como son los sofocos, sequedad vaginal, cefalea, mareo, reducción de la densidad ósea, incremento del riesgo cardiovascular y empeoramiento de la calidad de vida. Son estos efectos los que limitan el uso de esta terapia de forma prolongada, más allá de 6-12 meses.

Por ello, resulta importante añadir de forma coadyuvante la llamada terapia *add-back* (terapia de apoyo) que puede llevarse a cabo con tibolona o estroprogestágenos a dosis bajas, encargada de mantener en sangre niveles de estrógenos comprendidos entre 20 y 50 pg/mL, niveles suficientes como para garantizar el efecto del beneficio y paralelamente reducir los demás efectos secundarios derivados de la situación hipoestrogénica.

Los agonistas de la GnRH (aGnRH) son análogos sintéticos de la GnRH que actúan provocando un bloqueo reversible de los receptores de GnRH. Existen diferentes preparados comercializados en el mercado además de distintas vías de administración (Tabla 19-3). En general, la pautas que más se usan con el fin de controlar el SUA suelen ser las tipo *depot*, ya que garantizan una liberación más gradual e ininterrumpida del fármaco durante al menos 4-12 semanas.

> ! Los aGnRH han demostrado su eficacia en el control de la sintomatología en pacientes con SUA abundante, no respondedoras a otras terapias tanto no hormonales como hormonales, consiguiendo tasas de amenorrea cercanas al 90% en estas pacientes.

Estos beneficios pueden apreciarse en las primeras semanas de su uso y alcanzan su máxima expresión a los 3-6 meses de tratamiento continuo. A pesar de que presenten buenos resultados, el efecto es temporal, y una vez que se decide suspender la terapia, la sintomatología tiende a reaparecer de nuevo en los 3 primeros meses de su cese.

También están los antagonistas de la GnRh. El mecanismo de acción de estos fármacos, igual que los agonistas, se basa en un bloqueo reversible de los receptores de GnRH. La inhibición que inducen es rápida y dosis-dependiente de los niveles estrogénicos en sangre, sin la aparición del efecto *flare-up* (estallar) inicial de los aGnRH. El principal inconveniente cuando comenzaron a usarse fue que no se disponía de presentaciones tipo *depot*, y ello obligaba a tener que hacer pautas con varias administraciones subcutáneas al día. Recientemente se han desarrollado nuevos antagonistas de la GnRh no peptídicos (elagolix, relugolix, linzagolix), que permiten la administración por vía oral en diferentes pautas según su semivida plasmática (Tabla 19-4).

La vía oral ofrece una serie de ventajas que no aportan las presentaciones subcutáneas o *depot*, además es una vía que permite que los efectos reviertan de forma rápida y la paciente retorne a sus ciclos espontáneos una vez finalizado.

En cuanto al perfil de seguridad de los antagonistas de la GnRH, cuando se añade terapia *add-back*, se reducen de forma importante los efectos secundarios derivados de su uso, a la vez que garantiza una mínima pérdida de masa ósea, incluso en tratamientos de larga duración. Entre los efectos secundarios más frecuentes, se encuentran los sofocos, la cefalea y las náuseas.

Tabla 19-3. Agonistas de la hormona liberadora de gonadotropinas y vías de administración

Tratamiento	Vía de administración	Posología
Buserelina	• Subcutánea • Pulverización nasal • Implante subcutáneo (depósito)	• 300 µg/3 veces al día • 300 µg/3 veces al día • 6,3 mg (bimestral)/9,45 mg (trimestral)
Goserelina	• Implante subcutáneo (depósito)	• 3,6 mg (mensual)/10,8 mg (trimestral)
Nafarelina	• Pulverización nasal	• 200 µg/2 veces al día
Leuprorelina	• Implante subcutáneo • Intramuscular (depósito)	• 3,75 mg (mensual)/11,25 mg (trimestral)
Triptorelina	• Intramuscular (depósito)	• 3,75 mg (mensual)/11,25 mg (trimestral)/22,5 mg (semestral)

Tabla 19-4. Antagonistas de la hormona liberadora de gonadotropinas

Tratamiento	Vía de administración	Semivida	Posología
Elagolix	Oral	4-6 h	300 mg/12 h
Relugolix	Oral	25-65	40 mg/24 h
Linzagolix	Oral	15-18 h	200 mg/24 h

Danazol

El danazol es un esteroide sintético que deriva de la etiniltestosterona. Tiene propiedades antiestrogénicas y débilmente androgénicas. Reduce la pérdida sanguínea al causar atrofia endometrial. Podría tener su indicación en el SUA abundante, pero presenta muchos efectos adversos androgénicos, que podrían paliarse usando dosis bajas o una formulación vaginal.

Para ser eficaz, el danazol se debe tomar de forma continua, durante 3 meses, y se reserva para aquellos casos en los que se agoten las otras opciones de menos efectos adversos y mayor efectividad.

Desmopresina

Es un análogo estructural de la vasopresina (hormona antidiurética), la hormona segregada de forma endógena por la hipófisis posterior, que tiene como función el mantenimiento de la osmolaridad del suero en rango fisiológico. La desmopresina aumenta el factor VIII plasmático y el activador del plasminógeno en mayor medida que el peso equivalente de la vasopresina. Tiene su cabida como recurso para tratar el SUA en mujeres con trastornos de coagulación. Es capaz de aumentar los niveles de factor de Von Willebrand y factor VIII durante aproximadamente 6 horas.

Tratamiento quirúrgico

Cuando la causa del SUA abundante es una patología estructural (pólipo endometrial, endometrio hiperplásico, miomas con componente submucoso, adenomiosis o cáncer endometrial), el tratamiento debe ser, en general, el específico del proceso patológico en cuestión. El tratamiento quirúrgico será también una opción en caso de: SUA de causa no estructural que no se controle mediante terapia médica, que exista contraindicación para su uso o que la paciente desee que este sea la primera opción terapéutica.

Histeroscopia

La HSC es un procedimiento diagnóstico-terapéutico, es decir, permite identificar mediante visión directa si existe patología de tipo estructural en la zona endometrial y, en el mismo acto, su abordaje. Una de las principales indicaciones de esta técnica es el SUA.

El hecho de que hoy en día se disponga de HSC con canal de trabajo, minirresectoscopios bipolares y morceladores de pequeño calibre ha permitido poder realizar este tipo de técnica de forma ambulatoria, permitiendo que las pacientes no requieran ingreso, además de garantizar una rápida resolución coste-efectiva de sus síntomas.

A continuación, se explica la patología estructural benigna que se puede abordar mediante HSC.

Pólipos

Aunque se pueden diagnosticar mediante ecografía-HSN, es la HSC la que permite confirmar su presencia, así como valorar toda una serie de características (tipo, localización, vascularización, consistencia, etc.) y, en el mismo momento, tratarlos. El objetivo de la polipectomía no solo será resolver la sintomatología de la paciente, sino también permitir un estudio anatomopatológico del mismo, con el fin de descartar malignidad.

Técnicas de polipectomía:

- Uso de tijera y pinza de agarre: hoy en día limitada para pólipos de pequeño calibre (< 1 cm).
- Uso de electrodos bipolares/minirresectoscopios: abordaje de pólipos de mayor calibre. Técnica rápida que permite la extracción de pólipos grandes en varios fragmentos.
- Morceladores: en casos de pólipos muy grandes, que no puedan ser extraídos a través de canal cervical. Integra el corte del tejido con la aspiración de este, evitando la necesidad de tener que extraer «uno a uno» los diferentes fragmentos obtenidos y acortando el tiempo del procedimiento.

Miomas

El manejo de los miomas se aborda en otro capítulo (v. **Cap. 15** Miomas uterinos).

Adenomiosis

La HSC diagnóstica constituye una herramienta importante en la evaluación de esta patología, y aunque la técnica en sí no es capaz en la mayoría de los casos de establecer el diagnóstico definitivo, sí que puede poner de manifiesto toda una serie de hallazgos histeroscópicos indicativos de enfermedad. Además de permitir una inspección directa de la cavidad, permite la toma de biopsias dirigidas endomiometriales para el estudio anatomopatológico, mediante el uso de instrumental mecánico (pinza y tijera), bipolar (electrodo o asa de diatermia) o Spirotome® (permite la toma de miometrio subendometrial).

La HSC no se suele usar por norma general para tratar la adenomiosis, únicamente en casos seleccionados, como serían formas quísticas superficiales o adenomiomas que deformen la cavidad.

Hiperplasia endometrial

El tratamiento de la hiperplasia sin atipia suele ser médico: uso de gestágenos (DIU de levonorgestrel/gestágenos orales), un mínimo de 6 meses y realizando seguimiento ecográfico y toma de biopsia endometrial. En casos refractarios a la terapia con gestágenos y sintomatología persistente, se puede plantear realizar una resección endometrial histeroscópica, pero no una técnica ablativa.

> ! La ablación endometrial no está actualmente indicada para el tratamiento de la hiperplasia endometrial.

Sangrado menstrual abundante sin patología orgánica

El tratamiento con HSC se puede hacer mediante técnicas de resección y/o ablación endometrial. Todas estas técnicas requieren destruir 1-3 mm de miometrio subyacente para, de este modo, conseguir eliminar la capa basal endometrial y conseguir el efecto deseado.

La resección endometrial consiste en la extirpación del endometrio. La ablación endometrial consiste en la destrucción quirúrgica del endometrio mediante diferentes métodos. A diferencia de la resección, no permite la toma de muestra de tejido endometrial para el estudio histológico, por lo que, antes de su realización, se requiere una toma de biopsia con el fin de descartar malignidad:

- Las técnicas de resección/ablación de primera generación se realizan bajo visión directa de la cavidad endometrial. Sus resultados son operador-dependiente. Se puede llevar a cabo mediante vaporización endometrial con bola rodante o *rollerball*, resección endometrial con asa monopolar o bipolar, o mediante la combinación de ambas.
- Las técnicas de ablación de segunda generación se llevan a cabo introduciendo un dispositivo en el útero que libera una energía que destruye uniformemente el endometrio. Son más fáciles de realizar que las anteriores, son seguras y normalmente precisan menor tiempo quirúrgico. Dentro de ellas se encuentran:
  - Energía bipolar (Novasure®): corriente eléctrica de radiofrecuencia en una malla tridimensional que destruye el endometrio.
  - Balones térmicos (Librata®, Cavaterm®, ThermaChoice® y Thermablate EAS®): balón de silicona que se introduce en la cavidad uterina. Este se expande y se calienta hasta alcanzar una temperatura de 87 °C y conseguir de este modo la destrucción endometrial.
  - Microondas (MEA®): energía microonda que alcanza 75-85 °C dentro del útero.
  - Hidrotermoablación (Hydro ThermAblator®): es la única técnica de segunda generación que precisa un histeroscopio para su uso. Mediante este, se instila una solución salina dentro del útero que alcanza los 90 °C.
  - Minerva®: técnica que combina tres tecnologías: membrana de matriz caliente, calentamiento intracavitario de fluidos y energía bipolar.
  - Crioablación (Her Option®): se introduce una criosonda dentro del útero, que se enfría hasta –100 °C y destruye el endometrio.

Antes de aplicar una técnica de segunda generación, son condiciones a cumplir:

- Útero de tamaño < 10 semanas.
- Deseo genésico cumplido.
- Deseo de conservación del útero.
- Estudio previo de cavidad uterina, miometrio y endometrio.

Las técnicas de segunda generación más utilizadas son la energía bipolar con radiofrecuencia y el balón térmico. La ablación mediante radiofrecuencia bipolar presenta una serie de ventajas frente al balón, como son: mayor tasa de amenorrea, menor tiempo quirúrgico, no hay necesidad de pretratamiento, no requiere dejar de sangrar para su realización y es menos doloroso. Todo ello la convierte en una técnica ambulatoria magnífica.

> ! La ablación endometrial mediante radiofrecuencia es un tratamiento efectivo para el SUA abundante refractario al tratamiento médico. Proporciona a las pacientes una alternativa quirúrgica menos invasiva que la histerectomía, pudiéndose plantear en algunas pacientes como primera opción según la clínica, los antecedentes y sus preferencias.

Estas técnicas, como casi todos los procedimientos, no están exentas de complicaciones, habiéndose descrito en las publicaciones científicas algunos casos de perforación uterina, hemorragias, hematometras, quemaduras e infecciones pélvicas.

> ! En las últimas recomendaciones del National Institute for Health and Care Excellence (NICE), publicadas en 2018, la evidencia mostró que la reducción en la pérdida de sangre y la satisfacción con el tratamiento fueron mayores para la histerectomía y las técnicas de ablación endometrial de segunda generación que para la ablación endometrial de primera generación.

Legrado

El legrado quirúrgico tras dilatación cervical no se utiliza como tratamiento etiológico del SUA no estructural. Se reserva únicamente para aquellas mujeres que presentan sangrados agudos, como medida de emergencia. Esta técnica tiene un componente terapéutico y diagnóstico, ya que con ella se obtiene muestra endometrial para su análisis posterior. No se conoce completamente el mecanismo por el cual el legrado consigue coaptar el sangrado. Se cree que la denudación de la capa basal del endometrio desencadena la cascada de formación del coágulo, vasoconstricción de las arteriolas espirales y reepitelización endometrial. Tras la realización de este, se deberá buscar un tratamiento complementario para evitar la repetición del cuadro.

El legrado tampoco se considera hoy en día como tratamiento de la patología estructural endometrial. Se prefiere la HSC.

Histerectomía

Para concluir, cabe comentar que la única técnica que proporciona una solución definitiva al SUA de origen endometrial benigno, tanto estructural como no estructural, es la histerectomía. Solo se debe contemplar cuando otras opciones de tratamiento hayan fracasado, estén contraindicadas o sean rechazadas por la paciente. Es el tratamiento más invasivo (cirugía mayor), con mayor tasa de complicaciones y coste sanitario. Esta cirugía se puede llevar a cabo vía laparoscópica, vía abdominal o vía vaginal.

PUNTOS CLAVE

- Se habla de SUA en toda mujer con sangrado procedente del cuerpo uterino que se sale de la definición de sangrado normal.
- El signo que más frecuentemente va a provocar el inicio del estudio de sospecha de patología endometrial es un SUA.
- Existen dos grandes grupos de SUA: estructural u orgánico y no estructural (anteriormente llamado disfuncional).
- El SUA no estructural es un diagnóstico de exclusión.
- La FIGO ha agrupado las posibles causas de SUA bajo el acrónimo PALM-COEIN.
- Se recomienda el estudio histológico en mujeres que presenten sangrado posmenopáusico y un endometrio > 3 mm.
- El diagnóstico de hiperplasia endometrial es histológico.
- La causa más frecuente de SUA abundante en la adolescencia es la anovulación, seguida de los trastornos de la coagulación.
- El tratamiento no hormonal se considera como primera línea en pacientes con SUA que presenten ciclos ovulatorios, tengan deseo genésico o limitación al tratamiento hormonal y sin patología estructural demostrada.

- La SEGO recomienda el DIU liberador de levonorgestrel de 52 mg como primera línea para el tratamiento del sangrado menstrual abundante cuando se decide emplear un método solo con gestágenos.
- La SEGO recomienda el VE2/DNG como tratamiento hormonal combinado de primera línea del SUA abundante, considerando el tratamiento con el resto de preparados combinados como tratamientos de segunda línea.
- Los aGnRH han demostrado su eficacia en el control de la sintomatología en pacientes con SUA abundante, no respondedoras a otras terapias, tanto no hormonales como hormonales, consiguiendo tasas de amenorrea cercanas al 90 % en estas pacientes.
- La ablación endometrial mediante radiofrecuencia es un tratamiento efectivo para el SUA abundante refractario al tratamiento médico. Proporciona a las pacientes una alternativa quirúrgica menos invasiva que la histerectomía, pudiéndose plantear en algunas pacientes como primera opción según la clínica, los antecedentes y sus preferencias.

BIBLIOGRAFÍA

Al-Ibrahim BLH, Al Husaynei AJ. Modified thermal balloon endometrial ablation for treatment of heavy menstrual bleeding. Gynecol Minim Invasive Ther. 2022;11(2):100-4.

Ashraf MN, Habib-Ur-Rehman A, Shehzad Z, AlSharari SD, Murtaza G. Clinical efficacy of levonorgestrel and norethisterone for the treatment of chronic abnormal uterine bleeding. J Pak Med Assoc. 2017;67(9):1331-8.

Bofill M, Dias S, Jordan V, Lethaby A, Lensen SF, Wise MR, et al. Interventions for heavy menstrual bleeding; overview of Cochrane reviews and network metaanalysis. Cochrane Database Syst Rev. 2022;5(5):CD013180.

Bourdon M, Santulli P, Marcellin L, Maignien C, Maitrot-Mantelet L, Bordonne C, et al. Adenomyosis: an update regarding its diagnosis and clinical features. J Gynecol Obstet Hum Reprod. 2021;50(10):102228.

Brun JL, Plu-Bureau G, Huchon C, Ah-Kit X, Barral M, Chauvet P, et al. Management of women with abnormal uterine bleeding: Clinical practice guidelines of the French National College of Gynaecologists and Obstetricians (CNGOF). Eur J Obstet Gynecol Reprod Biol. 2023;288:90-107.

Bryant-Smith AC, Lethaby A, Farquhar C, Hickey M. Antifibrinolytics for heavy menstrual bleeding. Cochrane Database Syst Rev. 2018;4(4):CD000249.

Deligeoroglou E, Karountzos V. Dysfunctional uterine bleeding as an early sign of polycystic ovary syndrome during adolescence: an update. Minerva Ginecol. 2017;69(1):68-74.

Estadella J, Perelló J, Muñoz R. Update on the possibilities of hormonal medical treatment for heavy menstrual bleeding. Clin Invest Ginecol Obstet. 2023;50:CD100819.

Fernández J, Álvarez C, Martínez S. Update on heavy menstrual bleeding. Prog Obstet Ginecol. 2020;63:68-80.

Garay RP, Chiavaroli C, Hannaert P. Therapeutic efficacy and mechanism of action of ethamsylate, a long-standing hemostatic agent. Am J Ther. 2006;13(3):236-47.

Gómez S, Munmany M. Utilidad de la histeroscopia en el manejo del sangrado uterino anormal. Clin Invest Ginecol Obstet. 2023;50:100821.

Heremans R, Van Den Bosch T, Valentin L, Wynants L, Pascual MA, Fruscio R, et al.; IETA Consortium. Ultrasound features of endometrial pathology in women without abnormal uterine bleeding: results from the International Endometrial Tumor Analysis study (IETA3). Ultrasound Obstet Gynecol. 2022;60(2):243-55.

Khrouf M, Terras K. Diagnosis and management of formerly called "dysfunctional uterine bleeding" according to PALM-COEIN FIGO Classification and the New Guidelines. J Obstet Gynaecol India. 2014;64(6):388-93.

Lee EJ, Kang H, Kwon HJ, Chung YJ, Kim JH, Lee SH. Radiofrequency endometrial ablation with a novel endometrial tip for the management of heavy menstrual bleeding and abnormal uterine bleeding: a prospective study. Int J Hyperthermia. 2020;37(1):772-6.

Leone FP, Timmerman D, Bourne T, Valentin L, Epstein E, Goldstein SR, et al. Terms, definitions and measurements to describe the sonographic features of the endometrium and intrauterine lesions: a consensus opinion from the International Endometrial Tumor Analysis (IETA) group. Ultrasound Obstet Gynecol. 2010;35(1):103-12.

Lethaby A, Wise MR, Weterings MA, Bofill M, Brown J. Anticonceptivos hormonales combinados para el sangrado menstrual abundante. Cochrane Database Syst Rev. 2019;2:CD000154.

Munro MG. Endometrial ablation. Best Pract Res Clin Obstet Gynaecol. 2018;46:120-39.

Munro MG. Heavy menstrual bleeding, iron deficiency, and iron deficiency anemia: framing the issue. Int J Gynaecol Obstet. 2023;162 Suppl 2:7-13.

Munro MG, Critchley HO, Fraser IS; FIGO Menstrual Disorders Working Group. The FIGO classification of causes of abnormal uterine bleeding in the reproductive years. Fertil Steril. 2011;95(7):2204-8.

National Institute for Health and Care Excellence. Heavy menstrual bleeding: assessment and management. Londres: NICE; 2021 [consultado el 28 de septiembre de 2024]. Disponible en: https://www.nice.org.uk

Philipp CS. Antifibrinolytics in women with menorrhagia. Thromb Res. 2021;127:S113-5.

Pohl O, Marchand L, Bell D, Gotteland JP. Effects of combined GnRH receptor antagonist linzagolix and hormonal add-back therapy on vaginal bleeding—delayed add-back onset does not improve bleeding pattern. Reprod Sci. 2020;27(4):988-95.

Sabbioni L, Zanetti I, Orlandini C, Petraglia F, Luisi S. Abnormal uterine bleeding unrelated to structural uterine abnormalities: management in the perimenopausal period. Minerva Ginecol. 2017;69(1):75-83.

Sadro CT. Imaging the endometrium: a pictorial essay. Can Assoc Radiol J. 2016;67(3):254-62.

Smith OP, Jabbour HN, Critchley HO. Cyclooxygenase enzyme expression and E series prostaglandin receptor signalling are enhanced in heavy menstruation. Hum Reprod. 2007;22(5):1450-6.

Smith-Bindman R, Weiss E, Feldstein V. How thick is too thick? When endometrial thickness should prompt biopsy in postmenopausal women without vaginal bleeding. Ultrasound Obstet Gynecol. 2004;24(5):558-65.

Sociedad Española de Ginecología y Obstetricia. Oncoguía SEGO: Cáncer de endometrio. Madrid: SEGO; 2023 [consultado el 28 de septiembre de 2024]. Disponible en: https://oncosego.sego.es

Taylor HS, Pal L, Seli E. Speroff: Endocrinología ginecológica clínica y esterilidad. 9ª ed. Filadelfia: Wolters Kluwer; 2021.

Vitale SG, Haimovich S, Laganà AS, Alonso L, Di Spiezio Sardo A, Carugno J, et al. Endometrial polyps. An evidence-based diagnosis and management guide. Eur J Obstet Gynecol Reprod Biol. 2021;260:70-7.

Wynants L, Verbakel JYJ, Valentin L, De Cock B, Pascual MA, Leone FPG, et al. The risk of endometrial malignancy and other endometrial pathology in women with abnormal uterine bleeding: an ultrasound-based model development study by the IETA Group. Gynecol Obstet Invest. 2022;87(1):54-61.

Anovulación. Hiperandrogenismo de origen ovárico. Hirsutismo

20

N. Mendoza Ladrón de Guevara e I. Giménez Peralta

OBJETIVOS

- Identificar las diferentes causas de anovulación y de hiperandrogenismo.
- Entender qué es y cómo se produce el síndrome del ovario poliquístico, en tanto paradigma de la anovulación y del hiperandrogenismo.
- Describir las complicaciones endocrinas y metabólicas asociadas al síndrome del ovario poliquístico y saber a quién, cómo y cuándo diagnosticarlas.
- Conocer las opciones terapéuticas para las pacientes sin deseo gestacional y hacer asesoramiento reproductivo en aquellas que tengan deseo de embarazo.

ANOVULACIÓN

Dado que los síntomas más frecuentes de la anovulación son las alteraciones menstruales por defecto, se remite al **Capítulo 18** *Amenorreas y otros trastornos menstruales por defecto* para mayor profundización en el conocimiento, haciendo ahora una breve introducción general al capítulo.

La anovulación crónica es uno de los motivos más frecuentes de consulta ginecológica. Las manifestaciones clínicas de la anovulación incluyen ciclos menstruales irregulares, amenorrea o infertilidad. En ocasiones, el síntoma de consulta es el sangrado uterino anómalo, debido a patología endometrial derivada de la anovulación.

Las causas más frecuentes de anovulación son: la anovulación hipotalámica funcional, el síndrome del ovario poliquístico (SOP), la hiperprolactinemia, las alteraciones tiroideas y la insuficiencia ovárica prematura.

La Organización Mundial de la Salud (OMS) ha resumido las causas de anovulación en tres grandes grupos:

- Grupo I: debida a insuficiencia hipotálamo-hipofisaria (hipogonadotropismo). Cursa con niveles normales o bajos de hormona foliculoestimulante (FSH) y niveles bajos de estrógenos.
- Grupo II: disfunción hipotálamo-hipofisaria con evidencia de producción endógena de estrógenos y niveles normales de gonadotropina (normogonadotropismo). En este grupo, se incluye el SOP, la hiperprolactinemia y las alteraciones por patología tiroidea.
- Grupo III: cursa con niveles elevados de FSH, lo que indica una insuficiencia ovárica (hipergonadotropismo).

Etiopatogenia de la anovulación

La producción de hormona liberadora de gonadotropinas (GnRH) en el ámbito de las neuronas del núcleo arcuato del hipotálamo y su secreción pulsátil son responsables de la producción y secreción de FSH y hormona luteinizante desde la hipófisis. La amplitud y frecuencia de los pulsos de GnRH son críticos para el normal funcionamiento. Cualquier alteración que pueda interferir en la secreción de GnRH en el ámbito hipotalámico o en la liberación de la gonadotropinas en el ámbito hipofisario puede producir anovulación de causa hipotálamo-hipofisaria.

La alteración en la secreción de la GnRH puede observarse en los casos de estrés excesivo y de alteraciones alimentarias, como son la anorexia o bulimia nerviosas; y también en los casos de ejercicio físico intenso.

Existen además muchas causas genéticas o neuroanatómicas menos frecuentes que pueden originar una anovulación crónica de origen hipotálamo-hipofisario, como el síndrome de la silla turca vacía, síndrome de Cushing, acromegalia, tumores hipofisarios, síndrome de Sheehan, etc. La causa más frecuente de amenorrea central congénita es el síndrome de Kallmann, que se asocia además a anosmia

Otras entidades que también pueden causar amenorrea central son el craneofaringioma, traumatismos que comprometan la zona hipotálamo-hipofisaria o la radioterapia en tumores craneales.

Enfermedades sistémicas como la diabetes mellitus, la insuficiencia renal crónica o las hepatopatías pueden provocar anovulación. Las mujeres con insuficiencia renal crónica presentan una elevación mantenida de la hormona luteinizante, debido a una disminución de la filtración glomerular a nivel renal. Por otra parte, las enfermedades hepáticas crónicas modifican los niveles normales del transportador de hormonas sexuales, aumentando los niveles de hormona libre, alterando con ello los mecanismos normales de retroalimentación en el eje hipotálamo-hipófisis-ovario.

El diagnóstico de anovulación hipotalámica funcional es de exclusión, por lo que debe realizarse una evaluación diagnóstica exhaustiva antes de establecer el diagnóstico. Estas pacientes normalmente se presentan con amenorreas secundarias, sin una patología orgánica evidente.

El SOP es uno de los problemas endocrinológicos más frecuentes que existen hoy en día, por lo que será tratado más ampliamente.

La hiperprolactinemia puede ser consecuencia de un adenoma hipofisario secretor de prolactina o de un tumor de otro origen, como el craneofaringioma. Es la patología hipofisaria más frecuente.

Las disfunciones tiroideas se asocian frecuentemente a alteraciones menstruales y anovulación. Su incidencia en mujeres en edad fértil varía entre un 2,3 y un 5,1 %. El hipertiroidismo se manifiesta principalmente con oligomenorrea, que puede progresar a amenorrea, en donde se produce una elevación importante de la hormona luteinizante y FSH, pérdida del pico de hormona luteinizante a mitad del ciclo, con la consecuente anovulación y niveles de progesterona bajos. El hipotiroidismo se caracteriza por producir polimenorrea, oligomenorrea y anovulación y rara vez causa amenorrea.

La insuficiencia ovárica prematura es el resultado de una depleción en los folículos ováricos antes de los 40 años, dando lugar a un estado de hipogonadismo hipergonadotrófico. Su incidencia en mujeres menores de 40 años es del 1 %. Si bien la mayoría de las veces no existe una etiología clara, probablemente, estas pacientes presentan una alteración genética que provoca una depleción acelerada de los folículos.

También se ha asociado a síndromes poliendocrinos autoinmunitarios. Algunas de estas pacientes pueden presentar alteraciones cromosómicas específicas ligadas a los cromosomas sexuales, como síndrome de X frágil, o disgenesias gonadales, como el síndrome de Turner. Otras causas secundarias son los tratamientos con quimioterapia o radioterapia, las cirugías extensas sobre los ovarios, y las infecciones como la parotiditis.

Tratamiento de la anovulación

La base del tratamiento en los casos de anovulación crónica está en tratar la causa primaria que está provocando la disfunción ovulatoria. Si al corregir la causa primaria aún persisten las alteraciones del ciclo, estará indicada la inducción de la ovulación en los casos con deseo reproductivo.

En los casos de amenorrea central, muchas de estas pacientes recuperan la ovulación modificando nada más que su sistema de vida cotidiana, sin necesidad del uso de medicamentos.

El manejo de pacientes con enfermedades sistémicas que producen anovulación está orientado principalmente a su enfermedad de base.

En la insuficiencia ovárica prematura, es importante un apoyo multidisciplinario, especialmente cuanto más jóvenes son estas pacientes.

SÍNDROME DEL OVARIO POLIQUÍSTICO

El SOP es un proceso complejo y heterogéneo donde coexisten las alteraciones reproductivas con otras de índole endocrina, metabólica o estética.

Para su diagnóstico y clasificación, se han establecido unos criterios que han permitido distinguir fenotipos diferentes con manifestaciones clínicas también diferentes.

La nueva concepción del síndrome es más genérica ahora, y probablemente habrá elevado su ya alta prevalencia: hay datos de que es la endocrinopatía más prevalente en la mujer, y afecta al 7-14 % de las que están en edad fértil en cualquier parte del planeta. Por consiguiente, su interés también es múltiple y dependiente de cómo se manifieste, desde la mujer que refiere dificultades reproductivas hasta la que se encuentre en riesgo de padecer otras enfermedades cardiometabólicas, pasando por las que sufran problemas estéticos (hirsutismo), trastornos psicológicos o irregularidad menstrual.

Definición

En mayo de 2003, se produjo un acontecimiento importante que merece ser señalado, ya que en una reunión mundial de expertos celebrada en Rotterdam se establecieron los criterios ahora vigentes para el diagnóstico del SOP:

- Presencia de oligoovulación y/o anovulación.
- Signos clínicos y/o bioquímicos de hiperandrogenismo funcional ovárico.
- Ovarios de apariencia ecográfica poliquística.

 En dicha reunión, se acuerda que, para el diagnóstico de SOP, una mujer debe presentar dos de esos tres criterios.

Aunque la definición procura unificar el diagnóstico del SOP para su inclusión en proyectos de investigación, de acuerdo con estos criterios, se han establecido cuatro fenotipos que también ayudarán a diferenciar cómo se trata y se sigue a las pacientes con SOP:

- Fenotipo A o *clásico* (hiperandrogenismo + anovulación + criterios ecográficos).
- Fenotipo B o *clásico sin criterios ecográficos* (hiperandrogenismo + anovulación).
- Fenotipo C o *SOP ovulatorio* (hiperandrogenismo + criterios ecográficos).
- Fenotipo D o *SOP sin* hiperandrogenismo (anovulación + criterios ecográficos).

En cuanto a su frecuencia, el fenotipo A es el más prevalente (60 % de los SOP), seguido de los fenotipos C y D (16 %) y el B (7 %). Se acepta que, en los fenotipos A y B, existe mayor riesgo de complicaciones metabólicas y cardiovasculares a largo plazo; y que en los fenotipos C y D, todavía no existen suficientes estudios que permitan predecir las consecuencias futuras (**Tabla 20-1**).

Otras definiciones

La aplicación de los criterios de Rotterdam para diagnosticar el SOP ha sobrediagnosticado (e incluso sobretratado)

Tabla 20-1. Fenotipos del síndrome del ovario poliquístico basados en los criterios de Rotterdam				
	SOP grave	**HA y anovulación crónica**	**SOP ovulatorio**	**SOP leve**
Ciclos menstruales	Irregulares	Irregulares	Normales	Irregulares
Ecografía	SOP	Normal	SOP	SOP
Andrógenos	Elevados	Elevados	Elevados	Normales
Insulina	Elevada	Elevada	Elevada	Normal
Riesgos a largo plazo	Sí	Sí	Desconocidos	Desconocidos
Prevalencia (%)	61	7	16	16

HA: hiperandrogenismo; SOP: síndrome del ovario poliquístico.

este proceso, dificultando establecer una correcta correlación clínica-pronóstico. En este sentido, muchas voces especializadas y algunas sociedades científicas internacionales abogan por modificar aquellos criterios en aras de limitar la prevalencia del SOP y de concretar qué pacientes necesitan tratarse. Sin embargo, no existe consenso para modificar ninguno de los actuales criterios diagnósticos, por la ausencia de estudios epidemiológicos adecuados, esto contribuye también a que las tasas de prevalencia sean difíciles de establecer.

La Androgen Excess and PCOS Society (AEPCOS) sugiere restar importancia al criterio ecográfico, y plantea que el diagnóstico del SOP se base en la presencia de:

- Hiperandrogenismo (clínico o analítico).
- Disfunción ovárica (oligoanovulación u ovario de morfología poliquística).
- La exclusión de otros procesos relacionados.

Un comunicado de los National Institutes of Health (NIH) propone incluso la división de las pacientes SOP en dos tipos de procesos: las mujeres con problemas reproductivos, a las que continuarán llamando SOP, y aquellas con riesgo o consecuencias metabólicas, que se llamarán de otra manera.

 Definición de SOP: trastorno heterogéneo con multiplicidad de variantes clínicas, hormonales y ecográficas que hacen suponer que no se trata de una sola entidad nosológica (aunque algunos casos presentan rasgos bioquímicos y patológicos comunes).

Fisiopatología

El SOP es un proceso cuya patogénesis es multifactorial. Se podría afirmar que, como otros síndromes similares, comprende la combinación de factores ambientales (ambioma) y genéticos (genoma) que dan lugar a una compleja e interactiva red de componentes que definen el riesgo de cada individuo. El hecho de la interacción genómica o genoambiental es la causa de que no se haya identificado ningún gen relacionado de manera directa con la aparición del SOP. Además, con

alta seguridad, participarán como *genes candidatos* los implicados en el síndrome metabólico, la inflamación crónica o la diabetes mellitus.

Clásicamente se han postulado varias teorías que intentan explicar su fisiopatología, casi todas sobre la base de una hiperactividad de la enzima P450c17, que produce una foliculogénesis anormal y justifica el hiperandrogenismo. Pero numerosos estudios han relacionado los estímulos nocivos que recibe el feto en períodos claves de su desarrollo con el mayor riesgo de abortos o de retraso del crecimiento y el padecimiento de determinadas enfermedades en el adulto.

El *fetal programming* o programación intrauterina es el término utilizado para definir estos fenómenos. En este sentido, existen datos de que los fetos de sexo femenino podrían sufrir una reprogramación de su desarrollo ante la exposición a un ambiente hiperandrogénico intrauterino, incrementando su riesgo de padecer un proceso metabólico y un SOP. De forma análoga, en las pacientes con SOP que han quedado embarazadas, se ha observado una tendencia a tener fetos con retraso del crecimiento y bajo peso al nacimiento.

Hiperandrogenismo

En la foliculogénesis del SOP, se produce una anormal activación de la maduración folicular, que acelera la progresión de los folículos primordiales a folículos preantrales y antrales pequeños, muchos de los cuales alcanzarían un tamaño suficiente para contar con receptores para la hormona luteinizante en las células de la teca, con lo que se incrementa la síntesis de andrógenos. Así, se origina un aumento del reclutamiento folicular con atresia prematura de dichos folículos. En este contexto, hay alteraciones en los niveles de FSH y hormona luteinizante, lo cual en algún momento fue propuesto como criterio diagnóstico del síndrome que se aborda, sin que pudiera corroborarse su fiabilidad.

En las pacientes de fenotipo A, B o C existe una hiperactividad de la enzima P450c17, con producción exagerada de andrógenos. También se ha propuesto un papel coadyuvante de los andrógenos suprarrenales hasta en un 20 % de los casos de SOP.

Resistencia a la insulina

Se estima que entre el 30 y el 50 % de las pacientes con SOP presentan cierto grado de resistencia a la insulina y, como consecuencia, hiperinsulinismo. Esto se observa con más frecuencia en las pacientes obesas, aunque al tratarse de un efecto posreceptor, no están exentas las pacientes delgadas, pero sí se ha corroborado una mayor prevalencia de resistencia a la insulina en pacientes con SOP respecto a las que no padecen SOP, dentro del mismo índice de masa corporal (IMC).

La insulina influye en la secreción de las gonadotropinas; en el hígado, reduce la producción de globulina fijadora de las hormonas sexuales (SHBG) y de proteínas fijadoras de factores de crecimiento insulinoides tipo 1, y sobre el ovario incrementa la síntesis de andrógenos. De hecho, en la clasificación del SOP (v. Tabla 20-1), los mismos fenotipos que tienen hiperandrogenismo (A, B, C) tienen hiperinsulinismo. También se ha descrito un estado de hipersensibilidad del ovario a la insulina, de tal manera que pudiera coexistir un SOP sin hiperinsulinismo, resistencia a la insulina ni obesidad.

El hiperinsulinismo también incrementa los niveles del inhibidor del activador del plasminógeno (PAI), lo que predispone a un estado protrombótico que participa en su capacidad anovulatoria.

El síndrome del ovario poliquístico en el contexto de la reprogramación intrauterina

Numerosos estudios de observación, epidemiológicos y experimentales, han relacionado los estímulos nocivos que recibe el feto en períodos claves de su desarrollo con la aparición de determinadas enfermedades en el adulto, bien sean de tipo metabólico, cardiovascular, neurológico o reproductivo.

Como se apuntaba anteriormente, el *fetal programming* es el término utilizado para definir esta hipótesis, y su repercusión puede justificar consecuencias inmediatas, como el aborto o el retraso del crecimiento, así como las disfunciones en la maduración de determinados órganos o sistemas. Realmente se trata de una manifestación epigenética.

La epigenética hace referencia a aquellas modificaciones heredables en la expresión génica que no corresponden a mutaciones en el ácido desoxirribonucleico, sino a metilaciones y modificaciones de las histonas. El genoma fetal es especialmente susceptible a estos cambios y existe evidencia de que los fetos de sexo femenino podrían sufrir una reprogramación de su desarrollo ante la exposición a un ambiente intrauterino androgénico, con lo cual se incrementaría la posibilidad de desarrollar un SOP futuro.

El SOP es el trastorno ginecológico donde más se ha estudiado este posible origen fetal. De tal manera que, en experimentos animales, los andrógenos intrauterinos han reprogramado la sensibilidad neuronal a la GnRH, modificando la expresión génica del ovocito y siendo responsables del desarrollo ovárico anormal. Si bien muchos de estos datos experimentales no han sido corroborados en humanos, la evidencia existente lleva a afirmar que el SOP podría estar en el contexto del *fetal programming*. En concreto, la hipótesis intrauterina se basa en el hecho de que la exposición a un exceso de andrógenos produciría un fenómeno epigenético responsable del exceso de proteínas de la familia del factor de crecimiento transformante beta, entre ellas, la hormona antimülleriana (AMH).

De hecho, también se ha observado un incremento androgénico en mujeres embarazadas entre las semanas 22 y 28, relacionándose después con la resistencia a la insulina, el hiperinsulinismo, el aumento del tamaño de los ovarios y la menarquia precoz de sus hijas. El mecanismo que lo explica no está claro, ya que la placenta no permite el paso de andrógenos desde la madre al feto; por ese motivo, también se ha sugerido una disfunción placentaria en el SOP.

De la misma manera, en las pacientes con SOP, se ha podido observar una tendencia a tener fetos con retraso del crecimiento y bajo peso al nacimiento, pero que, como se sabe, a partir del parto, sus adipocitos crecen «como si intentaran recuperar el tiempo perdido», lo que aumenta la obesidad y la resistencia a la insulina, y a las niñas las predispone al SOP.

Otras teorías fisiopatológicas

Hay otras teorías fisiopatológicas que se deben destacar:

- **Hipersecreción de hormona luteinizante:** como en el 60 % de las pacientes no es posible determinar el aumento de la hormona luteinizante, no se considera actualmente como un criterio diagnóstico del SOP. De hecho, se han propuesto varias fuentes extrahipotalámicas que pueden justificarlo: la disminución del tono opioide o dopaminérgico, la acción inhibidora de la leptina sobre el neuropéptido Y, o el mismo estímulo de la insulina, todas ellas como consecuencia de la disfunción ovárica.
- **Hiperprolactinemia:** hasta en el 16 % de los SOP se dan niveles elevados de prolactina. Aunque se ha debatido sobre su conexión fisiopatológica, las últimas investigaciones sugieren que no hay más que una relación fortuita.
- **Disruptores endocrinos:** la industrialización expone al ser humano a una gran cantidad de sustancias no degradables que se acumulan en el tejido graso y actúan como disruptores o interruptores endocrinos, alterando la homeostasis hormonal y ocasionando graves trastornos en la esfera reproductiva. Sin embargo, es difícil sentar una relación causa-efecto, así como tampoco se puede establecer cuál es el umbral tóxico. Su contacto durante el embarazo o la lactancia pueden afectar a la descendencia en el contexto de ese *fetal programming* descrito. Son disruptores endocrinos: dietilestilbestrol, plaguicidas organoclorados, bifenilos policlorados, dioxinas, surfactantes industriales y componentes de los plásticos, como los ftalatos y el bisfenol A, perfluorados (muchos de ellos son utilizados como antiadherentes de sartenes y otros utensilios de cocina, como elementos de perfumes y como base de algunos cosméticos).
- **Déficit vitamínico:** el inositol pertenece al complejo vitamínico B, y actúa en el metabolismo graso e hidrocarbonado aumentando la sensibilidad a la insulina. Su déficit se ha relacionado con la resistencia a la insulina, y su uso en la clínica se ha sugerido para mejorar la ovulación en pacientes con SOP con resistencia a la insulina u obesidad.

También se ha estudiado en líquidos foliculares, relacionándose con la calidad ovocitaria.

- **Distintos procesos de inflamación crónica** podrían contribuir a la alteración metabólica y hormonal que se encuentra en el SOP. Alguno de ellos se dispara tras la infección por especies de clamidias.

Clínica

El hiperandrogenismo y la resistencia a la insulina son los aspectos clínicos del SOP (Tabla 20-2).

El hiperandrogenismo

El hiperandrogenismo se puede manifestar como hirsutismo, acné y calvicie andrógina. En casos extremos se puede llegar a una mayor virilización, con hipertrofia de clítoris, aplasia mamaria, aumento de la masa muscular y voz grave. De ellos, el hirsutismo es el síntoma más común (se observa en el 60 % de mujeres con SOP); su evaluación debe ser lo más objetiva posible, utilizando para ello la escala de Ferriman-Gallwey (se considera patológico un valor superior a 8) (Fig. 20-1).

Desde el punto de vista bioquímico, el hiperandrogenismo se evalúa mediante la medición de testosterona total, la SHBG y el índice de testosterona libre (ITL), cuya fórmula es: testosterona total × 100/SHBG).

Acantosis nigricans

Aun cuando la resistencia a la insulina es fundamental en la fisiopatología del SOP, por sí misma tiene pocas manifestaciones clínicas. Cuando es intensa, se asocia a acantosis *nigricans*: lesión verrugosa, aterciopelada e hiperpigmentada que aparece en los pliegues de la piel, especialmente en la nuca, en la axila y en el pliegue submamario, provocada por la acción mitogénica de la insulina en las células basales de la epidermis.

Sin embargo, la resistencia a la insulina sí es la responsable de las complicaciones a largo plazo y de que las pacientes que quedan embarazadas tengan más riesgo

durante su gestación y parto, fundamentalmente derivadas del incremento de la diabetes gestacional. Por otra parte, el estado protrombótico del hiperinsulinismo puede justificar algunos abortos precoces de repetición, más frecuentes en pacientes con SOP.

Anovulación

La anovulación es un síntoma muy frecuente provocado por el mal desarrollo folicular inicial derivado del exceso de andrógenos. Incluso en el período prenatal, se acelera el paso de folículos primordiales a preantrales y antrales pequeños, lo que provoca un aumento en las concentraciones de AMH y la dificultad para la acción de la FSH. El exceso de estradiol producido en estos folículos antrales es el responsable de la disminución de la FSH por debajo del umbral necesario para la selección y dominancia foliculares.

Además, se ha demostrado que las pacientes con SOP presentan un patrón pulsátil alterado de la GnRH, lo que provoca una excesiva secreción de hormona luteinizante.

Sin embargo, no se ha descrito que exista mala calidad ovocitaria en las pacientes con SOP, y esta es semejante a la de pacientes normoovuladoras cuando se normaliza la foliculogénesis.

Obesidad

La obesidad está presente en el 30-50 % de las mujeres con SOP, con una distribución preferentemente central «masculina», esto es, con acumulación de la grasa visceral y un índice cintura-cadera superior a 0,85 (la obesidad central es la de mayor riesgo de enfermedad cardiovascular).

Algunos autores afirman que sobrepeso y obesidad no solo son consecuencia de la alteración metabólica del SOP, sino que colaboran de forma importante en su origen y mantenimiento. De hecho, las adipocitocinas regulan la función reproductora y se relacionan con un mayor riesgo de resistencia a la insulina y enfermedad cardiovascular (ECV), por lo que la pérdida de peso es esencial para mejorar esta endocrinopatía. La leptina ha sido la adipocitocina más estudiada y se ha observado elevada en el SOP.

Complicaciones a largo plazo

Pueden surgir complicaciones a largo plazo (Tabla 20-3). El SOP debe considerarse un problema de salud cuya afección va más allá de la esfera reproductiva de la mujer. Las pacientes con SOP presentan resistencia a la insulina e hiperinsulinismo, relacionadas con el hiperandrogenismo. La probabilidad de desarrollar diabetes, obesidad, dislipemia y síndrome metabólico es mayor en este grupo de mujeres, lo que implica un incremento del riesgo cardiovascular y oncológico (adenocarcinoma de endometrio), sobre todo en las obesas.

Estos riesgos se han observado midiendo marcadores indirectos de ECV: dislipemia, resistencia a la insulina, aumento de factores de la inflamación (proteína C-reactiva, homocisteína, recuento de leucocitos). Además, hay estudios que observan un incremento en el grosor de las paredes de las arterias carótidas,

Tabla 20-2. Sintomatología del síndrome del ovario poliquístico	
Síntoma	**Frecuencia (%) según las series**
Hirsutismo	64-69
Esterilidad primaria o secundaria	20-74
Oligomenorrea	29-52
Amenorrea	19-51
Obesidad	35-41
Acné, seborrea	27-35
Alopecia	3-6
Acantosis *nigricans*	1-3

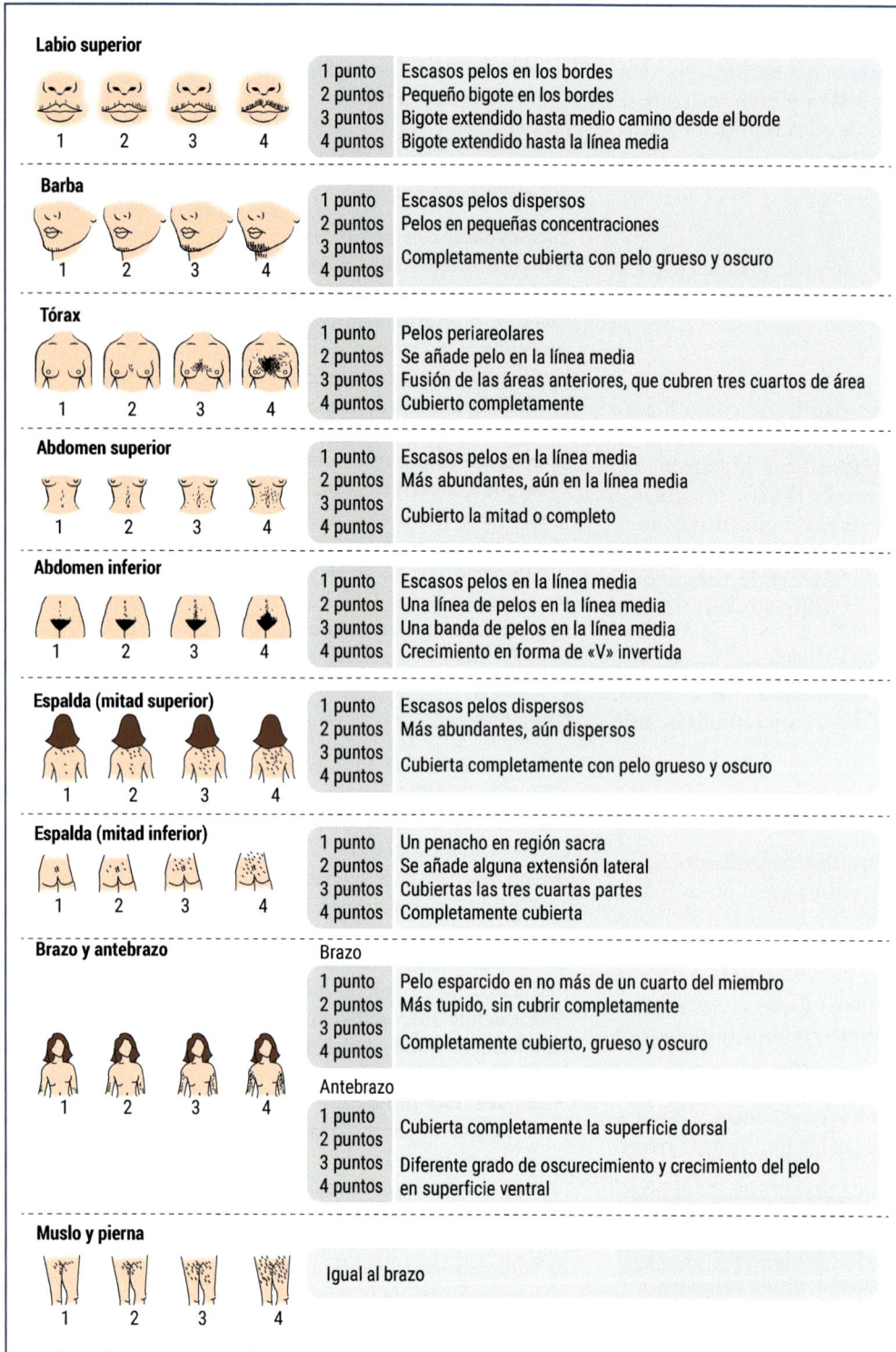

Figura 20-1. Test de Ferriman-Gallwey.

exceso en la acumulación de calcio en las paredes coronarias y disfunción endotelial en mujeres con SOP.

Aunque algunas de estas alteraciones se explican por la obesidad o por la resistencia a la insulina, también existe un mayor riesgo de ECV en las pacientes delgadas o sin resistencia a la insulina. En general, los fenotipos A y B son los que presentan mayor riesgo de ECV, lo que sugiere que el hiperandrogenismo pueda considerarse como un factor de riesgo independiente.

Diagnóstico

Al diagnóstico del SOP se llega por la conjunción de dos de los tres signos/síntomas característicos del cuadro: anovulación ± hiperandrogenismo clínico o analítico ± imagen ecográfica.

Esto permite su clasificación en los cuatro fenotipos A, B, C y D.

Tabla 20-3. Complicaciones del síndrome del ovario poliquístico

Complicaciones tardías	Complicaciones obstétricas
• Cáncer endometrial	• Abortos precoces
• Resistencia a la insulina	• Hipertensión/preeclampsia
• Diabetes tipo 2	• Diabetes gestacional
• Dislipemia	• Prematuridad
• Hipertensión	• Bajo peso
• Antifibrinólisis	• Macrosomía
• Enfermedad vascular	• Cesárea
	• Complicaciones neonatales

Ecografía del síndrome del ovario poliquístico

La existencia de al menos 12 folículos antrales < 9 mm o un volumen ovárico superior a 10 mL son los criterios ecográficos de ovario poliquístico. Estos criterios se deben cumplir con las siguientes condiciones:

- El volumen ovárico se calculará de acuerdo con la fórmula: 0,5 × diámetro largo × ancho × alto.
- El tamaño de cada folículo se corresponderá a la media de ambas mediciones.
- Solo será necesario que los criterios se cumplan en uno de los dos ovarios.
- No son aplicables en mujeres que toman anticonceptivos orales.
- Si existe un folículo dominante superior a 10 mm o un cuerpo lúteo, la ecografía deberá repetirse en el siguiente ciclo.
- La ecografía debe realizarse preferentemente por vía vaginal.
- En mujeres con ciclo menstrual regular, se realiza en la fase folicular inicial.

Otros criterios ecográficos para el síndrome del ovario poliquístico

Como ya se ha indicado, el criterio ecográfico ha sobredimensionado el SOP. Por otra parte, el uso de ecógrafos con mejores prestaciones hace que el criterio ecográfico propuesto en el consenso de Rotterdam aparezca en muchas mujeres asintomáticas. Y es que la imagen «típica» de ovario poliquístico puede presentarse hasta en un 20 % de mujeres normales, en adolescentes en los primeros años posmenarquia y en mujeres con hipogonadismo hipogonadotrópico. Su mera presencia no puede considerarse criterio diagnóstico de SOP, aunque podría reconocer a mujeres con riesgo de complicaciones con los tratamientos de reproducción asistida: hiperestimulación, cancelaciones y complicaciones.

Por ese motivo, se han propuesto algunos cambios en los criterios ecográficos, entre los que destacan los siguientes:

- Se deber realizar una ecografía transvaginal y medir el número de folículos de cada ovario, que debe ser ≥ 20-25 (según las guías).
- Si se realiza una ecografía transabdominal, el mejor indicador es el volumen ovárico > 10 mL, al no poderse hacer mediante esta técnica un adecuado recuento folicular.

- Ni el volumen ovárico, ni el área estromal, ni el flujo ovárico tienen capacidad diagnóstica.

Con todo, se sigue pensando que la ecografía tiene un valor dudoso en mujeres sin hiperandrogenismo.

Determinaciones hormonales

No existe acuerdo sobre qué andrógeno hay que determinar ni cuáles son los valores de normalidad. La mayoría aconseja medir la testosterona total, aunque solo se encuentra elevada en el 30 % de las pacientes con SOP. Lo más sensible es el ITL, calculado con la fórmula ITL = testosterona total/SHBG × 100.

El resto de andrógenos (deshidroepiandrosterona [DHEA], androstenodiona y 17-hidroxiprogesterona [17-OHP]) solo se miden si se sospecha otro origen no ovárico. El DHEA solo se encuentra elevado en el 3 % de los casos de SOP. Aunque la androstenodiona puede estar elevada hasta en el 40 % de los casos, generalmente también se encuentra elevada la testosterona total, y solo en un 6-7 % de los casos se encuentra elevada aisladamente.

La medida de la AMH se ha considerado también como posible criterio diagnóstico. Aunque no existe tampoco un acuerdo sobre cuál sería el valor que identifica a una paciente con AMH, su valor presenta un paralelismo con el número de folículos pequeños y con el volumen ovárico, por lo que podría sustituir al recuento de folículos antrales, con alcance prioritario en la consulta de reproducción.

Diagnóstico en las adolescentes

Una consideración aparte merece el diagnóstico del SOP en adolescentes y mujeres jóvenes. La ecografía no debería usarse como criterio diagnóstico de SOP en mujeres con una edad ginecológica de 8 años (< 8 años posmenarquia) debido a la alta incidencia de ovarios multifoliculares en esa edad.

De hecho, la mayoría de las voces señala que, para el diagnóstico del SOP en estos casos, se requiere «algo» más:

- Hirsutismo manifiesto.
- Hiperandrogenismo analítico.
- Ovarios poliquísticos con mucho más de 12 folículos: se ha propuesto subir el número a 22 o 23.

Diagnóstico diferencial con otras causas de hiperandrogenismo

Los puntos clave del diagnóstico diferencial con otras causas de hiperandrogenismo, que se puede ver desarrollado más adelante, son:

- Tumores productores de andrógenos: generalmente se acompañan de signos de virilización de rápida aparición junto a niveles de andrógenos (testosterona total o DHEA) muy elevados y ecografía ovárica sin signos de SOP.
- En las formas parciales de hiperplasia suprarrenal, el hiperandrogenismo procede fundamentalmente de la elevación de la 17-OHP. En una mujer con hiperandrogenismo, niveles superiores a 11 nmol/L sugieren un origen suprarrenal, mientras que niveles inferiores a 6 nmol/L sugieren un ori-

gen ovárico. La prueba de la dexametasona (1,5 mg/8 h, 5 días) disminuye los andrógenos si el origen es suprarrenal, pero los mantiene elevados si es ovárico. Para otros déficits enzimáticos (11-hidroxilasa, 3β-hidroxiesteroide-deshidrogenasa) puede ser valiosa la determinación de DHEA, 17-hidroxipregnenolona y 11-desoxicortisol.

- Los hirsutismos idiopáticos o periféricos tienen valores normales de testosterona total, pero se produce una elevación de la dihidrotestosterona por un aumento de la actividad de la 5-α-reductasa.

Tratamiento del síndrome del ovario poliquístico

A continuación, se dan una serie de indicaciones para el tratamiento del SOP (**Fig. 20-2**).

En mujeres sin deseo genésico

El tratamiento de las pacientes sin deseo genésico está dirigido a paliar o reducir los síntomas que acompañan al SOP y las complicaciones de la resistencia a la insulina.

Anticonceptivos hormonales combinados

En mujeres con signos de hiperandrogenismo, los anticonceptivos hormonales combinados (AHC) con gestágenos antiandrogénicos (acetato de ciproterona, drospirenona, clormandinona o dienogest) son el tratamiento de elección inicial. Su mecanismo de acción se basa en tres puntos:

- La inhibición de la secreción de hormona luteinizante que hace el gestágeno (con el que también se evita la hiperplasia endometrial).
- El incremento de la SHBG que realizan los estrógenos (con lo que se consigue disminuir la fracción libre del andrógeno, la biológicamente activa).
- La supresión de la producción suprarrenal de andrógenos.

Con respecto a qué preparado usar, los anticonceptivos que llevan el *acetato de ciproterona* tienen un efecto antiandrogénico más enérgico, ya que inhibe la actividad 5-α-reductasa, con lo que disminuye la disponibilidad de dihidrotestosterona, el andrógeno más potente.

En general, para aliviar los signos del hiperandrogenismo, es prudente esperar de 3 a 6 meses a que hagan efecto los tratamientos médicos, puesto que el ciclo de crecimiento del vello es de unos 4 meses. Pero en casos donde el anticonceptivo no haya conseguido reducir el hirsutismo, se podrá recurrir a otros fármacos antiandrogénicos específicos que se detallan en el siguiente punto.

En pacientes con riesgo metabólico, sobrepeso o resistencia a la insulina moderada que no necesita metformina, un anillo anticonceptivo vaginal parece ser preferible a los AHC orales. Además, una combinación de AHC e inositol puede ser más eficaz para controlar el perfil endocrino y metabólico. Sin embargo, se necesita más investigación para definir la duración óptima y para aclarar los efectos del tratamiento en los resultados metabólicos a largo plazo. Las investigaciones futuras también deberían enfocarse en nuevos AHC con estrógenos naturales.

Fármacos antiandrogénicos

El objetivo del tratamiento con ellos es el de disminuir el nivel de andrógenos, inhibir los receptores androgénicos, controlar la conversión periférica de la testosterona en dihidrotestosterona o incrementar la proteína transportadora (SHBG) para evitar el exceso de testosterona libre:

- **Espironolactona:** es un antagonista de la aldosterona que compite con los andrógenos por su receptor. También aumenta la SHBG. Sus efectos secundarios son principalmente gastrointestinales y están relacionados con la dosis administrada.

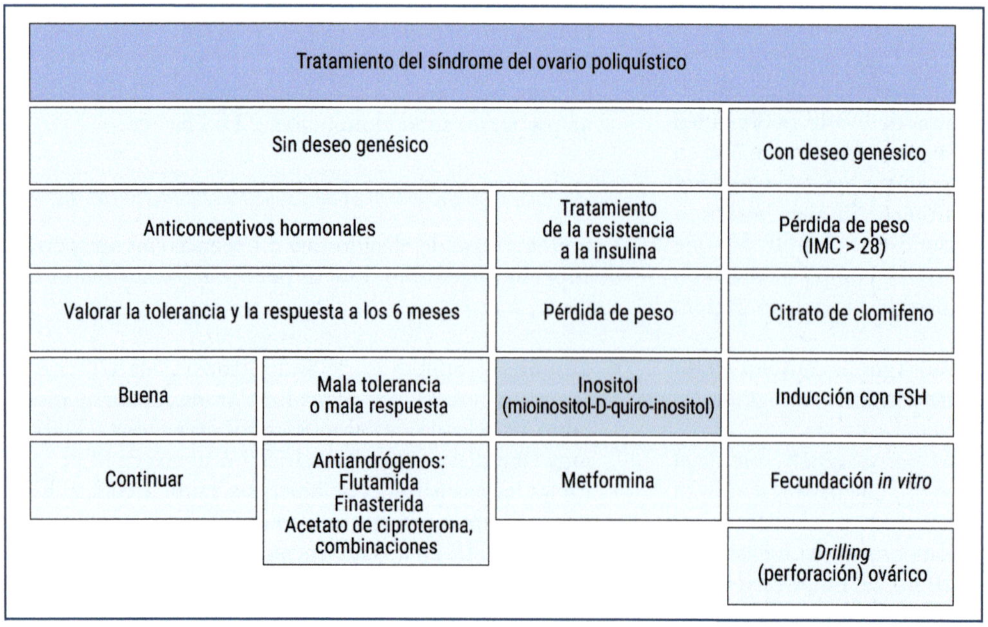

Tratamiento del síndrome del ovario poliquístico			
Sin deseo genésico			Con deseo genésico
Anticonceptivos hormonales		Tratamiento de la resistencia a la insulina	Pérdida de peso (IMC > 28)
Valorar la tolerancia y la respuesta a los 6 meses		Pérdida de peso	Citrato de clomifeno
Buena	Mala tolerancia o mala respuesta	Inositol (mioinositol-D-quiro-inositol)	Inducción con FSH
Continuar	Antiandrógenos: Flutamida Finasterida Acetato de ciproterona, combinaciones	Metformina	Fecundación *in vitro*
		Drilling (perforación) ovárico	

Figura 20-2. Algoritmo terapéutico para la toma de decisiones en la mujer con síndrome del ovario poliquístico. FSH: hormona foliculoestimulante; IMC: índice de masa corporal.

- **Acetato de ciproterona:** este gestágeno usado en combinación con los estrógenos en algunos preparados anticonceptivos también se puede administrar solo.
- **Finasterida:** es un inhibidor competitivo de la 5-α-reductasa.
- **Flutamida:** se trata de un compuesto no esteroideo que actúa sobre el receptor de andrógenos.
- **Combinaciones de antiandrógenos:** todos los fármacos mencionados deben combinarse con anticonceptivos, ya que su uso durante el embarazo puede feminizar al feto masculino. Todas estas asociaciones son inocuas cuando se prolongan hasta 54 meses; sin embargo, se precisan estudios para tratamientos más prolongados, fundamentalmente en adolescentes.

Insulinosensibilizantes

Los fármacos insulinosensibilizantes (metformina y tiazolidinedionas) mejoran la resistencia a la insulina, reducen el hiperinsulinismo y los síntomas del SOP, independientemente de que se produzca pérdida de peso. Aunque consiguen mejorías en casi todas las pacientes con SOP, son especialmente efectivos en las que presentan diagnóstico de resistencia a la insulina u obesidad.

Se ha sugerido que un déficit de inositol puede estar detrás del SOP. El mioinositol hexaquisfosfato, comúnmente conocido como ácido fítico, se encuentra en la naturaleza en las semillas del trigo, los cítricos, las nueces y las legumbres. Pertenece al grupo de la vitamina B y trabaja de manera íntima con la colina, participando a nivel posreceptor como un segundo mensajero. Los animales monogástricos, entre ellos el hombre, tienen escasas fitasas en su aparato digestivo, por lo que el inositol es metabolizado en su mayoría por las bacterias de la flora intestinal. Pero, incluso no siendo un nutriente esencial en la dieta, su consumo implica ciertos beneficios: por ejemplo, en plasma, actúa como un agente hipolipidémico, pero también tiene propiedades antioxidantes, gracias a las cuales previene del desarrollo de cánceres y de daños celulares. Además, es hipoglucémico al retrasar la digestión y absorción del almidón, por lo que disminuye las necesidades de insulina.

En el ámbito reproductivo, se ha detectado inositol en el folículo ovárico, y también parece intervenir en la meiosis de los ovocitos. Hay escasos datos disponibles sobre su déficit, pero se ha observado que suplementando la dieta a *D-quiro-inositol,* su forma galénica, se ha asociado con ovulaciones y embarazos espontáneos. De momento, los resultados sobre el uso de D-quiro-inositol son escasos, con estudios de muestras pequeñas.

En una revisión sistemática y metanálisis de 2017, se indica que son necesarios más argumentos para poder afirmar que el tratamiento con mioinositol es suficiente para mejorar la calidad ovocitaria, la calidad embrionaria y la tasa de embarazo. Es cierto que hay estudios que muestran una mejora del perfil metabólico en las mujeres tratadas con mioinositol, pero esto no se ha visto reflejado en un incremento de los parámetros reproductivos. De igual forma, el tratamiento con D-quiro-inositol, también resulta controvertido, ya que hay estudios que muestran un efecto positivo del mismo y otros que obtienen resultados negativos tras su administración. Por tanto, son necesarios nuevos estudios de mayor calidad, con un diseño adecuado y con un tamaño de muestra suficiente que evalúen las diferentes isoformas del inositol y que confirmen adecuadamente sus efectos.

Por otra parte, también se ha propuesto el uso de resveratrol en mujeres con SOP. Es un fenol natural que se encuentra en las uvas o los arándanos, del que se han descrito efectos antienvejecimiento y metabólicos. En mujeres con SOP, se ha asociado a reducción de los niveles de testosterona total, del DHEA y de la insulina.

Tratamientos cosméticos

El tratamiento cosmético puede ser:

- **Transitorio:** para pacientes con un hirsutismo leve, pueden utilizarse medidas locales, como el afeitado, la decoloración o las cremas depilatorias.
- **Permanente:** electrólisis/termólisis o «depilación eléctrica».
- **Tratamiento de la seborrea o el acné:** si bien no existen evidencia que apoye claramente la relación entre los niveles androgénicos y la intensidad del acné con el tratamiento con anticonceptivos hormonales o antiandrógenos, se observa una mejoría de sus lesiones cutáneas, y pueden asociarlos a otras medidas tópicas o sistémicas convencionales.
- **Tratamiento de la alopecia androgenética:** los tratamientos son muy poco satisfactorios. El minoxidil tópico ha demostrado ser eficaz en un porcentaje reducido de casos.

Prevención de las complicaciones

A pesar de las consecuencias perjudiciales para la salud asociadas al SOP, la mayoría de las mujeres no es consciente de estos riesgos. El reconocimiento temprano y el tratamiento de las secuelas metabólicas deben ser el principal foco de la atención sanitaria a este grupo. Modificaciones del estilo de vida, como dieta equilibrada, pérdida de peso y ejercicio regular, son de suma importancia. En el ámbito farmacológico, fármacos como la metformina parecen prometedores en el tratamiento de los aspectos cardiometabólicos.

En mujeres con deseo genésico

Las recomendaciones generales son:

- Individualizar de acuerdo con los diversos factores pronósticos: edad, tiempo de esterilidad, IMC, tipo menstrual, grado de hiperandrogenismo, resistencia a la insulina y otros factores de esterilidad concomitantes.
- La pérdida de peso es la primera opción cuando el IMC sea superior a 28, no solo para restablecer la ovulación y favorecer el embarazo, sino también para prevenir los efectos a largo plazo asociados al SOP.
- El tratamiento de primera línea es el citrato de clomifeno, a dosis entre 50 y 100 mg, como máximo durante 6 meses.
- La inducción de la ovulación con gonadotropinas en pauta lenta es el tratamiento de segunda línea en mujeres resistentes al citrato de clomifeno.

- El *drilling* (perforación) ovárico debería ser considerado solo en mujeres resistentes al citrato de clomifeno o a la inducción de la ovulación con FSH.
- La fecundación *in vitro* se realizará cuando fracasan los tratamientos previos descritos, salvo que existan otros factores de esterilidad que la indiquen.
- Tratamiento coadyuvante con metformina en casos de resistencia a la insulina.
- Los inhibidores de la aromatasa precisan estudios prospectivos para considerarlos dentro de las estrategias habituales del tratamiento del SOP con deseo de embarazo, pero se han mostrado superiores al citrato de clomifeno y su utilidad en mujeres resistentes al clomifeno o la metformina, pudiendo estos usarse también en combinación.

Anovulación crónica y resistencia a la insulina

El origen de la anovulación crónica es predominantemente ovárico, aunque su patogénesis puede promoverse desde otra glándula endocrina o trastorno metabólico. Especialmente relevante resulta el enlace entre la disfunción ovárica y las alteraciones en la secreción de la insulina, en tanto que es una razón para un abordaje terapéutico y un seguimiento distintos.

Se habla de resistencia a la insulina cuando existe una disminución en la capacidad de esta hormona para ejercer sus acciones biológicas. Su presencia parece tener un origen genético, pero puede considerarse también como una de las secuelas del modo de vida occidental, y tan trascendente es este concepto, que actualmente se considera un rasgo común a enfermedades como la diabetes mellitus, la dislipemia o la hipertensión, formando parte, junto a alguno de estos procesos, del llamado *síndrome metabólico.*

Una notable proporción de mujeres con SOP manifiestan resistencia a la insulina, con mayor frecuencia entre las que expresan sobrepeso o clínica de androgenización. Paralelamente, la conjunción de estos dos trastornos se ha mostrado como situación que dificulta el desarrollo folicular en los ciclos de estimulación de la ovulación, y se ha relacionado con el aborto y la diabetes gestacional. Además, existe una creciente preocupación por que el diagnóstico de resistencia a la insulina en la adolescencia o la edad fértil de la mujer pueda incrementar el riesgo de padecer enfermedad cardiovascular o diabetes tipo 2 (nivel de evidencia tipo II).

Diagnóstico de la resistencia a la insulina

Se sospechará la existencia de resistencia a la insulina en las pacientes que presenten:

- Anovulación e hiperandrogenismo.
- Antecedentes familiares de diabetes mellitus tipo 2.
- Antecedentes personales de diabetes gestacional.
- Obesidad (IMC > 29,9 kg/m^2).
- Distribución de grasa tipo androide (perímetro de la cintura > 88 cm).
- Intolerancia a la glucosa o glucemia anormal en ayunas.
- Hipertrigliceridemia (> 150 mg/dL).
- Hipertensión arterial (> 140/90 mmHg).
- Adolescentes con anovulación persistente.

Los métodos de diagnóstico de sensibilidad a la insulina son:

- Relación glucosa/insulina en ayunas < 4,5.
- Índice de resistencia (evaluación del modelo homeostático [HOMA, Homeostatic Model Assessment]) = insulina basal (µU/mL) × glucosa basal (mg)/405 = 2-3 (rango de normalidad).

La técnica de *clamp* (pinza) *euglucémico hiperinsulinémico* es considerada el patrón de oro para cuantificar la sensibilidad a la insulina, pero la dificultad de desarrollarla en la clínica ha movido la aparición de otras de mayor sencillez. De ellos el HOMA es un método sencillo basado en un modelo matemático, que proporciona una medida semicuantitativa de la sensibilidad a la insulina. Su rango de normalidad se fija entre 2 y 3, y aunque no exista consenso para establecer el límite con el que empezar un tratamiento, en este ámbito se suele usar el valor de 3,2.

Tratamiento de la resistencia a la insulina

La primera medida debe ser la recomendación de un cambio en los hábitos dietéticos (dieta y actividad física) más la investigación y tratamiento de otros factores de riesgo cardiovascular (hipertensión, dislipemia o diabetes).

Ante la persistencia de valores de HOMA superiores a 3,2 pasados 6 meses de dieta y ejercicio, será indicación para un tratamiento farmacológico con metformina.

En una guía terapéutica publicada por la Sociedad Australiana de Endocrinología y Diabetes, se considera que existen razones para su uso no solo en pacientes con síndrome metabólico, sino también ante la presencia de obesidad, esterilidad, oligomenorreas o hirsutismo. Su mecanismo de acción se centra fundamentalmente en la detención hepática de la neoglucogénesis, pero su efecto hipoglucemiante se limita a los pacientes con hiperglucemia. También se ha observado una mejora de la sensibilidad a la insulina, una disminución de la absorción intestinal de glucosa y un aumento de su captación y utilización periférica, junto a una disminución del colesterol sérico, de los triglicéridos, del PAI-1 y de la presión arterial.

A diferencia de otros antidiabéticos orales, la metformina no modifica la secreción de insulina por el páncreas. Tampoco se le conoce efecto estimulante sobre las células germinales o el estroma ovárico, aunque con su empleo, se han conseguido ciclos regulares y ovulatorios, incluso en mujeres resistentes al clomifeno, y menores tasas de hiperrespuesta en ciclos de fecundación *in vitro*/inyección intracitoplasmática de espermatozoides.

Aunque no está establecida una dosis óptima para su uso, en la mayoría de los estudios con pacientes que tienen SOP, se emplean entre 1.500 y 2.000 mg diarios. En España, solo existe la presentación de 850 mg por comprimido, y se recomienda comenzar con esta dosis, fraccionada en dos tomas, para evitar los frecuentes efectos gastrointestinales que se presentan con ella. Esta dosis puede ser mantenida durante 14 días en aquellas pacientes con pobre tolerancia al fármaco, pero conviene incrementarla a 1.700 mg/día durante el tiempo que se juzgue necesario para su tratamiento.

Los efectos secundarios más frecuentes son los gastrointestinales: náuseas, vómitos y dolor abdominal; aunque su efecto adverso más grave es la acidosis láctica (uno de cada 30.000 pacientes tratados al año). Está contraindicada en pacientes con insuficiencia renal, disfunción hepática, insuficiencia cardíaca congestiva, acidosis metabólica aguda, alcoholismo, deshidratación y con el uso de contrastes radiográficos.

En casos de intolerancia a la metformina, puede emplearse la pioglitazona, un fármaco del grupo de las tiazolidinedionas para el tratamiento de la diabetes mellitus del adulto. Se considera de categoría C en el embarazo, debido al riesgo de provocar retraso del crecimiento fetal en experimentos con animales.

En el seguimiento de una mujer con anovulación tratada con metformina, primará el proceso que se esté tratando (control de ciclo, contracepción, hirsutismo o fertilidad). En las revisiones, se atenderá a posibles efectos secundarios y se medirá el HOMA, el perfil lipídico, las enzimas hepáticas, la tensión arterial, la fórmula menstrual y el IMC.

En cuanto al deseo genésico, la mayoría de los ensayos clínicos aleatorios demuestran una mejoría de la ovulación en aquellas mujeres anovuladoras resistentes a clomifeno tratadas con metformina, independientemente de su peso corporal.

Unificando las últimas revisiones sobre el empleo de metformina junto a otros fármacos para la inducción de la ovulación en pacientes con deseo genésico, se concluye que:

- La tasa de gestaciones clínicas es mayor.
- La tasa de ovulaciones y el riesgo de síndrome de hiperestimulación ovárica son iguales (aunque con menores niveles de estradiol).

Respecto al embarazo, un aspecto controvertido en el empleo de metformina ha sido la decisión de continuarla cuando se ha conseguido este. Es un fármaco de categoría B, esto es, no se han comunicado efectos adversos en el feto cuando se ha utilizado en seres humanos. A pesar de ello, son necesarias más investigaciones para demostrar vehementemente la seguridad del uso de este fármaco durante la gestación y el efecto a largo plazo sobre los niños expuestos intrauterinamente.

Una vez que se ha conseguido el embarazo, las gestantes afectadas por la resistencia a la insulina o de SOP presentan mayor riesgo de complicaciones obstétricas, sobre todo de diabetes gestacional. Se aconseja, por tanto, la continuación del tratamiento durante los primeros meses de la gestación con el propósito de proteger frente a un aborto: la metformina puede rectificar el estado de hipercoagulabilidad (aumento del PAI-1) que se presenta con el exceso de insulina.

HIPERANDROGENISMOS DISTINTOS DEL SÍNDROME DE OVARIO POLIQUÍSTICO

Aunque el SOP sea el principal cuadro clínico que explique la aparición de signos o síntomas relacionados con el exceso de andrógenos en la mujer, hay otras causas (algunas no infrecuentes) que no se valoran dentro del diagnóstico diferencial o no se las trata de forma adecuada.

Los signos del hiperandrogenismo son motivo evidente de preocupación y estrés psicológico para las mujeres que lo padecen. Además, se ha propuesto una correlación entre el hiperandrogenismo con el mayor riesgo de padecer enfermedades cardiometabólicas en la mujer en cualquier edad y condición, aparte de acompañarse de otras alteraciones endocrinometabólicas en las que sobresale el hipersinulinismo/resistencia a la insulina.

Definiciones

Se puede definir hiperandrogenismo como la aparición clínica de un exceso, absoluto o relativo, de hormonas masculinas en la mujer. Su principal manifestación clínica es el hirsutismo, aunque también puede presentarse como alopecia androgenética, seborrea o acné. El hirsutismo es la aparición en la mujer de vello con una distribución y cantidad similar al patrón masculino, esto es, podría definirse como la presencia de pelo en cantidad parecida a la que tiene el hombre en el labio superior, el mentón, la mejilla o el abdomen. La hipertricosis, por otra parte, es el aumento de vello en regiones no andrógeno-dependientes.

Epidemiología

El **hirsutismo** es la manifestación de hiperandrogenismo que genera más consultas médicas. Se trata de un proceso complejo que afecta a casi el 1 % de la población femenina de cualquier edad y condición, relacionada con una predisposición familiar y a veces no percibida como una alteración o problema. De hecho, existen zonas del planeta, el área mediterránea por ejemplo, donde el fenotipo marcado por el exceso de vello no se considera enfermedad y es incluso un rasgo normal.

Fisiopatología

La aparición de hirsutismo, sobre todo del vello terminal en zonas diferentes a las axilas o el pubis, depende fundamentalmente de la secreción de esteroides sexuales, aunque en ocasiones no se corrobore una asociación entre el hiperandrogenismo y la cantidad o distribución del vello terminal, lo que involucra a numerosos factores de crecimiento.

Se sabe que, en el ámbito del folículo pilosebáceo, es la presencia de la enzima 5-α-reductasa, la que convierte a la testosterona en su metabolito activo, la dihidrotestosterona (DHT), y es esta hormona la que estimula la fase anágena (de crecimiento y pigmentación del vello terminal).

Por consiguiente, para desarrollar hirsutismo se requiere la expresión de la 5-α-reductasa por las células de la unidad pilosebácea, y esta difiere según las etnias o zonas geográficas del planeta.

Las diferencias interindividuales e intraindividuales dependen también de la cantidad de SHBG que circule en sangre, que capta la mayoría de la testosterona circulante y limita la exposición de la hormona libre o la que transporta la albúmina. Sus niveles fluctúan dependiendo fundamentalmente de las acciones de otras hormonas, entre las que destacan los estrógenos y las hormonas tiroideas (aumentan la SHBG) o los propios andrógenos o la insulina (la disminuyen).

En consecuencia, la biodisponibilidad androgénica en la mujer depende de la cantidad de testosterona circulante libre o unida a la albúmina, y se produce principalmente por la conversión periférica de otros esteroides o por la producción directa desde el ovario o las glándulas suprarrenales.

Causas de hiperandrogenismos diferentes del síndrome del ovario poliquístico

Excluyendo al SOP, que justifica más de las tres cuartas partes de los hiperandrogenismos en las mujeres de cualquier edad, las causas más frecuentes de hiperandrogenismo femenino son el síndrome de Cushing, los tumores ováricos que secretan andrógenos y el hirsutismo yatrogénico.

En las mujeres posmenopáusicas, además, y en ausencia de anormalidades suprarrenales u ováricas, se debe considerar que el propio sobrepeso pueda provocar signos y síntomas de un hiperandrogenismo relativo.

A continuación, se detallan los diferentes tipos y causas de hirsutismo.

Hirsutismo idiopático

Como su nombre indica, no se detecta una causa de hiperandrogenismo ni de hirsutismo, por lo que no coexisten con alteraciones menstruales, las mujeres que lo padecen tienen ovarios de morfología normal y no se detecta una elevación androgénica plasmática. En algunos casos, se ha identificado un aumento de la enzima 5-α-reductasa y de la producción local de dihidrotestosterona en el folículo pilosebáceo.

Supone el 6-15 % del total de los casos de hirsutismo, y se explica por una mayor sensibilidad de los receptores androgénicos de la piel o por un incremento de actividad de la enzima 5-α-reductasa. La clínica se inicia tras la pubertad. La mayoría de las veces cursa como un cuadro leve.

Hiperplasia suprarrenal congénita

Los diferentes tipos de hiperplasia suprarrenal congénita constituyen la segunda causa identificable más frecuente de hirsutismo (2-4 % de los casos) y las más frecuentes de origen suprarrenal. Se trata de un grupo de enfermedades autosómicas recesivas donde prevalece un déficit enzimático que altera la esteroidogénesis suprarrenal (el más frecuente se debe al déficit de la enzima 21-hidroxilasa), en los que se acumulan metabolitos intermedios, los cuales son convertidos a andrógenos por otras vías enzimáticas no afectadas, y se suelen acompañar de otros déficits hormonales, afectando sobre todo al metabolismo glucocorticoideo, que es el causante del aumento hipofisario de la corticotropina (ACTH), y esta, a su vez, la responsable de la hiperplasia suprarrenal.

La clínica depende de qué tipo de metabolitos esteroideos se acumulan y si el déficit enzimático es total o parcial. Como se ha indicado, la gran mayoría se debe a una mutación del gen *CYP21*, que codifica la enzima 21-hidroxilasa, y con su déficit, no se produce 11 desoxicortisol ni cortisol, acumulándose 17-hidroxiprogesterona, de acción androgénica.

La 21-hidroxilasa es también la enzima que cataliza la producción de aldosterona, la hormona del metabolismo hidrosalino.

Cuando el déficit enzimático es completo (forma clásica), los síntomas aparecen desde el nacimiento como un síndrome pierde sal y virilización o ambigüedad de los genitales externos. En la forma no clásica, cuando el déficit es parcial, el cuadro puede mantenerse asintomático hasta llegar a la pubertad, en la que se confunde con el SOP o con la amenorrea primaria o hasta que se busca el embarazo (se asocia frecuentemente a historia familiar de esterilidad e hirsutismo).

Es más frecuente en poblaciones hispanas, en la zona mediterránea y en las judías asquenazíes.

Hipertecosis ovárica

Se trata de un trastorno funcional no neoplásico, donde coexisten el hiperandrogenismo con la resistencia a la insulina. Tiene una presentación clínica florida pero lenta, y se produce por la luteinización del estroma ovárico, en el que las células intersticiales se diferencian a células productoras de andrógenos, principalmente testosterona.

Tumores

Los tumores ováricos secretores de andrógenos apenas representan el 0,5 % de los hiperandrogenismos en mujeres. Los más frecuentes son de tipo benigno, siendo muy raros los carcinomas. Cursan con hiperandrogenismo plasmático muy elevado, y su presentación clínica es muy rápida. Aunque no se descartan en mujeres jóvenes, suelen aparecer en edades avanzadas.

Por su parte, los tumores suprarrenales secretores de andrógenos son una causa muy poco frecuente de hirsutismo, solo el 0,2 %. La mayoría son carcinomas adrenocorticales, en la mitad de los casos funcionantes, con secreción de andrógenos, corticosteroides o mineralocorticoides.

Hay que pensar en ellos cuando el hirsutismo es de inicio brusco, acompañado de virilización y con palpación de masa abdominal o pélvica.

Enfermedades endocrinológicas

Otros trastornos endocrinos suelen acompañarse de hiperandrogenismo, clínico o analítico: la acromegalia, el síndrome de Cushing, la hiperprolactinemia, el hipotiroidismo o la resistencia grave a la insulina:

- La *enfermedad de Cushing* suele estar producida por un adenoma hipofisario secretor de ACTH, que eleva la producción y los niveles de cortisol y andrógenos sistémicos, provocando hirsutismo junto con hipertensión, aumento de peso, lipodistrofia, resistencia a la insulina, estrías abdominales y cara de luna llena.
- En el *hipotiroidismo,* la disminución de la función tiroidea causa hirsutismo porque produce una disminución de las proteínas que transportan los andrógenos (la SHBG), provocando un aumento de la fracción libre de la testosterona libre.
- En la resistencia a la insulina y el hiperinsulinismo hay un exceso de producción androgénica.

Hiperandrogenismos yatrógenos

Los fármacos que pueden provocar hirsutismos o hipertricosis (**Tabla 20-4**) son:

- Andrógenos, esteroides anabólicos (danazol) y anticonceptivos orales: que contienen progestágenos androgénicos (norgestrel, levonorgestrel, noretisterona) que estimulan los folículos pilosos, causando virilización en la mujer.
- Glucocorticoides (hidrocortisona, metilprednisolona, dexametasona): que causan síndrome de Cushing yatrógeno.
- Fenitoína: antiepiléptico que induce el metabolismo estrogénico, causando un desequilibrio entre la concentración de estrógenos y andrógenos, a favor de estos últimos.

Como se ha apuntado, es preciso diferenciar el hirsutismo de la hipertricosis, esto es, la aparición de vello sin patrón androgénico secundario a la toma de fármacos, como el minoxidil que se usa para la calvicie, la ciclosporina (un inmunosupresor) o el diazóxido, usado para el tratamiento de hipoglucemias.

Diagnóstico

Para abordar el diagnóstico, hay que tener en cuenta una serie de recomendaciones.

Tabla 20-4. Fármacos que pueden provocar hiperandrogenismo

Hirsutismo	
	• Aripiprazol
	• Bimatoprost
	• Bupropión
	• Carbamazepina
	• Clonazepam
	• Corticoides
	• Ciclosporina
	• Diazóxido
	• Donepecilo
	• Estrógenos
	• Eszoplicona
	• Interferón
	• Isotretinoína
	• Lamotrigina
	• Leuprolida
	• Micofeniolato
	• Olanzapina
	• Paroxetina
	• Pregabalina
	• Progestágenos
	• Seleginina
	• Tacrólimus
	• Testosterona
	• Tiagabina
	• Trazodona
	• Venlafaxina
	• Zonisamida
Hipertricosis	• Acitretina
	• Ácido azelaico
	• Cetiricina
	• Citalopram
	• Corticoides
	• Ciclosporina
	• Etonorgestrel
	• Fenitoína

Examen físico

Para la evaluación clínica del hirsutismo, se emplea la escala modificada de Ferriman-Gallwey (v. **Fig. 20-1**), que evalúa la aparición de vello en nueve zonas corporales sensibles a los andrógenos, con una graduación entre 1 y 4, según el exceso de vello observado.

La puntuación de esta escala por debajo de 8 se considera normal, una puntuación total entre 8 y 11 se evalúa como hirsutismo leve, mientras que un valor por encima de 25 habla de hirsutismo grave.

Determinación androgénica y diagnóstico diferencial

Los tumores productores de andrógenos generalmente se acompañan de signos de virilización de inicio rápido, junto a niveles androgénicos muy elevados y a ecografía sin signos de SOP, pero con sospecha de tumoración ovárica o suprarrenal:

- Testosterona total (> 150 ng/dL).
- En los ováricos, también se aumenta la androstenodiona.
- En los suprarrenales, aumenta la DHEA (> 700 mg/dL).

En las formas parciales de hiperplasia suprarrenal, el hiperandrogenismo procede fundamentalmente de la elevación de la 17-OHP: niveles superiores a 11 nmol/L sugieren un origen suprarrenal, mientras que niveles inferiores a 6 nmol/L sugieren un origen ovárico. La prueba de la dexametasona (1,5 mg/8 h, 5 días) disminuye los andrógenos si el origen es suprarrenal, salvo si es un tumor, y los mantiene elevados si es ovárico. Para otros déficits enzimáticos (11-hidroxilasa, 3β-hidroxiesteroide deshidrogenasa) puede ser valiosa la determinación de DHEA, 17-hidroxipregnenolona y 11-desoxicortisol.

Los hirsutismos idiopáticos o periféricos tienen valores normales de testosterona total, pero se produce una elevación de la dihidrotestosterona por un aumento de la actividad de la 5-α-reductasa.

Respecto al hirsutismo yatrógeno, se debe revisar la medicación de la paciente y sus efectos secundarios, sospechándose cuando todas las anteriores pruebas sean normales.

Tratamiento

A continuación, se dan unas pautas a seguir en el tratamiento.

Estilo de vida

Debido a la relación existente entre algunas causas de hiperandrogenismo con la resistencia a la insulina o la obesidad, fundamentalmente en el SOP, pero también en otras enfermedades endocrinas, una vez descartado el proceso tumoral o genético, es importante realizar un buen consejo de hábitos saludables que incluyan dieta y ejercicio físico. Asimismo, en los hiperandrogenismos yatrógenos, hay que suspender el fármaco que lo ocasiona y sustituirlo por otro medicamento sin efecto androgénico.

Tratamiento farmacológico

Algunos fármacos antiandrogénicos, como la espironolactona o la finasterida (inhibidor de la 5-α-reductasa) se pueden usar también en hiperandrogenismo no ocasionado por el SOP. Y como ocurre en el tratamiento de este síndrome, su combinación gana también eficacia.

En las hiperplasias suprarrenales congénitas, se pueden añadir glucocorticoides para suplir su déficit e inhibir el efecto estimulador de la ACTH sobre la producción endógena de andrógenos suprarrenales.

En algunos casos de hipertecosis y en tumores ováricos benignos, podrían utilizarse los análogos de GnRH para normalizar los niveles androgénicos ováricos. En caso de no respuesta o de no benignidad, el tratamiento de elección es el quirúrgico.

Tratamiento quirúrgico

El tratamiento de los tumores es la extirpación quirúrgica: en los suprarrenales, la adrenalectomía; y en los de origen ovárico, la anexectomía, a ser posible con abordaje laparoscópico.

Medidas cosméticas y físicas

Para atenuar el crecimiento del vello, se puede aplicar tópicamente eflornitina, que acorta la fase anágena del folículo piloso; o bien recurrir a una terapia foliculítica con electrólisis, termólisis o láser, que son más eficaces a largo plazo.

En consecuencia, los signos del hiperandrogenismo, especialmente el hirsutismo, preocupan mucho a las mujeres que lo padecen. Pero más allá de las importantes consecuencias estéticas, alguna clínica de hiperandrogenismo puede enmascarar otra patología grave. En ese sentido, el tratamiento deberá ir encaminado a tratar la etiología del proceso y apoyarse en las medidas estéticas apropiadas.

 PUNTOS CLAVE

- El SOP es una endocrinopatía que escapa en la actualidad del ámbito exclusivamente ginecológico, y se considera un trastorno endocrinometabólico que afecta a diferentes órganos y sistemas.
- De acuerdo con los criterios diagnósticos fijados en el consenso de Rotterdam, se han establecido varios fenotipos del SOP que han ampliado la prevalencia de esta entidad clínica.
- Según recientes estudios experimentales, se cree que el ambiente endocrinológico intrauterino puede ser determinante en las manifestaciones clínicas que se presentan en la vida adulta.
- La imagen ecográfica aislada, en ausencia de anovulación o hiperandrogenismo, no es un SOP.

- En adolescentes, se debe ser cauto en el diagnóstico de SOP, dado que los ovarios en esta etapa tienen un aspecto multifolicular y las alteraciones menstruales pueden ser debidas a la inmadurez del eje hipotálamo-hipófiso-gonadal.
- Aunque la resistencia a la insulina no es necesaria para el diagnóstico de SOP, es interesante como factor pronóstico de síndrome metabólico.
- Las causas más frecuentes de hiperandrogenismo femenino son el síndrome de Cushing, los tumores ováricos que secretan andrógenos y el hirsutismo yatrogénico.
- En las mujeres posmenopáusicas, además, y en ausencia de anormalidades suprarrenales u ováricas, se debe considerar que el propio sobrepeso pueda provocar signos y síntomas de un hiperandrogenismo relativo.

BIBLIOGRAFÍA

Amiri M, Kabir A, Nahidi F, Shekofteh M, Ramezani Tehrani F. Effects of combined oral contraceptives on the clinical and biochemical parameters of hyperandrogenism in pa-tients with polycystic ovary syndrome: a systematic review and meta-analysis. Eur J Contracept Reprod Health Care. 2018;23(1):64-77.

Azziz R, Carmina E, Dewailly D, Diamanti-Kandarakis E, Escobar-Morreale HF, Futterweit W, et al.; Task Force on the Phenotype of the Polycystic Ovary Syndrome of The Androgen Excess and PCOS Society. The Androgen Excess and PCOS Society criteria for the polycystic ovary syndrome: the complete task force report. Fertil Steril. 2009;91(2):456-88.

Balen AH, Laven JS, Tan SL, Dewailly D. Ultrasound assessment of the polycystic ovary: international consensus definitions. Hum Reprod Update. 2003;9(6):505-14.

Banaszewska B, Wrotyńska-Barczyńska J, Spaczynski RZ, Pawelczyk L, Duleba AJ. Effects of resveratrol on polycystic ovary syndrome: a double-blind, randomized, placebo-controlled trial. J Clin Endocrinol Metab. 2016;101:4322-8.

Bozdag G, Mumusoglu S, Zengin D, Karabulut E, Yildiz BO. The prevalence and phenotypic features of polycystic ovary syndrome: a systematic review and meta-analysis. Hum Reprod. 2016;31(12):2841-55.

Chaudhary N, Nakka KK, Maulik N, Chattopadhyay S. Epigenetic Manifestation of metabolic syndrome and dietary management. Antioxid Redox Signal. 2012;17(2):254-81.

Costello M, Shrestha B, Eden J, Sjoblom P, Johnson N. Insulin-sensitising drugs versus the combined oral contraceptive pill for hirsutism, acne and risk of diabetes, cardiovascular disease, and endometrial cancer in polycystic ovary syndrome. Cochrane Database Syst Rev. 2007;(1):CD005552.

Dewailly D. Diagnostic criteria for PCOS: Is there a need for a rethink? Best Pract Res Clin Obstet Gynaecol. 2016;37:5-11.

Dewailly D, Lujan ME, Carmina E, Cedars MI, Laven J, Norman RJ, et al. Definition and significance of polycystic ovarian morphology: a task force report from the Androgen Excess and Polycystic Ovary Syndrome Society. Hum Reprod Update. 2014;20(3):334-52.

Dunaif A, Fauser BC JM. Renaming PCOS--a two-state solution. J Clin Endocrinol Metab. 2013;98(11):4325-8.

Filippou P, Homburg R. Is foetal hyperexposure to androgens a cause of PCOS? Hum Reprod Update. 2017;23(4):421-32.

Genazzani AD. Inositol as putative integrative treatment for PCOS. Reprod Biomed Online. 2016;33(6):770-80.

Grupo de Anticoncepción como Tratamiento (ACOTA). Usos terapéuticos de la anticoncepción hormonal. Madrid: You Us; 2017.

Karakas SE. New biomarkers for diagnosis and management of polycystic ovary syndrome. Clin Chim Acta. 2017;471:248-53.

Legro RS, Arslanian SA, Ehrmann DA, Hoeger KM, Murad MH, Pasquali R, et al.; Endocrine Society. Diagnosis and treatment of polycystic ovary syndrome: an Endocrine Society clinical practice guideline. J Clin Endocrinol Metab. 2013;98(12):4565-92.

Luque-Ramírez M, Nattero-Chávez L, Ortiz Flores AE, Escobar-Morreale HF. Combined oral contraceptives and/or antiandrogens versus insulin sensitizers for polycystic ovary syndrome: a systematic review and meta-analysis. Hum Reprod Update. 2018;24(2):225-41.

Mendoza N. Common genetic aspects between polycystic ovary syndrome and diabetes mellitus. Curr Diabetes Rev. 2011;7(6):377-91.

Mendoza N, Pérez L, Simoncini T, Genazzani A. Inositol supplementation in women with polycystic ovary syndrome undergoing intracytoplasmic sperm injection: a systematic review and meta-analysis of randomized controlled trials. Reprod Biomed Online. 2017;35(5):529-35.

Mendoza N, Simmoncini T, Genazzani AD. Hormonal contraceptive choice for women with PCOS: a systematic review of randomized trials and observational studies. Ginecol Endocrinol. 2014;30(12):850-60.

Naderpoor N, Shorakae S, De Courten B, Misso ML, Moran LJ, Teede HJ. Metformin and lifestyle modification in polycystic ovary syndrome: systematic review and meta-analysis. Hum Reprod Update. 2015;21(5):560-74.

Rotterdam ESHRE/ASRM-Sponsored PCOS Consensus Workshop Group. Revised 2003 consensus on diagnostic criteria and long-term health risks related to polycystic ovary syndrome (PCOS). Fertil Steril. 2004;81: 19-25.

Van Zuuren EJ, Fedorowicz Z, Carter B, Pandis N. Interventions for hirsutism (excluding laser and photoepilation therapy alone). Cochrane Database Syst Rev. 2015(4):CD010334.

Witchel SF, Oberfield S, Rosenfield RL, Codner E, Bonny A, Ibáñez L, et al. The diagnosis of polycystic ovary syndrome during adolescence. Horm Res Paediatr. 2015. [En prensa].

Alteraciones del desarrollo sexual o desarrollo sexual diferente

21

M. L. Morales Serrano y D. Gómez Sánchez

OBJETIVOS

- Comprender el concepto de diferenciación sexual, así como los factores que influyen en ella.
- Conocer la fisiología de la diferenciación sexual, reconociendo los principales genes y hormonas implicados.
- Definir el concepto de desarrollo sexual diferente.
- Aprender la clasificación de las distintas entidades que cursan con desarrollo sexual diferente, así como poder describir sus características principales.
- Explicar la importancia de ofrecer un enfoque terapéutico no patologizante, basado en la autonomía del paciente y el consentimiento informado.

DIFERENCIACIÓN SEXUAL. CONCEPTO

La diferenciación sexual comprende todos aquellos procesos que tienen lugar en el individuo para proveerlo de los órganos y funciones sexuales, con el fin de llevar a cabo su función reproductora. Así, el sexo estará condicionado por los siguientes factores:

- Sexo cromosómico genético: dotación cromosómica del individuo y presencia de determinados genes funcionantes en ellos.
- Sexo gonadal: estructura anatómica de la gónada.
- Sexo genital: estructura de los genitales internos y externos, siendo generalmente los externos los que determinan el sexo.
- Sexo hormonal o sexo fenotípico: presencia de hormonas sexuales masculinas o femeninas y receptores para estas que darán lugar a los caracteres sexuales secundarios.
- Sexo etológico o psicosocial: tendencias psicológicas, educación sexual recibida, comportamiento y rol sexual del individuo.
- Sexo legal: sexo con el que el individuo está inscrito en el registro civil.

Debido a todos los anteriores factores, el proceso de diferenciación sexual se inicia en el momento de la unión de los gametos masculino y femenino, y culmina con la educación sexual recibida y el rol que a este respecto asuma el sujeto a lo largo de su vida.

FISIOLOGÍA DE LA DIFERENCIACIÓN SEXUAL

En el desarrollo gonadal y genital, existen dos períodos bien diferenciados:

- Las primeras seis semanas posfecundación: se trata de un período común en ambos sexos, en el que el embrión es aún indiferenciado y pluripotencial; esto es, con capacidad para desarrollar estructuras sexuales tanto femeninas como masculinas a partir de una gónada indiferenciada. En esta fase de la embriogénesis, varios factores de transcripción (EMX2, LHX9, NR5A1, WT1-KTS y CBX2) resultan fundamentales para el desarrollo de esta gónada bipotencial indiferenciada. Las mutaciones en los genes que codifican estos factores de transcripción pueden conducir al desarrollo de gónadas estriadas, estructuras que se caracterizan por una abundancia de tejido fibroso no funcional y que no se desarrollan mucho más allá del estado embrionario bipotencial. Sobre la quinta semana de la gestación llegan a ambas gónadas, desde la línea media, las células germinales primordiales, sin que se haya definido una participación activa de estas en el desarrollo de las gónadas. Al final de esta primera etapa, se identifican los conductos de Wolff (precursores de los genitales internos masculinos), los conductos de Müller (precursores de los genitales internos femeninos), el tubérculo genital (precursor del clítoris o del pene) y los pliegues labioescrotales y uretrales (esbozos de los labios mayores-menores y del escroto).
- En la segunda etapa, a partir de la séptima semana, comienza la diferenciación sexual, proceso que requiere inicialmente una adecuada diferenciación de la gónada en el testículo o el ovario (diferenciación gonadal), para continuar con el desarrollo genital. En la diferenciación gonadal, la selección de una u otra vía depende de la existencia y la activación de determinados genes.

Diferenciación gonadal

A continuación, se abordan los genes y las vías necesarias para el desarrollo y la diferenciación de los testículos y los ovarios.

Genes y vías necesarias para el desarrollo y la diferenciación de los testículos

El gen *SRY*, presente en el brazo corto del cromosoma Y (Yp11.2), es el factor crítico en la diferenciación de la gónada en el testículo. Se ha identificado un importante número de genes que son esenciales para iniciar su activación (*NR5A1, SIX1, SIX4, WT1* [+KTS isoforma], *IGF1R, INSR, CBX2, JMJD1A, GADD45G, MAP3K4P, P38P, GATA4 y ZFPM2* o *FOG2*).

La expresión de *SRY* determina la activación del gen *SOX9* en el testículo en desarrollo, y de forma secuencial, la del gen *FGF9*. La actividad sinérgica de *FGF9* y *SOX9* en un bucle de retroalimentación positiva intensifica la expresión del gen *SOX9*, que es el factor determinante de la diferenciación de las células de Sertoli. La expresión del gen *SOX9* es mínima en las gónadas XX. Otro importante número de genes, como *SOX8, SOX10, FGFR2, AMH, VNN1, CYP26B1, DHH, PGDS, CBLN4, DMTR1* y sus productos génicos, son necesarios para la regulación y el mantenimiento de esta ruta crucial en la diferenciación del testículo.

Genes y vías necesarias para el desarrollo y la diferenciación de los ovarios

En ausencia del gen *SRY*, se sigue la vía de diferenciación ovárica, aunque también es precisa la activación de vías genéticas propias (genes *RSPO1, FOXL2, WNT4* y *CTNNB1*).

Además de estas vías específicas de la diferenciación de la gónada indiferenciada, se ha puesto de relieve la existencia de interacciones entre ambas a través de múltiples genes y proteínas que aseguran que, cuando una vía de desarrollo es activada, la otra vía es reprimida. Concretamente, los genes específicos que intervienen en la diferenciación del ovario, *FOXL2, RSPO1, WNT4* y *CTNNB1* (β-catenina) inhiben la expresión de *SOX9* y *FGF9*, mientras que la expresión de *SOX9* y *FGF9* en el proceso de diferenciación de la gónada indiferenciada en el testículo inhiben la vía ovárica mediante la represión de la expresión de *RSPO1, WNT4* y *CTNNB1*.

Así, cualquier alteración cromosómica o mutación que afecte a alguno de estos genes modificaría estas vías de expresión génica y alteraría el desarrollo adecuado hacia testículo u ovario (*disgenesia gonadal*). Cuando esta alteración es total, se habla de disgenesia gonadal completa o pura, mientras que se dice que es parcial cuando la gónada se ha desarrollado en mayor o menor grado hacia testículo u ovario.

Finalmente, a este período de diferenciación gonadal, le sigue el de desarrollo genital (*diferenciación genital* interna y externa, o diferenciación sexual propiamente dicha). Y esto es posible porque, una vez que se ha iniciado la diferenciación gonadal, se pone en marcha la síntesis hormonal por parte de la gónada diferenciada masculina.

Diferenciación genital

A continuación, se aborda el desarrollo genital masculino y femenino.

Desarrollo genital masculino a partir de una gónada diferenciada hacia testículo (genotipo varón XY)

La testosterona producida por las células de Leydig determina el desarrollo de los conductos de Wolff hacia epidídimo, vasos deferentes, vesículas seminales y conductos eyaculadores: genitales internos masculinos.

La dihidrotestosterona, fruto de la acción de la enzima 5-α-reductasa tipo 2 periférica sobre la testosterona, permite la formación de los genitales externos (pene y escroto) y regula el desarrollo de la próstata.

La hormona antimülleriana (AMH), secretada por las células de Sertoli, inhibe tempranamente el desarrollo de los conductos de Müller: no se desarrollan el útero, las trompas ni la vagina.

Desarrollo genital femenino a partir de una gónada diferenciada hacia ovario (genotipo mujer XX)

La ausencia de las hormonas testiculares anteriormente mencionadas determina el desarrollo genital femenino:

- Ausencia de testosterona y dihidrotestosterona: ausencia de desarrollo de conductos de Wolff y de virilización de genitales externos (el tubérculo genital queda como clítoris, y los pliegues, como labios menores/mayores).
- Ausencia de AMH: permite el desarrollo de conductos müllerianos hacia útero, trompas y ⅔ superiores de vagina. Aunque los genes que regulan el desarrollo de los conductos de Müller son casi desconocidos (ausencia de diagnóstico molecular en la mayoría de síndromes que comportan ausencia o malformaciones de los conductos genitales femeninos: síndrome de Rokitansky y MURCS [acrónimo de *müllerian aplasia, renal aplasia, cervicothoracic somite dysplasia*, es decir, aparición conjunta de aplasia mülleriana, aplasia renal y displasia cervicotorácica por alteración de los somitas correspondientes]), el gen *HOXA13* parece ser necesario, pues se describen mutaciones en el síndrome pie-mano-genital (agenesia de útero o útero bicorne).

Con todo lo expuesto, la existencia de fallos en cualquiera de estos niveles determinaría una anomalía del desarrollo sexual, detectable al nacimiento, en forma de ambigüedad genital o discordancia entre el genotipo y el fenotipo sexuales (1 de cada 4.500-5.500 nacidos vivos); en la pubertad, en forma de retraso puberal, amenorrea primaria o virilización indebida o insuficiente; o más allá de esta, en forma de amenorrea secundaria, esterilidad o insuficiencia ovárica precoz (**Fig. 21-1**).

CONCEPTO DE INTERSEXO O DESARROLLO SEXUAL DIFERENTE

Las anomalías del desarrollo sexual (ADS) o desasrrollo sexual diferente (DSD) constituyen un amplio grupo de patologías originadas por anomalías en alguna de las etapas del desarrollo fetal del sexo genético (cromosomas sexuales), del sexo gonadal (ovarios o testículos) o del sexo genital interno o externo (masculino o femenino). Su prevalencia es baja, inferior a 1/2.000 recién nacidos, por lo que se incluyen dentro de las «enfermedades raras».

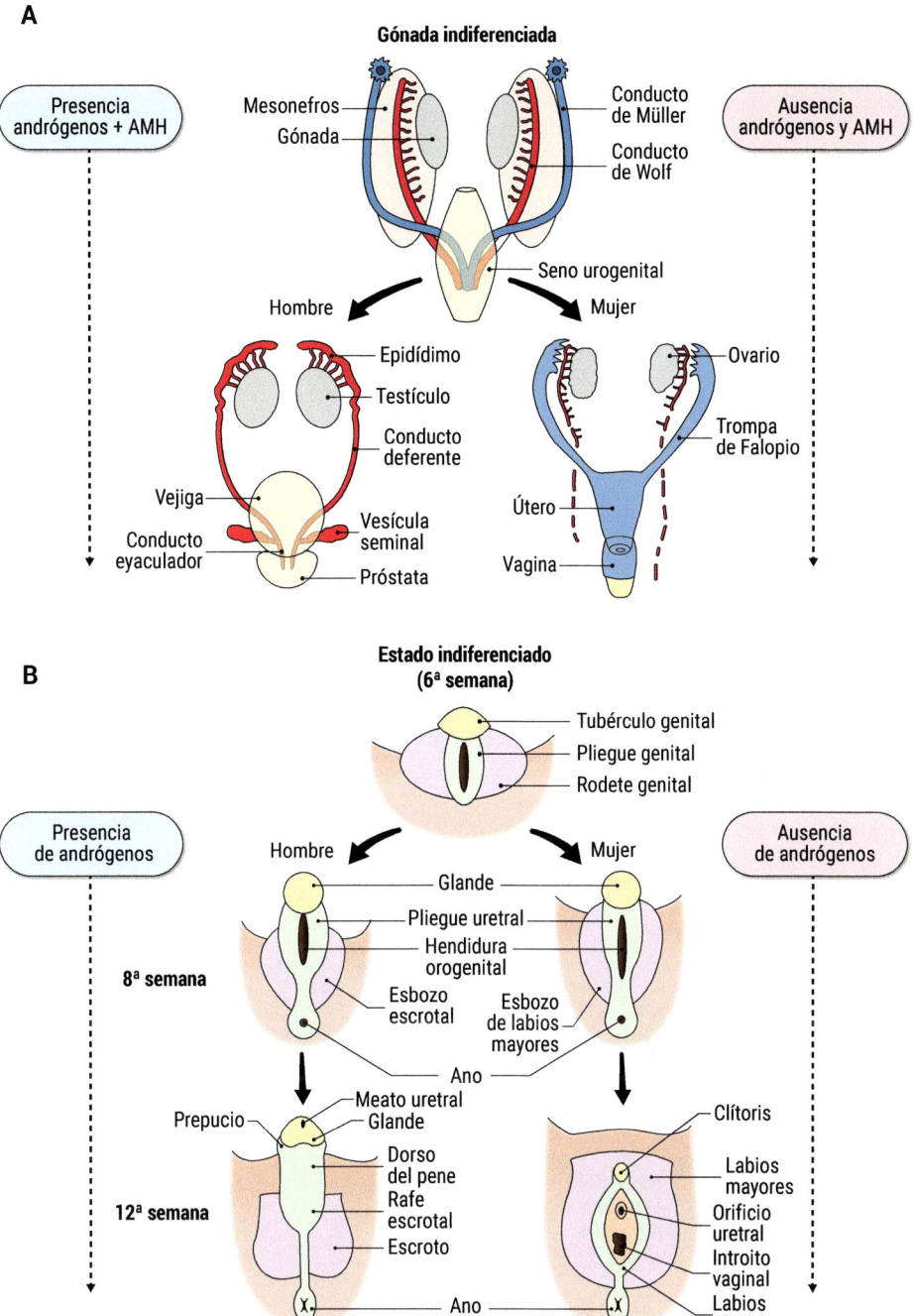

Figura 21-1. Desarrollo y diferenciación de genitales. **A)** Internos. **B)** Externos.
AMH: hormona antimülleriana.

Se denominaron, según los criterios del Consenso de Chicago de 2006, «trastornos o anomalías del desarrollo sexual», aunque se mantuvo el término de «estados intersexuales». Pese a ello, la constatación progresiva de rechazo hacia esta nueva terminología médica ha provocado un replanteamiento progresivo de esta, de modo que actualmente se aboga por el de DSD.

Su etiología es genética en la mayoría de ellos, aunque algunos casos pueden ser secundarios a factores maternos o medioambientales, habiéndose descrito más de 40 genes que regulan la diferenciación femenina o masculina. Se han encontrado mutaciones inactivadoras en la mayor parte de estos genes, aunque también existen anomalías por haploinsuficiencia o por exceso de dosis. A pesar de los avances alcanzados, un porcentaje importante de casos queda sin diagnóstico etiológico definido, ya sea por falta de estudio molecular o a la espera de la descripción de un nuevo gen.

CLASIFICACIÓN DE LAS ANOMALÍAS DEL DESARROLLO SEXUAL/DESARROLLO SEXUAL DIFERENTE

A continuación, se abordan las ADS y el DSD (Tabla 21-1).

Tabla 21-1. Clasificación etiológica de ADS/DSD. Consenso de Chicago. 2006

Alteraciones cromosómicas (anomalías en el sexo cromosómico)	• 47,XXY: síndrome de Klinefelter y variantes • 45,X0 y mosaicos 45,X0/46,XX: síndrome de Turner y variantes • 45,X0/46,XY: disgenesia gonadal mixta • 46,XX/46,XY: ADS/DSD ovotesticular, quimerismo • 47,XYY		
Alteraciones en el sexo gonadal y fenotípico con cariotipo 46,XY	Anomalías en el desarrollo gonadal	• Disgenesia gonadal 46,XY (completa o parcial) (SRY, SOX9, NR5A1, WT1, DHH, etcétera) • 46,XY ovotesticular • Síndrome de regresión testicular (incluye la anorquia y el síndrome de fuga testicular)	
	Anomalías en el desarrollo genital por alteración en la síntesis o en la acción hormonal	Alteraciones de la síntesis de andrógenos	• Déficit congénito de hormona luteinizante (hipogonadismo hipogonadotropo) • Mutaciones del receptor de hormona luteinizante (hipoplasia o aplasia de células de Leydig; LHCGR) • Síndrome Smith-Lemli-Opitz (déficit de 7-deshidrocolesterol-reductasa: DHCR7) • Hiperplasia suprarrenal lipoidea congénita (StAR) • Deficiencia de colesterol-desmolasa (CYP11A1) • Deficiencia de 3-β-hidroxiesteroide-deshidrogenasa (HDS3B2) • Deficiencia de 17-α-hidroxilasa/17, 20-liasa (CYP17A1) • Deficiencia de P450-oxidorreductasa (POR) • Deficiencia de citocromo B5 (CYB5) • Deficiencia de 17-β-hidroxiesteroide-deshidrogenasa (HDS17B3) • Deficiencia de 5-α-reductasa tipo 2 (SRD5A2)
		Alteraciones en la acción de los andrógenos	• Insensibilidad a los andrógenos (gen del receptor de andrógenos: [AR]; total o parcial = CAIS o PAIS) • Fármacos y moduladores ambientales
		Alteraciones en la síntesis o acción de la hormona antimülleriana (AMH)	• Síndrome de los conductos de Müller persistentes (AMH/AMHR2)
	Otros	• Síndromes malformativos con alteraciones del desarrollo genital masculino (p. ej., anomalías cloacales, síndrome de Aarskog, síndrome de Robinow, etcétera) • Retraso de crecimiento intrauterino grave y precoz • Hipospadias aislados (CXorf6 o MAMLD1) • Criptorquidismo (INSL3, RXFP2 [o INSL3R o GREAT]	
Alteraciones en el sexo gonadal y fenotípico con cariotipo 46,XX	Anomalías en el desarrollo gonadal	• Disgenesia gonadal 46,XX • 46,XX ovotesticular • ADS/DSD testicular 46,XX (SRY, dup SOX9, RSPO1) o varón 46,XX	
	Anomalías en el desarrollo genital por exceso de andrógenos	Producción fetal	• Deficiencia de 21-hidroxilasa (CPY21A2) • Deficiencia de 11-β-hidroxilasa (CYP11B1) • Deficiencia P450-oxidorreductasa (POR) • Deficiencia de citocromo B5 (CYB5) • Deficiencia de 3-β-hidroxiesteroide deshidrogenasa (HSD3B2) • Mutaciones del receptor de glucocorticoides (NR3C1)
		Producción fetoplacentaria	• Deficiencia de aromatasa placentaria y fetal (CYP19A1) • Deficiencia de P450 oxidorreductasa (POR) • Tumores fetales o placentarios productores de andrógenos
		Producción materna	• Fármacos androgénicos • Tumores maternos virilizantes (p. ej., luteomas, tumor de Krukenberg)
	Otros	• Síndromes malformativos • Hipoplasia/agenesia de estructuras müllerianas (síndrome de Rokitansky-Hauser tipo I y tipo II-MURCS) • Anomalías uterinas (p. ej., MODY 5) • Atresia vaginal • Adherencias de labios vaginales	

ADS: anomalías del desarrollo sexual; DSD: desarrollo sexual diferente; MURCS: aparición conjunta de aplasia mülleriana, aplasia renal y displasia cervicotorácica por alteración de los somitas correspondientes (müllerian aplasia, renal aplasia, cervicothoracic somite displasia).

Alteraciones cromosómicas en el desarrollo sexual

Este subgrupo de anomalías se define por la presencia de una dotación cromosómica sexual diferente de XX o XY; incluye condiciones con mosaicismo o quimerismo que resultan en la presencia del cromosoma Y en algunas células sí y en otras no, lo que podrá (o no) resultar en una apariencia genital atípica.

Incluye a su vez cariotipos que no dan como resultado un desarrollo genital atípico, como pueden ser el 45,X0 (síndrome de Turner) y el 47,XXY (síndrome de Klinefelter).

El mosaicismo surge poscigóticamente debido a una segregación inadecuada de los cromosomas durante la mitosis. El cariotipo más común con mosaicismo del cromosoma Y es 45,X0/46,XY, pero son posibles otras combinaciones (p. ej., 45,X0/47,XXY; 46,XX/47,XXY). El quimerismo resulta de la fusión de dos cigotos; si los cigotos tienen diferentes sexos cromosómicos, la quimera resultante tiene un cariotipo 46,XX/46,XY.

El mosaicismo/quimerismo del cromosoma Y puede dar lugar a una amplia gama de fenotipos reproductivos. Cada gónada podrá desarrollarse como un testículo normal o disgenético, un ovario normal o disgenético, una gónada estriada (aquella gónada tan disgenética que no se reconoce fácilmente como testículo u ovario) o un ovotestis (gónada con presencia de tejido ovárico y testicular).

El término disgenesia gonadal se aplica para todos aquellos casos que cursan con la presencia de tejido fibroso sustituyendo a la gónada (cintilla gonadal).

47,XXY. Síndrome de Klinefelter

El síndrome de Klinefelter es la causa más común de hipogonadismo hipergonadotropo. Su frecuencia oscila entre 1-2,5/1.000 varones.

Solo un 25-50 % de los casos son diagnosticados. Se trata de un síndrome caracterizado por poseer un fenotipo masculino habitualmente de aspecto eunucoide, talla alta, vello corporal y facial escaso, testículos pequeños con azoospermia, genitales externos masculinos relativamente normales y ginecomastia. Habitualmente son estériles (aunque existen mosaicismos con una línea celular XY en los que existe espermatogénesis). Puede asociar dificultades del aprendizaje y el desarrollo.

La fórmula cromosómica más frecuente es 47,XXY hasta en un 80 % de los casos, el resto se presentan en forma de mosaicos.

La suplementación hormonal con testosterona estaría indicada en todos los niños púberes y adultos con concentraciones séricas bajas de testosterona, o en aquellos casos con niveles de testosterona normales pero hormona luteinizante sérica elevada. No se recomienda comenzar la terapia con testosterona en niños prepuberales, ya que los beneficios potenciales en la función conductual, social y cognitiva se ven superados por los riesgos del inicio temprano de la pubertad y la disminución de la estatura adulta.

45,X0 y mosaicos 45,X0/46,XX. Síndrome de Turner y variantes

Se encuadran dentro del denominado síndrome de Turner todos aquellos pacientes que presentan la tríada de disgenesia gonadal, talla baja e infantilismo sexual acompañado de una monosomía total o parcial del cromosoma X y un fenotipo turneriano.

El fenotipo Turner (cuadro descrito por Turner en 1937) se caracteriza por presentar talla baja, infantilismo sexual, *pterigium colli* y *cubitus valgus*. Además, pueden presentar tórax «en escudo», paladar ojival, micrognatia, epicanto, orejas de inserción baja, linfedema, y asociar malformaciones cardíacas (coartación aórtica) o malformaciones renales.

El peso es bajo desde el nacimiento, y en la infancia, la talla es baja, inferior a la media. En la adolescencia, cursa con ausencia del estirón puberal (la talla final suele estar por debajo de 150 cm), ausencia de desarrollo mamario y ausencia de menstruación.

Las gónadas son dos cintillas o cordones blanquecinos de unos 5 mm de diámetro con ausencia de folículos. Al nacimiento pueden existir algunas células germinales que en la pubertad habrán desaparecido completamente (a excepción de los individuos con mosaicismos).

Los genitales internos (vagina, útero y trompas) serán totalmente infantiles con un endometrio atrófico. Los genitales externos serán femeninos, pero igualmente de aspecto infantil.

La inteligencia suele ser normal, aunque puede asociar un retraso mental leve o trastornos adaptativos.

La fórmula cromosómica más frecuente es 45,X0 hasta en un 60 % de los casos, el resto presentarán mosaicismo (se han descrito al menos 20 variantes, siendo la más frecuente 45,X0/46,XX).

Aparece con una frecuencia de 1/2.000 a 1/2.500, siendo la causa más frecuente de amenorrea primaria, aunque se han descrito casos de menstruación espontánea (10-20 %) e incluso gestaciones (2-5 %), siempre en caso de mosaicos. Se trata de un hipogonadismo hipergonadotropo.

Únicamente se recomendaría gonadectomía profiláctica en caso de aquellas pacientes que presenten mosaicos con material del cromosoma Y por el riesgo de malignización. En el resto de casos, se ha descrito la infrecuente posibilidad de tumoraciones de células hiliares con masculinización, tratándose de tumores benignos (**Fig. 21-2**).

El diagnóstico se realizará mediante el cariotipo y la evidencia de gónada disgenética.

El tratamiento con terapia hormonal sustitutiva permite una correcta diferenciación de los caracteres sexuales secundarios y previene la osteoporosis. Debe iniciarse entre los 12 y 15 años, con una dosis baja de estradiol que se irá incrementando hasta alcanzar los 50 µg/día. Tras el primer año, se realiza un tratamiento cíclico con estrógenos y progestágenos. Además, se realiza un tratamiento con hormona del crecimiento sintética a dosis altas para aumentar la velocidad de crecimiento y mejorar la talla final de las pacientes.

45,X0/46,XY. Disgenesia gonadal mixta

Se refiere al desarrollo gonadal asimétrico con una gónada disgenética. Por razones que se desconocen, es más probable que la gónada derecha se convierta en un testículo disgenético y que la gónada izquierda sea una gónada estriada o un ovario. Si bien el término disgenesia gonadal mixta técnicamente

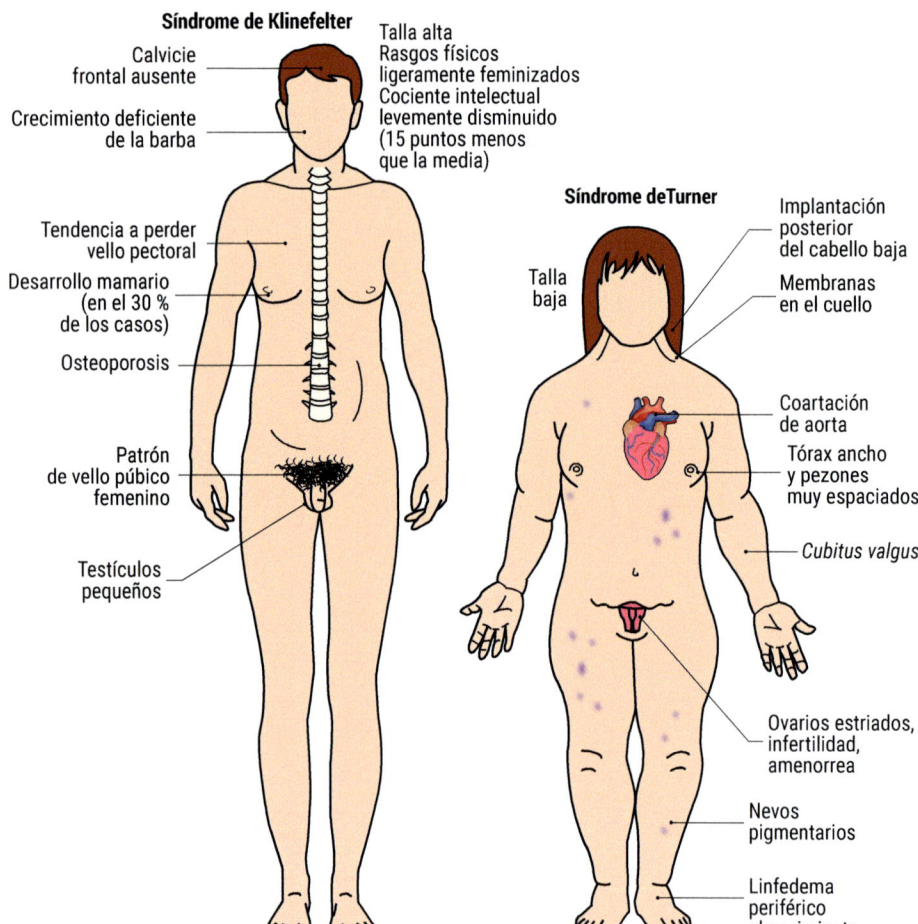

Síndrome de Klinefelter

Calvicie frontal ausente

Crecimiento deficiente de la barba

Talla alta
Rasgos físicos ligeramente feminizados
Cociente intelectual levemente disminuido (15 puntos menos que la media)

Tendencia a perder vello pectoral

Desarrollo mamario (en el 30 % de los casos)

Osteoporosis

Patrón de vello púbico femenino

Testículos pequeños

Síndrome de Turner

Talla baja

Implantación posterior del cabello baja

Membranas en el cuello

Coartación de aorta

Tórax ancho y pezones muy espaciados

Cubitus valgus

Ovarios estriados, infertilidad, amenorrea

Nevos pigmentarios

Linfedema periférico al nacimiento

Figura 21-2. Alteraciones físicas del síndrome de Klinefelter y del síndrome de Turner.

describe un fenotipo gonadal, muchos usan el término como sinónimo de un cariotipo 45,X0/46,XY, que resulta en un desarrollo gonadal atípico, aunque también puede presentarse con cariotipo 46,XY.

La identidad de cada gónada, a su vez, influye en el desarrollo de las estructuras reproductivas internas y externas ipsilaterales (**Fig. 21-3**).

Los individuos con disgenesia gonadal mixta tienen grados variables de apariencia genital. Un fenotipo típico implica tener un testículo disgenético, estructuras de Wolff (epidídimo, vasos deferentes y vesículas seminales) y un hemiescroto en un lado (generalmente el derecho), mientras que en el otro lado presenta una línea gonadal con estructuras müllerianas (a menudo incompletamente desarrolladas) y un pliegue labioescrotal vacío y subdesarrollado, produciendo una anatomía genital asimétrica. La presencia de cualquier asimetría genital externa debe hacer sospechar de esta condición.

Sin embargo, tanto el grado de mosaicismo como el fenotipo pueden ser bastante variables, con un fenotipo que va desde la apariencia genital externa típica masculina a la típica femenina, potencialmente asociada a características somáticas del síndrome de Turner.

El tratamiento se realizará mediante la terapia hormonal sustitutiva que potencie el sexo asumido.

Los pacientes con cualquiera de las formas de mosaicismo/quimerismo del cromosoma Y y una gónada disgenética tienen un mayor riesgo de malignización (típicamente gonadoblastoma, y menos frecuentemente disgerminomas) similar a lo que sucede a los pacientes con disgenesia gonadal XY completa o parcial (descritos más adelante en el texto). El riesgo es menor si las gónadas están en el escroto y mayor si están en el abdomen. Es por esto por lo que se aconseja la exéresis gonadal precoz de las gónadas disgenéticas.

Alteraciones en el sexo gonadal y fenotípico con cariotipo 46,XY

Las alteraciones del desarrollo sexual que cursan con cariotipo XY ocurren debido a niveles atípicamente bajos de dihidro-

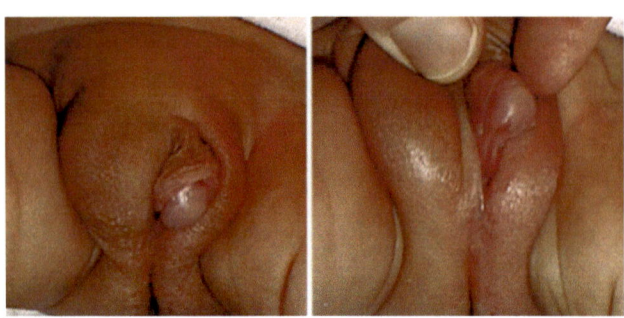

Figura 21-3. Disgenesia gonadal mixta.

testosterona. Esto puede ser causado por un defecto global en la función testicular debido a una disgenesia gonadal, a un defecto específico en la producción de andrógenos o a una incapacidad para responder a la dihidrotestosterona y otros andrógenos (insensibilidad a los andrógenos).

Anomalías en el desarrollo gonadal

Existe un defecto tanto en la función de las células de Leydig, lo que resulta en una producción insuficiente de testosterona, como en la función de las células de Sertoli, lo que da lugar a una producción insuficiente de AMH y de inhibina B.

Debido a que la secreción de AMH por los testículos causa la regresión del conducto de Müller, la disminución de la secreción de AMH puede dar lugar a la persistencia total o parcial de estructuras derivadas del conducto de Müller. Así, la baja concentración de AMH y/o la persistencia de estructuras müllerianas en un individuo XY deben hacer sospechar alguna de las siguientes condiciones.

Disgenesia gonadal 46,XY (completa o parcial)

La disgenesia gonadal 46,XY completa, también denominada *disgenesia gonadal pura XY* o *síndrome de Swyer*, se caracteriza por un cariotipo 46,XY asociado al fallo completo del desarrollo testicular; la gónada fetal no se diferencia en sentido masculino, quedando reducida a una cintilla fibrosa, y las estructuras müllerianas quedarán intactas (presencia de útero, trompas y vagina), por lo que los genitales internos y externos son femeninos y el fenotipo será igualmente femenino. La talla es normal o superior a la media. Anteriormente se denominaban *mujeres XY*.

Al llegar a la pubertad, habrá ausencia de caracteres sexuales secundarios y amenorrea primaria, que suelen ser la causa más frecuente de consulta. Se trata de un hipogonadismo hipergonadotropo.

Aunque la etiología no se conoce del todo, la disgenesia gonadal completa 46,XY se debe a un fallo del desarrollo testicular debido a la interrupción de las rutas genéticas subyacentes. Se han implicado varios genes: *SRY* (región determinante del sexo en el brazo corto del cromosoma Y), deleción del gen o mutaciones de pérdida de función; *NR5A1* (codifica el factor esteroidogénico 1, esencial para el desarrollo de las gónadas y la corteza suprarrenal); además se han descrito otras variantes asociadas a genes esenciales para el desarrollo testicular: *MAP3K1, CBX2, DHH, DMRT1, SOX9*, etc. También existen variantes asociadas a la alteración del gen *WT1* (involucrado tanto en el desarrollo renal como gonadal). Así la disgenesia gonadal pura 46,XY es una característica del síndrome de Frasier (causado por variantes patogénicas en *WT1*), asociado a síndrome nefrótico y a un riesgo particularmente alto de gonadoblastoma ($\approx 50\%$).

El tratamiento se realiza mediante terapia hormonal sustitutiva una vez que la maduración ósea alcanza los 12 años, al igual que para el síndrome de Turner. Si existe deseo genésico, se recurrirá a la ovodonación.

La disgenesia gonadal 46,XY parcial se caracteriza por un desarrollo gonadal atípico que resulta en ambigüedad genital de grado variable, que va desde un fenotipo casi femenino hasta un fenotipo prácticamente masculino en un paciente con un cariotipo 46,XY. Puede dar lugar a una amplia gama de funciones testiculares y, a su vez, puede producir una gama igualmente amplia de fenotipos. Así, es posible encontrar desde infertilidad aislada sin subvirilización hasta hipospadias, una apariencia genital francamente atípica y una subvirilización casi completa con clitoromegalia. Las estructuras müllerianas pueden ser normales, hipoplásicas o ausentes.

La disgenesia gonadal parcial 46,XY es un trastorno heterogéneo asociado a la ausencia parcial de la función de las células de Leydig y de las células de Sertoli, que puede resultar de una variedad de eventos genéticos. Excepcionalmente, se han descrito deleciones o mutaciones puntuales en el gen *SRY* o duplicación del locus de reversión sexual sensible a la dosis (*NR0B1*) en el cromosoma X. La mayoría de las mutaciones en *SRY* son mutaciones *de novo*; sin embargo, se han descrito algunos casos de herencia ligada al cromosoma X. Más importantes son las mutaciones en el factor esteroidogénico 1 (*NR5A1, SF-1*).

SF-1 es un receptor nuclear y regulador de múltiples genes implicados en el desarrollo suprarrenal y gonadal, la esteroidogénesis y el eje reproductivo. Por lo tanto, los pacientes afectados también pueden experimentar insuficiencia suprarrenal. La disgenesia gonadal parcial 46,XY puede ser una característica de muchos síndromes, como el *síndrome de Denys-Drash*, que se asocia a insuficiencia renal y alto riesgo de tumor de Wilms.

La disgenesia gonadal y la presencia de un cromosoma Y asocia un riesgo elevado de malignización (gonadoblastoma, disgerminoma, coriocarcinoma, teratoma). El riesgo varía según la afección y el grado de disgenesia (a mayor grado de disgenesia, mayor riesgo), sobre todo después de la pubertad, lo que obliga a realizar una gonadectomía precoz.

46,XY ovotesticular

Es un trastorno genético poco frecuente del desarrollo sexual caracterizado por la coexistencia de gónadas reproductivas masculinas y femeninas o, más frecuentemente, por la presencia de una o ambas gónadas que contienen una mezcla de tejido ovárico y testicular (*ovotestes*) en un individuo con un cariotipo 46,XY masculino normal.

Los genitales externos suelen ser ambiguos, pero pueden variar desde masculinos a femeninos y, si hay útero y/o trompas de Falopio, generalmente estos son hipoplásicos. Se asocian con frecuencia: criptorquidia, hipospadias, infertilidad y mayor riesgo de tumores gonadales (debido a la presencia del cromosoma Y).

Se engloba dentro del grupo anteriormente denominado *hermafroditismo verdadero* o *doble gónada*: el 70 % presentan cariotipo XX (46,XX ovotesticular, descrito más adelante); en un 20 %, 46,XY; y el resto se presentan como mosaicismos.

Síndrome de regresión testicular

Se produce en pacientes con cariotipo XY en los que inicialmente se desarrollaron los testículos intraútero, produciéndose una noxa que da lugar a su regresión prematura. Se asocia a un hipogonadismo hipergonadotropo.

La etiología no está clara. En algunos casos, podría deberse a una torsión testicular fetal bilateral. También se han descrito variantes del gen *DHX37* como causa del síndrome de regresión testicular, que también se ha visto asociado a la disgenesia gonadal 46,XY, lo que sugeriría que algunos casos de regresión testicular se encuadrarían dentro del espectro de la disgenesia gonadal 46,XY.

Dependiendo del momento en que se produjo la noxa, se encontrarán diferentes formas clínicas:

- **Agonadia o agenesia gonadal XY:** la involución se produce en las 15 primeras semanas de gestación. Si la regresión se produce de manera muy precoz, los genitales internos y externos serán totalmente femeninos. En cambio, si la diferenciación testicular llegó a iniciarse, existe virilización de los genitales externos, pero resulta incompleta, por lo que origina cuadros de ambigüedad sexual.
- **Anorquia congénita (síndrome de testículos evanescentes):** cuando la involución se produce entre la semana 16 y 20 de gestación, los genitales externos son normales, aunque el pene puede ser pequeño, y la bolsa escrotal, hipoplásica y vacía. Si los genitales externos son totalmente normales, se estima que la involución de la gónada ocurrió después de la semana 20.
- **Testes rudimentarios:** los genitales externos son masculinos normales pero los testes son pequeños y frecuentemente de situación intraabdominal.

El diagnóstico se realizará mediante técnicas de imagen o en el seno de una cirugía que evidencie la ausencia de gónadas en un individuo con cariotipo XY.

El tratamiento se realizará con terapia hormonal sustitutiva en función del sexo asumido para conseguir una correcta diferenciación sexual.

Anomalías en el desarrollo genital por alteración en la síntesis o en la acción hormonal

Engloba un conjunto de enfermedades clásicamente denominado *seudohermafroditismo masculino*; se trata de pacientes con cariotipo XY con una síntesis de andrógenos disminuida o una disminución en la respuesta a los mismos, por lo que mostrarán una virilización insuficiente pero una producción de AMH conservada en rango masculino y, por tanto, ausencia de estructuras müllerianas, con genitales externos ambiguos o femeninos. Los testículos podrán ser rudimentarios, ausentes o normales.

Alteraciones de la síntesis de andrógenos

La disminución en la síntesis de andrógenos puede detectarse por la presencia de niveles bajos de testosterona y/o dihidrotestosterona en sangre, pese a la estimulación adecuada por la hormona luteinizante endógena (que se encontrará elevada por la pérdida de la retroalimentación negativa de los andrógenos), o mediante estimulación exógena con gonadotropina coriónica humana (hCG).

Esto sucede debido a condiciones que afectan a la señalización a través del receptor de hormona luteinizante, a la síntesis de colesterol (sustrato para la síntesis de hormonas esteroideas) o la afectación de alguno de los pasos enzimáticos necesarios para convertir el colesterol en testosterona o a la conversión de testosterona en dihidrotestosterona. Estas situaciones son poco prevalentes, y todas tienen herencia autosómica recesiva.

Déficit congénito de hormona luteinizante

Se trata de un tipo de hipogonadismo hipogonadotropo, es más frecuente en el varón, y cuando asocian anosmia, constituyen una entidad conocida como *síndrome de Kallmann*. Se caracteriza por infantilismo sexual masculino, y en algunos casos, diversos grados de ambigüedad sexual. No se produce desarrollo puberal.

Defectos del receptor de hormona luteinizante (hipoplasia o aplasia de células de Leydig)

La hormona luteinizante y la hCG comparten un receptor común, el receptor de hormona luteinizante/gonadotropina coriónica, que está codificado por el gen *LHCGR* en el cromosoma 2p21. Los pacientes XY con variantes en *LHCGR* característicamente tienen una apariencia genital externa femenina típica, aunque a veces hay virilización parcial, carecen de útero y trompas de Falopio; el epidídimo y el conducto deferente pueden estar presentes, y hay presencia de testículos. La evaluación de laboratorio revela concentraciones bajas de testosterona a pesar de una concentración elevada de hormona luteinizante (si se evalúa cuando el eje hipotálamo-hipófiso-gonadal está activo, es decir, durante la minipubertad de la infancia o después de que ha comenzado la pubertad), y estos niños tienen una respuesta ausente o reducida al estímulo exógeno con hCG.

El tratamiento suele consistir en la extirpación de las gónadas, cirugía estética de los genitales externos y terapia de reemplazo hormonal femenina.

Síndrome de Smith-Lemli-Opitz

Esta afección autosómica recesiva surge de un defecto en la enzima 7-dehidrocolesterol-reductasa (codificada por el gen *DHCR7*), que cataliza el último paso en la síntesis del colesterol. Las personas afectadas pueden presentar retrasos en el crecimiento y el desarrollo, microcefalia, rasgos faciales característicos, paladar hendido, sindactilia y/o polidactilia y otras características, además de diversos grados de virilización insuficiente. El diagnóstico se realiza al encontrar un nivel sérico elevado de 7-deshidrocolesterol y/o mediante pruebas genéticas.

El mecanismo por el cual el síndrome de Smith-Lemli-Opitz causa estos innumerables fenotipos no está claro; las posibilidades incluyen una menor producción de hormonas esteroideas (todas ellas derivadas del colesterol), alteración de la transducción de señales a través de vías que requieren colesterol y acumulación de metabolitos tóxicos relacionados con el colesterol.

Deficiencia de 17-beta-hidroxiesteroide-deshidrogenasa tipo 3

Es causada por variantes en el gen *HSD17B3*, que codifica una enzima necesaria para la conversión de androstenodiona en testosterona en los testículos. En esta condición, las concentraciones séricas de testosterona a menudo se encuentran en el límite bajo de la normalidad, mientras que las concentraciones séricas de androstenodiona, el intermediario antes del bloqueo enzimático, se elevan varias veces. La proporción de testosterona a androstenodiona (cuando se expresa en las mismas unidades) suele ser inferior a 0,8, lo que distingue a esta afección de otras formas de virilización insuficiente, pero, en algunos casos, no hay anomalías hormonales detectables, y el diagnóstico se realiza únicamente a través de pruebas genéticas.

Deficiencia de 5-alfa-reductasa tipo 2

Es debida a variantes en el gen *SRD5A2*. Los individuos XY con testículos bilaterales y síntesis normal de testosterona tienen una virilización externa reducida durante la embriogénesis, debido a una conversión deficiente de testosterona en dihidrotestosterona, que es el metabolito activo en la célula diana. Presenta una herencia autosómica recesiva.

Los conductos de Wolff, que darán origen a los genitales internos, son dependientes de la testosterona, por lo que se produce una adecuada diferenciación de estos, sin embargo, los genitales externos son dependientes de la dihidrotestosterona, por lo que no se desarrollarán adecuadamente.

Clínicamente se presenta con ambigüedad de genitales externos al nacimiento, presentando clítoris hipertrófico y testes en el conducto inguinal. El desarrollo puberal se da en sentido masculino con un grado variable de virilización.

El cociente testosterona/dihidrotestosterona se encuentra elevado (> 10:1) y las gonadotropinas son normales o con un nivel de hormona luteinizante ligeramente elevado.

El diagnóstico de confirmación se realiza mediante el estudio de la actividad enzimática de la 5-α-reductasa en fibroblasto de la piel genital.

El tratamiento consistirá en la terapia hormonal en función del sexo asumido y la cirugía plástica. En niños criados como mujeres, al llegar la pubertad, el comportamiento de rol de género puede cambiar a masculino en un porcentaje variable de casos (del 12 al 60 %, según distintos estudios).

Formas de hiperplasia suprarrenal congénita

Debido a que muchas de las enzimas involucradas en la síntesis de cortisol también están involucradas en la síntesis de testosterona, varios tipos de hiperplasia suprarrenal congénita (HSC) pueden causar una producción insuficiente de testosterona y, a su vez, una virilización insuficiente en un paciente con cariotipo XY; el grado de feminización de los genitales externos dependerá del tipo de déficit y del grado de este.

Los déficits enzimáticos son diferentes para el seudohermafroditismo femenino y para el masculino:

- **Deficiencia de 3-beta-hidroxiesteroide-deshidrogenasa tipo 2 (3-β-HSD):** esta afección es causada por variantes en el gen *HSD3B2*; causa virilización insuficiente en individuos XY, debido a la alteración de la conversión de deshidroepiandrosterona (DHEA) a androstenodiona, el precursor de la testosterona. Paradójicamente, también puede causar virilización leve en individuos XX, debido a la sobreproducción de DHEA, un andrógeno débil. Las personas afectadas pueden tener deficiencia de cortisol y aldosterona, lo que puede provocar complicaciones potencialmente mortales.
- **Deficiencia de 17-α-hidroxilasa:** es causada por variantes en el gen *CYP17A1* que codifica una proteína con actividades tanto de 17-α-hidroxilasa como de 17,20-liasa; se caracteriza por virilización deficiente en individuos XY, y puede resultar en una apariencia genital externa femenina típica. La mayoría de los individuos afectados tienen hipertensión e hipopotasemia, debido a la sobreproducción de mineralocorticoides; la insuficiencia suprarrenal sintomática es rara. También se producen deficiencias parciales y tienen fenotipos más leves. Las variantes en *CYP17A1* que afectan solo a la actividad de la 17,20-liasa son extremadamente raras y producen subvirilización sin deficiencia de cortisol.
- **Deficiencia de P450-oxidorreductasa (POR):** esta entidad tiene características de deficiencia de 21-hidroxilasa, 17-α-hidroxilasa y aromatasa, y los pacientes XY y XX pueden nacer con una apariencia genital atípica.
- **Hiperplasia suprarrenal lipoidea congénita (StAR):** es causada por la deficiencia de la proteína reguladora aguda esteroidogénica (StAR) que conlleva un déficit importante de cortisol, aldosterona y esteroides; se caracteriza por insuficiencia suprarrenal grave muy poco tiempo después del nacimiento, que se presenta con vómitos, diarrea, hipovolemia, hiponatremia e hiperpotasemia, a menudo con hiperpigmentación. Los neonatos XY tienen apariencia genital externa femenina típica y genitales internos masculinos. Se caracteriza por la acumulación de lípidos en las suprarrenales y en las gónadas.
- **Deficiencia de la enzima de escisión de la cadena lateral P450 (colesterol-desmolasa):** esta entidad es causada por variantes en el gen *CYP11A1*. Tiene una clínica similar a la anterior; se caracteriza por insuficiencia suprarrenal e hiperpigmentación, que se presenta en la infancia o la niñez, con apariencia genital externa femenina típica en individuos XY.

Todas estas formas de HSC, excepto la deficiencia de 17-α-hidroxilasa, generalmente se asocian a la pérdida de sodio y pueden provocar una crisis suprarrenal potencialmente mortal, por lo que estas afecciones deben considerarse y diagnosticarse temprano. Realizando una prueba de estimulación con hormona adrenocorticotrópica (ACTH), se puede evaluar la deficiencia de glucocorticoides y la acumulación excesiva de precursores.

La HSC causada por la deficiencia de 21-hidroxilasa no da como resultado un desarrollo genital atípico en individuos XY, pero puede provocar una crisis suprarrenal.

Alteración en la acción de los andrógenos

La insensibilidad a los andrógenos, también denominada *síndrome de feminización testicular*, es debida a un trastorno en el receptor androgénico que produce una ausencia total o parcial de virilización en un individuo con sexo cromosómico y gonadal masculino normal. Presenta una herencia recesiva ligada al cromosoma X.

Se trata de individuos con cariotipo 46,XY y producción de testosterona sérica normal o elevada al inicio o después de la estimulación con hCG. Es causado por variantes en el gen *AR*. Los pacientes con síndrome de insensibilidad completa a los andrógenos (CAIS) tienen una apariencia genital externa típica femenina. Los pacientes con síndrome de insensibilidad parcial a los andrógenos (PAIS) presentan una variedad de fenotipos: desde una apariencia genital predominantemente femenina con virilización leve hasta una apariencia genital más atípica o una apariencia genital masculina típica con esterilidad.

El diagnóstico de síndrome de insensibilidad a los andrógenos (CAIS o PAIS) se puede establecer definitivamente con la secuenciación del gen *AR* (ya sea a través de la secuenciación de un solo gen o como parte de un panel de genes o la secuenciación del exoma/genoma) o la cinética del *AR* de fibroblastos (no ampliamente disponible).

Los paneles de genes y la secuenciación del exoma/genoma tienen la ventaja de detectar potencialmente otras causas de virilización insuficiente XY, como disgenesia gonadal debido a una variante del gen *NR5A1/SF-1* o biosíntesis de testosterona alterada debido a la deficiencia de 17-β-HSD, que puede tener presentaciones clínicas similar a la de PAIS. Es de destacar que las respuestas a la hCG pueden atenuarse en pacientes con insensibilidad a los andrógenos por razones que no están claras.

Se distinguen diferentes formas clínicas:

- **Feminización testicular completa o síndrome de Morris:** es la forma clínica más común. Presentan fenotipo femenino con genitales externos femeninos, pero vagina corta y ciega (⅓ distal que deriva del seno urogenital). No desarrollan (o en escasa cantidad) vello púbico y axilar. No hay desarrollo de genitales internos. Los testículos pueden localizarse intraabdominales, a lo largo del canal inguinal o en los labios. La forma más común de presentación suele ser amenorrea primaria con niveles androgénicos muy elevados y cariotipo XY. La identidad sexual no se ve afectada por la testosterona, siendo en la gran mayoría de los casos femenina. Debido al bajo riesgo de malignidad, no se recomienda la gonadectomía hasta que la maduración sexual sea completa, y siempre respetando la autonomía del paciente.
- **Feminización testicular parcial o síndrome de Reifenstein:** se debe a un déficit parcial del receptor androgénico. Presentan fenotipo masculino con ginecomastia, aspecto eunucoide, virilización incompleta puberal y esterilidad.
- **Síndrome del hombre infértil:** déficit parcial que se manifestará únicamente por oligospermia y esterilidad en varones con fenotipo normal.

Alteraciones en la síntesis o acción de la hormona antimülleriana

El **síndrome del conducto de Müller** persistente es causado por variantes en el gen *AMH*, con niveles séricos bajos de AMH, o en el gen del receptor de *AMH* (*AMHR2*), con falta de respuesta a AMH en un individuo XY. Se caracteriza por una apariencia genital externa masculina típica, descenso testicular variable, derivados del conducto de Wolff normales y presencia de estructuras müllerianas, como el útero, que pueden descubrirse de manera incidental, en forma de hernia en la zona inguinal o intraabdominal.

Alteraciones en el sexo gonadal y fenotípico con cariotipo 46,XX

A continuación, se explican las alteraciones en el sexo gonadal y fenotípico con cariotipo 46,XX.

Anomalías en el desarrollo gonadal

Las anomalías en el desarrollo gonadal pueden ser: disgenesia gonadal 46,XX o 46,XX ovotesticular.

Disgenesia gonadal 46,XX

Es una anomalía del desarrollo sexual caracterizada por un defecto ovárico primario, ya sea por un fallo del desarrollo de las gónadas o por resistencia a la estimulación con gonadotropinas, que conduce a insuficiencia ovárica prematura en individuos fenotípicamente femeninos 46,XX.

Los pacientes presentan características sexuales femeninas típicas sin ambigüedad al nacimiento. Sin embargo, consultarán durante la adolescencia o la edad adulta temprana por retraso o ausencia de desarrollo puberal, lo que resulta en amenorrea primaria o, en ocasiones, secundaria. Los genitales internos y externos están típicamente desarrollados. La disgenesia gonadal 46,XX puede ocurrir como parte del síndrome de Perrault (disgenesia ovárica y sordera con o sin ataxia cerebelosa), así como de otros síndromes poco frecuentes, como el síndrome de fibrosis pulmonar-inmunodeficiencia-disgenesia gonadal.

La disgenesia ovárica resulta de defectos genéticos del desarrollo ovárico. Aunque la etiología subyacente sigue siendo desconocida en la mayoría de los casos, se han implicado varios genes, incluyendo las mutaciones inactivantes en homocigosis o heterocigosis compuesta del gen del receptor de la hormona foliculoestimulante (*FSHR*; 2p21-p16), mutaciones en el gen *BMP15* (Xp11.2) y mutaciones en el gen *NR5A1* (9q33), entre otros.

46,XX ovotesticular

Anteriormente denominado *hermafroditismo verdadero* o *doble gónada*, se trata de un trastorno del desarrollo sexual caracterizado por la presencia de tejido testicular y ovárico, histológicamente confirmado, que puede estar presente en la misma gónada (ovoteste) o, menos frecuentemente, la presencia de un testículo en un lado y un ovario en el otro, en un individuo con un cariotipo 46,XX (70 % de los casos).

Aproximadamente un 20 % de los individuos afectados son diagnosticados antes de los 5 años. El diagnóstico se suele realizar durante el período neonatal, debido a la presencia de genitales atípicos. En algunos casos, la enfermedad se manifiesta más tarde con un desarrollo puberal anómalo. Los signos son: dolor en el hipogastrio, ginecomastia, hernia inguinal, tumor inguinoescrotal, criptorquidia o amenorrea/hematuria periódica. Los individuos más afectados presentan genitales femeninos internos (útero, hemiútero o útero rudimentario). El desarrollo de los genitales externos varía desde genitales aparentemente femeninos hasta aparentemente masculinos con hipospadias u ovotestis (gónadas que contienen elementos ováricos y testiculares) bilaterales descendidos aislados.

Los niveles hormonales serán variables dependiendo de la proporción de tejido gonadal presente. Son posibles las menstruaciones y la espermatogénesis; la infertilidad es habitual en hombres, mientras que las mujeres tienen cierto potencial de fertilidad.

Los tumores malignos en las gónadas son poco frecuentes (menos del 3 % de los casos).

Se desconoce la causa exacta del trastorno del desarrollo sexual ovotesticular 46,XX en la mayoría de los casos. Una pequeña proporción de individuos presenta una translocación de un fragmento de cromosoma Y, que incluye el gen *SRY*, a un cromosoma X u otro, pero la mayoría de los individuos (65 %) son *SRY*-negativos. Se han descrito variaciones en el número de copias, que dan como resultado la duplicación o eliminación de genes reguladores *SOX9* (cuatro familias), *SOX3* (un individuo) y *NR0B1* (un individuo). También se ha descrito una variante recurrente de *NR5A1* en varios individuos no relacionados. Algunas personas pueden presentar mosaicismo cromosómico o quimerismo, que resulta en la presencia de células que contienen cromosomas Y en las gónadas.

El diagnóstico se confirma histológicamente con la demostración anatomopatológica de tejido testicular y ovárico maduro.

El tratamiento consistirá en la cirugía para corregir las posibles malformaciones. Se recomienda resecar todo tejido que no corresponda con el sexo asumido, preservando todo aquel tejido acorde con la identidad sexual, puesto que al llegar a la pubertad puede adquirir funcionalidad.

Al alcanzar la pubertad, es recomendable el uso de terapia hormonal complementaria acorde al sexo asumido para alcanzar un desarrollo normal de los caracteres sexuales secundarios.

Anomalías en el desarrollo genital por exceso de andrógenos

Comprende un conjunto de enfermedades, clásicamente denominado *seudohermafroditismo femenino*, caracterizadas por la presencia de un cariotipo XX, gónadas y genitales internos femeninos y virilización de genitales externos; desde una ligera hipertrofia de clítoris hasta un feto con genitales externos masculinos con criptorquidia bilateral.

Se trata por tanto de fetos femeninos sometidos a niveles atípicamente elevados de andrógenos intraútero, que pueden deberse a la sobreproducción de estos por la corteza suprarrenal, las gónadas o una fuente ectópica o exógena de andrógenos.

Hiperplasia suprarrenal congénita

La HSC engloba un grupo de alteraciones parciales o completas en los procesos enzimáticos necesarios para la síntesis de cortisol a partir del colesterol que tiene lugar en las glándulas suprarrenales. Todas ellas se caracterizan por producir un incremento en los niveles de ACTH para intentar mantener los niveles de cortisol, por lo que se activan vías de producción paralelas, aumentando a su vez diferentes metabolitos esteroideos. Así, el cuadro clínico está causado por un déficit de cortisol y la acumulación de los productos intermedios. Se heredan con carácter autosómico recesivo.

Ciertos tipos de HSC pueden causar una sobreproducción de andrógenos de origen suprarrenal que ocasionen la virilización de individuos con cariotipo XX. La medición de 17-hidroxiprogesterona (17-OHP) sérica identifica a la mayoría de los individuos XX con HSC virilizante porque este metabolito está elevado en el tipo más común de HSC (deficiencia de 21-hidroxilasa), con elevaciones menores en los otros tipos de HSC (deficiencia de 3-β-hidroxiesteroide-deshidrogenasa y deficiencia de 11-β-hidroxilasa). Las concentraciones de 17-hidroxipregnenolona, 11-desoxicortisol y cortisol sirven para distinguir entre estos tipos.

Representa la causa más frecuente de seudohermafroditismo femenino.

Hiperplasia suprarrenal congénita clásica

La deficiencia de 21-hidroxilasa representa alrededor del 95 % de la HSC, y es la causa más frecuente de apariencia genital atípica en general, porque el gen que codifica la 21-hidroxilasa, *CYP21A2*, es propenso a la mutación.

La deficiencia de 21-hidroxilasa se puede diagnosticar en base a niveles elevados de 17-OHP en suero, uno de los sustratos de la enzima. En los casos dudosos, es posible que se necesite una prueba de estimulación con ACTH o pruebas genéticas para establecer el diagnóstico.

La disminución de la actividad de la 21-hidroxilasa da como resultado una disminución de la producción de cortisol y aldosterona y una sobreproducción de andrógenos suprarrenales (DHEA, androstenodiona y 11-cetotestosterona).

Puede afectar tanto a individuos con cariotipo femenino como masculino, y tiene varias formas clínicas de presentación en función de la gravedad del déficit:

- **Fenotipo clásico con alteraciones hidroelectrolíticas:** se trata de la forma más grave, pudiendo resultar potencialmente mortal. En estos casos, se encuentra alterada también la producción de aldosterona, lo que puede ocasionar hiponatremia con hiperpotasemia, deshidratación e hipotensión, y corren el riesgo de sufrir la complicación potencialmente mortal de una crisis suprarrenal. Además, el exceso de andrógenos produce una virilización de los genitales externos en las niñas.
- **Fenotipo virilizante simple:** únicamente asocia virilización de genitales externos.
- **Fenotipo no clásico o tardío:** se trata de la forma más leve (a menor déficit enzimático, más tardías y leves serán las

manifestaciones); no suele provocar virilización intraútero, no se acompaña de déficit de aldosterona y el déficit de cortisol es leve, generalmente compensado por un aumento de ACTH. Los individuos serán paucisintomáticos, cursando con pubarquia precoz, aceleración del crecimiento o hipertrofia de clítoris en las niñas, o cuadros de acné, hirsutismo, amenorrea primaria o secundaria o esterilidad en la mujer joven.

El tratamiento en el fenotipo clásico, si no existe pérdida de sodio, consistiría en administrar glucocorticoides; si existe pérdida de sal, habría que administrar además mineralocorticoides. Si se diagnostica de manera prenatal, con feto femenino, se podría administrar dexametasona a la madre. Si es preciso, se hará cirugía correctora en los casos de genitales ambiguos.

En los fenotipos tardíos con manifestaciones androgénicas, se puede administrar un antiandrógeno.

Otros tipos de hiperplasia suprarrenal congénita

La deficiencia de 11-β-hidroxilasa es debida a variantes en el gen *CYP11B1*. Es la segunda causa más común de HSC en Estados Unidos y Europa Occidental. Se asocia a una elevación significativa de 11-desoxicortisol y una elevación leve de 17-OHP. Al igual que con la deficiencia de 21-hidroxilasa, existe una sobreproducción de DHEA y androstenodiona, y los lactantes XX tienden a tener genitales de leve a moderadamente virilizados (hipertrofia del clítoris, fusión labial). La pérdida de sodio y la crisis suprarrenal son infrecuentes. Se asocia tanto a hipertensión como a hipotensión en los niños afectados. Los niños mayores a menudo manifiestan hipertensión e hipopotasemia debido a los efectos mineralocorticoides del 11-desoxicortisol elevado, que distinguen esta condición de la hipotensión y la hipercalemia que caracterizan a la deficiencia de 21-hidroxilasa.

Igual que sucede con el déficit de 21-hidroxilasa, la gravedad de las manifestaciones clínicas dependerá de la gravedad del déficit enzimático. En pacientes con cariotipo XX puede debutar con una virilización prenatal o, en formas más leves o tardías, cursar con hirsutismo y oligoamenorreas. En varones, produce un aumento del tamaño del pene y una pubertad precoz.

El tratamiento médico se realiza administrando cortisona, y el quirúrgico, igual que la forma clásica.

La deficiencia de 3-β-hidroxiesteroide-deshidrogenasa tipo 2 es debida a variantes en el gen *HSD3B2*; se caracteriza por niveles elevados de 17-hidroxipregnenolona (que no debe confundirse con 17-OHP). Los niveles de 17-OHP a menudo también están moderadamente elevados; esta elevación aparentemente paradójica se debe a la actividad de otra isoforma de 3-β-HSD codificada por un gen diferente (*HSD3B1*) y expresada en el hígado, que puede convertir la 17-hidroxi-pregnenolona en 17-OHP y la DHEA en androstenodiona, un andrógeno relativamente débil.

Los individuos XX afectados tienden a tener genitales externos en gran medida de apariencia femenina con virilización relativamente leve (clitoromegalia). Tienden a presentarse en recién nacidos o en la primera infancia con manifestaciones clínicas de deficiencia de cortisol y aldosterona, que incluyen vómitos, hipovolemia, hiponatremia e hiperpotasemia. Es de destacar que los neonatos XY afectados a menudo muestran virilización insuficiente debido a un bloqueo en la síntesis de testosterona.

La deficiencia de P450-oxidorreductasa (POR) (también conocida como deficiencia aparente combinada de *CYP21A2* y *CYP17A1* debido a variantes en el gen *POR*) es una causa muy rara de HSC. La deficiencia de POR provoca un transporte de electrones anormal que conduce a una disminución de la acción tanto de la 21-hidroxilasa como de la 17-α-hidroxilasa, así como de la aromatasa. El fenotipo es bastante variable. Los individuos XX pueden nacer con una apariencia genital atípica, y puede haber virilización materna durante el embarazo, debido a la disminución de la actividad de la aromatasa placentaria. Algunos neonatos tienen anomalías craneofaciales y de las extremidades (también conocidas como *síndrome de Antley-Bixler*). Las elevaciones en 17-OHP pueden ser leves. La deficiencia de glucocorticoides está presente en un grado variable, y los pacientes tienen riesgo de pérdida de sal y crisis suprarrenal. Esta condición puede causar virilización en neonatos XX y virilización insuficiente en neonatos XY (similar a la deficiencia de 3-β-HSD).

Resistencia a los glucocorticoides

La resistencia a los glucocorticoides debida a variantes en el gen *NR3C1* que codifica el receptor de glucocorticoides puede causar características similares a las de las formas virilizantes de hiperplasia suprarrenal congénita, aunque no se clasifica como una forma de HSC porque no se interrumpe la síntesis de cortisol. La respuesta deficiente al cortisol da como resultado la pérdida de la retroalimentación negativa y altos niveles de ACTH, lo que resulta en una sobreproducción suprarrenal de mineralocorticoides (que pueden causar hipertensión, hipopotasemia y alcalosis) y andrógenos (que pueden causar una apariencia genital atípica al nacer o hiperandrogenismo más adelante en la vida) en los individuos XX afectados.

Hiperandrogenismo gestacional de origen fetoplacentario

La deficiencia de aromatasa placentaria y fetal es debida a variantes en el gen *CYP19A1*. Puede provocar una sobreproducción de testosterona en un ovario normal, ya que la enzima aromatasa cataliza la conversión de andrógenos en estrógenos (p. ej., testosterona en estradiol). Debido a que la expresión placentaria de aromatasa es deficiente, los andrógenos del feto pueden atravesar la placenta y también causar virilización materna.

Hiperandrogenismo gestacional de origen materno

La virilización de un feto con cariotipo XX y función ovárica y suprarrenal normal puede resultar de la exposición a andrógenos maternos o progestágenos androgénicos sintéticos. Debido a que la placenta produce la enzima aromatasa, que convierte los andrógenos en estrógenos, solo niveles muy altos de andrógenos maternos pueden superar la aromatasa placentaria para causar la virilización del feto. Las causas incluyen tumores maternos como luteomas, quistes tecaluteínicos o tumor de Krukenberg. También puede ser de origen yatrogénico, por exposición materna a andrógenos (p. ej., anabolizantes) o gestágenos con acción androgénica.

ENFOQUE TERAPÉUTICO DE LAS ALTERACIONES DEL DESARROLLO SEXUAL

Es importante hacer un enfoque terapéutico de las alteraciones del desarrollo sexual y valorar cuándo se debe ofrecer un tratamiento médico o quirúrgico.

Enfoque psicosocial y legal

A pesar de los avances en el conocimiento médico, en los últimos años las asociaciones de pacientes y el activismo intersexual reclaman una serie de mejoras en la atención sanitaria, en consonancia con los cambios culturales y sociales que han transformado el concepto de intersexualidad.

En primer lugar, se debe considerar la intersexualidad como una expresión más de la diversidad humana. Las personas intersexuales reivindican su cuerpo como naturales y sanos, con capacidad para el placer y ser deseados, en vez de una anomalía a corregir para adecuarse al clásico modelo binario heteronormativo dominante.

Aunque algunas personas intersexuales puedan tener problemas de salud, reclaman un enfoque no patologizante, que use una terminología afectuosa (p. ej., genitales no normativos, condición en vez de enfermedad). El seguimiento médico es necesario y deseable, pero el rol principal que debe desempeñar el profesional sanitario es el de acompañamiento.

Otra de las demandas es que, ante cualquier tratamiento médico o intervención quirúrgica, se realice un adecuado consentimiento informado, que tenga en cuenta todas las alternativas posibles, y que considere el contexto del paciente, sus valores y su estado emocional. Con frecuencia, esto resulta difícil para el médico, dado que en numerosas ocasiones la evidencia científica es limitada.

Dada la complejidad y la baja prevalencia de las condiciones intersexuales, la atención sanitaria se debe llevar a cabo en centros de referencia, con equipos multidisciplinares y un enfoque biopsicosocial, que priorice las experiencias del paciente y busque su bienestar. Además, se debe también ofrecer apoyo a las familias, facilitando el contacto con asociaciones de pacientes y centros de atención a la diversidad.

La *Ley 4/2023, de 28 de febrero, para la igualdad real y efectiva de las personas trans y para la garantía de los derechos de las personas LGTBI* (lesbianas, gais, transexuales, bisexuales e intersexuales) intenta recoger estas demandas de asociaciones de pacientes y del activismo intersexual, para mejorar la atención sanitaria, fundamentada en el acompañamiento, la empatía, el respeto y la autonomía en la toma de decisiones. Los principales aspectos son los siguientes:

- La atención a la salud de las personas intersexuales se realizará conforme a los principios de no patologización, autonomía, decisión y consentimiento informado, no discriminación, asistencia integral, calidad, especialización, proximidad y no segregación.

- Se asegurará el respeto de su intimidad y la confidencialidad sobre sus características físicas, evitando las exploraciones innecesarias o su exposición sin un objetivo diagnóstico o terapéutico directamente relacionado.
- Se prohíben todas aquellas prácticas de modificación genital en personas menores de 12 años, salvo en los casos en que las indicaciones médicas exijan lo contrario en aras de proteger la salud de la persona. En el caso de personas menores entre 12 y 16 años, solo se permitirán dichas prácticas a solicitud de la persona menor siempre que, por su edad y madurez, pueda consentir de manera informada.
- Se impulsarán protocolos de actuación en materia de intersexualidad que garanticen, en la medida de lo posible, la participación de las personas menores de edad en el proceso de adopción de decisiones, así como la prestación de asesoramiento y apoyo, incluido el psicológico, a personas menores de edad intersexuales y sus familias.

Tratamiento médico

El tratamiento médico consistirá en tratamiento hormonal sustitutivo con esteroides sexuales en los casos de hipogonadismo y con hidrocortisona en los casos de HSC.

En cuanto a la terapia hormonal, no existe un acuerdo generalizado acerca del mejor momento para iniciar el tratamiento, de las dosis iniciales ni tampoco del ritmo de aumento de estas. La mayoría de los grupos destacan la necesidad de comenzar con una dosis baja y continuar con un aumento progresivo, pero con diferencias en cuanto a la edad del inicio y la dosificación en los primeros años. Lo más aceptado es inducir el desarrollo puberal alrededor de los 11 años de edad ósea en las niñas y de los 12 años en los niños e incrementar lentamente. Si la talla final está comprometida, como sucede en el síndrome de Turner, se puede retrasar la terapia estrogénica.

La inducción de la pubertad en la mujer en los casos de hipogonadismo permanente se realizará alrededor de los 11 años de edad ósea con estrógenos y con dosis iniciales muy bajas para evitar el cierre epifisario.

Los estrógenos se pueden administrar vía oral (estrógenos conjugados equinos 0,15 mg/día, etinilestradiol 2,5-5 µg/día o 17-β-estradiol 5 µg/kg al día). Actualmente se prefiere la vía transdérmica mediante parches de 17-β-estradiol de composición matricial que liberan, según el preparado, 25, 37,5, 50, 75 o 100 µg/día. Este tipo de preparados permite su fragmentación y la administración de dosis muy bajas y progresivamente crecientes.

La dosis inicial se duplicará cada 6-12 meses, durante un período no inferior a 2-3 años, hasta alcanzar la dosis diaria de sustitución estrogénica de una mujer adulta. En los casos en que exista útero, se debe añadir un progestágeno cíclico (días 12 al 21 del ciclo) para la protección endometrial tras 18-24 meses de terapia estrogénica y cuando se identifique ecográficamente un útero mayor de 35-40 mm con línea endometrial visible o si se ha producido sangrado uterino. Completado el desarrollo puberal, es necesario establecer una terapia sustitutiva a largo plazo con preparados combinados de estrógenos y progestágenos.

No se recomienda iniciar el tratamiento hormonal sustitutivo para la inducción del desarrollo puberal en el varón antes de los 12 años de edad ósea. La forma más sencilla y eficaz de inducir el desarrollo puberal es la administración de preparados *depot* de testosterona de acción prolongada (enantato o cipionato) por vía intramuscular.

Tratamiento quirúrgico

El tratamiento quirúrgico de las ADS/DSD supone con frecuencia un cambio irreversible en el fenotipo del paciente. Su indicación debe realizarse de forma conjunta por un equipo multidisciplinar, la familia e, idealmente, contando con la participación del paciente. La cirugía tiene como objetivos conseguir una apariencia genital compatible con el sexo asignado o elegido, asegurar un funcionamiento urinario adecuado e intentar que la función sexual y reproductiva en la vida adulta sean satisfactorias.

No existe acuerdo, sin embargo, en lo que respecta al momento de la intervención o la técnica quirúrgica a emplear. Hay una gran variabilidad entre centros, y la experiencia de muchos ellos es escasa, pues el número de pacientes también lo es.

En cuanto a la extirpación de las gónadas, la decisión debe individualizarse, analizando los riesgos/beneficios de llevar a cabo una gonadectomía profiláctica. Se valorará cuando el género asignado es diferente al sexo gonadal o si el riesgo de malignización de la gónada es elevado. Se consideran factores de riesgo de malignización: la edad (a mayor edad mayor riesgo), la localización gonadal (mayor riesgo en gónadas intraabdominales que escrotales) y, fundamentalmente, las gónadas disgenéticas, ya que son las que tienen riesgo más elevado de malignización, especialmente cuando en el cariotipo aparece un cromosoma Y.

Los tumores que presentan la ADS/DSD son tumores de células germinales de tipo II. Su forma invasiva es el seminoma cuando la gónada es un teste, y el disgerminoma cuando la gónada es el ovario.

PUNTOS CLAVE

- La diferenciación sexual comprende todos aquellos procesos implicados en el desarrollo de los órganos y funciones sexuales para llevar a cabo la función reproductora. En ella influyen numerosos factores, pudiendo diferenciar entre sexo cromosómico, genético, gonadal, genital, hormonal o fenotípico, psicosocial y legal.
- La diferenciación sexual se produce a partir de la séptima semana.
- El gen *SRY* es el factor crítico de la diferenciación de la gónada en el testículo. La testosterona de las células de Leydig del testículo determina el desarrollo de los conductos de Wolff en los genitales internos masculinos, mientras que la dihidrotestosterona, fruto de la conversión periférica de testosterona por la 5-α-reductasa, permite la formación de los genitales externos masculinos. La AMH, secretada por las células de Sertoli testiculares, inhibe tempranamente el desarrollo de los conductos de Müller, por lo que no se desarrollan el útero, las trompas ni la vagina.

- En ausencia de testosterona y dihidrotestosterona, no se desarrollarán los conductos de Wolff, y los genitales externos serán de aspecto femenino. Asimismo, la ausencia de AMH permite el desarrollo de conductos müllerianos hacia el útero, las trompas y los ⅔ superiores de la vagina.
- Las alteraciones en el proceso de diferenciación sexual se clasifican en tres grupos, en función del cariotipo: alteraciones cromosómicas, con cariotipo XX y con cariotipo XY. Si el cariotipo es XX o XY, pueden deberse a anomalías del desarrollo gonadal o a una alteración en la síntesis/acción hormonal.
- Se debe ofrecer un enfoque terapéutico no patologizante, basado en la autonomía y el consentimiento informado, que considere la intersexualidad una expresión más de la diversidad humana. La corrección quirúrgica de genitales en menores, salvo casos de riesgo para la salud, solo deberá realizarse con el consentimiento de este, una vez conocida su identidad de género.

BIBLIOGRAFÍA

Audí Parera L, Azcona San Julián C, Barreiro Conde J, Bermúdez de la Vega JA, Carcavilla Urquí A, Castaño González LA, et al. Anomalías del desarrollo sexual. Desarrollo sexual diferente. Protoc Diagn Ter Pediatr. 2019;1:1-19.

Chan YM, Levitsky LL. Causes of differences of sex development. UpToDate. 2022 [consultado el 28 de septiembre de 2024]. Disponible en: https://www.uptodate.com.

Guerrero-Fernández J, Azcona San Julián C, Barreiro Conde J , Bermúdez de la Vega JA, Carcavilla Urquí A, Castaño González LA, et al. Guía de actuación en las anomalías de la diferenciación sexual (ADS)/desarrollo sexual diferente (DSD). An Pediatr. 2018;89:315.e1-19.

Houk CP, Baskin LS, Levitsky LL. Management of the infant with atypical genital appearance (difference of sex development). UpToDate. 2023 [consultado el 28 de septiembre de 2024]. Disponible en: https://www.uptodate.com.

Jefatura del Estado. Ley 4/2023, de 28 de febrero, para la igualdad real y efectiva de las personas trans y para la garantía de los derechos de las personas LGTBI. BOE. 2023;51:30452-514.

Pérez-Cruz M, De Diego R, Almeida L. Estados intersexuales. Alteraciones de la determinación. Alteraciones prenatales de la diferenciación. Pseudohermafroditismos. En: Bajo JM, Lailla JM, Xercavins J (eds.). Fundamentos de ginecología. Madrid: Sociedad Española de Ginecología y Obstetricia; 2009. p. 183-96.

Ginecología de la reproducción

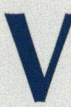

Estudio de la pareja infértil

22

E. García García y L. Rodríguez-Tabernero Martín

OBJETIVOS

- Conocer las causas más frecuentes de esterilidad femenina y masculina.
- Analizar el efecto de los factores asociados al estilo de vida sobre la capacidad reproductiva.
- Describir las principales pruebas diagnósticas a realizar en un estudio básico de esterilidad.

INTRODUCCIÓN

La esterilidad se ha definido clásicamente como la imposibilidad para una pareja de conseguir la gestación tras 12 meses o más de relaciones sexuales frecuentes sin protección.

Sin embargo, no hay una definición universalmente aceptada, y existen otros términos que se emplean cuando se habla de fertilidad, aceptando la definición de infertilidad como la incapacidad para conseguir una gestación a término, y la fecundidad, como la capacidad de tener un nacido vivo.

Si bien los términos pueden variar en función de las diferentes sociedades científicas, es conocido por todos que la esterilidad supone un problema creciente de salud pública, con implicaciones psicológicas, económicas y demográficas.

Resulta difícil estimar la prevalencia real, puesto que varía en función de la definición empleada y el enfoque metodológico, y son muchos los factores de confusión: región geográfica, características demográficas, período de estudio, etcétera.

Según los datos publicados por la Organización Mundial de la Salud (OMS), se estima que entre 1990 y 2021, 1 de cada 6 pacientes ha presentado esterilidad, lo que supone una prevalencia del 17,8 % para los países de ingresos altos y un 16,5 % para los de ingresos medianos y bajos.

Aunque estos datos parecen mantenerse estables, la demanda por infertilidad a los servicios sanitarios tanto públicos como privados se ha incrementado notablemente, lo que refleja una mayor consciencia social de la esterilidad, y un mayor acceso a los tratamientos reproductivos, cuyas tasas de éxito también han mejorado significativamente.

ESTILO DE VIDA Y FERTILIDAD

A pesar de que con frecuencia se habla del efecto nocivo que tienen en la búsqueda de gestación el estrés, el consumo de alcohol, tabaco y cafeína, o un índice de masa corporal (IMC) fuera del rango del normopeso, no hay ensayos clínicos a gran escala que permitan determinar con exactitud el efecto de los factores asociados al estilo de vida sobre la fertilidad.

La mayoría de los estudios son observacionales y están sujetos a posibles sesgos. Se hará, por tanto, una revisión de los principales factores que podrían tener repercusión en la función reproductiva.

Índice de masa corporal

Independientemente de los problemas de fertilidad, se recomienda mantener un IMC entre 18,5 y 25 kg/m², tanto para mujeres como para hombres, lo cual se asocia a poco o ningún aumento del riesgo para la salud.

Los IMC en rango de delgadez, sobrepeso y obesidad se han asociado a una disminución de la fertilidad.

Mujer

Para las mujeres, la mayoría de los estudios son concluyentes: un IMC inferior a 17 kg/m² o superior a 27 kg/m² se asocia a un aumento de la disfunción ovulatoria.

Sin embargo, hay otros factores que desempeñan un papel fundamental en la esterilidad relacionada con la obesidad.

Se ha observado que incluso en mujeres que ovulan de manera regular, la obesidad se asocia a una disminución en las tasas de embarazo espontáneo y un mayor tiempo hasta conseguir la gestación.

En estas pacientes con IMC elevado, se producen una serie de cambios metabólicos. En primer lugar, hay una resistencia a la insulina. La hiperinsulinemia conduce a un exceso de andrógenos al reducir la síntesis de globulina transportadora de hormonas sexuales, aumentando así la testosterona libre y estimulando la tasa de producción de andrógenos ováricos.

El exceso de andrógenos es, a su vez, un factor importante que lleva a la alteración de la fisiología hipotálamo-hipofisaria y ovárica, y a la anovulación.

Por otro lado, la hiperleptinemia asociada a la obesidad es un factor que, además de contribuir a la anovulación, produce un deterioro directo de la función ovárica.

Al margen del peso corporal absoluto, el aumento de peso en la edad adulta también puede aumentar la cantidad de tiempo necesario para concebir, independientemente del peso inicial.

Como ejemplo, un estudio de cohortes prospectivo de casi 2.000 mujeres informó de que cada aumento de peso corporal de 5 kg (desde el peso inicial de la paciente a los 18 años) se asoció a un aumento del 5 % en la duración media del tiempo necesario para conseguir la gestación. Es de destacar que aproximadamente el 90 % de las mujeres en este estudio tenían ciclos menstruales regulares, lo que sugiere que la ovulación alterada no fue el mecanismo.

En el caso de las mujeres que tenían un IMC < 17 kg/m², con trastornos alimentarios o regímenes de ejercicio extenuantes asociados, se observó que podían llegar a desarrollar un hipogonadismo hipogonadotrópico y/o amenorrea hipotalámica.

Se debe aconsejar a estas pacientes que aumenten de peso, que modifiquen la dieta y que reduzcan el ejercicio, si este es extenuante, habiéndose observado una recuperación de la función ovárica hasta en el 87 % de los casos.

> **!** Hay que asesorar a las mujeres que desean concebir sobre la importancia de alcanzar y mantener un normopeso, lo que ayudará a la concepción espontánea y reducirá la necesidad de un tratamiento de fertilidad, además de proporcionar beneficios a largo plazo para la salud general.

Varón

El efecto del IMC sobre la fertilidad masculina no está claro. Algunos datos sugieren una asociación entre el aumento del IMC masculino y tasas de embarazo más bajas. Si bien la evidencia científica existente ha demostrado cómo la obesidad afecta a los niveles de hormonas reproductivas, los estudios realizados muestran resultados contradictorios sobre el efecto de la obesidad en los parámetros seminales.

Un estudio observacional realizado en China con casi 4.000 donantes de semen, con una media de ocho mediciones de semen repetidas por donante, informó de que tener un IMC < 18,5 kg/m² se asocia a una menor concentración de espermatozoides, número total de espermatozoides y espermatozoides móviles. El sobrepeso (IMC de 25,0-29,9 kg/m²) se asoció a un menor volumen seminal, número total de espermatozoides y espermatozoides móviles. El estudio tuvo en cuenta la edad, el origen étnico, la educación, el tabaquismo, el estado civil, y el período de abstinencia. Solo el 1 % (n = 38) de la población del estudio era obesa (IMC ≥ 30 kg/m²), no pudiendo sacar conclusiones estadísticamente significativas para este rango de peso.

No se ha estudiado el efecto de la pérdida de peso sobre los parámetros seminales.

Reproducción asistida

Respecto al efecto de la obesidad en las terapias de fertilidad, la mayoría de estudios informan sobre peores resultados del tratamiento reproductivo en mujeres obesas (desarrollo folicular insuficiente, recuperación de ovocitos más baja, menor tasa de gestación), así como la necesidad de utilizar dosis más altas de agentes inductores de la ovulación.

El riesgo de una fecundación *in vitro* (FIV) fallida aumenta con el incremento del IMC, y puede estar relacionado con la mala calidad de los ovocitos, la función ovárica, la calidad del endometrio o una combinación de estos factores.

En una revisión sistemática y metanálisis que incluye 33 estudios y casi 48.000 ciclos de FIV, las mujeres con sobrepeso u obesas presentaron una pequeña reducción estadísticamente significativa en la tasa de embarazo clínico (riesgo relativo [RR]: 0,90) y la tasa de nacido vivo (RR: 0,84), así como una tasa de aborto espontáneo significativamente mayor (RR: 1,31) que las mujeres con peso normal (IMC < 25 kg/m²), coincidiendo con la mayoría de estudios publicados.

> La obesidad se asocia a peores resultados reproductivos en cuanto a tasa de embarazo clínico y nacido vivo, así como con un aumento en la tasa de aborto espontáneo.

Dieta

Se ha estudiado la dieta como otro posible factor que podría tener repercusión en la función reproductiva.

Mujer

La mayoría de datos proceden de estudios observacionales con una evidencia de calidad limitada, en los que una dieta basada en un alto porcentaje de proteínas vegetales en lugar de animales, carbohidratos de bajo índice glucémico, productos lácteos ricos en grasas, suplementos de hierro y multivitamínicos y mayor proporción de grasas monoinsaturadas y grasas *trans* se asocian a un riesgo significativamente menor de infertilidad por trastorno ovulatorio, estableciendo como hipótesis que dicha dieta permite una correcta homeostasis entre glucosa y sensibilidad a la insulina, que desempeña un papel crucial en la ovulación. Sin embargo, los resultados se basan en el recuerdo dietético y, por lo tanto, están sujetos a sesgo.

Otros estudios también han respaldado los efectos beneficiosos de una dieta mediterránea y una ingesta reducida de grasas *trans*.

Varón

Los estudios observacionales en hombres han informado de mejores parámetros seminales entre hombres con hábitos dietéticos saludables, aunque no se evaluaron las tasas de embarazo posteriores.

En conclusión, en parejas sanas, no hay datos sólidos en este momento de que las variaciones dietéticas mejoren la fertilidad.

La enfermedad celíaca no diagnosticada o no tratada sí puede afectar a la fertilidad femenina y masculina, y se resuelve con la adopción de una dieta sin gluten.

Ejercicio

Otro factor que podría tener repercusión en la función reproductiva es el ejercicio.

Mujer

La intensidad y duración del ejercicio pueden afectar a la fertilidad femenina, pero el tipo específico de ejercicio no parece ser un factor condicionante. En algunos estudios epidemiológicos, la actividad física intensa se asoció a esterilidad por alteración de la función ovulatoria. Las características basales de las pacientes parecen ser importantes.

La actividad física intensa (carrera, ciclismo rápido, ejercicios aeróbicos, natación, gimnasia) se asocia a una reducción de la fecundidad en mujeres con un IMC < 25 kg/m²; sin embargo, se observa un efecto ligeramente positivo de todos los niveles de ejercicio entre las mujeres con sobrepeso y obesas.

Los efectos del ejercicio extenuante sobre la fertilidad podrían estar relacionados con:

- Alteraciones en la producción de hormona liberadora de gonadotropinas, la secreción de hormona luteinizante y hormona foliculoestimulante (FSH), y la producción y el metabolismo del estradiol, lo que resulta en anovulación.
- Una producción reducida de progesterona durante la fase lútea del ciclo menstrual en mujeres que ovulan (es decir, un defecto de la fase lútea).
- Cambios en los niveles de leptina.

Por esta razón, se sugiere a las mujeres con un IMC < 25 kg/m² que buscan gestación que limiten el ejercicio intenso.

Varón

La relación entre la fertilidad y el ejercicio en el hombre no ha sido bien estudiada. Un gran estudio retrospectivo examinó la asociación entre el ejercicio físico regular y la calidad del semen en 2.261 hombres cuyas parejas se sometieron a FIV. En general, ninguno de los parámetros del semen estudiados se vio afectado por el ejercicio; sin embargo, los hombres que andaban en bicicleta ≥ 5 horas a la semana presentaron concentraciones de espermatozoides más bajas y un porcentaje menor de espermatozoides móviles totales que aquellos que no hacían este ejercicio. Los resultados no se vieron influidos por la edad, el IMC o los antecedentes de infertilidad masculina. No se evaluaron las tasas de embarazo.

Reproducción asistida

En mujeres que se someten a tratamientos de reproducción asistida (TRA), el ejercicio extenuante se ha asociado a peores resultados.

Un estudio realizado a 2.232 mujeres sometidas a un tratamiento de FIV concluyó que aquellas que hacían ejercicio cardiovascular durante 4 horas o más a la semana, al menos 1 año antes del tratamiento, presentaban una reducción del 40 % en la tasa de nacidos vivos, un mayor riesgo de cancelación del ciclo y de fallo de implantación. Sin embargo, esto no debe interpretarse como una recomendación de un estilo de vida sedentario, no habiendo ninguna evidencia de que la actividad física leve o moderada empeore los resultados.

 Se recomienda limitar el ejercicio intenso en mujeres con un IMC < 25 kg/m² que buscan gestación, así como en las que se someten a tratamientos de reproducción asistida.

Estrés

El estrés es otro factor a estudiar por su posible repercusión en la función reproductiva.

Mujer

Muchos estudios observacionales han sugerido que el estrés está asociado a la esterilidad, basándose en que este, cuando es crónico, puede alterar la liberación pulsátil de la hormona liberadora de gonadotropinas, debido a un aumento en las concentraciones de glucocorticoides, afectando a la función ovárica como resultado de la reducción en la secreción de gonadotropinas hipofisarias.

Por otro lado, también se ha vinculado el estrés con una disminución de la libido y de la frecuencia de relaciones sexuales.

Añadido a estos factores, el diagnóstico y tratamiento de la esterilidad pueden ser estresantes para la pareja. Sin embargo, ningún ensayo clínico ha podido demostrar que la reducción del estrés mejore las tasas de embarazo espontáneo.

Varón

Se ha descrito una disminución en la producción de testosterona en varones sometidos a estrés crónico con altas concentraciones de glucocorticoides; en cambio, no ha podido establecerse una relación entre estrés y empeoramiento de los parámetros seminales.

Reproducción asistida

Un metanálisis de 2011 que analizó 31 ensayos prospectivos que estudiaron la asociación entre el estrés en mujeres y los resultados a los tratamientos de reproducción asistida observó una relación negativa, pequeña, pero estadísticamente significativa entre ambos.

Posteriormente, un metanálisis de 2021 de 15 ensayos arrojó datos interesantes sobre el impacto que puede alcanzar la reducción del estrés, evaluando el impacto de las intervenciones psicosociales en parejas que se someten a TRA.

Se informó de un aumento pequeño pero significativo en la tasa de nacidos vivos tras intervenciones psicosociales, en particular en las que eran a largo plazo. Sin embargo, dada la heterogeneidad de todos los estudios existentes hasta la actualidad, hay que cuestionarse la posibilidad de un vínculo real entre estrés y gestación, siendo necesarias más investigaciones en esta área.

La evidencia científica existente no ha demostrado relación entre reducción del estrés y mejoría en las tasas de gestación espontánea.

Cafeína

Son comunes las creencias sobre una relación entre consumo de cafeína y los resultados reproductivos adversos, y a menudo, se percibe como un hábito poco saludable.

El consumo de bebidas con cafeína se ha relacionado con problemas de fertilidad, mientras que durante el embarazo, se ha asociado a un mayor riesgo de aborto espontáneo, malformaciones congénitas, restricción del crecimiento y muerte fetal.

La justificación biológica propuesta para estas asociaciones es la capacidad de la cafeína para acumularse en los tejidos fetales y producir diversos efectos farmacológicos que podrían interferir en el crecimiento y desarrollo fetal.

Examinar la asociación entre cafeína y los resultados reproductivos supone un desafío. La mayoría de publicaciones presentan una evidencia de baja calidad, siendo estudios comparativos con controles simultáneos pero sin aleatorización, estudios de cohortes, o estudios de casos, que arrojan datos inconsistentes, condicionados por un posible sesgo de selección, control inadecuado de los factores de confusión, estimación inexacta del consumo de cafeína debido a la evaluación retrospectiva, variaciones individuales en el metabolismo de la cafeína, etcétera.

Mujer

No existe evidencia de alta calidad de que un nivel modesto de consumo de cafeína tenga efectos adversos sobre la fertilidad o el resultado del embarazo, y la mayoría de los estudios epidemiológicos prospectivos no han encontrado una asociación estadísticamente significativa entre el consumo de cafeína y la fecundidad.

Varón

La mayoría de los estudios observacionales no muestran alteraciones significativas en los parámetros del semen o cambios consistentes en la integridad del ácido desoxirribonucleico (ADN) del esperma de los varones consumidores de cafeína.

Reproducción asistida

La relación entre el consumo de cafeína y el éxito de la FIV no se ha estudiado extensamente, y la evidencia existente es contradictoria.

Se ha realizado una revisión de las publicaciones científicas realizadas al respecto:

- Un estudio realizado con mujeres que se sometieron a FIV demostró que la ingesta de cafeína no afectó en las tasas de recuperación de ovocitos, fecundación, desarrollo embrionario o tasa de embarazo cuando el consumo se evaluó justo antes o durante el ciclo de tratamiento.

- Otro estudio concluyó que el consumo de cafeína no afectó a las tasas generales de embarazo mediante FIV, pero sí se asoció negativamente a la cantidad de ovocitos recuperados y la cantidad de embriones de buena calidad, detectándose cafeína en líquido folicular, siendo desconocidas sus acciones a ese nivel.

! • Los datos disponibles no son concluyentes, pero puesto que la mayoría de las publicaciones consideran que la fertilidad femenina no parece verse afectada por el consumo de cafeína de menos de 200 mg por día, resulta prudente aconsejar a las mujeres que tienen problemas para conseguir una gestación que moderen su consumo.
• Sin embargo, no hay pruebas sólidas que respalden la limitación del consumo de cafeína en la pareja masculina.

Tabaco

Otro factor que podría tener repercusión en la función reproductiva es el tabaco.

Mujer

Los estudios sobre el impacto del tabaquismo en la fertilidad generalmente han analizado los efectos de los «cigarrillos por día» en la fecundidad. La mayoría informan de que esta disminuye si la mujer fuma más de 10 cigarrillos al día, asociándose a un aumento estadísticamente significativo de la esterilidad en comparación con las no fumadoras.

También se ha evidenciado un aumento en el tiempo para lograr el embarazo en las mujeres fumadoras, así como un aumento en la tasa de abortos espontáneos y una mayor probabilidad de presentar una gestación ectópica (la frecuencia es cuatro veces mayor que en no fumadoras).

Los posibles mecanismos de subfertilidad incluyen el estrés oxidativo y daños en el ADN del folículo ovárico causados por los componentes del humo del tabaco y la repercusión que este tiene sobre la reserva ovárica.

Se han publicado numerosos estudios que relacionan el tabaquismo con la menopausia precoz, sugiriendo que fumar provoca el agotamiento prematuro de la reserva ovárica y el envejecimiento precoz de los ovarios (entre 1 y 4 años).

En una muestra de 15.464 mujeres australianas aparentemente sanas, la edad media de la menopausia natural de las mujeres que fumaban 10 o más cigarrillos al día fue de 1,3 años antes que la del resto de mujeres. Se utilizaron análisis de regresión logística para demostrar que la obesidad, el consumo de alcohol y el uso regular de analgésicos, sedantes o antidepresivos no afectaban a la distribución de la edad de la menopausia natural.

Varón

El análisis de los estudios epidemiológicos que abordan el efecto del tabaquismo en la concentración, motilidad y morfología del esperma en hombres fértiles e infértiles evidencia una reducción modesta en la calidad del semen y niveles hormonales alterados entre los fumadores en comparación con los no fumadores, y esta es dependiente de la dosis.

Los fumadores masculinos fértiles presentan una disminución de hasta el 23 % en la concentración de espermatozoides y una disminución en torno a un 13 % en la motilidad de estos en comparación con los no fumadores fértiles; sin embargo, no se ha podido demostrar una reducción en la fertilidad masculina asociada al tabaco.

Reproducción asistida

Las probabilidades de embarazo por número de ciclos de FIV son significativamente más bajas en las fumadoras. Los estudios que evalúan el efecto del tabaquismo sobre la tasa de éxito en FIV informan de una disminución significativa en el número de embarazos logrados.

También se ha documentado el efecto nocivo que el humo del tabaco tiene sobre los fetos en mujeres gestantes, pudiendo verse afectada la capacidad reproductiva de sus descendientes.

En un estudio del efecto de la exposición al humo del cigarrillo en el útero sobre la fertilidad de la pareja femenina, la fecundidad se vio reducida en las mujeres expuestas al humo del tabaco en el útero (índice de fecundidad de 0,5; intervalo de confianza [IC] del 95 %: 0,4-0,8). Esta asociación estuvo presente después de ajustar por la edad de la pareja femenina, la frecuencia de las relaciones sexuales, el estado actual de tabaquismo, la edad de la menarquia, la exposición infantil al humo del cigarrillo, la masa corporal de la pareja femenina, el consumo de alcohol y cafeína, el nivel educativo y la historia reproductiva.

También puede haber efectos reproductivos adversos del tabaquismo materno en los fetos masculinos. Un estudio epidemiológico informó de que los hijos varones adultos de madres que fumaban más de 10 cigarrillos/día durante el embarazo tenían recuentos de espermatozoides más bajos que los hijos de no fumadoras.

Los estudios observacionales sugieren que gran parte de la subfertilidad asociada al tabaquismo puede revertirse, tanto en mujeres como en hombres, al año de dejar de fumar.

Dados los múltiples riesgos para la salud asociados al tabaquismo, se debe alentar al abandono independientemente de los problemas de esterilidad.

 El tabaco se asocia a un envejecimiento ovárico prematuro y a un aumento en el tiempo para lograr la gestación.

Alcohol

El consumo moderado de alcohol < 20 g de etanol/día parece no tener efectos adversos sobre la fertilidad, o estos son mínimos, pero se deben evitar niveles más altos de consumo cuando se busca gestación. Generalmente se recomienda la abstinencia en la concepción y durante el embarazo, porque no se ha establecido un nivel seguro de consumo de alcohol prenatal. Tanto en hombres como en mujeres, la relación dosis-respuesta entre la ingesta de alcohol y la fertilidad requiere un estudio adicional.

Mujer

No hay datos concluyentes sobre la influencia que el alcohol tiene sobre la fertilidad. La mayoría de los estudios observacionales han concluido que las mujeres que beben en cantidad moderada o intensa tardan más en lograr un embarazo y presentan mayor riesgo de someterse a un estudio de esterilidad.

Otros no han encontrado un efecto adverso de la ingesta moderada de alcohol sobre la fertilidad, ni una diferencia en el riesgo de disfunción ovulatoria entre las mujeres con una ingesta alta y baja de alcohol.

Varón

El consumo excesivo de alcohol por parte del varón está relacionado con anomalías en la función gonadal, incluida la reducción de la producción de testosterona, la impotencia y la disminución de la espermatogénesis.

Otras drogas

Existen datos mínimos sobre los efectos del consumo de drogas recreativas en la fertilidad. Un estudio informó de un riesgo ligeramente elevado de esterilidad en mujeres fumadoras de marihuana, debido a una anomalía ovulatoria (RR: 1,7; IC del 95 %: 1,0-3,0). El riesgo fue mayor entre las que habían consumido marihuana en el año durante el cual buscaron gestación (RR: 2,1; IC del 95 %: 1,1-4,0).

Por otro lado, se analizaron los resultados obtenidos en parejas sometidas a tratamientos de reproducción asistida, informándose de un mayor riesgo de pérdida del embarazo en las parejas cuyas mujeres fumaban marihuana en comparación con las que nunca habían fumado, e inesperadamente se informó de una tasa de embarazo más alta para las parejas que se sometieron a FIV cuando el hombre fumaba marihuana mientras que la mujer no.

Otros estudios han abordado el riesgo aumentado de esterilidad debido a anomalía tubárica en las mujeres consumidoras de cocaína, observando un incremento del riesgo estadísticamente significativo (RR: 11,1; IC del 95 %: 1,7-70,8).

Los estudios realizados con animales sugieren que fumar marihuana podría causar una disfunción ovulatoria y, aunque se considera que la exposición a la cocaína puede influir en el desarrollo de la esterilidad por factor tubárico, se necesitan más estudios que permitan establecer conclusiones.

En todo caso, estas sustancias deben evitarse, debido a sus riesgos generales para la salud.

Raza y origen étnico

La raza o el origen étnico pueden afectar en la prevalencia de la esterilidad, y las tasas de éxito de la FIV parecen variar, presentando las mujeres que no son blancas una tasa de nacidos vivos más bajas en comparación con las mujeres blancas según afirman algunos estudios de los Estados Unidos.

Sin embargo, esta asociación probablemente refleja factores de confusión subyacentes, como las diferencias socioeconómicas, en lugar de una relación real.

CUÁNDO INICIAR EL ESTUDIO DE ESTERILIDAD

El 80 % de las parejas conseguirán la gestación en los primeros 6 meses, y un 85 %, en los 12 primeros meses. Entre el 40 y el 50 % de las parejas jóvenes y sanas que no lograron concebir en los primeros 12 meses, lo harán en los 12 posteriores.

De manera habitual, se inicia un estudio de esterilidad después de 1 año de relaciones sexuales regulares sin protección en mujeres menores de 35 años y después de 6 meses en mujeres de 35 años o más. Sin embargo, la evaluación puede iniciarse antes en mujeres de 40 años o más y aquellas con ciclos menstruales irregulares o factores de riesgo conocidos de infertilidad, como endometriosis, antecedentes de enfermedad inflamatoria pélvica, antecedentes de cirugía pélvica o malformaciones del tracto reproductivo, o factor masculino.

Ambos integrantes de la pareja deben ser evaluados en busca de factores que puedan estar afectando a la función reproductiva.

Es importante recordar que la pareja puede tener múltiples factores que contribuyen a su esterilidad, por lo que se debe realizar una evaluación diagnóstica inicial de ambos.

Este estudio resulta estresante para la mayoría de las parejas, por lo que el médico no debe ignorar el estado emocional de los pacientes, ofreciendo información y apoyo profesional si lo considera oportuno.

ESTUDIO DE LA PAREJA INFÉRTIL

A pesar de su uso generalizado, hay pocos datos sobre la validez predictiva de las pruebas realizadas durante el estudio de esterilidad.

Salvo en el caso de los factores de esterilidad absoluta (azoospermia u obstrucción tubárica bilateral), no se puede decir que un resultado anormal en alguna de las pruebas sea la causa de la esterilidad en una pareja.

Sin embargo, es interesante estimar la frecuencia con la que varios factores se encuentran asociados con la esterilidad en una pareja. Un estudio basado en el análisis de 708 parejas estériles informó de los siguientes resultados:

- Factor masculino: 26 %.
- Disfunción ovulatoria: 21 %.
- Factor tubárico: 14 %.
- Endometriosis: 6 %.
- Problemas de tipo sexual: 6 %.
- Factor cervical: 3 %.
- Desconocido: 28 %.

El total para todas las causas fue superior al 100 % puesto que algunas parejas tenían más de un problema asociado. Estos datos representan porcentajes similares a los publicados en diferentes estudios. La relación de estos factores con esterilidad es similar, sea esta primaria o secundaria, y no ha cambiado significativamente en los últimos 25 años en los países desarrollados.

Sin embargo, sí cabe destacar el aumento en la edad media de las mujeres que buscan gestación, con el consecuente incremento en el porcentaje de mujeres con infertilidad relacionada con la edad (**Fig. 22-1**).

Varón

La evaluación inicial del varón, por un lado, tiene como objetivo detectar el pequeño porcentaje de pacientes en los que las causas de esterilidad pueden ser tratadas, y por otro, valorar qué parejas podrían beneficiarse de un tratamiento de reproducción asistida y establecer cuál sería el más apropiado.

La prevalencia y las causas de esterilidad masculina son difíciles de evaluar de manera global, estando las estimaciones basadas en el estudio de los varones que se someten a técnicas de reproducción asistida.

El factor masculino se evalúa fundamentalmente mediante el estudio de las características seminales.

Las causas de la infertilidad masculina se pueden dividir en cuatro áreas principales:

- Defectos testiculares primarios en la espermatogénesis (70-80 %): en la mayoría de casos (90-95 %) se trata de una dispermatogénesis idiopática, siendo el síndrome de Klinefelter la causa identificable más frecuente.
- Infertilidad masculina idiopática (10-20 %): debe distinguirse de la dispermatogénesis idiopática, en la que el seminograma está alterado. A este grupo pertenecen los hombres estériles con seminogramas normales y sin causa aparente de esterilidad.
- Trastornos endocrinos y sistémicos con hipogonadismo hipogonadotrópico (5-15 %).
- Trastornos del transporte de esperma (2-5 %).

En la primera visita, se realizará:

- **Anamnesis completa de antecedentes familiares y personales, centrándose en las posibles causas de esterilidad:**
  - Antecedentes de desarrollo sexual, incluido el descenso testicular y el desarrollo puberal, infecciones, como pape-

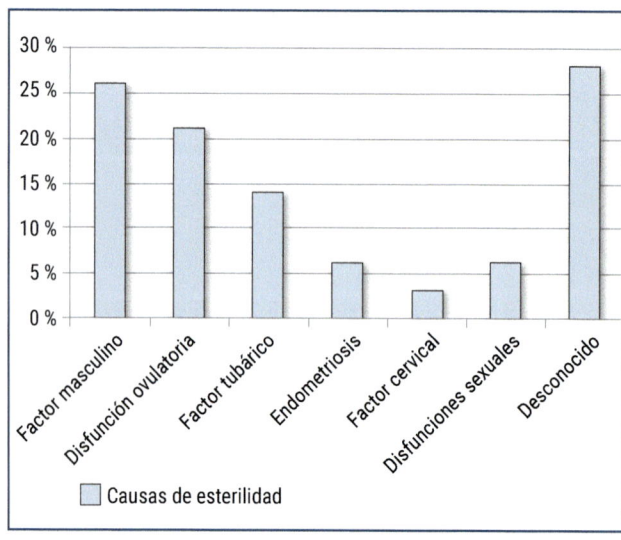

Figura 22-1. Causas de esterilidad.

ras u orquitis, infecciones de transmisión sexual y del tracto genitourinario.

– Antecedentes sexuales y frecuencia de las relaciones sexuales.

– Drogas y exposiciones ambientales a tóxicos.

• **Exploración física:** debe determinar el estado general de salud, IMC, el fenotipo, los signos evidentes de endocrinopatías que pueden ser causa de esterilidad (síndrome de Cushing, disfunción tiroidea, etcétera).

• **Seminograma básico:** el análisis de semen es la evaluación de laboratorio clave del varón en una pareja estéril. El análisis de semen valora:

– Desde el punto de vista macroscópico:

▪ Volumen: se considera normal entre 1,5 y 6 mL.

▪ Licuefacción: ocurre en 10-20 minutos, lo que indicará un funcionamiento prostático normal.

▪ Color: el semen normal es grisáceo y opaco, cambiando a amarillento con el incremento de los días de abstinencia.

▪ Viscosidad: es ligeramente más viscoso que el agua, observándose con mayor frecuencia un exceso de viscosidad en parejas con dificultades para conseguir embarazo.

▪ pH: oscila entre 7,2 y 8, resultado del equilibrio de la secreción alcalina de las vesículas seminales y la ácida de la próstata.

– Desde el punto de vista microscópico:

▪ Concentración, cantidad, motilidad y morfología de los espermatozoides.

▪ Aglutinación: su presencia sugiere anticuerpos antiespermatozoides (presentes en el 4-8 % de los varones infértiles, aunque no parecen ser causa de esterilidad).

▪ Vitalidad.

▪ Presencia de células no espermáticas (leucocitos, células germinales inmaduras, células epiteliales del tracto genitourinario, etc.) (**Fig. 22-2**).

La muestra de semen debe recogerse después de 2-5 días de abstinencia eyaculatoria. Si es posible, el paciente debe obtener la muestra por masturbación en el centro médico, en un lugar tranquilo y correctamente acondicionado. Si no es posible, la muestra se recogerá en casa y se entregará dentro de los 40 minutos posteriores (nunca en un intervalo superior a una hora).

El análisis del semen ha de realizarse utilizando métodos estandarizados, preferiblemente los descritos por la OMS. El laboratorio debe emplear medidas internas de control de calidad y participar en programas de control de calidad externos.

Un solo análisis de líquido seminal es suficiente para la evaluación inicial de la infertilidad masculina, debiéndose repetir en caso de ser patológico.

Los límites de referencia publicados por la OMS en el *Manual para el examen y procesamiento del semen humano* (la versión vigente es la del año 2010, en su 5ª edición) son los siguientes:

• Volumen: 1,5 mL.
• Licuefacción: completa.
• pH > 7,2.
• Concentración de espermatozoides: 15 millones de espermatozoides/mL.
• Nº total de espermatozoides: 39 millones por eyaculado.
• Vitalidad: 58 %.
• Movilidad progresiva: 32 %.
• Movilidad total (progresiva y no progresiva): 40 %.
• Morfología: 4 % de formas normales.
• Leucocitos: < 1 millón/mL.

Estos parámetros (**Tabla 22-1**) representan el percentil 5 (límites de referencia más bajos), derivado de un estudio de más de 1.900 hombres cuyas parejas tardaron menos de 12 meses en conseguir gestación.

La mayoría de hombres estériles presentan una oligozoospermia (una cantidad baja de espermatozoides en el eyaculado) o azoospermia (ausencia de espermatozoides en el eyaculado), pero algunos tienen un recuento normal de espermatozoides:

• Más del 80 % de los hombres infértiles tienen bajas concentraciones de espermatozoides asociadas a una disminución en la movilidad de los mismos, y espermatozoides con morfología normal.
• Un pequeño porcentaje de hombres estériles tienen concentraciones de espermatozoides normales pero de mala calidad, con una disminución en la movilidad y/o morfología anormal de los espermatozoides.
• Otro pequeño porcentaje presentarán una concentración, movilidad y morfología normales.

 La evaluación inicial del varón incluye anamnesis completa, exploración física y seminograma básico.

Después de la evaluación inicial (antecedentes, examen físico y análisis de semen), y en base a los resultados, puede ser necesaria una evaluación adicional:

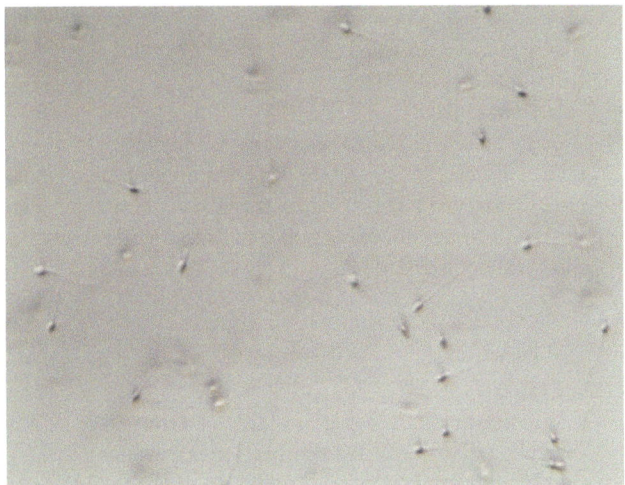

Figura 22-2. Muestra seminal.

Tabla 22-1. Parámetros de normalidad del seminograma

Parámetro	Valor inferior de referencia	Anomalía	Nomenclatura
Volumen	> 1,5 mL	• Ausencia • < 1,5 mL • > 6 mL	• Aspermia • Hipospermia • Hiperespermia
Concentración	> 15 millones/mL	• < 15 millones/mL • < 100.000/mL • Ausencia	• Oligozoospermia • Criptozoospermia • Azoospermia
Vitalidad	> 58 % vivos	< 58 % vivos	Necrozoospermia
Movilidad	> 32 % progresivos	< 32 % progresivos	Astenozoospermia
Morfología	> 4 % formas normales	< 4 % formas normales	Teratozoospermia
Leucocitos	< 1 millón/mL	> 1 millón/mL	Leucospermia
Anticuerpos antiespermatozoides	< 50 % móviles unidos a partículas	> 50 % móviles unidos a partículas	Positivo

- **Prueba de recuperación de espermatozoides móviles:** técnica que permite concentrar los espermatozoides más aptos de una muestra mediante un proceso denominado *capacitación seminal*. Se consigue a través de diversas técnicas, siendo las más conocidas gradientes de densidades o *swim-up*. El resultado se expresará en concentración de espermatozoides móviles progresivos (millones/mL), y su valor ayudará a determinar la mejor técnica de reproducción asistida a emplear. El valor umbral para cada técnica no es universal, variando en función de los diversos autores.
- **Pruebas genéticas:** se aconseja realizar el cariotipo y el estudio de microdeleciones del cromosoma Y en casos de oligozoospermia grave o azoospermia, ya que estos pacientes tienen un mayor riesgo de anomalías genéticas. El síndrome de Klinefelter es común en estos hombres, y las translocaciones cromosómicas se han observado hasta en un 15 % de los hombres con oligozoospermia o azoospermia grave. Los hombres con ausencia de conductos deferentes a nivel bilateral deben someterse a pruebas de mutaciones genéticas asociadas a la fibrosis quística (mutaciones del gen *CFTR*).
- **Pruebas endocrinas:** la evaluación endocrina de un paciente estéril con una oligozoospermia grave o azoospermia incluye mediciones de FSH, hormona luteinizante y testosterona sérica total. Los resultados, asociados a los detalles de la historia clínica y el examen físico pueden ayudar a identificar la causa de la infertilidad.
- **Ecografía escrotal y/o transrectal:** la ecografía escrotal o testicular es útil si un paciente presenta azoospermia, volumen testicular normal, y testosterona sérica, FSH y hormona luteinizante normales, ya que el diagnóstico probable es azoospermia obstructiva. Se debe realizar una ecografía escrotal o transrectal si los conductos deferentes no son palpables; es fundamental confirmar este hallazgo, puesto que se asocia a fibrosis quística, pudiendo ser la única manifestación de esta enfermedad:
  - Ecográficamente, se visualizarán las vesículas seminales dilatadas.
  - Estos pacientes con azoospermia obstructiva deben ser derivados a un urólogo especializado en esterilidad para una valoración y tratamiento adicionales.

- Aunque existe cierta controversia sobre la importancia clínica de los varicoceles no palpables en hombres infértiles, no es necesario realizar una ecografía escrotal o transrectal para detectar varicoceles pequeños, puesto que la palpación es suficiente para detectar los grandes, que podrían estar asociados a la infertilidad.

 El resultado de la prueba de recuperación de espermatozoides móviles ayudará a seleccionar la TRA indicada.

Mujer

Con el avance progresivo de la edad materna, hay un aumento en el porcentaje de mujeres con esterilidad relacionada con la edad. Además, con el paso del tiempo, también aumenta la prevalencia de otros factores que pueden reducir la fertilidad, como la presencia de miomas, la enfermedad tubárica o la endometriosis.

Según una publicación reciente de la OMS basada en el estudio de 8.500 parejas infértiles, los factores femeninos identificables más comunes asociados a esterilidad, que suponen el 81 % de la misma, son:

- Trastornos ovulatorios (25 %).
- Endometriosis (15 %).
- Adherencias pélvicas (12 %).
- Obstrucción tubárica (11 %) y otras anomalías de las trompas de Falopio (11 %), siendo la principal causa la enfermedad inflamatoria pélvica, seguida de adherencias de cirugías previas, procesos infecciosos abdominales y endometriosis.
- Hiperprolactinemia (7 %).

En la evaluación inicial de la mujer, se realizará:

- **Anamnesis:**
  - Antecedentes familiares, incluidos los miembros de la familia con infertilidad o mutaciones genéticas.
  - Antecedentes personales médico-quirúrgicos (enfermedad tiroidea, hirsutismo, enfermedades de transmisión

sexual, enfermedad pélvica inflamatoria, etc.) y estilo de vida (profesión, estrés, cambios de peso, tabaquismo, etcétera).

- Antecedentes ginecoobstétricos: duración del ciclo y características (los ciclos cortos sugieren una baja reserva ovárica, la dismenorrea grave sugiere endometriosis, etc.), gestaciones previas, abortos, etcétera.
- Antecedentes sexuales, incluida la disfunción sexual y la frecuencia y el momento del coito.

- **Exploración física**: debe evaluar los signos de posibles causas de esterilidad. Es importante calcular el IMC, valorar la distribución de la grasa, el desarrollo completo de los caracteres sexuales secundarios (su ausencia es un signo de hipogonadismo hipogonadotrópico), los signos de hiperandrogenismo (hirsutismo, acné), etcétera.

- **Pruebas de diagnóstico**: además de la historia clínica y el examen físico, la evaluación diagnóstica inicial consiste en:

- *Estudio de la reserva ovárica*: ninguna de las pruebas disponibles permite predecir un potencial embarazo:

  - Recuento de folículos antrales mediante ecografía transvaginal: permite determinar la cantidad de óvulos disponibles en el ovario de la mujer en un momento determinado, así como predecir la respuesta ovárica al tratamiento en las pacientes que se someterán a un ciclo de estimulación ovárica. Se debe realizar al comienzo de la fase folicular. Un recuento de folículos antrales <6 se considera un criterio de baja reserva ovárica.

  - Niveles basales de la FSH: medida entre el 2º y 5º día del ciclo menstrual, permite estimar la reserva ovárica y la respuesta a la estimulación en un ciclo de FIV; sin embargo, presenta gran variabilidad entre ciclos. Se considera que a mayor FSH, menor reserva ovárica y nº de ovocitos se recuperarán. Niveles inferiores a 10 mUI/mL se consideran normales, sugiriendo una reserva ovárica adecuada, aunque hay gran variabilidad entre laboratorios.

  - Niveles basales de estradiol: hay datos contradictorios sobre su valor predictivo en cuanto a reserva ovárica y la respuesta a la estimulación ovárica con gonadotropinas. Debe ser medido entre el 2º y 5º día del ciclo menstrual, y se considera que un valor <50 pg/mL sugiere una reserva ovárica adecuada, aunque no se ha establecido un punto de corte universal. En un estudio prospectivo de mujeres sometidas a FIV, los niveles de estradiol >80 pg/mL en el día 3 dieron como resultado tasas de cancelación de ciclos más altas y tasas de embarazo más bajas, y los niveles de estradiol >100 pg/mL se asociaron a una tasa de embarazo del 0 %. Los niveles basales elevados de estradiol se deben al reclutamiento prematuro de folículos, que ocurre en mujeres con poca reserva ovárica. Estos niveles altos de estradiol pueden inhibir la producción de FSH hipofisaria, enmascarando uno de los signos de disminución de la reserva ovárica en mujeres perimenopáusicas. Por lo tanto, la valoración simultánea de los niveles de FSH y estradiol ayudará a interpretar un resultado de FSH falsamente negativo.

- Hormona antimülleriana (AMH): producida por las células de la granulosa de los folículos preantrales y antrales, el nivel de AMH refleja el tamaño del grupo de folículos primordiales, disminuyendo sus niveles en mujeres adultas gradualmente a medida que el conjunto de folículos primordiales disminuye con la edad hasta ser la AMH indetectable en la menopausia. Parece ser un indicador temprano de la disminución de la función ovárica y, en pacientes que planean FIV, se correlaciona con el número de ovocitos recuperados, siendo el mejor biomarcador para predecir una respuesta ovárica deficiente o excesiva. Sin embargo, en mujeres sin esterilidad no se correlacionan con el potencial de fertilidad futura o el tiempo hasta el embarazo, y no deben usarse para predecir el estado reproductivo o el inicio de la menopausia. A diferencia de los otros marcadores de reserva ovárica, la AMH se puede medir en cualquier momento del ciclo menstrual y, por lo general, muestra una variabilidad mínima entre ciclos e intraciclos, ya que el crecimiento de pequeños folículos preantrales que la expresan es continuo, no cíclico.

- No existe un estándar internacional para la interpretación de los niveles de AMH, aunque una revisión sugirió las siguientes pautas generales:
  - AMH <1,0 ng/mL: baja reserva ovárica, con una recuperación limitada de óvulos.
  - AMH entre 1 y 3,5 ng/mL: reserva ovárica dentro de la normalidad y una buena respuesta a la estimulación ovárica.
  - AMH >3,5 ng/mL: alta respuesta a la estimulación ovárica, recomendándose precaución durante la misma, para evitar el síndrome de hiperestimulación ovárica.

- *Confirmación de la ovulación*:
  - La disfunción ovulatoria es una causa frecuente de esterilidad.
  - Las mujeres con menstruaciones regulares y síntomas propios de la fase lútea (sensibilidad mamaria, hinchazón, fatiga, etc.) probablemente estén ovulando, pudiéndose obviar la confirmación analítica. En mujeres que no describen sus ciclos como tales, se debe realizar una confirmación mediante un nivel de progesterona sérica en la fase lútea media (aproximadamente 1 semana antes de la menstruación). Un nivel de progesterona >3 ng/mL es indicador de ovulación reciente.
  - Ante la sospecha de una disfunción ovulatoria, se debe completar la evaluación de la paciente, añadiendo al estudio previo la determinación de hormona luteinizante, andrógenos (testosterona, androstenodiona), 17-hidroxiprogesterona, prolactina, terapia hormonal de sustitución y tiroxina (T_4), así como una prueba de imagen (tomografía computarizada o resonancia magnética) si se sospecha una patología hipotálamo-hipofisaria o cariotipo si se sospecha una disgenesia gonadal.

- *Histerosalpingografía*: permite evaluar la cavidad uterina y la permeabilidad tubárica. La histerosonografía y la histerosonosalpingografía son dos técnicas que combinan el estudio de la cavidad uterina con la valoración de permeabilidad tubárica mediante instilación transcervical de solución salina y valoración ecográfica simultánea. La sensibilidad y especificidad de estas pruebas son similares, dependiendo la elección de la técnica y de la disponibilidad del centro. No todas las pacientes serán candidatas a estas pruebas diagnósticas, puesto que en parejas en las que se realizará directamente FIV por factor masculino grave, resulta prescindible (**Fig. 22-3**).

Los factores de riesgo observados en el historial de la pareja pueden indicar la necesidad de realizar pruebas adicionales.

> **!** El cariotipo es recomendable realizarlo en mujeres con insuficiencia ovárica prematura o antecedentes familiares de fallo ovárico precoz (antes de los 40 años) y en ambos miembros de la pareja si ha habido pérdidas gestacionales recurrentes. En la mayoría de las demás circunstancias, el cariotipo no está indicado como parte de la evaluación inicial, debido a la baja incidencia de anomalías.

Cuando hay dudas diagnósticas, se pueden realizar pruebas más invasivas que permitan confirmar el diagnóstico y ofrecer una intervención terapéutica simultánea. Estas pruebas incluyen la histeroscopia y la laparoscopia con cromopertubación tubárica:

- **Histeroscopia:** permite la visualización directa de la cavidad uterina, pudiendo realizar la exéresis de pólipos y miomas, la liberación de sinequias, diagnóstico y tratamiento de malformaciones uterinas asociadas a la esterilidad, y la toma de biopsias.
- **Laparoscopia:** su papel en la evaluación de la infertilidad es controvertido. La laparoscopia es invasiva y costosa, y los hallazgos generalmente no modifican la indicación terapéutica de la pareja estéril. Puede estar indicada en mujeres en quienes no se ha podido confirmar, pero se sospecha una patología anexial tributaria de tratamiento endoscópico. Durante el transcurso de la cirugía, se podrá realizar una cromopertubación tubárica para valorar la permeabilidad de las trompas con azul de metileno.

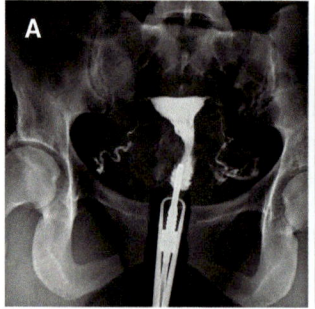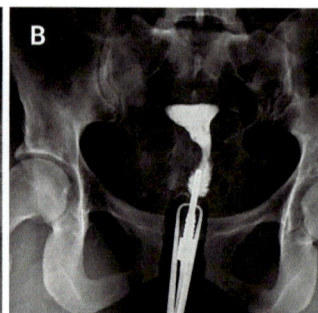

Figura 22-3. Histerosalpingografía. **A)** No hay hallazgos patológicos. **B)** Obstrucción tubárica proximal bilateral.

ESTERILIDAD DE ORIGEN DESCONOCIDO

Se han propuesto varias posibilidades para explicar por qué algunas parejas no logran concebir en ausencia de una causa identificable. Se ha informado de cambios sutiles en el desarrollo del folículo, la ovulación y la fase lútea en algunas de estas mujeres. En otras parejas, el estudio seminal muestra una concentración y movilidad espermática en el límite inferior de la normalidad.

El fracaso de la implantación, los factores cervicales o los problemas con el transporte o la interacción del espermatozoide y el óvulo son otras posibilidades.

Muchos casos probablemente se deban a la presencia de múltiples factores, cada uno de los cuales por sí solo no reduce significativamente la fertilidad, pero puede reducir la tasa de embarazo cuando se combinan.

Las parejas con esterilidad de origen desconocido que son tratadas con FIV muestran tasas reducidas de fecundación de ovocitos y división embrionaria en comparación con aquellas en las que se identifica un factor asociado a la esterilidad, aunque las tasas de nacidos vivos por transferencia son equivalentes para ambos grupos. Los resultados sugieren que estas parejas probablemente presenten anomalías sutiles en la función de los ovocitos y/o espermatozoides. En este sentido, la FIV implica también un procedimiento diagnóstico.

Estudios recientes han postulado que una defectuosa receptividad endometrial, que impide la correcta unión, invasión e implantación del blastocisto, podría explicar algunos casos de esterilidad de origen desconocido y pérdida recurrente del embarazo, aunque se necesitan más estudios para comprender mejor la etiología de esta entidad.

 PUNTOS CLAVE

- El 15 % de las parejas son infértiles en la población general.
- Se han observado peores resultados en los TRA en pacientes con un IMC en rango de obesidad. Estas pacientes también presentan una menor tasa de embarazo clínico y nacido vivo, y mayor frecuencia de aborto espontáneo.
- Estudios recientes han arrojado datos interesantes sobre el impacto positivo que puede tener la reducción del estrés

mediante intervenciones psicosociales en parejas que se someten a TRA.
- La mayoría de los estudios epidemiológicos no han encontrado una asociación entre consumo de cafeína y esterilidad.
- Las mujeres fumadoras presentan un aumento en el tiempo para lograr el embarazo, una mayor tasa de abortos espontáneos y mayor probabilidad de gestación ectópica.

(Continúa)

PUNTOS CLAVE *(cont.)*

- Se ha observado una reducción modesta en la calidad del semen en varones fumadores.
- Las diferencias observadas en las tasas de éxito de las TRA, según la raza y la etnia, parecen deberse a factores de confusión subyacentes.
- Se debe iniciar el estudio de esterilidad tras 1 año en mujeres menores de 35 años, y después de 6 meses en mujeres de 35 años o más, pudiendo iniciarse antes en mujeres de más de 40 años o con factores de riesgo conocidos de infertilidad.

- El estudio básico del varón estéril incluye una completa anamnesis, exploración física y seminograma.
- En varones con oligozoospermia grave y azoospermia, es recomendable realizar un cariotipo y estudio hormonal.
- El estudio de la reserva ovárica se realiza mediante el recuento de folículos antrales, niveles basales de FSH y estradiol y AMH.
- Es recomendable realizar el cariotipo en mujeres con insuficiencia ovárica prematura.

BIBLIOGRAFÍA

Adena MA, Gallagher HG. Cigarette smoking and the age at menopause. Ann Hum Biol. 1982;9(2):121-30.

Anawalt BD. Approach to male infertility and induction of spermatogenesis. J Clin Endocrinol Metab. 2013;98(9):3532-42.

Bhattacharya S, Porter M, Amalraj E, Templeton A, Hamilton M, Lee AJ, et al. The epidemiology of infertility in the North East of Scotland. Hum Reprod. 2009;24(12):3096-107.

Bolumar F, Olsen J, Boldsen J. Smoking reduces fecundity: a European multicenter study on infertility and subfecundity. The European Study Group on Infertility and Subfecundity. Am J Epidemiol. 1996;143(6):578-87.

Bouyer J, Coste J, Fernández H, Job-Spira N. Tobacco and ectopic pregnancy. Arguments in favor of a causal relation. Rev Epidemiol Sante Publique. 1998;46(2):93-9.

Caillon H, Fréour T, Bach-Ngohou K, Colombel A, Denis MG, Barrière P, et al. Effects of female increased body mass index on in vitro fertilization cycles outcome. Obes Res Clin Pract. 2015;9(4):382-8.

Curtis KM, Savitz DA, Arbuckle TE. Effects of cigarette smoking, caffeine consumption, and alcohol intake on fecundability. Am J Epidemiol. 1997;146(1):32-41.

Eggert J, Theobald H, Engfeldt P. Effects of alcohol consumption on female fertility during an 18-year period. Fertil Steril. 2004;81(2):379-83.

Emanuele MA, Emanuele NV. Alcohol's effects on male reproduction. Alcohol Health Res World. 1998;22(3):195-201.

Gomathi C, Balasubramanian K, Bhanu NV, Srikanth V, Govindarajulu P. Effect of chronic alcoholism on semen--studies on lipid profiles. Int J Androl. 1993;16(3):175-81.

Hofherr SE, Wiktor AE, Kipp BR, Dawson DB, Van Dyke DL. Clinical diagnostic testing for the cytogenetic and molecular causes of male infertility: the Mayo Clinic experience. J Assist Reprod Genet. 2011;28(11):1091-8.

Howe G, Westhoff C, Vessey M, Yeates D. Effects of age, cigarette smoking, and other factors on fertility: findings in a large prospective study. Br Med J. (Clin Res Ed) 1985;290(6483):1697-700.

Hughes EG, Lamont DA, Beecroft ML, Wilson DM, Brennan BG, Rice SC. Randomized trial of a "stage-of-change" oriented smoking cessation intervention in infertile and pregnant women. Fertil Steril. 2000;74(3):498-503.

Hull MG, Glazener CM, Kelly NJ, Conway DI, Foster PA, Hinton RA, et al. Population study of causes, treatment, and outcome of infertility. Br Med J. (Clin Res Ed) 1985;291(6510):1693-7.

Jensen TK, Hjollund NH, Henriksen TB, Scheike T, Kolstad H, Giwercman A, et al. Does moderate alcohol consumption affect fertility? Follow up study among couples planning first pregnancy. BMJ. 1998;317(7157):505-10.

Juhl M, Nyboe Andersen AM, Grønbaek M, Olsen J. Moderate alcohol consumption and waiting time to pregnancy. Hum Reprod. 2001;16:2705-9.

Luke B, Brown MB, Stern JE, Missmer SA, Fujimoto VY, Leach R; SART Writing Group. Female obesity adversely affects assisted reproductive technology (ART) pregnancy and live birth rates. Hum Reprod. 2011;26(1):245-52.

Lyngsø J, Kesmodel US, Bay B, Ingerslev HJ, Nybo Andersen AM, Ramlau-Hansen CH. Impact of female daily coffee consumption on successful fertility treatment: a Danish cohort study. Fertil Steril. 2019;112(1):120-9.e2.

McLachlan RI. Approach to the patient with oligozoospermia. J Clin Endocrinol Metab. 2013;98(3):873-80.

Nagy F, Pendergrass PB, Bowen DC, Yeager JC. A comparative study of cytological and physiological parameters of semen obtained from alcoholics and non-alcoholics. Alcohol Alcohol. 1986;21(1):17-23.

Nizard J. What are the epidemiological data on maternal and paternal smoking? J Gynecol Obstet Biol Reprod (Paris). 2005;34 Spec. 1:3S347-52.

Olsen J, Bolumar F, Boldsen J, Bisanti L. Does moderate alcohol intake reduce fecundability? A European multicenter study on infertility and subfecundity. European Study Group on Infertility and Subfecundity. Alcohol Clin Exp Res. 1997;21(2):206-12.

Paszkowski T, Clarke RN, Hornstein MD. Smoking induces oxidative stress inside the Graafian follicle. Hum Reprod. 2002;17(4):921-5.

Phipps WR, Cramer DW, Schiff I, Belisle S, Stillman R, Albrecht B, et al. The association between smoking and female infertility as influenced by cause of the infertility. Fertil Steril. 1987;48(3):377-82.

Sinkó I, Mórocz M, Zádori J, Kokavszky K, Raskó I. Effect of cigarette smoking on DNA damage of human cumulus cells analyzed by comet assay. Reprod Toxicol. 2005;20(1):65-71.

Storgaard L, Bonde JP, Ernst E, Spanó M, Andersen CY, Frydenberg M, et al. Does smoking during pregnancy affect sons' sperm counts? Epidemiology. 2003;14(3):278-86.

Vine MF. Smoking and male reproduction: a review. Int J Androl. 1996;19(6):323-37.

Recent advances in medically assisted conception. Report of a WHO Scientific Group. World Health Organ Tech Rep Ser. 1992;820:1-111.

Zitzmann M, Rolf C, Nordhoff V, Schräder G, Rickert-Föhring M, Gassner P, et al. Male smokers have a decreased success rate for in vitro fertilization and intracytoplasmic sperm injection. Fertil Steril. 2003;79 Suppl 3:1550-4.

Técnicas de reproducción asistida

23

M. Orenes Moreno y L. Fernández Olmedilla

OBJETIVOS

- Evaluar los resultados del estudio básico de esterilidad para establecer la indicación.
- Conocer los tipos de tratamientos de reproducción asistida.
- Distinguir los diferentes fármacos empleados en cada etapa de los procedimientos.
- Estimar los factores predictivos de posibles complicaciones.
- Integrar los factores que pronostican el éxito reproductivo.
- Familiarizarse con el marco legal actual español.

INTRODUCCIÓN

La posibilidad de fecundar las dos células reproductoras humanas fuera del tracto genital femenino para obtener un embrión que posteriormente tenga la capacidad de implantar y desarrollarse dentro del útero, dando lugar a un recién nacido vivo y sano, ha sido uno de los grandes avances científicos de todos los tiempos, hoy ya normalizado por su frecuencia, pues supone hasta el 5 % de los nacimientos anuales en el ámbito mundial, pero no por ello es menos apreciado por los profesionales que se dedican a ello.

El 25 de julio de 1978, con el nacimiento de Louise Brown mediante una fecundación *in vitro* (FIV), se inició el camino para que en la actualidad haya más de 9 millones de nacidos vivos gracias al desarrollo de estas técnicas.

Los artífices de este gran logro fueron el biólogo Robert Edwards y el ginecólogo Patrick Steptoe en Oldham, Reino Unido, y a partir de ese momento, varios equipos médicos comenzaron a trabajar para poner a punto la técnica en otros países.

En España, culminó con el nacimiento de Victoria Anna Perea Sánchez en el Instituto Universitario Dexeus de Barcelona, gracias al equipo formado por el ginecólogo Pedro Barri y las biólogas Anna Veiga y Gloria Calderón, el 12 de julio de 1984.

Fue la primera nacida en España y Latinoamérica, la cuarta de Europa y la sexta del mundo.

 La FIV clásica descrita por Robert Edwards y Patrick Steptoe se basaba en la recuperación de un ovocito maduro en un ciclo ovárico natural.

La baja tasa de éxito durante esos primeros tiempos (< 5 % frente a > 50 % en la actualidad) obligó al desarrollo y empleo de dosis altas de gonadotropinas para obtener varios ovocitos y tener la posibilidad de desarrollar y transferir varios embriones al interior del útero, pero tuvo como consecuencia la existencia de las dos complicaciones más importantes de las técnicas de reproducción asistida (TRA): el síndrome de hiperestimulación ovárica (SHO) y el embarazo múltiple, problemas prácticamente resueltos en la actualidad.

En este capítulo, se repasarán las principales técnicas empleadas en reproducción asistida, sus indicaciones, las posibles complicaciones y algunos conflictos éticos relacionados con ellas.

TÉCNICAS DE REPRODUCCIÓN ASISTIDA

Las TRA se refieren al conjunto de tratamientos y procedimientos cuyo objetivo es lograr un embarazo, sustituyendo a los procesos naturales de fecundación. En función de la indicación, tras la valoración adecuada del estudio básico de esterilidad, existen varios tipos.

Inseminación artificial

Es una TRA mínimamente invasiva, segura y coste-efectiva cuando se establecen las indicaciones correctas. Consiste en depositar el semen capacitado dentro de la cavidad uterina en el período ovulatorio, evitando así el paso de espermatozoides por el cérvix y aumentando su concentración en el lugar de la fecundación. Es una de las primeras líneas de tratamiento en parejas con problemas de fertilidad.

Según el origen del semen, se distinguen dos tipos:

- Inseminación artificial homóloga o conyugal, cuando los espermatozoides provienen de la pareja de la paciente.
- Inseminación artificial con semen de donante (IAD).

Requisitos previos a la indicación de una inseminación artificial

Se podría indicar una inseminación artificial siempre que se cumplan los siguientes requisitos:

- **Trompas permeables:** es importante recalcar que «trompas permeables» no quiere decir «trompas funcionales». No se dispone de ninguna prueba diagnóstica de funcionalidad de trompas. Su estudio ha sido previamente descrito en otro capítulo de este tratado.
- **Recuento de espermatozoides móviles > 5 millones** de espermatozoides móviles progresivos poscapacitación.
- **Otros factores:** también habrá que valorar otros factores, como la edad de la paciente, su reserva ovárica, el tiempo de esterilidad de la pareja, o si ya han realizado > 3 inseminaciones artificiales homólogas o 4-6 IAD en tratamientos previos (pudiendo variar ligeramente el número de intentos según el centro), en cuyo caso se consideraría a la pareja candidata a FIV.

Indicaciones

En la **tabla 23-1**, se resumen las principales indicaciones de la inseminación artificial.

Procedimiento

La inseminación artificial tiene por objeto lograr el desarrollo de uno o dos folículos maduros y programar la descarga ovulatoria, para así realizar la inseminación con la cronología adecuada para optimizar la posibilidad de embarazo. El ciclo natural se contempla en mujeres sanas y jóvenes en las que se va a utilizar un banco de semen, pero lo más habitual es administrar fármacos (ciclo estimulado).

El procedimiento se fundamenta en los aspectos que se detallan a continuación.

Estimulación ovárica controlada

Se persigue el desarrollo de varios folículos ováricos mediante la administración de fármacos estimuladores del ovario. Las gonadotropinas son los fármacos de elección para la estimulación ovárica en inseminación artificial, al permitir realizar un mejor ajuste de la dosis (debe utilizarse la menor dosis efectiva, siendo muy útil la respuesta observada en ciclos previos).

Se comenzará la estimulación en el día 2-5 del ciclo, siendo la dosis de inicio más frecuente de gonadotropinas de 50 a 75 UI/día. A mayor índice de masa corporal (IMC), edad o parámetros anómalos de reserva ovárica, se requerirá iniciar la estimulación a dosis superiores.

Ninguno de los preparados disponibles de gonadotropinas (gonadotropina menopáusica humana, hormona foliculoestimulante [FSH] recombinante + hormona luteinizante recombinante) ha mostrado superioridad frente a los otros. En casos de amenorreas hipotalámicas o hipogonadismo hipogonadotropo, habitualmente se necesitan dosis más altas y más días de tratamiento, y es necesaria la utilización de preparados con acción FSH + hormona luteinizante (bien gonadotropina menopáusica humana, bien FSH recombinante + hormona luteinizante recombinante). Este tipo de preparados son también recomendables en casos de pacientes de edad avanzada (> 37 años).

Cualquiera que sea el fármaco utilizado, se controla la foliculogénesis mediante la ecografía transvaginal, y también indirectamente podría utilizarse el perfil hormonal sérico con estradiol, progesterona y hormona luteinizante, sabiendo que, para cada folículo preovulatorio, la concentración de estradiol esperable es de 150-200 pg/mL.

 El objetivo de la inseminación artificial debe ser el desarrollo de uno o dos folículos, para prevenir la gestación múltiple. Si se observan cuatro o más folículos > 16 mm, se recomienda cancelar el ciclo.

Inducción de la ovulación y programación de inseminaciones

Cuando el diámetro medio del folículo de mayor tamaño mide ≥ 18 mm, se procede a inducir la ovulación mediante la administración de gonadotropina coriónica humana (hCG) recombinante (250 μg subcutánea en dosis única) y se programa una inseminación a las 36 horas.

Preparación o capacitación del semen

Consiste en separar los espermatozoides móviles de otras células (espermatozoides no viables, leucocitos, etc.) y del plasma seminal. Para ello, existen diferentes técnicas (*swim-up,* gradiente de Percoll, etc.), sin haberse demostrado la superioridad de ninguna de ellas. El tiempo óptimo de abstinencia previa es entre 3 y 5 días.

Es fundamental sincronizar bien las agendas para que transcurra el mínimo tiempo posible entre la preparación de la muestra en el laboratorio y su inseminación en la consulta, ya que demoras en la inseminación una vez realizada la capacitación del semen incrementan la fragmentación del ácido desoxirribonucleico (ADN) de los espermatozoides y la generación de especies reactivas de oxígeno deletéreas. Así, es aconsejable que no pasen más de 40-60 minutos desde que la muestra está preparada hasta que se insemina. El volumen de muestra capacitada no debe superar los 0,3-0,5 mL.

Tabla 23-1. Indicaciones de la inseminación artificial

Homóloga o conyugal	Con semen de donante
Esterilidad de origen desconocido	Azoospermia con biopsia testicular negativa
Anovulación	
Endometriosis leve	Sustitución del gameto masculino cuando es portador de enfermedad genética dominante, cuya detección no es posible mediante estudio genético preimplantacional
Factor masculino leve-moderado	
Disfunción sexual	Deseo gestacional en mujer sin pareja o con pareja del mismo sexo

Inseminación intrauterina

Consiste en depositar la muestra de semen capacitada en la cavidad uterina mediante un catéter flexible conectado a una jeringa.

Antes de introducir el catéter, se limpiará el flujo vaginal y del exocérvix para disminuir el riesgo de posibles infecciones. Se debe canalizar el cuello uterino de forma suave hasta atravesar el orificio cervical interno, evitando contactar con el fondo uterino para no desencadenar contracciones. Se evitará igualmente el uso de dilatadores o pinzas de Pozzi.

La inyección del semen se hará presionando suavemente el émbolo de la jeringa, retirando el catéter segundos después. Los espermatozoides alcanzan las trompas de Falopio de 2 a 5 minutos tras la inseminación. Después de la misma, se dejará a la paciente en reposo 10 minutos. A continuación, se le aconsejará seguir con su vida habitual.

Realizar la inseminación bajo control ecográfico no ha demostrado aumentar la tasa de embarazo, aunque facilita el procedimiento en casos de canalización cervical dificultosa.

Soporte de la fase lútea

La progesterona es esencial para el establecimiento y mantenimiento del embarazo. En ciclos naturales, no es necesario administrarla. Sin embargo, en ciclos estimulados con gonadotropinas, los niveles suprafisiológicos de estradiol pueden disminuir la liberación de hormona luteinizante por retroalimentación negativa sobre el hipotálamo, ocasionando defectos de la fase lútea (cuerpo lúteo insuficiente).

Por ello, en estos ciclos, una vez realizada la inseminación, como soporte de fase lútea, se administrarán 200 mg de progesterona natural micronizada cada 24 horas por vía vaginal, comenzando la noche de la inseminación y hasta la prueba de gestación. Si hay embarazo, se suele prolongar hasta la semana 10.

Factores pronósticos de la inseminación artificial

Los resultados de la inseminación artificial dependen de varios factores pronósticos. Los más relevantes son: la edad de la mujer, el tiempo de infertilidad y la gravedad del factor masculino.

La edad avanzada de los progenitores tiene un efecto negativo en la tasa de embarazo, sobre todo la edad materna, ya que a medida que aumenta, disminuye el número de ovocitos y aumenta el riesgo de aneuploidias.

> ! En cualquier TRA donde la mujer utiliza sus ovocitos, la edad es la variable no modificable más determinante en la probabilidad de conseguir una gestación.

El sobrepeso y la obesidad paterna también contribuyen a la esterilidad (peor calidad seminal), y la obesidad materna supone mayor requerimiento de gonadotropinas para la estimulación ovárica y menor número de ovocitos obtenidos. Además, no cabe duda de que los hábitos de vida y la exposición a tóxicos tienen un importante impacto sobre la fertilidad.

La mayoría de embarazos (98%) ocurren dentro de los cuatro primeros ciclos de inseminación, con poco beneficio en ciclos posteriores. La recomendación es realizar FIV después de tres o cuatro ciclos de inseminación artificial homóloga.

Por otro lado, en la IAD influyen también:

- **El uso de estimulación ovárica:** hay consenso en las publicaciones científicas de que el uso de ciclos estimulados en los tratamientos de IAD mejora la tasa de gestación por ciclo con respecto a los ciclos naturales, al promover un mayor reclutamiento folicular.
- **El número de inseminaciones:** en general, no se recomienda continuar aplicando IAD tras 4-6 intentos fallidos, especialmente en mujeres de edad avanzada.
- **La calidad del semen del donante:** la IAD se realiza con semen congelado y descongelado. La principal indicación para criopreservar el semen es evitar la transmisión de una posible infección durante su período ventana, y permite seleccionar mejor al donante para cada paciente, al disponer de varias muestras congeladas entre las que elegir.

Fecundación *in vitro*/inyección intracitoplasmática de espermatozoides

La fecundación FIV es una TRA en la que la fecundación de los ovocitos con los espermatozoides se realiza fuera del cuerpo de la mujer, en condiciones de cultivo en el laboratorio. Para ello, es necesario obtener previamente ambos gametos (femeninos y masculinos) y prepararlos. Una vez fecundados, se comprobará el correcto desarrollo embrionario, y de los embriones generados, se elegirá el mejor o los dos mejores, que se transferirán a la cavidad uterina, y el resto serán vitrificados.

Actualmente hay disponibles dos técnicas de FIV:

- **La FIV clásica o convencional:** en la que se incuban los ovocitos junto a una concentración definida de espermatozoides previamente capacitados. En este caso, se permite una selección espermática fisiológica, los espermatozoides deberán atravesar las células del cúmulo y producir la reacción acrosómica, solo lo consiguen los espermatozoides maduros, con todas sus estructuras celulares íntegras y funcionales.
- **La inyección intracitoplasmática de espermatozoides (ICSI):** consiste en la selección por parte del embriólogo del espermatozoide con mejores características morfológicas y de movilidad, y su introducción en el citoplasma de un ovocito maduro.

Indicaciones

Las principales indicaciones de la FIV (clásica/mixta/ICSI) son las siguientes:

- Factor tubárico bilateral.
- Factor masculino moderado-grave (recuento de espermatozoides móviles ≤ 5 millones).

- Endometriosis moderada-grave.
- Fracaso previo de inseminación artificial o alta respuesta en dicho tratamiento.
- Esterilidad de origen desconocido refractaria a otros tratamientos.
- Tiempo de esterilidad prolongado (≥ 5 años).
- Necesidad de realizar un estudio genético preimplantacional (PGT).
- Criopreservación de ovocitos (preservación de la fertilidad o pacientes con patología, etcétera).
- Fallo ovárico y disminución de la reserva ovárica.

La realización en el laboratorio de una FIV clásica o una ICSI dependerá de criterios más específicos, reservándose la ICSI principalmente para:

- Factor masculino grave: en los casos de factor masculino grave, se recomienda la ICSI. En casos de factor masculino leve-moderado, los resultados entre FIV clásica, FIV/ICSI e ICSI son similares.
- Utilización de ovocitos vitrificados o PGT.

Procedimiento

El proceso de la FIV consta de seis fases, que se explican a continuación.

Estimulación ovárica controlada

Es el primer paso en un ciclo de FIV, pues mejora el éxito de la técnica con respecto al ciclo natural al obtener un mayor número de ovocitos. Actualmente existe un gran arsenal de fármacos estimuladores, siendo las gonadotropinas los más empleados en la FIV.

La estimulación ovárica controlada (EOC) convencional se inicia en la fase folicular temprana (2º-5º día del ciclo), y consiste en la administración diaria de gonadotropinas exógenas (principalmente FSH) por vía subcutánea, a dosis superiores a las que se producen de forma natural. Así, se consigue inducir el reclutamiento y el crecimiento folicular múltiple. Además del uso de gonadotropinas, es necesario añadir análogos de hormona liberadora de gonadotropinas (GnRH), habitualmente antagonistas, para prevenir la ovulación espontánea de los folículos reclutados. Posteriormente, cuando el diámetro medio de los folículos alcance los 18 mm, se utilizará una dosis única de hCG para desencadenar la maduración final de los ovocitos y la ovulación (típicamente 34-36 horas después de su administración, momento en el cual se programará la punción folicular para la recuperación de ovocitos).

Este inicio de la EOC en la fase folicular temprana es esencial para que el endometrio sea sincrónico y sea posible realizar una transferencia embrionaria en fresco, es decir, en este mismo ciclo. Sin embargo, la aparición de la vitrificación de ovocitos y embriones ha generado nuevos manejos en la EOC que pueden resultar muy útiles para prevenir complicaciones en ciertas circunstancias, que más adelante se desarrollarán.

La decisión de utilizar una u otra gonadotropina dependerá del clínico, quien valorará a la pareja de forma individualizada. Cualquier fármaco con acción de FSH parece tener los mismos resultados, con tasas de éxito similares. Hay determinados casos en los que sí que es necesaria la utilización de fármacos con acción de hormona luteinizante además de FSH, que son las pacientes con amenorrea hipotálamo-hipofisaria o hipogonadismo hipogonadotropo. También se ha descrito un posible beneficio del uso de hormona luteinizante en mujeres con sospecha de baja respuesta.

Para decidir la dosis de gonadotropinas a emplear, las variables que se consideran principalmente son:

- Biológicas: edad, peso, recuento de folículos antrales.
- Analíticas: hormona antimülleriana (AMH), FSH y estradiol en la primera fase del ciclo.

> **!** Los biomarcadores con mayor sensibilidad y especificidad para predecir la respuesta ovárica a la estimulación son la AMH y el recuento de folículos antrales. También la respuesta en un ciclo previo resulta muy útil para predecir una segunda respuesta a la estimulación.

Estas variables permiten clasificar a las pacientes según su posible respuesta a la estimulación ovárica con gonadotropinas, en normorrespondedoras, hiporrespondedoras o hiperrespondedoras.

En la **tabla 23-2**, se detalla dicha clasificación basada en estos marcadores, así como las recomendaciones de la última guía de la European Society of Human Reproduction and Embryology (ESHRE) de estimulación ovárica en cuanto a las dosis de gonadotropinas a emplear en cada grupo de pacientes.

Con respecto al número óptimo de ovocitos a conseguir, existe controversia, aunque los estudios más recientes sugieren que un mayor número de ovocitos permite vitrificar mayor número de embriones, y se asocia a una mayor tasa de recién nacidos.

Supresión hipofisaria con análogos de hormona liberadora de gonadotropinas durante la estimulación ovárica

La inhibición de la hipófisis se realiza para evitar que se desencadene la ovulación antes de tiempo, lo que consiguen los análogos de GnRH inhibiendo el pico endógeno de hormona luteinizante. Existen diferentes protocolos para conseguirlo, administrando análogos de la GnRH, agonistas o antagonistas, siendo este último el protocolo más utilizado actualmente.

En el protocolo con antagonistas, la estimulación ovárica con gonadotropinas suele comenzar el día 2 del ciclo menstrual, salvo si se han utilizado anticonceptivos previamente, en cuyo caso se esperan de 5 a 7 días de lavado antes de iniciar la estimulación.

La descarga ovulatoria ha de administrarse antes de que transcurran 24 horas desde la última dosis de antagonista:

- **Protocolo fijo:** inicio del antagonista al 6º día de estimulación.
- **Protocolo flexible:** inicio del antagonista cuando algún folículo alcanza los 14 mm.

Tabla 23-2. Clasificación de las pacientes según marcadores de reserva ovárica y su posible respuesta a la estimulación. Recomendaciones de la guía ESHRE de estimulación ovárica con gonadotropinas

Grupo de pacientes	Marcadores	Recomendaciones ESHRE sobre dosis de gonadotropinas
Normorrespondedora	• RFA: 5-10 por ovario • AMH: 1-3 ng/mL	• Dosis inicial de estimulación en ciclo estándar sin FR (en protocolo de antagonista de GnRH): 150-225 UI diarias • Situaciones especiales (SOP, endometriosis, etc.): modificar la dosis si es necesario
Hiperrespondedora	• RFA > 10-14 por ovario • AMH > 3 ng/mL	• Si se sospecha hiperrespuesta, las dosis habituales no superarán las 150 UI/día en protocolo antagonista de GnRH
Baja respondedora	• RFA: 5-7 entre los dos ovarios • AMH < 0,5-1 ng/mL • Edad > 39 años • FR de baja reserva (endometriosis, cirugía ovárica previa, tratamiento gonadotóxico, etcétera) • Ciclo previo con < 4 ovocitos	• Si se sospecha una baja respuesta, la dosis más recomendada es de 150-300 UI al día en protocolo agonista o antagonista de GnRH

AMH: hormona antimülleriana; ESHRE: European Society of Human Reproduction and Embriology; FR: factores de riesgo; GnRH: hormona liberadora de gonadotropinas; RFA: recuento de folículos antrales; SOP: síndrome del ovario poliquístico.

Estimulación ovárica controlada no convencional

Los grandes avances en reproducción asistida han permitido iniciar la EOC no solo en fase folicular, sino también en fase lútea o en cualquier momento del ciclo. Este nuevo enfoque de la EOC tiene como ventaja que permite acortar plazos en mujeres que desean preservar la fertilidad por motivos oncológicos (en los que urge comenzar tratamiento con quimioterapia o radioterapia). Además, pacientes con baja respuesta ovárica también podrían beneficiarse de este tipo de estimulación, al permitir realizar varias estimulaciones a lo largo del ciclo.

Por otro lado, el principal inconveniente de esta estimulación no convencional es la asincronía entre la receptividad del endometrio y el desarrollo embrionario, que obliga a realizar una transferencia embrionaria diferida (no es posible hacerla en fresco por el desplazamiento de la ventana de implantación).

Inducción de la ovulación

La inducción de la ovulación se puede llevar a cabo con hCG o agonistas de GnRH.

Punción folicular

La recuperación de ovocitos se programa a las 36 horas de la administración del fármaco inductor de la ovulación (hCG o agonista de GnRH). Para recuperar los ovocitos, se realiza una punción folicular mediante ecografía transvaginal, un método quirúrgico con baja tasa de complicaciones que se lleva a cabo en un quirófano al lado del laboratorio de reproducción asistida. Consiste en aspirar el líquido folicular localizando los folículos por ecografía transvaginal, con una aguja desechable de 19 G y una presión de vacío de 150-160 mmHg.

Las complicaciones de la punción son muy raras. En un amplio registro publicado por la ESHRE en 2018, se reportaron un 0,17 % de complicaciones en la punción folicular, siendo las más habituales el sangrado y las infecciones.

Procedimientos de laboratorio

Una vez finalizada la punción, en el laboratorio de FIV, se recuperarán los ovocitos del líquido folicular aspirado, y serán sometidos a una serie de procedimientos para finalmente almacenarlos en un incubador a 37 °C y un 6 % de dióxido de carbono hasta el momento de la inseminación.

En cuanto al semen, se utilizarán técnicas de selección o capacitación espermática para eliminar el plasma seminal y separar los espermatozoides móviles de otras células. Así, se seleccionarán aquellos espermatozoides con mayor capacidad fecundante. Las técnicas más utilizadas son:

- **Swim-up:** permite seleccionar aquellos espermatozoides con mayor capacidad para ascender en un medio de cultivo. Para ello, se centrifuga la muestra de semen y se elimina el sobrenadante (donde se encuentra el plasma seminal y los restos celulares). Al sedimento que queda en el tubo, se le añade un medio de cultivo específico, y se deja incubar a 37 °C. Los espermatozoides móviles supuestamente maduros subirán «nadando» por el tubo y serán recogidos para su uso en la TRA elegida.
- **Gradientes de densidad:** esta técnica se basa en que los gradientes de densidad separan las partículas en función de su densidad de flotación. Cada componente del semen se separará de los demás hasta alcanzar una posición en la que su densidad sea igual a la de su entorno. Los espermatozoides maduros alcanzan el gradiente de mayor densidad (fondo del tubo). El plasma seminal permanece flotando sobre el gradiente de menor densidad (en la superficie), y las demás células y espermatozoides muertos o inmaduros se sitúan en la interfase entre ambos gradientes.

 Lo más frecuente es realizar la capacitación del semen mediante *swim-up*, aunque en casos de sémenes sucios o con muchas células, pueden utilizarse gradientes de densidad.

A las 4 horas de la punción, se fecundan los ovocitos para generar embriones. Según se vaya a realizar FIV clásica o ICSI, la fecundación se realizará de un modo u otro.

Transferencia embrionaria

Es el último proceso técnico de la FIV, uno de los más importantes, ya que si no se realiza correctamente, todo el proceso previo habrá sido en vano. La transferencia embrionaria consiste en depositar el embrión en la cavidad uterina.

El proceso puede hacerse en fresco o en diferido:

- **La transferencia embrionaria en fresco:** es aquella en la que los embriones generados tras la punción folicular y la posterior fecundación de los ovocitos obtenidos son transferidos a la mujer en el mismo ciclo en el que se ha hecho la estimulación y la punción. Solo se vitrifican para una futura transferencia los embriones sobrantes.
- **La transferencia embrionaria diferida:** es aquella en la que los embriones obtenidos se congelan y se conservan para ser transferidos al útero materno en un futuro ciclo menstrual, ya sea por razones médicas o por cuestiones personales. En estos casos, el protocolo a utilizar será la supresión hipofisaria con antagonistas de GnRH y la inducción de la ovulación con un agonista. Son indicaciones claras de transferencia embrionaria diferida:
  - Pacientes con riesgo de alta respuesta ovárica: síndrome del ovario poliquístico, AMH > 3,5 ng/mL, recuento de folículos antrales > 30, etcétera.
  - Vitrificación de ovocitos: PGT, preservación de la fertilidad, donantes de óvulos, etcétera.
  - Otras causas: patología ginecológica que requiera tratamiento (pólipo endometrial, miomas, hidrosálpinx, etc.), alteración de la receptividad endometrial, etcétera.

La implantación embrionaria depende de un complejo sistema de interacción entre el embrión y el endometrio. Así, el éxito de la transferencia no depende solo de la calidad del embrión, sino también de la receptividad endometrial, siendo fundamental realizarla en la ventana de máxima receptividad del endometrio.

> **!** La EOC puede afectar a la calidad endometrial debido a los niveles suprafisiológicos de estradiol y progesterona que aparecen. La técnica de congelación embrionaria, conocida como *freeze all*, que preserva los embriones con la máxima calidad, permite diferir la transferencia embrionaria si es preciso y conseguir así una mejor receptividad endometrial.

Para valorar si el endometrio está en buenas condiciones y preparado para que el embrión pueda implantar, se tienen en cuenta:

- Su grosor: 7-12 mm.
- Su morfología: lo ideal es que sea trilaminar antes de que se produzca la ovulación.

- Valores hormonales en sangre de la paciente: estradiol < 3.000 pg/mL y progesterona < 1-2 ng/mL al final de la estimulación.

Con esta información, se puede tomar la decisión de seguir adelante con la transferencia en fresco o, por el contrario, vitrificar los embriones resultantes del ciclo para una transferencia embrionaria diferida.

No existe un acuerdo general para todas las unidades de reproducción sobre el mejor día en el que realizar la transferencia embrionaria, aunque cada vez se tiende más a la transferencia en estadio de blastocito (5º día), que supone ciertas ventajas con respecto a la transferencia de embriones de 3 días, como la selección de embriones con mayor potencial de implantación, que permite reducir el número de embriones a transferir sin disminuir las tasas de gestación.

El número de embriones a transferir es otro elemento de desacuerdo entre los diferentes centros de reproducción. Cada vez se tiende más a transferir un solo embrión. El objetivo es aumentar las probabilidades de conseguir un niño sano en casa, pero sin elevar la tasa de gestación múltiple, que es la principal complicación de las TRA, con importante morbimortalidad maternofetal.

Por último, no se recomienda el reposo en cama postransferencia. Es más, algunos estudios apuntan a que la deambulación inmediata puede facilitar la implantación embrionaria.

Soporte de la fase lútea

La fase lútea es el período comprendido entre la ovulación (pico de hormona luteinizante) y la llegada de la menstruación o bien la implantación de un embrión. La principal característica de la esta fase es la formación del cuerpo lúteo, que continúa con la producción de estradiol e inicia la producción de progesterona, hormona que marcará los cambios en el endometrio para que se desarrolle la implantación embrionaria. Cuando esta ocurre, la hCG segregada por el trofoblasto se encargará de mantener al cuerpo lúteo, y así proporcionar unos niveles adecuados de estradiol y progesterona para que el embarazo pueda desarrollarse.

> **!** Se asume que, en la mayoría de los ciclos estimulados de FIV, existe una fase lútea deficiente. Su causa es un tema controvertido, aunque la hipótesis más aceptada actualmente está relacionada con los niveles suprafisiológicos de estrógenos y progesterona segregados por los numerosos cuerpos lúteos obtenidos tras la estimulación ovárica. Estos niveles anormalmente altos inducirían una inhibición de la secreción hipofisaria de hormona luteinizante (*feedback* negativo), conduciendo así a la luteólisis y, con ella, a la fase lútea deficiente.

Esto justifica la necesidad de administrar alguna medicación para mantener el proceso implantatorio, lo que se conoce como «apoyo a la fase lútea», siendo de elección la progesterona natural micronizada (200 mg/12 horas) vía vaginal.

No hay evidencia suficiente acerca del día óptimo para comenzar con la administración de progesterona, aunque en general debe hacerse entre el día de la punción folicular y los 3 días posteriores.

En cuanto al momento de suprimir este apoyo a la fase lútea, si bien la mayoría de especialistas continúan la progesterona hasta la semana 8-12 de embarazo en caso de que este se consiga, no existe evidencia para mantener la suplementación más allá de la demostración de una prueba de embarazo positiva.

> ! Cuando se desencadena la inducción de la ovulación con un agonista de la GnRH, la administración de progesterona como apoyo de la fase lútea no resulta suficiente, por lo que la opción más razonable es la congelación embrionaria y la posterior transferencia diferida.

Criopreservación y criotransferencia de embriones

La criopreservación de material reproductivo constituye una parte esencial en los TRA hoy día. Se define como el proceso por el cual se consigue almacenar este material a temperaturas criogénicas (muy bajas, normalmente por debajo de –100 °C) manteniendo su viabilidad una vez descriopreservado, lo que permite utilizar tanto los gametos (ovocitos y semen) como los embriones de forma diferida.

La criobiología entró en los laboratorios de reproducción inicialmente con la congelación lenta, que permitía criopreservar embriones tempranos, pero no blastocistos ni ovocitos. El desarrollo de la vitrificación ha supuesto una verdadera revolución en la criopreservación de ovocitos, embriones tempranos y blastocistos, y ha demostrado aumentar la tasa de supervivencia y de gestación con respecto a la congelación lenta, sin peores resultados perinatales. La principal diferencia entre ambas técnicas es que la vitrificación es una técnica de congelación ultrarrápida, evitando la formación de cristales, que pueden dañar la integridad celular, y reduciendo el tiempo de exposición a los crioprotectores (tóxicos para las células).

Así, hoy en día, la vitrificación es la técnica de elección para criopreservar ovocitos y embriones, pues ha demostrado ser muy efectiva, proporcionando altas tasas de supervivencia y de implantación. De hecho, los embriones desvitrificados tienen una tasa de supervivencia equiparable a la de la transferencia en fresco sin vitrificación.

En la práctica clínica, tiene diferentes aplicaciones:

• **Vitrificación de embriones:**
  – *Criopreservación de los embriones viables sobrantes* tras un ciclo de estimulación ovárica, obligatorio según la legislación actual (Ley 14/2006 del 26 de mayo) y, además, aumenta la rentabilidad del ciclo y la tasa de gestación acumulada.
  – *Reducir la incidencia de gestación múltiple,* facilitando las transferencias de un solo embrión por ciclo.
  – Se sabe que la estimulación ovárica puede alterar la receptividad del endometrio. En casos de *mala receptividad endometrial* en un ciclo de FIV, la vitrificación permite criopreservar los embriones viables conseguidos para transferirlos en diferido en un ciclo posterior, en un ambiente más fisiológico, resultando así en una mejor

sincronía entre embrión y endometrio, aumentando la probabilidad de implantación. En las publicaciones científicas, se denomina estrategia *freeze all.*
  – Para pacientes con riesgo de sufrir un SHO, los programas de criopreservación también son cruciales, como ya se ha mencionado.
  – Será también necesaria la vitrificación embrionaria cuando se indique el diagnóstico genético preimplantacional (PGT), para dar tiempo al resultado de la prueba de detección de anomalías genéticas antes de la transferencia.
• **Vitrificación de ovocitos:** se describe más adelante en el apartado *Preservación de la fertilidad.*

Por otro lado, la criotransferencia de embriones consiste en la utilización de estos embriones congelados por una paciente/pareja. Es un procedimiento en constante progresión. Según el registro de la Sociedad Española de Fertilidad (SEF), en 2018, el 61,4 % de los embriones transferidos fueron embriones congelados, frente al 25,3 % en 2010.

La criotransferencia de embriones precisa la sincronización entre el embrión y el endometrio, para lo cual se requiere de una preparación endometrial previa.

En la tabla 23-3, se describen las distintas posibilidades de criotransferencia embrionaria según el método de preparación endometrial.

Ninguna forma de preparación endometrial ha demostrado superioridad en cuanto a resultados reproductivos. Durante años, el ciclo artificial ha sido la referencia para la preparación endometrial de la criotransferencia, relegándose a un segundo plano la elección del ciclo natural o natural modificado.

Aunque diferentes estudios coinciden en que no existe superioridad de una forma de preparación endometrial sobre otra, recientes metaanálisis apoyan un beneficio significativo en la tasa de nacido vivo basándose en la producción por el cuerpo lúteo de distintas sustancias (relaxina, factor de crecimiento endotelial vascular, etc.) beneficiosas en el ciclo natural o estimulado (inexistentes en el ciclo artificial, al no existir cuerpo lúteo), así como en un posible déficit de fase lútea en el ciclo artificial.

Los niveles de progesterona en el entorno de la criotransferencia pueden comprometer los resultados reproductivos. El nivel sérico de progesterona óptimo para realizar una criotransferencia sigue siendo un objeto de debate, y es un factor pronóstico tanto de la tasa de embarazo evolutivo como de nacido vivo.

El nivel de progesterona de 10 ng/mL producido por el cuerpo lúteo en un ciclo natural es el valor de referencia habitual. El momento idóneo para su determinación también se cuestiona, aunque suele hacerse el mismo día de la criotransferencia o el día previo. En aquellas pacientes con un nivel bajo en ese momento, a pesar de la administración de progesterona vaginal, el papel de la suplementación con progesterona subcutánea o intramuscular comienza a estar claro tras las conclusiones de los últimos estudios publicados.

Selección embrionaria mediante diagnóstico genético preimplantacional

El PGT es una prueba realizada para analizar el ADN de los embriones con el objetivo de determinar anomalías genéticas, permitiendo así seleccionar los no afectos para la transferencia.

Tabla 23-3. Variedades de criotransferencia embrionaria según la preparación endometrial

Tipo de preparación endometrial	En qué consiste
Ciclo artificial o sustituido: consiste en la exposición secuencial a preparados de estrógenos, añadiendo gestágenos posteriormente	1. Se comenzará con estrógenos tras el inicio de la menstruación (4-8 mg diarios de valerato de estradiol oral o 100-200 µg de estradiol transdérmico, ambas vías tienen similar eficacia). Es común usar dosis crecientes intentando simular el ciclo natural, pero no se han visto ventajas frente a dosis constantes 2. Control ecográfico para evaluar el grosor endometrial (adecuado entre 7-8 mm antes de iniciar el gestágeno) y su morfología (el patrón trilaminar presenta mejor pronóstico) 3. El uso de agonistas de GnRH desde la fase lútea del ciclo previo a la preparación endometrial (protocolo largo) es común en los ciclos sustituidos de preparación endometrial, para evitar una ovulación durante el tratamiento estrogénico que impida la correcta sincronización endometrial. No obstante, su utilización no ha demostrado una mayor eficacia 4. Administración de progesterona, siendo la pauta más empleada la progesterona natural micronizada vía vaginal (600-800 mg diarios) 5. Sincronización de los procesos de descongelación y transferencia embrionaria. Un punto clave en la preparación endometrial es el tiempo óptimo de exposición a progesterona en el momento de la transferencia. El momento adecuado se aproxima al día en el que se hubiera producido la extracción ovocitaria, de forma que la transferencia de embriones en estadio de blastocisto debería programarse en el 5º o 6º día de exposición a progesterona 6. El tratamiento con estrógenos y progesterona debería mantenerse hasta que la placenta tomase el mando de la producción de hormonas para mantener el embarazo, siendo lo más habitual retirar todo el aporte hormonal entre las 10 y 12 semanas de gestación

Ciclo natural	• La preparación del endometrio se consigue a través de las hormonas esteroideas endógenas producidas por el folículo ovárico en desarrollo, siendo necesario que exista función ovulatoria
	• Según el origen del pico de hormona luteinizante necesario para el inicio de la fase secretora, se distingue:
	   – Criotransferencia natural verdadera: se programa en base a la detección del pico endógeno de hormona luteinizante
	   – Criotransferencia natural modificada: se programa en base a la administración de hCG para inducir la rotura folicular y su posterior luteinización (250 µg de hCG recombinante en dosis única subcutánea cuando el folículo sea > 18-20 mm)
	• Ventaja: ausencia de medicación
	• Desventajas: monitorización estrecha del ciclo, limita la programación de la criotransferencia y hay riesgo de cancelación por ovulación imprevista
	• La criotransferencia se realiza ajustando el nº de días de exposición a progesterona a los días de desarrollo del embrión (normalmente entre 5-7 días de exposición)

Ciclo estimulado	1. Inicio de fármacos estimuladores en la fase folicular temprana (habitualmente gonadotropinas a baja dosis, aunque también está descrita la utilización de citrato de clomifeno o inhibidores de la aromatasa) 2. Monitorización folicular. Hay que individualizar la dosis de gonadotropinas según la respuesta ovárica 3. Administración de 250 µg de hCG recombinante en dosis única vía subcutánea para inducir la ovulación cuando el folículo sea > 17 mm 4. Programar la criotransferencia según la administración de la hCG

GnRH: hormona liberadora de gonadotropinas; hCG: gonadotropina coriónica humana.

En España, la técnica se encuentra regulada por *el artículo 12 de la Ley 14/2006 sobre técnicas de reproducción humana asistida*. La propuesta para realizar un PGT debe realizarse por un equipo multidisciplinar especializado en reproducción. Este estudio incluye:

• **PGT para aneuploidias (PGT-A):** la aneuploidia embrionaria es la causa más importante de fallo de FIV, y el riesgo se incrementa con la edad materna. El PGT-A se basa en la detección de alteraciones cromosómicas en los embriones para seleccionar aquellos con una dotación cromosómica normal. No se apoya el uso universal de PGT-A para todos los pacientes. Es útil en mujeres > 35 años (aumenta la tasa de gestación por transferencia) y también podría ser útil en casos de fallo de implantación, abortos de repetición o factor masculino grave, entre otras indicaciones. El PGT-A permite clasificar los embriones en euploides, aneuploides y mosaicos. Aunque hasta hace unos años no se recomendaba transferir estos últimos (los mosaicos), publicaciones recientes han reportado su capacidad de implantación y el nacimiento de niños sanos. Hoy día se recomienda su transferencia, previo asesoramiento genético a la pareja y siendo una decisión consensuada.

• **PGT para enfermedades monogénicas/alteraciones de un único gen:** las variantes deben ser patogénicas o probablemente patogénicas, y estar relacionadas con enfermedad grave. Su finalidad es reducir al máximo la posibilidad de que una pareja tenga descendencia afecta de una enfermedad genética hereditaria de la que uno o ambos progenitores sean portadores.

• **PGT para reorganizaciones cromosómicas estructurales:** se realiza en pacientes portadores de alteraciones cromosómicas estructurales (traslocación robertsoniana, deleciones, inversiones, etc.) que originan gametos desequilibrados.

! Independientemente del PGT realizado, son posibles los falsos positivos y negativos, pudiendo haber errores tanto técnicos como humanos. Por ello se recomienda un diagnóstico genético prenatal mediante amniocentesis o biopsia coriónica tras PGT para enfermedades monogénicas y para reorganizaciones cromosómicas estructurales. En PGT para aneuploidias, se recomienda el seguimiento prenatal para el cribado de aneuploidias como en cualquier gestante.

Procedimiento de un ciclo de PGT:

1. FIV-ICSI: el protocolo de estimulación ovárica buscará maximizar el número de ovocitos obtenido. La técnica de inseminación será la ICSI.
2. Una vez obtenidos los embriones, se biopsian para obtener células de estos. La biopsia embrionaria es uno de los pasos clave en el PGT, y es una técnica segura siempre que sea realizada por expertos. Aunque la biopsia en embriones de 3 días ha sido la más utilizada durante años, hoy ha sido sustituida casi por completo por la biopsia de embriones en estadio de blastocisto (día 5-7).
3. Se emplearán diferentes técnicas de genética para el diagnóstico cromosómico y genético de las células biopsiadas de los embriones. Los resultados del PGT siempre deben ser evaluados por dos analistas independientes, que deben coincidir.
4. Si la biopsia se realiza en el día 5 (estadio de blastocisto), que es lo más habitual, los embriones son vitrificados y la transferencia se realiza en diferido, en un ciclo posterior tras la preparación endometrial.

Donación de ovocitos u ovodonación

Consiste en una TRA en la que el ovocito es aportado por una mujer distinta a la que recibirá el embrión resultante. Es, por tanto, un proceso de FIV con ovocitos procedentes de una donante que son fecundados con espermatozoides (bien de la pareja de la receptora, o bien de un donante de semen en los casos necesarios) y en el que los embriones obtenidos son transferidos al útero de una mujer receptora o criopreservados para posibles transferencias futuras.

Actualmente, la donación de ovocitos supone un porcentaje cada vez mayor de los ciclos de reproducción asistida en todo el mundo, debido principalmente al retraso en la maternidad. Según la SEF el porcentaje de ciclos de ovodonación en España supone un 30 % del total de tratamientos realizados.

En la **tabla 23-4**, se exponen los resultados de las diferentes TRA en España según el registro de la SEF de 2020.

SÍNDROME DE HIPERESTIMULACIÓN OVÁRICA

El SHO es una condición fundamentalmente yatrogénica, que hoy día puede considerarse como mala praxis. No obstante, sigue siendo la causa más frecuente de morbilidad relacionada con la EOC. Consiste en un aumento del tamaño ovárico a costa de la presencia de quistes luteínicos, junto a manifestaciones sistémicas derivadas del aumento de la permeabilidad vascular.

> **!** El factor etiológico fundamental que desencadena un SHO durante un proceso de EOC es la hCG, bien de origen exógeno, bien endógeno, ya que es la responsable de incrementar la permeabilidad vascular al estimular la producción del factor de crecimiento endotelial vascular.

Se pueden distinguir dos tipos de SHO:

- *SHO precoz*: que ocurre entre 2 y 5 días tras la administración de hCG exógena para desencadenar la ovulación.
- *SHO tardío*: generalmente más grave y duradero, que se produce cuando se realiza transferencia embrionaria en el mismo ciclo y hay implantación, por la producción de hCG endógena por el trofoblasto embrionario.

Comprender la fisiopatología es fundamental para poder abordar correctamente su manejo. El proceso se desencadena por la liberación masiva de citocinas, cuya misión es inducir la neoformación vascular en la granulosa del ovario durante la transformación lútea de los folículos ovulatorios.

Esta liberación masiva de citocinas ocasiona una vasodilatación arteriolar, un aumento de la permeabilidad vascular, fenómenos tromboembólicos y alteraciones hepáticas. Todo ello genera varios círculos viciosos, en el centro de los cuales se encuentra la extravasación de plasma y la creación de un tercer espacio, con la consiguiente pérdida de volumen intravascular y hemoconcentración.

La extravasación de plasma se manifiesta clínicamente con ascitis, hidrotórax y edemas, y tiene como consecuencia una oligoanuria de origen prerrenal que compromete gravemente el equilibrio hidroelectrolítico.

La clínica del SHO es muy variable, desde una leve sensación de distensión abdominal hasta manifestaciones derivadas del fracaso renal y el colapso hemodinámico con fenómenos tromboembólicos que pueden conducir al fallecimiento de la paciente. Para su diagnóstico, es necesaria la presencia de ascitis, ya que el fenómeno central de su fisiopatología es la extravasación vascular y la presencia de un tercer espacio. No hay SHO sin tercer espacio. El proceso se clasifica en leve, moderado y grave (**Tabla 23- 5**), según el enfoque terapéutico que necesita cada estadio.

Tabla 23-4. Resultados de las técnicas de reproducción asistida según el registro de la Sociedad Española de Fertilidad (SEF) en 2020					
	IAH	**IAD**	**FIV**	**Ovodonación**	**PGT**
Nº de ciclos	13.465	11.351	31.647	10.326	13.153
Tasa de gestación	12,9 %	19,1 %	34,5 %	57,5 %	51,1 %
Tasa de aborto	19,4 %	18,5 %	22,4 %	18,3 %	16,6 %

FIV: fecundación *in vitro*; IAD: inseminación artificial con semen de donante; IAH: inseminación artificial homóloga; PGT: estudio genético preimplantacional.

Tabla 23-5. Clasificación clínica del síndrome de hiperestimulación ovárica	
	Manifestaciones clínicas
Leve	Molestias abdominales, sensación de distensión abdominal con evidencia ecográfica de escasa cantidad de líquido libre (ascitis)
Moderado	Síntomas digestivos (náuseas, vómitos, diarrea) junto con ascitis evidenciable sin necesidad de pruebas complementarias. Incremento de peso > 500 g diarios al menos 2 días consecutivos
Grave	Incremento de peso > 800 g diarios. Ascitis a tensión, hipotensión ortostática, taquicardia, dificultad respiratoria, oliguria progresiva, hemoconcentración

Algunos factores de riesgo para SHO son: la edad y la reserva ovárica (las mujeres más jóvenes y con mayor reserva ovárica tienen más riesgo que aquellas de mayor edad y con reserva ovárica disminuida), el SOP o los ovarios multifoliculares, un nivel de AMH elevado (> 3,36 ng/mL), un recuento elevado de folículos antrales, o el antecedente de SHO previo.

Para prevenirlo, es fundamental identificar a las pacientes de riesgo. En tales casos, durante la estimulación ovárica, se pueden adoptar diferentes medidas para evitar la aparición de este síndrome o disminuir su gravedad, como son:

• Elección de la pauta correcta de estimulación ovárica (tipo de ciclo, dosis y fármacos adecuados): ciclo corto con antagonistas y dosis de gonadotropinas ajustada por peso.
• Cancelación del ciclo.
• Uso de agonistas de la GnRH para desencadenar la ovulación.
• Vitrificación de embriones y aplazamiento de la transferencia. No reduce el riesgo de SHO temprano, pero sí elimina el riesgo de SHO tardío (asociado al embarazo), que es el más prolongado y grave.
• En cuanto a su tratamiento, dependerá de su gravedad. Se trata de un proceso autolimitado, cuya duración y evolución hoy por hoy no se puede modificar, y para el que solo se dispone de medidas de soporte.

> ! En todos los casos, se prescribirá heparina de bajo peso molecular, independientemente de la gravedad del síndrome, para prevenir los fenómenos tromboembólicos.

También en todos los casos, para valorar la evolución del síndrome, es fundamental controlar la extravasación vascular, que se traduce en retención de líquidos. Esto se puede monitorizar de dos formas:

• **Control de peso:** la retención de 1 L se traduce en un aumento de 1 kg de peso. Si se produce un incremento diario > 800 g, hay que prever el agravamiento del proceso.
• **Control del balance hídrico (mejor indicador) y diuresis.**

En el caso de *SHO leve,* se puede realizar un manejo ambulatorio, con control de diuresis y peso diario, reposo relativo y abundante ingesta hidroelectrolítica, así como heparina de bajo peso molecular y tratamiento analgésico si es preciso.

El *SHO moderado* ya requerirá un manejo hospitalario, con las mismas medidas anteriores, además de control clínico y ecográfico de la ascitis, los edemas y otras complicaciones, así

como determinaciones diarias de valores sanguíneos (hematócrito, albúmina, proteínas totales, iones, transaminasas, coagulación). El ingreso en la unidad de cuidados intensivos por cuadro grave es excepcional.

La paracentesis o culdocentesis evacuadora produce alivio inmediato de los síntomas relacionados con la ascitis a tensión, además de incrementar el flujo renal y la diuresis, sin embargo, ha de retrasarse al máximo para evitar hacerla en más de una ocasión.

Debe evitarse el uso de diuréticos (salvo en casos de edema pulmonar), ya que actúan agravando uno de los fenómenos centrales de la fisiopatología del SHO, la disminución del volumen plasmático y, secundariamente, la hemoconcentración.

COMPLICACIONES OBSTÉTRICAS Y RESULTADOS PERINATALES

El objetivo de los profesionales dedicados a la reproducción asistida ha sido garantizar, en la medida de las posibilidades reales, que, como resultado de estas técnicas, nazca un niño sano que pueda desarrollar al máximo sus capacidades a lo largo de su vida.

Las revisiones bibliográficas actuales informan de un riesgo aumentado de prematuridad, variaciones del peso considerado adecuado al nacimiento, malformaciones congénitas (4-9 % frente al 4-6 % de la población general) y morbimortalidad perinatal con respecto a lo observado en gestaciones espontáneas.

Sin embargo, para poder evaluar el impacto real de la reproducción asistida en los resultados perinatales, hay que tener en cuenta el papel de numerosos factores de confusión presentes en la población estéril, como son la propia infertilidad y la calidad de los gametos, así como la edad de los pacientes y la mayor frecuencia de antecedentes médicos por sus características y edad avanzada.

> ! La visita pregestacional para la valoración del estado de salud de la pareja infértil, hábitos, IMC, antecedentes familiares y personales, enfermedades crónicas, posible exposición a tóxicos, manejo y eventual sustitución de medicación crónica, asesoramiento genético si procediera e información de los posibles riesgos descritos en las TRA se debe considerar prioritaria en las parejas.

Las estrategias de prevención de las complicaciones perinatales se han dirigido a evitar la gestación múltiple y los estados hipertensivos del embarazo, fundamentalmente la preeclampsia.

Prematuridad

El aumento de los partos prematuros en reproducción asistida es un hecho demostrado, siendo hasta dos veces más frecuente que en los embarazos espontáneos, y hasta tres veces más frecuente la prematuridad grave (< 32 semanas).

La gemelaridad ha sido descrita como la causa más determinante del elevado porcentaje de prematuridad observada en los embarazos obtenidos con TRA, aunque en la actualidad se ha aceptado y comprobado que el riesgo de prematuridad con TRA sigue estando aumentado aun en el caso de gestaciones únicas por transferencia selectiva de un embrión.

Las complicaciones derivadas de la gestación múltiple han ido reduciéndose gracias al esfuerzo realizado por las unidades de reproducción, mejorando las condiciones de desarrollo embrionario y optimizando las técnicas de selección para reducir el número de embriones a transferir a uno.

Es importante la concienciación, tanto del médico especialista como de la pareja infértil, de las consecuencias en morbimortalidad materna y fetal de la transferencia de más de un embrión, puesto que, en ocasiones, el éxito se interpreta como la tasa de gestación por ciclo, y para muchas parejas infértiles el embarazo gemelar, supondría una meta feliz y deseada para alcanzar su proyecto familiar sin detenerse a pensar en otro resultado que no sea el de dos nacidos sanos. En los datos del último Registro de la SEF ya se comprueba el cambio de tendencia hacia la transferencia de un embrión.

 La transferencia de más de un embrión debe realizarse de forma excepcional (Fig. 23-1).

Hipertensión inducida por el embarazo

Está comprobado que el riesgo de desarrollar hipertensión arterial durante el embarazo está aumentado en todas las TRA.

La preeclampsia es una enfermedad multisistémica caracterizada por daño endotelial que aparece en el 2-8 % de las gestaciones. Es conocida como la enfermedad de las teorías, pues su etiología no está clara.

La patogenia es la invasión superficial del trofoblasto y una remodelación deficiente de las arterias espirales uterinas, proceso modulado por antígenos fetales, responsable de la isquemia uteroplacentaria que resulta finalmente en daño endotelial en forma de aterosclerosis.

 El riesgo de preeclampsia en pacientes de reproducción asistida es mayor que en gestaciones espontáneas, y se presenta hasta en el 20-25 % de las gestaciones obtenidas con ovodonación.

El papel del procedimiento elegido parece influir, pues el mayor riesgo se detecta en los ciclos de ovodonación y criotransferencias en las que se administra una terapia hormonal para la preparación endometrial.

La no existencia de cuerpo lúteo y relaxina en estos casos se ha asociado a un porcentaje mayor de preeclampsia. Sin embargo, deben existir otros mecanismos, pues su incidencia está también aumentada en casos de FIV con ovocitos propios en ciclos estimulados donde coexisten varios cuerpos lúteos.

El pronóstico depende de un diagnóstico precoz para el que se han desarrollado biomarcadores que resultan útiles para predecir aquellas pacientes con riesgo aumentado y posibilitan la instauración del tratamiento adecuado de forma precoz.

 Se considera de elección la preparación endometrial en el ciclo natural para reducir el riesgo de complicaciones obstétricas, siempre y cuando la paciente mantenga su función ovárica.

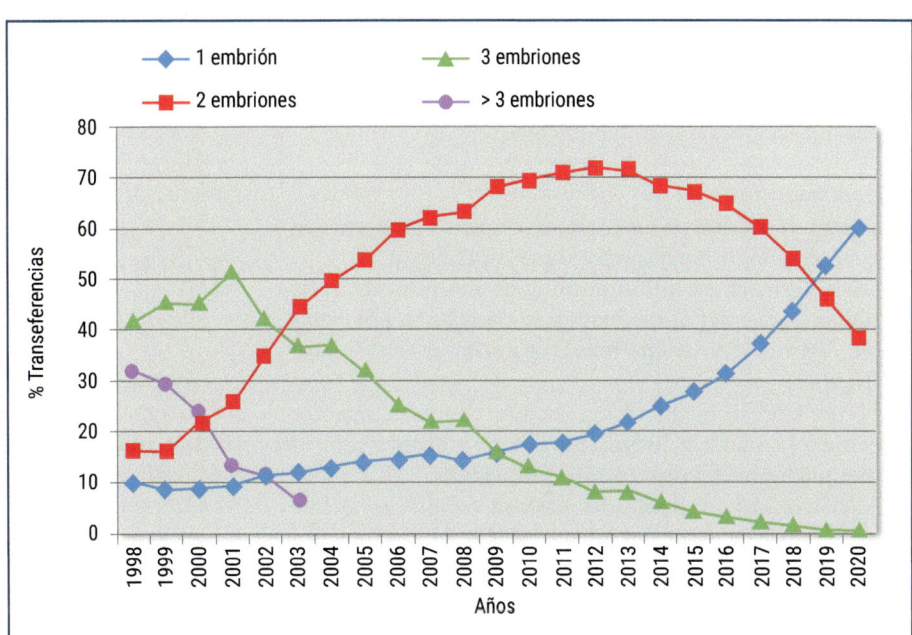

Figura 23-1. Evolución de la política de transferencia embrionaria en fecundación *in vitro*/inyección intracitoplasmática de espermatozoides. Sociedad Española de Fertilidad (SEF) 1998-2020.

PRESERVACIÓN DE LA FERTILIDAD

La indicación es conservar los gametos femeninos de pacientes que, por diferentes motivos, podrían ver afectada su capacidad reproductiva. El avance real en este campo ocurrió a partir del año 2000. En España, tras la importación de la técnica de vitrificación en el año 2007, se extendió su uso hasta la actualidad ofreciendo tasas elevadas de supervivencia con buenos resultados clínicos.

La vitrificación es una técnica de congelación rápida que consiste en la transformación de un líquido en un sólido muy viscoso de consistencia parecida al vidrio, evitando la formación de hielo y, por tanto, de cristales intracelulares que comprometerían la supervivencia posterior de la célula.

Según la indicación se clasifica en tres tipos, que se explican a continuación.

Preservación de causa oncológica

Un 10 % de tumores malignos se da en mujeres < 45 años y un 1 % en < 20 años. Las pacientes son derivadas desde los servicios de oncología a las unidades de reproducción, y se les realiza una EOC, priorizando su inicio rápido, independientemente del momento del ciclo menstrual en el que acudan, para no retrasar el tratamiento quimioterápico. Se conoce en las publicaciones científicas como *random start* (**Fig. 23-2**).

 • En la actualidad, la conservación de ovocitos en la paciente oncológica en edad fértil y con deseo reproductivo se considera parte integral de la atención multidisciplinar, pues contribuye a mejorar su calidad de vida una vez superada su enfermedad.
• Las neoplasias observadas con más frecuencia son: el cáncer de mama, de ovario, linfomas, leucemia y osteosarcoma.

Preservación de causa médica no oncológica

La patología medica con riesgo de evolucionar a una insuficiencia ovárica es otro de los motivos por los que esas pacientes son dirigidas a los centros de reproducción.

Las indicaciones más frecuentes son:

• Endometriosis.
• La cirugía ovárica, por ejemplo, en el caso de teratomas de gran tamaño, tumores *borderline* (semimalignos).
• Las enfermedades autoinmunitarias con indicación de tratamiento con quimioterápicos a dosis bajas, por ejemplo, artritis reumatoide refractaria o lupus eritematoso sistémico.
• El trasplante de médula ósea requerido en procedimientos benignos como la talasemia, anemia de Fanconi y síndromes mieloproliferativos o mielodisplásicos.
• Alteraciones cromosómicas o genéticas (síndrome de Turner, translocaciones del X, portadoras de la mutación *FMR1*, mutaciones *BCRA*, galactosemia).
• Baja reserva ovárica y riesgo de desarrollar fallo ovárico precoz en un futuro.

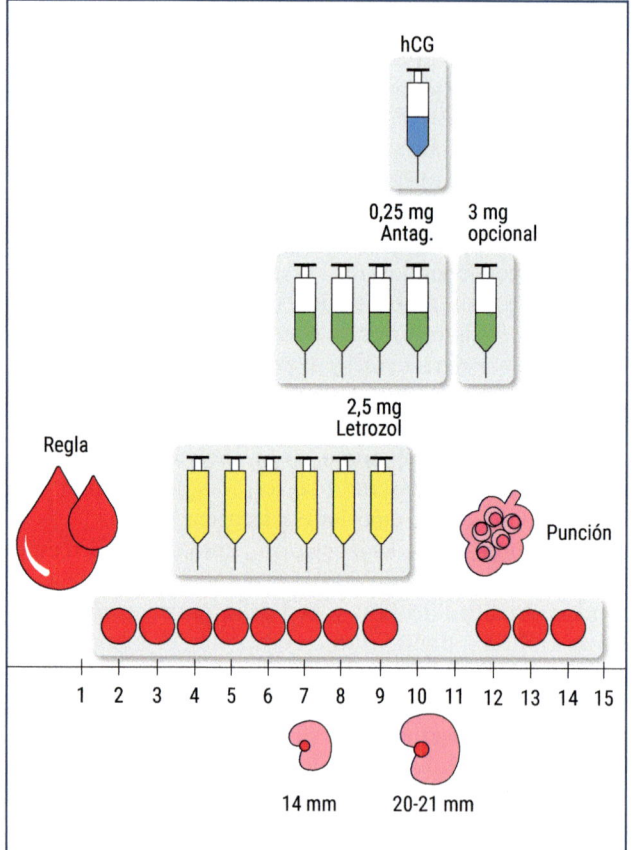

Figura 23-2. Esquema de estimulación ovárica controlada. Antag.: antagonista; hCG: gonadotropina coriónica humana.

• Patología que implique la necesidad de retrasar la gestación hasta la edad de la paciente que supere los 40 años.
• Pacientes transgénero, preferentemente antes del inicio de la terapia hormonal de asignación de género.

Preservación electiva

Se realiza en mujeres que desean posponer su maternidad por motivos personales o laborales, y supone una consulta cada vez más frecuente en los centros de reproducción.

La edad a la que se realiza la preservación y el número de ovocitos maduros son los factores predictivos para conseguir como resultado un nacido vivo años después.

 Los mejores resultados se obtienen en pacientes de entre 30 y 35 años y entre 10 y 15 ovocitos maduros.

Dos trabajos americanos recientes inciden sobre este tipo de preservación y ponen el foco en el coste-beneficio de la técnica, comparando los resultados de una FIV con ovocitos vitrificados a una edad ≤ 35 años y utilizados a partir de los 42 años, con un ciclo de FIV con prueba genética preimplantacional para aneuploidias en pacientes ≥ 42 años, observando en este último caso un menor porcentaje de niño en casa con un coste mucho mayor en el caso de trabajar con ovocitos frescos a edades avanzadas.

Informan además de que la probabilidad de tener un niño en casa tras conservar ovocitos es del 39 %, dato muy útil para informar a las pacientes en consulta.

Lo más importante en este tipo de preservación es valorar el coste-beneficio de vitrificar ovocitos en mujeres que desean posponer su maternidad, y que la tasa de éxito en una FIV posterior sea superior a hacer un ciclo de FIV a edades avanzadas. También deben ser informadas de las probabilidades de completar su proyecto reproductivo, pues la mayoría de las veces suelen querer tener más de un hijo.

Hay diferentes pautas de estimulación, la convencional (iniciando el ciclo con la menstruación) y la aleatoria, iniciando el tratamiento independientemente del momento del ciclo menstrual.

Con respecto a la supresión hipofisaria, se pueden utilizar antagonistas de la GnRhH o progestágenos continuos, y en el caso de tumores hormonodependientes, el uso de inhibidores de la aromatasa como el letrozol produce una potente supresión de los niveles circulantes de estrógenos.

 Es obligado explicar a las pacientes que la vitrificación de ovocitos no puede asegurar su futura maternidad, pero sí puede aumentar sus posibilidades de tener descendencia biológica.

 Cabe destacar que:

- La edad preferentemente es ≤ 35 años en preservación electiva y endometriosis.
- Hay peores resultados en casos de cáncer y endometriosis.
- Se recomienda vitrificar antes de la cirugía ovárica.
- La combinación del número de ovocitos y la edad está relacionada con el pronóstico de la técnica.
- Con el objetivo de 8-15 ovocitos, hay que valorar si es necesaria una segunda estimulación.

IMPLICACIONES PSICOSOCIALES DE LA SUBROGACIÓN UTERINA

La gestación por sustitución supone en la actualidad el 4 % de las transferencias embrionarias en los Estados Unidos, y su demanda va en aumento en el resto del mundo.

Es una de las técnicas conocidas como reproducción asistida con necesidad de terceros, y consiste en la participación voluntaria de una mujer que lleva a término la gestación y puede estar genéticamente relacionada (subrogación tradicional) o no (portadora de la gestación) con el embrión y futuro recién nacido vivo y con los futuros padres. Por ello, en la mayoría de los casos perciben una compensación económica (Fig. 23-3).

El objetivo es el nacimiento de un niño mientras se garantiza el bienestar médico y psicológico de la gestante, de su familia, del nacido y de la paciente o pareja con intención de ejercer la paternidad. Los resultados en cuanto a tasa de recién nacido vivo y morbimortalidad perinatal son mejores que los comparados con otros ciclos de FIV donde el embarazo lo porta la paciente. Sin embargo, se describen más complicaciones cuando se comparan con gestaciones espontáneas.

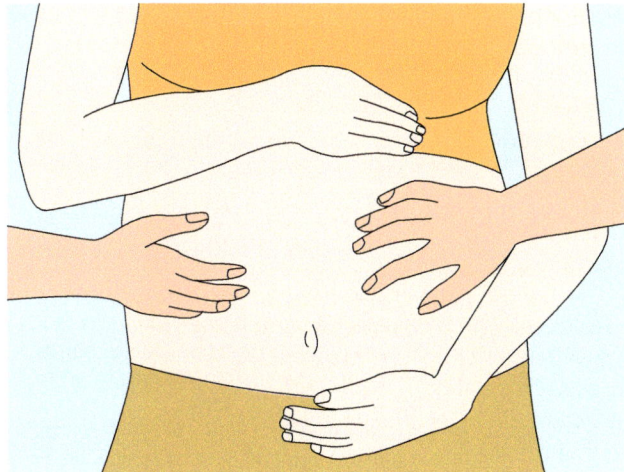
Figura 23-3. Técnica de reproducción asistida con necesidad de terceros.

Existen dos premisas importantes a la hora de analizar sus implicaciones:

- La reproducción humana ha sido tradicionalmente un asunto privado, así como la libertad de decisión y autonomía sobre el propio cuerpo.
- La maternidad puede dividirse en tres categorías: la genética, la gestacional y la social. Estas diferentes maternidades actualmente pueden ser ejercidas por la misma persona o hasta por tres diferentes.

Es prioritario que exista un acuerdo entre las partes, y este puede ser: altruista, si la gestante es familiar o conocida de los futuros padres; o comercial, si no existe conocimiento previo entre las partes y la búsqueda ha sido a través de profesionales del sector o centros de reproducción.

Se considera imprescindible una evaluación psicológica previa de las partes no solo para confirmar la adecuación al proceso, sino para garantizar la mejor adaptación durante este.

En la actualidad, se considera de elección que no haya vínculo genético entre la gestante y el feto, es decir, que la gestación se obtenga mediante la FIV de gametos pertenecientes a los futuros padres o bien de donantes anónimos, pues el resultado se presume menos problemático tanto desde el punto de vista ético como legal.

El primer ejemplo clásico de gestación subrogada tradicional, donde la madre aporta su ovocito, se encuentra en el libro del *Génesis* del *Antiguo Testamento*, la historia de Sarah, Abraham y su sirvienta Hagah, que terminó en gran conflicto para todas las partes implicadas y que, sumado al precedente del mediático caso de «Baby M» en 1986 en los Estados Unidos, sirvió de base para desarrollar las guías de actuación clínica y establecer las recomendaciones actuales con respecto a esta técnica.

La preocupación actual estriba en los potenciales problemas legales, los costes emocionales derivados y la eventual explotación de las mujeres, por lo que el esfuerzo se ha focalizado en un adecuado programa de selección de la portadora de la gestación, así como la descripción de la correcta relación contractual entre las partes y los centros de reproducción.

> **!**
> - Indicaciones:
>   - Ausencia o disfunción uterina (Rokitansky, Asherman).
>   - Enfermedad materna grave que contraindique la gestación (cardiopatías, nefropatías, cáncer, trasplantes).
>   - Incapacidad para llevar a término un embarazo (abortos de repetición, fracaso de TRA).
> - Requisitos de la candidata a gestante ideal según la American Society for Reproductive Medicine (ASRM):
>   - Entre 21 y 45 años, IMC < 30, sanas.
>   - Con gestaciones previas (> 1 y < 5), preferentemente con partos vaginales y, si ha tenido cesáreas, no más de 3.
>   - No haber tenido diabetes ni hipertensión arterial ni trombofilias, preferentemente eutiroideas y no fumadoras.
>   - Adecuado soporte social, sin factores estresantes en ese momento.
>   - Con capacidad para prestar consentimiento y de valorar el potencial impacto en ella misma, sus familiares y su futuro.
>   - Capaz de asumir riesgos implícitos en cualquier procedimiento de reproducción asistida y embarazo.
>   - Tener una motivación adecuada.
>   - Con un manejo realista de las expectativas del proceso.

La gestación por sustitución es problemática desde sus inicios por:

- **Cuestiones éticas:**
  - Pone en entredicho el concepto clásico del mundo occidental acerca de la maternidad y la familia.
  - Interpretación de la medicina reproductiva como «medicina del deseo».
  - Posible generación de problemas de salud en la gestante.
- **Cuestiones sociales:**
  - Mala imagen de la gestación subrogada por el sensacionalismo de los medios de comunicación poniendo su acento en los casos más escabrosos.
  - Posible explotación económica de mujeres de países y clases sociales desfavorecidas.
  - «Mercantilización y venta de bebés».
- **Cuestiones psicológicas:**
  - Vínculo inadecuado en la gestante e incapacidad de renunciar al recién nacido vivo (1 %).
  - Vulnerabilidad de los solicitantes de la maternidad subrogada, debido al lastre de su infertilidad. Nunca lo contemplan como una actividad comercial.
  - Posibilidad de conflictos familiares y confusión de roles en el caso de una gestante conocida.

Es conveniente tener en cuenta las discusiones y reflexiones que se han generado al respecto. La gestación subrogada es una técnica cada vez más demandada y presente en la sociedad. Representa alrededor del 2,5 % de los ciclos de reproducción asistida en el ámbito mundial y genera un porcentaje impor-

tante del movimiento conocido en medicina como «turismo reproductivo». Es, por tanto, una realidad que se debería aceptar y tratar de regular.

Una vez correctamente informadas las dos partes, se seleccionará a la candidata mediante un enfoque multidisciplinario, teniendo en cuenta sus características demográficas y la combinación de pruebas psicológicas específicas (el inventario multifásico de personalidad de Minnesota [MMPI-2, The Minnesota Multiphasic Personality Inventory-2] y el inventario de evaluación de la personalidad [PAI, Personality Assessment Inventory]).

Se garantizará la protección de su salud, se mitigarán los abusos, se establecerá un precio mínimo para la compensación contemplada como un reembolso por el esfuerzo, estrés, tiempo, asunción de riesgos, gastos ocasionados e indemnización por la pérdida de ingresos. Tanto la ASRM como el American College of Obstetrics and Gynecology (ACOG) lo consideran ético, pues lo equiparan con la compensación económica en los voluntarios de investigaciones médicas.

La ESHRE y la Federación Internacional de Ginecología y Obstetricia (FIGO) no son de la misma opinión.

La motivación de los futuros padres es el deseo de un hijo relacionado genéticamente, dada su incapacidad natural para producirlo teniendo la voluntad y los medios para lograr su objetivo.

Desde el punto de vista legal es imprescindible:

- Dejar claro que la gestante no tiene intención de ser madre y que los futuros padres que aportan sus células reproductoras no son donantes, pues en ese caso no tendrían ningún derecho sobre el nacido.
- Hacer un contrato entre las partes, que han debido ser adecuadamente asesoradas por profesionales diferentes e independientes, con experiencia en derecho reproductivo.
- Establecer correctamente la filiación del recién nacido según la genética, gestación e intención de los padres en el marco legal correspondiente, conociendo las diferentes legislaciones entre países implicados y adelantándose a potenciales problemas.
- Adecuarse a los requerimientos de los centros de reproducción respecto a:
  - Número de embriones a transferir (uno y ocasionalmente dos).
  - Número de transferencias a realizar (máximo 3).
  - Plazo en el que se deben realizar los diferentes tratamientos (entre 12 y 18 meses).
  - Confirmación de que las partes implicadas tienen diferente representante legal.

Tomando en consideración las reflexiones anteriores, se podría plantear la gestación por sustitución como un recurso excepcional aplicable en casos de indicación médica o de «esterilidad estructural» (individuo sin pareja o pareja del mismo sexo), para la formación de familias diferentes, pero no por ello menos lícitas ni menos sanas. Sin embargo, actualmente la gestación por sustitución no es legal en España.

FÁRMACOS EN REPRODUCCIÓN ASISTIDA (Anexo 23-1)

PUNTOS CLAVE

- El 15 % de las parejas en edad reproductiva son infértiles, y necesitarán asistencia sanitaria para su estudio y posterior TRA.
- La edad de la mujer es el factor pronóstico más importante para el éxito de las TRA.
- La EOC permite el desarrollo folicular múltiple, que aumenta las probabilidades de obtener un embrión de buena calidad para transferir.
- El protocolo de estimulación ovárica con antagonistas de la GnRH es el más utilizado actualmente, ya que disminuye la duración de la estimulación, reduce el número de pinchazos y permite la inducción de la ovulación con un agonista para evitar el eventual riesgo de desarrollar el SHO.

- La inseminación artificial es la TRA más natural, menos costosa desde todos los puntos de vista, aunque menos efectiva. La FIV con ovocitos donados, por el contrario, es la técnica que proporciona la mejor tasa de éxito.
- La transferencia selectiva de un embrión en estadio de blastocisto es la mejor estrategia para reducir la morbimortalidad maternofetal en TRA al disminuir la posibilidad de gestación múltiple.
- La legislación española es una de las más permisivas de Europa, y los temas candentes en la actualidad son la pérdida del anonimato de las donaciones y la posibilidad de aprobación de la maternidad por sustitución.
- La conservación de ovocitos mediante la técnica de vitrificación es una herramienta útil para completar el proyecto reproductivo de la mujer.

BIBLIOGRAFÍA

Alecsandru D, Barrio A, Garrido N, Aparicio P, Pellicer A, Moffett A, et al. Parental human leukocyte antigen-C allotypes are predictive of live birth rate and risk of poor placentation in assisted reproductive treatment. Fertil Steril. 2020;114(4):809-17.

Bakkensen JB, Flannagan KS, Mumford SL, Hutchinson AP, Cheung EO, Moreno PI, et al. A SART data cost-effectiveness analysis of planned oocyte cryopreservation versus in vitro fertilization with preimplantation genetic testing for aneuploidy considering ideal family size. Fertil Steril. 2022;118(5):875-84.

Cascante SD, Blakemore JK, DeVore S, Hodes-Wertz B, Fino ME, Berkeley AS, et al. Fifteen years of autologous oocyte thaw outcomes from a large university-based fertility center. Fertil Steril. 2022;118(1):158-66.

Cavoretto P, Candiani M, Giorgione V, Inversetti A, Abu-Saba M, Tiberio F, et al. Risk of spontaneous preterm birth in singleton pregnancies conceived after IVF/ICSI treatment: meta-analysis of cohort studies. Ultrasound Obstet Gynecol. 2018;51(1):43-53.

Cobo A, García-Velasco JA, Remohí J, Pellicer A. Oocyte vitrification for fertility preservation for both medical and nonmedical reasons. Fertil Steril. 2021;115:1091-101.

Cozzolino M, Troiano G, Esencan E. Bed rest after an embryo transfer: a systematic review and meta-analysis. Arch Gynecol Obstet. 2019;300(5):1121-30.

Cozzolino M, Vitagliano A, Di Giovanni MV, Laganà AS, Vitale SG, Blaganje M, et al. Ultrasound-guided embryo transfer: summary of the evidence and new perspectives. A systematic review and meta-analysis. Reprod Biomed Online. 2018;36(5):524-42.

Drakopoulos P, Blockeel C, Stoop D, Camus M, De Vos M, Tournaye H, et al. Conventional ovarian stimulation and single embryo transfer for IVF/ICSI. How many oocytes do we need to maximize cumulative live birth rates after utilization of all fresh and frozen embryos? Hum Reprod. 2016;31(2):370-6

ESHRE PGT Consortium Steering Committee; Carvalho F, Coonen E, Goossens V, Kokkali G, Rubio C, et al. ESHRE PGT Consortium good practice recommendations for the organisation of PGT. Hum Reprod Open. 2020;2020:hoaa021.

Fishel S. First in vitro fertilization baby-this is how it happened. Fertil Steril. 2018;110(1):5-11.

Jung E, Romero R, Yeo L, Gómez-López N, Chaemsaithong P, Jaovisidha A, et al. The etiology of preeclampsia. Obstet Gynecol. 2022;226(2S):S844-66.

Labarta E, Mariani G, Rodríguez-Varela C, Bosch E. Individualized luteal phase support normalizes live birth rate in women with low progesterone levels on the day of embryo transfer in artificial endometrial preparation cycles. Fertil Steril. 2022;117(1):96-103.

Lensen SF, Wilkinson J, Leijdekkers JA, La Marca A, Mol BWJ, Marjoribanks J, et al. Individualised gonadotropin dose selection using markers of ovarian reserve for women undergoing in vitro fertilisation plus intracytoplasmic sperm injection (IVF/ICSI). Cochrane Database Syst Rev. 2018;2(2):CD012693.

Levron Y, Dviri M, Segol I, Yerushalmi GM, Hourvitz A, Orvieto R, et al. The 'immunologic theory' of preeclampsia revisited: a lesson from donor oocyte gestations. Am J Obstet Gynecol. 2014;211(4):383.e1-5.

López Guzmán J. Dimensión Económica de la Maternidad Subrogada («Habitaciones en Alquiler»). Cuad Bioet. 2017;28:199-218.

Niederberger C, Pellicer A, Cohen J, Gardner DK, Palermo GD, O'Neill CL, et al. Forty years of IVF. Fertil Steril. 2018;110(2):185-324.e5.

Ombelet W, Martens G, Bruckers L. Pregnant after assisted reproduction: a risk pregnancy is born! 18-years perinatal outcome results from a population-based registry in Flanders, Belgium. Facts Views Vis Obgyn. 2016;8(4):193-204.

Ovarian Stimulation TEGGO, Bosch E, Broer S, Griesinger G, Grynberg M, Humaidan P, et al. ESHRE guideline: ovarian stimulation for IVF/ICSI†. Hum Reprod Open. 2020;2020(2):hoaa009.

Preimplantation genetic testing: ACOG Committee Opinion, Number 799. Obstet Gynecol. 2020;135(3):e133-7.

Practice Committee of the American Society for Reproductive Medicine, Practice Committee of the Society for Assisted Reproductive Technology. Recommendations for practices using gestational carriers: a committee opinion. Fertil Steril. 2022;118(1):65-74.

Rabinowitz A. The surrogacy cycle. Virginia Quarterly Review. 2016;92:66-81.

Sociedad Española de Fertilidad. Guías Clínicas SEF: Ciclos de criotransferencia: indicaciones, procedimiento clínico y de laboratorio. Madrid: SEF; 2021.

Sociedad Española de Fertilidad. Guías Clínicas SEF: Ciclos de FIV-ICSI: indicaciones, protocolos de estimulación ovárica. Madrid: SEF; 2021.

Sociedad Española de Fertilidad. Guías Clínicas SEF: Ciclos de FIV-ICSI: punción, transferencia embrionaria, técnica e indicaciones. SEF; 2021.

Sociedad Española de Fertilidad. Guías Clínicas SEF: Donación de ovocitos-receptoras: estudios y procedimientos (en conjunto con endocrino y ética). Madrid: SEF; 2021.

Sociedad Española de Fertilidad. Guías Clínicas SEF: Síndrome de hiperestimulación ovárica: prevención y tratamiento. Madrid: SEF; 2021.

Von Versen-Höynck F, Schaub AM, Chi Y, Chiu K, Liu J, Lingis M, et al. Increased preeclampsia risk and reduced aortic compliance with in vitro fertilization cycles in the absence of a corpus luteum. Hypertension. 2019;73(3):640-9.

  ANEXO

Asesoramiento anticonceptivo. Métodos disponibles

24

R. A. Garrido Esteban, T. Estrada Álvarez y S. Portillo Muñoz

OBJETIVOS

- Conocer los criterios de elegibilidad en anticoncepción.
- Aprender los distintos métodos anticonceptivos y su uso en la práctica clínica.
- Saber proporcionar información basada en la evidencia para el correcto asesoramiento en situaciones especiales (adolescencia, perimenopausia, paciente oncológica y puerperio).
- Revisar los beneficios no anticonceptivos.

ASESORAMIENTO ANTICONCEPTIVO

Se define el asesoramiento anticonceptivo como «la práctica sanitaria que, mediante la información objetiva y equilibrada, permite la elección del método más idóneo, en función de las características individuales y de la pareja, para lograr un estado óptimo de salud sexual y reproductiva».

Consiste en dar la información pertinente que favorezca el uso continuado y estable del método más adaptado a su estilo de vida, de forma que asegure la accesibilidad al mismo y, con ello, evitar embarazos no deseados. Debe ser apropiada, individualizada para cada mujer y basada en los conocimientos actualizados, ayudando a que la elección de la paciente sea la adecuada.

Aspectos a tener en cuenta a la hora de la prescripción de los métodos anticonceptivos:

- **Sobre la anamnesis y la exploración**:
  - Historia clínica completa: valoración de antecedentes personales y familiares que supongan factores de riesgo para el método anticonceptivo:
    - Tabaquismo, índice de masa corporal (IMC) elevado (obesidad), hipertensión arterial, migrañas, dislipemia, diabetes, trombosis venosas (en familiares en menores de 45 años), accidentes cerebrovasculares.
    - Tensión arterial en consulta.
    - Peso y talla si es desconocida para la evaluación de obesidad.
- **Sobre los métodos anticonceptivos**:
  - Conocer los criterios de elección, sus riesgos y beneficios.
  - Reconocer los posibles eventos adversos al tratamiento, así como el manejo de los efectos secundarios.
- **Sobre la información**:
  - De la forma de uso.
  - De la variación del patrón menstrual.

  - Para reconocer los eventos adversos y los efectos secundarios.
- **Sobre el acceso a consulta**:
  - Posibilidad de seguimiento en consulta.
  - Resolución de dudas.

El asesoramiento anticonceptivo conlleva una secuencia de pasos:

1. Establecer una buena relación con la paciente.
2. Identificar cuál es el anticonceptivo adecuado: varía si el objetivo es prevenir un embarazo u obtener beneficios no anticonceptivos. Conocer los deseos genésicos futuros de la paciente.
3. Realizar una adecuada historia clínica para saber las indicaciones, contraindicaciones, riesgos y beneficios de cada método.
4. Iniciar el asesoramiento tras completar los puntos previos.
5. Establecer las preferencias de la paciente una vez conocidos los métodos.
6. Facilitar la elección de la paciente:
   - Aconsejar sobre el método, cómo iniciarlo y su uso.
   - Dar consejos para su uso (tiempo de duración, pauta de administración).
   - Informar de cuándo debe iniciar el tratamiento, cambio, retirada, caducidad, etcétera.
   - Explicar la eficacia del método (índice de Pearl) y a partir de qué momento comienza a ser efectivo.
   - Informar sobre los posibles cambios del patrón menstrual (aumento o disminución del sangrado, *spotting* [goteo] intermenstrual, amenorrea, etcétera).
   - Exponer los posibles efectos secundarios asociados al método.
   - Comunicar los beneficios no anticonceptivos.
   - Advertir de los efectos en la fertilidad para un futuro,

así como de los riesgos de contagio de enfermedades de transmisión sexual.

– Insistir en los signos y síntomas de alarma por los que debiera consultar.

!
- Existen distintas guías publicadas sobre el uso adecuado de los métodos anticonceptivos, accesibles, que pueden dar respuesta a diferentes dudas y servir de apoyo en la consulta o ser base para la divulgación de contenidos *online* accesibles para las pacientes.
- El índice de Pearl es el número de embarazos no planificados por cada 100 mujeres al año que utilicen el método anticonceptivo de manera correcta durante 1 año (Tabla 24-1).

CRITERIOS DE ELEGIBILIDAD

Según la Declaración de Beijing de 1995: «Los derechos reproductivos se basan en el reconocimiento del derecho básico de todas las parejas e individuos a decidir libre y responsablemente el número de hijos que desean tener, el espaciamiento de los embarazos, el derecho al acceso a la planificación familiar, a la información y los medios para lograrlo, y el derecho para alcanzar el nivel más elevado de salud sexual y reproductiva».

La Organización Mundial de la Salud (OMS) creó en el año 1996 los «criterios médicos de elegibilidad» para el uso de anticonceptivos, actualizando dicho documento con recomendaciones sobre prácticas de uso de algunos de los anticonceptivos. La última actualización es de 2015.

Estas recomendaciones son una referencia que permite la racionalización del uso de los métodos anticonceptivos basándose en la evidencia clínica (Tabla 24-2).

Tabla 24-1. Índice de Pearl

Método	Índice de Pearl
Anticonceptivos hormonales orales	2,1
Anillo vaginal	1,23
Parche transdérmico	1,24
Píldora de solo progestágeno	0,41
DIU de cobre de baja carga	0,5-2,2
DIU de cobre de alta carga	0,1-1
Mirena®	0,2 (1er año)-0,11 (5 años)
Kyleena®	0,16 (1er año)-0,29 (5 años)
Jaydess®	0,41 (1er año)-0,33 (3 años)
Levosert®	0,15 (1er año)-0,21 (4 años)
Implanon NXT®	0,05
Inyectable de acetato de medroxiprogesterona de depósito	0,2
Quirúrgico	0,05

DIU: dispositivo intrauterino.

Clasificación de los criterios médicos de elegibilidad para el uso de anticonceptivos

Los criterios médicos de elegibilidad para el uso de anticonceptivos se clasifican en las siguientes categorías:

- Categoría 1: condición para la que no hay restricción para el uso del anticonceptivo.
- Categoría 2: condición donde las ventajas del uso del método anticonceptivo generalmente superan los riesgos teóricos/probados.
- Categoría 3: condición donde los riesgos teóricos/probados superan generalmente las ventajas del uso del método.
- Categoría 4: condición que representa un riesgo de salud inaceptable si se utiliza el método anticonceptivo.

Esta clasificación favorece el criterio clínico, dado que en las circunstancias 1 y 2, se podría usar el método anticonceptivo, mientras que en las circunstancias 3 y 4, no se recomendaría su uso.

Clasificación en esterilización definitiva quirúrgica

Esta clasificación varía con respecto a la esterilización definitiva quirúrgica (la que no es reversible):
- *A: aceptar*. No hay razones médicas para negar la esterilización a la paciente.
- *C: cuidado*. Precaución. El procedimiento se realiza normalmente en condiciones de rutina, pero con preparación y precauciones adicionales.
- *D: demorar*. El procedimiento ha de retrasarse hasta que la condición sea evaluada y/o corregida. Deben proveerse métodos temporales alternativos de anticoncepción.
- *S: especial*. El procedimiento tiene que llevarse a cabo en lugares que cuenten con cirujanos y personal experimentado y el equipo necesario para proveer anestesia general y demás apoyo médico de respaldo. Estas condiciones requieren además la capacidad de decidir sobre el procedimiento más apropiado y el régimen de anestesia. Se deben proveer métodos temporales alternativos de anticoncepción, y si es necesario, diferir a la paciente, o si hay cualquier otro retraso.

MÉTODOS ANTICONCEPTIVOS

A continuación, se abordan los distintos métodos anticonceptivos.

Métodos anticonceptivos naturales

También llamados *métodos basados en el conocimiento de la fertilidad en la mujer*. Son métodos anticonceptivos naturales que se asientan en la abstención del coito vaginal en el momento fértil del ciclo menstrual.

La OMS define la abstinencia periódica como un método natural que evita durante la fase fértil las relaciones sexuales (abstención del coito vaginal).

Con el uso ideal (perfecto) de estos métodos, se puede llegar a tasas de 1-5 embarazos/100 mujeres/año. Con el uso

Tabla 24-2. Criterios de elegibilidad

Condición		DIU-Cu		DIU-LNG		Implante		AMPD		AOPS		ACH	
		I	C	I	C	I	C	I	C	I	C	I	C
Accidente cerebrovascular	Antecedente de accidente cerebrovascular	1		2		2	3	3		2	3	4	
Anemias	Talasemia	2		1		1		1		1		1	
	Anemia drepanocítica	2		1		1		1		1		2	
	Anemia ferropénica	2		1		1		1		1		1	
Anomalía anatómica	Distorsión de la cavidad uterina	4		4									
	Otras anomalías	2		2									
Antecedentes de cirugía bariátrica	Procedimientos restrictivos	1		1		1		1		1		1	
	Procedimientos malabsortivos	1		1		1		1		3		AOC: 3 / A1	
Antecedentes de colestasis	Asociada al embarazo	1		1		1		1		1		2	
	En el pasado, asociada a AOC	1		2		2		2		2		3	
Artritis reumatoide	En tratamiento inmunodepresor	2/1		2/1		1		2/3		1		2	
	No está en tratamiento inmunodepresor	1		1		1		2		1		2	
Cáncer de cuello uterino	En espera de tratamiento	4	2	4	2	2		2		1		2	
Cáncer de ovario		1		1		1		1		1		1	
Cáncer endometrial		4	2	4	2	1		1		1		1	
Cardiopatía isquémica	Actual y antecedentes	1		2	3	2/3		3		2/3		4	
Cefaleas	Sin migraña (leve o grave)	1		1		1		1		1		1	
	Migraña · Sin aura (incluye migrañas menstruales)	1		1		1		1		1		2	
	Migraña · Con aura	1		1		1		1		1		4	
Cirrosis	Leve	1		1		1		1		1		1	
	Grave	1		3		3		3		3		4	
Diabetes	Antecedentes de diabetes gestacional solamente	1		1		1		1		1		1	
	Enfermedad no vascular · No insulinodependiente	1		2		2		2		2		2	
	Enfermedad no vascular · Insulinodependiente	1		2		2		2		2		2	
	Otra enfermedad vascular o diabetes > 20 años de duración	1		2		2		3		2		3/4	
Dismenorrea	Grave	2		1		1		1		1		1	
Edad		Mq a edad < 20 años = 2		Mq a edad < 20 años = 2		Mq a edad < 18 años = 1		Mq a edad < 18 años = 2		Mq a edad < 18 años = 1		Mq a edad < 40 años = 1	
		≥ 20 años = 1		≥ 20 años = 1		18-45 años = 1		18-45 años = 1		18-45 años = 1		≥ 40 años = 2	
						> 45 años = 1		> 45 años = 2		> 45 años = 1			
Enfermedad de la vesícula biliar	Sintomática · Tratamiento mediante colecistectomía	1		2		2		2		2		2	
	Sintomática · Tratamiento médico	1		2		2		2		2		3	
	Sintomática · Actual	1		2		2		2		2		3	
	Asintomática	1		2		2		2		2		2	

(Continúa)

Tabla 24-2. Criterios de elegibilidad (*cont.*)

Condición		DIU-Cu I	DIU-Cu C	DIU-LNG I	DIU-LNG C	Implante I	Implante C	AMPD I	AMPD C	AOPS I	AOPS C	ACH I	ACH C
Patología mamaria	Tumor sin diagnóstico	1		2		2		2		2		2	
	Enfermedades benignas de mamas	1		1		1		1		1		1	
	Antecedentes familiares de cáncer	1		1		1		1		1		1	
Cáncer de mama	Actual	1		4		4		4		4		4	
	En el pasado y no hay evidencia actual de la enfermedad por 5 años	1		3		3		3		3		3	
ETS	Cervicitis purulenta o infección por clamidia o infección gonocócica	4	2	4	2	1		1		1		1	
	Vaginitis (incluso por *Trichomonas vaginalis* y vaginosis bacteriana)	2	2	2	2	1		1		1		1	
	Otros factores relacionados con ETS	2	2	2	2	1		1		1		1	
Enfermedad inflamatoria	(Enfermedad de Crohn, colitis ulcerosa, SII)	1		1		1		2		2		2/3	
Enfermedad inflamatoria pélvica	Pasada — Con embarazo subsiguiente	1	1	1	1	1		1		1		1	
	Pasada — Sin embarazo subsiguiente	2	2	2	2	1		1		1		1	
	Actual	4	2	4	2	1		1		1		1	
ETG	ETG sospechada — Tamaño del útero de primer trimestre	1		1		1		1		1		1	
	ETG sospechada — Tamaño del útero de segundo trimestre	2		2		1		1		1		1	
	ETG confirmada — Niveles de β-hCG sin detectar o no embarazada	1	1	1	1	1		1		1		1	
	ETG confirmada — Disminución de niveles β-hCG	2	1	2	1	1		1		1		1	
	ETG confirmada — Persistentemente niveles elevados de β-hCG o enfermedad maligna, sin evidencia o sospecha de enfermedad intrauterina	2	1	2	1	1		1		1		1	
	ETG confirmada — Persistentemente niveles elevados de ß-hCG o enfermedad maligna, con evidencia o sospecha de enfermedad intrauterina	4	2	4	2	1		1		1		1	
Esclerosis múltiple	Con la inmovilidad prolongada	1		1		1		2		1		3	
	Sin inmovilidad prolongada	1		1		1		2		1		1	
Fibrosis quística		1		1		1		2		1		1	
Hábito tabáquico	Edad <35	1		1		1		1		1		2	
	Edad ≥35, <15 cigarrillos/día	1		1		1		1		1		3	
	Edad ≥35, ≥15 cigarrillos/día	1		1		1		1		1		4	
Hepatitis vírica	Aguda o exacerbaciones	1		1		1		1		1		3/4	2
	Portadora/crónica	1		1		1		1		1		1	1

(Continúa)

Tabla 24-2. Criterios de elegibilidad (*cont.*)

Condición			DIU-Cu I	C	DIU-LNG I	C	Implante I	C	AMPD I	C	AOPS I	C	ACH I	C
Hipertensión	Hipertensión controlada		1		1		1		2		1		3	
	Hipertensión	Sistólica 140-159 o diastólica 90-99	1		1		1		2		1		3	
		Sistólica ≥ 160 o diastólica ≥ 100+	1		2		2		3		2		4	
	Vasculopatía		1		2		2		3		2		4	
Lactancia materna	<6 semanas posparto						2		3		2		4	
	≥6 semanas a <6 meses						1		1		1		3	
	≥6 meses posparto						1		1		1		2	
Lupus eritematoso sistémico	Anticuerpos antifosfolipídicos positivos (o desconocidos)		1	1	3		3		3		3		4	
	Trombocitopenia grave		3	2	2		2		3		2		2	
	Tratamiento inmunodepresor		2	1	2		2		2		2		2	
	Ninguna de las anteriores		1	1	2		2		2		2		2	
Miocardiopatía periparto	Funcionamiento cardíaco normal o alteración leve	<6 meses	2		2		1		1		1		4	
		≥6 meses	2		2		1		1		1		3	
	Funcionamiento cardíaco alterado moderado o grave		2		2		2		2		2		4	
Múltiples factores de riesgo de enfermedad cardiovascular	Edad avanzada, fumar, diabetes, hipertensión, niveles bajos de HDL, LDL alta o niveles altos de triglicéridos		1		2		2		3		2		3/4	
Mutaciones			1		2		2		2		2		4	
Neoplasia intraepitelial			1		2		2		2		1		2	
Neoplasias hepáticas	Benigna	Hiperplasia nodular focal	1		2		2		2		2		2	
		Adenoma hepatocelular	1		3		3		3		3		4	
	Malignas (hepatoma)		1		3		3		3		3		4	
Obesidad	IMC ≥ 30 kg/m²		1		1		1		1		1		2	
	Menarquia a edad < 18 años y IMC ≥ 30 kg/m²		1		1		1		2		1		2	
Patrones de sangrado vaginal	Patrón irregular sin sangrado abundante		1		1	1	2		2		2		1	
	Sangrado abundante o prolongado		2		1	2	2		2		2		1	
Postaborto	Primer trimestre		1		1		1		1		1		1	
	Segundo trimestre		2		2		1		1		1		1	
	Inmediatamente después de un aborto séptico		4		4		1		1		1		1	
Puerperio (no lactancia materna)	<21 días posparto						1		1		1		3-4	
	De 21 a 42 días posparto	Con otros factores de riesgo de TEV					1		1		1		3	
		Sin otros factores de riesgo de TEV					1		1		1		2	
	>42 días						1		1		1		1	
Posparto (lactancia materna o mujeres sin lactancia materna, incluso después de la cesárea)	<48 horas	Lactancia materna	1		2									
		No lactancia materna	1		1									

(*Continúa*)

Tabla 24-2. Criterios de elegibilidad (*cont.*)

	Condición		DIU-Cu		DIU-LNG		Implante		AMPD		AOPS		ACH	
			I	C	I	C	I	C	I	C	I	C	I	C
Posparto (lactancia materna o mujeres sin lactancia materna, incluso después de la cesárea)	≥48 horas a <4 semanas		3		3									
	≥4 semanas		1		1									
	Sepsis puerperal		4		4									
Sangrado vaginal sin causa aparente	Se sospecha afección grave antes de la evaluación		4	2	4	2	3		3		2		2	
Trastornos de la tiroides	Bocio simple/hipertiroidismo/ hipotiroidismo		1		1		1		1		1		1	
Trastornos depresivos			1		1		1		1		1		1	
TVP/EP	Antecedentes de TVP/EP, sin tratamiento anticoagulante actual	Riesgo mayor de TVP/EP recurrente	1		2		2		2		2		4	
		Riesgo menor de TVP/EP recurrente	1		2		2		2		2		3	
	TVP/EP aguda		2		2		2		2		2		4	
	TVP/EP y tratamiento anticoagulante establecido por al menos 3 meses	Riesgo mayor de TVP/EP	2		2		2		2		2		4	
		Riesgo menor de TVP/EP	2		2		2		2		2		3	
	Antecedentes familiares (parientes directos)		1		1		1		1		1		2	
	Cirugía mayor	Con inmovilización prolongada	1		2		2		2		2		4	
		Sin inmovilización prolongada	1		1		1		1		1		2	
	Cirugía menor sin inmovilización		1		1		1		1		1		1	
Trastornos venosos superficiales	Varices		1		1		1		1		1		1	
	Trombosis venosa superficial		1		1		1		1		1		2	
Tuberculosis	No pélvica		1		1		1		1		1		1	
	Pélvica		4	3	4	3	1		1		1		1	
Valvulopatías cardíacas	Sin complicaciones		1		1		1		1		1		2	
	Con complicaciones		1		1		1		1		1		4	
VIH	Alto riesgo		2	2	2	2	1		1		1		1	
	Infectada con el VIH						1		1		1		1	
		Enfermedad clínica asintomática o leve	2	2	2	2	Véanse interacciones entre medicamentos							
		Enfermedad clínica grave o avanzada	3	2	3	2	Véanse interacciones entre medicamentos							
Interacciones entre medicamentos														
Antirretrovirales utilizados para prevención (PrEP) o tratamiento del VIH	ITIAN	Abacavir, tenofovir, zidovudina, lamivudina, didanosina, emtricitabina, estavudina	2/3	2/3	2/3	2/3	1		1		1		1	
	ITINAN	Efavirenz	2/3	2	2/3	2	2		1		2		1	
		Etravirina	2/3	2	2/3	2	1		1		1		1	

(*Continúa*)

Tabla 24-2. Criterios de elegibilidad (*cont.*)

Condición			DIU-Cu		DIU-LNG		Implante		AMPD		AOPS		ACH	
			I	C	I	C	I	C	I	C	I	C	I	C
Interacciones entre medicamentos														
Antirretrovirales utilizados para prevención (PrEP) o tratamiento del VIH	ITINAN	Nevirapina	2/3	2	2/3	2	2		2		2		1	
		Rilpivirina	2/3	2	2/3	2	1		1		1		1	
	Inhibidores de la proteasa	Atazanavir/ritonavir	2/3	2	2/3	2	2		2		2		2	
		Lopinavir/ritonavir	2/3	2	2/3	2	1		2		2		2	
		Darunavir/ritonavir	2/3	2	2/3	2	1		2		2		2	
		Ritonavir												
	Inhibidores de la integrasa	Raltegravir	2/3	2	2/3	2	1		1		1		1	
Terapia anticonvulsiva	Fenitoína, carbamazepina, barbitúricos, primidona, topiramato, oxcarbazepina.		1		1		2		1		3		3	
	Lamotrigina		1		1		1		1		1		3	
Tratamiento antibiótico	Antibióticos de amplio espectro		1		1		1		1		1		1	
	Antifúngicos		1		1		1		1		1		1	
	Antiparasitario		1		1		1		1		1		1	
	Tratamiento con rifampicina o rifabutina		1		1		2		1		3		3	
ISRS			1		1		1		1		1		1	
Hierba de San Juan			1		1		2		1		2		2	

Adaptada de: criterios de elegibilidad de la Organización Mundial de la Salud (OMS) de 2015.
ACH: anticuerpos hormonales; AMPD: acetato de medroxiprogesterona de depósito; AOC: anticonceptivo oral combinado; AOPS: anticonceptivos orales de progestágeno solo; β-hCG: fracción beta de gonadotropina coriónica humana; C: continuar; CH: anticonceptivos hormonales; Cu: cobre; DIU: dispositivo intrauterino; EP: embolia pulmonar; ETG: enfermedad trofoblástica gestacional; ETS: enfermedad de transmisión sexual; IMC: índice de masa corporal; HDL: lipoproteína de alta densidad; I: iniciar; ITIAN: inhibidores de la transcriptasa inversa análogos de nucleósidos; ITINAN: inhibidores de la transcriptasa inversa no análogos de nucleósidos; ISRS: inhibidores selectivos de la recaptación de serotonina; LDL: lipoproteína de baja densidad; LNG: levonorgestrel; Mq: menarquia; PrEP: profilaxis preexposición; SII: síndrome del intestino irritable; TEV: tromboembolia venosa; TVP: trombosis venosa profunda; VIH: virus de la inmunodeficiencia humana.

habitual (típico), la tasa es de alrededor de 24 embarazos cada 100 mujeres/año. La tasa de fracasos es mayor en adolescentes y en la perimenopausia, debido a que estos períodos tienen ciclos irregulares.

Hay que tener en cuenta que no afectan a la fertilidad, no protegen contra infecciones de transmisión sexual (ITS) ni contra el virus de la inmunodeficiencia humana (VIH).

Se considera el uso ideal o perfecto del método cuando las mujeres lo realizan siguiendo las instrucciones exactamente durante el transcurso del año completo. Normalmente se realiza en el contexto de un estudio clínico. El uso habitual (típico) significa la efectividad de ese método durante su uso en la vida real.

Métodos basados en el calendario

Consiste en el control del ciclo menstrual a fin de identificar el comienzo y la finalización del período fértil. La presunción de fertilidad se puede sospechar porque la ovulación ocurre, en promedio, entre los días 14 al 16 del ciclo; pero también debe considerarse que los espermatozoides pueden permanecer en el conducto cervical hasta 7 días después de un coito, capacitándose en las criptas cervicales. En tanto, el óvulo tiene capacidad fecundante durante 24 horas.

Existen dos métodos:

- Método de los días fijos: los días fértiles se consideran del día 8 al día 19 del ciclo. En estos días, no se debe tener relaciones coitales vaginales, o deben realizarse usando un método adicional, como el preservativo.
- Método del ritmo (Ogino-Knaus): para adoptar este método, deben registrarse los ciclos durante 1 año. A los ciclos más cortos se le restan 18 días, y a los más largos, se le restan 11 días. La mujer debe abstenerse de coito vaginal desde el día 7 hasta el día 23 del ciclo.

Método de la temperatura basal

La temperatura del cuerpo de la mujer en descanso se eleva levemente después de la ovulación, y se mantiene elevada hasta el comienzo de su siguiente menstruación. La toma debe ser por la mañana, al levantarse, de forma diaria, con el mismo termómetro y la misma vía.

En una mujer sana, durante la fase folicular, la temperatura permanece por debajo de los 37 °C; disminuye previamente a la ovulación y aumenta posteriormente entre 0,2 °C y 0,5 °C.

Deben evitarse las relaciones coitales vaginales desde el primer día de elevación de la temperatura hasta 3 días después de la elevación térmica.

Método de las secreciones cervicales o método Billings

Se basa en la observación diaria de los cambios que ocurren en el moco cervical en mujeres previamente entrenadas.

A medida que avanza el ciclo menstrual, el moco se torna más filante, mejorando la lubricación, la mujer percibe humedad, llegando un momento en que las sensaciones cesan y vuelve a sentirse como en la fase anterior o seca. La mujer puede identificar el día previo como día «pico», y continuará evitando el coito no protegido hasta 4 días después. Unos días después del día pico, el moco cervical se hace pegajoso, espeso y opaco o desaparece. La pareja podrá tener relaciones sexuales no protegidas hasta la siguiente menstruación.

Método sintotérmico (combinación de indicadores)

Es una técnica mediante la cual la mujer reconoce los cambios del moco cervical y del cuello uterino relacionándolos con la temperatura basal. Estos indicadores del tiempo de la ovulación son los que llevan a denominarlo *método sintotérmico*.

Método de la lactancia-amenorrea

Otro método anticonceptivo natural es el de la lactancia-amenorrea (v. apartado *Anticoncepción en puerperio*).

Métodos anticonceptivos de barrera

A continuación, se detallan los diferentes métodos anticonceptivos de barrera.

Preservativo masculino

Es una funda, generalmente de látex, muy delgada, que se coloca sobre el pene erecto, antes de la penetración, y debe permanecer colocado durante toda la relación sexual. Reduce la posibilidad de contraer ITS, incluido el VIH.

Tiene eficacia anticonceptiva:

- Con el uso ideal, las tasas de embarazo son bajas, dos embarazos cada 100 mujeres por año.
- Con el uso habitual, hay 18 embarazos por cada 100 mujeres/año. Su efectividad para prevenir una ITS ronda el 95 %.

En cuanto a criterios de elegibilidad, este método no tiene contraindicaciones absolutas (categoría 4).

Preservativo vaginal

Es una funda (actualmente de látex) de forma tubular que presenta un aro flexible en cada extremo. Uno de los extremos se encuentra cerrado, lo que ayuda a su inserción en el fondo de la vagina. El otro extremo es abierto y más grande, manteniéndose de esta manera fuera de la vagina. Reviste la pared de la vagina, el cérvix y la vulva, evitando el contacto directo con el pene y los espermatozoides.

Tiene eficacia anticonceptiva:

- Con el uso ideal, la tasa de embarazo es de 5 embarazos por cada 100 mujeres/año.
- Con el uso habitual, la tasa de embarazo es de 21 embarazos cada 100 mujeres/año.

Al igual que el preservativo peneano, su uso correcto protege de las ITS, incluido el VIH.

Diafragma vaginal

Es un aro de goma cubierto por una membrana del mismo material. Este dispositivo se adapta a la cúpula vaginal entre el fondo de saco posterior y la sínfisis del pubis. Cubre el cérvix uterino y obstruye el orificio cervical externo. Actúa impidiendo la entrada de semen en el cérvix uterino. Si se aplica espermicida, mata o inutiliza los espermatozoides.

Tiene eficacia anticonceptiva:

- Con el uso ideal, la tasa de embarazo es de 6 embarazos por cada 100 mujeres/año.
- Con el uso habitual, la tasa de embarazo es de 12 embarazos por cada 100 mujeres/año.

No protege de las ITS ni del VIH.

En cuanto a sus criterios de elegibilidad, está contraindicado en caso de alto riesgo de infección por VIH, debido al uso conjunto con espermicida (categoría 4).

Métodos anticonceptivos hormonales de corta duración

Se considera el método anticonceptivo moderno más utilizado en todo el mundo. Están compuestos por derivados de hormonas: estrógeno y progesterona. El derivado estrogénico más usado en España es el etinilestradiol (EES) (estrógeno sintético de alta potencia).

Existen varios tipos de derivados progestágenos. Todos ellos tienen una potente actividad antigonadotrópica, lo que les confiere una alta eficacia anticonceptiva, además de su actividad progestagénica y antiestrogénica. Pero difieren en su capacidad para actuar en los receptores de andrógenos, glucocorticoides o mineralocorticoides.

Los anticonceptivos hormonales (ACH) de corta duración se pueden dividir en dos grupos: ACH combinados y ACH de solo gestágenos (**Tabla 24-3**).

Anticonceptivos hormonales combinados

Existe una gran variedad de ACH combinados que presentan diferentes composiciones y concentraciones de los derivados de estas hormonas.

Su mecanismo de acción se logra a partir de una fuerte inhibición de la hormona foliculoestimulante ejercida por el estrógeno exógeno y, por otro lado, una inhibición del pico de la hormona luteinizante ejercida por el progestágeno del anticonceptivo. Esto genera, a su vez, una inhibición del desarrollo folicular, de la ovulación y de la formación del cuerpo lúteo. Los anticonceptivos combinados no preservan los óvulos, ni tampoco aumentan la fertilidad después de suspenderlos.

Tabla 24-3. Características de los gestágenos						
Progestágeno	**Antiestrogénica**	**Estrogénica**	**Androgénica**	**Antiandrogénica**	**Glucocorticoide**	**Riesgo tromboembólico**
Clormadinona	+	–	–	+	+	
Ciproterona	+	–	–	++	+	+++
Dienogest	±	±	–	++	–	
Drospirenona	+	–	–	+++	–	
Etonorgestrel	+	–	+	–	–	++
Gestodeno	+	–	+	–	+	++
Desogestrel	+	–	–	+	–	++
Levonorgestrel	+	–	+	–	–	+
Acetato de nomegestrol	+	–	–	±	–	
Noretisterona	+	+	+	–	–	
Norgestimato/norelgestromina	+	–	+	–	–	+
Progesterona	+	–	–	±	+	

El componente estrogénico ayuda a la regulación de los sangrados en la semana sin toma hormonal («descanso»).

Su administración puede ser por vía oral, vaginal, transdérmica y parenteral (no comercializado en España).

Vía oral

Se presentan varios tipos de preparados con diferentes dosificaciones y combinaciones hormonales, que se pueden clasificar en función de distintos criterios:

* **En función de que todas las píldoras tengan una dosis fija o variable de sus componentes**, pueden clasificarse en: monofásicos, combifásicos y trifásicos.
* **En función de la dosis de estrógeno**: EES (15, 20, 30, 35, 40/30 o 50 µg/píldora), valerato de estradiol (1, 2 o 3 mg), estradiol (1,5 mg), estetrol (14,2 mg):
  - El EES es un estrógeno esteroideo sintético derivado del estradiol para utilización por vía oral. La introducción del grupo etinilo evita su metabolización de primer paso, retrasa su aclaramiento en el plasma y aumenta su actividad estrogénica. El EES, al igual que el 17β-estradiol se metaboliza en el hígado (citocromo P-450). El EES es entre 200 y 20.000 veces más potente que el 17β-estradiol. Su actividad trombogénica está asociada a la dosis del preparado, teniendo una relación directa con la misma. Por lo que no se recomiendan los comprimidos de más de 35 µg al día de EES.
  - El valerato de estradiol es un profármaco de un estrógeno natural. Se escinde en 17β-estradiol y ácido valérico.
  - El 17β-estradiol se comporta, al igual que su homólogo endógeno, produciendo estrona y estriol. Su actividad trombogénica es menor que con el EES.
  - El estetrol es un estrógeno natural producido por el hígado fetal humano. Su metabolismo es lento y no se transforma en otros estrógenos, tales como estradiol, estrona o estriol.

Se conjuga por glucoronización y sulfatación. Muestra una alta selectividad por los receptores estrogénicos. No muestra inhibición del citocromo P-450. Tiene efectos relativamente mínimos sobre la función hepática. El estetrol parece estar desprovisto de actividad trombogénica, conservando los efectos beneficiosos de estradiol a nivel cardiovascular, además de tener bajo impacto sobre la proliferación del tejido mamario. Por todo ello, puede revelarse como un estrógeno innovador y más seguro.

* **En función del tipo de gestágeno**: acetato de ciproterona, levonorgestrel, gestodeno, desogestrel, drospirenona, norgestimato, acetato de nomegestrol, acetato de clormadinona y dienogest.
* **En función de la pauta**:
  - Pauta cíclica: 21 comprimidos con hormonas y 7 días de descanso o con 28 comprimidos, conteniendo comprimidos compuestos con placebo. En estos 7 días, aparece el sangrado por privación. También existen en pauta de 24 o 26 comprimidos activos, que favorece la acción sobre los síntomas por privación hormonal.
  - Pauta continuada: cuando contiene más de 28 comprimidos. El objetivo de esta pauta es disminuir el intervalo libre de hormonas, favoreciendo la comodidad de la usuaria.
  - Pautas prolongadas:
    ▪ Fijas: 84/7: intervalo libre de hormonas programado de 7 días, cuatro veces al año.
    ▪ Flexible: cuando ocurre un episodio de sangrado uterino, se inicia un el intervalo libre de hormonas.
    ▪ Pauta continua: 365 píldoras activas. No existe un intervalo libre de hormonas programado.

Vía vaginal

Se presenta como un anillo de silicona que contiene etilenvinilacetato para uso intravaginal mensual que libera 120 µg de etonogestrel o 3-cetodesogestrel y 15 μg de EES diarios durante 3 semanas.

Su modo de uso es el siguiente: se coloca el anillo dentro de la vagina, manteniéndolo durante 3 semanas, tras las cuales se realiza su extracción. El sangrado por privación se produce durante la semana sin anillo. Su farmacocinética es similar a la vía oral, por tanto, se considera que los cambios metabólicos, efectos secundarios, indicaciones y contraindicaciones, y su perfil de seguridad son superponibles, aunque la exposición sistémica a estrógenos es inferior a la vía oral o transdérmica.

Por la gran capacidad de absorción de la mucosa vaginal, permite la utilización de dosis menores para conseguir similares efectos a las píldoras anticonceptivas, lo que, sumado al mantenimiento de niveles séricos constantes, aporta seguridad y un buen control del ciclo.

La aplicación vaginal de espermicidas o antimicóticos no compromete la liberación hormonal de los componentes del anillo.

La colocación y retirada del anillo es sencilla, y no interfiere con ninguna actividad de la vida cotidiana.

Vía transdérmica

Los parches transdérmicos liberan 150 μg de norelgestromina (metabolito de norelgestromina) y 20 μg de EES cada 24 horas. Se administran tres parches por ciclo, con una periodicidad semanal, seguido de una semana de descanso, en la que ocurre el sangrado por privación. El patrón farmacocinético también es comparable a la vía oral. La exposición sistémica a estrógenos es superior a la del anillo o la vía oral, aunque no se han demostrado perjuicios clínicos por esta causa.

 Tanto la vía transdérmica como la vaginal evitan el primer paso hepático. No se compromete su absorción y por tanto su eficacia por procesos intestinales intercurrentes, como pueden ser vómitos o diarreas.

Vía parenteral

Solamente existe comercializado un inyectable oleoso que contiene 10 mg de enantato de estradiol + 150 mg de dihidroxiprogesterona. Se aplica por vía intramuscular profunda mensual el 7º-8º día de cada ciclo. El control del ciclo depende de la absorción del preparado. No es frecuente su empleo como método anticonceptivo, estando justificado cuando no es posible el cumplimiento con otras vías de administración. Hace años que no está comercializado en España, y por lo tanto, se debe solicitar como medicamento extranjero.

Anticonceptivos hormonales orales de solo gestágenos

En España, se presenta en dos formulaciones: el primero contiene 28 comprimidos de desogestrel 75 μg; y el segundo contiene 28 comprimidos, de los cuales 24 contienen drospirenona 4 mg, y 4, comprimidos de placebo.

Mecanismo de acción:

- Aumento de volumen y viscosidad de moco cervical.
- Supresión de la ovulación.
- Modificaciones en el ámbito de las células endometriales que dificultan la implantación.
- Reducción de actividad ciliar de las trompas de Falopio.

Métodos anticonceptivos reversibles de larga duración

Incluyen los dispositivos intrauterinos (DIU) y el implante subdérmico. Son métodos altamente eficaces y costo-efectivos, incluido en el grupo de adolescentes.

Dispositivos intrauterinos

Existen dos tipos actualmente: DIU de cobre y DIU con progestágeno (levonorgestrel [LNG]).

Dispositivos intrauterinos de cobre

Se considera al DIU de cobre como el método anticonceptivo reversible más utilizado a nivel mundial. En España, la tasa de uso es baja (alrededor de un 6 %).

Formado por una estructura de plástico, con un vástago vertical rodeado por hilo de cobre y una o dos ramas horizontales (rectas o curvas, según el modelo de DIU), que en algunos modelos llevan unos anillos de cobre. Toda esta estructura va inserta dentro de la cavidad uterina. El otro extremo del vástago lleva anudados uno o dos hilos. Estos hilos atraviesan el canal cervical, asoman por el orificio cervical externo y servirán como guías del DIU, para el control periódico y para su extracción. La carga de cobre varía según el modelo de DIU y determina la duración de su efecto anticonceptivo.

Recientemente se ha comercializado un nuevo DIU, el SCu300A IUB™ (*intrauterine ball* o balón intrauterino). Su nombre comercial en España es: Ocon®. Es un DIU de cobre que, al insertarse en el útero, adopta una forma esférica tridimensional. Está compuesto por un alambre de aleación con memoria de forma; es decir, un material que tolera bien la flexión y vuelve siempre a su forma preestablecida. Tiene 17 esferas de cobre puro que se enroscan sobre el cable. La superficie total de cobre es de 304 mm².

El mecanismo de acción de los DIU liberadores de cobre consiste en que ejercen una acción gameticida, fundamentalmente espermicida. La evidencia actual sugiere que el mecanismo de acción primario son los efectos de prefertilización (nivel III).

Su eficacia es del 99,8 % y su duración oscila entre 4 y 5 años, dependiendo de la carga de cobre.

Dispositivos intrauterinos de levonorgestrel

Los DIU-LNG mantienen su liberación directamente en la cavidad uterina, lo que permite una dosis diaria muy baja. El LNG se libera de manera continua y gradual.

A día de hoy, existen cuatro DIU-LNG comercializados en España con distinto contenido de LNG: 52 mg (Mirena® y Levosert®); 19,5 mg (Kyleena®) y 13,5 mg (Jaydess®).

Tienen en común un núcleo blanquecino que contiene el LNG cubierto por una membrana semiopaca, que está situado sobre el eje vertical de un cuerpo en forma de T (**Fig. 24-1**).

La estructura en forma de T contiene sulfato de bario, que la hace visible en un reconocimiento por rayos X. El cuerpo en forma de T presenta un asa vertical donde se unen los hilos de extracción.

Su mecanismo de acción principal es el efecto progestagénico local en la cavidad uterina. La evidencia disponible respalda que los DIU-LNG no interrumpen el embarazo.

Existen varios mecanismos por los cuales se realiza la función anticonceptiva y beneficiosa de estos dispositivos:

- Durante su empleo, se observan cambios morfológicos del endometrio y una débil reacción local a cuerpo extraño.
- El espesamiento del moco cervical impide el paso de los espermatozoides a través del canal cervical.
- El ambiente local del útero y de las trompas de Falopio inhibe la movilidad y la funcionalidad espermáticas, impidiendo la fertilización.

La interrupción de la ovulación no parece ser el mecanismo anticonceptivo fundamental de estos dispositivos. En los diferentes estudios, se evidencian tasas de ciclos ovulatorios elevadas (45 % en el caso de DIU-LNG de 52 mg, y entre el 88 y el 97 % en el caso de DIU-LNG de 19,5 mg y DIU-LNG de 13,5 mg).

La duración anticonceptiva varía según el dispositivo: Mirena®: 8 años; Kyleena®: 5 años; Jaydess®: 3 años; y Levosert®: 6 años.

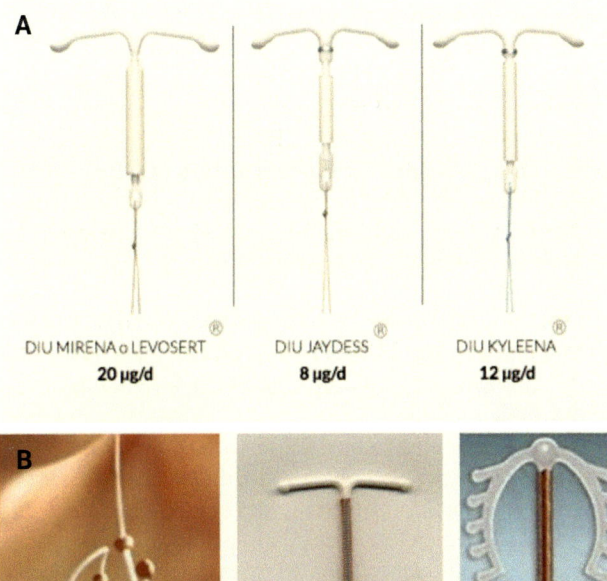

Figura 24-1. Dispositivos intrauterinos (DIU). **A)** DIU de levonogestrel. **B)** DIU de cobre.

DIU MIRENA o LEVOSERT®
20 µg/d

DIU JAYDESS®
8 µg/d

DIU KYLEENA®
12 µg/d

Implante subdérmico (Implanon®)

Es una varilla plástica (copolímero de acetato de vinilo-etileno) de 4 cm × 2 mm que contiene 68 mg de etonogestrel. Se inserta debajo de la piel (subdérmico).

Su mecanismo de acción principal es la inhibición de la ovulación, además del espesamiento del moco cervical que impide la movilidad espermática.

> ❗ El implante subdérmico tiene una muy alta eficacia anticonceptiva, que no depende de la usuaria. En caso de mujer obesa (IMC > 30 kg/m²), no hay restricción en su uso. No se ha demostrado un mayor riesgo de embarazo en mujeres que pesan hasta 149 kg. Sin embargo, debido a la relación inversa entre el peso y los niveles de etonogestrel en suero, una reducción en la duración de la eficacia anticonceptiva no puede ser completamente excluida.

Su duración es de 3 años. Una vez retirado el implante se recupera la fertilidad de inmediato. No ofrece protección contra ITS ni el VIH.

Inyectable de acetato de medroxiprogesterona

Consiste en la administración intramuscular de 150 mg de acetato de medroxiprogesterona. Su administración es cada 12 semanas, con un margen de seguridad de 4 semanas extra. La mujer puede continuar en anovulación durante 18 o 22 meses más, por lo que la recuperación de la fertilidad no es inmediata.

Se ha relacionado con un aumento de riesgo tromboembólico en mujeres con diabetes u obesas. Debido a su vía de administración, no presenta interacciones.

Los beneficios son similares a los métodos con gestágenos, disminuyendo las crisis de anemia de células falciformes.

Los cambios en el patrón de sangrado son la causa más frecuente de abandono de los métodos con solo gestágenos. Estos cambios son diferentes según la vía de administración y el tipo de gestágeno, desde amenorrea hasta sangrado irregular.

Anticoncepción de urgencia

Es el uso de un dispositivo o fármaco para prevenir un embarazo después de una relación coital sin protección o que se haya producido un fallo potencial en el método usado.

Es un problema prioritario en el ámbito mundial, ya que se producen más de 40 millones de embarazos no deseados en el mundo.

Las indicaciones para la anticoncepción de urgencia son:

- Coito vaginal sin protección.
- Accidente durante la utilización de un método anticonceptivo regular.
- Agresión sexual en una mujer sin anticoncepción previa.
- Consumo de sustancias teratógenas en caso de coitos sin protección.

Legalmente, los métodos que se pueden utilizar son:

- La toma de LNG.
- El acetato de ulipristal.
- La inserción del DIU de cobre.

El LNG de 1,5 mg, en dosis única o fraccionado en dos dosis de 0,75 mg con un intervalo máximo de toma de 12 horas, tiene una acción agonista en los receptores de progesterona. El único mecanismo de acción del que existe evidencia es el retraso o inhibición de la ovulación.

Su uso es efectivo si se toma dentro de las primeras 72 horas (3 días) después de haber mantenido coito vaginal sin protección o si el método anticonceptivo habitual ha fallado.

El acetato de ulipristal, en dosis 30 mg, es el primer fármaco desarrollado como anticoncepción de urgencia. Se comercializa en España desde 2009. Es un modulador selectivo de los receptores de progesterona. Tiene licencia para ser usado entre las 72 y las 120 horas después de la relación sexual no protegida.

Según la OMS, el DIU de cobre es el método más eficaz como anticoncepción de urgencia. Puede ser insertado hasta dentro de las 120 horas (5 días) posteriores a la relación sexual sin protección.

> **!** El DIU de cobre es el más efectivo de los tres métodos en cuanto a su eficacia en la anticoncepción de urgencia, y su tasa de fallo es del 0,09 %

Las tres opciones tienen la posibilidad de fallar cuanto más cerca esté la mujer de la ovulación. Probablemente, en estos días periovulatorios, sería de primera elección como anticoncepción de urgencia el acetato de ulipristal o el DIU de cobre frente al LNG. En caso de IMC > 30 o peso mayor de 80 kg, sería recomendable el acetato de ulipristal frente a LNG.

Anticoncepción femenina irreversible

Es el método anticonceptivo más usado en el mundo. Técnicamente consiste en la obstrucción o la sección de ambas trompas de Falopio mediante electrocoagulación, ligadura y sección en caso de ser por vía laparoscópica y con sutura irreversible y corte en caso de ser vía laparotómica. La finalidad es impedir el paso de los espermatozoides, y que no se produzca la fecundación del ovocito.

Es importante resaltar que desde el año 2010, tras la presentación de sus resultados por la British Columbia Ovarian Cancer Research (OVCARE) sobre la realización de una salpingectomía oportunista para disminuir la incidencia de cáncer de ovario, la ligadura tubárica está siendo sustituida por esta técnica.

Los criterios a cumplir son:

- Hacer una buena historia clínica con una correcta anamnesis.
- Realizar un estudio preanestésico.
- Leer, entender, aceptar y firmar los consentimientos informados.

- Aconsejar previamente a la paciente que existen otros métodos reversibles de larga duración y los beneficios adyuvantes de cada uno de ellos.

Es importante informar a la paciente y a su pareja de que la vasectomía sigue siendo el método quirúrgico de esterilización más seguro y económico, con una tasa de mortalidad 12 veces menor que la esterilización femenina, que requiere anestesia general y acceso a la cavidad abdominal.

Se puede realizar en el período puerperal, lo que incluye tras un parto vaginal o en el momento de una cesárea, pero también puede realizarse tras el puerperio (esterilización de intervalo).

La salpingectomía oportunista es la extirpación de las trompas de Falopio en el transcurso de otra intervención, como una histerectomía o una ligadura tubárica.

La ligadura tubárica convencional tiene un papel protector del riesgo de padecer cáncer de ovario.

ANTICONCEPCIÓN EN EDADES EXTREMAS

A continuación, se aborda la anticoncepción en algunas etapas de la mujer concretas.

Adolescencia

La adolescencia es la etapa del inicio de las relaciones sexuales. Debido a que también es el momento más fértil, es importante un adecuado asesoramiento anticonceptivo y aconsejar sobre los métodos más eficaces.

El uso de métodos anticonceptivos es inconsistente en los adolescentes. Además, el inicio de las relaciones sexuales es cada vez más temprano, siendo la edad media de 16,2 años. Según un estudio de Cochrane de 2011, la combinación de intervenciones educacionales y anticonceptivas puede disminuir el número de embarazos no deseados en adolescentes.

Otro punto a tener en cuenta es el acceso al método. El factor económico es importante, así como el uso que se vaya a dar al método según la frecuencia de las relaciones sexuales, aceptabilidad del método y entendimiento de su empleo.

También deben recomendarse métodos seguros, a pesar de tratarse de población generalmente sana, hay que evitar eventos secundarios graves:

- Métodos barrera: siempre hay que insistir en la prevención de enfermedades de transmisión sexual, así como informar del doble método.
- Anticoncepción hormonal combinada: existen estudios contradictorios sobre una mayor adherencia y menor tasa de fallo de los ACH en este grupo etario por el *quick start* (inicio inmediato de la anticoncepción). Sí sería aconsejable un seguimiento a los 3-6 meses del inicio del tratamiento. Se deben exponer los beneficios no anticonceptivos de los distintos métodos anticonceptivos, así como informar de los posibles efectos secundarios o cambios del patrón menstrual. El tratamiento con ACH combinada ofrece beneficios, como disminución de la incidencia de enfermedad inflamatoria pélvica, disminución de la dis-

menorrea y el síndrome de tensión premenstrual y la protección de la densidad mineral ósea en adolescentes con hipoestrogenismo.

- Anticoncepción con solo gestágenos: la alta eficacia de este tipo de anticonceptivo, así como las distintas formas de presentación, suponen una posibilidad a tener en cuenta en este grupo de mujeres.
- DIU de cobre: los embarazos, expulsiones y retiradas precoces por sangrado o dolor son más frecuentes entre usuarias menores de 20 años respecto a mujeres más mayores. Antes de colocar un DIU en una adolescente, se recomienda realizar una prueba de *Chlamydia* y gonococo.
- Esterilización quirúrgica: lo conveniente en la adolescencia es que los métodos anticonceptivos sean reversibles. En casos excepcionales y basados en patología de base (enfermedades psíquicas), podría plantearse la anticoncepción definitiva.

Pero *¿desde cuándo y hasta cuándo se deben usar?*

Según la legislación, a partir de los 18 años, se considera que la paciente tiene plena capacidad de obrar. Es a partir de los 16 años cuando la mujer puede consentir su asistencia sanitaria (salvo técnicas de reproducción asistida o inclusión en ensayos clínicos).

> ! Dado que el inicio de las relaciones sexuales es cada vez más temprano, hay que saber que, a partir de los 12 años, el menor tiene el derecho de ser escuchado.

En la consulta, el manejo del adolescente menor de edad difiere con respecto al resto de pacientes. Debe ser informado, para evitar incurrir en la desatención. Además, es preciso informarle objetivamente de la situación legal en la que se encontraría en caso de mantener relaciones y ser menor de 16 años. La edad para consentir válidamente las relaciones sexuales es a los 16 años. Por tanto, para prescribir un tratamiento anticonceptivo dirigido a mantener esas relaciones sexuales, la menor debe estar acompañada de sus padres o su tutor legal para que lo consientan, y así hacerlo constar en la historia clínica.

No se recomienda el uso de ACH como método anticonceptivo antes de la menarquia, en tal caso, se informaría del uso del preservativo. Sin embargo, en caso de anticoncepción de urgencia, esta contraindicación no existe.

Perimenopausia

La perimenopausia es el período que empieza con la clínica y signos secundarios al cambio endocrinológico, dando lugar frecuentemente a irregularidades menstruales, y finaliza un año después del último ciclo menstrual. A pesar de que la función ovárica y, por tanto, los ciclos ovulatorios disminuyen en esta etapa, el riesgo de embarazo existe, y es preciso el uso de métodos anticonceptivos. Además, el embarazo en esta edad pasaría a considerarse una gestación de riesgo, con aumento de la aparición de eventos adversos y complicaciones.

> ! La edad no supone un criterio en sí mismo para contraindicar ningún método anticonceptivo.

Los métodos anticonceptivos son:

- Métodos barrera: el preservativo es el único método anticonceptivo que protege de las ITS.
- ACH combinada: no estaría contraindicada en mujeres sin factores de riesgo añadidos (p. ej., tabaquismo o enfermedades médicas) y pueden utilizar este tipo por cualquiera de las tres vías de administración. Sí sería aconsejable un seguimiento a los 3-6 meses desde el inicio del tratamiento para valorar la adherencia al mismo, la tolerancia, etc., y realizar una actualización periódica para valorar la aparición de factores de riesgo, como hipertensión o aumento de peso durante el tratamiento. La mayor ventaja de este grupo de anticonceptivos son los beneficios no anticonceptivos asociados al tratamiento hormonal, como pudiera ser en el sangrado menstrual abundante, sintomatología vasomotora, etc. El riesgo de eventos tromboembólicos se señala, mayoritariamente, en mujeres con factores de riesgo añadidos.
- Anticoncepción con solo gestágenos: la alta eficacia de este tipo de anticonceptivo, así como las distintas formas de presentación, suponen una posibilidad a tener en cuenta en este grupo de mujeres. Ofrece beneficios no anticonceptivos, como la reducción de la dismenorrea, dolor pélvico crónico, protección en enfermedad inflamatoria pélvica, tratamiento del sangrado menstrual abundante y de la hiperplasia endometrial y miomas. Según las preferencias de la paciente, así como en caso de deseo de anticoncepción de larga duración con gestágenos, es necesario conocer esta opción.
- DIU de cobre: su eficacia es alta, incluso mayor en mujeres con edad superior a 40 años. Es un método utilizado con frecuencia en este grupo, y cuando es inserto en mayores de 40 años, se mantiene hasta la menopausia, aumentando la comodidad de uso por no necesitar recambio.
- Esterilización quirúrgica: es un método altamente efectivo y definitivo. Consiste en la realización de la salpingectomía bilateral, no altera el ciclo menstrual, no afecta a la reserva ovárica, pero tampoco tendría los beneficios no anticonceptivos de otros métodos.

Pero *¿hasta cuándo se debe mantener la anticoncepción en la perimenopausia?*

Por norma general, a partir de los 55 años, las mujeres podrían suspender la ACH. Si en casos individualizados la paciente quisiera continuar, es preciso evaluar conjuntamente los riesgos y beneficios. Normalmente se mantiene la ACH hasta los 50 años, a partir de ahí, se recomendaría anticoncepción no hormonal durante 2 años.

La inyección de acetato de medroxiprogesterona de depósito se podría mantener hasta los 50 años, y después usar anticoncepción no hormonal hasta que pasen 3 años de amenorrea.

La retirada del DIU de cobre y la anticoncepción no hormonal está recomendada a los 2 años de amenorrea en < 50 años y al año de amenorrea en > 50 años.

En el caso de DIU-LNG/implante subcutáneo o tratamiento oral con gestágenos, se recomienda solicitar niveles de hormona foliculoestimulante si la paciente está en amenorrea durante más de 1 año, y si los niveles son ≥ 30 UI, se suspendería el tratamiento. En caso de no estar en amenorrea, el DIU-LNG inserto en > 45 años se puede mantener hasta los 55 años.

> **!** El DIU inserto en mayores de 40 años puede mantenerse hasta la menopausia. Si la menopausia aparece antes de los 50 años, el DIU se podría retirar después de 2 años de amenorrea. Si se presenta después de los 50, se retirará al año de amenorrea.

ANTICONCEPCIÓN Y CÁNCER

Existen múltiples estudios cuyo objetivo ha sido estudiar la relación entre el uso de ACH y cáncer.

Cáncer de mama

Parece que los estrógenos, por su efecto proliferativo sobre el epitelio mamario, puedan jugar un papel en el desarrollo y crecimiento del cáncer de mama; en cuanto a los gestágenos, no se han demostrado esos efectos sobre la mama.

Los estudios más antiguos señalan un ligero aumento del riesgo. Sin embargo, esta asociación no se ha comprobado posteriormente. La mayoría de estudios no encuentran una relación entre el uso de ACH y cáncer de mama.

En los estudios que muestran un aumento de riesgo, este desaparece con el abandono de los ACH, excepto en el último estudio publicado en que el riesgo persiste 5 años tras suspenderlos.

Parece que el factor de riesgo más importante es el uso prolongado en edad temprana antes del primer embarazo a término.

La mayoría de los estudios se basan en preparados con dosis altas de estrógenos. No existen evidencias firmes sobre el efecto de ACH de dosis baja, ya que no ha pasado tiempo suficiente desde su introducción.

En portadoras de la mutación *BRCA1* y *BRCA2,* se ha demostrado un ligero aumento del riesgo, sin embargo, ese efecto está suficientemente contrarrestado por la protección frente al cáncer de ovario que proporcionan los ACH en estas mujeres.

Estudios recientes han observado un aumento de riesgo de cáncer de mama en usuarias de DIU-LNG, pero estos resultados deben interpretarse con cautela.

Los criterios de elegibilidad de la OMS de 2015 otorgan una categoría 4 de contraindicación absoluta en pacientes con cáncer de mama actual, y categoría 3 para supervivientes con más de 5 años sin evidencia de enfermedad para ACH y anticoncepción con solo gestágenos. Para mujeres con familiares de primer grado con cáncer de mama corresponde una categoría 1.

Cáncer de ovario

El efecto protector de los ACH frente al cáncer de ovario ha sido demostrado por múltiples estudios. Este efecto depende del tiempo de uso, aumentando con los años en los que se haya empleado. Tras el abandono de los ACH, el efecto protector disminuye lentamente, y se mantiene hasta 20 años o más.

El mecanismo de acción más importante por el que los ACH interfieren en la carcinogénesis parece que es su efecto anovulatorio.

En cuanto al tipo histológico, la reducción del riesgo es menor para el adenocarcinoma mucinoso frente a otros tipos histológicos (seroso y endometrioide). Para los cánceres *borderline* (tumor de bajo potencial maligno), hay controversia sobre este efecto protector.

La mayoría de las pacientes estudiadas fueron usuarias de dosis altas de EES, aunque parece que dosis bajas mantienen el efecto protector.

El uso de ACH en portadoras de mutaciones *BRCA1* y *BRCA2* ha demostrado una disminución significativa del riesgo de desarrollar cáncer de ovario.

La anticoncepción con solo gestágenos parece tener efectos protectores semejantes a los de los ACH, aunque ha sido menos estudiada. Estudios recientes observan un efecto protector del DIU-LNG sobre el cáncer de ovario.

La salpingectomía bilateral es una medida eficaz para reducir el riesgo de cáncer de ovario, por lo que se debe considerar en casos de cirugía por indicación benigna y deseos genésicos cumplidos.

Cáncer de endometrio

Los ACH han mostrado una disminución del riesgo de cáncer de endometrio. Se observa una mayor protección al aumentar los años de uso del método. La protección persiste tras el abandono de los ACH y se mantiene hasta 15-20 años después.

Los ACH disminuyen la proliferación endometrial y generan cambios en la relación glandular estromal responsables de la disminución del riesgo de cáncer de endometrio.

En cuanto a los anticonceptivos con solo gestágeno, la evidencia es limitada. Estudios recientes han demostrado la eficacia del DIU-LNG para el tratamiento de la hiperplasia con y sin atipias, y como protector de los cambios endometriales en usuarias de tamoxifeno, pero su uso como tratamiento del cáncer de endometrio inicial en mujeres que desean preservar la fertilidad es controvertido.

Cáncer de cérvix

El agente causal del cáncer de cérvix es el virus del papiloma humano (VPH). Existen otros agentes que actúan como cofactores que modifican el riesgo de las mujeres VPH-positivas.

El preservativo disminuye el riesgo de contraer la infección por VPH, favorece la eliminación de la infección y se asocia a mayores tasas de regresión de la neoplasia intraepitelial cervical.

Varios estudios han observado un aumento de riesgo de cáncer de cérvix en usuarias de ACH durante más de 5 años de uso, este riesgo es proporcional al tiempo de uso, y disminuye tras el abandono del método, desapareciendo a los 5-10 años después del cese del uso de ACH.

Sin embargo, recientes revisiones sistemáticas no han encontrado asociación entre el uso de ACH y el aumento de cáncer de cérvix.

Los beneficios derivados del uso de ACH habitualmente superan los riesgos.

En cuanto a los anticonceptivos de solo gestágeno, hay estudios que relacionan su uso a largo plazo con mayor riesgo de infección persistente por VPH y cáncer de cérvix, aunque la evidencia es limitada.

El DIU puede ser un factor protector de cáncer de cuello uterino, no previene la infección por VPH, pero sí parece tener un efecto en la progresión de la lesión cervical hacia el cáncer de cérvix.

Otros estudios

Existen otros estudios que se deben destacar al respecto.

Cáncer colorrectal

La mayoría de los estudios publicados muestran una disminución del cáncer de colon y recto en usuarias de ACH.

No se encuentra relación entre la protección y la duración del uso, la protección parece mayor en usuarias más recientes, aunque el efecto protector parece mantenerse incluso 35 años tras abandonar el método.

Cáncer de hígado

Los ACH son un factor de riesgo demostrado para tumores hepáticos benignos (adenoma hepático).

Algunos estudios han relacionado el uso de ACH con el hepatocarcinoma, pero no de forma significativa.

Los criterios de elegibilidad de la OMS otorgan en pacientes con adenoma hepático o hepatocarcinoma una categoría 4 a los ACH y una categoría 3 a los anticonceptivos de solo gestágeno.

ANTICONCEPCIÓN EN EL PUERPERIO

El puerperio es un período para la promoción de la salud de la mujer, ideal para iniciar un método anticonceptivo seguro y eficaz. Es fundamental un buen asesoramiento sobre el método más adecuado, debiendo tener en cuenta las preferencias de la paciente, su historia clínica, los factores de riesgo, sobre todo tromboembólicos, la lactancia materna y la duración deseada.

En torno a dos terceras partes de las mujeres tienen una anticoncepción inadecuada durante el puerperio, lo que supone un riesgo de embarazo no deseado y un intervalo intergenésico inferior a 1 año. Esto aumenta el riesgo de parto prematuro, bajo peso al nacer y aumento de la mortalidad infantil.

Fisiología

Tras el parto, existe un período de infertilidad hasta la primera ovulación. En las mujeres que no lactan, ocurrirá en un tiempo medio de 45 días, aunque esta puede ocurrir incluso a los 25 días tras el parto.

Métodos anticonceptivos

A continuación, se aborda el uso de los métodos anticonceptivos en esta etapa.

Métodos naturales

Son subjetivos y requieren un tiempo de estudio del ciclo y su regularidad, por lo que, durante la lactancia, al estar modificados los ciclos, no tienen buena eficacia.

Métodos barrera

El preservativo, tanto el masculino como el femenino, pueden ser utilizados desde el inicio de las relaciones sexuales.

El diafragma y la copa cervical deben ser adaptados a la anatomía, siendo necesario que el cérvix regrese a su tamaño normal. Su uso debe retrasarse a partir de las 6 semanas posparto.

Los espermicidas se pueden usar desde el comienzo de las relaciones como método complementario del resto de los métodos barrera. No se han demostrado efectos adversos para el niño, al no pasar a través de la leche materna.

Método de la lactancia-amenorrea

Es un método natural basado en la inhibición de la ovulación por la succión a través de la prolactina. La succión inhibe la secreción hipotalámica de hormona liberadora de gonadotropinas y dopamina que, a su vez, actúan en el ámbito de la hipófisis, disminuyendo la liberación de hormona foliculoestimulante y hormona luteinizante y aumentando la de prolactina. La disminución de las gonadotropinas inhibe la ovulación.

 Es un método con una eficacia de hasta el 98 % si se cumplen los requisitos de lactancia materna exclusiva y a demanda durante los primeros 6 meses y amenorrea.

Anticonceptivos hormonales combinados

El riesgo trombótico tras el parto está aumentado, siendo máximo en los primeros 21 días. Por ello, no se deben prescribir ACH combinados antes de los 21 días posparto.

El riesgo trombótico está aumentado por el estado de hipercoagulabilidad. Se produce un aumento de factores procoagulantes, un aumento de la resistencia a anticoagulantes endógenos, proteína C activada y disminución de la proteína S, así como una disminución de la fibrinólisis por aumento del inhibidor de la activación del plasminógeno tisular. La mayoría de estos factores se normalizan en torno a las 4-8 semanas posparto, alcanzando niveles basales a las 16 semanas posparto.

Este riesgo es mayor en mujeres de más de 35 años, fumadoras, con un IMC > 30 kg/m^2, antecedente de tromboembolia, trombofilia, inmovilización, hemorragia posparto, cesárea o preeclampsia, por lo que en casos con estos factores de riesgo se recomienda esperar 6 semanas posparto.

No se debe prescribir ACH combinada durante la lactancia por su posible afectación de la producción láctea. Las hormonas exógenas presentan un efecto antigalactogogo que no solo afecta a la cantidad de leche, sino también a su calidad, provocando una alteración del crecimiento del recién nacido. Aunque la evidencia disponible es limitada, se recomienda esperar a los 6 meses posparto en mujeres lactantes para su uso.

 En mujeres que no lactan, los ACH combinados no deben usarse antes de los 21 días, y de forma generalizada, son seguros a partir de las 6 semanas posparto. En mujeres que lactan, se debe esperar al menos 6 meses, ya que hay datos contradictorios sobre si afectan o no a la producción láctea, aunque no hay datos de afectación al recién nacido.

Anticonceptivos hormonales de solo gestágenos

Los métodos hormonales de solo gestágenos, al prescindir de su componente estrogénico, no aumentan el riesgo tromboembólico, y tienen un efecto mínimo sobre la coagulación, la tensión arterial o los lípidos. Además, no afectan a la producción láctea ni tienen efecto sobre el recién nacido. Su mecanismo de acción es la anovulación.

Los métodos de solo gestágenos se pueden utilizar de forma precoz, incluso antes de las 3 semanas posparto en mujeres que no lactan y de las 6 semanas si dan lactancia materna exclusiva. Excepto el acetato de medroxiprogesterona, que no se debe administrar antes de las 6 semanas posparto.

Los métodos de solo gestágenos se pueden aplicar en el puerperio inmediato, con categoría 1 o 2, salvo el acetato de medroxiprogesterona, el cual tiene categoría 3 si se administra antes de las 6 semanas posparto en mujeres que lactan.

Dispositivos intrauterinos

La colocación del DIU en el puerperio inmediato puede ser beneficiosa en mujeres que no acudirán a revisión, ya que la anticoncepción es inmediata. El inconveniente de la colocación en el puerperio inmediato es la mayor tasa de expulsión, del 14,3 % frente al 3,8 % a las 4 semanas posparto.

La OMS recomienda su colocación tras 4 semanas posparto. El riesgo de perforación uterina es del 0,1 % aproximadamente. Siendo hasta seis veces mayor en mujeres que lactan.

Debe evitarse si hay antecedente de hemorragia posparto, sepsis o rotura prematura de membranas de más de 24 horas. No afecta a la lactancia materna.

 El DIU se puede insertar en el puerperio inmediato tanto en mujeres que lactan como en las que no, o bien después de las 4 semanas del parto.

Definitivos

Se recomienda su realización en las primeras 24 horas tras el parto o en el transcurso de una cesárea. Su índice de fallos, aunque mayor que fuera del puerperio, es menor del 1 %.

Anticoncepción de emergencia

La píldora del día después puede utilizarse a partir de los 21-25 días posparto si hay relaciones de riesgo, no siendo necesario antes, pues no puede existir una ovulación inesperada.

Se debe utilizar un método anticonceptivo adicional.

📋 **PUNTOS CLAVE**

- El asesoramiento anticonceptivo tiene como objetivo el uso continuado y estable del método, adaptado a su estilo de vida, de forma que asegure la accesibilidad al mismo y, con ello, se puedan evitar embarazos no deseados.
- El índice de Pearl informa de la efectividad del método anticonceptivo.
- Los criterios de elegibilidad favorecen el criterio clínico para la elección del método anticonceptivo adecuado.
- La OMS recomienda realizar una historia clínica correcta y toma de tensión arterial antes de iniciar el uso de tratamientos anticonceptivos combinados. No es necesario realizar estudios analíticos de rutina.
- Hay que informar de los beneficios no anticonceptivos de los distintos métodos.
- Ningún método anticonceptivo es 100 % seguro.
- Cada uno de los métodos anticonceptivos tiene sus características particulares, su modo de uso, sus ventajas y sus desventajas.
- El preservativo es el único método que protege de las ITS.
- Los métodos hormonales combinados son altamente eficaces, recuperándose la fertilidad de forma inmediata una vez suspendidos.
- Los métodos hormonales de solo progestágenos se pueden utilizar durante la lactancia materna. No afectan al

volumen de la leche ni a su composición. No tienen efecto sobre el lactante.
- Con los métodos de solo progestágenos, puede haber cambios en el patrón de sangrado sin tener implicación clínica.
- El método de ACH de larga duración más efectivo es el implante subdérmico según su índice de Pearl.
- El método más efectivo como anticonceptivo de urgencia es la inserción del DIU de cobre.
- La ACH de urgencia no afecta al embrión en caso de que la mujer ya esté embarazada.
- En la consulta con el adolescente, es preciso tener en cuenta que, a partir de los 12 años, el menor tiene el derecho de ser escuchado. A partir de los 16, puede consentir su asistencia sanitaria.
- La edad no supone un criterio para contraindicar un método anticonceptivo.
- A partir de los 55 años, las mujeres podrían suspender la ACH. Por lo general, se mantiene hasta los 50 años, individualizando cada caso.
- El DIU inserto en mayores de 40 años puede mantenerse hasta la menopausia como anticonceptivo.
- Estudios más antiguos señalan un ligero aumento del riesgo de cáncer de mama en usuarias de ACH. Sin embargo, esta asociación no se ha comprobado posteriormente.

(Continúa)

PUNTOS CLAVE *(cont.)*

- Los ACH tienen un efecto protector frente al cáncer de ovario y de endometrio, aumenta con los años de uso y se mantiene a largo plazo tras el abandono de los mismos.
- La salpingectomía bilateral oportunista reduce el riesgo de cáncer de ovario.
- El preservativo disminuye el riesgo de infección por VPH, favorece su eliminación y se asocia a mayores tasas de regresión de la neoplasia intraepitelial cervical.
- El DIU puede ser un factor protector de cáncer de cuello uterino.
- Los ACH parecen tener efecto protector frente al cáncer de colon y recto.

- El método de la lactancia-amenorrea tiene una alta eficacia, siempre y cuando se cumplan todas las condiciones.
- No hay restricción para el uso de ACH de solo gestágeno, excepto el acetato de medroxiprogesterona, que no se debe usar antes de las 6 semanas posparto.
- Los métodos hormonales combinados no se deben utilizar antes de las 6 semanas posparto o 6 meses si se da lactancia materna.
- El DIU se recomienda a partir de las 4 semanas posparto, por mayor riesgo de expulsión si se inserta en el puerperio inmediato.

BIBLIOGRAFÍA

Curtis KM, Tepper NK, Jatlaoui TC, Berry-Bibee E, Horton LG, Zapata LB, et al. U.S. Medical Eligibility Criteria for Contraceptive Use, 2016. MMWR Recomm Rep. 2016;65(3):1-103.

Dehlendorf C, Levy K, Kelley A, Grumbach K, Steinauer J. Women's preferences for contraceptive counseling and decision making. Contraception. 2013;88(2):250-6.

Fowler LR, Schoen L, Smith HS, Morain SR. Sex education on TikTok: a content analysis of themes. Health Promot Pract. 2022;23(5):739-42.

International Collaboration of Epidemiological Studies of Cervical Cancer; Appleby P, Beral V, Berrington de González A, Colin D, Franceschi S, et al. Cervical cancer and hormonal contraceptives: collaborative reanalysis of individual data for 16,573 women with cervical cancer and 35,509 women without cervical cancer from 24 epidemiological studies. Lancet. 2007;370(9599):1609-21.

Iversen L, Fielding S, Lidegaard Ø, Mørch LS, Skovlund CW, Hannaford PC. Association between contemporary hormonal contraception and ovarian cancer in women of reproductive age in Denmark: prospective, nationwide cohort study. BMJ. 2018;362:k3609.

Iversen L, Sivasubramaniam S, Lee AJ, Fielding S, Hannaford PC. Lifetime cancer risk and combined oral contraceptives: the Royal College of General Practitioners' Oral Contraception Study. Am J Obstet Gynecol. 2017;216(6):580.e1-9.

Jareid M, Thalabard JC, Aarflot M, Bøvelstad HM, Lund E, Braaten T. Levonorgestrel-releasing intrauterine system use is associated with a decreased risk of ovarian and endometrial cancer, without increased risk of breast cancer. Results from the NOWAC Study. Gynecol Oncol. 2018;149(1):127-32.

Kavanaugh ML, Jerman J. Contraceptive method use in the United States: trends and characteristics between 2008, 2012 and 2014. Contraception. 2018;97(1):14-21.

Maheshwari S, Sarraj A, Kramer J, El-Serag HB. Oral contraception and the risk of hepatocellular carcinoma. J Hepatol. 2007;47(4):506-13.

Mawet M, Maillard C, Klipping C, Zimmerman Y, Foidart JM, Coelingh Bennink HJ. Unique effects on hepatic function, lipid metabolism, bone and growth endocrine parameters of estetrol in combined oral contraceptives. Eur J Contracept Reprod Health Care. 2015;20(6):463-75.

Maxwell GL, Schildkraut JM, Calingaert B, Risinger JI, Dainty L, Marchbanks PA, et al. Progestin and estrogen potency of combination oral contraceptives and endometrial cancer risk. Gynecol Oncol. 2006;103(2):535-40.

Moorman PG, Havrilesky LJ, Gierisch JM, Coeytaux RR, Lowery WJ, Peragallo Urrutia R, et al. Oral contraceptives and risk of ovarian cancer and breast cancer among high-risk women: a systematic review and meta-analysis. J Clin Oncol. 2013;31(33):4188-98.

Mørch LS, Skovlund CW, Hannaford PC, Iversen L, Fielding S, Lidegaard Ø. Contemporary hormonal contraception and the risk of breast cancer. N Engl J Med. 2017;377(23):2228-39.

Oringanje C, Meremikwu MM, Eko H, ESU E, Meremikwu A, Ehri JE. Intervenciones para la prevención de embarazos no deseados en adolescentes. Cochrane Database Syst Rev. 2016;2:CD005215.

Peng Y, Wang X, Feng H, Yan G. Is oral contraceptive use associated with an increased risk of cervical cancer? An evidence-based meta-analysis. J Obstet Gynaecol Res. 2017;43(5):913-22.

Zolnierek KB, Dimatteo MR. Physician communication and patient adherence to treatment: a meta-analysis. Med Care. 2009;47(8):826-34.

Detección de la violencia de género

25

D. M. Lubián López, C. A. Butrón Hinojo y D. M. Lubián Tejero

OBJETIVOS

- Sensibilizar al médico especialista en obstetricia y ginecología de su importancia en la detección precoz de la violencia de género.
- Conocer los diferentes tipos de violencias de género.
- Analizar las consecuencias para la mujer víctima de violencia de género.
- Reconocer los factores de riesgo para la violencia de género.
- Saber las normas generales del marco jurídico sobre violencia de género.
- Aprender las técnicas básicas para la detección precoz de la violencia de género en la consulta de tocoginecología.
- Actuar correctamente ante una paciente con sospecha de sufrir violencia de género.

CONCEPTO DE VIOLENCIA DE GÉNERO

Se considera *violencia de género* todo aquel tipo de violencia que afecta a las mujeres solo por el hecho de serlo. Las personas podemos sufrir diferentes tipos de violencia, pero la violencia de género es una violencia específica contra las mujeres, lo cual, y como numerosos organismos han puesto de manifiesto, hace que solo el hecho de ser mujer constituya el factor de riesgo esencial.

> La violencia de género es una violencia específica contra las mujeres.

La violencia es la manifestación más extrema de cualquier desigualdad. Por tanto, la violencia de género es la manifestación más extrema de la situación de desigualdad entre mujeres y hombres.

Es cierto que, conforme ha ido avanzando la sociedad, se han hecho patentes numerosos cambios que han supuesto una mejora en las condiciones sociales de las mujeres; no obstante, se puede afirmar que las manifestaciones de desigualdad entre mujeres y hombres siguen siendo una constante, ya que continúan apareciendo en cualquier contexto cultural, momento histórico o personal, clase social o situación geográfica.

Esta persistencia de desigualdad que se pone de manifiesto desde diferentes organismos internacionales y comunitarios, está directamente relacionada con la estructura patriarcal del orden social en España, basada en relaciones de dominación-sometimiento tan interiorizadas e incorporadas en la vida que, en la mayoría de los casos, las personas son incapaces de detectarlos.

> La violencia de género responde a la *estructura patriarcal* en la que se han forjado las relaciones entre hombres y mujeres.

Al nacer, el ser humano no es autónomo, son los demás los que mediante recursos simbólicos y del lenguaje construyen lo que es y lo que tiene que ser su mundo.

Partiendo de diferencias físicas y biológicas observables, se le asigna el género en función del sexo biológico, situando al individuo en un sistema relacional basado en categorías diferenciadoras. Estas se basan en lo que significa para la sociedad ser hombre o mujer, la idea patriarcal de superioridad física del hombre, la cual ha sido utilizada como instrumento más primitivo de poder y de limitación de la libertad de la mujer.

En un primer momento de la historia, la fuerza o la violencia física eran imprescindibles para que el hombre adquiriera poder, pero la evolución y el cambio social han propiciado que se atribuya más importancia a los recursos comunicativos y del lenguaje. Lo que ha llevado al desarrollo de un nuevo mecanismo de violencia, la simbólica.

Mediante el lenguaje no verbal o simbólico, se perpetúa la desigualdad de género, y lo mismo ocurre con el lenguaje, atribuyendo cualidades, capacidades, etc. a las personas en función de su sexo biológico y, en base a esto, se produce una distribución desigual de roles y, por tanto, de poder.

Socialmente, lo masculino se ha atribuido a fuerza, violencia, trabajo productivo, sexo, independencia, etc. Mientras que lo femenino se ha relacionado con belleza, delicadeza, trabajo reproductivo, la esfera privada, los cuidados, el amor, etc. Sin embargo, es importante señalar que ninguno de estos aspectos es consustancial a ninguno de los dos sexos.

Con esto es posible comprender el hecho de que la mujer viva el amor como algo fundamental, por lo que podría renunciar a todo, mientras que para el hombre es algo secundario. De ahí que la mujer viva como un fracaso poner fin a su relación, a pesar de ser violenta.

De esta manera es posible comprender que la violencia de género no es algo individual, sino que responde a la estructura patriarcal en la que se han forjado las relaciones entre hombres y mujeres. Esta configura relaciones desiguales, distribución desigual de libertad, derechos y deberes que pueden llevar a la violencia como manifestación extrema de dominación del hombre hacia la mujer.

Las características específicas de la violencia de género son:

- Se trata de una violencia basada en el género.
- Tiene como resultado, posible o real, un daño físico, sexual o psicológico.
- Incluye amenazas, coerción, privación arbitraria de la libertad.
- Se puede producir tanto en la vida pública como en la privada.

En 1993, la Declaración sobre la eliminación de la violencia contra la mujer de la Asamblea General de Naciones Unidas define la violencia contra la mujer como: «Todo acto de violencia basado en la pertenencia al sexo femenino que tenga o pueda tener como resultado un daño o sufrimiento físico, sexual o psicológico para la mujer, así como las amenazas de tales actos, la coacción o la privación arbitraria de la libertad, tanto si se producen en la vida pública como en la vida privada».

TIPOS DE VIOLENCIA DE GÉNERO

Independientemente de la tipificación que del delito de violencia de género se establezca en distintas legislaciones, se desarrollan a continuación los principales tipos de violencia de género.

Violencia física

La violencia física comprende todo acto de fuerza ejercido contra el cuerpo de la mujer, y que le ocasione o tenga el riesgo de ocasionar daño o lesión física.

A modo de ejemplos, no restrictivos, tendrán consideración de violencia física los siguientes actos contra la mujer: golpear, morder, empujar, tirar del pelo, agarrar del cuello, estrangular, amordazar, atar, quemar, prohibir salir, encerrar, aislar, mutilar, torturar, obligar a ingerir medicamentos, productos tóxicos o sustancias incomestibles, obligar a consumir drogas o alcohol, someterla a situaciones en las que peligre su salud o su seguridad, asesinar, etcétera.

Violencia psicológica

Hace referencia a todo comportamiento verbal o no verbal que suponga para la mujer menosprecio, desvalorización o sufrimiento, ya sea en público o en privado.

A modo de ejemplos, no restrictivos, tendrán consideración de violencia psicológica los siguientes actos contra la mujer: comentarios despectivos, intimidación, insultos, descalificaciones, humillaciones, gritos, amenazas, golpear o romper objetos, enseres o mobiliario, coerción, aislamiento, limitación o restricción de la libertad, etcétera.

Violencia sexual

Incluye cualquier acto de naturaleza sexual forzado por el agresor o no consentido por la mujer que impida un ejercicio libre de su sexualidad, abarcando la imposición, mediante la fuerza o con intimidación, de relaciones sexuales no consentidas, y el abuso sexual.

La violencia sexual es un tipo de violencia de género cometido dentro o fuera de la pareja.

A modo de ejemplos, no restrictivos, tendrán consideración de violencia sexual los siguientes actos contra la mujer: el abuso sexual, el acoso sexual, las agresiones sexuales, la violación, la limitación de la libertad reproductiva, etcétera.

Violencia económica y patrimonial

Implica la privación intencionada, y sin justificación legal, de recursos económicos o patrimoniales, ya sean propios o comunes, que pueda repercutir en el bienestar físico o psicológico de la mujer y/o de sus hijos.

A modo de ejemplos, no restrictivos, tendrán consideración de violencia económica y patrimonial los siguientes actos contra la mujer: control de los recursos de la economía familiar por parte del hombre, repartos y restricciones desiguales entre los dos miembros de la pareja, impedimentos para la independencia económica de la mujer, discriminación retributiva por razón de género, etcétera.

Es importante recordar que cualquier tipo de violencia puede conllevar repercusiones en la salud física, psicológica, sexual, reproductiva y social.

ÁMBITOS Y MANIFESTACIONES DE LA VIOLENCIA DE GÉNERO

Estas expresiones de la desigualdad entre mujeres y hombres no han cesado de ser una constante en cualquier contexto social, momento histórico, situación geográfica, etc. La violencia contra las mujeres que esta desigualdad provoca, puede ser ejercida desde diferentes ámbitos, en función de los cuales podrá adoptar diferentes formas o manifestaciones.

No se quiere dejar de mencionar que en cualquiera de los ámbitos que a continuación se describen, se pueden generar situaciones de doble discriminación, que aparecen cuando a las producidas por el género, se suman otro tipo de discriminaciones (mujeres inmigrantes, mujeres con discapacidad, mujeres mayores, etc.), incrementando como consecuencia la vulnerabilidad de la víctima.

Violencia de género en la comunidad

Ser mujer constituye un factor de riesgo para ser objeto del ejercicio de la violencia en cualquier espacio social. Así las cifras relativas a los casos de violencia sexual (abuso, acoso, agresión sexual, etc.) se mantienen durante décadas. De la misma forma, la prostitución continúa teniendo cierta aceptación social a pesar de la posición de objeto en la que sitúa a la mujer y las consecuentes situaciones de explotación y trata que conllevan (violencia de género en mujeres en riesgo de exclusión). Igualmente, en algunos contextos socioculturales, se sostienen tradiciones que conllevan prácticas que se reproducen, como se verá más adelante, en el ámbito familiar o doméstico (mutilación genital femenina, aborto selectivo, infanticidio femenino, etcétera).

Violencia de género institucional

Es aquella realizada por las personas pertenecientes a cualquier institución pública o privada (incluidos los partidos políticos, sindicatos, organizaciones empresariales, deportivas, educativas y de la sociedad civil) que conlleve la obstaculización o el impedimento de las mujeres a acceder a los derechos previstos en la ley o a las políticas públicas a ellas destinadas.

Violencia de género ejercida o tolerada por el Estado

Es la violencia que deriva del establecimiento de leyes y políticas públicas sostenidas por un Estado o cualquiera de sus instituciones que atentan contra los derechos y libertades de las mujeres, ya sea por acción o por omisión.

La realización de abortos selectivos, la privación de libertad por cuestión de género, la institucionalización de matrimonios forzados, la mutilación genital femenina, la esterilización forzada, etc. constituyen algunos de los ejemplos de violencia ejercida o tolerada por el Estado.

Violencia de género en conflictos armados

Es de sobra conocido que una de las víctimas principales de los conflictos armados son las mujeres. En cuanto un ejército toca tierra, en cualquier territorio se multiplican y se reproducen situaciones de violencia física, psicológica y sexual contra las mujeres.

Raptos, torturas, tratos inhumanos o degradantes, mutilaciones, violaciones, esclavitud sexual, explotación sexual, prostitución forzada, matrimonios forzados, embarazos y abortos forzados, homicidios, etc., son manifestaciones frecuentes en cualquier conflicto armado.

Violencia de género en el ámbito laboral

Implica cualquier forma de discriminación hacia las mujeres en el ámbito del trabajo que dificulte u obstaculice su acceso, promoción o permanencia en el mismo, solo por el hecho de ser mujer.

El acoso sexual, el chantaje sexual, el acoso y discriminación por razón de sexo, etc. continúan hoy en día apareciendo en contextos laborales. En este sentido, también se considera violencia contra las mujeres en este ámbito la remuneración desigual para un trabajo igual o equivalente (violencia económica).

Violencia de género a través de internet y redes sociales

Las nuevas tecnologías, a través de las denominadas *redes sociales*, han generado nuevas formas de relaciones sociales y un nuevo espacio de socialización para los hombres y mujeres jóvenes. Un espacio y unas formas caracterizados por permitir interacciones bajo una aparente privacidad que, a su vez, resulta fácilmente vulnerable.

 Los médicos deben concienciar a la paciente sospechosa de ser víctima de violencia de género de estas nuevas formas.

En este ámbito han surgido nuevas formas de ejercer violencia de género, como el control de la pareja mediante el uso de *gadgets* (dispositivos) o aplicaciones, intromisión en cuentas de la pareja, ciberacoso, difusión de contenido audiovisual de carácter sexual o erótico a través de redes sociales o servicios de mensajería instantánea.

Violencia de género en el ámbito privado

A continuación, se explican los tipos de violencia de género que se pueden producir en el ámbito privado.

En el ámbito familiar

Dentro del ámbito familiar o doméstico, y frecuentemente aceptado en el ámbito de la comunidad, como se ha visto, suelen darse aún hoy en día situaciones de violencia generalmente ligadas a creencias o a tradiciones. Estas situaciones tienen que ver con el papel que la mujer juega dentro de la sociedad y, por lo tanto, de la familia, por lo que, en los contextos en los que surge, suele considerarse como legítimo o justificado. Estas manifestaciones son, por ejemplo, la mutilación genital femenina, los matrimonios forzados o precoces, la preferencia por hijos varones, el aborto selectivo, el infanticidio femenino o los crímenes de honor.

En el ámbito de las relaciones de pareja

La mayoría de los casos de violencia de género con consecuencias más graves para la mujer (hasta llegar al asesinato) se presentan en el entorno de las relaciones de pareja. Es por ello por lo que, en 2004, se aprueba en España la Ley orgánica 1/2004, de medidas de protección integral contra la violencia de género, cuyo objeto es: «todo acto de violencia física y psicológica, incluidas las agresiones a la libertad sexual, las amenazas, las coacciones o la privación arbitraria de libertad» (artículo 3), que «como manifestación de la discriminación, la situación de desigualdad y las relaciones de poder de los hombres sobre las mujeres, se ejerce sobre estas por parte de quienes sean o hayan sido sus cónyuges o de quienes estén o hayan estado ligados a ellas por relaciones similares de afectividad, aun sin convivencia» (artículo 1).

La persistencia de la violencia de género en el ámbito de las relaciones de pareja ha propiciado que también se hayan desarrollado numerosas investigaciones que han puesto de manifiesto las constantes con las que se presenta este tipo de violencia. Así se dispone ahora de información relativa a cómo se desarrolla la violencia en las relaciones de pareja, lo cual permite detectarla antes de que llegue al final más dramático.

Escalada de la violencia de género en las relaciones de pareja

Suele utilizarse este concepto para describir el carácter progresivo del proceso de la violencia en relaciones de pareja.

Aunque pueda resultar obvio, es conveniente recordar que, por lo general, la aparición de la violencia en una relación de pareja va precedida de una fase previa de coqueteo y enamoramiento (común a cualquier relación no necesariamente violenta), en la que comienzan a fraguarse los lazos afectivos entre las dos personas. A medida que avanza la relación, los sentimientos van aumentando, y con ello el grado de confianza y de compromiso. El lazo se hace más fuerte, y más difícil de romper.

Por eso al inicio, el maltrato puede pasar desapercibido. Suele presentarse mediante conductas de abuso psicológico enmascaradas bajo apariencias de protección y cuidados, que se podrían considerar propias de cualquier relación de amor. Lo que las hace diferentes es que en ellas subyace una intencionalidad restrictiva y de control, que suele originar situaciones de conflicto, marcadas por los celos. Lejos de ser percibidos como comportamientos agresivos o violentos, pueden ser considerados como muestras de amor, pero frecuentemente se convierten en la antesala de otro tipo de agresiones.

Las agresiones psicológicas dan paso a agresiones verbales que, desde burlas o comentarios, van aumentando su intensidad hasta llegar al desprecio, los insultos o las amenazas. Este tipo de violencia socava la dignidad y la autoestima de quien las recibe, principalmente debido al vínculo afectivo entre las dos personas implicadas.

Finalmente, las agresiones psicológicas y verbales aparecen acompañadas de agresiones físicas y/o sexuales, que aunque supongan la manifestación más evidente de la violencia, no restan importancia a las anteriores. Todo ello puede conllevar, en último término, una situación de potencial riesgo vital, incluso la muerte.

 Ninguna relación de pareja comienza con una agresión. El recuerdo del «amor» inicial, y la falsa idea de que volverá, crea lazos emocionalmente muy fuertes que llevan a salir difícilmente de ese círculo vicioso. La intervención del profesional de obstetricia y ginecología para hacerle ver a la víctima que tiene una salida es fundamental.

Ciclo de la violencia de género en las relaciones de pareja

Simultáneamente a este proceso gradual de escalada, se da lo que se conoce como el *ciclo de la violencia*, que sirve para describir el episodio violento:

1. **Acumulación de tensión:** durante esta fase, se van sucediendo incidentes que pueden provocar un clima de tensión. Situaciones de enfado o de estrés, que no necesariamente guardan relación con la pareja, pero que repercuten en ambos, aunque de forma diferente. El hombre suele estar susceptible y tenso, mientras ella intenta no hacer nada que pueda desagradarle o que pueda aumentar su ira. Ya en esta fase pueden tener lugar agresiones leves, a las que la víctima resta importancia, incluso llegando a asumir cierta responsabilidad. La duración de esta primera fase es muy variable, desde días a años.

2. **Estallido violento:** toda la tensión acumulada es descargada sin control contra la mujer en forma de agresión física, psicológica o sexual. Es un momento de incertidumbre e incredulidad, que para la víctima resulta más difícil de entender y justificar. Esto hace que, en ocasiones, necesite cierto distanciamiento del agresor, lo cual puede llevarla a querer irse de casa o pedir ayuda profesional.

3. **Luna de miel:** finalizado el estallido violento, tras un período de calma, el hombre muestra arrepentimiento y pide perdón. De nuevo, ella disculpa a su pareja, e intenta olvidar lo sucedido. Esto hace que abandone cualquier opción que haya podido considerar para conseguir romper el ciclo. Así las actitudes violentas se combinan con las de cariño, dentro de un ciclo difícil de detener, por lo que tanto la toma de consciencia por parte de la víctima como el hecho de que cuente con los recursos necesarios resultan requisitos imprescindibles para ponerle fin.

IMPORTANCIA DE LA VIOLENCIA DE GÉNERO

En la violencia de género, es importante conocer la epidemiología y las consecuencias de la violencia de género para la salud de la mujer.

Epidemiología

Las dificultades para conocer las cifras de la violencia doméstica son enormes, aun en aquellas sociedades en las que ha aumentado la consciencia acerca de este problema.

Los datos que habitualmente se manejan en España son de carácter jurídico, donde se recoge el número de denuncias realizadas, así como datos referentes a los recursos utilizados como casa de acogida o de emergencia.

La información más utilizada es la ofrecida por el Instituto de las Mujeres, y hace referencia al número de denuncias ocurridas a consecuencia de la violencia doméstica.

 Las cifras de violencia de género en nuestro medio están infradiagnosticadas.

En 2019, se registraron 31.911 mujeres víctimas de violencia de género correspondientes a los asuntos en los que se habían dictado medidas cautelares u órdenes de protección, lo que supuso un aumento del 2 % respecto al año anterior.

Casi la mitad de las víctimas de violencia de género (el 47,1 %) tenían entre 25 y 39 años. La edad media de las víctimas fue de 36,6 años.

Los mayores aumentos del número de víctimas en 2019 se dieron entre las mujeres de 75 y más años (25 %) y de 70 a 74 años (15,6 %). Por su parte, el mayor descenso se dio en las mujeres de 65 a 69 años (–8,9 %).

La tasa de víctimas fue de 1,5 por cada 1.000 mujeres de 14 y más años, alcanzando su máximo en el tramo de edad de 30 a 34 años (3,7 víctimas por cada 1.000 mujeres), seguido del intervalo entre 25 y 29 años (3,6 víctimas por cada 1.000 mujeres).

La tasa de víctimas por cada 1.000 mujeres de 14 y más años fue casi tres veces superior en las nacidas en el extranjero que en las nacidas en España. En ambos casos las cifras fueron similares a las del año anterior.

> La violencia de género en nuestro medio fue tres veces mayor entre las extranjeras que las nacidas en España.

Entre las víctimas nacidas en el extranjero, las de África y América presentaron las tasas más elevadas, mientras que las de Asia y Oceanía registraron las más bajas.

Las comunidades autónomas con mayor número de víctimas inscritas por violencia de género en el año 2019 fueron Andalucía (7.101), Comunitat Valenciana (4.909) y Comunidad de Madrid (3.624).

Por su parte, las que registraron un menor número de víctimas fueron las ciudades autónomas de Ceuta y Melilla y La Rioja.

Los mayores incrementos anuales en el número de víctimas se dieron en Illes Balears (16,1 %), la ciudad autónoma de Melilla (12,9 %) y la Comunidad Foral de Navarra (7,8 %). Por el contrario, los mayores descensos se registraron en La Rioja (–10,6 %), la ciudad autónoma de Ceuta (–9,2 %) y Cantabria (–6,9 %).

Atendiendo al tipo de relación existente entre la víctima y el denunciado, en el 25,6 % de los casos, ambos eran cónyuges o excónyuges; en el 43,8 %, mantenían una relación de pareja o expareja de hecho; en el 29,5 %, era de novia o exnovia; y en el 1,2 %, estaban en proceso de separación.

Consecuencias de la violencia de género para la salud de la mujer

La violencia de género tiene diversas consecuencias para la salud de la mujer.

Consecuencias físicas (patología orgánica)

Entre las consecuencias físicas de la violencia de género, podemos encontrar:

- **Heridas, traumatismos, quemaduras:** la cabeza, el cuello y la cara representan la localización más frecuente, seguido de heridas en la zona musculoesquelética y la región genital. Solo el 42 % de las mujeres admiten lesiones en caso de violencia de género, por lo que es tremendamente difícil determinar correctamente la tasa real de lesiones, puesto que la mujer atribuye muchas de ellas a otro motivo.
- **Hipertensión arterial y aumento del riesgo de cardio patía isquémica:** se han publicado estudios que muestran una asociación estadísticamente significativa entre la violencia de género y estas patologías.
- **Muerte por homicidio:** suele estar infraestimada, ya que en muchos casos se desconoce la prevalencia real.

Consecuencias psicológicas

Las mujeres víctimas de violencia de género presentan determinados síntomas psicológicos en mayor proporción que la población femenina general. Entre ellos se encuentra: labilidad emocional, ansiedad, baja autoestima, inapetencia sexual, irritabilidad y tristeza. Por lo que el riesgo de precisar tratamiento psiquiátrico es entre cuatro y cinco veces mayor en mujeres maltratadas y se registra un aumento de cinco veces mayor la probabilidad de suicidio.

La exposición continuada a eventos traumáticos provoca un miedo y aislamiento que desemboca hasta en un 50 % de los casos en un síndrome de estrés postraumático.

> El riesgo de precisar tratamiento psiquiátrico y la probabilidad de suicidio es cinco veces mayor entre las mujeres maltratadas.

Otras características a señalar son: los trastornos de la conducta alimentaria, el abuso de sustancias y la dependencia psicológica del agresor.

Consecuencias en la salud social

Las consecuencias de la violencia de género en la salud social son:

- Aislamiento familiar y social: uno de los primeros mecanismos que establece el maltratador es la limitación de las relaciones sociales de la víctima, aislando a la víctima, y puede conllevar la pérdida del empleo o el absentismo.
- Disminución del número de días de vida saludable.
- Cambio de domicilio y/o ciudad para protegerse.

Consecuencias en la salud sexual/reproductiva

Las consecuencias de la violencia de género en la salud sexual/reproductiva son:

- **Virus de la inmunodeficiencia humana y otras infecciones de transmisión sexual:** presencia de relaciones sexuales forzosas y desprotegidas sumado a que el perfil de maltratador presenta en mayor proporción mayor frecuencia de infecciones de transmisión sexual.
- **Interrupción legal del embarazo:** altas tasas de eventos reproductivos adversos pueden esconder un caso oculto de violencia de género. En muchos casos, los maltratadores no aprueban el uso de preservativo o el uso de métodos de planificación familiar. Se estima que existen 80 millones de embarazos no deseados en el mundo y aproximadamente en la mitad se produce la interrupción legal del embarazo.

Consecuencias para la embaraza y el feto recién nacido

Entre las consecuencias de la violencia de género para la embarazada y el feto/recién nacido, podemos destacar:

- Las consecuencias sobre la salud física de la embarazada, al igual que las víctimas no embarazadas, son las derivadas de los traumatismos, heridas, quemaduras, punzamientos, etc., que pueden dar lugar a desfiguraciones corporales, discapacidad, deterioro funcional, molestias gastrointestinales, síntomas físicos inespecíficos como cefaleas o trastornos del sueño, entre otros. De forma más específica, entre las consecuencias que tiene para la mujer la violencia de género durante el embarazo, se pueden destacar las siguientes:
  - Muertes maternas: es posible distinguir entre causas relacionadas con el embarazo, el parto y el puerperio, entre las que se encuentran la hemorragia, placenta previa, eclampsia y preeclampsia, así como la embolia de líquido amniótico y aquellas de causa no obstétrica, en las que aparecen los traumatismos como la principal causa de mortalidad materna. Muchos de los casos de este tipo de mortalidad podrían prevenirse identificando de forma temprana los casos de violencia de género.
  - Abortos: el aborto espontáneo es más frecuente entre las mujeres víctimas de violencia de género. El informe multipaís de la Organización Mundial de la Salud (OMS) de 2005 encuentra esta relación de forma significativa, aunque no en todos los entornos estudiados. Los abortos provocados también son más frecuentes en el estudio de la OMS referido anteriormente, teniendo más del doble de probabilidad de tener un aborto provocado las mujeres que habían sido maltratadas física o sexualmente. Otro estudio encuentra que, entre las mujeres que realizaron una interrupción voluntaria del embarazo, la probabilidad de ser víctima de violencia física, psicológica y/o sexual en el año previo al embarazo era tres veces más elevado que en el grupo de control.
  - Salud mental: para algunos autores, la mayoría de los tipos de violencia se asocian a depresión posparto, en particular, la combinación de amenazas y violencia física antes y durante el embarazo ejercida por la pareja. Otro estudio encuentra una relación entre la presencia de síntomas de malestar psicológico y las mujeres que sufrían violencia durante el embarazo o un año antes del mismo.
  - Ganancia ponderal materna: algunos trabajos relacionan violencia de género con alteraciones en la ganancia ponderal de la embarazada, tanto por exceso como por defecto.
  - Infecciones: hay infecciones que pueden ser más frecuentes entre las embarazadas que sufren violencia que entre las que no la sufren, como son las del tracto urinario, enfermedades de transmisión sexual, infección vaginal e incluso corioamnionitis.
  - Abuso de alcohol, tabaco y drogas: al igual que fuera del embarazo, las embarazadas sometidas a violencia de género también consumen más alcohol, tabaco y drogas. El hábito tabáquico durante este período se relaciona con retraso en el crecimiento fetal, parto prematuro y bajo peso para la edad gestacional. Otros autores han constatado una asociación positiva entre violencia durante el embarazo y el aumento del consumo de alcohol, con las repercusiones negativas que para el desarrollo fetal eso supone (síndrome alcohólico fetal).
  - Náuseas, vómitos y deshidratación: se ha observado que las náuseas intensas, los vómitos o la deshidratación, pueden tener relación con sufrir violencia durante el embarazo. De hecho, en casos de violencia, su frecuencia es del 50,8 % frente al 27,7 % cuando no existe violencia.
  - Deficiente control médico: las mujeres que sufren violencia de género durante el embarazo suelen retrasar el inicio de la atención prenatal y tener peores controles prenatales, lo que suele relacionarse con peores resultados perinatales.
  - Otras consecuencias maternas: hemorragias, trastornos hipertensivos, traumatismo durante el embarazo, desprendimiento prematuro de placenta normoinserta, además de otras enfermedades relacionadas con el embarazo.
  - La violencia doméstica también influye en la lactancia. Su inicio, a la primera hora tras el parto, fue menor. También el tiempo de duración de la lactancia fue menor entre las madres que sufrían violencia de género.

A todo lo anterior, es importante añadir las consecuencias sobre la salud social, que al igual que ocurre en el caso de las maltratadas no gestantes, también se ven sometidas a aislamiento familiar, de amistades o de relaciones del entorno laboral, con el agravante de que para la mujer embarazada o madre es más difícil incluso acceder a un empleo, cambiar de lugar de residencia, ampliar su círculo de amistades, etc., por lo que cuenta con una vulnerabilidad elevada derivada no solo de su condición de mujer, sino también de su condición de madre.

- Entre las consecuencias para el feto y el recién nacido, se puede destacar (Tabla 25-1):
  - Muerte perinatal.
  - Bajo peso.
  - Prematuridad.
  - Cuidados neonatales.
  - Los hijos tienen hasta tres veces más posibilidades de sufrir violencia si la madre sufre violencia durante el embarazo que si no la sufre.

 Las víctimas de violencia de género presentan una mayor morbilidad gestacional y unos peores resultados perinatales que la mujer en general.

MARCO LEGAL EN LA VIOLENCIA DE GÉNERO

Es fundamental conocer el marco legal existente en violencia de género en Europa, en España y en las propias comunidades autónomas.

Legislación comunitaria

Desde el marco legislativo de la Unión Europea, existen diferentes convenios y directivas. Destaca el Convenio del Con-

Tabla 25-1. Consecuencias de la violencia de género sobre la salud de las mujeres

Psicológicas/sociales	Sexuales/reproductivas	Físicas/orgánicas
Ansiedad, depresión, fobia, síndrome de estrés postraumático	Anorgasmia, dispareunia, dolores pélvicos	Dolores crónicos/fibromialgia
Sentimientos de vergüenza y culpa	Falta de autonomía sexual	Cansancio
Abuso de alcohol, drogas y fármacos	Dificultad de acceso a métodos de planificación familiar	Cefaleas crónicas/migrañas
Trastornos de la alimentación	ETS: VIH, VHC, vaginitis, etcétera	Náuseas/vómitos
Trastornos psicosomáticos	Infecciones del tracto urinario de repetición	Síndrome de colon irritable, alteraciones del tránsito intestinal
Escaso cuidado personal	Conductas sexuales no protegidas	Fracturas
Intentos de suicidio	IVE, abortos en condiciones inseguras	Hematomas en diferentes estadios evolutivos
Dependencia psicológica del agresor (síndrome de Estocolmo)	Recién nacido de bajo peso y prematuridad	Rotura de tímpano
Aislamiento familiar y social	Sufrimiento fetal	Contusiones
Absentismo laboral/dificultad para encontrar empleo	Amenaza de aborto, anemia	
Disminución del número de días de vida saludable		

ETS: enfermedades de transmisión sexual; IVE: interrupción voluntaria del embarazo; VIH: virus de inmunodeficiencia humana; VHC: virus de la hepatitis C.

sejo de Europa sobre prevención y lucha contra la violencia contra las mujeres y la violencia doméstica, cuyo objetivo es prevenir y luchar contra todas las formas de violencia contra la mujer y la promoción de la igualdad entre géneros.

Legislación estatal

Entre las leyes estatales, destacan:

- La Ley Orgánica 10/1995, de 23 de noviembre, por la que se aprueba el Código Penal, y la modificación de la misma mediante la Ley Orgánica 1/2015, del 1 de julio, donde destaca la discriminación por causa de género como agravante de responsabilidad criminal.
- La Ley 27/2003, de 31 de julio, reguladora de la orden de protección de las víctimas de violencia doméstica: diferencia, dentro del maltrato en el ámbito de la familia, entre delitos de violencia de género y delitos de violencia doméstica.
- La Ley orgánica 1/2004 de medidas de protección integral contra la violencia de género: debido a que las situaciones de violencia sobre la mujer afectan también a los menores del entorno familiar, y esta ley contempla la protección y tutela de los derechos del menor. Reconoce los derechos de la mujer víctima de violencia de género a: información y asistencia social integrada, asistencia jurídica gratuita, facilitar la movilidad geográfica, mantenimiento de puesto de trabajo y apoyo económico.
- La Ley 4/2015, de 27 de abril, reguladora del estatuto de la víctima del delito: diferencia entre víctima directa e indirecta del delito. Contiene el catálogo general de los derechos de la víctima, tanto procesales como extraprocesales:
  - Procesales: a ejercer la acción penal y la acción civil, a que se le sea notificada la resolución de sobresei-

miento y su derecho a recurrirla, a intervenir en la fase de ejecución de las penas, de la víctima personada en el procedimiento penal a obtener el reembolso de los gastos, a acceder a servicios de justicia restaurativa, a solicitar asistencia jurídica gratuita, de las residentes en España a presentar ante las autoridades españolas denuncias correspondientes a hechos delictivos, a obtener la devolución sin demora de los bienes restituibles de su propiedad.
  - Extraprocesales: derecho a entender y ser entendida, a estar acompañada, a la información actualizada por parte de las autoridades y funcionarios sobre atención médica, psicológica; derecho a la denuncia, asistencia jurídica gratuita, recursos, etc., derecho de la víctima denunciante a obtener una copia certificada de la denuncia interpuesta, a recibir información sobre la causa penal, a la interpretación y traducción gratuita, a acceder gratuita y confidencialmente a los servicios de asistencia y apoyo, al período de reflexión.
  Los hijos menores y tutelados por la víctima son titulares de todos y cada uno de estos derechos.
- La Ley 4/2015, de 27 de abril, del Estatuto de la víctima del delito: regula la obligación de reembolso en el caso de víctimas fraudulentas que hayan ocasionado gastos a la Administración.
  En cuanto a las medidas de protección de la víctima, su adopción exige la evaluación individual de la víctima, son renunciables por las víctimas y cabe su modificación. Son de dos tipos:

  - De carácter general: evitar el contacto visual con el agresor, no ser preguntada sobre aspectos de su vida privada sin relevancia con el hecho delictivo, toma de declaración por persona del mismo sexo, etcétera.

– Para menores y personas con discapacidad necesitadas de especial atención: grabación de las declaraciones, nombramiento de un defensor judicial de la víctima por parte de la Fiscalía, etcétera.

Legislación autonómica

Cada autonomía tiene sus propias leyes reguladoras de la atención a la víctima de violencia de género. En todas ponen a disposición de la víctima al personal de la Administración de cada autonomía, especialmente a los de las áreas: social, jurídica y sanitaria.

Establecen programas, actividades y protocolos tanto para la detección precoz como para la atención y la asistencia especializada, con tratamiento específico para las mujeres víctimas de una agresión sexual.

Disponen de un registro central para la protección de las víctimas de violencia de género y de observatorios de la violencia de género para analizar la magnitud del fenómeno y diseñar estrategias de intervención, formación, participación y difusión contra la violencia de género.

Procedimiento judicial penal: interposición de la denuncia

El artículo 262 del Código Penal regula la obligación genérica de denuncia en los siguientes términos: «Aquellas profesiones que por razón de sus cargos, profesiones u oficios tuvieren noticia de algún delito público, estarán obligadas a denunciarlo inmediatamente al Ministerio Fiscal, al tribunal competente, al juez de instrucción y, en su defecto, al municipal o al funcionario de policía más próximo al sitio si se tratare de un delito flagrante».

 «Aquellas profesiones que por razón de sus cargos, profesiones u oficios tuvieren noticia de algún delito público, *estarán obligadas a denunciarlo...*».
Artículo 262 del *Código Penal*

A los profesionales sanitarios, el artículo 355 de dicha ley les exige que: «Si el hecho criminal que motive la formación de una misma causa cualquiera consistiese en lesiones, los médicos que asistieran al herido estarán obligados a dar parte de su estado».

El Real Decreto 1030/2006, Cartera de Servicios comunes del Sistema Nacional de Salud, recoge como una de las funciones del personal sanitario de atención primaria, atención especializada y urgencias la comunicación a las autoridades competentes de aquellas situaciones que lo requieran, especialmente en caso de violencia de género. En caso de sospecha de maltrato ejercido por parte de la pareja o expareja, se comunicará al juzgado de guardia mediante el parte de lesiones o informe médico.

El artículo 544 ter de la Ley de Enjuiciamiento Criminal dispone expresamente que: «Sin perjuicio del deber general de denuncia previsto en el artículo 262 de esta ley, las entidades u organismos asistenciales, públicos o privados, que tuvieran conocimiento de alguno de los hechos mencionados en el apartado anterior (delito o falta contra la vida, integridad física o moral, libertad sexual, libertad o seguridad de alguna de las personas mencionadas en el artículo 173.2 del Código Penal, resulte una situación objetiva de riesgo para la víctima) deberán ponerlos inmediatamente en conocimiento del juez de guardia o del Ministerio Fiscal, con el fin de que se pueda incoar o instar el procedimiento para la adopción de la orden de protección.

Parte de lesiones

Documento sanitario por el cual el facultativo traslada a la autoridad judicial lo que el saber profesional ha permitido conocer, para comunicar la posible existencia de un delito, pero no es una denuncia.

Su importancia es que, a veces, es la única prueba de un posible delito. Sirve para avalar la declaración realizada por la mujer y, sobre todo, para activar medidas de protección.

 El parte de lesiones no es una denuncia.

Debe explicar las lesiones y lo comunicado por la presunta víctima de manera clara y legible, aportando datos médicos relacionados con ese maltrato.

Se entrega un ejemplar a la persona interesada, si no compromete su seguridad, y se remite por correo otro al juzgado de guardia o al juzgado de violencia sobre la mujer de esa ciudad. Si se cree urgente, se realizará vía fax o por formato electrónico.

Denuncia

La denuncia se puede presentar en: la comisaría de la Policía Nacional, en la Policía Local, en el cuartel de la Guardia Civil, en la Fiscalía, en el juzgado de violencia sobre la mujer o ante el juzgado de guardia, debiéndose, en todo caso, informar a la víctima de los derechos, tanto procesales como extraprocesales, que le asisten como tal víctima de violencia de género.

FACTORES DE RIESGO DE LA VIOLENCIA DE GÉNERO

Frente al abordaje epidemiológico clásico de los «factores de riesgo» centrados en el agresor o en la víctima y desde la visión de la epidemiología social, se han propuesto modelos más complejos. Heise propone «un marco ecológico integrado» para el estudio y el conocimiento de la violencia contra la mujer, con factores:

• **Sociales:** normas que dan por sentado el control de los hombres sobre las conductas de las mujeres. Aceptación de la violencia como vía de resolución de conflictos. Noción de la masculinidad unida al dominio, honor o agresión. Roles de género rígidos. La falta de equidad entre géneros no solo se debe a rasgos singulares y patológicos de una serie de individuos, sino que tiene rasgos estructurales de una forma cultural de definir las identidades y las relaciones entre los hombres y las mujeres. Las normas y los valores relacionados con los géneros que sitúan a la mujer en una posición subordinada con respecto al hombre, mantienen y refuerzan la violencia doméstica contra ella. Esto sucede en todas las clases sociales, religiones y grados educativos. La violencia contra la mujer es instrumental. El poder de los hombres y la subordinación de las mujeres, rasgo básico del patriarcado, requiere algún mecanismo de sometimiento. La violencia contra las mujeres es el modo de afianzar ese dominio. La violencia de género no es un fin en sí mismo, sino un instrumento de dominación y control social.

- **Comunitarios:** pobreza, estatus socioeconómico bajo, desempleo; aislamiento social y familiar de las mujeres; formar parte de grupos violentos.
- **Relacionales:** conflicto de pareja; control del dinero y toma de decisiones por el hombre de la familia.
- **Individuales:** ser testigo o víctima de violencia en la familia de origen; padre ausente o que rechaza; uso de alcohol (hombre); interiorización de los valores y roles tradicionales (superioridad del hombre e inferioridad de la mujer).

Factores de riesgo individuales del agresor

Entre los factores de riesgo individuales del agresor, destacan:

- Haber sufrido abusos en la infancia y haber presenciado violencia paterna: induce la aparición de adultos violentos.
- El abuso sexual sufrido en la infancia predispone a la aparición de un agresor sexual en la edad adulta, aunque más de la mitad de los hombres que sufrieron esta exposición nunca se comportaron violentamente con sus propias parejas.

Factores individuales de la víctima (grupos vulnerables)

Aunque la violencia de género es un problema que puede afectar a cualquier mujer, independientemente de su nacionalidad, raza, religión o estatus socioeconómico, existen situaciones de especial vulnerabilidad:

- **Embarazo:** un porcentaje importante de malos tratos por parte de la pareja se inician en este período, incluida la violencia física y sexual. A su vez, el embarazo añade dificultad a las posibilidades de separarse de la pareja. El maltrato constituye además un importante factor de riesgo, que conlleva un aumento de la morbimortalidad materna y perinatal.
- **Discapacidad física, sensorial o psicológica:** estas mujeres son más susceptibles de sufrir violencia, debido a diversos factores, como su mayor dificultad para expresarse, su menor capacidad para defenderse, o la dificultad de acceso a la educación y trabajo remunerado, que conlleva una mayor dependencia de terceras personas.
- **Mujeres mayores:** su tolerancia a estas situaciones suele ser alta, por tener más asumido culturalmente el rol tradicional de la mujer, y aun cuando son conscientes de la situación de maltrato que sufren, les resulta mucho más difícil decidir cambios o la posibilidad de ruptura con la pareja. Además, en la etapa de la jubilación, el número de horas de convivencia aumenta, y algunos hombres tratan de tener un mayor control sobre el tiempo, las actividades y las relaciones de las mujeres.
- **Inmigración:** las mujeres inmigrantes presentan mayores dificultades de comunicación y expresión debido a las barreras idiomáticas. La precariedad económica y laboral, así como las situaciones administrativas irregulares y el miedo a ser expulsadas del país, dificultan el acceso a los recursos sociosanitarios. Además, con frecuencia desconocen sus derechos y las ayudas disponibles, y tienen una red de apoyo familiar escasa o ausente, especialmente en mujeres recién llegadas al país.
- **Medio rural:** las mujeres tienen una menor accesibilidad a los recursos, mayor dificultad para la protección y más control social.
- **Infección por el virus de la inmunodeficiencia humana:** pueden tener un temor especial a que se haga público su estado serológico. Este mismo estigma se superpone al relacionado con la violencia de género, lo que puede hacer más difícil su detección.

DETECCIÓN DE LA VIOLENCIA DE GÉNERO EN ATENCIÓN ESPECIALIZADA: EL PAPEL DEL GINECÓLOGO

La detección de la violencia de género en sus fases iniciales es muy importante, puesto que sus secuelas, tanto físicas como psicológicas y sociales, serán menores, y la mujer tendrá una mayor capacidad de recuperación.

Desafortunadamente, la violencia de género es todavía un problema muy infradiagnosticado en el ámbito sanitario: menos del 5 % de los casos son detectados, y mayoritariamente en fases tardías, a pesar de que estas mujeres visitan con frecuencia los servicios de salud. Así, en España, se estima que una de cada tres mujeres que consultan en atención primaria puede haber sufrido algún tipo de violencia.

Según la OMS, las funciones mínimas que deben desarrollarse en este tema desde el sistema sanitario son las siguientes:

- Preguntar con regularidad, cuando sea factible, a todas las mujeres sobre la existencia de violencia de género, como tarea habitual dentro de las actividades preventivas.
- Estar alerta ante posibles signos y síntomas de violencia de género y hacer su seguimiento.
- Ofrecer atención sanitaria y registrarla en la historia de salud o historia clínica.
- Ayudar a entender el malestar de la mujer afectada y sus problemas de salud como una consecuencia de la violencia y el miedo.
- Informar y remitir a las pacientes a los recursos disponibles de la comunidad.
- Mantener la privacidad y la confidencialidad de la información obtenida.
- Estimular y apoyar a la mujer a lo largo de todo el proceso, respetando su propia evolución.
- Evitar actitudes insolidarias o culpabilizadoras, ya que pueden reforzar el aislamiento, minar la confianza en ellas mismas y restar la probabilidad de que busquen ayuda.
- Establecer una coordinación con otros profesionales e instituciones.

- Colaborar en dimensionar e investigar el problema mediante el registro de casos.

Las consultas de obstetricia y ginecología pueden desempeñar un lugar destacado en la detección de la violencia de género. El carácter íntimo de este tipo de consultas, en el que se abordan aspectos como la sexualidad o la planificación familiar, puede favorecer a una relación médico-paciente basada en la confianza, que permita abordar este problema. Existen numerosas oportunidades para poder realizar esta detección: en las consultas de embarazo y puerperio, en las consultas de planificación familiar, o en las revisiones periódicas. Por ello, cada vez más sociedades y organizaciones, como el American College of Obstetricians and Gynecologists (ACOG), abogan por realizar el cribado universal en todas las consultas de obstetricia y ginecología.

- La detección de la violencia de género en sus fases iniciales conlleva unas menores secuelas físicas, psicológicas y sociales.
- El ACOG aboga por el cribado universal de la violencia de género en todas las consultas de obstetricia y ginecología.

Signos y síntomas de sospecha de violencia de género

Existen una serie de signos y síntomas que deben alertar sobre la posibilidad de existencia de violencia de género:

- **Presencia de lesiones físicas:** hematomas o contusiones en zonas de localización central, como cara, cabeza, mamas, brazos, muslos o genitales. Una lesión característica es la rotura de tímpano. Las lesiones por defensa se localizan típicamente en los antebrazos y en la región dorsal.
  Puede existir un retraso en la demanda de asistencia de las lesiones físicas y una explicación incongruente de la causa de la lesión. Por otra parte, las lesiones en diferentes estadios de curación indican violencia de largo tiempo de evolución.
- **Síntomas físicos:** la violencia puede ser difícil de diagnosticar, enmascarada en múltiples quejas somáticas, siendo estas mujeres en ocasiones etiquetadas erróneamente como «pacientes difíciles». Así, son frecuentes síntomas como cefaleas, mareos, dificultades respiratorias, molestias gastrointestinales o dolores crónicos.
- **Síntomas psicológicos:** la violencia de género ocasiona un fuerte impacto en la salud mental, pudiendo originar cuadros de depresión, ansiedad, trastorno de estrés postraumático, baja autoestima, trastornos de la conducta alimentaria, abuso de sustancias e incluso intentos de suicidio.
- **Problemas ginecoobstétricos:** una de las manifestaciones de la violencia de género es la ausencia de control de la fecundidad, debido a la negativa o al sabotaje del maltratador. Esto causa un aumento de embarazos no deseados, pudiendo provocar interrupción legal del embarazo de repetición. La negativa al uso del preservativo por parte de la pareja aumenta las probabilidades de que la mujer se exponga a una infección de transmisión sexual, a veces incluso de forma intencionada.

Entre las quejas somáticas ligadas a la violencia de género, figuran la dismenorrea y el dolor pélvico crónico.

Ante una paciente con *dolor pélvico crónico* y «rechazo» al sexo, se debe sospechar la posibilidad de violencia de género.

Las alteraciones sexuales, como la dispareunia, el bajo deseo o la anorgasmia, son muy frecuentes, ocasionadas por el alto coste emocional que la violencia conlleva y por el deterioro de la relación de pareja.

Por otra parte, la violencia de género aumenta las complicaciones del embarazo, como el parto prematuro, el retraso de crecimiento o la muerte perinatal. En el puerperio, son más frecuentes el fracaso de la lactancia materna y la depresión posparto.

Algunos signos y síntomas de alta sospecha de sufrir violencia de género serían el retraso en la atención prenatal, la presencia de lesiones en genitales, mama o abdomen, durante el embarazo, así como el desgarro de la episiotomía en el posparto.

Es preciso tener en cuenta:

- La actitud de la mujer: puede mostrarse temerosa, evasiva o nerviosa, alterándose con facilidad (p. ej., al abrirse la puerta). Los sentimientos de culpa o vergüenza pueden provocar retraimiento, dificultando la comunicación (p. ej., evitando mirar a la cara). En ocasiones, se observa una falta de cuidado personal, y su vestimenta puede indicar la intención de ocultar lesiones. Si está presente el maltratador, la mujer puede mostrarse temerosa en sus respuestas, buscando constantemente su aprobación.
- La actitud de la pareja: solicita estar presente durante la entrevista, dificultando la posibilidad de hablar a solas con la mujer. Puede mostrarse muy controlador, explicando la enfermedad de la mujer y tomando decisiones por ella, o, por el contrario, despreocupado, despectivo, intentando banalizar los hechos. Puede también mostrarse excesivamente preocupado o solícito con ella, y dar muestras de cólera o agresividad hacia ella o hacia el profesional.
- La utilización de los servicios sanitarios: pueden existir períodos de hiperfrecuentación junto a otros de largas ausencias. Es frecuente el incumplimiento de citas o tratamientos, así como las hospitalizaciones o el uso repetitivo de los servicios de urgencias.

Una pareja muy controladora o excesivamente despreocupada puede ser un signo de violencia de género.
La hiperfrecuentación a los servicios sanitarios con incumplimientos de citas y tratamientos pueden hacer sospechar de la existencia de violencia de género.

Detección en la consulta del tocoginecólogo: preguntas a realizar. Instrumentos de cribado y diagnóstico

Para detectar, es necesario primero preguntar. Por desgracia, muchas veces el personal sanitario es reacio, debido a diversos factores: falta de interés o sensibilidad, insuficiente preparación, inseguridad por no saber cómo actuar en caso de detectar un caso o temor a la reacción de la mujer. Sin embargo, la OMS recomienda al personal sanitario que «no tenga miedo de preguntar: contrariamente a la creencia popular, la mayoría de las mujeres están dispuestas a revelar el maltrato cuando se les pregunta en forma directa y no valorativa. En realidad, muchas están esperando silenciosamente que alguien les pregunte».

 Según indica la OMS, la mayoría de las mujeres están dispuestas a revelar el maltrato cuando se les pregunta en forma directa y no valorativa.

Por tanto, hay que preguntar con regularidad, siempre que sea factible. No existe un patrón oro en cuanto al modo de abordaje, cada profesional debe buscar su propio estilo, en función de la singularidad de cada caso. Se considera apropiado empezar con preguntas abiertas, de abordaje psicosocial, como podrían ser las siguientes:

- ¿Cómo van las cosas por casa?
- ¿Qué tal van las cosas con su pareja? ¿Está contenta con su relación de pareja?

Más importante que las palabras concretas, se debe cuidar el lenguaje no verbal (sonrisa, mirada, postura corporal), transmitiendo empatía y respeto.

Hay que recordar que el solo hecho de escuchar constituye un acto terapéutico. Con frecuencia, la consulta es el único espacio que la mujer tiene para hablar de lo que le pasa.

Para evitar reticencias de la mujer, del tipo: ¿Por qué me lo pregunta a mí? ¿Qué sabe de mi pareja?, una estrategia adecuada antes de realizar estas preguntas es normalizarlas, explicando que, debido a la alta frecuencia de maltrato, es deber profesional preguntárselo a todas las mujeres que se ven en consulta, independientemente de su procedencia o estatus socioeconómico.

 Una herramienta útil de cribado de violencia de género en consulta es Woman Abuse Screening Tool (WAST).

Para realizar un cribado universal, también existen diferentes cuestionarios que la mujer puede cumplimentar, tanto en papel como en dispositivos electrónicos, con una sensibilidad para la detección que puede igualar o incluso superar a la entrevista cara a cara. Entre ellos, cabe destacar el WAST, por su sencillez, su rapidez (su versión corta consta de solo dos preguntas) y por estar validado en la población española (**Tabla 25-2**).

Es posible que la mujer niegue sufrir una violencia por múltiples razones. Puede no sentirse todavía emocionalmente preparada, sentirlo como un fracaso, como una vergüenza, o tener miedo a las represalias del maltratador. Sin embargo, el hecho de preguntar como algo rutinario favorece que se considere como algo normal, siendo más fácil que la mujer pueda compartir con los profesionales su información cuando vuelva a ser preguntada en el futuro.

Tabla 25-2. Herramienta de cribado de violencia de género (WAST, Woman Abuse Screening Tool)			
En general, ¿cómo describiría usted su relación con su pareja?	Mucha tensión	Alguna tensión	Sin tensión
Usted y su pareja resuelven sus discusiones con	Mucha dificultad	Alguna dificultad	Sin dificultad

 Preguntar de una manera regular normaliza la entrevista y permite que la paciente exponga su situación en el momento en que ella se vea preparada, sin sentirse coaccionada.

La entrevista clínica

Una vez que se detecta un posible caso de violencia de género, en la entrevista clínica hay que respetar una serie de principios:

- Asegurar un tiempo y espacio que garantice la confidencialidad, evitando las interrupciones.
- Garantizar que en ningún momento la pareja sepa que la mujer ha revelado su situación. Se evitará también preguntarle a la pareja, ya que esto podría situar a la mujer en peligro extremo.
- Manifestar respeto y escucha activa transmitiendo empatía, cuidando el lenguaje corporal. La mujer se debe sentir comprendida y no juzgada.
- Creer a la mujer. Preguntarle si tiene miedo, y no minimizar el riesgo vital.
- Expresar claramente que nunca está justificada la violencia en las relaciones humanas. Hacer sentir a la mujer que no es culpable de la violencia que sufre.
- Facilitar a la mujer la elaboración de su proceso, concretando las preguntas, ayudando a reflexionar y a tomar conciencia de su situación.
- Garantizar la autonomía de la mujer, evitando actitudes paternalistas y favoreciendo que sea ella la que tome sus propias decisiones, salvo que se detecte riesgo vital o que su estado mental impida tomar medidas de protección básica.

 Durante la entrevista clínica es fundamental que la mujer se sienta:

- Creída.
- Comprendida y no juzgada.
- Segura.
- Autónoma.

ACTUACIÓN DEL GINECÓLOGO ANTE LA SOSPECHA/CERTEZA DE UNA MUJER VÍCTIMA DE VIOLENCIA DE GÉNERO

Se ofrecen las siguientes recomendaciones en la actuación del ginecólogo ante la sospecha/certeza de una mujer víctima de violencia de género.

La intervención

Las consultas de obstetricia y ginecología pueden desempeñar un papel crucial para ayudar a las mujeres que sufren violencia de género, puesto que la mayoría de ellas acude en algún momento de su vida (prevención del cáncer de cérvix, planificación familiar, embarazo, parto y puerperio, menopausia, etcétera).

Las mujeres requieren intervenciones sanitarias que tengan en cuenta los aspectos biológicos, psicológicos y sociales. Para ello, es necesaria la implicación activa de todo el personal de los servicios sanitarios desde un modelo de atención integral e interdisciplinario. En dicho modelo, cobra gran relevancia el papel de los trabajadores sociales, entre cuyas tareas se encuentra la elaboración de un proyecto de intervención integral y la derivación y coordinación con otras instituciones y profesionales dentro y fuera del sistema sanitario.

La intervención se debe adecuar a la fase del cambio y al momento del ciclo de la violencia en que se encuentre la mujer (**Tablas 25-3** y **25-4**):

- **Fase precontemplativa:** la mujer no reconoce el problema. Se registrará en la historia clínica la sospecha, y se intentará establecer una relación de confianza, mostrando disposición a ayudarla si lo precisa.
- **Fase contemplativa:** la mujer comienza a tomar conciencia de su situación abusiva. Se facilitará la expresión de emociones y expectativas, así como de los miedos y dificultades. Se identificarán también apoyos y fortalezas que ayuden al cambio.
- **Fase de preparación:** se le apoyará en cada iniciativa de cambio, estableciendo el plan más adecuado para conseguirlo, motivándola para buscar otros apoyos profesionales y recursos como el trabajo en grupo.

Tabla 25-3. Qué hacer

Ver a la mujer sola y asegurar la confidencialidad
Observar las actitudes y el estado emocional (a través del lenguaje verbal y no verbal)
Mantener una actitud empática, que facilite la comunicación, con una escucha activa
Facilitar la expresión de sentimientos
Seguir una secuencia lógica de preguntas más generales e indirectas a otras más concretas y directas
Abordar directamente el tema de la violencia
Expresar claramente que nunca está justificada la violencia en las relaciones humanas
Hacer sentir a la mujer que no es culpable de la violencia que sufre
Creer el relato de la mujer, sin poner en duda la interpretación de los hechos, sin emitir juicios, intentando quitar miedo a la revelación del abuso
Ayudarle a pensar, a ordenar sus ideas y a tomar decisiones
Alertar a la mujer de los riesgos y aceptar su elección

Tabla 25-4. Qué no hacer

No dar la impresión de que todo se va a arreglar fácilmente. No dar falsas esperanzas
No criticar la actitud o ausencia de respuesta de la mujer con frases como: «¿Por qué sigue con él? Si usted quisiera acabar, se iría...»
No infravalorar la sensación de peligro expresada por la mujer
No recomendar terapia de pareja ni mediación familiar
No prescribir fármacos que disminuyan la capacidad de reacción de la mujer
No adoptar una actitud paternalista
No imponer criterios o decisiones

- **Fase de acción:** se valorarán sus progresos, reforzando sus decisiones, prestando especial atención a su seguridad.
- **Fase de mantenimiento:** consolidado el proceso de cambio, la mujer se plantea nuevos proyectos de vida. Se potenciará su participación en actividades y redes sociales, en la creación de vínculos saludables y en el desarrollo de su autoestima y confianza.
- **Fase de recaída:** se le ayudará a entender que el camino de la salida de la violencia no es lineal, y que los retrocesos e inseguridades forman parte del proceso. Se analizará con ella los motivos y situaciones que la llevaron al retroceso, para poder revertirlos y así seguir avanzando hasta consolidar y mantener su autodeterminación.

- La atención a la víctima de violencia de género debe ser integral y multidisciplinar, donde los trabajadores sociales ejercen un papel preponderante.
- La actuación del ginecólogo con la víctima de violencia de género dependerá de la fase del proceso donde se encuentre.
- Preguntar de una manera regular normaliza la entrevista y permite que la paciente exponga su situación en el momento que ella se vea preparada sin sentirse coaccionada.

Parte de lesiones

El maltrato puede poner en riesgo la salud e incluso la vida de las mujeres y, en su caso, de sus hijos y otras personas de su entorno. Por ello, en España, el personal sanitario tiene la obligación legal de comunicar el maltrato a las autoridades judiciales mediante el parte de lesiones e informe médico, que permite poner en marcha las medidas legales dirigidas a la protección de la mujer.

La importancia del parte de lesiones radica en que, a veces, es el único instrumento con el que cuentan los juzgados, la única prueba de un posible delito. Por ello, debe tomarse el tiempo necesario para su cumplimentación, describiendo exhaustivamente todas las lesiones y, si es necesario, con la autorización de la mujer, realizando fotografías para que quede constancia de ellas.

Siempre que se tome la decisión de emitir un parte de lesiones, es necesario informar a la mujer previamente, valorar con ella su seguridad y tomar medidas para su protección, garantizando la minimización del riesgo.

Dilemas éticos. Apoyo de la Fiscalía

Una de las situaciones de mayor dificultad a la que se enfrentan los profesionales sanitarios ocurre cuando las mujeres manifiestan el deseo de no denunciar. Se ven ante la disyuntiva de cumplir con el deber de comunicar un delito a expensas de quebrar el respeto a la autonomía de las mujeres, así como su derecho a la confidencialidad.

La ley establece que la salvaguarda de la confidencialidad no es una obligación absoluta, y debe revelarse el secreto médico ante la sospecha de un delito, poniéndolo inmediatamente en conocimiento de la justicia.

 Ante la sospecha de un delito, debe revelarse el secreto médico, aun cuando se quebrante la autonomía del paciente (si no quiere denunciar).

Por otra parte, la comunicación a la Fiscalía desde los servicios sanitarios puede ser un recurso útil en aquellos casos en los que el personal sanitario tenga sospechas de un caso de violencia de género, pero no certeza suficiente como para emitir un parte de lesiones.

 PUNTOS CLAVE

- Este es un documento de consenso que pretende, por un lado, dar una visión general de cómo debe ser la atención a la mujer víctima de violencia de género por parte del especialista en obstetricia y ginecología en España y, por otro, más importante aún, concienciar a los hombres y mujeres compañeros de profesión de la importancia de la detección precoz de la violencia de género entre las pacientes, para evitar situaciones de extrema gravedad en el futuro y para colaborar con la justicia a esclarecer un posible delito.
- Es preciso tener en cuenta que, cuando las mujeres acuden a la consulta de ginecología no suelen mencionar estar sufriendo una situación de violencia de género a menos que se les pregunte directamente sobre ello. Sufren en silencio, sin confiar en nadie, y solo las manifestaciones más visibles (violencia física o agresión sexual) podrán ser identificadas. La legislación y los protocolos establecen la obligatoriedad de que todos los profesionales de ciencias de la salud, y especialmente el ginecólogo («el médico de la mujer») estén formados en la detección y atención a la violencia de género. La sensibilización de todos los ginecólogos en este asunto y la oferta desde la Sociedad Española de Ginecología y Obstetricia (SEGO) de programas de formación continuada al respecto que mejoren la capacitación en aspectos comunicativos y legales, así como en la comprensión del ciclo de la violencia de género y la capacidad para detectar los signos y síntomas de la misma, mejorarían la detección y atención a la violencia de género en el ámbito de la atención a la salud sexual y reproductiva de las pacientes.

- La violencia de género es un problema social, sanitario, familiar y personal de una gran relevancia.
- Su frecuencia en nuestro medio está infradiagnosticada.
- La consulta del ginecólogo-tocólogo, como «médico de cabecera de la mujer», puede y debe ser el lugar ideal para un diagnóstico precoz de la víctima de violencia de género.
- Ante la sospecha en la consulta de ginecología de un hecho de violencia de género, es deber ineludible del profesional realizar un parte de lesiones y ponerlo en conocimiento de las autoridades judiciales y/o policiales.

BIBLIOGRAFÍA

ACOG Committee Opinion No. 518: Intimate partner violence. Obstet Gynecol 2012;119(2 Pt 1):412-7.

ACOG Committee Opinion. Committee on Health Care for Underserved Women. Sexual Assault. ACOG. 2019;133:e296-302.

Alonso Jiménez EM, Ramón Blanco J, Dueñas C, Fernández Escribano M, Fumaz C, García F, et al. Documento de consenso sobre profilaxis postexposición ocupacional y no ocupacional en relación con el VIH, VHB y VHC entre adultos y niños. Madrid: Grupo de expertos de la Secretaría del Plan Nacional sobre el sida (SPNS), Grupo de Estudio de Sida (GeSIDA), Sociedad Española de Medicina y Seguridad del Trabajo (SEMST), Sociedad Española de Medicina Preventiva, Salud Pública e Higiene (SEMPSPH), Asociación Española de Especialistas en Medicina del Trabajo (AEEMT), Sociedad Española de Salud Laboral en la Administración Pública (SES-LAP), Asociación Nacional de Médicos del Trabajo en el Ámbito Sanitario (ANMTAS), Sociedad Española de Infectología Pediátrica (SEIP), Sociedad Española de Medicina de urgencias y Emergencias (SEMES), Grupo de Estudio de Hepatitis Víricas-SEIMC (GEHEP) y Federación Española de la Enfermería del Trabajo (FEDEET); 2015.

Alonso Llamazares MJ. Protocolo anticoncepción de urgencia. Protocolos SEGO/SEC. Madrid: Sociedad Española de Contracepción; 2019.

Buchanan JA. Evaluation and management of adult and adolescent sexual assault victims. UpToDate. 2023 [consultado el 5 de octubre de 2024]. Disponible en: https://www.uptodate.com.

Consejería de Sanidad de la Junta de Castilla y León. Proceso de atención integrada ante las agresiones sexuales. Valladolid: Junta de Castilla y León; 2020.

Consejería de Sanidad de la Junta de Castilla y León. Protocolo de actuación sanitaria ante mujeres víctimas de violencia sexual del Área de Salud de Valladolid Oeste (ASVAO). Valladolid: Junta de Castilla y León; 2019.

Consejería de Sanidad. Gobierno de Cantabria. Protocolo de atención sanitaria a víctimas de agresiones/abusos sexuales violencia contra las mujeres 2007. Santander: Gobierno de Cantabria, Consejería de Sanidad, Dirección General de Salud Pública; 2007.

De la Puente Campano E, De Miguel Sesmero JR, Estébanez Ortega A, Estévez Tesouro J, Freijo Martín MC, Guillen Navarro P, et al. Protocolo de atención sanitaria de víctimas de agresiones/abusos sexuales. Violencia contra las mujeres. Santander: Gobierno de Cantabria, Consejería de Sanidad; 2007.

De Miguel A. Feminismo y juventud en las sociedades formalmente igualitarias. Revistas de Estudios de Juventud. 2008;83:29-45.

EACS European AIDS Clinical Society. Guía clínica EACS 2019. Bruselas: EACS; 2019.

Fernández Alonso MC, Salvador Sánchez L (coords.). Guía clínica de actuación sanitaria ante la violencia de género. Valladolid: Gerencia Regional de Salud, Junta de Castilla y León; 2017. [Actualización 2019].

Ferrer V, Bosch E. Del amor romántico a la violencia de género. Para una coeducación emocional en la agenda educativa. Profesorado, Revista de Currículum y Formación del Profesorado. 2013;17:105-22.

Grupo de expertos del grupo de estudio de sida de la SEIMC (GESIDA). Documento de consenso sobre diagnóstico y tratamiento de las infecciones de transmisión sexual en adultos, niños y adolescentes. Madrid: GeSIDA; 2017.

Hernández Ragpa L, Valladolid Urdangaray A, Ferrero Benéitez OL, Díez Sáez C. Sexually transmitted infections in the context of a sexual assault. Enferm Infecc Microbiol Clin. 2019;37(3):187-94.

Hussain N, Sprague S, Madden K, Hussain FN, Pindiprolu B, Bhandari M. A comparison of the types of screening tool administration methods used for the detection of intimate partner violence: A systematic review and meta-analysis. Trauma Violence Abuse. 2015;16(1):60-9.

Inciarte A, Leal L, Masfarre L, González E, Díaz-Brito V, Lucero C, et al. Post-exposure prophylaxis for HIV infection in sexual assault victims. HIV Med. 2020;21(1):43-52.

Instituto Canario de Igualdad. Guía para la atención a mujeres víctimas de violencia de género. Instituto Canario de Igualdad; 2011.

Instituto Nacional de Estadística. Estadística de Violencia Doméstica y Violencia de Género (EVDVG) Año 2019. [Nota de prensa]. Ine.es. INE. 2020 [consultado el 5 de octubre de 2024]. Disponible en: https://www.ine.es

Jefatura del Estado. Ley orgánica 11/1999, de 30 de abril, de modificación del Título VIII del Libro II del Código Penal, aprobado por Ley Orgánica 10/1995, de 23 de noviembre. BOE. 1999;104:16099-102.

Larrotta Castillo R, Rangel-Noriega KJ. Agresor sexual. Aproximación teórica a su caracterización. Informes Psicológicos. 2013;13:103-20.

López-Gutiérrez J, Sánchez F, Herrera D, Martínez F, Rubio M, Gil V, et al. Informe sobre los delitos contra la libertad e indemnidad sexual en España 2019. Madrid: Ministerio del Interior. Gobierno de España; 2019.

Menéndez AI. Violencia de pareja hacia la mujer. Guía Clínica Fisterra. Fisterra.com. 2021 [consultado el 5 de octubre de 2024]. Disponible en: https://www.fisterra.com/guias

Ministerio del Interior. Informe sobre delitos contra la libertad e indemnidad sexual 2018. Madrid: Ministerio del Interior, Secretaría de Estado y Seguridad; 2018.

Ministerio de Sanidad, Servicios Sociales e Igualdad. Gobierno de España. Protocolo común para la actuación sanitaria ante la Violencia de Género 2012. Madrid: MSSI; 2012.

Organización Mundial de la Salud. Estimaciones mundiales y regionales de la violencia contra la mujer. Prevalencia y efectos de la violencia conyugal y de la violencia sexual no conyugal en la salud. Ginebra: OMS; 2013. [consultado el 5 de octubre de 2024]. Disponible en: https://www.who.int

Osborne R. De la «violencia» (de género) a las «cifras de la violencia»: una cuestión política. EMPIRIA. Revista de Metodología de Ciencias Sociales. 2008;15:99-124.

Panel de expertos de GeSIDA y División de control de VIH, ITS, Hepatitis virales y Tuberculosis. Documento de consenso de GESIDA/plan nacional sobre el sida respecto al tratamiento antirretroviral en adultos infectados por el virus de la inmunodeficiencia humana. Madrid: GeSIDA.

Pérez del Río MT. La violencia de género en el empleo como violación del derecho a la integridad física y psíquica y su prevención. La función de los interlocutores sociales. Lan Harremanak. 2012;25:123-54.

Pichiule Castañeda M, Gandarillas Grande A, Pires Alcaide M, Lasheras Lozano L, Ordobás Gavín M. Validación de la versión corta del Woman Abuse Screening Tool (WAST) en población general. Gac Sanit. 2020;34(6):595-600.

Servicio de Obstetricia y Ginecología Hospital Universitario Materno Infantil de Canarias. Protocolo de atención a mujeres víctimas de agresión sexual en el área de salud de Gran Canaria. Servicio Canario de Salud.

Sociedad Española de Ginecología y Obstetricia. Agresión sexual. Guía de Asistencia Práctica. Madrid: SEGO; 2003.

Suárez A, Borrás S, Frías I, Llamas MV, Vizuete E. Protocolo andaluz de actuación sanitaria ante la violencia de género. Guías Rápidas 2019. Sevilla: Junta de Andalucía, Consejería de Salud y Familias; 2019.

Unidad contra la Violencia de Género. Sensibilización y prevención de la violencia de género: material de formación. Sevilla: Dirección General de Familia y Salud, Ayuntamiento de Sevilla; 2011.

Walensky RP, Jernigan DB, Bunnell R, Layden J, Kent CK, Gottardy AJ, et al. Sexually transmitted infections treatment guidelines, 2021. Atlanta: Centers for Disease Control and Prevention MMWR; 2021.

Weil A. Intimate partner violence: diagnosis and screening. UpToDate. [consultado el 5 de octubre de 2024]. Disponible en: https://www.uptodate.com

World Health Organization. Guidelines for medico-legal care for victims of sexual violence. Ginebra: WHO; 2003.

World Health Organization. Health care for women subjected to intimate partner violence or sexual violence: a clinical handbook. Ginebra: WHO; 2014.

World Health Organization. Rape: how women, the community and the health sector respond. Sexual Violence Research Initiative. Ginebra: WHO; 2007.

World Health Organization. Responding to intimate partner violence and sexual violence against women: WHO clinical and policy guidelines. Ginebra: World Health Organization; 2014.

Patología ginecológica y mamaria benigna

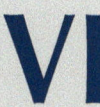

Patología benigna de ovario y trompa

26

S. Díez Lázaro y E. Urquijo Beamonte

OBJETIVOS

- Definir el concepto de masa anexial.
- Diferenciar los distintos tipos de lesiones
- Reconocer las manifestaciones clínicas con las que se pueden presentar las lesiones anexiales.
- Explicar las pruebas complementarias disponibles para su diagnóstico.
- Establecer los pasos a seguir en la evaluación de esta patología.
- Planificar el manejo de mujeres con tumoración anexial.
- Distinguir las peculiaridades de esta entidad en diversas poblaciones de pacientes.
- Conocer el manejo de mujeres en situaciones específicas.

INTRODUCCIÓN

Las masas anexiales (lesiones sólidas y/o quísticas del ovario, trompa o tejidos conectivos alrededor del útero) son un problema frecuente en la práctica ginecológica. Se encuentran hasta en el 35 % de las mujeres premenopáusicas y el 17 % de las posmenopáusicas, e independientemente de su origen, el planteamiento terapéutico es similar.

El manejo de la patología anexial tiene un triple objetivo:

- Identificar un proceso agudo que pueda requerir una cirugía urgente (p. ej., embarazo tubárico roto, torsión anexial, absceso complicado).
- Determinar la probabilidad de malignidad.
- Tratar de preservar, dentro de lo razonable, la fertilidad y la función hormonal ovárica, teniendo en cuenta los deseos de la mujer.

La prevalencia de cáncer de ovario en España en 2020 es de 27.500 mujeres afectadas, con una incidencia estimada para el año 2023 de unos de 3.600 casos.

El diagnóstico de una tumoración anexial puede generar una situación de ansiedad y temor para la paciente por la connotación negativa que supone la posibilidad de que pueda ser maligna. Hasta no hace mucho, el abordaje quirúrgico liberal de esta patología solía ser la norma, con el pretexto de prevenir el desarrollo de cáncer.

Es importante destacar que la tasa de complicaciones quirúrgicas graves en estas pacientes oscila entre el 3 y 15 %, con los costes personales y económicos que ello supone. Por otro lado, la tasa de resolución espontánea es del 20 % (un 30 % en premenopáusicas y un 7,5 % en mujeres tras la menopausia).

La probabilidad de que una lesión catalogada como benigna por un ecografista experimentado sea un cáncer es inferior al 1 %.

Hoy día, por lo general, existe un amplio consenso en la recomendación de no extirpar lesiones de apariencia benigna en los anejos de mujeres asintomáticas.

Tras una completa historia clínica, la prueba complementaria más útil en el diagnóstico de una masa anexial es la ecografía. Un ecografista experto, tras una valoración subjetiva exhaustiva, puede categorizar estas lesiones en tres tipos:

- Benigna.
- Sugestiva de malignidad.
- Indeterminada.

TIPOS DE LESIONES

A continuación se describen diferentes tipos de lesiones:

- **Cistoadenoma seroso y mucinoso**: son las lesiones orgánicas benignas de ovario más frecuentes, de predominio quístico, uniloculadas o multiloculadas. Son quistes de extirpe epitelial, de cápsula fina, y su tamaño oscila desde pocos centímetros hasta masas de más de 20-25 cm. Los quistes mucinosos, menos comunes, suelen ser más grandes y multiloculados que los serosos. En la valoración histológica, las lesiones serosas muestran un recubrimiento similar a la trompa, mientras que las células productoras de mucina se asemejan más al epitelio endocervical o gastrointestinal.
- Dentro de los tumores epiteliales infrecuentes de ovario, están los **cistoadenomas endometrioides y de células claras**, más comúnmente, de extirpe maligna y asociados a

endometriosis. El **tumor de Brenner** suele ser benigno, de mujeres posmenopáusicas y con una histología particular, similar al epitelio transicional de la vejiga.

- Los **teratomas maduros** son los tumores habituales procedentes de las células germinales. Normalmente, se presentan de forma quística y pueden contener tejidos adultos de las tres hojas del disco embrionario: ectodermo (piel, folículos pilosos, etc.), endodermo (epitelio pulmonar, gastrointestinal, etc.) y mesodermo (tejido muscular, urinario, etc.). Hasta en un 10-15 % de los casos, pueden ser bilaterales, y existe posibilidad de degeneración maligna en el 1-2 % de los casos.
- Los **fibromas** de ovario son los tumores de cordones sexuales-estroma más frecuentes. Son lesiones benignas, sólidas, compuestas por fibroblastos. No producen hormonas. Un 10 % de ellos presentan más actividad celular (fibroma celular) y, cuando tienen actividad mitótica, se consideran lesiones de bajo potencial maligno. Los **tecomas** son tumores benignos raros, generados a partir de células de la teca.
- Entre los **tumores de cordones sexuales puros** con capacidad variable de producción hormonal (habitualmente, estrógenos), se encuentran los tumores de células de la granulosa (el más frecuente de este grupo y de potencial maligno), de Sertoli-Leydig, de Sertoli y tumores de cordones sexuales con túbulos anulares; todos ellos pueden presentar histologías compatibles con malignidad. El **hidrosálpinx**, que se manifiesta en las pruebas de imagen como un hallazgo de trompa dilatada, de contenido líquido hipoecoico, suele presentarse como una secuela de un proceso inflamatorio-adherencial en la pelvis: endometriosis, embarazo tubárico, enfermedad inflamatoria pélvica, apendicitis complicada con peritonitis, etcétera.
- Los **quistes paraováricos-paratubáricos y del ligamento ancho** son hallazgos raros, de naturaleza benigna, uniloculares y anecoicos, que se originan a partir de restos embrionarios de los conductos de Müller (paramesonéfricos, como las hidátides de Morgagni) y de Wolff (mesonéfricos).

Las tumoraciones anexiales se han diferenciado clásicamente en tres grupos: benignas, malignas y de bajo potencial de malignidad o *borderline*.

Si se atiende a las características morfológicas o de apariencia de la lesión en las pruebas de imagen, se pueden clasificar las lesiones benignas de ovarios y trompas en tres categorías: lesiones quísticas, sólidas y sólido-quísticas, con una proporción variable de las dos anteriores (Tabla 26-1).

Tabla 26-1. Tipos de lesiones anexiales

Lesiones quísticas*	Lesiones sólidas	Lesiones sólido-quísticas
• Quiste folicular • Quiste de paraovario • Quiste paratubárico • Cistoadenoma seroso • Cistoadenoma mucinoso • Hidrosálpinx • Quiste de inclusión peritoneal	• Leiomioma • Fibroma • Tecoma • Luteoma	• Gestación ectópica • Endometrioma • Absceso de ovario y/o trompa • Teratoma quístico maduro • Quiste de cuerpo lúteo • Cistoadenofibroma

*Con o sin tabiques finos.

En la tabla 26-2, se puede ver la clasificación histológica de los tumores benignos del ovario.

EVALUACIÓN INICIAL

La paciente puede acudir a consulta con un diagnóstico de masa anexial llevado a cabo de forma casual (estudio de imagen por otro motivo) o bien por determinados síntomas sugestivos.

Es imprescindible realizar una historia clínica completa en la que se valoran los factores que incrementan la posibilidad de que padezca un cáncer:

- La edad es el factor de riesgo independiente más importante. Hasta un 70 % de los cánceres de ovario y trompa se diagnostican en mujeres mayores de 55 años.
- Los antecedentes familiares de cáncer de ovario, de mama o colorrectal multiplican hasta por tres la probabilidad de desarrollar cáncer de ovario.
- El síndrome de cáncer familiar causado por mutaciones hereditarias en genes como el *BRCA1* (riesgo de cáncer de ovario entre el 35 y el 70 %) o *BRCA2* (riesgo entre el 10 y el 30 %), entre otros. Hasta un 20 % de los cánceres de anejos se deben a mutaciones genéticas transmisibles.
- Infertilidad.
- Mujeres nuligestas o que han tenido su primer embarazo por encima de los 35 años de edad.

 La edad y la historia familiar de cáncer son los factores a tener más en cuenta en la valoración inicial de una tumoración anexial.

Tabla 26-2. Clasificación histológica de los tumores benignos del ovario

Tumores epiteliales	Tumores de los cordones sexuales-estroma	Tumores de células lipoideas	Tumores de células germinales	Gonadoblastoma	Tumores de tejidos blandos no específicos

• Tumores serosos
• Tumores mucinosos
• Tumores endometrioides
• Tumores de células claras
• Tumor de Brenner
• Tumores epiteliales mixtos
	• Tumores de granulosa-estroma:
	  – Tumores de células de la granulosa
	  – Tecoma
	  – Fibroma
	• Androblastomas
	• Ginandoblastoma
			• Teratomas		• Mixoma
					• Leiomioma
					• Neurofibroma

Las mujeres con masas anexiales pueden estar asintomáticas o presentar síntomas inespecíficos, aunque en otras ocasiones acuden con clínica que puede orientar a la etiología del cuadro: dolor, fiebre y vómitos en el caso de una enfermedad inflamatoria pélvica; dolor agudo, súbito e intenso ante un embarazo ectópico, un quiste hemorrágico o una torsión anexial; dismenorrea con dolor de carácter cíclico de evolución más larga en el caso de endometriosis, etcétera.

La exploración física debe comenzar por una inspección general para establecer el nivel de gravedad de la paciente para terminar centrándose en una valoración abdominopélvica: características del dolor, distensión abdominal y, si se palpa una masa, describir sus características (tamaño, contorno, consistencia, fija o móvil). La sensibilidad diagnóstica de la exploración bajo anestesia es baja (35 %).

PRUEBAS DE IMAGEN

A continuación, se indican las pruebas de imagen que se pueden realizar para valorar dichas tumoraciones.

Ecografía

Debido a las limitaciones diagnósticas de la exploración física, la ecografía es la modalidad de imagen más útil para la valoración de las tumoraciones anexiales. Se trata de una prueba accesible, segura y coste-eficaz. La evaluación inicial se realiza mediante un abordaje transvaginal, que se puede completar con un estudio de ecografía Doppler color, y que puede extenderse al campo abdominal en caso de lesiones de gran tamaño, para evaluar el compromiso de la vía urinaria o la extensión de una neoplasia.

Es importante determinar el origen de la lesión (ovárica, tubárica, extraanexial o, incluso, extragenital), lateralidad, su tamaño, ya que la probabilidad de malignidad es mayor en lesiones más voluminosas, especialmente si son mayores de 10 cm y bilaterales. Además, hay que comprobar si existen lesiones asociadas.

Se comienza con un estudio morfológico de la lesión, para lo cual resulta útil emplear sistemas de clasificación como las reglas sencillas (*simple rules*) del grupo International Ovarian Tumor Analysis (IOTA), publicadas en 2000, o la nomenclatura Ovarian-Adnexal Reporting and Data System (O-RADS) del Colegio Americano de Radiólogos, basada en las definiciones del grupo IOTA y presentada en 2020, que permiten a ecografistas menos experimentados catalogar las lesiones y, con ello, unificar y universalizar las descripciones para obtener valoraciones reproducibles (**Tabla 26-3**).

 Las reglas sencillas del grupo IOTA permiten categorizar el 76 % de las tumoraciones anexiales.

Las lesiones benignas clásicas en la clasificación O-RADS serían las lesiones típicas de quiste hemorrágico, quiste dermoide, endometrioma, quiste paraovárico, de inclusión peritoneal y el hidrosálpinx, además de los quistes simples, uniloculares o biloculares. Todas ellas se presentan con un riesgo de malignidad inferior al 1 %.

Tras la primera valoración ultrasonográfica subjetiva, en el caso de masas indeterminadas o si existen dudas diagnósticas,

Tabla 26-3. Grupo International Ovarian Tumor Analysis (IOTA). Reglas sencillas («simple rules»)

Reglas M (de malignidad)	Reglas B (de benignidad)
M1: tumor sólido irregular	B1: quiste unilocular
M2: presencia de ascitis	B2: presencia de componentes sólidos con diámetro mayor < 7 mm
M3: presencia de ⩾ 4 papilas	B3: presencia de sombras acústicas
M4: tumor irregular multilocular-sólido, con diámetro ⩾ 100 mm	B4: quiste multilocular, con diámetro mayor < 100 mm
M5: abundante flujo (puntaje color 4)	B5: ausencia de flujo (puntaje color 1)

⩾ 1 regla M en ausencia de reglas B: masa maligna. ⩾ 1 regla B en ausencia de reglas M: masa benigna.

se debe remitir a la paciente para que la lesión sea estudiada por un ecografista experto, que consigue discriminar entre lesión benigna y maligna con hasta una sensibilidad del 97 %.

Por regla general, las tumoraciones grandes y complejas, con tabiques > 3 mm, especialmente si son bilaterales y en población posmenopáusica, tienen más riesgo de ser malignas. Por el contrario, diversos estudios muestran que quistes ováricos uniloculares de hasta 10 cm de diámetro, incluso en mujeres posmenopáusicas, pueden manejarse de forma conservadora, dado que muchos se resuelven espontáneamente y, si van a quirófano, la probabilidad de que no sean benignas es inferior al 1 %.

En lesiones sospechosas en ecografía, se ha demostrado que es útil la valoración mediante *power* Doppler de la intensidad y de la localización de la vascularización, aunque no se considera de primera elección para su diagnóstico. El uso de índices velocimétricos (índice de resistencia, índice de pulsatilidad) mediante la aplicación del Doppler pulsado no diferencia claramente si se trata de una masa de características malignas o benignas, por lo que no debe utilizarse para discriminar entre unas y otras. De todas formas, el grupo IOTA establece en una valoración subjetiva 4 niveles de vascularización de las lesiones: puntaje color 1 (ausencia de flujo), 2 (flujo escaso), 3 (flujo moderado) y 4 (abundante flujo).

La tasa de resolución espontánea de lesiones anexiales se estima en un 20 % (un 7,5 % en población posmenopáusica y hasta un 30 % en mujeres premenopáusicas, más frecuente debido al carácter funcional de muchas de las tumoraciones en estas mujeres).

 Las masas catalogadas como benignas por ecografía presentan un riesgo de malignidad inferior al 1 %.

Resonancia magnética

La resonancia magnética resulta útil para la valoración de tumoraciones indeterminadas en un examen ecográfico previo o cuando este es definido como no concluyente. También ayuda en la identificación de lesiones pélvicas cuyo origen ovárico no está claro. Su menor disponibilidad y su coste la convierten en una herramienta de segunda línea para el diagnóstico de imagen.

El protocolo de resonancia magnética pélvica debe incluir secuencias morfológicas T1 y T2 y, en el caso de un componente sólido, características de perfusión y difusión del mismo.

Tomografía computarizada

La tomografía computarizada no debe emplearse para caracterizar una masa pélvica. Cuando se detecta una lesión sugestiva de malignidad por ecografía o resonancia magnética, la paciente deberá ser remitida a una Unidad de Ginecología Oncológica.

Una vez allí, se solicitará un tomografía computarizada para el estudio de lesiones a distancia como metástasis hepáticas, omentales o torácicas, afectación ganglionar o bien, ante la sospecha de lesión metastásica en ovario, para tratar de localizar la neoplasia primaria. También es útil en la búsqueda de recurrencias tumorales.

PRUEBAS DE LABORATORIO

A continuación, se indican las pruebas de laboratorio que pueden resultar útiles.

Prueba de embarazo

Debe solicitarse en todas las mujeres en edad reproductiva ante la posibilidad de un embarazo ectópico, la coexistencia de una lesión anexial con un embarazo intrauterino o la menos probable opción de una enfermedad trofoblástica.

Hemograma. Otras pruebas

La presencia de anemia puede orientar a la presencia de una lesión hemorrágica. Una leucocitosis con desviación izquierda, si se acompaña de reactantes de fase aguda elevados (proteína C-reactiva, procalcitonina), hace pensar en un proceso inflamatorio-infeccioso como una enfermedad inflamatoria pélvica.

Marcadores tumorales

Se detallan a continuación los principales marcadores tumorales que ayudan en el diagnóstico.

Antígeno de cáncer 125

El antígeno de cáncer 125 (CA-125) es una glucoproteína secretada por el epitelio celómico (pleural y peritoneal) y mülleriano, que se encuentra elevada en el 80 % de los cánceres epiteliales de ovario y trompa. Su determinación tiene limitaciones importantes:

- Baja sensibilidad (25 %) en enfermedad neoplásica inicial (estadios I).
- Poco fiable en mujeres en edad reproductiva.
- Falsos positivos durante la menstruación o el embarazo, en endometriosis u otras condiciones que causan inflamación de pleura-peritoneo o disminución en su aclaramiento renal.
- No es útil en la valoración de tumores no serosos.
- Hay hasta un 20 % de falsos negativos en lesiones epiteliales metastásicas.

Su utilidad es mayor en el estudio de tumoraciones anexiales en posmenopáusicas, sobre todo si se usa como complemento de la ecografía.

 No se recomienda el uso rutinario del CA-125 en el estudio de lesiones anexiales benignas en la premenopausia.

Proteína epididimaria humana 4

La proteína epididimaria humana 4 (HE4) es un biomarcador con una sensibilidad similar al CA-125, pero más específico para el diagnóstico de malignidad. La combinación de ambos mejora el rendimiento diagnóstico asociado a las pruebas de imagen.

Otros marcadores

Existen biomarcadores más específicos para tumores mucinosos, como el antígeno carcinoembrionario y el antígeno de cáncer 19.9; para tumores de células germinales y de células del estroma, como la gonadotropina coriónica humana (hCG), la lactato-deshidrogenasa, la alfafetoproteína, la inhibina A y B y otros. En la **tabla 26-4** muestra la sensibilidad y especificidad de las principales pruebas para evaluar masas anexiales.

SISTEMAS DE PUNTUACIÓN Y MODELOS LOGÍSTICOS

En la búsqueda de una mayor precisión diagnóstica ante el hallazgo de tumoraciones pélvicas, se han desarrollado diferentes modelos predictivos (modelos de riesgo basados en regresión logística, de puntuación morfológica, sistemas de puntaje multimodal, algoritmos de biomarcadores, etc.). Estas herramientas utilizan combinaciones de las distintas variables propias de cada paciente, como la edad, la valoración ecográfica, los biomarcadores, para estimar de una manera individualizada el riesgo de malignidad.

La utilidad clínica de los distintos modelos es variable, ya que en su aplicación influye el coste y su precisión diagnóstica (**Tabla 26-5**).

ACTITUD TERAPÉUTICA ANTE UNA MASA ANEXIAL BENIGNA

El manejo inicial más crítico se da en aquellas pacientes que acuden con un cuadro agudo que tiene indicación quirúrgica ineludible:

Tabla 26-4. Pruebas de evaluación de masas anexiales. Sensibilidad y especificidad

	Sensibilidad (S)	Especificidad (E)
IOTA reglas simples	93-96 %	91 %
O-RADS	98 %	83 %
Resonancia magnética	81-91 %	88-98 %
Tomografía computarizada	90 %	75 %
CA-125 (> 35 U/mL)	78 %	78 %

CA-125: antígeno de cáncer 125; IOTA: International Ovarian Tumor Analysis; O-RADS: (nomenclatura) Ovarian-Adnexal Reporting and Data System.

Tabla 26-5. Modelos predictivos para el diagnóstico de masas anexiales

	Tipo	Variables
IOTA reglas sencillas	Reglas ecográficas	Ecográficas
IOTA LR2	Regresión logística	Ecográficas + edad
IOTA ADNEX	Regresión logística	Ecográficas + edad
RMI	Sistema de puntaje multimodal	Ecográficas + estatus menopáusico + CA-125
MIA	Algoritmo de biomarcadores	5 biomarcadores
ROMA	Algoritmo de biomarcadores	Estatus menopáusico + CA-125 y HE4

ADNEX: valoración de diferentes neoplasias en los anexos (Assessment of Different Neoplasias in the adneXa); CA-125: antígeno de cáncer 125; HE4: (proteína) epididimaria humana 4; IOTA: International Ovarian Tumor Analysis study; LR2: modelo de regresión logística 2 (Logistic Regression Model 2); MIA: ensayo de índice multivariado (Multivariate Index Assay); RMI: índice de riesgo de malignidad (Risk of Malignancy Index); ROMA: algoritmo de riesgo de malignidad ovárica (Risk of Ovarian Malignancy Algorithm).

- Sangrado con inestabilidad hemodinámica: quiste hemorrágico, embarazo ectópico roto.
- Dolor intenso en un cuadro sugestivo de torsión anexial.
- Absceso tuboovárico que no responde a medidas menos agresivas.
- Obstrucción intestinal o de vía urinaria por masa compresiva.

Una vez descartados los procesos que van a requerir cirugía no demorable, tras una adecuada valoración diagnóstica, la decisión a tomar tendrá en cuenta aspectos como la edad de la mujer, los antecedentes personales o familiares de cáncer de ovario o asociados, su deseo gestacional o las preferencias de la paciente ante lesiones benignas no sintomáticas, entre otros.

Cuanto más preciso es el diagnóstico, menos tratamientos invasivos se llevan a cabo. Del mismo modo, cuando se establece una indicación quirúrgica, la ratio de hallazgos histológicos malignos/benignos es mayor en aquellos centros en los que se llevan a cabo evaluaciones prequirúrgicas más completas.

Diversos estudios demuestran que operar masas aparentemente benignas no reducen la mortalidad por cáncer. Esto puede ser debido a que en las escasas ocasiones que hay una histología desfavorable tras intervenir lesiones de apariencia benigna, suelen tratarse de tumores de bajo potencial de malignidad (*borderline*) o cánceres de bajo grado (serosos, endometrioides, mucinosos o de células claras), todos ellos de mejor pronóstico.

En poblaciones de mujeres con masas en las que se plantea una estrategia conservadora de entrada, la tasa de cirugías es del 15 %: 18 % en premenopáusicas y 11 % tras la menopausia. Esto se explica porque, en edad fértil, las tumoraciones suelen ser más sintomáticas o bien se acepta peor la posibilidad de seguimiento a largo plazo, mientras que, en las pacientes de edad más avanzada, hay más cautela antes de ir a quirófano, debido al riesgo quirúrgico asociado a la edad o la comorbilidad habitualmente presente.

Manejo conservador

Las tumoraciones benignas tienen un riesgo global de malignidad inferior al 1 %. En este grupo de mujeres, una opción segura de manejo es un seguimiento expectante con ecografías seriadas asociando la determinación de CA-125 en pacientes posmenopáusicas. No existe consenso universal en la periodicidad de seguimiento, aunque las principales sociedades científicas, en sus guías de manejo de masas anexiales, abogan por una primera revisión en 8-12 semanas, lo que permite descartar aquellas lesiones que se resuelven espontáneamente y, si persisten, conocer si ha habido cambios significativos en la lesión. A partir de este momento se pueden programar controles cada 3-6 meses y, tras 1-2 años de seguimiento, plantear revisiones anuales.

A lo largo de este tiempo, se puede pensar en un abordaje más invasivo si se observan cambios en las características ultrasonográficas de la tumoración, en los biomarcadores en posmenopausia, si aparecen síntomas asociados o la mujer desea ser intervenida.

 No existe un consenso universal acerca de la periodicidad de seguimiento de las mujeres con tumoraciones benignas asintomáticas.

Punción-evacuación

La punción evacuadora de tumoraciones anexiales no es recomendable por la alta tasa de recidivas, su escasa utilidad diagnóstica y la posibilidad de diseminación de células tumorales en el caso de ser maligna. A pesar de ello, puede resultar una alternativa razonable a una cirugía de riesgo en el caso de lesiones de contenido anecoico de gran tamaño, sintomáticas (distensión abdominal, disnea, malestar-dolor), en mujeres de edad avanzada y/o con comorbilidad importante.

Cirugía

Cuando un ecografista experto categoriza una lesión como benigna, la precisión diagnóstica supera el 90 %, por lo que, si es quirúrgica, permitirá ser operada con un razonable margen de seguridad.

Cuando la indicación quirúrgica está establecida, se priorizará el acceso laparoscópico sobre la laparotomía. El acceso mínimamente invasivo acorta tiempos de ingreso hospitalario postoperatorio, con una recuperación más rápida, con menor necesidad de analgésicos y menos morbilidad posquirúrgica, lo que resulta más coste-efectivo.

El riesgo de derrame de contenido quístico en la cavidad abdominal oscila entre el 15 y el 25 %. De cualquier manera, aunque el abordaje se lleve a cabo sobre una lesión aparentemente benigna, tras una evaluación prequirúrgica adecuada, hay aspectos de la masa que obligan a ser más cautelosos:

- Masas con papilas intraquísticas o extraquísticas.
- Lesiones de superficie irregular con vasos abigarrados.
- Contenido quístico oscuro, sanguinolento o mucinoso espeso.
- Ascitis.

Ante toda sospecha de malignidad, existe la posibilidad de realizar una biopsia rápida intraoperatoria de la pieza. La dificultad de este estudio por congelación estriba en que en diagnósticos de tumores *borderline*, en el 20 % de los casos, el estudio histológico definitivo arrojará un resultado de carcinoma invasor. Por ello es importante disponer de un anatomopatólogo con experiencia en el estudio ginecológico. En tal caso, ante la posibilidad de tratarse de un cáncer, la paciente deberá estar informada previamente e, idealmente, se deberá contar con un equipo quirúrgico que incluya a un ginecólogo oncólogo que pueda llevar a cabo una cirugía de estadiaje óptima en el mismo acto quirúrgico. Si no es factible, se planificará una cirugía no demorable por parte de un equipo de cirujanos oncólogos.

En la consulta preoperatoria, se deberá informar, de manera extensa y utilizando un lenguaje que resulte comprensivo para la paciente, del tipo de lesión que tiene, las alternativas a la cirugía, si las hubiera, el procedimiento quirúrgico a realizar, los riesgos inherentes a la intervención y la anestesia. La mayor o menor radicalidad sobre el anejo o los anejos estará en función del estatus menopáusico, el planteamiento gestacional futuro, el tamaño, la lateralidad y el aspecto de la tumoración, las lesiones asociadas y el deseo de la paciente, entre otros.

Para la planificación quirúrgica, se tendrán en cuenta distintos aspectos, como la posibilidad de adherencias (cirugías previas, endometriosis, proceso infeccioso), el tamaño de la tumoración, que hace recomendable la inserción más craneal de los trócares para un mejor acceso o las circunstancias propias de la paciente (edad, comorbilidad, obesidad, si están embarazadas, etcétera).

En todo procedimiento en quirófano, tras una exhaustiva revisión de la cavidad abdominopélvica, se procederá a un lavado peritoneal para su estudio citológico.

Por abordaje mínimamente invasivo se pueden intervenir masas de hasta 30 cm, aunque esas tumoraciones más grandes requieren un manejo por parte de laparoscopistas experimentados, dada la mayor dificultad técnica. Se puede llevar a cabo una punción y aspiración controlada del quiste para un posterior manejo más sencillo del ovario (quistectomía o anexectomía), siempre con medidas de protección, como cierre del orifico de drenaje o manejo embolsado del anejo.

Esta opción no es recomendable en caso de masas de contenido heterogéneo, como los teratomas, cuya diseminación de contenido (grasa, pelos) por la cavidad peritoneal puede dar lugar a una peritonitis química.

 La vía de abordaje recomendada para el manejo quirúrgico de las masas anexiales de aspecto benigno es la de mínima invasión.

En mujeres en edad fértil, se priorizará un abordaje conservador sobre el anejo y, siempre que sea posible, se llevará a cabo una quistectomía. La hemostasia del lecho del ovario restante deberá ser cuidadosa, con pulsos cortos de electrocauterio, sobre superficie limitada (solo sobre vaso sangrante y no indiscriminadamente para todo el lecho) y con potencias bajas para limitar el daño térmico sobre tejido sano. Se pueden usar pinzas bipolares, así como tecnología de plasma o láser. No es necesario suturar el ovario con fines hemostáticos.

Además, existen materiales hemostáticos que pueden resultar de ayuda, aunque no deben sustituir a una técnica quirúrgica minuciosa y cuidadosa con los tejidos. Esta estrategia más conservadora en poblaciones más jóvenes de pacientes se intentará llevar a cabo incluso en el caso de tumoraciones grandes.

Muchos de los cánceres serosos de alto grado tienen su origen en la trompa (entre un 38 y un 62 % de ellos, según los estudios). Es por ello por lo que, en mujeres que han cumplido sus deseos genésicos, se recomienda la realización de salpingectomía bilateral asociada como estrategia oportunista para reducir el riesgo de cáncer futuro.

En mujeres perimenopáusicas o posmenopáusicas, se recomienda una estrategia más agresiva sobre el ovario tumoral, como es una anexectomía, una decisión que deberá tomar la paciente tras ser informada de las ventajas e inconvenientes de dicho planteamiento.

En relación con este aspecto, clásicamente, cuando se llevaba a cabo una histerectomía por una patología benigna, en mujeres por encima de los 45 años, se solía acompañar de una anexectomía bilateral con un argumento oncoprotector o bien para evitar cirugías ginecológicas iterativas.

Diversos estudios han puesto de manifiesto la mayor morbimortalidad que esta estrategia genera por el hipoestronismo resultante: más riesgo de enfermedad cardiovascular y cerebrovascular, pérdida más precoz de masa ósea con un incremento del riesgo de fracturas, comienzo más temprano de la clínica climatérica, etcétera.

El ovario tiene una función endocrina esencial no solo en la premenopausia. Las mujeres posmenopáusicas tienen niveles más altos de andrógenos (sobre todo en la posmenopausia temprana), que se aromatizan a estrógenos en tejidos periféricos. Es por ello por lo que, en los últimos años, se están publicando trabajos que avalan un manejo conservador de los ovarios sanos, al menos en los primeros 10 años de postmenopausia.

Una vez concluida la cirugía, es recomendable la extracción de las piezas en bolsas protectoras. Cuando el aspecto de la tumoración ovárica hace albergar dudas sobre su naturaleza, puede llevarse a cabo una minilaparotomía o una colpotomía posterior, para la extracción íntegra de la pieza quirúrgica que permita un estudio histológico más preciso.

En las **figuras 26-1** y **26-2** se muestran los algoritmos de propuesta de manejo de una lesión anexial en mujeres pre y posmenopásicas.

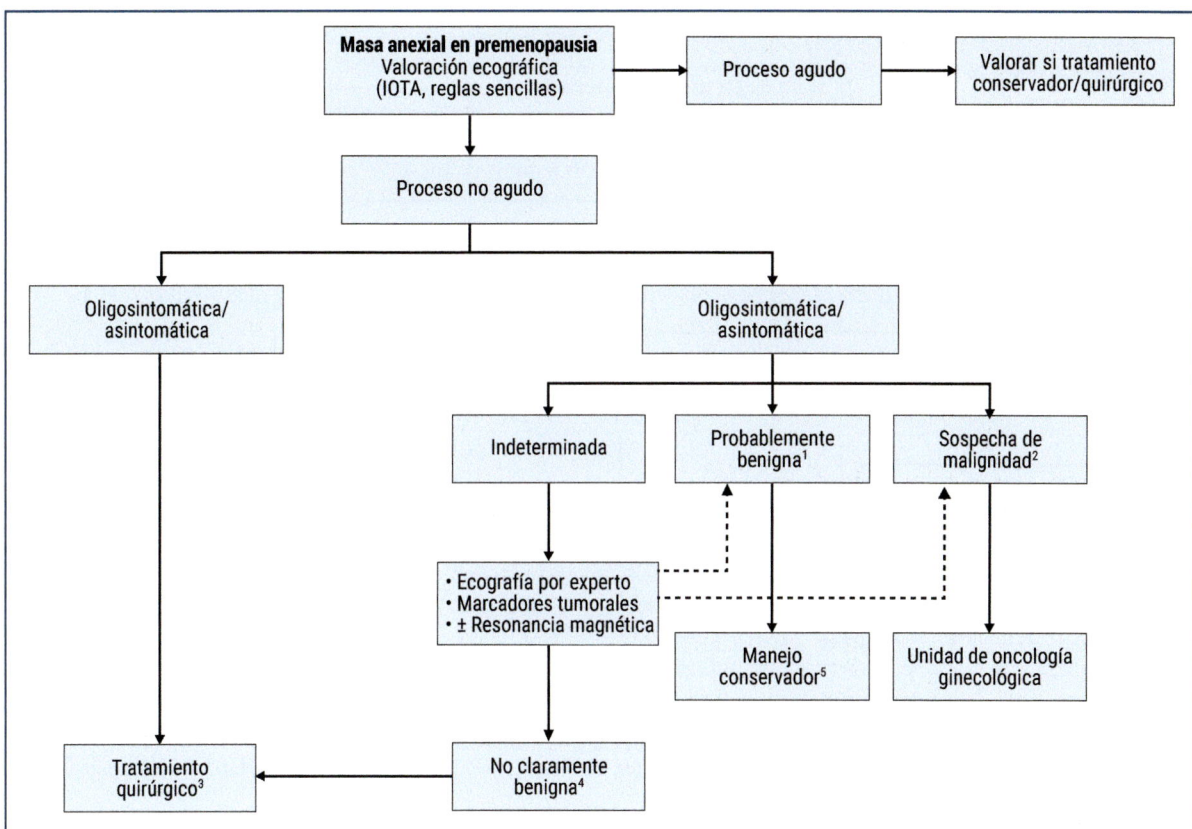

Figura 26-1. Algoritmo de propuesta de manejo de lesión anexial en mujeres premenopáusicas.
[1] Lesión probablemente benigna: masa ≤ 10 cm (quiste unilocular o bilocular, teratoma, endometrioma, hidrosálpinx, lesión hemorrágica, masa quística paraanexial).
[2] Sospecha de malignidad: presencia de ascitis, masa sólida irregular, multilocular > 10 cm con áreas sólidas, lesión con > 3 papilas o con vascularización abundante.
[3] Tratamiento quirúrgico: priorizar la cirugía mínimamente invasiva.
[4] Lesión no claramente benigna: tamaño > 10 cm, quiste irregular, multiquística, con áreas sólidas avasculares.
[5] Manejo conservador: control clínico-ecográfico a los 3, 6 y 12 meses. Posteriormente, anual. En el caso de masas funcionales, hasta su resolución.
IOTA: International Ovarian Tumor Analysis.

Peculiaridades de las distintas lesiones

A continuación, se detallan las características de las diferentes lesiones.

Quiste funcional de ovario

Salvo una complicación que requiera un abordaje no demorable, este tipo de lesiones se caracterizan por resolverse espontáneamente, por lo que el manejo conservador debe ser la norma.

No está demostrada su desaparición más rápida con el uso de anticoncepción hormonal combinada, por lo que no está indicada con tal finalidad.

Quiste simple y unilocular

La mayoría se resuelven sin cirugía, por lo que el manejo puede ser conservador en el caso de tumores uniloculares o biloculares de contenido anecoico y tabique fino.

Cuando se trata de un quiste simple persistente, el 50-70 % de los casos son cistoadenomas.

Diversos estudios confirman que el manejo conservador de tumoraciones uniloculares de hasta 10 cm de tamaño, en mujeres posmenopáusicas asintomáticas, es una estrategia segura.

Teratoma y quiste hemorrágico

Son lesiones que, aunque no presentan contenido hipoecoico, tampoco tienen vascularización en su interior, y sus formas típicas tienen un comportamiento benigno. Requieren un seguimiento clínico-ecográfico.

Cuando se diagnostican *de novo* en mujeres posmenopáusicas, hay que llevar a cabo un seguimiento más estrecho y liberalizar la opción quirúrgica.

Endometrioma

Cuando se diagnostica un endometrioma en una mujer en edad fértil, con unas características ecográficas típicas de contenido homogéneo con aspecto de vidrio esmerilado, sin vascularización en su interior, se impone la necesidad de un examen más exhaustivo orientado a confirmar/descartar la posibilidad de enfermedad infiltrante profunda asociada.

En mujeres asintomáticas, sin deseo gestacional, puede plantearse un manejo conservador con hormonoterapia, si la mujer lo desea.

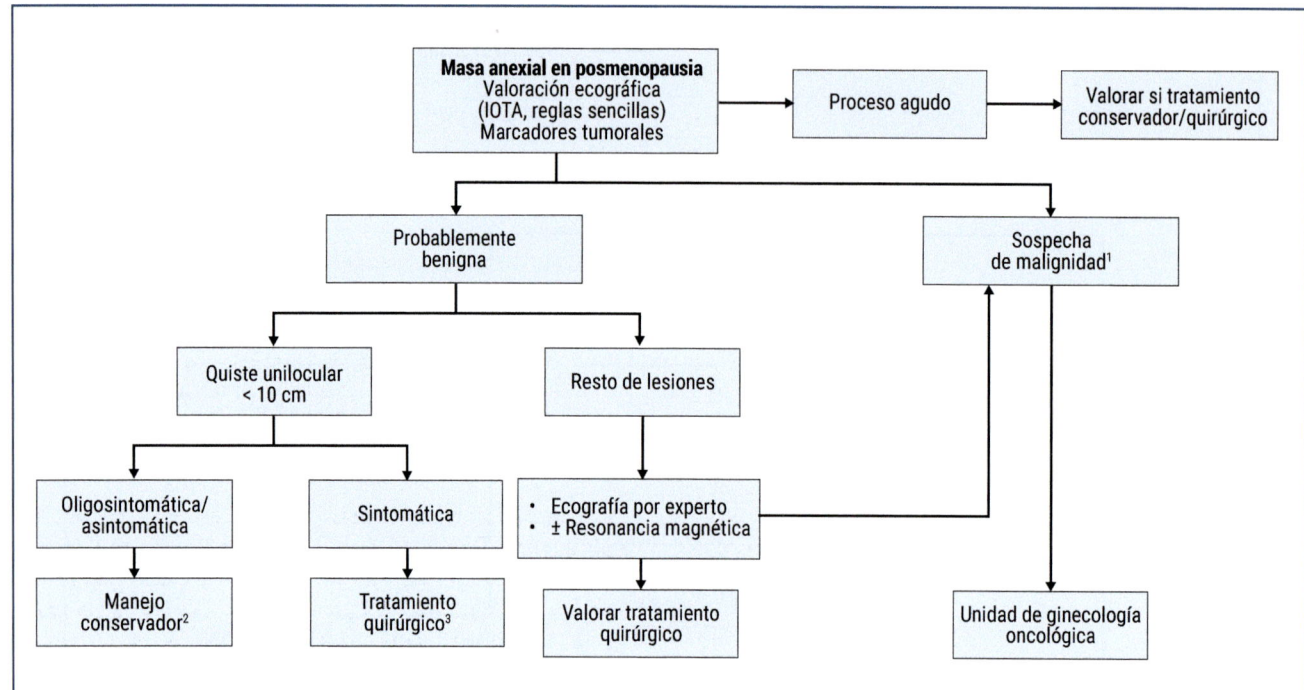

Figura 26-2. Algoritmo de propuesta de manejo de lesión anexial en mujeres posmenopáusicas.
[1] Sospecha de malignidad: presencia de ascitis, masa sólida irregular, multilocular > 10 cm con áreas sólidas, lesión con > 3 papilas o con vascularización abundante.
[2] Manejo conservador: control clínico-ecográfico y marcadores tumorales a los 3, 6 y 12 meses. Posteriormente, anual.
[3] Tratamiento quirúrgico: priorizar la cirugía mínimamente invasiva.
IOTA: International Ovarian Tumor Analysis.

Lesiones sólidas

Cuando la mujer se presenta con una lesión parauterina sólida de aspecto benigno, es común plantearse un diagnóstico diferencial entre un fibroma o fibrotecoma de ovario y un mioma uterino pediculado, especialmente en la posmenopausia.

Si la lesión es anexial, generalmente se plantea un abordaje quirúrgico, mientras que si se trata de un mioma, sobre todo si no produce síntomas (dolor o compresión), es razonable tener una actitud expectante.

Otras lesiones benignas

El seguimiento de otras tumoraciones, como hidrosálpinx, quistes de paraovario, paratubáricos o de inclusión peritoneal, puede realizarse también evitando abordajes agresivos siempre que se trate de mujeres asintomáticas.

Aunque no se trata de lesiones anexiales, en ocasiones hay lesiones pélvicas (miomas pediculados, quistes de inclusión peritoneal, quistes mesentéricos), que pueden requerir cirugía bien porque son sintomáticas o porque existen dudas diagnósticas sobre su naturaleza.

POBLACIONES ESPECIALES

Existen determinadas subpoblaciones de pacientes en las que el planteamiento diagnóstico-terapéutico puede verse modificado debido a sus peculiaridades.

Niñas y adolescentes

Las masas anexiales en población pediátrica tienen una incidencia muy baja (tres casos por 100.000 niñas al año), aunque presentan mayor probabilidad de resultar malignas (hasta el 70 % en lesiones sólidas >9 cm).

Pueden presentarse con dolor, trastornos menstruales o pubertad precoz. El diagnóstico se afina con estudios de imagen (si la ecografía no puede ser transvaginal, se realiza por vía abdominal o transrectal) y biomarcadores de tumor de células germinales.

En esta población, es más crítica la decisión de preservación de función, por lo que en tumoraciones benignas se impone el planteamiento conservador y, si la cirugía es inevitable, hay que tratar de ser respetuoso con el ovario. En determinadas circunstancias en las que no se puede garantizar la conservación de los ovarios (tumoración en ovario único, masas bilaterales), se puede plantear la posibilidad de preservación de ovario o gametos en una Unidad de reproducción.

Embarazadas

La incidencia de tumores anexiales durante la gestación es del 2 % aproximadamente. La mayoría de estas masas diagnosticadas durante el primer trimestre van a desaparecer espontáneamente a lo largo del embarazo (82-94 %). Cuando nos encontramos ante tumores persistentes, suele tratarse de quistes funcionales o teratomas quísticos maduros, y la tasa de malignidad alcanza un 2-6 % entre los que no regresan.

Como ya se ha mencionado anteriormente, los marcadores tumorales en mujeres premenopáusicas no tienen tanto valor diagnóstico como en las posmenopáusicas. Además, incrementos en los niveles de CA-125, alfafetoproteína, hCG y lactato-deshidrogenasa pueden deberse al propio embarazo.

El estudio de estas masas se puede llevar a cabo fácilmente durante el primer trimestre con ayuda de la ecografía transvaginal. En caso de no poder asegurar la benignidad de las mismas o si el avanzado estado de la gestación dificulta la valoración ecográfica, se puede realizar una resonancia magnética sin gadolinio.

Se recomienda que, en aquellas mujeres embarazadas asintomáticas, en las que se diagnostica una masa anexial de características benignas durante el primer trimestre, se adopte una actitud conservadora, ya que la mayoría van a regresar espontáneamente.

En caso de lesiones sintomáticas que no reviertan con medidas conservadoras, puede estar indicada la cirugía, como sucede, por ejemplo, con la torsión ovárica (1-10 por 10.000 gestaciones), más frecuente durante el primer trimestre del embarazo, ya que se trata de una urgencia médica. Se da más frecuentemente en gestaciones conseguidas por medio de técnicas de reproducción asistida, y está indicada la resección del ovario si el daño en el parénquima es irreversible. En caso de extirpación del ovario por debajo de la semana 12, se recomienda el uso de progesterona que compense el déficit asociado a la pérdida del cuerpo lúteo gravídico.

La cirugía también está indicada cuando existe sospecha de malignidad con el objetivo de obtener una muestra para un correcto estudio histológico que permita planificar la estrategia terapéutica más adecuada en función del resultado anatomopatológico.

Las indicaciones y contraindicaciones de la laparoscopia durante la gestación se aplican de la misma manera que en la paciente no gestante. De esta manera, cuando se requiera una intervención quirúrgica, la vía de abordaje debe determinarse por las características de la lesión y la paciente, la disponibilidad del instrumental y la experiencia del equipo quirúrgico.

La paciente gestante también se beneficia de las ventajas de la laparoscopia, y esta se puede realizar en cualquier trimestre del embarazo. Sin embargo, la mujer embarazada presenta unas modificaciones fisiológicas que es necesario conocer de cara a un manejo adecuado: mayor laxitud de la fascia, aumento del volumen uterino, hipercoagulabilidad, elevación del diafragma y síndrome de vena cava inferior a partir de las 16 semanas de gestación.

Para hacer frente a estos inconvenientes se recomiendan, entre otras, las siguientes medidas:

- Colocación de la paciente en decúbito lateral izquierdo a partir de la semana 16.
- Realizar la cirugía con presiones intraabdominales no superiores a 12 mmHg.

- Control mediante capnografía (mantener la presión del dióxido de carbono espirado por debajo de 32-34 mmHg).
- Compresión de extremidades inferiores y uso de heparina de bajo peso molecular en cirugías prolongadas.
- Sutura de la fascia de los puertos de los trocares.
- Modificar la posición de los trocares para evitar lesionar el útero gestante.

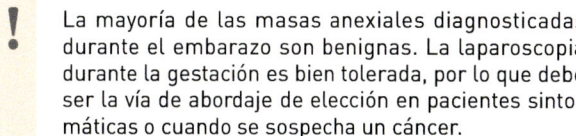
La mayoría de las masas anexiales diagnosticadas durante el embarazo son benignas. La laparoscopia durante la gestación es bien tolerada, por lo que debe ser la vía de abordaje de elección en pacientes sintomáticas o cuando se sospecha un cáncer.

Paciente obesa

La obesidad se define como un índice de masa corporal > 30 kg/m². Entre 1975 y 2020, el número de personas obesas se ha triplicado hasta alcanzar niveles epidémicos. La Organización Mundial de la Salud (OMS) ha estimado en 2016 la presencia de más de 650 millones de adultos obesos en el mundo. De forma paralela, se ha producido un progresivo crecimiento en la población de mujeres obesas con patología anexial. Su manejo en este grupo de pacientes no difiere al de la población no obesa, pero sí posee ciertas particularidades.

La exploración ginecológica aporta menos información debido a la dificultad que supone el mayor grosor del panículo adiposo a la hora de identificar los genitales internos. La valoración de las pruebas de imagen también es más compleja, por su mayor dificultad de acceso a las mismas y debido al fenotipo de estas pacientes, ya que la grasa no permite el paso de los ultrasonidos con fluidez.

Cuando está indicada la intervención quirúrgica en este grupo de pacientes, hay que tener en cuenta el aumento de la morbilidad, lo que incrementa el riesgo quirúrgico y anestésico. A pesar de ello, el abordaje laparoscópico se puede realizar de forma segura, con lo que la mujer se beneficia de las ventajas de la cirugía de mínima invasión. No obstante, existe un mayor riesgo de conversión a laparotomía.

Las relaciones anatómicas se alteran en las pacientes obesas ya que, a menudo, el ombligo se localiza de 3 a 6 cm caudal a la bifurcación de la aorta, y la distancia del ombligo a los grandes vasos se incrementa desde 6 cm en mujeres no obesas hasta 13 cm en obesas. Esto supone tener que adaptar la entrada de los trocares e introducir la aguja de Veress en un ángulo de 90° si se realiza en la zona del ombligo.

De hecho, uno de los pasos más complicados en estas pacientes es la entrada en la cavidad intraperitoneal, para lo que se han recomendado varias estrategias, como la inserción transumbilical de la aguja de Veress, la técnica abierta (de Hasson) o la entrada directa con trocar óptico o bien la introducción de la aguja de Veress en el cuadrante superior izquierdo del abdomen.

Las pacientes obesas son más propensas a desarrollar hernias incisionales, por lo que se debe ser muy estricto con el cierre de la fascia de los puertos de entrada o utilizar trocares con un calibre máximo de 5 mm.

Es importante tener en cuenta la comorbilidad que con frecuencia presentan estas mujeres. La obesidad se asocia a mayor riesgo de padecer hipertensión, enfermedad isquémica cardíaca, arritmias, miocardiopatía y fallo cardíaco. La mayor dificultad en el manejo anestésico de estas pacientes viene dada también por alteraciones respiratorias, como una disminución de la capacidad funcional residual, el volumen espiratorio de reserva y la capacidad pulmonar total. El consumo de oxígeno y la producción de dióxido de carbono están aumentados. Asimismo, la capacidad funcional residual se reduce con el decúbito supino, con mayor intolerancia a la posición de Trendelenburg y al neumoperitoneo que en pacientes no obesas.

Por otro lado, el volumen gástrico está aumentado, el pH disminuido, el vaciamiento enlentecido y existe mayor predisposición al reflujo gástrico. Todo esto aumenta el riesgo de aspiración durante la cirugía.

La farmacocinética en las pacientes obesas está alterada debido a la disminución del agua corporal total, al aumento de la grasa corporal, al aumento del volumen sanguíneo y a la alteración del flujo renal.

Todas estas particularidades obligan a una correcta valoración preoperatoria de la paciente, a minimizar el tiempo quirúrgico llevado a cabo por personal experimentado y, también, a una actitud postoperatoria proactiva para evitar complicaciones. Para evitar atelectasias pulmonares se recomienda un control estricto del dolor, incentivadores para respiración profunda, posición semirrecostada e incluso administración de oxígeno. Para evitar la enfermedad tromboembólica, se aconseja una movilización precoz, compresión de extremidades inferiores, rehidratación e incluso el uso de anticoagulantes profilácticos.

 La obesidad no es una contraindicación para la realización de una laparoscopia, y se puede realizar de forma segura en estas pacientes.

SITUACIONES ESPECÍFICAS

Podemos encontrarnos con mujeres con determinadas particularidades relacionadas con la presencia actual o previa de masas anexiales.

Torsión

La torsión del anejo, el ovario o, menos frecuentemente, de la trompa aislada, produce un cuadro clínico agudo de dolor, náuseas y vómitos, con unos hallazgos de imagen y laboratorio habitualmente inespecíficos. Para el diagnóstico de esta patología, la ecografía puede ser de gran ayuda, con un alto grado de precisión, aunque dependiente de la experiencia del operador.

La ausencia de flujo Doppler en una mujer con dolor pélvico intenso y un anejo aumentado de tamaño es muy sugestiva de torsión anexial. Otro signo ecográfico de esta entidad es el signo del remolino (signo del *twisted pedicle* o *whirpool sign*). Aunque habitualmente se observa una disminución o ausencia de flujo (altamente predictivo de torsión ovárica), no siempre se produce. Además, la imagen puede variar según

el grado y la cronicidad de la lesión. Se trata de una urgencia quirúrgica por la clínica y por la posibilidad de pérdida del ovario afectado si la decisión se demora.

Es un cuadro poco habitual, y en el 80 % de los casos, tiene lugar en anejos de más de 5 cm de tamaño, con frecuencia tumorales. Las masas más habituales son quistes funcionales o teratomas.

Es más frecuente en población premenopáusica, lo que obliga a ser conservadores en quirófano. El color y el edema del anejo isquémico habitualmente no refleja el daño real del tejido ovárico. A pesar del aspecto necrótico del ovario, en un 90-99 % de las ocasiones se recupera la coloración nacarada del parénquima y, por ende, la función ovárica con la simple detorsión del mismo (con o sin quistectomía asociada) lo que hace innecesaria su extirpación.

 En casi la totalidad de los anejos torsionados, es posible preservar el ovario tras detorsionarlo, a pesar de su aspecto necrótico inicial.

Hemorragia

La complicación hemorrágica de un anejo puede dar lugar a un cuadro de dolor, un cuadro neurovegetativo e inestabilidad hemodinámica que obliga a un abordaje quirúrgico urgente. En otras ocasiones, son sangrados autolimitados que permiten demorar la cirugía o, incluso, evitarla.

En este apéndice, tienen cabida entidades como el quiste funcional hemorrágico, la liberación de contenido hemático a la cavidad por parte de un endometrioma o el sangrado de la trompa con un embarazo ectópico.

Cuando se puede evitar la cirugía, el manejo consiste en un seguimiento clínico-analítico, y en caso de embarazo ectópico, el tratamiento con metotrexato (si cumple criterios para la terapia farmacológica) junto con determinaciones seriadas de beta-hCG.

La cirugía, preferiblemente por vía laparoscópica, incluirá la aspiración del hemoperitoneo y el control del sangrado. En caso de embarazo tubárico, el tratamiento más común es la salpingectomía, aunque puede valorarse la opción de salpingostomía o el «ordeñado» (*milking*) y vaciado del tejido trofoblástico de la trompa.

Absceso tuboovárico

En las formas graves de la enfermedad inflamatoria pélvica (absceso tuboovárico, piosálpinx o pioovario), es recomendable el ingreso hospitalario y la antibioterapia intravenosa.

Cuando no hay respuesta al tratamiento (persistencia de fiebre, dolor y no mejoría de los parámetros analíticos), hay indicación de un abordaje invasivo: drenaje-aspiración de contenido purulento o cirugía. La tasa de fracaso del tratamiento médico es mayor en caso de abscesos bilaterales y/o de gran tamaño (> 6 cm).

Ovario remanente

El síndrome de ovario remanente es una entidad rara que consiste en un cuadro de dolor pélvico (presente en un 80-85 %

de los casos), que responde mal a analgésicos, en mujeres sometidas en los años previos a una ooforectomía.

La sospecha está más fundada en mujeres a las que se les ha realizado una anexectomía bilateral en período premenopáusico y, a pesar de ello, no manifiestan clínica climatérica y, además, si conservan el útero, siguen teniendo sangrados uterinos más o menos regulares. La determinación de hormona foliculoestimulante y estradiol pueden ayudar al diagnóstico. El residuo de tejido gonadal puede encontrarse en una exploración de imagen, aunque, en ocasiones, resulta difícil, por lo que se puede realizar una hiperestimulación del ovario con acetato de clomifeno para hacerlo más evidente.

Es más probable cuando la cirugía previa se ha realizado en el contexto de un cuadro adherencial importante que dificulta el aislamiento del ovario para su exéresis (múltiples cirugías previas, endometriosis, enfermedad inflamatoria pélvica, etcétera).

Cuando el cuadro clínico no mejora con tratamiento farmacológico, el patrón oro en el manejo es la cirugía, que suele ser compleja, ya que obliga a una adecuada disección tisular e identificación del resto gonadal a extirpar, que puede aparecer retroperitoneal, adherido firmemente a estructuras como vasos sanguíneos, uréteres o tracto intestinal.

PUNTOS CLAVE

- Las masas anexiales tienen una alta incidencia en la población femenina a lo largo de su vida.
- Ante un diagnóstico de tumoración anexial, la prioridad consiste en descartar que se trate de un proceso agudo que requiera una solución urgente o bien que sea una lesión cancerosa.
- En la evaluación inicial tienen peso la clínica, la edad de la paciente y la historia oncológica familiar o personal.
- La ecografía es la prueba complementaria más útil en la categorización de las masas anexiales, especialmente la valoración morfológica y con ecografía Doppler color, aplicando las reglas simples de la IOTA o realizada por ecografistas experimentados.
- El estudio ultrasonográfico puede apoyarse en otras pruebas de imagen, como la resonancia magnética.
- La determinación de biomarcadores puede ayudar en la evaluación, aunque siempre como complemento de otros procedimientos diagnósticos.

- La utilidad clínica de los distintos sistemas de puntuación y modelos logísticos es variable, ya que en su aplicación influye el coste y su precisión diagnóstica.
- Las tumoraciones anexiales habitualmente son benignas, por lo que debe priorizarse el planteamiento conservador, siempre que no afecte a la calidad de vida de la paciente, incluso en pacientes posmenopáusicas.
- En la decisión terapéutica, debe prevalecer el deseo de la mujer bien informada, dado que tiene repercusión en su fertilidad futura y en la preservación de la función endocrina.
- No existe consenso en la periodicidad de seguimiento de las lesiones benignas.
- Cuando hay indicación quirúrgica, la primera opción debe ser el acceso mínimamente invasivo, por los beneficios para la paciente y por su coste-eficacia.
- En el plan terapéutico, influye más el cuadro clínico o el riesgo de malignidad de la lesión que las características de la mujer (población pediátrica, con obesidad o embarazadas).

BIBLIOGRAFÍA

American College of Obstetricians and Gynecologists' Committee on Practice Bulletins–Gynecology. Practice Bulletin No. 174: Evaluation and management of adnexal masses. Obstet Gynecol. 2016;128(5):e210-26.

Asfour V, Jakes A, McMicking J, Szetho WZ, Sayasneh A, Diab Y, et al. Oophorectomy or ovarian conservation at the time of hysterectomy for benign disease. Obstet & Gynaecol. 2022;24(2):131-6.

Covens AL, Dodge JE, Lacchetti C, Elit LM, Le T, Devries-Aboud M, et al. Surgical management of a suspicious adnexal mass: a systematic review. Gynecol Oncol. 2012;126(1):149-56.

Eltabbakh GH, Piver MS, Hempling RE, Recio FO. Laparoscopic surgery in obese women. Obstet Gynecol. 1999;94(5 Pt 1):704-8.

Friedrich L, Meyer R, Levin G. Management of adnexal mass: a comparison of five national guidelines. Eur J Obstet Gynecol Reprod Biol. 2021;265:80-9.

Froyman W, Landolfo C, De Cock B, Wynants L, Sladkevicius P, Testa AC, et al. Risk of complications in patients with conservatively managed ovarian tumors (IOTA5): a 2-year interim analysis of a multicentre, prospective, cohort study. Lancet Oncol. 2019;20(3):448-58.

Glanc P, Benacerraf B, Bourne T, Brown D, Coleman B, Crum C, et al. First International Consensus Report on Adnexal Masses. J Ultrasound Med. 2017;36(5):849-63.

Goh W, Bohrer J, Zalud I. Management of the adnexal mass in pregnancy. Curr Opin Obstet Gynecol. 2014;26(2):49-53.

Guterman S, Mandelbrot L, Keita H, Bretagnol F, Calabrese D, Msika S. Laparoscopy in the second and third trimesters of pregnancy for abdominal surgical emergencies. J Gynecol Obstet Hum Reprod. 2017;46(5):417-22.

Havrilesky LJ, Dinan M, Sfakianos GP, Curtis LH, Barnett JC, Van Gorp T, et al. Costs, effectiveness, and workload impact of management strategies for women with an adnexal mass. J Natl Cancer Inst. 2014;107(1):322.

Kaijser J, Sayasneh A, Van Hoorde K, Ghaem-Maghami S, Bourne T, Timmerman D, et al. Presurgical diagnosis of adnexal tumours using mathematical models and scoring systems: a systematic review and meta-analysis. Hum Reprod Update. 2014;20(3):449-62.

Kho RM, Abrao MS. Ovarian remnant syndrome: etiology, diagnosis, treatment and impact of endometriosis. Curr Opin Obstet Gynecol. 2012;24(4):210-4.

Lamvu G, Zolnoun D, Bogges J, Steege JF. Obesity: physiologic changes and challenges during laparoscopy. Am J Obstet Gynecol. 2004;191(2):669-74.

Martínez Salmeán J, Estcibano Tórtola JJ. Clínica, diagnóstico y tratamiento de los tumores benignos de ovario. En: Cabero Roura L (dir.). Tratado de ginecología y obstetricia. Madrid: Editorial Médica Panamericana; 2013. Vol. 1; Cap. 92.

Matsshita H, Watanabe K, Yokoi T, Wakatsuki A. Unexpected ovarian malignancy following laparoscopic excision of adnexal masses. Hum Reprod. 2014;29(9):1912-7.

Mehasseb MK, Siddiqui NA, Bryden F. The management of ovarian cysts in postmenopausal women 2016. Green-top Guideline. 2016;34.

Modesitt SC, Pavlik EJ, Ueland FR, DePriest PD, Kryscio RJ, Van Nagell JR. Risk of malignancy in unilocular ovarian cystic tumors less than 10 centimeters in diameter. Obstet Gynecol. 2003;102(3):594-9.

Oelsner G, Cohen SB, Soriano D, Admon D, Mashiach S, Carp H. Minimal surgery for the twisted ischaemic adnexa can preserve ovarian function. Hum Reprod. 2003;18(12):2599-602.

Pearl JP, Price RR, Tonkin AE, Richardson WS, Stefanidis D. SAGES guidelines for the use of laparoscopy during pregnancy. Surg Endosc. 2017;31(10):3767-82.

Salvador S, Scott S, Glanc P, Eiriksson L, Jang JH, Sebastianelli A, et al. Guideline No. 403: Initial Investigation and Management of Adnexal Masses. J Obstet Gynaecol Can. 2020;42(8):1021-9.e3.

Sisodia RC, Del Carmen MG. Lesions of the ovary and Fallopian tube. N Engl J Med. 2022;387(8):727-36.

Sociedad Española de Ginecología y Obstetricia. Guías de Asistencia Práctica: Masas anexiales. Madrid: SEGO; 2013.

Sociedad Española de Oncología Médica. Las cifras del cáncer en España 2022. Madrid: SEOM; 2022.

Thanoon O, Dewart P, Mahmood T. Laparoscopy in the obese patient. En: Metwally M, Li TC (eds.). Reproductive surgery in assisted conception. Springer-Verlag; 2015. p. 135-41.

Timmerman D, Planchamp F, Bourne T, Landolfo C, Du Bois A, Chiva L, et al. ESGO/ISUOG/IOTA/ESGE Consensus Statement on pre-operative diagnosis of ovarian tumors. Int J Gynecol Cancer. 2021;31(7):961-82.

Timmerman D, Testa AC, Bourne T, Ameye L, Jurkovic D, Van Holsbeke C, et al. Simple ultrasound-based rules for the diagnosis of ovarian cancer. Ultrasound Obstet Gynecol. 2008;31(6):681-90.

Timmerman D, Valentin L, Bourne TH, Collins WP, Verrelst H, Vergote I, et al. Terms, definitions and measurements to describe the sonographic features of adnexal tumors: a consensus opinion from the International Ovarian Tumor Analysis (IOTA) Group. Ultrasound Obstet Gynecol. 2000;16(5):500-5.

Valentin L, Ameye L, Franchi D, Guerriero S, Jurkovic D, Savelli L, et al. Risk of malignancy in unilocular cysts: a study of 1148 adnexal masses classified as unilocular cysts at transvaginal ultrasound and review of the literature. Ultrasound Obstet Gynecol. 2013;41(1):80-9.

Van Calster B, Valentin L, Froyman W, Landolfo C, Ceusters J, Testa AC, et al. Validation of models to diagnose ovarian cancer in patients managed surgically or conservatively: multicenter cohort study. BMJ. 2020;370:m2614.

Vara J, Manzour N, Chacón E, López-Picazo A, Linares M, Pascual MA, et al. Ovarian Adnexal Reporting Data System (O-RADS) for classifying adnexal masses: a systematic review and metaanalysis. Cancers. 2022;14(13):3151.

Wolfman W, Thurston J, Yeung G, Glanc P. Guideline No. 404: Initial investigation and management of benign ovarian masses. J Obstet Gynaecol Can. 2020;42(8):1040-50.e1.

Procesos benignos de la mama

27

P. Cobos Baena e I. Artola Irazabal

OBJETIVOS

- Desarrollar los principales rasgos de las lesiones benignas de la mama de mayor frecuencia en práctica clínica.
- Identificar las principales características de las diferentes patologías y realizar un diagnóstico correcto.
- Plantear un algoritmo diagnóstico y terapéutico adecuado a cada tipo de lesión.
- Proponer un seguimiento adecuado a cada paciente en la práctica clínica.

INTRODUCCIÓN

La patología benigna de la mama supone un motivo de consulta muy frecuente en la consulta ginecológica, más del 80 % de las consultas referentes a la mama son por patología benigna, bien por síntomas como dolor mamario, palpación de nódulos, secreción por el pezón, o bien por hallazgos en las pruebas de imagen de cribado (*screening*).

En algunos casos, las enfermedades benignas de la mama pueden suponer un aumento de riesgo para el desarrollo del cáncer de mama, como es el caso de la hiperplasia atípica o el carcinoma lobulillar *in situ*. Estas lesiones se consideran marcadores de riesgo, más que lesiones premalignas, porque los cánceres que se desarrollan con posterioridad no necesariamente están en el área de la atipia, y pueden ocurrir en otra zona de la mama, incluso en la mama contralateral.

La patología benigna de la mama supone el 80 % de las consultas por lesiones mamarias.

EPIDEMIOLOGÍA Y FACTORES DE RIESGO

Está descrito que tanto la edad de la mujer como los diferentes cambios hormonales que sufre a lo largo de las diferentes etapas de su vida influyen en el desarrollo de la patología benigna de la mama.

En el caso de la edad, se puede decir que los cambios mamarios benignos son más frecuentes en la edad fértil de la mujer, sobre todo entre los 30 y 50 años, con una máxima incidencia a mediados de la década de los 40.

Según un estudio retrospectivo de más de 61.000 mujeres suecas, lesiones como la hiperplasia sin atipia, cambios fibroquísticos y los fibroadenomas son más comunes a edades más jóvenes, sobre todo entre los 30 y 40 años, disminuyendo su incidencia posteriormente. En este estudio, la aparición de otras lesiones benignas, como adenosis, papilomas o tumores no epiteliales, fueron mucho menos habituales.

En el caso de mujeres en tratamiento con algún tipo de terapia hormonal, se ha visto que los anticonceptivos hormonales tienen un cierto efecto protector frente a las enfermedades mamarias benignas; sin embargo, en el caso de la terapia hormonal de menopausia se encuentra un aumento del riesgo.

Está descrito que la presencia de una historia familiar de cáncer de mama se asocia a un mayor riesgo de enfermedades mamarias benignas, predominantemente en edades premenopáusicas.

En cuanto al índice de masa corporal, la obesidad generalmente se asocia con un riesgo premenopáusico menor de enfermedades mamarias benignas, con la excepción de la hiperplasia sin atipia.

Por último, mantener un cierto nivel de actividad física parece que pudiera tener un papel protector para el desarrollo de lesiones proliferativas benignas, según algunos trabajos.

TRASTORNOS BENIGNOS MAMARIOS DE LA INFANCIA Y LA ADOLESCENCIA

La gran mayoría de las anomalías asociadas a la infancia y la adolescencia son benignas, pero pueden generar preocupación tanto a la paciente como a sus familiares, por lo que es importante realizar un diagnóstico adecuado y llevar a cabo un correcto tratamiento, cuando sea necesario.

Las mamas se forman a partir de elementos endodérmicos, llamados *crestas mamarias*, más allá de la quinta semana embrionaria. Estas crestas se extienden desde la axila hasta la región inguinal, y generalmente persisten las localizadas sobre el cuarto espacio intercostal, mientras que las demás se atrofian. La secreción de hormonas esteroideas durante el desarrollo infantil permite el desarrollo de las glándulas mamarias y el tejido adiposo. Los conductos galactóforos y los lobulillos proliferan gracias al estímulo de los estrógenos y la progesterona.

Las etapas de Tanner describen el desarrollo mamario en la pubertad.

Se deben explorar las mamas en las distintas etapas de la vida, desde los recién nacidos hasta la edad adulta. A continuación, se describen los rasgos característicos de cada fase:

- **Recién nacidos:** se debe evaluar el tamaño de las mamas, la localización de los pezones, la presencia de pezones accesorios y la secreción de estas. Las hormonas maternas a través del paso de la placenta pueden producir cierta asimetría mamaria y la presencia de galactorrea (conocido como «leche de bruja») en el neonato, más frecuentemente en aquellos nacidos a partir de la semana 40 que, generalmente, desaparece en unos días o pocas semanas.
- **Prepúberes:** se debe inspeccionar y palpar la pared torácica. Hay que valorar: los signos de telarquia y la secreción del pezón en mujeres; la presencia de ginecomastia en hombres.
- **Adolescentes:** la exploración es similar a la que se realiza en la mujer adulta, mediante palpación de las mamas y los huecos axilares, supraclaviculares e infraclaviculares. Además, se visualiza también la aréola y la presencia o no de secreción por el pezón.

Anomalías del desarrollo mamario

A continuación, se detallan las principales anomalías del desarrollo mamario.

Tejido mamario accesorio

Está presente en el 1-5 % de los recién nacidos. Dependiendo del tejido que esté presente, se denomina *polimastia* (en caso de existencia de glándula mamaria accesoria) o *politelia* (en caso de presencia de pezones supernumerarios), siendo esta segunda forma de presentación la más frecuente. La polimastia es más habitual en la zona inferior de la axila, mientras que la localización más típica de los pezones ectópicos es en la parte caudal de la mama.

Generalmente son asintomáticos y no requieren tratamiento. La escisión quirúrgica puede estar indicada en casos excepcionales, para prevenir el dolor producido por el aumento de la glándula durante el embarazo o el desarrollo de una tumoración en el tejido mamario ectópico.

En pacientes con pezones supernumerarios puede estar indicada la realización de una ecografía renal, debido a la posible asociación de anomalías urológicas congénitas asociadas.

Ausencia del tejido mamario: atelia y amastia

Tanto la ausencia de pezón (*atelia*) como de tejido mamario (*amastia*) son entidades raras que suceden por obliteración de la línea láctea durante la embriogénesis. Cuando hay bilateralidad, frecuentemente se asocia a otras anomalías congénitas.

La amastia unilateral puede ser parte de la secuencia de Poland, que incluye la ausencia unilateral o hipoplasia del músculo pectoral y un grado variable de anomalías ipsilaterales de la mano y los dedos, incluyendo sindactilia, braquidactilia y oligodactilia.

Hipertrofia mamaria neonatal

Está relacionada con la estimulación hormonal, debido al paso placentario de las hormonas maternas al final de la gestación. Sucede durante las primeras semanas de vida del neonato. Estas mamas involucionan espontáneamente.

Hipertrofia mamaria juvenil o macromastia

Se produce por un crecimiento excesivo de la glándula mamaria. La etiología es desconocida, aunque parece estar relacionada con una respuesta hormonal anormal. Puede ser unilateral o bilateral y debuta con la menarquia. Produce síntomas como dolor de espalda o dificultad para ciertas actividades físicas y, si el crecimiento es rápido, puede asociar cambios en la piel.

Debe realizarse un diagnóstico diferencial con la fibromatosis juvenil y algunos tumores como el linfoma y los tumores filoides (*phyllodes*).

El tratamiento dependerá de la etapa del desarrollo en la que se encuentre la mujer. La progesterona o los antiestrógenos pueden emplearse para el control del crecimiento y, una vez que el desarrollo haya finalizado y si la paciente está sintomática, se puede realizar una mamoplastia de reducción.

Hipomastia o micromastia

Aunque no es una patología en sí misma, en algunos casos se deben descartar enfermedades subyacentes, como hipotiroidismo, insuficiencia ovárica, exceso de andrógenos, trastornos del tejido conectivo o radiación previa sobre la pared torácica.

Asimetría mamaria

Suele ser más pronunciada en las etapas 2ª y 4ª de Tanner, pero generalmente se resuelve en la 5ª etapa, aunque puede quedar cierto grado de asimetría leve hasta en un 25 % de mujeres adultas. En aquellas mujeres con asimetría considerable, se deben solicitar pruebas de imagen para descartar masas, quistes o abscesos. Una vez completado el desarrollo, los casos más graves se pueden derivar al servicio de cirugía plástica para llevar a cabo una simetrización.

Deformidad tuberosa

Constituye una malformación de etiología desconocida que afecta unilateralmente o bilateralmente a las mujeres adolescentes, manifestándose en la pubertad con el crecimiento de la mama. Se caracteriza por una alteración de las dimensiones verticales y horizontales de la mama, que se traduce en una falta de desarrollo de la misma y en la herniación del tejido glandular dentro de la aréola con hipertrofia de esta. La mama adquiere una forma cónica con una aréola sobredesarrollada.

Grolleau *et al.* la clasificaron en tres grados, dependiendo de su gravedad (**Tabla 27-1**). Es asintomática aunque puede generar malestar psíquico.

Tabla 27-1. Clasificación de Grolleau			
Grado	**Frecuencia**	**Localización del defecto**	**Forma de la mama**
Grado I	56 %	Cuadrante inferointerno	Aréola desviada hacia abajo y adentro
Grado II	26 %	Ambos cuadrantes inferiores	Aréola desviada hacia abajo
Grado III	18 %	Todos los cuadrantes	Base mamaria retraída y mama de aspecto caprino

Hipomastia o hipotrofia mamaria

Es la disminución de volumen mamario. Puede ser congénita en el contexto de síndromes como el síndrome de Turner, el de Marfan o el de Noonan, o conectivopatías. Las formas adquiridas se encuentran fundamentalmente asociadas a malnutrición (enfermedades crónicas o trastornos alimentarios) y es reversible si se recupera el peso previo.

 En la deformidad tuberosa, se produce una herniación de tejido glandular dentro de una aréola hipertrofiada, con lo que la mama adquiere una forma cónica.

TRASTORNOS FUNCIONALES

La mastalgia (Tabla 27-2) es uno de los motivos de consulta más frecuentes en patología mamaria. Se estima que alrededor del 85 % de estas consultas, tras una correcta anamnesis, exploración y diagnóstico, no precisan tratamiento. Es más frecuente en mujeres de edad avanzada, con mamas grandes y hábito sedentario.

Mastalgia cíclica o mastodinia

La sufren dos tercios de todas las mujeres con dolor mamario. Aunque la etiología exacta es desconocida, se asocia a cambios hormonales durante el ciclo menstrual, y generalmente se presenta en la fase lútea y la semana anterior al inicio de la menstruación. Mejora con el inicio de la menstruación. Típicamente es bilateral y está localizada más frecuentemente en el cuadrante superoexterno de la mama. La edad de aparición suele ser entre la tercera y cuarta décadas de la vida.

El dolor se produce debido a la distensión del parénquima mamario, provocado por una mayor retención hídrica y una alteración neurohormonal local.

Los fármacos hormonales (anticoncepción hormonal, terapia hormonal de la menopausia) también pueden provocarla.

 La mastodinia, de causa desconocida, suele presentarse en período premenstrual.

Mastalgia no cíclica

Es el dolor mamario constante o intermitente no asociado al ciclo menstrual ni a los cambios hormonales. Es el segundo en frecuencia tras la mastodinia. La edad de aparición es algo más tardía, entre la cuarta y la quinta décadas de la vida. El dolor suele ser unilateral y la localización varía. Está más frecuentemente asociada a lesiones en la mama o en la pared costal. Su etiología es variada: la ptosis mamaria (que puede provocar una distensión de los ligamentos de Cooper y, por consiguiente, provocar dolor), los quistes mamarios, la ectasia ductal, la mastitis y la hidradenitis supurativa.

Otras etiologías del dolor mamario menos frecuentes incluyen embarazo, tromboflebitis (enfermedad de Mondor), traumatismos, cirugía mamaria previa y yatrógena (hormonoterapia, algunos antidepresivos, agentes cardiovasculares y antibióticos) (Tabla 27-3).

Mastalgia asociada a un proceso maligno

Es un síntoma poco frecuente, con una incidencia del 2-7 % de los casos. A pesar de ello requiere una exploración física y en la mayoría de los casos, una prueba de imagen para un diagnóstico más preciso.

Tabla 27-2. Clasificación de mastalgia		
Cíclico	**No cíclico**	
Mastodinia	Origen mamario	Origen extramamario
Mastalgia cíclica	Proceso benigno	Parietal (óseo, muscular, cutáneo o subcutáneo)
	Proceso maligno	Metamérico
Mastalgia premenstrual		Otros (fármacos, psicógeno, etcétera)

Tabla 27-3. Diferencias entre mastalgia cíclica y no cíclica	
Mastalgia cíclica	**Mastalgia no cíclica**
Más frecuente	Segundo en frecuencia
Cambios hormonales	Etiología variable
3ª-4ª década de la vida	4ª-5ª década de la vida
Bilateral	Unilateral
Cuadrante superoexterno	Localización variable

Dolor de origen extramamario

Algunas mujeres consultan por dolor en la zona de la mama, pero realmente es un dolor referido cuyo origen es extramamario. La glándula mamaria está inervada por las ramas anterolaterales y anteromediales de los nervios intercostales torácicos (T3-T5), y cuando se produce la irritación de estos nervios a lo largo de su recorrido, puede generar dolor en la mama o en el complejo aréola-pezón. Este dolor puede originarse por traumatismos, lesiones musculoesqueléticas, cicatrices, biopsias previas, etc. Incluso puede estar relacionado con alteraciones biliares, pulmonares, esofágicas o cardíacas.

Algunos ejemplos son los siguientes:

- Dolor parietal frecuentemente asociado a una lesión en el músculo pectoral mayor, debido a actividades deportivas repetidas.
- Síndrome de Tietze u osteocondritis esternocostal, o inflamación benigna de uno o más de los cartílagos que unen las costillas con el esternón.
- Dolor metamérico debido a una infección por herpes zóster, tromboflebitis o enfermedad de Mondor.
- Radiculopatías cervicales o torácicas altas.

Es imprescindible realizar una correcta anamnesis, exploración física y, en la mayoría de los casos, complementar con una prueba de imagen como la ecografía o la mamografía. Se puede recurrir al protocolo de la Cardiff Mastalgia Clinic:

- Descripción del tipo de dolor: quemazón, tensión, escozor, etcétera.
- Duración: cíclico o no, intermitente o constante, diurno o nocturno.
- Localización y extensión.
- Unilateral o bilateral.
- Factores agravantes (deporte, retirada del sujetador, etc.) o atenuantes.
- Alteraciones en la calidad de vida: insomnio, problemas sexuales, etcétera.

Una vez descartado un proceso maligno, en el 85% de los casos no se requiere ningún tratamiento más allá de tranquilizar a la mujer y realizar control clínico en el plazo de unos meses. El 15% restante, precisará algún tipo de terapia para mejorar sus síntomas. Este tratamiento será igual tanto en la mastalgia cíclica como en la no cíclica. Idealmente se debe comenzar con medidas más conservadoras e ir escalonando, en función de la respuesta.

- **Primera línea de tratamiento**:
    – Uso de sujetadores que ofrezcan una buena sujeción y soporte. Pueden ser deportivos y se recomienda que sean sin aros. Se recomienda su uso 24 horas al día en los periodos de dolor más intenso e ir desescalando a medida que vayan mejorando.
    – Uso de compresas calientes o bolsas de hielo.
    – Evitar el consumo de metilxantinas (café, té, chocolate), disminuir el consumo de grasa y aumentar el consumo de vitamina E, B_1 y B_6, aunque no hay evidencia robusta sobre la efectividad de los cambios en la dieta.
    – Paracetamol vía oral o antiinflamatorios no esteroideos (AINE) por vía oral o tópica (diclofenaco en gel, cada 8-12 horas).
    – Aceite de onagra 3 g/día durante 4-6 semanas y, posteriormente, reducción de la dosis a 1,5 g/día de mantenimiento.
    – Bromocriptina: al inhibir la liberación de la prolactina, alivia el dolor, pero hasta el 80 % de las mujeres desarrollan efectos secundarios, como cefalea y mareos, por lo que no se suele recomendar.
- **Segunda línea de tratamiento**: en los casos en los que no sea suficiente o persista el dolor tras 6 meses, se puede recurrir a tratamiento hormonal:
    – Progesterona tópica: una aplicación cada 12 horas.
    – Tamoxifeno 10 mg/día durante 3 meses; si mejora, se puede cambiar la pauta a días alternos, pero si no se percibe mejoría, se puede aumentar la dosis a 20 mg/día. Se deben explicar los posibles efectos adversos (sequedad vaginal, sofocos, hiperplasia endometrial, calambres, aumento del riesgo tromboembólico, etc.) y valorar el riesgo-beneficio de la administración de forma individualizada.
    – Danazol: es el único medicamento aprobado por la Food and Drug Administration (FDA) para el tratamiento de la mastalgia. La pauta sería de 100-200 mg/24 h durante 4 meses. Los efectos secundarios más frecuentes que limitan su uso son: acné, hirsutismo, ganancia ponderal, etc. Restringir el uso de danazol a la fase lútea del ciclo menstrual reduce los efectos secundarios sin comprometer su efectividad.

 El 85 % de las mujeres con mastalgia no requieren tratamiento.

LESIONES INFLAMATORIAS

Las mastitis o inflamaciones de la mama se pueden dividir en dos grandes grupos:

- Mastitis durante la lactancia.
- Mastitis no relacionada con la lactancia:
    – Mastitis complicadas.
    – Mastitis tuberculosa.
    – Mastitis granulomatosa idiopática (MGI).

Mastitis durante la lactancia

Abarca un espectro de distintas afecciones: mastitis inflamatoria, mastitis bacteriana, absceso mamario, galactocele y mastitis subaguda.

Es más frecuente durante los 3 primeros meses de la lactancia, aunque puede suceder en cualquier momento. Se da en un 2-25 % de las mujeres que dan lactancia materna, y solo en aproximadamente 9 de cada 10.000 partos requieren ingreso hospitalario.

Generalmente se trata de una patología unilateral, aunque en un 3-12 % puede afectar a ambas mamas.

El desencadenante suele ser un traumatismo en el pezón que da lugar a un proceso inflamatorio con obstrucción de los conductos mamarios, lo que dificulta el adecuado vaciamiento de las mamas. Si esta situación perdura en el tiempo (12-24 h), se desarrolla una infección que cursa con dolor, eritema, fiebre y malestar general. En un 10-15 % de los casos puede aparecer una linfadenopatía reactiva asociada a dolor axilar.

Otros factores de riesgo asociados a la mastitis lactacional son: un destete rápido, excesiva producción de leche, pezones agrietados, uso de cremas antimicóticas y uso de extractores de leche.

El microorganismo que se aísla con mayor frecuencia es el *Staphylococcus aureus*. Otros patógenos menos comunes son: *Streptococcus pyogenes* A o B, *Escherichia coli* y algunas especies de bacteroides, *Corynebacterium* y estafilococos coagulasa negativos (*S. lugdunensis*)

 El patógeno responsable más frecuente en las mastitis de origen infeccioso es *S. aureus*.

El diagnóstico se basa en las manifestaciones clínicas, sin necesidad de tener que solicitar pruebas de imagen para comenzar con el tratamiento. Si no hay mejoría tras 48-72 horas de pauta antibiótica, se recomienda una ecografía mamaria para el diagnóstico diferencial entre mastitis flemonosa y absceso mamario.

El cultivo de la leche puede ser útil en mastitis que no responden a tratamiento antibiótico, infecciones graves o adquiridas en el hospital. Se considera positivo un valor por encima de $6\text{-}8 \times 10^2$ unidades formadoras de colonias/mL de bacterias. En el caso de *S. aureus*, dado que no está habitualmente presente en la leche materna, valores inferiores podrán indicar una infección.

A pesar de la elevada fiebre que genera, no están justificados los hemocultivos de forma rutinaria.

El tratamiento busca reducir la inflamación y el dolor asociado para que la mujer prosiga con la lactancia materna. Si tras 12-24 horas no se objetiva una mejoría (en un 50 % de los casos) o persiste la fiebre, es recomendable asociar antibioterapia.

- **Medidas de soporte**:
  – Frío local tras la extracción de la leche y calor húmedo local justo antes de la toma o extracción (ducha, compresas o bolsas calientes).
  – Hidratación.
  – Reposo y descanso.
  – Continuar con la estimulación y extracción de leche.
  – Evitar la ropa y los sujetadores ajustados.
- **Tratamiento médico**:
  – *Sintomático:* paracetamol y AINE (ibuprofeno 400-600/6-8 h). Se deben evitar el tramadol y otros opiáceos.
  – *Antibioterapia:* en ausencia de otros factores de riesgo y ante una infección no grave, el tratamiento empírico dcbc ir dirigido a tratar *S. aureus*; cloxacilina 500 mg/6 h o cefalexima 1 g/8 h. En caso de aler-

gia a penicilina, la alternativa puede ser eritromicina 500 mg/12 h o clindamicina 300-450 mg/8 h. Ante la sospecha de *S. aureus* resistente a la meticilina, se pautará trimetropima-sulfametoxazol 800 mg-160 mg/12 h o clindamicina 450 mg/8 h. El tratamiento durará entre 7 y 10 días, aunque a veces puede ser necesario prolongarlo 14 días para reducir el riesgo de recurrencia (**Tabla 27-4**).

En caso de mastitis puerperal complicada que requiera ingreso, se pauta analgesia y antibioterapia intravenosa; como primera opción, cefazolina 1 g/8 h. En caso de alergia a la penicilina, linezolid 600 mg/12 h vía oral, daptomicina 8 mg/kg al día o vancomicina 15-20 mg/kg cada 12 h vía venosa. Si se sospecha un gramnegativo, se debe ampliar la cobertura con ciprofloxacino 500 mg/12 h.

 Cuando la clínica orienta a mastitis infecciosa, se puede comenzar con tratamiento antibiótico (cloxacilina o cefalexima) sin necesidad de pruebas diagnósticas complementarias.

Mastitis no relacionada con la lactancia

A continuación, se abordan los diferentes tipos de mastitis que no están relacionadas con la lactancia.

Mastitis complicadas

La forma más frecuente de complicación es el absceso mamario, que puede ser periareolar o periférico (**Tabla 27- 5**).

El tabaco tiene un papel importante en el desarrollo de la mastitis: la hipoxia y necrosis tubular promovidas por las sustancias tóxicas del tabaco dan lugar a una obstrucción en los conductos subareolares, lo que incrementa el riesgo de infección.

El tratamiento implica en algunas ocasiones la necesidad de realizar un drenaje ecoguiado o quirúrgico asociado a antibioterapia empírica. Habitualmente consiste en pautas de 7 días de amoxicilina-ácido clavulánico 875-125 mg/8 h o cefalexina 500 mg/6 h asociando metronidazol 500 mg/8 h si se sospecha la presencia de anaerobios. En caso de alergia, clindamicina 300 mg/8 h es una buena alternativa. La terapia debe regirse por los resultados de los cultivos, cuando estén disponibles.

Se debe alentar a las pacientes a que dejen de fumar, para disminuir la tasa de recidivas.

Tabla 27-4. Factores de riesgo para sospechar *Staphylococcus aureus* resistente a la meticilina
• Hospitalización previa. Cirugía reciente
• Colonización conocida por *S. aureus* resistente a la meticilina o contacto con persona colonizada
• Virus de la inmunodeficiencia humana
• Usuario de drogas inyectables
• Encarcelamiento
• Condiciones de hacinamiento
• Trabajar en centros infantiles

Tabla 27-5. Mastitis complicadas

	Absceso periareolar	Absceso periférico
Microoranismo	Flora mixta, anaerobios, *Proteus*	Estafilococos, estreptococos
Factores de riesgo	Mujer joven fumadora	Inmunodepresión, radioterapia
Tasa de recurrencia	Alta	Baja
Secuela	Fístula	No

En caso de aparición de una fístula periareolar, el manejo será quirúrgico, dejándola abierta a la piel o realizando una escisión total del conducto.

 La forma más frecuente de mastitis complicada es el absceso.

Mastitis tuberculosa

Es una entidad infrecuente, incluso en lugares con alta incidencia de tuberculosis pulmonar. Afecta comúnmente a mujeres en edad reproductiva. El hallazgo común es un nódulo mal delimitado, doloroso, y el engrosamiento de la piel suprayacente que, en etapas más avanzadas, puede ulcerarse. Además, puede acompañarse de una linfadenopatía reactiva.

Clínica y radiológicamente, se puede asemejar a un cáncer de mama. El diagnóstico se realiza mediante biopsia, con estudio anatomopatológico, en el cual se objetivan granulomas caseificados, y estudio microbiológico, donde se identifican bacilos acido-alcohol resistentes.

El tratamiento es con antituberculosos; no es necesario ningún tratamiento quirúrgico.

Mastitis granulomatosa idiopática

Como su nombre indica, es una enfermedad inflamatoria benigna de la mama, infrecuente, con una prevalencia de 2,4 mujeres por cada 100.000 y de etiología desconocida. Fueron Kessler y Wolloch los que la describieron por primera vez en 1972.

Afecta a mujeres en edad reproductiva, con hijos, aunque también puede debutar en mujeres de mayor edad. Tiene una mayor incidencia en mujeres del sudeste asiático, Oriente Medio y América Latina.

Una teoría sobre la patogenia de esta enfermedad es una secreción excesiva de proteínas que produce una ectasia ductal, con la consecuente perforación del ducto mamario e inflamación de la zona. La hiperprolactinemia, asociada a medicación o debida a un adenoma hipofisario, se ha relacionado con un mayor riesgo de MGI. Destaca también la posible relación con la infección por *Corynebacterium* en estas pacientes, aunque a menudo los antibióticos dirigidos contra *Corynebacterium* no parece que alteren el curso de la enfermedad.

Se presenta como una masa inflamatoria o múltiples áreas de infección con presencia de abscesos, incluso ulceración de la piel que, generalmente, suele ser unilateral. Se puede encontrar también una retracción del complejo aréola-pezón, piel de naranja y adenopatías axilares. No es infrecuente que la clínica persista semanas o meses. Teniendo en cuenta la forma de presentación, es importante descartar una neoplasia maligna. La MGI no aumenta el riesgo de desarrollar un cáncer de mama (**Figura 27-1**).

Las pruebas de imagen son muy útiles para precisar la naturaleza de la lesión. La ecografía mamaria muestra una masa heterogénea e hipoecogénica con una extensión tubular, y también puede revelar una colección bien delimitada en la zona subcutánea. En la mamografía, se puede observar un aumento de densidad o una asimetría focal. Al diagnóstico se llega por exclusión y tras la realización de una biopsia, para descartar malignidad. Las pruebas de imagen no son valorables a la hora de predecir la evolución clínica de la lesión. Histológicamente se pone de manifiesto una reacción inflamatoria granulomatosa del lóbulo rodeado por una infiltración de linfocitos T, polimorfonucleares, células epitelioides, plasmáticas y células multinucleadas tipo Langhans sin necrosis grasa. Es recomendable remitir otra muestra para tinción Gram, cultivo bacteriano, tinción y cultivo de bacilos ácido-alcohol resistentes, tinción y cultivo de hongos. Además, se puede solicitar una determinación de prolactina sérica, dado un posible vínculo patogénico entre la hiperprolactinemia y la MGI.

 Aunque la MGI no incrementa el riesgo de cáncer, su forma de presentación obliga a descartar una lesión neoplásica.

En pacientes con lesiones pequeñas y únicas, en la mayoría de los casos, hay una regresión espontánea sin necesidad de tratamiento. En caso de lesiones grandes, ulceradas, sobreinfectadas o que generan dolor, el tratamiento consiste en antibioterapia con doxiciclina 100 mg/12 h, o en caso de no

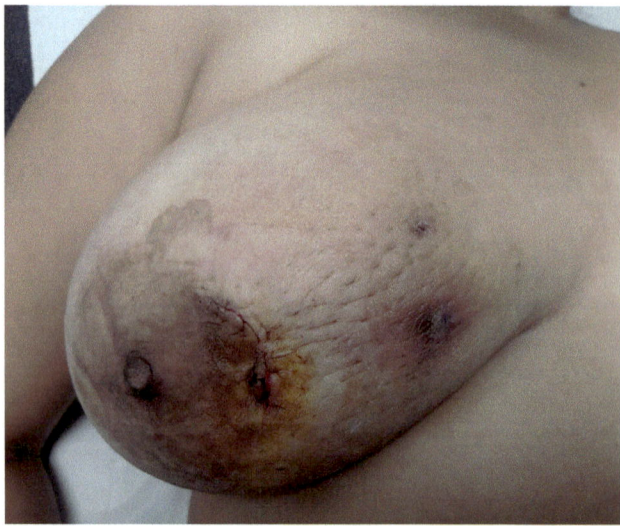
Figura 27-1. Mastitis granulomatosa.

respuesta, linezolid 600 mg/12 h. Hay que trata de evitar el drenaje quirúrgico, ya que no disminuye la tasa de recaídas ni la resolución del problema. El dolor se controla con AINE.

Los casos más graves pueden requerir ser tratados con corticoides (prednisona 0,5 mg/kg al día) o metotrexato (10-15 mg/semana) suplementado con ácido fólico. La prednisona se reduce gradualmente durante 8-12 semanas tras 4 semanas de tratamiento. Una vez lograda la remisión clínica, la dosis de metotrexato se reduce mensualmente.

Los corticoides tópicos y la triamcinolona intralesional pueden ser efectivos, con la ventaja añadida de limitar los efectos adversos de los corticoides sistémicos. En pacientes con hiperprolactinemia concomitante, el tratamiento con bromocriptina puede ser beneficioso.

A pesar del tratamiento, la tasa de recurrencia puede llegar a un 25 % a los 3 meses de concluir el tratamiento.

 Las formas más graves de MGI se tratan con corticoides o metotrexato.

CLASIFICACIÓN DE LAS LESIONES EPITELIALES BENIGNAS DE LA MAMA

Las lesiones mamarias epiteliales benignas se pueden clasificar histológicamente en tres categorías: no proliferativas, proliferativas sin atipia e hiperplasia atípica. La categorización se basa en el grado de proliferación celular y en la presencia o no de atipia.

Lesiones no proliferativas

En términos generales, este tipo de lesiones no se asocian a un mayor riesgo de cáncer de mama.

Quistes mamarios

Las lesiones no proliferativas más frecuentes son los quistes mamarios. Es una de las causas más habituales de consulta. Se deben a la acumulación de líquido en la unidad lobulillar del conducto terminal, por ello la ecografía es útil en su diagnóstico diferencial con lesiones sólidas. En ecografía se presentan como una lesión anecoica, bien delimitada, de paredes lisas finas ecogénicas, sin ecos internos ni componente sólido y con refuerzo acústico posterior, salvo en los casos en los que son muy pequeños (< 5 mm) o muy profundos.

En algunos casos, se observa en su interior finos ecos o focos hiperecogénicos, se trata entonces de un quiste complicado. En los casos en los cuales se observen en su interior septos gruesos, o pared engrosada de forma focal o difusa, o la existencia de un nódulo sólido parietal y sin sombra acústica posterior, se hablará de quiste complejo o, según la nueva actualización del sistema de informes y datos de imágenes mamarias (BI-RADS®, Breast Imaging Reporting and Data System) del Colegio Americano de Radiología (5ª edición), de nódulo con patrón ecogénico mixto quístico y sólido, para evitar confusiones con el quiste complicado (**Fig. 27-2**).

Se trata de tumoraciones de aparición súbita, que pueden provocar dolor intenso y repentino. A la exploración se caracterizan por ser lesiones bien delimitadas, de superficie lisa y móviles. Son más comunes en mujeres entre los 35 y 50 años.

El tratamiento en términos generales es la actitud expectante, salvo en aquellos casos en los que provoquen dolor o haya algún dato de sospecha, en los que se recomienda realizar una punción evacuadora guiada por ecografía y el posterior estudio citológico del líquido aspirado. En el caso de los nódulos con patrón ecogénico mixto quístico y sólido, siempre se recomienda realizar una biopsia para hacer el diagnóstico diferencial con el papiloma o el carcinoma papilar intraquístico.

 Los quistes mamarios son las lesiones no proliferativas más frecuentes y, en general, su manejo es expectante.

Galactocele

Los galactoceles, como su propio nombre indica, son quistes de retención de leche. Son lesiones poco frecuentes que ocurren tras un período de lactancia materna y se manifiestan como masas quísticas blandas en la exploración física, que pueden ser dolorosas a la palpación. En la mamografía, suelen verse como nódulos redondeados, ovalados o lobulados de márgenes circunscritos, isodensos o de baja densidad con contenido graso. En la ecografía, que es la técnica de elección para llegar al diagnóstico, se pueden visualizar como quistes complicados o nódulos con patrón ecográfico mixto (**Fig. 27-3**).

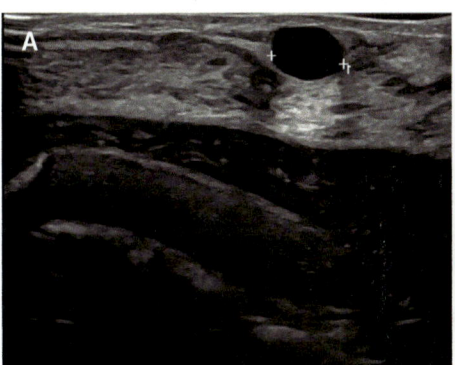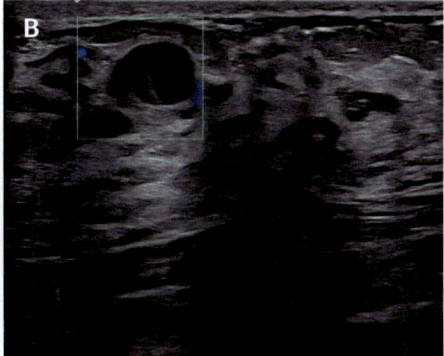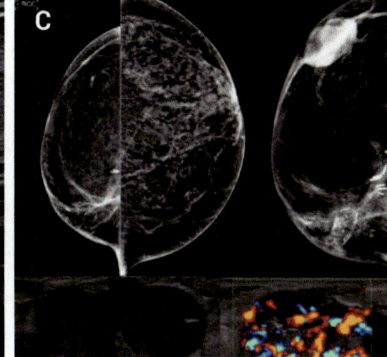

Figura 27-2. Quistes. **A)** Quiste simple. **B)** Quiste complicado. **C)** Mamografía y ecografía de nódulo sólido quístico.

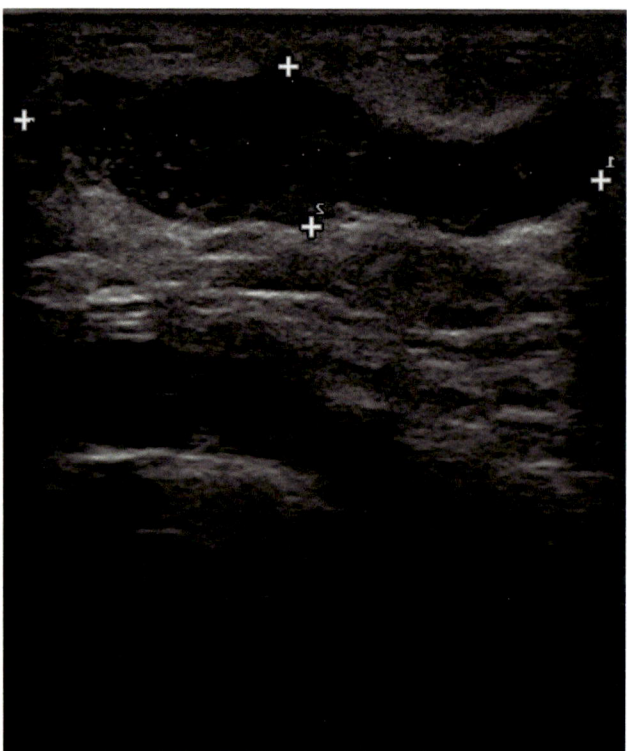

Figura 27-3. Galactocele.

El diagnóstico de confirmación se realizará tras aspiración del contenido lácteo, de aspecto lechoso.

No requieren tratamiento quirúrgico, siendo suficiente la aspiración del contenido para aliviar los síntomas.

Cambio apocrino papilar

El cambio apocrino del epitelio mamario es una alteración frecuente habitualmente conocida como *metaplasia apocrina*. Es un hallazgo típico en la mama de mujeres mayores de 25 años, y se caracteriza por ser una proliferación de células epiteliales ductales que muestran características apocrinas, caracterizadas por un citoplasma eosinofílico. Se observa con mayor frecuencia en el epitelio de revestimiento de quistes benignos de configuración simple o papilar. Existen otras lesiones histológicamente más complejas, como las hiperplasias de diverso grado, la adenosis esclerosante, el carcinoma *in situ* o invasor, donde también se detecta la citología apocrina. Hay controversias acerca del carácter preneoplásico de esta lesión.

Hiperplasia leve del tipo habitual

La hiperplasia leve del tipo habitual es un aumento en la cantidad de células epiteliales dentro de un conducto que tiene más de dos células en profundidad, pero no más de cuatro. Las células epiteliales no cruzan la luz del espacio afectado.

> **!** Las lesiones no proliferativas no asocian un mayor riesgo de cáncer de mama.

Lesiones proliferativas sin atipia

Las lesiones proliferativas sin atipia conllevan un riesgo de desarrollar cáncer de mama, aproximadamente 1,5 a 2 veces mayor que el de la población general.

Hiperplasia ductal usual

La hiperplasia ductal usual sin atipia es un diagnóstico patológico, que se caracteriza por un aumento en el número de células dentro del espacio ductal. Aunque las células varían en tamaño y forma, conservan las características citológicas de las células benignas (**Fig. 27-4**).

Generalmente es un hallazgo incidental en una biopsia de una anomalía radiológica. No requiere tratamiento específico. El riesgo de cáncer de mama en mujeres con hiperplasia ductal habitual es pequeño y no está indicada la quimioprevención.

Papiloma intraductal

Los papilomas intraductales son lesiones benignas que se caracterizan por una proliferación de células epiteliales y mioepiteliales que recubren un eje central conectivo vascular, que crecen en la luz de un ducto (**Fig. 27-5**).

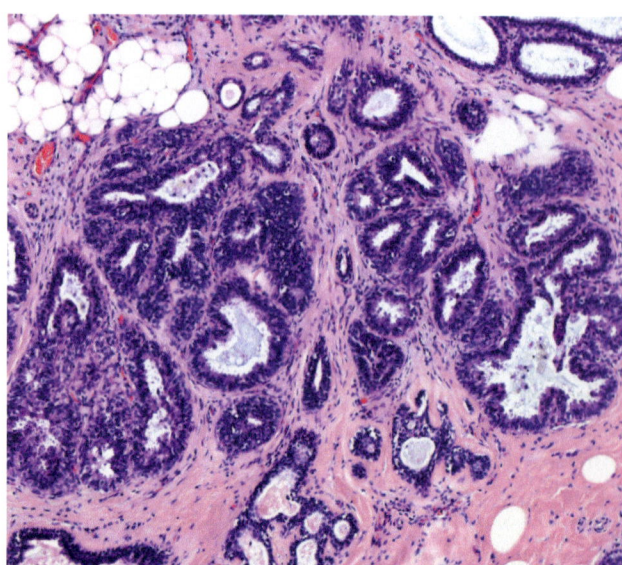

Figura 27-4. Hiperplasia ductal usual.

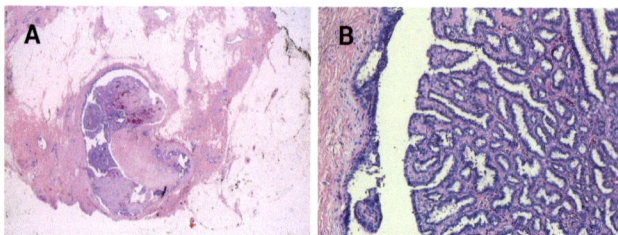

Figura 27-5. Papilomas. **A)** Lesión circunscrita que ocupa un ducto dilatado con esclerosis parcial. **B)** Proliferación intraductal arborescente de células que conservan la hilera mioepitelial alrededor de ejes fibrovasculares.

El rango de edad en el que aparecen es muy variable. Pueden ser solitarios o múltiples:

- Los papilomas intraductales solitarios: tienen una localización central en la zona subareolar, originándose en los ductos mayores. La principal manifestación clínica es la telorrea serosa o telorragia uniorificial espontánea, siendo menos frecuente la aparición de una masa palpable. En algunos casos, se trata de un hallazgo casual en una prueba de imagen en una paciente asintomática. En el ámbito radiológico, aunque la mayoría de los casos no tienen traducción en la mamografía, se pueden manifestar como un conducto subareolar dilatado o una lesión bien delimitada redondeada, ovalada o lobulada, o la presencia de calcificaciones de aspecto benigno puntiformes o curvilíneas groseras. En el estudio ecográfico, se ven como nódulos sólidos hipoecoicos, normalmente lobulados, o lesiones nodulares intraductales. Como técnicas adicionales, se puede realizar una galactografía en caso de secreción uniorificial, en la que se verá un defecto de repleción intraductal mural de contornos lisos o lobulados. En aquellos casos en los que la galactografía no sea concluyente o no se puede realizar, la resonancia magnética se plantea como una alternativa útil.
- Las lesiones múltiples o papilomatosis difusa (papilomas múltiples) o hiperplasia papilar se definen como la existencia ≥ 5 papilomas dentro de un segmento mamario o de su presencia en al menos dos bloques consecutivos de la pieza quirúrgica. Generalmente se desarrolla de forma periférica en las unidades ductolobulillares terminales. Es característica de mujeres jóvenes. Frecuentemente se presenta en forma de masa palpable, aunque también pueden diagnosticarse en las mamografías de *screening* como lesión nodular, apariencia quística o calcificación.

El riesgo de cáncer de mama de estas lesiones depende fundamentalmente de la existencia o no de atipias, y de si son solitarios o múltiples. Un papiloma con atipia es aquel papiloma con hiperplasia atípica en su componente epitelial ocupando menos de un tercio de la lesión.

Así, el riesgo relativo de los papilomas solitarios es de 2, frente a un riesgo relativo de 3-3,5 de la papilomatosis múltiple y un riesgo relativo de 4-7 en el papiloma solitario con atipias y de 5-13 en los papilomas múltiples con atipia. En un estudio retrospectivo, el riesgo de desarrollar cáncer posteriormente evaluado en una cohorte de pacientes con papilomas (n = 480) se comparó con el riesgo dentro de la población general. La presencia de papilomas múltiples sin atipia se asoció a un riesgo relativo de 3,01 (intervalo de confianza del 95 %: 1,10-6,55). En presencia de atipia, el riesgo relativo fue aún mayor: 7,01 (intervalo de confianza del 95 %: 1,97-17,97).

Las últimas recomendaciones del consenso sobre lesiones B3 (tras biopsia con aguja, histológicamente benignas pero que pueden ser heterogéneas o tener un riesgo mayor de asociarse a lesión maligna) concluyen que una lesión papilomatosa única sin atipia debe someterse a una escisión con biopsia asistida por vacío (BAV). Además, añade que será necesaria la extirpación quirúrgica completa de la lesión, en los casos de masa palpable, en los que se acompaña de telorragia (para aliviar la sintomatología), en caso de discrepancia entre la anatomía y la radiología, o cuando se trate de lesiones más grandes que no pueden eliminarse por completo con la BAV.

En los casos en los que la anatomía patológica confirme un diagnóstico de papiloma sin atipias y no exista discordancia anatomorradiológica, se acepta el seguimiento radiológico, ya que el riesgo de cáncer es bajo, alrededor del 1,8 % (similar al de la enfermedad proliferativa sin atipias). Sin embargo, en los casos en los que la anatomía patológica describa un papiloma con atipia, será recomendable realizar una escisión quirúrgica.

 Se recomienda la cirugía de escisión del papiloma en casos de masa palpable, telorragia asociada, lesiones grandes, discordancia anatomorradiológica o presencia de atipia.

La papilomatosis juvenil es una lesión mamaria benigna, poco frecuente y de carácter proliferativo. Se conoce también como la «enfermedad del queso suizo». Generalmente afecta a adolescentes y adultos jóvenes, aunque a veces puede ocurrir en mujeres mayores de 30 años. Estos papilomas son muy parecidos a los fibroadenomas en la exploración, ya que se presentan como tumoraciones indoloras, móviles, redondas y bien definidas.

A menudo, la papilomatosis juvenil incluye otros cambios benignos en los conductos y lóbulos, como quistes, cambio apocrino papilar y adenosis de esclerosis. Se puede encontrar en uno o ambos senos. A diferencia de los papilomas solitarios, es infrecuente que se asocie a telorrea. La biopsia percutánea guiada por ecografía permitirá detectar la naturaleza de la lesión y descartar una patología maligna asociada, siendo recomendable la exéresis completa para la confirmación histológica posterior.

El riesgo de cáncer de mama en la papilomatosis juvenil múltiple no está bien definido, pero representa un riesgo superior de desarrollo de lesiones malignas de la mama respecto a la población general (entre 1,5 y 2 veces más), y en presencia de atipia, el riesgo relativo es de 7,01.

Adenosis esclerosante

La adenosis esclerosante es una lesión lobulillar en la que existe un aumento de tejido fibroso y células glandulares intercaladas. Se suele manifestar como una masa o un hallazgo sospechoso en la mamografía. El riesgo de cáncer de mama subsiguiente en aquellas con adenosis esclerosante es aproximadamente el doble que en la población general. No está indicado ningún tipo de tratamiento, quimioprevención o detección mejorada para la adenosis esclerosante en ausencia de atipia.

Cicatriz radial

Las cicatrices radiales o lesiones esclerosantes complejas son un diagnóstico anatomopatológico que, por lo general, se descubre de forma casual cuando se realiza una biopsia de mama ante una anomalía radiológica: una distorsión, masas espiculadas sospechosas, que obligan al diagnóstico diferencial con el carcinoma (**Fig. 27-6**).

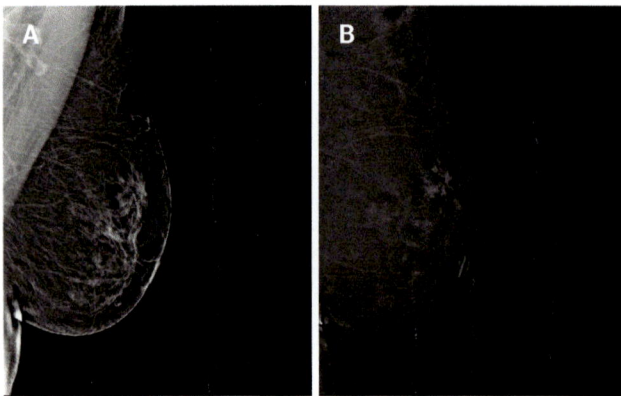

Figura 27-6. Lesiones esclerosantes complejas. **A)** Mamografía. **B)** Mamografía con contraste.

Desde el punto de vista anatomopatológico, se observa un núcleo o zona central fibroelástica y bandas de tejido conjuntivo que atrapan lobulillos y ductos (**Fig. 27-7**).

Es un dato patognomónico la persistencia de células mioepiteliales confirmadas por inmunohistoquímica con marcadores para p63 y calponina. La diferencia entre la cicatriz radial y la lesión esclerosante compleja es el tamaño superior o inferior a 1 cm. Presenta un riesgo relativo de 3 para desarrollar un cáncer.

Según las conclusiones del 2º consenso sobre lesiones de potencial maligno, una cicatriz radial y una lesión esclerosante compleja, que sea visible en las imágenes, debe someterse a una escisión terapéutica con BAV. Si se confirma, el seguimiento radiológico es aceptado y no está indicada la quimioprevención. Esto excluye los casos en los que se asocie a atipia (atipia de epitelio plano, hiperplasia ductal atípica o neoplasia lobular clásica), casos en los que es recomendable una biopsia quirúrgica. Además, hay ciertos hallazgos, como distorsiones arquitecturales y nódulos mayores de 10 mm, calcificaciones o edad avanzada, que se asocian con más frecuencia a la presencia de carcinoma.

 En el diagnóstico de cicatrices radiales o lesiones esclerosantes complejas, es patognomónica la presencia de células mioepiteliales p63 y calponina (+).

Fibroadenoma

El fibroadenoma es el tumor benigno más frecuente en la mama. Surgen de la proliferación del epitelio y del estroma de la unidad ductolobulillar terminal. En un 70-90 % de los casos, se presentan como una lesión única, bien definida, móvil y no dolorosa en mujer joven (entre 15 y 35 años), aunque hasta en un 25 % de los casos pueden ser múltiples o bilaterales, y es posible que aparezcan a cualquier edad.

No se conoce cuál es su etiología, pero se baraja una relación hormonal, ya que su tamaño aumenta con los embarazos o con la terapia hormonal de menopausia con estrógenos, persisten durante los años reproductivos, y, por lo general, disminuyen de tamaño tras la menopausia.

En la exploración ecográfica, se muestran como nódulos sólidos, ovalados, discretamente hipoecoicos, con refuerzo acústico posterior (**Fig. 27-8**).

En la mamografía, su apariencia es variable, aunque en general son lesiones bien delimitadas, redondeadas, macrolobuladas u ovaladas. Pueden presentar bordes parcialmente bien definidos y calcificaciones groseras características «en palomita de maíz» patognomónicas. Cuando no aparecen estas calcificaciones típicas, es imposible diferenciarlos por imagen de lesiones malignas, por lo que será necesario realizar biopsia.

Se considera que las mujeres con fibroadenomas tienen el mismo riesgo que la población general de desarrollar cáncer de mama. Ese riesgo tan solo es ligeramente elevado en aquellos casos en los que exista una enfermedad proliferativa asociada o si hay antecedentes familiares.

En cuanto a su tratamiento, no es necesario extirpar todos los fibroadenomas simples comprobados por biopsia. Las indicaciones para realizar su exéresis serán: mujeres con dolor o deseo de que le sea extirpado por motivos estéticos o por cancerofobia, que midan más de 3 cm o aquellos de crecimiento brusco o progresivo (para hacer un diagnóstico diferencial con el tumor *phyllodes*).

Como alternativa a la cirugía, están surgiendo técnicas nuevas como la crioablación, pero solo se debe considerar después de que se haya realizado un diagnóstico anatomopatológico de fibroadenoma.

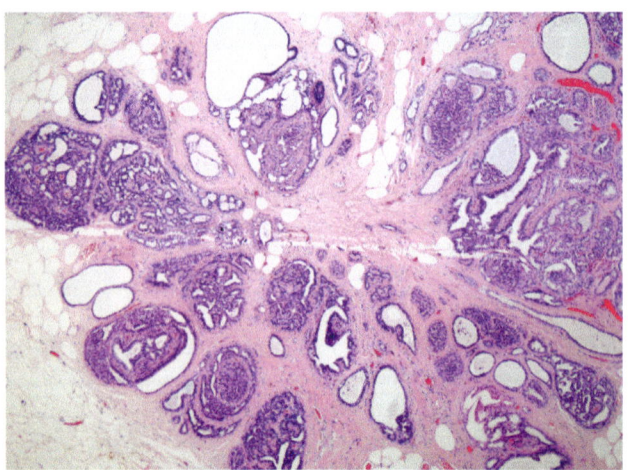

Figura 27-7. Cicatriz radial.

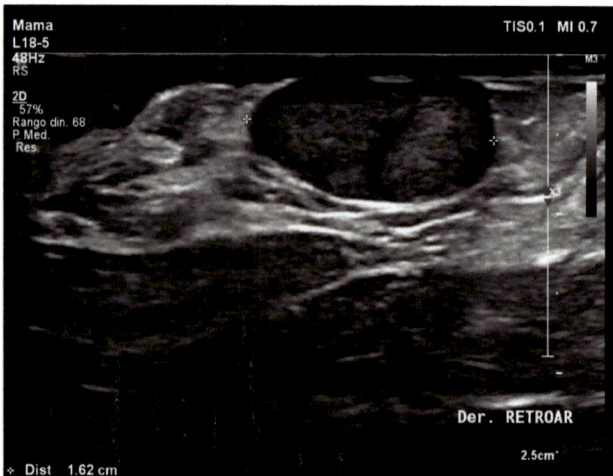

Figura 27-8. Fibroadenoma.

Un ensayo multicéntrico de 50 pacientes que se sometieron a crioablación bajo control ecográfico reflejó que las lesiones tienden a desaparecer progresivamente, y tan solo el 25 % seguían siendo palpables a los 12 meses de seguimiento. Como efectos secundarios, describen equimosis, hinchazón local y molestias, todas ellas de carácter transitorio y que desaparecieron unas pocas semanas después del tratamiento. Otra alternativa, sobre todo para lesiones de < 2 cm, es la escisión percutánea asistida por vacío guiada por ecografía.

Los *fibroadenomas complejos* son aquellos que contienen cambios proliferativos, como adenosis esclerosante, hiperplasia del epitelio ductal, calcificación epitelial o cambios apocrinos papilares (**Fig. 27-9**). Se asocian a un riesgo ligeramente mayor de cáncer cuando hay cambios proliferativos multicéntricos en el tejido glandular circundante. Su manejo es controvertido, pero salvo en aquellos casos en los que haya atipia asociada que justifique su extirpación, el seguimiento expectante es la actitud más respaldada.

Hay varios factores que aumentan la sospecha de un tumor *phyllodes* o de una futura malignidad. Estos incluyen mitosis del estroma, crecimiento excesivo del estroma, pleomorfismo nuclear, fragmentación, infiltración de tejido adiposo u otras preocupaciones que pueda plantear el patólogo. La Sociedad Estadounidense de Cirujanos de Mama recomienda la escisión en estos casos.

Los *fibroadenomas gigantes* son lesiones histológicamente típicas de más de 5 cm de tamaño, que pesan más de 500 g o reemplazan más del 80 % de la mama. Es fundamental su exéresis para hacer un diagnóstico diferencial con los tumores *phyllodes*, los cuales tendrán un componente estromal más celular que los fibroadenomas.

Los *fibroadenomas juveniles*, como su propio nombre indica, se dan en mujeres más jóvenes, en la etapa de la adolescencia, entre los 10 y 18 años. El tratamiento de los fibroadenomas juveniles pasa por el manejo conservador, ya que la regresión completa del tumor puede ocurrir en el 10-59 % de las lesiones o su resección, en caso de crecimiento.

El fibroadenoma, como tumor benigno más frecuente de la mama, puede ser quirúrgico cuando produce síntomas o preocupación, tiene crecimiento brusco, atipias o mide > 3 cm.

Adenoma

Los adenomas son lesiones benignas compuestas por células epiteliales, según la 5ª edición de la clasificación de tumores de mama de la Organización Mundial de la Salud (OMS). El adenoma tubular (**Fig. 27-10**) y la lesión fibroepitelial más frecuente, el fibroadenoma, tienen un comportamiento clínico similar. El componente epitelial tanto de los adenomas tubulares como de los fibroadenomas es generalmente blando y citológicamente benigno. Sin embargo, histológicamente, los adenomas tubulares se diferencian de los fibroadenomas en que carecen de la expansión estromal característica que se observa en estos últimos. Existen varios tipos, siendo los más frecuentes los adenomas tubulares y los adenomas de la lactancia.

Son lesiones poco comunes y características en mujeres jóvenes. En la exploración clínica, son similares a los fibroadenomas.

La apariencia mamográfica, ecográfica y de resonancia magnética de los adenomas tubulares y de la lactancia es similar a la de los fibroadenomas. Por ello, el diagnóstico definitivo se obtiene mediante biopsia.

Los *adenomas de la lactancia* ocurren comúnmente durante el embarazo (sobre todo en el tercer trimestre) y la lactancia. Se relaciona con el estado hormonal durante estos períodos en los que se produce una proliferación ductal y alveolar de la mama (**Fig. 27-11**).

Se presentan como una masa palpable, con criterios ecográficos de benignidad: bordes bien definidos, ecogenicidad homogénea y, a veces, pueden estar envueltos por una seudocápsula. En algunos casos pueden tener algún signo menos

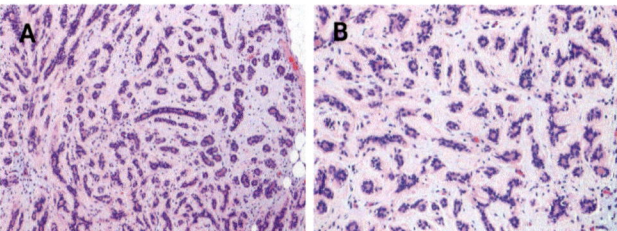

Figura 27-10. Adenoma tubular. **A)** HE ×100. **B)** HE ×200. HE: hematoxilina-eosina.

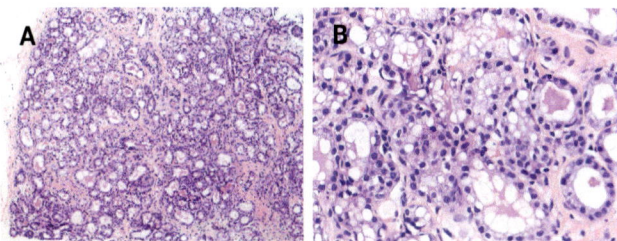

Figura 27-11. Adenoma lactante. **A)** HE ×100. **B)** HE ×400. HE: hematoxilina-eosina.

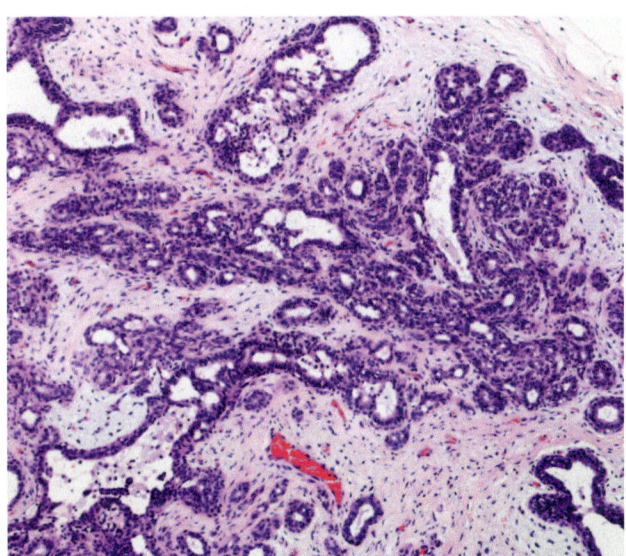

Figura 27-9. Fibroadenoma complejo.

tranquilizador, como bordes irregulares, márgenes mal definidos, ecoestructura interna heterogénea o sombra acústica posterior. Por ello en toda mujer embarazada en la que surja un nódulo de nueva aparición o que haya crecido, es fundamental su biopsia para obtener un diagnóstico histológico. Generalmente son lesiones que tienden a involucionar tras el periodo de embarazo-lactancia, aunque pueden requerir escisión si persisten o aumentan de tamaño. No tienen potencial maligno.

Los adenomas tubulares son una rara entidad, con una incidencia entre el 0,13 y el 2,8 %. Son típicos de mujeres jóvenes. En el estudio histológico se muestra como una lesión benigna compuesta por una masa circunscrita de túbulos redondos, regulares y densamente empaquetados. La presentación clínica y las características de imagen no son específicas. Rara vez se asocian a malignidad (solo hay dos casos descritos en la bibliografía). Su manejo es parecido al del fibroadenoma, con exéresis quirúrgica en los casos de crecimiento o duda diagnóstica.

 Se recomienda biopsiar todo nódulo de nueva aparición o que crece durante el embarazo.

Hiperplasia estromal seudoangiomatosa

La hiperplasia estromal seudoangiomatosa (PASH, *pseudoangiomatous stromal hyperplasia*) fue descrita por primera vez por Vuitch, Erlandson y Rosen en 1986. Este término se usó para describir un masa palpable, circunscrita, no hemorrágica, en cuyo examen histológico se observaban proliferaciones del estroma mamario con canales anastomosados complejos revestidos con células fusiformes delgadas que se asemejaban a una proliferación angiomatosa (**Fig. 27-12**).

De hecho, es importante distinguir esta lesión benigna de otros tumores vasculares como el angiosarcoma mamario de bajo grado. En las técnicas de imagen, tienen una morfología variable, que va desde nódulos de bordes bien definidos a nódulos de apariencia sospechosa, de bordes mal delimitados.

De causa desconocida, los factores hormonales pueden jugar un papel en su patogenia.

Muchos autores recomiendan la escisión local como tratamiento de elección, debido a su naturaleza incierta, principalmente en casos de que existan características sospechosas en las imágenes, lesiones que presenten un aumento de tamaño o en casos de que existan síntomas asociados. Sin embargo, en pacientes asintomáticas en las que todo sea concordante y radiológicamente no haya lesiones sospechosas, con una biopsia que confirme el diagnóstico histológico de PASH sería suficiente, no siendo necesaria la extirpación quirúrgica. No hay mayor riesgo de cáncer de mama posterior asociado a PASH.

Miscelánea

Es conveniente conocer las características de los tumores que se citan a continuación.

Lipoma mamario

Los lipomas mamarios son tumores benignos, generalmente solitarios, compuestos de células grasas maduras. Son tumoraciones poco frecuentes, y en la mama, suelen tener una localización superficial y periférica. No infiltran, sino que desplazan las estructuras vecinas. No contienen elementos histológicos de tejido mamario (**Fig. 27-13**).

Se presentan como masas blandas, no dolorosas y bien delimitadas, generalmente asintomáticas, de crecimiento lento, que pueden alcanzar grandes dimensiones. En la mamografía, se presentan como una lesión radiotransparente, de densidad grasa, forma ovalada o redondeada y bien circunscrita. A veces, se puede identificar una delgada cápsula radioopaca que lo separa del tejido circundante (**Fig. 27-14**).

Como diagnóstico diferencial, puede plantear dudas frente a otras lesiones, como el fibroadenolipoma (tumor circunscrito con mezcla de densidades grasas y fibroglandulares), los quistes oleosos o necrosis grasa y el galactocele. El diagnóstico se puede confirmar con una biopsia ecoguiada o por escisión. No será necesaria su extirpación, salvo en los casos en los

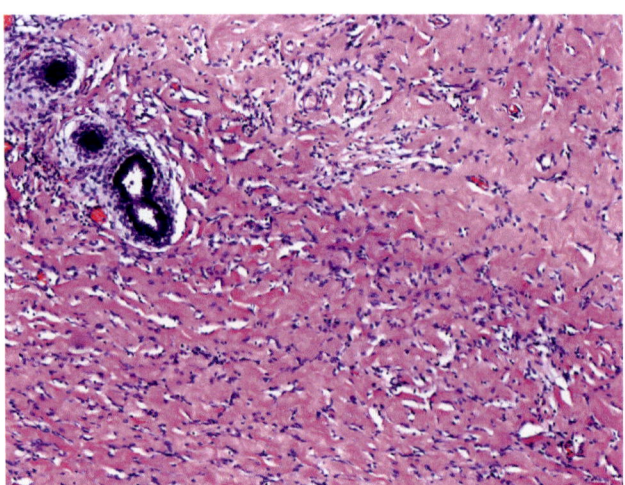

Figura 27-12. Hiperplasia estromal seudoangiomatosa. HE ×100. HE: hematoxilina-eosina.

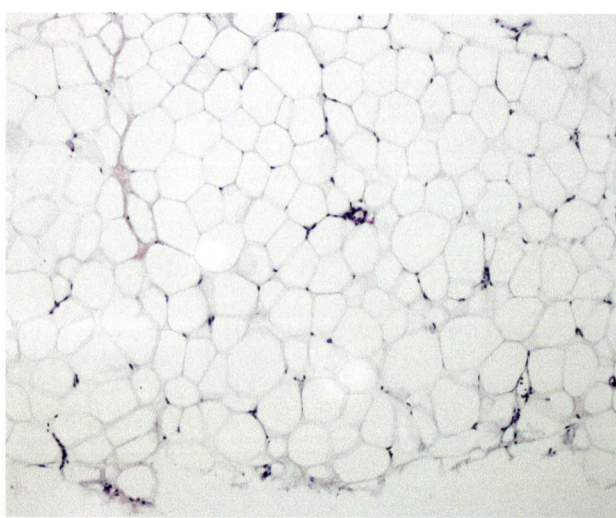

Figura 27-13. Lipoma.

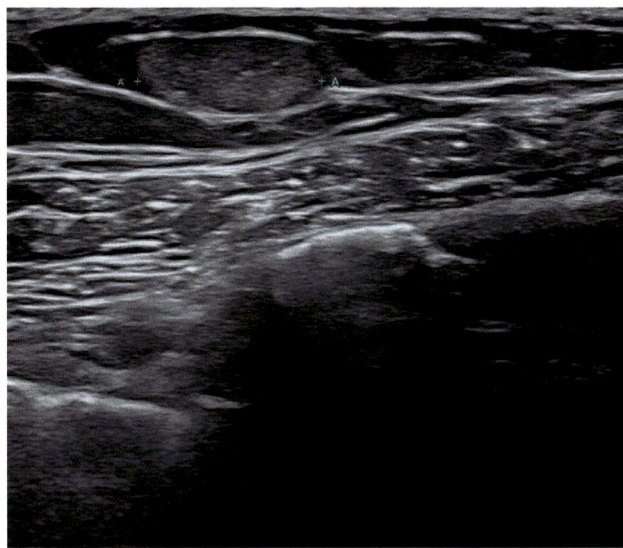

Figura 27-14. Lipoma.

que exista una duda diagnóstica o aumenten de tamaño. No conlleva mayor riesgo de cáncer de mama.

Necrosis grasa

La necrosis grasa es un proceso inflamatorio benigno de la mama que ocurre tras un traumatismo en el seno (21-75 %), una intervención quirúrgica, radioterapia, sobre todo en personas con tratamiento anticoagulante.

Se produce un sangrado que da lugar a un hematoma localizado en la grasa, de mayor consistencia que, con el tiempo, puede cavitarse. Se estima que su incidencia es del 0,6 % en la mama, lo que representa el 2,75 % de todas las lesiones mamarias. La edad promedio de las pacientes es de 50 años. La presentación clínica típica es variable (masa indolente única o múltiple, masas fijas e irregulares que pueden retraer la piel, equimosis, eritema, dolor, inflamación, etc.) y hasta en la mitad de los casos, las pacientes no refieren ninguna lesión desencadenante en el seno.

Desde el punto de vista radiológico, tiene una amplia variedad de presentaciones en mamografía, ecografía, tomografía computarizada, tomografía por emisión de positrones-tomografía computarizada y resonancia magnética. Aunque la mamografía es más específica (**Fig. 27-15**), la ecografía sigue siendo una herramienta muy importante para hacer el diagnóstico. Así, el aumento de la ecogenicidad del tejido subcutáneo, en caso de traumatismo reciente, es la presentación más frecuente.

La resonancia magnética puede ser útil en el diagnóstico cuando las características de la señal interna son idénticas a las de la grasa adyacente y no se observa evidencia de realce después del contraste intravenoso. Sin embargo, dadas sus variadas presentaciones clínicas y radiológicas, en algunos casos será obligado realizar un diagnóstico diferencial con una neoplasia maligna, siendo necesario realizar una biopsia para confirmar el diagnóstico. Una vez que se establece el diagnóstico, la escisión no es necesaria, y no hay mayor riesgo de cáncer de mama posterior (**Fig. 27-16**).

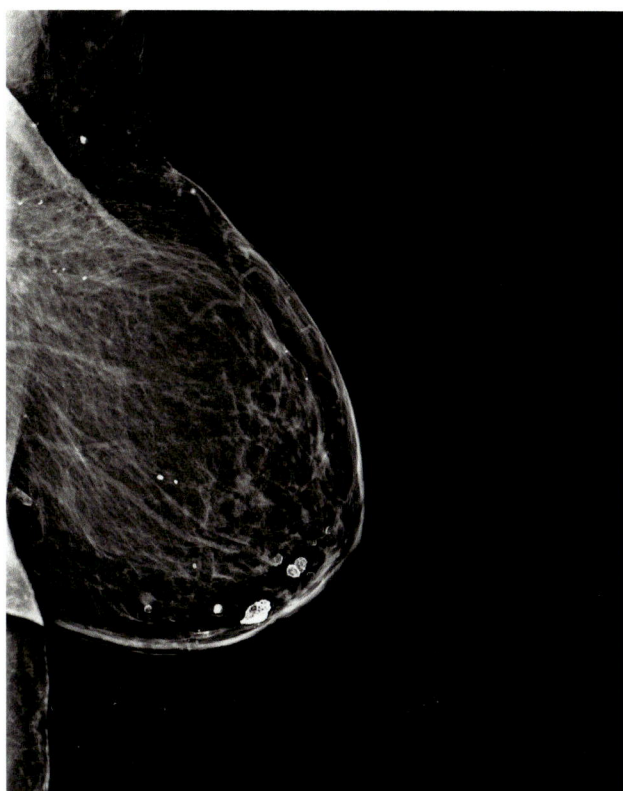

Figura 27-15. Liponecrosis.

Mastopatía diabética

La mastopatía diabética, que también se conoce como *mastopatía linfática, mastopatía fibroquística* o *degeneración mamaria fibroquística*, representa < 1 % de todos los tumores benignos. Generalmente puede hallar en mujeres premenopáusicas (de 20 a 40 años) que tienen diabetes mellitus tipo 1 de larga duración y complicaciones asociadas (neuropatía, retinopatía y nefropatía) pero también se ha diagnosticado en mujeres con diabetes tipo 2, enfermedades autoinmunitarias como la tiroiditis de Hashimoto, en personas sanas y en hombres.

Se desconoce la patogénesis, aunque se cree que es de origen autoinmunitario. Desde el punto de vista histo-

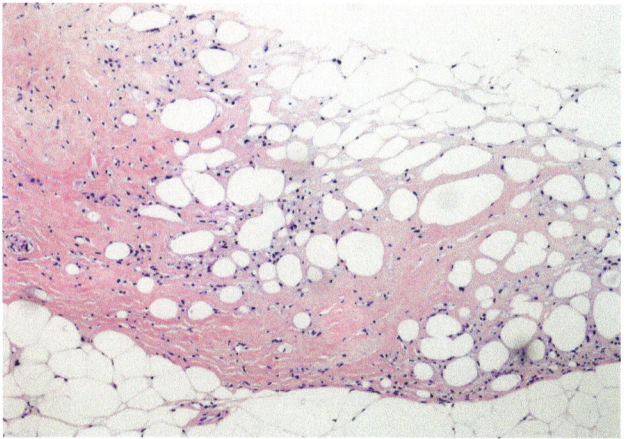

Figura 27-16. Necrosis grasa.

lógico, se caracteriza por focos de fibrosis densa, atrofia lobulillar y grupos de linfocitos con distribución peritubular (**Fig. 27-17**).

Es preciso realizar un diagnóstico diferencial con el cáncer de mama: suelen presentarse como lesiones mamarias indoloras, duras (algo más duras que el carcinoma invasivo) y fáciles de mover a la palpación, irregulares y de bordes mal delimitados. Pueden ser únicos o múltiples, unilaterales o bilaterales, y pueden afectar a todos los cuadrantes de la mama, pero no a la axila.

Las técnicas de imagen presentan una morfología variable, que va desde nódulos de bordes bien definidos a masas de apariencia sospechosa, de bordes mal delimitados. El diagnóstico es complejo y suele ser necesaria la biopsia con aguja gruesa de la lesión, que muestre focos de fibrosis densa similar a un queloide, asociados a infiltrado linfocitario periductal, lobulillar o perivascular, para establecer un diagnóstico. El manejo es expectante salvo en casos de discrepancia clínico-radiológica o histología no concluyente en los que está indicada la excisión quirúrgica.Con el seguimiento, pueden ocurrir lesiones adicionales o reaparecer después de la escisión quirúrgica. Sin embargo, hasta la fecha actual, solo hay un caso informado de cáncer de mama invasivo, que se desarrolló en una paciente con mastopatía diabética.

Hamartoma

Los hamartomas se definieron inicialmente como «mastomas» por Prym en 1928. También se llaman *fibroadenolipomas*, *lipofibroadenomas* o *adenolipomas*. Arrigoni, en 1971, es el primero que usa el término de *hamartoma*, para referirse a estas lesiones benignas que están formadas por cantidades variables de tejido glandular, adiposo y fibroso. Clásicamente se han descrito como «una mama dentro de otra mama».

Son lesiones poco frecuentes, ya que representan aproximadamente el 4,8 % de todas las masas mamarias benignas. Su patogenia no está clara, pero parece que son el resultado de una disgenesia. La presentación clínica más frecuente es la de una masa palpable, indolora, encapsulada, a veces difícil de delimitar, por su parecido con el tejido glandular normal.

Es común su hallazgo incidental en una mamografía de *screening*, donde sus elementos glandulares, adiposos y fibrosos le confieren un característico aspecto, que algunos definen «en rodaja de salchichón»: densidad mixta, rodeado de una fina cápsula que es visible si hay grasa por fuera de la lesión (**Fig. 27-18**).

Para llegar a un diagnóstico, no es necesario realizar estudios adicionales, y dado que se asocian muy raramente al cáncer, el manejo puede ser conservador con seguridad. Solo se realizará exéresis quirúrgica en caso de hamartomas sintomáticos o discordantes.

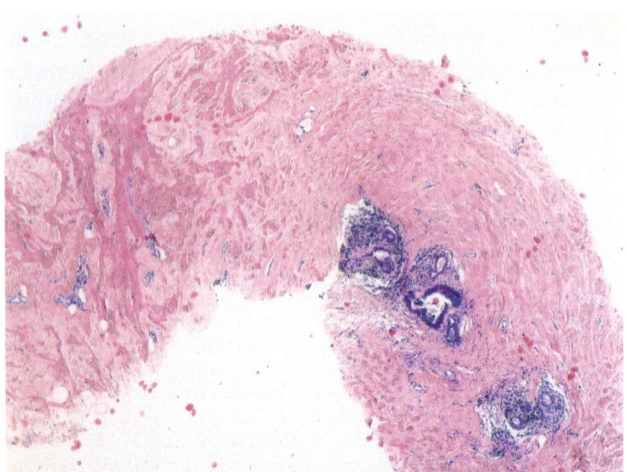

Figura 27-17. Mastopatía diabética.

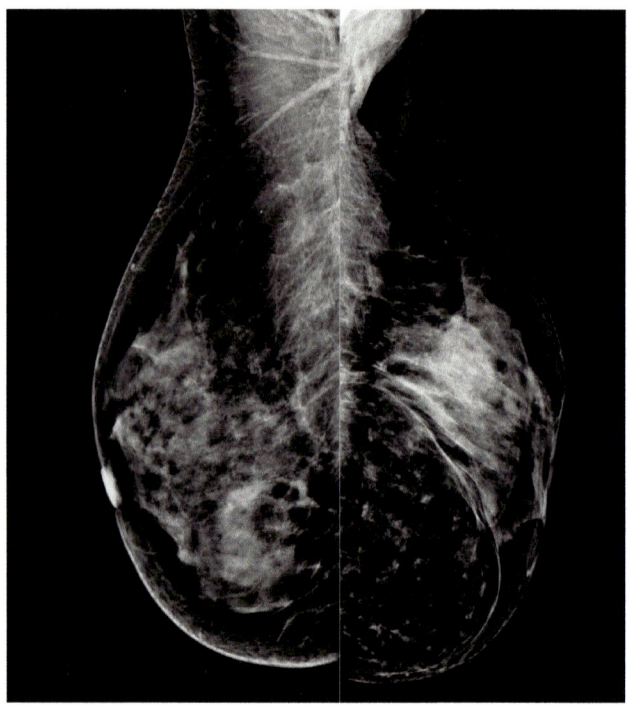

Figura 27-18. Hamartoma.

 PUNTOS CLAVE

- La patología benigna de la mama supone un motivo de consulta muy frecuente de la mujer, y la mastalgia es una de las causas principales. Se estima que alrededor del 85 % de estas consultas, tras una correcta anamnesis, exploración y diagnóstico, no precisan tratamiento.
- La mastitis es una inflamación del tejido mamario acompañada o no de infección. En el caso de la mastitis lactacional, es más frecuente durante los 3 primeros meses de lactancia, aunque puede suceder en cualquier momento. Algunos factores de riesgo son: un destete rápido, excesiva producción de leche, pezones agrietados, uso de cremas antimicóticas y uso de extractores de leche. En la mastitis infecciosa, el microorganismo causal más frecuente es el *S. aureus*. La forma más frecuente de complicación es el absceso mamario.

(Continúa)

PUNTOS CLAVE (cont.)

- La MGI no aumenta el riesgo de desarrollar un cáncer de mama, pero teniendo en cuenta su forma de presentación, obliga siempre a descartar una neoplasia maligna.
- Las lesiones no proliferativas más frecuentes son los quistes mamarios. Su tratamiento es la actitud expectante, salvo en casos sintomáticos o en los que existan dudas sobre la naturaleza de la lesión, lo que obliga a un estudio histológico para hacer el diagnóstico diferencial con el papiloma o el carcinoma papilar intraquístico.
- El galactocele no requiere tratamiento quirúrgico, siendo suficiente la aspiración del contenido para aliviar los síntomas.
- Los papilomas intraductales son lesiones benignas que se caracterizan por una proliferación de células epiteliales y mioepiteliales que recubren un eje central conectivo vascular, que crecen en la luz de un ducto. El riesgo de cáncer de mama de estas lesiones depende fundamentalmente de la existencia o no de atipias, y de si son solitarios o múltiples.
- La diferencia entre la cicatriz radial y la lesión esclerosante compleja es el tamaño < o > 1 cm. Desde el punto de vista radiológico, se manifiesta como una distorsión, masas espiculadas sospechosas que obligan al diagnóstico diferencial con el carcinoma.
- El fibroadenoma es el tumor benigno más frecuente en la mama. Las indicaciones para realizar su exéresis serán: mujeres con dolor o deseo de que le sea extirpado por motivos estéticos o por cancerofobia, que midan más de 3 cm o aquellos de crecimiento brusco o progresivo.
- Los adenomas lactantes ocurren comúnmente durante el embarazo (sobre todo en el tercer trimestre) y la lactancia. En toda mujer embarazada en la que surja un nódulo de nueva aparición o que haya crecido, es fundamental su biopsia para obtener un diagnóstico histológico.
- La hiperplasia estromal seudoangiomatosa se caracteriza por proliferaciones del estroma mamario, con canales anastomosados complejos revestidos con células fusiformes delgadas que se asemejan a una proliferación angiomatosa. Es importante distinguir esta lesión benigna de otros tumores vasculares, como el angiosarcoma mamario de bajo grado.

BIBLIOGRAFÍA

Aguilar M, Chacón C, Chaparro E, Delgado I, Días E, Flores E, et al. Mastitis y absceso mamario lactacional. En: PRIOAM. Guía prioam. Sevilla: Hospital Universitario Virgen del Rocío; 2018.

Choi HY, Kim SM, Jang M, Yun B, Kang E, Kim EK, et al. Benign breast papilloma without atypia: outcomes of surgical excision versus US-guided directional vacuum-assisted removal or US follow-up. Radiology. 2019;293(1):72-80.

Dixon JM, Mansel RE. ABC of breast diseases. Congenital problems and aberrations of normal breast development and involution BMJ. 1994;309:797-800.

Eidlitz-Markus T, Mukamel M, Haimi-Cohen Y, Amir J, Zeharia A. Breast asymmetry during adolescence: physiologic and non-physiologic causes. Isr Med Assoc J. 2010;12(4):203-6.

Farrokh D, Alamdaran A, Feyzi Laeen A, Fallah Rastegar Y, Abbasi B. Tuberculous mastitis: a review of 32 cases. Int J Infect Dis. 2019;87:135-42.

Gary Xu, Sandhya Limaye. Idiopathic granulomatous mastitis. Ann Breast Surg. 2023;7:31.

Greydanus DE, Matytsina L, Gains M. Breast disorders in children and adolescents. Prim Care. 2006;33(2):455502.

Iddon J, Dixon JM. Mastalgia. BMJ. 2013;347:f3288.

Jahanfar S, Ng CJ, Teng CL. Antibiotics for mastitis in breastfeeding women. Cochrane Database Syst Rev.;2013(2)CD005458.

Johansson A, Christakou AE, Iftimi A, Eriksson M, Tapia J, Skoog L, et al. Characterization of benign breast diseases and association with age, hormonal factors, and family history of breast cancer among women in Sweden. JAMA Netw Open. 2021;4(6):e2114716.

Kuehner G, Darbinian J, Habel L, Axelsson K, Butler S, Chang S, et al. Benign papillary breast mass lesions: favorable outcomes with surgical excision or imaging surveillance. Ann Surg Oncol. 2019;26(6):1695-703.

O'Hare PM, Frieden IJ. Virginal breast hypertrophy. Pediatr Dermatol. 2000;17(4):277-81.

Oroz J, Pelay MJ, Escudero FJ. Reconstrucción de la mama tuberosa. An Sist Sanit Navar. 2005;28 Supl 2:101-8.

Peila R, Chlebowski RT, Ballinger TJ, Kamensky V, Richey PA, Saquib N, et al. Physical activity and risk of benign proliferative epithelial disorders of the breast, in the Women's Health Initiative. Int J Epidemiol. 2022;50(6):1948-58.

Rageth CJ, O'Flynn EAM, Pinker K, Kubik-Huch RA, Mundinger A, Decker T, et al. Second International Consensus Conference on lesions of uncertain malignant potential in the breast (B3 lesions). Breast Cancer Res Treat. 2019;174(2):279-96.

Sabel MS. Overview of benign breast diseases. UpToDate. 2023 [consultado el 8 de octubre de 2024]. Disponible en: https://www.uptodate.com.

Schoenfeld EM, McKay MP. Mastitis and methicillin-resistant Staphylococcus aureus (MRSA): the calm before the storm? J Emerg Med. 2010;38(4):e31-4.

Scurr J, Hedger W, Morris P, Brown N. The prevalence, severity, and impact of breast pain in the general population. Breast J. 2014;20(5):508-13.

Skandalakis JE, Gray SW, Ricketts R, Skandalakis LJ. The anterior body wall. En: Skandalakis JE, Gray SW (eds.). Embryology for surgeons: the embryological basis for the treatment of congenital anomalies. Baltimore: Williams and Wilkins; 2004. p. 552.

Smith RL, Pruthi S, Fitzpatrick LA. Evaluation and management of breast pain. Mayo Clin Proc. 2004;79(3):353-72.

Sociedad Española de Ginecología y Obstetricia. Infecciones de la mama relacionadas con la lactancia. Guía de Asistencia Práctica. Prog Obstet Ginecol. 2019;62:511-23.

Sociedad Española de Senología y Patología Mamaria. Manual de práctica clínica en senología 2019. 4ª ed. Madrid: SESPM; 2019.

Sosin M, Pulcrano M, Feldman ED, Patel KM, Nahabedian MY, Weissler JM, et al. Giant juvenile fibroadenoma: a systematic review with diagnostic and treatment recommendations. Gland Surg. 2015;4(4):312-21.

Wilson E, Woodd SL, Benova L. Incidence of and Risk Factors for Lactational Mastitis: A Systematic Review. J Hum Lact. 2020;36(4):673-86.

Zhang X, Liu W, Hai T, Li F. Upgrade rate and predictive factors for breast benign intraductal papilloma diagnosed at biopsy: a meta-analysis. Ann Surg Oncol. 2021;28(13):8643-50.

Patología orgánica benigna de la vagina y vulva

28

I. M. Pelayo Delgado, J. L. Díaz Recuero y J. Sancho Saúco

OBJETIVOS

- Identificar las diferentes lesiones patológicas benignas de la vagina, el introito, las glándulas de Bartolino, las glándulas de Skene y la vulva.
- Conocer el manejo de las lesiones premalignas de la vagina y la vulva.
- Estudiar las posibles causas de prurito vulvar.
- Diferenciar los tipos de dermatosis y úlceras vulvares benignas.

PATOLOGÍA ORGÁNICA BENIGNA DE VAGINA, INTROITO, GLÁNDULAS DE BARTOLINO, GLÁNDULAS DE DE SKENE Y VULVA

A continuación, se explican las características de determinadas patologías benignas en el ámbito ginecológico.

Recuerdo anatómico

La vulva constituye los genitales externos femeninos. En su configuración, se incluyen los labios mayores y menores, el clítoris, el vestíbulo vulvar y el meato uretral externo (**Fig. 28-1**). La vulva es el tejido más superficial del triángulo urogenital. Sus límites laterales son los pliegues inguinales y el cuerpo perineal en el nivel posterior. En sentido craneal, no hay límite definido para la vulva, puesto que la superficie del monte de Venus se continúa con la del abdomen inferior. Existe una diferente

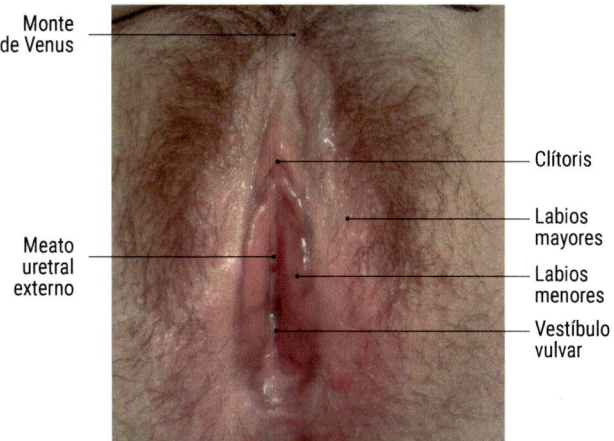

Figura 28-1. Anatomía vulvar. Esquema de los componentes de la vulva, labios mayores y menores, clítoris, vestíbulo vulvar y meato uretral externo.

conformación de la morfología vulvar en diferentes mujeres, y a su vez, esta varía a lo largo de la vida (**Figs. 28-2** y **28-3**).

El vestíbulo vulvar es el área delimitada por los labios menores en la cual se abren la vagina y la uretra. El vestíbulo puede representarse como un área cilíndrica y ancha que separa los genitales internos de los externos. Sus límites externos corresponden al clítoris en la zona ventral, los labios mayores hacia los laterales, la horquilla vulvar dorsalmente y el anillo himeneal como límite interno. El vestíbulo está perforado por la uretra y el orificio vaginal.

Existen dos tipos de glándulas que se relacionan con el vestíbulo vulvar: a los lados de la uretra se abren las glándulas parauretrales de Skene, y desembocando en el margen lateral posterior de la vagina, se encuentran las glándulas de Bartolino (glándulas vestibulares mayores). En caso de bloqueo del drenaje de dichas glándulas, pueden producirse quistes o abscesos.

Los bulbos vestibulares son estructuras pares de tejido eréctil alargado de unos 3 cm de longitud, que se encuentran en la pared lateral del vestíbulo, en la profundidad del tejido subcutáneo de los labios menores, cubiertos inferior y lateralmente por los músculos bulboesponjosos que se extienden en paralelo.

Las glándulas vestibulares mayores o glándulas de Bartolino son estructuras pares, situadas en la profundidad de los labios mayores y el vestíbulo, adheridas al bulbo vestibular posterior, en el cual desembocan, secretando material mucoide durante la excitación sexual. Las glándulas vestibulares menores se disponen en forma de U en sentido lateral y posterior alrededor del vestíbulo. Los conductos se vacían en el espacio entre los labios menores y la superficie externa del himen.

En la zona de los labios mayores, existe una elevada concentración de glándulas y folículos pilosos en una zona húmeda, relativamente anóxica, en contacto con otras superficies, lo que conduce al desarrollo de foliculitis frecuentes, en especial

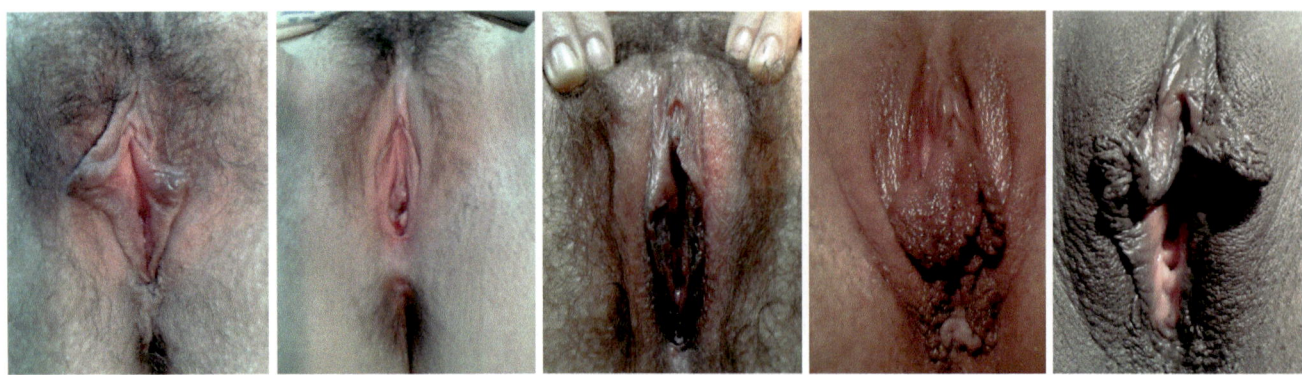

Figura 28-2. Anatomía vulvar. Obsérvese la diferente conformación de los labios mayores y menores.

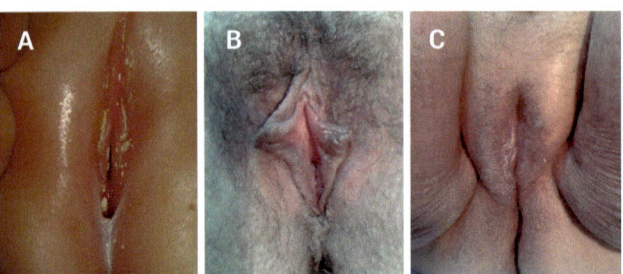

Figura 28-3. Anatomía vulvar. Diferente conformación de la vulva a lo largo de los diferentes períodos de la vida. **A)** En una niña recién nacida. **B)** En la edad adulta. **C)** En la senectud.

en pacientes obesas o diabéticas. Asimismo, es frecuente la aparición en los labios mayores de *quistes de inclusión epiteliales*, llenos de queratina y material sebáceo, que solo requerirán tratamiento en caso de ser sintomáticos (**Fig. 28-4**).

En la zona vestibular, no es infrecuente encontrar proyecciones delgadas pequeñas filiformes de 1-2 mm de color rosado que se denominan *papilomas vestibulares, papilomatosis vestibular o vulvar o pápulas hirsutoides de la vulva*

(**Fig. 28-5**). Se trata de un proceso normal no relacionado con la infección por el virus del papiloma humano (VPH) como se creía previamente.

También es usual encontrar en la exploración vulvar una hiperplasia sebácea de la vulva (enfermedad de Fox-Fordyce) (**Fig. 28-6**), que puede aparecer hasta en un 75-95 % de los casos. Se trata de pequeñas pápulas amarillentas de 1-2 mm de diámetro que corresponden a glándulas sebáceas ectópicas. Al ser variantes de la normalidad, no precisan tratamiento.

Enfermedades inflamatorias de la vulva

Las enfermedades inflamatorias de la vulva son entidades que pueden aparecer en otras localizaciones, pero cuando aparecen en la región vulvar, requieren un adecuado diagnóstico diferencial y pueden ser muy sintomáticas (**Tabla 28-1**).

Eccema y liquenificación

El eccema es una reacción creada por diferentes estímulos que pueden ser endógenos (que pueden dar lugar a la dermatitis

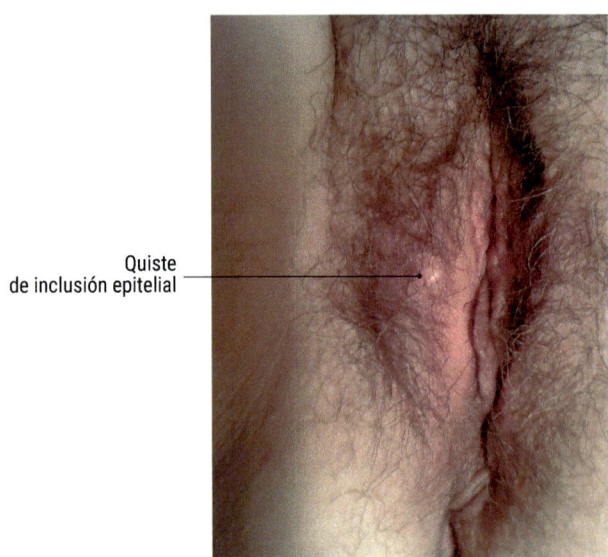

Quiste de inclusión epitelial

Figura 28-4. Quiste de inclusión epitelial en el labio mayor derecho. Se aprecia su coloración blanquecina, debido a su contenido en queratina y material sebáceo.

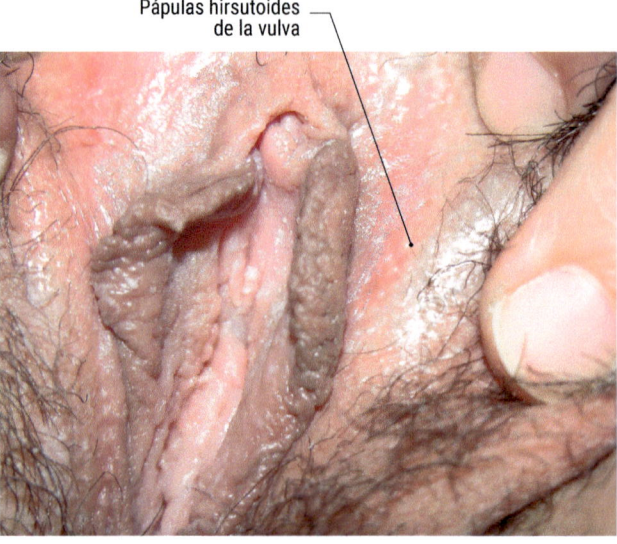

Pápulas hirsutoides de la vulva

Figura 28-5. Papilomatosis vestibular o vulvar (pápulas hirsutoides de la vulva). Aparecen como pequeñas proyecciones de color rosado.

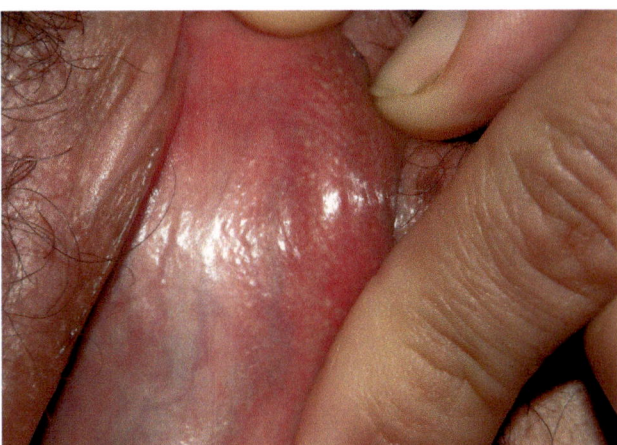

Figura 28-6. Hiperplasia sebácea de la vulva (enfermedad de Fox-Fordyce). En la zona de la cara interna del labio menor izquierdo, se observa un fino punteado amarillento correspondiente a las glándulas sebáceas ectópicas.

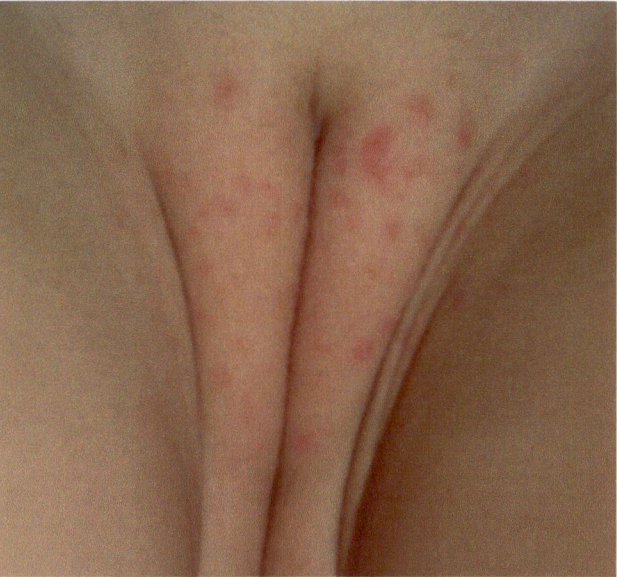

Figura 28-7. Dermatitis atópica. Aparecen máculas descamativas pruriginosas en los labios mayores en una niña con dermatitis atópica.

atópica, seborreica) o por agentes exógenos, ya sean productos irritantes o alérgenos. A menudo, se observan patrones mixtos, en los que una dermatitis endógena empeora por la acción de irritantes o alérgenos exógenos. Se distinguen los siguientes tipos:

- Dermatitis atópica: es la forma más frecuente de eccema endógeno. Suele afectar a personas con antecedentes familiares o personales de atopia y comenzar en la edad infantil (**Fig. 28-7**). A veces, los únicos signos visibles son la sequedad, la descamación y la liquenificación. Los cambios histológicos asociados son inespecíficos.
- Eccema de contacto irritativo: es el tipo de eccema más frecuente, aunque su prevalencia es desconocida. Puede manifestarse en forma de picor, escozor o dolor. Es resultado del contacto con sustancias que causan citotoxicidad a los queratinocitos de la piel sin necesidad de sensibilización previa. Los posibles irritantes vulvares son múltiples, pero conviene resaltar los fluidos corporales que pueden contactar en esta zona (orina, heces, semen, sudor) y los productos de higiene íntima.

Tabla 28-1. Esquema de las enfermedades inflamatorias de la vulva

Eccema y liquenificación:
- Dermatitis atópica
- Eccema de contacto irritativo
- Eccema de contacto alérgico
- Liquen simple crónico

Eccema seborreico

Psoriasis

Liquen plano

Liquen escleroso

Enfermedad inflamatoria intestinal

Vulvitis de Zoon

Hidradenitis supurativa

- Eccema de contacto alérgico: es menos común, pero debe considerarse en el diagnóstico diferencial de otras dermatosis que no responden al tratamiento. Representa una reacción de hipersensibilidad retardada tipo IV que precisa sensibilización previa. Los alérgenos más frecuentemente identificados son fragancias, antibióticos tópicos, níquel, conservantes y anestésicos tópicos.
- Liquen simple crónico: es una de las causas más frecuentes de prurito vulvar primario, aunque también puede ser secundario a otras dermatosis pruriginosas. El liquen simple crónico primario puede considerarse una variante localizada y crónica de dermatitis atópica. El prurito y el rascado continuados producen un engrosamiento de la piel y daño de la barrera protectora, con irritación, mayor sensibilidad a sustancias exógenas, sobreinfecciones y perpetuación del ciclo. Clínicamente aparecen placas engrosadas y liquenificadas con aumento de los pliegues cutáneos, unilateral o bilateralmente (**Fig. 28-8**). Pueden observarse erosiones, excoriaciones e hiperpigmentación residual, sobre todo en los labios mayores. El pelo púbico puede afectarse. Pueden observarse otras lesiones eccematosas u otros estigmas de atopia. El diagnóstico es clínico. Si existen dudas, puede realizarse una biopsia en la que se observa hiperqueratosis, hipergranulosis, acantosis, espongiosis e infiltrado inflamatorio crónico con verticalización de los haces de colágeno en la papilas dérmicas.

Clínica

La clínica de las lesiones eccematosas es muy diversa y puede variar, desde el eritema moderado hasta la liquenificación marcada. Aparecen como áreas eritematosas, a veces acompañadas de edema. Afecta frecuentemente a las áreas de pliegues.

En los procesos agudos, pueden aparecer vesículas y ampollas dejando áreas de exudación. En los casos crónicos, aparece

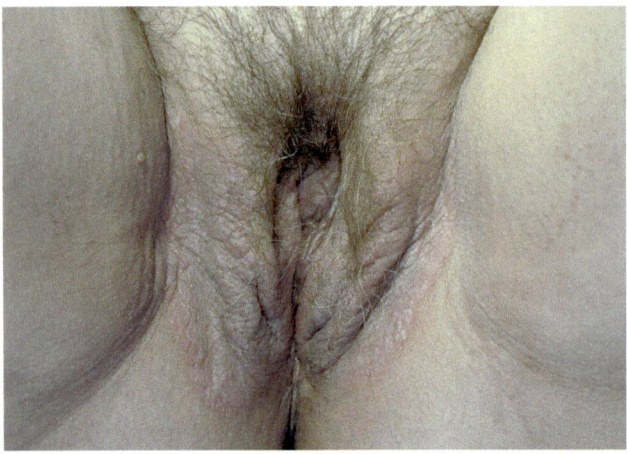

Figura 28-8. Liquenificación. Se muestran placas engrosadas en los labios mayores de aspecto blanquecino, resultado de un rascado crónico.

la descamación de las lesiones y liquenificación con engrosamiento de la piel. A veces, se acompaña de erosiones y escoriaciones por rascado.

El síntoma principal es el prurito, aunque también existe irritación, ardor y dispareunia. Las áreas afectadas con mayor frecuencia son los labios mayores y el monte púbico. La liquenificación es más frecuente en los labios mayores, en general en pacientes con dermatitis atópica.

Diagnóstico

Se establece a partir de una buena anamnesis, para detectar posibles alérgenos, y de la exploración dermatológica completa. La biopsia puede resultar de utilidad para descartar otros procesos. En ocasiones, son necesarias pruebas de contacto.

Tratamiento

La base del tratamiento es erradicar los posibles agentes irritantes, lavando la zona con abundante agua. Es preciso proteger la piel con pasta de óxido de cinc. Además, se pueden añadir corticoides tópicos dos veces al día durante 1 o 2 semanas. El tacrólimus y/o pimecrólimus son una alternativa a los corticoides.

En casos de prurito intenso, se podrían agregar antihistamínicos o corticoides sistémicos.

Eccema seborreico

Se trata de una enfermedad inflamatoria crónica, eritematoescamosa. Afecta a áreas ricas en glándulas sebáceas. La etiología es desconocida, pero se relaciona con un aumento en la producción de sebo.

Tiene un curso crónico, aparece por brotes, y estos se relacionan con momentos de estrés o angustia.

Clínica

Son placas eritematosas cubiertas con finas escamas de color blanco amarillento. Las lesiones suelen ser extensas, simétricas

y con bordes mal definidos. Afecta a los labios mayores, al pubis y a la región perianal (**Fig. 28-9**).

El prurito es el síntoma principal. Como consecuencia del rascado, pueden aparecer escoriaciones, liquenificación e infecciones secundarias.

Se debe hacer un diagnóstico diferencial con la psoriasis.

Tratamiento

Se trata de aminorar las situaciones de estrés, con apoyo psicológico y, a veces, con ansiolíticos. Además, se pueden aplicar en forma tópica cremas con corticoides de baja o mediana potencia.

Se podrían agregar antimicóticos azólicos (ketoconazol) en casos de persistencia o resistencia a los tratamientos anteriores, debido a su acción adicional antiinflamatoria.

Psoriasis

Es una de las dermatosis más frecuentes de la piel, y no es infrecuente que afecte a los genitales.

Clínica

En las mujeres, se observan placas eritematosas, lisas y de bordes bien delimitados que afectan a los labios mayores y al pubis (**Fig. 28-10**). La psoriasis suele afectar a las zonas pilosas, de ahí que los labios menores suelan estar respetados.

Diagnóstico

El diagnóstico es clínico. Cuando se acompaña de manifestaciones extragenitales, se puede confirmar con biopsia. En el estudio histopatológico, se encontrará una acantosis regu-

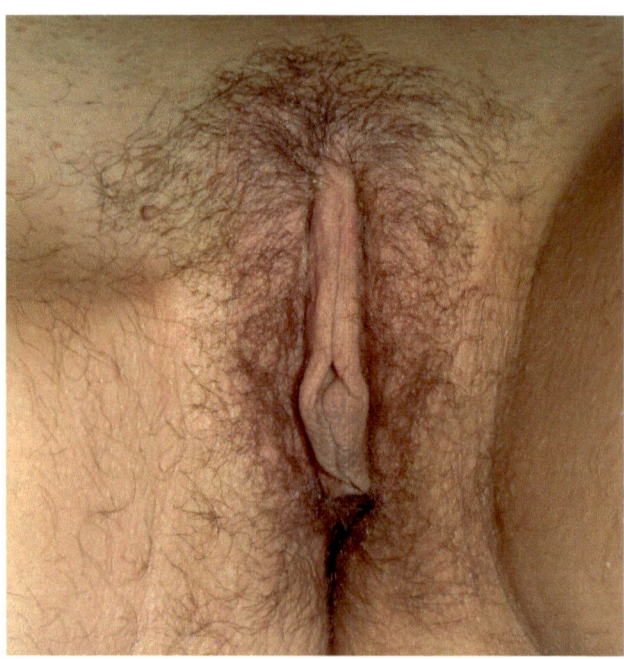

Figura 28-9. Dermatitis seborreica. Se aprecian placas eritematosas que afectan a los labios mayores y al pubis, con ligera descamación.

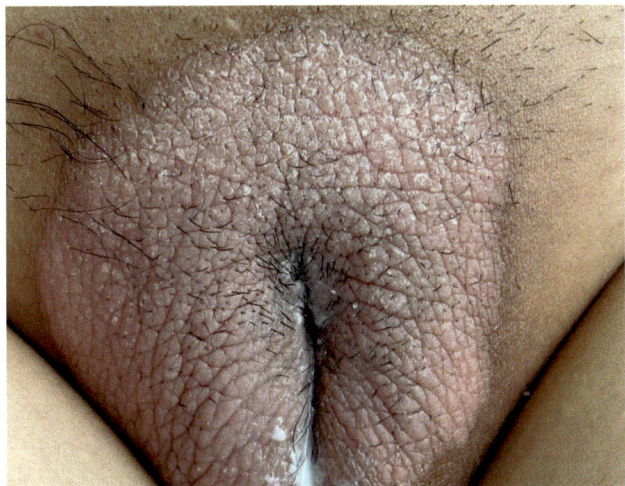

Figura 28-10. Psoriasis. Se aprecian placas rosadas eritematosas con descamación fina que afectan a los labios mayores.

lar con hiperqueratosis paraqueratósica, con neutrófilos en grupos localizados fundamentalmente en el epitelio, vasos ectásicos en papilas dérmicas e infiltrado linfocitario.

El diagnóstico diferencial debe realizarse con la dermatitis seborreica y la tiña inguinal.

Tratamiento

Se basa en la aplicación de corticoides de mediana potencia en combinación con antibióticos tópicos para tratar la posible sobreinfección bacteriana o fúngica, favorecidas por la zona anatómica en la que aparece la lesión. Si tiene mayor afectación, se puede utilizar metotrexato, ciclosporina o acitretina.

Liquen plano

El liquen plano cutáneo en mujeres suele afectar en un 50 % de los casos al área genital. Aunque se desconoce la prevalencia exacta de la enfermedad, esta es menos frecuente que el liquen escleroso atrófico.

Su patogenia es desconocida, pero se han implicado el virus de la hepatitis C, enfermedades autoinmunes y algunas medicaciones (antipalúdicos, betabloqueantes, inhibidores de la enzima convertidora de angiotensina y diuréticos tiacídicos) como posibles agentes desencadenantes.

Clínica

El liquen plano genital tienes tres posibles formas de presentación:

- Pápulas o placas en el contexto de un liquen plano cutáneo: suele afectar al área púbica, los labios mayores y los menores.
- Enfermedad hipertrófica: es la menos frecuente, y suele manifestarse como placas blancas hiperqueratósicas.
- Enfermedad erosiva: se observan erosiones extensas en torno a orificio vaginal. Son muy dolorosas y suele cursar con dispareunia (**Fig. 28-11**).

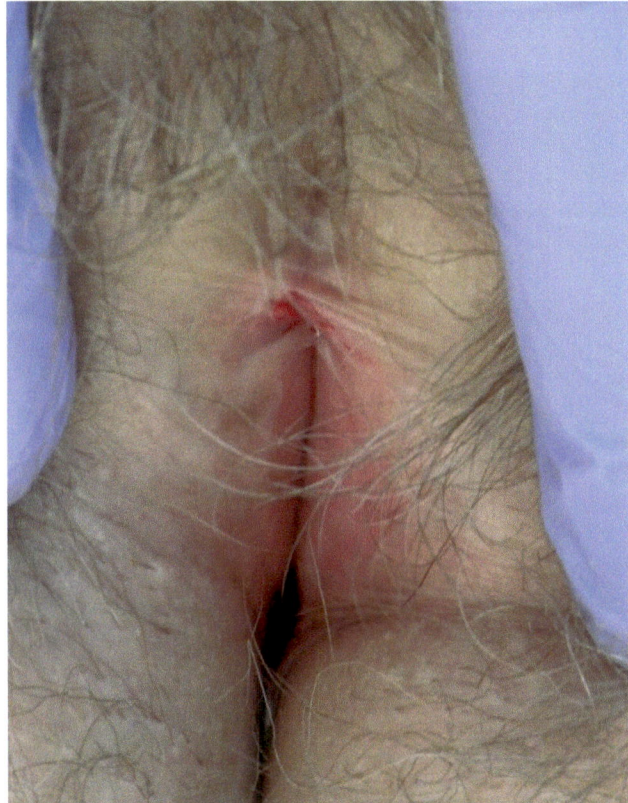

Figura 28-11. Liquen plano. Aparece una placa eritematosa erosiva en la zona periclitoroidea.

Diagnóstico

El diagnóstico es clínico-histológico. En el estudio histológico, aparece una acantosis epidérmica «en dientes de sierra» con infiltrado linfocítico en banda en la dermis, con queratinocitos necróticos y vacuolización de la membrana basal e hiperqueratosis compacta. Asimismo, se pueden observar erosiones y ulceraciones epidérmicas.

El diagnóstico diferencial se debe realizar con el liquen escleroso-atrófico y penfigoide cicatricial.

Tratamiento

Se utiliza clobetasol al 0,05 % aplicado dos veces al día en ciclos de 10-15 días para el brote inicial y, como mantenimiento, corticoides de mediana potencia o tacrólimus tópico al 0,1 %. En ocasiones, se ha probado el tratamiento con hidroxicloroquina oral. Si las lesiones cicatriciales han producido adherencias, pueden requerir intervención quirúrgica.

Liquen escleroso

El liquen escleroso atrófico es una enfermedad que afecta sobre todo a la región anogenital, y en tan solo un 15 % de los pacientes, existen manifestaciones extragenitales. En estos casos, se requiere un seguimiento por la posible malignización de las lesiones; el riesgo estimado en la mujer para desarrollar un carcinoma escamoso es de un 5 %, por lo que ante la duda, será necesaria la práctica de una biopsia (**Figs. 28-12**, **28-13**, **28-14** y **28-15**).

Su prevalencia de aparición es mayor en mujeres perimenopáusicas (1/600).

La patogenia es desconocida. En las mujeres, se ha relacionado con la hiperplasia lobulillar atípica-DQ7, y se plantea una etiología autoinmunitaria por su asociación a otras enfermedades, como vitíligo, enfermedades tiroideas y morfea.

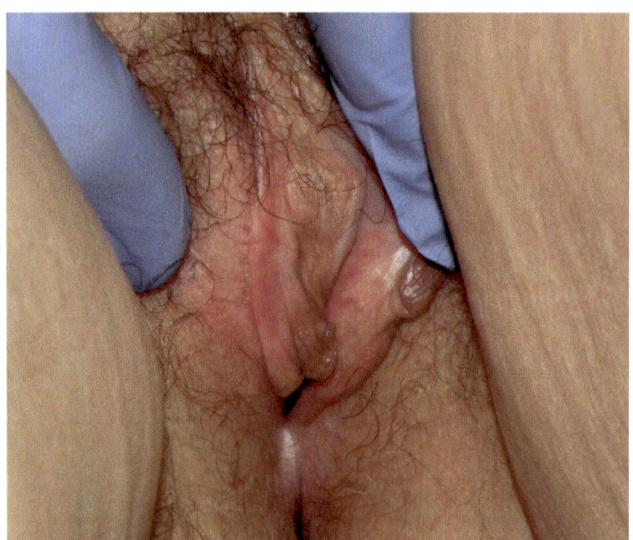

Figura 28-12. Liquen escleroso atrófico inicial. En las formas iniciales, pueden aparecer placas lineales blanquecinas que empiezan a esclerosar la cara interna de los labios mayores.

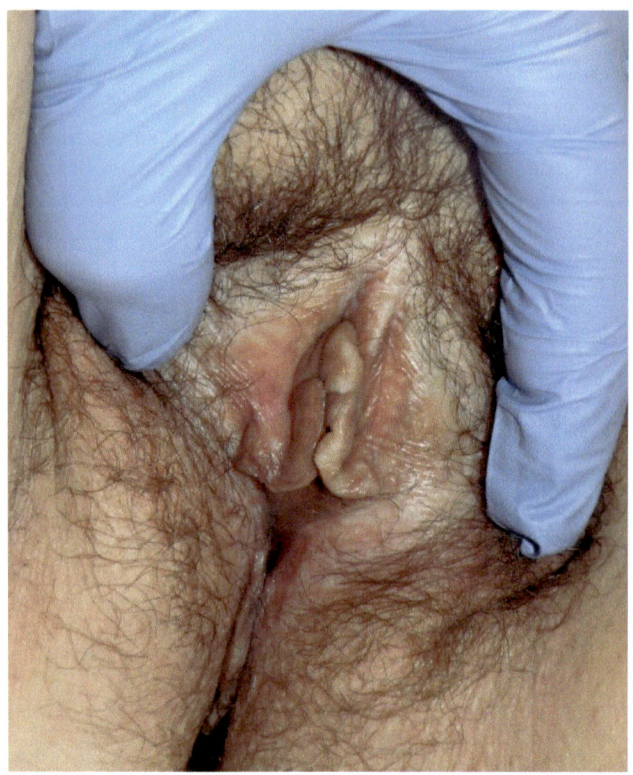

Figura 28-13. Liquen escleroso-atrófico. Se aprecian placas blanquecinas que afectan a la cara interna de los labios mayores.

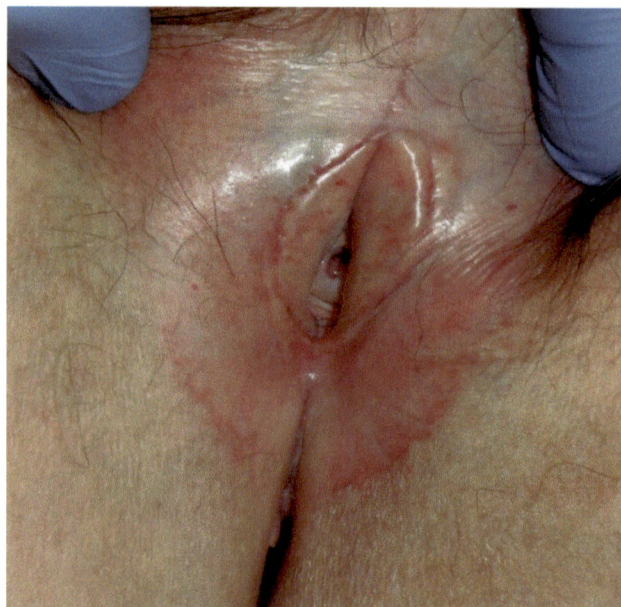

Figura 28-14. Liquen escleroso-atrófico en fase avanzada. Cuando se separan los labios mayores, se observa el borramiento de los labios menores, a su vez con aspecto purpúrico por la atrofia de la piel.

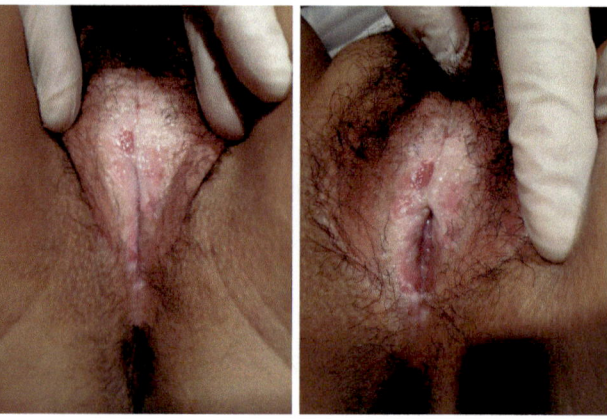

Figura 28-15. Liquen escleroso atrófico extenso. En este caso, afecta a los labios mayores y menores, con erosiones superficiales que suelen ser muy sintomáticas.

Clínica

Suele presentarse con prurito importante, dolor, escozor o permanecer como un cuadro con escasa sintomatología durante años. En las mujeres, los signos clínicos vulvares más comunes son la piel atrófica, hipopigmentada, con aspecto «de papel de fumar». Es habitual hallar zonas más hiperqueratósicas, zonas erosivas y alguna purpúrica. Menos frecuente es encontrar ampollas hemorrágicas y telangiectasias. Con el paso del tiempo tiene lugar una pérdida de la arquitectura vulvar con fibrosis y estenosis del introito, fisuras, lo que da lugar a dispareunia.

Diagnóstico

El diagnóstico es clínico-histológico. En el estudio histopatológico, aparece una atrofia epidérmica con zonas de hiperqueratosis ortoqueratósica, vacuolización de la capa basal, hialinización de la dermis papilar e infiltrado en banda subyacente más o menos denso.

El diagnóstico diferencial debe plantearse con las siguientes enfermedades:

- Liquen plano erosivo.
- Penfigoide cicatricial.
- Liquen simple.
- Morfea.
- Eccema vulvar.

Tratamiento

El objetivo principal es el control de los síntomas. La primera línea de tratamiento es el clobetasol tópico al 0,05 % en dos aplicaciones al día, en ciclos de 10-15 días. Los emolientes y la utilización de jabones apropiados para la higiene íntima son fundamentales. Como mantenimiento, se ha visto utilidad a la utilización de tacrólimus tópico al 0,1 %.

Enfermedad inflamatoria intestinal

Se trata de una enfermedad inflamatoria crónica con afección vulvar ocasional.

Clínica

Aparece un edema labial doloroso, con presencia de úlceras como cortadas a cuchillo, asociado o no a fístulas vulvares.

En las mujeres con colitis ulcerosa y úlceras vulvares, el compromiso vulvar puede preceder a la enfermedad intestinal activa.

Diagnóstico

El diagnóstico es clínico, se confirma con biopsia cutánea. En la histología, se observan granulomas epitelioides no necrotizantes en la dermis en mayor o menor cuantía.

El diagnóstico diferencial debe plantearse con procesos que cursan con tumefacción genital y/o presencia histológica de granulomas (sarcoidosis, tuberculosis, lepra tuberculoide, infecciones por otras micobacterias, hongos, etcétera).

Tratamiento

Se trata con corticoides tópicos o intralesionales para las úlceras. Para el edema vulvar, el uso de metronidazol oral puede ser eficaz. También puede usarse ciprofloxacino, solo o combinado con metronidazol, corticoides tópicos, intralesionales, sistémicos, dapsona, sulfasalacina, azatioprina y ciclosporina. En casos resistentes o con fístulas, también han demostrado su eficacia los tratamientos biológicos (antifactor de necrosis tumoral como infliximab, etanercept o adalimumab).

Vulvitis de Zoon

También es conocida como *vulvitis plasmocelular circunscripta* o *vulvitis de células plasmáticas*. Se trata de una entidad muy poco frecuente, de etiología desconocida.

Se cree que puede estar asociada a procesos irritativos crónicos, sobre todo a incontinencia urinaria crónica.

Clínica

Se caracteriza por placas rojo brillantes de bordes netos que en ocasiones se erosionan (**Fig. 28-16**). Cursan de modo asintomático o pueden asociarse a dispareunia, disuria, prurito o dolor.

Diagnóstico

Es imprescindible la toma de biopsia fundamentalmente para descartar malignidad. Su histología consiste en un denso infiltrado liquenoide en la dermis media y superficial con abundantes células plasmáticas. A veces, también se ve proliferación vascular, depósitos de hemosiderina y extravasación hemática.

Para realizar el diagnóstico diferencial, hay que descartar enfermedades como el liquen plano erosivo, penfigoide cicatricial, lupus eritematoso, carcinoma espinocelular *in situ* o enfermedad de Paget.

Tratamiento

No existe un tratamiento que haya demostrado ser eficaz. Algunos plantean la destrucción de las lesiones con criocirugía o láser de dióxido de carbono (CO_2), otros prefieren los corticoides tópicos de alta potencia y/o sistémicos, retinoides, etcétera.

Hidradenitis supurativa

Es una inflamación de los folículos pilosos y las glándulas apocrinas. La rotura de los folículos da lugar a la salida del contenido a la dermis adyacente, por lo que se produce una importante reacción inflamatoria. La hidradenitis vulvar fre-

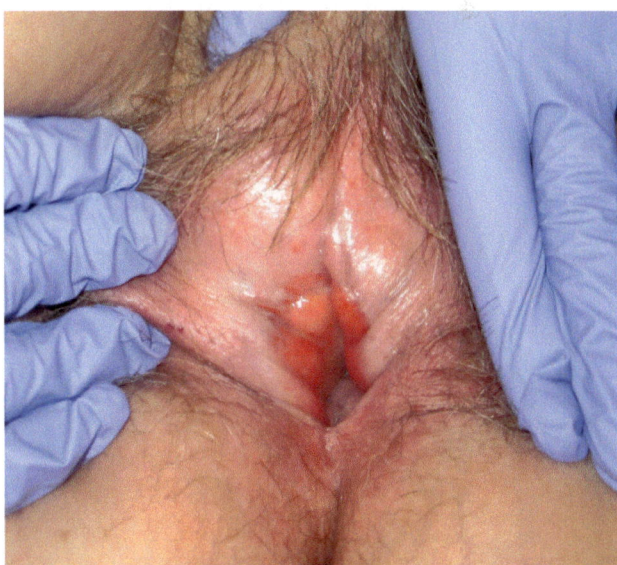

Figura 28-16. Vulvitis de Zoon. Aparece como una placa rojiza erosiva de bordes netos, geográficos, en la cara interna de los labios menores.

cuentemente se acompaña de linfedema crónico, a consecuencia de la destrucción de los vasos linfáticos vulvares por la fibrosis asociada (**Fig. 28-17**).

Clínica

Suele aparecer edema, comedones, nódulos inflamatorios y fístulas por toda el área vulvar. En ocasiones, se manifiesta en forma de úlceras vulvares.

Diagnóstico

El diagnóstico es clínico cuando se observan las lesiones descritas. Se puede complementar con ecografía cutánea y visualizar los tractos pilosos en la dermis. Además, con la aplicación de la ecografía Doppler color, se confirma la inflamación circundante. Se puede también buscar la presencia de fístulas y abscesos.

Tratamiento

Hay que administrar ciclos antibióticos (doxiciclina, clindamicina, rifampicina, etc.). También se puede optar por

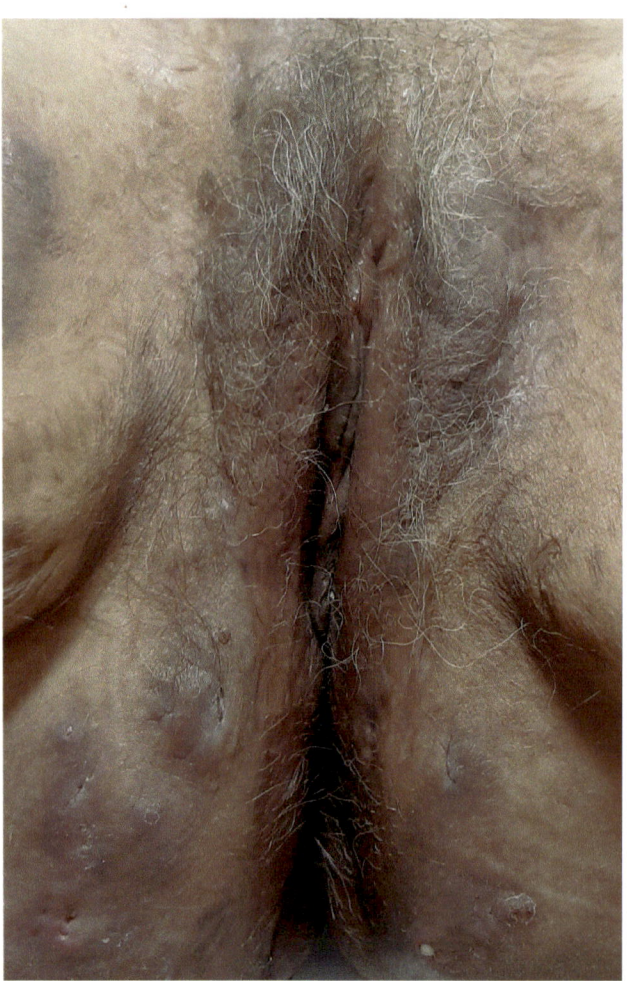

Figura 28-17. Hidradenitis supurativa. Se aprecian múltiples nódulos inflamatorios fistulizados a piel por los que drena contenido seropurulento.

isotretinoína oral o metformina, o tratamientos biológicos como el antifactor de necrosis tumoral (adalimumab). En casos avanzados, podría ser precisa la escisión quirúrgica de los nódulos y fístulas.

Toda lesión pruriginosa persistente en la vulva debe ser biopsiada.

Tumores benignos de la vulva

Los tumores benignos de la vulva no difieren en mayor medida de los de otras localizaciones. Aunque existe una gran variedad, a continuación, se detallan las características de los que se presentan con mayor frecuencia (**Tabla 28-2**).

Fibromas péndulos

Se trata de lesiones benignas muy frecuentes, a pesar de que su localización vulvar es menos común que en otras zonas más típicas, como en los pliegues (párpados, cuello, axilas, etcétera).

Su patogenia es desconocida, aunque se relaciona con el sobrepeso y tiene cierto carácter familiar.

Clínica

Los fibromas péndulos suelen aparecer como lesiones de más de 3 mm, con morfología pediculada, con superficie lisa y color de piel normal (**Fig. 28-18**). Tienen predilección por la parte baja del tronco, la raíz de los miembros y también pueden localizarse en la vulva. La mayor parte de las veces son asintomáticos, pero pueden traumatizarse con el rasurado o torsionarse espontáneamente.

Diagnóstico

El diagnóstico es clínico, y se confirma por histología si fuera necesaria su extirpación. En el estudio histopatológico, se observa cómo los fibromas blandos aparecen revestidos por una epidermis de grosor normal que a veces está aplanada. El eje conectivo está constituido por haces de colágeno con un vaso en su interior que, en ocasiones, puede encontrarse congestivo si el fibroma se ha torsionado o traumatizado.

Hay que diferenciar los fibromas de los condilomas, que suelen tener la superficie más rugosa y habitualmente se presentan en mayor número. También hay que distinguirlos de los nevos melanocíticos que, generalmente, tienen una consistencia más firme.

Tabla 28-2. Lesiones genitales benignas

- Fibromas péndulos y acrocordones
- Quistes infundibulares epidérmicos
- Angioqueratomas
- Carúncula uretral
- Enfermedad de Fox-Fordyce
- Siringomas
- Hidroadenoma papilífero

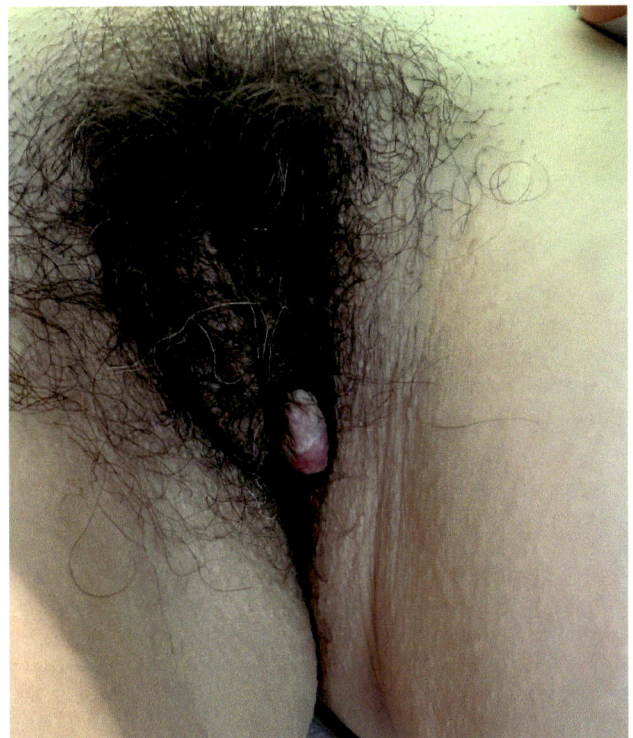

Figura 28-18. Fibroma péndulo. Se observa una pápula rosada de 12 mm, de consistencia blanda, pediculada, de superficie lisa.

Tratamiento

El tratamiento es quirúrgico (extirpación). También se puede aplicar crioterapia si producen molestias o por motivos estéticos.

Nevo melanocítico adquirido

Se trata de uno de los tumores benignos más frecuentes.

En general, la exposición solar es un factor importante en su génesis, aunque en la vulva este factor no suele ser muy relevante. También se ha demostrado una tendencia familiar a presentar nevo.

Clínica

Se trata de lesiones bien delimitadas, habitualmente únicas, de forma más o menos redondeada u ovalada y fundamentalmente monocromas. Suelen ser adquiridas. Se clasifican en (**Fig. 28-19**):

- *Nevo de la unión dermoepidérmica (juntural)*: surge como una mácula plana, de color marrón oscuro. Suele aparecer en pacientes jóvenes.
- *Nevo compuesto*: se trata de una lesión papular con bordes netos de un color marrón uniforme, más tenue.
- *Nevo intradérmico*: ocurre por el desplazamiento de células névicas hacia la dermis. Es una lesión más sobreelevada, con mayor pérdida de pigmentación.

Diagnóstico

El diagnóstico se basa en la clínica y se confirma con el estudio histológico. En los últimos años, la dermatoscopia ayuda al diagnóstico de estas lesiones, siendo muy importante para decidir si se extirpa o no una lesión.

Histológicamente se caracterizan por la presencia de nidos de células névicas. Según dónde se encuentren las células melanocíticas, el nevo puede ser juntural (si los nidos están en la unión dermoepidérmica), compuesto (si se ocupan la unión dermoepidérmica y la dermis) o intradérmico (si se localizan en la dermis).

El diagnóstico diferencial más importante debe realizarse con el melanoma. Asimismo, cuando las lesiones no tienen pigmento, hay que distinguirlas de los fibromas péndulos y de los neurofibromas.

Tratamiento

Si bien son lesiones benignas, un porcentaje no desdeñable de los melanomas se desarrollan a partir de nevos preexistentes. Los de mayor riesgo son los nevos displásicos y los congénitos.

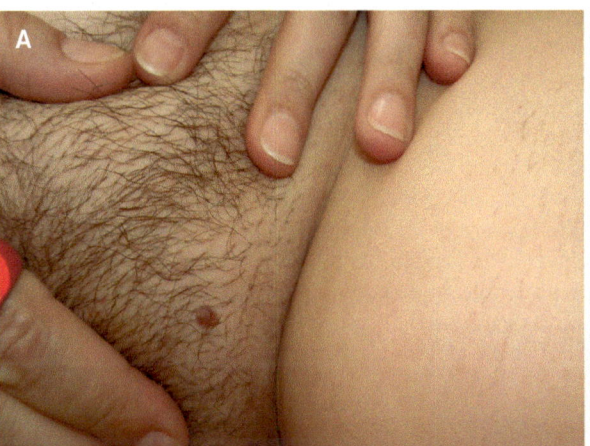
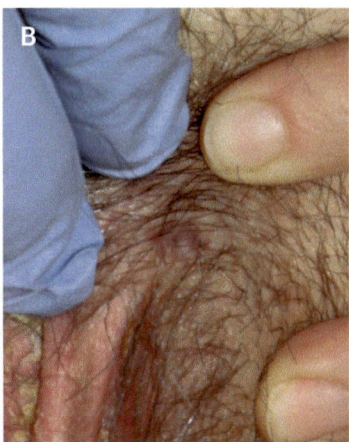
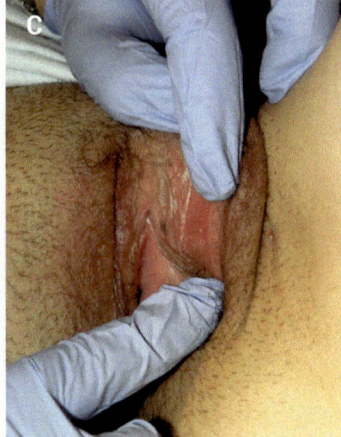

Figura 28-19. Nevo. **A)** Nevo melanocítico intradérmico. Se observa una pápula marronácea homogénea de 5 mm, de consistencia blanda y de bordes netos. **B)** Nevo melanocítico compuesto. Aparece como una maculopápula de 6 mm de color rosado negruzca de bordes netos y de contorno simétrico. **C)** Nevo melanocítico juntural. Se trata de una mácula negruzca de 4 mm de aspecto homogéneo, simétrica.

Los nevos displásicos aparecen durante la adolescencia y la juventud, en contraste con los nevos comunes, que aparecen en adultos jóvenes. En el caso de la localización vulvar de los nevos, la resección es el tratamiento de elección, dado que la ubicación en genitales externos hace que la irritación y la fricción sean frecuentes, así como por la posibilidad de malignización hacia un melanoma.

En casos de cambios de coloración, tamaño, sangrado o dolor, siempre deben ser biopsiados.

 El nevo melanocítico adquirido es uno de los tumores benignos más frecuentes en la vulva y requiere un diagnóstico diferencial con el melanoma.

Quiste infundibular epidérmico

El quiste infundibular es el quiste más frecuente de la piel. Se produce en la zona del infundíbulo del folículo pilosebáceo que se dilata y acumula la queratina, formándose el quiste.

Clínica

Los quistes infundibulares son formaciones intradérmicas que pueden elevar la epidermis en forma de una hemiesfera. Tienen consistencia elástica, son indoloros y móviles sobre planos profundos. El tamaño es variable, y puede oscilar desde 0,5 a 5 cm. La coloración en la vulva suele ser amarillenta, al ser más superficiales y excrecentes (**Fig. 28-20**).

En muchas ocasiones, se puede distinguir un pequeño poro central como expresión de la conexión con la epidermis donde se originó el quiste, por donde puede drenar su contenido. A la expresión aparecerá la queratina, un material blanquecino amarillento con olor rancio. En los casos en los que el orificio sea de mayor tamaño, se puede observar un tapón queratósico oscuro. En la vulva es frecuente que existan múltiples, en general, localizados en los labios mayores.

Diagnóstico

El diagnóstico es clínico-histológico. Puede ayudar si se encuentra el orificio del infundíbulo.

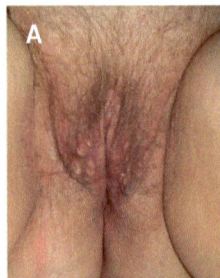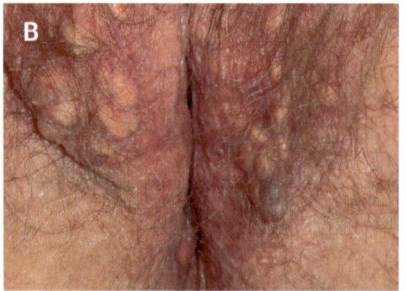

Figura 28-20. Quistes infundibulares epidérmicos. **A)** Aparecen múltiples quistes de aspecto amarillento en ambos labios mayores entre 0,5 y 1 cm de diámetro. **B)** Detalle de infundíbulo de un quiste por donde drena la queratina, que se caracteriza por ser un material blanquecino, untuoso y maloliente.

En el estudio histológico, aparece una lesión quística tapizada por epitelio queratinizante con hiperqueratosis ortoqueratósica, con queratina hojaldrada.

Se plantea el diagnóstico diferencial con otras lesiones quísticas, como el quiste de Bartolino, el quiste de las glándulas de Skene, etcétera.

Tratamiento

Son lesiones benignas, aunque con frecuencia, bien por manipulación o espontáneamente, se rompen y dan lugar a una reacción inflamatoria de la dermis frente a la queratina.

Cuando se producen cuadros inflamatorios repetidos o clínica persistente, el tratamiento es quirúrgico.

Dermatofibroma

Es de los tumores más vistos en la práctica diaria. Suelen ser múltiples en mujeres y estar localizados en las extremidades. La vulva no constituye una localización habitual.

Es ya clásica la discusión acerca de su origen reactivo o tumoral. A favor de su posible patogenia reactiva, se conoce que estas lesiones suelen surgir a raíz de foliculitis reiterativas, picaduras o traumatismos repetidos en la zona de asiento. Sin embargo, la opinión mayoritaria es que se trata de un tumor benigno, basándose en su nula tendencia a regresar y en la demostración de la clonalidad de las lesiones. La célula tumoral sería la célula dendrítica de la dermis.

Clínica

Existen muchas variantes clínicas e histológicas. La forma más común es la nodular pigmentada, aunque hay formas no pigmentadas, anetodérmicas, gigantes.

El quiste infundibular es una lesión queratósica, ya que está revestido por una pared epitelial escamosa. La complicación más frecuente es la rotura y la inflamación secundaria, que dan lugar a la formación de un granuloma a cuerpo extraño o a una intensa reacción inflamatoria.

Diagnóstico

El diagnóstico es clínico-histológico. Suele estar presente el «signo del hoyuelo», es decir, al intentar pellizcar la lesión, esta se deprime. Últimamente se ha propuesto la dermatoscopia y la ecografía cutánea como técnicas útiles en el diagnóstico.

En el estudio histológico, se observa una proliferación de células fusiformes localizada en la dermis que diseca y rodea los haces de colágeno. Asimismo, aparece una hiperplasia e hiperpimentación de la epidermis suprayacente.

En el diagnóstico diferencial, deben incluirse las cicatrices, el nevo azul y el dermatofibrosarcoma *protuberans*.

Tratamiento

El dermatofibroma es una lesión benigna, por lo que solo es necesaria la extirpación si la lesión resulta dolorosa. Es rara la recidiva, aunque es posible si la cirugía es incompleta.

Angioqueratoma de Fordyce

Es uno de los angioqueratomas más frecuentes.

Se relaciona con la presencia de una hernia inguinal, una tromboflebitis, traumatismos o cirugías previas. También está descrita su aparición tras la aplicación de radioterapia o con la toma de anticonceptivos orales.

Clínica

Son pápulas de 2-4 mm, rojo-purpúricas, generalmente múltiples, localizadas en los labios mayores, en personas mayores de 50 años. También es frecuente encontrarlos en mujeres jóvenes tras el parto. Pueden ser asintomáticos o causar prurito, sangrado o dolor intermitente (Fig. 28-21).

Diagnóstico

El diagnóstico es clínico y anatomopatológico: proliferación de vasos de pared fina y amplia luz en contacto con la epidermis, que produce una leve hiperqueratosis.

En el diagnóstico diferencial, se encuentran las lesiones vasculares, el epitelioma basocelular pigmentado o el melanoma.

Tratamiento

Se debe realizar su extirpación quirúrgica si genera molestias. También se puede aplicar el láser vascular con buenos resultados, crioterapia o electrocoagulación.

Linfangioma

Se trata de un tumor poco frecuente, originado de vasos linfáticos profundos o cisternas linfáticas. De etiología desconocida, a veces se asocia a radioterapia.

Existen dos variedades diferenciadas:

- Linfangioma circunscrito.
- Linfangioma cavernoso.

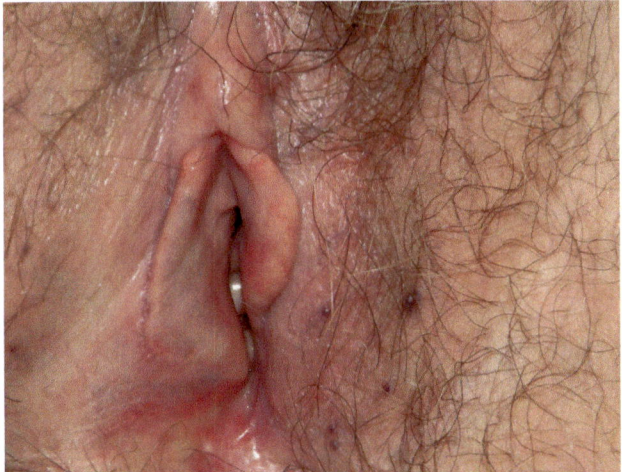

Figura 28-21. Angioqueratomas de Fordyce en paciente con liquen escleroso y atrófico. Se distinguen múltiples pápulas violáceas de 2-3 mm en ambos labios.

Clínica

El linfangioma circunscrito se manifiesta en forma de pequeños nódulos múltiples, como vesículas de color blanco, rojizo o rosa grisáceo, simulando pequeñas verrugas o vesículas herpéticas, clásicamente descrito como «en huevas de renacuajo» (Fig. 28-22).

En el linfangioma cavernoso, hay grandes espacios quísticos llenos de linfa, conformando un tumor blando, compresible, que deforma el lado afecto de la vulva, pudiendo extenderse hacia el periné y/o la vagina.

Diagnóstico

Clínico, con confirmación histológica. Al microscopio, se observa un tumor constituido por vasos de paredes delgadas en la dermis papilar y reticular, vacíos o que contienen material homogéneo eosinófilo y linfa.

Se debe diferenciar de los condilomas, fibromas blandos y nevos melanocíticos intradérmicos.

Tratamiento

El tratamiento mediante exéresis quirúrgica o vaporización con láser de CO_2 sólo debe plantearse en casos sintomáticos.

Queratosis seborreica

Las queratosis seborreicas son lesiones benignas de la piel que se observan generalmente a partir de los 20-30 años. Son

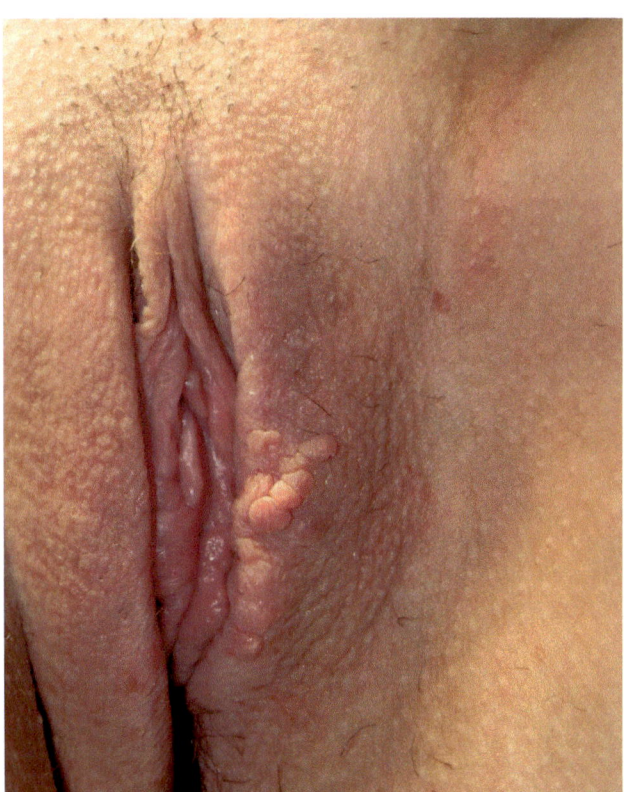

Figura 28-22. Linfangiomas en el labio mayor izquierdo. Se observan pápulas blandas de color carne, alguna semitranslúcida.

extremadamente frecuentes y pueden aparecer en cualquier parte del cuerpo, incluida la vulva.

Clínica

Son maculo pápulas de color marrón y bordes bien definidos que, con el tiempo, adquieren un aspecto verrucoso (**Fig. 28-23**). Su tamaño oscila entre unos milímetros y varios centímetros, y puede adquirir coloración negruzca, simulando lesiones malignas.

Diagnóstico

El diagnóstico de estas lesiones suele ser clínicamente sencillo. Cuando en ocasiones se realiza un estudio histológico de las mismas, estas se caracterizan por presentar una acantosis epidérmica con hiperplasia de la capa basal, que incluye múltiples seudoquistes córneos asociados a un aumento de pigmento en la membrana, sin incremento del número de melanocitos.

Las queratosis seborreicas pigmentadas superficialmente pueden ser difíciles de distinguir de lesiones melanocíticas incluyendo el nevo atípico/melanoma. En estos casos, la dermatoscopia ha mostrado ser una herramienta de gran utilidad para establecer un diagnóstico más exacto. En caso de duda, la biopsia cutánea establece el diagnóstico definitivo.

Tratamiento

El tratamiento no es necesario, salvo que se trate de lesiones sintomáticas. En este último caso, el tratamiento con crioterapia o láser de CO_2 consigue excelentes resultados.

Hidradenoma papilífero

Se trata de un tumor glandular benigno que, en la mayor parte de los casos descritos, se dan en la vulva de mujeres adultas.

Se origina en las glándulas sudoríparas apocrinas genitales especializadas, localizadas en la cara interna de los labios mayores y el surco interlabial.

Son tumores poco frecuentes, descritos casi exclusivamente en mujeres blancas.

Clínica

Consiste en una pápula o nódulo solitario redondeado u ovoideo, móvil y no adherido a planos profundos, localizado típicamente en el surco interlabial, con un tamaño medio de 1 a 2 cm (**Fig. 28-24**). Al ulcerarse, se observa un material rojizo en su interior que sangra con facilidad y puede sobreinfectarse.

Diagnóstico

El diagnóstico es histológico. Se trata de una neoplasia dérmica quística con una cavidad tapizada por un epitelio, al cual se hallan conectados túbulos alargados y agrupados que se disponen formando un patrón similar a un laberinto. Las papilas están formadas por un eje conectivo revestido por células epiteliales glandulares que forman una o dos capas, la más externa con presencia de elementos mioepiteliales.

El diagnóstico diferencial se debe establecer con el granuloma piogénico y el adenocarcinoma.

Tratamiento

Dada su rareza, se aconseja la biopsia escisional, que es a la vez diagnóstica y terapéutica.

Tumoraciones quísticas benignas vulvovaginales

Los quistes vaginales benignos constituyen hasta ⅓ de las lesiones vaginales, aunque se consideran poco frecuentes (1/200 mujeres). Suelen ser asintomáticos y diagnosticarse de forma incidental en la exploración ginecológica rutinaria.

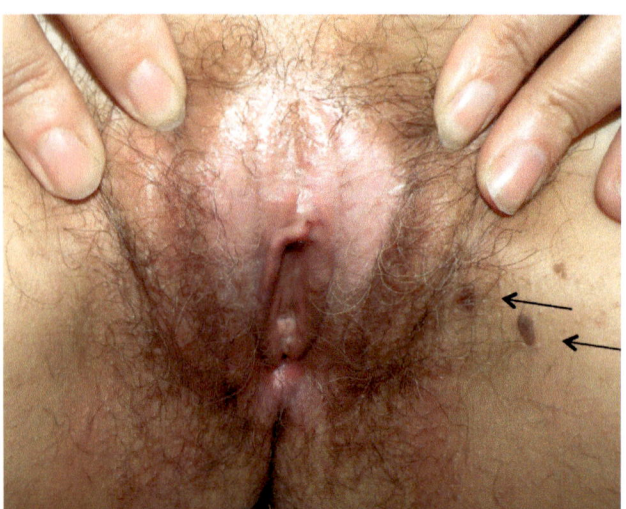

Figura 28-23. Liquen escleroso atrófico y queratosis seborreicas. Se observan dos maculo pápulas de color marrón y bordes bien definidos, de aspecto verrucoso (flechas).

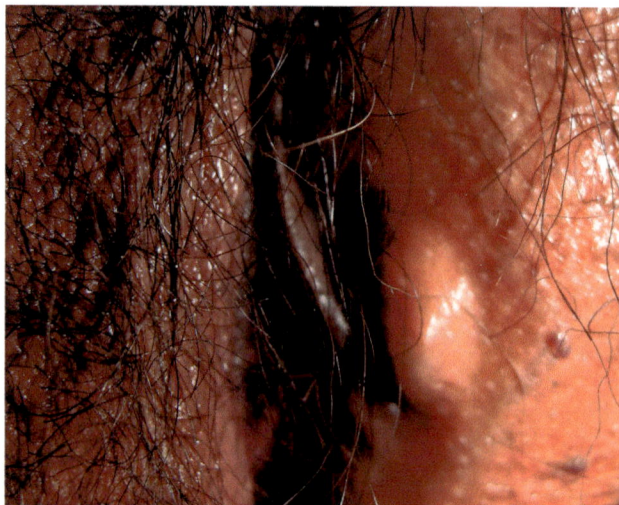

Figura 28-24. Hidradenoma papilífero. Detalle donde se muestra una lesión tumoral en la cara interna del labio mayor izquierdo de 2 cm de diámetro, de consistencia firme.

Por lo general, aparecen en la pared anterolateral vaginal en mujeres de 30-40 años. En los casos de gran tamaño, pueden ocasionar sensación de presión o dolor.

En la exploración, habrá que tener en cuenta, además del tamaño y la localización, la consistencia y la posible fijación a tejidos profundos, así como a la naturaleza de su contenido. En los casos de formaciones sólidas y fijas, o si aparece sangrado o crecen, habrá que valorar realizar una biopsia/escisión del mismo.

Además de la exploración, se puede completar el estudio con ecografía transvaginal o resonancia magnética, especialmente si se sospecha su extensión hacia la región periuretral. La escisión puede ser completa o por marsupialización, con bajas tasas de recurrencia y complicaciones. En el caso de no poder resecar la cápsula del quiste, se puede realizar una cauterización de este para conseguir la obliteración del espacio y disminuir las recurrencias.

En este apartado distinguimos los siguientes tipos de lesiones:

- **Quistes müllerianos:** suelen aparecer en las paredes de la vagina y tienen una consistencia blanda y lisa. Solo si es sintomático se recomienda su escisión, en el resto de los casos se puede realizar un seguimiento expectante.
- **Quistes del conducto de Gärtner:** localizados a lo largo de la pared vaginal. Se caracterizan por ser simples, únicos y no tener comunicación con la vagina o el útero. Dado que pueden asociarse a uréter ectópico, agenesia renal unilateral e hipoplasia renal hasta en un 10 % de los casos, se recomienda realizar pruebas de imagen adicionales. En principio, se aconseja un manejo expectante en los casos asintomáticos o marsupialización/escisión si aparece clínica. Las tasas de recurrencia tras la cirugía son bajas.
- **Quistes de Bartolino:** son relativamente frecuentes, alcanzando el 7-27 % de todos los quistes vaginales. Se producen por la obstrucción de los conductos y la retención de secreciones mucosas y, en ocasiones, puede sobreinfectarse, dando lugar a una bartolinitis aguda, en cuyo caso aparecerá intenso dolor e inflamación (**Fig. 28-25**). Los quistes asintomáticos en mujeres jóvenes no requieren tratamiento. En los casos de infección, se puede recurrir a la fistulización con un catéter de Word (Word Bartholin Gland Catheter; Cooper Surgical, Trumbull, Conn) o a su drenaje y marsupialización. En los casos de lesiones recurrentes, pacientes mayores de 40 años o aquellas con sospecha de malignidad, se planteará su escisión quirúrgica.
- **Divertículos uretrales:** están presentes en el 1-6 % de la población femenina, y constituyen el 84 % de todas las masas periuretrales. Las evaginaciones en forma de saco de la uretra con comunicación directa con la luz uretral son causadas por la rotura de una glándula o quiste periuretral infectado. Deben diferenciarse de un uretrocele o un cistocele pequeño. Se encuentran a lo largo de la pared vaginal anterior en la línea media, se ubican con mayor frecuencia en los tercios medio y distal de la uretra posterior. A la expresión del meato drena secreción blanquecina (orina o incluso material purulento). Si se sospecha un divertículo, se debe realizar una resonancia magnética pélvica, seguida de una cistoscopia, para la planificación

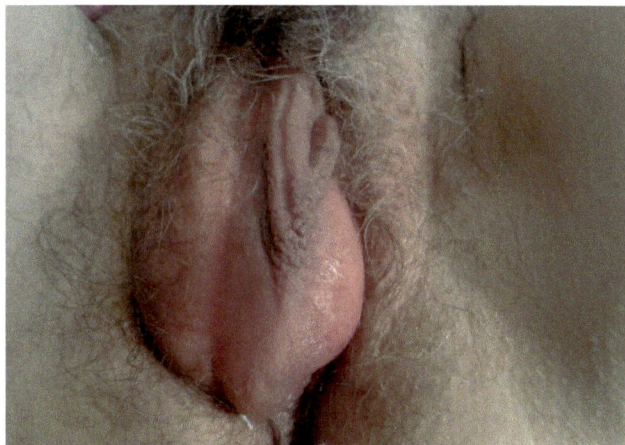

Figura 28-25. Bartolinitis aguda. Se aprecia una gran tumoración que abarca el área de la glándula de Bartolino derecha, con mucho dolor al tacto. Al drenarlo, se comprobó el contenido purulento.

prequirúrgica. Se ha informado de malignidad en hasta el 6-9 % de los divertículos uretrales, y el tipo histológico más común es el adenocarcinoma. El tratamiento consiste en la escisión transvaginal con reconstrucción uretral.
- **Quistes de las glándulas de Skene** (glándulas periuretrales): las glándulas están ubicadas a lo largo de la uretra distal bilateralmente, anidadas en la pared vaginal anterior. Los quistes de estas glándulas son poco comunes, y se producen al obstruirse su canal de drenaje. Cuando se comprime, no se produce secreción, a diferencia del divertículo uretral. Para el diagnóstico diferencial entre ambos resultan útiles las pruebas de imagen. El manejo de los quistes sintomáticos con aspiración o marsupialización tiene buenos resultados, con bajas tasas de complicaciones o recurrencias.
- **Quistes de inclusión vaginal:** son los quistes no embriológicos más comunes de la vagina y comprenden hasta el 25 % de todos los quistes vaginales. Suelen aparecer tras un daño previo (traumatismo o cirugía). La escisión rara vez está indicada, ya que estos quistes suelen ser asintomáticos.
- **Endometriosis:** aproximadamente 1/500 mujeres con endometriosis tendrá enfermedad vaginal o vulvar. Estas lesiones son de color marrón-negro o rojo-azul, y pueden ser quísticas o sólidas. Los quistes endometriósicos pueden ubicarse en cualquier lugar a lo largo de la pared vaginal, pero se identifican más comúnmente en el fondo de saco vaginal posterior. Clínicamente suele asociarse a agrandamiento cíclico del quiste, dolor o dismenorrea en el momento de la menstruación. El tratamiento, cuando son sintomáticas o no responden a la hormonoterapia, pasa por una exéresis quirúrgica de la lesión, habitualmente por vía laparoscópica, ya que la manifestación en la vagina suele ser la punta del iceberg de una lesión retrocervical más amplia que caudalmente infiltra la vagina.

LESIONES PREMALIGNAS DE VAGINA Y VULVA

A continuación, se explican las características de las lesiones premalignas de la vagina y la vulva.

Lesiones premalignas de vagina

La lesión precursora por excelencia del cáncer de vagina es la neoplasia vaginal intraepitelial (VaIN). La VaIN es una patología poco frecuente (menos del 0,5 % de todas las lesiones premalignas del aparato genital en la mujer) y suele ser asintomática, por tanto, de difícil diagnóstico.

Las lesiones de VaIN se clasifican en lesiones escamosas intraepiteliales de alto grado (HSIL, *high-grade squamous intraepithelial lesion*) (VaIN) y lesiones escamosas intraepiteliales de bajo grado (LSIL, *low-grade squamous intraepithelial lesion*) (VaIN) según el grado de afectación de la maduración epitelial.

La HSIL (VaIN) se considera el verdadero precursor del cáncer de vagina que, en mujeres jóvenes, se relaciona con la infección por el VPH y el desarrollo y progresión a partir de lesiones precursoras (VaIN), mientras que en mujeres mayores, se asocia a factores hormonales y traumatismos crónicos.

La presencia de VaIN y la infección por VPH están relacionadas hasta en el 90 % de los casos de VaIN, por lo que muy frecuentemente se asocia a lesiones multicéntricas del tracto anogenital, como la neoplasia intraepitelial del cuello uterino, la neoplasia vulvar intraepitelial (VIN) o la neoplasia anal intraepitelial.

Clínica

Suele ser asintomática, aunque ocasionalmente se puede asociar a prurito, dispareunia o leucorrea. En caso de sangrado o leucorrea sanguinolenta, habrá que descartar invasión. Puede aparecer como una lesión única, o más frecuentemente asociada a lesión cervical o en la cúpula vaginal, tras una histerectomía en pacientes con lesión cervical previa.

 Una citología anormal en una mujer diagnosticada de neoplasia intraepitelial del cuello uterino, que ha sido histerectomizada, es con frecuencia la primera manifestación de una posible lesión vaginal preneoplásica.

Según el protocolo, la vaginoscopia debería realizarse sistemáticamente en todos los casos en los que se lleva a cabo una colposcopia (**Tabla 28-3**).

Tratamiento

No existe consenso en relación con el tipo de abordaje terapéutico de la VaIN. Si se trata de una LSIL (VaIN), se recomienda seguimiento expectante (excepto en pacientes inmunodeprimidas) cada 6 meses con vaginoscopia y citología, dado que la mayoría regresan espontáneamente.

El tratamiento quirúrgico mediante escisión lesional es el abordaje de elección de la HSIL (VaIN), especialmente en pacientes con elevado riesgo de invasión oculta o progresión. Otras opciones de tratamiento incluyen:

- 5-fluorouracilo: crema al 5 % aplicada por el ginecólogo una vez por semana durante 6-10 semanas. Indicada en lesiones multifocales, muy extensas y sin sospecha de invasión.

Tabla 28-3. Esquema resumen de la metodología para realizar una vaginoscopia diagnóstica de neoplasia vaginal intraepitelial

1. Inspección externa: meato uretral, himen, introito y mucosa proximal de la vagina
2. Especuloscopia:
   - Valoración del flujo vaginal ± toma de muestra para cultivos si hay indicación
   - Valoración de la mucosa y su vascularización
   - Aplicación de acético y colposcopia
   - Exploración de los fondos de saco de la vagina
   - Exploración de los tercios medio y externo de la vagina, paredes anterior y posterior
   - Aplicar Lugol y repetir la exploración del cuello uterino y la vagina:
     - Áreas de Lugol débil o negativas de bordes definidos: sugestivas de VaIN
     - Color amarillo mostaza homogéneo: HSIL (VaIN)
     - Color caoba: mucosa sana circundante
   - Realizar biopsia dirigida y localizar la lesión para el tratamiento

Adaptada de: Asociación Española de Patología Cervical y Colposcopia. Guías AEPCC. Neoplasia vaginal intraepitelial (VaIN). Madrid: AEPCC; 2015.
HSIL: lesiones escamosas intraepiteliales de alto grado; VaIN: neoplasia vaginal intraepitelial.

- Ácido tricloroacético (solución de dicho ácido al 80 % en alcohol de 70°): se aplica en repetidos toques con un hisopo o torunda pequeña, impregnando la zona a tratar durante unos minutos en una sesión semanal, durante 4 semanas consecutivas. Está indicado en mujeres con VaIN localizada y accesible a la aplicación directa (no en áreas próximas a la uretra o fondos de saco vaginales posthisterectomía).
- Imiquimod al 5 %: aplicado por el ginecólogo o autoaplicado con los dedos, 6,25 mg tres veces por semana durante 16 semanas, 50 mg dos veces por semana con un mínimo de cinco dosis o 250 mg semanales durante 12 sesiones. Aunque su uso vaginal como tratamiento de la VaIN no está incluido como indicación en la ficha técnica, existen estudios que han demostrado su eficacia en HSIL (VaIN) extensa multifocal o lesiones únicas vaginales sin sospecha de invasión.
- Ácido poligammaglutámico: está en investigación.

El tratamiento escisional puede realizarse mediante:

- Asa de diatermia o láser de CO_2: indicado en lesiones de HSIL (VaIN) unifocales o multifocales poco extensas, especialmente en pacientes immunodeprimidas, en las que el tratamiento debe ser lo más conservador posible, debido al elevado riesgo de recidiva y necesidad de retratamiento. Dado que consiste en una terapia ablativa, deben realizarse biopsias múltiples para descartar enfermedad invasiva. No se recomienda en lesiones extensas y multifocales.
- Colpectomía parcial o total: en pacientes con HSIL (VaIN) posthisterectomía, especialmente en lesiones únicas del fondo vaginal, sobre la cicatriz de la colporrafia o los ángulos de sutura vaginal, por el mayor riesgo de carcinoma invasor oculto y por la alta tasa de recidivas de difícil detección durante el seguimiento.

En otros casos, puede optarse por realizar tratamientos destructivos, mediante cauterización o vaporización, habitualmente con láser de CO_2, con una menor radicalidad y preservación anatómica y funcional de la vagina. Sin embargo, no se obtiene material para estudio histológico, por lo que previamente habrá que realizar biopsias múltiples para descartar una invasión oculta.

Por último, la braquiterapia puede aplicarse en casos excepcionales, como mujeres mayores con lesiones de alto grado extensas o localizadas en el fondo vaginal en pacientes histerectomizadas por neoplasia intraepitelial del cuello uterino o lesiones recurrentes sin otra opción terapéutica o un riesgo quirúrgico elevado, en las que no es posible realizar otros tratamientos.

Lesiones premalignas de vulva

La VIN se considera la lesión precursora del carcinoma escamoso de vulva. El diagnóstico precoz y tratamiento adecuado de la VIN es el único método de prevención secundaria disponible actualmente para evitar el desarrollo de esta neoplasia. La International Society for the Study of the Vulvovaginal Disease (ISSVD) establece dos patrones lesionales de VIN: HSIL (VIN tipo común) y VIN tipo diferenciado, con factores epidemiológicos, características histológicas, comportamiento clínico y potencial de progresión a cáncer claramente diferenciados (2015).

La HSIL (VIN tipo común) está causada por los genotipos oncogénicos del VPH, generalmente VPH 16. En el 90 % de los casos, las infecciones son transitorias y se resuelven gracias a la respuesta inmunitaria en unos 2 años.

La VIN tipo diferenciado no se relaciona con el VPH y es mucho menos frecuente que la HSIL (VIN tipo común). Se asocia a dermatosis inflamatorias crónicas, como el liquen escleroso y el liquen simple crónico (**Tabla 28-4**).

Clínica

La clínica es muy heterogénea, y tan solo el 50 % de las lesiones de VIN son sintomáticas. El prurito es el síntoma más frecuente, seguido de dolor, escozor, dispareunia o disuria.

En la HSIL (VIN tipo común) las lesiones suelen ser polimorfas, sobreelevadas o papilomatosas y pigmentadas, y multifocales, localizadas en las áreas mucosas desprovistas de vello, preferentemente en el tercio inferior de la vulva en varias zonas (vulvares y perineales). Es frecuente la asociación a lesiones intraepiteliales en otras áreas anatómicas del tracto anogenital (ya sea de forma sincrónica o metacrónica).

En la VIN tipo diferenciado, se suele asociar a otras lesiones cutáneas vulvares, como el liquen escleroso o liquen simple crónico, que aparecen únicas, de pequeño tamaño, de color blanco (debido a la hiperqueratosis) o rojizas, mal definidas y con frecuencia localizadas en áreas provistas de vello. El síntoma más frecuente es el prurito vulvar de larga evolución.

Se debe realizar una biopsia de lesión vulvar siempre que no esté clínicamente filiada y con duda diagnóstica, si existe sospecha de invasión, en lesiones pigmentadas, en caso de condilomas o lesiones verrucosas en mujeres postmenopáusicas y siempre antes de tratamientos destructivos.

Tabla 28-4. Tipos clínico-patológicos de neoplasia vulvar intraepitelial

	HSIL (VIN tipo común)	VIN tipo diferenciado
	VPH	No VPH
Edad	20-40 años	> 40
Condilomas, citología alterada	+	–
Inmunodeprimidas	+	–
Lesiones	Múltiples	Única
Neoplasias asociadas del TGI	++	–
Dermatosis inflamatorias asociadas	–	++
Pronóstico	Bueno	Malo
Macadores moleculares	HPV p1 y p14	Mutación p53

Adaptada de: Asociación Española de Patología Cervical y Colposcopia. Guías AEPCC. Neoplasia vulvar intraepitelial (VIN). Madrid: AEPCC; 2015. HSIL: lesiones escamosas intraepiteliales de alto grado; TGI: tracto genital inferior; VIN: neoplasia vulvar intraepitelial; VPH: virus del papiloma humano.

Tratamiento

La escisión es el tratamiento de elección en la VIN tipo diferenciado y en casos de HSIL (VIN tipo común) con lesiones no subsidiarias de tratamientos tópicos o destructivos. Debe realizarse la escisión de la totalidad de la lesión con margen de seguridad de 0,5 cm alrededor de la lesión visible (o menor en lesiones con compromiso de estructuras anatómicas como el ano, la uretra o el clítoris) y profundidad mínima de 3 mm en áreas pilosas y 1 mm en áreas no pilosas. En los casos de lesiones de VIN muy extensas que afectan a la mayor parte del tejido vulvar, puede realizarse una vulvectomía cutánea parcial o total.

En los casos en los que se precise una mejor conservación anatómica y funcional de la vulva, se pueden aplicar tratamientos destructivos, que obligan a descartar previamente la presencia de lesión invasiva mediante la toma de biopsias múltiples. El más frecuentemente utilizado es la vaporización con láser de CO_2.

Los tratamientos tópicos de la VIN (5-fluorouracilo, imiquimod, cidofovir) no se encuentran aprobados por la Food and Drug Administration (FDA), aunque podrían recomendarse en la HSIL (VIN tipo común) en caso de lesiones unifocales o multifocales aisladas de forma única, o en combinación con terapias escisionales o destructivas, una vez descartada la invasión oculta, pero en ningún caso en la VIN tipo diferenciado.

 Es importante precisar el diagnóstico entre VIN tipo común y diferenciado, ya que el comportamiento clínico y potencial de progresión a cáncer es diferente.

ÚLCERAS VULVARES BENIGNAS NO INFECCIOSAS

A continuación, se explican las características de las úlceras vulvares benignas no infecciosas.

Úlcera de Lipschütz

Aparecen como lesiones únicas que predominan en las mujeres púberes jóvenes que no han iniciado relaciones sexuales.

Respecto a la clínica, el 70 % de los casos van precedidos de fase prodrómica (fiebre alta > 38 °C, mal estado general astenia, mialgias, etc.). A los 3-4 días, aparece una úlcera necrótica, dolorosa, grande (> 1 cm), profunda, única o múltiple y a veces bilaterales («en espejo») con un aspecto de «beso», rodeadas de un borde violáceo en los labios menores, los mayores y el introito vaginal. Se acompañan de adenopatías regionales. Las úlceras acaban desapareciendo solas y pueden recurrir hasta el 33 % durante el primer año. Su presencia se ha asociado a múltiples virus, como el virus de Epstein-Barr, citomegalovirus, gripe, enfermedad asociada al coronavirus de tipo 2 causante del síndrome respiratorio agudo grave, entre otros, y bacterias (*Mycoplasma pneumoniae*, *Streptococcus pneumoniae* y *Salmonella paratifoidea*). Sin embargo, en muchos casos, la causa sigue siendo desconocida.

El diagnóstico se realiza sobre la base de los hallazgos clínicos y la exclusión de otras causas de ulceración genital.

El tratamiento es sintomático, destinado a aliviar el dolor (antiinflamatorios no esteroideos orales, anestésicos tópicos, corticoides, antibióticos).

Úlceras aftosas

La úlceras aftosas orales y vulvares son muy similares, aunque estas últimas son menos frecuentes.

En la clínica, las lesiones individuales comienzan como úlceras redondas a ovaladas, aunque por confluencia, pueden simular úlceras de mayor tamaño, con bordes irregulares. Hay un reborde rojo de eritema (de 2-3 mm de anchura), y en la base de las úlceras, habitualmente hay un coágulo blanco de tejido necrótico. Son dolorosas, y la curación generalmente tarda 2-3 semanas. Si recurren, es más fácil llegar al diagnóstico.

Como no hay datos microscópicos ni de laboratorio característicos, la única forma de confirmar el diagnóstico es descartar las enfermedades que las simulan como, por ejemplo, la enfermedad de Behçet.

El tratamiento es sintomático.

Enfermedad de Crohn

La afectación extraintestinal cutánea en pacientes con enfermedad de Crohn se produce con cierta frecuencia. Las lesiones mucocutáneas se pueden dividir en dos categorías:

- Afectación específica histológicamente: tienen las mismas características granulomatosas microscópicas que se encuentran en el intestino.
- Afectación inespecífica histológicamente: incluye las úlceras aftosas, pioderma gangrenoso y eritema nudoso. Aparecen característicamente ulceraciones lineales y profundas «en corte con cuchillo» de la enfermedad de Crohn en los pliegues cutáneos, aun cuando la enfermedad intestinal asociada no se ha diagnosticado.

La aparición de cualquier tipo de lesión cutánea no guarda relación con la extensión y la gravedad de la enfermedad intestinal. De hecho, las lesiones cutáneas frecuentemente preceden a la aparición de cualquier síntoma o signo intestinal.

Otras causas de úlcera: pioderma gangrenoso, hidradenitis supurativa

El pioderma gangrenoso es una úlcera cutánea primaria que se forma como consecuencia de una intensa destrucción neutrófila del tejido conjuntivo dérmico y de los vasos sanguíneos. Clásicamente es una úlcera profunda, con bordes violáceos elevados. La base habitualmente está recubierta por una escara oscura. Se desconoce la causa, aunque aproximadamente un tercio de las pacientes tiene enfermedad inflamatoria intestinal. Se han descrito menos de una docena de casos con afectación vulvar.

La hidradenitis supurativa también puede aparecer en forma de úlceras vulvares.

DIAGNÓSTICO DIFERENCIAL DEL PRURITO VULVAR

Para realizar un correcto diagnóstico diferencial del prurito vulvar, hay que valorar la aparición de cicatrices. En el caso de que se identifiquen, se deberá considerar el liquen escleroso, el liquen plano y el penfigoide mucoso (superficial):

- En el liquen escleroso, las lesiones serán hipopigmentadas, con atrofia, púrpura, con afectación de la vulva y la zona perianal (en forma de ocho). Podrá asociarse a lesiones en la mucosa oral.
- En el liquen plano, las lesiones aparecen en forma de erosiones rodeadas de un patrón «en encaje blanquecino». Ayuda al diagnóstico el que la paciente presente además lesiones orales o extragenitales de liquen plano. Habrá que descartar la afectación vaginal.
- El penfigoide mucoso se asocia a erosiones o ampollas en otras localizaciones. Las ampollas son subepiteliales, con inmunofluorescencia directa positiva.

En el caso en el que el prurito no se asocie a cicatrices, habrá que considerar un liquen escleroso precoz, un liquen simple crónico, la psoriasis y otras dermatitis.

Si el prurito es aislado y no aparecen lesiones asociadas, habrá que valorar su relación con la fricción o la presión.

Por otra parte, si el prurito vulvar incluye también el área anogenital, se podrán considerar los siguientes diagnósticos diferenciales:

- Liquen escleroso (descrito anteriormente).
- Psoriasis: en mujeres con antecedentes de psoriasis. Aparecen placas delimitadas generalmente en la piel con pelo y en el surco interglúteo. Pueden presentar afectación cutánea o inguinal.
- Enterobiosis: generalmente en niñas. El prurito empeora por la noche. Se pueden detectar huevos tras aplicar una cinta adhesiva sobre el área perianal.
- Dermatitis, alérgenos por contacto: en mujeres con antecedentes de dermatitis atópica o seborreica. Se observa un

eritema con escamas o costras. Pueden encontrarse otras lesiones extragenitales de dermatitis.
• Inducido por fármacos: si no se asocia a lesiones específicas diferentes de los signos de rascado.

 Para el diagnóstico diferencial del prurito vulvar, resulta útil determinar inicialmente si existen lesiones cicatriciales asociadas o no.

ESTUDIO DE LA VULVODINIA

La vulvodinia se define como la sensación de quemazón, irritación u otros síntomas dolorosos en la vulva de forma crónica, sin alteraciones clínicas ni de laboratorio asociadas.

En la exploración vulvar, esta aparecerá normal o con un pequeño eritema macular. Se deberán realizar cultivos vaginales y una observación en fresco de la toma vaginal para descartar una de las causas más frecuentes, que es la infección vaginal.

El diagnóstico diferencial incluye:

• Infecciones: por *Candida* no *albicans* (lo más frecuente), vaginitis bacteriana, virus del herpes.
• Dermatosis erosivas: incluyendo liquen plano, liquen simple crónico, liquen escleroso.

• Vaginitis atrófica.
• Vaginitis inflamatorias: vaginitis descamativa y vaginitis no infecciosa asociada.
• Enfermedades neurológicas: neuralgia postherpética, neuropatía diabética, esclerosis múltiple, neuralgia del pudendo.

El tratamiento de la vulvodinia es complejo, dada su inespecificidad y debe ser objeto de un abordaje multidisciplinar. Es importante realizar una adecuada educación de la paciente, dar consejos de salud vulvar, evitar irritantes y fármacos tópicos innecesarios, así como realizar terapia del suelo pélvico. Entre los tratamientos médicos se usan preparados tópicos como lidocaína en gel al 2 % o pomada la 5 %, infiltración con anestésicos, corticoides, toxina botulínica o fármacos empleados para el dolor neuropático como neuromoduladores o antidepresivos por vía oral. Puede resultar también útil la psicoterapia. El abordaje quirúrgico debe restringirse a casos seleccionados con clínica localizada y que no responden a medidas conservadoras.

 En la valoración de la vulvodinia, es fundamental realizar una historia clínica exhaustiva.

 PUNTOS CLAVE

• La patología orgánica benigna de la piel y anejos de los genitales es extensa y variada y requiere conocer qué lesiones son susceptibles de realizar una biopsia para su estudio anatomopatológico y así diagnosticar lesiones malignas y premalignas de forma precoz.
• Es importante priorizar el estudio citológico e histológico de las lesiones premalignas de vagina y vulva para realizar un tratamiento dirigido y específico, y así evitar la comorbilidad asociada a un diagnóstico tardío.

• El manejo diagnóstico y terapéutico del conjunto de lesiones causantes de prurito vulvar y vulvodinia es fundamental para aliviar la sintomatología y mejorar así la calidad de vida de las pacientes.
• La aplicación del estudio sistemático de las úlceras vulvares benignas y las dermatosis resulta muy útil para su correcta diferenciación.

BIBLIOGRAFÍA

Aldrich ER, Pauls RN. Benign cysts of the vulva and vagina: a comprehensive review for the gynecologic surgeon. Obstet Gynecol Surv. 2021; 76(2):101-7.

Andstey AV. Vitiligo. En: Burns DA, Breathnach SM, Cox NH, Griffiths, CEM (eds.). Rook´s textbook of dermatology. 8ª ed. Oxford: Wiley-Blackwell Publishing; 2010. p. 58.46-58.49.

Barchino-Ortiz L, Suárez-Fernández R, Lázaro-Ochaita P. Dermatosis inflamatorias vulvares. Actas Dermosifiliogr. 2012;103(4):260-75.

Black M. Dermatología obstétrica y ginecológica. 3ª ed. Elsevier España; 2009.

Bolognia JL, Schaffer JV, Cerroni L. Dermatología. 4ª ed. Barcelona: Elsevier España; 2018. p. 1243-58.

Burrows LJ, Shaw HA, Goldstein AT. The vulvar dermatoses. J Sex Med. 2008;5(2):276-83.

Doherty MG, Copeland LJ, Powell MA. Anatomía clínica de la pelvis. En: Copeland LJ (ed.). Ginecología. 2ª ed. Madrid: Editorial Médica Panamericana; 2003. p. 17-23.

Edwards L. Disorders of pigmentation. En: Black M, Ambros-Rudolph C, Edwards L, Lynch P (eds.). Obstetric and ginecologic dermatology. 3ª ed. Barcelona: Mosby Elsevier; 2008. p. 257-65.

Edwards L. Pigmented vulvar lesions. Dermatol Ther. 2010;23(5):449-57.

Heller DS. Benign papular lesions of the vulva. J Low Genit Tract Dis. 2012;16(3):296-305.

Izquierdo MJ, Requena L. Hidradenoma papilífero. En: Requena L (ed.). Neoplasias anexiales cutáneas. Madrid: Aula Médica; 2012. p. 49-51.

Mabey D, Peeling RW. Lymphogranuloma venereum. Sex Transm Infect. 2002;78(2):90-2.

Requena L. Acrocordones y fibromas péndulos. En: Requena L (ed.). Tumores cutáneos de partes blandas. Madrid: Aula Médica; 2012. p. 51-7.

Requena L. Angioqueratomas. En: Requena L (ed.). Tumores cutáneos de partes blandas. Madrid: Aula Médica; 2012. p. 433-40.

Requena L. Dermatofibroma. En: Requena L (ed.). Tumores cutáneos de partes blandas. Madrid: Aula Médica; 2012. p. 7-33.

Rock B, Hood AF, Rock JA. Prospective study of vulvar nevi. J Am Acad Dermatol. 1990;22(1):104-6.

Torgerson RR, Edwards L. En: Freedberg I, Eisen AZ, Wolff K, Austen KF, Goldsmith LA, Katz SI (eds.). Fitzpatrick's dermatology in general medicine. 7ª ed. Nueva York: Mc Graw-Hill Education; 2003. p. 675-83.

Venkatesan A. Pigmented lesions of the vulva. Dermatol Clin. 2010;28(4):795-805.

Wojnarowska F, Cooper S. Enfermedades anogenitales. En: Bolognia JL, Jorizzo J, Rapini R (eds.). Dermatología. Madrid: Elsevier; 2004. p. 1099-1116.

Patología ginecológica y mamaria maligna

VII

Patología maligna de la vagina y la vulva

29

D. Á. Sánchez Torres y S. Morales Sierra

OBJETIVOS

- Comprender la etiopatogenia del cáncer de vagina y su relación con el cáncer de cérvix.
- Identificar los dos mecanismos causales bien diferenciados por los que se produce el cáncer de vulva y sus lesiones precursoras: virus del papiloma humano frente a la patología inflamatoria crónica de la vulva.
- Conocer el manejo de las lesiones precursoras del cáncer de vagina y de vulva.
- Entender la importancia de la biopsia de vagina y de vulva para el diagnóstico y la clasificación de las lesiones premalignas y malignas de la vagina y la vulva.
- Plantear un protocolo de estadificación de las pacientes con patología maligna de la vagina o de la vulva.
- Reconocer las indicaciones y la importancia del tratamiento quirúrgico de las pacientes con cáncer de vagina o de vulva.
- Discutir la utilidad de la técnica de biopsia selectiva de ganglio centinela en el cáncer de vulva.
- Poner en práctica la toma de decisiones de forma individualizada y con la participación de un comité multidisciplinar de ginecología oncológica.
- Realizar un seguimiento adecuado a las pacientes tratadas por patología maligna de la vagina o de la vulva.

PATOLOGÍA MALIGNA DE LA VAGINA

El cáncer de vagina es una enfermedad infrecuente, que apenas representa el 1-2 % de todos los tumores ginecológicos. Aunque el cáncer primario de vagina es muy raro, es algo más frecuente la presencia de lesiones en la vagina por invasión de estructuras adyacentes, como el cérvix, el endometrio, el recto, la vulva, la vejiga, etcétera.

En otras ocasiones, en la vagina, pueden asentar lesiones metastásicas de cáncer de mama, de ovario o de riñón.

En Estados Unidos, la tasa de incidencia ha crecido en los últimos años, llegando a 0,6-1 caso por cada 100.000 habitantes y año, lo que supone alrededor de 2.000 nuevos diagnósticos al año. Curiosamente, los últimos reportes estadísticos publicados en Estados Unidos en 2023 indican que las lesiones malignas de vagina (incluyendo primarias y secundarias) son ligeramente más frecuentes que el cáncer de vulva. En España, no se dispone de un registro fiable de los casos diagnosticados, pero su incidencia se estima en menos de 500 nuevos casos al año. La edad media para el diagnóstico de carcinoma escamoso de vagina, la variedad histológica más frecuente, es de 60 años.

- Debido precisamente a la baja prevalencia de la enfermedad, existen pocos trabajos rigurosos que permitan conocer en profundidad su etiopatogenia y evolución natural, y los estudios publicados presentan muchas veces datos controvertidos.
- Es menos frecuente el carcinoma vaginal primario que la afectación secundaria de la vagina.

Factores de riesgo

Parece evidente que, al igual que ocurre en el cáncer de vulva, los factores etiológicos implicados en el cáncer de vagina pueden ser diferentes según la edad de la mujer. Mientras en las pacientes más jóvenes se relaciona con la infección por el virus del papiloma humano (VPH) y la progresión a partir de lesiones precursoras de lesiones escamosas intraepiteliales de alto grado (HSIL, *high-grade squamous intraepithelial lesion*) (neoplasia vaginal intraepitelial [VaIN]), en mujeres mayores, parece estar relacionado con factores hormonales y traumatismos crónicos.

En cualquier caso, no hay duda de que el factor de riesgo más importante es el VPH. Algunos metanálisis recientes ponen de manifiesto que el VPH está detrás del 60-70 % de los casos de cáncer de vagina. El genotipo 16 es el más fuertemente ligado tanto con el cáncer de vagina como con sus lesiones precursoras. El hábito tabáquico aumenta significativamente el riesgo de progresión de las lesiones precursoras. Del mismo modo, las pacientes inmunodeprimidas parecen tener un riesgo incrementado de desarrollar lesiones vaginales invasivas.

La edad avanzada, el antecedente de cáncer o de lesiones premalignas anogenitales, y el número de parejas sexuales se han relacionado también con el riesgo de cáncer de vagina. Las mujeres expuestas al dietilestilbestrol, retirado del mercado en 1983 por sus efectos secundarios, también presentan mayor riesgo de desarrollar un cáncer de vagina, típicamente un adenocarcinoma de células claras.

Algunos trabajos señalan que únicamente un 10 % de las lesiones invasivas vaginales son realmente cánceres primarios de vagina, mientras que el 80-90 % restante de los casos corresponde a una patología secundaria a lesiones cervicales con extensión vaginal. Por ello, en las pacientes con sospecha de lesión vaginal, debe descartarse siempre la presencia de lesiones cervicales. Las pacientes en las que se ha realizado una histerectomía por patología premaligna o maligna de cérvix constituyen un grupo de riesgo especial.

Un estudio belga, que recoge 125 pacientes sometidas a una histerectomía por patología cervical, en el seguimiento durante 1 año, observó la aparición de HSIL (VaIN) en siete pacientes y de cáncer en dos pacientes.

Por último, algunos trabajos han identificado factores mecánicos, como la irritación prolongada por prolapso, o el uso de pesario con aparición de ulceraciones como posibles factores de riesgo del cáncer de vagina, si bien su importancia no ha sido bien establecida.

 El VPH genotipo 16 es el factor de riesgo principal del cáncer de vagina.

Lesiones precursoras

La VaIN se considera la lesión precursora del cáncer de vagina. La VaIN es una entidad asintomática y muy infrecuente, que muchas veces pasa desapercibida en la exploración ginecológica. El diagnóstico de VaIN solo supone el 0,4 % de todas las lesiones premalignas del tracto genital inferior (TGI), aunque seguramente estas estadísticas infraestiman la prevalencia real de lesiones. Se desconoce la verdadera prevalencia de VaIN, y los datos disponibles son muy escasos.

En cualquier caso, los estudios más recientes describen una tendencia al incremento del número de casos de VaIN diagnosticados. Ello se debe al aumento del cribado citológico o con pruebas de detección de VPH, y a la mejora de la detección de lesiones colposcópicas por profesionales con formación específica en diagnóstico colposcópico según una técnica bien sistematizada.

 Las lesiones de VaIN representan una entidad poco frecuente, asintomática y difícil de diagnosticar.

La terminología de las lesiones escamosas del tracto anogenital inferior (LAST, *lower anogenital squamous terminology*) establece una clasificación para las lesiones escamosas del TGI atendiendo a la biología del VPH. Las infecciones activas y transitorias corresponden a lesiones escamosas intraepiteliales de bajo grado (LSIL, *low-grade squamous intraepithelial lesion*) y las infecciones persistentes con capacidad de transformación neoplásica se corresponden con las HSIL, consideradas estas últimas como las verdaderas lesiones premalignas.

La LAST recomienda usar LSIL y HSIL especificando entre paréntesis el término VaIN para referirse a las lesiones intraepiteliales de vagina. Esta terminología ha sido aceptada como clasificación oficial de la International Agency for Research on Cancer (IARC)/World Health Organization (WHO) para los tumores del aparato genital femenino.

Las lesiones de VaIN se clasifican dependiendo del grado de afectación de la maduración epitelial en HSIL (VaIN) y LSIL (VaIN). Únicamente la HSIL (VaIN) se considera el verdadero precursor del cáncer de vagina.

Se acepta que el VPH es el agente causal del cáncer de vagina y de su lesión precursora HSIL (VaIN) en el 70 y el 90 % de los casos respectivamente. Estudios multicéntricos muestran que el genotipo de VPH más frecuente en la HSIL (VaIN) es el 16, seguido del 18. Dado que el VPH produce una infección «de campo» o «en sábana», el HSIL (VaIN) se presenta en muchas ocasiones asociado a otras lesiones del área anogenital, como el cérvix, la vulva y el ano.

Algunos trabajos subrayan que las lesiones de HSIL-VaIN se presentan junto con lesiones premalignas cervicales en hasta el 40 % de los casos; y alrededor del 30 % de las mujeres con VaIN fueron tratadas previamente por lesiones en el cérvix.

 El tercio superior de la vagina es la localización más frecuente de VaIN, y muchas de estas lesiones son multifocales o multicéntricas y se desarrollen de forma metacrónica o sincrónica con neoplasias premalignas de cérvix, vulva y ano.

La causa de que el HSIL (VaIN) sea mucho menos frecuente que las lesiones cervicales por el VPH (100 frente a 1) hay que buscarla en la unión escamocolumnar del cérvix, inexistente en la vagina, que representa la zona de mayor susceptibilidad para la infección y el desarrollo de lesiones premalignas. Además, algunos estudios clásicos indican que la inmunidad a nivel vaginal es capaz de promover la regresión de las lesiones vaginales en mayor medida que en el cérvix.

Es interesante señalar que la incidencia de VaIN en pacientes histerectomizadas por patología benigna es ínfima en comparación con la presente en pacientes con histerectomía por lesiones cervicales por el VPH: menos del 1 % frente a un 20-40 % en 10 años de seguimiento. En estos casos, la VaIN confiere un riesgo mayor de progresión e invasión oculta, y una mayor tendencia a la recidiva tras el tratamiento. Este hecho explica que las mujeres sometidas a una histerectomía por displasia cervical o cáncer de cuello deben seguir controles a largo plazo (al menos durante 20 años), ya que el intervalo entre la cirugía y la aparición de VaIN es de varios años.

Otros cofactores que se han relacionado con el desarrollo de VaIN son el número de parejas sexuales, el hábito tabáquico, los tratamientos radioterápicos, la exposición al dietilestilbestrol y la inmunosupresión.

La evolución natural de las lesiones de VaIN es poco conocida. Se estima que el porcentaje de recurrencia de VaIN tras el tratamiento es de alrededor de un 30 %. El factor de riesgo de recurrencia más importante es la persistencia de la infección por VPH. El riesgo de progresión de LSIL (VaIN) a HSIL (VaIN) se estima en un 5-30 %, y el riesgo de progresión de HSIL (VaIN) a cáncer se encuentra en el 5-6 %, con un tiempo de progresión de varios años.

Las pacientes con VaIN están asintomáticas en la mayor parte de los casos, aunque ocasionalmente pueden referir prurito, leucorrea o dispareunia. La metrorragia o leucorrea sanguinolenta es un signo de sospecha de invasión. Las lesiones pueden presentarse como una lesión única, pero muchas veces aparece asociada a lesiones cervicales o en la cúpula vaginal, tras una histerectomía por lesión cervical previa.

Una citología anormal o una prueba de VPH de alto riesgo positiva en una paciente histerectomizada por lesiones cervicales es con frecuencia la primera indicación de vaginoscopia. En pacientes no histerectomizadas con citología anormal o prueba de VPH de alto riesgo positiva, si la colposcopia no muestra lesiones en el cérvix, hay que completar el estudio con una vaginoscopia.

 El diagnóstico de la VaIN requiere una exploración cuidadosa y sistemática de la vagina bajo visión colposcópica (vaginoscopia).

Las características colposcópicas de la HSIL (VaIN) son superponibles a las observadas en las lesiones de HSIL cervicales, excepto que raramente se hallan áreas de mosaico en la vagina. Las áreas de HSIL (VaIN) suelen ser sobreelevadas con una superficie plana o rugosa, ocasionalmente con zonas erosivas, y de bordes netos. La principal característica es su coloración acetoblanca, que se hace más densa cuanto más grave es la lesión. El principal signo de sospecha de invasión es la presencia de vasos atípicos, junto con ulceración, la existencia de áreas de necrosis o nódulos friables. Cualquiera de estos signos obliga a realizar una biopsia para descartar la invasión y contraindica los tratamientos destructivos.

 La biopsia vaginal dirigida mediante vaginoscopia es el único método que permite la confirmación diagnóstica de la VaIN.

Por desgracia, no hay evidencia sólida de cuál es el tratamiento más adecuado para todos los casos de HSIL (VaIN). Aunque clásicamente se ha recomendado la terapia escisional, basada en la extirpación quirúrgica de las lesiones (colpectomía parcial o total), esta modalidad terapéutica presenta una importante morbilidad, sobre todo en caso de lesiones amplias. Por este motivo, en los últimos años, se vienen utilizando con mayor frecuencia algunos tratamientos destructivos, con menos efectos adversos y con resultados de curación y recurrencia aceptables.

 El objetivo del tratamiento de las lesiones de VaIN es evitar la progresión a un cáncer invasor de vagina. Para la elección del tratamiento más adecuado en cada caso, se tienen que tener en cuenta las características de la lesión (tamaño, número, localización, multifocalidad y multicentricidad, tratamientos previos) y las características de la paciente (edad, comorbilidad, posibilidad de seguimiento). Los conocimientos, la experiencia, y el equipamiento disponible también son importantes para elegir la mejor opción terapéutica.

En las pacientes con LSIL (VaIN), lo indicado es el seguimiento sin tratamiento, con controles anuales con citología, prueba de VPH y vaginoscopia. El seguimiento sin tratamiento puede plantearse también en pacientes con HSIL (VaIN) que: no tengan historia previa de cáncer del TGI, no estén inmunodeprimidas, las lesiones vaginales sean únicas y menores de 2 cm, y que la vaginoscopia y la biopsia descarten la invasión. En este grupo de pacientes, se recomienda un control semestral con vaginoscopia y citología. Si se observa un aumento del tamaño o del número de lesiones, se recomienda realizar plantear una actitud terapéutica.

La escisión lesional es el tratamiento de elección de la HSIL (VaIN), especialmente en pacientes con elevado riesgo de invasión oculta o progresión. Las pacientes con HSIL (VaIN) tras histerectomía por lesiones cervicales, localizada en el fondo vaginal y en los recesos cicatriciales, constituyen la principal indicación, ya que la probabilidad de invasión oculta en estos casos es de alrededor del 12 %. La extirpación de las lesiones permite el estudio histológico de la pieza, confirmar la escisión completa y descartar la invasión oculta.

 La escisión quirúrgica es el tratamiento de elección de la HSIL (VaIN) posthisterectomía, especialmente en lesiones únicas del fondo vaginal, sobre cicatriz de la colpotomía o en los ángulos de sutura vaginal, debido al mayor riesgo de lesiones invasivas ocultas y por la alta tasa de recidivas de difícil detección durante el seguimiento.

Los tratamientos tópicos tienen como ventaja la posibilidad de aplicarse a toda la mucosa vaginal, lo que los hace especialmente útiles en las lesiones multifocales. Los más empleados son el ácido tricloroacético, el 5-fluorouracilo y el imiquimod. En algunos casos, puede plantearse un tratamiento destructivo mediante cauterización o vaporización con láser de dióxido de carbono. La principal ventaja es la menor radicalidad y la mejor conservación anatómica y funcional de la vagina. Dado que no permite obtener material para el estudio histológico, es imprescindible realizar biopsias múltiples para descartar la existencia de una invasión oculta.

También pueden realizarse tratamientos combinados. Típicamente el tratamiento tópico inicial se completa con el tratamiento destructivo o escisional; o el tratamiento escisional inicial se sigue de la vaporización de las pequeñas lesiones residuales. La combinación de distintos tratamientos permite reducir la morbilidad y las recurrencias de las lesiones.

Diagnóstico

El cáncer de vagina puede ser difícil de diagnosticar, debido a su localización cercana al cérvix, en los fórnices vaginales, o en los pliegues de la colporrafia en pacientes con antecedentes de histerectomía. De hecho, la localización más frecuente del cáncer de vagina es la pared posterior del tercio superior vaginal.

El síntoma más frecuente de las mujeres con cáncer de vagina es el sangrado vaginal anormal (50-75 % de los casos), incluyendo sangrado poscoital y/o posmenopáusico. Un 20-30 % de pacientes son asintomáticas en el momento del diagnóstico. Menos frecuentes resultan la presencia de flujo maloliente, percepción de masa en la vagina, tenesmo rectal, disuria, dolor pélvico, etcétera.

 La exploración rigurosa y sistemática de todo el TGI permite describir las lesiones vaginales (localización, tamaño, bordes). La vaginoscopia, realizada en unidades de patología del TGI acreditadas, con personal formado y con experiencia, optimizará los hallazgos de la exploración. La lesión puede presentarse como una masa, una placa o una úlcera. Además de la especuloscopia o vaginoscopia no debe olvidarse la realización de un tacto bimanual. En caso de lesiones invasivas, puede completarse la exploración con un tacto rectal para la valoración del espacio rectovaginal, el propio recto, los parametrios y las paredes pélvicas. Los ganglios inguinales deben explorarse siempre (Fig. 29-1).

 La biopsia de las lesiones vaginales sospechosas es fundamental para determinar la naturaleza de la lesión (invasiva o no, primaria o secundaria) y el tipo histológico.

El tipo histológico más frecuente es el carcinoma epidermoide escamoso, que representa el 65-95 % de los casos. El carcinoma verrucoso es una variante infrecuente que se caracteriza porque sus células están muy bien diferenciadas y presenta muy bajo potencial de diseminación a distancia.

El adenocarcinoma de vagina apenas representa un 10 % de los casos. Su importancia radica en que es la variante mayoritaria en mujeres muy jóvenes, de menos de 30 años. La variedad de «adenocarcinoma de célula clara» es muy infrecuente, pero debe recordarse por su agresividad y por su asociación a la exposición al dietilestilbestrol.

El tercer tipo histológico que puede encontrarse en la vagina es el melanoma (< 5 % de los casos), más frecuente en el tercio inferior de la vagina. A menudo, se presenta como lesiones no hiperpigmentadas y con mal pronóstico.

Otros tipos histológicos más raros son los sarcomas (rabdomiosarcomas, leiomiosarcomas, sarcoma botrioide, tumores müllerianos mixtos, etc.) y los linfomas.

En cuanto a las pruebas de imagen, se recomienda la realización de una resonancia magnética (RM) pélvica con la aplicación de gel por vía vaginal, por su excelente resolución en la zona de tejidos blandos (valoración de extensión paravaginal o parametrial). De esta forma, se podrá realizar una adecuada valoración del tamaño y la extensión local de la enfermedad. También se ha propuesto la realización de una tomografía computarizada (TC) toracoabdominopélvica, que puede completarse con una tomografía por emisión de positrones (PET)-TC para valorar la diseminación a distancia. La PET aumenta la sensibilidad diagnóstica, pero también el número de adenopatías sospechosas sin lesión, es decir, los «falsos positivos».

 El diagnóstico del cáncer de vagina es clínico e histológico. Las pruebas de imagen aportan información sobre extensión local y diseminación a distancia.

Estadificación

La Federación Internacional de Ginecología y Obstetricia (FIGO) establece en su estadificación de 2009 una serie de criterios clínico-radiológicos para la estadificación del cáncer de vagina. Estos criterios reflejan el tamaño y la profundidad de invasión de la lesión. La estadificación requiere una exploración física rigurosa, pruebas de imagen y, en ocasiones, cistoscopia, rectoscopia, biopsia o punción aspirativa con aguja fina de adenopatías inguinales/femorales. Esta clasificación fue revisada posteriormente en 2018, y clasifica los tumores con invasión ganglionar pélvica y/o tumores del tercio inferior de la vagina como estadio III, y no como estadio I.

En la tabla 29-1, se presenta una adaptación de la estadificación del cáncer de vagina propuesta por la FIGO. Una revisión de 1.375 pacientes con cáncer de vagina indicaba que el 26 % se diagnosticaba en estadio I, el 37 % en estadio II, el 24 % en estadio III y solo un 13 % en estadio IV.

El cáncer de vagina presenta tres vías de diseminación principal:

- La extensión directa a parametrios, vejiga, uretra y recto.
- La diseminación linfática. Los dos tercios superiores de la vagina drenan a las cadenas pélvicas y paraaórticas, de

Tabla 29-1. Adaptación de la clasificación de la FIGO, revisada en 2018, para el cáncer de vagina

Estadio FIGO	Descripción
I	Lesión limitada a la pared vaginal
II	La lesión invade tejidos paravaginales, pero no la pared pélvica*
III	Si la lesión (una o varias): • Invade la pared pélvica • Causa hidronefrosis • Está localizada en el tercio inferior de la vagina • Presenta adenopatías pélvicas o inguinales
IV	• IVA: invade la mucosa de la vejiga/el recto o sale de la pelvis • IVB: metástasis a distancia

*La pared pélvica se define como músculo, fascia, estructuras neurovasculares o esqueléticas de la pelvis.
FIGO: Federación Internacional de Ginecología y Obstetricia.

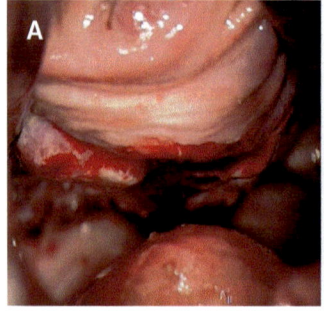 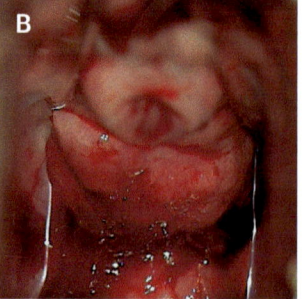

Figura 29-1. Lesión nodular, ulcerada en el centro, localizada en el tercio superior de la vagina, correspondiente a un carcinoma epidermoide de vagina. **A)** Lesión localizada en el tercio superior de la vagina. **B)** Detalle de la lesión al retirar el espéculo. La biopsia del área resultó en carcinoma epidermoide de vagina.

forma similar al cérvix; mientras que el tercio inferior lo hace hacia las cadenas inguinales y femorales, de forma similar a la vulva.
- La diseminación hematógena hacia pulmones, hígado, hueso, etc., solo ocurre en casos muy avanzados.

Tratamiento

Dada la baja frecuencia del cáncer de vagina, no existen ensayos clínicos que definan cuál es el tratamiento más adecuado. De esta forma, muchas de las indicaciones terapéuticas se extrapolan de los conocimientos que hay sobre cáncer de cérvix y vulva. Por ello, el tratamiento va a depender del tamaño tumoral, la localización de las lesiones, el estadiaje de la enfermedad, la edad de la paciente y el tipo histológico.

> ❗ El tratamiento clásico del cáncer de vagina en los estadios iniciales es la cirugía, que a veces puede complementarse con radioterapia o quimioterapia. En cualquier caso, estos tratamientos casi siempre van a repercutir de manera muy importante en la función reproductiva y sexual de la paciente.

La indicación quirúrgica puede estar limitada por la proximidad de la vejiga, la uretra y el recto, lo cual va a hacer difícil conseguir márgenes de resección libres (al menos 1 cm). En general, se trata de cirugías amplias que a menudo incluyen la extirpación de la totalidad de la vagina (colpectomía total), con histerectomía radical, si esta no se ha realizado previamente, y estudio de las cadenas linfáticas pélvicas (linfadenectomía pélvica) o inguinales, si la lesión asienta en el tercio inferior de la vagina.

La indicación y la modalidad quirúrgica pueden adaptarse a las características de cada paciente, para tratar de ser menos mutilante, y sin comprometer la seguridad oncológica; sobre todo, en pacientes jóvenes con estadio I o II de la enfermedad (lesiones limitadas a una mucosa de menos de 2 cm).

En mujeres con estadio I de la enfermedad, las guías clínicas de la mayoría de sociedades científicas proponen una extirpación quirúrgica, aunque puede optarse por radioterapia en algunos casos seleccionados. La radioterapia puede ser externa, pero casi siempre incluye la adición de la modalidad de braquiterapia, ya que ha demostrado una mejora de la supervivencia. En los estadios avanzados, la radioterapia puede ser la mejor opción para muchas pacientes. En casos muy seleccionados de recurrencias pélvicas centrales tras tratamientos quirúrgicos y radioterápicos puede valorarse la opción de la exenteración pélvica. Por otra parte, algunos autores también señalan la necesidad de cirugías paliativas (derivación urinaria, colostomía) en estadios avanzados o recidivas.

> 💡 La cirugía puede plantearse en la mayoría de pacientes con enfermedad en estadio I-II. Si la lesión asienta en el tercio superior, valorar: histerectomía ampliada + linfadenectomía pélvica + colpectomía con márgenes de 1 cm. En los tumores del tercio inferior, valorar: colpectomía con márgenes de 1 cm y linfadenectomía inguinal.

Los tratamientos de quimioterapia incluyen cisplatino o 5-fluorouracilo a la radioterapia, y se basan en la extrapolación de los tratamientos del cáncer de cérvix. Un estudio reciente con 71 pacientes señala una mejoría en la supervivencia global e intervalo libre de enfermedad de hasta 3 años en mujeres sometidas a quimiorradioterapia frente a aquellas tratadas únicamente con radioterapia.

El 10-15 % de las pacientes tratadas pueden desarrollar efectos indeseables por el tratamiento, como fístulas, proctitis o cistitis rádica, menopausia precoz, necrosis vaginal, etcétera.

Seguimiento

Es fundamental la vigilancia clínica de las pacientes tratadas por cáncer de vagina para tratar de identificar signos de recidiva local y a distancia. Sin embargo, la estrategia de vigilancia no ha sido bien establecida.

La Society of Gynecologic Oncology (SGO) propone:

- Para pacientes de bajo riesgo (estadio inicial, tratada con cirugía y si hay tratamiento adyuvante): anamnesis dirigida y exploración cada 6 meses durante los primeros 2 años, posteriormente control anual.
- Para pacientes de alto riesgo (el resto): anamnesis dirigida y exploración cada 3 meses durante los primeros 2 años, cada 6 meses durante los años 3 a 5 de seguimiento, y posteriormente, control anual.

Es controvertida la utilidad de la citología en el seguimiento de estas pacientes, aunque la SGO recomienda su realización con periodicidad anual. No se recomienda la realización de rutina de pruebas de imagen en estas pacientes, reservándose solo para casos en los que exista una sospecha clínica de recurrencias.

Pronóstico

El principal determinante del pronóstico es el estadio de la enfermedad en el momento del diagnóstico, independientemente del tipo histológico. La edad avanzada no es directamente un factor de mal pronóstico, pero puede limitar las opciones de tratamiento por la comorbilidad presente. Los adenocarcinomas conllevan un pronóstico significativamente peor que el de las pacientes con un carcinoma epidermoide, a causa de su rápido crecimiento. Los tumores del tercio superior de la vagina parecen presentar un mejor pronóstico. Por ello, en 2018, la FIGO incluye los tumores del tercio inferior de la vagina, sea cual sea su tamaño, en un estadio III.

De esta forma, las pacientes con carcinomas epidermoides en estadios I presentan una tasa de supervivencia sin recidiva a los 5 años del 85 %, del 78 % en estadio II y del 58 % en estadios III y IVA. El pronóstico de las mujeres con adenocarcinoma o melanoma vaginal es significativamente peor (34 y 15 % de tasa supervivencia a los 5 años, respectivamente).

PATOLOGÍA MALIGNA DE LA VULVA

La vulva cuenta con partes cutáneas (monte de Venus, labios mayores), mucosas (labios menores, clítoris, vestíbulo, himen, meato uretral) y glandulares (glándulas de Bartolino, de Skene, etc.). Esta variedad de componentes explica la diversidad de tumores que pueden asentar en la vulva, y que se recogen en la clasificación histológica de tumores vulvares de la Organización Mundial de la Salud (OMS) (**Tabla 29-2**).

> ! A pesar de su gran variedad, el carcinoma escamoso invasor de la vulva supone el 80-90 % de los casos.

La rápida accesibilidad de la vulva en la exploración ginecológica y la percepción de las lesiones por parte de la paciente condiciona que, en el 60 % de los casos, la enfermedad se diagnostique limitada a la vulva.

Epidemiología

El cáncer de vulva representa menos del 1 % de toda la patología maligna de la mujer, y apenas supone un 5 % de los cánceres ginecológicos. En Europa, constituye la quinta neoplasia ginecológica en frecuencia, después del cáncer de mama, endometrio, ovario y cérvix.

En los Estados Unidos, los últimos datos publicados señalan que el cáncer de vulva llega a ser todavía más infrecuente que el cáncer de vagina. Su incidencia se encuentra en 0,5-3 casos por cada 100.000 mujeres y año, dependiendo de las series. Esta incidencia se incrementa con la edad, siendo mayor a partir de la séptima década de la vida. De hecho, el 60 % de los casos se produce en mujeres mayores de 65 años. La edad media al diagnóstico se sitúa entre los 65 y los 70 años. Se calcula que el riesgo de que una mujer sea diagnosticada de un cáncer de vulva a lo largo de toda su vida es del 0,3 %. En el año 2020, se recogían 372 muertes por esta enfermedad.

Como se verá más adelante, el cáncer de vulva presenta una serie de lesiones precursoras que pueden clasificarse en dos grupos bien diferenciados, con distinta etiopatogenia, distinto potencial de progresión a cáncer y con afectación de diferentes grupos de edad. Sin embargo, estas lesiones iniciales pueden objetivarse con más frecuencia en mujeres de 45-60 años.

Los principales factores de riesgo para desarrollar un cáncer de vulva son los siguientes:

- Infección por genotipos de alto riesgo oncogénico del VPH, en especial el genotipo 16.
- Edad avanzada.
- Tabaquismo.
- Dermatosis inflamatorias de la vulva, en especial el liquen escleroso.
- Lesiones vulvares precursoras.
- Antecedente de cáncer de cérvix.
- Inmunosupresión.

Etiopatogenia y lesiones precursoras

Existen dos mecanismos independientes por los que puede producirse el cáncer de vulva y sus lesiones precursoras. En este sentido, la actualización en la clasificación de los tumores de vulva de la OMS de 2020 subraya la importancia de la posible asociación de las lesiones vulvares a la infección por el VPH.

Tabla 29-2. Adaptación de la clasificación histológica de los tumores de vulva de la OMS (2020)	
Lesiones escamosas benignas	• Queratosis seborreica • Condiloma acuminado
Tumor de células escamosas y precursores	• Lesión intraepitelial escamosa asociada a VPH: HSIL (VIN) • Lesión intraepitelial escamosa no asociada a VPH (d-VIN) • Lesión intraepitelial vulvar exofítica diferenciada • Acantosis vulvar con diferenciación alterada • Carcinoma de células escamosas asociado a VPH • Carcinoma de células escamosas no asociado a VPH • Carcinoma de células escamosas sin otra especificación • Carcinoma basocelular
Tumores glandulares y quistes	• Hidradenoma papilar • Siringoma condroide • Fibroadenoma • Tumor filoides • Adenocarcinoma tipo glándula mamaria • Quiste de la glándula de Bartolino • Hiperplasia, adenoma y adenomioma de la glándula de Bartolino • Carcinoma de la glándula de Bartolino • Otros quistes de la vulva
Otros adenocarcinomas	• Enfermedad de Paget • Carcinomas de las glándulas sudoríparas • Adenocarcinoma de tipo intestinal

d-VIN: neoplasia vulvar intraepitelial tipo diferenciado; HSIL: lesiones escamosas intraepiteliales de alto grado; OMS: Organización Mundial de la Salud; VIN: neoplasia vulvar intraepitelial; VPH: virus del papiloma humano.

> Se han propuesto dos procesos etiopatogénicos independientes de generación de las lesiones vulvares premalignas y malignas: el relacionado con la infección por el VPH y el asociado a patología inflamatoria crónica (liquen escleroso vulvar) o procesos autoinmunitarios (liquen plano erosivo vulvar).

La nomenclatura LAST del año 2014 propone utilizar la misma terminología LSIL y HSIL para todas las lesiones escamosas del tracto anogenital. Sin embargo, esta clasificación presenta dos limitaciones importantes en referencia a la vulva. La primera es que incluye el LSIL (neoplasia vulvar intraepitelial [VIN]), poco importante, ya que apenas presenta potencial de progresión a cáncer. La segunda es que no incluye específicamente el VIN tipo diferenciado. Por ello, en su clasificación de 2020, la OMS actualiza su clasificación de las lesiones premalignas de la vulva de la siguiente forma:

- Melanoma *in situ*: lesión precursora del melanoma de vulva.
- Enfermedad de Paget: es un adenocarcinoma *in situ*, la forma más frecuente de Paget extramamario.
- Lesiones intraepiteliales vulvares escamosas (VIN).

La VIN es la entidad precursora del carcinoma escamoso de vulva. Está claramente infradiagnosticada e infrarreportada en los estudios epidemiológicos. Los datos epidemiológicos de ámbito poblacional sobre la VIN son prácticamente inexistentes. En los últimos años, se ha observado una mayor tasa de reporte de VIN, especialmente en edades más jóvenes.

> - El VPH está implicado en el 85 % de los casos de VIN, pero solo en el 25 % de los cánceres de vulva.
> - La presentación clínica de la VIN es muy heterogénea, pudiendo manifestarse con diversos síntomas y de forma diferente en cada paciente. Solo el 50-60 % de las pacientes presentarán síntomas. El prurito es el síntoma más frecuente, seguido de dolor, escozor, dispareunia o disuria. En las pacientes asintomáticas, las lesiones se suelen diagnosticar de forma casual durante el examen ginecológico. Esta circunstancia recalca la importancia de realizar una exploración vulvar sistemática y minuciosa dentro de la exploración ginecológica.

Las lesiones de VIN presentan un aspecto macroscópico muy variable, y la vulvoscopia presenta una alta tasa de falsos positivos, por lo que la biopsia resulta fundamental para el correcto diagnóstico de las lesiones preinvasivas vulvares.

Las lesiones intraepiteliales vulvares escamosas se clasifican en: asociadas al VPH: HSIL (VIN) e independientes del VPH.

Asociadas al virus del papiloma humano: lesiones escamosas intraepiteliales de alto grado (neoplasia vulvar intraepitelial)

Es el tipo más frecuente de lesión escamosa preinvasiva de la vulva. Su incidencia se estima en 2,5-8,8 casos por cada 100.000 mujeres/año y tiene un potencial bajo de progresión

hasta lesiones malignas (5-10 % de los casos en 10 años de seguimiento).

Los agentes causantes de esta patología son los genotipos de alto riesgo oncogénico del VPH. En concreto, el genotipo 16 parece estar implicado en el 80 % de los casos, seguido del genotipo 33 y el 18. En la mayoría de los casos, las infecciones son transitorias, y se resuelven gracias a la respuesta inmunitaria en un período de tiempo variable. Por tanto, la inmunodepresión y el tabaquismo se asocian con frecuencia a persistencia vírica y desarrollo de lesiones intraepiteliales.

Desde el punto de vista inmunohistoquímico, se caracteriza por presentar una tinción positiva intensa para p16 y negativa para p53.

Independientes del virus del papiloma humano

Presenta tres variedades histológicas diferentes:

- VIN tipo diferenciado (d-VIN): el 80 % de las lesiones independientes de VPH corresponden al VIN diferenciado.
- Lesión intraepitelial vulvar exofítica diferenciada.
- Acantosis vulvar con diferenciación alterada.

Las lesiones de VIN independientes del VPH representan menos del 10 % de los casos de estas. Dicha entidad se asocia a dermatosis inflamatorias crónicas, como el liquen escleroso y el liquen simple crónico. El mecanismo etiopatogenético que explica el desarrollo de la d-VIN no es bien conocido.

Presenta un potencial de malignización mayor y más rápido que las lesiones asociadas al VPH HSIL (VIN). Se ha descrito un riesgo acumulado de aparición de lesión invasiva a 10 años del 50 %. El riesgo de recidiva de las lesiones de d-VIN se ha estimado en un 30 % aproximadamente.

Desde el punto de vista molecular, se constata sobreexpresión de p53 en el tercio basal del epitelio y negatividad para p16 en más del 80 % de los casos.

> La biopsia y el estudio inmunohistoquímico son fundamentales para diagnosticar correctamente las lesiones vulvares premalignas.

> La clasificación de la OMS de las lesiones vulvares escamosas preinvasivas traduce la existencia de dos escenarios clínicos bien diferenciados. El HSIL (VIN) se da en mujeres jóvenes, portadoras del VPH genotipo 16 en la mayoría de los casos. Las lesiones pueden ser multicéntricas y afectan típicamente a los labios menores o al introito. Por el contrario, el d-VIN se produce en mujeres mayores, típicamente como lesiones rojas o blanquecinas, sobreelevadas o ulceradas, que ocasionan prurito que no cede con el tratamiento con corticoides tópicos.

> Se calcula que aproximadamente un 60-70 % de los casos de cáncer de vulva no tienen relación con la infección por el VPH. Además, se ha comprobado que el pronóstico es peor que en la enfermedad asociada al VPH (Tabla 29-3).

Tabla 29-3. Resumen de las características principales de los tipos de neoplasia de vulva intraepitelial

WHO 2020: asociada al VPH	WHO 2020: independiente del VPH
• Sinónimo: HSIL (VIN) • Forma más común de VIN • Mujeres jóvenes • Inmunohistoquímica: p16 positivo, p53 negativo	• Forma menos común de VIN • Mujeres mayores • Asociación a liquen escleroso vulvar • Inmunohistoquímica: p16 negativo, p53 positivo. Tres variantes morfológicas: • VIN tipo diferenciado: mayoritaria • Lesión intraepitelial vulvar exofítica diferenciada • Acantosis vulvar con diferenciación alterada
Pronóstico	
• Regresión espontánea posible • Bajo riesgo de progresión a carcinoma escamoso • Intervalo de tiempo prolongado desde VIN hasta lesión escamosa invasiva	• No regresión espontánea • Alto riesgo de progresión a carcinoma escamoso • Intervalo de tiempo corto desde VIN hasta lesión escamosa invasiva

HSIL: lesiones escamosas intraepiteliales de alto grado; VIN: neoplasia vulvar intraepitelial; VPH: virus del papiloma humano; WHO: World Health Organization.

Los objetivos del tratamiento de las lesiones precursoras del cáncer de vulva son:

• Aliviar los síntomas asociados.
• Impedir la progresión a cáncer.
• Reducir el riesgo de recidivas.

Todo ello se hace tratando de preservar, en la medida de lo posible, la anatomía y la funcionalidad de la vulva, es decir, teniendo en cuenta la calidad de vida de nuestras pacientes.

> **!** El tratamiento escisional es la opción de elección en la mayoría de las mujeres con d-VIN, dado su mayor potencial de malignización.

Sin embargo, en el HSIL (VIN) figuran las siguientes opciones de tratamiento:

• Escisional: se plantea una resección de las lesiones con márgenes de seguridad macroscópicos de 1 cm, ya que si el margen está afecto se incrementa el riesgo de recidiva. Sin embargo, cuando no se consiguen márgenes libres en la pieza extirpada, en general, no está indicada la reintervención.
• Destructivo: se plantea en caso de lesiones grandes o multicéntricas, en las que la resección completa conllevaría una importante morbilidad. Para realizar un tratamiento destructivo, es imprescindible la realización de biopsias múltiples que descarten la presencia de focos de infiltración. El tratamiento destructivo más utilizado en la práctica clínica habitual es la vaporización vulvar con láser de dióxido de carbono. Esta debe alcanzar una pro-

fundidad de al menos 3 mm en zonas pilosas y de 1 mm en las zonas mucosas.
• Tratamientos tópicos: en algunos casos, puede plantearse el tratamiento con imiquimod en crema al 5 % en pauta progresiva hasta 2-3 aplicaciones a la semana, con un máximo de 26 semanas de tratamiento. Trabajos recientes reportan una eficacia similar entre el tratamiento tópico con imiquimod y la escisión quirúrgica. En este caso, se requiere una monitorización estrecha de los resultados del tratamiento.

Existen trabajos que indican que se ha objetivado una reducción del 21 % de la incidencia de la HSIL (VIN) en las mujeres de 15-19 años después de la introducción de la vacunación sistemática frente al VPH.

Vacuna del virus del papiloma humano y lesiones precursoras vulvares

Existe cierta evidencia del impacto de la vacunación frente al VPH en lesiones preinvasivas del TGI no cervicales. Un estudio americano publicado en 2022 señala que el número de pacientes de 15 a 19 años diagnosticadas de HSIL (VIN) y HSIL (VaIN) parece haber disminuido un 21 y un 19 %, respectivamente, en relación con la introducción de la vacunación sistemática frente al VPH.

Un trabajo danés publicado en 2021 señala que las mujeres vacunadas antes de los 17 años tienen un riesgo de presentar lesiones vulvares preinvasivas significativamente menor que aquellas no vacunadas. Esta diferencia no se ha podido objetivar en mujeres vacunadas más tarde de los 17 años.

Por otra parte, la administración de la vacuna del VPH en mujeres no vacunadas sometidas a un tratamiento por HSIL (VIN) ha demostrado reducir el riesgo de recidiva/recurrencia: 32 % en el grupo de no vacunadas frente a un 19 % en el grupo de vacunadas.

Variantes histológicas

Las variantes histológicas son: los carcinomas epiteliales y los tumores no epiteliales.

Carcinomas epiteliales

El carcinoma epitelial puede ser: carcinoma epidermoide (o de células escamosas), carcinoma basocelular o adenocarcinoma.

Carcinoma epidermoide o de células escamosas

Sin ninguna duda, el carcinoma de células escamosas es la variante histológica más frecuente, englobando alrededor del 80-90 % de los casos.

Es posible distinguir dos subtipos de carcinoma de células escamosas:

• No relacionado con el VPH: el carcinoma escamoso queratinizante y diferenciado es el más frecuente. Ocurre en mujeres mayores con dermatosis vulvares inflamatorias. Su lesión precursora es el d-VIN, y al igual que este, presenta negatividad para p16 y tinción positiva para p53. El cáncer de células escamosas de vulva, independiente de VPH, se caracteriza por presentar mutaciones en *PI3K, CDKN2A* y *PTEN*.

- Relacionado con el VPH: variante clásica o basaloide, y condilomatosa o bowenoide. Se da con más frecuencia en mujeres jóvenes, y su lesión precursora es el HSIL (VIN). Tiene mejor pronóstico que la variante independiente de VPH. Presenta tinción positiva para p16 y negativa para p53 (**Fig. 29-2**).

El carcinoma verrucoso (corresponde con el clásicamente conocido como *condiloma gigante de Buschke-Lowenstein*) es un tipo especial de carcinoma epidermoide de vulva. Macroscópicamente se presenta como lesiones con forma de coliflor de lento crecimiento. Puede ser localmente agresivo, pero muy raramente presenta invasión de los ganglios linfáticos regionales. Se trata de una variante histológica muy bien diferenciada asociada al VPH genotipo 6. Su tratamiento se basa en su extirpación quirúrgica, y debería evitarse la radioterapia, ya que podría favorecer la transformación tumoral.

Se recomienda estudiar la presencia del virus en las biopsias vulvares, mediante pruebas moleculares validadas. No obstante, la positividad para p16 se acepta como un marcador subrogado de la presencia del virus. Se admite el diagnóstico de carcinoma de células escamosas, sin otra especificación, cuando se desconoce la presencia de VPH en las muestras, por no tener acceso a las técnicas de detección.

Carcinoma basocelular

Entre un 2 y un 8 % de los cánceres escamosos son basocelulares. Se estima que el 2 % de los cánceres basocelulares ocurren en la vulva. Normalmente afecta a mujeres posmenopáusicas y, aunque puede ser localmente agresivo, presenta un bajo potencial de metastatización. La imagen típica de carcinoma basocelular es la de una úlcera redondeada de bordes bien delimitados, que puede causar prurito, sangrado, o ser asintomática (**Fig. 29-3**).

Adenocarcinoma

Pueden originarse en la glándula de Bartolino o en las glándulas sudoríparas. La mayoría de los adenocarcinomas de la vulva se originan en la de Bartolino. No obstante, se trata de

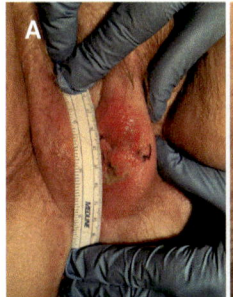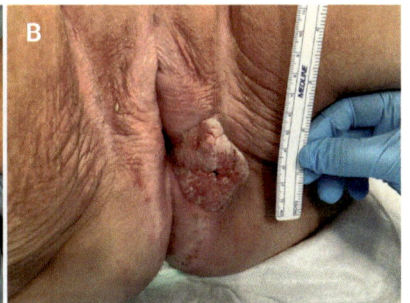

Figura 29-2. Dos casos de carcinoma escamoso de vulva en pacientes con liquen escleroso vulvar. **A)** Predomina el patrón ulcerativo. **B)** Predomina el patrón de crecimiento nodular.

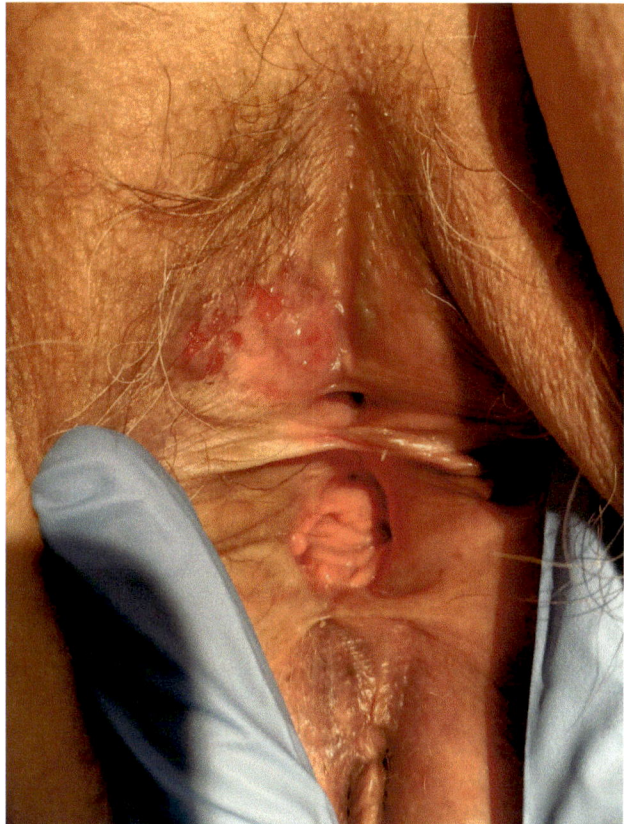

Figura 29-3. Carcinoma basocelular en el borde derecho del capuchón del clítoris.

una patología muy infrecuente que supone menos del 1 % de la patología maligna de la vulva.

Entre los adenocarcinomas de la vulva, es preciso conocer la enfermedad de Paget. Se trata de un adenocarcinoma intraepitelial que representa menos del 1 % de la patología maligna de la vulva. Ocurre típicamente en mujeres de más de 60 años, y se caracteriza por la presencia de prurito vulvar de difícil control (en un 70 % de los casos). Las lesiones suelen ser multifocales y tienen típicamente un aspecto eccematoso dominado por un fondo eritematoso sobre el que aparecen pequeños islotes de color blanquecino. La biopsia de vulva es fundamental para llegar a su diagnóstico.

Aproximadamente un 25 % de las pacientes con enfermedad de Paget vulvar tienen alguna enfermedad maligna (típicamente adenocarcinoma) sincrónica en el momento del diagnóstico (mama, colon, vejiga, ovario, etc.). Por ello, se recomienda realizar en estas pacientes una mamografía, colonoscopia, ecografía transvaginal y urinaria, etc. (**Fig. 29-4**).

Tumores no epiteliales

Entre estos tipos de tumores, se pueden encontrar tumores extremadamente infrecuentes (rabdomiosarcoma embrionario, mioblastoma de células granulosas, etc.). Sin duda, el más importante es el *melanoma vulvar*, que representa la segunda variante histológica en frecuencia, suponiendo un 5-10 % de los casos. La edad media al diagnóstico es de 68 años.

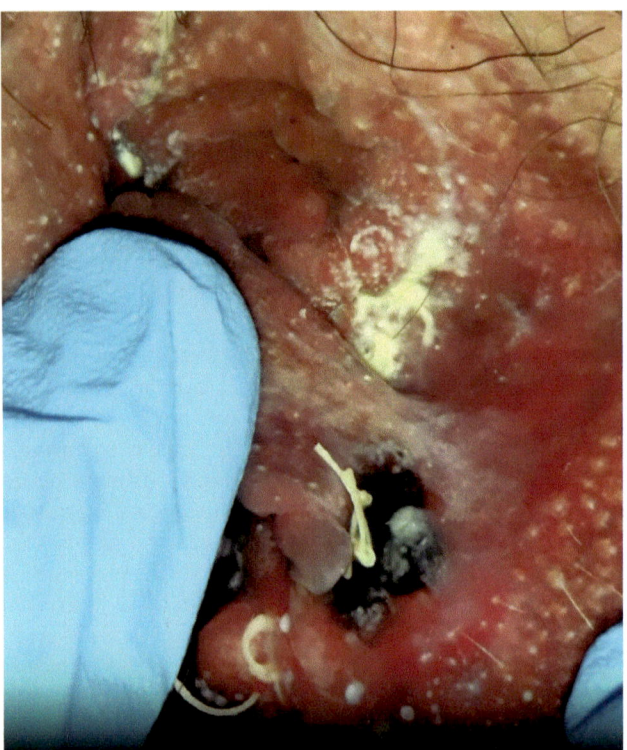

Figura 29-4. Melanoma de vulva localizado en el labio menor izquierdo. Se observan dos puntos en relación con la biopsia de la lesión realizada 2 semanas antes.

En la mayoría de los casos, aunque no siempre, se presentan como lesiones pigmentadas que aparecen sobre todo a nivel de los labios menores o del clítoris. Pueden aparecer *de novo* o sobre nevos previos (**Fig. 29-5**).

Los sarcomas (leiomiosarcomas, rabdomiosarcomas, liposarcomas, angiosarcomas, neurofibrosarcomas) apenas representan el 1-2 % de los casos.

Diagnóstico

A continuación, se detalla cómo llevar a cabo el diagnóstico.

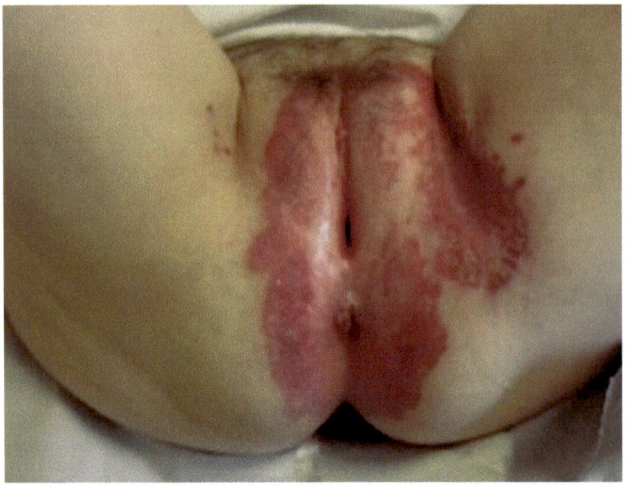

Figura 29-5. Enfermedad de Paget de la vulva.

Clínica

La presentación clínica del cáncer de vulva es muy variada, desde casos asintomáticos hasta prurito intenso (80 % de los casos), escozor, irritación y dolor de larga evolución. El dolor es más frecuente cuando las lesiones asientan cerca del clítoris o de la uretra. Con menos frecuencia, el síntoma por el que consultan las pacientes es la aparición de una masa en la vulva, hinchazón, etc. Ocasionalmente, las pacientes pueden referir también sangrado genital.

En apenas el 5 % de los casos, el primer síntoma que llama la atención de la paciente es la aparición de una masa inguinal o de un absceso en la vulva. Esta circunstancia se da habitualmente en casos de larga evolución.

El 80 % de las lesiones se desarrollan en los labios, con más frecuencia en los mayores (60 %). La afectación del clítoris se da en el 5-15 % de las pacientes y la de la región vulvoperineal o uretral en un 6 %. En un 10 % de los casos, las lesiones pueden ser tan extensas que sea difícil determinar la localización de origen de la lesión.

Lo más frecuente es que las lesiones sean únicas (una placa, una úlcera o una masa), pero en un 5-10 % de los casos, las lesiones pueden ser multifocales, afectando a ambos labios, vagina, cérvix, etc. Esta afectación multicéntrica es más frecuente en la enfermedad asociada al VPH.

Es importante señalar que un 20 % de las pacientes con cáncer de vulva pueden presentar patología maligna sincrónica en el momento del diagnóstico. La localización en la que con mayor frecuencia aparece una patología tumoral asociada al cáncer de vagina es el cérvix.

La valoración clínica de las pacientes con patología de la vulva sospechosa de malignidad debe incluir:

- Anamnesis: que incluya los síntomas y los factores de riesgo asociados al cáncer de vulva, como patología previa por el VPH, tabaquismo, inmunosupresión, patología autoinmunitaria, patología vulvar previa, etcétera.
- Exploración ginecológica completa: que incluya especuloscopia, tacto vaginal y rectal bimanual, inspección detallada y minuciosa de la vulva (puede completarse con vulvoscopia), periné y ano; y palpación de los ganglios linfáticos inguinales.
- Biopsia de las lesiones sospechosas.

Biopsia

Los signos y síntomas son parecidos en los diferentes tipos histológicos, por lo que resulta imprescindible la realización de una biopsia vulvar para confirmar la naturaleza de la lesión. El informe de anatomía patológica debe incluir al menos el tipo histológico y la profundidad de invasión.

 El diagnóstico de certeza del cáncer de vulva es anatomopatológico. Las lesiones sospechosas de la vulva deben ser biopsiadas.

Se recomienda realizar una biopsia incisional tipo *punch* (al menos de 4 mm). Esta debe incluir una parte de la lesión, intentando evitar el área central de esta, donde existe la posibilidad de obtener tejido necrótico, de limitado valor para el diagnóstico histológico. En profundidad, se debe alcanzar el tejido graso subcutáneo (al menos 5 mm de profundidad en áreas pilosas, y 3 mm en áreas mucosas). Para ello, resulta muy útil el sacabocados tipo *punch* dermatológico de Keyes.

Se aconseja evitar la biopsia escisional en el diagnóstico inicial, para no dificultar la planificación del tratamiento posterior. Cuando aparezcan múltiples lesiones vulvares sospechosas, se deben biopsiar todas de forma independiente, para descartar multicentricidad. Por último, también se recomienda registrar las características particulares de cada caso mediante fotografías, esquemas o dibujos clínicos.

Estudio de extensión

El estudio de la extensión de la enfermedad se basa en la valoración del tamaño, la localización del tumor (distancia a la línea media/clítoris/ano/vagina/uretra) y del grado de afectación de los órganos vecinos y de los ganglios linfáticos.

La exploración clínica suele ser suficiente para definir el tamaño y la localización de la lesión. En estos casos, no debe olvidarse una evaluación de la vagina y el cérvix, así como la afectación de la uretra, la vejiga o el recto. Si existen dudas en la exploración, se puede solicitar la realización de una cistoscopia o una rectoscopia. Se recomienda la realización de una citología cervical y una prueba de determinación de VPH en aquellos casos en los que se considere clínicamente conveniente.

En la exploración, tampoco debe olvidarse la exploración inguinal, aunque la palpación presenta un valor limitado (se ha descrito que ganglios clínicamente sospechosos son negativos en un 24-42 %, y ganglios clínicamente normales son positivos en un 16-24 %). Ninguna prueba previa a la cirugía (palpación, ecografía, TC, RM) ha demostrado alta fiabilidad para detectar las adenopatías de pequeño tamaño. Esto explica que en el estudio de extensión del cáncer de vulva, se combina la valoración clínica con la quirúrgico-patológica para intentar optimizar la detección de los ganglios patológicos.

 La estadificación quirúrgica clásica precisaba una linfadenectomía inguinofemoral completa. Sin embargo, con el desarrollo y la aplicación de la técnica de la biopsia selectiva del ganglio centinela (BSGC), evita la morbilidad asociada a la linfadenectomía y se consigue una buena precisión diagnóstica. Por este motivo, la BSGC constituye la técnica de elección para el estudio de la afectación ganglionar linfática en el cáncer de vulva.

En pacientes no candidatas a cirugía primaria, la valoración ganglionar se realizará mediante técnica de imagen (ecografía inguinal, TC, PET-TC). El estudio puede completarse con la biopsia de las adenopatías patológicas para tratar de optimizar la planificación del tratamiento.

Un 5 % de pacientes presentan metástasis a distancia en el momento del diagnóstico. Las guías clínicas de las sociedades científicas no coinciden en la protocolización de las pruebas para el diagnóstico de enfermedad a distancia. Por ello, si se trata de tumores mayores de 2 cm, o ante la sospecha clínica de enfermedad a distancia, se realizarán las pruebas de imagen oportunas (PET-TAC, RM, etc.). La oncoguía de la Sociedad Española de Ginecología y Obstetricia (SEGO) de cáncer de vulva (2023) recomienda la realización de una TC abdominopélvica (a partir del estadio de la FIGO IB).

 La BSGC es la técnica de elección para el estudio de la afectación ganglionar linfática en el cáncer de vulva (Tabla 29-4).

Estadificación

La estadificación del cáncer de vulva trata de establecer grupos de pacientes más o menos homogéneos para poder realizar comparaciones entre distintas series de pacientes, y determinar subgrupos pronósticos homogéneos subsidiarios de diferentes modalidades terapéuticas.

Queda claro que la estadificación clínica se considera insuficiente y debe completarse, siempre que sea posible mediante procedimiento quirúrgico-anatomopatológico, como lo exi-

Tabla 29-4. Estudio de extensión en el cáncer de vulva

Estudio	Indicación	Comentario
Biopsia de los ganglios linfáticos	Si hay adenopatías palpables	La ecografía inguinal puede resultar de utilidad
TC abdominopélvica	Si hay invasión estromal > 1 mm o > 2 cm de tamaño	Aproximación de la evaluación ganglionar inguinal y pélvica
Radiografía/TC de tórax	Si hay enfermedad avanzada o sospecha de afectación pulmonar	No realizar de rutina
RM pélvica	Tumores localmente avanzados. Evaluación preoperatoria en caso de plantearse exenteración pélvica	Valora la afectación de estructuras adyacentes de cara a plantear la cirugía
PET-TC	Tumores localmente avanzados o recurrentes. Sospecha de enfermedad metastásica. Evaluación preoperatoria en caso de plantearse la exenteración pélvica	Disponibilidad limitada. Complementa la evaluación de posibles metástasis
Cistoscopia/rectoscopia	Si hay dudas de afectación de órganos vecinos	

PET: tomografía por emisión de positrones; RM: resonancia magnética; TC: tomografía computarizada.

gen las guías de la estadificación de tumor, nódulo y metástasis (TNM) y de la FIGO (2021) (**Tabla 29-5**).

La estadificación en el momento del diagnóstico se reparte en los siguientes porcentajes:

- Confinada a la vulva: 60 %.
- Localmente avanzado: extensión a órganos vecinos y/o afectación de ganglios linfáticos: 30 %.
- Metástasis a distancia: 6 %.

Tratamiento

El tratamiento del cáncer escamoso de vulva debe individualizarse en función de la evaluación preoperatoria y de la fragilidad de la paciente, ya que esta enfermedad afecta con mayor frecuencia a mujeres mayores. Las decisiones deberían ser tomadas por un comité multidisciplinar de un centro con experiencia en el tratamiento de estos tumores.

Cirugía

Cuando sea factible, la cirugía se considera el tratamiento de elección, para obtener el tamaño del tumor, la invasión estromal y la afectación ganglionar, lo que permite establecer la estadificación de la enfermedad. Sin embargo, cuando la cirugía no puede obtener unos márgenes libres suficientes o requiera una mutilación importante (necesidad de derivación urinaria, digestiva o estomas), puede valorarse el tratamiento con radioterapia con/sin quimioterapia, una alternativa que se ha mostrado eficaz en tumores avanzados.

 El tratamiento indicado para el cáncer vulvar inicial es la resección quirúrgica con márgenes, asociado a la BSGC. En general (las micrometástasis ganglionares son una excepción), si existe metástasis en el ganglio centinela, se debe ofrecer una linfadenectomía inguinofemoral.

El objetivo principal de la cirugía es obtener unos márgenes anatomopatológicos libres de tumor, con escisión en profundidad hasta el diafragma urogenital, fascia profunda del músculo o periostio del pubis. La definición de margen quirúrgico anatomopatológicamente libre está actualmente en revisión. Aunque clásicamente se consideraba margen libre el de al menos 8 mm, la guía actual de la Sociedad Europea de Ginecología Oncológica (ESGO) establece en sus recomendaciones tan sólo obtener márgenes libres sin especificación.

Además de la escisión del tumor invasivo con márgenes libres, se debe considerar la resección superficial de la d-VIN acompañante. En la enfermedad multifocal, se puede plantear la resección de cada lesión con los márgenes recomendados. La vulvectomía ampliada es una opción cuando aparezcan lesiones multifocales asociadas a dermatosis vulvares extensas. No debe olvidarse que la cirugía de vulva requiere competencia en técnicas reconstructivas y reparadoras de los defectos de tejido producidos por la intervención. Por otro lado, las intervenciones vulvares extensas presentan un alto riesgo de dehiscencia y problemas de cicatrización, por lo que requieren un cuidado específico y un seguimiento estrecho.

> ! • En general, la cirugía se considera indicada en el cáncer de vulva cuando se trate de un tumor primario de cualquier tamaño, localizado en la vulva o el periné, sin afectación de estructuras vecinas, o con afectación de estructuras adyacentes superficialmente (uretra, ano), en las que el tratamiento quirúrgico no condiciona la colocación de estomas.
> • Si el tratamiento conlleva la creación de estomas, las lesiones infiltran profundamente los órganos vecinos, se objetiva enfermedad metastásica o la paciente se considera «muy frágil» en la valoración prequirúrgica, se debe desestimar el tratamiento quirúrgico como primera opción.

Tabla 29-5. Estadificación de la FIGO de 2021 del cáncer de vulva

Estadio FIGO	Hallazgos
FIGO I	Tumor limitado a la vulva
IA	Tumor ≤ 2 cm con invasión estromal ≤ 1,0 mm*
IB	Tumor > 2 cm o < 2 cm con invasión estromal > 1 mm
FIGO II	Tumor de cualquier tamaño con extensión a ⅓ inferior de la uretra, ⅓ inferior de la vagina, ⅓ inferior del ano, con ganglios negativos
FIGO III	Tumor de cualquier tamaño con extensión a la zona superior de las estructuras perineales adyacentes o con cualquier número de ganglios linfáticos no fijados y no ulcerados
IIIA	Tumor de cualquier tamaño con extensión a los ⅔ superiores de la uretra, ⅔ superiores de la vagina, mucosa vesical, mucosa rectal o metástasis en ganglios linfáticos regionales ≤ 5 mm
IIIB	Metástasis en ganglios linfáticos regionales > 5 mm**
IIIC	Metástasis en ganglios linfáticos regionales con extensión extracapsular**
FIGO IV	Tumor de cualquier tamaño fijado al hueso o fijo, con metástasis en ganglio linfoide ulcerado o metástasis a distancia
IVA	Enfermedad fijada al hueso pélvico o metástasis en los ganglios linfáticos regionales fijos o ulcerados
IVB	Metástasis a distancia

* La profundidad de la invasión se define como la medida del tumor desde la unión epitelio-estroma o la papila dérmica más superficial adyacente y el punto más profundo de invasión.
** Referido a los ganglios linfáticos inguinales y femorales.
FIGO: Federación Internacional de Ginecología y Obstetricia.

Estadios iniciales

Se indica la escisión local de las lesiones cuando estas están limitadas a la vulva y sin sospecha de afectación ganglionar. Se recomienda la escisión radical local, acompañada de la extirpación de las lesiones preinvasivas acompañantes. En lesiones multifocales, se debe valorar una vulvectomía total. El margen de resección deseado es de al menos 1 cm macroscópico en los bordes de la lesión, aunque en aras a la preservación de órganos o funciones podría ser menor. La actitud ante el hallazgo de bordes afectos en la pieza extirpada es prioritariamente la ampliación quirúrgica de los márgenes (**Fig. 29-6**).

Cáncer de vulva localmente avanzado

Si la enfermedad se ha extendido más allá de la vulva, cuando se objetiva una afectación macroscópica ganglionar, o si el tumor está cerca de la uretra, el ano, la vejiga o el recto (lo que obligaría a cirugías mutilantes), estos casos no pueden ser manejados adecuadamente con una resección vulvar radical. No se ha determinado la mejor opción de tratamiento en estas pacientes, por lo que debe considerarse de forma individualizada tanto el tratamiento conservador, basado en radioterapia con/sin quimioterapia, como la radioterapia exclusiva, con o sin cirugía posterior. El tratamiento combinado consigue en muchos casos la disminución del tamaño tumoral, de forma que tumores inicialmente irresecables pueden convertirse en quirúrgicos.

En este grupo de pacientes, se aconseja el estudio histológico de las adenopatías sospechosas para planificar el tratamiento. Si la afectación de los ganglios es tipo *bulky* (voluminosa), se debe considerar la citorreducción de los ganglios aumentados. Si los ganglios están ulcerados o fijos a planos profundos, es preferible la radioquimioterapia y la posterior evaluación de rescate quirúrgico. La quimioterapia y la radiación concurrente ofrece buenos resultados, y es preferible en los casos en que la resección requiera la extensión del esfínter anal/uretral.

En caso de tumor residual posquimiorradioterapia, la resección local ha demostrado aumentar la supervivencia. Existe escasa evidencia del valor de la quimioterapia neoadyuvante en el cáncer de vulva localmente avanzado.

Estudio de los ganglios

Se indica la técnica de BSGC cuando la invasión estromal sea de > 1 mm, y las lesiones sean unifocales confinadas a la vulva, de < 4 cm, y con ganglios clínicamente negativos. La detección se realiza con tecnecio 99 inyectado en el área lesional o en la cicatriz residual de la exéresis previa del tumor. El uso del verde de indocianina parece un marcador seguro con tasas de detección similares, aunque actualmente se recomienda asociarlo al tecnecio 99.

El estudio anatomopatológico del ganglio centinela se puede realizar de forma intraoperatoria y/o diferida. Esta técnica permite realizar ultraestadificación con la posibilidad de detección de macrometástasis (> 2 mm), micrometástasis (0,2-2 mm), cuyo significado pronóstico y actitud clínica está en estudio en este momento y la presencia de células tumorales aisladas.

> **!** Si el ganglio centinela es positivo, o cuando no se consiga su detección, debe realizarse una linfadenectomía inguinofemoral en ese lado. En tumores de la línea media, si solo se consigue la detección unilateral del ganglio centinela, en la parte contralateral se realizará una linfadenectomía.

La linfadenectomía debe incluir tanto los ganglios inguinales como los femorales, de la cadena superficial y profunda, recomendándose la preservación de la vena safena, si no está afecta. En tumores de menos de 4 cm de tamaño y a más de 2 cm de la línea media, la linfadenectomía unilateral es suficiente. En tumores de más de 4 cm de tamaño y a menos de 2 cm de la línea media, se recomienda la linfadenectomía bilateral.

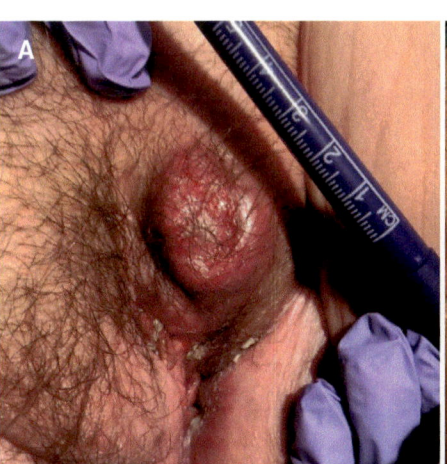
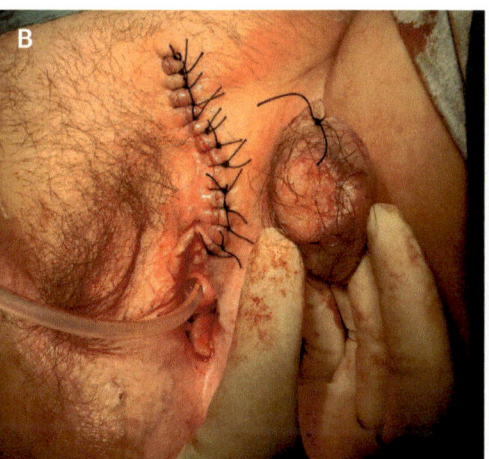
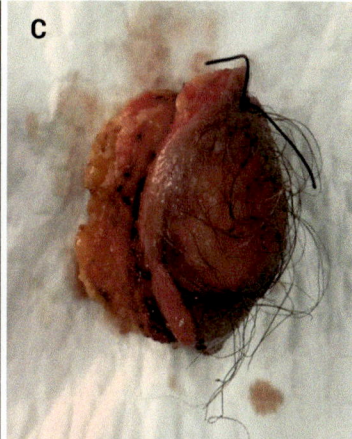

Figura 29-6. Resección local de carcinoma escamoso de vulva con márgenes de seguridad. **A)** Lesión nodular de 3 cm en el tercio superior del labio mayor izquierdo. La biopsia de la zona resultó en carcinoma escamoso de vulva. **B)** Resección local con márgenes de seguridad de carcinoma escamoso de vulva. En primer plano se observa la pieza de resección y la sutura de la herida quirúrgica con puntos sueltos con seda. Dada la cercanía del meato uretral al área extirpada, la cirugía se realizó con sondaje vesical de la paciente. **C)** Pieza de resección con marcaje con dos hilos de seda en el borde superior.

Radioterapia

La radioterapia se indica como tratamiento adyuvante en tumores en estadios iniciales tratados con cirugía y con factores pronósticos desfavorables (márgenes afectos, invasión linfovascular, invasión estromal > 5 mm, etc.) o tras objetivarse una afectación ganglionar tras cirugía radical.

También se puede indicar en tumores de vulva localmente avanzados con o sin adenopatías clínicas no abordables inicialmente con cirugía.

Quimioterapia

La quimioterapia neoadyuvante exclusiva en pacientes con enfermedad localmente avanzada debe realizarse en el contexto de ensayos clínicos. El tratamiento combinado favorece la disminución del tamaño tumoral, de manera que tumores inicialmente irresecables pueden convertirse en quirúrgicos, pero no se dispone aún de estudios aleatorizados en este contexto.

La quimioterapia adyuvante exclusiva no se recomienda en las pacientes con cáncer de vulva, sino que la mayoría de las guías clínicas optan por un tratamiento combinado de radioterapia y quimioterapia adyuvante. La quimioterapia paliativa se considera para aquellas pacientes que no tienen opción a más radioterapia ni a resección quirúrgica, y en las pacientes con enfermedad metastásica, con el fin de paliar los síntomas y mejorar la calidad de vida.

No hay estudios aleatorizados que indiquen qué esquema de fármacos puede considerarse de elección. El cisplatino es el tratamiento más utilizado como radiosensibilizador, y también se recomienda como agente único o en combinación en la enfermedad metastásica.

 No está bien definida la mejor estrategia en el cáncer de vulva localmente avanzado, considerándose como opciones el tratamiento conservador, basado en radioterapia con o sin quimioterapia, o la radioterapia exclusiva con o sin cirugía posterior (Fig. 29-7).

Particularidades de manejo de los subtipos histológicos especiales

En el caso de los subtipos histológicos de carcinoma verrucoso y carcinoma basocelular, la escisión local suele ser suficiente, sin necesidad de linfadenectomía o BSGC. La razón es que estas variantes pueden ser localmente agresivas, pero raramente producen afectación linfática o metástasis a distancia.

El melanoma vulvar presenta un riesgo mayor de afectación linfática y metástasis a distancia. Por ello, presenta algunas particularidades en su manejo. En general, la mayoría de casos sin evidencia de metástasis pueden controlarse con una escisión amplia con márgenes de seguridad (1 cm si es < 1 mm de profundidad, 2 cm si la profundidad de la lesión es > 1 mm).

La técnica de BSGC permite identificar a las pacientes con enfermedad diseminada a los ganglios regionales, lo que resulta importante para planificar el tratamiento adyuvante de estas pacientes con quimioterapia y/o inmunoterapia. El pronóstico de las mujeres con melanoma vulvar es claramente peor que en las pacientes con un carcinoma escamoso.

> **!** En pacientes con melanoma vulvar, la vulvectomía radical con linfadenectomía inguinofemoral no confiere un beneficio en la supervivencia cuando se compara con la escisión local con márgenes de seguridad.

El tratamiento de la mayoría de pacientes con Paget vulvar se basa en la realización de una vulvectomía simple, o en una extirpación quirúrgica de las lesiones. La radioterapia y el imiquimod tópico podrían ser una opción para algunas pacientes no subsidiarias de tratamiento quirúrgico. En estas pacientes, es fundamental descartar otros cánceres no genitales y el seguimiento adecuado y prolongado. Esto se debe al alto riesgo de recurrencia y de aparición de un adenocarcinoma en la vulva (en el 25 % de los casos) o en otras localizaciones extragenitales (20-30 % de los casos).

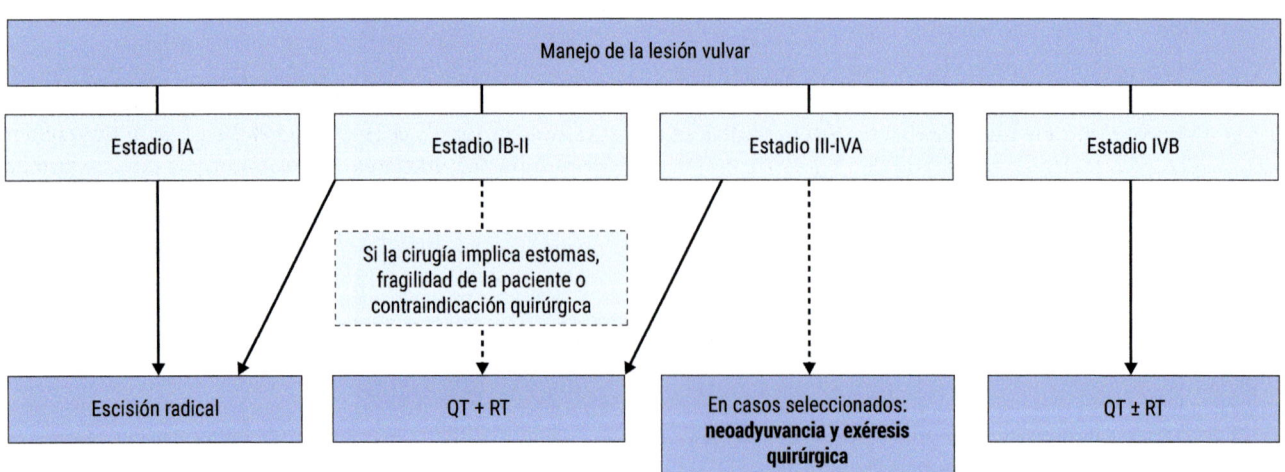

Figura 29-7. Manejo inicial del cáncer de vulva.
QT: quimioterapia; RT: radioterapia.

Seguimiento

La mayoría de las recurrencias (> 70 %) ocurren en los dos primeros años tras el tratamiento inicial, por lo que se recomienda el seguimiento estrecho de las pacientes durante este período, a pesar de que no se ha demostrado que esta actitud tenga un impacto significativo en la supervivencia global de la enfermedad. Por otra parte, hasta un 35 % de pacientes recurren a los 5 años o más, lo que señala la conveniencia de un seguimiento a largo plazo.

 Las recidivas se localizan con mayor frecuencia en la vulva restante o en la vagina, y pueden estar relacionadas con una extirpación insuficiente de la lesión.

El seguimiento debe incluir una exploración ginecológica completa, una exploración abdominal y el examen de las áreas ganglionares inguinales y supraclaviculares. La SGO recomienda la realización de una citología cervical anual. Las pruebas de imagen se solicitarán solo en caso de sospecha clínica. Se admite la realización periódica de TC únicamente en casos de estadios avanzados en el momento del diagnóstico. La periodicidad de los controles que propone la oncoguía de la SEGO es la siguiente:

- Estadios iniciales: durante los dos primeros años, control semestral; posteriormente, control anual.
- Estadios avanzados: durante los dos primeros años, control trimestral; del tercer al quinto año, control semestral; y posteriormente, control anual.

En los tumores de vulva localmente avanzados tratados inicialmente con radioterapia o quimiorradioterapia, hay poca evidencia en cuanto a las pruebas de seguimiento recomendadas. En general, se aconseja la realización de pruebas de imagen, similares al diagnóstico (RM, TC y/o PET-TC) en un plazo de 3 meses tras finalizar el tratamiento, para evaluar la respuesta.

Manejo de la recurrencia

El tratamiento de las recurrencias depende del tratamiento previo. En ausencia de radioterapia previa, se considerará el tratamiento como en tumor *de novo*. Si la recidiva es tras la administración de radioterapia a dosis plenas, el rescate quirúrgico es la primera opción, intentando conseguir márgenes libres superiores a 1 cm. Puede valorarse la posibilidad de exenteración pélvica. Se puede valorar también en estas pacientes contemplar la reirradiación con técnicas especiales como braquiterapia y radioterapia de intensidad modulada.

 En pacientes inoperables o con recidivas locales irresecables, se contempla la reirradiación con técnicas especiales como la radioterapia de intensidad modulada y la braquiterapia.

Las recidivas locales en vulva o periné, sin afectación linfática, pueden ser tratadas mediante una resección local con márgenes. Si las lesiones aparecen en zonas alejadas del tumor primario y tras varios años libres de enfermedad, pueden ser consideradas como segundas neoplasias.

En las recidivas locales, aún tratadas con escisión completa de la lesión y en ausencia de irradiación previa, se debe considerar la radioterapia postoperatoria.

 En las recidivas, además de las posibilidades quirúrgicas habituales, puede contemplarse la exenteración pélvica, en centros especializados, tras una adecuada selección de pacientes y descartada la afectación tumoral a distancia.

En caso de recidiva adenopática inguinal, se aconseja el tratamiento con cirugía y/o radioterapia, con o sin quimioterapia asociada, siguiendo las mismas recomendaciones que para la recidiva local. En casos seleccionados de recaída ganglionar y radioterapia previa, se puede valorar la radioterapia estereotáctica corporal ganglionar.

Las recidivas a distancia (metástasis) tienen la misma consideración que el estadio IVB inicial y se valoran en un contexto individualizado de paliación. En pacientes oligometastásicas, puede considerarse el tratamiento con radioterapia de máxima conformación.

Pronóstico

Aproximadamente, el 30 % de las pacientes con enfermedad operable presenta diseminación ganglionar. El estado ganglionar inguinofemoral es el factor pronóstico más importante: la tasas de supervivencia a los 5 años es del 70-93 % en el grupo de pacientes sin adenopatías, frente al 25-41 % en aquellas con afectación ganglionar linfática.

Otros factores pronósticos son el estadio en el momento del diagnóstico (reflejo del tamaño y la profundidad de la invasión tumoral), la afectación del espacio linfovascular, el estado de los márgenes de resección y la edad avanzada. Se ha demostrado que la enfermedad asociada al VPH presenta un pronóstico significativamente mejor que los casos independientes del VPH.

En los Estados Unidos, la supervivencia descrita a los 5 años del diagnóstico de la enfermedad es de un 72 %. La edad media de las pacientes fallecidas se aproxima a los 78 años.

PUNTOS CLAVE

- La baja frecuencia del cáncer de vagina, la dificultad en su diagnóstico, el escaso conocimiento de su evolución natural y la falta de evidencias y guías que apoyen un tratamiento y seguimiento definido explican la complejidad del abordaje de esta lesión.

- El HSIL (VaIN) es una entidad preneoplásica infrecuente y casi siempre asintomática. Su evolución natural es poco conocida, pero parece similar a la de las lesiones cervicales producidas por el VPH.

- El tratamiento del HSIL (VaIN) debe ser individualizado en cada caso, según las características de la lesión, la paciente, los medios disponibles y la experiencia. Los tratamientos escisionales amplios van siendo sustituidos por tratamientos destructivos o combinaciones de estos con tratamientos tópicos.

- El diagnóstico del cáncer de vagina es clínico e histológico, siendo fundamental la exploración sistemática del TGI y la biopsia de las lesiones sospechosas.

- El factor de riesgo más importante es el VPH, la localización más frecuente es la cara posterior del tercio superior de la vagina, y la variedad histológica más común es la epidermoide.

- Se recomienda completar el estudio locorregional con RM pélvica y a distancia con TC o PET-TC según su disponibilidad. El estadiaje se basa en la clasificación de la FIGO, modificada en 2018.

- El tratamiento del cáncer de vagina ha de ser individualizado, y debe decirse en comités multidisciplinares con la participación de oncólogos, radioterapeutas, cirujanos, etcétera.

- La implementación de la vacuna frente al VPH contribuirá a la prevención de la VaIN y del cáncer de vagina.

- El cáncer de vulva es una patología infrecuente, de presentación clínica muy variable. A menudo, las pacientes están asintomáticas.

- El subtipo mayoritario es el carcinoma escamoso de vulva (80-90 % de los casos), seguido del melanoma.

- Existen dos tipos de lesiones precursoras que traducen dos tipos de patología bien diferenciada: la asociada al VPH-HSIL (VIN) y la independiente del VPH (d-VIN).

- La patología premaligna y maligna asociada al VPH es típica de mujeres más jóvenes, puede ser multicéntrica y presenta mejor pronóstico. Por el contrario, la patología independiente del VPH es característica de mujeres mayores con patología vulvar inflamatoria previa, y presenta peor pronóstico.

- En el diagnóstico del cáncer de vulva es fundamental la anatomía patológica. No debe olvidarse la exploración de las áreas ganglionares inguinales.

- El tratamiento del cáncer vulvar inicial es la resección quirúrgica con márgenes, asociado a la BSGC. Si existen metástasis en el ganglio centinela, se debe realizar una linfadenectomía inguinofemoral.

- El tratamiento del cáncer de vulva localmente avanzado debe valorarse individualmente, considerándose como opciones la cirugía, el tratamiento combinado con radioterapia y quimioterapia, la radioterapia exclusiva o una combinación de ellas.

BIBLIOGRAFÍA

Adams TS, Rogers LJ, Cuello MA. Cancer of the vagina: 2021 update. Int J Gynaecol Obstet. 2021;155 Suppl 1 (Suppl 1):19-27.

Bhatla N, Tomar S, Meena J, Sharma DN, Kumar L. Adjuvant treatment in cervical, vaginal and vulvar cancer. Best Pract Res Clin Obstet Gynaecol. 2022;78:36-51.

Cao D, Wu D, Xu Y. Vaginal intraepithelial neoplasia in patients after total hysterectomy. Curr Probl Cancer. 2021;45(3):100687.

Dehlendorff C, Baandrup L, Kjaer SK. Real-world effectiveness of human papillomavirus vaccination against vulvovaginal high-grade precancerous lesions and cancers. J Natl Cancer Inst. 2021;113(7):869-74.

Dockery LE, Soper JT. Vulvar intraepithelial neoplasia: a review of the disease and current management. Obstet Gynecol Surv. 2021;76(1):55-62.

Faber MT, Sand FL, Albieri V, Norrild B, Kjaer SK, Verdoodt F. Prevalence and type distribution of human papillomavirus in squamous cell carcinoma and intraepithelial neoplasia of the vulva. Int J Cancer. 2017;141(6):1161-9.

Forner DM, Mallmann P. Neoadjuvant and definitive chemotherapy or chemoradiation for stage III and IV vulvar cancer: a pooled reanalysis. Eur J Obstet Gynecol Reprod Biol. 2017;212:115-8.

Ghelardi A, Marrai R, Bogani G, Sopracordevole F, Bay P, Tonetti A, et al. Surgical treatment of vulvar HSIL: adjuvant HPV vaccine reduces recurrent disease. Vaccines (Basel). 2021;9(2):83.

Guo L, Li C, Hua K. Occult vaginal cancer recurrence after hysterectomy: a case report and literature review. J Int Med Res. 2020;48(12):300060520973901.

Höhn AK, Brambs CE, Hiller GGR, May D, Schmoeckel E, Horn LC. 2020 WHO Classification of Female Genital Tumors. Geburtshilfe Frauenheilkd. 2021;81(10):1145-53.

Kulkarni A, Dogra N, Zigras T. Innovations in the management of vaginal cancer. Curr Oncol. 2022;29(5):3082-92.

Lebreton M, Carton I, Brousse S, Lavoué V, Body G, Levêque J, et al. Vulvar intraepithelial neoplasia: classification, epidemiology, diagnosis, and management. J Gynecol Obstet Hum Reprod. 2020;49(9):101801.

Mix JM, Saraiya M, Senkomago V, Unger ER. High-grade vulvar, vaginal, and anal precancers among U.S. adolescents and young adults after human papillomavirus vaccine introduction. Am J Prev Med. 2022;62(1):95-99.

Natesan D, Hong JC, Foote J, Sosa JA, Havrilesky L, Chino J. Primary versus preoperative radiation for locally advanced vulvar cancer. Int J Gynecol Cancer. 2017;27(4):794-804.

Nica A, Covens A, Vicus D, Kupets R, Gien LT. Long term outcomes in patients with sentinel lymph nodes (SLNs) identified by injecting remaining scar after previously excised vulvar cancer. Gynecol Oncol. 2019;155(1):83-7.

Nooij L, Schaake M, Reyners A, Zijlmans H, Amant F. Neoadjuvant chemotherapy for patients with locally advanced vulvar cancer. Curr Opin Oncol. 2022;34(5):466-72.

Olawaiye AB, Cotler J, Cuello MA, Bhatla N, Okamoto A, Wilailak S, et al. FIGO staging for carcinoma of the vulva: 2021 revision. Int J Gynaecol Obstet. 2021;155(1):43-7.

Oonk MHM, Planchamp F, Baldwin P, Bidzinski M, Brännström M, Landoni F, et al. European Society of Gynaecological Oncology guidelines for the management of patients with vulvar cancer. Int J Gynecol Cancer. 2017;27(4):832-7.

Oonk MHM, Slomovitz B, Baldwin PJW, Van Doorn HC, Van der Velden J, De Hullu JA, et al. Radiotherapy versus inguinofemoral lymphadenectomy as treatment for vulvar cancer patients with micrometastases in the sentinel node: results of GROINSS-V II. J Clin Oncol. 2021;39(32):3623-32.

Parra-Herran C, Nucci MR, Singh N, Rakislova N, Howitt BE, Hoang L, et al. HPV-independent, p53-wild-type vulvar intraepithelial neoplasia: a review of nomenclature and the journey to characterize verruciform and acanthotic precursor lesions of the vulva. Mod Pathol. 2022;35(10):1317-26.

Preti M, Joura E, Vieira-Baptista P, Van Beurden M, Bevilacqua F, Bleeker MCG, et al. The European Society of Gynaecological Oncology (ESGO), the International Society for the Study of Vulvovaginal Disease (ISSVD), the European College for the Study of Vulval Disease (ECSVD) and the European Federation for Colposcopy (EFC) Consensus Statements on Pre-invasive Vulvar Lesions. J Low Genit Tract Dis. 2022;26(3):229-44.

Raimond E, Delorme C, Ouldamer L, Carcopino X, Bendifallah S, Touboul C, et al.; Research group FRANCOGYN. Surgical treatment of vulvar cancer: impact of tumor-free margin distance on recurrence and survival. A multicentre cohort analysis from the francogyn study group. Eur J Surg Oncol. 2019;45(11):2109-14.

Rountis A, Pergialiotis V, Tsetsa P, Rodolakis A, Haidopoulos D. Management options for vaginal intraepithelial neoplasia. Int J Clin Pract. 2020;74(11):e13598.

Salani R, Khanna N, Frimer M, Bristow RE, Chen LM. An update on post-treatment surveillance and diagnosis of recurrence in women with gynecologic malignancies: Society of Gynecologic Oncology (SGO) recommendations. Gynecol Oncol. 2017;146(1):3-10.

Shetty AS, Menias CO. MR imaging of vulvar and vaginal cancer. Magn Reson Imaging Clin N Am. 2017;25(3):481-502.

Te Grootenhuis NC, Pouwer AW, De Bock GH, Hollema H, Bulten J, Van der Zee AGJ, et al. Margin status revisited in vulvar squamous cell carcinoma. Gynecol Oncol. 2019;154(2):266-75.

Thuijs NB, Van Beurden M, Bruggink AH, Steenbergen RDM, Berkhof J, Bleeker MCG. Vulvar intraepithelial neoplasia: Incidence and long-term risk of vulvar squamous cell carcinoma. Int J Cancer. 2021;148(1):90-8.

Trutnovsky G, Reich O, Joura EA, Holter M, Ciresa-König A, Widschwendter A, et al. Topical imiquimod versus surgery for vulvar intraepithelial neoplasia: a multicentre, randomised, phase 3, non-inferiority trial. Lancet. 2022;399(10337):1790-8.

World Health Organization. WHO Classification of Tumours: Female Genital Tumours. WHO Classification of Tumours Editorial Board. 5ª ed. Ginebra: WHO; 2020. p. 419-49.

Zapardiel I, Iacoponi S, Coronado PJ, Zalewski K, Chen F, Fotopoulou C, et al.; VULCAN Study coinvestigators. Prognostic factors in patients with vulvar cancer: the VULCAN study. Int J Gynecol Cancer. 2020;30(9):1285-91.

Cáncer de cérvix

30

M. R. Sánchez-Mateos Enrique, A. R. Guijarro Campillo y A. Nieto Díaz

OBJETIVOS

- Saber la prevalencia, la importancia y la situación actual del cáncer de cérvix en el ámbito global.
- Definir los factores causales necesarios y facilitadores de la aparición del cáncer de cérvix y su importancia en la prevención.
- Repasar la presentación clínica, el correcto diagnóstico, la estadificación y los tratamientos disponibles.
- Aprender la fisiopatología del desarrollo del cáncer de cérvix y los diferentes subtipos de este.
- Identificar los agentes víricos más oncogénicos para este tipo de cáncer.
- Reconocer las principales características clínicas de la enfermedad, así como las herramientas correctas para realizar un diagnóstico preciso teniendo en cuenta su forma de diseminación.
- Revisar los diferentes estadios en los que puede presentarse la enfermedad para poder definir el mejor tratamiento indicado.
- Comprender los diversos tratamientos disponibles para el cáncer de cérvix, la indicación de cada uno de ellos y los riesgos y beneficios que implican.
- Valorar los tratamientos disponibles en la persistencia o recidiva de la enfermedad.
- Conocer la supervivencia y el pronóstico de la enfermedad en los diferentes estadios.

INTRODUCCIÓN

En el ámbito mundial, el cáncer de cuello uterino sigue siendo uno de los cánceres más comunes, ocupando el cuarto puesto global, tras el cáncer de mama, de colon y de pulmón. Dentro de los cánceres ginecológicos, ocupa el segundo puesto. La mayoría de los nuevos casos y de las muertes por cáncer de cérvix (aproximadamente el 85 y el 90 %, respectivamente) se dan en países poco o medianamente desarrollados, donde supone el tercero de los cánceres más prevalentes en las mujeres.

En países desarrollados, la incidencia ha sufrido un descenso tras la implantación de programas de cribado y la vacunación frente al virus del papiloma humano (VPH). Es un cáncer que afecta a mujeres jóvenes sexualmente activas, con una máxima incidencia entre los 40 y 45 años. Las estrategias de prevención primaria y secundaria resultan puntos clave en el control de esta neoplasia, cuyo pronóstico, una vez desarrollada, está directamente relacionado con el estadio en el momento del diagnóstico.

CONSIDERACIONES ANATÓMICAS

El cuello del útero es la porción más baja de dicho órgano, de estructura cilíndrica, compuesto por estroma y epitelio. El ectocérvix, que se proyecta en la vagina, está recubierto por epitelio escamoso y, por otro lado, el canal endocervical, que se extiende desde el orificio cervical interno hasta el externo, está recubierto por epitelio columnar.

La mayor parte de los carcinomas cervicales se van a originar en estos epitelios o en la zona de unión entre ambos, denominada *zona de transformación*, que es aquella existente entre la unión escamocolumnar antigua y la nueva.

ETIOPATOGENIA

El cáncer de cérvix es un resultado poco común y a largo plazo de la infección persistente del tracto genital inferior por uno de los 15 serotipos de VPH de alto riesgo, la cual se considera causa «necesaria» para el desarrollo de este cáncer, aunque no «suficiente». El VPH también se encuentra implicado en otros cánceres, como el de vulva, vagina, ano, pene y cavidad oral.

La infección persistente por VPH se define por la presencia del mismo ácido desoxirribonucleico de VPH específico en muestras repetidas después de 6-12 meses. Los serotipos de alto grado oncogénico son: 16, 18, 31, 33, 35, 39, 45, 51, 52, 56, 58, 59, 68, 73 y 82. El VPH 16 y el VPH 18 están implicados en el 71 % de los casos de cáncer de cérvix (son los que presentan una mayor capacidad de persistencia y progresión); mientras que los serotipos 31, 33, 45, 52 y 58 representan otro 19 % de los casos.

La prevalencia transversal estimada del VPH en todo el mundo entre mujeres sanas mayores de 30 años es de alrededor del 11,7 %, alcanzando un máximo del 25 % en mujeres menores de 25 años, lo que sugiere que la infección se transmite predominantemente por vía sexual tras el inicio de dicha actividad.

La infección por VPH es la enfermedad de transmisión sexual más frecuente: más del 80 % de las mujeres seguidas a lo largo del tiempo adquirirán al menos una infección por VPH de alto riesgo, lo que demuestra su naturaleza ubicua y su facilidad de transmisión. Sin embargo, el 90 % de las infecciones por VPH se eliminan en un período de 2 años desde la adquisición, y persisten solo en aproximadamente el 10 % de las mujeres, que son las que podrían desarrollar lesiones precancerosas cervicales. Es discutible si el virus se elimina por completo o si permanece latente en las células basales (en forma de episoma) con el potencial de reactivación en algunos casos.

El VPH posee una doble cadena de ácido desoxirribonucleico, con cápside proteica y sin envoltura, que tiene trofismo por el epitelio estratificado cervical, en concreto por la zona de transformación cercana al epitelio columnar del endocérvix. Durante el coito, se generan lesiones epiteliales por las cuales el virus penetra e invade las células de la capa basal. Es capaz de integrar su genoma al de la célula huésped y, mediante la acción de las proteínas víricas E6 y E7, provocar la inactivación de proteínas supresoras tumorales (p53, proteína del retinoblastoma), dando lugar a la replicación descontrolada de copias de sí mismo.

Están descritos una serie de factores de riesgo para el contagio del VPH y para la progresión de la infección por este virus:

• Factores de riesgo de infección de VPH:
  – Edad precoz de inicio de relaciones sexuales.
  – Múltiples parejas sexuales.
  – Comportamiento sexual de la pareja.
  – No uso de métodos anticonceptivos de barrera.
• Factores de riesgo para la persistencia y progresión de infección por VPH:
  – Infección por serotipos de alto riesgo.
  – Carga vírica alta.
  – Factores genéticos y susceptibilidad individual.
  – Tabaquismo.
  – Uso de anticonceptivos orales.

– Inmunosupresión (importancia de la coinfección con virus de la inmunodeficiencia humana).
– Existencia de otras infecciones de transmisión sexual.
– Multiparidad (Tabla 30-1).

La capacidad de visualizar y tomar muestras fácilmente del cuello uterino contribuyó a una compresión muy temprana de la evolución natural del cáncer de cérvix. Este hecho, así como el conocimiento de la epidemiología del VPH y su papel en la causalidad del cáncer, ha resultado en el desarrollo de dos estrategias principales para la prevención y la detección temprana: por un lado, la vacunación contra el VPH, cuya administración sistemática se considera actualmente la intervención más importante para el control de la infección y la prevención primaria de la enfermedad asociada al VPH; y, por otro lado, los programas de cribado con los que diagnosticar de forma precoz lesiones precancerosas con posibilidad de tratamiento efectivo y sencillo.

HISTOPATOLOGÍA

Los tipos histológicos más prevalentes de cáncer de cérvix son el carcinoma epidermoide o escamoso (80-90 % de los casos) y el adenocarcinoma (10-15 % de los casos) infiltrantes. El primero de ellos se origina en el epitelio plano poliestratificado de la zona de transformación del exocérvix, e infiltra el estroma subyacente generando una respuesta desmoplásica en dicha zona, con la aparición de espinas intercelulares y típicas «perlas córneas» en el subtipo queratinizante.

Hoy en día, resulta esencial aportar las características morfológicas incluidas en el protocolo de cáncer de cérvix del College of Americans Pathologists (CAP), entre ellas el grado histológico, sistema basado en la similitud de la neoplasia al tejido originario (grado de queratinización, atipia celular, actividad mitótica) (Tabla 30-2).

Por otro lado, el adenocarcinoma se origina en el epitelio glandular columnar del endocérvix, y su detección puede ser más dificultosa. Está más relacionado con el serotipo VPH 18. Desde el punto de vista microscópico, se caracteriza por la formación de glándulas y, en su caso, el grado

---

Tabla 30-1. Factores de riesgo y factores protectores de infección y progresión del virus del papiloma humano

Factores		
Riesgo		**Protectores**
Infección por VPH	**Progresión de infección por VPH**	Vacunación contra el VPH
Promiscuidad propia y de las parejas sexuales	Factores virales: genotipo (16/18), carga vírica, multiinfección	Circuncisión masculina
Inicio de relaciones sexuales con coito < 16 años	Factores genéticos y susceptibilidad individual	Uso de preservativo
Multiparidad	Respuesta inmunitaria deficitaria (importancia del VIH)	Nuliparidad
Traumatismos cervicales	Uso de anticonceptivos hormonales orales	DIU
No uso de métodos de barrera	Tabaco	Buen estado inmunitario
	Coexistencia de otras infecciones de transmisión sexual (herpes, clamidia)	No tabaco o abandono
		Cribado citológico

DIU: dispositivo intrauterino; VIH: virus de la inmunodeficiencia humana; VPH: virus del papiloma humano.

Tabla 30-2. Grado de diferenciación celular del carcinoma de células escamosas según los criterios de Broder

Gx	No se puede evaluar
G1	Bien diferenciado
G2	Moderadamente diferenciado
G3	Pobremente diferenciado
G4	Indiferenciado

En los adenocarcinomas, el grado de diferenciación se establece según la proporción de áreas sólidas, al igual que en el adenocarcinoma de endometrio.
G: grado.

de diferenciación será definido por la proporción de áreas sólidas (v. **Tabla 30-2**).

Desde el punto de vista molecular, cabe destacar la sobreexpresión de la proteína p16 en los tumores relacionados con el VPH, cuya detección, aunque carece de valor pronóstico, es de gran utilidad diagnóstica para diferenciar lesiones intraepiteliales de alto grado y simuladores de estas.

Los diferentes histotipos del cáncer de cérvix, tal y como se describen en la clasificación de tumores genitales femeninos de la Organización Mundial de la Salud (OMS), se pueden ver en la **tabla 30-3**.

VÍAS DE DISEMINACIÓN

El cáncer de cérvix se disemina por extensión directa de forma local, inicialmente a los parametrios y al tercio superior de la vagina. Posteriormente puede invadir el cuerpo uterino, el tercio inferior de la vagina o estructuras cercanas, como la vejiga, el recto o la pared pélvica. La enfermedad se disemina a distancia principalmente por vía linfática a través de los ganglios linfáticos regionales, llegando a afectar a los ilíacos y paraaórticos. La metástasis vía hematógena es poco frecuente (5 %) y tardía, afectando principalmente a los pulmones, al hígado o a las estructuras óseas.

CLÍNICA

Inicialmente, el cáncer de cérvix se presenta de forma asintomática, por lo que toma aún más importancia el cribado poblacional. Una vez existe clínica, la más frecuente es el sangrado genital anómalo, frecuentemente poscoital, seguido de la dispareunia y la secreción vaginal maloliente o purulenta. En casos de enfermedad avanzada, pueden aparecer otros síntomas, como dolor pélvico o lumbar, alteraciones gastrointestinales o urinarias o edema de miembros inferiores por afectación de estructuras ganglionares o de órganos vecinos.

DIAGNÓSTICO

El eje principal del diagnóstico del cáncer de cérvix es histológico, a través del análisis microscópico de una muestra de tejido cervical. Con respecto a la exploración física, ha de realizarse una correcta visualización de los genitales externos y una especuloscopia para la valoración completa de la vagina y el cérvix. Se debe hacer un tacto bimanual y un tacto vaginorrectal, que permitirá valorar la afectación parametrial.

Tabla 30-3. Clasificación histológica del cáncer de cérvix según la guía de la OMS de tumores genitales femeninos (2020)

Tumores del epitelio escamoso	Tumores glandulares	Tumores mesenquimales y de epitelio mixto	Tumores de células germinales
Carcinoma de células escamosas VPH-dependiente	Adenocarcinoma tipo NOS	Adenosarcoma	Tumor del seno endodérmico
Carcinoma de células escamosas VPH-independiente	Adenocarcinoma VPH-dependiente		Tumor de saco vitelino tipo NOS
Carcinoma de células escamosas tipo NOS	Adenocarcinoma VPH-independiente tipo gástrico		Coriocarcinoma tipo NOS
	Adenocarcinoma VPH-independiente tipo células claras		
	Adenocarcinoma VPH-independiente tipo mesonéfrico		
	Adenocarcinoma VPH-independiente tipo NOS		
	Adenocarcinoma endometrioide tipo NOS		
	Carcinosarcoma tipo NOS		
	Carcinoma adenoescamoso		
	Carcinoma mucoepidermoide		
	Carcinoma adenoide basal		
	Carcinoma indiferenciado tipo NOS		

DIU: dispositivo intrauterino; NOS: no especificado; OMS: Organización Mundial de la Salud; VPH: virus del papiloma humano.

Cuando el cáncer de cérvix es macroscópicamente visible, se manifiesta como una tumoración exofítica, friable, sangrante al roce, o bien como una lesión ulcerosa y excavada infiltrando el endocérvix.

Estadificación del cáncer cervicouterino

Históricamente, el cáncer de cuello uterino se ha estadificado clínicamente. Sin embargo, en la última actualización publicada por la Federación Internacional de Ginecología y Obstetricia (FIGO) en 2018, aparecen novedades que permiten tener en cuenta tanto los hallazgos clínicos como los radiológicos o anatomopatológicos, según estén disponibles, para asignar el estadiaje. Esta estadificación FIGO revisada está estrechamente alineada con la última estadificación de estadificación de tumor, nódulo y metástasis (TNM) del American Joint Committe on Cancer (AJCC).

El estadio de la enfermedad se establece en el diagnóstico inicial, una vez que se tengan disponibles todas las pruebas y estudios de extensión, y no debe modificarse más adelante, por ejemplo, en la recurrencia.

Los cambios más significativos en la nueva actualización de la clasificación FIGO son los siguientes:

- Ya no se considera la dimensión horizontal de una lesión microinvasora.
- El tamaño del tumor se ha estratificado aún más en tres subgrupos: IB1 ≤ 2 cm, IB2 > 2-≤ 4 cm e IB3 > 4 cm.
- La positividad de los ganglios linfáticos, que se correlaciona con peores resultados oncológicos, asigna el caso al estadio IIIC: ganglios pélvicos IIIC1 y ganglios paraaórticos IIIC2. Las micrometástasis se incluyen en el estadio IIIC (Tabla 30-4).

Diagnóstico de enfermedad microinvasora

El diagnóstico de los estadios IA1 y IA2 se realiza mediante el examen microscópico de una muestra de biopsia, ya sea mediante conización obtenida mediante asa de diatermia o bisturí frío, que incluye toda la lesión o en pieza quirúrgica de una traquelectomía o histerectomía.

Se considera enfermedad microinvasora aquella en la que la profundidad de invasión no debe ser mayor de 3 o 5 mm, respectivamente, desde la base del epitelio. La dimensión horizontal ya no se considera en la citada revisión de 2018, ya que no se ha demostrado que afecte a la supervivencia. Hay que tener en cuenta la infiltración del espacio linfovascular (IELV), que no altera el estadio, pero puede afectar al pronóstico y, por tanto, al plan de tratamiento. Los márgenes deben ser negativos para enfermedad, ya que, si en la biopsia por conización resultan positivos para neoplasia infiltrante, el estadiaje pasará a ser IB1.

Diagnóstico de enfermedad sospechosa macroscópica invasora

En el caso de lesiones visibles, generalmente una biopsia en sacabocados suele ser suficiente para el diagnóstico, pero si no es satisfactoria, puede ser necesaria una conización. La evaluación clínica es el primer paso en la asignación de esta-

diaje. La estadificación de la FIGO de 2018 permite el uso de cualquiera de las modalidades de imágenes de acuerdo con los recursos disponibles, es decir, ultrasonido, tomografía computarizada (TC), imágenes por resonancia magnética (RM) o tomografía por emisión de positrones (PET), para proporcionar información adicional sobre el tamaño del tumor, el estado de los ganglios y la diseminación local o sistémica.

El estadiaje se establece en el momento del diagnóstico inicial, y no se modifica posteriormente. Las pruebas diagnósticas utilizadas para asignar la estadificación deben tenerse en cuenta para futuras evaluaciones y han de dejarse reflejadas en el momento del estadiaje. Además, las imágenes pueden identificar factores pronósticos adicionales que pueden guiar de una manera más precisa la elección del tratamiento y de la adyuvancia si esta fuera necesaria.

La RM es el mejor método de evaluación locorregional radiológica de tumores primarios mayores de 10 mm, aunque la ecografía resulta similar en cuanto a precisión diagnóstica si es realizada por personal experto.

La PET-TC resulta de elección ante sospecha de enfermedad avanzada con la intención de detectar metástasis ganglionares mayores de 10 mm. Resulta para ello más precisa que la TC y la RM, con resultados falsos negativos en el 4-15 % de los casos. En este punto, se centra uno de los principales debates hoy en día con respecto a la estadificación del cáncer de cérvix. Para la valoración de la afectación ganglionar, sobre todo en el ámbito de la región paraaórtica, se puede optar por obtención de imágenes mediante PET-TC o bien exéresis quirúrgica de los ganglios paraaórticos y su análisis anatomopatológico. La afectación de los ganglios linfáticos paraaórticos resulta crucial para adaptar el tratamiento según la extensión de la enfermedad.

Aunque las guías internacionales no exigen ninguna analítica concreta o más pruebas diagnósticas, en pacientes con carcinoma invasivo franco, se debe realizar una radiografía de tórax y una evaluación de hidronefrosis (con ecografía renal, TC o RM). La vejiga y el recto se evalúan mediante cistoscopia y colonoscopia solo si la paciente presenta síntomas clínicos. También se recomienda la cistoscopia en los casos de crecimiento endocervical y cuando el crecimiento se ha extendido a la pared vaginal anterior. La sospecha de compromiso vesical o rectal debe confirmarse mediante biopsia y evidencia histológica.

PRONÓSTICO

El principal factor pronóstico del cáncer de cérvix es el estadio tumoral.

La supervivencia y el control pélvico/local de la enfermedad se correlacionan con el estadio según la FIGO.

Sin embargo, el pronóstico también depende de otros factores no incluidos en el estadiaje, que condicionarán el tratamiento y supervivencia de las pacientes, como son:

- Afectación ganglionar (la importancia pronóstica de las micrometástasis no está aún clara).
- Tamaño del tumor (si el tumor tiene > 4 cm el riesgo de recidiva se multiplica por tres respecto a los de menor tamaño).
- Profundidad de la invasión estromal.

Tabla 30-4. Clasificación T y estadiaje FIGO (2018)

Categoría T	Estadio FIGO	Descripción
TX		El tumor primario no puede ser evaluado
T0		No hay evidencia de tumor primario
T1	I	Carcinoma confinado al cérvix
T1a	IA	Carcinoma invasivo que solo puede ser diagnosticado mediante microscopia y con profundidad de invasión ≤5 mm[a]
T1a1	IA1	Profundidad de invasión estromal ≤3 mm
T1a2	IA2	Profundidad de invasión estromal >3 y ≤5 mm
T1b	IB	Profundidad de invasión estromal >5 mm
T1b1	IB1	Diámetro mayor ≤2 cm
T1b2	IB2	Diámetro mayor >2 y ≤4 cm
T1b3	IB3	Diámetro mayor >4 cm
T2	II	El carcinoma invade el útero, pero no afecta al tercio inferior vaginal o a la pared pélvica[b]
T2a	IIA	Afecta al tercio superior o al tercio medio de la vagina, sin invasión parametrial
T2a1	IIA1	Diámetro mayor ≤4 cm
T2a2	IIA2	Diámetro mayor >4 cm
T2b	IIB	Afectación parametrial sin llegar a la pared pélvica[c]
T3	III	El carcinoma afecta al tercio inferior de vagina y/o se extiende a la pared pélvica y/o causa hidronefrosis o daño renal y/o afecta a ganglios pélvicos o paraaórticos
T3a	IIIA	Afectación del tercio inferior de la vagina, sin extensión a la pared pélvica
T3b	IIIB	Extensión a la pared pélvica y/o hidronefrosis y/o fallo renal
T3c	IIIC	Afectación de ganglios linfáticos pélvicos o paraaórticos (incluidas las micrometástasis)[d] independientemente del tamaño tumoral[e]
T3c1	IIIC1	Invasión de ganglios pélvicos
T3c2	IIIC2	Invasión de ganglios paraaórticos
T4	IV	El tumor se extiende fuera de la pelvis o afecta a la mucosa vesical o rectal (el edema bulloso no se incluye)
T4a	IVA	Invasión de órganos cercanos en la pelvis
T4b	IVB	Afectación en órganos a distancia

[a] Pruebas de imagen y demostración anatomopatológica: se usarán cuando estén disponibles para complementar los hallazgos clínicos en cuanto a tamaño del tumor y la extensión en todos los estadios. Los hallazgos anatomopatológicos prevalecen con respecto a los hallazgos clínicos y por imagen.
[b] La pared pélvica está conformada por el músculo, la fascia, las estructuras neurovasculares y las porciones óseas de la pelvis.
[c] La afectación del espacio linfovascular no modifica el estadio. La extensión lateral de la lesión ya no se tiene en cuenta.
[d] La invasión de células aisladas no modifica el estadio, pero debe quedar reflejado.
[e] Añadir anotación: c (hallazgos clínicos), r (pruebas de imagen) y/o p (demostración anatomopatológica), para indicar cuál de ellos se ha usado para estadificar como IIIC. El tipo de pruebas utilizadas para el diagnóstico debe siempre estar documentada. En caso de duda, será asignado el estadiaje menor.
FIGO: Federación Internacional de Ginecología y Obstetricia.

- Invasión del espacio linfovascular.
- Subtipo histológico.
- Estado de VPH.

TRATAMIENTO

El tratamiento del cáncer de cuello uterino se basa en la cirugía o la quimiorradioterapia concomitante en función del estadio de la enfermedad.

Tratamiento en estadios iniciales

La cirugía es el tratamiento de elección para los estadios iniciales de la enfermedad. La elección del tipo de cirugía (conización cervical, histerectomía simple o histerectomía radical) dependen propiamente del estadio de la enfermedad. La **tabla 30-5** muestra los tipos de histerectomía en función del grado de radicalidad, así como los diferentes escenarios de indicación.

Tabla 30-5. Resumen de los principales límites anatómicos en cada tipo de histerectomía radical en cada parte del parametrio. Clasificación de Querleu-Morrow

Tipo de histerectomía radical	Paracérvix o parametrio lateral	Parametrio ventral	Parametrio dorsal
A	A medio camino entre el cuello uterino y el uréter (medial al uréter. Uréter identificado, pero no movilizado)	Escisión mínima	Escisión mínima
B1	En el uréter (en la zona del lecho ureteral: uréter movilizado desde el cuello uterino y el parametrio lateral)	Escisión parcial del ligamento vesicouterino	Resección parcial del ligamento rectouterino-rectovaginal y del pliegue peritoneal uterosacro
B2	Idéntico a B1 más linfadenectomía paracervical, sin resección de estructuras vasculares/nerviosas	Escisión parcial del ligamento vesicouterino	Resección parcial del ligamento rectouterino-rectovaginal y del pliegue uterosacro
C1	En los vasos ilíacos, transversalmente, se conserva la parte caudal	Escisión del ligamento vesicouterino en la vejiga. Parte proximal del ligamento vesicovaginal (los nervios de la vejiga se diseccionan y se preservan)	En el recto (el nervio hipogástrico se disecciona y se salva)
C2	A nivel de la cara medial de los vasos ilíacos completamente (incluida la parte caudal)	En la vejiga (se sacrifican los nervios de la vejiga)	En el sacro (se sacrifica el nervio hipogástrico)
D	En la pared pélvica, incluida la resección de los vasos ilíacos internos y/o componentes de la pared lateral pélvica	En la vejiga. No aplicable si forma parte de la exenteración	En el sacro. No aplicable si forma parte de la exenteración

Cáncer de cérvix microinvasivo: FIGO IA

La conización se considera el método, tanto diagnóstico como terapéutico, de pacientes con cáncer de cuello en estadio IA1. Se ha de tener especial atención a la hora de proporcionar una pieza de conización intacta (no fragmentada) con un artefacto térmico mínimo.

La muestra debe estar orientada para el anatomopatólogo. Para considerarse un tratamiento curativo los márgenes quirúrgicos de la muestra deben estar libres de enfermedad invasora y preinvasora (excepto para la enfermedad preinvasora en el ectocérvix).

Estadio IA1

El manejo de las pacientes con enfermedad en estadio IA1 debe individualizarse en función de la edad, el deseo de preservar la fertilidad y la presencia o ausencia de IELV. La conización cervical es un tratamiento curativo en este estadio de la enfermedad, a menos que haya IELV o células tumorales presentes en el margen quirúrgico endocervical en el análisis de la pieza de la conización. En caso de márgenes positivos (excepto para la enfermedad preinvasora en el ectocérvix), se debe considerar una nueva conización para descartar una enfermedad invasora más extensa.

La estadificación ganglionar no está indicada en pacientes en estadio IA1 en ausencia de IELV, pero sí es considerable en caso de que exista IELV.

La biopsia selectiva del ganglio centinela (BSGC) (sin disección adicional de ganglios linfáticos pélvicos) es un método aceptable de estadificación ganglionar pélvico.

La conización puede considerarse un tratamiento definitivo, ya que la histerectomía no mejora los resultados. Los enfoques quirúrgicos radicales, como la histerectomía radical o la parametrectomía, representan un tratamiento excesivo para pacientes en este estadio de la enfermedad.

Estadio IA2

En este estadio, la conización o la histerectomía simple son tratamientos adecuados. La resección parametrial no está indicada. En este caso, la estadificación de los ganglios linfáticos se considera, aunque no exista IELV.

Cáncer de cérvix invasivo: FIGO IB1, IB2, IIA1

La estrategia de tratamiento debe tener como objetivo siempre evitar la combinación de cirugía radical y radioterapia, debido a la mayor morbilidad generada tras el tratamiento combinado. Los datos recientes publicados por el estudio Concerv y más concretamente por el ensayo SHAPE del año 2024 que comparó la histerectomía radical con la histerectomía simple, incluida la evaluación de los ganglios linfáticos, en pacientes con cáncer de cuello uterino de bajo riesgo (lesiones de ≤ 2 cm con invasión estromal 50%) mostró que la histerectomía simple no fue inferior a la histerectomía radical con respecto a la incidencia de recurrencia pélvica a 3 años y se asoció con un menor riesgo de incontinencia o retención urinaria.

La cirugía radical realizada por un ginecólogo oncólogo es la modalidad de tratamiento de elección. El procedimiento estándar, a día de hoy, de estadificación de los ganglios linfáticos es la linfadenectomía pélvica sistemática.

La evaluación de los ganglios linfáticos debe realizarse como el primer paso de la estrategia quirúrgica.

La disección sistemática de ganglios linfáticos debe incluir la extirpación de tejido linfático de las regiones con la aparición más frecuente de ganglios linfáticos positivos (ganglios centinela), incluida la fosa obturadora, las regiones ilíacas externas, las regiones ilíacas comunes bilateralmente y la región presacra.

Los ganglios linfáticos ilíacos externos distales (los llamados *ganglios linfáticos ilíacos circunflejos*) deben preservarse si no son macroscópicamente sospechosos.

> • Si bien la mayoría de los centros ya lo incorporan a sus protocolos de actuación, la evidencia actual en cuanto a la BSGC en el cáncer de cérvix en estadio precoz no alcanza aún un nivel tal que permitan una recomendación amplia como para incluirlo en la práctica habitual. El único ensayo aleatorizado que comparaba BSGC frente a linfadenectomía con BSGC (SENTICOL-II) en el cáncer de cérvix precoz no observó ningún caso falso negativo en el brazo de BSGC con linfadenectomía. La morbilidad linfática fue significativamente menor en el grupo de BSGC, al igual que la tasa de secuelas neurológicas. El período libre de enfermedad a 3 años no fue significativamente diferente. En mayo de 2024 finalizó el período de reclutamiento del ensayo SEN-TICOL III. En mayo de 2024 finalizó el período de reclutamiento del ensayo SENTICOL III, que junto con en el ensayo PHENIX sumarán evidencia prospectiva para el uso o no de la BSGC sin linfadenectomía. El estudio SENTIX publicado recientamete nos muestra ya información prospectiva del beneficio de la BSGC si bien no es un estudio deiseñado para compararlo con la linfadenectomía. La guía de la Sociedad Española de Ginecología y Obstetricia añade igualmente la posibilidad de BSGC exclusivamente.
> • En caso de utilizar la técnica de BSGC, se recomienda la evaluación intraoperatoria del estado de los ganglios linfáticos (sección congelada). Todos los ganglios centinela de ambos lados de la pelvis y/o cualquier ganglio linfático sospechoso deben enviarse para su estudio intraoperatorio. Si no se detecta el ganglio centinela, se debe considerar la evaluación intraoperatoria de los ganglios linfáticos pélvicos. Si la evaluación intraoperatoria de los ganglios linfáticos es negativa o no se realiza, las recomendaciones actuales abogan por realizar una disección sistemática de los ganglios linfáticos pélvicos, a la espera de los resultados del SENTICOL III, a los que se ha hecho referencia.

El tipo de histerectomía radical (extensión de la resección parametrial, tipo A-C2) debe basarse en la presencia de factores de riesgo pronósticos identificados antes de la cirugía (**Tabla 30-6**). Los principales factores pronósticos para el resultado oncológico, como el tamaño del tumor, la invasión estromal máxima y la IELV, se utilizan para categorizar a las pacientes con riesgo alto, intermedio y bajo de fracaso del tratamiento. La descripción exhaustiva de la técnica quirúrgica para la histerectomía radical debe estar presente en el informe quirúrgico.

Se recomienda: la modificación de 2017 de la clasificación de Querleu-Morrow como herramienta para dicha descripción y estandarización (v. **Tabla 30-5**); y la preservación nerviosa pélvica en pacientes sometidas a histerectomía radical, en la medida en que se mantengan los límites de resecabilidad y curación, ya que las lesiones intrapélvicas del sistema nervioso autónomo (es decir, el nervio hipogástrico, el esplácnico y el plexo hipogástrico) a menudo conducen a alteraciones de la micción, defecación y la función sexual, con el consiguiente deterioro de la calidad de vida postoperatoria (v. **Tabla 30-6**).

Se debe ofrecer preservación ovárica a pacientes premenopáusicas con carcinoma de células escamosas y adenocarcinoma de tipo habitual (relacionado con el VPH). Sí se debe considerar la salpingectomía bilateral. Si se detecta afectación de los ganglios linfáticos intraoperatoriamente, incluidas macrometástasis o micrometástasis, se ha de evitar la disección adicional de los ganglios linfáticos pélvicos y la histerectomía radical.

Las pacientes tienen que ser remitidas para quimiorradioterapia definitiva. En esta situación, la disección de los ganglios linfáticos paraaórticos, al menos hasta la arteria mesentérica inferior, se puede considerar con fines de estadificación.

Como opciones de tratamiento alternativo, la radioterapia definitiva, incluida la braquiterapia, representa un tratamiento alternativo eficaz. Se puede considerar en particular en caso de factores pronósticos y predictivos desfavorables para el resultado oncológico, así como en pacientes con morbilidad que no aconsejen el tratamiento quirúrgico. En los estadios FIGO IB2 y IIA1, el tratamiento curativo primario basado en cirugía o radioterapia han demostrado resultados similares, por lo que la elección de este depende de factores como los recursos del centro y las condiciones y características de la paciente.

Tabla 30-6. Grupos de riesgo según los factores pronósticos: tipos sugeridos de histerectomía radical

Grupo de riesgo	Tamaño del tumor	IELV	Invasión estromal	Tipo de histerectomía radical*
Bajo riesgo	< 2 cm	Negativo	Inferior a ⅓	B1 (A)
Intermedio	≥ 2 cm	Negativo	Cualquiera	B2 (C1)
	< 2 cm	Positivo	Cualquiera	
Alto	≥ 2 cm	Positivo	Cualquiera	C1 (C2)

*Según la clasificación de Querleu-Morrow (v. Tabla 30-5).
IELV: infiltración del espacio vascular linfático.

No obstante, la mayoría de las guías y la evidencia actual abogan por la cirugía como tratamiento de elección, ya que: la cirugía permite el análisis de la pieza determinando el estadio postoperatorio con mayor precisión sobre la base de los hallazgos histopatológicos, lo que permite la individualización del tratamiento postoperatorio si lo precisara; facilita la cirugía como tratamiento primario, y no tras las dificultades que se darían en caso de tener que indicar la opción quirúrgica ante posibles cánceres que sean resistentes a la radioterapia; y por último, posibilita conservar la función ovárica con la transposición intraoperatoria de los ovarios lejos del campo de radiación en caso de que precisara tratamiento adyuvante.

 El tratamiento quirúrgico del cáncer de cérvix está indicado en todos los estadios FIGO I y II, salvo en pacientes con un tamaño tumoral > 4 cm (IB3/IIA2) o afectación parametrial (IIB), por la alta probabilidad de precisar tratamiento adyuvante posterior con la consecuente morbilidad asociada.

Tratamiento preservador de la fertilidad

Antes de comenzar el tratamiento, se recomienda consultar en un centro de fertilidad. El tratamiento conservador de la fertilidad debe realizarse exclusivamente en centros ginecológico-oncológicos con amplia experiencia en este tipo de terapia.

Para las pacientes que consideran preservar su fertilidad, los factores pronósticos, la estadificación clínica y el estudio preoperatorio no difieren del resto de pacientes. Toda mujer con un deseo de preservar la fertilidad y el carcinoma de células escamosas histológicamente probado o el adenocarcinoma de tipo habitual (relacionado con el VPH) igual o inferior a 2 cm del diámetro más grande debe ser asesorada sobre esta posibilidad. En esta consulta, es preciso abordar el riesgo de abandono de este si hay márgenes positivos o afectación de ganglios linfáticos y riesgos oncológicos y obstétricos relacionados con este tipo de tratamiento.

El tratamiento preservador de la fertilidad no debe recomendarse para subtipos histológicos raros de cáncer cervical, incluidos los carcinomas neuroendocrinos y los adenocarcinomas no relacionados con el VPH (excepto el carcinoma basal adenoide), que tienden a exhibir un comportamiento agresivo.

La ecografía experta y/o la RM pélvica son pruebas de imagen recomendadas para medir la longitud cervical restante (después de la biopsia de cono) y la longitud cervical no comprometida. Sin embargo, ningún sistema de imágenes puede predecir exactamente el alcance de la resección local necesaria para alcanzar los márgenes con una distancia de seguridad adecuada. El estudio ganglionar pélvico negativo es una condición *sine qua non* para plantear el tratamiento quirúrgico conservador de fertilidad.

Por lo tanto, la estadificación de los ganglios linfáticos pélvicos (ganglio linfático centinela) siempre debe ser el primer paso en cada procedimiento. La identificación del ganglio linfático centinela y su ultraestadificación es altamente recomendable, porque aumenta la precisión de la estadificación, es decir, la identificación de micrometástasis y macrometástasis pequeñas. La afectación de los ganglios linfáticos sospechosos ha de confirmarse mediante histología.

La estadificación de los ganglios linfáticos no es obligatoria en el estadio IA1 y en ausencia de IELV, al igual que en el resto de las pacientes.

En caso de afectación intraoperatoria comprobada de ganglios linfáticos, se debe abandonar la cirugía conservadora de la fertilidad y remitir al paciente a quimiorradioterapia definitiva.

El objetivo específico de la cirugía conservadora de la fertilidad tiene que ser la resección del tumor invasivo con márgenes libres adecuados y la preservación de la parte superior del cuello uterino. La sección congelada intraoperatoria es una forma adecuada de evaluar el margen de resección superior en la muestra de la traquelectomía y debe considerarse.

Tanto la conización como la traquelectomía simple son procedimientos adecuados para preservar la fertilidad para los estadios IA1 y IA2, con ganglios linfáticos negativos y ausencia de IELV.

La traquelectomía radical (tipo A) se puede considerar para los pacientes en estadios IA1 y IA2, ganglios linfáticos negativos e IELV.

La traquelectomía radical (tipo B) debe realizarse para pacientes con cáncer de cuello uterino estadio IB1, ganglios linfáticos negativos independientemente de la afectación del IELV.

La colocación intraoperatoria del cerclaje permanente debe realizarse durante la traquelectomía simple o radical.

El tratamiento conservador de la fertilidad en pacientes con tumores mayores de 2 cm no es recomendable y se considera un enfoque experimental.

En casos más avanzados, se deben discutir diferentes proposiciones para la preservación de la fertilidad. El objetivo de la preservación de la fertilidad debe ser ofrecer el enfoque más eficiente relacionado con los aspectos legales del país sin aumentar el riesgo oncológico.

Cáncer de cuello uterino oculto diagnosticado después de una histerectomía simple

Las recomendaciones generales y el manejo de la enfermedad oculta deben basarse en una revisión anatomopatológica experta y discutirse en un comité multidisciplinario de tumores.

Antes de tomar más decisiones de manejo, es necesario obtener imágenes óptimas para evaluar el estado de la enfermedad local y regional (ganglionar).

En general, el manejo de la enfermedad oculta sigue los mismos principios que la de la enfermedad no oculta. La estrategia de tratamiento ha de tener como objetivo evitar la combinación de cirugía radical y radioterapia, debido a la mayor morbilidad acaecida después del tratamiento combinado.

- La vía de abordaje quirúrgico reciente en el cáncer de cuello ha sido de forma predominante la de mínima invasión, frente a la vía abierta. Siempre a elección, habilidad y medios del cirujano. Sin embargo, el ensayo Laparoscopic Approach to Cervical Cancer (LACC), publicado en 2018, un ensayo aleatorizado que comparó la supervivencia general con cirugía abierta frente a laparoscopia o cirugía robótica en el cáncer de cuello uterino en estadio precoz, mostró una disminución de la supervivencia general en el grupo de abordaje mínimamente invasivo.
- Los eventos de supervivencia libre de enfermedad también se triplicaron en el grupo de la vía mínimamente invasiva. Las tasas de complicaciones intraoperatorias no difirieron según el tratamiento recibido.
- Los autores concluyeron que la histerectomía por una vía mínimamente invasiva se asoció a tasas más altas de recurrencia que el enfoque abierto en pacientes con cáncer de cuello uterino en etapa temprana principalmente en tumores de un tamaño > 2 cm.
- Los resultados de este ensayo no pueden generalizarse a pacientes con cáncer de cuello uterino de «bajo riesgo» (tamaño del tumor < 2 cm; sin invasión linfovascular; profundidad de la invasión, < 10 mm; y sin afectación de los ganglios linfáticos), lo que permite la posibilidad de la vía mínimamente invasiva en estas pacientes.
- Después del ensayo LACC, varios estudios observacionales multiinstitucionales han confirmado resultados de supervivencia inferiores con abordaje de la vía mínimamente invasiva. Esta evidencia nos indica que dicha vía, para el cáncer de cuello uterino, podría dar lugar a un riesgo excesivo de recurrencia en comparación con el abordaje abierto.
- Por tanto, a falta de nuevas conclusiones que expliquen este paradigma, se entiende el abordaje del cáncer de cérvix como un abordaje mixto, donde la técnica de la BSGC se lleva a cabo mediante cirugía mínimamente invasiva, con todas las ventajas que ello asocia, y la histerectomía radical mediante abordaje abierto teniendo en cuenta la fuerte evidencia que el LACC ha aportado.
- Situaciones diferentes a este escenario se darían en el contexto de ensayos clínicos, o una preferencia clara y entendida de la paciente por la vía mínimamente invasiva, exponiendo y comprobando el entendimiento de los efectos que ello implicaría.
- En busca de dar una explicación a las conclusiones del LACC, actualmente, dos ensayos aleatorizados prospectivos están evaluando el papel de la cirugía mínimamente invasiva en el cáncer de cuello uterino. El primero es el Robot Assisted Approach to Cervical Cancer (RACC), un ensayo prospectivo multicéntrico sueco en el que no se permite el uso de un manipulador uterino, y se recomienda el cierre de la vagina antes de la colpotomía, pero no es obligatorio. El segundo es el ensayo controlado aleatorizado multicéntrico diseñado en China, en el que debe informarse sobre el uso de un manipulador uterino y el método de escisión vaginal.

Tratamiento en estadios localmente avanzados

La estrategia de tratamiento debe tener como objetivo evitar la combinación de cirugía radical y radioterapia externa postoperatoria, debido al aumento significativo de la morbilidad y al impacto evidente en la supervivencia. La quimiorradioterapia definitiva basada en platino y la braquiterapia son el tratamiento de elección.

Estadios IB3, IIA2, IIIC1

Se recomienda la quimiorradioterapia definitiva y braquiterapia en pacientes con ganglios linfáticos pélvicos inequívocamente comprometidos por imagen. Se debe aplicar además un refuerzo de radiación adicional a los ganglios linfáticos afectos. La disección de los ganglios linfáticos paraaórticos, al menos hasta la arteria mesentérica inferior, puede considerarse antes de la quimiorradioterapia y la braquiterapia, con el fin de decidir la extensión del campo de irradiación a tratar en pacientes con ganglios paraaórticos negativos por pruebas de imagen.

Estadios IIB, IIIA-B, IVA

Se recomienda quimiorradioterapia y braquiterapia definitiva basadas en platino. Se debe aplicar un refuerzo de radiación adicional a los ganglios linfáticos afectos y la disección de ganglios linfáticos paraaórticos en las pacientes con ganglios linfáticos paraaórticos negativos por imagen.

La exenteración pélvica es una opción en casos seleccionados con enfermedad en estadio IVA sin evidencia de afectación ganglionar o a distancia.

- Hay que recordar que la modalidad dual (cirugía y radioterapia) de tratamiento aumenta considerablemente el riesgo de morbilidad mayor para la paciente.
- El cáncer de cuello es mucho más frecuente en países subdesarrollados, donde los medios disponibles no permiten en ocasiones optar por el tratamiento óptimo. Por tanto, en estos casos, la modalidad de tratamiento debe determinarse en función de la disponibilidad de recursos y los factores relacionados con el tumor y la paciente. En áreas donde las instalaciones de radioterapia son escasas, la quimioterapia neoadyuvante se ha utilizado incluso con el objetivo de reducir la estadificación del tumor, para mejorar la curabilidad radical y la seguridad de la cirugía. La cirugía después de la quimioterapia adyuvante se reserva para entornos de investigación o áreas donde la radioterapia no está disponible.

Enfermedad metastásica a distancia y recurrente

A continuación, se explican las características de la enfermedad metastásica a distancia y recurrente.

Enfermedad metastásica de inicio

Las pacientes con enfermedad metastásica a distancia en el momento de la presentación deben someterse a un diagnóstico completo para evaluar la extensión de la enfermedad, la idoneidad para el tratamiento activo y la modalidad de tratamiento, incluida la mejor atención de apoyo.

En pacientes médicamente capacitadas con enfermedad metastásica a distancia generalizada en el momento de debut de la enfermedad, se recomienda quimioterapia combinada. El carboplatino/paclitaxel y el cisplatino/paclitaxel son los regímenes preferidos en el tratamiento de primera línea. Se recomienda la adición de bevacizumab a la quimioterapia estándar en pacientes con buen estado funcional y donde el riesgo de toxicidad gastrointestinal/genitourinaria significativa se ha evaluado cuidadosamente y discutido con la paciente.

Las pacientes con enfermedad metastásica a distancia limitada en el momento de la presentación, confinados a la región de los ganglios linfáticos paraaórticos, tienen que ser tratados con intención curativa con quimiorradioterapia de campo extendido definitiva, incluida la braquiterapia. El algoritmo de tratamiento también puede incluir citorreducción quirúrgica de los ganglios linfáticos agrandados y quimioterapia adicional.

Las pacientes con ganglios linfáticos supraclaviculares como el único sitio de enfermedad a distancia pueden ser consideradas para quimiorradioterapia con intención curativa. El papel de la radioterapia en los síntomas paliativos, como el sangrado y el dolor, debe considerarse especialmente en pacientes que no han recibido radioterapia.

Manejo de las recurrencias

El tratamiento de la enfermedad recurrente con intención curativa requiere la centralización y la participación de un amplio equipo multidisciplinario, que incluye ginecólogos oncólogos, oncólogos radioterápicos, radiólogos, anatomopatólogos, oncólogos médicos, urólogos y cirujanos plásticos.

Un programa estructurado para el diagnóstico multidisciplinario, el tratamiento y el seguimiento, debe estar presente en los centros responsables de llevarlo a cabo. Cada centro involucrado en el tratamiento primario del cáncer de cuello uterino debe tener una red establecida para la discusión de casos difíciles y la voluntad de derivar a pacientes con recurrencias para tratamiento a unidades altamente especializadas. Se ha de fomentar la participación en ensayos clínicos para mejorar la evidencia clínica del efecto del tratamiento curativo de la enfermedad recurrente.

El objetivo del estudio diagnóstico es excluir las metástasis a distancia y la extensión tumoral locorregional más allá del tratamiento curativo. La recurrencia debe confirmarse mediante un examen histológico. Las pacientes con metástasis ganglionares múltiples/a distancia o enfermedad local multifocal con afectación extensa de la pared pélvica generalmente no se consideran candidatas para el tratamiento curativo.

Los factores pronósticos tienen que evaluarse cuidadosamente y equilibrarse en relación con la morbilidad mayor causada por el tratamiento. Se recomienda un abordaje diagnóstico completo que consiste en pruebas de imágenes para establecer el estado de la enfermedad a nivel local, regional y sistémico. La paciente debe ser asesorada cuidadosamente no solo con respecto a las opciones de tratamiento, sino también en lo referente a los riesgos y consecuencias involucrado.

Tratamiento con intención curativa de recurrencias pélvicas centrales después de cirugía primaria

La quimiorradioterapia definitiva combinada con braquiterapia es el tratamiento de elección.

Tratamiento con intención curativa de recurrencias de la pared lateral pélvica después de la cirugía primaria

La quimiorradioterapia definitiva es también el abordaje de elección. La resección endopélvica extendida puede considerarse en pacientes altamente seleccionadas siempre que el tumor no invada extensamente la pared lateral pélvica. Los procedimientos combinados de radioterapia intraoperatoria o braquiterapia son una opción si no se pueden lograr márgenes quirúrgicos libres.

Tratamiento con intención curativa de recurrencias de la pared lateral pélvica o pélvica central después de radioterapia o quimiorradioterapia

La exenteración pélvica se recomienda para la recurrencia pélvica central donde no hay compromiso de la pared lateral pélvica y ganglios extrapélvicos. La resección endopélvica lateralmente extendida puede considerarse como recurrencias que se extienden cerca o involucra la pared lateral pélvica. La reirradiación para las recidivas centrales es una opción alternativa, especialmente en pacientes no aptas o que rechazan la cirugía de exenteración.

Tratamiento con intención curativa en recurrencias ganglionares y oligometastásicas

Las recidivas paraaórticas, mediastínicas y/o supraclaviculares localizadas por encima de campos previamente irradiados se pueden tratar con radioterapia radical de haz externo, si es posible, en combinación con quimioterapia concomitante. Se recomienda irradiar electivamente las estaciones ganglionares regionales inmediatamente por encima y por debajo.

El efecto terapéutico de la resección/citorreducción ganglionar no está claro y, si es posible, siempre debe ir seguido de radioterapia. El manejo de metástasis de órganos aislados (pulmón, hígado, etc.) debe discutirse en un equipo multidisciplinario involucrado en el tratamiento del órgano específico afectado por la metástasis y debe tratarse de acuerdo con el método preferido para ese órgano que involucraría una posible resección local, ablación por radiofrecuencia, braquiterapia intervencionista o radioterapia ablativa estereotáxica, según el tamaño y la posición anatómica.

Tratamiento paliativo

Las recomendaciones para el tratamiento paliativo deben hacerse solo después de una revisión exhaustiva del caso por parte de un equipo multidisciplinario especializado, teniendo en cuenta el estado funcional, la comorbilidad, los síntomas de la paciente y los deseos de la paciente. El especialista en cuidados paliativos debe participar activamente.

La quimioterapia combinada de taxano/platino con/sin bevacizumab es la opción más utilizada. Actualmente no existe quimioterapia estándar de segunda línea, y tales pacientes deben ser consideradas para ensayos clínicos.

En pacientes sintomáticas, el tratamiento paliativo debe adaptarse de acuerdo con las situaciones clínicas. Se ha de considerar la radioterapia paliativa para controlar sangrados, las secreciones y el dolor debido a enfermedad pélvica o metástasis óseas.

Para la compresión de la médula espinal debido a metástasis óseas, es preciso considerar la intervención neuroquirúrgica o la radioterapia fraccionada de corta duración. Las intervenciones quirúrgicas, incluido el estoma de derivación y/o la colocación de *stents* intestinales, se consideran apropiadas en caso de enfermedad sintomática obstructiva.

SEGUIMIENTO

Los objetivos principales del seguimiento para pacientes con cáncer de cuello deben incluir:

- Detección temprana de las recurrencias.
- Educación y apoyo a la paciente.
- Prevenir y reducir las consecuencias psicosociales, físicas y existenciales del cáncer y de que su tratamiento comienza en el momento del diagnóstico. Los esfuerzos deben optimizar las capacidades físicas y la calidad de vida de las mujeres afectadas por el cáncer de cuello uterino, e incluir a los miembros de la familia/cuidadores. Diferentes especialistas para el asesoramiento deben estar disponibles (psicólogo, terapeuta sexual, fisioterapeuta y dietista).
- La evaluación del resultado a largo plazo de nuevas estrategias de tratamiento y control de calidad de la atención.

En cada visita, se han de realizar las siguientes pautas:

- Historial de la paciente (síntomas relevantes).
- Exploración física (incluido un examen con espéculo y pélvico bimanual).
- Evaluación médica de eventos adversos utilizando escalas validadas (p. ej., la de Clavien-Dindo).
- Prevención y manejo de efectos adversos relacionados con el cáncer y el tratamiento, por ejemplo, la disfunción sexual (asesoramiento con lubricantes vaginales, estrógeno local, etcétera).
- En caso de aparición de síntomas relacionados con el tratamiento, se debe considerar la derivación al especialista si lo precisara (gastroenterólogo, urólogo/ginecólogo).
- Las pacientes deben ser educadas sobre los síntomas de posible recurrencia y los posibles efectos a largo plazo y tardíos del tratamiento. También deben ser asesoradas sobre salud sexual, adaptación al estilo de vida, nutrición, ejercicio, obesidad y hábito tabáquico.
- Los esquemas de seguimiento tienen que ser individualizados, teniendo en cuenta los factores pronósticos, la modalidad de tratamiento y el riesgo estimado y/o la aparición de efectos adversos. En general, se recomiendan intervalos de seguimiento de 3 a 4-6 meses durante los primeros 2 años, y luego, de 6 a 12 meses hasta 5 años.

- Se recomienda la prescripción de tratamiento hormonal sustitutivo a las supervivientes de cáncer de cuello con menopausia. Se debe prescribir terapia combinada de reemplazo de estrógenos y gestágenos si conserva el útero (incluso después de la radioterapia definitiva). Se recomienda la monoterapia con estrógenos después de la histerectomía.
- Las pruebas de imagen y de laboratorio deben realizarse en función de los síntomas o hallazgos que sugieran recurrencia o morbilidad. En mujeres sintomáticas, se ha de considerar la RM o la TC para evaluar la posible recurrencia clínica. Si son positivas las imágenes, se debe realizar una PET-TC de cuerpo entero en pacientes en las que se está considerando la terapia de rescate (cirugía o radioterapia).
- Es preciso considerar la confirmación patológica de cualquier tumor persistente o recurrente. En caso de enfermedad clínica o radiológicamente sospechosa, una biopsia negativa puede no ser concluyente.

Seguimiento tras tratamiento conservador de la fertilidad

El seguimiento debe ser realizado por un profesional con experiencia en la detección de la displasia del tracto genital inferior (ginecólogo oncólogo/experto en colposcopia). Los intervalos de seguimiento deben ser de 3-4 meses durante los primeros 2 años después de la cirugía, y luego de 6-12 meses hasta los 5 años.

A partir de entonces, la paciente puede volver al cribado habitual de la población general. La duración del seguimiento, sin embargo, puede ser individualizada dependiendo del riesgo de recurrencia o persistencia de complicaciones relacionadas con el tratamiento. El seguimiento debe incluir pruebas de detección de VPH (con o sin citología). Se recomienda la incorporación de pruebas de VPH de alto riesgo a los 6, 12 y 24 meses después del tratamiento.

Seguimiento tras histerectomía simple o radical

El seguimiento debe ser realizado por un especialista con experiencia en la atención de seguimiento después de la cirugía, siguiendo las recomendaciones generales. No existe evidencia actualmente para recomendar la citología de la cúpula vaginal.

Seguimiento tras quimiorradioterapia definitiva

Es preciso utilizar el mismo método de imagen para la evaluación de la respuesta tumoral que se utilizó al inicio del estudio diagnóstico. Las imágenes deben realizarse no antes de 3 meses después de la finalización del tratamiento. En casos dudosos por motivos clínicos de alta sospecha de persistencia o progresión, dicha reevaluación debe realizarse no antes de 8 semanas después de finalizar el tratamiento.

Con fines de revaluación, la prueba diagnóstica óptima para valorar la extensión local es la RM pélvica, y para la extensión a distancia, la TC de tórax/abdomen o PET-TC (de elección después de la quimiorradioterapia definitiva o en pacientes de alto riesgo). El seguimiento ha de ser realizado por un especialista con experiencia en atención al seguimiento después del tratamiento con radioterapia. No existe evidencia para recomendar la citología de la cúpula vaginal a estas pacientes.

Los profesionales deben informar y educar sobre la salud sexual y vaginal. Se debe ofrecer dilatación vaginal, así como lubricantes vaginales y estrógenos locales.

CÁNCER DE CÉRVIX EN GESTANTE

El manejo debe ser realizado por un equipo multidisciplinario, formado por expertos en los campos de ginecología oncológica, neonatología, obstetricia, anestesiología, oncología radioterápica, oncología médica, psicooncología y, si se solicita, teología o ética. Dado el amplio espectro de opciones terapéuticas descritas, el equipo multidisciplinario recomienda un plan de tratamiento consensuado e individualizado de acuerdo con la intención de la paciente, la etapa del tumor y la edad gestacional del embarazo en el momento del diagnóstico de cáncer. Los objetivos principales del plan de tratamiento recomendado son la seguridad oncológica de la mujer embarazada, así como la supervivencia sin morbilidad adicional del feto.

El tratamiento debe realizarse exclusivamente en centros de ginecología oncológica asociados a un centro perinatal del más alto nivel, con experiencia en todos los aspectos de la terapia oncológica en el embarazo y la atención médica intensiva de neonatos prematuros.

Además del examen clínico y la confirmación histológica del cáncer de cuello invasivo, las modalidades de imagen utilizadas para la estadificación clínica de estas pacientes incluyen la RM o la ecografía por manos expertas.

Debido a la experiencia limitada y a la radiactividad inherente, la PET-TC solo debe indicarse en circunstancias muy seleccionadas.

La afectación tumoral de los ganglios sospechosos debe verificarse histológicamente, debido a su importancia pronóstica y al impacto en el manejo hasta la semana 24 de gestación (viabilidad fetal), preferiblemente mediante un enfoque mínimamente invasivo.

Dependiendo de la etapa del tumor y la semana gestacional del embarazo, las siguientes opciones de tratamiento deben discutirse con la paciente, incluidos sus riesgos y beneficios:

- Antes de plantear cualquiera de los siguientes escenarios, cabe decir que la ley en España permite la interrupción voluntaria del embarazo antes de la semana 22 en este contexto, pudiéndose tratar, pues, a estas pacientes acorde a las recomendaciones actuales ya descritas.
- Cirugía adaptada, incluida la extirpación del tumor: conización, traquelectomía y estadificación de ganglios linfáticos de acuerdo con la etapa de la enfermedad y con la intención de preservar el embarazo.
- Cirugía radical o quimiorradiación definitiva, según lo recomendado para la etapa de la enfermedad sin preservación del embarazo, con o sin interrupción previa del embarazo.

- Retraso del tratamiento oncológico hasta la madurez fetal (si es posible hasta las 32 semanas de gestación) y el inicio del tratamiento específico del cáncer inmediatamente después del parto por cesárea.
- Quimioterapia hasta la madurez fetal y el inicio del tratamiento específico del cáncer inmediatamente después del parto por cesárea. El tratamiento después del parto debe considerar la aplicación de quimioterapia previa. En pacientes con estadio localmente avanzado o con tumor residual después de la conización que no se puede extirpar por completo (riesgo de rotura prematura de membranas o insuficiencia cervical), se puede considerar la quimioterapia con platinos a partir de las 14 semanas de gestación.
- El parto espontáneo parece tener un impacto pronóstico negativo. Por lo tanto, la cesárea después de la semana 32 de gestación, si es posible, es la vía del parto recomendada. En el momento o después de la cesárea, se debe realizar una terapia oncológica definitiva ajustada al estadio de la enfermedad, teniendo en cuenta la terapia que ya se ha administrado durante el embarazo.

PRINCIPIOS DE LA RADIOTERAPIA EN EL TRATAMIENTO DEL CÁNCER DE CÉRVIX

El tratamiento definitivo (sin cirugía previa) consiste en la quimiorradioterapia pélvica concomitante (basada en platino) y braquiterapia o radioterapia pélvica y braquiterapia. El tiempo total de tratamiento no ha de exceder de 7-8 semanas. El retraso del tratamiento y/o interrupciones de este deben ser evitados.

La radioterapia de haz externo se recomienda como mínimo utilizando la técnica de radioterapia conformada tridimensional. El tratamiento preferido es la radioterapia de intensidad modulada, debido a la distribución de dosis más conforme, que maximiza la preservación de los órganos en riesgo.

> **!**
> - El diseño del campo de la radioterapia pélvica de caja de cuatro campos ha utilizado clásicamente los siguientes límites de campo de irradiación: como superior, el espacio intervertebral lumbar entre L4 y L5; como inferior, 2 cm por debajo del foramen obturador o 3 cm inferior a la enfermedad distal, lo que sea menor; como lateral, 1,5-2 cm lateral al borde pélvico; como anterior, la sínfisis púbica; y como posterior, 0,5 cm posterior al borde anterior de la unión vertebral sacra S2-S3, pudiendo incluir todo el sacro para cubrir en función de la extensión de la enfermedad.
> - Esto conlleva mayor morbilidad de órganos vecinos. En el caso de la planificación por radioterapia de intensidad modulada, los tejidos y órganos vecinos normales no afectados por la enfermedad, como la vejiga y el intestino, quedan relativamente indemnes (Fig. 30-1).

La radioterapia de haz externo se puede aplicar como quimiorradioterapia concomitante con dosis total de 45 a 50 grays (Gy) (1,8 Gy por fracción) y quimioterapia radiosensibilizante de agente único, preferiblemente cisplatino (semanal 40 mg/m^2). Si el cisplatino no es aplicable, las opciones de tratamiento alternativas son fluorouracilo o carboplatino. La radioterapia de haz externo también se puede

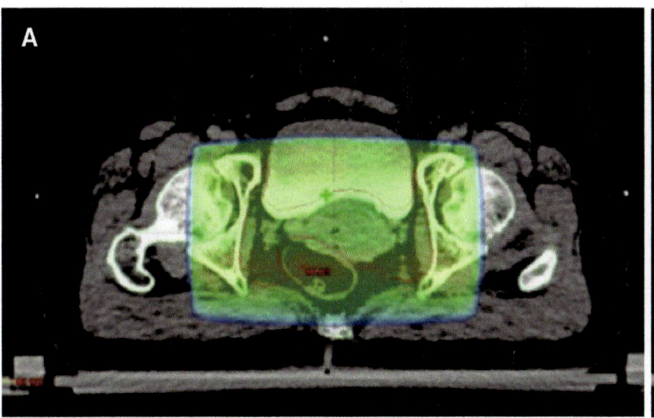
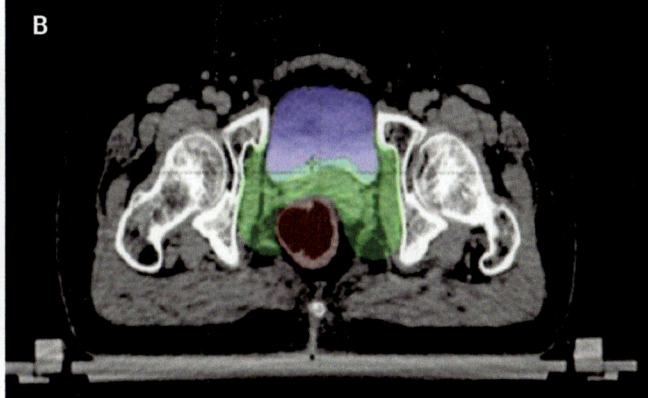

Figura 30-1. Imágenes de tomografía computarizada que muestran la planificación de la radioterapia. **A)** Técnica convencional de caja de cuatro campos. **B)** Planificación de la radioterapia de intensidad modulada.

aplicar sin quimioterapia concomitante de acuerdo con la selección del tratamiento (es decir, pacientes no aptas para cualquier quimioterapia).

El volumen objetivo relacionado con el tumor y los ganglios linfáticos para la radioterapia de intensidad modulada incluye el tumor cervical primario y los tejidos adyacentes, como los parametrios, el cuerpo uterino, la parte superior de la vagina y los ganglios linfáticos pélvicos (obturadores, ilíacos internos, externos y comunes, y presacros).

En caso de afectación de los ganglios linfáticos pélvicos que indica un mayor riesgo de diseminación de los ganglios linfáticos paraaórticos, el objetivo puede incluir la región paraaórtica hasta los vasos renales (45 Gy). En caso de afectación de los ganglios linfáticos paraaórticos, el volumen objetivo incluye como mínimo la región hasta los vasos renales.

La dosis total, incluida la contribución de la braquiterapia, debe ser de 55 a 60 Gy. La radioterapia guiada por imágenes se recomienda para la técnica de radioterapia de intensidad modulada para garantizar la aplicación segura de dosis en los objetivos relacionados con el tumor, para tener en cuenta las incertidumbres de movimiento, para reducir los márgenes y para lograr dosis reducidas a los órganos en riesgo.

 PUNTOS CLAVE

- El cáncer de cérvix es la tercera neoplasia más frecuente entre las mujeres en el ámbito mundial, y el VPH es la causa necesaria, pero no suficiente, de la práctica totalidad de las neoplasias de cérvix y sus lesiones precursoras.
- El síntoma más precoz y característico del cáncer de cérvix es el sangrado genital anómalo.
- El cribado se basa en la detección del VPH y/o citología, pero el diagnóstico se establece siempre tras la biopsia. La citología y la colposcopia son orientativas, pero no diagnósticas.
- La vacunación contra el VPH se considera actualmente la intervención más importante para el control de la infección y la prevención primaria de la enfermedad asociada al VPH.
- El factor etiopatogénico principal y que explica la práctica totalidad de casos de cáncer de cérvix es la infección por el VPH. Los VPH 16 y 18 causan cerca del 70 % de todos los cánceres de cérvix en el mundo.
- La mayoría de las infecciones por VPH son transitorias y sin riesgo. Las infecciones persistentes son una condición necesaria para el desarrollo de lesiones premalignas y malignas.
- En las mujeres infectadas por el VPH, los cofactores pueden contribuir a un mayor riesgo de persistencia, progresión y transformación neoplásica.
- Los tipos histológicos más prevalentes del cáncer cervical son el carcinoma escamoso infiltrante y el adenocarcinoma infiltrante.
- Es importante incluir el grado histológico.
- La sobreexposición de p16 no tiene valor pronóstico, pero sí es de gran utilidad como herramienta diagnóstica.
- La estadificación del cáncer de cérvix es clínica, y debe realizarla un ginecólogo oncólogo experto.
- La RM facilita la valoración del tamaño, el crecimiento endocervical y la extensión tumoral local (a la vagina, al parametrio, a la pared pélvica, a la vejiga y al recto) en los casos dudosos.
- La valoración de la afectación ganglionar es esencial para establecer el tratamiento y el pronóstico, y hoy en día está en debate si son comparables la valoración por imagen mediante PET-TAC con la valoración histopatológica tras la exéresis quirúrgica.
- La base del tratamiento de las pacientes con cáncer de cérvix se sustenta en evitar la morbilidad generada a partir de la combinación de la cirugía junto con la quimiorradioterapia concomitante.
- El tratamiento del cáncer de cérvix en estadios iniciales se basa en la cirugía. La radicalidad de esta será mayor conforme mayor sea el estadio.
- El tratamiento quimiorradioterápico es igualmente efectivo que la cirugía en estadios iniciales, pero esta última presenta una serie de ventajas que hace que sea la recomendación inicial actualmente.

(Continúa)

PUNTOS CLAVE *(cont.)*

- La estadificación ganglionar pélvica es una parte clave de la cirugía del cáncer de cérvix, ya que permite conocer de manera precisa la presencia o no de la enfermedad en este ámbito y, por tanto, si la paciente es subsidiaria finalmente de cirugía radical o de tratamiento quimiorradioterápico. Se recomienda que la estadificación ganglionar pélvica sea el primero de los gestos a realizar durante la cirugía.
- Los factores pronósticos descritos ampliamente en las publicaciones científicas han de tenerse muy en cuenta tras el tratamiento quirúrgico inicial, clasifican a las pacientes en diferentes grupos de riesgo determinando la evolución de estas, así como la necesidad o no de tratamiento adyuvante posterior.
- El tratamiento de las pacientes con cáncer de cérvix localmente avanzado se basa en la quimiorradioterapia concomitante basada en platinos.

- Debe valorarse la opción de tratamiento conservador de la fertilidad en pacientes con cáncer de cérvix < 2 cm sin extensión locorregional ni a distancia, a realizar en centros especializados con experiencia en este contexto.
- El manejo de la enfermedad metastásica y recurrente se recomienda realizar en centros especializados de alto volumen y se basará en los diferentes modelos de tratamiento (cirugía, radioterapia y quimioterapia), teniendo en cuenta el estado basal de la paciente, la extensión, la localización de la enfermedad y las terapias utilizadas previamente.
- Los esquemas de seguimiento de las pacientes con cáncer de cérvix deben ser individualizados, teniendo en cuenta los factores pronósticos, la modalidad de tratamiento y el riesgo estimado y/o la aparición de efectos adversos. En general, se recomiendan intervalos de seguimiento de 3 a 4-6 meses durante los primeros 2 años, y luego, de 6 a 12 meses hasta los 5 años.

BIBLIOGRAFÍA

Arbyn M, Weiderpass E, Bruni L, De Sanjosé S, Saraiya M, Ferlay J, et al. Estimates of incidence and mortality of cervical cancer in 2018: a worldwide analysis. Lancet Glob Health. 2020;8(2):e191-203.

Bhatla N, Aoki D, Sharma DN, Sankaranarayanan R. Cancer of the cervix uteri: 2021 update. Int J Gynaecol Obstet. 2021;155 Suppl 1(Suppl 1): 28-44.

Chiva L, Zanagnolo V, Querleu D, Martín-Calvo N, Arévalo-Serrano J, Căpîlna ME, et al.; SUCCOR study Group. SUCCOR study: an international European cohort observational study comparing minimally invasive surgery versus open abdominal radical hysterectomy in patients with stage IB1 cervical cancer. Int J Gynecol Cancer. 2020;30(9):1269-77.

Cibula D, Pötter R, Planchamp F, Avall-Lundqvist E, Fischerova D, Haie Meder C, et al. The European Society of Gynaecological Oncology/European Society for Radiotherapy and Oncology/European Society of Pathology Guidelines for the management of patients with cervical cancer. Int J Gynecol Cancer. 2018;28(4):641-55.

Das M. WHO launches strategy to accelerate elimination of cervical cancer. Lancet Oncol. 2021;22(1):20-1.

Dyba T, Randi G, Bray F, Martos C, Giusti F, Nicholson N, et al. The European cancer burden in 2020: incidence and mortality estimates for 40 countries and 25 major cancers. Eur J Cancer. 2021;157:308-47.

Falconer H, Palsdottir K, Stalberg K, Dahm-Kähler P, Ottander U, Lundin ES, et al. Robot-assisted approach to cervical cancer (RACC): an international multi-center, open-label randomized controlled trial. Int J Gynecol Cancer. 2019;29(6):1072-6.

Kocian R, Kohler C, Bajsova S, Jarkovsky J, Zapardiel I, Di Martino G, van Lonkhuijzen L, Sehnal B, Sanchez OA, Gil-Ibanez B, Martinelli F, Presl J, Minar L, Pilka R, Kascak P, Havelka P, Michal M, van Gorp T, Nemejcova K, Dundr P, Cibula D. Sentinel lymph node pathological ultrastaging: Final outcome of the Sentix prospective international study in patients with early-stage cervical cancer. Gynecol Oncol. 2024 Sep;188:83-89.

Lecuru FR, McCormack M, Hillemanns P, Anota A, Leitao M, Mathevet P, et al. SENTICOL III: an international validation study of sentinel node biopsy in early cervical cancer. A GINECO, ENGOT, GCIG and multicenter study. Int J Gynecol Cancer. 2019;29(4):829-34.

Marth C, Landoni F, Mahner S, McCormack M, González-Martín A, Colombo N; ESMO Guidelines Committee. Cervical cancer: ESMO Clinical Practice Guidelines for diagnosis, treatment and follow-up. Ann Oncol. 2017;28 (suppl_4):iv72- 83.

Mathevet P, Lécuru F, Uzan C, Boutitie F, Magaud L, Guyon F, et al.; Senticol 2 group. Sentinel lymph node biopsy and morbidity outcomes in early cervical cancer: results of a multicentre randomised trial (SENTICOL-2). Eur J Cancer. 2021;148:307-15.

Plante M, Kwon JS, Ferguson S, et al; CX.5 SHAPE investigators; CX.5 SHAPE Investigators. Simple versus Radical Hysterectomy in Women with Low-Risk Cervical Cancer. N Engl J Med. 2024 Feb 29;390(9):819-829.

Pötter R, Tanderup K, Schmid MP, Jürgenliemk-Schulz I, Haie-Meder C, Fokdal LU, et al.; EMBRACE Collaborative Group. MRI-guided adaptive brachytherapy in locally advanced cervical cancer (EMBRACE-I): a multicentre prospective cohort study. Lancet Oncol. 2021;22(4):538-47.

Ramírez PT, Frumovitz M, Pareja R, López A, Vieira M, Ribeiro R, et al. Minimally invasive versus abdominal radical hysterectomy for cervical cancer. N Engl J Med. 2018;379(20):1895-904.

Schmeler KM, Pareja R, Lopez Blanco A, et al. ConCerv: a prospective trial of conservative surgery for low-risk early-stage cervical cancer. Int J Gynecol Cancer. 2021 Oct;31(10):1317-1325.

Tu H, Huang H, Xian B, Li J, Wang P, Zhao W, et al. Sentinel lymph node biopsy versus pelvic lymphadenectomy in early-stage cervical cancer: a multi-center randomized trial (PHENIX/CSEM 010). Int J Gynecol Cancer. (2020) 30:1829-33.

Patología maligna del útero, del endometrio y sarcomas uterinos

31

E. Velasco Sánchez, O. Rahmouni Samani y M. Barahona Orpinell

 OBJETIVOS

- Adquirir los conocimientos básicos para comprender la situación actual del tratamiento del cáncer de endometrio y los sarcomas uterinos.
- Obtener una visión multidisciplinar de la enfermedad, no solo limitada a aspectos clínicos y quirúrgico , sino a principios básicos de anatomía patológica, biología molecular, tratamiento sistémico (quimioterapia e inmunoterapia) o radioterapia.
- Conocer la importancia de la clasificación molecular en la toma de decisiones para un correcto tratamiento de las pacientes.
- Entender el cambio de paradigma que supone la nueva clasificación de la Federación Internacional de Ginecología y Obstetricia de 2023 de cáncer de endometrio, y sus implicaciones.

INTRODUCCIÓN

Los tumores del cuerpo uterino, especialmente el cáncer de endometrio, son los segundos más frecuentes del aparato genital femenino en el ámbito mundial, después del cáncer de cérvix, y los primeros en España.

Según GLOBOCAN, se ha estimado en 2020 una incidencia mundial de 8,7 casos nuevos por 100.000 habitantes y una tasa de mortalidad de 1,8/100.000 habitantes; en España, en el mismo año, se ha estimado una incidencia 9,8/100.000 habitantes, y una mortalidad de 2/100.000 habitantes/año.

El incremento del número de casos está especialmente asociado a los cambios en hábitos de vida, mayor sedentarismo y la modificación de la dieta, con un aumento de casos de obesidad crecientes, siendo cada vez más habitual el diagnóstico en pacientes jóvenes, lo que, añadido al retraso en la edad de la primera gestación, hacen que cada vez con mayor frecuencia haya que plantearse opciones de tratamiento de preservación de la fertilidad. Otros factores, como la mayor longevidad de la población, hacen que se trate cada vez a más pacientes en edades avanzadas con fragilidad y comorbilidad asociada, y constituyen un reto a la hora de indicar el mejor tratamiento a cada una de ellas.

No hay que olvidar que el cáncer de endometrio es de los pocos tumores, junto con el de cérvix, que han visto aumentada su mortalidad en los últimos años, pese a los avances terapéuticos vividos, y ello, junto a la falsa sensación de que se trata de tumores indolentes de buen pronóstico, hace que sea importante conocer bien la enfermedad para ofertar las mejores opciones a las pacientes.

En este capítulo, se abordarán no solo las opciones de tratamiento quirúrgico, sino que también se tratará de ofrecer una versión transversal de la enfermedad que incluya unos conceptos básicos en anatomía patológica, biología molecular y opciones de tratamiento sistémico (quimioterapia e inmunoterapia), así como radioterapia.

La importancia de la selección de pacientes, el conocimiento de la técnica de ganglio centinela como mejor opción para la estadificación ganglionar en estadios iniciales, las opciones quirúrgicas en estadios avanzados y en la recaída, y la identificación de pacientes con riesgo de portar alteraciones genéticas con el síndrome de Lynch, son otros de los temas que se desarrollarán en este capítulo.

CÁNCER DE ENDOMETRIO

A continuación, se abordan los aspectos principales del cáncer de endometrio.

Epidemiología

A nivel mundial, el carcinoma de endometrio es la cuarta neoplasia en frecuencia en mujeres, y la segunda en cuanto a tumores ginecológicos, siendo superado desde el punto de vista global por el cáncer de mama, colon y recto, con 420.200 casos nuevos casos y 97.700 muertes en 2022.

En España, es el cáncer ginecológico más frecuente, después del cáncer de mama y el segundo en mortalidad. Se registraron 6.773 nuevos casos en 2022, con una incidencia aproximada de 13,7/100.000 habitantes/año y una mortalidad de 3,6 casos/100.000 habitantes/año. La tasa de incidencia y mortalidad ha aumentado constantemente en los últimos 30 años con una proporción del 1 % anual. Esto se debe, fundamentalmente, a la mayor longevidad de la población y a la obesidad.

Otros factores importantes son la hipertensión, la diabetes y la paridad. Se han descrito otros factores de riesgo de menor impacto, como la inactividad física, el estilo de vida, estrógenos exógenos, resistencia a la insulina o el uso de tamoxifeno en pacientes tratadas de cáncer de mama.

La mayoría de las pacientes serán diagnosticadas por encima de los 55 años, hasta un 40 % serán mayores de 65 años, sin embargo, un 25 % serán menores de 55 años y un 6 % tendrá entre los 35 y 44 años. Esto hace que esta patología sea una enfermedad compleja, que se debe contemplar como posible a lo largo de toda la vida adulta de la mujer, y, por consiguiente, lleva a plantear las opciones de preservación de la fertilidad en aquellas pacientes que no hayan cumplido su deseo genésico, así como a estudiar la relación con algunos síndromes genéticos, como el síndrome de Lynch.

Anatomía patológica

Desde los primeros años 80 del pasado siglo, se identificaron, por factores epidemiológicos, dos tipos de cáncer de endometrio, que se correlacionaban con tipos histológicos de bajo o alto riesgo. Se hablaba de tumores de tipo I, relacionados con el adenocarcinoma endometrioide de endometrio, y tumores de tipo II, más agresivos, cuyo tipo histológico más habitual era el carcinoma seroso (en la nomenclatura antigua, seroso-papilar) de endometrio. Todo esto ha quedado superado, y actualmente se habla de tipos histólogos agresivos, de alto riesgo, o no agresivos, de bajo riesgo, y se emplea la clasificación de la Organización Mundial de la Salud (OMS) de 2020 para tipificarlos.

El conocimiento de factores histológicos de riesgo y su estandarización, junto a la irrupción de la biología molecular a raíz de los estudios del The Cancer Genome Atlas, han modificado la forma de enfocar el estudio y tratamiento de las pacientes. Todos estos factores se han visto reflejados en la nueva clasificación de la Federación Internacional de Ginecología y Obstetricia (FIGO) de 2023 para tumores de cuerpo uterino, que ha supuesto un cambio de paradigma respecto de las clasificaciones previas (2009 y 1988).

En la actualidad, los tipos histológicos se definen según la clasificación de la OMS de 2020, y no se recomienda seguir utilizando los conceptos de tumores de tipo I y tipo II que eran habituales hasta fechas recientes. Pese a definirse varios tipos histológicos, el 95 % de los tumores de endometrio serán de tipo endometrioide (el más frecuente) o de tipo seroso.

Carcinoma endometrioide. Engloban hasta el 80 % de casos de tumores endometriales, siendo el tipo más frecuente. La mayoría, alrededor de un 60 %, son tumores de bajo grado de predominio glandular, pero un 20 % presentan un patrón sólido y son tumores de alto grado con peor pronóstico. Lo que antes se consideraban tipos histológicos, como serían el mucinoso, villoglandular o escamoso, en la actualidad se consideran patrones de carcinoma endometrioide.

Al hablar de carcinoma endometrioide, el grado tumoral es un importante factor pronóstico a tener en cuenta. La valoración del grado se basa en criterios arquitecturales del tumor en relación con el porcentaje de componente sólido y está sometida a una importante subjetividad interobservador.

Actualmente se habla de tumores de bajo grado y de alto grado a fin de disminuir la variabilidad de interpretación y simplificar las decisiones clínica:

- **Tumores de bajo grado:** incluyen las lesiones con grado tumoral 1 y 2 que se definen por la porción de tumor sólido no glandular de hasta un 5 % y entre el 6 y el 50 %, respectivamente. La presencia de atipias nucleares excesivas para el grado del tumor elevan un grado su clasificación.
- **Tumores de alto grado:** son aquellos con más de un 50 % de componente sólido. Los tumores de alto grado son muy heterogéneos, y se benefician especialmente de la aplicación de la clasificación molecular que se comentará más adelante.

Los carcinomas endometrioides se caracterizan por tener lesiones precursoras. La clasificación de la OMS de 2020 define dos tipos de lesiones:

- **Hiperplasia sin atipia:** se trata de una proliferación glandular sin atipia citológica, secundaria a un fuerte estímulo estrogénico y que implica un aumento de riesgo de desarrollar un carcinoma endometrioide.
- **Hiperplasia con atipia/carcinoma endometrioide intraepitelial:** en este caso, la proliferación glandular presenta atipias citológicas, y es frecuente encontrar focos de carcinoma endometrioide de bajo grado y con poca invasión cuando se realiza una histerectomía por esta causa.

Carcinoma seroso. Se trata de un tipo histológico de alto grado por definición, que se caracteriza por presentar alteración en p53. Aunque solo representa el 15 % de los tumores endometriales, va a ser causante de alrededor del 40 % de muertes, lo que habla de su agresividad. Puede presentarse con carcinomatosis peritoneal, de forma similar a como lo hace el carcinoma seroso de alto grado de ovario, y en estadios avanzados, se tratan de forma similar. En el ámbito molecular, es frecuente que sobreexpresen receptor 2 del factor de crecimiento epidérmico humano, lo que puede tener implicaciones terapéuticas.

Carcinoma de células claras. Tipo histológico de alto riesgo por definición, de difícil tipificación en el ámbito histológico, pues comparte características de otros subtipos tumorales. En el estudio inmunohistoquímico, se caracteriza por presentar positividad para *HNF1β* y napsina A.

Carcinoma indiferenciado/desdiferenciado. Estas lesiones no presentan una diferenciación celular clara y se consideran de alto riesgo siempre. Cuando están presentes en la misma pieza áreas de componente indiferenciado junto con otras de un tipo diferenciado, que suele ser endometrioide, se trata de un carcinoma desdiferenciado. Es frecuente que estas lesiones se asocien a inestabilidad de microsatélites.

Carcinoma mixto. También se consideran de alto grado por definición. Hace referencia a tumores en los que se encuentran dos o más tipos de lesiones, y una de ellas es de tipo seroso o células claras.

Carcinosarcoma. Tumor de alto grado en el que se aprecia un carcinoma que sufre transformación a sarcoma.

Otras variantes infrecuentes. El tumor del tipo mesonéfrico (mesonéfrico-*like*) es considerado siempre de alto riesgo.

Los tipos escamoso y mucinoso intestinal varían su pronóstico en función de su estadio.

En el ámbito clínico, y como se verá en la nueva clasificación de la FIGO de 2023, desde el punto de vista de la estadificación, los tipos histológicos se dividen en dos:

- Tipos histológicos no agresivos: carcinoma endometrioide de bajo grado (G1 y G2).
- Tipos histológicos agresivos: carcinoma endometrioide de alto grado (G3), seroso, de células claras, indiferenciado, mixto, mesonéfrico-*like*, mucinoso de tipo intestinal y carcinosarcoma.

Aparte de los tipos histológicos y el grado tumoral, a los que se ha hecho referencia, existen otros factores anatomopatológicos relevantes a la hora de estudiar un tumor. Aspectos como el grado de infiltración del tumor o su extensión al cérvix o los anejos son importantes para una correcta estadificación.

A continuación, se comenta de forma breve la valoración e importancia de algunos de estos aspectos, y cómo deben considerarse a la hora de aplicar la clasificación de la FIGO de 2023.

Invasión del espacio linfovascular (IELV). Se trata de un factor de especial relevancia clínica, ya que desde los estudios PORTEC y GOG-99 se ha identificado con un factor de riesgo a considerar a la hora de tratar el cáncer de endometrio. La recomendación actual de la OMS en 2020 es definir si la afectación es *focal* o *sustancial/extensa*, utilizando como punto de corte si se identifican cinco o más vasos con focos de invasión.

En la actualización de estadios FIGO de 2023, la IELV extensa en tumores de bajo riesgo se considera suficiente para definir un estadio IIB (v. el apartado *Estadios de la clasificación de la Federación Internacional de Ginecología y Obstetricia*).

Infiltración del estroma cervical. Es uno de los puntos con más variabilidad en su definición. Los criterios para determinar si hay invasión del estroma cervical son estrictos: cualquier invasión del estroma cervical que se identifique al nivel o a mayor profundidad de una cripta endocervical benigna. No se considerará como infiltración a la hora de estadificar la extensión glandular en la zona cervical del tumor (esta consideración ya se realizaba en los criterios de estadificación de la FIGO de 2009, a diferencia de la de la FIGO de 1988, en que se consideraba estadio IIA la afectación de la glándula y IIB la infiltración del estroma cervical).

Infiltración miometrial. Debe determinar la proporción del miometrio afectado por el tumor, se recomienda indicar el porcentaje del grosor endometrial que presenta invasión tumoral. Se definen tres niveles:

- Ausencia de infiltración miometrial.
- Infiltración miometrial inferior al 50 %.
- Infiltración miometrial superior al 50 %.

Afectación de anejos. En la actualidad, la diferenciación entre tumores sincrónicos o metastásicos de ovario y endo-metrio, que se realizaba en el pasado, se considera innecesaria, pues se sabe que existe una relación clonar entre los tumores de endometrio y ovario en la mayoría de casos. Ello sugiere que la lesión se inicia en la zona del endometrio y posteriormente se extiende al ovario, y se considera que se trata de metástasis.

Pese a ello, se sabe desde hace tiempo, y así lo refleja la Sociedad Española de Ginecología y Obstetricia (SEGO) en la *Oncoguía SEGO 2023*, que cuando hay un tumor endometrioide de bajo grado de endometrio y ovario (que correspondería a estadio IA en caso de ser solo ovárico), se debe tratar como lesión de bajo riesgo y no como un estadio III, permitiendo ser conservadores en la adyuvancia. No ocurre así con la afectación de la trompa de Falopio, que en todos los casos se considera estadio IIIA (FIGO de 2023).

Como se verá más adelante en la nueva clasificación FIGO de 2023 para cáncer de endometrio, hay que tener en cuenta si un carcinoma endometrioide de bajo grado con afectación ovárica cumple los siguientes criterios:

- Infiltración miometrial superficial, menor del 50 %.
- Ausencia de IELV sustancial.
- Ausencia de otras metástasis.
- Tumor ovárico unilateral, limitado a ovario, sin invasión o rotura capsular (equivalente a pT1a).

Si los cumple, se considerará un estadio IA3, en vez de un estadio IIIA1, con las implicaciones que ello conlleva en la decisión de tratamiento adyuvante y pronóstico de las pacientes

 Los tumores de endometrio se clasifican según los criterios de la OMS de 2020, debiendo ser estrictos a la hora de su definición. Es importante conocer el tipo histológico, si hay o no IELV y definir el tipo, el nivel de invasión miometrial y del estroma cervical, así como si hay o no afectación ovárica, para una correcta estadificación de las pacientes.

Clasificación molecular

En el año 2013, se publica en *Nature* el artículo que ha cambiado la forma de clasificar los tumores de endometrio y ha modificado la forma en que se estudian. En él, se describen cuatro grupos moleculares con características y pronósticos diferenciados. El gran avance ha sido identificar marcadores subrogados que discriminan de forma adecuada (aunque no exacta) los grupos moleculares, sin precisar realizar secuenciación completa de los tumores, sino aplicando técnicas de inmunohistoquímica, mucho más sencillas y menos costosas.

Es importante destacar que el conocimiento de los grupos moleculares es un factor más a tener en cuenta a la hora de conocer el pronóstico y decidir el tratamiento de la enfermedad, pero no excluye tener un buen estudio anatomopatológico convencional, sino al contrario, ya que en algunos casos, el conocimiento del tipo histológico o de la presencia de factores de riesgo, como la afectación ganglionar o la IELV, serán determinantes a la hora de tomar decisiones.

En la clasificación molecular del cáncer de endometrio de The Cáncer Genome Atlas, se establecen cuatro grupos moleculares que se describen brevemente a continuación, y se hace referencia a sus marcadores subrogados y a su aplicación clínica.

Ultramutado, con mutaciones en el gen de la polimerasa-épsilon (*POLE*). Se caracteriza por presentar mutaciones en los exones 9,11,13 y 14 del gen *POLE*. Para determinar estas mutaciones, no existe un marcador subrogado y el estudio se debe realizar por secuenciación mediante la técnica Sanger o secuenciación de nueva generación. Se habla de tumores **POLEmut** que, con frecuencia, se corresponden con carcinomas endometrioides de alto grado, pero que presentan un pronóstico excelente. Se trata de un grupo pequeño de pacientes, alrededor del 10 %. Desde el punto de vista práctico, en la *Oncoguía SEGO 2023,* se recomienda realizar un estudio de mutación en *POLE* a los tumores endometrioides de alto grado, y en caso de no tener la técnica disponible en el centro, se podría obviar en el resto de casos.

Hipermutados, con inestabilidad de microsatélites. Es un grupo importante tanto en número (alrededor del 25 % de pacientes) como en sus implicaciones a la hora de identificar pacientes con riesgo de ser portadoras de un síndrome de Lynch. Es un grupo de riesgo intermedio, en el que los tipos histológicos más habituales son los carcinomas endometrioides de alto grado y los indiferenciados/desdiferenciados. El marcador subrogado por inmunohistoquímica es la pérdida de expresión de proteínas reparadoras (MMRd, *mismatch repair deficiency*) y el concepto de instabilidad de microsatélites se reserva para los casos en que el estudio se ha realizado por secuenciación.

La *Oncoguía SEGO 2023* recomienda realizar el estudio inmunohistoquímico de proteínas reparadoras al menos para *PMS2* y *MSH 6*, cuya pérdida de expresión definirá a este grupo de pacientes MMRd. Aquellos grupos que lo tengan disponible pueden ampliar el estudio a *MLH1* y *MSH2*.

Para definir una tumor como MMRd, no debe coexistir con la mutación en *POLE*, ya que en este caso se consideraría POLEmut.

Este grupo molecular se beneficia del tratamiento con inmunoterapia, que como se comentará más adelante en el apartado de *Tratamiento adyuvante*, ya está disponible en España en la recaída, y hay estudios que avalan su beneficio en primera línea.

Tumores con baja variación en el número de copias génicas (*copy number low*) o patrón molecular no específico. Este grupo molecular heterogéneo engloba a prácticamente la mitad de los tumores endometriales, y en él se incluyen un amplio abanico de lesiones con pronósticos distintos que cada vez se van identificando de forma más adecuada, aunque mayoritariamente se tratará de tumores endometrioides de bajo grado. Es un grupo que se considera de forma global como de riesgo intermedio, pero es algo matizable. Algunos se refieren a él como un cajón de sastre en el que se incluyen todos aquellos tumores que no presentan una característica molecular específica y no puede englobarse en alguno de los otros tres grupos.

Son tumores que no presentan mutaciones en *POLE*, no tienen pérdida de expresión de proteínas reparadoras y tampoco presentan alteraciones en p53.

Recientemente se han identificado subgrupos pronósticos en función de factores anatomopatológicos clásicos como podrían ser el *grado tumoral* o la presencia de *receptores de estrógenos* en el tumor. Así dentro del grupo de perfil molecular no específico, los tumores de tipos histológicos de bajo riesgo y de bajo grado o que expresan receptores de estrógenos tendrían un muy buen pronóstico, casi similar al del grupo POLEmut. En cambio si se trata de tumores de alto grado o bien no expresan receptores de estrógenos, hay estudios que sugieren un mal pronóstico, similar a los tumores con mutación en p53 (p53abn).

Carcinomas con alta variación en el número de copias (*copy number high*), o serosos-*like* (p53abn). Este grupo es pequeño en número, pero importante, porque su pronóstico es malo y supone un gran reto terapéutico. Se trata de tumores habitualmente de tipo seroso o endometrioides de alto grado, que a nivel inmunohistoquímico se caracterizan por alteraciones en la expresión de p53, y nos referimos a ellos como p53abn.

La alteración en p53 puede ser tanto sobreexpresión de la misma como la ausencia de expresión de p53, conocida como patrón *null* (nulo). Ambas se consideran p53abn. En caso de expresión normal de p53 o *p53-wild type* (p53wt), se descarta que el tumor se englobe en este subgrupo de alto riesgo.

Lesiones clasificadoras múltiples (*multiple-classifier*). Se trata de tumores que expresan más de un marcador subrogado (POLEmut, déficit de proteínas reparadoras/MMRd o p53abn). Es una situación que puede darse en el 5-10 % de los casos. De forma general, predomina el factor de mejor pronóstico. Así pues los tumores que presentan mutación en *POLE* y además hay MMRd o p53abn, se catalogan como tumores POLEmut.

En caso de presentar MMRd y p53abn, se englobarían en el grupo MMRd y mantendrían ese mejor pronóstico que los tumores p53abn.

La información del estudio molecular es importante no solo como factor pronóstico, sino que se debe tener en cuenta a la hora de decidir el tratamiento. Por ello, se recomienda que el estudio de los marcadores subrogados se realice sobre la pieza de biopsia endometrial en el diagnóstico.

> **!** La clasificación molecular no es obligatoria, pero sí que es recomendable conocerla teniendo en cuenta los marcadores subrogados de cada uno de los grupos moleculares. En el grupo de perfil molecular no específico, hay que conocer el estado de los receptores de estrógenos para determinar los grupos de riesgo. En los casos poco frecuentes de clasificadores múltiples, prevalece el de mejor pronóstico.

Estadios de la clasificación de la Federación Internacional de Ginecología y Obstetricia

La primera clasificación de la FIGO para estatificar el cáncer de endometrio data de 1950, y ha sufrido varias modificaciones, pero se ha mantenido siempre basada en criterios de extensión local, locorregional, o a distancia, especialmente en las de 1971, 1988 y 2009 en que se definía, de forma general: el estadio I como tumor limitado a útero; el estadio II, con afectación cervical; el estadio III, con extensión locorregional a los anejos, la vagina o ganglios (desde 1988); y el estadio IV, con extensión a órganos vecinos (recto y vejiga) o a distancia.

No hay que olvidar que la estadificación del cáncer de endometrio con criterios de la FIGO es quirúrgica, y que los datos para poder realizarla solo se obtendrán tras una correcta cirugía y un estudio anatomopatológico adecuado.

El objetivo de los estadios de la FIGO es utilizar una nomenclatura común que agrupe a las pacientes con la enfermedad en grupos pronósticos, lo que permite comparar resultados entre pacientes de mismo estadios y establecer el tratamiento adecuado a cada una de ellas. En junio de 2023, se publicó la última modificación de la clasificación de la FIGO para cáncer de endometrio, que sustituye a la vigente desde 2009. Esta nueva clasificación es disruptiva, pues incluye criterios hasta ahora no empleados, como tipo histológico, presencia de IELV extensa o grupos moleculares.

La idea es que los estadios de la FIGO representen de forma más ajustada el grupo de riesgo en que se encuadra cada caso, incluyendo todos los factores que se tienen en cuenta a la hora de decidir qué tipo de tratamiento adyuvante es el óptimo en cada caso.

Principios generales de estadificación

Los principios generales de estadificación de la clasificación de la FIGO de 2023 son:

- La estadificación del cáncer de endometrio es quirúrgica, y exige un estudio anatomopatológico exhaustivo de las piezas quirúrgicas. Deben cumplirse las recomendaciones expresadas en el apartado de anatomía patológica de forma estricta y exigir un protocolo de anatomía patológica exhaustivo. Siempre que esté disponible, se deben realizar estudios moleculares con marcadores subrogados en todos los casos, a ser posible en la biopsia endometrial previa a la cirugía.

- El tratamiento quirúrgico del cáncer de endometrio en estadios iniciales es la histerectomía total con anexectomía bilateral por vía mínimamente invasiva (laparoscopia o robótica).
- Procedimientos de estadificación como la omentectomía infracólica estarían indicados en tipos histológicos agresivos, como seroso, indiferenciado y carcinosarcoma.
- La estadificación ganglionar se realizará con biopsia selectiva de ganglio centinela (BSGC), solo está indicada la linfadenectomía en centros que no dispongan de la técnica. En pacientes de bajo riesgo o intermedio, se recomienda realizar una BSGC con el fin de descartar micrometástasis ganglionares. En grupos de riesgo intermedio-alto y alto, la BSGC con estudio por ultraestadificación de los ganglios centinela se considera un proceso de estadificación adecuado, no precisando linfadenectomía.

En las **tablas 31-1** y **31-2** se presentan las clasificaciones FIGO 2009 y FIGO 20023.

Estadio I. Tumor confinado al cuerpo uterino y al ovario

El estadio I es probablemente el que más cambios ha sufrido respecto de ediciones previas, con la vuelta a la valoración de la infiltración miometrial en tres etapas (ausencia de infiltración, $\leq 50\%$ o $\geq 50\%$) que se había suprimido en la clasificación FIGO de 1988. Asimismo, la inclusión de factores de anatomía patológica, como el tipo histológico y la IELV, que en este estadio debe estar ausente o ser focal, son novedades en la actual clasificación.

De especial relevancia es el nuevo estadio IA3 que incluye tumores endometrioides de bajo grado con metástasis ováricas que, bajo criterios estrictos (v. el apartado *Anatomía patológica*, en lo que se refiere a afectación de anejos), ya hace años que se consideró que no precisaban tratamiento adyuvante y se valoraban como de buen pronóstico, pese a tratarse entonces de un estadio IIIA.

Tabla 31-1. Clasificación de estadios de la FIGO de 2009 y correspondencia con TNM

Estadio FIGO		Descripción FIGO	T (tumor)	N (ganglios linfáticos)	M (metástasis)
I		Tumor confinado al cuerpo del útero	T1	N0	M0
	IA	No invasión del miometrio o inferior a la mitad	T1a	N0	M0
	IB	Invasión del miometrio igual o superior a la mitad	T1b	N0	M0
II		Tumor que invade el estroma cervical sin extenderse más allá del útero	T2	N0	M0
III		Extensión local y/o regional del tumor	T3	N0-N1	M0
	IIIA	Tumor que invade la serosa del cuerpo uterino y/o los anejos	T3a	N0	M0
	IIIB	Afectación vaginal y/o parametrial	T3b	N0	M0
	IIIC1	Ganglios pélvicos positivos	T1-T3	N1	M0
	IIIC2	Ganglios paraaórticos positivos con o sin ganglios pélvicos positivos	T1-T3	N1	M0
IVA		Tumor que invade la mucosa de la vejiga y/o el recto	T4	Cualquier N	M0
IVB		Metástasis a distancia, incluidas metástasis intraabdominales y/o ganglios inguinales	Cualquier T	Cualquier N	M1

FIGO: Federación Internacional de Ginecología y Obstetricia; TNM: clasificación del tumor, ganglios y metástasis, por las siglas en inglés.

Tabla 31-2. Clasificación de estadios de la FIGO de 2023

Estadio I		Tumor confinado al cuerpo uterino y al ovario
IA		Enfermedad limitada al endometrio o tipo histológico no agresivo, por ejemplo endometrioide de bajo grado con invasión de menos de la mitad del miometrio, sin invasión o IELV focal o enfermedad de buen pronóstico
	IA1	Tipo histológico no agresivo limitado a un pólipo endometrial o confinado al endometrio
	IA2	Tipo histológico no agresivo que afecta a menos de la mitad del miometrio sin IELV o invasión focal
	IA3	Carcinomas endometrioides de bajo grado limitados al útero y al ovario
IB		Tipos histológicos no agresivos con invasión de la mitad o más del miometrio, y sin IELV o invasión focal
IC		Tipos histológicos agresivos limitados a un pólipo o confinados al endometrio
Estadio II		Invasión del estroma cervical con invasión extrauterina o IELV extensa o tipos histológicos agresivos con invasión miometrial
IIA		Infiltración del estroma cervical de tipos histológicos no agresivos
IIB		IELV extensa de tipos histológicos no agresivos
IIC		Tipos histológicos agresivos con cualquier invasión miometrial
Estadio III		Extensión local y/o regional del tumor de cualquier tipo histológico
IIIA		Infiltración de la serosa uterina, anejos o ambos, por extensión directa o metástasis
	IIIA1	Extensión al ovario o a la trompa de Falopio, excepto si cumple criterios de estadio IA3*
	IIIA2	Infiltración de la serosa uterina o extensión a través de la serosa uterina
IIIB		Metástasis o extensión directa a la vagina y/o al parametrio, o al peritoneo pélvico
	IIIB1	Metástasis o extensión directa a la vagina y/o al parametrio
	IIIB2	Metástasis al peritoneo pélvico
IIIC		Metástasis a ganglios pélvicos o paraaórticos o ambos*
	IIIC1	Metástasis a ganglios pélvicos
	IIIC!i	Micrometástasis
	IIIC1ii	Macrometástasis
	IIIC2	Metástasis a ganglios paraaórticos hasta vasos renales, con o sin metástasis a ganglios pélvicos
	IIIC2i	Micrometástasis
	IIIC2ii	Macrometástasis
Estadio IV		Extensión a la mucosa vesical y/o mucosa vesical y/o metástasis a distancia
IVA		Infiltración de mucosa vesical y/o mucosa intestinal
IVB		Metástasis en el peritoneo abdominal/carcinomatosis peritoneal más allá de la pelvis
IVC		Metástasis a distancia, incluyendo metástasis a ganglios intraabdominales o extraabdominales sobre las venas renales, pulmón, hígado, cerebro o hueso
Designación de estadio		Hallazgo molecular en pacientes con cáncer endometrial en estadios iniciales (I y II tras estadificación quirúrgica)
Estadio IA mPOLEmut		Carcinoma endometrial POLEmut, confinado al cuerpo uterino con o sin extensión cervical, independientemente del grado de IELV o el tipo histológico
Estadio IIC mp53abn		Carcinoma endometrial p53abn, confinado al cuerpo uterino con cualquier invasión miometrial, con o sin extensión cervical, independientemente del grado de IELV o el tipo histológico

FIGO: Federación Internacional de Ginecología y Obstetricia; IELV: invasión del espacio linfovascular.

Se divide en tres subestadios:

- **IA**: se subdivide a la vez en otros tres, enfermedad limitada al endometrio o tipo histológico no agresivo, por ejemplo, endometrioide de bajo grado con invasión de menos de la mitad del miometrio sin invasión o IELV o enfermedad de buen pronóstico:
  - IA1: tipos histológicos no agresivos limitados a un pólipo endometrial o confinados al endometrio.
  - IA2: tipos histológicos no agresivos que afectan a menos

de la mitad del miometrio sin invasión o invasión focal del espacio linfovascular.
- IA3: carcinomas endometrioides de bajo grado limitados al útero o al ovario.
• **IB**: tipos histológicos no agresivos con invasión de la mitad o más del miometrio, y sin invasión o invasión focal del espacio linfovascular.
• **IC**: tipos histológicos agresivos limitados a un pólipo endometrial o confinados al endometrio.

Para incluir a un tumor en el estadio IA3, debe tratarse de un tipo histológico no agresivo (carcinoma endometrioide de bajo grado) y cumplir los siguientes criterios:

• Infiltración miometrial superficial, menor del 50 %.
• Ausencia de IELV sustancial.
• Ausencia de otras metástasis.
• Tumor ovárico unilateral, limitado al ovario, sin invasión o rotura capsular (equivalente a pT1a).

Estadio II. Invasión del estroma cervical con invasión extrauterina o IELV extensa o tipos histológicos agresivos con invasión miometrial

El cambio en este caso es sustancial, ya que tradicionalmente el estadio II se reservaba a tumores con afectación cervical. En esta nueva clasificación, se mantiene la infiltración del estroma cervical en tipos histológicos no agresivos como estadio IIA, pero introduce un factor novedoso con es la IELV sustancial/extensa en los mismos tipos histológicos, independientemente del grado de infiltración miometrial o cervical (IIB). Asimismo, incluye a los tipos histológicos agresivos con cualquier invasión miometrial independientemente de si infiltran o no el estroma cervical (IIC):

• **IIA**: tipos histológicos no agresivos con infiltración del estroma cervical.
• **IIB**: tipos histológicos no agresivos con IELV extensa.
• **IIC**: tipos histológicos agresivos con cualquier invasión miometrial.

Estadio III. Extensión local y/o regional del tumor de cualquier tipo histológico

El estadio III conserva una estructura similar a la de la clasificación de la FIGO de 2009, pero introduce algunos cambios y alguna novedad importante. Subdivide los estadios IIIA y IIIB en dos subestadios cada uno, y elimina del estadio IIIA aquellos tumores que cumplen criterios para ser IA3. Además introduce la afectación del peritoneo pélvico como estadio IIIB2:

• **IIIA**: invasión de la serosa uterina, los anexos o ambos, por extensión directa o metástasis IIIA1, extensión al ovario o a la trompa de Falopio (excepto cuando cumple criterios para estadio IA3). En este estadio, se incluye el IIIA2: afectación de la serosa uterina o extensión a través de la serosa uterina.
• **IIIB**: metástasis o extensión directa a la vagina y/o al parametrio o al peritoneo pélvico:

- IIIB1: metástasis o extensión directa a la vagina y/o al parametrio.
- IIIB2: metástasis en el peritoneo pélvico.
• **IIIC**: metástasis a los ganglios pélvicos o paraaórticos o ambos. En el estadio IIIC se mantiene la estructura introducida en 2009 dividiendo en afectación ganglionar pélvica y/o aórtica, pero la novedad es la subdivisión en estadios que incluyen las micrometástasis y macrometástasis, lo que hace hincapié en la necesidad de una correcta ultraestadificación del ganglio centinela, y no se consideran las células tumorales aisladas como un factor para considerar estadio IIIC. En este estadio se incluye:
- IIIC1: metástasis a los ganglios pélvicos: se definirán las células tumorales aisladas cuando haya < 200 células o infiltración de ≤ 0,2 mm, y, aunque no se consideran como estadio IIIC, se reflejarán en el informe como pN0(i+). Se consideran micrometástasis cuando la infiltración sea de entre 0,2 y 2 mm o ≥ 200 células, y macrometástasis cuando haya infiltración > 2 mm. Se subdivide en:
  ▪ IIIC1i: micrometástasis.
  ▪ IIIC1ii: macrometástasis.
- IIIC2: metástasis a ganglios paraaórticos hasta la vena renal, con o sin metástasis en ganglios pélvicos. Se subdivide en:
  ▪ IIIC2i: micrometástasis.
  ▪ IIIC2ii: macrometástasis.

Estadio IV. Extensión a mucosa vesical y/o mucosa intestinal y/o metástasis a distancia

Los cambios en este estadio son pocos, pero significativos, pues se incluye la carcinomatosa peritoneal como estadio IVB y las metástasis a distancia pasan de ser IVB a IVC:

• **IVA**: invasión de la mucosa vesical y/o la mucosa intestinal.
• **IVB**: metástasis peritoneales abdominales más allá de la pelvis.
• **IVC**: metástasis a distancia, incluidas metástasis en cualquier ganglio extraabdominal o intraabdominal más allá de los vasos renales, los pulmones, el hígado, el cerebro o el hueso.

Clasificación de la Federación Internacional de Ginecología y Obstetricia de 2023 con clasificación molecular

Probablemente, el mayor cambio en la nueva clasificación es la introducción de la clasificación molecular como un factor de estadificación. Y aunque sea de forma limitada a estadios iniciales y no afecta a estadios avanzados, se recomienda reflejar el tipo molecular de cada estadio. Así una vez completado el tratamiento quirúrgico y correctamente estadificada la paciente, en aquellos casos de estadios I o II en que se conozca el grupo molecular, se podrán aplicar los siguientes criterios para definir el estadio:

• **Estadio IA mPOLEmut**: se define así a cualquier carcinoma endometrial POLEmut, confinado al cuerpo uterino con o sin extensión cervical, independientemente del grado de IELV o el tipo histológico.
• **Estadio IIC mp53abn**: en este estadio, se incluyen los casos de carcinoma endometrial p53abn, confinados al

cuerpo uterino con cualquier invasión miometrial, con o sin extensión cervical, independientemente del grado de IELV o el tipo histológico.

> ! La nueva clasificación de la FIGO de 2023 de cáncer de endometrio ha supuesto un cambio de paradigma, que a los factores de estadificación clásicos añade datos de anatomía, patología y biología molecular, que logran que los estadios se correlacionen de forma más adecuada con el pronóstico de cada paciente.

Diagnóstico. Signos y síntomas de sospecha

Actualmente no hay una estrategia de cribado eficaz para el cáncer de endometrio, por lo que el diagnóstico se tiene que basar en los signos y síntomas de sospecha, excepción hecha para la paciente con síndrome de Lynch, que se realizará un cribado específico y se detallará más adelante.

El 90 % de las pacientes con cáncer de endometrio debutan con hemorragia genital, más frecuentemente en el período posmenopáusico y en pacientes con factores de riesgo asociados, por lo que el sangrado uterino anormal es el principal síntoma de sospecha ante un cáncer de endometrio. Con dicho sangrado, en la paciente posmenopáusica, el riesgo de cáncer de endometrio es del 9 %.

En la paciente premenopáusica, suele debutar en forma de sangrados intermenstruales o menstruaciones anómalas en cantidad y duración.

El diagnóstico se basa en una anamnesis dirigida para valorar los factores de riesgo que presenta la paciente, la ecografía ginecológica y la biopsia endometrial cuando proceda, aunque la biopsia endometrial en pacientes asintomáticas no ha demostrado mejorar el pronóstico:

- **Ecografía ginecológica:** en primer lugar, permite descartar otras patologías, como origen del sangrado (pólipos, miomas, etc.); y en segundo lugar, hacer una valoración del endometrio en cuanto a grosor, regularidad y vascularización. En la paciente posmenopáusica sintomática, se recomienda utilizar el punto recorte de 3 mm como grosor a partir del cual se debe realizar una biopsia endometrial.
- **Biopsia endometrial:** siempre que exista sospecha clínica y ecográfica de cáncer de endometrio, se recomienda la realización de un estudio histológico endometrial. El método recomendado para la toma de muestras es el aspirado endometrial mediante cánula de Cornier. La biopsia endometrial presenta una tasa de falsos negativos del 10 %, por lo que en caso de negatividad del estudio y persistencia de la sospecha clínica, se recomienda la realización de histeroscopia para biopsia dirigida y/o legrado fraccionado.

> ! Ante la sospecha clínica de un cáncer de endometrio, hay que realizar una ecografía vaginal, biopsia endometrial mediante cánula de aspiración y estudio histológico. No se recomienda la histeroscopia de entrada en estas pacientes, solo si el estudio tras biopsia aspirativa es negativo o insatisfactorio y hay persistencia de la sospecha clínica.

El síndrome de Lynch se identifica en el 3 % de las pacientes diagnosticadas de cáncer de endometrio, aunque estratificando por edad, representaría el 9 % de los diagnósticos en pacientes menores de 50 años. La incidencia acumulada de presentar cáncer de endometrio en pacientes diagnosticadas de este síndrome es del 24 al 57 % a lo largo de la vida, con un riesgo de presentar cáncer de colon del 50 al 80 % y de cáncer de ovario hasta en el 15 % de los casos.

Se recomienda un cribado anual en estas pacientes a partir de los 35 años con exploración física, ecografía transvaginal y biopsia endometrial. No obstante, se debe realizar una exploración dirigida con toma de biopsia ante cualquier síntoma de sospecha en estas pacientes fuera del cribado anual. Una vez cubierto el deseo genésico, se recomienda la cirugía profiláctica con histerectomía y doble anexectomía antes de los 40 años. Se puede dar tratamiento hormonal sustitutivo con seguridad a estas pacientes una vez realizada la cirugía profiláctica.

Estudio preoperatorio y de extensión. Valoración de fragilidad y comorbilidades

El diagnóstico de cáncer de endometrio es histopatológico, es de vital importancia el estudio anatomopatológico de la muestra de biopsia y la catalogación dentro de uno de sus distintos tipos histopatológicos, así como el estudio molecular en esta muestra de cara a la correcta orientación diagnóstica, de tratamiento y pronóstica. En esta fase prequirúrgica, se realiza una estadificación clínica, teniendo en cuenta la anatomía patológica y las pruebas de imagen. Esto permite una primera división entre cáncer de endometrio inicial (confinado al cuerpo del útero) o avanzado, que junto con los otros factores de riesgo ayudará a planificar la estrategia quirúrgica más adecuada. El estadio final viene determinado por los resultados de la cirugía.

> ! La estratificación definitiva del cáncer de endometrio es quirúrgica. Un alto porcentaje de estos tumores aumentará de estadio tras la cirugía.

Un estudio adecuado orienta a decidir si la paciente es candidata al tratamiento quirúrgico y el tipo de tratamiento indicado, conociendo la extensión de la enfermedad y adecuando la radicalidad de la cirugía, así como el estado de fragilidad de la paciente (su comorbilidad) que pueda limitar o contraindicar el tratamiento estándar. Existen diferentes escalas de fragilidad que se pueden aplicar para valorar la fragilidad de la paciente, pero se aconseja la valoración por parte de ginecólogos oncólogos y anestesistas expertos.

Las pruebas de imagen recomendadas para determinar la extensión de la enfermedad son: la ecografía, la resonancia magnética (RM) y la tomografía computarizada (TC) en función de la sospecha clínica inicial, reservándose tomografía por emisión de positrones (PET)-TC para casos específicos, como las recaídas o sospecha de enfermedad metastásica a distancia extratorácica.

Hay que tener en cuenta si son:

- **Estadios prequirúrgicos iniciales**: el objetivo es determinar la extensión locorregional, se recomienda la ecografía y la RM:
  - Ecografía vaginal/transrectal: permite la valoración de la invasión miometrial, afectación cervical y ovárica. Su mayor limitación es que es dependiente del operador y la dificultad que tiene de realizar un estudio ganglionar. Pero en manos expertas, presenta excelentes resultados.
  - RM: resulta muy útil en la valoración local de la extensión uterina y la afectación parametrial, y mejora la discriminación de la afectación ganglionar respecto a la ecografía. Presenta una menor variabilidad interobservador.
- **Estadios prequirúrgicos avanzados**: debe descartarse la afectación ganglionar, peritoneal y a distancia, por que se recomienda la realización de una TC o, en centros con disponibilidad, la RM con estudio de difusión. Se aconseja realizar una TC toracoabdominopélvica por protocolo en estas pacientes. El uso de la PET-TC puede ser de utilidad ante situaciones concretas, especialmente en la recaída.

Tratamiento quirúrgico en estadios iniciales

Hay tumores en los que, tras completar estudios preoperatorios, se considera que la enfermedad está limitada al útero, sin sospecha de afectación ganglionar o a distancia.

Grupos de riesgo clínicos o prequirúrgicos

Los grupos de riego clínicos se establecen según el estudio de extensión, las características patológicas y moleculares del tumor. Estos grupos de riesgo pueden no coincidir con los grupos de riesgo de recaída o pronósticos por la falta de datos, que solo se podrán incluir tras la cirugía definitiva, como pueden ser la IELV y la afectación ganglionar o a distancia.

Tratamiento quirúrgico del cáncer de endometrio

El tratamiento del cáncer de endometrio, en estadios iniciales, es la histerectomía total con doble anexectomía. La estadificación ganglionar se realiza con BSGC, como se expondrá más adelante. Se debe tener en consideración algunos aspectos respecto de la necesidad de radicalidad quirúrgica o, en pacientes seleccionadas, la opción de preservación ovárica o de la fertilidad.

Histerectomía e histerectomía radical

El tratamiento del cáncer de endometrio es la histerectomía total. La histerectomía radical se reserva para los casos en los que sea necesario para obtener márgenes libres por afectación parametrial, especialmente en estadios con infiltración cervical. En estadios limitados al cuerpo de útero, no se ha demostrado el beneficio de ampliar la radicalidad de la histerectomía ni en supervivencia global ni en supervivencia libre de enfermedad.

Durante la cirugía, hay que revisar toda la cavidad abdominal y biopsiar cualquier zona sospechosa. La toma de citología

peritoneal mediante lavado es recomendable y sus resultados serán tenidos en consideración, aunque no modificarán el estadio ni afectarán en la decisión del tratamiento adyuvante.

Salpingooforectomía bilateral. Preservación ovárica

En el protocolo quirúrgico del cáncer de endometrio, la salpingooforectomía bilateral es obligatoria. El bloqueo tubárico previo a la anexectomía es recomendable, para disminuir el riesgo de diseminación durante la cirugía.

Se puede ofertar la preservación ovárica a pacientes seleccionadas que acepten los siguientes riesgos y que cumplan las siguientes características:

- Menores de 45 años.
- Histología endometrioide de bajo grado.
- Infiltración miometrial < 50 %.
- Ausencia de hallazgos en el estudio preparatorio de afectación ovárica o extrauterina.
- Ausencia de antecedentes familiares de predisposición a cánceres hereditarios (Lynch, *BRCA*, etcétera).

Se mantendrá un control estrecho de estas pacientes, y no hay una recomendación clara de una ooforectomía posterior, salvo que se planteen dudas durante el seguimiento.

 El tratamiento quirúrgico del cáncer de endometrio en estadios iniciales es la histerectomía total con anexectomía bilateral (salvo pacientes que cumplen criterios de preservación ovárica), por vía mínimamente invasiva.

Ganglio centinela. Linfadenectomía

Es sabido por estudios prospectivos aleatorizados que la linfadenectomía, en estadios iniciales del cáncer de endometrio no mejora la supervivencia de las pacientes y aumenta la morbilidad. Pero conocer el estado ganglionar permite adecuar el tratamiento adyuvante a pacientes. En la actualidad, no existe indicación para una linfadenectomía de estadificación en cáncer de endometrio en estadios iniciales, y el estudio ganglionar se realiza mediante BSGC, quedando la opción de linfadenectomía en pacientes de riesgo intermedio o alto en que no se logre la detección bilateral del ganglio centinela.

El uso de la técnica del ganglio centinela permite disminuir las complicaciones asociadas a la linfadenectomía (linfedema, linfocele, riesgo de sangrado, lesiones de estructuras anatómicas adyacentes) con un estudio adecuado de la extensión ganglionar de la enfermedad.

Para esto, es imprescindible conocer las vías principales de drenaje linfático del útero.

Principios del ganglio centinela. Evidencia

El ganglio centinela es el primer ganglio de drenaje desde el útero a los terrenos ganglionares locorregionales. Estudios prospectivos y retrospectivos avalan la utilidad de la BSGC frente a la linfadenectomía de estadificación en el cáncer de endometrio. El estudio FIRES compara la BSGC con la linfadenectomía, obteniendo una tasa de detección del 86 %, una sensibilidad del 97,2 % y un valor predictivo negativo del 99,6 %.

Varios estudios retrospectivos corroboran esta tendencia con sensibilidades de detección bilateral de hasta el 95 %, un valor predictivo positivo del 99 % y tasa de falsos negativos del 5 %. Incluso se objetiva una tasa de detección de metástasis más alta en el grupo de BSGC (30 %) respecto a la linfadenectomía reglada cuando se realiza el estudio por ultraestadificación.

En la actualidad, la técnica de BSGC está recomendada como de elección por las principales sociedades científicas para la correcta estadificación ganglionar.

Se deben aplicar algoritmos de decisión para completar la linfadenectomía en cada grupo de riesgo en caso de ausencia de drenaje bilateral para una correcta estadificación ganglionar. Ante un drenaje correcto bilateral y negatividad de los ganglios estudiados, la probabilidad de enfermedad aortocava aislada es de aproximadamente un 3 % (0-5 %).

Técnica de biopsia selectiva de ganglio centinela. Indicación por grupos de riesgo

La inyección del trazador se realiza más frecuentemente en la zona cervical a las 3 y 9 horarias. Se realiza una inyección superficial (1-3 mm) y otra más profunda opcional (1-2 cm). Algunos grupos recomiendan la inyección en la zona del fondo uterino para aumentar la detección de ganglios en territorio aortocavo.

Los trazadores utilizados inicialmente fueron el tecnecio 99 solo o en combinación con colorantes, como el azul de metileno o azul patente. En la actualidad, el trazador recomendado es el *verde de indocianina*, que precisa para su localización torres de laparoscopia que permitan identificar la fluorescencia, presentando los mejores resultados en tasas de detección y en reproducibilidad entre centros.

Deben conocerse las vías de drenaje y explorarlas de forma adecuada. En casos de falta de drenaje, se puede considerar la reinyección del trazador tanto cervical como fúndica. Si no drena, en función del grupo de riesgo, hay que considerar la linfadenectomía ipsilateral del lado de fallo de la técnica.

Hasta hace poco, existían dudas de la utilidad de la técnica del ganglio centinela en pacientes de alto riesgo clínico, pero estudios recientes, como el SENTOR y el SHREC, encuentran una alta sensibilidad con un bajo valor predictivo negativo; y estudios retrospectivos parecen indicar que la técnica no afecta al resultado oncológico. Hay estudios prospectivos en marcha para confirmar estos resultados. Pese a ello, en la actualidad, las guías clínicas recomiendan que también en estos grupos de riesgo se aplique la técnica de ganglio centinela, con algunas consideraciones, y se evite la realización de linfadenectomías.

Las **recomendaciones por grupo de riesgo** son las siguientes:

- Bajo riesgo preoperatorio: se recomienda realizar BSGC, pero si no hay detección en una o ambas hemipelvis, no estaría indicado completar una la linfadenectomía de la hemipelvis que no drena.

- Riesgo intermedio preoperatorio: se describen tasas de detección de metástasis de hasta el 15 %. Debe realizarse siempre una BSGC. Si no se detecta el ganglio centinela en alguna de las hemipelvis, hay que realizar una linfadenectomía pélvica sistemática de dicha hemipelvis. No precisa realizar linfadenectomía aortocava.

- Alto riesgo preoperatorio: en este grupo, la tasa de detección de metástasis en la BSGC puede superar el 25 %. Es el grupo donde más se concentran los falsos negativos de la técnica (5 %), sobre todo en histologías no endometrioides. Pero como se ha comentado previamente con los estudios publicados, en la actualidad, la recomendación es igual que en el caso de los grupos de riesgo intermedio, debiendo completarse una linfadenectomía sistemática si no hay drenaje en una o ambas hemipelvis. No parece que la linfadenectomía aortocava presente ningún beneficio oncológico en este grupo de pacientes.

Se recomienda realizar BSGC en cáncer de endometrio confinado a útero en todos los grupos de riesgo y aportar un algoritmo de indicación de linfadenectomía en caso de no detección.

Estudio del ganglio centinela. Ultraestadificación

El estudio mediante ganglio centinela mejora la precisión quirúrgica que, combinado con el estudio anatomopatológico, aumenta la probabilidad de detección de metástasis ganglionar y, por lo tanto, modificaría el estadio y el consecuente tratamiento adyuvante. Los estudios reportan una modificación de estadio de entre un 5 y un 15 % de las pacientes en las que se aplica la ultraestadificación.

Técnicamente consiste en un estudio ganglionar más detallado: ultraseccionamiento de los ganglios en estudio y alternancia de tinciones con hematoxilina-eosina y citoqueratinas 19 (CK19). Una alternativa validada es el estudio con el método de amplificación de ácido nucleico en un solo paso.

La ultraestadificación permite una mayor tasa de detección, que podría alcanzar el 30 % en función de la agresividad del tumor. Según un metanálisis, entre el 37 y el 71 % de estas metástasis detectadas corresponden a enfermedad de bajo volumen (células tumorales aisladas y micrometástasis).

La afectación ganglionar se divide en:

- Macrometástasis: enfermedad > 2 mm o más de 5×10^3 copias de ácido ribonucleico mensajero (ARNm)/µL de CK19.
- Micrometástasis: enfermedad > 0,2-2 mm o entre 2.500 y 5×10^3 copias de ARNm/µL de CK19.
- Células tumorales aisladas: < 0,2 mm o entre 160 y 2.500 copias de ARNm/µL de CK19.

Se recomienda efectuar la ultraestadificación o el análisis por el método de amplificación de ácido nucleico en un solo paso de todos los ganglios centinela obtenidos.

La implicación de la afectación por enfermedad de bajo volumen aún está por esclarecer. El American Joint Committe on Cancer (AJCC), en su 8ª edición, recomienda informar de las células tumorales aisladas, pero sin afectar a la estadificación.

Linfadenectomía. Papel actual de la linfadenectomía en cáncer de endometrio

En la actualidad, la linfadenectomía se limita a aquellos casos en que no se pueda realizar una BSGC en grupos de riesgo intermedio o alto, o bien no haya detección en una o ambas hemipelvis. El papel de la linfadenectomía aortocava de estadificación o en caso de localización de ganglios pélvicos positivos, no parece aumentar la supervivencia y sí las complicaciones.

Otro escenario serían los diagnósticos incidentales de cáncer de endometrio en histerectomías realizadas por otros motivos, en estos casos, se podría plantear realizar una reestadificación en pacientes con grupos de riesgo intermedio o alto, siempre y cuando se considere que los resultados podrían modificar la indicación de adyuvancia, pero no se recomienda de forma sistemática.

Como se discutirá más adelante, en el tratamiento de los estadios avanzados, sigue teniendo un papel de *debulking* (reducción del volumen) tumoral en pacientes con ganglios agrandados en los estudios de imagen.

> La BSGC va a permitir reducir la morbilidad operatoria de la linfadenectomía manteniendo altos grados de detección de enfermedad ganglionar.

Vía de abordaje

Por estudios prospectivos aleatorizados (GOG-LAP 2 y LACE) se sabe que, en estadios iniciales, los resultados oncológicos de la cirugía mínimamente invasiva no difieren de la laparotomía, con una menor morbilidad.

Una revisión de Cochrane confirma que la cirugía mínimamente invasiva presenta la misma seguridad oncológica en cuanto a resultados respecto a la vía abdominal, presentando menor porcentaje de infección de herida quirúrgica, transfusión, trombosis venosa, número de días de hospitalización y coste de tratamiento. La cirugía robótica tiene especial mención en este apartado por la sustancial mejoría en los resultados de las pacientes obesas, aparte de presentar las mismas ventajas, mejor precisión y la misma seguridad oncológica que la cirugía laparoscópica. Actualmente es una técnica que va en aumento en los distintos centros de ámbito internacional, con buenos resultados de eficacia y seguridad en pacientes complejas.

En pacientes con comorbilidad asociada o con fragilidad asociada a la edad, es una opción a considerar la histerectomía vaginal como único tratamiento quirúrgico.

> La vía de abordaje en el cáncer de endometrio en estadios iniciales es la mínimamente invasiva.

Preservación de fertilidad

Con el aumento de la incidencia del cáncer de endometrio, ha aumentado el diagnóstico en pacientes en edad fértil y con los deseos genésicos no cumplidos. Actualmente, hasta el 5 % de los diagnósticos en el ámbito mundial se realiza en mujeres menores de 40 años. Esto supone un reto mayor a la hora de plantear tratamientos oncológicos seguros. Hay que tener en cuenta que la preservación de la fertilidad en estas pacientes es un tratamiento no estándar y, por tanto, en constante cambio y sujeto a modificaciones por el riesgo que supone. Los tratamientos actuales presentan una elevada tasa de respuesta (67-76 %) y una alta tasa de recaída (20-40 %), por lo que se recomienda un tratamiento definitivo al lograr el deseo genésico.

No todas las pacientes son candidatas al tratamiento conservador, se rige bajo estrictos criterios de selección y con un conocimiento absoluto de los riesgos y el consentimiento expreso por parte la paciente. Actualmente se acepta el tratamiento conservador en pacientes que cumplen los siguientes criterios:

- **Pacientes en edad reproductiva con deseo genésico no cumplido,** que se comprometan a seguimiento estricto durante el tratamiento.
- **Biopsia endometrial realizada preferentemente por histeroscopia** con resección del lecho de la lesión, para descartar infiltración miometrial y revisada por un anatomopatólogo experto en oncología ginecológica. El informe debe incluir todos los factores de riesgo, incluida la IELV, ya que si es extensa, descartaría a la paciente para tratamiento conservador.
- **Lesiones premalignas (hiperplasia, neoplasia intraepitelial) y cáncer de endometrio en estadio IA1** (limitado al endometrio), aunque en algunos casos puntuales se aceptaría en IA2 (invasión miometrial < 50 %), a costa de un mayor riesgo de persistencia y recaída. Se recomienda, en estas pacientes, mantener la clasificación en tres grados, siendo de elección las pacientes de G1, y se puede considerar en G2 a sabiendas de presentar un mayor riesgo de recaída.
- **Estudio con RM y/o ecografía ginecológica** realizada por un ginecólogo experto en ecografía, donde se descarten la presencia de invasión miometrial o la posibilidad de afectación sincrónica ovárica, que podría presentarse hasta en el 5 % de los casos.
- **Descartar la enfermedad a distancia** en el estudio por TC o RM.

El tratamiento estándar se basa en la hormonodependencia de este tumor. La combinación de resección histeroscópica del tumor asociado a tratamiento con gestágenos orales y/o dispositivo intrauterino (DIU) liberador de levonorgestrel es el tratamiento que ha demostrado ser más efectivo y con el que se ha obtenido la mayor tasa de gestaciones a término.

En caso de hallazgo de infiltración miometrial en el estudio anatomopatológico de no más de 1-2 mm, si cumple el resto de criterios para preservación de fertilidad, e informada la paciente de un mayor riesgo de no respuesta y recaída, se podría plantear seguir adelante con un control estricto.

El tratamiento hormonal puede realizarse con DIU o vía oral. Estas son algunas de las opciones más habitualmente recomendadas:

- DIU de levonorgestrel (52 mg): cada vez de uso más extendido, tanto de manera aislada como en combinación con progestágenos orales con o sin análogos de la hormona liberadora de gonadotropinas. Actualmente presenta los mejores resultados.
- Progestágenos orales: acetato de medroxiprogesterona (600 mg/día) o acetato de megestrol (320 mg/día).

En todas las pacientes, se recomienda la educación sanitaria en estilo de vida, incidiendo en la importancia de lograr un normopeso y hábitos de vida saludable.

El seguimiento debe ser muy estrecho, con controles cada 3-6 meses a partir de haber instaurado el tratamiento, con controles ecográficos o RM y biopsia endometrial, principalmente por histeroscopia.

El objetivo es obtener una respuesta completa para plantear con éxito una gestación a término. Hasta en un 67-76 % de los casos, hay una respuesta histológica completa, y habrá que tener dos controles negativos con 3 meses de diferencia para considerar la opción de una gestación.

En caso de respuesta, se recomienda tratar de remitir a la paciente, a la mayor brevedad, a una unidad de reproducción asistida, aunque en mujeres con buen potencial genésico, puede plantearse esperar entre 6 y 9 meses a obtener un embarazo espontáneo. El tratamiento de reproducción asistida en estas pacientes se considera seguro, y las tasas de éxito descritas están entre el 60 y el 93 %.

En caso de no desear gestación de forma inmediata, hay que mantener el mismo protocolo de control hasta que haya deseo gestacional. Una vez obtenida la gestación, hay que plantearse realizar el tratamiento quirúrgico definitivo, aunque en ocasiones seleccionadas puede plantearse la opción de una segunda gestación con seguimiento estricto.

En ausencia de respuesta o progresión a los 6 meses, se debería recomendar tratamiento quirúrgico definitivo, mientras que si la respuesta es parcial, se podría plantear un nuevo control en 3 meses.

En los casos en los que se plantee un tratamiento quirúrgico en estas pacientes, la preservación ovárica es segura si cumplen los criterios descritos en el apartado correspondiente.

 Puede ofrecerse la preservación de la fertilidad en pacientes <40 años, con deseo gestacional con histologías premalignas o con cáncer de endometrio endometrioide de bajo grado y sin invasión miometrial. El tratamiento más adecuado es la resección histeroscópica combinada con DIU de levonorgestrel. Una vez finalizado el deseo genésico, se debería completar el tratamiento quirúrgico estándar.

Tratamiento quirúrgico en estadios avanzados

El objetivo del tratamiento quirúrgico en estadios avanzados es lograr la citorreducción completa de la enfermedad macroscópica. La decisión de proceder a una cirugía en estadios III-IV debe tomarse tras realizar un estudio completo de la extensión de la enfermedad, y ser valorado dentro de un comité multidisciplinar de tumores ginecológicos. Se recomienda que estas pacientes sean remitidas a centros de referencia que dispongan de recursos y experiencia adecuados para un correcto tratamiento. No hay estudios prospectivos que valoren de forma adecuada el tipo de cirugía indicado en los estadios avanzados y en la recaída, por lo que hay que apoyarse principalmente en los metanálisis, las series de casos y extrapolando de la experiencia en el tratamiento del cáncer de ovario.

La European Society of Gynaecologic Oncology (ESGO), en sus criterios de calidad quirúrgica para el tratamiento del cáncer de endometrio, considera que el número de citorreducciones óptimas realizadas en pacientes en estadios III-IV (tanto primarias como tras neoadyuvancia) sea de, al menos, un 75 % de los casos tratados.

Tratamiento quirúrgico en estadios III

Los estadios III presentan una variabilidad importante de situaciones clínicas. Se analizarán por subestadios las recomendaciones de cirugía en pacientes con sospecha de estadio III, teniendo en cuenta que en muchas ocasiones el estadio definitivo no se tendrá hasta que la paciente haya sido operada, se haya completado el estudio anatomopatológico y se haya informado de afectación ganglionar (IIIC).

En este grupo de pacientes con enfermedad en estadios avanzados, que van a considerarse como de alto riesgo para la decisión de tratamiento adyuvante, siendo tributarias de tratamiento con radio y quimioterapia (v. el apartado *Tratamiento sistémico y radioterápico*), el proceder a una linfadenectomía de estadificación no va a suponer cambios en la decisión del tratamiento, por lo que solo se recomienda la exploración del retroperitoneo y la escisión de adenopatías voluminosas sospechosas con el fin de completar el *debulking* de la enfermedad.

Los estadios III se subdividen en:

- **IIIA**: invasión de la serosa uterina, los anejos, o ambos por extensión directa o metástasis. Este grupo de pacientes es tributario de cirugía en todos los casos, salvo si presentan comorbilidad clínica que contraindique el tratamiento quirúrgico. Estas pacientes con enfermedad limitada a la pelvis podrían verse estadificadas como estadio IIIC en caso de localizar la enfermedad en la zona ganglionar, pero como ello no supondría cambios en la decisión de tratamiento adyuvante, las guías clínicas no recomiendan la realización de una linfadenectomía de estadificación, tan solo realizar exploración del retroperitoneo y escisión de adenopatías voluminosas sospechosas. En estos casos, será frecuente que se haya tratado a las paciente con estudio intraoperatorio que sugiera una enfermedad limitada al útero y se haya realizado una BSGC. Se subdivide en:
  - IIIA1: extensión al ovario o a la trompa de Falopio (excepto si cumple criterios de estadio IA3). Es poco probable conocer prequirúrgicamente si la afectación ovárica cumple criterios para estadificarse como IA3 o

IIIA (v. apartado *Estadios de la clasificación de la Federación Internacional de Ginecología y Obstetricia*). De forma habitual, ante la sospecha de afectación de un ovario o una trompa, se ha recomendado completar la estadificación como un cáncer de ovario. En centros que dispongan de estudio intraoperatorio, se puede enviar el anejo con sospecha de afectación para valorar si es una lesión de alto o bajo grado, pero no siempre podrá establecerse el diagnóstico de forma clara. En caso de tratarse de un hallazgo en pacientes intervenidas con sospecha de enfermedad limitada al útero, se habrá aplicado un estudio ganglionar con BSGC o bien aplicando criterios de linfadenectomía según el grupo de riesgo prequirúrgico, y la decisión de omentectomía en función del tipo histológico y el grupo molecular, por lo que completar la estadificación solo estaría indicado si va a modificar la decisión de tratamiento adyuvante.

- IIIA2: afectación de la serosa uterina o extensión a través de la serosa uterina. Habitualmente será un hallazgo anatomopatológico, salvo que se aprecie una lesión macroscópica a través de la serosa en el momento de la cirugía o bien se aprecie claramente en los estudios de imagen realizados. La cirugía en este caso consistiría en la histerectomía total con anexectomía bilateral, estudios ganglionares con ganglio centinela o exploración del retroperitoneo y biopsia de adenopatías sospechosas.

- **IIIB**: metástasis o extensión directa a la vagina y/o los parametrios o peritoneo pélvico. Se subdivide en:
  - IIIB1: metástasis o extensión directa a la vagina y/o los parametrios. En estos casos, la afectación vaginal va a poder ser resecada dependiendo de la localización y la extensión de la misma, ya que en casos de afectación del tercio medio y externo, la vaginectomía conlleva mayor morbilidad y afectación de la sexualidad de la paciente. En casos de irresecabilidad, la opción de histerectomía paliativa y tratamiento basado en radioterapia es una opción. En el caso de afectación parametrial, estaría indicada la histerectomía radical con la extensión adecuada para lograr márgenes libres. Estas pacientes se engloban en el grupo de alto riesgo de la ESMO, y en la actualidad, son tributarias de tratamiento adyuvante con radioterapia y quimioterapia, por lo que la estadificación ganglionar en ausencia de sospecha de afectación no estaría recomendada, pero sí lo estaría realizar una exploración del retroperitoneo y biopsia las adenomegalias sospechosas o hacer una BSGC con carácter informativo.
  - IIIB2: metástasis en el peritoneo pélvico. En estos casos, las técnicas de peritonectomía pélvica, permiten la resección completa de la enfermedad macroscópica y, salvo comorbilidades que contraindiquen la cirugía, deben ser remitidas a centros con capacidad para realizar una citorreducción completa.

- **IIIC**: metástasis en ganglios pélvicos o paraaórticos o ambos. Se subdivide en:
  - IIIC1 metástasis a ganglios pélvicos:
    - IIIC1i: micrometástasis.
    - IIIC1ii: macrometástasis.

- IIIC2 metástasis a ganglios paraaórticos hasta los vasos renales, con o sin metástasis a ganglios pélvicos:
  - IIIC2i: micrometástasis.
  - IIIC2ii: macrometástasis.

El diagnóstico de estadios IIIC 1-2i se realizará por el estudio anatomopatológico por ultraestadificación del ganglio centinela o de la linfadenectomía de estadificación de pacientes con tumores aparentemente confinados al útero, por lo que son un hallazgo y no se conoce esta situación previamente a la cirugía. En caso de afectación microscópica del ganglio centinela, no está indicado reintervenir a la paciente para completar una linfadenectomía.

Los estadios IIIC 1-2ii, con macrometástasis, pueden haber sido ya diagnosticadas en estudios de imagen prequirúrgicos o bien en la exploración del retroperitoneo intraquirúrgica. En caso de adenopatías microscópicas positivas, no es preciso completar la linfadenectomía, ya que la paciente es tributaria de tratamiento con radioterapia y quimioterapia. Durante la cirugía, se deber realizar exéresis de todas las adenopatías sospechosas.

Tratamiento quirúrgico en estadios IV

La ESGO recomienda como criterios de calidad que, al menos, el 75 % de pacientes en estadios III-IV completen una cirugía de citorreducción con intención curativa. En caso de no disponer de los medios o la capacidad quirúrgica para alcanzar este objetivo, estaría indicado remitir a la paciente a centros de referencia con equipo multidisciplinar y recursos quirúrgicos adecuados.

Los estadios IV son:

- **IVA**: invasión de mucosa vesical y/o mucosa intestinal. En esta situación, la opción de cirugía con técnicas de exenteración es una opción a tener en cuenta ante el riesgo de fistulización secundaria al tratamiento radioterápico primario. Debe valorarse esta posibilidad teniendo en cuenta el estado físico de la paciente y los recursos disponibles, y tomar la decisión dentro de un comité multidisciplinar de tumores.

- **IVB**: metástasis peritoneales abdominales más allá de la pelvis. El objetivo quirúrgico es la citorreducción óptima aplicando los mismos criterios que en el cáncer de ovario avanzado. El uso de técnicas de peritonectomía y la experiencia en cirugía del abdomen superior son imprescindibles para lograr una resección R0. No debe iniciarse un tratamiento quirúrgico en estas pacientes sin intención de lograr la extirpación de todos los implantes tumorales.

- **IVC**: metástasis a distancia, incluidas las metástasis en cualquier ganglio extraabdominal o intraabdominal más allá de los vasos renales, los pulmones, el hígado, el cerebro o el hueso. Las metástasis en adenopatías inguinales, que se incluyen en este grupo, son tributarias de cirugía si se va a lograr un R0. Lo mismo es aplicable en metástasis únicas o superficiales en el hígado o cuando afectan al bazo, así como en algunas adenopatías suprarrenales.

Cirugía paliativa en estadios avanzados

En ocasiones, la cirugía de citorreducción completa no es una opción factible en estadios avanzados, bien por el estado físico de la paciente o bien por la extensión de la enfermedad que no es tributaria de una citorreducción completa. En estos casos, puede tenerse en consideración la opción de realizar una histerectomía con fin paliativo para el control del sangrado uterino.

Cuando la anestesia general es un riesgo por la patología asociada de la paciente, es una opción la realización de una histerectomía vaginal con anestesia locorregional.

 En estadios avanzados, el objetivo de la cirugía es lograr una citorreducción completa de la enfermedad macroscópica, incluso en estadios IV. En casos en los que no sea factible, es posible optar por la quimioterapia neoadyuvante como una opción terapéutica. En casos seleccionados, es una opción la histerectomía paliativa.

Tratamiento sistémico y radioterápico

La decisión de tratamiento adyuvante se realiza en función de los grupos de riesgo de la clasificación de la ESMO (**Tabla 31-3**), que se establecen según el pronóstico y el riesgo de recaída una vez que se tiene toda la información quirúrgica para estadificar a las pacientes y, en caso de disponer de esta, del grupo molecular en que se englobe cada caso.

En los últimos años, se ha producido una desescalada en la indicación de radioterapia adyuvante, con un mayor protagonismo de la braquiterapia, y hay estudios prospectivos aleatorizados que avalan el uso de quimioterapia en estadios avanzados. Los datos del estudio PORTEC-3 analizados retrospectivamente por grupos moleculares son la base de la indicación de adyuvancia en cada uno de ellos, estando actualmente en marcha estudios prospectivos.

Muy recientemente, la inmunoterapia ha irrumpido como opción de tratamiento en la recaída y, en primera línea, en tumores MMRd, aunque la indicación en primera línea no está aún incluida en guías clínicas ni está autorizado su uso en España.

En pacientes en que el tratamiento quimioterápico no va a ser tolerado o en casos de recaída, la hormonoterapia sigue pudiéndose considerar como una alternativa terapéutica.

Grupos de riesgo de recaída

En la **tabla 31-3**, se presentan los grupos de riesgo de recaída, que son los que determinan el tipo de tratamiento adyuvante que va a recibir cada paciente.

Es importante tener en cuenta a la hora de revisar los grupos de riesgo que estos están descritos con la clasificación de la FIGO de 2009. Por ello, en la tabla se añade, de forma totalmente personal, la correspondencia según la nueva clasificación, lo cual no ha sido aún validado, pero puede servir de referencia a la hora de comprender los datos. Se espera que, a principios de 2025, la ESGO publique la actualización de la guía clínica de cáncer de endometrio, en la que se adapten los grupos de riesgo a la nueva clasificación de la FIGO de 2023.

Tratamiento adyuvante

La decisión de tratamiento adyuvante se realizará en función del riesgo de recaída. En la **tabla 31-3**, se presentan las opciones de tratamiento en cada uno de los grupos de riesgo. De forma breve, en este capítulo, se introducen los conocimientos básicos que ayuden a comprender las decisiones.

Radioterapia. Ha sido el tratamiento adyuvante más frecuente históricamente en pacientes con cáncer endometrial. Desde los años 70, con el estudio de Oslo, ya se sabía que no aumenta la supervivencia de las pacientes, sino que disminuye las recaídas locorregionales, a costa de una toxicidad no despreciable.

Los estudios PORTEC y GOG-99 confirmaron a principios del presente siglo que, en tumores confinados al útero, el añadir radioterapia, no mejoraba la supervivencia de las pacientes, y que en caso de recaída, la mayoría se podían rescatar con tratamiento radioterápico. Asimismo, identificaban grupos de riesgo alto e intermedio-alto que sí podrían beneficiarse de tratamiento radioterápico.

Posteriormente el estudio PORTEC-2, demostró que este subgrupo de riesgo intermedio-alto podría tratarse con braquiterapia en vez de con radioterapia externa, disminuyendo la morbilidad del tratamiento. Actualmente esta es la base del tratamiento adyuvante en estas pacientes.

Quimioterapia. El uso de quimioterapia en cáncer de endometrio es un concepto que ha ido ganando importancia desde hace unos años tras la publicación del estudio POR-TEC-3 y GOG-258, que demostraban beneficio del tratamiento con radioterapia y quimioterapia en pacientes de alto riesgo. El estudio PORTEC-3 demuestra el beneficio de la radioterapia-quimioterapia en pacientes en estadio III, especialmente en los tipos serosos, pero no en estadios I-II, en los que añade toxicidad pero no beneficio clínico a la radioterapia adyuvante. En los tipos serosos, sí que podría haber beneficio de la quimioterapia adyuvante en los estadios iniciales.

En un estudio posterior por grupos moleculares, se vio que las pacientes que presentaban mayor beneficio de la adición de quimioterapia al tratamiento adyuvante en grupos de alto riesgo son las p53abn. En las POLEmut y MMRd, no se observó beneficios del tratamiento, y en el grupo molecular no específico, se deben considerar otros factores de riesgo, como el tipo histológico, la presencia o la ausencia de receptores de estrógenos y la IELV sustancial para valorar la adición de tratamiento.

El esquema de quimioterapia más habitual es una combinación con carboplatino (AUC 5) y paclitaxel (175 mg/m²) cada 21 días con 4-6 ciclos. El esquema de tratamiento PORTEC-3, para pacientes de alto riesgo se realiza con quimioterapia-radioterapia concomitante con cisplatino en esquema cada 3 semanas y secuencialmente cuatro ciclos con carboplatino y paclitaxel.

Hormonoterapia. Actualmente no es una opción de elección en primera línea. En pacientes frágiles con enfermedad avanzada que no sean tributarias de cirugía o que no deseen someterse a cirugía, es una opción el uso de gestágenos o inhibidores de la aromatasa.

Sí que la hormonoterapia tiene un papel principal en las pacientes que desean tratamientos preservadores de fertilidad.

Tabla 31-3. Grupos de riesgo de la ESMO, con opciones de tratamiento adyuvante recomendado

Riesgo	Clasificación molecular desconocida	Clasificación molecular conocida (FIGO 2009)	FIGO 2023*	Recomendación
Bajo	• Estadio IA endometriode, bajo grado + ILV negativa o focal	• I-II POLEmut endometrioide, sin enfermedad residual • IA MMRd/NSMP endometrioide, bajo grado, ILV negativa o focal	• Estadio IA mPOLEmut • Estadio IA1, IA2 y IA3 MMRd-NSMP RE+	• No tratamiento adyuvante
Intermedio	• Estadio IB endometrioide, bajo grado, ILV negativa o focal • Estadio IA endometrioide, alto grado, ILV negativa o focal • Estadio IA no endometrioide (seroso, células claras, carcinoma indiferenciado, carcinosarcoma, mixto) sin invasión miometrial	• IB MMRd/NSMP endometrioide, bajo grado, ILV negativa o focal • IA MMRd/NSMP endometrioide, alto grado, ILV negativa o focal • IA p53abn y/o no endometrioide sin invasión miometrial	• Estadio IB MMRd-NSMP RE + • Estadio IC • Estadio IIC** (endometrioide, alto grado IELV-MMRd/NSMP RE+. Infiltración menor del 50 %)	• BT • En mujeres menores de 60 años, es una opción no realizar tratamiento adyuvante
Intermedio-alto	• Estadio I endometrioide con ILV extensa, independientemente del grado y profundidad de invasión • Estadio IB endometrioide de alto grado, independientemente de ILV • Estadio II	• Estadio I MMRd/NSMP endometrioide, ILV extensa, independientemente del grado y de invasión miometrial • Estadio IB MMRd/NSMP endometrioide, alto grado, independientemente de ILV • Estadio II MMRd/NSMP endometrioide	• Estadio IIA MMMd/NSMP RE+ • Estadio IIB • Estadio IIC** (endometrioide, alto grado, con infiltración > 50 %. MMRd-NMSP RE+)	• BT exclusiva en estadio II de bajo grado y con estudio ganglionar negativo • RTE ± BT: si ILV extensa y/o estadio II • Se puede considerar QT adyuvante: si ILV extensa y/o alto grado
Alto	• Estadio III-IVA sin enfermedad residual • Estadio I-IVA no endometrioide (seroso, carcinoma indiferenciado, carcinosarcoma, mixto) con invasión miometrial y sin enfermedad residual	• Estadio III-IVA MMRd/NSMP endometrioide sin enfermedad residual • Estadio I-IVA p53abn endometrioide con invasión miometrial, sin enfermedad residual • Estadio I-IVA MMRd /NSMP seroso, carcinoma indiferenciado, carcinosarcoma con invasión miometrial, sin enfermedad residual	• Estadio IA2-IVA NSMP RE- • Estadio IICmp53abn-IVAp53abn • Estadio IIC** (endometrioide de alto grado con infiltración > 50 % MMRd-NSMP RE+) • Estadio IIC-IVA no endometrioide • Estadio III-IVA endometrioide de bajo grado MMRd-NSMP RE+	• RTE (± boost BT) + QT: concurrente y adyuvante o QT-RT secuenciales
Avanzado	• Estadio III-IVA con enfermedad residual • Estadio IVB	• Estadio III-IVA de cualquier subgrupo molecular con enfermedad residual • Estadio IVB de cualquier subgrupo molecular	• Estadio III-IV a con enfermedad residual • Estadio VB • Estadio IVC	• QT y valorar RTE ± BT • HT, QT • Si hay progresión, valorar • inmunoterapia. RTE paliativa

*Importante: esta correlación de los grupos de riesgo con la nueva clasificación de la FIGO de 2023 de cáncer de endometrio es una aproximación realizada por los autores. A la fecha de la realización del capítulo, está pendiente de publicarse (en 2025) la nueva clasificación de grupos de riesgo y las nuevas guías clínicas de Sociedad Española de Ginecología y Obstetricia (SEGO) y la European Society of Gynaecologic Oncology (ESGO), por lo que puede sufrir cambios respecto a la previsión realizada en esta tabla.

**El estadio IIC de la clasificación de la FIGO de 2023, se incluye en varios grupos de riesgo, pues es aplicable en casos que se se reparten en distintos grupos de riesgo:
  • Estadio IA endometrioide, alto grado, ILV negativa o focal: incluye pacientes con tipo histológico agresivo (endometrioide alto grado) e infiltración miometrial de menos del 50 %.
  • Estadio IB endometrioide alto grado, independientemente de ILV: tipo histológico de alto riesgo con infiltración miometrial superior al 50 %.
  • Estadio I-IVA no endometrioide (seroso, carcinoma indiferenciado, carcinosarcoma, mixto) con invasión miometrial y sin enfermedad residual: tipos histológicos agresivos con infiltración miometrial en estadios I.

Adaptado de: Oncoguía SEGO: Cáncer de Endometrio 2023. Guías de práctica clínica en cáncer ginecológico y mamario. Madrid: Sociedad Española de Ginecología y Obstetricia; 2023.
BT: braquiterapia; ESMO: European Society for Medical Oncology; FIGO: Federación Internacional de Ginecología y Obstetricia; HT: hormonoterapia; IELV: invasión del espacio linfovascular; ILV: invasión linfovascular; MMRd: pérdida de expresión de proteínas reparadoras (*mismatch repair deficiency*); NSMP: patrón molecular no específico; QT: quimioterapia; RT: radioterapia; RTE: radioterapia externa.

Inmunoterapia. Probablemente, el gran cambio acontecido en el tratamiento adyuvante en los últimos años ha sido la introducción de la inmunoterapia en el arsenal terapéutico del cáncer de endometrio.

Los resultados de los estudios realizados con dostarlimab o pembrolizumab en pacientes con MMRd en la recaída han sido espectaculares, con respuestas muy importantes y mantenidas en el tiempo. En pacientes con un déficit en proteínas reparadoras del ADN (MMRp) el uso de pembrolizumab junto con lenvatinib (un antiangiogénico) presenta buenos resultados, pero a costa de una alta toxicidad. Actualmente existe aprobación para uso de dostarlimab en monoterapia en pacientes con MMRd en recaída, y de pembrolizumab-lenvatinib en pacientes con MMRd y MMRp.

Durante el año 2023, se han presentado resultados del estudio RUBY del uso de dostarlimab y NRG-GYo18 con pembrolizumab, en primera línea, en pacientes con MMRd, con resultados que mejoran significativamente el tratamiento estándar con quimioterapia. Pero esta indicación no está autorizada ni disponible en occidente, por lo que el uso de la inmunoterapia se restringe actualmente a las pacientes en recaída.

Tratamiento adyuvante según los grupos de riesgo de recaída. Estos grupos se dividen en:

- *Bajo riesgo*: la observación es la opción de elección en este grupo de pacientes, que no se beneficia de recibir tratamiento adyuvante.
- *Riesgo intermedio*: la braquiterapia es la opción de elección, pero puede obviarse en pacientes de menos de 60 años. El uso de radioterapia externa, aún reduciendo las recaídas locales, no está indicado, pues aumenta la morbilidad, pero no altera la supervivencia. Estas pacientes no se benefician de recibir quimioterapia adyuvante.
- *Riesgo intermedio-alto*: la braquiterapia es de elección en pacientes con correcta estadificación ganglionar en tipos histológicos no agresivos con afectación del estroma cervical (estadios II de la FIGO de 2009). Se recomienda añadir radioterapia externa en casos con presencia de IELV sustancial. El uso de quimioterapia puede ser valorado en tipos histológicos agresivos, o con IELV sustancial en estadios I-II, aunque no se ha demostrado su beneficio de forma clara.
- *Alto riesgo*: estas pacientes se tratan con radioterapia y quimioterapia según el esquema PORTEC-3, aunque como se ha comentado anteriormente, el mayor beneficio lo tienen las pacientes con tipos histológicos seroso o con p53abn.

Tratamiento de la paciente inoperable por causa clínica

La decisión de no intervenir a una paciente por causa clínica debe tomarse dentro de un comité multidisciplinar de tumores, de acuerdo con el servicio de anestesia y contando con la valoración de otras especialidades médicas.

En estos casos, es obligatorio tener la mejor información posible, con estudios de imagen adecuados y con una biopsia endometrial que informe del tipo histológico, el grado y, si está disponible en el centro, el grupo molecular.

A estas pacientes, se les pueden ofertar opciones de tratamiento con radioterapia, aunque a sabiendas de que los resultados no van a ser los mismos que los obtenidos con la cirugía. Para ello, se puede disponer de la radioterapia externa y/o braquiterapia, y en casos en que puedan tolerarlo, se podría utilizar quimioterapia. Teniendo en cuenta las indicaciones de la *Oncoguía SEGO 2023*, las opciones, en función de la sospecha de infiltración miometrial por estudios de imagen y del tipo histológico, serían:

- Braquiterapia exclusiva: en pacientes con sospecha de infiltración miometrial inferior al 50 % y tipos histológicos no agresivos (endometrioide de bajo grado).

- Combinación de radioterapia externa y braquiterapia: cuando la infiltración miometrial sea superior al 50 % o haya sospecha de afectación cervical.
- Radioterapia externa con sobreimpresión ganglionar, braquiterapia y quimioterapia (si la situación clínica de la paciente lo permite): en casos de afectación extrauterina de la enfermedad.

 La decisión de tratamiento sistémico vendrá determinada por el grupo de riesgo de recaída de cada paciente. Conocer las opciones disponibles en cada caso es importante para ajustar la toxicidad y el beneficio de los tratamientos. La base del tratamiento adyuvante es la radioterapia en estadios iniciales y la radioquimioterapia en estadios de alto riesgo. La aparición de la inmunoterapia, con beneficio especialmente en pacientes con MMRd, está cambiando la evolución natural de la enfermedad.

Tratamiento de la enfermedad metastásica

La decisión de tratamiento sistémico en las pacientes que debutan en estadios metastásicos se realizará con criterios similares a la recaída.

Seguimiento

Actualmente no hay evidencia de un protocolo específico de seguimiento que mejore los resultados de supervivencia respecto a otros protocolos. El objetivo de este seguimiento es la detección temprana de la recaída y el control de complicaciones a largo plazo de los tratamientos administrados. Las pacientes tratadas en estadios I y II tienen una tasa de recaída del 12 al 15 %, y la mayoría lo hacen en los 3 primeros años de finalizar el tratamiento, siendo la más frecuente la recaída pélvica en la cúpula vaginal.

El 75 % de las recaídas serán sintomáticas, por lo que el seguimiento se basa en la exploración física, en la educación sanitaria y la prevención de las pacientes sobre los síntomas de alarma, como el sangrado genital, el dolor pélvico, anorexia, pérdida de peso inexplicable, estreñimiento persistente, dificultad respiratoria o tos recurrente.

Las pacientes deben ser exploradas con espéculo vaginal y tacto bimanual, y cualquier lesión sospechosa ha de ser biopsiada. Las pruebas radiológicas de forma rutinaria, la citología de cúpula vaginal y el antígeno de cáncer 125 no están recomendados, excepto en casos específicos.

En pacientes con cáncer de endometrio, el riesgo de otras neoplasias está aumentado, por lo que son recomendables una correcta educación sanitaria y de estilo de vida, y es de creciente importancia el impacto sobre la salud sexual de las pacientes tratadas por la cada vez más elevada incidencia en pacientes jóvenes.

Recientemente se han publicado los resultados del estudio TOTEM que comparaba un seguimiento intensivo (con pruebas de imagen, marcadores tumorales y visitas menos espaciadas) respecto a un seguimiento básico, no encontrando diferencias en supervivencia entre ambos.

Una opción sería un protocolo de seguimiento basado en los grupos de riesgo, aunque las distintas guías ofrecen diferentes opciones:

- *Pacientes de bajo riesgo*: exploración física cada 6 meses durante 2 años y, posteriormente, exploración física anual hasta los 5 años de seguimiento. Las pruebas radiológicas, incluyendo la ecografía transvaginal, se reservan a la sospecha de recaída. Cualquier lesión sospechosa debe biopsiarse.
- *Pacientes de riesgo intermedio, intermedio-alto o alto*: exploración física y ecografía cada 3-6 meses los primeros 2 años y posteriormente cada 6 meses hasta los 5 años de seguimiento. El uso de marcadores tumorales y TC se debe individualizar en cada caso.

> **!** El seguimiento se realizará con exploración y anamnesis dirigida con especial atención a los signos y síntomas de alarma. Según esta primera valoración, se tomarán biopsias y se solicitarán las pruebas complementarias pertinentes que se precisen.

Tratamiento en la recaída

La decisión de tratamiento en la recaída se basa en los siguientes factores:

- Localización de la recaída: local, locorregional o a distancia.
- Tipo de recaída: única, oligometastásica o múltiple.
- Si la paciente ha recibido previamente radioterapia.
- Grupo molecular: especialmente pacientes con MMRd que se benefician claramente del uso de inmunoterapia con dostarlimab o bien la combinación de pembrolizumab-lenvatinib, aunque esta con mayor toxicidad.

Según estas variables, se distinguen las siguientes opciones de tratamiento, basadas en la *Oncoguia SEGO: Cáncer de Endometrio 2023*:

- **Recaída vaginal única**: en pacientes que no han recibido radioterapia previa, el tratamiento de elección es la radioterapia radical externa con braquiterapia. El uso previo de braquiterapia no contraindicaría la radioterapia externa. En estos casos, si la lesión es muy limitada, se puede contemplar la opción de cirugía de rescate previa. En pacientes que han recibido radioterapia previa, la primera opción es la cirugía. Aunque en casos seleccionados puede valorarse la reirradiación.
- **Recaída locorregional**: pacientes previamente irradiadas se pueden rescatar con cirugía de exenteración, con o sin radioterapia intraoperatoria. Si las pacientes no aceptan la opción de estomas, se puede ofertar reirradiación o tratamiento sistémico (quimioterapia o inmunoterapia en función de grupo molecular). En caso de no haber recibido radioterapia, la primera elección es radioterapia externa, aunque algunos casos en que se pueda realizar cirugía que no condicione estomas, esta sería una opción.

- **Recaída oligometastásica**: se trata de pacientes con recaída de la enfermedad en menos de cinco localizaciones, que podrían beneficiarse de tratamiento radical con cirugía o radioterapia. En caso de que estas opciones no sean factibles o no parezca que vayan a lograr la eliminación de la enfermedad, se tratarán como enfermedad metastásica con tratamiento sistémico.
- **Recaída sistémica**: son pacientes con mal pronóstico que se recomienda que se incluya en ensayos clínicos. La selección de tratamiento dependerá de la situación clínica y el tipo de tumor:
  - *Hormonoterapia*: es un tratamiento que, aunque en desuso, mantiene su papel, especialmente en pacientes con tumores de bajo grado que expresan receptores hormonales, y que han presentado una enfermedad de lenta evolución con un intervalo libre de progreso prolongado. También se pueden beneficiar de hormonoterapia las pacientes que no expresan receptores hormonales y que por motivos clínicos no toleren otras opciones.
  - *Quimioterapia*: el estándar en primera recaída es el uso de carboplatino-paclitaxel en esquema cada 3 semanas. En segunda línea, las opciones de monoterapia no han demostrado gran beneficio clínico, y no está claro el fármaco de elección.
  - *Inmunoterapia*: en la actualidad, ha cambiado la evolución natural de la enfermedad, especialmente en pacientes MMRd que se benefician claramente de su uso. Las opciones de dostarlimab o pembrolizumab han demostrado una mejora en la supervivencia y el período libre de enfermedad no conocidas hasta la fecha. En pacientes con MMRp, la opción de pembrolizumab-lenvatinib, pese a su alta toxicidad, presenta también una alta tasa de respuestas, que mejora los resultados de quimioterapia.
  - *Radioterapia paliativa*: a fin de controlar los síntomas, tal y como puede ser el sangrado genital, la radioterapia sigue teniendo un papel en la recaída.

SARCOMAS UTERINOS

Los sarcomas uterinos representan alrededor del 8 % de todos los tumores malignos uterinos y un 1 % de todas las neoplasias malignas del tracto genital femenino. Pese a su escasa incidencia, 1,7/100.000 en mujeres mayores de 20 años, su mortalidad sigue siendo muy elevada.

Hasta hace poco, la mayoría de los tumores mesenquimales se clasificaban en neoplasias de músculo liso o del estroma endometrial en base a su morfología, la inmunohistoquímica y la hibridación *in situ* fluorescente. El panorama de los sarcomas y los tumores mesenquimales de útero se está volviendo cada vez más complejo, con la identificación de alteraciones moleculares «conductoras», como mutaciones y nuevos transcriptores de fusión. El interés en reconocer estas entidades es, por una parte diagnóstico, y por otra parte terapéutico, ya que algunas de estas alteraciones se pueden utilizar como dianas de tratamiento.

El leiomiosarcoma es el subtipo más común y supone el 63 % de los sarcomas uterinos. El sarcoma del estroma endometrial supone el 21 % de los casos y se divide en alto y en bajo grado. Los sarcomas uterinos indiferenciados representan el 6 % de los casos, y el adenosarcoma, el 6 %, respectivamente. Dentro de los tumores mesenquimales raros se distingue: el tumor de células epitelioides perivasculares (también conocido como *PEComa*), el rabdomiosarcoma y tumor uterino que recuerda al tumor de los cordones sexuales del ovario, entre otros.

Anatomía patológica. Clasificación. Estadios de la Federación Internacional de Ginecología y Obstetricia y TNM

A continuación, se aborda la anatomía patológica, la clasificación y los estadios de la FIGO y la clasificación de tumor, ganglios (*nodes*) y metástasis (TNM):

- **Leiomiosarcomas:** son los tumores del músculo liso uterino, los tumores mesenquimales más frecuentes del útero. Hay tres tipos principales de tumores de músculo liso: leiomioma que es benigno, leiomiosarcoma maligno y tumores de músculo liso con potencial maligno incierto, que incluye tumores que son difíciles de clasificar.
  Los criterios diagnósticos se basan en la evaluación de la atipia, la necrosis de las células tumorales y el recuento mitótico (con diferentes puntos de corte según las variantes fusiforme, epitelioide o mixoide). Para la variante mixoide, la evaluación de los bordes del tumor es el criterio diagnóstico más importante. Para la variante epitelioide, el tamaño del tumor puede ser un factor importante (**Tabla 31-4**).
- **Sarcoma del estroma endometrial:** se describen dos subtipos principales: sarcoma del estroma de bajo grado y de alto grado. Según la OMS en 2020:
  - *Sarcoma del estroma endometrial de bajo grado*: es un tumor del estroma maligno con células que se asemejan al estroma endometrial en fase proliferativa y muestran un crecimiento infiltrativo (permeable) con o sin invasión linfovascular.
  - *Sarcoma del estroma endometrial de alto grado*: es un tumor del estroma endometrial maligno con una morfología redonda y/o fusiforme uniforme de alto grado, a veces con un componente de bajo grado. Su clasificación se basa en su perfil molecular: variante BCOR, variante YWHAE::NUTM2A, y variante HG-ESS NOS. Tiene un pronóstico pobre pero intermedio entre el sarcoma del estroma endometrial de bajo grado y el sarcoma uterino indiferenciado.

- **Sarcoma uterino indiferenciado:** según la clasificación de la OMS de 2020, se trata de un tumor mesenquimal maligno sin evidencia de línea específica de diferenciación, por lo tanto es un diagnóstico de exclusión, tras haber descartado carcinomas pobremente diferenciados, carcinosarcomas, adenosarcomas con transformación sarcomatosa o linfoma. La secuenciación de ARN se recomienda para no malinterpretar factores de fusión de transcripción de otros sarcomas. Existen dos subtipos: uniforme y pleomórfico, siendo ambos de pronóstico pobre. Los marcadores inmunohistoquímicos característicos son:
  - Marcadores de músculo liso (actina, H-caldesmona, desmina, transgelina) negativos. CD10 puede ser positivo.
  - Los receptores hormonales son en general negativos.
  - La expresión de la proteína 53 muestra con mayor frecuencia una expresión aberrante.
- **Adenosarcoma:** neoplasia bifásica compuesta por un componente epitelial benigno y una parte estromal maligna. Se trata de un tumor raro cuyo diagnóstico es sobre todo morfológico. La estadificación de los sarcomas uterinos es principalmente quirúrgica, y está basada en el estudio histológico y en la extensión local y a distancia (**Tabla 31-5**).

Diagnóstico. Clínica. Estudio de extensión

La presentación clínica de las pacientes con sarcoma uterino es variable, pero a menudo inespecífica, simulando

Tabla 31-4. Clasificación patológica y molecular del sarcoma

	Características histológicas	Hallazgos moleculares relevantes	Pruebas necesarias para diagnóstico	Factores pronósticos relevantes
Leiomiosarcoma fusiforme (convencional)	• Atipia celular moderada-grave • Necrosis tumoral • Índice mitótico > 10/10	Cariotipos complejos sin evento conductor conocido. Los genes más alterados incluyen *TP53, aTRX, RB1* y *PTEN*	Inmunoexpresión de marcadores de músculo liso desminas, actinas y o caldesmon. ⅓ expresan RE/RP	El estadio es el indicador pronóstico más importante. La expresión de RP es un factor pronóstico independiente para el estadio I
Leiomiosarcoma epitelial	• Atipia celular moderada-grave • Necrosis tumoral • Índice mitótico > 4/10	Transcripción de fusión RP por FISH y o secuencias diana de ARN	Inmunoexpresión de desmina y o caldesmina sin expresión de melana	
Leiomiosarcoma mixoide	• Atipia celular moderada-grave • Necrosis tumoral • Índice mitótico > 1/10-borde tumoral infiltrante o irregular	Fusión *PLGA1* y o secuencias diana de ARN	Se recomienda un panel inmunohistoquímico de CD10, RE/RP, desmina, SMA, caldesmona, ciclina D y ALK	

ALK: quinasa de linfoma anaplásico; ARN: ácido ribonucleico; CD10: marcador inmunohistoquímico para identificar tipos de linfomas, leucemias y tumores epiteliales; FISH: hibridación in situ fluorescente; RE: receptor de estrógeno; PLGA1: subtipo de adenoma pleomórfico de bajo grado; RP: receptor de progesterona; SMA: actina de músculo liso.

Tabla 31-5. Clasificación FIGO de sarcomas

T	Estadio FIGO	Tumor primario	T	Estadio FIGO	Tumor primario
T1	I	Tumor limitado al útero	T1	I	Tumor limitado al útero
T1a	IA	Tumor de 5 cm o menor	T1a	IA	Tumor limitado al endometrio/endocérvix
T1b	IB	Tumor mayor de 5 cm	T1b	IB	El tumor infiltra el 50 % o menos del espesor miometrial
			T1c	IC	
T2	II	El tumor se extiende fuera del útero, pero en la pelvis	T2		
T2a	IIA	Afectación anexial	T2a	IIA	Afectación anexial
T2b	IIB	Afectación de otros tejidos pélvicos	T2b	IIB	Afectación de otros tejidos pélvicos
	III	El tumor infiltra tejidos abdominales	T3	III	El tumor infiltra tejidos abdominales
	IIIA	En una localización	T3a	IIIA	En una localización
	IIIB	En más de una localización	T3b	IIIB	En más de una localización
	IVA	El tumor invade la vejiga o el recto	T4	IVA	El tumor invade la vejiga o el recto
N		**Ganglios linfáticos regionales**	**N**		**Ganglios linfáticos regionales**
N0		No metástasis en ganglios linfáticos	N0		
N0 (i+)		Células tumorales aisladas en ganglios menores de 0,2 mm	N0 (i+)		
N1	IIIC	Metástasis en ganglios linfáticos	N1		
M		**Metástasis a distancia**	**M**		**Metástasis a distancia**
M0		No metástasis a distancia	M0		No metástasis a distancia
M1	IVB	Metástasis a distancia (excluyendo anejos y tejidos pélvicos y abdominales)	M1	IVB	Metástasis a distancia (excluyendo anejos y tejidos pélvicos y abdominales)

FIGO: Federación Internacional de Ginecología y Obstetricia.

los síntomas comúnmente atribuidos a los leiomiomas. Los síntomas encontrados incluyen sangrado uterino anormal, dolor y síntomas de masa que incluyen presión y crecimiento rápido de una masa palpable. Los síntomas relacionados con las metástasis pueden manifestarse en la enfermedad avanzada.

La biopsia endometrial superficial a menudo es negativa, ya que muchos tumores están confinados al miometrio, aunque la biopsia endometrial es útil para descartar malignidad endometrial. Las técnicas de muestreo adicionales pueden generar diagnósticos falsos negativos, debido a la heterogeneidad del tumor, y no son típicas en la práctica clínica estándar. En última instancia, el diagnóstico final de los sarcomas se realiza a partir de piezas quirúrgicas.

En la enfermedad en etapa temprana inicial, confinada al útero, la afectación linfática es generalmente poco común en los sarcomas. En la enfermedad avanzada, los sarcomas pueden mostrar una invasión local más allá del útero hacia las estructuras pélvicas adyacentes. Los sitios comunes de enfermedad metastásica a distancia incluyen el peritoneo, los pulmones, el hígado y los ganglios linfáticos. El drenaje ganglionar del útero y el cuello uterino ocurre predominantemente a través del obturador, las cadenas ilíacas interna y externa y las cadenas paraaórticas, aunque son posibles vías adicionales que involucran ganglios inguinales y sacros.

Los sarcomas uterinos malignos se estadifican según la clasificación de la FIGO. Las imágenes juegan un papel fundamental en la estadificación preoperatoria y la evaluación de la recurrencia después del tratamiento.

La ecografía, tanto transvaginal como abdominal, se utiliza como cribado primario para identificar masas según los criterios de evaluación ecográfica morfológica del útero. El no realizar la ecografía también vía abdominal puede reducir la sensibilidad para detectar masas que pueden extenderse más allá del alcance de la ecografía transvaginal. La RM es la modalidad de imagen de elección para la caracterización de masas uterinas y la estadificación preoperatoria local de sospecha de sarcoma uterino.

La RM pélvica preoperatoria con contraste intravenoso diferencia de manera confiable los sarcomas uterinos de los fibromas convencionales y las variantes benignas. La TC y la PET facilitan la detección de metástasis a distancia y/o recurrencia.

La TC se utiliza para la estadificación preoperatoria a distancia del sarcoma uterino presunto o conocido y para evaluar la recurrencia después del tratamiento.

Decisión de tratamiento primario

El tratamiento quirúrgico estándar de los tumores mesenquimales es la histerectomía total. Las dificultades aparecen porque, en muchas ocasiones, el diagnóstico es posterior a la cirugía. Es posible encontrar dos escenarios.

Tras haber realizado una histerectomía total o subtotal con o sin anexectomía bilateral, en el cual se debe completar el estudio con pruebas de imagen y considerar la reexploración o la resección de nuevo si el tumor se ha fragmentado inicialmente o hay cuello restante y considerar la anexectomía completa, sobre todo en sarcomas del estroma de bajo grado, adenosarcomas o tumores positivos para receptores de estrógenos.

Tras haber realizado una biopsia o miomectomía previa, que permite realizar un estudio anatomopatológico y de imagen, valorando si la enfermedad se encuentra limitada al útero o presenta también enfermedad extrauterina candidata o no a cirugía primaria.

La resección quirúrgica de la enfermedad extrauterina se realizará teniendo en cuenta los síntomas, la extensión y la resecabilidad. La histerectomía en estos casos debe realizarse en bloque, evitando la fragmentación-morcelación de la pieza.

La incidencia de afectación ganglionar en pacientes con sarcomas es baja, y la realización de una linfadenectomía sistemática no ha demostrado beneficios en cuanto a supervivencia, incluso tras controlar factores de confusión, como adenosarcomas, leiomiosarcomas o sarcomas del estroma de bajo grado. En estos tipos histológicos, en ausencia de enfermedad extrauterina o nódulos aumentados de tamaño, es razonable omitir la linfadenectomía. Podría ser razonable en tumores del estroma de alto grado o en sarcomas indiferenciados en estadios iniciales.

Cuando el diagnóstico es preoperatorio o intraoperatorio

El abordaje del tratamiento del sarcoma uterino actualmente es quirúrgico. La histerectomía total y la salpingooforectomía bilateral se convierten en el tratamiento angular del sarcoma uterino, escogiendo la vía que permita la extracción de la pieza sin su fragmentación. La citorreducción primaria, cuando existe enfermedad extrauterina o sarcomatosis pélvica y/o abdominal, debe ser considerada en los casos donde la balanza riesgo-beneficio sea razonable, ya que se ha demostrado que aumenta la supervivencia libre de enfermedad.

Cuando el diagnóstico es un hallazgo postoperatorio

El problema radica cuando el diagnóstico de sarcoma se obtiene *a posteriori* en la pieza quirúrgica en pacientes donde no se sospechaba el diagnóstico, y que han podido ser sometidas a miomectomía, o histerectomía supracervical, con o sin fragmentación de la pieza.

Tras un diagnóstico *a posteriori,* deben realizarse pruebas de imagen pertinentes para el estadiaje y la valoración de enfermedad residual y plantear una segunda cirugía si existe enfermedad residual, si se ha conservado el útero o el cérvix para su exéresis, e individualizar la ooforectomía.

En los casos de morcelación o fragmentación de la pieza quirúrgica, se va a precisar de un reestadiaje quirúrgico, pese a no existir enfermedad residual en las pruebas de imagen, con la realización de omentectomía, toma de biopsias peritoneales, y exéresis del puerto endoscópico donde se morceló la pieza.

Tratamiento adyuvante

Actualmente no hay evidencia a favor del tratamiento adyuvante para los sarcomas uterinos. Sin embargo, debido a la alta tasa de recurrencia y a su pobre pronóstico, se puede considerar la terapia adyuvante en casos seleccionados de alto riesgo.

Factores de riesgo

La escasa incidencia y la gran heterogeneidad histológica, biológica y clínica de los sarcomas uterinos y de todas las neoplasias uterinas mesenquimales primarias, en general, han impedido la realización de estudios aleatorizados.

La evidencia disponible parte de estudios retrospectivos, en su mayoría series de casos relativamente cortas y períodos de tiempo largos de más de 10 años. Los factores pronósticos no están bien establecidos y no existe consenso sobre su importancia. El principal factor pronóstico identificado es el estadio FIGO en el momento del diagnóstico.

Recientemente, se ha desarrollado un nuevo nomograma seleccionando variables importantes de regresión logística multivariable, incluyendo edad, raza, tamaño del tumor, estadio FIGO, tipo patológico, grado histológico, tratamiento (cirugía, radioterapia, quimioterapia) y metástasis cerebrales, para predecir la muerte precoz.

Este nomograma podría ser una herramienta de predicción más eficaz que el sistema FIGO en la práctica clínica. Se espera que los avances en el análisis del genoma diluciden no solo los genes implicados, sino también la base molecular de varias condiciones anormales, como las metástasis. También se espera el desarrollo de métodos de imagen molecular y de fármacos dirigidos molecularmente, basados en estos hallazgos.

Hormonoterapia

El uso de hormonoterapia no se recomienda de forma rutinaria como tratamiento adyuvante postoperatorio en los sarcomas uterinos resecados. El análisis inmunohistoquímico de los leiomiosarcomas pone de manifiesto que el 50 % expresan receptores de estrógenos y gestágenos, aunque el papel de la hormonoterapia no ha sido bien estudiado. Los tumores que expresan receptores estrogénicos impresionan de mejor pronóstico en cuanto a supervivencia global, pero actualmente no se puede recomendar la hormonoterapia como tratamiento estándar ni en el tratamiento adyuvante en estadios avanzados.

El 70-80 % de los casos de sarcoma del estroma de bajo grado son positivos para receptores de estrógenos y progesterona. El uso de terapia hormonal sustitutiva y tamoxifeno está contraindicado en primera línea de tratamiento en enfermedad avanzada o metastásica, pero el uso de progestágenos e inhibidores de la aromatasa se contempla en la enfermedad inoperable o metastásica, en tratamiento adyuvante postoperatorio (estadios III o superior o tumor residual postoperatorio, o para preservar la fertilidad en pacientes jóvenes en estadios precoces).

No se han encontrado datos relevantes en el rol de la hormonoterapia en otros subtipos de sarcomas. Las enfermedades raras son un reto a estudio. Los estudios de casos deben interpretarse con precaución, por lo que el manejo de estas pacientes supone un desafío.

Radioterapia

La radioterapia va dirigida a sitios con afectación tumoral conocida o sospechada, y puede incluir radioterapia externa y/o braquiterapia. La efectividad de la radioterapia adyuvante en pacientes con sarcoma uterino, en particular por su efecto sobre la supervivencia general, aún no está clara, ya que estudios retrospectivos y aleatorizados previos arrojaron resultados mixtos.

Varios estudios indicaron que la radioterapia adyuvante disminuyó las tasas de recurrencia local, aunque no proporcionó beneficios en la supervivencia global para las pacientes con sarcoma uterino. Los únicos datos aleatorizados que informaron de la importancia pronóstica de la radioterapia adyuvante en pacientes con sarcoma uterino revelaron que las tasas de supervivencia global y supervivencia libre de progresión del grupo de radioterapia no fueron significativamente diferentes de las del grupo de observación. Por el contrario, otros estudios retrospectivos revelaron que la radioterapia postoperatoria mejoró los resultados de supervivencia de las pacientes con leiomiosarcoma uterino, sarcoma estromal endometrial o adenosarcoma.

Estos estudios sugieren la necesidad de establecer un método de estratificación del pronóstico específico del sarcoma uterino para adaptar mejor la radioterapia adyuvante a estas pacientes.

Recientemente se ha desarrollado una herramienta de puntuación de riesgo basada en el análisis de la población para identificar a pacientes con sarcoma uterino en estadio I que podrían lograr una mejor supervivencia sin enfermedad después de la radioterapia adyuvante. Además, la rareza de los sarcomas uterinos ha contribuido a la falta de consenso sobre los factores de riesgo pronósticos. Ni el sistema de estadificación del AJCC ni el de la FIGO brindan estimaciones precisas de la supervivencia libre de progresión y la supervivencia global en pacientes con sarcoma uterino, y no son ideales para identificar a las pacientes aptas para terapias adyuvantes.

Quimioterapia

La quimioterapia sistémica del leiomiosarcoma uterino se ha discutido en varias revisiones. El grupo de sarcoma óseo y tejido blando de la European Organisation for Research and Treatment of Cancer (EORTC) realizó una revisión y un análisis sistemático de todos los sarcomas uterinos tratados con quimioterapia en su base de datos.

La histología del leiomiosarcoma y el estado funcional se relacionó con un mejor resultado. Bogani *et al.*, en su revisión sistemática y metanálisis, no lograron demostrar el beneficio de la quimioterapia adyuvante en los leiomiosarcomas uterinos localizados.

Gupta *et al.*, en su revisión sistemática de leiomiosarcoma uterino inoperable, localmente avanzado, recurrente o metastásico, han concluido que la combinación de gemcitabina-docetaxel ha mostrado una supervivencia global más prolongada (14,7-17,9 frente a 12,1 meses) y tasas de respuesta objetiva más altas (27-53 % frente al 25 %) en comparación con la monoterapia con doxorubicina.

En una revisión sistemática reciente para describir el algoritmo terapéutico ideal, los autores concluyeron que la combinación de gemcitabina con docetaxel y doxorubicina con olaratumab deberían ser las primeras opciones para el tratamiento inicial. Sin embargo, teniendo en cuenta la falta de beneficio de la adición de olaratumab a la doxorubicina, es obvio que persisten las incertidumbres con respecto al tratamiento óptimo de primera línea.

Los ensayos en curso y futuros intentan responder varias preguntas importantes con respecto al panorama del tratamiento del leiomiosarcoma uterino. La finalización anticipada de los ensayos clínicos en el campo destaca la necesidad de un diseño de estudio cuidadoso en el contexto de las enfermedades huérfanas y el desarrollo de medicamentos huérfanos.

El régimen ideal para el tratamiento de primera línea aún no se ha probado. La monoterapia con doxorubicina, las combinaciones de doxorubicina-dacarbazina y gemcitabina-dacarbazina son fuertes candidatos para el entorno de primera línea. Otros ensayos diversos evalúan agentes inmunoterápicos solos o en combinación con quimioterapia convencional o terapias dirigidas ya utilizadas en sarcomas (NCT02997358, NCT04200443, NCT02203760, NCT03463408, NCT03282344).

En conclusión, el tratamiento sistémico de leiomiosarcoma uterino sigue siendo un campo con una plétora de preguntas sin respuesta. El valor aditivo de la quimioterapia adyuvante aún es cuestionable. El tratamiento de primera línea con doxorubicina sola o en combinación con otros agentes, así como la combinación de gemcitabina y docetaxel, son las principales opciones. En el tratamiento de segunda línea, se pueden utilizar varios regímenes con resultados relativamente pobres. La investigación traslacional con el objetivo de descubrir las vulnerabilidades de este tipo de tumor es un asunto de una importancia sin precedentes y de alta prioridad.

Inmunoterapia

La inmunoterapia es un área de considerable interés en los sarcomas. Algunos datos iniciales han mostrado actividad tanto de ipilimumab como de nivolumab y pembrolizumab en leiomiosarcoma. Asimismo, estos fármacos han generado varios ensayos clínicos tanto en monoterapia como en diferentes combinaciones, asociados o no a quimioterapia.

Seguimiento

Se recomienda un seguimiento mínimo de 10 años en la mayoría de los tipos de sarcoma. La mayor parte de las recurrencias de los sarcomas ocurre durante los 3 primeros años después del tratamiento, y aunque su detección precoz no está claro que influya en la supervivencia global, la tendencia es a investigar la aparición precoz de la mismas. La recidiva pulmonar es lo más común. Se deben hacer esfuerzos para descartarlas, recordando que las lesiones tempranas tienden a ser asintomáticas, pero resecables.

Un buen método de sospecha de recurrencia es el examen físico, que ha de incluir en todos los casos una exploración ginecológica con especuloscopia y tacto vaginorrectal. La exploración física tiene por sí misma una tasa de detección del 35 al 68 % de las recidivas. Una entrevista minuciosa orientada a la identificación de nuevos síntomas: dolor abdominal, dolor pélvico, pérdida de peso y sangrado, incrementa sustancialmente la sensibilidad para sospechar recidiva.

Entre el 40 y el 83 % de las pacientes refieren la aparición de nuevos síntomas de manera previa al diagnóstico clínico de recurrencia. Es por ese motivo por lo que es importante educar a las pacientes para que sepan identificar dichos signos/síntomas de alarma.

En cualquier período del seguimiento, la presencia de sintomatología llevará a la solicitud de las pruebas complementarias que se consideren necesarias: radiografía de tórax, TC toracoabdominopélvica frente a RM y/o PET, según la disponibilidad y el criterio médico.

Las pacientes con sarcoma de bajo grado pueden seguirse cada 4-6 meses durante los primeros 3-5 años, y luego anualmente. Los tumores de alto grado pueden ser seguidos cada 3-4 meses durante los primeros 2-3 años, dos veces al año durante los siguientes 2-3 años, y luego anualmente.

TRATAMIENTO EN LA RECAÍDA

Es obligatoria la confirmación histológica de la metástasis antes de cualquier tipo de abordaje. Los principios generales para la selección de pacientes para metastasectomía son:

- Resección completa posible.
- Enfermedad extratorácica limitada y resecable.
- Ausencia de metástasis multiviscerales.
- Tumor primario controlado/controlable.
- Paciente no frágil.

El manejo multidisciplinar de las oligometástasis por sarcoma parece el más apropiado, pudiendo aplicarse técnicas de cirugía, radiología intervencionista, radioterapia y quimioterapia siguiendo una serie de premisas básicas:

- En pacientes donde la resección completa es posible, la resección quirúrgica sigue siendo el estándar en pacientes bien seleccionadas.
- Las técnicas de radiología intervencionista, como la ablación por radiofrecuencia o la quimioembolización, ofrecen un buen control local como alternativa a la cirugía.
- La radioterapia puede producir control local no invasivo en pacientes no quirúrgicas, o puede emplearse como terapia adyuvante (radioterapia externa, braquiterapia o radioterapia intraoperatoria) en pacientes sometidas a rescate quirúrgico de la metástasis.
- La quimioterapia ofrece resultados pobres en la recidiva del sarcoma, aunque puede ser de gran utilidad como tratamiento paliativo.

 PUNTOS CLAVE

- La clasificación molecular del cáncer de endometrio no es obligatoria, pero sí que es recomendable conocerla teniendo en cuenta los marcadores subrogados de cada uno de los grupos moleculares.
- La nueva clasificación de la FIGO de 2023 de cáncer de endometrio ha supuesto un cambio de paradigma, logra que los estadios se correlacionen de forma más adecuada con el pronóstico de cada paciente.
- Ante la sospecha clínica de un cáncer de endometrio, hay que realizar una ecografía vaginal, biopsia endometrial mediante cánula de aspiración y estudio histológico.

- La estratificación definitiva del cáncer de endometrio es quirúrgica. Un alto porcentaje de estos tumores aumentará de estadio tras la cirugía.
- La BSGC va a permitir reducir la morbilidad operatoria de la linfadenectomía manteniendo altos grados de detección de enfermedad ganglionar.
- En el cáncer de endometrio, el seguimiento se realizará con exploración y anamnesis dirigida con especial atención a los signos y síntomas de alarma.

BIBLIOGRAFÍA

ASTEC study group; Kitchener H, Swart AM, Qian Q, Amos C, Parmar MK. Efficacy of systematic pelvic lymphadenectomy in endometrial cancer (MRC ASTEC trial): a randomised study. Lancet. 2009;373(9658):125-36.

Barlin JN, Khoury-Collado F, Kim CH, Leitao MM, Chi DS, Sonoda Y, et al. The importance of applying a sentinel lymph node mapping algorithm in endometrial cancer staging: beyond removal of blue nodes. Gynecol Oncol. 2012;125(3):531-5.

Benedetti Panici P, Basile S, Maneschi F, Alberto Lissoni A, Signorelli M, Scambia G, et al. Systematic pelvic lymphadenectomy vs. no lymphadenectomy in

early-stage endometrial carcinoma: randomized clinical trial. J Natl Cancer Inst. 2008;100(23):1707-16.

Berek JS, Matias-Guiu X, Creutzberg C, Fotopoulou C, Gaffney D, Kehoe S, et al.; Endometrial Cancer Staging Subcommittee, FIGO Women's Cancer Committee. FIGO staging of endometrial cancer: 2023. Int J Gynaecol Obstet. 2023;162(2):383-94.

Bray F, Laversanne M, Sung H, Ferlay J, Siegel RL, Soerjomataram I, et al. Global cancer statistics 2022: GLOBOCAN estimates of incidence and mortality worldwide for 36 cancers in 185 countries. CA Cancer J Clin. 2024;74(3):229-63.

Cancer Genome Atlas Research Network; Kandoth C, Schultz N, Cherniack AD, Akbani R, Liu Y, et al. Integrated genomic characterization of endometrial carcinoma. Nature. 2013;497(7447):67-73.

Concin N, Matias-Guiu X, Vergote I, Cibula D, Mirza MR, Marnitz S, et al. ESGO/ESTRO/ESP guidelines for the management of patients with endometrial carcinoma. Int J Gynecol Cancer. 2021;31(1):12-39.

Cormier B, Rozenholc AT, Gotlieb W, Plante M, Giede C; Communities of Practice (CoP) Group of Society of Gynecologic Oncology of Canada (GOC). Sentinel lymph node procedure in endometrial cancer: A systematic review and proposal for standardization of future research. Gynecol Oncol. 2015;138(2):478-85.

Creutzberg CL, Van Stiphout RG, Nout RA, Lutgens LC, Jürgenliemk-Schulz IM, Jobsen JJ, et al. Nomograms for prediction of outcome with or without adjuvant radiation therapy for patients with endometrial cancer: a pooled analysis of PORTEC-1 and PORTEC-2 trials. Int J Radiat Oncol Biol Phys. 2015;91(3):530-9.

Cusimano MC, Vicus D, Pulman K, Maganti M, Bernardini MQ, Bouchard-Fortier G, et al. Assessment of sentinel lymph node biopsy vs lymphadenectomy for intermediate- and high-grade endometrial cancer staging. JAMA Surg. 2021;156(2):157-64.

De Boer SM, Powell ME, Mileshkin L, Katsaros D, Bessette P, Haie-Meder C, et al.; PORTEC Study Group. Adjuvant chemoradiotherapy versus radiotherapy alone in women with high-risk endometrial cancer (PORTEC-3): patterns of recurrence and post-hoc survival analysis of a randomised phase 3 trial. Lancet Oncol. 2019;20(9):1273-85.

Diestro MD, Berjón A, Zapardiel I, Yébenes L, Ruiz I, Lekuona A, et al. One-step nucleic acid amplification (OSNA) of sentinel lymph node in early-stage endometrial cancer: spanish multicenter study (ENDO-OSNA). Cancers. 2021;13(17):4465.

Eskander RN, Sill MW, Beffa L, Moore RG, Hope JM, Musa FB, et al. Pembrolizumab plus chemotherapy in advanced endometrial cancer. N Engl J Med. 2023;388(23):2159-21.

Leitao MMr, Kehoe S, Barakat RR, Alektiar K, Gattoc LP, Rabbitt C, et al. Comparison of D&C and office endometrial biopsy accuracy in patients with FIGO grade 1 endometrial adenocarcinoma. Gynecol Oncol. 2009;113(1):105-8.

León-Castillo A, De Boer SM, Powell ME, Mileshkin LR, Mackay HJ, Leary A, et al. Molecular classification of the PORTEC-3 trial for high-risk endometrial cancer: impact on prognosis and benefit from adjuvant therapy. J Clin Oncol. 2020;38(29):3388-97.

León-Castillo A, Gilvázquez E, Nout R, Smit VT, McAlpine JN, McConechy M, et al. Clinicopathological and molecular characterisation of 'multiple-classifier' endometrial carcinomas. J Pathol. 2020;250(3):312-22.

Mirza MR, Chase DM, Slomovitz BM, De Pont Christensen R, Novák Z, Black D, et al. Dostarlimab for primary advanced or recurrent endometrial cancer. N Engl J Med 2023;388(23):2145-58.

National Comprehensive Cancer Network. NCCN Clinical Practice Guidelines in Oncology: Uterine neoplasms. Version 2. Plymouth Meeting: NCCN; 2024.

Oaknin A, Tinker AV, Gilbert L, Samouëlian V, Mathews C, Brown J, et al. Clinical Activity and Safety of the Anti-Programmed Death 1 Monoclonal Antibody Dostarlimab for Patients With Recurrent or Advanced Mismatch Repair-Deficient Endometrial Cancer: A Nonrandomized Phase 1 Clinical Trial. JAMA Oncol. 2020;6(11):1766-72.

Oncoguía SEGO: Cáncer de endometrio 2023. Guías de práctica clínica en cáncer ginecológico y mamario. Madrid: Sociedad Española de Ginecología y Obstetricia; 2023.

Oncoguía SEGO: Sarcoma uterino 2023. Guías de práctica clínica en cáncer ginecológico y mamario. Madrid: Sociedad Española de Ginecología y Obstetricia; 2023.

Pérez-Fidalgo JA, Ortega E, Ponce J, Redondo A, Sevilla I, Valverde C, et al. Uterine sarcomas: clinical practice guidelines for diagnosis, treatment, and follow-up, by Spanish group for research on sarcomas (GEIS). Ther Adv Med Oncol. 2023;15:17588359231157645.

Persson J, Salehi S, Bollino M, Lönnerfors C, Falconer H, Geppert B. Pelvic Sentinel lymph node detection in High-Risk Endometrial Cancer (SHREC-trial)-the final step towards a paradigm shift in surgical staging. Eur J Cancer. 2019;116:77-85.

Rodolakis A, Scambia G, Planchamp F, Acien M, Di Spiezio Sardo A, Farrugia M, et al. ESGO/ESHRE/ESGE Guidelines for the fertility-sparing treatment of patients with endometrial carcinoma. Int J Gynecol Cancer. 2023;33(2):208-22.

Rossi EC, Kowalski LD, Scalici J, Cantrell L, Schuler K, Hanna RK, et al. A comparison of sentinel lymph node biopsy to lymphadenectomy for endometrial cancer staging (FIRES trial): a multicentre, prospective, cohort study. Lancet Oncol. 2017;18(3):384-92.

Siegel RL, Miller KD, Fuchs HE, Jemal A. Cancer statistics, 2022. CA Cancer J Clin. 2022;72(1):7-33.

Talhouk A, Hoang LN, McConechy MK, Nakonechny Q, Leo J, Cheng A, et al. Molecular classification of endometrial carcinoma on diagnostic specimens is highly concordant with final hysterectomy: earlier prognostic information to guide treatment. Gynecol Oncol. 2016;143(1):46-53.

Talhouk A, McConechy MK, Leung S, Li-Chang HH, Kwon JS, Melnyk N, et al. A clinically applicable molecular-based classification for endometrial cancers. Br J Cancer. 2015;113(2):299-310.

Timmermans A, Opmeer BC, Khan KS, Bachmann LM, Epstein E, Clark TJ, et al. Endometrial thickness measurement for detecting endometrial cancer in women with postmenopausal bleeding: a systematic review and meta-analysis. Obstet Gynecol. 2010;116:160-7.

Todo Y, Kato H, Kaneuchi M, Watari H, Takeda M, Sakuragi N. Survival effect of para-aortic lymphadenectomy in endometrial cancer (SEPAL study): a retrospective cohort analysis. Lancet. 2010;375:1165-72.

Van den Bosch T, Ameye L, Van Schoubroeck D, Bourne T, Timmerman D. Intra-cavitary uterine pathology in women with abnormal uterine bleeding: a prospective study of 1220 women. Facts Views Vis Obgyn. 2015;7(1):17-24.

Van Den Bosch T, Verbakel JY, Valentin L, Wynants L, De Cock B, Pascual MA, et al. Typical ultrasound features of various endometrial pathologies described using International Endometrial Tumor Analysis (IETA) terminology in women with abnormal uterine bleeding. Ultrasound Obstet Gynecol. 2021;57(1):164-72.

Vermij L, Jobsen JJ, León-Castillo A, Brinkhuis M, Roothaan S, Powell ME, et al.; TransPORTEC Consortium. Prognostic refinement of NSMP high-risk endometrial cancers using oestrogen receptor immunohistochemistry. Br J Cancer. 2023;128(7):1360-8.

Vermij L, Smit V, Nout R, Bosse T. Incorporation of molecular characteristics into endometrial cancer management. Histopathology. 2020;76(1):52-63.

Walker JL, Piedmonte MR, Spirtos NM, Eisenkop SM, Schlaerth JB, Mannel RS, et al. Laparoscopy compared with laparotomy for comprehensive surgical staging of uterine cancer: Gynecologic Oncology Group Study LAP2. J Clin Oncol. 2009;27(32):5331-6.

Walker JL, Piedmonte MR, Spirtos NM, Eisenkop SM, Schlaerth JB, Mannel RS, et al. Recurrence and survival after random assignment to laparoscopy versus laparotomy for comprehensive surgical staging of uterine cancer: Gynecologic Oncology Group LAP2 Study. J Clin Oncol. 2012;30(7):695-700.

World Health Organization. WHO Classification of Tumours. Female Genital Tumours. Vol. 4. 5ª ed. Ginebra: WHO Classification of Tumours Editorial Board; 2020.

Wortman BG, Creutzberg CL, Putter H, Jürgenliemk-Schulz IM, Jobsen JJ, Lutgens LCHW, et al. Ten-year results of the PORTEC-2 trial for high-intermediate risk endometrial carcinoma: improving patient selection for adjuvant therapy. Br J Cancer. 2018;119(9):1067-74.

Cáncer de ovario y trompa

32

V. Lago Leal

OBJETIVOS

- Conocer los situación epidemiológica y los factores de riesgo.
- Comprender la etiopatogenia y la clasificación.
- Implementar el uso de pruebas diagnósticas adecuadas.
- Aprender las actuales recomendaciones de tratamiento.
- Saber manejar los estadios iniciales y avanzados.

INTRODUCCIÓN

De entre todos los tumores ginecológicos, el cáncer de ovario representa el desafío más importante. Hoy en día, es un tumor en el cual se logra la curación en contadas ocasiones en el escenario más frecuente, que es el de estadios avanzados en forma de carcinomatosis. Las nuevas terapias de mantenimiento han mejorado este escenario, permitiendo la cronificación de la enfermedad en algunas pacientes, mejorando así el pronóstico de este tumor, cuya piedra angular de tratamiento sigue siendo la cirugía radical y la quimioterapia. No obstante, se trata de una patología que puede presentarse como dos circunstancias clínicas radicalmente distintas.

En aproximadamente un 20 % de las ocasiones, el debut es en forma de masa anexial con tumores en estadios iniciales aparentemente limitados al ovario, los cuales pueden presentar metástasis ocultas, pese a la normalidad de las pruebas diagnósticas. Por estas circunstancias, es preciso dominar las técnicas quirúrgicas avanzadas, tanto la vía abierta como la cirugía mínimamente invasiva, tales como la linfadenectomía pélvica y paraaórtica, que permitan estadificar de forma adecuada a la paciente, aparte de otros procedimientos quirúrgicos. Estas pacientes, tras una estadificación quirúrgica, tienen una alta probabilidad de curación, siendo el papel de la quimioterapia complementario (adyuvante) para reducir la posibilidad de recidiva.

El escenario clínico más frecuente, sin embargo, es el de carcinomatosis. Esta circunstancia está condicionada por la clínica larvada e inespecífica que asocia el «hábitat» donde se encuentra el ovario: la cavidad peritoneal. A diferencia de otros tumores que están confinados a un órgano, o localizados en el retroperitoneo o dentro de alguna región anatómica, el ovario se encuentra libre e íntegramente en la cavidad peritoneal, lo cual hace que, en caso de cáncer invasor, sea «fácil» que el tumor, una vez sobrepasado el ovario, se extienda por el abdomen, al no tener ningún impedimento físico/anatómico, a diferencia de otros tumores.

Como ya se ha dicho, la piedra angular del tratamiento es la cirugía radical y la quimioterapia. A todas las pacientes se les recomendará, como primera línea de tratamiento, seis ciclos de quimioterapia (basada en CarbaTaxol). Sin embargo, no todas las pacientes van a ser operadas, siendo la pregunta cuándo es el mejor momento para la cirugía y si debe realizarse esta. Hay que recordar que el objetivo del tratamiento quirúrgico ha de ser la exéresis completa de cualquier implante tumoral macroscópico que se encuentre en el abdomen de la paciente.

Esta posibilidad debe ser evaluada, en primer lugar, en un entorno multidisciplinar (comité de tumores) a través de las circunstancias clínicas, analíticas y sobre todo de prueba de imagen. Si tras esta primera evaluación se considera resecable el tumor al diagnóstico, para evitar laparotomías innecesarias, se recomienda la evaluación de la resecabilidad mediante la evaluación laparoscópica de la cavidad abdominal.

Esto va a aportar dos circunstancias: evaluar la resecabilidad a través de la aplicación de *scores* (puntuaciones) como el de Fagotti, y obtener material para el estudio anatomopatológico. Esto último es de radical importancia, pues si se dispone de poco material para el estudio anatomopatológico (como en una biopsia con aguja gruesa) puede condicionar que el estudio molecular posterior no pueda realizarse con las consecuencias a la hora de pautar una terapia de mantenimiento. En aquellas circunstancias en las cuales tras estas evaluaciones no sea posible conseguir la resección quirúrgica completa en un primer momento, se recomienda el uso de quimioterapia (neoadyuvante) para tratar de hacer el tumor operable, y plantear la cirugía (de intervalo) a mitad del esquema quimioterápico.

Dada la vía de diseminación del tumor, es muy posible que la paciente precise una resección multivisceral con el objetivo de una citorreducción completa (sin resto tumoral macroscópico). Esto significa que es necesario un adiestramiento quirúrgico o una colaboración multidisciplinar que permita la realización de procedimientos avanzados, como exenteraciones pélvicas modificadas, anastomosis colorrectales o resecciones viscerales como esplenectomías o peritonectomías completas.

Dicho lo cual, se recomienda el tratamiento de estas pacientes en centros que puedan asumir dichas cirugías con una alta tasa de citorreducción completa y un volumen anual mínimo de pacientes. Por desgracia, a día de hoy, no existe en el ámbito institucional/gubernamental un circuito establecido para estas pacientes más allá de alguna experiencia piloto en alguna comunidad autónoma.

El plan europeo EU4Health programme 2021-2027, dotado con 1,25 billones de euros (€), entre otras muchas otras acciones, prevé la creación de centros regionales de referencia para el tratamiento de pacientes con cáncer.

Otro posible hito para la próxima década es la creación de programas gubernamentales de subespecialización, como ya sucede en otros países del entorno español (Francia, Alemania, reino Unido, etc.), como se sugiere en el *Boletín Oficial del Estado* (A-2022-12015), donde se emplaza a las sociedades científicas a determinar cuáles son las necesidades de cada especialidad, representando la ginecología oncológica una clara diferenciación al respecto.

INCIDENCIA Y FACTORES DE RIESGO

En España, en el año 2020, se diagnosticaron 3.513 nuevos casos de cáncer de ovario, lo que lo sitúa en el 8º más frecuente entre las mujeres, con una incidencia de 10 casos por cada 100.000 mujeres de 15-74 años y una mortalidad por esta causa de 6/100.000 mujeres de 15-74 años, lo cual lo sitúa en el tumor ginecológico más mortal, por delante del cáncer de cérvix y útero, pese a que la incidencia de estos es mayor. Esta tasa es ligeramente inferior a la media europea, al igual que la tasa de mortalidad.

El riesgo acumulado de desarrollar un cáncer de ovario a lo largo de la vida es de 1/75, siendo la probabilidad acumulada de morir por esta causa del 1%. Es una enfermedad directamente relacionada con la edad, más frecuente en mujeres posmenopáusicas. Es más probable sufrir la enfermedad por encima de los 65 años, variando la edad media de diagnóstico entre los 50 y 79 años según la población. Ha sido descrita una incidencia mayor en pacientes de raza blanca (12,8/100.000) en comparación con las de raza negra (9,8/100.000).

En términos generales, solamente el 44% de pacientes que padecen esta enfermedad sobreviven > 5 años. Conviene matizar que se trata de un dato de supervivencia global, no estandarizado por edad, histología o estadio de la enfermedad. Respecto a los estadios iniciales, solamente un pequeño porcentaje de un 20% son diagnosticados en esta etapa de enfermedad. La supervivencia es excelente, llegando a cifras del 90% a 5 años en estadios I.

La supervivencia en España es ligeramente superior a la media europea, siendo del 37,9% (intervalo de confianza del 95%; 36,1-39,6) a 5 años para las pacientes tratadas entre 2005 y 2009. Conviene decir que se ha registrado un aumento de la supervivencia, situándose en el 39,8% (intervalo de confianza del 95%; 36,9-42,7) a 5 años para las pacientes tratadas entre 2010 y 2014. La previsión es que esta tendencia continúe.

No se han podido demostrar factores de riesgo que induzcan el desarrollo de la enfermedad. Sin embargo, sí que algunas circunstancias, como la multiparidad, el uso de métodos anticonceptivos o la lactancia, se han identificado como medidas protectoras para su desarrollo (**Tabla 32-1**).

Por descontado, es sabido que el hecho de ser portadora de algunas mutaciones, como son el *BRCA1* y *BRCA2*, incrementa la posibilidad de desarrollar esta enfermedad, con un riesgo acumulado en las portadoras a lo largo de la vida del 44 y 12%, respectivamente.

Respecto a su coste económico en España, el tratamiento supone una carga importante para el sistema autonómico de salud. En el último período de 10 años, supuso un gasto total de 3.102.000.000 €; el 18% de este gasto fue destinado a estadios I y II. El coste medio por paciente es de 24.111 €, siendo de 8.641 € y 14.184 € para estadios I y II, respectivamente.

CLÍNICA

Para comprender por qué esta patología se presenta de forma oligosintomática, siendo la clínica inespecífica en la mayoría de los casos, hay que recordar que el ovario y las trompas son órganos intraabdominales que se encuentran «libres» en la cavidad peritoneal. El abdomen puede albergar grandes volúmenes sin dar prácticamente clínica, al igual que sucede en determinadas circunstancias fisiológicas, como el embarazo. De un modo similar ocurren en el cáncer de ovario, cuando metastatiza dentro del abdomen, al afectar a las vísceras de forma extrínseca y poder alcanzar un volumen considerable antes de dar clínica, la circunstancia habitual es que se llegue a un diagnóstico cuando el tumor está ya en un estadio avanzado.

Cuando ocasiona sintomatología, suele estar condicionado porque el tumor alcanza una extensión o un volumen muy importante o sucede la compresión extrínseca de las vísceras huecas del abdomen, debido a la presencia de carcinomatosis. Es por este motivo por lo que el diagnóstico suele retrasarse y se hace en estadios avanzados, dado que la sintomatología se suele confundir con patologías banales y comunes que habitualmente no revisten gravedad y

Tabla 32-1. Factores relacionados con cáncer de ovario

Factores de riesgo	Factores protectores
Menarquia precoz	Embarazo
Menopausia tardía	Lactancia materna
Nuligestación	Uso de ACHO
IMC elevado	Salpingectomía oportunista
Uso de THS	

ACHO: anticonceptivos hormonales orales; IMC: índice de masa corporal; THS: terapia hormonal sustitutiva.

son autolimitadas. Síntomas tan comunes como el estreñimiento, la plenitud pospandrial o la dispepsia, suelen estar presentes en casos de carcinomatosis de origen ovárico, llegando al diagnóstico habitualmente por consulta recurrente de dicha sintomatología, a raíz de la cual se solicita algún tipo de prueba complementaria que orienta la sospecha diagnóstica (p. ej., líquido libre en una ecografía).

Otro motivo de consulta habitual es el aumento progresivo del perímetro abdominal, pudiendo ser este secundario al crecimiento tumoral de una masa anexial y/o a la presencia de ascitis tumoral en caso de carcinomatosis. En algunas ocasiones, las pacientes pueden presentar síndrome constitucional marcado, aunque son las menos frecuentes; de la tríada clásica la pérdida de peso es relativamente común en casos de carcinomatosis, siendo secundaria a la ascitis maligna y al aumento del catabolismo condicionado por el tumor. Otra posible presentación es a través de la disnea en aquellas pacientes con derrames pleurales malignos.

La presencia de dolor pélvico inespecífico también es bastante frecuente, estando presente en un porcentaje importante de pacientes en la anamnesis dirigida.

Una situación muy común es la del diagnóstico casual, en una revisión rutinaria o un incidelantaloma al solicitar una prueba de imagen por otro motivo, en estos supuestos habitualmente la paciente suele estar asintomática, desde el punto de vista de la masa ovárica que pudiera tener. Esta descrito también en tumores de trompa la presencia de hidrorrea como un síntoma característico.

Clasificación histológica y molecular

Clásicamente, el cáncer de ovario ha sido clasificado basándose en subtipos histológicos y tratado como una única enfermedad uniforme. Sin embargo, la heterogeneidad de los tumores primarios de ovario es universalmente aceptada, incluyendo tumores epiteliales, tumores de los cordones sexuales y tumores germinales, como derivados de las tres capas germinativas que componen un único órgano, el ovario. Sin embargo, en los últimos tiempos, el desarrollo de nuevas técnicas de caracterización molecular ha permitido establecer y consolidar distintas teorías del origen real del cáncer de ovario que se adecúan más a la diversidad de enfermedades englobadas bajo este nombre.

Hace más de 40 años, la Organización Mundial de la Salud (OMS) propuso la primera clasificación para los tumores epiteliales de ovario, la cual categorizaba los tumores basándose en las características de la arquitectura celular y los patrones histopatológicos del tejido tumoral. Pese a los avances científicos, la última clasificación de 2014 difiere mínimamente de la anterior. La inmensa mayoría (68-71 %) de cánceres epiteliales de ovario (CEO) son clasificados como «serosos» por su similitud al epitelio normal de la trompa de Falopio (Fig. 32-1).

Los tumores de células claras son los segundos en frecuencia (12-13 %), se asemejan morfológicamente al endometrio de la mujer gestante. Los tumores endometrioides recuerdan a la morfología de endometrio normal y son los terceros o segundos en frecuencia según las series (9-11 %). El resto de CEO incluye a los tumores mucinosos, tumor de Brenner, tumores indiferenciados y mixtos. Los tres primeros subtipos comparten un fenotipo mülleriano, mientras que el resto, no.

Así mismo, los tumores son clasificados según el grado de diferenciación celular en un sistema de clasificación de tres grados (G1-3), sin embargo, para los tumores serosos, esta clasificación ha sido reemplazada por una binaria que los divide en alto grado y bajo grado, lo cual pone de manifiesto que se trata de dos tumores diferentes con un comportamiento clínico distinto.

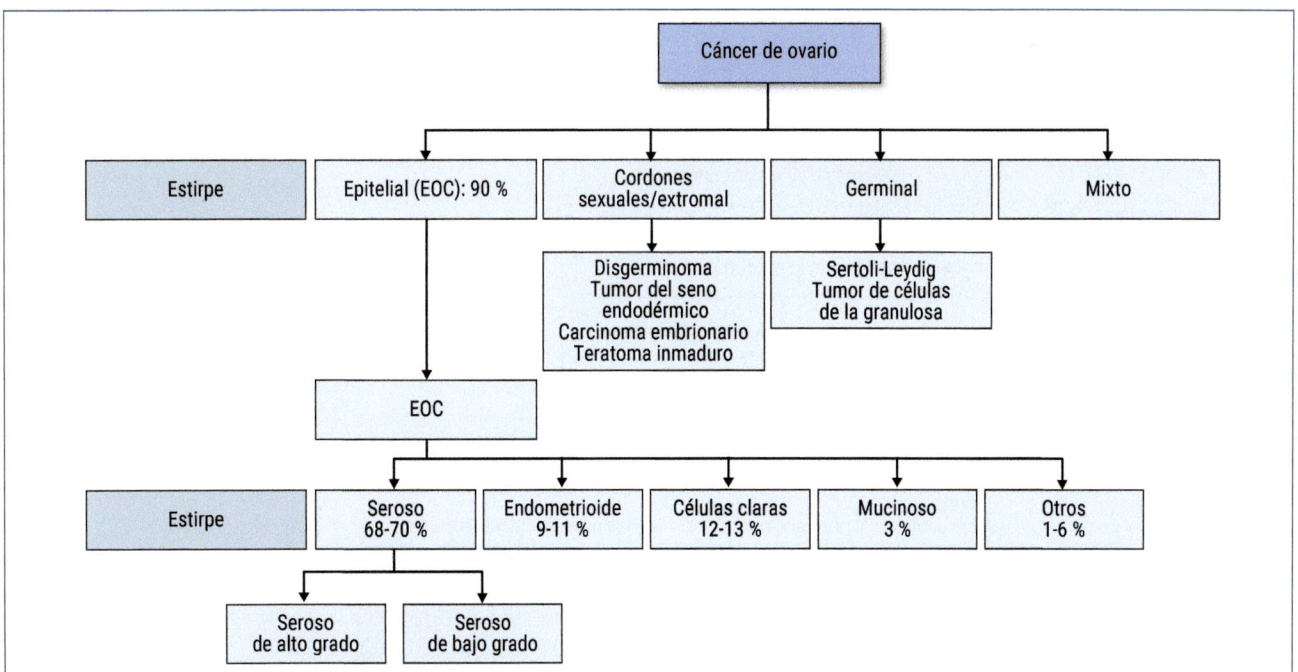

Figura 32-1. Clasificación histológica del cáncer de ovario
EOC: carcinoma ovárico epitelial; T: tumor.

La teoría clásica se fundamenta en que los tumores ováricos se manifiestan clínicamente como una masa ovárica primaria con implantes intraabdominales y, por ende, se ha asumido que el tumor primario se origina del ovario (**Fig. 32-2**). Sin embargo, el CEO muestra características morfológicas que se asemejan y recuerdan a tejidos no presentes en el ovario, el cual está compuesto principalmente por células estromales y germinales y anecdóticas células epiteliales. Clásicamente se ha teorizado con que el origen del CEO es el epitelio de la superficie ovárica (OSE) o su invaginación en la corteza ovárica, denominado *quistes de inclusión cortical* (QIC): quistes tapizados por una monocapa de mesotelio modificado sin atipia arquitectural ni celular.

En esta teoría de la carcinogénesis del CEO, la ovulación condicionaría un traumatismo en la superficie ovárica que origina la formación de QIC, y así, el proceso reparativo de la «ovulación incesante» ocasionaría un daño en el ácido desoxirribonucleico y la transformación de OSE a CEO.

Esta teoría ha sido aceptada durante más de 50 años, pese a algunas inconsistencias que, a continuación, se justificarán. En primer lugar, las características histopatológicas del CEO no se asimilan al OSE. Así mismo, el OSE debiera mostrar metaplasia mülleriana, al menos, de forma temporal en forma de expresiones fenotípicas intermedias; sin embargo, este hecho es muy poco frecuente.

En segundo lugar, los CEO debieran asemejarse a la transformación maligna de los mesoteliomas, dado que el OSE es fenotípica y morfológicamente indistinguible de este, hecho que tampoco sucede. En tercer lugar, el testículo, en semejanza al ovario, está recubierto por una capa de mesotelio modificado, llamado *túnica albugínea*, la cual desarrolla tumores epiteliales excepcionalmente. En cuarto lugar, las lesiones precursoras del CEO han sido escasamente reportadas, y se trata de hallazgos casi anecdóticos. En quinto lugar, los pocos estudios que han analizado en el ámbito molecular el OSE han

fallado en la identificación de genes comúnmente alterados en el CEO, solamente la sobreexpresión de p53 y la mutación de TP53. Por todos estos motivos, la teoría clásica ha sido puesta en entredicho, siendo revaluada.

En 2001, se describen por primera vez las lesiones displásicas y carcinomas ocultos en las trompas de mujeres sometidas a salpingooforectomía profiláctica reductora de riesgo (de cáncer seroso de alto grado) en pacientes portadoras del *BRCA1* y *BRCA2* pero no en el ovario. Estudios posteriores han confirmado la presencia de lesiones tubáricas denominadas *carcinomas intraepiteliales tubáricos serosos* (STIC, *serous tubal intraepithelial carcinoma*).

Tras esto, la aplicación del protocolo de estudio anatomopatológico de las trompas (SEE-FIM, Sectioning and Extensively Examing the Fimbriated End) puso de manifiesto que hasta en el 60 % de las pacientes con cáncer seroso de ovario de alto grado (independientemente de ser *BRCA*) se detectaron lesiones STIC. Finalmente, estudios moleculares han confirmado el origen como precursoras del cáncer de ovario seroso de alto grado de estas lesiones. Estas lesiones (STIC) se ubican generalmente en las fimbrias y se teoriza con qué nidos de STIC se desprenderían desde la mucosa de la fimbria anidando sobre la superficie ovárica. Sin embargo, hasta en un 30 % de pacientes con cáncer de ovario seroso de alto grado, esta teoría tampoco explicaría la etiopatogenia, dada la ausencia de STIC.

En cuanto al cáncer de ovario seroso de bajo grado, sí que existe evidencia molecular de que su lesión precursora son los tumores serosos *borderline* (de bajo potencial de malignidad), los cuales a su vez se originarían de los cistoadenomas serosos. Sin embargo, los tumores serosos *borderline* derivan del epitelio de la trompa, habiéndose descrito una lesión precursora (hiperplasia papilar tubular) que de forma análoga a los serosos de alto grado se implantaría en la superficie ovárica mediante un proceso de descamación, implantación en la superficie e inclusión ovárica a través de la formación de QIC (**Fig. 32-3**).

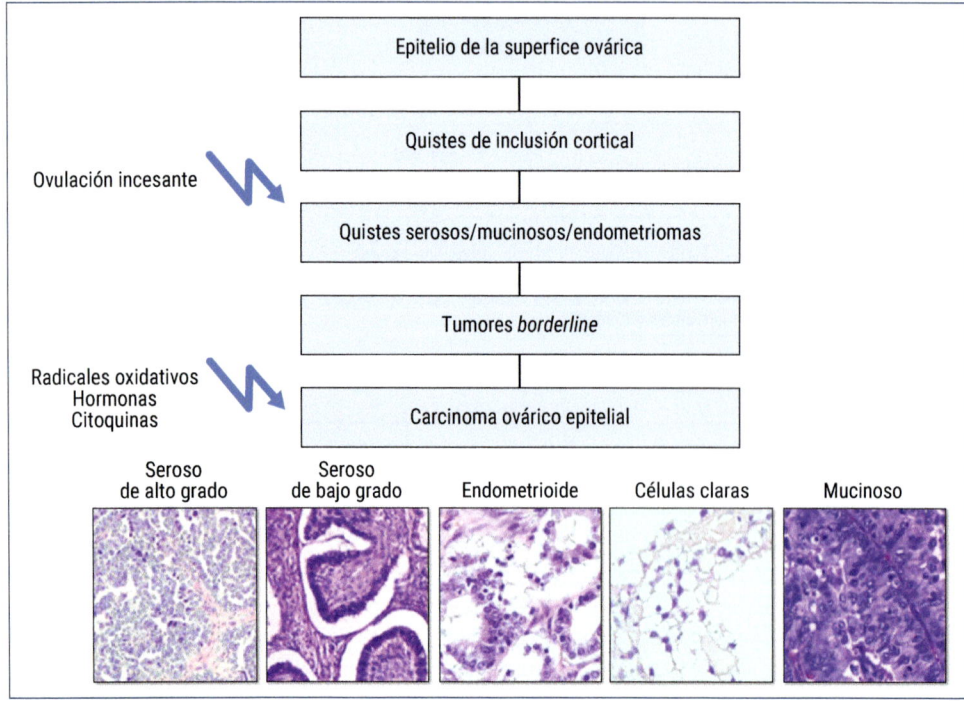

Figura 32-2. Teoría clásica de la etiopatogenia del cáncer epitelial de ovario.

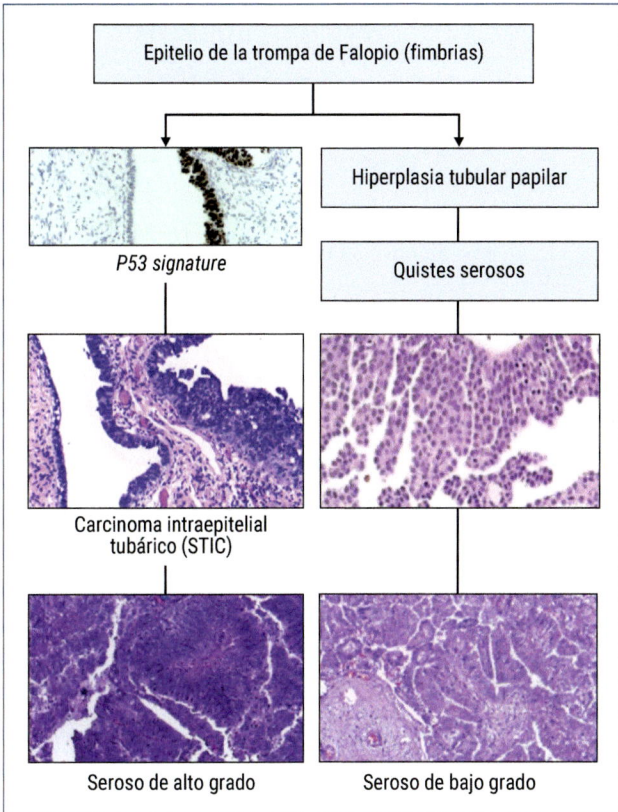

Figura 32-3. Teoría de la etiopatogenia de la trompa de falopio.

Los tumores endometrioides, células claras y seromucinosos, son los histotipos más frecuentes de CEO tras el seroso de alto grado. Desde 1925, se ha teorizado que la endometriosis es la lesión precursora de estos tipos de tumores, teniendo las pacientes con esta patología entre 3 y 10 veces más riesgo de padecer CEO. Aproximadamente, el 40 % de los tumores endometrioides, el 50-90 % de los tumores de células claras y el 30 % de los tumores seromucinosos, se asocian a la endometriosis, concretamente a los endometriomas ováricos, también se ha demostrado esta relación en el ámbito molecular. El epitelio del endometrioma expuesto a altas concentraciones de factores inflamatorios, sulfato férrico y hormonas sexuales, condicionaría la progresión a endometriosis atípica, tumor *borderline* y finalmente CEO.

Una parte minoritaria de los CEO no expresan un fenotipo histológico mülleriano, como es el caso de los tumores mucinosos, tumores de Brenner y los carcinomas indiferenciados. Su etiopatogenia es aún objeto de debate. Se ha postulado que también tendrían su origen en la trompa, concretamente en la unión tubomesotelial, donde es relativamente frecuente encontrar focos de metaplasia.

Toda la heterogeneidad de la etiopatogenia de los tumores que se ha explicado se materializa en el modelo dualístico, el cual establece dos grupos de CEO (tipo I y II), basado en dos conjuntos de características clínico-patológicas y moleculares diferentes.

Los tumores tipo I incluyen a los serosos de bajo grado, endometrioides de bajo grado, células claras, seromucinosos y mucinosos. Típicamente muestran una variedad de mutaciones somáticas que comprenden *ARID1A, BRAF, CTNNB1,*

KRAS, PIK3CA, PPP2R1A, PTEN, RNF43 y *hTERT*, pero raramente *TP53*. Se desarrollan siguiendo la teoría clásica, según la lógica de carcinogénesis, desde lesiones benignas a tumores *borderline* y, finalmente, a tumores invasores, presentándose más frecuentemente en estadios iniciales, es decir, un desarrollo indolente y progresivo.

Los tumores tipo II incluirían los serosos de alto grado, endometrioides de alto grado, carcinosarcomas y tumores indiferenciados. Se presentan clínicamente como estadios más avanzados, con un comportamiento más agresivo. En más del 95 % de los casos, expresan mutación del *TP53* y supresión de *BRCA*, además son tumores genéticamente muy inestables. Respecto al modelo teórico de carcinogénesis, se originarían directamente desde lesiones en las fimbrias capaces de implantar en el ovario o en la cavidad abdominal.

Sistema de estadificación

En 2014, el comité de la Federación Internacional de Ginecología y Obstetricia (FIGO) actualizó la clasificación, unificando en la misma el cáncer de ovario, trompa de Falopio y peritoneo, a raíz de los nuevos hallazgos sobre la etiopatogenia de estos tumores. Aunque la tomografía computarizada (TC) puede ser de utilidad para una aproximación diagnóstica, la clasificación de la FIGO se basa en los hallazgos quirúrgicos. Estos permiten establecer de manera precisa la histología, la extensión de enfermedad y, por ende, el pronóstico.

En la **tabla 32-2** se presentan las clasificaciones actuales de la FIGO y la de tumor, ganglios (*nodes*) y metástasis (TNM).

Respecto a anteriores clasificaciones de la FIGO, se han realizado algunas modificaciones cuyo fin último es determinar su implicación pronóstica mediante la recogida de datos prospectivos. El estadio IC se subdividió en tres categorías: IC1 (rotura quirúrgica), IC2 (rotura capsular previa a cirugía o implantes en superficie) y IC3 (celularidad maligna en lavado peritoneal o líquido ascítico); mientras que el estadio IIC ha sido suprimido.

Asimismo, se incluyó específicamente la afectación linfática retroperitoneal, dada su implicación pronóstica: IIIA1(i) (metástasis ≤ 10 mm) y IIIA1(ii) (metástasis > 10 mm). La definición del estadio IIIA2 ha cambiado a: afectación microscópica, independientemente de la afectación ganglionar. El estadio IVB se modificó para incluir metástasis en los ganglios inguinales. Conviene destacar que las pacientes con cáncer de ovario en aparente estadio inicial corresponderían a los estadios IA, IB, IC y IIA a falta de estadificación quirúrgica completa, es por ello la denominación de «aparente».

Diagnóstico y estudio de extensión

La realización de revisiones ginecológicas en pacientes asintomáticas se ha postulado como útil para el diagnóstico de cáncer de ovario, sin embargo, dos ensayos clínicos aleatorizados (uno europeo y otro americano) no han podido demostrar la utilidad del uso del marcador tumoral del antígeno carbohidratado 125 (Ca-125) y la ecografía como método de *screening* (cribado) en la población general. Por tanto, y en base a los ensayos UKCTOCS y PLCO (Prostate, Lung, Colorectal and Ovarian Cancer Screening Trial), hoy en día no existe una modalidad de cribado efectiva para el cribado del cáncer

Tabla 32-2. Clasificación FIGO de estadificación de cáncer de ovario, trompa de Falopio y peritoneo y TNM

FIGO		TNM
Estadio I		T1-N0-M0
IA	Tumor limitado a un ovario/trompa (no tumor en superficie, ni en ascitis o lavado peritoneal)	T1a-N0-M0
IB	Tumor limitado a ambos ovarios/trompas (no tumor en superficie, ni en ascitis o lavado peritoneal)	T1b-N0-M0
IC	Tumor limitado a uno o ambos ovarios/trompas y alguno de los siguientes:	T1c-N0-M0
IC1	Rotura quirúrgica de la cápsula	T1c1-N0-M0
IC2	Rotura preoperatoria de la cápsula o implantes en superficie	T1c2-N0-M0
IC8	Celularidad maligna en ascitis o lavado peritoneal	T1c3-N0-M0
Estadio II	Afectación tumoral limitada a la pelvis	T2-N0-M0
IIA	Afectación o implantes en útero, ovarios o trompas de Falopio (según primario)	T2a-N0-M0
IIB	Afectación de otros órganos pélvicos intraperitoneales	T2b-N0-M0
Estadio III	Afectación más allá de la pelvis con/sin metástasis ganglionares	
IIIA1	Afectación ganglionar (sin afectación peritoneal):	T1/2-N1-M0
IIIA1(i)	Metástasis < 10 mm	
IIIA1(ii)	Metástasis > 10 mm	
IIIA2	Afectación peritoneal microscópica (independientemente de afectación ganglionar)	T3a2-N0/1-M0
IIIB	Afectación peritoneal macroscópica, implantes de hasta 2 cm (independientemente de afectación ganglionar)	T3c-N0/1-M0
IIIC	Afectación peritoneal macroscópica, implantes > 2 cm (independientemente de afectación ganglionar)	Cualquier T-Cualquier N-M1
Estadio IV	Metástasis a distancia (excluyendo peritoneales)	
IVA	Derrame pleural con citología positiva	
IVB	Metástasis parenquimatosas o extraabdominales (incluida la afectación ganglionar inguinal o más allá de la cavidad peritoneal)	

FIGO: Federación Internacional de Ginecología y Obstetricia; M0: ausencia de metástasis a distancia; M1: metástasis a distancia; Mx: estatus de metástasis a distancia no evaluado; N0: ausencia de metástasis ganglionares; N1: metástasis ganglionares; Nx: estatus ganglionar no evaluado; TNM: tumor, ganglios (*nodes*) y metástasis.

de ovario, persistiendo una falta de consenso en cuanto a las pruebas diagnósticas y cuándo realizarlas, con el objeto de la detección precoz del cáncer de ovario. Conviene mencionar que la mayoría de las masas anexiales son descubiertas de modo incidental durante revisiones ginecológicas rutinarias.

La actitud clínica ante una masa anexial sospechosa tiene como objetivo identificar la posible naturaleza maligna, con el objetivo de derivar a la paciente al equipo adecuado, para su estudio y tratamiento. Para ello, se realizará siempre una anamnesis, una exploración física y se solicitarán diferentes pruebas complementarias (**Fig. 32-4**). Puede aportar mucha información y elevar la sospecha diagnóstica una correcta identificación de factores de riesgo de padecer cáncer de ovario, recogiendo antecedentes familiares o personales, riesgo de mutaciones oncogénicas conocidas, así como antecedentes de otras neoplasias, como de mama, de endometrio o de colon.

Se realizará siempre una exploración física, la cual puede ser de mucha utilidad, aportando información no valorable por pruebas de imagen. La exploración pélvica dirigida puede adelantar posibles signos de infiltración. Que una tumoración sea móvil frente a una que sea fija o poco móvil ha de advertir sobre

las dificultades quirúrgicas que se podrían encontrar, pudiendo también establecer el diagnóstico de una pelvis congelada o la sospecha de afectación colorrectal. Se realizará también una valoración del estado general, siendo recomendable el uso de escalas estandarizadas, como la escala del Eastern Cooperative Oncology Group (ECOG), estando en pacientes con un ECOG de 3 contraindicada la mayoría de las cirugías mayores.

La exploración abdominal se realizará para valorar la presencia de ascitis, el tamaño de la tumoración, cicatrices de cirugías previas o posibles implantes/metástasis en sitios de laparoscopia recientes.

Pruebas de imagen-ecografía

La caracterización de las masas anexiales es de vital importancia para definir los circuitos de tratamiento que más beneficien a las pacientes. Se ha utilizado una amplia variedad de pruebas de imagen para el diagnóstico diferencial de las masas anexiales, sin embargo, la ecografía transvaginal es la herramienta diagnóstica más utilizada, dada su disponibilidad, tolerabilidad por la paciente y por su coste-efectividad.

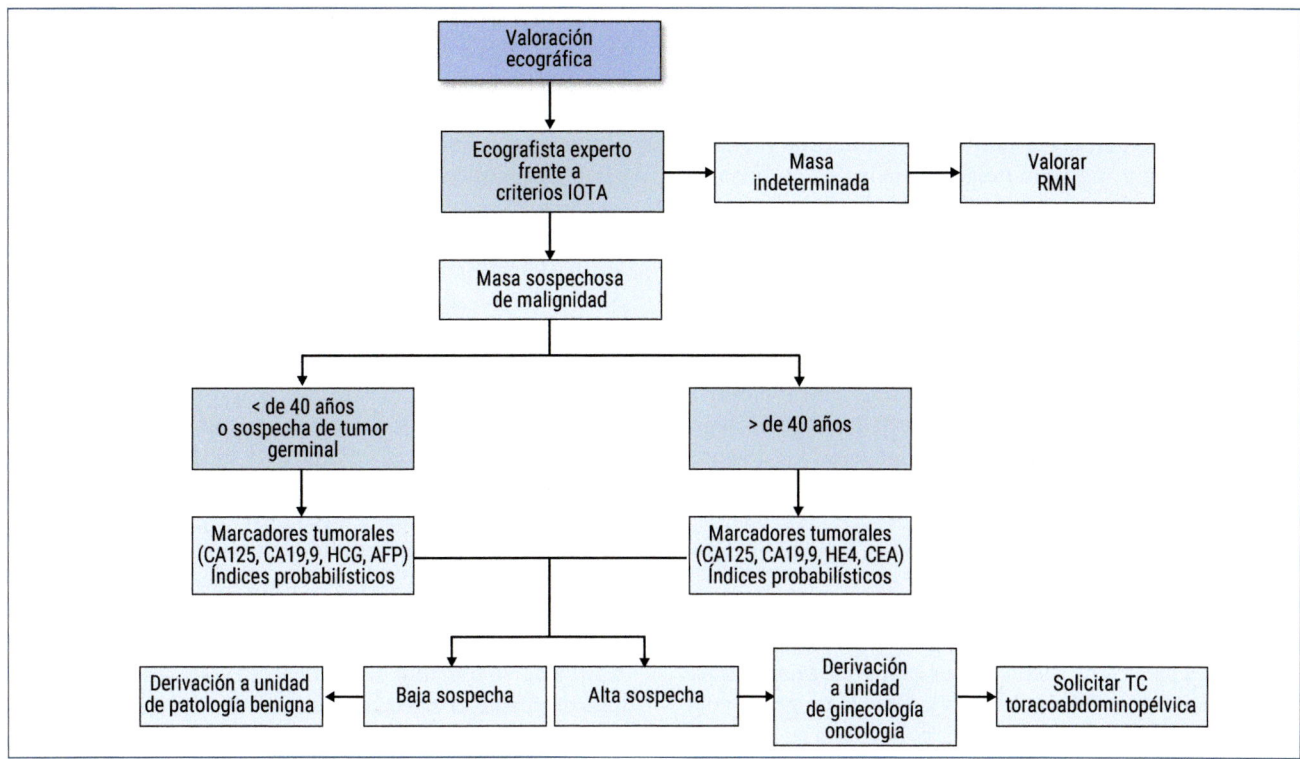

Figura 32-4. Algoritmo de manejo ante una masa anexial.
IOTA: International Ovarian Tumor Analysis; RM: resonancia magnética; TC: tomografía computarizada.

La ecografía transvaginal puede definir la localización, dependencia, lateralidad y ecogenicidad de las masas anexiales, así como identificar los criterios ecográficos que orienten a malignidad. La precisión diagnóstica de la ecografía ginecológica a la hora de diferenciar tumoraciones benignas y malignas del ovario depende del grado de experiencia que tenga el ecografista, lo cual redunda en un menor número de cirugías innecesarias.

La ecografía es, por tanto, la técnica de imagen de primera línea para el diagnóstico de las masas anexiales, no habiendo demostrado tener ninguna otra prueba un mejor rendimiento diagnóstico que la ecografía. No obstante, no siempre se podrá disponer de un ecografista experto, y es por ello por lo que se han desarrollado distintos sistemas de puntuación que permiten la valoración de una masa anexial de forma más objetiva por un explorador menos experimentado.

El sistema de puntuación del International Ovarian Tumor Analysis (IOTA) (Tabla 32-3) es probablemente el modelo más usado y recomendado, aplicable en la mayoría de los casos tanto para ecografistas expertos como no expertos. Para su desarrollo, se probaron varios modelos que incluían distintas combinaciones de variables, finalmente tras varios estudios de validación, se demostró la validez del modelo más simplificado. Las *simple rules* (reglas simples) tienen aplicabilidad en aproximadamente el 80 % de las masas anexiales, quedando el resto como indeterminadas. Actualmente su uso está ampliamente aceptado y recomendado.

Si se compara el uso de las reglas del IOTA con la resonancia magnética (RM) a la hora de categorizar las masas anexiales para su tratamiento en función del riesgo de malignidad, el uso de la ecografía ha demostrado asociarse a menos intervenciones quirúrgicas innecesarias, sin aumentar el retraso en el diagnóstico de tumoraciones malignas. Adicionalmente la

ecografía es superior a la RM a la hora de categorizar histológicamente los tumores en una paciente con masas anexiales.

Tabla 32-3. Criterios ecográficos simplificados de IOTA

Se valoran cinco criterios ecográficos de benignidad (B) y cinco de malignidad (M):

M1	Tumor sólido con contornos irregulares
M2	Ascitis
M3	≥ 4 proyecciones papilares
M4	Tumor multilocular > 10 cm con áreas sólidas
M5	Vascularización abundante
B1	Lesión unilocular
B2	Componente sólido < 7 mm
B3	Sombra acústica
B4	Tumor multilocular > 10 cm sin áreas sólidas
B5	Vascularización ausente
Maligno	≥ 1 criterio de malignidad, no criterios de benignidad
Benigno	≥ 1 criterio de benignidad, no criterios de malignidad
No clasificable	Ningún criterio de benignidad o malignidad o criterios de ambos grupos

Adaptada de: Timmerman D, Van Calster B, Testa A, Savelli L, Fischerova D, Froyman W, et al. Predicting the risk of malignancy in adnexal masses based on the Simple Rules from the International Ovarian Tumor Analysis group. Am J Obstet Gynecol. 2016;214 (4):424-37.

IOTA: International Ovarian Tumor Analysis.

El sistema de clasificación de datos e informes de imágenes ginecológicas (GI-RADS, Gynecologic Imaging Reporting and Data System) categoriza el riesgo de malignidad en cinco categorías estandarizadas (Tabla 32-4). Cada una de las categorías corresponde cualitativamente a un tipo de lesión ovárica o grupo y asigna un riesgo de malignidad probabilístico en función de en qué categoría esté clasificado.

Varios estudios han demostrado y validado el valor del sistema GI-RADS en la evaluación de masas anexiales malignas en mujeres candidatas a intervención quirúrgica. GI-RADS es una forma de representar de forma estructurada en el informe la caracterización subjetiva por un examinador experto de una masa anexial. Esto sirve para mejorar la comunicación entre los distintos especialistas, ginecólogos y los ecografistas, al proponer y homogeneizar un diagnóstico etiológico y/o un riesgo estimado de malignidad para orientar el manejo clínico.

Otras pruebas de imagen

Respecto a la RM, es un arma terapéutica de segunda línea diagnóstica para casos seleccionados en los que existan dudas sobre la naturaleza del tumor o en los que la ecografía es no concluyente. Recientemente se ha comparado su precisión diagnóstica (valorada por un radiólogo experto) con el uso de los criterios ecográficos IOTA, presentando similar rendimiento diagnóstico, pero con la dificultad de su menor disponibilidad y de los costes adicionales, quedando, por tanto, como segunda línea.

En estas situaciones, es preciso incluir las secuencias T1 y T2, así como un estudio de perfusión/difusión para la valoración del componente sólido. En aquellos casos donde no es posible una evaluación ecográfica adecuada por un experto, o en casos en los que se establece como indeterminada la naturaleza de la masa anexial, la RM puede ayudar a mejorar la sensibilidad y la especificidad del diagnóstico en pacientes con masas anexiales, o permite caracterizarlas. Se recomienda clasificarlas acorde a un *score* tipo del sistema de informe radiológico estandarizado de las lesiones ováricas-anexiales (O-RADS, Ovarian-Adnexal Reporting & Data System).

Respecto a la TC, su utilidad diagnóstica en el supuesto de masas anexiales es limitada, siendo superada por la ecografía y la RM. Su aportación queda limitada al estudio de extensión ante la sospecha de masas anexiales y el diagnóstico incidental de las mismas. La TC tiene utilidad en casos de masas sospechosas para el diagnóstico de extensión de la enfermedad, permitiendo visualizar metástasis a distancia y excluir cánceres sincrónicos de otros lugares que pueden alterar el manejo y tratamiento.

En pacientes con sospecha de cáncer de ovario en aparente estadio inicial, se recomienda la realización de una TC de abdomen y pelvis (± tórax). Sin embargo, la tasa de falsos negativos es alta, encontrando enfermedad oculta en un porcentaje alto de pacientes (un 20 % aproximadamente) con estudio negativo en TC y posterior estadificación quirúrgica.

En pacientes con sospecha de enfermedad avanzada, aunque la TC es la herramienta diagnóstica más utilizada en la práctica clínica habitual para evaluar el grado de diseminación tumoral y la presencia de carcinomatosis peritoneal, el uso de índices de carcinomatosis aplicados a la TC tiene un rendimiento bajo a la hora de predecir la posibilidad de citorreducción completa de estos tumores, que es el objetivo de la cirugía. No obstante, sí que tiene una especificidad alta a la hora de establecer afectación tumoral de ciertas localizaciones anatómicas, que contraindicarían de entrada la citorreducción al no poder lograrse un resto tumoral ausente.

Su amplia disponibilidad hace que sea útil como herramienta diagnóstica de primera línea para identificar a las pacientes que no deben ser seleccionadas para cirugía citorreductora por otras situaciones más allá de la afectación intraperitoneal, como aquellas con metástasis a distancia intraparenquimatosas, eventos tromboembólicos agudos o tumores metastásicos secundarios que limiten el pronóstico.

No se recomienda el uso de la TC como criterio único para selección de pacientes candidatas a cirugía, sino como una herramienta complementaria a otras (p. ej., laparoscopia diagnóstica) a la hora de seleccionar pacientes dentro de un contexto clínico.

Se ha tenido en cuenta también la aplicabilidad de la tomografía por emisión de positrones (PET)-TC en el proceso diagnóstico de cáncer de ovario y/o estudio de

Tabla 32-4. Clasificación GI-RADS

GI-RADS	Diagnóstico	Probabilidad de malignidad	Definición
1	Benigno	0 %	Ovarios normales, sin masa anexial
2	Muy probablemente benigno	1 %	Lesiones anexiales de aparente origen funcional (p. ej., folículos, cuerpo lúteo, quistes hemorrágicos)
3	Probablemente benigno	1-4 %	Lesiones anexiales neoplásicas consideradas benignas (p. ej., endometrioma, teratoma, quiste simple, hidrosálpinx, quiste paraovárico, seudoquiste peritoneal, mioma pediculado, hallazgos sugestivos de enfermedad inflamatoria pélvica)
4	Probablemente maligno	5-20 %	Cualquier lesión GI-RADS 1-3 con 1-2 hallazgos sugestivos de malignidad*
5	Muy probablemente maligno		Masas anexiales con tres o más hallazgos sugestivos de malignidad*

*Criterios ecográficos de malignidad (IOTA *simple rules* [reglas simples]): tumor sólido irregular, ascitis, >4 papilas, tumor multilocular sólido > 100 mm o ecografía Doppler color +++/+++.

GI-RADS: sistema (de clasificación) de datos e informes de imágenes ginecológicas (Gynecologic Imaging Reporting and Data System); IOTA: International Ovarian Tumor Analysis.

extensión. En comparación con la TC, no parece aportar información adicional relevante respecto a la evaluación de la diseminación peritoneal del cáncer de ovario. Sí que puede desempeñar algún papel como técnica complementaria en el diagnóstico de metástasis en los ganglios linfáticos, especialmente fuera de la cavidad abdominal, o en la caracterización de lesiones poco claras en áreas clave que alterarían el manejo clínico (p. ej., lesiones torácicas). En estadios iniciales, ha demostrado poca utilidad, no recomendándose su uso para guiar decisiones clínicas en este escenario.

Pruebas de laboratorio

Los marcadores tumorales no son pruebas diagnósticas definitivas por su falta de precisión (sensibilidad/especificidad/valor predictivo negativo/valor predictivo positivo). Tampoco son útiles para la detección temprana de neoplasias, pero sí ayudan a orientar el diagnóstico de sospecha de malignidad conjuntamente con otras pruebas diagnósticas.

En las últimas décadas, se ha venido desarrollando el uso de biomarcadores serológicos para el diagnóstico diferencial de las masas anexiales. El Ca-125 ha sido ampliamente estudiado y utilizado en este contexto, si bien con una utilidad limitada. Se trata de una glicoproteína que se expresa en las células del epitelio celómico y en las células de los tumores epiteliales de ovario. En el 99 % de las mujeres sanas, su valor es inferior a 35 U/mL; sin embargo, hasta en el 20 % de los cánceres de ovario en estadio inicial, cursan también con un valor inferior a 35 U/mL.

Diversas situaciones comunes, como gastroenteritis, endometriosis, miomas, menstruación, embarazo y posparto, entre otras muchas, así como otros tumores, como el cáncer de origen gastrointestinal, pancreático, mamario o endometrial, pueden elevar el Ca-125, por tanto, se trata de un marcador poco específico. En mujeres posmenopáusicas con una masa anexial, la elevación del Ca-125 >35 U/mL tiene una especificidad del 50-80 %. Es por ello por lo que no se considera un buen marcador independiente para el diagnóstico de cáncer de ovario en estadio inicial, pero sí ha demostrado tener utilidad para monitorizar el tratamiento y la respuesta a la quimioterapia de estadios avanzados.

La proteína 4 del epidídimo humano (HE4) ha supuesto un cambio sustancial entre los biomarcadores serológicos para el diagnóstico de cáncer de ovario. La función de esta proteína sigue sin estar clara, expresándose en tejidos epiteliales sanos (epidídimo, epitelio de los órganos genitales femeninos, cavidad oral, etc.) y en otros tumores epiteliales (pulmón, mama, páncreas), sin embargo, tiene una mayor expresión en neoplasias de ovario. Su positividad varía con el tipo tumoral, siendo del 100, 93 y 50 % en carcinomas endometrioides, serosos de alto grado y células claras respectivamente, no expresándose en carcinomas mucinosos.

La determinación de HE4 tiene una especificidad mayor que la determinación de Ca-125 y una sensibilidad similar. La HE4, a diferencia del Ca-125, no se modifica con el ciclo menstrual, ni con la endometriosis, y con poca frecuencia, se eleva en presencia de patología anexial benigna.

Con el objetivo de diferenciar la naturaleza de una masa anexial, se han desarrollado diferentes índices predictivos basados en biomarcadores y ecografía. Tienen la ventaja de eliminar la variabilidad interobservador e intraobservador, estimar una probabilidad y aumentar la eficacia y la eficiencia.

Existen diversos algoritmos con varias combinaciones de biomarcadores, siendo el algoritmo del riesgo de malignidad ovárica (ROMA, *risk of ovarian malignancy algorithm*) el que parece tener mejor aceptación, dada su aplicabilidad y reproducibilidad. Se trata de una regresión logística basada en la determinación de Ca-125 + HE4 + el estado menopáusico de la paciente.

Para el diagnóstico de malignidad en masas anexiales sospechosas, tiene: una sensibilidad del 76,5 y 92,3 % para mujeres premenopáusicas y posmenopáusicas, respectivamente; y una especificidad del 74,8 y 74,7 % para mujeres premenopáusicas y posmenopáusicas, respectivamente. Su uso está aprobado en la Unión Europea en mujeres > 18 años en presencia de una formación anexial, siempre en combinación con una evaluación clínica y ecográfica, no pudiendo ser utilizado como método de cribado.

Tratamiento quirúrgico del estadio inicial

El cáncer de ovario en aparente estadio inicial hace referencia a aquellos casos con ausencia de evidencia tumoral en pruebas de imagen, analíticas y clínicas, en las que el tumor parece estar confinado a uno o ambos ovarios o trompa (estadio FIGO I-II).

La estadificación quirúrgica tiene como objetivo resecar órganos aparentemente sanos para determinar mediante su estudio histológico si existen metástasis ocultas a las pruebas realizadas preoperatoriamente.

Clásicamente, se ha considerado que hasta en un tercio de los casos puede haber enfermedad oculta, lo cual puede suponer un cambio en el tratamiento adyuvante de estas pacientes con impacto en la supervivencia. Es por este motivo por lo que, en pacientes con cáncer de ovario en aparente estadio inicial, se recomienda una estadificación quirúrgica completa que incluye histerectomía, doble anexectomía, citología peritoneal, omentectomía, apendicectomía, biopsias peritoneales y linfadenectomía, con algunas excepciones personalizadas acorde a rasgos histológicos.

Estadificación quirúrgica

El tratamiento quirúrgico del cáncer de ovario en estadio aparentemente inicial tiene un doble objetivo. Por una parte, la resección completa del tumor, y por otra, valorar la extensión de enfermedad. Para ello, se recomienda la realización de una estadificación quirúrgica completa (**Tabla 32-5**).

El objetivo, aparte de la resección total del tumor, es diagnosticar la enfermedad oculta en forma de implantes microscópicos en los órganos resecados, hecho que sucede hasta en un 20-30 % de los pacientes, teniendo en cuenta el conjunto de todos los procedimientos de estadificación.

Un reciente metanálisis actualiza esta pregunta clínica, atribuyendo un porcentaje global de supraestadificación del

Tabla 32-5. Procedimientos quirúrgicos de estadificación quirúrgica en cáncer de ovario en aparente estadio inicial

Estadificación intraperitoneal:

- Cuidadosa inspección intraabdominal
- Lavado peritoneal para evaluación citológica/ascitis
- Omentectomía infracólica
- Apendicectomía (si hay sospechosa afectación macroscópica o tumor primario metastásico)
- Histerectomía total
- Anexectomía bilateral
- Biopsias peritoneales de zonas sospechosas o aleatorias en su defecto (peritoneo vesical, fondo de saco, ambas correderas parietocólicas, peritoneo pélvico y cúpula diafragmática)

Estadificación retroperitoneal: linfadenectomía pélvica y paraaórtica (límites craneocaudales de la vena renal izquierda-nervio obturador/vasos circunflejos)

18,7 %, variando entre el 4,3 y el 38,5 % entre los estudios incluidos (**Fig. 32-5**). Ciertas características histológicas de los tumores influyen directamente en la incidencia de metástasis oculta.

Conviene destacar que, aunque la indicación de la cirugía de estadificación es firme, su realización no sucede en todas las pacientes, realizándose una estadificación completa solo en el 50 % de los casos. Hay que mencionar que la realización de forma completa de la cirugía de estadificación está relacionada con la experiencia del cirujano, y aumenta conforme lo hace su experiencia.

Existe controversia con respecto a la vía de abordaje de la masa anexial sospechosa de malignidad. Aunque la laparotomía es la recomendación formal actual, esta conclusión está basada mayormente en una revisión sistemática.

Un estudio posterior a esta revisión (no incluido en la misma), con una muestra de casi 5.000 pacientes, no concluye que la vía laparoscópica esté asociada a una peor supervivencia. Una vez incluido en posteriores metanálisis, muy posiblemente cambie esta recomendación. La justificación teórica para recomendar la laparotomía frente a la laparoscopia es que la exploración completa de la cavidad abdominal solo puede realizarse en el primer caso, y que el riesgo de rotura yatrogénica de la masa tumoral pudiera resultar menor en el caso de la laparotomía.

En caso de realizar un abordaje laparoscópico de una masa anexial, han de seguirse los mismos criterios y maniobras de seguridad oncológica que en la laparotomía, la exploración sistemática del abdomen, evitar la rotura capsular quirúrgica, realizando la extracción en bolsa estanca, y en tumores grandes, utilizar técnicas de laparoscopia abierta y antiextravasación.

Habría que matizar que sí se recomienda la vía laparoscópica para la cirugía de reestadificación. En caso de hallazgo incidental de carcinomatosis durante la cirugía, se recomienda la toma de biopsias (suficientemente representativas) y remitir a una unidad de ginecología oncológica.

Linfadenectomía

La exéresis de los ganglios pélvicos y paraaórticos está indicada en la cirugía de cáncer de ovario en estadio inicial. Se trata, sin embargo, de un procedimiento que precisa de experiencia previa y que no está exento de morbilidad. Se asocia a morbilidad intraoperatoria, como lesiones vasculares y postoperatoria, como son los linfedemas, linforrea o ascitis quilosa, incluso cuando la realizan cirujanos expertos. La probabilidad de afectación linfática ronda el 8,7-13 % de las pacientes.

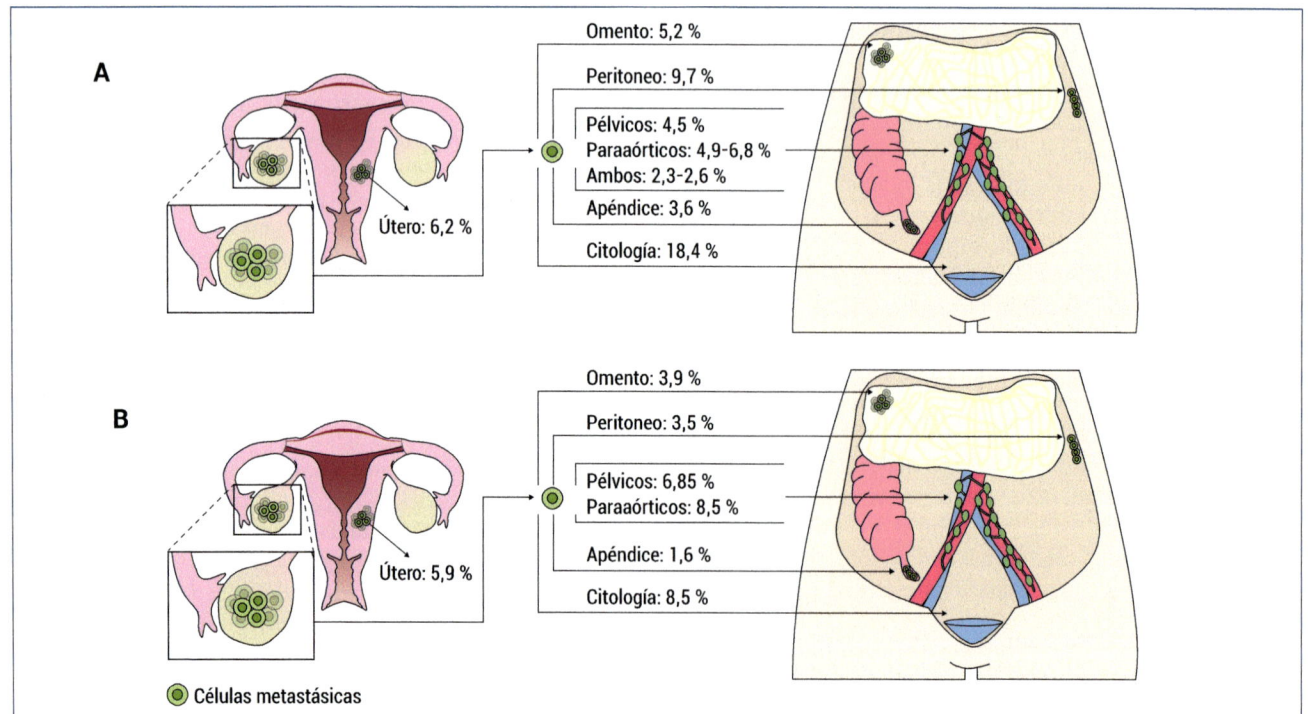

Figura 32-5. Incidencia de afectación tumoral tras cirugía de estratificación y tasa de supraestadificación en pacientes con cáncer de ovario epitelial en aparente estadio inicial. **A)** Afectación tumoral. **B)** Tasa de supraestadificación.

Respecto a la localización concreta, en dos revisiones bibliográficas, presentaron metástasis paraaórticas el 4,9-6,8 %, metástasis pélvicas el 4,5 %, y en ambas localizaciones, el 2,3-2,6 %.

Respecto al número de ganglios obtenidos en la linfadenectomía, teóricamente, cuantos más ganglios se obtengan en el procedimiento, más aumenta la posibilidad de detección de metástasis ocultas. Sin embargo, en un metanálisis al respecto, no se encontró ninguna asociación significativa entre el aumento de estadio y el número de ganglios linfáticos extirpados. Sí que se encontró una tendencia de un aumento de estadio de un 0,2 % superior por cada ganglio extra extirpado.

En base a esto, teóricamente, omitir la realización de una linfadenectomía en cáncer de ovario en estadio aparentemente inicial puede condicionar el infradiagnóstico de metástasis, excluyendo a ciertas pacientes del beneficio de la quimioterapia adyuvante.

Pese a lo expuesto, la realización de la linfadenectomía *per se* no ha demostrado beneficio en la supervivencia en estadios iniciales. Hay que decir de este único ensayo clínico realizado en este tema que no se logró llegar al número suficiente de pacientes para alcanzar la potencia adecuada para poder determinar el objetivo de la prueba, condicionado además por el hecho de que la quimioterapia adyuvante fue indicada a criterio de cada oncólogo.

En cáncer de ovario avanzado, se ha abandonado su uso recientemente al existir datos (concretamente un ensayo clínico) que no apoyan que impacte en la supervivencia y sí que aumenta la comorbilidad intraoperatoria y postoperatoria. Por lo expuesto, la linfadenectomía en estadios iniciales tiene un papel exclusivamente pronóstico, mientras que en los estadios avanzados, formaba parte del proceso de citorreducción quirúrgica.

El tipo histológico influye en la probabilidad de encontrar metástasis linfáticas; en los tumores de bajo grado, la incidencia global es del 2,9 %, siendo < 1 % en los no serosos y del 0 % en el subtipo mucinoso. Por ejemplo, en un reciente metanálisis, la tasa global de afectación linfática, teniendo en cuenta todas las histologías, fue del 8,7 %, pero si se excluyen los casos de tumores mucinosos, esta incidencia aumenta hasta el 12 %. Por tanto, cabe plantearse la realización de linfadenectomía en este tipo de procedimientos, teniendo en cuenta su posible comorbilidad, considerando algunos autores obviar la realización de esta.

Otros procedimientos

Respecto al resto de procedimientos que forman parte de la cirugía de estadificación de cáncer de ovario, la incidencia de enfermedad oculta es del 18,4-20 % en caso de citología de líquido ascítico/lavado peritoneal, 5,2-6 % en omento, 15 % en diafragma y 9,7-13 % en biopsia peritoneal, siendo precisamente estos procedimientos quirúrgicos los que con más frecuencia se omiten en la cirugía de estadificación.

Por ello, procedimientos que quizás se consideran más simples o de menor importancia, como son el lavado peritoneal o la toma ciega de biopsias de peritoneo, son, a la evidencia de los datos expuestos, igual o incluso más importantes a la hora de la detección de enfermedad oculta.

Respecto a la apendicectomía, la tasa de afectación tumoral es del 3,6 %, representando el 1,6 % de todas las supraestadificaciones. En lo referente a la realización de apendicectomía sistemática en tumores de extirpe mucinosa, solo existe un estudio específico, con una muestra muy limitada (24 pacientes), donde no hubo afectación apendicular.

Histología y grado de diferenciación

El tipo histológico influye directamente en la posibilidad de supraestadificación con diferencias significativas entre los subgrupos (**Tabla 32-6**). Las pacientes con tumores serosos tienen la tasa mayor del total de tumores con un 35,3 %. Los tumores endometrioides, de células claras y mucinosos tienen un tasa global de supraestadificación del 19,7, 11,2 y 7,4 % tras una estadificación quirúrgica completa. La clasificación bimodal (de alto y bajo grado) se asocia a una diferente tasa de supraestadificación, siendo globalmente del 17,6 % para tumores de bajo grado y del 40,9 % para los de alto grado.

Supraestadificación

El papel de la supraestadificación en cáncer de ovario se describió hace más de 30 años. Conceptualmente se basa en la detección de enfermedad microscópica, lo cual potencialmente permite evitar infradiagnosticar la enfermedad y que, en estos casos, se beneficien de quimioterapia adyuvante y los tratamientos de estadios avanzados.

Respecto a los estadios iniciales, la actual recomendación es prescribir quimioterapia adyuvante. Se basa en el beneficio obtenido en términos de intervalo libre de enfermedad y supervivencia provenientes de los resultados de una revisión Cochrane. Si se analiza en detalle esta recomendación, hace referencia al uso de adyuvancia independientemente de la estadificación. Los resultados del metanálisis se basan principalmente en los dos ensayos clínicos realizados al respecto: ACTION Trial, el ICON1 Trial y el seguimiento a largo plazo del primero.

Conviene matizar esta conclusión. Respecto al ACTION Trial, solamente un tercio de las pacientes fueron sometidas a una cirugía de estadificación reglada y completa. Si se centra la atención en el análisis por subgrupos: en el grupo de estadificación completa (adyuvancia frente a observación),

Tipo histológico	Tasa de supraestadificación	Grado tumoral	Tasa de supraestadificación
Seroso	35,3 %	Bajo	17,6 %
Endometrioide	19,7 %		
Células claras	11,2 %	Alto	40,9 %
Mucinoso	7,4 %		

Tabla 32-6. Tasa de supraestadificación acorde a los hallazgos anatomopatológicos

las pacientes obtuvieron una supervivencia mayor respecto a las no estadificadas.

Por lo expuesto, la recomendación actual respecto a la reestadificación de no realizar la cirugía, si van a recibir quimioterapia adyuvante igualmente por otros factores, debe ser tomada con cautela y no como recomendación firme.

En el ICON 1 Trial, la mayoría de pacientes no recibió una estadificación quirúrgica completa, por tanto, el beneficio encontrado en términos de intervalo libre de enfermedad y supervivencia puede ser atribuible a la enfermedad oculta no diagnosticada. Es por ello por lo que la conclusión de estos estudios y de la revisión sistemática debiera ser más bien la de recomendar adyuvancia en las pacientes no estadificadas.

La quimioterapia adyuvante tras cirugía de estadificación en cáncer de ovario inicial no es un tratamiento inocuo, pues conlleva comorbilidad asociada, como es el caso de diarrea, náuseas, vómitos, alopecia, astenia, leucopenia, etc. Asimismo, incrementa a lo largo del tiempo el riesgo de leucemia y de otros tumores primarios en supervivientes a largo plazo.

Confirmación histológica del diagnóstico de certeza

Otro punto controvertido es cómo planificar la cirugía de pacientes con una masa anexial sospechosa de malignidad. Existen dos posibles estrategias (**Fig. 32-6**). La primera consiste en realizar la resección de la masa y un análisis histológico intraoperatorio; en caso de confirmar la malignidad, completar la estadificación quirúrgica completa en el mismo acto quirúrgico. Esta estrategia tiene la ventaja de que evita una segunda cirugía diferida, pero puede sobretratar a la paciente en caso de que el diagnóstico en el estudio diferido varíe respecto al intraoperatorio.

La otra estrategia es realizar la resección de la tumoración y su estudio diferido, y en un segundo tiempo, completar el tratamiento pertinente según el diagnóstico anatomopatológico final. De esta forma, se evita el sobretratamiento, aunque supone realizar dos actos quirúrgicos, con la consiguiente incomodidad para la paciente e impacto en la programación quirúrgica.

Si bien ambas estrategias son válidas, la estrategia a elegir dependerá fundamentalmente de la experiencia del equipo quirúrgico, de la disponibilidad del anatomopatólogo para el análisis intraoperatorio, de los recursos de cada centro y de las características de la paciente. La precisión de la biopsia intraoperatoria para el diagnóstico de malignidad de la masa anexial presenta sensibilidades aceptables y altas especificidades, pero con limitaciones inherentes a la propia técnica, por lo que debe sopesarse en ciertas circunstancias.

En caso de tumores mucinosos, metastásicos o pacientes con deseo de preservación de la fertilidad, es preferible optar por una estrategia en dos tiempos donde se tomen decisiones en base a un estudio diferido.

TRATAMIENTO DEL CÁNCER DE OVARIO EN ESTADIO AVANZADO

En la mayoría de los escenarios, la presentación del cáncer de ovario será en forma de carcinomatosis. Hoy en día, se trata de una situación clínica en la que pocas pacientes van a alcanzar la curación, siendo el objetivo de todos los tratamientos que se ofrezcan alargar el intervalo libre de enfermedad hasta la recidiva y la supervivencia global, teniendo en mente no empeorar la calidad de vida de estas pacientes.

Se dispone de tres armas terapéuticas: la cirugía, la quimioterapia y los fármacos de mantenimiento. La cirugía radical representa la primera de ellas con un peso específico muy importante. La resección completa de todo el tumor macroscópico en la cirugía de cáncer de ovario representa un factor

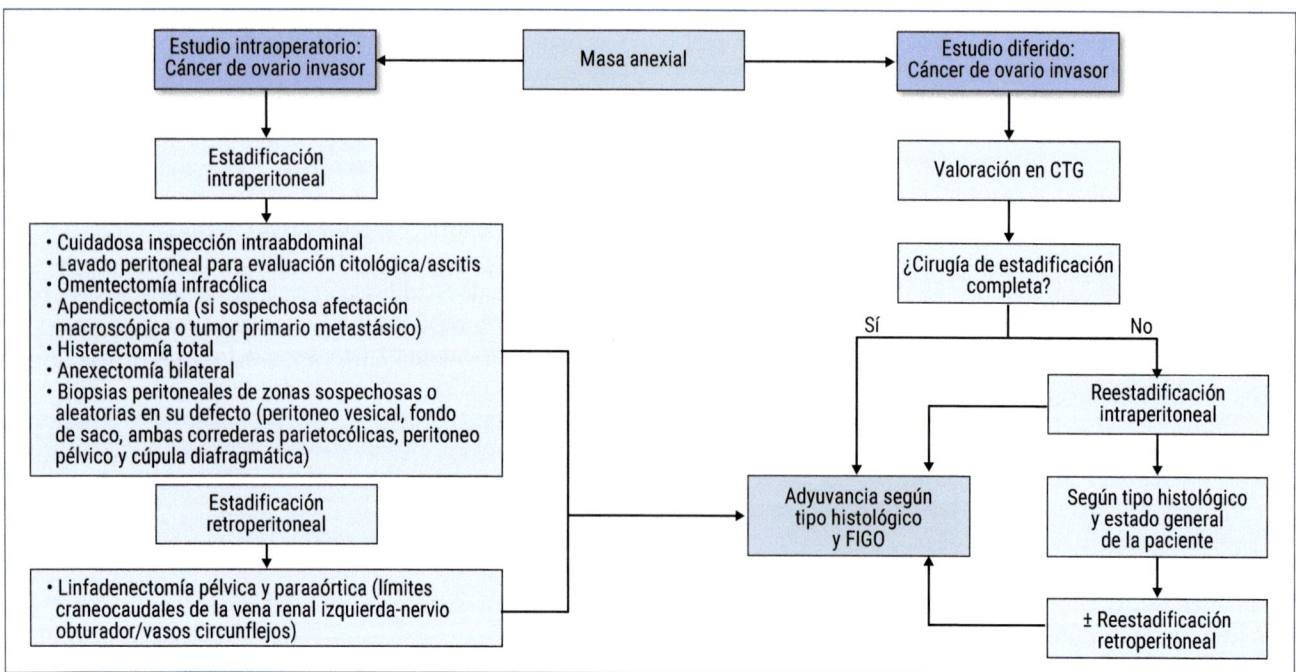

Figura 32-6. Tratamiento quirúrgico del cáncer de ovario en aparente estadio inicial.
CTG: cardiotocografía; FIGO: Federación Internacional de Ginecología y Obstetricia.

pronóstico independiente que aumenta significativamente el intervalo libre de enfermedad y la supervivencia global de estas mujeres.

El cáncer de ovario se propaga fundamentalmente por diseminación peritoneal, aunque también por extensión directa, linfática y hematógena. El crecimiento del CEO sucede inicialmente de forma local, invadiendo la cápsula, el mesoovarios, y, tras atravesar la cápsula o romperse la masa anexial, desprende células a la cavidad abdominal, dando lugar a una diseminación peritoneal o siembra peritoneal, la cual representa la forma de presentación más común.

Es importante destacar que se trata de una enfermedad con un tropismo celular específico a la serosa de las vísceras abdominales, pudiendo afectar a todas las superficies peritoneales. Estos implantes metastásicos raramente invaden en profundidad a los órganos, y más bien los afectan por compresión extrínseca secundaria al crecimiento y volumen tumoral.

La teoría de la citorreducción tumoral se basa en el crecimiento tumoral «gompertziano», el cual distingue entre dos tipos de células dentro del tumor, las proliferantes y las quiescentes. Los datos empíricos sugieren que, cuanto mayor es el tumor, más probable es que una célula proliferante se vuelva quiescente y más improbable es que una célula quiescente vuelva a entrar en el ciclo de proliferación.

Dicho de otra manera, el tumor crece más rápido cuanto menor es su tamaño y hace que sea más susceptible de ser eliminado por la acción de los agentes quimioterápicos. Por tanto, la resección de toda la enfermedad macroscópica visible, a través de la cirugía, eliminaría o reduciría drásticamente la presencia de estos clones tumorales quiescentes. Esta es la justificación teórica que explica que la obtención de un residuo macroscópico tumoral ausente se asocie a un aumento de la supervivencia y del intervalo libre de enfermedad.

El beneficio en la supervivencia en caso de resección completa es tan impresionante que no es discutible negar a una paciente, si es técnicamente posible, la cirugía citorreductora (CCR) con extirpación completa del tumor, teniendo en cuenta la comorbilidad y los factores de riesgo individual de la paciente.

CIRUGÍA EN CÁNCER DE OVARIO EN ESTADIO FIGO IIB-IV

La CCR o *debulking* en los casos de cáncer de ovario avanzado tiene una finalidad terapéutica demostrada. Su objetivo ha de ser la exéresis completa (R0) de cualquier tumor visible sin dejar enfermedad residual macroscópica (Tabla 32-7), dado que el volumen de enfermedad residual tras la cirugía repercute en el riesgo de recidiva y la tasa de supervivencia final de las pacientes. La CCR del cáncer de ovario suele realizarse en el momento del diagnóstico y requiere una gran competencia del cirujano para aplicar diversas técnicas quirúrgicas multiviscerales.

Ya en 1934, Meigs defendió que la CCR en el cáncer de ovario avanzado podía potenciar los efectos de la radioterapia postoperatoria. El concepto de citorreducción primaria recibió apoyo cuando se demostró que la supervivencia depende de la enfermedad residual. Desde entonces, muchos otros autores y metaanálisis han confirmado esta observación.

Tabla 32-7. Definiciones de tipos de cirugía

- Cirugía de estadificación: cirugía realizada en estadios iniciales de la enfermedad para conocer la extensión real de la misma
- Citorreducción primaria: resección de la enfermedad en estadios avanzados antes del inicio de cualquier otro tratamiento
- Cirugía de intervalo: resección de la enfermedad en estadios avanzados tras haber administrado tres/cuatro ciclos de quimioterapia
- Citorreducción secundaria: resección de la enfermedad en recidiva
- Cirugía de rescate: rescate quirúrgico de la enfermedad en persistencia tras completar quimioterapia de primera línea

Resultado oncológico según el consenso de Vancouver (recomendada):

- Óptima: sin evidencia macroscópica de tumor residual tras la cirugía (R0)
- Subóptima: con evidencia macroscópica de tumor residual tras la cirugía (R1-2)

Resultado oncológico según el resto tumoral:

- R0: sin evidencia macroscópica de tumor residual tras la cirugía
- R1: implante de mayor tamaño al finalizar la cirugía < 1 cm
- R2: implante de mayor tamaño al finalizar la cirugía ⩾ 1 cm

---

Si bien a finales de los años 90 el objetivo de la cirugía primaria se definía como enfermedad residual inferior a 1 cm, en base a la evidencia y consenso actual, el término de citorreducción «óptima» debe reservarse para aquellas pacientes con ausencia de enfermedad residual macroscópica, aunque hay evidencia de que la reducción a < 1 cm de enfermedad macroscópica también se asocia a cierto beneficio (v. Tabla 32-7).

En caso de citorreducción primaria con resección completa (óptima), la mediana del intervalo libre de enfermedad es de 17 meses, mientras que la mediana de supervivencia global es de 43 meses. En caso de citorreducción óptima tras cirugía de intervalo, la mediana de intervalo libre de enfermedad y de supervivencia global es de 33 y 14 meses, respectivamente.

Existe cierta controversia respecto a qué actitud terapéutica es la que mejores resultados ofrece a las pacientes en tanto a si es mejor realizar una citorreducción primaria en caso de que sea *a priori* factible la resección macroscópica de todo el tumor, o si, por el contrario, es mejor optar por la cirugía de intervalo.

El principal escollo de la citorreducción primaria es que requiere una subespecialización quirúrgica avanzada, la cual no es una realidad en muchos centros. Este hecho condiciona que, en pacientes «quirúrgicas», se desestime la citorreducción primaria por considerar que no es factible una resección óptima del tumor; sin embargo, estas mismas pacientes sí que podrían considerarse citorreducibles en centros de gran volumen y experiencia.

Por tanto, la evaluación de la resecabilidad en sitios adecuados importa, siendo recomendable la evaluación perioperatoria por equipos multidisciplinares en centros con volumen y experiencia suficientes para establecer el plan terapéutico más adecuado en cada caso.

La European Society of Gynaecological Oncology (ESGO) ha establecido un consenso de recomendaciones mínimas para los centros que acrediten una experiencia quirúrgica suficiente para operar los casos de cáncer de ovario avanzados. El número de casos mínimo por año es de 20 casos, siendo el número óptimo > 100 casos por año, con una tasa de cito-rreducción óptima mínima del 50 %, idealmente > 65 %. Asimismo, que las pacientes sean operadas por especialistas con dedicación en ginecología oncológica se ha correlacio-nado con mayor intervalo libre de enfermedad y supervivencia global, siendo el mejor escenario ser tratada por un ginecólogo oncólogo acreditado. Se considera un indicador de calidad en el tratamiento de esta patología que las cirugías sean realiza-das o supervisadas por un ginecólogo-oncólogo que realice al menos 20 casos/año.

La citorreducción primaria debe ser la primera opción de tratamiento en el CEO avanzado, ofreciendo solo en aquellos casos no tributarios de este manejo la alternativa al uso de quimioterapia neoadyuvante, siempre tras la evaluación por un comité multidisciplinar de tumores ginecológicos.

El impacto real de la quimioterapia neoadyuvante en el tratamiento primario del cáncer de ovario avanzado es actual-mente una de las cuestiones más debatidas en la sociedad mundial del cáncer ginecológico, dado que los resultados de los ensayos realizados son contradictorios.

Sin embargo, acorde a la última revisión Cochrane, hay poca o ninguna diferencia en los resultados primarios de supervi-vencia entre la citorreducción primaria y la de intervalo. Esta conclusión debe ser matizada, dado que la calidad de la cirugía en los grupos de citorreducción primaria de los estudios es muy baja, con tasas de citorreducción óptima muy bajas, pro-bablemente porque las pacientes fueron tratadas en centros no especializados quirúrgicamente en cáncer ginecológico.

SELECCIÓN DE PACIENTES

La cirugía en cáncer de ovario avanzado está enfocada a pacientes en las cuales es posible lograr una resección com-pleta del tumor. El estudio preoperatorio debe ir orientado a identificar factores que limiten la consecución de una resec-ción óptima, así como aquellas contraindicaciones propias del estado basal de la paciente o extensión de la enfermedad fuera del abdomen.

El estado basal de la paciente es fundamental a la hora de la selección del tratamiento. Se parte de que la CCR se asocia a morbilidad inherente, a la cual no se deben exponer pacientes frágiles o con situaciones límites que condicionen la no recuperación de la cirugía.

Una evaluación médica/anestésica preoperatoria para establecer una puntuación de la American Society of Anes-thesiologists (ASA) que tenga en cuenta el estado funcional y la comorbilidad médica de la paciente, se ha demostrado como fiable para formular un modelo de riesgo y decidir si la paciente debe empezar con neoadyuvancia. El estado basal y funcional de la paciente también puede ser categorizado a través de la escala del ECOG.

En el estudio preoperatorio, se incluirá la analítica (marca-dores tumorales, perfil preoperatorio, perfil nutricional, etc.), y TC toracoabdominopévica (TAP). Dichas pruebas orien-tarán sobre el estado nutricional de la paciente, la extensión de enfermedad y la resecabilidad, siendo recomendable que las imágenes las revise un radiólogo experto en el contexto de un comité de tumores multidisciplinar.

La TC TAP es capaz de predecir la enfermedad irresecable en algunas localizaciones, como metástasis hepáticas intrapa-renquimatosas múltiples o metástasis múltiples en el tórax o el espacio pleural, pero no es capaz de predecir la diseminación tumoral en la cavidad abdominal, aunque sí puede caracterizar la afectación de ciertas localizaciones críticas.

Existen distintas escalas radiológicas para predecir la ciru-gía, sin embargo, no han sido validadas adecuadamente. Es por ello por lo que, en caso de que las pruebas de imagen no contraindiquen la realización de una citorreducción primaria, se recomienda una laparoscopia exploradora para evaluar el volumen y la extensión tumoral, y estimar la posibilidad de citorreducción basada en índices validados, como el de Fagotti (**Tabla 32-8**). El uso de este índice permite básicamente evitar laparotomías innecesarias en aquellas pacientes con criterios de irresecabilidad.

Hay que destacar que la laparoscopia tiene una importante utilidad adicional, como es la toma de una biopsia lo suficien-temente representativa que permita un diagnóstico anatomo-patológico y el posterior estudio molecular si fuera necesario.

Se han postulado para la evaluación preoperatoria otras opciones para evaluar la resecabilidad, como el uso de PET-TC, pero su empleo no está recomendado de forma estandarizada en la selección de pacientes. La realización de una toracoscopia para evaluar la extensión de enfermedad al tórax y la resección de la enfermedad intratorácica pleural no ha demostrado tener un impacto en el pronóstico oncológico de estas pacientes, y su utilidad está aún por determinar, quedando reservada a casos seleccionados con tumores localizados, siempre tras discusión en el ámbito del comité multidisciplinar de tumores.

Finalmente, tras la evaluación descrita consistente en un estudio clínico, analítico, por imagen y laparoscópico, se encon-trará cierto número de casos en los que la CCR primaria no está indicada. Un estado funcional deteriorado (ECOG ≥ 2), la presencia de comorbilidad que no permita el máximo esfuerzo quirúrgico para conseguir una completa citorreducción, o la no aceptación por parte de la paciente de los riesgos y conse-cuencias inherentes a la citorreducción (colocación de estoma, transfusiones, etc.) contraindicarían la cirugía en un primer momento, debiendo optar por la neoadyuvancia.

Respecto a la extensión del tumor, los siguientes hallazgos contraindicarían la citorreducción:

- Extensión en la zona de la raíz del mesenterio no resecable.
- Invasión no resecable del tronco celíaco/hilio hepático.
- Afectación carcinomatosa difusa de la serosa de intestino delgado cuya resección comporte un alto riesgo de sín-drome de intestino corto (longitud menor de 1,5 m).
- Afectación difusa y/o profunda de estómago, duodeno y/o cabeza-porción media del páncreas.
- Afectación pleural difusa.
- Adenopatías retroperitoneales no resecables.
- Presencia de metástasis viscerales múltiples con:
  - Afectación central o multisegmentaria del parénquima hepático.
  - Afectación múltiple pulmonar (preferiblemente con diagnóstico histológico).
  - Afectación del sistema nervioso central.

Tabla 32-8. Índice de Fagotti

Parámetro	Puntuación
Afectación omental	0: implantes aislados 2: afectación difusa hasta la curvatura mayor gástrica
Carcinomatosis peritoneal	0: afectación limitada en determinadas regiones: correderas parietocólicas, o peritoneo pélvico, que permita su resección 2: afectación masiva y/o miliar irresecables
Carcinomatosis diafragmática	0: resecable 2: afectación masiva o confluente de la mayor parte de la superficie diafragmática
Raíz del mesenterio*	0: no retracción de la raíz del mesenterio 2: nódulos o afectación del mesenterio, valorada como limitación de movilización de segmentos intestinales
Afectación intestinal*	0: afectación resecable sin riesgo de intestino corto 2: difusa que haga imposible la resección sin provocar un síndrome de intestino corto
Afectación gástrica	2: nódulos infiltrando el omento, bazo u omento gastrohepático
Metástasis hepáticas	2: cualquier lesión capsular > 2 cm

*Criterios de irresecabilidad: infiltración en la raíz del mesenterio. Afectación miliar de la serosa del intestino delgado.
Se asigna un valor de 0 o 2 dependiendo de si la enfermedad está presente en estas ubicaciones.
Si las pacientes puntúan ≥ 10, es muy poco probable que se produzca una citorreducción óptima. Si obtienen una puntuación < 10, se consideran candidatas a cirugía citorreductora.
Adaptado de: Petrillo M, Vizzielli G, Fanfani F, Gallotta V, Cosentino F, Chiantera V, et al: Definition of a dynamic laparoscopic model for the prediction of incomplete cytoreduction in advanced epithelial ovarian cancer: proof of a concept. Gynecol Oncol. 2015;139(1):5-9.
Fagotti A, Ferrandina G, Fanfani F, Garganese G, Vizzielli G, Carone V, et al. Prospective validation of a laparoscopic predictive model for optimal cytoreduction in advanced ovarian carcinoma. Am J Obstet Gynecol. 2008;199(6):642.e1-6.

En estos casos, es recomendable optar por el uso de la neoadyuvancia de manera previa a la valoración de una cirugía de intervalo con la misma finalidad de citorreducción completa y con los mismos criterios de resecabilidad. No obstante, hay que tener siempre en mente los criterios de calidad de la ESGO, y no abusar del uso de esta estrategia terapéutica, debiendo ser la tasa recomendada de neoadyuvancia menor del 50 % de las pacientes evaluadas (**Fig. 32-7**).

VÍA DE ABORDAJE

Una vez decidida la intención de citorreducción, la vía de abordaje de elección es la laparotómica (laparotomía media suprainfraumbilical). Se recomienda explorar de manera sistemática toda la cavidad abdominal y el espacio retroperitoneal, para confirmar que es factible la realización de un cirugía óptima, siendo recomendable estandarizar el informe quirúrgico y recoger de manera sistemática todos los hallazgos intraoperatorios, incluyendo un índice de carcinomatosis peritoneal.

En caso de encontrar criterios de irresecabilidad no esperados que condicionen una cirugía subóptima con un resto tumoral mayor de 1 cm, se recomienda abandonar el procedimiento y optar por neoadyuvancia. Una excepción a esto serían los tumores quimiorresistentes, como los tumores de bajo grado, en cuyo caso se recomienda realizar el máximo esfuerzo quirúrgico posible, pese a no poder lograr una cirugía óptima tras explorar la cavidad abdominal.

Los resultados de algunos estudios observacionales soportan la práctica de ofrecer cirugía de intervalo vía mínimamente invasiva tras la quimioterapia neoadyuvante. Se trataría de un subgrupo de pacientes muy bien seleccionadas con una respuesta completa o casi completa a la quimioterapia.

Sin embargo, no existen datos prospectivos aleatorizados que comparen la eficacia oncológica de la cirugía de intervalo vía mínimamente invasiva con la abierta.

El ensayo LANCE (Laparoscopic Cytoreduction After Neoadjuvant Chemotherapy) responderá a la pregunta de si, en pacientes con una respuesta completa o parcial a la quimioterapia neoadyuvante, la cirugía de intervalo por vía mínimamente invasiva no es inferior a la laparotomía.

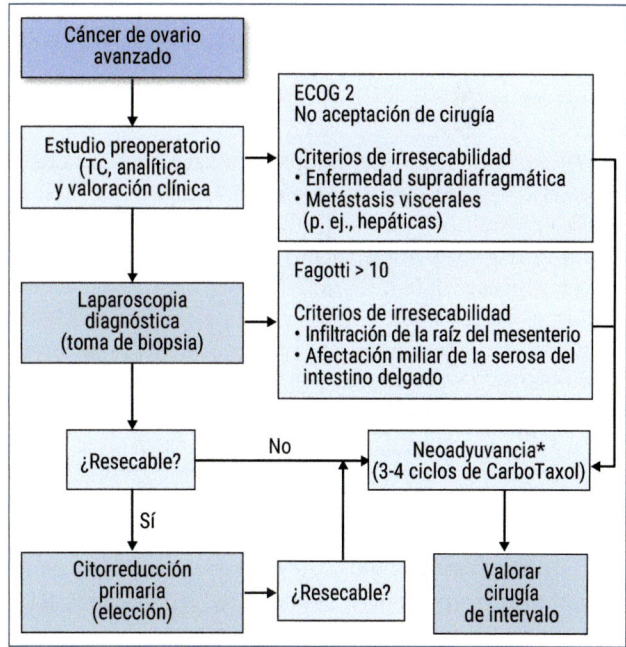

Figura 32-7. Selección de pacientes para citorreducción primaria frente a cirugía de intervalo.
ECOG: Eastern Cooperative Oncology Group; TC: tomografía computarizada.

TRATAMIENTO MÉDICO

A continuación, se dan las pautas del tratamiento médico.

Quimioterapia adyuvante

Los ensayos aleatorizados que han comparado paclitaxel + cisplatino frente a paclitaxel + carboplatino demostraron que los dos regímenes son igual de eficaces, siendo la combinación de carboplatino la que presenta mejor tolerancia.

En 2005, el Consenso del Intergrupo de Cáncer Ginecológico (GCIG) declaró que la quimioterapia estándar para el CEO avanzado era una combinación de carboplatino (área bajo la curva: 5-6) y paclitaxel (175 mg/m²) cada 3 semanas durante seis ciclos. El uso de un esquema semanal en tratamiento de primera línea no aumenta el intervalo libre de enfermedad ni la supervivencia global en la población de los países occidentales. El carboplatino como agente único o la quimioterapia semanal podrían tener resultados aún peores en pacientes ancianas vulnerables, por lo que el régimen de 3 semanas sigue siendo el estándar para todas las pacientes con cáncer de ovario avanzado (**Fig. 32-8**).

Quimioterapia neoadyuvante

Se ha demostrado que el intervalo libre de enfermedad y la supervivencia global son similares para los pacientes con enfermedad en estadio IIIC o IV tras cirugía de intervalo frente a citorreducción primaria. Además, los estudios hasta la fecha han demostrado menor necesidad de cirugía compleja en el grupo de neoadyuvancia y, por ende, menor tasa de complicaciones.

Como se ha explicado, los ensayos que justifican esta evidencia han sido criticados, debido a la pobreza de los indicadores quirúrgicos, como son el corto tiempo quirúrgico medio, las bajas tasas de citorreducción óptima y la baja mediana de supervivencia global, la cual es muy inferior a lo esperable tras una citorreducción primaria óptima.

Por lo tanto, ambos enfoques pueden considerarse válidos, aunque la citorreducción primaria sigue siendo el tratamiento de elección cuando el resultado óptimo es factible y la paciente es operable. El uso de quimioterapia neoadyuvante solo se recomienda en el caso de que exista contraindicación de citorreducción primaria y tras la evaluación por un comité multidisciplinar de tumores ginecológicos (v. **Fig. 32-8**).

Quimioterapia hipertérmica intraperitoneal

La técnica de quimioterapia hipertérmica intraperitoneal (HIPEC, *hyperthermic intraperitoneal chemotherapy*) consiste en combinar en un mismo acto quirúrgico la CCR con la administración de una dosis de quimioterapia que se calienta a 41-42 C° durante un tiempo determinado. El fundamento de acción de esta técnica es el mismo que el de la administración intraperitoneal, con la diferencia de que se expone a la paciente una sola vez al efecto de esta quimioterapia, y en la intraperitoneal es en cada sesión.

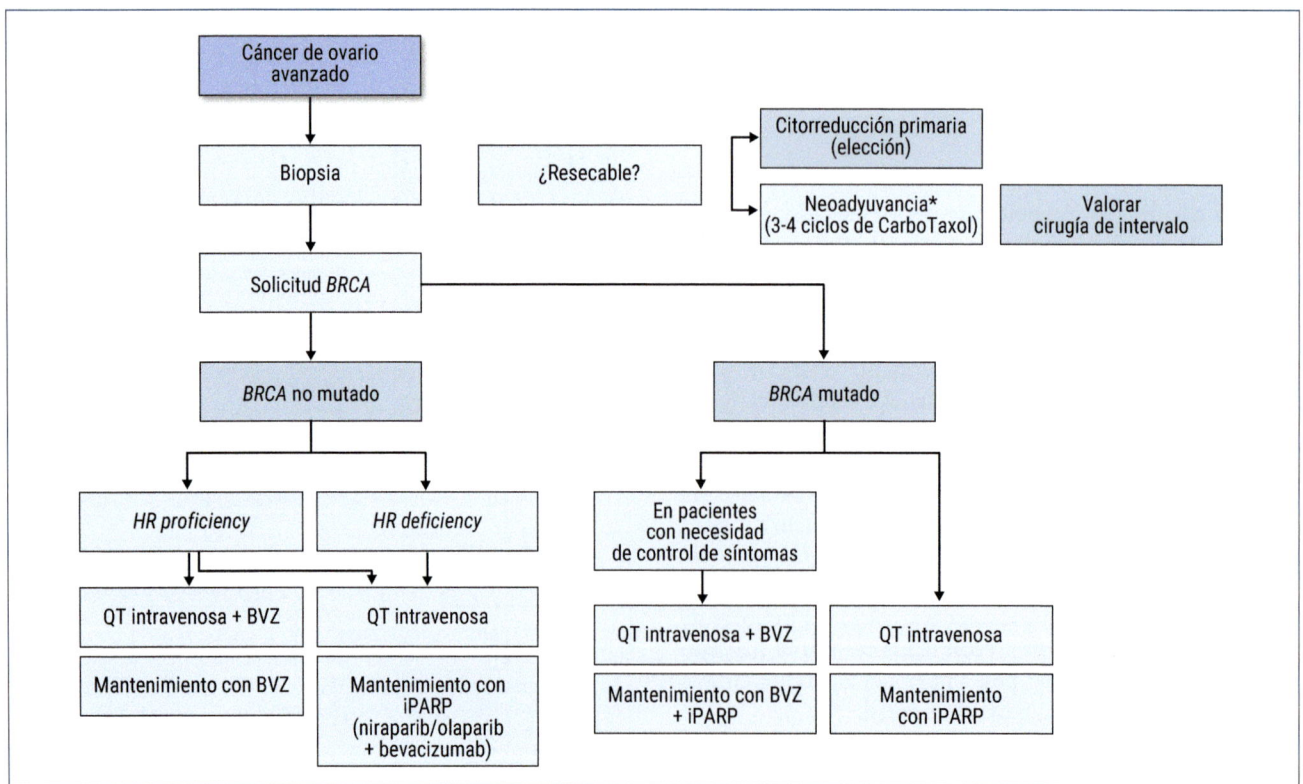

Figura 32-8. Algoritmo de tratamiento de cáncer de ovario avanzado.
BRCA: gen del cáncer de mama; BVZ: bevacizumab; HR: recombinación homóloga; iPARP: inhibidores de la poliadenosina-difosfato-polimerasa; QT: quimioterapia.

Esta técnica lleva utilizándose más de 30 años sin que exista evidencia de calidad para recomendar la HIPEC como tratamiento primario de cáncer de ovario. Esto es así dado que la mayoría de las series son retrospectivas o no aleatorizadas, con una heterogeneidad de regímenes de quimioterapia amplísima.

Existe un estudio en fase III que evaluó el uso de HIPEC después de cirugía de intervalo, mostrando una mejor supervivencia global para el grupo de HIPEC. Sin embargo, este ensayo ha recibido críticas metodológicas importantes, como que: hubo un largo período de reclutamiento (más de 10 años), los grupos no son comparables (uno recibió un ciclo más de quimioterapia), no se seleccionó de forma adecuada el tratamiento estándar a las pacientes (citorreducción primaria) y las medianas de intervalo libre de enfermedad y supervivencia globales son muy inferiores a las esperadas para el tratamiento estándar sin HIPEC. Por lo expuesto, la HIPEC no puede considerarse un tratamiento estándar y no debe ofrecerse fuera de ensayos clínicos.

Bevacizumab

El bevacizumab es un anticuerpo monoclonal humanizado con un efecto antiangiogénico. El fármaco se une de forma selectiva al factor de crecimiento del endotelio vascular, el cual es necesario para que los vasos sanguíneos crezcan dentro del tumor. Cuando el bevacizumab se une al factor de crecimiento del endotelio vascular, bloquea su función, con lo que previene el crecimiento del tumor al bloquear el crecimiento de los vasos sanguíneos que aportan los nutrientes y el oxígeno necesarios para el tumor. Como efectos secundarios más frecuentes, está la presentación de una hipertensión arterial y/o proteinuria, y como efectos graves, se ha asociado a la aparición de fugas digestivas y fístulas.

El uso de bevacizumab (15 mg/kg o 7,5 mg/kg cada 3 semanas durante un máximo de 15 meses) con quimioterapia adyuvante, seguida de un período de mantenimiento, mejora discretamente el intervalo libre de enfermedad en comparación con la quimioterapia estándar sola, aunque sin beneficio en la supervivencia global, excepto en pacientes con alto riesgo de recaída (estadio III de FIGO con enfermedad residual macroscópica después de CCR o estadio IV), por lo que se recomienda especialmente en pacientes con estadio III y cirugía subóptima o estadio IV. En estadios IV en los cuales se inicia tratamiento con intención neoadyuvante, se recomienda no administrar desde el inicio del tratamiento, o si se hiciera, prever suspender la dosis del ciclo previo a una hipotética cirugía de intervalo.

Inhibidores de la poliadenosina-difosfato-ribosa-polimerasa de mantenimiento en primera línea

Acorde al estatus *BRCA* (germinal/somático), han surgido nuevas opciones terapéuticas (**Tabla 32-9**). Cuatro ensayos aleatorizados de fase III han demostrado que el tratamiento de mantenimiento con inhibidores de la poliadenosina-difosfato-ribosa-polimerasa (iPARP), después de la respuesta a platino en primera línea, aumenta significativamente la mediana de supervivencia libre de progresión en CEO de alto grado.

Todos los ensayos han demostrado un beneficio notable y sin precedentes en BRCAmut. También han demostrado

---

Tabla 32-9. Definición de mutaciones diana

- BRCAmut (*mutated*): mutación de los genes *BRCA1* o *2* (somática[a] o germinal[b])
- BRCAwt (*wild-type*): ausencia de mutación de los genes *BRCA1* o *2* (somática[a] o germinal[b])
- Déficit de recombinación homóloga
- No déficit de recombinación homóloga o recombinación homóloga competente

[a]Somática: mutación presente solo en el tumor
[b]Germinal: mutación presente en el tumor y en línea germinal

---

tener un beneficio significativo en la población con déficit de recombinación homóloga (HRD, *homologous recombination deficiency*). En el subgrupo de HRP también se ha demostrado beneficio, aunque de menor magnitud. El beneficio observado con iPARP se mantiene a lo largo del tiempo tras la finalización del tratamiento

La administración de olaparib (con o sin bevacizumab) o niraparib después de una respuesta parcial o completa a la quimioterapia de primera línea basada en platino se recomienda en pacientes con mutación *BRCA*. Niraparib o olaparib-bevacizumab también son recomendables para pacientes con tumores con HRD. En el subgrupo sin déficit de recombinación homóloga (HRP, *homologous recombination proficiency*), se puede considerar el mantenimiento con niraparib, aunque el bevacizumab sigue siendo una alternativa razonable.

SEGUIMIENTO

En primer lugar, hay que ser conscientes de que actualmente no existen pruebas que demuestren que el seguimiento sistemático de las pacientes tratadas por cáncer de ovario mejore la supervivencia. No obstante, se sabe que la posibilidad de recurrencia es alta en los cánceres de ovario avanzado, por lo que es esperable el diagnóstico de esta durante el seguimiento, siendo el abdomen y la pelvis las localizaciones más frecuentes de recidiva.

Pruebas de laboratorio

Es muy habitual la determinación del Ca-125 para comprobar la recurrencia de cáncer de ovario. Este marcador tiene un alto valor predictivo positivo, pero una baja sensibilidad, puede ser útil en pacientes donde estuviera elevado al diagnóstico y negativizara tras el tratamiento. Si se realizan mediciones regulares seriadas que muestren elevaciones progresivas del mismo, pueden considerarse sospechosas: tres elevaciones consecutivas incluso dentro del rango normal; una elevación de 10 U/mL o más; o una elevación de 25 U/mL o más en 1 mes.

Sin embargo, no se pueden descartar falsos negativos con una única medición de Ca-125. Su valor puede ser dispar y heterogéneo en la misma paciente y entre distintas pacientes, y no refleja directamente el volumen tumoral absoluto.

El ensayo realizado por Rustin *et al.* en mujeres con cáncer de ovario en remisión clínica completa tras el tratamiento primario, no encontró diferencias de que el inicio precoz de la quimioterapia para la recidiva basado en el aumento de las concentraciones de Ca-125 mejore la supervivencia o la calidad de vida, en comparación con el retraso de la quimioterapia, hasta que la recidiva clínica o sintomática sea evidente.

El uso de HE4 junto con Ca-125 en el seguimiento está aprobado, aunque hasta la fecha se dispone de pocos estudios sobre su uso en este contexto, habiéndose publicado solo un estudio prospectivo controlado, teniendo todas las publicaciones un número reducido de pacientes. La HE4 ha demostrado tener un papel potencial en términos de precisión diagnóstica y con un tiempo anticipatorio a la recidiva de 5 a 8 meses cuando se eleva. Sin embargo, la utilidad de un diagnóstico precoz de la recidiva sigue estando en debate y, por el momento, no ha demostrado utilidad sólida en el seguimiento.

Pruebas de imagen

La ecografía Doppler color representa el método de imagen de primera línea por su amplia disponibilidad y bajo coste, y su uso esta extendido durante el seguimiento del cáncer de ovario. Potencialmente representa una buena herramienta diagnóstica, especialmente si la realiza un ecografista experimentado.

La presencia de líquido libre en pelvis puede ser el único signo ecográfico en mujeres con recaída de cáncer de ovario pélvica. La sensibilidad global de la ecografía en detección de recidivas locales pélvicas oscila entre el 45 y el 85 %, con una especificidad del 60-100 %. Aún no es una modalidad estandarizada en el seguimiento del cáncer de ovario y faltan estudios que investiguen su capacidad para detectar recidivas.

Las habilidades del operador para interpretar las imágenes ecográficas, el equipo y las limitaciones antropométricas de la paciente dan lugar a una gran variabilidad en la precisión diagnóstica de este método, con una baja reproducibilidad.

Actualmente, la TC TAP con contraste es la modalidad de imagen de elección para el seguimiento del tratamiento, lo que garantiza la reproducibilidad de los resultados para futuras comparaciones. Presenta algunas limitaciones a la hora de evaluar la recidiva tumoral local dentro de la pelvis y para demostrar depósitos extraováricos de pequeño volumen (< 5 mm) en la serosa intestinal, el mesenterio y el peritoneo, especialmente en ausencia de ascitis. A pesar de estas limitaciones, la TC sigue siendo una herramienta válida en la enfermedad recurrente, con una precisión del 70-92 %.

La PET-TC es una técnica precisa en pacientes con sospecha de recidiva tumoral, especialmente en casos con TC dudosa o no concluyente. El impacto global en el cambio de enfoque clínico y terapéutico por los hallazgos de la PET oscila entre el 25 y el 58 %, pero la relación entre el pronóstico y la PET-TC no está establecida. Se ha demostrado que la PET-TC tiene un mejor rendimiento diagnóstico para la evaluación de la enfermedad recidivante. Con una sensibilidad y especificidad del 91 y el 88 %, respectivamente.

Periodicidad y tipo de visitas

Se debe ofrecer a las mujeres la oportunidad de tener un seguimiento regular. Pueden ser realizadas por un ginecólogo oncólogo o por un oncólogo médico. Como idea general, si se planifica una visita que incluya una prueba de imagen tipo TC, no es preciso realizar una exploración ginecológica en términos de detección de recidiva. Si la visita se prevé sin prueba de imagen tipo TC, la visita ginecológica por medio de la exploración física y la ecografía ginecológica pueden detectar recidivas pélvicas o signos indirectos de recidivas abdominales (p. ej., líquido libre abdominal de nueva aparición).

No existe una frecuencia recomendada para las consultas de seguimiento, pero debe consensuarse con la paciente acorde a los protocolos propios de cada centro o las recomendaciones de las guías clínicas.

Un programa de seguimiento habitual recogido en las directrices y distintas publicaciones es la siguiente:

- Revisión cada 3-4 meses durante 3 años.
- Revisión cada 4-6 meses durante los 2 años siguientes
- Revisión anual a partir del 5º año.

Por tanto, a pesar de la evidencia limitada, se recomienda un seguimiento que incluye educar a las pacientes sobre signos y síntomas, consecuencias psicológicas, evaluación y apoyo de las necesidades familiares y sociales, así como asesoramiento sobre riesgos genéticos, asesoramiento sobre fertilidad y tratamiento de los síntomas de la menopausia.

Al planificar el seguimiento, un enfoque razonable implica evaluar a la paciente cada 3-4 meses durante los primeros 3 años y cada 6 meses del 3º al 5º año, valorando la posibilidad de telemedicina. A partir de los 5 años, el seguimiento se puede individualizar en función de los factores pronósticos y las modalidades de tratamiento. Las pruebas de imagen se deben realizar de acuerdo con los síntomas y los niveles de Ca-125 y HE4 (Fig. 32-9).

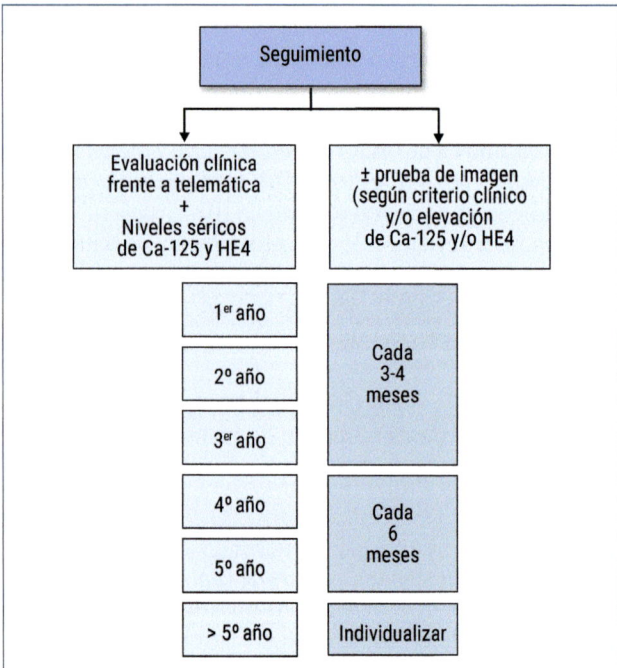

Figura 32-9. Seguimiento de cáncer de ovario.
HE: proteína 4 del epidídimo humano.

PUNTOS CLAVE

- El cribado rutinario para cáncer de ovario con Ca-125 y ecografía transvaginal no se recomienda en mujeres asintomáticas.
- La mayoría de casos se diagnostican en estadios avanzados.
- En caso de no disponer de un ecografista experto, hay que considerar la utilización de los criterios IOTA ecográficos u otros modelos validados.
- En cáncer de ovario en aparente estadio inicial, se recomienda completar todos los procedimientos de estadificación para determinar la presencia de enfermedad oculta.
- El tratamiento de preservación de fertilidad puede ofrecerse a las pacientes en estadio FIGO IA-IB G1-2 y IC1 G1-2 (tras la estadificación).

- En cáncer de ovario avanzado, se recomienda una valoración multidisciplinar en el comité de tumores y la derivación a centros con experiencia quirúrgica.
- El tratamiento estándar de oro es la citorreducción primaria con intención de resección completa, seguida de quimioterapia basada en platino.
- La selección de pacientes es clave, debe estar basada en pruebas de imagen y laparoscopia diagnóstica.
- Las pacientes con estadios avanzados son subsidiarias de terapia de mantenimiento basada en iPARP en función del estatus *BRCA*/HRD.

BIBLIOGRAFÍA

Allemani C, Weir HK, Carreira H, Harewood R, Spika D, Wang XS, et al.; CONCORD Working Group. Global surveillance of cancer survival 1995-2009: analysis of individual data for 25,676,887 patients from 279 population-based registries in 67 countries (CONCORD-2). Lancet. 2015;385(9972):977-1010.

Bristow RE, Tomacruz RS, Armstrong DK, Trimble EL, Montz FJ. Survival effect of maximal cytoreductive surgery for advanced ovarian carcinoma during the platinum era: a meta-analysis. J Clin Oncol. 2002;20(5):1248-59.

Burger RA, Brady MF, Bookman MA, Fleming GF, Monk BJ, Huang H, et al. Incorporation of bevacizumab in the primary treatment of ovarian cancer. N Engl J Med. 2011;365(26):2473-83.

Buys SS, Partridge E, Black A, Johnson CC, Lamerato L, Isaacs C, et al.; PLCO Project Team. Effect of screening on ovarian cancer mortality: the Prostate, Lung, Colorectal and Ovarian (PLCO) Cancer Screening Randomized Controlled Trial. JAMA. 2011;305(22):2295-303.

Colombo N, Sessa C, Bois AD, Ledermann J, McCluggage WG, McNeish I, et al.; ESMO–ESGO Ovarian Cancer Consensus Conference Working Group. ESMO-ESGO consensus conference recommendations on ovarian cancer: pathology and molecular biology, early and advanced stages, borderline tumours and recurrent disease. Int J Gynecol Cancer. 2019:ijgc-2019-000308.

Cui R, Wang Y, Ying Li, Li Y. Clinical value of ROMA index in diagnosis of ovarian cancer: meta-analysis. Cancer Manag Res. 2019;11:2545-51.

Chiva L, Lapuente F, Castellanos T, Alonso S, González-Martín A. What should we expect after a complete cytoreduction at the time of interval or primary debulking surgery in advanced ovarian cancer? Ann Surg Oncol. 2016;23(5):1666-73.

Domingo S, Lago V, Coronado PJ, Tejerizo A, Mancebo G, Sánchez JL, et al. Sociedad Española de Ginecología y Obstetricia. Cáncer de ovario 2022. Prog Obstet Ginecol. 2022;65:90-131.

Du Bois A, Reuss A, Pujade-Lauraine E, Harter P, Ray-Coquard I, Pfisterer J. The role of surgical outcome as prognostic factor in advanced epithelial ovarian cancer. A combined exploratory analysis of three prospectively randomized phase III multicenter trials by the Arbeitsgemeinschaft Gynaekologische Onkologie Studiengruppe Ovarialkarzinom (AGO-OVAR) and the Groupe d'Investigateurs Nationaux pour les Etudes des Cancers de l'Ovaire (GINECO). Cancer. 2009;115(6):1234-44.

EU4Health programme 2021-2027 – a vision for a healthier European Union. [Internet]. En: Health.ec.europa.eu. Disponible en: https://health.ec.europa.eu/funding/eu4health-programme-2021-2027-vision-healthier-european-union_en

Fagotti A, Ferrandina G, Fanfani F, Ercoli A, Lorusso D, Rossi M, et al. A laparoscopy-based score to predict surgical outcome in patients with advanced ovarian carcinoma: a pilot study. Ann Surg Oncol. 2006;13(8):1156-61.

Fotopoulou C, Concin N, Planchamp F, Morice P, Vergote I, Du Bois A, et al. Quality indicators for advanced ovarian cancer surgery from the European Society of Gynaecological Oncology (ESGO): 2020 update. Int J Gynecol Cancer. 2020;30(4):436-40.

González-Martín A, Pothuri B, Vergote I, DePont Christensen R, Graybill W, Mirza MR, et al. Niraparib in patients with newly diagnosed advanced ovarian cancer. N Engl J Med. 2019;381(25):2391-402.

Harter P, Sehouli J, Lorusso D, Reuss A, Vergote I, Marth C, et al. A Randomized Trial of Lymphadenectomy in Patients with Advanced Ovarian Neoplasms. N Engl J Med. 2019;380(9):822-32.

Hartmann LC, Lindor NM. The role of risk-reducing surgery in hereditary breast and ovarian cancer. N Engl J Med. 2016;374(5):454-68.

Jacobs IJ, Menon U, Ryan A, Gentry-Maharaj A, Burnell M, Kalsi JK, et al. Ovarian cancer screening and mortality in the UK Collaborative Trial of Ovarian Cancer Screening (UKCTOCS): a randomised controlled trial. Lancet. 2016;387(10022):945-56.

Kehoe S, Hook J, Nankivell M, Jayson GC, Kitchener H, Lopes T, et al. Primary chemotherapy versus primary surgery for newly diagnosed advanced ovarian cancer (CHORUS): an open-label, randomised, controlled, non-inferiority trial. Lancet. 2015;386(9990):249-57.

Kohandel M, Sivaloganathan S, Oza A. Mathematical modeling of ovarian cancer treatments: sequencing of surgery and chemotherapy. J Theor Biol. 2006;242(1):62-8.

Kurman RJ CM, Carcangiu ML, Herrington CS, Young RH (eds.). WHO Classification of Tumours of Female Reproductive Organs. 4ª ed. Lyon: International Agency for Research on Cancer; 2014.

Lago V, Minig L, Fotopoulou C. Incidence of lymph node metastases in apparent early-stage low-grade epithelial ovarian cancer: a comprehensive review. Int J Gynecol Cancer. 2016;26(8):1407-14.

McCluggage WG. Morphological subtypes of ovarian carcinoma: a review with emphasis on new developments and pathogenesis. Pathology. 2011;43(5):420-32.

Moore K, Colombo N, Scambia G, Kim BG, Oaknin A, Friedlander M, et al. Maintenance olaparib in patients with newly diagnosed advanced ovarian cancer. N Engl J Med. 2018;379(26):2495-505.

Prat J; FIGO Committee on Gynecologic Oncology. Staging classification for cancer of the ovary, fallopian tube, and peritoneum. Int J Gynaecol Obstet. 2014;124(1):1-5.

Previous Version: SEER Cancer Statistics Review, 1975-2013. Bethesda, MD: National Cancer Institute; 2016. [consultado el 12 de octubre de 2024]. Disponible en: https://seer.cancer.gov/archive/csr/1975_2013/#contents

Ray-Coquard I, Pautier P, Pignata S, Pérol D, González-Martín A, Berger R, et al.; PAOLA-1 Investigators. Olaparib plus bevacizumab as firstline maintenance in ovarian cancer. N Engl J Med. 2019;381(25):2416-28.

Timmerman D, Planchamp F, Bourne T, Landolfo C, Du Bois A, Chiva L, et al. ESGO/ISUOG/IOTA/ESGE Consensus Statement on preoperative diagnosis of ovarian tumors. Ultrasound Obstet Gynecol. 2021;58(1):148-68.

Timmerman D, Van Calster B, Testa A, Savelli L, Fischerova D, Froyman W, et al. Predicting the risk of malignancy in adnexal masses based on the Simple Rules from the International Ovarian Tumor Analysis group. Am J Obstet Gynecol. 2016;214(4):424-37.

Trimbos JB, Vergote I, Bolis G, Vermorken JB, Mangioni C, Madronal C, et al. EORTC-ACTION collaborators. European Organisation for Research and Treatment of Cancer-Adjuvant ChemoTherapy in Ovarian Neoplasm. Impact of adjuvant chemotherapy and surgical staging in early-stage ovarian carcinoma: European Organisation for Research and Treatment of Cancer-Adjuvant ChemoTherapy in Ovarian Neoplasm trial. J Natl Cancer Inst. 2003;95(2):113-25.

Van Calster B, Van Hoorde K, Valentin L, Testa AC, Fischerova D, Van Holsbeke C, et al.; International Ovarian Tumour Analysis Group. Evaluating the risk of ovarian cancer before surgery using the ADNEX model to differentiate between benign, borderline, early and advanced stage invasive, and secondary metastatic tumours: prospective multicentre diagnostic study. BMJ. 2014;349:g5920.

Van de Vorst REWM, Hoogendam JP, Van der Aa MA, Witteveen PO, Zweemer RP, Gerestein CG. The attributive value of comprehensive surgical staging in clinically early-stage epithelial ovarian carcinoma: a systematic review and meta-analysis. Gynecol Oncol. 2021;161(3):876-83.

Van Driel WJ, Koole SN, Sikorska K, Schagen van Leeuwen JH, Schreuder HWR, Hermans RHM, et al. Hyperthermic intraperitoneal chemotherapy in ovarian cancer. N Engl J Med. 2018;378(3):230-40.

Vergote I, Coens C, Nankivell M, Kristensen GB, Parmar MKB, Ehlen T, et al. Neoadjuvant chemotherapy versus debulking surgery in advanced tuboovarian cancers: pooled analysis of individual patient data from the EORTC 55971 and CHORUS trials. Lancet Oncol. 2018;19(12): 1680-7.

Whelan E, Kalliala I, Semertzidou A, Raglan O, Bowden S, Kechagias K, et al. Risk factors for ovarian cancer: an umbrella review of the literature. Cancers (Basel). 2022;14:2708.

Wilder JL , Pavlik E, Straughn JM, Kirby T, Higgins RV, DePriest PD, et al. Clinical implications of a rising serum CA-125 within the normal range in patients with epithelial ovarian cancer: a preliminary investigation. Gynecol Oncol. 2003;89(2):233-5.

Cáncer de mama I

33

C. Navarro Gutiérrez

OBJETIVOS

- Sentar las bases de iniciación en la patología mamaria.
- Explicar el motivo del aumento de casos de patología mamaria, tanto del hombre como de la mujer, que cada día tienen mayor incidencia.
- Comprender el proceso y los criterios de diagnóstico-clasificación y tratamiento desde un equipo multidisciplinar en las unidades de mama.
- Enlazar la patología con su origen genético.
- Conocer la clasificación molecular actual, las firmas génicas que ayudan a la orientación diagnóstico-terapéutica, diferentes pruebas de imagen cada vez más sensibles para el diagnóstico, así como dianas terapéuticas cada vez más precisas.

EPIDEMIOLOGÍA

Se puede definir la senología como «la nueva rama de la medicina para el estudio integrador de la mama normal y patológica, con un enfoque humanista» (M. Gros).

El paradigma actual es un modelo en la patología mamaria. Los llamados cambios de paradigma son evoluciones de conceptos y técnicas que han presentado grandes avances, sobre todo en el caso de esta patología, dada su incidencia.

Es una patología en la que, actualmente, la recomendación es que sean tratadas en el ámbito de unidades funcionales de mama multidisciplinares. Así, la unidad funcional de patología mamaria, totalmente dotada, altamente especializada, con estándares e indicadores de calidad, es el máximo exponente de la excelencia. Diferentes sociedades y organismos no gubernamentales, como la European Society of Breast Cancer Specialists (EUSOMA) o la Sociedad Española Senología y Patología Mamaria (SESPM), entre otros, propugnan la creación de estas con el fin de proporcionar una atención de alta calidad a todos los pacientes, mujeres y hombres, afectados de cáncer de mama.

Esto debe ser así porque el cáncer de mama es la neoplasia más frecuente en la mujer en el ámbito mundial, después del cáncer de pulmón para ambos sexos. Entre las mujeres, es el primero en incidencia y la primera causa de muerte por cáncer, aunque existen importantes diferencias, como se sabe, entre países desarrollados y los que están en vías de desarrollo. En España, el cáncer de mama es el segundo en frecuencia en ambos sexos, pero por detrás del cáncer colorrectal; en mujeres, también es la primera causa de cáncer, pero la segunda de muerte tras el colorrectal.

Según los últimos datos del Sistema Europeo de Información del Cáncer (ECIS, European Cancer Information System), en 2020, se diagnosticaron en España un total de 34.088 nuevos casos de cáncer de mama, siendo este tipo de nuevo el más frecuente entre las mujeres, por delante del colorrectal, de útero, de pulmón y de ovario. En España, aproximadamente, un 30 % de los cánceres diagnosticados en la mujer son de mama, y es ya el más diagnosticado en el mundo, según los datos de 2021 de la Agencia Internacional para la Investigación sobre el Cáncer (IARC, International Agency for Research on Cancer).

 De forma global, el pronóstico es muy bueno si el diagnóstico se hace en estadios iniciales (programas de *screening* o cribado; a partir de 45-50 años, cada 2 años, hasta los 69 años). La supervivencia hoy en día es >80 % a los 5 años.

FACTORES DE RIESGO

A continuación, se explican cuáles son los principales factores de riesgo del cáncer de mama.

Factores de riesgo relacionados con el estilo de vida y el ambiente

Se sabe que los genes, en la fisiología y en la del cáncer en concreto, no lo son todo. Ya hace años que se conoce el genoma completo del ser humano, el genoma completo de más de 30 tipos de cáncer, con el *Atlas del Genoma del Cáncer*, y todavía no es posible explicar todos los mecanismos de regulación del ácido desoxirribonucleico (ADN), ya que muchos de ellos son debidos a cambios epigenéticos influidos por el ambiente. Por ejemplo, ya existen estudios de prevalencia de cáncer en poblaciones inmigrantes que se asemejan más al riesgo del país receptor que al de origen, así como en gemelos monocigóticos separados a lo largo de su vida.

Los factores biológicos, como la edad, la menarquia, la edad de la primera concepción, etc., son poco modificables, pero hasta un tercio de los tumores podrían evitarse modificando aquellos sobre los que sí es posible incidir. No hay que olvidar además que la glándula mamaria es un tejido, sobre todo posmenopáusico, mayoritariamente graso, con grasa sobre la que se acantonan múltiples tóxicos capaces de alterar la célula de la glándula residual. Estos factores de riesgo, al igual que en otros tipos de cáncer, como son el cáncer digestivo colorrectal, de pulmón, etc., afectan a la mama, y se detallan a continuación.

El sexo femenino es un factor importante, ya que el cáncer de mama es 100 veces más frecuente en la mujer que en el varón.

El riesgo de padecer cáncer de mama aumenta con la edad: una de cada ocho mujeres padecerán cáncer de mama a lo largo de su vida, y dos de cada tres casos se diagnostican en pacientes posmenopáusicas, sobre todo en mayores de 50 años.

La edad de la menarquia y de la menopausia es otro factor a destacar, por la duración de la exposición a los estrógenos de la glándula. También la nuliparidad se asocia a mayor riesgo, ya que la glándula no finaliza su madurez histológica.

Asimismo, hay que tener en cuenta la talla. Estudios de grandes cohortes demuestran que en pacientes de mayor altura es más frecuente la incidencia de aparición de cáncer de mama.

El tabaquismo, desde el año 2012, es aceptado como factor de riesgo directo para el cáncer de mama, en concreto, por el cadmio y el arsénico presentes en el cigarro. Lo hace a través de dos efectos: por esas sustancias cancerígenas que alteran la expresión de la secuencia de ADN epigenéticamente y por su efecto antiestrogénico. Sobre todo se ha visto si el consumo del tabaco se ha iniciado previamente a la concepción del primer hijo, ya que la glándula hasta ese momento no termina su maduración. Aumenta la proliferación tumoral, añade motilidad celular favoreciendo la aparición de metástasis, la célula adquiere mayor supervivencia y capacidad de colonización, y favorece la adherencia celular a distancia.

El alcohol y el cáncer de mama tienen una relación lineal demostrada, como el tabaquismo. En el ámbito global, se le asocia a un 15 % de riesgo de aparición de tumores malignos; en España, históricamente, país con poco consumo de alcohol, se asociaba solo a un 4 %, paradigma modificado actualmente, sobre todo en el cáncer en la mujer cuando adquiere este hábito, así como el tabaco. En el ámbito mundial, el cáncer más frecuente masculino es el de próstata, y en la mujer, el cáncer de mama, pero es el cáncer de pulmón (tanto microcítico como no) la primera causa de muerte tanto en hombres como mujeres, compitiendo con el cáncer colorrectal.

Un aspecto positivo en este factor de riesgo es que el número de nuevos casos, la incidencia del cáncer de pulmón está descendiendo, ya que cada vez más gente esta dejando de fumar (o evita empezar a hacerlo). El número de muertes por cáncer de pulmón, tanto microcítico como no, está descendiendo, además de los avances en la detección temprana y el tratamiento.

Multitud de metanálisis relacionan la obesidad posmenopáusica con la mayor incidencia de cáncer de mama, no así la premenopáusica. El índice de masa corporal no es una forma adecuada de medir la distribución del tejido graso, por eso los especialistas de la nutrición prefieren la ratio cintura/cadera o la ganancia ponderal ganada en la vida adulta. Pollan insiste en que es la grasa abdominal y la producción en esta de estrona, así como la acumulación en la misma de sustancias tóxicas, la que se asocia al aumento de riesgo de cáncer.

Además, esto último se relaciona con el sedentarismo y la falta de ejercicio físico. Es preciso diferenciar entre actividad física diaria y ejercicio: la actividad física es cualquier movimiento voluntario producido por los músculos y que tiene como consecuencia el gasto de energía. Un ejemplo sería ir a comprar, salir a hacer recados de casa a diario o limpiar. El ejercicio es el aumento de la movilidad del cuerpo como actividad planeada y repetitiva, con el fin de mejorar el funcionamiento del organismo, sería salir a hacer *footing*, nadar o practicar marcha nórdica, entre otros. El sedentarismo aumenta el riesgo de cáncer en general en un 70 %, parece más marcado en cáncer de mama si la paciente es nulípara, pero es algo pendiente de evidencia en más estudios.

En el control del peso corporal, afecta el tipo de *dieta*. Ensayos como PREDIMED (Prevención con Dieta Mediterránea) demuestran que la dieta mediterránea es la beneficiosa sobre el sistema cardiovascular. En este mismo estudio, extrajeron la incidencia de esta dieta y el cáncer de mama. Es protectora, sobre todo, en comparación, por ejemplo, con las dietas tipo *Western* (occidental), con un alto aporte cárnico, o con las «prudentes», que es la que realizaría alguien que quiere perder peso, ya que estas no tienen efecto positivo sobre la prevención de la enfermedad cardiovascular ni contra el cáncer.

El papel de la dieta, además, cobra mayor importancia si se habla de la exponente cantidad de disruptores endocrinos a los que se está expuesto en las últimas décadas en el ambiente. Los disruptores endocrinos son sustancias lipofílicas sintéticas que se acumulan en grasa y, como antes se ha comentado, la mama es un tejido graso en su mayoría, sobre todo en la edad posmenopáusica, por lo que adquieren papel oncogénico.

Según estudios recientes, si solo se investiga una sustancia con capacidad xenoestrogénica de forma aislada, es posible que sea con baja carga o actividad estrogénica baja, pero son muchas sustancias que tienen esta actividad, efecto que no solo se puede comentar asociado al cáncer hormonodependiente, sino, por ejemplo, en el control de la calidad seminal en los adultos jóvenes.

Es por esto por lo que recomiendan estudiar la «carga xenoestrogénica total», no de forma individual. Como ya se sabe, solo porque no quede nombrarlos, se encuentra en plásticos, herbicidas, fertilizantes, etc., sustancias organocloradas-organofosforadas. Son muchos los especialistas, no solo en el ámbito de laboratorio. Carole Mathelin es una cirujana de mama que, en el momento actual, se encuentra investigando este proceso, dada la alta incidencia en el ámbito mundial de cáncer de mama en los últimos años.

Tras hablar de exposición a los xenoestrógenos, cabe mencionar la exposición prolongada a estrógenos como factor de riesgo en las menarquias tempranas y las menopausias tardías, las exposiciones a tratamientos exógenos prolongados con estrógenos, sobre todo en la mujer posmenopáusica, o con fármacos poco seguros, como fueron los estrógenos equinoconjugados combinados con gestágenos, como el acetato de medroxiprogesterona.

Cabe nombrar aquí la seguridad de los tratamientos actuales para el tratamiento hormonal de la menopausia con dosis de estrógenos ultrabajas y estrógenos naturales, así como combinaciones con gestágenos seguros, y, no menos importante, la gran labor de las «menoguías» creadas por el grupo de la Asociación Española para el Estudio de la Menopausia (AEEM) para pacientes con indicaciones. Tras el estudio Women's Health Initiative (WHI) en 2002, se sabe que cayó de forma brusca su uso, pero fue debido a un uso incorrecto del fármaco y a edades en las que no son recomendados estos tratamientos, entre otros, eran los sesgos del estudio. Posteriormente, con estudios de poblaciones muy amplias, ha habido que desmontar esa negativa a la terapia hormonal y se ha podido volver a confiar en ella.

Por lo tanto, es seguro utilizar tratamiento hormonal, conociendo que aumenta el riesgo absoluto en un 2 ‰ de padecer cáncer de mama, riesgo que cesa en el momento de la finalización del tratamiento. Además, el período de desarrollo o evolución natural del cáncer de mama que se conoce está entre 0 y 8 años, por lo que la aparición de una nueva lesión a los 2 años de inicio de tratamiento no indica que sea hormonoinducido, sino que ya coexistía con la paciente.

Es posible que un efecto negativo en estas pacientes usuarias de tratamiento hormonal de la menopausia sea la demora en el cribado. Se usa la mamografía o tomosíntesis como herramienta de cribado poblacional por la teórica reducción de densidad de la glándula en pacientes posmenopáusicas a la edad de los 50 años; el uso de tratamiento hormonal de la menopausia aumenta la densidad radiológica, por lo que hace que sea menos sensible la prueba en estas pacientes.

Por último, cabe comentar también el efecto oncogénico de la *radiación ionizante*, sobre todo la recibida en edad infantil-adolescente. Es conocido el efecto de la misma, se objetiva un aumento de la incidencia de cáncer de mama en mujeres y hombres que en la infancia recibieron radioterapia torácica por otro proceso oncológico, no solo en el caso de linfomas, y hay casos reportados de sarcomas de Ewing en la escápula y la posterior aparición de cáncer de mama en edad adulta, entre otros tumores, conociéndose en este caso como cáncer de mama radioinducido. No se debe olvidar en estos casos estudiar al paciente de forma global, y reconocer la posibilidad de asociación de tumores debidos a oncogenes mutados, como puede ser la sensibilidad a la radiación ionizante de un paciente con síndrome de Li-Fraumeni (*TP53*) y la asociación de tumores en ellos ya conocida.

La exposición de la pared torácica a radiación ionizante a una edad joven incrementa el riesgo de cáncer de mama. El riesgo relativo de desarrollo de cáncer de mama en mujeres con exposición previa a radioterapia es de 1,5 en la mayoría de los estudios.

También hay series de casos en los supervivientes de la bomba atómica o de accidentes nucleares. La edad más vulnerable de exposición a la radioterapia parece ser la etapa de los 10-14 años, aunque existe un riesgo aumentado hasta los 45 años (más allá de esta edad, no existe un aumento del riesgo significativo). Los factores relacionados con el tratamiento que influyen en el desarrollo de cáncer de mama como segundo tumor son: las dosis de radiación, los campos de radiación y las dosis utilizadas; la edad del paciente en el tratamiento del primer tumor (inversamente proporcional); el efecto de los citostáticos sobre la función ovárica (en mujeres); y la incidencia acumulada en estos pacientes a 50 años es del 30 % en algunas series, con mayor tasa de mortalidad en el cáncer de mama ulterior.

Varios ensayos clínicos han intentado validar el uso de resonancia magnética (RM) junto con la mamografía en el *screening* de esta población de alto riesgo. Las recomendaciones generales son el uso de mamografía anual en pacientes de alto riesgo tras 8-10 años después del tratamiento o a la edad de 40 años.

La Sociedad Americana de Cáncer (ACR, American Cancer Society) ha recomendado el uso de RM de cribado a los supervivientes de un tumor previo que hayan recibido radioterapia extensa en la pared torácica entre la edad de 10 y 35 años.

Además de todo lo comentado en este apartado de factores de riesgo relacionados con el estilo de vida y la exposición ambiental asociada a cáncer de mama, al igual que en otros cánceres, como el de colon, existen nuevas líneas de investigación sobre la *hipovitaminosis D*. Aun así, el valor medioambiental como factor de riesgo para el cáncer de mama, entre otros canceres, está aún infraestimado.

Factores de riesgo propios de la glándula mamaria

Los factores de riesgo propios de la glándula mamaria son:

- **Lesiones proliferativas sin atipia:** aumentan entre tres y cuatro veces el riesgo de padecer cáncer de mama, más si está asociado a antecedente familiar de primer grado.
- **Lesiones de potencial maligno incierto:** corresponden a aproximadamente el 5 % de todas las lesiones diagnosticadas en cribado. No son lesiones premalignas. Se asocian a un riesgo relativo de 3-5 de asociarse a lesiones malignas en el momento diagnóstico. De no ser así, en las lesiones de la clasificación de Ellis, recomiendan hacer un seguimiento anual durante 5 años. Durante el seguimiento, en un 79 % de los casos, se asocia el hallazgo diagnóstico de carcinoma ductal *in situ* o de carcinoma ductal infiltrante de bajo grado en un 20 % (Tabla 33-1) (v. Cap. 34 Cáncer de mama II).
- **Densidad mamaria:** el aumento de la densidad mamaria se define como el aumento del tejido glandular y del fibroso frente al tejido graso (> 75 %), que se asocia a un aumento de riesgo de 4-5 veces comparado con las mujeres con la mama grasa. Cabe destacar que la mayoría de radiólogos coinciden en que la mama densa es más difícil de diagnosticar por mamografía (corresponde a densidades C y D del último sistema de informes y datos de imágenes mamarias [BI-RADS®, Breast Imaging Reporting and Data System]) y puede demorar *per se* el diagnóstico.

Tabla 33-1. Lesiones proliferativas de potencial maligno incierto

Lesiones proliferativas sin atipia B3a	Lesiones proliferativas con atipia B3b

• Lesiones papilares sin atipia, adenoma
• Cicatriz radial/lesión esclerosante compleja
• Lesión tipo mucocele, hiperplasia de células columnares
• Tumor filoides
• Epiteliosis
	• Proliferaciones epiteliales con atipia:
	  – Atipia de epitelio plano
	  – Hiperplasia ductal atípica
	  – Hiperplasia de células columnares con atipia
	  – Adenosis esclerosante con atipia
	• Neoplasias lobulillares:
	  – Hiperplasia lobulillar atípica
	  – Carcinoma lobulillar *in situ*

> ! Hacer una correcta anamnesis del paciente, clasificarlo según los factores de riesgo, conocer los mismos y valorar el tipo de glándula mamaria permitirá hacer una aproximación al posible diagnóstico, así como decidir la mejor prueba de imagen de entrada e incidir en los cambios del estilo de vida.

CLÍNICA Y DIAGNÓSTICO CLÍNICO

La realización de una anamnesis dirigida y estructurada, dirigida a la patología que se está estudiando o investigando en el paciente. Su conocimiento es lo que hará de esto un arte, y la dirigirá para hacerla específica:

- **Motivo de consulta:** el objetivo prínceps de la anamnesis clínica es en qué es posible ayudar a la persona que se tiene delante, el momento en el que aparecen los síntomas, cuál fue el detonante o síntoma gatillo por el que viene a la consulta y si lo puede asociar a algún origen. En la glándula mamaria, puede ser un nódulo, un cambio en la piel, una retracción, cambios en el pezón, en la axila, prurito, etc. Por ejemplo, hay nódulos que aparecen tras un golpe y se podría pensar en una necrosis grasa, un nódulo residual tras un hematoma, o habría que saber si es reconocido por los pacientes si es a raíz de un golpe cuando se ha empezado a tocar y estaba previamente.
- **Antecedentes familiares:** es importante indagar en la patología mamaria en el grado de parentesco, el origen materno o paterno y la edad del primer caso. Podría orientar hacia un síndrome hereditario familiar o pensar que se trata de un caso aislado. Por ejemplo, en casos de cáncer de mama, dada su incidencia, es muy frecuente que la paciente cuente algún caso similar en algún familiar, pero no es igual que cuente que dos de sus tías han tenido cáncer de mama a edad premenopáusica, que además una de ella fue un triple negativo y que su abuela del mismo origen tuvo un cáncer de ovario. Es en estas ocasiones donde hay que orientarse hacia síndromes de cáncer de mama de ovario heredofamiliar, según los conocimientos en la penetrancia de los mismos, así como la asociación de cánceres que suelen originar.
- **Antecedentes medicoquirúrgicos del paciente:** tanto en la glándula mamaria (lesiones benignas o premalignas); si ha tenido lugar alguna biopsia en la mama, inter-

venciones como mamoplastia de aumento o de reducción, que pueden dar lugar a síntomas a lo largo de los años; si es portadora de prótesis, de qué tipo) como en otro órgano, así como oncológicos, insistiendo aquí en la importancia de conocer la asociación de tumores de cáncer de mama heredofamiliar (v. **Cap. 34** Cáncer de mama II). También es importante conocer si toma algún medicamento, ya que existen síntomas, como la galactorrea, que puede ser un motivo de consulta, frecuente con el uso de antieméticos y otros neurolépticos, entre otros.

Exploración física

La exploración física ha de realizarse siguiendo estas pautas:

- **Inspección:** se debe realizar con la paciente desnuda, es sedestación, en primer lugar, con los brazos en aducción, para objetivar así si, sin ningún tipo de tensión en la piel, existe algún cambio en la misma, o deformidad, cambio en la coloración, aspecto de «piel de naranja» o asimetría que puede perderse con la abducción de los miembros superiores. En esta misma posición, se le puede pedir a la paciente que eleve los brazos en cruz, para ver si aparecen cambios significativos. Será muy importante que, previamente, en la anamnesis, se haya concretado con la paciente en qué posición se detectó el signo o síntoma, ya que puede orientar al diagnóstico y ayudará a la exploración (**Fig. 33-1**).
- **Palpación:** tras pedir consentimiento a la paciente, se recomienda iniciarla en sedestación, para, más tarde, pedir a la paciente que se coloque en decúbito supino

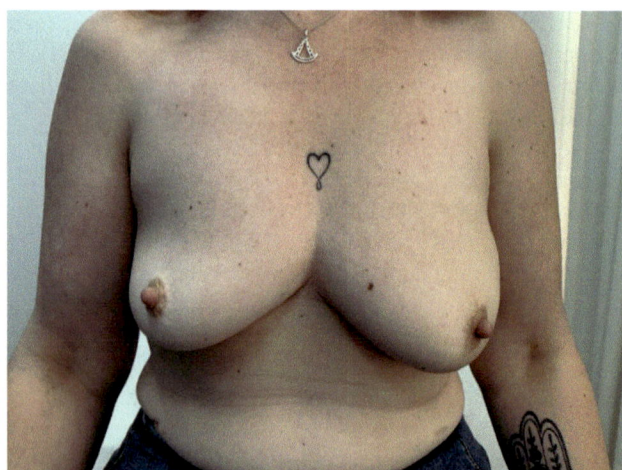

Figura 33-1. Ejemplo de inspección: se podría describir, con la paciente en sedestación con brazos en aducción, que se está ante mamas medianas, seudoptósicas, que existe una asimetría de la mama derecha con respecto a la izquierda, esta última de mayor tamaño; que el complejo aréola-pezón izquierdo está desplazado a la zona lateral y caudal, y que existe un área sobreelevada que hace un efecto de relieve en el cuadrante superoexterno de la mama izquierda, no hay retracciones visibles en la piel ni cambios en la misma; que esa área que en una simple inspección generaba asimetría y abombamiento en la mama izquierda se trataba del área papable tumoral.

con los brazos hacia arriba, para así movilizar la glándula sobre el pectoral y valorar mejor los cambios en la piel. Para la exploración axilar, se recomienda que la paciente relaje la tensión del brazo, agarrándolo el propio profesional para dejar libre de tensión el músculo pectoral mayor, y que sea más sencilla la localización de las cadenas ganglionares del hueco axilar.

DIAGNÓSTICO POR IMAGEN. TÉCNICAS CLAVES

El BI-RADS® (Tabla 33-2) fue creado en 1993 por la ACR. Su objetivo principal es estandarizar el reporte mamográfico para proporcionar un léxico específico para las lesiones mamarias mediante diferentes técnicas. Posteriormente se realizaron tres ediciones más, en 1995, 1998 y 2003, y la más actual es de 2014. Se ha convertido en una herramienta indispensable para el diagnóstico de la patología mamaria, que facilita la comunicación entre profesionales sanitarios, tanto radiólogos como médicos especialistas.

A día de hoy, el informe radiológico de una paciente diagnosticada de cáncer de mama debe ser único, de forma que consiga aunar la mayor información entre las diferentes técnicas de imagen radiológicas, y fue en la versión de 2014 en la que introdujeron un léxico no solo para la mamografía, sino para la ecografía y la resonancia magnética, creando nuevos términos y eliminando los previos obsoletos.

A continuación, se abordan cada una de las técnicas.

Mamografía

Su evolución ha alcanzado las últimas técnicas de mamografía digital y tomosíntesis, habiendo pasado previamente por la senografía y la analógica. La mamografía digital ha sido una revolución pequeña con respecto a la analógica, ya que no es muy superior, algo sí en posmenopáusicas. Ha habido que esperar a que la propia mamografía digital evolucionase hacia la tomosíntesis para encontrar grandes cambios.

Tabla 33-2. Técnicas radiológicas

Categorías de BI-RADS® (grados de sospecha, última actualización de 2014):

- BI-RADS 1: estudio normal
- BI-RADS 2: patología benigna
- BI-RADS 3: hallazgos probablemente benignos. Seguimientos. Probabilidad de malignidad <2%
- BI-RADS 4: hallazgos sospechosos de malignidad. Incidencia de cáncer del 2 al 95%:
  - 4-A: baja sospecha de malignidad. Del 2 al 10% de probabilidad de cáncer
  - 4-B: sospecha intermedia de malignidad, del 10 al 50% de probabilidad de cáncer
  - 4-C: alta sospecha de malignidad, del 50 al 95% de probabilidad de cáncer
- BI-RADS 5: hallazgos altamente sugestivos de malignidad. Probabilidad de cáncer por encima del 95%
- BI-RADS 6: malignidad confirmada. Se reserva a lesiones con biopsia positiva antes de realizar tratamiento definitivo

BI-RADS®: sistema de informes y datos de imágenes mamarias (Breast Imaging Reporting and Data System).

> ! ¿Hay evidencia de que con la radiación mamográfica se provoque cáncer? No hay evidencia. La dosis actual de una mamografía es de 0,04 rad (4 mGy), ínfimo comparado con la radiación en los años 70 (3,2 rad). Los casos de cáncer radioinducido precisan rangos de 100-1.000 rad comparados con radiaciones de radioterapia torácica, como se ha comentado previamente en factores de riesgo o accidentes nucleares.

Respecto a la densidad mamaria, se han producido algunos cambios desde la última edición. Correlaciona la proporción entre tejido graso y glandular en la mama a estudiar. Se diferencian cuatro tipos de patrones:

A. Mayoritariamente grasa.
B. Restos glandulares dispersos, áreas dispersas de densidad.
C. Densidad heterogénea.
D. Extremadamente densa.

Ya existen softwares que clasifican la densidad en estos cuatro patrones de forma automatizada, de manera que con el propio programa de cribado, el técnico pueda decidir si precisa más técnicas.

Tomosíntesis

Ha sido la real revolución de la mamografía. Permite la disminución de la aparición de tejidos superpuestos, por lo que mejora la sensibilidad y especificidad, reduciendo el número de falsos positivos; mejora la precisión diagnóstica, reduciendo además el número de recitaciones o pruebas complementarias. Supone una reconstrucción en tres dimensiones, y con ella, se detectan más distorsiones y lesiones espiculadas, y es más sensible en los márgenes. No es tan útil para la valoración de microcalcificaciones, pero sí lo es para detectar el área de posible microinvasión entre ellas. Ya hay provincias españolas que lo han incorporado al programa de cribado.

Mamografía con contraste

Se trata de una técnica morfofuncional. Se administra contraste yodado, al igual que en una tomografía computarizada (TC), y utiliza energía dual (dos disparos de alta frecuencia y otro de baja), para luego hacer la sustracción. Es especialmente útil en: lesión no concluyente con otra técnica de imagen, cicatriz compleja tras cirugía conservadora, lesión no palpable en mamas densas y pacientes de riesgo intermedio; el estudio de extensión alternativo a la RM (especialmente en pacientes con marcapasos, ancianas, obesas y diabéticas); en la valoración posneoadyuvancia.

Las proyecciones mamográficas posibles en las técnicas citadas son:

- Eklund: útil en pacientes con prótesis.
- Oblicua-mediolateral.
- Craneocaudal (estas dos últimas son las principales y básicas en el programa de cribado).
- Mediolateral pura (90°).

- *Cleavage*: útil en lesiones muy mediales, próximas al escote.
- Lateral pura.

Ecografía

El léxico ecográfico BI-RADS® se amplía para facilitar su utilización práctica. Proporciona una introducción práctica a la anatomía de la mama, mejora la forma de medir lesiones, y en la mayoría de ocasiones, es posible biopsiar las lesiones de manera ecoguiada. Es especialmente útil en lesiones benignas y quísticas y en la valoración axilar. Ha tenido un papel importante en la nueva versión BI-RADS® en la evaluación de subcategorías en la BI-RADS 4, que permite subdividirla en 4A, 4B, 4C para los hallazgos que corresponden a baja sospecha, moderada y alta, respectivamente.

Las principales indicaciones son:

- Paciente menor de 30-35 años sintomática.
- Embarazo y lactancia.
- Enfermedad inflamatoria.
- Mastectomías.
- Implantes, aunque es más sensible la RM.
- Seguimiento de cicatriz de cirugía conservadora.

Sus principales limitaciones son:

- Difícil valoración de microcalcificaciones.
- Limitada en mamas voluminosas y grasas.
- Dependiente del operador
- Demasiados falsos positivos, por lo que conlleva mayor número de biopsias.
- No ha demostrado utilidad como técnica de cribado, sí como apoyo a RM y mamografía.

Resonancia magnética

Es la técnica más sensible para la patología mamaria, con una alta tasa de falsos positivos. Se trata también de un estudio morfofuncional, utiliza gadolinio como contraste.

Se realizan dos estudios:

- T1: para ver una secuencia puramente morfológica, permite una resolución espacial.
- T2: secuencia de contraste. Se trata de obtener múltiples adquisiciones en un intervalo de tiempo no mayor de 4 minutos. Es un estudio dinámico que permite la resolución temporal.

Para la valoración de prótesis, es la técnica recomendada, sin contraste en este caso. Sola o asociada a la mamografía, ha sido recomendada ya por muchos autores y sociedades científicas, entre ellas EUSOMA, como técnica de cribado en pacientes de alto riesgo genético (*BRCA 1-2* entre otros genes), cáncer de mama lobulillar, pacientes con un riesgo familiar mayor del 20-25 % (basados en modelos de predicción de riesgo tipo BOADICEA, un algoritmo de estimación de riesgo de desarrollo de cáncer de mama y ovario y de estado de portador de mutaciones de riesgo [*breast and ovarian analysis of disease incidence and carrier estimation algorithm*]),

estudio complementario en lesiones con atipia sin clara extensión por las pruebas previamente descritas.

En el cáncer de mama global, como técnica de extensión local preoperatoria, su uso está discutido. Se conoce que es más sensible, y es capaz de detectar más lesiones multifocales y multicéntricas (cambia la actitud quirúrgica de la mama hasta en un 15 % de los casos), pero los detractores en este apartado de la realización como estudio estándar preoperatorio abogan por el aumento de cirugías más radicales, bien mastectomías u oncoplásticas complejas, con mayor número de complicaciones, sin efecto en la supervivencia global de la paciente. En un 5 % de los casos, se objetivan lesiones contralaterales.

Técnicas para el estudio de extensión sistémico

Son utilizadas en aquellas situaciones clínicas en las que se sospeche que puede haber afectación axilar; recomendadas en estadios tumorales en mama elevados, cT3, en tumores de mas de 5 cm o en afectación axilar al diagnóstico, así como en pacientes con clínica sugestiva de afectación a distancia.

Las técnicas para el estudio de extensión sistémico son:

- Ecografía abdominal: técnica sencilla y poco invasiva. Indicada en pacientes que presentan lesiones avanzadas locorregionalmente. Las lesiones hepáticas detectadas en estudio por ecografía que no puedan ser clasificadas con certeza deberán complementarse con TC, RM o biopsia percutánea radiodirigida.
- Radiografía de tórax: permite la evaluación de ambos pulmones, el mediastino y el esqueleto torácico.
- Gammagrafía ósea: se trata de una prueba de medicina nuclear, emplea un radioisótopo como trazador, tecnecio 99. Se utiliza para el estudio de extensión óseo.
- TC: útil por la sencillez, aunque emita radiación, y la rapidez para el estudio completo del tórax, el abdomen, la pelvis y el retroperitoneo de las pacientes seleccionadas. A su vez, también permite la valoración del esqueleto axial.
- Tomografía por emisión de positrones (PET): técnica basada en el metabolismo de sustancias, como puede ser la glucosa, marcadas con isótopos, por ejemplo, flúor 18, y, en el hecho de la teoría de que los tumores malignos, debido a su alta replicación celular, muestran una alta tasa metabólica en comparación con los tejidos normales. Los equipos más modernos son capaces de unir PET-TC.

Tipos de técnicas para biopsias y para obtener material anatomopatológico. Intervencionismo guiado por imagen

Existen tres tipos de técnicas radiológicas que, si no son diagnosticas, pasaría a hacerse biopsia quirúrgica. Una de ellas, la biopsia asistida por vacío, puede ser terapéutica también.

Estas técnicas son:

- Biopsia con aguja gruesa: estudia diferentes cilindros de tejido histológicamente.
- Punción aspirativa con aguja fina: estudio citológico.
- Biopsia asistida por vacío: es una técnica tanto diagnóstica como terapéutica, se puede utilizar tanto guiada por

ecografía, como por resonancia o mamografía. Obtiene un mayor número de cilindros con mayor grosor de aguja, por lo que en muchos casos es terapéutica, en lesiones benignas o no sospechosas de malignidad; disminuyendo así la morbilidad de los pacientes que no precisan escisión quirúrgica. Está especialmente indicada en el estudio de microcalcificaciones mamográficas sospechosas.

CLASIFICACIÓN HISTOLÓGICA. PRUEBA DE EXPRESIÓN GÉNICA. SUBTIPOS INTRÍNSECOS. CLASIFICACIÓN MOLECULAR

A continuación, se abordan los siguientes temas: la clasificación histológica, la prueba de expresión génica, los subtipos intrínsecos y la clasificación molecular.

Clasificación histológica

Anatomopatológicamente, dependiendo de la extirpe celular y del origen o el órgano donde se origina el cáncer, se utiliza diferente nomenclatura en la taxonomía en general.

De forma global, los tumores pueden ser:

- Epiteliales (con origen en el endodermo o ectodermo): a su vez pueden ser benignos (adenoma, papiloma, cistoadenoma, etc.) o neoplasias malignas epiteliales (carcinomas).
- Mesenquimales (origen en mesodermo): a su vez también pueden ser benignas («-oma») o malignas (sarcomas).
- Otras: aquellas difíciles de clasificar en función del origen de las diferentes hojas embrionarias, son aquellas hematológicas, neurales, germinales, etcétera.
- Mixtas: por ejemplo, el fibroadenoma (componente mesenquimal y epitelial) o el tumor filoides (*phyllodes*).

Una vez comprendido el tipo de origen celular, en el cáncer de mama, las neoplasias malignas más frecuentes son de origen epitelial (carcinoma ductal o lobulillar), que se detallarán más extensamente.

A su vez, lo más importante es diferenciar si es: *in situ*, que no atraviesa la barrera o membrana basal, y puede ser tanto de origen ductal como lobulillar, este último descatalogado de la categoría de tumor, ganglio y metástasis (TNM) y considerado actualmente como lesión de riesgo; y si son tumores infiltrantes que atraviesan la membrana basal.

La última clasificación de tumores infiltrantes de la Organización Mundial de la Salud (OMS) de 2013 diferencia hasta 45 tipos de carcinoma de mama. Los más frecuentes son:

- **Carcinoma ductal infiltrante:** se trata de la neoplasia maligna más frecuente en la mama, correspondiendo a ella un 70 % de los cánceres de mama. El más frecuente a su vez es el tipo no especial. Al microscopio, se caracteriza por la formación abundante de ductos mamarios.
- **Carcinoma lobulillar:** corresponde a un 20 % aproximado de las neoplasias malignas de la mama. Macroscópicamente es muy difícil de identificar. En la imagen del microscopio, se distribuye la célula como «en fila india», y se caracteriza por la no expresión por inmunohistoquímica de E-cadherina, esto expresa la pérdida de cohesividad celular.

- **Carcinoma tubular (2 %):** se caracteriza por la producción exagerada de túbulos.
- **Carcinoma mucinoso (1-2 %):** es una neoplasia maligna epitelial en la que más del 90 % es moco. Es de mejor pronóstico.
- **Carcinoma papilar:** es un carcinoma raro, no se trata de una lesión como el papiloma benigno que crece hacia la luz, sino que destruye la membrana basal y crece hacia el estroma. Una variante es el micropapilar, con una actitud más agresiva.
- **Carcinoma medular** (antes llamado *encefaloide*) muy bien delimitado: histológicamente la célula es muy atípica, con un elevado componente linfoide intercalando las células tumorales, pero raramente dan metástasis.
- **Carcinoma secretor:** tumor muy poco frecuente, típico en edades jóvenes, con un excelente pronóstico.

Biomarcadores inmunohistoquímicos

Las técnicas inmunohistoquímicas se basan en la reacción antígeno-anticuerpo. A día de hoy, más de 12 años después de conocer el genoma completo de más de 30 tipos de tumores, tras la publicación del *Atlas del Genoma del Cáncer*, y saber la expresión génica en el cáncer de mama desde el año 2000 encabezada por el Dr. Charles Perou, es esta clasificación la utilizada en la práctica clínica, aunque, como se verá más adelante, cada vez tienen mayor papel las diferentes firmas génicas para la toma de decisiones en el tratamiento y la orientación pronóstica. Y no es que las técnicas inmunohistoquímicas no sean lo más certeras posibles, sino que, tras múltiples estudios clínicos y preclínicos, se sabe que hasta en un 20-30 % de los casos, es posible la discrepancia entre la clasificación inmunohistoquímica y la expresión génica del tumor, pero aún hay un gran *gap* o brecha entre los conocimientos genéticos actuales y la modificación de la práctica clínica, que se sobrepasará con la continuación de diferentes ensayos clínicos.

Las principales reacciones antígeno-anticuerpo utilizadas para la clasificación del cáncer de mama por inmunohistoquímica son:

- **Receptores de estrógenos:** factor de transcripción nuclear que estimula el crecimiento de la célula epitelial de la mama. El 75-80 % de los cánceres de mama expresan receptor de estrógeno en el núcleo (< 1-100 % de células positivas):
  – Positivos: ≥ 1 % de células con positividad nuclear. Rango: 1-10 %, especificar porcentaje; 11-20 %; 21-30 %; 31-40 %; 41-50 %; 51-60 %; 61-70 %; 71-80 %; 91-100 %. Intensidad: fuerte, moderada y débil.
  – Negativos: < 1 %.
  – Indeterminados (con control interno negativo): repetir.
- **Receptores de progesterona:** los receptores estrogénicos regulan la expresión de receptores de progesterona (su positividad indica que los receptores estrogénicos están intactos y funcionales). El 60-70 % de los cánceres de mama expresan receptores de progesterona en el núcleo (< 1-100 % de células positivas):

– Receptores estrogénicos positivos y receptores de progesterona positivos: más frecuente: 70 %; mejor rango de respuesta: 60 %.

– Receptores estrogénicos negativos y receptores de progesterona negativos: 25 %. Sin respuesta al tratamiento: 0 %.

– Receptores estrogénicos positivos, receptores de progesterona negativos, y receptores estrogénicos negativos y receptores de progesterona positivos: respuesta intermedia.

– Positivos: ≥ 1 % el porcentaje de células con positividad nuclear. Rango: 1-10 %, especificar el porcentaje; 11-20 %; 21-30 %; 31-40 %; 41-50 %; 51-60 %; 61-70 %; 71-80 %; 91-100 %. Intensidad: fuerte, moderada y débil.

– Negativos: < 1 %.

– Indeterminados.

• **Gen receptor 2 del factor de crecimiento epidérmico humano (HER2)**: localizado en el cromosoma 17, codifica un receptor del factor de crecimiento en la superficie de las células epiteliales de la mama. Sobreexpresión, por amplificación del gen, del 15-20 % de carcinomas de mama. Factor pronóstico y predictivo. HER2+: peor pronóstico, grados 2 o 3, receptores hormonales débiles o negativos, índice proliferativo alto.
Inmunohistoquímica, expresión de la proteína en la membrana de células tumorales:

– Negativo (0): ausencia de tinción de membrana o tinción de membrana incompleta y apenas perceptible ≤ 10 % de células de tumorales infiltrantes.

– Negativo (1+): tinción de membrana incompleta y apenas perceptible en > 10 % de células tumorales infiltrantes.

– Indeterminado (2+): hibridación *in situ*: tinción de membrana incompleta y/o débil a moderada tinción circunferencial en > 10 % de las células tumorales infiltrantes, o tinción completa e intensa en ≤ 10 % de células tumorales infiltrantes.

– Positivo (3+): tinción de membrana completa e intensa en > 10 % de células de tumorales infiltrantes.

– Hibridación *in situ* (hibridación *in situ* fluorescente, hibridación *in situ* cromogénica o hibridación *in situ* de plata). Número de copias del gen *HER2*. Amplificación del gen. Resultado amplificado, no amplificado e indeterminado (repetir en la pieza definitiva).

– Ki-67 o índice de proliferación celular.

De acuerdo con la clasificación inmunohistoquímica, y como marcadores pronósticos en los que, hasta ahora, se sigue basando la práctica clínica, se pueden diferenciar distintos subtipos subrogados (Tabla 33-3).

Prueba de expresión génica. Clasificación molecular

Hace más de 20 años, el profesor Charles Perou lideró un estudio en el que, por primera vez, se vio que el cáncer de mama podía ser dividido o subclasificado gracias a la expresión simultánea de miles de genes, y no recapitulados por la expresión de 3 o 4 receptores por estudio inmunohistoquímico. Podía dividirse en cuatro grandes entidades o subtipos intrínsecos: luminal A, luminal B, *HER2*-enriquecido y basal. Desde su publicación en la revista *Nature* en el año 2000, múltiples estudios han encontrado las características moleculares aquí descritas, de manera que se puede clasificar el cáncer en función de la expresión con valor pronóstico y predictivo de respuesta a los tratamientos.

En los inicios, fueron técnicas complejas, con reacciones genéticas lentas, *microarrays* (chip de ácido desoxirribonucleico) manuales y laboratorios muy centralizados, poco accesibles al resto de centros de investigación y clínicos. Con los años, las técnicas de reacción en tiempo real de reacción en cadena de la polimerasa (RT-PCR) y NanoStream® han conseguido agilizar los estudios y aproximarlos a la práctica clínica, tanto que algunas de las plataformas son posibles de realizar en los propios laboratorios hospitalarios, como puede ser Prosigna®.

Perou, junto con otros colaboradores, tras estudiar los miles de genes que se expresan en esta enfermedad, indicó que el cáncer de mama no puede ser definido por menos del estudio de la expresión de 50 genes, es por eso que su primera plataforma se denominó PAM50®.

Actualmente, diferentes marcas con diferentes firmas, cada una con el análisis de diferentes de esos 50 genes, se deciden

Tabla 33-3. Subtipos subrogados cáncer de mama

	Subtipos subrogados	Características
Luminal A	Receptores de estrógenos y de progesterona altos, baja proliferación (Ki-67)	• Marcadores de pronóstico favorable. Generalmente grados histológicos 1 o 2 • Escasa respuesta a quimioterapia tradicional. Excelente respuesta a terapia endocrina
Luminal B	Receptores altos-bajos de estrógenos y progesterona, alta proliferación	• Marcadores de pronóstico desfavorable. Generalmente de grado histológico alto • Menos probabilidad de respuesta a terapia hormonal. Mayor probabilidad de respuesta a quimioterapia tradicional
HER2	*HER2+*	• *HER2+* (por IHQ, FISH o SISH) y receptores hormonales negativos o HER2+ y receptores hormonales positivos • Generalmente grado histológico alto • Subtipos más agresivos. Mejora del pronóstico con terapia anti-*HER2*
Tipo basal	Triple negativo	• Negativo receptor de estrógenos, receptor de progesterona, *HER2*; generalmente grado histológico alto • Sigue siendo el de mayor mortalidad. Menos dianas terapéuticas

FISH: hibridación *in situ* fluorescente; *HER2*: receptor 2 del factor de crecimiento epidérmico humano; IHQ: inmunohistoquímica; SISH: hibridación *in situ* de plata.

a participar en la práctica clínica asistencial, algunos solo con valor pronóstico para ser utilizados como biomarcador, adicional a todo lo estudiado previamente, y otros, como se verá ahora, incluso con valor predictivo de respuesta a la quimioterapia tras la publicación de estudios recientes. Ha sido especialmente estudiado en la paciente menopáusica, por ser la población que ha participado más extensamente en los ensayos clínicos, lo que no quiere decir que no sea posible utilizarlo en la premenopáusica, de hecho, diferentes guías lo consideran también directo ante la duda terapéutica en esos estadios en premenopáusicas.

Están indicadas en subtipos subrogados luminales, en aquellas pacientes con tumores en estadios no avanzados, en los que cabe la duda razonable de dar quimioterapia *(pT1-2pN0-1a)*, con lo que añaden información pronóstica al clínico para sumarlo al resto de biomarcadores estudiados.

Las principales pruebas de expresión génica son:

- Oncotype DX®: plataforma incluida en las guías de la National Comprehensive Cancer Network (NCCN). Estudia la expresión de 21 genes. Tras analizar un tumor, arroja la información del riesgo de recurrencia a 10 años, en modo de puntuación de recurrencia (*recurrence score*). Tras estar comercializado durante años, después de la publicación de TAILORX como estudio prospectivo, ha sido el estudio del grupo Southwest Oncology Group (SWOG), ensayo Rxponder publicado en 2022, el que lo sitúa único en la evidencia para cN1a (hasta 3 ganglios positivos). Tiene como inconveniente que es un laboratorio centralizado y demora su informe por el transporte de la muestra, como ocurre con Mammaprint®.
- Mammaprint®: su objetivo principal, como el resto de plataformas, es arrojar información pronóstica. Estudia la expresión de 70 genes, y lo hace por *microarrays*, por lo que es capaz de aportar información sobre el subtipo intrínseco, con el análisis Blueprint®. MINDACT es su principal ensayo clínico, que permitió la comercialización. Da la información de riesgo de recurrencia a 10 años en una variable dicotómica, de alto o bajo riesgo. Dentro del ensayo clínico prospectivo MINDACT, se incluyeron pacientes con hasta tres ganglios positivos, aunque el estudio no fue diseñado para ello, a diferencia de Rxponder en Oncotype DX®.
- Endopredict®: mide los niveles de expresión de ácido ribonucleico de 12 genes. Lo hace por reacción RT-PCR. Como distinción con respecto a los dos previos, tiene de interesante que es capaz de incluir en su informe el riesgo combinado de riesgo global como biomarcador junto con el tamaño tumoral y el número de ganglios. No se debe olvidar que las pruebas de expresión génica son otro biomarcador a tener en cuenta al estudiar al paciente para la toma global de decisiones en función del riesgo. Endopredict®, al igual que Prosigna®, está disponible en laboratorios descentralizados. Prosigna® se puede obtener por el hospital y trabajarlo «desde casa», dando ventaja temporal para el inicio de los tratamientos, a diferencia de los dos primeros.
- Prosigna®: última evolución del PAM50® de Charles Perou. Adaptación de sus análisis por *microarrays* a la plataforma de Ncounter® de NanoStream®. Estudia la expresión de *50 genes*, por lo que permite recapitular por expresión génica el subtipo intrínseco. En su informe, además del riesgo de recurrencia a 5-10 años de metástasis a distancia, da riesgo por riesgo de recurrencia (ROR) en una escala de 100 puntos de recaída local. Además, al igual que EndoPredict®, incorpora en su análisis de riesgo valores clínicos, en este caso, el tamaño tumoral. Es posible la descentralización del laboratorio, por lo que se obtienen beneficios para el paciente. El objetivo principal, como el resto de plataformas, es utilizarlo como prueba pronóstica. Tras la publicación del estudio OPTIMA, pretende tener valor predictivo de respuesta a tratamiento.

Existen otras pruebas de expresión génica, pero no todas están comercializadas en Europa. Un ejemplo es el Breast Cancer Index®.

> ! Las pruebas de expresión génica son pronósticas. Buscan un subgrupo de pacientes con excelente pronóstico que pueden evitar la quimioterapia. OntypeDX® además es predictivo de respuesta para quimioterapia, y Breast Cancer Index®, para hormonoterapia.

ESTADIFICACIÓN DE TUMORES, GANGLIOS Y METÁSTASIS EN CÁNCER DE MAMA

En la senología, como en el resto de las especialidades médicas, es necesario predecir la evolución de la enfermedad y saber cómo se puede tratar en el momento del diagnóstico. La principal importancia de la estadificación es la de poder hacer comparativas globalmente.

La principal clasificación o estadiaje se define a raíz de la teoría halstediana, en una época en la que no se conocía la biología molecular del tumor, en la que la enfermedad era locorregional, por lo que el tratamiento que se llevaba a cabo era solo locorregional. Ahora, sin embargo, se sabe que la enfermedad hay que considerarla sistémica desde el diagnóstico y por ello, los tratamientos en la enfermedad invasiva no son solo locales, sino sistémicos, y muchos, mantenidos durante años, como es el ejemplo de la enfermedad luminal con receptores positivos.

De esta teoría halstediana se obtiene la primera clasificación para: T o tamaño tumoral: N o ganglios linfáticos (*nodes*) locorregionales; y M o metástasis.

La última versión de la clasificación internacional TNM es la 8ª edición (la primera data de 1977). Esta clasificación se combina con los diferentes grupos pronósticos para dar los denominados «estadios», ya que el TNM por sí solo no reconoce con exactitud el comportamiento biológico del cáncer en el individuo concreto.

Combinando las hipótesis de la evolución de la enfermedad histórica de Halsted, Fisher y Hellman (esta última la más completa, ya que combina conceptos anatómicos, temporales y biológicos), se llega a la práctica actual, en la que se combinan biomarcadores pronósticos, que buscan información sobre la probabilidad de que un paciente muestre enfermedad en un plazo concreto de tiempo, para así determinar qué tratamiento precisa y cuáles son los marcadores específicos de tratamiento. Esto informa sobre si la intervención terapéutica preventiva reducirá la posibilidad de que los pacientes vuelvan a presentar la enfermedad en un tiempo determinado.

Los factores pronósticos que se utilizan a día de hoy en la patología mamaria son:

- El estado de los receptores de estrógenos y progesterona.
- La sobreexpresión o no del receptor HER2.
- Niveles de proliferación, definidos por Ki-67.
- El grado de diferenciación celular, para el cual se utiliza la clasificación de Scarff-Bloom-Richardson, que diferencia los grados 1-2-3 (este último el más desdiferenciado comparado con la célula normal), tiene en cuenta el grado nuclear, el número de mitosis y la formación de túbulos.
- Tipo histológico (ductal, lobulillar, tubular, etcétera).
- Estado menopáusico o no de la paciente.
- Clasificación TNM.
- En la actualidad, se usan firmas de expresión génica que arrojan información tanto predictiva como pronóstica, como ya se ha visto en la clasificación molecular. Concretamente Oncotype DX® es utilizada en la última clasificación TNM por el grupo americano.

Clasificación de tumores, ganglios y metástasis

Está regulada por el American Joint Committee on Cancer (AJCC), conformado por un grupo de expertos en cáncer que regulan la clasificación y la comunicación de los casos de cáncer. Su objetivo es que globalmente todos los médicos y centros describan los casos de cáncer de manera uniforme, para que los resultados de los tratamientos de todos los pacientes puedan comprenderse y compararse. La última edición publicada data de 2018. Añadir una firma de expresión génica hace la clasificación más precisa y más compleja.

Es preciso hacer una aclaración sobre la estadificación: tanto la ACR como el American College of Surgeons (ACS) y el National Cancer Institute (NCI) afirman que el estadio del cáncer no se modifica después del diagnóstico. Esto es, que si una paciente fue diagnosticada en 2020 de un estadio II, y a los 2 años regresa en forma de metástasis óseas, se trata de un estadio II con recurrencia en hueso, no cambiaría de estadio. Esto no es frecuente en la práctica clínica entre oncólogos, que consideran que se encuentra en un estadio IV, pero es la definición oficial de ambas sociedades.

A continuación, se repasa la clasificación TNM en su 8ª edición:

- Definición de tumor primario (T): es el tamaño confirmado del tumor de máximo diámetro: pequeños, microscópicos, nódulos satélites alrededor del tumor que aparentemente no alteran el tamaño de este ni le confieren más volumen, no deben considerarse para sumar tamaño a la T (Tabla 33-4).
- Delante de la T, la N y la M llevarán la consonante en función del momento de la categorización, es decir; será «c»

cuando sea estadiaje clínico, «p» cuando sea anatomopatológico, e «yp» cuando sea anatomopatológico posneoadyuvancia o tratamiento sistémico primario.

Tabla 33-4. Clasificación TNM del AJCC (8ª edición) en cáncer de mama

Tx	El tamaño no puede ser estudiado
T0	Carcinoma no encontrado en mama, oculto
Tis	• Tis carcinoma ductal *in situ* • Tis de Paget. Enfermedad de Paget del pezón no asociada a carcinoma infiltrante y/o a *in situ*
T1	• T1mi: tumor menor de 1 mm • T1a: de 0,1-0,5 cm (este último incluido) • T1b: de 0,5-1 cm (este último incluido) • T1c: de 1-2 cm (este último incluido)
T2	Tumor de 2-5 cm (este último incluido)
T3	Tumor mayor de 5 cm
T4	Cualquier tamaño con extensión a la pared costal y/o a la piel • T4a: extensión a la pared costal (no incluye invasión de pectoral de forma aislada) • T4b: ulceración de nódulos metastásicos satélites ipsilaterales macroscópicos o edema cutáneo • T4c: T4a + T4b • T4d: carcinoma inflamatorio (que afectan a más de un tercio de la mama)

cN	• cNx: ganglios linfáticos que no pueden ser estudiados
	• cN0: no hay afectación ganglionar linfática axilar (si es clínico [«c»], será clínico y/o radiológicamente estudiado)
	• cN1
	  – cN1mi (micrometástasis, aproximadamente 200 células, más de 0,2 mm, pero menos de 2 mm). Se añade «f» si está estudiado por punción aspirativa con aguja fina
	• cN2: metástasis ipsilateral en nivel I y II de Berg axilares, estudiadas clínicamente o en cadena mamaria interna ipsilateral en ausencia de ganglios axilares ipsilaterales:
	  – cN2a: metástasis ipsilaterales en nivel I y II de Berg no adheridos a otras estructuras
	  – cN2b: metástasis solo en ganglios linfáticos de cadena mamaria interna ipsilateral
	• cN3
	  – cN3a: metástasis en ganglios infraclaviculares ipsilaterales
	  – cN3b: metástasis en ganglios ipsilaterales de cadena mamaria interna y axilar ipsilateral
	  – cN3c: metástasis en ganglios ipsilaterales supraclaviculares

pN	• pNx: los ganglios linfáticos no han podido ser estudiados anatomopatológicamente
	• pN0: no hay afectación axilar en el espécimen estudiado o solo son ITC:
	  – pN (i+): solo células tumorales aisladas no más de 0,2 mm
	  – pN (mol+): hallazgos moleculares positivos estudiados por RT-PCR no células tumorales aisladas. Añadido en esta versión TNM 8ª edición

pN1	• pN1mi: micrometástasis (aproximadamente unas 200 células, no más de 2 mm) • pN1a: metástasis de más de 2 mm en 1-3 ganglios axilares ipsilaterales • pN1b: metástasis ipsilaterales en la cadena mamaria interna, ganglio linfático excluyendo ITC • pN1c, pN1a y pN1b combinados

(Continúa)

Tabla 33-4. Clasificación TNM del AJCC (8ª edición) en cáncer de mama (*cont.*)

pN2	• pN2a: metástasis en 4-9 ganglios linfáticos axilares (al menos uno de ellos de 2 mm) • pN2b: metástasis en la cadena mamaria interna ipsilateral con o sin comprobación microscópica; con axila negativa anatomopatológicamente
pN3	Metástasis en 10 o más ganglios linfáticos axilares o infraclaviculares (nivel III de Berg) o ganglio positivo en la cadena mamaria interna por imagen en presencia de uno o más axilares positivos en nivel I y II de Berg, o en más de tres ganglios axilares linfáticos y micrometástasis o macrometástasis en biopsia selectiva de ganglio centinela en el contexto de una cadena mamaria interna clínicamente negativa ipsilateral, o en ganglios supraclaviculares: • pN3a: metástasis en 10 o más ganglios linfáticos axilares o infraclaviculares (nivel III Berg) • pN3b, pN1a o pN2a: en presencia de pN2b (por imagen) • pN3c: metástasis en ganglios supraclaviculares ipsilaterales
M	• M0 no hay clínica ni radiológicamente afectación a distancia • cM0 (i+) no hay clínica ni radiológicamente afectación a distancia en presencia de células tumorales y/o depósitos no mayores de 0,2 mm detectados macroscópicamente o por usar técnicas moleculares de detección en sangre, médula ósea, o ganglio linfático en otra región linfática no regional en un paciente sin síntomas o signos de metástasis • M1: metástasis a distancia detectada clínicamente o radiológicamente (CM) y/o histológicamente mayor de 0,2 mm (pM)

AJCC: American Joint Committe on Cancer; CM: metástasis clínica; i: células tumorales aisladas; ITC: células tumorales aisladas; mol: estudio molecular; pM: presencia de metástasis; RT-PCR: reacción en cadena de la polimerasa en tiempo real; Tis: tumor *in situ*; TNM: estadificación de tumor, ganglio y metástasis.

Por otra parte, es preciso hacer las siguientes aclaraciones en dicha clasificación:

• El carcinoma lobulillar *in situ* no se considerará más categoría pTis. Queda fuera del estadiaje TNM y es considerado como marcador de riesgo.
• Se añade la «m» en caso de multifocalidad, y se considera como «T» el foco de mayor tamaño. No se añade la «m» en casos de pequeños focos satélites.
• Se añade la definición de que los nódulos satélites en la piel deben estar separados de la T o tumor primario y se considera categoría T4b. Los nódulos satélites en la piel o la dermis identificados solo por microscopia, no visibles al examen físico en ausencia de ulceración epidérmica o edema de la piel (piel de naranja), no han de categorizarse como T4b, deben categorizarse en función del tamaño tumoral.

• Los ganglios con células tumorales aisladas no son contabilizados para el recuento de la N total.

Clasificación clínica de la estadificación del cáncer de mama

Tras la clasificación clínica de la estadificación del cáncer de mama (8ª revisión del TNM de 2017), puramente anatómica (**Tabla 33-5**), entraría a jugar un papel el *bioscore* (biopuntuación), paradigma que se está viviendo en el presente. Introduciendo marcadores pronósticos, expuestos anteriormente, como la positividad o no a HER2, receptores hormonales, firmas génicas basadas en la expresión génica de 21 genes, se consigue subclasificar de forma más precisa a cada paciente, porque no es lo mismo, en cuanto a pronóstico ni a opciones dianas terapéuticas, tratar a un paciente con un tumor T2 N0 M0 con un tumor luminal tipo A (estadio anatómico IIA) que un triple negativo T1c N1mi M0 (estadio anatómico IB). Aquí radica la complejidad de añadir biomarcadores a una clasificación clásica, puramente anatómica, ya que, en función del perfil biológico del tumor, entre otros, el pronóstico no será el mismo.

Tabla 33-5. Clasificación clínica de la estadificación del cáncer de mama (8ª revisión del TNM de 2017)

Estadificación anatómica		TNM
Estadio 0 (*in situ*)		Tis N0 M0
Estadio I (local)	IA	
	IB	T0 N1mi M0 T1 N1mi M0
Estadio II (regional temprano)	IIA	T0 N1 M0 T1 N1 M0 T2 N0 M0
	IIB	T2 N1 M0 T3 N0 M0
Estadio III (regional tardío)	IIIA	T0 N2 M0 T1 N2 M0 T2 N2 M0 T3 N1 M0 T3 N2 M0
	IIIB	T4 N0-2 M0
	IIIC	T1-4 N3 M0
Estadio IV (generalizado)		T1-4 N1-3 M1

TNM: estadificación de tumor, ganglio y metástasis.

PUNTOS CLAVE

• La clasificación molecular puede llegar a modificar la secuencia clásica de tratamientos, haciéndolos a estos cada vez más dirigidos, derivando en una oncología de máxima precisión.
• La predicción de supervivencia con pruebas de expresión génica tiene utilidad clínica porque se reducen las indicaciones de quimioterapia.

• Las lesiones con amplificación o sobreexpresión de HER2, así como los triples negativos, obtienen altas tasas de PCR, objetivo príncipes de la neoadyuvancia, siendo un marcador subrogado de buen pronóstico.
• Son factores pronóstico, la T, la N y la M, la edad de la paciente, el estado menopáusico, el estadio, el grado de

(*Continúa*)

PUNTOS CLAVE (*cont.*)

diferenciación tumoral, el subtipo subrogado, el subtipo intrínseco y la prueba de expresión génica.

- Son factores predictivos de respuesta a la quimioterapia el grado de diferenciación celular, el receptor de estrógenos, el receptor de progesterona, HER2, los linfocitos infiltrantes de tumor y la prueba de expresión génica con dicha función.
- Hacer una correcta anamnesis, valorar los factores de riesgo del paciente, personales y familiares, la exploración y la inspección permitirá no demorar el tiempo en aquellos pacientes sospechosos de sufrir enfermedad maligna, así como orientarse hacia la mejor técnica diagnóstica.
- Conocer las diferentes técnicas de diagnóstico por imagen permite omitir aquellas que sean innecesarias y ahorrar tiempos y costes.
- El estadiaje tumoral dejará de ser puramente anatómico para incorporar pruebas de expresión génica, así como valores inmunohistoquímicos, que recapitulen mejor el pronóstico del paciente.

BIBLIOGRAFÍA

American Joint Committee on Cancer (AJCC), American College of Surgeons (ACS). AJCC Cancer Staging Manual. 8ª ed. Chicago: Springer; 2018.

Anagnostis P, Livadas S, Goulis DG, Bretz S, Ceausu I, Durmusoglu F, et al. EMAS position statement: vitamin D and menopausal health. Maturitas. 2023;169:2-9.

Anderson WF, Rosenberg PS, Prat A, Perou CM, Sherman ME. How many etiological subtypes of breast cancer: two, three, four, or more? J Natl Cancer Inst. 2014;106(8):dju165.

Breastcancer.org [consultado el 12 de octubre de 2024]. Disponible en: https://www.breastcancer.org/.

Cancer Genome Atlas Network. Comprehensive molecular portraits of human breast tumours. Nature. 2012;490(7418):61-70.

Cserni G, Chmielik E, Cserni B, Tot T. The new TNM-based staging of breast cancer. Virchows Arch. 2018;472(5):697-703.

Ellis IO, Humphreys S, Michell M, Pinder SE, Wells CA, Zakhour HD; UK National Coordinating Commmittee for Breast Screening Pathology; European Commission Working Group on Breast Screening Pathology. Best Practice No 179. Guidelines for breast needle core biopsy handling and reporting in breast screening assessment. J Clin Pathol. 2004;57(9):897-902.

Erratum: Breast Cancer-Major changes in the American Joint Committee on Cancer eighth edition cancer staging manual. CA Cancer J Clin. 2017;67(4):345.

Giuliano AE, Connolly JL, Edge SB, Mittendorf EA, Rugo HS, Solin LJ, et al. Breast cancer-major changes in the American Joint Committee on Cancer eighth edition cancer staging manual. CA Cancer J Clin. 2017;67(4):290-303.

Mittendorf EA, Chavez-MacGregor M, Vila J, Yi M, Lichtensztajn DY, Clarke CA, et al. Bioscore: a staging system for breast cancer patients that reflects the prognostic significance of underlying tumor biology. Ann Surg Oncol. 2017;24(12):3502-9.

Moskowitz CS, Chou JF, Wolden SL, Bernstein JL, Malhotra J, Novetsky Friedman D, et al. Breast cancer after chest radiation therapy for childhood cancer. J Clin Oncol. 2014;32(21):2217-23.

Moussaron A, Alexandre J, Chenard MP, Mathelin C, Reix N. Correlation between daily life aluminium exposure and breast cancer risk: a systematic review. J Trace Elem Med Biol. 2023;79:127247.

Pastor-Barriuso R, Fernández MF, Castaño-Vinyals G, Whelan D, Pérez-Gómez B, Llorca J, et al. Total effective xenoestrogen burden in serum samples and risk for breast cancer in a population-based multicase-control study in Spain. Environ Health Perspect. 2016;124(10):1575-82.

Prat A, Ellis MJ, Perou CM. Practical implications of gene-expression-based assays for breast oncologists. Nat Rev Clin Oncol. 2011;9(1):48-57.

Romaguera D, Gracia-Lavedan E, Molinuevo A, De Batlle J, Méndez M, Moreno V, et al. Adherence to nutrition-based cancer prevention guidelines and breast, prostate and colorectal cancer risk in the MCC-Spain case-control study. Int J Cancer. 2017;141(1):83-93.

Ros E. The PREDIMED study. Endocrinol Diabetes Nutr. 2017;64(2):63-6.

Tomczak K, Czerwinska P, Wiznerowicz M. The Cancer Genome Atlas (TCGA): an inmesurable source of knowledge. Contemp Oncol (Pozn). 2015;19:A68-77.

Zhang S, Wang Y, Gu Y, Zhu J, Ci C, Guo Z, et al. Specific breast cancer prognosis-subtype distinctions based on DNA methylation patterns. Mol Oncol. 2018;12(7):1047-60.

Cáncer de mama II

34

M. Cusidó Gimferrer

 OBJETIVOS

- Profundizar en el conocimiento de los síndromes hereditarios de predisposición al cáncer de mama con el fin de poder realizar una correcta selección de pacientes, un correcto diagnóstico y un adecuado asesoramiento genético y establecer estrategias tanto de detección precoz como preventivas.
- Analizar lo que se entiende por cáncer de mama familiar y hereditario y cuáles son los diferentes genes que hoy en día se conoce que están implicados.
- Abordar el diagnóstico clínico de los síndromes de predisposición al cáncer de mama y cómo seleccionar a las pacientes de riesgo, así como las diferentes opciones preventivas que se incluyen en tres grandes apartados: las estrategias de seguimiento, la quimioprevención y las cirugías preventivas.
- Aprender las implicaciones terapéuticas para el tratamiento del cáncer cuando se trata de una paciente portadora de una mutación en algún gen de predisposición al cáncer.

EL CÁNCER DE MAMA FAMILIAR Y HEREDITARIO

A continuación, se describen las principales características del cáncer de mama familiar y hereditario.

Epidemiología

El riesgo cáncer de mama de una mujer de la población general sin ningún antecedente familiar de esta enfermedad es del 7,8 % a lo largo de la vida; y aumenta hasta el 13,3 % si tiene una hermana o madre afectas de cáncer de mama, y hasta un 21,1 % en caso de tener dos familiares de primer grado afectas.

King *et al.* estimaron que, de todos los casos de cáncer de mama, un 70-75 % corresponden a casos esporádicos, un 15-20 % a agregaciones familiares genéticamente inespecíficas, y un 5-10 % a casos hereditarios.

Aproximadamente el 7 % de los cánceres de mama y el 11-15 % de los cánceres de ovario están asociados a una predisposición hereditaria, relacionada básicamente a mutaciones en los genes de alta penetrancia *BRCA1/2*.

 El 5-10 % de los cánceres de mama son hereditarios.

Los estudios más recientes consideran que el cáncer es una entidad compleja con un modelo poligénico (**Fig. 34-1**) que puede representar un 18 % del riesgo familiar. Actualmente hay un intenso debate al respecto de la implicación clínica de la información que ofrece el modelo poligénico.

En cuanto a los genes asociados, hay algunos con mutaciones muy claramente relacionadas con la aparición de determinados cánceres. En estos casos, la información es relativamente sencilla, pero actualmente se utilizan paneles múltiples que incluyen también genes de moderada penetrancia con un riesgo menor, así como polimorfismos en un único nucleótido (SNP, *single nucleotide polymorphism*) con ratios de 1,1-1,4 de riesgo individualmente.

Factores genéticos. Prevalencia y penetrancia de los genes *BRCA1* y *BRCA2*

Las mutaciones en los genes de alta predisposición al cáncer de mama *BRCA1* y *BRCA2* son la principal causa del cáncer de mama y de ovario hereditarios, y conjuntamente con otros genes menos prevalentes (*TP53, STK11* y *PTEN*) causan aproximadamente el 5-10 % de todas las neoplasias diagnosticadas.

La prevalencia de mutaciones en *BRCA1* o *BRCA2* varía considerablemente entre distintas áreas geográficas y grupos étnicos. Se han descrito mutaciones específicas en poblaciones de Islandia, Suecia, Noruega, Países Bajos, Alemania, Francia, España y países de la Europa Central y del Este, así como en judíos asquenazíes.

La frecuencia de mutaciones *BRCA1* y *BRCA2* en pacientes con cáncer de mama u ovario no seleccionadas son generalmente bajas (1-7 % para *BRCA1* y 1-3 % para *BRCA2*); frecuencias más elevadas están asociadas a una historia familiar positiva de cáncer de mama u ovario, edad precoz al diagnóstico, cáncer de mama en varones o múltiples cánceres diagnosticados en un mismo paciente (bilateral de mama o de mama y ovario).

Otros genes de alta penetrancia para cáncer de mama son el *TP53* (síndrome de Li-Fraumeni), el *PTEN* (síndrome de

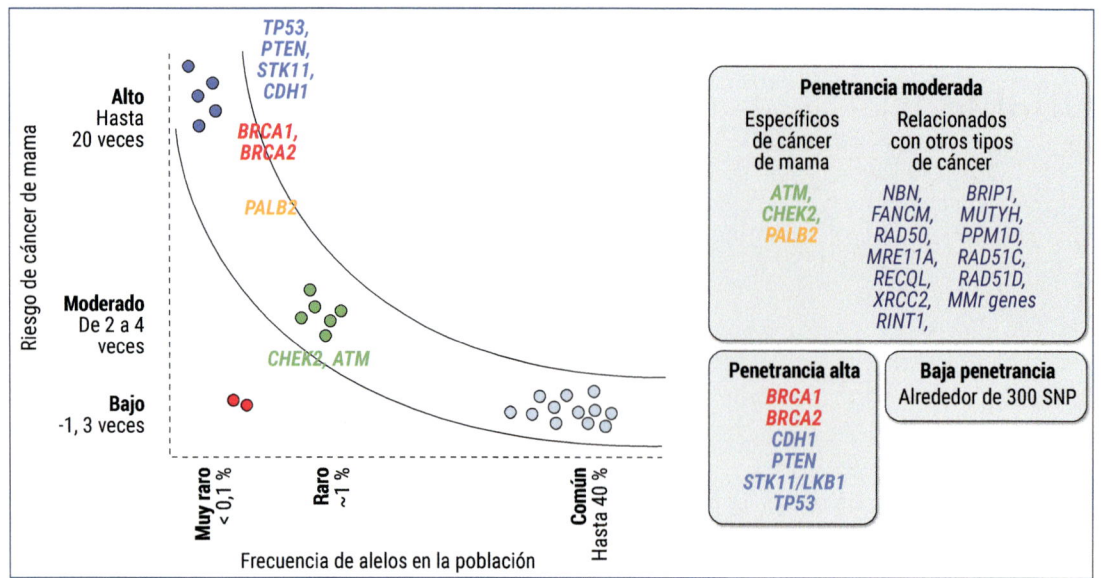

Figura 34-1. Modelo poligénico.
SNP: polimorfismo mononucleótido simple.

Cowden) y el *STK11* (síndrome de Peutz-Jeghers), entre otros.

Según los resultados de un metanálisis, se estima que el riesgo de cáncer de mama a lo largo de la vida de una mujer portadora de mutación en el gen *BRCA1* es del 57-65 % (intervalo de confianza [IC] del 95 %: 47-66 %), y del 45-49 % (IC del 95 %: 40-57 %) para portadoras en el gen *BRCA2*, aunque muchas series estiman el riesgo cercano de cáncer de mama para portadoras al 80-85 %; el riesgo de cáncer de ovario estimado es del 39-40 % (IC del 95 %: 35-46 %) y del 11-18 % (IC del 95 %: 13-23 %) para portadoras *BRCA1* y *BRCA2*, respectivamente.

Un estudio multicéntrico español estimó que los riesgos de cáncer de mama eran del 52 % (IC del 95 %, 26-69 %) y el 47 % (IC del 95 %, 29-60 %) para portadoras *BRCA1* y *BRCA2*, respectivamente; mientras que los riesgos estimados para cáncer de ovario para portadoras *BRCA1* y *BRCA2* fueron del 22 % (IC del 95 %: 0-40 %) y el 18 % (IC del 95 %: 0-35 %), respectivamente.

Es típico de los tumores asociados a *BRCA1* una edad precoz al diagnóstico. Para cáncer de mama a partir de los 30 años, con un pico máximo entre 35 y 40 años (riesgo relativo [RR] de 30 en < 40 años y RR de 14 en > 60 años). El 51 % de los casos se van a presentar antes de los 50 años. El riesgo de cáncer de ovario aparece a partir de los 40 años. El cáncer de mama asociado a *BRCA1* suele presentar alto grado histológico y fenotipo triple negativo. El cáncer de ovario en portadoras de mutación en *BRCA1* y *BRCA2* es adenocarcinoma seroso de alto grado con infiltrados intraepiteliales, atipia linfocítica y abundantes mitosis.

La edad de presentación de cáncer de mama en mujeres portadoras de mutación en *BRCA2* presenta ascenso a partir de los 40 años con RR de 10 constante a partir de 40 años. El riesgo de cáncer de ovario aumenta a partir de los 50 años.

A pesar de que el cáncer de mama en hombres es una entidad muy poco frecuente, se estima que alrededor del 14 % de estos casos podrían ser debidos a mutaciones en el gen *BRCA2*. La presencia de cáncer de mama en un varón es considerado un factor predictivo positivo para mutaciones en *BRCA2*. En base a algunos estudios, se ha observado que las mutaciones en *BRCA2* ocurren en el 4-16 % de los varones con cáncer de mama. Aunque las mutaciones en *BRCA1* son mucho menos frecuentes, el 0-4 % de los varones con cáncer de mama las presentan. Existe asimismo riesgo de cáncer de próstata en varones portadores de mutación del 2,9-4,8, lo que representa un riesgo del 20 % a lo largo de la vida y un riesgo de hasta el 7,3 en algunos subgrupos < 65 años.

El Breast Cancer Linkage Consortium ha observado también un riesgo relativo de 3,51 para cáncer de páncreas en familias con mutación en *BRCA2*.

Existen otros riesgos asociados a las mutaciones de *BRCA1/2*, como son el riesgo de un segundo tumor primario, el riesgo de cáncer de mama contralateral en mujeres premenopáusicas, que se estima en un 30 % a los 10 años, y de un 9 y un 4 % para *BRCA1* y *BRCA2* en posmenopausia. Se han descrito mayor frecuencia de recidivas precoces (2-5 años) y tardías (> 5 años), aunque hoy por hoy no representa una contraindicación al tratamiento conservador de mama. Es de especial interés conocer el riesgo de cáncer de ovario tras cáncer de mama, que se estima en un 12,7 % para portadoras de mutación en *BRCA1* y un 6,8 % para portadoras de mutación en *BRCA2*.

> **!** Las mutaciones en los genes *BRCA1/2* son la principal causa de cáncer de mama hereditario. Implican una predisposición al cáncer de mama y al cáncer de ovario. Suelen aparecer en edades precoces, pueden existir varios miembros de la familia afectos y es frecuente encontrar pacientes afectas con más de una neoplasia.

Modificadores hormonales de riesgo

Otros modificadores del riesgo de cáncer de mama asociado a *BRCA* son los factores externos. Los factores hormonales y reproductivos como el embarazo (número y edad del primer embarazo), la lactancia materna y la toma de anticonceptivos orales, se han asociado de forma contradictoria a una modificación de riesgo de cáncer de mama en portadores de mutación. La paridad parece conferir una protección frente al cáncer de mama en mujeres portadoras de mutación en *BRCA* de forma similar a la población general (nivel de evidencia IIIB).

Datos recientes reportan un aumento de riesgo tras el embarazo en mujeres portadoras de mutación en *BRCA2* en los dos primeros años (razón de posibilidades u *odds ratio* [OR]: 1,7) que va disminuyendo progresivamente, siendo la OR 1,24 a los 5 años (IIIB).

Histología de los tumores en mujeres con mutación en *BRCA1/2*

En cuanto a la histología de los cánceres de mama, se puede observar que aquellas pacientes con mutación en el gen *BRCA1* presentan con mayor frecuencia tumores triple negativo (68 %) comparado con aquellas pacientes con mutaciones en *BRCA2* (16 %).

En poblaciones de mujeres con cáncer de mama triple negativo no seleccionadas por edad ni antecedentes familiares de cáncer de mama, se observa una prevalencia de mutaciones en los genes *BRCA1-2* del 10,6 %. Con los criterios antiguos de la National Comprenhensive Cancer Network (NCCN), el 19 % de mutaciones en mujeres menores de 50 años no se habrían detectado, ni el 10 % en menores de 60 años.

Respecto al cáncer de ovario, una mujer con cáncer de ovario seroso de alto grado, o peritoneal primario o de trompa, entre un 16-21 % de pacientes sin seleccionar y un 9 % de pacientes sin historia familiar, presentan una mutación en *BRCA1-2*.

La mayoría (67 %) de los cánceres (*BRCA1* y *BRCA2*) son serosos. El 70 % en *BRCA1* fueron de grado 3. No existe asociación entre el grado y la edad al diagnóstico. En *BRCA2*, la proporción de tumores de grado 3 aumenta con la edad, al tiempo que disminuye la proporción de grado 1. La historia de cáncer de mama previo no influye en el tipo o el grado de cáncer de ovario. Asimismo, no existen diferencias en la morfología y el grado entre portadoras de mutación en *BRCA1* o *BRCA2* ($p > 0,05$).

Se ha planteado la hipótesis de una peor supervivencia del cáncer de mama en mujeres portadoras de mutación, debido a la mayor frecuencia de tumores de alto riesgo y fenotipos triple negativos.

El metanálisis de Baretta *et al.* evalúa 105.220 pacientes con cáncer de mama, de las cuales 3.588 (3,4 %) son portadoras de mutación en *BRCA*. Los resultados muestran un significativo mayor riesgo de muerte para portadores de mutación en *BRCA1* comparado con el grupo de control (cociente de riesgo o *hazard ratio* [HR]: 1,30; IC del 95 %: 1,11-1,52; valor $p = 0,001$). Para *BRCA2*, muestra peor supervivencia por cáncer de mama (BCSS, supervivencia específica del cáncer de mama, por sus siglas en inglés) comparado con el grupo control (HR: 1,29; IC del 95 %: 1,03-1,62; $p = 0,03$). Respecto a los tumores triple negativos, los portadores de mutación en *BRCA1/2* tienen mejor supervivencia global que los *BRCA* negativos (HR: 0,49; IC del 95 %: 0,26-0,92).

> ! Los tumores triple negativos y de alto grado de mama, así como la histología de seroso de alto grado en el ovario, se asocian a mayor frecuencia a mutaciones *BRCA1* que en casos esporádicos.

Actualmente el uso de técnicas como la secuenciación masiva permiten testar al mismo tiempo otros genes de alto riesgo como (*TP53, PALB2, PTEN*), de riesgo moderado (*ATM, CHECK2, NF1, NBN*) y marcadores genéticos que se siguen investigando en cuanto a su papel en la modulación del riesgo. Asimimo, se estima un riesgo de cáncer de mama contralateral a los 10 años en mujeres premenopáusicas del 13 % para *CHECK2* y un 35 % para *PALB2* con cáncer de mama con expresión del receptor de estrógenos negativa y en posmenopausia del 4 % para *CHECK2* (Tabla 34-1).

Algunos genes de riesgo moderado tienen un papel relevante como factor de riesgo de cáncer de mama en población centroeuropea (*CHEK2*), genes de riesgo elevado pero impreciso (*CDH1, STK11*), o de páncreas (*PALB2*) o de ovario (*MMR genes, RAD51, BRIP1*).

En la última década, los estudios de asociación del genoma completo, el Genome-Wide Association Study (GWAS) y el Breast Cancer Association Consortium (BCAC) han descubierto la contribución en la herencia de variantes de los trastornos complejos comunes. La mayoría de los trastornos no transmisibles con un gran impacto en la salud pública tienen una base genética que es altamente poligénica, y comprende cientos o miles de variantes genéticas (o polimorfismos [SNP] de bajo riesgo), cada una de las cuales tiene un pequeño efecto sobre el riesgo de enfermedad.

El primer GWAS para cáncer de mama se publicó en 2007 y estudió 227.876 SNP en 4.398 casos y 4.316 controles. El GWAS para cáncer de mama más reciente se publicó en 2018, y estudió 11,8 millones de SNP en 122.977 casos y 105.974 europeos (Michailidou *et al.*, 2017). Individualmente, estos SNP pueden contener poca información útil, pero la combinación puede servir para generar un perfil de riesgo. En un trastorno poligénico, una sola variante no es informativa para evaluar el riesgo de enfermedad. En cambio, la carga genética conferida por el conjunto combinado de variantes de riesgo puede indicar una medida que tenga suficiente información para identificar individuos de alto riesgo.

Tabla 34-1. Síndromes hereditarios con presencia de cáncer mamario

Gen	Síndrome	Características
BRCA1	Mama/ovario	Mama (mujer y hombre) y ovario
BRCA2	Mama/ovario	Mama y ovario
TP53	Li-Fraumeni	Sarcoma, mama, cerebral, glándula
CHEK2		
PTEN	Cowden	Mama, tiroide, hamartoma múltiple de piel y aparato digestivo
STK11/LKB1	Peutz-Jeghers	Colon, mama, páncreas, útero y ovario

En este sentido, se han diseñado diferentes modelos de puntuación de riesgo poligénico (PRS, Polygenic Risk Score), donde una suma ponderada del número de alelos de riesgo de un individuo es indicativo del riesgo que sufre. Estos paneles de SNP pueden identificar individuos con un riesgo dos veces superior a la población general o más, lo que permite un grado de discriminación de riesgo para estratificar a las pacientes en diferentes categorías de riesgo de la enfermedad.

Se ha demostrado claramente una mayor estratificación como paciente de riesgo en los PRS en mujeres con cáncer de mama en comparación con controles sanas. Los PRS se han demostrado más eficaces en estratificar el riesgo en cáncer de mama con expresión del receptor de estrógenos positiva, puesto que los estudios incluyeron muchas más mujeres con receptores positivos. Recientemente, Mavaddat *et al.* (en *The American Journal of Human Genetics,* 2019) han desarrollado un PRS óptimo para los diferentes subtipos de cáncer de mama, pero aun así, el resultado es mejor en receptores hormonales positivos.

Se ha propuesto que los modelos genéticos basados en los SNP están suficientemente maduros para incorporarse a la práctica clínica.

Riesgo poligénico en combinación con modelos de predicción

Existen diferentes estudios que han valorado la capacidad predictiva de los PRS cuando se asocian a modelos de predicción conocidos como Gail, BOADICEA, BRCAPRO, etc., en los que se valoran factores de riesgo de cáncer de mama, como la historia familiar y personal, patología de mama previa y estilo de vida para valorar el riesgo de cáncer de mama. Los estudios europeos demuestran mejores resultados cuando se asocia el PRS a dichos modelos.

Aplicaciones de los PRS:

- Como moderadores de riesgo en pacientes con resultado no informativo en las pruebas genéticas.
- En mujeres con variantes patogénicas, permite estratificar, al actuar como modificador, las de alto o bajo riesgo, utilizando una cohorte de mujeres del Consortium of Investigators of Modifiers of BRCA1/2 (CIMBA).
- Como *screening* (cribado) en población general para estratificación.

Existen estudios en marcha dirigidos a valorar el resultado clínico de los PRS, como el WISDOM study (Women Informed to Screen Depending on Measures of Risk), un ensayo europeo aleatorizado MyPeBS (My Personalized Breast Screening) que tiene además el apoyo de la Unión Europea y se ha implementado en varios países (Unicancer 2018). Existe asimismo en Canadá el estudio PERSPECTIVE I&I-Personalized risk assessment for prevention and early detection of breast cancer: Integration and Implementation.

DIAGNÓSTICO CLÍNICO

Los criterios clínicos establecidos en la población para ayudar en la derivación, selección y clasificación de individuos o familias en riesgo, y los criterios basados en la historia familiar para una detección de mutaciones mínima del 10 % son los siguientes:

- **Criterios de derivación a una unidad especializada de evaluación de riesgo familiar:**
  - Dos o más casos de cáncer de mama y/u ovario en la misma línea familiar.
  - Edad joven al diagnóstico del cáncer de mama (< 50 años).
  - Cáncer de mama y ovario en la misma mujer.
  - Cáncer de mama en el varón.
  - Cáncer de mama bilateral (uno de los tumores diagnosticado en < 50 años).
- **Criterios clínicos de riesgo moderado de cáncer de mama: familiares de primer grado de mujeres afectas de cáncer de mama cuando hay:**
  - Un caso de cáncer de mama entre 31 y 50 años.
  - Dos casos, familiares de primer grado, diagnosticados de cáncer de mama a una edad (ambos) entre los 51 y 59 años.
  - Un caso de cáncer de mama bilateral mayor de 40 años.
- **Criterios clínicos de alto riesgo de cáncer de mama y ovario hereditarios:**
  - Tres o más familiares de primer grado (no considerar a los varones al contabilizar el grado de parentesco) afectos de cáncer de mama y/u ovario.
  - Dos casos entre familiares de primer/segundo grado (no considerar los varones al contabilizar el grado de parentesco):
    - Un caso de cáncer de mama y otro de cáncer de ovario.
    - Cáncer de mama en varón.
    - Dos casos de cáncer de mama en menores de 50 años.
    - Un caso de cáncer de mama bilateral y otro de cáncer de mama (uno menor de 50 años).
  - Un caso cuando hay:
    - Cáncer de mama diagnosticado antes de los 35 años o en < 40 años en familias no informativas.
    - Cáncer de mama y ovario en una misma paciente.
    - Cáncer de mama bilateral, uno de ellos diagnosticado antes de los 40 años.
    - Cáncer de mama triple negativo < 50 años.
    - Cáncer de ovario de alto grado no mucinoso (o cáncer de trompa o peritoneal primario).

ESTRATEGIAS DE DETECCIÓN PRECOZ Y DE PREVENCIÓN

Es fundamental conocer las estrategias de detección precoz y de prevención del cáncer de mama.

Seguimiento

El seguimiento de las mujeres portadoras de una mutación *BRCA* incluye la autoexploración mensual, la exploración clínica semestral, la mamografía y la resonancia magnética (RM) anual a partir de los 25-30 años (IIa, B).

La ecografía mamaria complementa la mamografía, aunque aporta poco beneficio adicional al programa de seguimiento que incluye resonancia mamaria. Se recomienda el seguimiento radiológico anual, aunque hay evidencia de que las mujeres jóvenes y con mutación en *BRCA1* pueden tener una alta incidencia de cáncer de intervalo con este seguimiento y podría plantearse el control radiológico cada 6 meses y de forma alternante entre la mamografía y la resonancia mamaria (IIA).

El *screening* de mamografía en mujeres jóvenes y, sobre todo, si son portadoras de mutación, tiene dos puntos importantes en contra: el crecimiento rápido del tumor y la elevada densidad de la mama. En portadoras de mutación, la incidencia de cáncer de intervalo es muy alta (37-60 % en pacientes de alto riesgo y 44-50 % en portadores de *BRCA*). El estado ganglionar en el momento del diagnóstico en mujeres de alto riesgo que están haciendo *screening* es positivo en el 7-12 % y en portadores de mutación en el 15-20 %. Por este motivo, se recomienda *screening* con RM, a pesar de que este no es el ideal para la detección de microcalcificaciones. La RM mejora la sensibilidad respecto de la mamografía, pero disminuye la especificidad, con lo que se incrementan los actos médicos como las biopsias.

Un metanálisis de alta calidad muestra que, con el uso de la RM junto a la mamografía, se incrementa la sensibilidad del *screening* en *BRCA1* y *BRCA2* comparado con mamografía sola (93,4 % frente a 39,6 %; *p* = 0,001), pero con una reducción de la sensibilidad (80,3 % frente a 93,6 %; *p* = 0,0016). Aun no se ha demostrado el impacto en supervivencia global desde la introducción de la RM, aunque sí se observa una mejora en la supervivencia libre de metástasis y hay evidencia clínica que sugiere una mejoría:

> T (tamaño tumor) < 10 mm: 43 % frente a 14 y 12 %.
> N+ (afectación ganglio linfático): 21 % frente a 52 y 56 %.

> Reducción del cáncer de intervalo de un 50 % a un 5 %. Más evidente para *BRCA2* que para *BRCA1* (0 % frente a 21 %).

El seguimiento recomendado para mujeres de riesgo moderado (riesgo acumulado del 15-24 %) consiste en añadir a la autoexploración y exploración clínica mamaria la mamografía anual entre los 35 y 50 años y, a partir de los 50 años, adherirse al programa de cribado poblacional.

En cuanto al programa de detección precoz de cáncer de ovario, se recomienda la ecografía transvaginal y el marcador de antígeno de cáncer 125 cada 6-12 meses a partir de los 30 años y hasta la decisión de salpingooforectomía bilateral (SOB) profiláctica, a pesar de que este seguimiento no ha demostrado reducir el estadio de los tumores de ovario *BRCA* en el momento del diagnóstico ni mejorar la supervivencia.

A los varones portadores de mutación se les recomienda la realización de detección precoz de cáncer de próstata a partir de los 40 años (IIIB).

No se ha demostrado la eficacia de otros programas de detección precoz de cáncer en esta población (Tabla 34-2).

 El seguimiento de las pacientes portadoras de mutación en *BRCA1/2* debe iniciarse precozmente, con controles más frecuentes y con la incorporación de la RM.

Quimioprevención

El tratamiento adyuvante con tamoxifeno reduce el riesgo de cáncer de mama contralateral en portadoras de mutación en los genes *BRCA* (IIIB), mientras que el beneficio del tamoxifeno para la prevención primaria del cáncer de mama no ha sido demostrado claramente (IIIB).

Tabla 34-2. Opciones en pacientes de alto riesgo

		Edad	Nivel de evidencia y recomendación
Mujeres	Autoexploración mamaria	Inicio a los 18 años	IIA
	Examen clínico cada 6-12 meses	Inicio a los 25 años	IIA
	Resonancia magnética anual	De 25 a 70 años	IIA
	Mamografía anual	De 30-35 a 75 años	IIA
	Ecografía transvaginal, + determinación de antígeno de cáncer 125 cada 6-12 meses	30 años	IIC
Hombres	Autoexploración mamaria	Inicio a los 35 años	IIIC
	Examen clínico anual	Inicio a los 35 años	IIIC
	Mamografía basal	40 años (individualizado)	IIIC
	Screening (cribado) prostático anual	Inicio a los 40 años	IIB
Hombres y mujeres	Pancreático y melanoma	*Screening* individualizado según la historia familiar	IIIC
	Screening colorrectal (especialmente en *BRCA1*)	Inicio a los 40 años o antes si hay historia familiar	IIIC

En The Breast Cancer Prevention Trial, se observó una reducción del riesgo de cáncer de mama del 62 % en mujeres sanas portadoras de mutación en *BRCA2*, no en *BRCA1*, pero con un escaso número de casos.

El uso de anticonceptivos orales es protector para el cáncer de ovario (IIB), pero se debe usar con precaución en portadoras de mutación, puesto que los resultados en cuanto a su efecto sobre el riesgo de cáncer de mama son controvertidos, sobre todo en pacientes con mutación en *BRCA1* antes de los 25 años (IIB).

Cirugías reductoras de riesgo

A continuación, se abordan las cirugías reductoras de riesgo.

Salpingooforectomía bilateral

Las teorías de la carcinogénesis apuntan a que los tumores de ovario de bajo grado y de alto grado derivan del epitelio de la trompa y afectan secundariamente el ovario. Además, está documentado el mayor riesgo de cáncer de trompa en mujeres portadoras de mutación en los genes *BRCA1/2*. Por este motivo, la SOB es la cirugía de elección en mujeres portadoras de mutación en *BRCA1/2* que hayan finalizado su deseo genésico (IC). Se han descrito reducciones de un 79-96 % del cáncer epitelial celómico y no queda clara a día de hoy la reducción de cáncer de mama en *BRCA1*, potencial efecto en cáncer de mama del receptor hormonal positivo.

En el estudio prospectivo de Kotsopoulos *et al.*, *n* = 3.722, los hallazgos avalan el papel de la ooforectomía para la prevención del cáncer de mama en premenopausia en *BRCA2*, pero no en *BRCA1*. La reducción del cáncer epitelial celómico no es del 100 %, ya que existe el riesgo de desarrollar un carcinoma peritoneal primario con una incidencia entre el 2 y el 11 % o del 0,21 %/año.

No se recomienda la SOB a las mujeres de alto riesgo de cáncer de mama que no tienen una mutación documentada en los genes *BRCA1/2* ni historia familiar de cáncer de ovario, ya que no hay evidencia de un aumento de riesgo de esta neoplasia (IIIC).

La SOB profiláctica ha demostrado en portadoras de mutación *BRCA1/2* disminuir el riesgo de cáncer de ovario, trompa o peritoneal primario un 80 % y aportar una reducción del 77 % por cualquier causa de muerte.

Se recomienda realizar un minucioso examen anatomopatológico del espécimen obtenido, ya que se detecta un cáncer oculto de ovario o de trompa en un 2-17 % de las pacientes y un cáncer metastático en un 1 % de los casos.

En relación con los riesgos/beneficios de la SOB, se deben considerar todos aquellos que acompañan a la sintomatología menopáusica, síntomas vasomotores y descenso de la función sexual, junto con el riesgo cardiovascular y la osteoporosis. El uso de tratamiento hormonal sustitutivo durante un período corto de tiempo no ha demostrado disminuir el beneficio de la SOB sobre la reducción de riesgo de cáncer de mama (IIB). A pesar de esto, no se recomienda su uso por encima de los 50 años (IIC).

Se debe valorar cuál es el momento óptimo para realizar la SOB teniendo en cuenta que la media de edad de aparición del cáncer de ovario, trompa o peritoneal, está entre 53 y 57 años para mujeres portadoras de mutación en *BRCA1/2*.

> La SOB profiláctica ha demostrado en portadoras de mutación *BRCA1/2* disminuir el riesgo de cáncer de ovario, trompa o peritoneal primario un 80 % y aportar una reducción del 77 % por cualquier causa de muerte.

Histerectomía

No se ha demostrado un aumento del riesgo de cáncer de endometrio en portadoras de mutación en *BRCA1/2*, sino que el riesgo parece estar relacionado con el empleo de tamoxifeno como consecuencia de un cáncer de mama previo (nivel de evidencia 2B). La decisión de realizar una histerectomía ha de estar consensuada con la paciente, considerando otras posibles patologías que justifiquen su realización.

Mastectomía reductora de riesgo

La mastectomía bilateral profiláctica reduce el riesgo de cáncer de mama en un 90-95 % (IIB), aunque no se ha observado un beneficio en la supervivencia. En mujeres portadoras de mutación y diagnosticadas de cáncer de mama precoz, puede valorarse la opción de mastectomía contralateral profiláctica debido el aumento de riesgo de cáncer de mama contralateral.

En especial, se ha demostrado una mejoría en la supervivencia en aquellas mujeres con un riesgo más elevado de desarrollar un cáncer de mama contralateral, como son las mujeres diagnosticadas de cáncer de mama antes de los 41 años o aquellas con un cáncer de mama de grado 1-2 o triple negativo y en pacientes no tratadas con quimioterapia (15-21 % de riesgo de neoplasia contralateral a los 10 años y 42-52 % de riesgo a los 15 años).

No se ha demostrado un impacto en supervivencia con la mastectomía contralateral en aquellas pacientes con un riesgo bajo o moderado para cáncer de mama. Se estima que, para este grupo de pacientes, el riesgo de cáncer de mama contralateral es del 0,5 % anual.

Existen distintas opciones de mastectomía a discutir con la paciente. Asimismo, deben valorarse las distintas opciones de reconstrucción posibles según cada caso. La más recomendada es la mastectomía conservadora de piel con extirpación del complejo aréola-pezón, aunque actualmente la mastectomía con conservación del complejo aréola-pezón es una opción válida, asumiendo un riesgo de necrosis del pezón del 1,7 %.

Se ha de biopsiar el tejido ductal existente debajo del pezón para descartar un carcinoma invasivo o un carcinoma *in situ,* en cuyo caso, se deber extirpar el complejo aréola-pezón. Asimismo, tienen que valorarse las distintas opciones de reconstrucción posibles según cada caso.

Algunas mujeres no consideran aceptable este procedimiento, porque es irreversible y puede conllevar una morbilidad quirúrgica y psicológica (cambio en la imagen corporal, depresión, impacto en la sexualidad). En aquellas pacientes que no desean someterse a la cirugía, lo indicado es el seguimiento con RM mamaria y mamografía anuales a partir de los 25-30 años, que tiene similares resultados en términos de supervivencia.

La mastectomía preventiva reduce el riesgo, pero no lo elimina totalmente. Es un procedimiento irreversible con una morbilidad quirúrgica y psicológica importante (cambio en la imagen corporal, depresión, impacto en la sexualidad, pérdida de sensibilidad, etcétera).

Una cirugía reductora de riesgo no es nunca una decisión profiláctica urgente. No se recomienda la toma de decisiones en este sentido de forma precipitada, no antes de una correcta información.

 La mastectomía preventiva reduce el riesgo de cáncer de mama en un 90-95 %, aunque no se ha demostrado todavía un impacto en supervivencia.

Es importante saber individualizar en cada caso la mejor opción para la mujer, teniendo en cuenta que ninguna ha demostrado beneficio en supervivencia. Finalmente, es importante destacar que el *screening* con RM y mamografía con inicio a los 25 años resulta en una supervivencia similar a la mastectomía profiláctica, y el *screening* con RM se acepta como coste-efectivo en mujeres portadoras de mutación en *BRCA*. Aunque la mastectomía es menos costosa, cuando se analiza la decisión, si se ajusta por calidad de vida, el *screening* con RM y mamografía es la mejor estrategia de reducción de riesgo.

Tratamiento de las pacientes portadoras de mutación en *BRCA*

Es importante tener en cuenta a la hora de plantear el tratamiento quirúrgico del cáncer de mama en portadoras de mutación, que existe riesgo superior de recidivas ipsilaterales, pero no diferencias en supervivencia por cáncer de mama comparado con la mastectomía. Además, el riesgo de neoplasia contralateral es superior al de las pacientes con cáncer de mama esporádico. Por tanto, esto puede condicionar el tratamiento locorregional.

El estudio POSH reveló que la supervivencia de pacientes portadoras de mutación que desarrollan el cáncer de mama a edades precoces, < 40 años, es equiparable a las

no portadoras. Las pacientes *BRCA* con cáncer de mama triple negativo tienen una ventaja de supervivencia durante los primeros años después del diagnóstico comparado con las no portadoras. Las decisiones acerca del momento para realizar una adicional cirugía preventiva de un segundo cáncer primario de mama se debe considerar en el pronóstico de la primera neoplasia y las preferencias de la paciente («Germline BRCA mutation and outcome in young-onset breast cancer (POSH): a prospective cohort study». The Lancet, 2018).

Datos recientes han confirmado el papel relevante de carboplatino y cisplatino en el tratamiento de las pacientes con cáncer de mama y mutación en *BRCA*, tanto en el contexto neoadyuvante como metastásico. Por otro lado, se está investigando el uso de los inhibidores de PARP, que aprovechan el principio de «letalidad sintética» para el tratamiento de las pacientes con mutación en los genes *BRCA*.

En cáncer de ovario, se ha aprobado el uso de olaparib para pacientes con recaída de cáncer de ovario y mutación en *BRCA*, mientras que en cáncer de mama, siguen su desarrollo clínico dentro de protocolos.

Manejo de las pacientes *BRCA*-negativas

Las mujeres con historia familiar de cáncer de mama y prueba genética negativa presentan un riego elevado de cáncer de mama (RR = 3,94), pero no de cáncer de ovario.

No se recomienda la realización de cirugías preventivas si no se ha documentado una mutación. El manejo del riesgo de cáncer de mama se realiza similar al de las pacientes con mutación documentada, realizando una mamografía anual a partir de los 40 años o 10 años antes del cáncer más precoz. Se añadirá el *screening* con RM en aquellas mujeres con un riesgo acumulado > 20-25 % teniendo en cuenta los diferentes modelos predictivos.

Se recomienda el uso de tamoxifeno en mujeres premenopáusicas y posmenopáusicas y de raloxifeno en mujeres menopáusicas, durante 5 años, para la prevención del cáncer de mama en mujeres de alto riesgo, según las recomendaciones del National Institute for Health and Care Excellence (NICE).

 PUNTOS CLAVE

- El 5-10 % de los cánceres de mama son hereditarios.
- Las mutaciones en los genes *BRCA1/2* son la principal causa de cáncer de mama hereditario. Implican una predisposición al cáncer de mama y al cáncer de ovario. Suelen aparecer en edades precoces, pueden existir varios miembros de la familia afectos y es frecuente encontrar pacientes afectas con más de una neoplasia.
- Los *tumores triple* negativo y de alto grado de mama, así como la histología de seroso de alto grado en ovario se asocian con mayor frecuencia a mutaciones *BRCA1* que en casos esporádicos.
- Las alteraciones en los SNP son muy frecuentes en la población.

- El riesgo de cáncer de mama puede estar incrementado por alteraciones en genes de riesgo intermedio y por agrupaciones de alteraciones en genes de baja penetrancia.
- El seguimiento de las pacientes portadoras de mutación en *BRCA1/2* debe iniciarse precozmente, con controles más frecuentes y con la incorporación de la RM.
- La SOB profiláctica ha demostrado en portadoras de mutación *BRCA1/2* disminuir el riesgo de cáncer de ovario, trompa o peritoneal primario un 80 % y aportar una reducción del 77 % por cualquier causa de muerte.
- La mastectomía preventiva reduce el riesgo de cáncer de mama en un 90-95 %, aunque no se ha demostrado todavía un impacto en supervivencia.

BIBLIOGRAFÍA

Andrieu N, Goldgar DE, Easton DF, Rookus M, Brohet R, Antoniou AC, et al.; EMBRACE; GENEPSO; GEO-HEBON; IBCCS Collaborators Group. Pregnancies, breast-feeding, and breast cancer risk in the International BRCA1/2 carrier cohort study (IBCCS). J Natl Cancer Inst. 2006;98(8):535-44.

Antoniou A, Pharoah PD, Narod S, Risch HA, Eyfjord JE, Hopper JL, et al. Average risks of breast and ovarian cancer associated with BRCA1 or BRCA2 mutations detected in case Series unselected for family history: a combined analysis of 22 studies. Am J Hum Genet. 2003;72(5):1117-30.

Baretta Z, Mocellin S, Goldin E, Olopade OI, Huo D. Effect of BRCA germline mutations on breast cancer prognosis: a systematic review and meta-analysis. Medicine. 2016;95(40):e4975.

Beiner ME, Finch A, Rosen B, Lubinski J, Moller P, Ghadirian P, et al.; Hereditary Ovarian Cancer Clinical Study Group. The risk of endometrial cancer in women with BRCA1 and BRCA2 mutations. A prospective study. Gynecol Oncol. 2007;104(1):7-10.

Bertagnolli MM. Surgical prevention of cancer. J Clin Oncol. 2005;23(2):324-32.

Breast Cancer Linkage Consortium. Cancer risks in BRCA2 mutation carriers. J Natl Cancer Inst. 1999;91(15):1310-6.

Burness ML, Olopade OI. Is Screening With Magnetic Resonance Imaging in BRCA mutation carriers a safe and effective alternative to prophylactic mastectomy? J Clin Oncol. 2011;29(13):1652-4.

Callahan MJ, Crum CP, Medeiros F, Kindelberger DW, Elvin JA, Garber JE, et al. Primary fallopian tube malignancies in BRCA- positive women undergoing surgery for ovarian risk reduction. J Clin Oncol. 2007;25(25): 3985-90.

Cibula D, Zikan M, Dusek L, Majek O. Oral contraceptives and risk of ovarian and breast cancers in BRCA mutation carriers: a meta-analysis. Expert Rev Anticancer Ther. 2011;11(8):1197-207.

Collaborative Group on Hormonal Factors in Breast Cancer. Familial breast cancer: collaborative reanalysis of individual data from 52 epidemiological studies including 58,209 women with breast cancer and 101,986 women without the disease. Lancet. 2001;358(9291):1389-99.

Copson ER, Maishman TC, Tapper WJ, Cutress RI, Greville-Heygate S, Altman DG, et al. Germline BRCA mutation and outcome in young-onset breast cancer (POSH): a prospective cohort study. Lancet Oncol. 2018;19(2):169-80.

Cullinane CA, Lubinski J, Neuhausen SL, Ghadirian P, Lynch HT, Isaacs C, et al. Effect of pregnancy as a risc factor for breast cancer in BRCA1/BRCA2 mutation carriers. Int J Cancer. 2005;117(6):988-91.

Chen S, Parmigiani G. Meta-analysis of BRCA1 and BRCA2 penetrance. J Clin Oncol. 2007;25(11):1329-33.

Domchek SM, Friebel TM, Singer CF, Evans DG, Lynch HT, Isaacs C, et al. Association of risk-reducing surgery in BRCA1 or BRCA2 mutation carriers with cancer risk and mortality. JAMA. 2010;304(9):967-75.

Fackental JD, Olopade OI. Breast cancer risk associated with BRCA1 and BRCA2 in diverse populations. Nat Rev Cancer. 2007;7(12):937-48.

Finch A, Beiner M, Lubinski J, Lynch HT, Moller P, Rosen B, et al. Hereditary Ovarian Cancer Clinical Study Group. Salpingo-oophorectomy and the risk of ovarian, fallopian tube and peritoneal cancers in women with a BRCA1 or BRCA2 mutation. JAMA. 2006;296(2):185-92.

Ford D, Easton DF, Stratton M, Narod S, Goldgar D, Devilee P, et al. Genetic heterogeneity and penetrance analysis of the BRCA1 and BRCA2 genes in breast cancer families. The Breast Cancer Linkage Consortium. Am J Hum Genet. 1998;62(3):676-89.

Frost MH, Schaid DJ, Sellers TA, Slezak JM, Arnold PG, Woods JE, et al. Long-term satisfaction and psychological and social function following bilateral prophylactic mastectomy. JAMA. 2000;284(3):319-24.

Grann VR, Patel PR, Jacobson JS, Warner E, Heitjan DF, Ashby-Thompson M, et al. Comparative effectiveness of screening and prevention strategies among BRCA1/2-affected mutation carriers. Breast Cancer Res Treat. 2011;125(3):837-47.

Gronwald J, Tung N, Foulkes WD, Offit K, Gershoni R, Daly M, et al. Tamoxifen and contralateral breast cancer in BRCA1 and BRCA2 carriers: an update. Int J Cancer. 2006;118(9):2281-4.

Heemskerk-Gerritsen BA, Rookus MA, Aalfs CM, Ausems MG, Collée JM, Jansen L, et al. Improved overall survival after contralateral risk-reducing mastectomy in BRCA1/2 mutation carriers with a history of unilateral breast cancer: a prospective analysis. Int J Cancer. 2015;136(3):668-77.

Hollestelle A, Wasielewski M, Martens JW, Schutte M. Discovering moderate-risk breast cancer susceptibility genes. Curr Opin Genet Dev. 2010;20(3):268-76.

Hughes KS, Papa MZ, Whitney T, McLellan R. Prophilactic mastectomy and inherited predisposition to breast carcinoma. Cancer. 1999;86(11 Suppl):2502-16.

Kauff ND, Domchek SM, Friebel TM, Robson ME, Lee J, Garber JE, et al. Risk-reducing salpingo-oophorectomy for the prevention of brca1- and brca2-associated breast and gynecologic cancer: a multicenter, prospective study. J Clin Oncol. 2008;26(8):1331-7.

King MC, Marks JH, Mandell JB; New York Breast Cancer Study Group. Breast and ovarian cancer risks due to inherited mutations in BRCA1 and BRCA2. Science. 2003;302(5645):643-6.

Kotsopoulos J, Huzarski T, Gronwald J, Singer CF, Moller P, Lynch HT, et al. Bilateral oophorectomy and breast cancer risk in brca1 and brca2 mutation carriers. J Natl Cancer Inst. 2016;109(1):djw177.

Kotsopoulos J, Lubinski J, Moller P, Lynch HT, Singer CT, Eng C, et al.; Hereditary Breast Cancer Clinical Study Group. Timing of oral contraceptive use and the risk of breast cancer in BRCA1 mutation carriers. Br Can Res Treat. 2014;143(3):579-86.

Kriege M, Brekelmans CT, Boetes C, Besnard PE, Zonderland HM, Obdeijn IM, et al.; Magnetic Resonance Imaging Screening Study Group. Efficacy of MRI and mammography for breast-cancer screening in women with a familial genetic predisposition. N Engl J Med. 2004;351(5):427-37.

Kurman RJ, Vang R, Junge J, Hannibal CG, Kjaer SK, Shih IeM. Papillary tubal hyperplasia: the putative precursor of ov arian atypical proliferative (borderline) serous tumors, noninvasive implants, and endosalpingiosis. Am J Surg Pathol. 2011;35(11):1605-14.

Long KC, Kauff ND. Hereditary ovarian cancer: recent molecular insights and their impact on screening strategies. Curr Opin Oncol. 2011;23(5):526-30.

Llort G, Chirivella I, Morales R, Serrano R, Sanchez AB, Teulé A, et al.; SEOM Hereditary Cancer Working Group. SEOM clinical guidelines in Hereditary Breast and ovarian cancer. Clin Transl Oncol. 2015;17(12):956-61.

Mavaddat N, Peock S, Frost D, Ellis S, Platte R, Fineberg E, et al.; EMBRACE. Cancer risks or BRCA1 and BRCA2 mutation carriers: results from a prospective analysis of EMBRACE. J Natl Cancer Inst. 2013;105(11):812-22.

Meijers-Heijboer H, Van Geel B, Van Putten WL, Henzen-Logmans SC, Seynaeve C, Menke-Pluymers MB, et al. Breast cancer after prophylactic bilateral mastectomy in women with a BRCA1 or BRCA2 mutation. N Engl J Med. 2001;345(3):159-64.

Metcalfe KA, Finch A, Poll A, Horsman D, Kim-Sing C, Scott J, et al. Breast cancer risks in women with a family history of breast or ovarian cancer who have tested negative for a BRCA1 or BRCA2 mutation. Br J Cancer. 2009;100(2):421-5.

Metcalfe KA, Lynch HT, Ghadirian P, Tung N, Olivotto IA, Foulkes WD, et al. The risk of ovarian cancer after breast cancer in BRCA1 and BRCA2 carriers. Gynecol Oncol. 2005;96:222-6.

Mies C. Recurrent secretory carcinoma in residual mammary tissue after mastectomy. Am J Surg Pathol. 1993;17(7):715-21.

Milne RL, Osorio A, Cajal TR, Vega A, Llort G, De la Hoya M, et al. The average cumulative risks of breast and ovarian cancer for carriers of mutations in BRCA1 and BRCA2 attending genetic counseling units in Spain. Clin Cancer Res. 2008;14(9):2861-9.

Narod SA, Foulkes WD. BRCA1 and BRCA2: 1994 and beyond. Nat Rev Cancer. 2004;4(9):665-76.

Phi X-A, Houssami N, Obdeijn IM, Warner E, Sardanelli F, Leach MO, et al. Magnetic resonance imaging improve breast screening sensitivity in BRCA mutation carriers age C50 years: evidence from an individual patient data metaanalysis. J Clin Oncol. 2015;33(4):349-56.

Piver MS, Baker TR, Jishi MF, Sandecki AM, Tsukada Y, Natarajan N, et al. Familial ovarian cancer. A report of 658 families from the Gilda Radner Familial Ovarian Cancer Registry 1981-1991. Cancer. 1993;71(2 Suppl):582-8.

Rebbeck TR, Friebel T, Wagner T, Lynch HT, Garber JE, Daly MB, et al.; PROSE Study Group. Effect of short-term hormone replacement therapy on breast cancer risk reduction after bilateral prophylactic oophorectomy in BRCA1 and BRCA2 mutation carriers: the PROSE Study Group. J Clin Oncol. 2005;23(31):7804-10.

Rebbeck TR, Kauff ND, Domchek SM. Meta-analysis of Risk Reduction Estimates Associated With Risk-Reducing Salpingoooophorectomy in BRCA1 or BRCA2 Mutation Carriers. J Natl Cancer Inst. 2009;101(2):80-7.

Rippperger T, Gadzicki D, Meindl A, Schlegelberger B. Breast cancer susceptibility: current knowledge and implications for genetic counselling. Eur J Hum Genet. 2009;17(6):722-31.

Robson M, Levin D, Federici M, Satagopan J, Bogolminy F, Heerdt A, et al. Breast conservation therapy for invasive breast cancer in Ashkenazi women with BRCA gene founder mutations. J Natl Cancer Inst. 1999;91(24):2112-7.

Robson M, Offit K. Clinical practice. Management of an inherited predisposition to breast cancer. N Engl J Med. 2007;357(2):154-62.

Saadatmand S, Obdeijn IM, Rutgers EJ, Oosterwijk JC, Tollenaar RA, Woldringh GH, et al. Survival benefit in women with BRCA1 mutation or familial risk in the MRI screening study (MRISC). Int J Cancer. 2015;137(7):1729-38.

Seynaeve C, Verhoog LC, Van de Bosch LMC, Van Geel AN, Menke-Pluymers M, Meijers- Heijboer EJ, et al. Ipsilateral breast tumour recurrence in hereditary breast cancer following breast-conserving therapy. Eur J Cancer. 2004;40(8):1150-8.

Sherman ME, Piedmonte M, Mai PL, Ioffe OB, Ronnett BM, Van Le L, et al. Pathologic Findings at risk-reducing salpingo-oophorectomy: primary results from gynecologic oncology group trial GOG-0199. J Clin Oncol. 2014;32(29):3275-83.

Telli ML, Jensen KC, Vinayak S, Kurian AW, Lipson JA, Flaherty PJ, et al. Phase II study of gemcitabine, carboplatin, and iniparib as neoadjuvant therapy for triple-negative and BRCA1/2 mutationassociated breast cancer with assessment of a tumor-based measure of genomic instability: PrECOG 0105. J Clin Oncol. 2015;33(17):1895-901.

Tilanus-Linthorst MM, Obdeijn IM, Bartels KC, De Koning HJ, Oudkerk M. First experiences in screening women at high risk for breast cancer with MR imaging. Breast Cancer Res Treat. 2000;63(1):53-60.

Tilanus-Linthorst MM, Obdeijn IM, Hop WC, Causer PA, Leach MO, Warner E, et al. BRCA1 mutation and young age predict fast breast cancer growth in the Dutch, United Kingdom, and Canadian magnetic resonance imaging screening trials. Clin Cancer Res. 2007;13(24):7357-62.

Van den Broek AJ, Schmidt MK, Tollenaar RAEM, Van't Veer LJ, Van Leeuwen FE. The risk of contralateral breast cancer in brca1/2 carriers compared to non-brca1/2 carriers in an unselected cohort. [Abstract S4-2]. En: 34th San Antonio Breast Cancer Symposium 2011. San Antonio, Texas. 6 May 2011.

Verhoog LC, Brekelmans CT, Seynaeve C, Meijers-Heijboer EJ, Klijn JG. Contralateral breast cancer risk is influenced by the age at onset in BRCA1-associated breast cancer. Br J Cancer. 2000;83(3):384-6.

Von Minckwitz G, Hahnen E, Fasching PA, Hauke J, Schneeweiss A, Salat C, et al. Pathological complete response (pCR) rates after carboplatin-containing neoadjuvant chemotherapy in patients with germline BRCA (gBRCA) mutation and triple-negative breast cancer (TNBC): results from GeparSixto. J Clin Oncol. 2014;32:1005.

Walsh T, Casadei S, Coats KH, Swisher E, Stray SM, Higgins J, et al. Spectrum of mutations in BRCA1, BRCA2, CHEK2, and TP53 in families at high risk of breast cancer. JAMA. 2006;295(12):1379-88.

Warner E, Plewes DB, Hill KA, Causer PA, Zubovits JT, Jong RA, et al. Surveillance of BRCA 1 and BRCA 2 mutation carriers with magnetic resonance imaging, ultrasound, mammography and clinical breast examination. JAMA. 2004;292(11):1317-25.

Zorrieh Zahra A, Kadkhoda S, Behjati F, Aghakhani Moghaddam F, Badiei A, et al. Mutation Screening of BRCA Genes in 10 Iranian Males with Breast Cancer. Int J Mol Cell Med. 2016;5(2):114-22.

Cáncer de mama III

35

T. A. Martín Bayón

OBJETIVOS

- Comprender la importancia del trabajo multidisciplinar en el tratamiento del cáncer de mama.
- Conocer la evolución histórica de desescalada en la cirugía del cáncer de mama.
- Reconocer las principales indicaciones de las técnicas quirúrgicas tanto en la mama como en la axila.
- Identificar las distintas técnicas de marcaje de las lesiones no palpables.
- Diferenciar los tipos de mastectomías y sus indicaciones.
- Exponer las distintas complicaciones y secuelas del tratamiento quirúrgico del cáncer de mama.
- Describir los distintos tratamientos adyuvantes en el cáncer de mama.
- Interpretar las circunstancias en las que se deciden los tratamientos neoadyuvantes.
- Reconocer otras modalidades de tratamiento para el cáncer de mama.

INTRODUCCIÓN

El cáncer de mama era declarado en 2020 por la Organización Mundial de la Salud (OMS) como el cáncer más diagnosticado en el mundo, incluyendo ambos sexos, superando al de pulmón, que había sido el que ocupaba el primer puesto durante años.

La supervivencia del cáncer de mama ha mejorado exponencialmente durante los últimos 20 años, gracias al avance en el diagnóstico precoz y el tratamiento, con tasas actuales de supervivencia promedio a los 5 años para cáncer de mama invasivo no metastásico de casi un 90 % y de un 84 % a los 10 años.

ELECCIÓN DEL TRATAMIENTO

La decisión del tratamiento a seguir en el cáncer de mama va a depender de los factores pronósticos del riesgo de recidiva, de los factores predictivos de respuesta al tratamiento y del estadio del tumor fundamentalmente.

El importante progreso en el tratamiento del cáncer de mama en las últimas décadas es el claro ejemplo del imprescindible trabajo multidisciplinar en los comités de patología mamaria y el reflejo de cómo los avances en cada especialidad repercuten directamente en el tratamiento global de esta neoplasia.

La implementación del cribado poblacional, la incorporación y desarrollo de los tratamientos adyuvantes (quimioterapia, radioterapia y hormonoterapia), la integración de la biopsia selectiva del ganglio centinela en la práctica habitual, las novedosas técnicas de imagen, las nuevas clasificaciones

biológicas de los tumores, el increíble avance que ha supuesto el tratamiento neoadyuvante en el cáncer de mama, al igual que la información genética tanto de la paciente como del tumor, permiten individualizar al máximo a las pacientes y sus cánceres, lo que conlleva una mejoría en supervivencia y calidad de vida.

El cáncer de mama se trata, por tanto, bajo un enfoque multidisciplinar en el que especialistas tan distintos como radiólogos, anatomopatólogos, cirujanos de mama (ginecólogos, cirujanos generales y/o plásticos según los hospitales), oncólogos médicos, radioterapeutas y médicos nucleares, con el apoyo de técnicos y enfermería especializada, debaten caso a caso y sus características para tomar decisiones sobre el mejor tratamiento a seguir.

El enfoque terapéutico del cáncer de mama dependerá especialmente de su estadio de presentación. Se sabe que el mayor porcentaje de los cánceres invasivos va a ser diagnosticado en la etapa inicial, de ahí que en general los pacientes con cáncer de mama se someten a cirugía primaria mamaria (cirugía conservadora o mastectomía) y cirugía axilar, seguida de tratamiento adyuvante. Sin embargo, algunas pacientes en estadio temprano pueden beneficiarse de una terapia neoadyuvante de inicio, seguida posteriormente de cirugía.

TRATAMIENTO QUIRÚRGICO

La evolución en el tratamiento del cáncer de mama va ligada íntimamente con los avances en el diagnóstico. Hasta finales del siglo XIX, el diagnóstico se realizaba en su mayoría como lesiones localmente avanzadas, lo que requería tratamientos radicales tanto en la zona mamaria como en la axilar.

Desde la mastectomía radical de Halsted (extirpación de la mama, ambos pectorales y el tejido ganglionar axilar) de 1882, que fue la técnica de elección durante casi un siglo, se ha ido progresando hacia cirugías menos agresivas, pasando por las mastectomías radicales modificadas, sin extirpación del músculo pectoral mayor, como la de Patey (1948), o incluso evitando la extirpación de ambos pectorales, como la de Madden (1965), evolucionando a cirugías conservadoras, cuando Veronesi y Fischer, en la década de los 80, mostraron las mismas tasas de supervivencia cuando se acompañaban de la radioterapia, llegando al máximo exponente actual de la cirugía oncoplástica, que consigue aumentar las indicaciones de cirugía conservadora con la misma seguridad oncológica y un mejor resultado estético (**Figs. 35-1** y **35-2**).

> ❗ El tratamiento quirúrgico tiene como objetivo el *control local de la enfermedad* (extirpación completa del tumor mamario) y la *estadificación ganglionar*, lo que va a permitir la valoración del pronóstico y el riesgo de recidiva. Se estudiarán, por tanto, dos áreas diferenciadas: la cirugía de la mama y la estadificación axilar que, aunque siempre irán asociadas, tienen consideraciones distintas.

Cirugía de la mama

La decisión sobre el tipo de tratamiento quirúrgico a realizar se fundamentará en la estadificación previa del tumor. Hay que tener en cuenta, por tanto: el tamaño tumoral *per se*, la relación de la lesión con el tamaño de la mama (relación contenido/continente) y la distribución de las lesiones sobre esta (únicas, multifocales o multicéntricas).

Es preciso recordar que actualmente la multifocalidad se define como la presencia de dos o más focos tumorales en un mismo cuadrante y a menos de 5 cm del foco principal, y la multicentricidad, como la presencia de dos o más focos tumorales en distintos cuadrantes de la misma mama o a más de 5 cm de distancia del foco principal. El diagnóstico más precoz, gracias a los programas de cribados poblacionales y a la mejoría de las técnicas de imagen, permiten llegar al diagnóstico de lesiones cada vez más pequeñas y con menor afec-

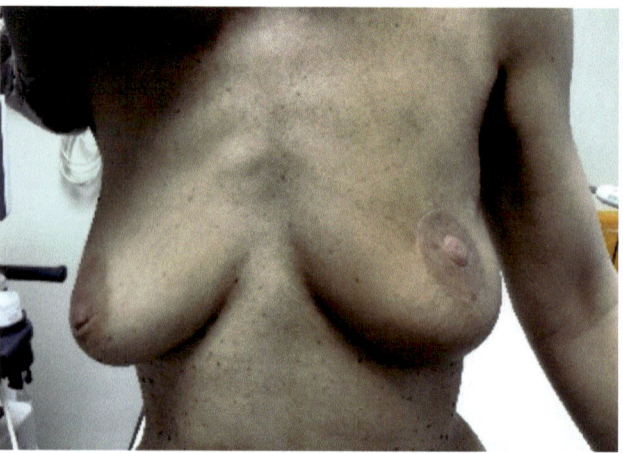

Figura 35-2. Cirugía conservadora de mama con linfadenectomía por puerto de entrada único con patrón oncoplástico *round-block* (mamoplastia circular).

tación ganglionar. A la vez, el conocimiento de la clasificación molecular ha permitido individualizar mucho más el tipo de tratamiento a elegir, sin olvidar que los nuevos tratamientos quimioterápicos y terapias diana con anticuerpos monoclonales (terapias antirreceptor 2 del factor de crecimiento epidérmico humano [anti-HER2]) utilizados en neoadyuvancia, con muy buenos resultados, permiten aumentar las posibilidades de la cirugía conservadora.

Cirugía conservadora

Desde que Veronesi y Fisher, en los años 80, presentaron sus trabajos demostrando que la cirugía conservadora seguida de radioterapia presentaba la misma supervivencia que la cirugía radical de la mastectomía, la cirugía conservadora pasó a ser la opción principal para el tratamiento quirúrgico del cáncer de mama.

> 💡 Actualmente, el tratamiento quirúrgico estándar del cáncer de mama es la cirugía conservadora siempre que sea posible.

La indicación actual para dicha cirugía conservadora sería un diagnóstico comprobado por biopsia de carcinoma ductal *in situ* (CDIS) o cáncer de mama invasivo, cuyos datos clínicos y radiológicos permitan una resección con márgenes claros y con un resultado estético aceptable, minimizando el riesgo de una eventual recaída local, asociando siempre radioterapia adyuvante.

Existen una serie de contraindicaciones para este tipo de cirugía que se van a relacionar principalmente con la imposibilidad de obtener un control de los márgenes libres del tumor o con la incapacidad de tolerar la radioterapia adyuvante.

Las contraindicaciones absolutas

- **Cáncer de mama inflamatorio:** debido a que es una enfermedad localmente avanzada, incluso con una respuesta

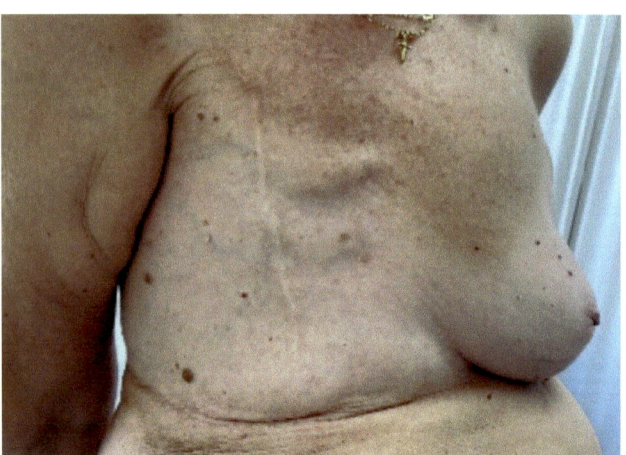

Figura 35-1. Mastectomía radical de Halsted.

clínicamente completa a un tratamiento neoadyuvante, se recomienda una mastectomía.

- **Embarazo del primer trimestre**: ya que la radioterapia está contraindicada durante la gestación y la evolución normal del embarazo, retrasaría mucho la radioterapia. No es así en los casos del segundo y tercer trimestre, que las pacientes sí podrían ser subsidiarias de neoadyuvancia y cirugía conservadora y recibir la radioterapia tras el parto, o incluso en el tercer trimestre, la cirugía seguida de la radioterapia tras el parto si no necesita adyuvancia con quimioterapia.
- **Tumores multicéntricos que afecten a dos o más cuadrantes de la mama**: si bien la enfermedad multicéntrica todavía se considera una contraindicación absoluta para la cirugía conservadora de mama, los datos preliminares del ensayo Alliance Z11102 sugieren que esto podría cambiar. Dicho ensayo prospectivo, en fase II, demuestra que la cirugía conservadora de la mama con radiación adyuvante muestra una tasa de recaída local a 5 años aceptablemente baja para los cánceres de mama multicéntricos. Esta evidencia puede respaldar a la cirugía conservadora del cáncer de mama como una opción quirúrgica razonable para mujeres con dos o tres focos ipsilaterales, particularmente en pacientes evaluados prequirúrgicamente con resonancia magnética.
- **Microcalcificaciones malignas difusas** en la mamografía.
- **Márgenes de resección positivos,** a pesar de la ampliación de márgenes tras la cirugía conservadora.

Contraindicaciones relativas

- **Radioterapia previa en la mama o el tórax**: daría como resultado una dosis de radiación total excesivamente alta en la pared torácica. Los dos escenarios más comunes son la radiación previa de la pared torácica por el linfoma de Hodgkin y la radioterapia previa de la mama por cáncer de mama.
- **Enfermedades del tejido conjuntivo**: por su fragilidad cutánea y la mala tolerancia a la radiación, especialmente la esclerodermia y el síndrome de Sjögren, pero también el lupus eritematoso sistémico y la artritis reumatoide, ya que pueden aumentar el riesgo de toxicidad por radiación e incrementar las complicaciones.
- **Mala relación del tamaño del tumor respecto al tamaño de la mama**: no es el tamaño del tumor en sí lo que contraindicaría una cirugía conservadora, sino la relación de este respecto a la mama. De ahí que tumores de 2 cm en una mama pequeña pueden llevar a descartar una cirugía conservadora si esto supone una importante alteración estética, mientras que tumores de 4 cm en una mama grande pueden permitir una cirugía conservadora si el resultado estético es aceptable.
- **Gran tamaño mamario** que pueda plantear dificultades técnicas a la radioterapia (**Tabla 35-1**).

Márgenes quirúrgicos

El objetivo primordial del tratamiento quirúrgico del cáncer de mama debe ser la extirpación total del tumor, con margen

Tabla 35-1. Contraindicaciones de la cirugía conservadora

Contraindicaciones absolutas de la cirugía conservadora	Cáncer de mama inflamatorio
	Embarazo del primer trimestre
	Tumores multicéntricos que afecten a dos o más cuadrantes de la mama
	Microcalcificaciones malignas difusas en la mamografía
	Márgenes de resección positivos
Contraindicaciones relativas de la cirugía conservadora	Radioterapia previa en mama o tórax
	Enfermedades del tejido conjuntivo
	Mala relación del tamaño del tumor respecto al tamaño de la mama
	Gran tamaño mamario

de resección libre y con el mejor resultado estético posible para la paciente.

El estado de los márgenes en la cirugía conservadora es fundamental como factor pronóstico para la recidiva local; de tal manera que la presencia de margen afecto duplica la posibilidad de recidiva local en comparación con la existencia de márgenes libres.

Se considera un margen suficiente en el componente infiltrante la ausencia de tumor en el margen tintado de la pieza, y en el componente *in situ,* un margen mínimo de 2 mm (**Tabla 35-2**).

Técnicas de localización para la escisión quirúrgica guiada de las lesiones mamarias no palpables

El impacto del cribado mamográfico poblacional ha incrementado el diagnóstico del cáncer de mama como lesiones no palpables, es decir, como lesiones ocultas a la exploración clínica, no así a las pruebas radiológicas. La mayoría de estas lesiones podrán ser abordadas con la cirugía conservadora, pero será imprescindible una localización precisa de la lesión que permita una resección con márgenes seguros, evitando la exéresis de excesivo tejido sano, que podría empeorar el resultado estético sin aportar mayor seguridad oncológica.

Existen diferentes opciones de marcaje, de esas lesiones no palpables, que facilitarán al cirujano el mejor abordaje quirúrgico:

- **Arpón:** ha sido la técnica clásica de marcaje percutáneo de las lesiones no palpables de la mama. Se utiliza una aguja flexible con una guía rígida que coloca el radiólogo bajo control ecográfico (si es visible por esta técnica) o mediante esterotaxia (especialmente ante microcalcificaciones). Los

Tabla 35-2. Definición de márgenes quirúrgicos libres en carcinoma infiltrante *in situ*

Márgenes libres	Infiltrante: ausencia de tumor en el margen tintado de la pieza
	Ductal *in situ* (carcinoma ductal *in situ*): margen mínimo de 2 mm

inconvenientes son: la migración o rotura por la dificultad del desplazamiento de la paciente con el arpón colocado y especialmente la incomodidad de la paciente, que debe permanecer bastante inmovilizada hasta la cirugía, ya que el arpón sobresale bastante. Este marcaje se realiza el mismo día de la intervención para minimizar dichos inconvenientes (**Fig. 35-3**).

- **Ecografía intraoperatoria**: es útil en lesiones visibles por ecografía. Si la lesión está marcada tras la biopsia con algún clip hidrófilo, facilitará aún más la visualización por esta técnica. En manos experimentadas, es una técnica que reduce el riesgo de márgenes afectos y reintervenciones, ya que en la propia cirugía permite la comprobación de la pieza. Es cómoda para la paciente y económica. Su inconveniente es que precisa una curva de aprendizaje para el cirujano que no está acostumbrado al uso de la ecografía intraoperatoria.
- **Localización radioguiada de lesiones ocultas**: se inyecta de forma intratumoral un trazador nuclear como el tecnecio 99m, que es detectado por una sonda gamma. Tiene como ventaja su fácil uso y la posibilidad de localización del ganglio centinela si la indicación quirúrgica precisara de ello, ganglio centinela y lesión oculta. Sus desventajas son: la posible contaminación del trayecto de la aguja; la extravasación por los conductos en el acto de la inyección del trazador; y los inconvenientes del manejo de radioisótopos.
- **Semilla radioactiva**: es un marcador de titanio con yodo 125 que se coloca en la lesión no palpable y se detecta con una sonda. Como ventajas tiene que no precisa que la inserción se realice el mismo día de la intervención, por lo que da más margen en la planificación quirúrgica, y al igual que el resto de las semillas que se comentarán a continuación, permite al cirujano realizar la incisión según el patrón que considere, a diferencia del arpón, que condiciona normalmente la incisión según la parte de salida de este al exterior. Su inconveniente es que no está aprobado por la Agencia Europea del Medicamento (EMA) para este uso y solo como uso compasivo en Europa.
- **Semillas no radioactivas (magnéticas o por técnica radar)**: son las más modernas y existen ya de distintos tipos, algunas magnéticas que se detectan por sondas de detección magnética y otras que se detectan por sonda radar. Sus principales ventajas son: la comodidad para la paciente, ya que no presenta un componente externo y, además, pueden colocarse meses antes, lo que facilita la programación de quirófanos y el marcaje preneoadyuvancia; no son radioactivas, por lo que no hay problemas de seguridad en su manipulación. Sus desventajas son: principalmente, su coste; y en particular, en las magnéticas, que se precisa material de plástico para la manipulación en el quirófano y la aparición de artefactos en la resonancia magnética (**Fig. 35-4**).

Los metanálisis no encuentran una evidencia clara para apoyar una técnica de marcaje de lesiones no palpables sobre otra; siguen considerando el marcaje con arpón como una técnica segura y probada, pero remarcando que el resto de las técnicas ofrecen ventajas considerables que pueden acabar reemplazando al arpón. En la actualidad, existe una tendencia hacia el uso de las semillas, potenciado por los importantes avances y actualizaciones de estas.

Cirugía oncoplástica

La cirugía oncoplástica surge como alternativa de solución al conflicto de intereses que supone para el cirujano, el reto de la extirpación suficiente de mama para conseguir unos márgenes libres de tumor y conseguir un resultado estético adecuado tan importante en el tratamiento global del cáncer de mama. Podría considerarse como el término medio entre la mastectomía y la cirugía conservadora tradicional, con más deformidades y asimetrías. La cirugía oncoplástica permite un control de la enfermedad con la misma seguridad oncológica y una remodelación mamaria con la que se consiguen unos resultados estéticos mucho más acordes con los deseos de la paciente. Además, en mujeres con gigantomastia o macromastia, permitirá la optimización de la mama para su irradiación.

En la cirugía oncoplástica, se deben establecer una serie de principios básicos:
- **Abordajes de baja visibilidad:** hay que intentar que las cicatrices queden lo menos evidentes posibles, evitando

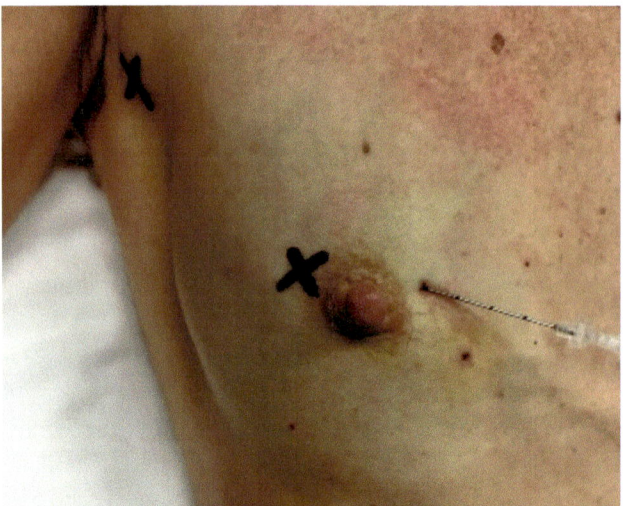

Figura 35-3. Señalización de lesión no palpable con arpón.

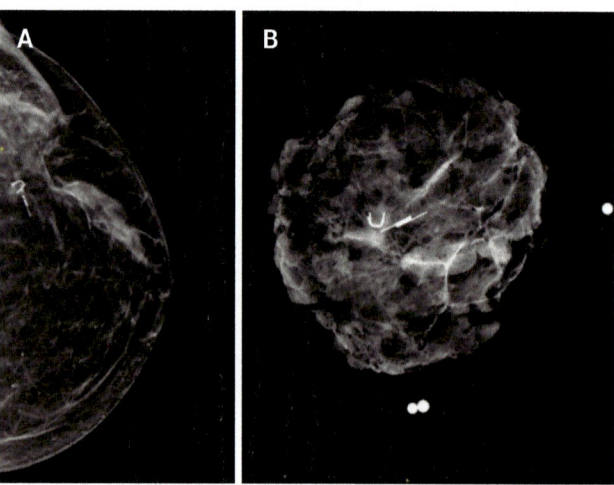

Figura 35-4. Señalización de lesión no palpable con semilla radar. **A)** En mamografía. **B)** En pieza tras la cirugía.

siempre que sea posible su visualización en la zona del escote estándar. Los abordajes más frecuentes son periareolares, laterales, axilares o inframamarios (**Fig. 35-5**).

- **Puertos de entrada únicos:** siempre que sea posible, se deben abordar los procedimientos de mama y axila por una misma entrada.
- **Remodelación oncoplástica de la mama:** que evite asimetrías y deformidades, para conseguir un mejor resultado estético.
- **Correcciones del complejo aréola-pezón (CAP):** siempre que la remodelación pueda conllevar un desplazamiento de este.
- **Simetrización de la mama contralateral siempre que sea posible:** para garantizar una simetría en volumen, forma y posición del CAP de la mama sana y enferma.

Los procedimientos de cirugía oncoplástica ofrecen puertos de entrada a la mama amplios, que permiten abordar tumoraciones multicéntricas, que clásicamente contraindicaban la cirugía conservadora, facilita el acceso a tumoraciones en áreas de alto riesgo de deformidad y remodelan el tejido mamario de tal forma que se minimizan las deformidades y se consigue una mejor proyección de la mama.

Existen múltiples patrones oncoplásticos, a continuación, se describen los más utilizados:

- **Mamoplastia circular (round block):** su indicación principal es para tumores que se encuentren cerca del CAP, especialmente en cuadrantes superiores. También se puede llegar a tumores más alejados tunelizando, aunque requiere una mayor disección de la glándula. Aporta como beneficio una cicatriz periareolar y, por tanto, de baja visibilidad, acceso a cualquier cuadrante de la mama si la tumoración es cercana al CAP, y si el volumen resecado no es muy grande, no precisará una simetrización contralateral (**Fig. 35-6**).
- **Mamoplastia horizontal:** se realiza un patrón «en alas de murciélago» (*batwing*) para exéresis de tumores en el polo superior mamario. La irrigación del CAP se mantiene gracias al plexo superficial y profundo, por lo que las necrosis locales son infrecuentes. Es un patrón seguro para tumores situados entre las 8 y las 4 horarias (**Fig. 35-7**).

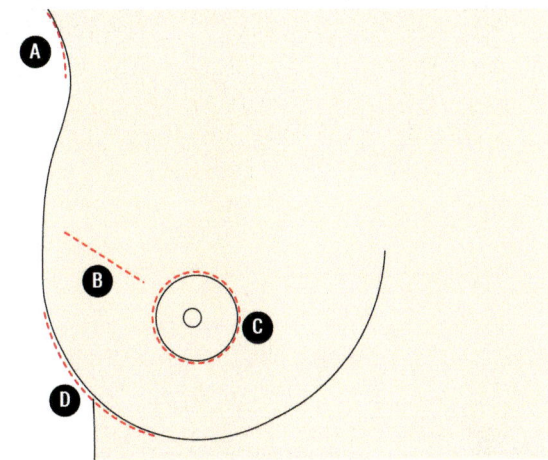

Figura 35-5. Abordajes de baja visibilidad.
A: axilar; B: lateral; C: periareolar; D: surco submamario.

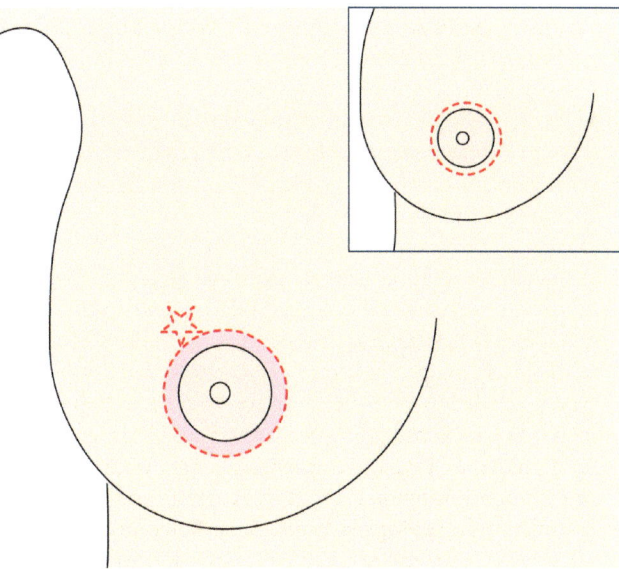

Figura 35-6. Mamoplastia circular (*round block*).

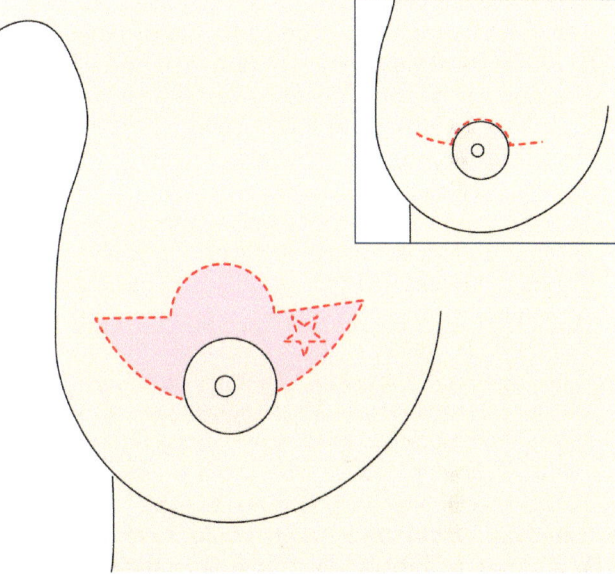

Figura 35-7. Mamoplastia horizontal, patrón «en alas de murciélago» (*batwing*).

- **Mamoplastia lateral:** se realiza la exéresis del tejido mamario en la línea intercuadrántica externa, desde el CAP hasta la axila. Está indicada en tumores en la unión de cuadrantes externos que estén demasiado excéntricos para un patrón horizontal o circular. Si el volumen a escindir es grande, conviene realizar una corrección interna del CAP para evitar asimetrías, por la tendencia de este a retraer hacia la parte externa si el tejido resecado es importante (**Fig. 35-8**).
- **Mamoplastia vertical:** se basa en el patrón clásico de reducción mamaria o patrón de Wise. Esta técnica oncoplástica permite resecciones amplias y de tumores en cualquier localización, por lo que se ha convertido en el recurso más importante para la oncoplastia extrema, tumores multicéntricos, mamas con marcadas ptosis y en gigantomastias. Pueden ser de doble rama o de rama única, y a la vez, la de doble rama puede ser de pedículo superior o inferior (**Fig. 35-9**).

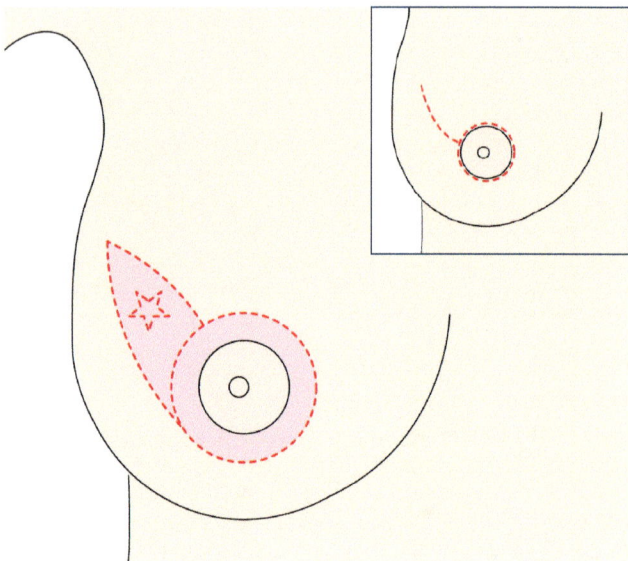

Figura 35-8. Mamoplastia lateral con corrección del complejo aréo-la-pezón.

 Las técnicas oncoplásticas han experimentado un auge destacado en los últimos años, contribuyendo a una disminución de las indicaciones de la mastectomía y refinando el resultado final de las cirugías conservadoras clásicas, ajustando la cirugía a las características de la mama y el tumor.

Mastectomía

Las indicaciones actuales de la mastectomía son: pacientes en las que no esté indicada la cirugía conservadora o esta pueda ser insatisfactoria, principalmente si va a condicionar unos resultados estéticos cuestionables; pacientes que decidan por motivos personales la mastectomía frente a la cirugía conser-

vadora; y la mastectomía con intención reductora de riesgo (**Tabla 35-3**).

Como se ha comentado previamente, la evidencia científica ha ido permitiendo desescalar en el tratamiento quirúrgico del cáncer de mama, de manera que de la mastectomía radical de Halsted, donde se extirpaba toda la glándula mamaria, ambos pectorales y el vaciamiento axilar completo, se ha pasado a la mastectomía radical modificada, sin extirpación de pectorales, y solo llegando al vaciamiento axilar si la biopsia selectiva del ganglio centinela es positiva o si la axila es positiva ya al diagnóstico.

La extirpación de la glándula mamaria se realiza en toda su extensión (desde la 2ª o 3ª costilla hasta la 6ª o 7ª costilla, y de la línea paraesternal a la línea axilar anterior), incluyendo la piel y el CAP. Las incisiones serán transversales y en forma de huso, pudiendo hacerlas más oblicuas si las lesiones están más en cuadrantes inferointernos o superoexternos (**Fig. 35-10**).

Insistiendo en la importancia del tratamiento global de la mujer con cáncer de mama y la importancia de su estado anímico tras el tratamiento, se ha de intentar facilitar el mejor resultado estético, de ahí que, siempre que sea posible, se debe intentar asociar la reconstrucción inmediata tras la mastectomía.

A partir de este contexto aparecen unas modificaciones sobre la mastectomía:

- Mastectomía ahorradora de piel (*skin-sparing mastectomy*).
- Mastectomía conservadora del CAP (*nipple-sparing mastectomy*): similar a la anterior, pero conservando también el CAP (**Fig. 35-11**).

Estas mastectomías más conservadoras asocian la extirpación de la glándula mamaria, conservando gran parte de la piel, lo que crea un bolsillo que facilitará la reconstrucción inmediata con la colocación de un expansor, implante directo o injerto autólogo, lo que va a facilitar un resultado

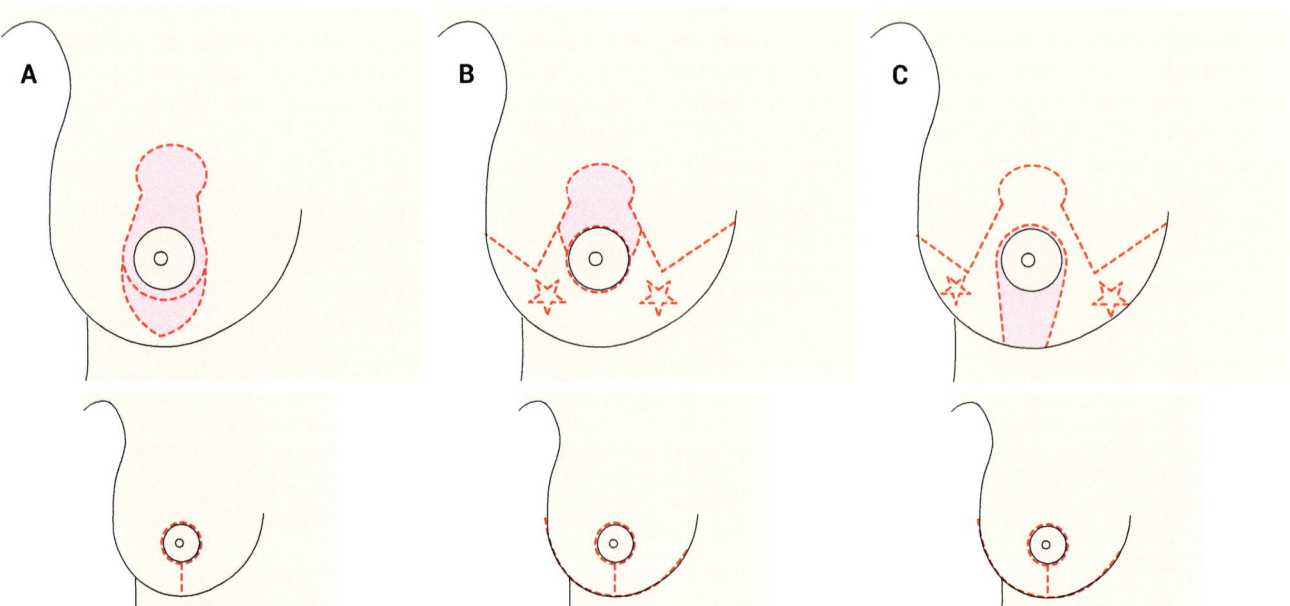

Figura 35-9. Mamoplastia vertical, rama única y doble rama (de pedículo superior y de pedículo inferior). **A)** Rama única. **B)** Doble rama con pedículo superior. **C)** Doble rama con pedículo inferior.

Tabla 35-3. Indicaciones de la mastectomía
Contraindicación de cirugía conservadora
Decisión personal de la paciente
Intención reductora de riesgo (profiláctica)

estético de calidad sin comprometer el control local de la enfermedad.

Los metanálisis indican que los resultados con las mastectomías ahorradoras de piel y las conservadoras del CAP no difieren de los de las mastectomías no conservadoras. Son oncológicamente seguras siempre que la indicación sea cuidadosamente seleccionada. Es conveniente realizar una biopsia intraoperatoria del CAP, de tal manera que, si es informada como positiva por los anatomopatólogos, se descartaría en ese momento la conservación del CAP, por lo que la paciente debe estar debidamente informada. Las tasas de recurrencia en el CAP después de una mastectomía conservadora de este complejo son aceptablemente bajas (0-3,7 %). A la vez, se asocia a una alta satisfacción de la paciente y un buen ajuste psicológico.

La decisión de colocar un expansor, una prótesis directa o realizar un injerto autólogo, va a depender de las características de la paciente y de la decisión conjunta con su cirujano.

El expansor es como la cobertura del implante, pero vacío, que se irá rellenando poco a poco a través de una válvula metálica que lleva, y permitirá una expansión de la piel controlada y por tanto con menos complicaciones, y si las hubiera, con más facilidad en su resolución. Es una técnica muy utilizada, especialmente en las mastectomías ahorradoras de piel. Conseguida la expansión cutánea, normalmente meses después, se recambia por una prótesis definitiva.

Sus contraindicaciones relativas son para pacientes sometidas previamente a radioterapia sobre la pared torácica, ya que esa piel es mucho menos distensible y puede conllevar más complicaciones, como necrosis cutáneas, y es contraindicación también relativa para las pacientes en las que se prevé una radioterapia adyuvante posterior, ya que el resultado cosmético es peor, y las posibles complicaciones, más frecuentes, aparte de que la programación de la radioterapia es mucho más complicada, debido a que la válvula metálica interfiere modificando las dosis de radiación.

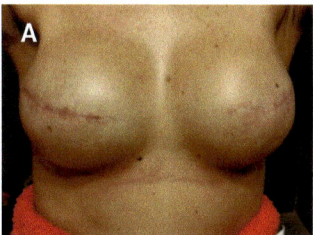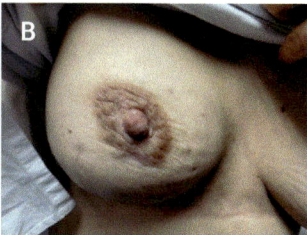

Figura 35-11. Mastectomía con reconstrucción, **A)** sin conservación del complejo aréola-pezón, **B)** con conservación del complejo aréola-pezón.

La colocación directa del implante (prótesis definitiva) es más habitual ante mamas pequeñas y con poca ptosis, y en las mastectomías conservadoras del CAP, ya que la cobertura cutánea está prácticamente intacta; de todas formas, es habitual usar también expansores, ya que permite controlar mejor las complicaciones.

La opción de injerto autólogo consiste en el uso de tejido sano de la paciente de otra zona del cuerpo, y se transfiere al lugar de la mastectomía; aporta piel, grasa y, en ocasiones, músculo. Los más habituales son:

- **Colgajo miocutáneo de recto abdominal transverso:** fue la primera técnica que se utilizó como transferencia de tejido del abdomen para la reconstrucción mamaria, pero actualmente es poco utilizada por el importante daño tisular que conlleva.
- **Colgajo perforador epigástrico inferior profundo** y el perforador de la arteria glútea superior; técnicas de microcirugía muy largas, pero con unos resultados estéticos muy buenos y duraderos en el tiempo. El colgajo perforador epigástrico inferior profundo es actualmente la técnica autóloga más utilizada; transfiere únicamente piel y tejido graso subcutáneo vascularizados a través de perforantes, preservando en su totalidad el músculo, la fascia, la inervación motora y la vascularización colateral, por lo que conserva íntegra la funcionalidad e integridad de la pared abdominal. La técnica requiere unos requisitos especialmente marcados por la integridad de las perforantes, por lo que estará contraindicada en cirugías abdominales previas, pacientes muy fumadoras o enfermedades crónicas que puedan favorecer la afectación vascular.
- **Colgajo de dorsal ancho:** es quizá la técnica más sencilla, en la que se transfiere una isla miocutánea a partir del dorsal ancho, dirigiéndolo desde la espalda al tórax a través de la axila. El escaso componente graso de este colgajo conlleva la necesidad de un implante directo o expansor. Actualmente es una cirugía reservada a las contraindicadas del colgajo perforador epigástrico inferior profundo, y es una muy buena técnica de rescate en el caso de fracaso de reconstrucciones autólogas o incluso de implantes.

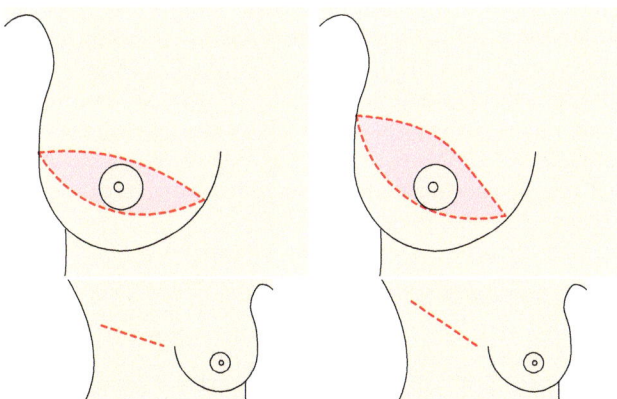

Figura 35-10. Mastectomías. **A)** Incisión de Stewart. **B)** Incisión de Orr.

 La reconstrucción autóloga es la indicada ante pacientes mastectomizadas que han recibido previamente radioterapia sobre el tórax y en aquellas pacientes que no acepten la colocación de prótesis.

Mastectomía reductora de riesgo

Esta técnica consiste en realizar una mastectomía sobre una mama sana con la intención de reducir el riesgo de padecer un cáncer de mama. Se deben considerar dos escenarios distintos: la paciente portadora sana de una mutación genética con alta predisposición para cáncer de mama; y la paciente afecta ya de un cáncer de mama unilateral que solicita la mastectomía contralateral reductora de riesgo.

En el caso de pacientes con cáncer de mama unilateral, solo hay datos limitados sobre el impacto en la supervivencia, que han mostrado que la mastectomía contralateral reductora de riesgo realizado en el momento del tratamiento de un cáncer unilateral se asoció a una reducción de la mortalidad específica por cáncer de mama solo en la población de pacientes jóvenes, con cáncer de mama en estadios precoces y receptores de estrógenos negativos.

La supervivencia del cáncer de mama a 5 años para este grupo solo mejoró ligeramente con la mastectomía contralateral para reducir el riesgo frente a sin ella. La mastectomía podría reducir el riesgo de cáncer de mama contralateral en un 96 % y favorecer la simetría, pero en términos absolutos, el beneficio en supervivencia a 20 años es menor del 1 % en cualquier grupo de edad y con independencia de la expresión de receptores hormonales y del estadio de la enfermedad.

Teniendo en cuenta que la incidencia de cáncer contralateral a los 10 años no supera el 5 %, y además está descendiendo en los últimos años, favorecido por los tratamientos hormonales y quimioterápicos, no parece recomendable la indicación de la mastectomía reductora de riesgo contralateral en pacientes con cáncer de mama unilateral de manera generalizada, aunque algunas guías admiten individualizar la indicación en ciertos casos, como el de mujeres jóvenes, con antecedentes familiares, cáncer en estadio precoz, mamas densas de difícil seguimiento, diagnósticos de lesiones premalignas o marcadores histológicos de riesgo.

En el caso de las pacientes sanas portadoras de mutaciones genéticas con alta predisposición para cáncer de mama, especialmente *BRCA1* y *BRCA2*, sí se ha demostrado que la mastectomía bilateral reductora de riesgo consigue una reducción del riesgo de padecer cáncer de mama del 90-95 %; y a diferencia del escenario anterior, en estas pacientes de alto riesgo, la realización de la mastectomía bilateral reductora de riesgo sí ha demostrado mejorar los datos de supervivencia a largo plazo.

La evidencia actual recomendaría por tanto la mastectomía reductora de riesgo en aquellas mujeres de alto riesgo de padecer cáncer de mama, especialmente con dificultades en su seguimiento (mamas densas o de compleja estructura radiológica) y portadoras de los genes *BRCA1* o *BRCA2* (en estas últimas, asociadas a salpingooforectomía bilateral si tienen su deseo genésico cumplido, reduciendo así a la vez el riesgo de cáncer de mama y ovario). Se considera también una estrategia coste-efectiva, ya que disminuye por un lado las secuelas que conlleva el cáncer en sí, como la cirugía, la quimioterapia y radioterapia, a la vez que disminuye los costes de los tratamientos y pruebas diagnósticas al sistema, sin olvidar el control de la ansiedad de la mujer y la mejora en su calidad de vida.

De todas formas, no hay que olvidar que las mastectomías reductoras de riesgo, como el resto de las cirugías, no están exentas de complicaciones y secuelas, y la paciente debe estar debidamente informada para que tome libremente una decisión.

Cirugía axilar

La afectación axilar sigue siendo actualmente uno de los factores pronósticos más importantes en el cáncer de mama, y su afectación supone peor pronóstico.

Las áreas de drenaje linfático de la mama son los ganglios con mayor probabilidad de afectación en el cáncer de mama metastásico. Esta área de drenaje está compuesta por los grupos ganglionares axilares (85 % del drenaje de todos los cuadrantes mamarios), los ganglios de la mamaria interna y los infraclaviculares y supraclaviculares. La probabilidad de afectación axilar está relacionada con el tamaño del tumor, la localización de este y ciertas características histológicas:

- **Tamaño del tumor**: en general, los tumores más grandes se asocian a mayor probabilidad de afectación axilar, aunque esto puede variar según el subtipo de tumor; sin embargo, no es infrecuente encontrar afectación axilar, incluso con cánceres de mama invasivos < 1 cm.
- **Localización del tumor**: la afectación axilar está más relacionada con tumores en los cuadrantes externos que en los internos, posiblemente por la posibilidad del drenaje de los cuadrantes internos a la mamaria interna (las metástasis en los ganglios mamarios internos son infrecuentes).
- **Características histológicas**: los tumores de bajo grado tienen tasas significativamente menores de afectación axilar que los de alto grado; y ciertos subtipos, como el HER2+ y los triples negativos (corrigiendo el tamaño), tienen tasas más altas de positividad de ganglios que otros como los luminales.

Es preciso insistir en que el tratamiento quirúrgico del cáncer de mama debe constar siempre de la parte mamaria (comentado previamente) y la estadificación axilar, que clásicamente consistía en la linfadenectomía axilar. En la continua desescalada que se está produciendo en el tratamiento del cáncer de mama, la evolución de la cirugía axilar ha sido una de las más evidentes.

La detección más temprana de los cánceres de mama, gracias a los avances en el cribado y en el diagnóstico, supone más probabilidad de detectarlos en estadios tempranos y con menor probabilidad de afectación axilar, por lo que la cirugía radical clásica de la axila con la linfadenectomía suponía en estos casos una alta morbilidad para la paciente, con escaso beneficio. Aparecen las hipótesis del ganglio centinela que revolucionan los planteamientos clásicos del manejo de la axila.

Biopsia selectiva de ganglio centinela

La biopsia selectiva de ganglio centinela (BSGC) es el procedimiento diagnóstico para la estadificación ganglionar de la axila en el cáncer de mama (aunque es también utilizado en otros tipos de tumores). Se fundamenta en la hipótesis de que las células tumorales que migran desde el tumor primario metastatizan a uno o unos pocos ganglios linfáticos antes de afectar a otros.

Se define por tanto el ganglio centinela como la primera estación ganglionar que recibe el drenaje tumoral. Puede ser uno o varios, y su estado predice con precisión el estado de los ganglios linfáticos restantes.

La BSGC identifica a los pacientes que necesitan un tratamiento axilar adicional, a la vez que a otros les ahorra una linfadenectomía innecesaria con sus consecuentes complicaciones.

 La BSGC pretende confirmar la no afectación axilar, por tanto, se realizará ante cánceres de mama con axila clínica, ecográfica y, si procede, con biopsia negativas.

Ante una axila positiva confirmada prequirúrgicamente en la que se indica cirugía primaria sin neoadyuvancia (terapia sistémica primaria [TSP] antes del tratamiento quirúrgico), se realizará una linfadenectomía de inicio. Otro contexto será la paciente con axila positiva que inicia tratamiento con neoadyuvancia con buena respuesta axilar, pero este contexto se ampliará en el apartado de neoadyuvancia.

La BSGC, con una tasa de falsos negativos del 5 % y una clara menor morbilidad que la linfadenectomía, se ha convertido en el patrón oro de la estadificación del cáncer de mama.

Indicaciones y contraindicaciones

La BSGC está indicada actualmente en todos los cánceres infiltrantes de mama, excepto en los de tipo inflamatorio, en los que se objetive de forma específica la ausencia de infiltración axilar en el momento del diagnóstico, o tras el tratamiento neoadyuvante, si lo hubiera recibido.

Existen unas indicaciones selectivas en casos de CDIS, ya que, aunque por definición no sería capaz de producir metástasis axilares, un 20-25 % de ellos presentan en el estudio en pieza un componente infiltrante.

Sería indicación de BSGC ante CDIS: si la indicación quirúrgica es una mastectomía, ya que si apareciera en pieza un componente infiltrante, ya no habría mama donde infiltrar el trazador para la detección del ganglio centinela; y en los casos de CDIS con mayor riesgo de encontrar componente infiltrante, como los altos grados histológicos, los extensos (> 3 cm), los asociados a masa palpable o los tipos comedonecrosis (**Tabla 35-4**).

 Es contraindicación actual de la BSGC: el carcinoma inflamatorio y cualquier cáncer de mama infiltrante con afectación axilar (N+) en ausencia de tratamiento sistémico primario o sin respuesta completa axilar tras este (Tabla 35-5).

No son contraindicaciones actuales y, por tanto, puede realizarse BSGC, aunque puede esperarse menor tasa de migración del trazador, en las siguientes situaciones:

• Tumorectomía previa.

Tabla 35-4. Indicaciones de la biopsia selectiva del ganglio centinela

Carcinomas infiltrantes T1, T2 y T3cN0 con axila clínica, ecográfica y, si procede, con punción aspirativa con aguja fina o biopsia con aguja gruesa negativas

Carcinoma ductal *in situ*:

• Cuando se indica una mastectomía por la extensión de la lesión
• Alto riesgo de poder encontrar infiltración en la pieza:
  – Alto grado histológico
  – Extenso (> 3 cm)
  – Asociado a masa o nódulo palpable
  – Comedonecrosis

• Tumores multifocales o multicéntricos.
• Cirugía plástica previa de aumento o reducción.
• Radioterapia previa de mama y/o axila.
• BSGC previa.
• TSP (neoadyuvancia), siempre que se cumplan una serie de condiciones que se explicarán más adelante (v. apartado *Neoadyuvancia*).
• Mujeres gestantes o puérperas: previa retirada de la lactancia 24 horas, con la mínima dosis de trazador e inyectado el mismo día de la cirugía. Está contraindicado cualquier colorante vital.

Técnica de detección del ganglio centinela

El primer paso para la detección de ganglio centinela es la infiltración de un trazador en la mama que migrará hacia los ganglios y marcará los primeros del drenaje linfático, que posteriormente se detectarán con una sonda.

Existen diversos trazadores actualmente:

• **Trazadores con isótopos radioactivos**: es la técnica clásica y la de mayor aceptación, considerándose todavía el estándar de oro. La sonda detecta radiación. Una de las principales ventajas es la posibilidad de realizar una linfogammagrafía preoperatoria tras la inyección, que, aunque no es imprescindible para la BSGC, sí facilita la localización, especialmente si hay migración a otros territorios, como a la zona mamaria interna o la axila contralateral.
• **Trazadores ferromagnéticos**: es una de las técnicas más recientes. Son partículas de óxido de hierro superparamagnético que siguen los mismos principios de migración que el resto de trazadores, pero se detectan por una sonda de detección de susceptometría magnética. Validada como técnica para la detección del ganglio centinela, es especialmente útil en los centros que no poseen servicio de medi-

Tabla 35-5. Contraindicaciones de la biopsia selectiva del ganglio centinela

Cáncer de mama infiltrante con ganglios metastásicos (N1-N2)

Carcinoma inflamatorio (T4d)

Carcinoma de mama infiltrante con ganglios metastásicos que persisten positivos pese a terapia sistémica primaria (neoadyuvancia)

cina nuclear. Al utilizar una sonda de detección magnética, no se puede utilizar material metálico en el campo mientras se trabaja con la sonda, por lo que se necesita material de plástico.

• **Colorantes vitales**: son sustancias que, inyectadas en la zona de interés, migran por los linfáticos, tiñendo de color a los ganglios centinelas, permitiendo su localización en el quirófano por visión directa. El más usado es el azul de metileno. Es una técnica fácil y barata. Como limitaciones, destacan: la posibilidad de tatuaje en la piel, el teñido del campo quirúrgico, que puede dificultar la cirugía, y la posibilidad de reacciones anafilácticas, aunque estas se minimizan diluyendo el colorante con suero fisiológico previo a su administración. Pese a no ser la técnica más recomendada por las sociedades, su utilización es muy atractiva en centros sin medicina nuclear.

• **Trazadores fluorescentes**: el más usado es el verde de indocianina. Sus propiedades fluorescentes facilitan la detección del ganglio centinela. Se infiltra igual que el resto de trazadores y luego se utiliza una luz infrarroja sobre el campo quirúrgico, apreciándose la migración del trazador en tiempo real. Las revisiones sobre este trazador han demostrado que mejora la detección del ganglio centinela frente a los colorantes y es similar al de los radiotrazadores.

Los trazadores no son incompatibles en combinación, y a veces, se utilizan a la vez en la BSGC, especialmente en los casos de búsqueda del ganglio centinela después de la neoadyuvancia, donde se quiere ir a asegurar la detección, y se suele utilizar normalmente una doble técnica.

Lugares de inyección del trazador

Existen diversas posibilidades para la elección del lugar de inyección del trazador. Teóricamente, la mejor localización sería intratumoral o peritumoral, de manera que el drenaje linfático se ajustaría mejor a la realidad del tumor, pero en la práctica, la inyección subareolar es más sencilla y tiene muy buenos resultados. La elección se decidirá en función de las características de la paciente, la localización del tumor y la experiencia de los cirujanos (**Fig. 35-12**).

Estudio histológico del ganglio centinela

Una vez detectado el ganglio centinela por las diversas técnicas que se han comentado, hay que estudiarlo histológicamente para valorar su posible afectación, lo que condicionará la actuación posterior sobre la axila. Se recomienda extraer un número máximo de tres ganglios centinelas.

Lo ideal es el estudio intraoperatorio, ya que permite conocer el resultado durante la propia cirugía y actuar sobre la axila si fuera necesario. Este estudio evita segundas intervenciones, reduce el riesgo anestésico y las posibles complicaciones.

Las distintas técnicas intraoperatorias son:

• **Impronta citológica**: no es recomendable como único método, por su baja sensibilidad y por no ofrecer información sobre el tamaño de las metástasis. Puede utilizarse como método complementario.

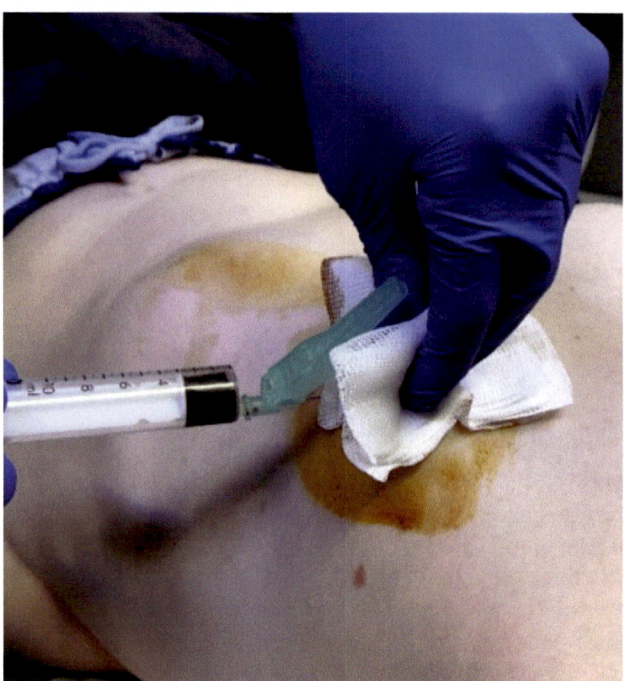

Figura 35-12. Infiltración subareolar de trazador magnético para la biopsia selectiva del ganglio centinela.

• **Corte de congelación**: es una técnica más compleja y larga. En ganglios > 5 mm, se realizan cortes cada 2 mm según el eje mayor del ganglio, y en < 5 mm, se bisecciona y se estudia cada mitad. Presenta mayor sensibilidad para la detección de metástasis, especialmente macrometástasis, pero permite estudiar solo parte del ganglio centinela, por lo que puede conllevar a errores de valoración.

• **Técnica de amplificación de ácido nucleico en un solo paso** (OSNA, *one-step nucleic acid amplification)*: es la técnica que recomienda, siempre que sea posible, el documento de consenso de la Sociedad Española de Senología y Patología Mamaria (SESPM). Como ventaja, cabe destacar que estudia el ganglio en su totalidad, basándose en la detección del ácido ribonucleico mensajero (ARNm) de la citoqueratina 19 (CK19), presente en el 95 % de los cánceres de mama. Ofrece un valor cuantitativo del tamaño de las metástasis y tiene una alta sensibilidad. La principal desventaja es que no puede valorar signos de regresión tras la TSP, y es una técnica más cara, aunque ahorra tiempo de recursos humanos.

En el estudio en diferido del ganglio centinela, si no se puede realizar intraoperatorio, se utilizará la técnica histológica tradicional, con inclusión en parafina y tinción con hematoxilina-eosina. Se utilizará en ausencia de la técnica OSNA o en tumores que no presenten CK19 positiva.

Definición de afectación axilar

En la afectación axilar, hay que tener en cuenta los siguientes hallazgos:

• **Macrometástasis:** infiltración tumoral > 2 mm de diámetro máximo o más de 5.000 copias de ARNm-CK19/μL por OSNA.

- **Micrometástasis:** infiltración tumoral de entre 0,2 y 2 mm de diámetro máximo o un número de copias de ARNm-CK19/µL comprendido entre 250 y 5.000 (OSNA).
- **Células tumorales aisladas o grupo celular aislado:** grupos de células menores de 0,2 mm o menos de 200 células, sin reacción estromal. En caso de grupos celulares aislados múltiples, solo se mide la de mayor tamaño. En OSNA, corresponde a un número de copias entre 160 y 250 de ARNm-CK19/µL.
- **Carga tumoral total:** suma del número total de copias de CK19 de todos los ganglios centinelas positivos.

Actitud frente a la afectación axilar

Históricamente, ante una axila positiva, la indicación ha sido realizar una linfadenectomía, directa, si el estudio preoperatorio indica afectación axilar o si en el estudio de la biopsia selectiva del ganglio centinela esta detecta carga tumoral axilar. Pero el avance en el estudio del cáncer de mama y en los tratamientos adyuvantes y neoadyuvantes han conseguido limitar la necesidad de la linfadenectomía mejorando los resultados y complicaciones de la cirugía axilar.

A partir del famoso estudio ACOSOG Z0011 de Giuliano, en el que se comparó las recaídas axilares, en pacientes con cáncer de mama clínico T1-2 N0 M0 (donde T se refiere al tamaño del tumor, N a los ganglios [*nodes*] y M a las metástasis) con cirugía conservadora, que presentaban uno o dos ganglios centinelas positivos, entre las que se les realizaba linfadenectomía frente a las que no se les realizaba ningún tratamiento quirúrgico adicional sobre la axila tras el ganglio centinela positivo, llevando ambos grupos radioterapia adyuvante y en el que demostró que fueron similares, abrió la puerta a una serie de estudios que modificaron la actuación quirúrgica axilar.

A pesar de las controversias suscitadas inicialmente, en la actualidad, las guías internacionales más importantes, como en la de la National Comprehensive Cancer Network (NCCN) y en los criterios de múltiples grupos nacionales, se recomienda la supresión de la linfadenectomía en mujeres que cumplan los criterios ACOSOG Z0011.

Se puede asumir que el ensayo ACOSOG Z0011 ha demostrado que la linfadenectomía axilar puede evitarse, aun asumiendo una enfermedad residual que será tratada con eficacia con la radioterapia en los casos de cirugía conservadora. Por tanto, se puede evitar la linfadenectomía ante macrometástasis en ganglio centinela si se cumplen los criterios estrictos del Z0011:

- Tumores T1-T2.
- Con axila clínica y radiológica negativa al diagnóstico.
- Cirugía conservadora y que por tanto van a recibir radioterapia.
- Menos de tres ganglios metastásicos.

 La SESPM define como baja carga tumoral, según OSNA, para evitar la linfadenectomía, una carga tumoral total de los ganglios estudiados igual o inferior a 15.000 copias de ARNm-CK19.

Posibles escenarios

A continuación, se resumen los principales escenarios que es posible encontrar y la opción terapéutica más conveniente:

- Caso sin evidencia de afectación axilar clínica y radiológica al diagnóstico, con cirugía primaria (conservadora o mastectomía) con ganglio centinela negativo, con células tumorales aisladas o micrometástasis: no precisan linfadenectomía.
- Caso sin evidencia de afectación axilar clínica y radiológica al diagnóstico, con cirugía primaria conservadora con su radioterapia adyuvante posterior y su terapia sistémica adyuvante (hormonoterapia o quimioterapia) con ganglio centinela con macrometástasis (en menos de tres ganglios) o carga tumoral total por OSNA < 15.000 copias de ARNm-CK19: no precisa linfadenectomía.
- Caso sin evidencia de afectación axilar clínica y radiológica al diagnóstico, con cirugía primaria con mastectomía con ganglio centinela con macrometástasis (en menos de tres ganglios) o carga tumoral total por OSNA < 15.000 copias de ARNm-CK19: podría evitarse la linfadenectomía siempre que se administre radioterapia adyuvante con intención terapéutica. En el caso de no detección del ganglio centinela por fallo en la migración del trazador, deberá realizarse una linfadenectomía, excepto en casos de bajo riesgo de progresión clínica o alta morbilidad del paciente, y siempre consensuado con el equipo multidisciplinar del comité de mama.

En los casos de TSP, previa a la cirugía, la BSGC tiene unas consideraciones especiales que se comentarán más adelante (v. apartado *Neoadyuvancia*).

Linfadenectomía

La linfadenectomía axilar consiste en la disección y extirpación del tejido linfograso axilar, considerando como representativo normalmente un número de ganglios mayor de 10.

La anatomía de la axila es compleja y debe conocerse bien, para respetar al máximo las estructuras y de esta manera evitar las posibles complicaciones de la cirugía, que pueden conllevar secuelas importantes para la paciente.

El número de ganglios axilares varía de unas personas a otras, pero oscilan entre 20 y 40, y desde el punto de vista quirúrgico, se dividen en tres niveles (de Berg), según su relación con el músculo pectoral:

- Nivel I: inferiores y laterales.
- Nivel II: posteriores.
- Nivel III: mediales (infraclaviculares). Su afectación ensombrece el pronóstico.

Normalmente la linfadenectomía comprende los niveles I y II, intentando conseguir 10 ganglios y preservando el paquete del dorsal subescapular y el torácico largo. El nivel III de Berg solo se extirpará si se detecta una afectación macroscópica del nivel II.

Como ya se ha comentado, la tendencia conservadora a todos los niveles en el tratamiento del cáncer de mama tiene un peso específico en lo que se refiere a la axila y el importante avance con la BSGC, pero existen una serie de casos donde la linfadenectomía sigue estando indicada:

- Cirugía primaria con axila positiva por punción aspirativa con aguja fina o biopsia con aguja gruesa.
- Cirugía con BSGC con tres o más ganglios centinelas positivos.
- BSGC con alta carga tumoral total (> 15.000 copias de ARNm-CK19).
- Carcinoma de mama inflamatorio.
- Persistencia de afectación axilar tras TSP.

Complicaciones en la cirugía del cáncer de mama

La glándula mamaria y la axila son entidades anatómicas con importante vascularización arterial, venosa y linfática, y, en concreto, la axila contiene paquetes vasculonerviosos fundamentales, cuya lesión puede conllevar secuelas importantes. Además, la cirugía actual exige, por un lado, incisiones mínimas, con tumorectomías cada vez más minimalistas, gracias a localizadores precisos, como las semillas; y a la vez, cirugías oncoplásticas extremas, con amplias zonas de desepitelización y colgajos, sin olvidar las reconstrucciones inmediatas o las cirugías axilares, que requieren un buen conocimiento de las posibles complicaciones y la resolución de estas.

Hemorragia

Las estructuras anatómicas que se manejan en la cirugía del cáncer de mama están muy vascularizadas. La lesión de los vasos sanguíneos que se produce en el propio acto quirúrgico se soluciona fácilmente en el momento con hemostasia cuidadosa. El problema es la reapertura de boquillas vasculares que permanecieron silentes durante la cirugía y que reabren tras el despertar de la paciente, ya finalizada la cirugía.

Son hemorragias que tardan más en dar la cara y pueden provocar hematomas quirúrgicos importantes; algunos de estos pueden autolimitarse y otros pueden conllevar reintervenciones a las horas, con inestabilidad hemodinámica de la paciente e incluso requerimientos de transfusión. Los hematomas, si son importantes, conviene drenarlos, porque además de que pueden provocar asimetrías y favorecer un mal resultado estético, su reabsorción puede ser lenta, y retrasar en exceso las terapias adyuvantes, como la radioterapia o incluso la quimioterapia. Por otra parte, la lesión de estos vasos puede provocar la disminución del aporte de sangre a territorios vecinos, especialmente en cirugía oncoplástica o reconstructiva, originando compromiso vascular, provocando necrosis de colgajos o del CAP (**Fig. 35-13**).

Seroma

Consiste en la colección de líquido seroso que se produce en el interior de la cavidad quirúrgica tras la exéresis de parte o de toda la glándula mamaria o del tejido linfograso de la axila, al realizar la linfadenectomía o la BSGC. Normalmente tiende a acumularse entre el músculo pectoral mayor y la piel, así como en los espacios muertos que deja la cirugía conservadora o los desplazamientos glandulares en

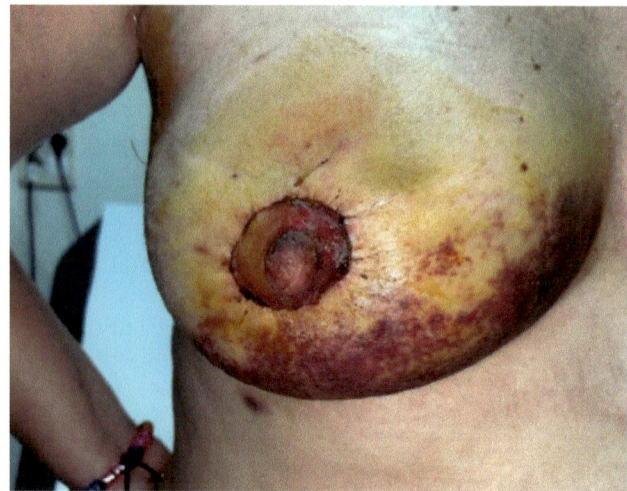

Figura 35-13. Hematoma y necrosis del complejo aréola-pezón en mamoplastia circular.

la remodelación mamaria de la cirugía oncoplástica. La incidencia de seroma después de la cirugía mamaria varía entre un 2,5 y un 51 %. La frecuencia con la que aparece algún grado de seroma en el postoperatorio inmediato, unido a que gran parte de las pacientes presenta escasa sintomatología, determina que ciertos autores empiecen a considerarlo cada vez más efecto secundario de la cirugía en lugar de una complicación. Tan variable es en incidencia como en sintomatología acompañante; pero no hay que olvidar que puede conducir a una morbilidad significativa, como favorecer la necrosis de los colgajos, la dehiscencia de la herida y las infecciones, sin olvidar el consumo de recursos, el aumento del período de recuperación, las múltiples visitas a consulta e incluso retrasar la terapia adyuvante.

Parece que son factores favorecedores la amplitud de los espacios muertos, de ahí que todo lo que evite estos controlará la producción del seroma, como los drenajes de vacío o las suturas tisulares; también la electrocauterización parece ser un factor promotor del seroma, por lo que los bisturís ultrasónicos podrían contribuir a minimizarlos.

Una vez formados los seromas, la mayoría se van a resolver con tratamiento conservador, eso sí, la evacuación por punción parece razonable solo cuando estos son sintomáticos. En algunos casos, serán seromas rebeldes que harán precisar tratamientos adicionales, como pueden ser las inyecciones de sustancias esclerosantes, o en ocasiones, cirugías de escisión del revestimiento de la cavidad del seroma (**Tabla 35-6**).

Infecciones de herida quirúrgica y abscesos

Puede no ser infrecuente y suelen ser provocadas por gérmenes cutáneos, como *Staphylococcus aureus* y *Streptococcus* betahemolíticos, que pueden contaminar fácilmente la herida, por el amplio contacto de esta con la mama, y también por poder quedar acantonados en las amplias áreas de desepidermización que se realizan en las cirugías oncoplásticas y que quedan cubiertas por la piel. Se pueden manifestar como un cuadro de celulitis mamaria o como un absceso. Se consideran factores predisponentes: la edad, la diabetes, la presencia de seroma o hematoma importante, el hábito tabáquico, la quimioterapia

Tabla 35-6. Factores de riesgo para la formación del seroma
Edad avanzada
Obesidad
Uso excesivo del bisturí eléctrico
Tamaño de la resección
Linfadenectomía
Número de ganglios extirpados

reciente por su bajada de inmunidad y la radioterapia por la afectación de la integridad de la piel.

Los cuerpos extraños que suponen los expansores y prótesis en las reconstrucciones mamarias son también factores predisponentes, por lo que se ha de trabajar de manera muy meticulosa en la asepsia y la manipulación de estos a la hora de la colocación.

Ante la mínima sospecha de una posible infección, es preciso actuar rápidamente, ya que una vez establecida puede requerir tiempo para su resolución y retrasar los tratamientos adyuvantes posteriores. Las infecciones superficiales o celulitis pueden tratarse de manera ambulatoria con antibióticos de amplio espectro sensibles a la flora cutánea asociados a antiinflamatorios. Si se trata de un absceso, hay que drenarlo quirúrgicamente, si son importantes, o por punciones evacuadoras bajo control ecográfico los de menor tamaño.

Dehiscencia de la herida quirúrgica

Amplias zonas de sutura, habituales en las cirugías oncoplásticas, aumentan el riesgo de retraso en la cicatrización y la dehiscencia de la herida quirúrgica. Como ya se ha comentado en las infecciones, que también podría acompañar a la dehiscencia de la herida, aumentan el riesgo de esta complicación: la edad, el tabaquismo, el mal control de la glucemia y la radioterapia y/o quimioterapias adyuvantes.

Las dehiscencias de la herida quirúrgica en las reconstrucciones mamarias se deben intentar evitar especialmente, ya que la apertura de la herida quirúrgica puede conllevar una contaminación del implante y, en ocasiones, hasta la extrusión de este a través de la piel, lo que necesitaría reintervenciones importantes (**Fig. 35-14**).

Necrosis de colgajos y/o del complejo aréola-pezón

Hay complicaciones más frecuentes en las cirugías oncoplásticas, en las que se realizan amplias resecciones de parénquima mamario preservando coberturas de piel y/o del CAP, lo que origina una importante reducción del aporte sanguíneo, comprometiendo la vascularización y favoreciendo la necrosis parcial o completa.

Lesiones nerviosas

Se puede encontrar un amplio abanico de lesiones, desde la muy frecuente hiperestesia y adormecimiento de la zona por

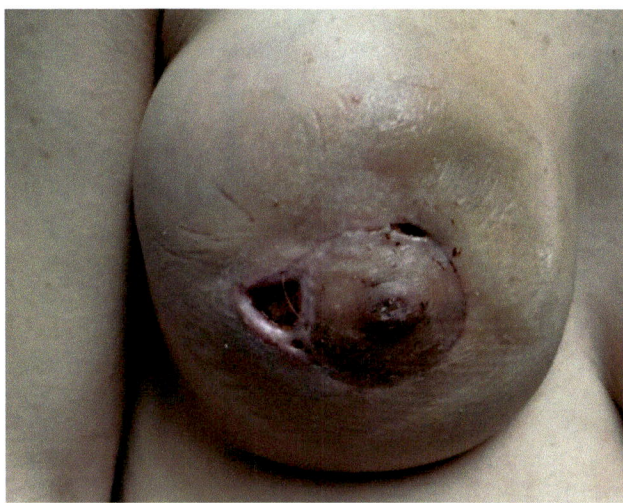

Figura 35-14. Dehiscencia de herida quirúrgica.

la afectación de nervios sensitivos hasta la lesión de nervios motores que, aunque poco habitual, es muy importante por sus secuelas.

Las lesiones más características son: la del nervio toracodorsal que inerva el músculo dorsal ancho, originando su debilidad y provocando la dificultad de la aducción del brazo y su rotación interna, que limitaría movimientos como remar y trepar; y la lesión del nervio torácico largo o de Bell, que afecta a la funcionalidad del músculo serrato mayor, que normalmente mantiene fija la escápula, lo que favorecería un desplazamiento medial y hacia atrás de esta, muy característica y que recibe el nombre de «signo de la escápula alada».

Dentro de este apartado de lesiones nerviosas, no se puede olvidar el dolor crónico postoperatorio que algunas series estiman en hasta un 60 % de los casos, y que va a consistir en un dolor neuropático con disestesias (cuando un estímulo común puede ser desagradable o doloroso) y alodinia (dolor debido a estímulos que normalmente no son dolorosos). Se encontrará con más frecuencia en pacientes más jóvenes, con cirugías amplias, tratamientos adyuvantes, como radioterapia y quimioterapia, y cirugía axilar con linfadenectomía.

Secuelas en la cirugía del cáncer de mama

En una entidad oncológica como el cáncer de mama, en la que el avance en el diagnóstico y tratamiento ha conseguido una supervivencia muy alta a largo plazo, la importancia de las secuelas en las pacientes es de gran interés, ya que se debe avanzar también en mantener una buena calidad de vida.

El recorrido de la paciente por todo el trayecto de la enfermedad puede ir asociado a una suma de secuelas en distintos ámbitos: psicológicas y físicas, algunas transitorias y otras permanentes; se deben identificar correctamente para intentar minimizarlas, y así hacer un abordaje terapéutico global de esta neoplasia.

Aunque este capítulo se centre especialmente en las secuelas más relevantes de los tratamientos quirúrgicos, no hay que olvidar que el cáncer de mama y sus tratamientos pueden conllevar secuelas de múltiples tipos: menopausia precoz, cardiotoxicidad y neurotoxicidad, alopecia, disfunciones sexuales y problemas de esterilidad, osteoporosis y secuelas psicológicas, entre otras. Es parte del tratamiento identificarlas y tratarlas en la medida de lo posible.

Dentro de las secuelas de los tratamientos quirúrgicos, las más destacadas son el linfedema y las secuelas estéticas. El *linfedema* es una secuela potencialmente debilitante y a menudo irreversible. Puede producirse en la zona de la mama o en el brazo, siendo este el lugar más común, y consiste en una acumulación de líquido linfático en los tejidos adiposos justamente debajo de la piel. Se debe a la obstrucción de los linfáticos bien por yatrogenia de la cirugía o por la propia infiltración tumoral. Se estima una incidencia del 20 % en las supervivientes de cáncer de mama, pero con amplias horquillas en los estudios (5-40 %).

Se consideran factores de riesgo: la mastectomía radical frente a procedimientos menos radicales, las mastectomías frente a cirugía conservadora, la linfadenectomía frente a la BSGC, los ganglios afectos, la radioterapia adyuvante, la obesidad, la quimioterapia con taxanos y las infecciones. Como los factores más importantes son la extensión de la cirugía, especialmente axilar y la radiación, las tendencias actuales, ante los avances de la cirugía conservadora y la biopsia selectiva del ganglio centinela, han contribuido de manera importante a disminuir su incidencia.

La educación del paciente y la fisioterapia temprana son vitales en el manejo de las etapas iniciales del linfedema. Los objetivos del tratamiento deben ser: aliviar el dolor y la hinchazón, minimizar la deformidad y restaurar la función del brazo. Se recomienda la cirugía si falla la terapia conservadora, pero consiste en complejas intervenciones en las que se llevan a cabo derivaciones de flujo linfático venoso (**Fig. 35-15**).

En lo que se refiere a las secuelas estéticas, con asimetrías y deformidades, la cirugía conservadora clásica, sin las actuales técnicas oncoplásticas, se asociaba más a este tipo de secuelas. El escaso volumen de tejido glandular, retracciones, importantes deformidades del CAP y asimetría marcada entre ambas mamas eran secuelas habituales hasta la evolución a la cirugía conservadora oncoplástica, que permite remodelar la mama evitando la mayoría de estas secuelas sobre la mama enferma, y que además impulsó la simetrización de la mama sana para evitar la asimetría entre ambas.

TRATAMIENTO RADIOTERÁPICO

La radioterapia se considera actualmente uno de los pilares fundamentales del tratamiento del cáncer de mama, siendo este la principal indicación de radiación en todo el mundo. Supone aproximadamente el 30 % de la carga asistencial de un servicio de oncología radioterápica.

Va a estar indicada en todas las fases de la enfermedad (precoz, avanzada y metastásica):

- En estadios precoces, como tratamiento adyuvante sobre la mama en la cirugía conservadora.
- En estadios avanzados, para tratamiento de la pared torácica y las áreas ganglionares (axilares, mamaria interna y supraclaviculares).

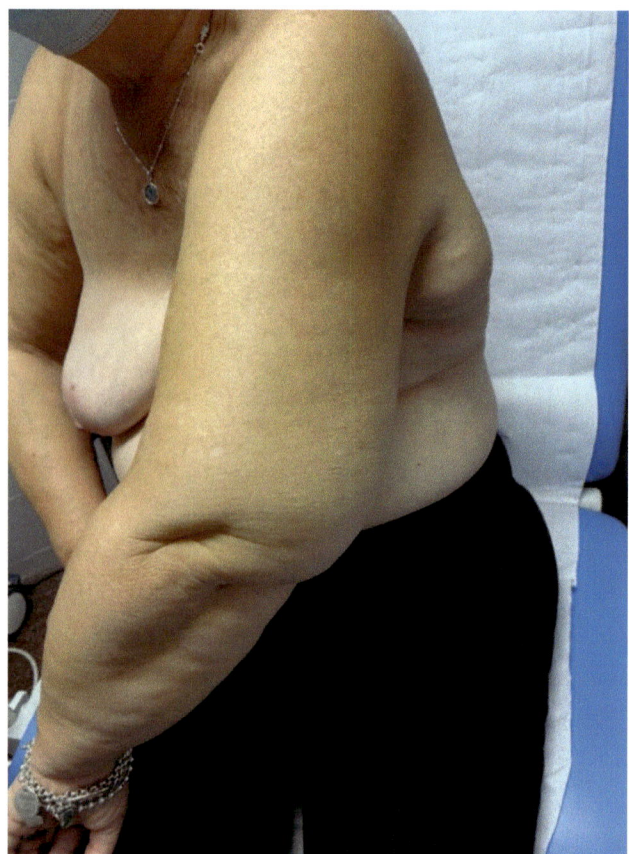

Figura 35-15. Linfedema como secuela de linfadenectomía axilar.

- En estadios metastásicos, para la irradiación de las metástasis con fines paliativos.

La evolución de la radioterapia siempre ha ido de la mano del resto de los pilares en el tratamiento del cáncer de mama, la cirugía y la quimioterapia. La integración de la radioterapia dentro del tratamiento multidisciplinar ha sufrido ciertas variaciones en la secuencia de administración.

Clásicamente la radioterapia se administraba tras la cirugía y posteriormente la quimioterapia, pero desde la incorporación de agentes quimioterápicos como las antraciclinas y los taxanos con esquemas más agresivos, ha obligado a retrasar la radioterapia al final del tratamiento quimioterápico.

El objetivo de la radioterapia es administrar una dosis de radiación a un volumen definido, cada vez más limitado al área deseada, intentando dañar lo mínimo posible los tejidos próximos, con la finalidad de erradicar las células tumorales aisladas que pudieran quedar después de la cirugía, disminuyendo el riesgo de recidiva locorregional y aumentando la supervivencia.

Indicación temporal recomendada

Si tras la cirugía no está indicada la quimioterapia adyuvante, la radioterapia deberá iniciarse a los 2 meses de la intervención quirúrgica o cuando el proceso de cicatrización haya finalizado.

Y si tras la cirugía está indicada la quimioterapia adyuvante, la irradiación deberá administrase en los 6 meses siguientes a la cirugía y antes de 1 mes tras el último ciclo de quimioterapia.

Planificación del tratamiento

Cuando se define el volumen objetivo de la radioterapia, se deben considerar tres regiones anatómicas: la mama (en cirugía conservadora) o la pared torácica (en mastectomías), que se considera como el campo primario de la radioterapia; la axila, que se consideraría como campo regional de la radioterapia; y otras áreas de drenaje linfático (infraclavicular, supraclavicular y mamaria interna), que se entienden también como campo regional.

Se requiere una sesión de planificación previa al tratamiento, que se denomina *simulación*, en la que se mapea con precisión el área a tratar para garantizar que el volumen objetivo se defina con precisión respecto a las estructuras anatómicas circundantes para minimizar los daños colaterales. Normalmente se realiza una simulación virtual con tomografía computarizada.

Esquemas más habituales de radioterapia

En radioterapia, los esquemas más habituales son:

- **Radioterapia fraccionada**: ha sido el esquema clásico, y consiste en administrar sobre todo el volumen mamario, fracciones de 1,8-2 grays (Gy)/día, cinco veces por semana, durante 4-5 semanas, hasta alcanzar una dosis total de 45-50 Gy. Este esquema puede asociar una sobreimpresión sobre el lecho tumoral que suele añadir 2 semanas más. Tiene excelentes resultados, pero implica desplazamientos diarios durante varias semanas.
- **Radioterapia hipofraccionada semanal o diaria**: los avances tecnológicos han permitido aumentar la precisión de la radioterapia, consiguiendo aumentar la dosis diaria, administrando una dosis total suficiente en un menor tiempo total de tratamiento; mejorando el confort de las pacientes y facilitando el acceso a la radioterapia a mujeres de edad avanzada con buenos resultados de supervivencia y control local, con una toxicidad aceptable. Los buenos resultados de equivalencia, corroborados en varios metaanálisis entre la radioterapia clásica y el hipofraccionamiento, ha favorecido la extensión de esta última.
- **Irradiación parcial acelerada de la mama**: surge continuando con la idea de facilitar la comodidad a la paciente, disminuyendo el tiempo de tratamiento, sin merma en la eficacia y morbilidad. Aumentar más la dosis por fracción conllevaría incrementar el riesgo de toxicidad y de complicaciones, por lo que este esquema propone disminuir el volumen del tratamiento; y apoyándose en que el 85 % de las recidivas postumorectomías se producen en el lecho tumoral, con esta modalidad se irradiaría tan solo el lecho quirúrgico, y no el total de la mama. Se sabe por los estudios histológicos que, en tumores pequeños (T1), la probabilidad de encontrar células tumorales residuales tras la cirugía a 2 cm del lecho tumoral no pasa del 12-18 %, por lo que una irradiación que abarque al menos esos 2 cm de margen puede ser suficiente, siempre que se trate de tumores de bajo riesgo y sin factores asociados que aumenten el riesgo de extensión a distancia. Sería, por tanto, un tratamiento alternativo, justificado solo en pacientes de bajo riesgo de recaída local, tumores únicos menores de 3 cm, con márgenes libres y sin afectación ganglionar. Su ventaja adicional es que, al irradiar menos volumen, se reducirá la dosis al pulmón y al corazón, la toxicidad y los efectos secundarios.
- **Radioterapia intraoperatoria**: es una de las variedades de la irradiación parcial acelerada de la mama en la que se administra toda la dosis de irradiación en una única fracción durante el acto quirúrgico. Es una técnica solo disponible en algunos hospitales, ya que requiere un aparataje especial y un acondicionamiento del quirófano.

El futuro de la radioterapia dirigirá hacia esquemas de tratamiento más cortos, sistemas más confortables para la colocación y la inmovilización de la paciente y, quizás, a dosis únicas ablativas.

Indicaciones de la radioterapia

Siempre está indicada en cirugía conservadora, tanto en cánceres infiltrantes como en CDIS. Podría obviarse en casos seleccionados y en decisión conjunta en el comité multidisciplinar en casos de bajo riesgo clínico y alta morbilidad: pacientes mayores de 70 años, tumores pequeños T1N0, márgenes libres amplios y fenotipos luminales A que se vayan a beneficiar de la hormonoterapia adyuvante.

Tras la mastectomía, la radioterapia estará indicada si:

- El tamaño tumoral es > 5 cm pT3.
- Hay extensión a la pared torácica, afectación cutánea o cáncer inflamatorio.
- Hay cuatro o más ganglios axilares positivos (pN2).
- Hay afectación de ganglios infraclaviculares, supraclaviculares o de la mamaria interna (pN3).
- Hay márgenes positivos.
- Con pN1 (1-3 ganglios axilares positivos), si existe extensión extracapsular o afectación de la grasa axilar o si el tamaño ganglionar es > 4 cm.

Existen una serie de factores de riesgo que por sí mismos no conllevarían la necesidad de radioterapia tras mastectomía, pero sí lo harían si se asocian varios de ellos (cuantos más, más recomendación): menores de 50 años, macrometástasis, tumores con invasión linfovascular y/o perineural, alto grado histológico (grado III) o alto índice de proliferación (Ki-67 > 30 %), receptores hormonales negativos (triple negativo o HER2+puro); ratio N+/N total mayor o igual al 20 % o linfadenectomía axilar con menos de 10 ganglios aislados. Factores que suponen más riesgo clínico de recaída y que, si se asocian, podrían beneficiarse de radioterapia tras mastectomía, siempre bajo la decisión conjunta del comité multidisciplinar.

En pacientes que han recibido quimioterapia neoadyuvante, la indicación de la radioterapia adyuvante dependerá de la estadificación clínica al diagnóstico. Por tanto, tumores cT3-T4 o cN+ al diagnóstico serán indicación de radioterapia independientemente del resultado obtenido tras la quimioterapia neoadyuvante. Por tanto, hasta con respuestas anatomopatológicas completas tras neoadyuvancia, estará indicada la radioterapia.

La radioterapia de los territorios ganglionares de nivel I y II axilar está indicada en el caso de enfermedad axilar voluminosa, linfadenectomía insuficiente o inexistente.

En los casos de no realizar linfadenectomía, con afectación ganglionar confirmada, estará indicada la irradiación de los tres niveles ganglionares y la región supraclavicular medial.

Cuando por contraindicación, imposibilidad o negativa de la paciente no puede realizarse cirugía o tratamiento neoadyuvante, se puede plantear la sobreimpresión del tumor primario. Sería la técnica similar a la del lecho tumoral, pero a dosis más altas. Se puede considerar una radioterapia paliativa.

La radioterapia, en los últimos años, se ha posicionado como uno de los pilares fundamentales en el tratamiento del cáncer de mama, contribuyendo a aumentar la supervivencia de las pacientes. Las innovaciones tecnológicas han conseguido reducir la toxicidad y mejorar los esquemas de tratamientos, avanzando en la selección de pacientes en las que se pueda disminuir tratamientos, especialmente en la zona ganglionar.

TRATAMIENTO SISTÉMICO

Las células tumorales, incluso en fases muy iniciales de la enfermedad, pueden propagarse a través de la sangre, localizarse en zonas a distancia del tumor original, replicarse y producir metástasis. El tratamiento sistémico tiene como objetivo erradicar esas células en sangre que potencialmente pueden tener las pacientes con cáncer de mama infiltrante, pese a haberse tratado con el tratamiento local correctamente, evitando así la enfermedad metastásica. El fin de estos tratamientos es disminuir la recurrencia local y a distancia y mejorar la supervivencia.

Son tratamientos sistémicos del cáncer de mama: la quimioterapia, los tratamientos biológicos y la hormonoterapia; y todos ellos pueden actualmente administrarse después de la cirugía, lo que se denomina *tratamiento adyuvante*, o en la forma más novedosa, previa a la cirugía, lo que se denomina *tratamiento neoadyuvante*. Cada estrategia de tratamiento tiene sus indicaciones y peculiaridades, que se irán exponiendo a continuación.

Quimioterapia

Consiste en un tratamiento farmacológico que interfiere en el mecanismo de reproducción de las células tumorales, impidiendo su replicación e inhibiendo el crecimiento tumoral. Pueden actuar a distintos niveles del ciclo replicativo de las células neoplásicas, y los más utilizados en el tratamiento del cáncer de mama son:

- **Agentes que interaccionan con las topoisomerasas (antraciclinas):** unos de los más utilizados en el cáncer de mama; tienen como principales efectos secundarios la cardiotoxicidad, especialmente la doxorubicina, la alopecia y la mucositis.
- **Agentes que interaccionan con los microtúbulos (taxanos):** fármacos también de primer orden en el cáncer de mama, tienen a la neurotoxicidad y las alteraciones hematológicas como principales efectos secundarios, siendo también frecuentes la alopecia, artralgias, mucositis y reacciones infusionales.
- **Agentes alquilantes (ciclofosfamida):** sus principales efectos secundarios son: mielosupresión, alopecia, náuseas, vómitos y cistitis hemorrágica.
- **Agentes derivados del platino (carboplatino):** cabe destacar su toxicidad hematológica.
- **Antimetabolitos (metotrexato, capecitabina, 5-fluorouracilo):** con efectos secundarios característicos como el síndrome palmoplantar, mielosupresión y diarrea.

Uno de los grandes avances de los últimos años en el tratamiento del cáncer de mama ha sido la aparición de los tratamientos biológicos dirigidos que, a diferencia de la quimioterapia, actúan de manera más indiscriminada sobre las células con más poder de replicación, bloquean de manera más específica aspectos más concretos de la biología celular o tumoral. Al actuar sobre dianas específicas, producen menos efectos secundarios. En el cáncer de mama HER2, han supuesto una revolución tanto en adyuvancia como en neoadyuvancia. Existen diversos tipos:

- Anticuerpos monoclonales contra receptores de membrana: el trastuzumab y el pertuzumab son anticuerpos dirigidos ambos frente al receptor HER2, pero en puntos de anclaje distintos. Tienen pocos efectos secundarios, pero exige la supervisión de la función cardíaca, ya que pueden disminuir la fracción de eyección del ventrículo izquierdo. Pueden utilizarse de manera combinada, consiguiendo un bloqueo de HER2 más completo. Se considera también como anticuerpo monoclonal al T-DM1 (trastuzumab emtansina), que consiste en un conjugado del anticuerpo con un fármaco quimioterápico que se utiliza como adyuvante normalmente en pacientes HER2+ que han recibido neoadyuvancia sin conseguir respuesta completa anatomopatológica.
- Inhibidores de la tirosina-cinasa (neratinib, lapatinib): son fármacos orales que bloquean la señal del receptor del factor de crecimiento epidérmico, dando como resultado la inhibición de las vías promotoras del crecimiento en cáncer de mama HER2+.
- Fármacos antiangiogénicos: son fármacos que actúan inhibiendo la neovascularización necesaria por el tumor para seguir creciendo; el más destacado es el *bevacizumab*, que es un anticuerpo monoclonal, pero dirigido contra el ligando, no contra el receptor. Entre sus efectos secundarios, destaca la epistaxis, la hipertensión arterial y el dolor abdominal.

Quimioterapia adyuvante

Como se ha comentado, es la que se administra después del tratamiento quirúrgico. Son tratamientos asociados a efectos secundarios importantes, por lo que se pautarán en los pacientes con más riesgo de recaída después de la cirugía.

El importante avance que ha supuesto la clasificación de los cuatro subtipos de cáncer de mama tiene una gran relevancia, ya que determina desde el punto de vista biológico el pronóstico y, por tanto, va a condicionar diferentes estrategias de tratamiento (Tabla 35-7).

Tabla 35-7. Clasificación molecular del cáncer de mama	
Luminal A	RE+RPg+HER2 negativo Ki-67 < 20%
Luminal B-HER2 negativo **Luminal B-HER2 positivo**	RE+RPg +/- HER2 negativo Ki-67 > 20% RE+RPg +/- HER2 positivo Ki-67 indiferente
HER2 puro	RE-RPg-HER2 positivo
Triple negativo	RE-RPg-HER2 negativo

HER2: receptor 2 de factor de crecimiento epidérmico humano; RE: receptor de estrógenos; RPg: receptor de progesterona.

 Los dos subtipos que por lo general van a beneficiarse siempre del tratamiento quimioterápico van a ser el triple negativo y los HER2 + (HER2 puro y luminal B-HER2 positivo). Solo en casos de tumores muy pequeños (pT1a: tumor entre 0,1 y 0,5 cm) podría obviarse.

Los luminales, tanto el A como el B, llevarán siempre hormonoterapia, y algunos de ellos, especialmente dentro de los luminales B, se beneficiarán también de tratamiento quimioterápico.

Los subtipos que, por lo general, se van a beneficiar del tratamiento quimioterápico son:

- **El triple negativo:** supone el 15% de los cánceres de mama, y son los que mejor responden a la quimioterapia, ya que suelen tener índices de proliferación altos, excepto los carcinomas medulares, adenoides quísticos y apocrinos, que son subtipos de buen pronóstico y pueden incluso no precisarla. Los regímenes con quimioterapia que han demostrado más beneficio en supervivencia son los que contienen de manera secuencial antraciclinas y taxanos. Suele ser un esquema habitual: cuatro ciclos de doxorubicina y ciclofosfamida (cada 3 semanas) seguidos de 12 ciclos semanales de paclitaxel (Taxol). Actualmente, la mayor parte de los triples negativos suelen ir a neoadyuvancia.
- **HER2+:** supone aproximadamente el 20% del global de los cánceres de mama. La sobreexpresión del HER2 ha supuesto clásicamente una alta agresividad y un pobre pronóstico a este subtipo de cáncer, pero desde la aparición del trastuzumab, se ha producido una transformación radical de paradigma en el manejo de estas pacientes, consiguiendo un importante cambio en el pronóstico y la tasa de curación de las pacientes. Se indica tratamiento en todas las pacientes HER2+, excepto en los pT1aN0 (tumor entre 0,1 y 0,5 cm sin metástasis en ganglios regionales) y en pT1bN0 (tumor mayor de 0,5 cm pero menor de 1 cm sin metástasis en ganglios regionales), siempre que no tuvieran factores de mal pronóstico, como alto grado (grado III), Ki-67 > 15% o receptores hormonales negativos, que pasarían a ser tratadas. Aunque empiezan a aparecer ensayos clínicos con tratamientos para el HER2+ solo con terapia dirigida, el tratamiento estándar actual es la combinación de esta junto a la quimioterapia. Los esquemas en adyuvancia suelen llevar de quimioterapia paclitaxel semanal × 12 ciclos + trastuzumab. En adyuvancia, no suele indicarse el doble bloqueo de trastuzumab-pertuzumab, básico en la neoadyuvancia.

- **Luminales (A y B):** constituyen el mayor porcentaje de los cánceres de mama. Su tratamiento indiscutible es la hormonoterapia, pero en ciertas circunstancias, se beneficiarán también de la quimioterapia, en los casos de mayor riesgo clínico de recaídas, como los que presenten afectación axilar, altos índices de proliferación celular o características histológicas, como invasión linfovascular y perineural.

En el caso de los luminales, es primordial valorar bien el riesgo de recaídas, ya que es de una importante repercusión dejar de tratar a pacientes que de verdad lo precisan, al igual que lo es tratar innecesariamente a aquellas que realmente no lo precisan. De ahí la importancia de mejorar la evaluación pronóstica, y es donde las plataformas genómicas aparecen como herramienta de gran valor para distinguir qué pacientes se beneficiarían o no de la quimioterapia.

Las plataformas que han demostrado más eficacia actualmente son Mammaprint®, Oncotype® y PAM50®, aunque ya hay muchas en funcionamiento, con el objetivo de obtener información biológica que, junto a los criterios clínicos y anatomopatológicos, informen de los casos con mayor probabilidad de recaída y, por tanto, los beneficiarios de un tratamiento más agresivo.

Los esquemas más utilizados suelen asociar cuatro ciclos de doxorubicina y ciclofosfamida (cada 3 semanas) seguidos de 12 ciclos semanales de paclitaxel o esquemas de combinación de docetaxel-ciclofosfamida × 4-6 ciclos.

Quimioterapia neoadyuvante o terapia sistémica primaria

La terapia neoadyuvante se refiere al tratamiento sistémico del cáncer de mama antes de la terapia quirúrgica definitiva, por tanto, es una terapia preoperatoria. Aunque clásicamente consistía en quimioterapia, en la actualidad, el papel de la hormonoterapia neoadyuvante va adquiriendo su espacio con muy buenos resultados (se hablará de ella en el apartado de la hormonoterapia).

Históricamente, la quimioterapia neoadyuvante o TSP se utilizaba en pacientes con tumores localmente avanzados e inoperables. Hoy en día, su indicación se extiende a estadios más precoces, apoyado por un principio claro: toda paciente que *a priori* es candidata a quimioterapia adyuvante lo es también para quimioterapia neoadyuvante. Normalmente se indicará a las pacientes con tumores a partir de 2 cm, con o sin afectación ganglionar.

Aunque el objetivo inicial del TSP era intentar eliminar eventuales células tumorales circulantes que pudieran anidar a distancia, los estudios hasta el momento no han demostrado diferencias en supervivencia entre quimioterapia neoadyuvante o quimioterapia adyuvante.

Los beneficios de la neoadyuvancia frente a la adyuvancia son:

- Aumenta la tasa de cirugía conservadora.
- Convierte en operable lo inoperable.
- Prueba de quimiosensibilidad *in vivo*, es decir, que permite determinar el comportamiento del tumor frente al tratamiento en tiempo real.

- Permite disponer de tiempo suficiente para obtener resultados de las pruebas genéticas en cáncer hereditario si estuvieran indicadas.
- Posibilita ofrecer BSGC en pacientes cN+ con buena respuesta a la neoadyuvancia.
- Facilita la modulación del tratamiento adyuvante en las pacientes sin respuesta patológica completa (RPC) (T-DM1 en los HER2+ y capecitabina en los triple negativos).
- Es un escenario ideal para incluir pacientes en ensayos clínicos con nuevas terapias (Tabla 35-8).

Los esquemas de tratamiento son similares a los expuestos en la adyuvancia, y suelen extenderse entre 5 y 6 meses. La paciente debe de ser valorada clínicamente tras cada ciclo, por si existiera una progresión tumoral, presentar el caso en el comité multidisciplinar y valorar la suspensión de la neoadyuvancia y la programación de la cirugía.

Una vez finalizado el tratamiento neoadyuvante, se vuelve a revaluar a la paciente tanto clínica como radiológicamente, y se presenta el caso en el comité multidisciplinar, donde se decide el tipo de cirugía a realizar.

La forma para evaluar la respuesta de la TSP es el estudio anatomopatológico definitivo de la pieza quirúrgica, y aquí es donde se define el concepto más relevante de la neoadyuvancia, la RPC. Esta se define cuando, en el estudio definitivo de toda la pieza quirúrgica, se evidencia una desaparición completa del componente infiltrante, tanto en la mama como en la axila. La persistencia en la mama del componente intraductal *in situ* no modifica la RPC siempre que el componente infiltrante haya desaparecido por completo.

La RPC tras el tratamiento neoadyuvante en el cáncer de mama tiene un beneficio clínico a largo plazo. La persistencia de enfermedad a nivel mamario y/o en los ganglios linfáticos se considera carga tumoral residual.

Esta asociación evidenciada entre la RPC y los mejores resultados a largo plazo, tanto en supervivencia libre de progresión como en supervivencia global, fue especialmente significativa en los subtipos de alto riesgo (HER2 y triple negativos).

En las pacientes con tumores triple negativos, el tratamiento sistémico primario es fundamental, debido a la elevada tasa de RPC. En este subtipo tumoral, caracterizado clásicamente por mayor agresividad y poca alternativa de tratamiento al no existir terapias dirigidas, solo la quimioterapia

estándar está ampliando su campo terapéutico al aumentar el conocimiento sobre él y considerarlo un subtipo heterogéneo capaz de expresar diferentes receptores y marcadores moleculares o inmunitarios.

Actualmente, ya existen tratamientos dirigidos específicos para pacientes con triple negativos y portadoras *BRCA* que mejoran las tasas de RPC en este subgrupo de pacientes; y se conocen nuevos ligandos específicos de muerte celular programada, como el ligando 1 de muerte celular programada, que abren la entrada a la inmunoterapia en neoadyuvancia para ciertos subgrupos; de ahí que, dentro del subtipo triple negativo, hay que valorar individualmente las posibilidades terapéuticas, para optimizarlas y, si es posible, entrar en ensayos clínicos que puedan mejorar el pronóstico. Añadir tratamiento antiproteína de muerte celular programada 1 (pembrolizumab) a la quimioterapia estándar aumenta la tasa de RPC y de supervivencia.

En pacientes triple negativos, que han recibido quimioterapia neoadyuvante, con mutaciones en la línea germinal de *BRCA1* o *BRCA2* y que no han conseguido respuesta completa, añadir olaparib (terapia dirigida, inhibidores de la poliadenosina-difosfato-ribosa-polimerasa, que impide que las células tumorales reparen el daño a su ácido desoxirribonucleico) de manera adyuvante durante 1 año, aumenta la supervivencia libre de enfermedad.

En las pacientes con tumores HER2+, el desarrollo de las terapias dirigidas anti-HER2 supuso un antes y un después en el tratamiento de estas pacientes. En el momento actual, el tratamiento neoadyuvante del cáncer de mama HER2+ está basado en la combinación de quimioterapia y la terapia anti-HER2 con doble bloqueo trastuzumab-pertuzumab.

Los estudios evidencian, con estos esquemas de tratamientos, tasas de RPC de hasta un 35 % (con receptor estrogénico positivo) y un 57 % (con receptor estrogénico negativo); y un 70 % de las pacientes con afectación axilar confirmada previamente a tratamiento neoadyuvante fueron candidatas a BSGC al detectar una respuesta radiológica y clínicamente negativa en la evaluación posneoadyuvancia; y de estas, hasta el 48 % evitaron una linfadenectomía cuando se cumplieron los requisitos de la BSGC posneoadyuvancia.

Consideraciones especiales en la biopsia selectiva de ganglio centinela posneoadyuvancia

La implantación del tratamiento neoadyuvante en el cáncer de mama supuso la discusión entre grupos de trabajo por la elección del momento más adecuado para la estadificación de la axila. Unos grupos abogaban por realizar la BSGC previamente a iniciar la neoadyuvancia, argumentando que era más precisa y real, con tasas de detección y falsos negativos similares a los publicados en estadios iniciales, y que proporciona una información útil para planificar el tratamiento según el resultado.

Los grupos partidarios de hacerla después del tratamiento neoadyuvante argumentaban su posición principalmente por la alta tasa de RPC en la axila, lo que daba la oportunidad a esas pacientes de que evitasen la linfadenectomía si se confirmaba la buena respuesta en la BSGC; además, en esta estrategia se incorporaría la ventaja de evitarle dos intervenciones a la paciente.

Tabla 35-8. Beneficios de la neoadyuvancia
Aumento de la posibilidad de cirugías conservadoras
Rescate quirúrgico de los tumores inoperables al diagnóstico
Prueba de quimiosensibilidad *in vivo*
Margen de tiempo suficiente para realizar las pruebas genéticas
Poder ofrecer la biopsia selectiva del ganglio centinela en los cN+ con buena respuesta a la neoadyuvancia
Modulación del tratamiento adyuvante si no hay respuesta anatomopatológica completa
Escenario ideal para ensayos clínicos

En la BSGC posneoadyuvancia, hay dos escenarios:

- **Pacientes sin afectación axilar clínica-ecográfica (cN0) previa al tratamiento:** la BSGC puede hacerse después de la TSP, porque ofrece las mismas garantías que la técnica en estadios iniciales del cáncer de mama.
- **Pacientes con axila positiva de inicio (cN+):** en este caso en el que la axila era positiva en el momento del diagnóstico, debe estudiarse muy bien la respuesta radiológica tras la neoadyuvancia, y solo si la respuesta radiológica es completa, se podrá ofrecer la posibilidad de ir a una BSGC en vez de una linfadenectomía directa. Esta BSGC ha de cumplir unos requisitos especiales para conseguir unas buenas tasas de identificación y una aceptable tasa de falsos negativos. Se realizará con doble trazador (a la elección de los cirujanos o según la disponibilidad, trazador nuclear y/o ferromagnético y/o colorante vital y/o fluorescente) la exéresis de tres o más ganglios centinelas, y el último y más novedoso requisito, extirpar el ganglio positivo de inicio, aunque no sea el centinela. Esto es lo que se denomina *disección axilar dirigida*, y consiste en marcar el ganglio positivo al diagnóstico, clásicamente con clips de marcaje, que luego, previamente a la cirugía, se remarcaban con arpones para asegurar la exéresis durante la cirugía, y actualmente, con la aparición de semillas radioactivas, ferromagnéticas o de tecnología radar, que facilitan su detección con sondas durante la cirugía, y algunas de ellas pueden ser colocadas directamente en el diagnóstico antes de iniciar la neoadyuvancia.

La recomendación actual para el manejo del ganglio centinela después de neoadyuvancia en pacientes cN1, según las guías de la NCCN, es usar una técnica mixta de detección, tener marcado el ganglio afecto antes de TSP y extirparlo (sea o no centinela) así como resecar más de dos ganglios centinelas (la denominada *disección axilar dirigida*, que incluye la extirpación del ganglio marcado además de los ganglios centinelas).

> ! A día de hoy, en el consenso del manejo de la axila tras TSP de la SESPM, como en la mayoría de las guías internacionales en el contexto de afectación axilar primaria, previamente a la neoadyuvancia, aceptan que solo la negatividad de los ganglios centinelas y del ganglio marcado (que puede coincidir o no con un ganglio centinela) tras TSP permitiría evitar la linfadenectomía, mientras que la evidencia de cualquier volumen de enfermedad ganglionar pos-TSP, tanto micrometástasis como células aisladas, será indicación de linfadenectomía.

Sin embargo, recientemente, se han publicado datos en caso de enfermedad residual axilar tras neoadyuvancia con carga tumoral total limitada y biología tumoral favorable en los que se omitía la linfadenectomía, sin comprometer el control locorregional ni la supervivencia, lo que abre la puerta a un posible cambio en la actitud frente a la axila con BSGC posneoadyuvancia con resultados de baja carga axilar.

En espera de estudios prospectivos que puedan establecer nueva recomendación, la actual más firme en el ámbito internacional, es la de realizar linfadenectomía axilar ante cualquier volumen de enfermedad ganglionar residual tras TSP (incluidas las células tumorales aisladas y las micrometástasis).

Hormonoterapia

Los tumores que presentan receptores hormonales en la superficie de sus células suelen ser estimulados por dichas hormonas, por lo que es razonable intentar bloquear esos receptores con el fin de detener el avance de dicho tumor o su recurrencia. La hormonoterapia utiliza fármacos que actúan modificando las hormonas, evitando su síntesis o alterando sus efectos, para frenar el crecimiento tumoral.

> ! Todas las pacientes con cáncer de mama con receptores hormonales positivos deben ser tratadas con terapia endocrina, ya que la evidencia científica ha demostrado que aumenta la supervivencia. La hormonoterapia está indicada en estas pacientes, independientemente de su edad, estado menopáusico, indicación o no de quimioterapia, porcentaje de receptores hormonales, tanto receptores de estrógenos como receptores de progesterona, siempre que uno de ellos sea > 1 %, y del estado del HER2.

Existen distintos fármacos dentro de la terapia endocrina en el cáncer de mama, y su elección dependerá de las características del tumor, pero especialmente de la paciente (estado menopáusico, comorbilidad, etcétera). Dichos fármacos son principalmente: el tamoxifeno y los inhibidores de aromatasa.

El tamoxifeno es un modulador selectivo de los receptores de estrógenos, fármaco al que por su estructura química se le atribuye la capacidad de unirse a los receptores estrogénicos, pero dependiendo del tejido diana donde se una, actuará como agonista estrogénico (endometrio, tejido óseo, hígado, sistema cardiovascular, etc.) o antagonista estrogénico (mama).

En las pacientes premenopaúsicas con cánceres de mama luminales (receptores hormonales positivos), el tamoxifeno sigue siendo el pilar fundamental del tratamiento adyuvante, disminuyendo el riesgo de recurrencia y mortalidad, independientemente de la administración o no de quimioterapia.

Los efectos secundarios más característicos son: aumento de sofocos, mayor riesgo de enfermedad tromboembólica, sangrado vaginal anárquico y, el más relevante, el incremento del riesgo de cáncer de endometrio por su acción agonista sobre este, lo que condiciona el control endometrial de la paciente.

Los inhibidores de aromatasa son unos fármacos que bloquean la actividad de la enzima aromatasa, encargada de convertir los andrógenos en estrógenos, por tanto, al inhibir su actividad, reduce los niveles de estrógenos circulantes hasta en un 90 %, en pacientes posmenopáusicas. Es importante asegurarse del estado menopáusico de la paciente antes de prescribirlos, ya que en presencia de actividad ovárica residual, tiene una actividad subóptima o incluso estimuladora.

Existen tres, principalmente: dos no esteroideos, el anastrozol y el letrozol; y uno esteroideo, el exemestano. Los tres tienen una actividad similar en la reducción de los estrógenos circulantes. Sus efectos secundarios más relevantes son: artralgias, osteoporosis, hipercolesterolemia y, en algunos estudios, eventos cardíacos graves.

Entendiendo las diferencias de ambos tipos de tratamientos, se comprenderá mejor las indicaciones en los escenarios que se muestran a continuación:

- Tratamiento hormonal adyuvante para cánceres luminales (receptores hormonales positivos) en pacientes premenopáusicas.
- Tratamiento hormonal adyuvante para cánceres luminales (receptores hormonales positivos) en pacientes posmenopáusicas.
- Hormonoterapia neoadyuvante.

En el tratamiento hormonal adyuvante para cánceres luminales (receptores hormonales positivos) en pacientes premenopáusicas, el estándar va a ser el tamoxifeno a dosis de 20/mg día durante 5 años, con tasas estimadas de reducción de recurrencias de un 30 % y de mortalidad de un 24 %, independientemente del uso o no de quimioterapia adyuvante.

Aunque la duración del tratamiento ha sido clásicamente de 5 años, un grupo importante de estudios han demostrado que la prolongación del tratamiento a 10 años señala un beneficio añadido, tanto en recurrencia como en supervivencia global, particularmente después del décimo año.

Pero como no está exento de efectos secundarios, la prolongación del tratamiento con tamoxifeno a 10 años debe individualizarse, especialmente en las pacientes con altas expectativas de vida, por tanto, las más jóvenes, con tumores de más riesgo clínico, especialmente con ganglios positivos, y siempre después de sopesar la toxicidad y complicaciones en los 5 primeros años, y el deseo gestacional de la paciente.

La supresión de la función ovárica se incluye como una opción más dentro de la terapia hormonal adyuvante, y puede conseguirse por maniobras ablativas definitivas (ooforectomía o irradiación ovárica) o con maniobras reversibles (análogos de la hormona liberadora de hormona luteinizante). Incrementa la supervivencia libre de enfermedad y supervivencia global, especialmente si va asociada al tamoxifeno.

Debido a la mayor carga de efectos adversos, al provocar una menopausia en pacientes jóvenes, es una opción que debe indicarse en casos bien seleccionados. La supresión ovárica con análogos suele asociarse al tamoxifeno durante 2-5 años, dependiendo del riesgo y la tolerancia. Serían recomendaciones para la supresión ovárica reversible en pacientes premenopáusicas: edad menor de 35 años, afectación axilar, resultado adverso en una plataforma genómica y quimioterapia neoadyuvante.

En pacientes premenopáusicas con contraindicación para el tamoxifeno, se les indicará un inhibidor de aromatasa siempre que se haya anulado la actividad ovárica de la paciente, por tanto, en estos casos, siempre deberá ir asociada la supresión ovárica con análogos de la hormona liberadora de hormona luteinizante, como la goserelina.

En cuanto al tratamiento hormonal adyuvante para cánceres luminales (receptores hormonales positivos) en pacientes posmenopáusicas, durante décadas, el tamoxifeno ha sido el tratamiento de elección en los cánceres de mama con receptores hormonales positivos en pacientes posmenopáusicas.

Es a partir de la aparición de los inhibidores de aromatasa de última generación (letrozol, anastrozol y exemestano) y los estudios comparativos con el tamoxifeno cuando estos se instauran como tratamiento de elección, al haber demostrado un beneficio significativo respecto a supervivencia libre de enfermedad y supervivencia libre de recurrencia a distancia y contralateral. Lo que no parecen haber encontrado los estudios es mayor tasa de supervivencia global. Por tanto, el tratamiento de elección en los cánceres de mama con receptores hormonales positivos son los inhibidores de aromatasa, sin diferencias significativas entre los tres.

En caso de iniciarse tratamiento con tamoxifeno de inicio y cambiar posteriormente a un inhibidor de aromatasa a los 2 o 3 años, las guías internacionales recomiendan continuar con dicho inhibidor durante un mínimo de 5 años, por tanto, prolongar el tratamiento hormonal adyuvante durante 7-8 años.

Y por último, por lo que se refiere al escenario de la hormonoterapia neoadyuvante, el tratamiento hormonal neoadyuvante, hasta hace relativamente poco, se limitaba a pacientes ancianas o con importantes comorbilidad, en las que se rechazaban otros tipos de tratamientos y era un tratamiento a largo plazo, de continuo, se podría decir paliativo.

El conocimiento de la biología molecular del cáncer de mama ha ampliado la indicación de la hormonoterapia neoadyuvante con una amplia gama de aplicaciones en investigación, ya que proporciona un marco versátil para probar nuevos agentes terapéuticos, identificar y validar biomarcadores pronósticos y predictivos, y aclarar los mecanismos de resistencia endocrina. Compartiendo algunos beneficios similares a la quimioterapia neoadyuvante, en pacientes con tumores luminales, especialmente en pacientes menopáusicas, independientemente de edad y comorbilidad, el tratamiento hormonal neoadyuvante puede favorecer el incremento de cirugías conservadoras y convertir en operable lo no operable en carcinomas localmente avanzados.

El tratamiento recomendado sería un inhibidor de aromatasa, y el tiempo estimado para mayor probabilidad de respuesta sería entre 6 y 12 meses; siempre debe estar monitorizada la paciente, tanto clínica como radiológicamente, así como en la quimioterapia neoadyuvante, por si se produce una progresión, suspender la neoadyuvancia y programar la cirugía.

Una vez realizada la cirugía, tras el tratamiento hormonal neoadyuvante, es muy importante la valoración de la pieza quirúrgica, ya que aplicando ciertos índices anatomopatológicos de respuesta (como el índice pronóstico endocrino preoperatorio [PEPI *score*, Preoperative Endocrine Prognostic Index score]), en el que se valora el Ki-67 en la pieza, el tamaño tumoral, la afectación ganglionar y el nivel de expresión de receptores hormonales tras la neoadyuvancia, define diferentes grupos que ayudarán a decidir el tratamiento adyuvante adicional, especialmente respecto a la quimioterapia.

Actualmente diferentes grupos incorporan un concepto algo distinto a la hormonoterapia neoadyuvante, que sería la hormonoterapia perioperatoria; consiste en la incorporación del inhibidor de aromatasa en el momento del diagnóstico del tumor luminal, y programando la cirugía a partir de 2 semanas de tratamiento, la diferencia del Ki-67 en la biopsia previa y en la pieza dará una información pronóstica importante que facilitará la elección del tratamiento adyuvante. La hormonoterapia perioperatoria permite, por tanto, estudiar *in vivo* la respuesta del tumor y predecir la respuesta al tratamiento.

Respecto a la paciente premenopáusica, la terapia hormonal neoadyuvante es discutible, podría considerarse un inhibidor de aromatasa con supresión ovárica o tamoxifeno en casos seleccionados en los que la quimioterapia no es una opción.

OTRAS MODALIDADES TERAPÉUTICAS EN EL CÁNCER DE MAMA

El avance en los tratamientos del cáncer de mama en los últimos años ha conseguido un aumento en la supervivencia gracias a la implicación multidisciplinar y al trabajo en equipo de especialidades distintas que trabajan por un objetivo común.

Pero ese aumento de la supervivencia ha puesto de relieve ciertas necesidades no atendidas o a las que se les ha dado menos importancia y que cada vez van adquiriendo más relevancia. Las pacientes viven más, pero hay que conseguir que lo hagan cada vez con mejor calidad de vida. Las secuelas físicas y emocionales que dejan los tratamientos a los que se enfrentan desde su diagnóstico deben ser atendidas como un principio más del tratamiento.

La intervención psicológica debería acompañar a la paciente a lo largo de todo el proceso de diagnóstico, tratamiento y curación. No necesariamente tendrá que ser un especialista en psicología el encargado de facilitar este apoyo en todo momento; todos los especialistas que intervienen en el tratamiento de la paciente han de formarse y facilitar el proceso. Las informaciones claras, que permitan a la paciente participar en la toma de decisiones, mejorarán la actitud de la paciente hacia la enfermedad.

Las secuelas físicas que puedan conllevar las cirugías o los tratamientos adyuvantes no pueden ser consideradas como algo aparte del proceso. Los médicos rehabilitadores y fisioterapeutas han de estar implicados en la paciente del cáncer de mama y en contacto con los médicos que lleven el seguimiento de la paciente. La sintomatología de la menopausia precoz provocada frecuentemente en las pacientes por los propios tratamientos tiene que estar seguida y controlada de una manera muy exhaustiva, ya que merma de manera importante la calidad de vida de las pacientes.

Y un apartado importante, que no se puede olvidar, es que cada vez hay pacientes más jóvenes y sin deseo genésico cumplido al diagnóstico, por lo que se debe ofertar la preservación ovárica y facilitar los tratamientos posteriores necesarios para conseguir la gestación si es su deseo.

Se necesitan profesionales de referencia para la paciente oncológica que actúen de coordinadores entre los distintos servicios y realicen un seguimiento de la paciente en sí, de manera global, pudiendo identificar de manera más precoz las distintas necesidades durante el proceso. El personal de enfermería de las unidades presenta las características necesarias para ser este profesional de referencia, con un contacto más cercano con la paciente, sin olvidar que todos los profesionales que intervienen en el tratamiento deben estar preparados para identificar las necesidades y los problemas.

El concepto del cáncer de mama como enfermedad sistémica se adoptó ya hace mucho tiempo, pero aún queda trabajar el concepto de tratamiento integral para la mujer del cáncer de mama.

 PUNTOS CLAVE

- El tratamiento del cáncer de mama va a depender de los factores pronósticos del riesgo de recidiva, de los factores predictivos de respuesta al tratamiento y del estadio del tumor fundamentalmente.
- El cáncer de mama se trata bajo un enfoque multidisciplinar.
- El tratamiento quirúrgico tiene como objetivo el control local de la enfermedad y la estadificación ganglionar, lo que va a permitir la valoración del pronóstico y el riesgo de recidiva.
- Actualmente, el tratamiento quirúrgico estándar del cáncer de mama es la cirugía conservadora siempre que sea posible, y siempre que se acompañe de radioterapia adyuvante.
- El estado de los márgenes en la cirugía conservadora es fundamental como factor pronóstico para la recidiva local.
- Se considera margen suficiente en el componente infiltrante la ausencia de tumor en el margen tintado de la pieza, y en el componente *in situ*, un margen mínimo de 2 mm.
- Las técnicas oncoplásticas contribuyen a una disminución de las indicaciones de la mastectomía y refinan el resultado final de las cirugías conservadoras clásicas, ajustando la cirugía a las características de la mama y el tumor.
- Las indicaciones actuales de la mastectomía son: pacientes en las que no esté indicada la cirugía conservadora o esta pueda ser insatisfactoria, principalmente si va a condicionar unos resultados estéticos cuestionables; pacientes que decidan por motivos personales la mastectomía frente a la cirugía conservadora, y la mastectomía con intención reductora de riesgo.
- La afectación axilar es uno de los factores pronósticos más importantes en el cáncer de mama, y su afectación supone peor pronóstico.
- La BSGC pretende confirmar la no afectación axilar.
- Es contraindicación actual de la BSGC: el carcinoma inflamatorio y cualquier cáncer de mama infiltrante con afectación axilar (N+) en ausencia de tratamiento sistémico primario o sin respuesta completa axilar tras este.

(Continúa)

PUNTOS CLAVE (*cont.*)

- La linfadenectomía axilar consiste en la disección y extirpación del tejido linfograso axilar, considerando como representativo normalmente un número de ganglios mayor de 10, y se indicará en los casos en los que esté contraindicada la BSGC.
- La radioterapia se considera actualmente uno de los pilares fundamentales del tratamiento del cáncer de mama, ya que se ha de asociar a la cirugía conservadora, que es actualmente el tratamiento estándar en esta patología, además de en estadios avanzados, para tratamiento de la pared torácica y áreas ganglionares, y en estadios metastásicos, para irradiación de las metástasis con fines paliativos.
- El tratamiento sistémico tiene como objetivo erradicar esas células en sangre que potencialmente pueden tener las pacientes con cáncer de mama infiltrante pese a haberse tratado con el tratamiento local correctamente, evitando así la enfermedad metastásica.

- Todas las pacientes con cáncer de mama con receptores hormonales positivos deben ser tratadas con terapia endocrina, ya que la evidencia científica ha demostrado que aumenta la supervivencia.
- Los luminales, tanto el A como el B, llevarán siempre hormonoterapia, y algunos de ellos, especialmente dentro de los luminales B, se beneficiarán también de tratamiento quimioterápico.
- Los dos subtipos que por lo general van a beneficiarse siempre del tratamiento quimioterápico van a ser el triple negativo y los HER2 + (HER2 puro y luminal B-HER2 positivo).
- La terapia neoadyuvante se refiere al tratamiento sistémico del cáncer de mama antes de la terapia quirúrgica definitiva, y ha adquirido una importancia muy relevante en los últimos tiempos.

BIBLIOGRAFÍA

Acea Nebril B. Cirugía oncológica de la mama: técnicas oncoplásticas y reconstructivas. 4ª ed. Barcelona: Elsevier España; 2018.

Acea Nebril B, García Novoa A, Cereijo C, Rey R, Santiago P, Calvo L, et al. Repercusión de los criterios ACOSOG Z0011 sobre la indicación de la linfadenectomía axilar y el control locorregional en mujeres con ganglio centinela metastásico. Resultados preliminares tras cuatro años de aplicación clínica. Rev Senol Patol Mamar. 2015;28:105-12.

Algara López Manuel. Las diferentes modalidades de la radioterapia: externa, braquiterapia e intraoperatoria. Indicaciones. Med Segur Trab. 2016;62:107-12.

Allué M, Arribas MD, Güemes AT. Mastectomía bilateral con reconstrucción inmediata como tratamiento y profilaxis del cáncer de mama: indicaciones, técnicas y complicaciones durante 15 años. Rev Senol Patol Mamar. 2019;32:41-7.

Barchiesi G, Mazzotta M, Krasniqi E, Pizzuti L, Marinelli D, Capomolla E, et al. Neoadjuvant endocrine therapy in breast cancer: current knowledge and future perspectives. Int J Mol Sci. 2020;21(10):3528.

Bartels SAL, Donker M, Poncet C, Sauvé N, Straver ME, Van de Velde CJH, et al. Radiotherapy or surgery of the axilla after a positive sentinel node in breast cancer: 10-year results of the randomized controlled EORTC 10981-22023 AMAROS trial. J Clin Oncol. 2023;41(12):2159-65.

Bermejo de las Heras B, Martínez MT, Hernando C, Lluch A. Tratamiento adyuvante del carcinoma de mama adyuvante. En: Sociedad Española Senología y Patología Mamaria. Manual de práctica clínica en senología 2019. 4ª ed. Madrid: SESPM; 2019. p. 341-6.

Bernet L, Piñero A, Martínez M, Vidal-Sicart S, Algara M, Palomares E. Consenso de la Sociedad Española de Senología y Patología Mamaria (SESPM) sobre la biopsia selectiva del ganglio centinela (BSGC) y el manejo axilar en el cáncer de mama (2022). Rev Senol Patol Mamar. 2022;35:243-59.

Bland KI, Copeland EM. La mama. Manejo multidisciplinario de las enfermedades benignas y malignas. Tomo 2. Madrid: Editorial Médica Panamericana; 2007. p. 906-11.

Boughey JC, Rosenkranz KM, Ballman KV, McCall L, Haffty BG, Cuttino LW, et al. Local recurrence after breast-conserving therapy in patients with multiple ipsilateral breast cancer: results from ACOSOG Z11102. J Clin Oncol. 2023;41(17):3184-93.

Chan BK, Wiseberg-Firtell JA, Jois RH, Jensen K, Audisio RA. Localization techniques for guided surgical excision of non-palpable breast lesions. Cochrane Database Syst Rev. 2015;2015(12):CD009206.

Cortazar P, Zhang L, Untch M, Mehta K, Costantino JP, Wolmark N, et al. Pathological complete response and long-term clinical benefit in breast cancer: the CTNeoBC pooled analysis. Lancet. 2014;384(9938):164-72.

Early Breast Cancer Trialists' Collaborative Group (EBCTCG). Effects of chemotherapy and hormonal therapy for early breast cancer on recurrence and 15-year survival: an overview of the randomized trials. Lancet. 2005;365(9472):1687-717.

Early Breast Cancer Trialists' Collaborative Group (EBCTCG); Davies C, Godwin J, Gray R, Clarke M, Cutter D, et al. Relevance of breast cancer hormone receptors and other factors to the efficacy of adjuvant tamoxifen: patient-level meta-analysis of randomised trials. Lancet. 2011;378(9793):771-84.

Fisher B, Jeong JH, Anderson S, Bryant J, Fisher ER, Wolmark N. Twenty-five-year follow-up of a randomized trial comparing radical mastectomy, total mastectomy, and total mastectomy followed by irradiation. N Engl J Med. 2002;347(16):567-75.

Fisher B, Redmond C, Poisson R, Margolese R, Wolmark N, Wickerham L, et al. Eight-year results of a randomized clinical trial comparing total mastectomy and lumpectomy with or without irradiation in the treatment of breast cancer. N Engl J Med. 1989;320(13):822-8.

Galimberti V, Vicini E, Corso G, Morigi C, Fontana S, Sacchini V, et al. Nipple-sparing and skin-sparing mastectomy: Review of aims, oncological safety and contraindications. Breast. 2017;34 Suppl 1(Suppl 1):S82-4.

Giuliano A, McCall L.M, Beitsch P, Whitworth P, Morrow M. ACOSOG Z0011: a randomized trial of axillary node dissection in women with clinical T1-2 N0 M0 breast cancer who have a positive sentinel node. J Clin Oncol. 2010;28:CRA 506.

Gray RJ, Pockaj BA, Garvey E, Blair S. Intraoperative margin management in breast-conserving surgery: a systematic review of the literature. Ann Surg Oncol. 2018;25(1):18-27.

Harlow S, Weaver DL. Overview of management of the regional lymph nodes in breast cancer. UpToDate. 2024 [consultado el 13 de octubre de 2024]. Disponible en: https://www.uptodate.com.

Houssami N, Macaskill P, Marinovich ML, Morrow M. The association of surgical margins and local recurrence in women with early-stage invasive breast cancer treated with breast-conserving therapy: a meta-analysis. Ann Surg Oncol. 2014;21(3):717-30.

Ilić I. Multifocality, multicentricity, and bilaterality of breast cancer. en: breast cancer - evolving challenges and next frontiers. Londres: IntechOpen; 2021.

Marín P, Marín C, Galindo P, Piñero A. Reflexiones y evidencias sobre la mastectomía reductora de riesgo. Rev Senol Patol Mamar. 2020;33: 126-7.

Román Guindo A, Martí Álvarez C, Hardisson Hernáez D, De Santiago FJ, Sánchez JI. Evaluación de la respuesta patológica a la quimioterapia neoadyuvante en mama y axila según los fenotipos moleculares del cáncer de mama. Rev Senol Patol Mamar. 2016;29:120-4.

Sabel MS. Breast-conserving therapy. UpToDate. 2023 [consultado el 13 de octubre de 2024]. Disponible en: https://www.uptodate.com.

Sierra García A. Complicaciones de la cirugía de la mama. Cirugía Española. 2001;69:211-6.

Sikov W, Boughey J, Al-Hilli Z. UpToDate General principles of neoadjuvant management of breast cáncer. [Actualización 11 Feb 2022].

Smith I, Robertson J, Kilburn L, Wilcox M, Evans A, Holcombe C, et al. Long-term outcome and prognostic value of Ki67 after perioperative endocrine therapy in postmenopausal women with hormone-sensitive early breast cancer (POETIC): an open-label, multicentre, parallel-group, randomised, phase 3 trial. Lancet Oncol. 2020;21(11):1443-54.

Sociedad Española de Oncología Radioterápica. Guía Clínica - Cáncer de mama. Cáncer de mama: definición y tratamiento de radioterapia, prevención y cuidados. Madrid: SEOR; 2019.

Tandra P, Kallam A, Krishnamurthy J. Identification and management of lymphedema in patients with breast cancer. J Oncol Pract. 2019;15(5):255-62.

Veronesi U, Cascinelli N, Mariani L, Greco M, Saccozzi R, Luini A, et al. Twenty-year follow-up of a randomized study comparing breast-conserving surgery with radical mastectomy for early breast cancer. N Engl J Med. 2002;347(16):1227-32.

Veronesi U, Saccozzi R, Del Vecchio M, Banfi A, Clemente C, et al. Comparing radical mastectomy with quadrantectomy, axillary dissection, and radiotherapy in patients with small cancers of the breast. N Engl J Med. 1981;305(1):6-11.

Vidal-Sicart S, Giménez J, Bernet L. Evolución del tratamiento quirúrgico de los ganglios loco-regionales. En: Sociedad Española Senología y Patología Mamaria. Manual de práctica clínica en senología 2019. 4ª ed. Madrid: SESPM; 2019. p. 313-5.

Suelo pélvico

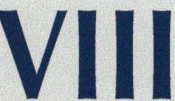

Bases de la uroginecología

36

A. I. Martín Martínez y S. Carballo Rastrilla

 OBJETIVOS

- Entender la anatomía del suelo pélvico, la interrelaciones entre sus diferentes partes y la biomecánica del sistema funcional que conforma.
- Aprender el funcionamiento y los reflejos existentes en el ciclo miccional.
- Familiarizarse con la anamnesis dirigida hacia la patología del suelo pélvico.
- Conocer los pasos principales en la exploración física y el uso de los diferentes recursos para el correcto diagnóstico de la patología.

INTRODUCCIÓN

El suelo pélvico es una estructura anatómica crucial en la región de la pelvis, constituida por un sistema musculoaponeurótico que rodea la articulación sacroilíaca. Su papel fundamental radica en dar estabilidad a dicha articulación y ejercer de soporte a los órganos pélvicos, y es fundamental para mantener la continencia urinaria y fecal, así como en la función sexual.

Existe disfunción del suelo pélvico cuando se produce una alteración en la función de los órganos pélvicos, la musculatura y los sistemas de sostén que rodean la vejiga, el canal anal y la vagina, condicionando la aparición de una sintomatología específica.

Entre los trastornos más frecuentes, se puede señalar la incontinencia urinaria, la disfunción de vaciado vesical, la incontinencia anal o fecal, el prolapso de órganos pélvicos, la disfunción sexual y el dolor pélvico crónico. Todos ellos merecen su espacio de estudio para poder realizar un correcto abordaje, tanto en el diagnóstico como en el ámbito terapéutico.

En este capítulo, se abordarán las bases anatómicas y fisiológicas del funcionamiento de las diferentes estructuras del suelo pélvico, los recursos disponibles para su estudio y el diagnóstico de la patología.

ANATOMÍA DEL SUELO PÉLVICO

A continuación, se explican las bases anatómicas del suelo pélvico.

Tracto urinario

Desde el punto de vista funcional, el tracto urinario se divide en dos partes: el superior, formado por los riñones y los uré-

teres; el inferior, formado por la vejiga y la uretra, con la participación funcional de los músculos del suelo pélvico.

A diferencia del tracto urinario superior, el tracto urinario inferior presenta diferencias anatómicas por sexo. La vejiga es un órgano hueco formado por un músculo liso de inervación colinérgica, beta-adrenérgica y colágeno, que actúa como tejido de soporte, y está recubierto de urotelio en su interior.

En las mujeres, la vejiga descansa entre el recto y el útero-vagina, gracias a una serie de estructuras que sirven de fijación y soporte. En ambos sexos, el *trígono* es una estructura triangular formada por músculo liso inervado por receptores alfa-adrenérgicos, delimitada por los orificios ureterales a ambos lados y el cuello vesical, formando el tercer vértice. La uretra femenina mide entre 3,8 y 5,1 cm. Sigue una dirección oblicua descendente desde el cuello vesical hasta el meato uretral, apoyada siempre en la pared anterior de la vagina. Sus dos tercios distales están rodeados de músculo estriado, de manera similar a la uretra membranosa del varón, formando el esfínter externo o periuretral.

Elementos de sujeción

Los elementos de sujeción tienen como función fijar los órganos pelvianos (vejiga, uretra y vagina) a la pelvis ósea e impedir que se muevan con los cambios de presión de la pelvis.

Desde una visión por planos de craneal a caudal, se encuentra:

1. **La capa visceroaponeurótica o tejido celular pelviano**. La capa superior del suelo pélvico está formada por una estructura llamada *aponeurosis endopélvica*. Esta aponeurosis conecta el útero y la vagina con la pared pélvica. Los ligamentos cardinales de Mackenrodt y los ligamentos uterosacros son parte de esta capa y contribuyen a mantener

en posición el útero. Además, están los ligamentos redondos, que desempeñan un papel en el soporte del útero. En conjunto, estas estructuras forman el *retináculo de Martin*. También, el paracolpos sostiene la cúpula vaginal después de la histerectomía.

2. **El plano profundo: diafragma pelviano.** Músculos elevadores del ano (MEA): el soporte principal de los órganos pélvicos está proporcionado por un grupo de músculos llamados *elevadores del ano*. Este grupo incluye el músculo pubococcígeo, isquiococcígeo e ileococcígeo. Estos músculos mantienen una abertura llamada *hiato urogenital*, cerrada de forma normal, lo que ayuda a mantener la uretra, la vagina y el recto en su lugar y evita su prolapso (**Fig. 36-1**).

3. **El plano medio: diafragma urogenital.** Está formado por músculos transversos perineales profundos, bulbocavernosos e isquiocavernosos, junto con sus fascias. Aunque su papel de soporte es menos importante que el de los MEA, estos músculos contribuyen de manera secundaria al mantenimiento del suelo pélvico. Tienen dos tipos de fibras musculares, una de contracción lenta y otra de contracción rápida, que permiten al suelo pélvico responder tanto a tensiones mantenidas como a esfuerzos repentinos.

4. **El plano superficial o perineal.** Está formado por el transverso superficial del periné. Incluye al esfínter anal externo (EAE) (**Fig. 36-2**).

DeLancey describió tres niveles de sujeción, que van desde el plano profundo hasta el superficial:

- **Nivel 1:** ligamentos cardinales y uterosacros, que suspenden la cúpula vaginal.
- **Nivel 2:** arco tendíneo y paracolpos (fascia endopélvica), que une la vagina a la aponeurosis del músculo elevador del ano.
- **Nivel 3:** membrana perineal, cuerpo perineal y fibras musculares mezcladas del transverso perineal y el EAE (**Figs. 36-3** y **36-4**).

La inervación del suelo pélvico proviene principalmente de las raíces sacras S2 a S4, posiblemente hasta la S5. El EAE, que controla la apertura y cierre del ano, está inervado por el nervio pudendo.

BIOMECÁNICA DEL SUELO PÉLVICO

Con el conocimiento de la función y el movimiento que realizan las diferentes estructuras del suelo pélvico, se pueden comprender las causas y los mecanismos que condicionan la herniación de los órganos pélvicos y otros trastornos relacionados con el suelo pélvico en las mujeres.

El suelo pélvico tiene una función dinámica, pues con la acción coordinada de la musculatura estriada del suelo pélvico y la musculatura lisa de los órganos pélvicos, se va a formar el soporte fundamental de los órganos pélvicos y abdominales, desempeñando un papel crucial en el control de la evacuación de orina y heces, así como en procesos como la concepción y el parto.

Para que se entienda mejor, lo importante no es cuánto pueda pesar el cuerpo uterino, sino cómo ejercen estos órganos la fuerza sobre las estructuras de soporte del suelo pélvico al aplicar la presión abdominal.

La vagina se encuentra suspendida por tejido conjuntivo, soportada y apoyada en la placa del elevador y anclada por la membrana y el cuerpo perineal; su orientación en la pelvis también es clave; en su comienzo tras la vulva, se dirige en el plano anteroposterior paralelo al diámetro de la pelvis, para oblicuarse en su extremo proximal. Las presiones abdominales inciden en la vagina, que se apoya en el elevador del ano, el cual cierra el hiato urogenital y ofrece resistencia a la pre-

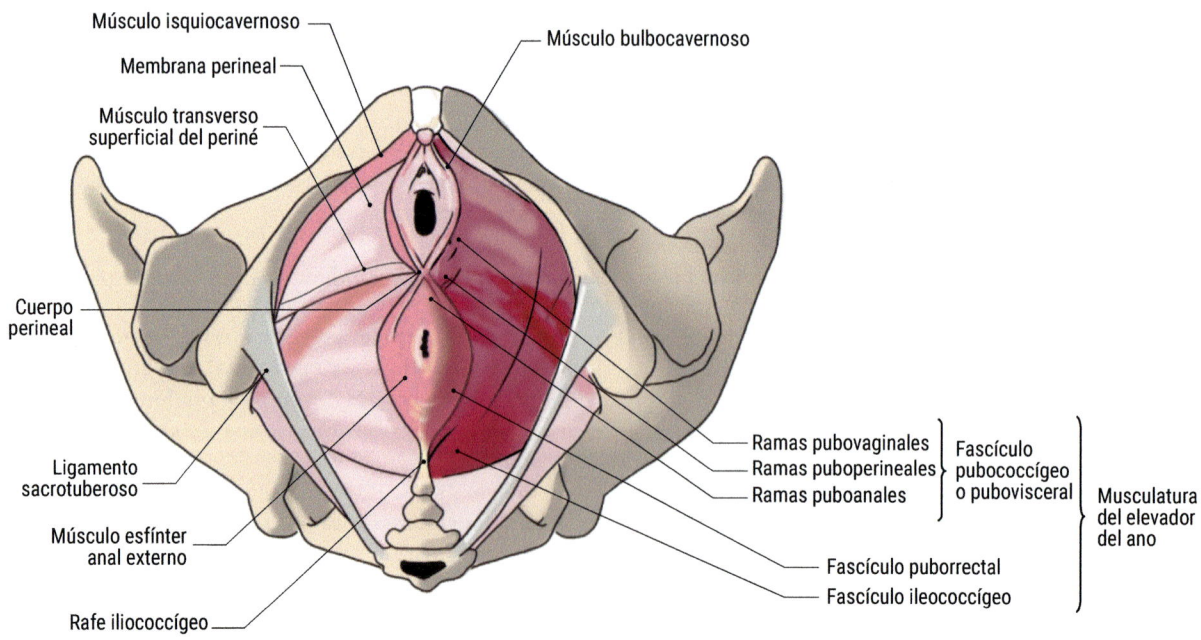

Figura 36-1. Musculatura profunda y superficial del suelo pélvico.

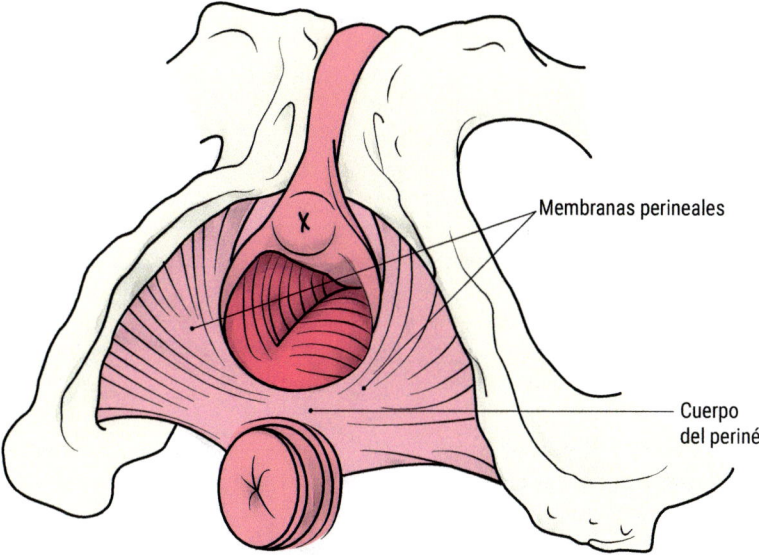

Figura 36-2. Elementos de sujeción posteriores de la vagina.

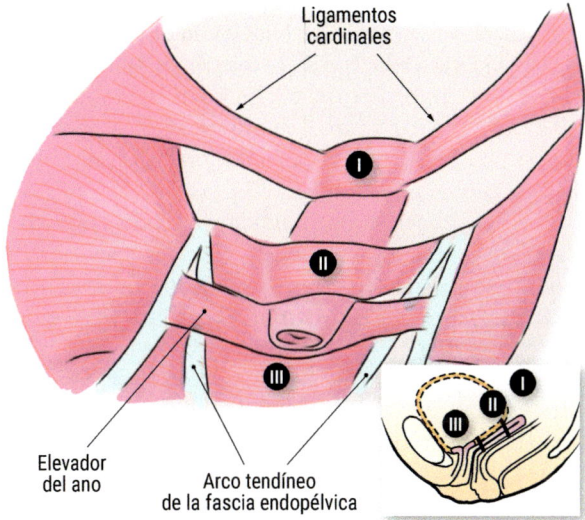

Figura 36-3. Niveles de sujección de DeLancey.

sión abdominal. La estática pelviana depende del «bloqueo» vaginal, que a su vez depende de la fuerza muscular sobre la que se apoya.

Además, es de suma importancia el *anillo cervical*, punto de convergencia anatómica que actúa a modo de bóveda amortiguando y distribuyendo las presiones entre los diferentes compartimentos (**Fig. 36-5**).

Los medios de fijación de la uretra ayudan a mantener la continencia urinaria durante los aumentos de presión. Estos medios comprimen a la uretra contra la pared vaginal, que actúa como una hamaca que está anclada por la fascia pubocervical al pubis y al útero. Al aumentar la presión abdominal, la vagina se tensa, trasmitiendo la tensión a los ligamentos pubouretrales que fijan la uretra. Un lesión en esta zona originaría la incontinencia urinaria de esfuerzo asociada a hipermovilidad uretral (**Fig. 36-6**).

Por tanto, hay tres principios biomecánicos que explican cómo se mantiene en su lugar el útero y la vagina:

- Sostén: aponeurosis endopélvica y sus condensaciones conectivas en forma de ligamentos.
- Apoyo: los músculos elevadores del ano constriñen la luz de estos órganos, hasta que adosan sus paredes formando una capa oclusiva sobre la que pueden apoyarse los órganos pélvicos.
- Efecto valvular: con la vagina suspendida de tal manera que apoya sobre la pared de sostén adyacente, los aumentos de presión empujan la vagina contra la pared, fijándola en su lugar.

> !
> - En resumen, el suelo pélvico es una estructura compleja que consta de capas de tejido y músculos que desempeñan un papel fundamental en el soporte de los órganos pélvicos y en funciones como la micción y la defecación.
> - El conocimiento de su anatomía es esencial en la comprensión y el tratamiento de las disfunciones del suelo pélvico, ya que el soporte de los órganos pélvicos se mantiene por interacciones complejas entre los músculos elevadores del ano, la vagina y el tejido conjuntivo del suelo pélvico.

FISIOLOGÍA DE LA VÍA URINARIA

El tracto urinario inferior tiene como función principal almacenar la orina producida por los riñones a menor presión, tanto respecto a la del tracto urinario superior (para así evitar el reflujo de orina) como a la de la uretra (para evitar la incontinencia urinaria), y en un segundo tiempo, poder expulsarla al exterior cuando las condiciones higiénicas y sociales lo permiten.

Por lo tanto, la función del tracto urinario inferior se puede dividir en dos fases: la de llenado y la miccional.

Fase de llenado

El detalle principal es que, a pesar de que su volumen aumenta hasta una media de unos 300 mL, no lo hace así su presión

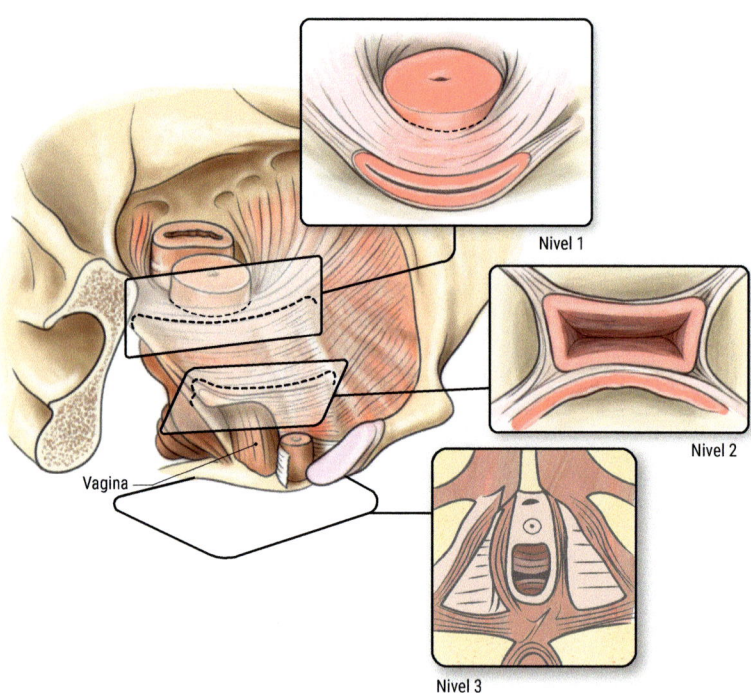

Figura 36-4. Niveles de sujeción de DeLancey.

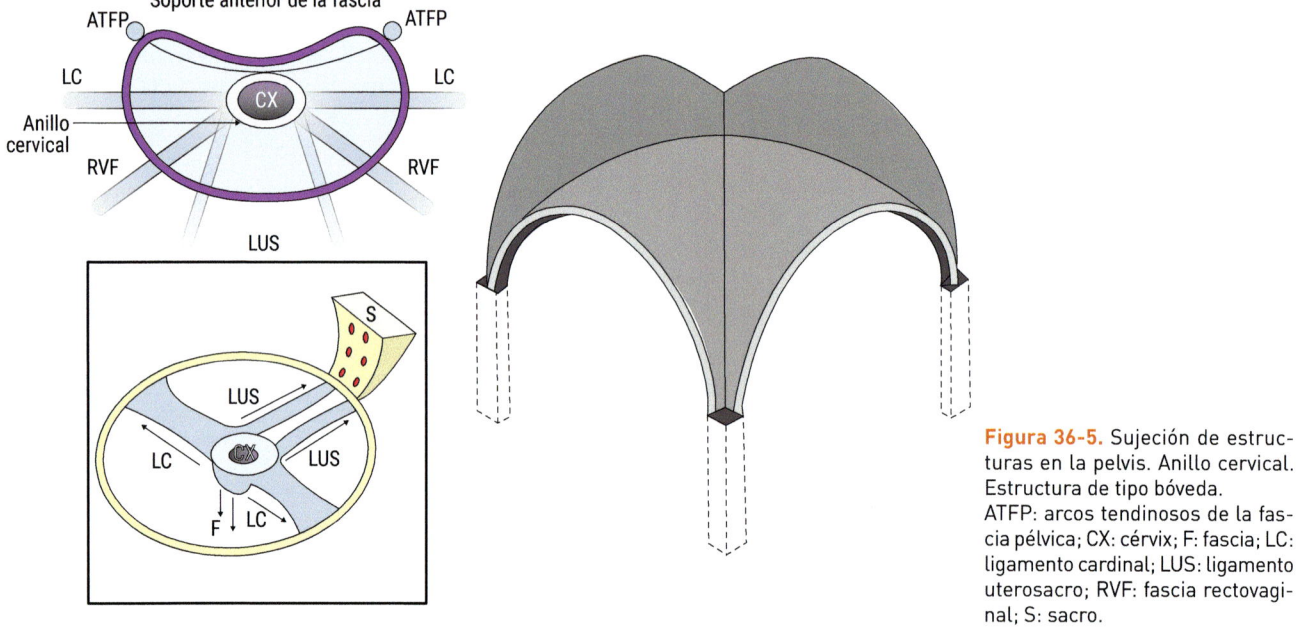

Figura 36-5. Sujeción de estructuras en la pelvis. Anillo cervical. Estructura de tipo bóveda.
ATFP: arcos tendinosos de la fascia pélvica; CX: cérvix; F: fascia; LC: ligamento cardinal; LUS: ligamento uterosacro; RVF: fascia rectovaginal; S: sacro.

en condiciones fisiológicas (manteniéndose inferior a 10 cm de agua [cmH$_2$O]). Y para ello, se basa en las propiedades biomecánicas de la pared vesical y en la estimulación de reflejos de llenado de naturaleza neurovegetativa y esquelética.

Esta característica biomecánica de la vejiga viene adquirida por las características del urotelio que permite la distensión, el colágeno que actúa de soporte de la vejiga y el músculo liso o detrusor que, por un lado, se acomoda en el aumento del volumen y, por otro, se contrae aumentando el tono y la presión de la misma.

Respecto a los reflejos subcorticales, están:

- **El reflejo simpático de llenado:** la vía aferente viene de los mecanorreceptores, y la eferente finaliza en los receptores beta-adrenérgicos, disminuyendo el tono basal y facilitando el llenado vesical, y en los receptores alfa-adrenérgicos de la uretra, aumentando la presión por contracción de su musculatura lisa.
- **El reflejo de llenado del esfínter uretral externo o reflejo guardián:** aumenta la actividad del esfínter, además de

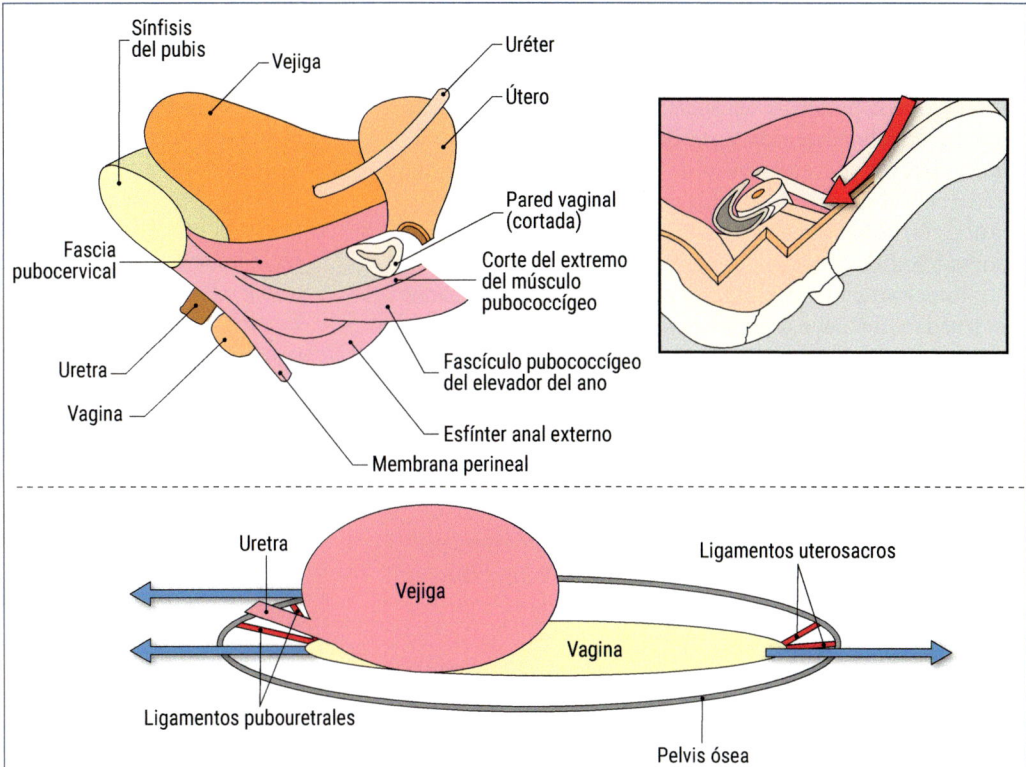

Figura 36-6. Teoría de la hamaca vaginal de DeLacey.

inhibir la contracción del detrusor por la vía inhibitoria de la médula espinal.

- **La estimulación del centro pontino** en la zona mesencefálica aumenta la actividad del esfínter externo.

El control o el retraso de la micción hasta que se adecúe el entorno social se obtiene a través de circuitos cerebrales en la zona del núcleo del mesencéfalo gris periacueductal (PAG), el córtex cingulado con la respuesta afectiva y el circuito subcortical principalmente con una respuesta involuntaria.

Fase miccional

La vejiga no posee musculatura voluntaria propia, por lo que necesita al sistema neurovegetativo para contraerse. La micción puede iniciarse de forma refleja o voluntaria:

- **Circuito bulboespinal:** la rama ascendente, desde los mecanorreceptores vesicales, alcanza el mesencéfalo y conecta con el núcleo PAG, el cual envía impulsos al centro pontino y, así, a su vez, a los receptores colinérgicos del detrusor estimulando e inhibiendo a los receptores alfa-adrenérgicos del cuello vesical y nicotínicos del esfínter uretral externo.
- **La interpretación del contexto emocional y social** está mediada por la corteza prefrontal, y actúa a través del PAG (**Fig. 36-7**).

ANAMNESIS DIRIGIDA

A lo hora de abordar la patología del suelo pélvico, se tendrá que tener una visión integral de la paciente, donde la anamnesis es crucial para su entendimiento. En ella, deberán recogerse los

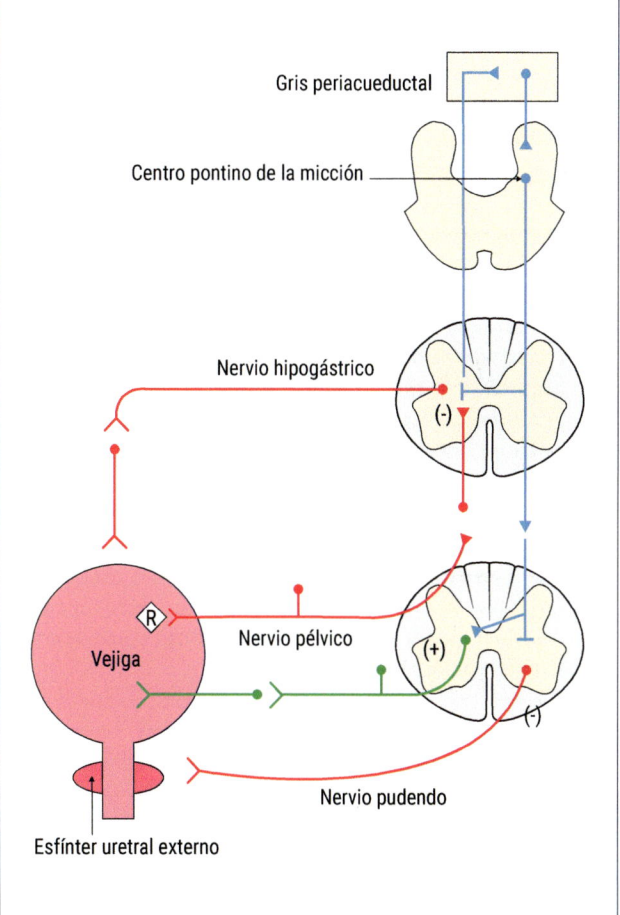

Figura 36-7. Sistema neurovegetativo del ciclo miccional.

antecedentes, tanto médicos como quirúrgicos, la edad, el estado funcional y el grado la movilidad de la paciente en la vida diaria.

Dado que la patología del suelo pélvico se considera una patología de calidad de vida, no se debe perder la oportunidad para interrogar por el entorno de la paciente, la actividad social que realice, el tipo de esfuerzo físico diario, el entorno cultural, los hábitos tóxicos y la ingesta, tanto de alimentos como de líquidos.

Es importante interrogar por la presencia de enfermedades que puedan afectar a la inervación del tracto urinario, en la zona de los músculos del tracto urinario, la existencia de alteraciones anatómicas y los antecedentes de intervenciones quirúrgicas.

Revisar la medicación habitual de la paciente debe ser una constante, y es preciso evaluar si este tratamiento pueda estar contribuyendo a su estado actual.

Hay que conocer los antecedentes de tratamientos previos para la patología del suelo pélvico, tanto conservadores como médicos y quirúrgicos, así como su eficacia y los efectos secundarios acontecidos.

Se deben recoger antecedentes obstétricos y menstruales; síntomas asociados al prolapso, como la ocupación vaginal, la sensación de peso en el hipogastrio y la sensación de bulto en genitales; el efecto de esta sintomatología en la sexualidad de la paciente, si interfiere tanto en su percepción corporal como a la hora de los encuentros sexuales; y que impacto tiene esto en su calidad de vida.

Más concretamente en la función urinaria, la International Continence Society (ICS) definió los síntomas funcionales del tracto urinario inferior como aquellos relacionados con una alteración funcional del tracto urinario. Los clasifica en tres categorías:

- **Síntomas en la fase de llenado:** se trata de síntomas relacionados con una alteración funcional durante el llenado vesical. No significa que estos síntomas no puedan aparecer durante la micción. Estos síntomas son:
  - *Frecuencia miccional aumentada* (también denominado *polaquiuria*): es la molestia referida por el paciente de que orina demasiado y frecuentemente durante el día. Se considera normal una frecuencia miccional diurna de hasta ocho veces, aunque esta cifra está sujeta a muchas variaciones.
  - *Nicturia:* es la molestia referida por el paciente de tener que levantarse a orinar por la noche una o más veces.
  - *Urgencia miccional:* es la molestia de un deseo repentino de orinar, puede asociarse o no a incontinencia de orina. Esta sensación es siempre anormal.
  - *Incontinencia urinaria:* es la molestia producida por cualquier pérdida involuntaria de orina. La incontinencia de orina indica una alteración funcional del tracto urinario.
- **Síntomas de la fase miccional**: se trata de síntomas relacionados con una alteración de la fase miccional. Esta alteración puede ser tanto una obstrucción del tracto urinario como una insuficiencia contráctil, o ambas. Ocurren durante la micción.

- *Chorro enlentecido:* el paciente percibe una reducción del flujo de orina, generalmente en comparación con otros.
- *Micción «en regadera», «en abanico» o «en aerosol».*
- *Micción intermitente:* percepción por el paciente de que el flujo de orina se interrumpe y empieza en una o más ocasiones durante la micción.
- *Dificultad miccional:* el paciente describe dificultad para iniciar la micción, lo que supone un retraso en el inicio de la micción cuando el paciente está preparado para orinar.
- *Esfuerzo miccional:* el paciente refiere esfuerzo muscular para iniciar, mantener o mejorar el chorro miccional.
- *Goteo miccional:* el paciente describe que la parte final de la micción se prolonga, terminando con un goteo.
- **Síntomas posmiccionales**: son aquellos que se experimentan inmediatamente después de la micción. Incluyen:
  - *Sensación de vaciado incompleto:* sensación experimentada por el paciente después de terminar la micción.
  - *Goteo posmiccional:* pérdida involuntaria de orina inmediatamente después de terminar la micción.

La anamnesis en el estudio de la patología dolorosa será explicada en su apartado concreto, no obstante, a continuación, se mencionan detalles importantes en el interrogatorio de la paciente:

- Localización y distribución: hipogastrio o periné.
- Duración e intensidad: recurrente o persistente.
- Su relación, de alivio o aumento, con la micción o con otro evento desencadenante.

Por último, pero no menos importante, de cara a planificar el tratamiento o esfuerzo terapéutico que precisa la paciente, se debe interrogar por el deseo de recibir este tratamiento, las expectativas depositadas en él, el grado de apoyo que recibe en su entorno y la función tanto cognitiva como funcional en su vida diaria.

EXPLORACIÓN FÍSICA

En líneas generales, es necesario una exploración global de la paciente, pero cuanto más complicada sea la historia clínica y cuanto más extensa y/o invasiva sea la terapia propuesta, más completa deberá ser la exploración. Dependiendo de los síntomas de la paciente y de su gravedad, hay una serie de componentes en la exploración de pacientes con incontinencia y/o prolapso de órganos pélvicos, y son los siguientes:

- **Exploración general básica:**
  - Estado general de salud, destreza y movilidad.
  - Patrón de la marcha, posición en bipedestación y sedestación.
  - Índice de masa corporal.
- **Exploración abdominal**:
  - Valoración de cicatrices previas, estrías.
  - Diástasis de rectos abdominales.
  - Presencia de hernias o masas abdominales, distensión vesical.
  - Puntos dolorosos.

- **Exploración perineal:**
  – Se debe inspeccionar el área perineal y, en concreto, la vulva, en busca de: lesiones primarias, como pudiera ser el liquen vulvar o la atrofia genitourinaria; o secundarias, como lesiones por uso continuado de absorbentes o por rascado, entre otras.
  – Inspección de la uretra valorando la presencia de carúncula uretral o propaso de mucosa.
  – La prueba de Q-tip es el método por el que tradicionalmente se valora la movilidad de la uretra. La técnica está descrita con un hisopo de algodón lubricado colocado en la uretra hasta el cuello vesical y la paciente en litotomía. Se procede a realizar una maniobra de Valsalva, considerando la apertura del ángulo mayor o igual a 30° respecto a la línea basal, como en la uretra hipermóvil. En la actualidad, se realiza de forma visual sin la incomodidad de insertar el hisopo.
  – En la evaluación del área introital, se deben buscar áreas de hipersensibilidad al roce con torunda de algodón, prueba de hisopo, sobre el área vestibular siguiente, con una distribución horaria como un reloj, en todo el perímetro introital.
  – Reflejo bulboclitoridiano, tras estimular el clítoris, se observa una contracción del esfínter anal, indica integridad en el nivel neurológico S2.
- **Exploración ginecológica:**
  – Valorar la longitud y movilidad vaginal, presencia de cicatrices y de material protésico previo.
  – Valorar el estado de salud vaginal o grado de tropismo (índice de salud vaginal).
  – Descartar la presencia de divertículo uretral.
  – Explorar la vagina en busca de prolapsos de órganos, utilizar la clasificación del sistema de cuantificación del prolapso de órganos pélvicos (POP-Q, Pelvic Organ Prolapse-Quantification) (v. **Cap. 37** Alteraciones de la estática genital).
  – Valorar el tono y la masa muscular: la escala que se usa con mayor frecuencia es la escala de Oxford, existiendo otras con más valores, como la PERFECT, acrónimo inglés de *power* (fuerza muscular), *endurance* (resistencia), *repetitions* (repetición de las contracciones mantenidas), *fast* (número de contracciones rápidas).
  – Valorar de forma individualizada los usos musculares y estructuras ligamentosas, descartando áreas de dolor y de avulsión o lesión muscular (**Figs. 36-8** y **36-9**).
  – Realizar un examen pélvico bimanual para valorar el tamaño, la ubicación y la movilidad del útero y de las estructuras anexiales.
  – Hacer un examen anal: características externas para descartar alteraciones de tipo hemorroides o prolapso anal. Tacto rectal para determinar el tono basal y tras el esfuerzo, además de determinar la integridad del cuerpo esfinteriano y, en un plano más craneal, las ramas rectales del músculo puborrectal.

PRUEBAS COMPLEMENTARIAS

A continuación, se detallan las pruebas complementarias que se pueden realizar.

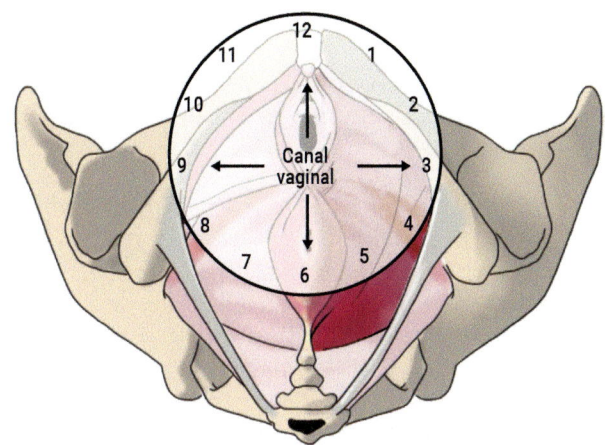

Figura 36-8. Distribución de la exploración del músculo elevador del ano.

Cultivo de orina

En toda paciente con sintomatología de suelo pélvico, debe evaluarse la posibilidad de una infección del tracto urinario (ITU), con las pruebas adecuadas (desde la tira reactiva hasta el cultivo cuando esté indicado), ya que la ITU es una causa fácilmente detectable y tratable.

Estimación del volumen de orina residual

Debe valorarse de forma precoz en todos los pacientes, pero principalmente en aquellos con sintomatología asociada a la disfunción de vaciado, de forma especial en aquellas con patología neurológica, presencia de prolapso genital o antecedentes quirúrgicos. La recomendación es realizarla de forma no invasiva, mediante estudio ecográfico; no obstante, en aquellas situaciones en las que no sea posible su realización, se recurrirá al cateterismo intermitente.

Prueba de la compresa o *pad test*

Constituye un método no invasivo para detectar y cuantificar la incontinencia de orina. Se basa en medir la diferencia en peso entre una compresa seca y esa misma compresa después de estar colocada durante un tiempo en el paciente; la diferencia de peso indica la cantidad de orina perdida. Puede ser realizado durante períodos de tiempo concretos frente a eventos desencadenantes o bien para valorar las pérdidas a lo largo de las 24 horas.

Prueba de incontinencia o prueba de estrés

La prueba de esfuerzo consiste en la observación de las pérdidas de orina cuando la mujer, con la vejiga llena (250-300 mL), tose con fuerza o durante una maniobra de Valsalva. Si la paciente tiene escapes con el inicio de la tos y terminan con su cese, la prueba es positiva y confirma la incontinencia de esfuerzo.

Es una prueba fácil de realizar en una sola visita, y los resultados están disponibles inmediatamente. Este procedi-

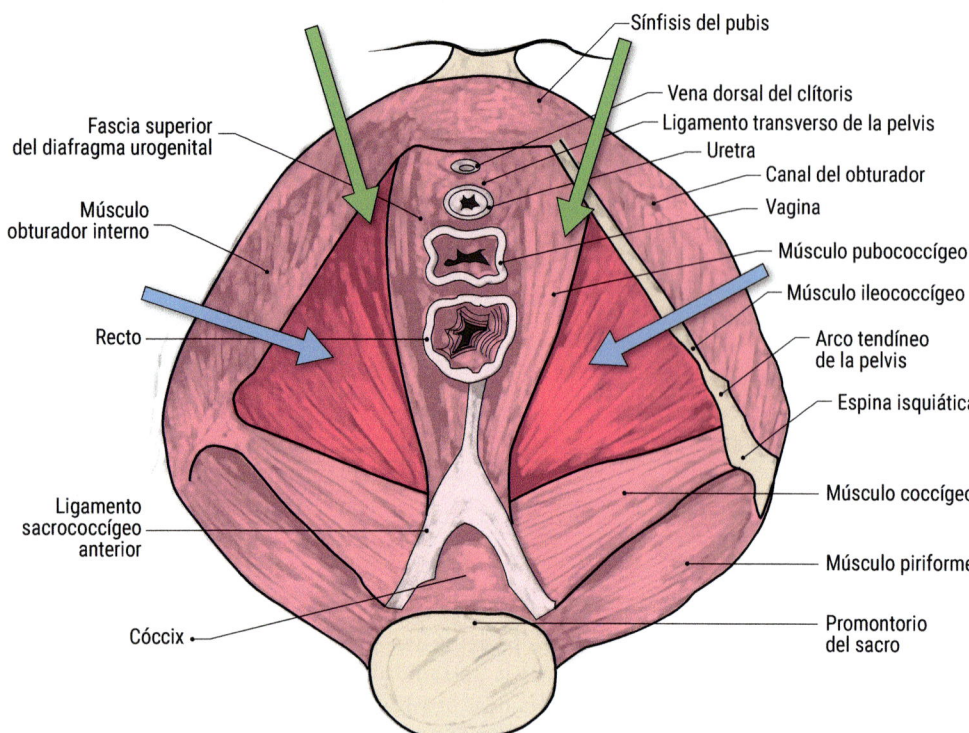

Síntesis del pubis
Vena dorsal del clítoris
Ligamento transverso de la pelvis
Uretra
Canal del obturador
Vagina
Músculo pubococcígeo
Músculo ileococcígeo
Arco tendíneo de la pelvis
Espina isquiática
Músculo coccígeo
Músculo piriforme
Promontorio del sacro

Fascia superior del diafragma urogenital
Músculo obturador interno
Recto
Ligamento sacrococcígeo anterior
Cóccix

Figura 36-9. Musculatura del suelo pélvico: fascículo pubococcígeo (flecha verde), fascículo ileococcígeo (flecha azul).

miento puede realizarse mientras la paciente está en posición de litotomía y, si no se observan fugas, la prueba debe repetirse en bipedestación.

Cabe incidir en que una prueba de tos en posición supina negativa no excluye la incontinencia, así que cuando se sospecha incontinencia de esfuerzo por los síntomas, se debe continuar con las diferentes pruebas diagnósticas o repetir en otro momento.

Diario miccional

Proporcionan medidas cuantitativas de todas las micciones, ingesta, uso de absorbentes y otros parámetros recogidos por las sociedades internacionales de continencia (ICS).

Se trata de una forma gráfica de valorar el patrón miccional, al registrar la paciente las horas de las micciones y los volúmenes miccionados durante un período de 24 horas, además de información adicional adecuada para la persona evaluada. Puede incluir episodios de incontinencia, el uso de compresas, la ingesta de líquidos, el grado de urgencia y el grado de incontinencia.

En la práctica clínica, se suelen utilizar registros de 3 días, pudiendo obtener información de:

- Frecuencia miccional diurna: número de micciones realizadas durante el día, desde que la paciente se levanta hasta que se acuesta.
- Frecuencia miccional nocturna: número de micciones durante la noche. Cada micción debe estar precedida y seguida por el sueño.
- Volumen miccional total: es la suma de todos los volúmenes miccionales.

- Volumen miccional nocturno: es la suma de todos los volúmenes miccionales durante el tiempo que está acostada la paciente.
- Máximo volumen miccional: es el mayor volumen miccional durante una sola micción.
- Mínimo volumen miccional: es el menor volumen miccional durante una sola micción.
- Volumen miccional medio: es el resultado de dividir el volumen miccional total por el número de micciones.

El diario miccional sirve, además, para distinguir los diferentes tipos de nicturia calculando los siguientes parámetros:

- Porcentaje de diuresis nocturna: es el resultado de dividir el volumen miccional nocturno entre el volumen miccional total y multiplicarlo por 100.
- Relación volumen miccional/máximo peso corporal: es el resultado de dividir el volumen miccional máximo (en mililitros) entre el peso corporal (en kilogramos).
- Índice de nicturia: es el resultado de dividir el volumen miccional nocturno entre la máxima capacidad vesical.

Estudio urodinámico

La urodinámica es un término general para las pruebas que evalúan la función de la vejiga y la uretra durante el ciclo miccional. La finalidad de los estudios urodinámicos es reproducir esos síntomas y, mediante la realización de pruebas diagnósticas fiables, identificar sus causas funcionales y determinar cuáles son los mecanismos fisiopatológicos que los producen, tanto para la solución de la disfunción (tratamiento etiológico) como para aliviar los síntomas (tratamiento sintomático).

No se considera una prueba de rutina, pero será de especial utilidad previamente a la intervención para la corrección de incontinencia urinaria, o también en algunos casos de prolapso de órganos pélvicos, tras el fracaso de alguno de estos tratamientos, en el seguimiento de la patología neurológica y para la caracterización de aquellos casos de incontinencia urinaria compleja.

Un equipo urodinámico es básicamente un dispositivo que recibe datos procedentes del organismo (señales biológicas) y, mediante un transductor, las transforma en señales eléctricas para ser procesadas por un ordenador. Permite realizar:

- **Uroflujometría:** la flujometría es un método no invasivo para evaluar la fase miccional, es el primer paso antes de la realización de un estudio urodinámico invasivo, sobre todo si se sospecha de una alteración de la fase miccional. La flujometría debe ser anterior, y no posterior al estudio de presión-flujo, pues se ha comprobado que la introducción de una sonda uretral altera los parámetros de la flujometría. Se registra la variación del flujo miccional a lo largo del tiempo que dure la micción, de esta manera, se obtiene una curva de flujo de la que se derivan varios parámetros, como el flujo de micción máximo o el volumen residual. Para que la interpretación de la prueba sea correcta, el volumen miccional debe ser de al menos 150 mL, ya que está directamente relacionado con el volumen miccional y la distensión de las fibras musculares de la vejiga. Se considera normal: un flujo máximo superior a 15 mL por segundo; y con residuo posmiccional inferior a 100 mL.
- **Cistometría de llenado:** es un método invasivo indicado para evaluar la fase de llenado vesical, registrando la variación de la presión del detrusor mientras aumenta el volumen vesical conforme se produce el llenado vesical. En ella, se puede valorar: la capacidad cistomanométrica máxima (en mililitros), que es aquel volumen vesical en el cual el paciente experimenta un fuerte deseo miccional, ya sea con escape de orina o sin él; y la acomodación vesical (mL/cmH$_2$O), que es la relación entre el incremento de volumen vesical, y se mide al final de la fase de llenado, es el cociente entre la capacidad cistomanométrica máxima y la presión del detrusor. Se considera normal una capacidad vesical máxima de 500 mL.

  La valoración de la acomodación depende del estado neurológico del paciente y de las propiedades físicas de la vejiga, para su correcta interpretación, depende de otros factores, pero en general, valores superiores a 10 mL/cmH$_2$O se podrían considerar patológicos.

  La presencia de contracciones involuntarias del detrusor durante el llenado, ya sean espontáneas o provocadas, que el paciente no puede inhibir completamente, constituye el diagnóstico de hiperactividad del detrusor.

  Para el diagnóstico de incontinencia urinaria de esfuerzo, se deberá observar la salida de orina por la uretra, asociada a un aumento de la presión abdominal y sin contracción simultánea del detrusor. Un parámetro útil en su estudio será la presión abdominal alcanzada en el momento del escape de orina.

- **Estudios de presión-flujo:** es un método invasivo para el registro de la variación de la presión del detrusor y el flujo miccional mientras disminuye el volumen vesical, conforme se va vaciando la vejiga durante la micción. Están indicados en aquellos pacientes que tienen una flujometría anormal y en los que, por lo tanto, se sospecha una alteración de la fase miccional. Su finalidad es confirmar la alteración y averiguar su causa.

  Los parámetros evaluados son: el volumen miccional total, el flujo máximo (ambos también obtenidos de la flujometría), la presión del detrusor al inicio de flujo, la presión máxima del detrusor, la presión del detrusor a flujo máximo, la presión de detrusor al cierre, la presión mínima miccional del detrusor y el volumen residual posmiccional. Los estudios de presión-flujo son el único medio para diagnosticar la obstrucción del tracto urinario, ya que, por la definición de obstrucción, es preciso medir la presión del detrusor y relacionarla con el flujo urinario.
- **Urodinámica ambulatoria:** se trata de una técnica que consiste en el registro de presiones vesicales y abdominales mientras la vejiga se llena de forma natural con la orina, recogiendo estos datos en el ambiente propio del paciente, fuera de la sala de exploración.
- **Videourodinámica:** combina el estudio urodinámico con la imagen a la hora de recoger información sobre la anatomía (radiografía o ecografía), tiene un papel en el estudio del menor, en la patología neurológica y, al igual que la urodinamia ambulatoria, cuando no se ha podido evidenciar la causa con la técnica habitual de urodinamia.

Técnica de imagen

No se recomienda de forma rutinaria, no obstante constituye un apoyo relevante a la hora de la exploración del tracto urinario inferior respecto al superior. Existen una serie de situaciones específicas en las que sí se encuentra recomendada, como son: la presencia de hematuria, incontinencia urinaria de tipo neurogénico (como pueda ser lesión medular), cuando está asociada a volúmenes posmiccionales altos, coexistencia con patología infecciosa ureterorrenal o presencia de reflujo.

Ecografía del suelo pélvico

La ecografía de suelo pélvico ha aportado mucho al conocimiento de la fisiopatología de sus disfunciones, siendo un tema de interés creciente tanto en las publicaciones como en los foros de uroginecología.

En los últimos 25 años, se ha vivido un aumento exponencial en la cantidad de publicaciones sobre el uso de los ultrasonidos en el diagnóstico para el estudio del suelo pélvico, se trata de un tema que se encuentra en continua revisión y, sin duda, de rigurosa actualidad.

En sus comienzos, la resonancia magnética (RM) ocupa la mayoría de las publicaciones para el estudio tanto de la anatomía como de la función con la RM dinámica; no obstante, la ecografía de suelo pélvico ha demostrado ser una técnica tan eficaz o incluso mejor que la RM, con un menor coste, mayor comodidad para el paciente, menor tiempo de realización, mejor accesibilidad para el profesional y la posibilidad de realizar una valoración dinámica y funcional de la misma.

Se pueden capturar las imágenes mediante una variedad de transductores o sondas. La más utilizada es la de tipo *convex*, en dos dimensiones (2D) (3-6 MHz) o 3-4D (4-8 MHz), situadas en la zona transperineal o translabial.

También se pueden usar sondas más pequeñas colocadas en la zona introital, por ejemplo, las transvaginales (5-12 MHz o 2,5-6,5 MHz), de uso común en ginecología.

Para poder captar volúmenes con una sonda endovaginal, esta debería permitir rotaciones de 360°, con la limitación principal de su coste y la imposibilidad de adquirir las imágenes en movimiento de la paciente.

La sonda endoanal también es rotacional de 360°, y está considerada el estándar de oro en proctología.

Para la adecuada adquisición de las imágenes, hay que conocer y manejar con soltura el ecógrafo, preferiblemente de gama media o alta, colocar un protector de plástico en el transductor (funda ecográfica, guante bien estirado evitando la presencia de burbujas de aire), colocar a la paciente en litotomía dorsal (con caderas flexionadas y ligeramente abducidas) y adoptar una postura cómoda que permita realizar la exploración con libertad de movimientos y con precisión.

Se aconseja que tanto la vejiga como el recto estén vacíos, para obtener la mejor imagen posible.

Al iniciarse en el uso de la ecografía, la identificación de las estructuras puede prestarse a confusión, por lo que se debe partir del plano en 2D medio sagital, y una vez obtenido este, poder realizar la captura de volumen en el plano de mínimas dimensiones hiatales. De izquierda a derecha, se encuentra la sínfisis púbica, la uretra, la vejiga, la vagina con el útero, la unión anorrectal y el músculo puborrectal (**Fig. 36-10**).

El plano de mínimas dimensiones es el axial, desde la parte más caudal de la sínfisis del pubis y la parte inferior de músculo elevador del ano hasta la zona del ángulo anorrectal, quedando en la reconstrucción una visión en «U» del MEA.

Con la ecografía de suelo pélvico, se puede valorar:

- **Hallazgos anatómicos anormales:** como pueden ser quistes vaginales, divertículos uretrales, lesiones vesicales, entre otros.
- **Volumen vesical:** existen múltiples fórmulas descritas que varían en función del transductor y vía que se esté utilizando. Se medirán A y B, las dimensiones máximas de forma perpendicular en el plano 2D:

– Transperineal: A (cm) × B (cm) × 5,6 = mL.
– Introital: A × B × 5,9 – 14,6.
– Abdominal: A × B × C × 0,52.

- **Valoración de la movilidad uretral:** muy útil para la valoración objetiva del aumento del ángulo de la uretra tras la maniobra de Valsalva, y en casos de déficit intrínseco de la uretra, se podría observar una embudización del cuello vesical de la uretra también al realizar el aumento de presión intraabdominal:

– Distancia de pubis-cuello vesical: de uso generalizado, sería la diferencia entre las distancia del cuello vesical a una línea horizontal trazada desde el pubis en reposo y Valsalva (sonda perineal).
– Ángulo uretrovesical posterior: se mide el ángulo entre el tercio proximal de la uretra con la vejiga en su zona trigonal.
– Deslizamiento: diferencia entre las medidas en reposo-Valsalva de la distancia entre el cuello vesical hasta el punto de corte del eje con la uretra (sonda introital).
– Embudización del cuello vesical o vesicalización de la uretra: se trata de la apertura del cuello vesical al realizar el esfuerzo.

- **Valoración del detrusor:** la medición del grosor del detrusor se ha asociado a su hiperactividad de este, a pesar de ello, tiene poca rentabilidad en el diagnóstico por su baja sensibilidad en el estudio de la urgencia miccional, para valores superiores a 5 mm.
- **Medición de prolapsos de órganos pélvicos:** tomando como referencia el borde posteroinferior de la sínfisis del pubis, es posible medir el punto de máximo descenso de cada uno de los tres compartimentos vaginales (anterior, apical y posterior), tras pedirle a la paciente un Valsalva mayor o igual a 6 segundos. En el caso del compartimento medio, la ecografía puede servir en el diagnóstico de elongación cervical, valorando el descenso del cuerpo uterino. En este punto, hay que prestar especial atención al descenso del compartimento posterior, ya que en el caso de los enteroceles, se verá cómo desciende el intestino, omento o líquido libre peritoneal; en la intuspección rectal, se apreciará la inversión del recto dentro del canal anal, detalle que se asocia a la defecación obstructiva.
- **El estudio de los resultados de la cirugía antiincontinencia:** se hará visualizando el recorrido, la posición y la dinámica de la banda suburetral, ya que se presentan con gran hiperrefringencia, siendo de especial interés su estu-

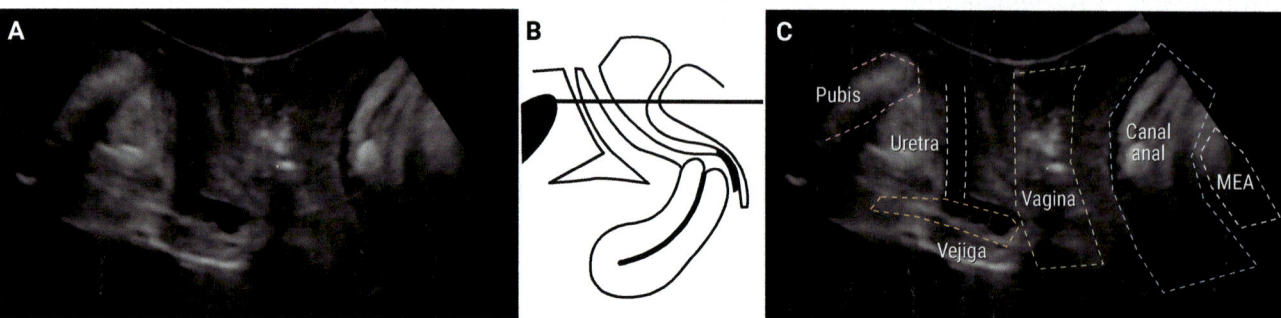

Figura 36-10. Imagen de suelo pélvico sagital media. **A)** Imagen ecográfica. **B)** Representación esquemática. **C)** Descripción.
MEA: músculo elevador del ano.

dio, y permitiendo la localización incluso en mala posición o complicación de la técnica:

- Se puede valorar si existe presencia de obstrucción por: la malla al apreciar la uretra en forma de «S» itálica, malla próxima a la sínfisis uretral o al complejo esfinteriano, malla en tipo «C» en reposo y mallas situadas cerca del cuello vesical.
- En el caso contrario, se puede suponer un fallo de la técnica en mallas situadas en la zona distal de uretral, lejos tanto de la sínfisis como del complejo esfinteriano, o por falta de concordancia en el movimiento entre la malla y la uretra.

• **Lesión del MEA:** se ha asociado a un factor de riesgo para el prolapso del compartimento apical y anterior, y de recidiva después de la corrección quirúrgica. Su medición se realiza tanto en Valsalva como en contracción muscular y el plano medio sagital previamente explicado. Se obtiene el plano de mínimas dimensiones hiatales y se procede a la adquisición del volumen en 3-4D:

- Microtrauma o *ballooning* (globo) es el aumento del área del hiato durante la Valsalva de más del 20 %, con límites establecidos de la normalidad en el que cifras superiores a 25 cm^2 se considera patológico, siendo leve entre 25 y 29,9 cm^2, moderada entre 30 y 34,9 cm^2 y grave si es mayor de 40 cm^2 (**Fig. 36-11**).
- Macrotraumatismo o avulsión del MEA en la que se aprecia la desinserción completa o parcial del MEA a la rama inferior del pubis. Para su correcto diagnóstico, hay que recurrir al multicorte o TUI, a intervalos de corte de 2,5 mm, con referencia a la sínfisis del pubis. En los cortes centrales de la reconstrucción, se debe apreciar la sínfisis cerrada, abriendo y abierta (de izquierda a derecha), medir la distancia entre la uretra y el MEA de cada lado, entendiendo como avulsión parcial cuando esta distancia es mayor de 25 mm en alguno de los cortes centrales, y completa cuando esto ocurre en los tres cortes centrales (**Fig. 36-12**).

• **Evaluación del complejo anorrectal:** como se ha mencionado previamente, el estándar de oro en la valoración de la integridad del complejo esfinteriano y del canal anal es la ecografía endocavitaria rotacional de 360º, de uso común en la unidad de proctología. No obstante, es posible reali-

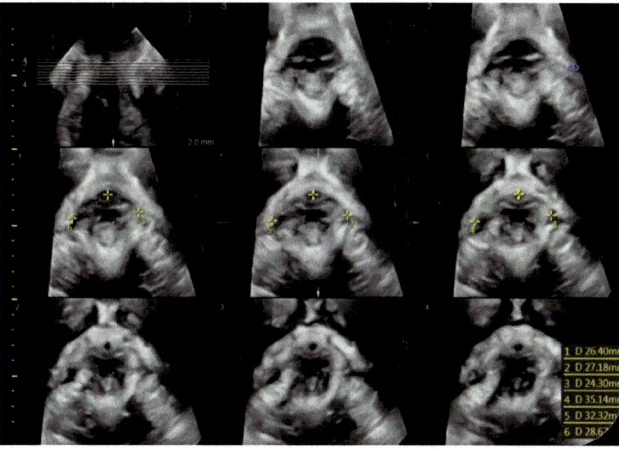

Figura 36-12. Reconstrucción del área hiatal en contracción. Avulsión del músculo elevador del ano.

zar una aproximación al estudio de dicha zona con el uso de la ecografía introital, colocada de forma perpendicular al horizontal sin presionar, o bien la transperineal, colocada sobre el periné, con una ligera inclinación y cuidando evitar la presión excesiva. Es esta última la que recoge más evidencia y permite, con la reconstrucción en multicorte (TUI), valorar la continuidad del complejo esfinteriano, el grosor de los esfínteres o bien las soluciones de continuidad o cicatrices en los mismos. En estos ocho cortes, el primero estará situado en el extremo más craneal, en la zona de las fibras del puborrectal, y el último, en el borde anal, ambos extremos se descartan para el análisis. En esos seis cortes, se considerará de forma individual a cada paciente, apreciando defectos cuando esta solución de continuidad sea superior a 30º en los dos tercios de la longitud del canal anal (unos cuatro cortes de los seis).

Estudios endoscópicos

Al igual que las técnica de imagen, los estudios endoscopios se reservarán para situaciones especiales:

• **Uretrocistoscopia:** presencia de hematuria o sospecha de patología orgánica vesical, dolor vesical, en casos seleccionados, para la correcta caracterización de fístulas del tracto urinario inferior.
• **Rectosigmodoscopia:** en general, suele formar parte del estudio de rutina del proctólogo ante la incontinencia anal, reservando el estudio con colonoscopia o enema baritado para casos de alteración súbita del hábito intestinal no justificado, sangrado rectal u otros síntomas de alarma.

Cuestionarios

El estudio del impacto en la calidad de vida ha ido cobrando interés en las últimas décadas, considerándose en el momento actual fundamental a la hora de abordar a la paciente con patología del suelo pélvico.

El grado de afectación marcará el grado de esfuerzo terapéutico y compromiso que se pueda obtener de la paciente,

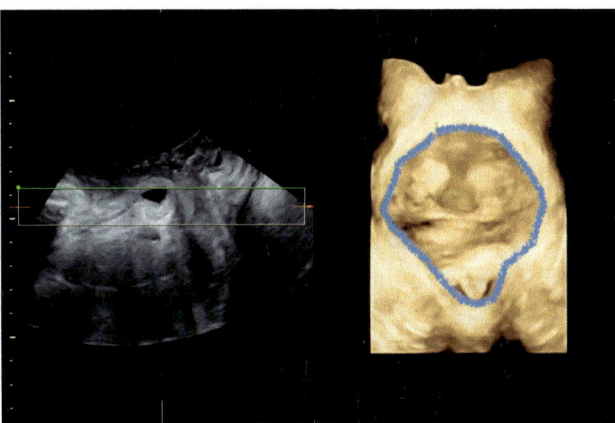

Figura 36-11. Medición del área hiatal en Valsalva. *Ballooning* (globo).

ya que como se sabe, se trata de una patología que asocia disminución de la actividad física diaria, la reducción de la interacción social y de relaciones sociales, absentismo laboral o descenso en la productividad, rechazo de encuentros sexuales y momentos de intimidad, relacionándose a su vez con sentimientos de culpa, depresión o pérdida de autoestima.

A continuación, se mencionan algunos de los cuestionarios de uso más frecuente en la práctica clínica.

Estudio de la incontinencia

- Cuestionario de consultas internacionales sobre incontinencia (ICIQ, International Consultations on Incontinence Questionnaire). El más usado para el estudio de la incontinencia es su versión breve: el ICIQ-Short Form (SF)-UI: con cuatro ítems que miden la frecuencia, la cantidad y el grado de impacto en la calidad de vida.
- Cuestionario de autoevaluación del control de la vejiga (CACV).
- Escala de síntomas y molestias. Sirve de orientación diagnóstica.
- Cuestionario de incontinencia King's Health: de uso extendido, con 21 ítems, para valorar nueve dimensiones de la incontinencia urinaria y su impacto en la calidad de vida.
- Escala de gravedad de la incontinencia anal de Wexner: hace referencia al último mes, valora la incontinencia a heces sólidas, líquidas y gases.
- Escala de tipo de heces de Bristol.

Estudio del prolapso de órganos pélvicos

En el estudio del prolapso de órganos pélvicos, destacan:

- Inventario de malestar del suelo pélvico en su versión breve de 20 ítems (PFDI-20, Pelvic Floor Distress Inventory-Short Form).
- Cuestionario breve sobre el impacto del suelo pélvico en su versión breve (PFIQ-7, Pelvic Floor Impact Questionnaire Short Form).

Ambos se refieren a los 3 últimos meses y es posible encontrar una valoración de síntomas del prolapso genital, colorrectales-anales y urinarios.

Estudio de la disfunción sexual

En el estudio de la disfunción sexual, destacan:

- Índice de la función sexual femenina (FSFI, Female Sexual Function Index): es el más extendido en su uso. Explora seis dominios, con 19 preguntas en total.
- Cuestionario de función sexual de la mujer (FSM).
- Cuestionario sexual sobre incontinencia por prolapso de órganos pélvicos (PISQ-12, Pelvic Organ Prolapse Incontinence Sexual Questionnaire): para sintomatología asociada a la patología de suelo pélvico.
- Cuestionario de asuntos sexuales femeninos asociados con al módulo de síntomas del tracto urinario inferior (ICIQ-FLUT Sex, Questionnaire Female Sexual Matters Associated with Lower Urinary Tract Symptoms Module) para sintomatología urinaria asociada a la función sexual, con 4 preguntas.

Estudio de dolor pélvico

En el estudio de dolor pélvico, destacan:

- Escala visual analógica (EVA).
- Cuestionario de dolor neuropático de 4 ítems (DN4, Douleur Neuropathique-4): caracterización del dolor neuropático, valoración en la anamnesis y en la exploración.
- Escala de Marinoff o estudio de la dispareunia.
- Criterios para la sensibilización pélvica (Convergens PP, Convergens Pelviperineal Pain).
- Cuestionario de sensibilidad central (CSI), de 25 ítems.
- Escala de ansiedad y depresión hospitalaria (HAD, Hospital Anxiety and Depression).
- Estudio de resultados médicos-escala de valoración del sueño (MOS-SS, Medical Outcome Study-Sleep Scale).

 PUNTOS CLAVE

- Es preciso conocer la anatomía y la funcionalidad de los distintos componentes del suelo pélvico. Se ha hecho especial hincapié en los tres niveles de sujeción, que van desde el plano profundo hasta el superficial: el nivel 1 con los ligamentos cardinales y uterosacros; el nivel 2 con el arco tendíneo y el paracolpos; y el nivel 3 con la membrana perineal, el cuerpo perineal y las fibras musculares mezcladas del transverso perineal y el EAE.
- Se han aprendido los conceptos de la biomecánica entre los diferentes órganos, músculos y ligamentos del área pélvica para poder mantener en su lugar el útero y la vagina, realizando la función de sostén, apoyo y efecto valvular para poder ser funcionales.
- Es necesario conocer las fases del ciclo miccional y los mecanismos de regulación.
- Los síntomas funcionales del tracto urinario inferior se clasifican en la fase de llenado (frecuencia miccional aumentada, nicturia, urgencia miccional e incontinencia urinaria), síntomas

de la fase miccional (chorro enlentecido, micción «en regadera» o «en abanico», micción intermitente, dificultad miccional, esfuerzo miccional y goteo miccional) y síntomas posmiccionales (sensación de vaciado incompleto y goteo posmiccional).
- Hay que estudiar de forma inicial y en todas las pacientes la posible infección de orina y la presencia de orina residual elevada.
- El diario miccional es una herramienta muy útil en consulta, permitiendo obtener una valoración gráfica del patrón miccional y su asociación a la ingesta.
- La ecografía para la valoración de suelo pélvico se ha impuesto como la mejor opción en cuanto a la técnicas de imagen por su inocuidad, accesibilidad, bajo costo, adecuada curva de aprendizaje y valoración de la función urinaria, la estática de los órganos pélvicos, tanto en la valoración anatómica como funcional, al permitir capturas con maniobras de aumento de presión abdominal y de contracción del músculo del suelo pélvico.

BIBLIOGRAFÍA

AIUM/IUGA practice parameter for the performance of urogynecological ultrasound examinations: developed in collaboration with the ACR, the AUGS, the AUA, and the SRU. Int Urogynecol J. 2019;30(9):1389-400.

Barber MD. Questionnaires for women with pelvic floor disorders. Int Urogynecol J Pelvic Floor Dysfunct. 2007;18(4):461-5.

Beverly C, Walters M, Weber AM, Piedmonte M, Ballard L. Prevalence of hydronephrosis in patients undergoing surgery for pelvic organ prolapse. Obstet Gynecol. 1997;90(1):37-41.

Bump RC, Mattiasson A, Bø K, Brubaker LP, DeLancey JO, Klarskov P, et al. The standardization of terminology of female pelvic organ prolapse and pelvic floor dysfunction. Am J Obstet Gynecol. 1996;175(1):10-7.

Bump RC, Norton PA. Epidemiology and natural history of pelvic floor dysfunction. Obstet Gynecol Clin North Am. 1998;25(4):723-46.

Corton MM. Anatomy of the pelvis: how the pelvis is built for support. Clin Obstet Gynecol. 2005;48(3):611-26.

Davenport RB, Voutier CR, Veysey EC. Outcome measurement Instruments for provoked vulvodynia: a systematic review. J Low Genit Tract Dis. 2018;22(4):396-404.

DeLancey JO. What's new in the functional anatomy of pelvic organ prolapse? Curr Opin Obstet Gynecol. 2016;28(5):420-9.

DeLancey JO, Kearney R, Chou Q, Speights S, Binno S. The appearance of levator ano muscle abnormalities in magnetic resonance images after vaginal delivery. Obstet Gynecol. 2003;101(1):46-53.

Drake MJ. Fundamentals of terminology in lower urinary tract function. Neurourol Urodyn. 2018;37(S6):S13-9.

European Association of Urology Guidelines on the Diagnosis and Management of Female Non-neurogenic Lower Urinary Tract Symptoms. EAU Guidelines. En: EAU Annual Congress Amsterdam March 2022. EAU; 2022.

García-Mejido JA, Martín-Martinez A, González-Diaz E, Núñez-Matas MJ, Fernández-Palacín A, Carballo-Rastrilla S, et al. Is it possible to diagnose surgical uterine prolapse with transperineal ultrasound? Multicenter validation of diagnostic software. J Ultrasound Med. 2023;42(11): 2673-81.

Harlow BL, Bavendam TG, Palmer MH, Brubaker L, Burgio KL, Lukacz ES, et al. The Prevention of Lower Urinary Tract Symptoms (PLUS) Research Consortium: a transdisciplinary approach toward promoting bladder health and preventing lower urinary tract symptoms in women across the life course. J Womens Health (Larchmt). 2018;27(3):283-9.

Hoyte L, Schierlitz L, Zou K, Flesh G, Fielding JR. Two and 3 dimensional MRI comparison of levator ani structure, volume and integrity in women with stress incontinence and prolapse. Am J Obstet Gynecol. 2001;185(1):11-9.

Itza Santos F. Manual de dolor pélvico en la mujer. Barcelona: Activa Médica Editorial; 2023. Cap.13; p. 123-31.

Kuo-Cheng L, Mooney B, DeLancey JO, Ashton-Miller JA. Levator ani muscle stretch induced by simulated vaginal birth. Obstet Gynecol. 2004;103(1):31-40.

Pelvic floor dysfunction: prevention and non-surgical management. Londres: National Institute for Health and Care Excellence (NICE); 2021.

Rhodes JC, Kjerulff KH, Langenberg PW, Guzinski GM. Histerectomy and sexual functioning. JAMA. 1999;282(20):1934-41.

Ulmsten U, Falconer C. Connective tissue in female urinary incontinence. Curr Opin Obstet Gynecol. 1999;11(5):509-15.

Wong MY, Harmanli OH, Agar M, Dandolu V, Grody T. Collagen content of nonsupport tissue in pelvic organ prolapse and stress urinary incontinence. Am J Obstet Gynecol. 2003;189(6):1597-9; discussion. 1599-600.

Alteraciones de la estática genital

37

A. I. Martín Martínez, S. Carballo Rastrilla y A. Fernández Mederos

OBJETIVOS

- Conocer la importancia del prolapso genital y su impacto en la calidad de vida de las pacientes.
- Entender la génesis del prolapso genital.
- Saber las formas de presentación del prolapso genital.
- Aplicar el sistema de cuantificación del prolapso de órganos pélvicos (POP-Q, Pelvic Organ Prolapse-Quantification) a los prolapsos genitales.
- Analizar las manifestaciones clínicas y las causas de la variabilidad sintomática, independiente del grado o nivel de afectación.
- Aprender y aplicar los diferentes métodos diagnósticos.
- Valorar los diferentes tratamientos, desde el manejo expectante al manejo quirúrgico y las principales técnicas quirúrgicas hasta seleccionar el procedimiento adecuado.
- Relacionar el prolapso genital con otras disfunciones del suelo pélvico.

INTRODUCCIÓN

El prolapso genital es una condición en la cual algunas estructuras u órganos que normalmente se encuentran en la cavidad pélvica se hernian a través de áreas de menor resistencia en el suelo pélvico, protruyendo a la vagina y a los genitales externos cuando los ligamentos, músculos y fascias que los sostienen se debilitan. Estas estructuras pueden incluir órganos como la vejiga, la uretra, el útero, la cúpula vaginal o el recto. Su aparición está relacionada con una variedad de factores de riesgo que predisponen, provocan o promueven eventos que desequilibran el suelo pélvico, lo que facilita la presentación del prolapso de órganos pélvicos (POP).

Dependiendo de la combinación de estos factores de riesgo en un individuo en particular, el POP puede o no manifestarse a lo largo de su vida.

EPIDEMIOLOGÍA

La prevalencia del POP varía significativamente según si se basa en los síntomas reportados o en la exploración clínica, pero está claro que aumenta con la edad (con un pico de incidencia a los 60-69 años) y, por tanto, con el envejecimiento de la población, es esperable encontrar cifras de prevalencia cada vez mayores. Se estima que alrededor del 3-6 % de las mujeres informan de síntomas de prolapso vaginal, pero la prevalencia real, según la evaluación clínica, puede ser mucho mayor, oscilando entre el 41 y el 50 % según las series. Esto sugiere que muchas mujeres con pro-

lapso genital pueden no experimentar síntomas evidentes o no buscan ayuda.

El prolapso genital generalmente se relaciona con una disfunción del suelo pélvico y afecta a múltiples compartimentos en la vagina, incluyendo el anterior, el apical y el posterior. Esto es debido a que el soporte de los órganos pélvicos se mantiene por complejas interacciones entre los músculos elevadores del ano, la vagina y el tejido conectivo que los rodea.

La evolución natural del prolapso genital es poco conocida, existen múltiples causas de desarrollo, desconociendo la importancia relativa de cada factor independiente. Este desarrollo es gradual, pero se observa que, en mujeres con prolapso sintomático no tratado, la mayoría experimenta pocos cambios durante un período de 1 año. Habitualmente las mujeres sintomáticas tienen prolapso en etapas II del sistema de cuantificación del POP (POP-Q, Pelvic Organ Prolapse-Quantification) en adelante. Se estima en un 12,6 % el riesgo general de una mujer de sufrir cirugía del POP, suponiendo hasta el 30 % de la cirugía mayor ginecológica en los países desarrollados.

Teniendo en cuenta su origen, el prolapso genital puede ser congénito, sin embargo, con mucha más frecuencia, el prolapso es adquirido a lo largo de la vida, debido a una variedad de factores.

La causa del prolapso genital es multifactorial, lo que implica que múltiples factores pueden contribuir a su desarrollo. Estos factores pueden ser genéticos, obstétricos, de estilo de vida, y relacionados con la salud en general.

Para comprender la epidemiología del prolapso genital, es necesario considerar los factores de riesgo que pueden

589

predisponer, incitar, promover o desencadenar el prolapso (Tabla 37-1). Estos factores de riesgo pueden clasificarse en cuatro categorías principales:

- **Predisponen**: factores como la genética (congénita o heredada) y la raza (mayor prevalencia en mujeres blancas en comparación con mujeres afroamericanas) pueden predisponer a una persona al prolapso genital.
- **Incitan**: el embarazo y el parto, especialmente el parto vaginal, son factores que pueden incitar el desarrollo del prolapso genital en mujeres.
- **Promueven**: factores como la obesidad, el consumo de cigarrillos, la menopausia y la realización de actividades recreativas o laborales que ejerzan presión en el suelo pélvico pueden promover el desarrollo del prolapso.
- **Descompensan**: la edad, la historia de cirugías previas como la histerectomía, y condiciones médicas como la enfermedad pulmonar obstructiva crónica, neuropatía, constipación, miopatía y debilidad muscular pueden descompensar el equilibrio del suelo pélvico y favorecer la presentación del prolapso genital.

 El prolapso genital es una condición prevalente, en gran parte sin manifestaciones clínicas evidentes, cuyo origen es complejo y se relaciona con una variedad de factores de riesgo. Comprender estos factores es esencial para evaluar la incidencia y prevalencia de esta afección en la población y para desarrollar estrategias de prevención y tratamiento adecuadas.

ETIOPATOGENIA DEL PROLAPSO DE ÓRGANOS PÉLVICOS

La etiopatogenia de los prolapsos genitales y la biomecánica del suelo pélvico son temas fundamentales para comprender las causas y los mecanismos detrás de la herniación de los órganos pélvicos y otros trastornos relacionados con el suelo pélvico en las mujeres.

Tal y como se ha explicado anteriormente (v. Cap. 36 Bases de la uroginecología), hay tres principios biomecánicos que explican cómo se mantiene en su lugar el útero y la vagina:

- **Sostén**: aponeurosis endopélvica y sus condensaciones conectivas en forma de ligamentos.
- **Apoyo**: los músculos elevadores del ano constriñen la luz de estos órganos hasta que adosan sus paredes, formando una capa oclusiva sobre la que pueden apoyarse los órganos pélvicos.

- **Efecto valvular**: con la vagina suspendida de tal manera que apoya sobre la pared de sostén adyacente, los aumentos de presión empujan la vagina contra la pared, fijándola en su lugar.

Las diferentes teorías que pretenden explicar el funcionamiento del suelo pélvico y explicar el origen de los prolapsos, genitales son la teoría integral de Petros y los niveles de soporte de DeLancey:

- **Teoría integral (Petros, 1990):** representa la base del conocimiento actual sobre el desarrollo del POP. Fue publicada por Peter Petros en 1990, y es fundamental para comprender la patogénesis del prolapso y su tratamiento. Según esta teoría, el POP y sus síntomas relacionados resultan de la excesiva laxitud del tejido conectivo vaginal o de sus ligamentos de soporte. La teoría integral tiene cuatro componentes: función normal, disfunción, diagnóstico y tratamiento. Los órganos pélvicos, como la vejiga, la vagina y el recto, están sostenidos por ligamentos de soporte, y la fuerza de estos ligamentos es crucial para mantener la forma y la función de los órganos. Las lesiones o el debilitamiento de estos ligamentos pueden causar herniación de los órganos pélvicos (Fig. 37-1). Tiene en cuenta que:
  – «Cualquier lesión en cualquier compartimento puede producir cualquier síntoma».
  – «Los diferentes elementos del suelo pélvico son igualmente importantes, del mismo modo que las válvulas cardíacas y el ventrículo lo son para el corazón».
- **Modelo de «niveles de soporte» (DeLancey, 2016):** John DeLancey ha propuesto un modelo en el cual el soporte de los órganos pélvicos se divide en tres niveles. También reconoce que los tejidos conectivos, la fascia del suelo pélvico y los ligamentos del suelo pélvico, son responsables de mantener los órganos pélvicos en su lugar. Su modelo permite el diagnóstico y tratamiento del prolapso según el nivel de daño. DeLancey ha utilizado tecnologías avanzadas de imagen, como la resonancia magnética, para estudiar la dinámica de los ligamentos de soporte durante diferentes situaciones y su relación con el prolapso (Fig. 37-2).

Ambos enfoques, el de Petros y el de DeLancey, permiten localizar, diagnosticar y tratar el POP, pero no proporcionan respuestas sobre las causas subyacentes del debilitamiento del tejido conectivo y los ligamentos del suelo pélvico.

Tabla 37-1. Factores de riesgo para el prolapso de órganos pélvicos			
Predisponen	**Incitan**	**Promueven**	**Descompensan**
• Genética (congénita o heredada) • Raza (caucásica > latina > afroamericana) • Conectivopatías	• Embarazo y parto • Cirugías previas (histerectomía) • Miopatía • Neuropatía	• Obesidad • Fumar • Enfermedad pulmonar obstructiva crónica • Estreñimiento • Actividades recreativas o laborales	• Edad • Menopausia • Neuropatía • Miopatía • Debilidad

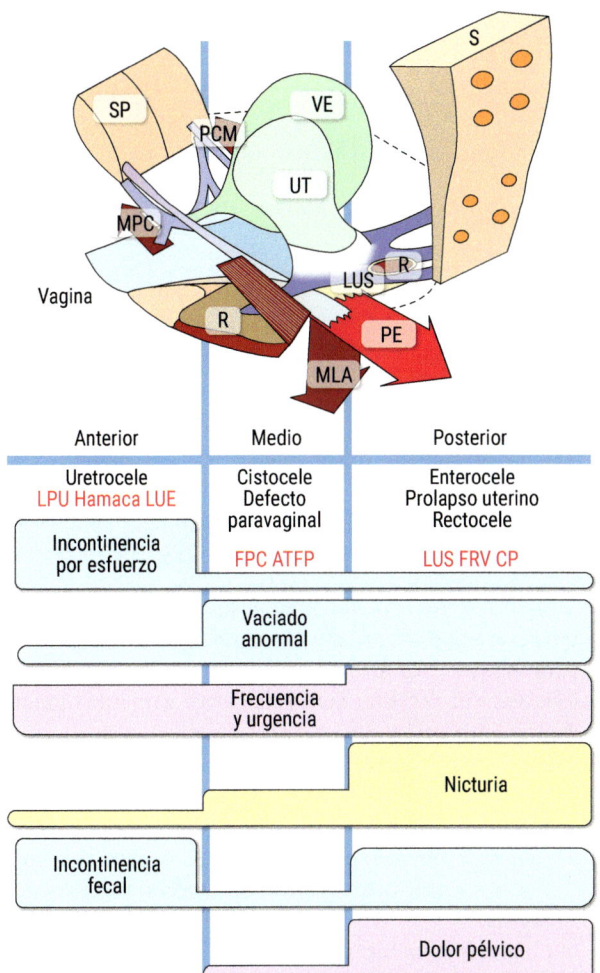

Figura 37-1. Algoritmo ilustrado de la teoría de Petros. Este algoritmo diagnóstico sugiere la zona de lesión y orienta la exploración. Origen de los síntomas más frecuentes relacionados con el suelo o piso pélvico femenino. Se observan tres zonas de disfunción: anterior, media y posterior. ATFP: arco tendinoso de la fascia pélvica; CP: cuerpo perineal; EUL: ligamento retropélvico; FPC: fascia pubocervical; FRV: fascia rectovaginal; LPU: ligamento pubouretral; LUE: ligamento uretral externo; LUS: ligamento uterosacro; MLA: músculo longitudinal del ano; MPC: músculo pubococcígeo; PCF: fascículo pubococcígeo; PE: plano elevador; R: recto; S: sacro; SP: sínfisis del pubis; PUL: ligamento pubouretral; USL: ligamento uterosacro; UT: útero; VE: vejiga.

ETIOPATOGENIA

Aún no se comprende completamente por qué algunas mujeres multíparas no experimentan síntomas de prolapso, mientras que otras sufren un prolapso sintomático a una edad temprana después de un solo parto. Las respuestas a las causas del debilitamiento del tejido conectivo del suelo pélvico y el desarrollo de la hernia vaginal pueden derivarse de un examen más detenido de los factores de riesgo para el prolapso, como se verá a continuación.

Fuerzas de presión abdominal

Las fuerzas más grandes que afectan al suelo pélvico, más allá del peso uterino en sí, provienen de aumentos de presión y del peso de los órganos abdominales. Levantar objetos pesados, al igual que puede producir hernias en otras localizaciones, también puede producir herniación de estructuras en la zona del suelo pélvico. Situaciones que aumentan la presión intraabdominal, como el embarazo o el estreñimiento crónico, pueden contribuir al prolapso genital.

Lesión en el tejido conectivo

El tejido conectivo es esencial para mantener la integridad estructural, y sufre una remodelación constante, y aunque cualquier lesión es reparada, la cicatriz nunca tendrá la misma fuerza que el tejido original. Los factores de riesgo de estas lesiones son:

- Factores hormonales, como la progesterona y los estrógenos, también influyen manteniendo el colágeno (la menopausia, con su disminución en los niveles de estrógeno, representa un importante factor de riesgo).
- El envejecimiento, el déficit de vitamina C y la falta de ejercicio también se traducen en un deterioro del colágeno.
- Cirugías previas como la histerotomía.
- Por último, existen determinadas patologías que se han relacionado con un tejido conectivo anormal, como son el síndrome de Ehlers-Danlos, el síndrome de Marfan, el síndrome de hipermovilidad articular o tener antecedentes de hernias en otros niveles o aneurismas arteriales.

Lesión neuromuscular

Está claramente establecida la relación entre prolapso genital y parto por vía vaginal, y esto se explica por la distensión perineal y la aparición de lesiones directas en el músculo, como lesiones por denervación por distensión del plexo sacro. El mayor grado de lesión parece vincularse con multiparidad (por efecto acumulativo), traumatismo obstétrico, prolongación del segundo período del parto y macrosomía.

En modelos computarizados, basados en la anatomía del suelo pélvico obtenida por resonancia magnética en una mujer normal, se ha demostrado que el paso del polo cefálico fetal por el canal de parto produce un estiramiento máximo de la parte medial del pubococcígeo, 3,26 veces su longitud en reposo, el cual tendría una alta probabilidad de daño por sobreestiramiento de este músculo durante el parto. Deben existir otros factores que contrarrestarían este efecto en la musculatura perineal, tales como la diástasis de la sínfisis y la modelación de los huesos del cráneo fetal, que explicarían el hecho de que no en todas las mujeres se daña el suelo pélvico después del parto.

Las episiotomías mediolaterales, aunque en su mayoría no afectan el esfínter anal externo, también pueden representar un factor de riesgo, puesto que dejan al cuerpo perineal desconectado de los transversos profundos, bulbocavernosos y el esfínter externo del ano. Hay trabajos actuales que muestran que la episiotomía mediolateral no es un factor protector de prolapso, incontinencia fecal o urinaria y, por el contrario, disminuye posteriormente la resistencia del suelo pélvico, por lo que la recomendación actual es la realización de manera selectiva.

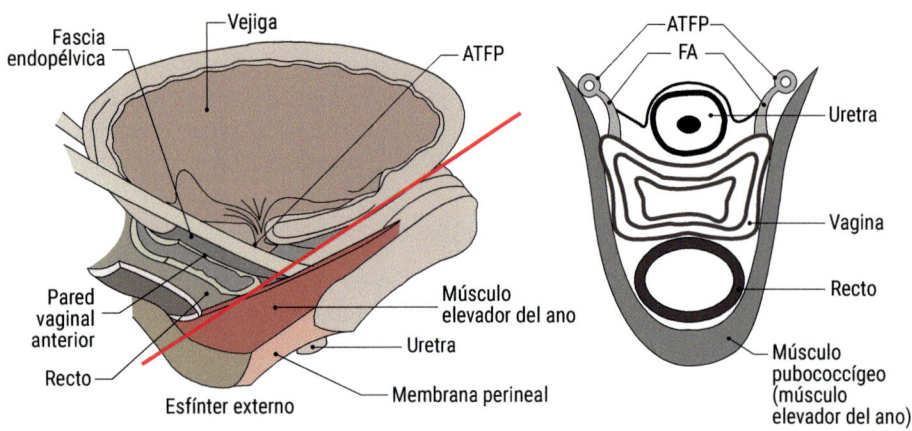

Figura 37-2. Teoría de la hamaca (DeLancey). La contracción del músculo elevador del ano puede controlar la posición del cuello vesical.
ATFP: arco tendinoso de la fascia pélvica; FA: fijación de la fascia.

Anomalías congénitas

No todo el mundo cuenta con el mismo desarrollo perineal cuando nace (lo que explica las diferencias raciales: más común en mujeres caucásicas). Además, existen una serie de enfermedades, como las miopatías primarias, las anomalías sacras manifiestas (como la espina bífida) y los defectos congénitos del suelo pélvico (como la extrofia vesical), que tienen una mayor propensión al prolapso genital.

Neuropatías adquiridas

Las neuropatías adquiridas, como la que produce la diabetes, pueden afectar a la función neuromuscular del suelo pélvico.

Envejecimiento

El uso continuado de la musculatura condiciona, a la larga, algún grado de denervación. Los ligamentos cardinales y uterosacros, por el contrario, con los años, se fibrosan más, por lo que puede que no sea este el factor principal en la etiología del prolapso a esta edad.

La presencia de receptores de estrógenos y de progesterona en el núcleo de las células del tejido conjuntivo y del músculo estriado del elevador del ano puede ser la base para explicar de otra forma el hecho de que el prolapso y la incontinencia urinaria son más frecuentes a medida que aumenta la edad de la mujer, y su eventual relación con una deficiencia de estrógenos o el efecto de la terapia hormonal.

 El prolapso genital es una afección multifactorial en la que la biomecánica del suelo pélvico desempeña un papel esencial en el mantenimiento de los órganos pélvicos en su posición correcta. Los factores etiopatogénicos, que incluyen las fuerzas de presión abdominal, lesiones en el tejido conectivo, lesiones neuromusculares, anomalías congénitas, neuropatías adquiridas y envejecimiento, interactúan de manera compleja para contribuir al desarrollo de esta afección que afecta a un número significativo de mujeres.

FORMAS ANATOMOCLÍNICAS Y CLASIFICACIÓN DEL PROLAPSO DE ÓRGANOS PÉLVICOS

El prolapso genital puede afectar a diferentes estructuras pélvicas, y se puede clasificar en varias formas anatomoclínicas:

- **Prolapso uterino o histerocele**: aislado es raro, y suele acompañarse de cierto grado de prolapso anterior o posterior. Es el segundo más frecuente.
- **Prolapso vaginal**: se divide en dos tipos principales:
  - *Colpocele anterior*: el más común, comprende la vejiga y/o la uretra, protruyendo en la cara anterior de la vagina.
  - *Colpocele posterior*: según el nivel de la pared posterior descendida, comprende:
    - Rectocele: cuando el recto protruye en la pared posterior de la vagina.
    - Enterocele: si una parte del intestino delgado protruye en la porción superior de la pared posterior de la vagina.
- **Elongación cervical**: puede estar asociada o no al prolapso del cuerpo uterino, y se refiere al alargamiento del cuello uterino.
- **Prolapso de cúpula vaginal**: implica un descenso de la parte superior de la vagina en pacientes histerectomizadas.

En muchas mujeres, se encuentra un prolapso de más de un compartimiento.

CLASIFICACIÓN

La clasificación del prolapso genital se lleva a cabo mediante dos sistemas principales: la clasificación de Baden-Walker y el POP-Q.

Clasificación de Baden-Walker

Este sistema, desarrollado en los años 70, utiliza una aproximación basada en la «media distancia», con el introito vaginal como punto de referencia estándar (Fig. 37-3).

Divide el prolapso genital en cuatro grados:

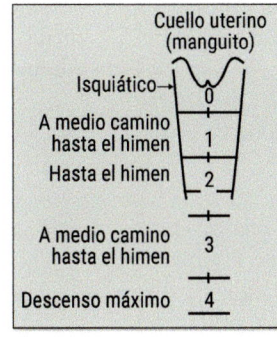

Grado	Clasificación
0	Normal, no prolapso
1	Prolapso, en la mitad de la vagina
2	Prolapso en el introito
3	Prolapso más allá del introito
4	Prolapso, pasa completamente el introito

Figura 37-3. Clasificación del prolapso genital según Baden-Walker.

- *Grado I*: en este nivel, el POP no desciende hasta alcanzar el introito vaginal, lo que significa que los órganos aún se mantienen por encima de esta referencia.
- *Grado II*: en este caso, el POP desciende hasta llegar al introito vaginal, pero no lo sobrepasa.
- *Grado III*: en el grado III, el POP desciende más allá del plano del introito vaginal.
- *Grado IV*: en este nivel, se considera un prolapso total, lo que implica que los órganos se han desplazado completamente fuera de la vagina.

Este sistema tiene una serie de limitaciones:

- Un compartimento más afecto hace infradiagnosticar el otro.
- Es difícil evaluar la pared posterior.
- Hay una tendencia a no diagnosticar prolapsos uterinos de menor grado.

Por ello, esta clasificación está obsoleta, y en la actualidad, la más usada es el sistema POP-Q, que obliga a evaluar una serie determinada de factores.

Sistema de cuantificación del prolapso de órganos pélvicos

Introducido en 1995-1996, el sistema POP-Q fue diseñado para proporcionar una descripción y cuantificación más precisa del prolapso genital. En contraste con la clasificación de Baden-Walker, el sistema POP-Q reemplazó los términos tradicionales, como *rectocele, cistocele, histerocele*, etc., por *prolapso del compartimiento posterior, anterior* o *medio*, respectivamente.

Una característica clave es su capacidad para reproducir resultados, incluso cuando la paciente cambia de posición.

Este sistema de clasificación permite una evaluación detallada y cuantitativa del POP, midiendo de forma más objetiva el prolapso en los tres compartimentos pélvicos, facilitando así la planificación del tratamiento y la comunicación efectiva entre los profesionales.

Resulta especialmente útil en el estudio del POP recurrente, ya que permite a un nuevo explorador comprender la historia del prolapso de la paciente. Para pacientes que desean un manejo conservador, la documentación del prolapso con el sistema POP-Q proporciona una medida de referencia objetiva y validada que se puede utilizar si los síntomas cambian con el tiempo.

Este sistema es respaldado por las principales organizaciones nacionales e internacionales de salud uroginecológica, y se utiliza en la mayoría de las publicaciones científicas sobre el prolapso de órganos pélvicos. Disminuye la variabilidad intraobservador e interobservador.

La evaluación se realiza de manera sistemática en las caras vaginal anterior y posterior, en la zona superior de la vagina y en el introito vaginal, utilizando el anillo himeneal como punto de referencia fijo. Este sistema emplea una tabla con nueve casillas, que muestran diversos componentes y sus valores. Los números negativos indican parámetros dentro de la vagina, mientras que los números positivos indican parámetros fuera del himen.

Los puntos vaginales anteriores son:

- **Aa:** punto en línea media de la pared anterior de la vagina, situado a 3 cm del meato urinario. Valores: de –3 a +3 cm.
- **Ba:** es el punto más distal del punto Aa del fórnix vaginal anterior. Valor: –3 cm en ausencia de prolapso, con valores positivos igual a la posición del fondo de saco anterior o la cúpula (en prolapso de cúpula).

Los puntos vaginales apicales son:

- **C:** punto más sobresaliente o distal del cuello, generalmente en el borde anterior. Corresponde también al punto más alto de la cúpula vaginal si la paciente esta histerectomizada.
- **D:** fondo de saco de Douglas, lugar de inserción del complejo uterosacros-cardinales (no se debe considerar en ausencia de cuello).

Los puntos vaginales posteriores son:

- **Ap:** punto en la línea media de la pared vaginal posterior a 3 cm del himen. Valores: de –3 a +3 cm.
- **Bp:** es el punto de la pared vaginal posterior más distal al punto Ap. Su valor normal es –3 cm. En mujeres con prolapso de cúpula posthisterectomía, tendrá valores positivos igual a la posición de esta.

Otras mediciones (sin signo) son:

- **Hiato genital (GH, genital hiatus):** distancia en centímetros desde el meato uretral a la parte media posterior del himen.

- **Cuerpo perineal (Pb, perineal body):** distancia desde la parte más posterior del hiato genital al punto medio del anillo anal.
- **Largo vaginal total (LVT):** es la distancia en centímetros al reponer y tensar las paredes vaginales, medido en el fórnix posterior (**Fig. 37-4**).

Uno de los problemas que plantea el uso de esta clasificación es la enorme cantidad de posibilidades que se generan considerando estos nueve parámetros, sin embargo, a partir de dichas mediciones, es posible determinar la gravedad del prolapso en cuatro grados:

- *Grado 0*: ausencia de prolapso; todos los puntos Aa, Ap, Ba y Bp están a –3 cm del himen.
- *Grado 1*: prolapso leve, con una parte a más de 1 cm por encima del himen.
- *Grado 2*: prolapso moderado, con una parte entre –1 cm y +1 cm en relación al himen.
- *Grado 3*: prolapso significativo, con una parte entre +1 cm y no más allá del largo total de la vagina menos 2 cm.
- *Grado 4*: prolapso total, con una completa eversión de los genitales sobre una distancia equivalente al largo total de la vagina menos 2 cm.

Asimismo, se ha descrito una versión más abreviada (*simplified*) (S-POP-Q), en la que únicamente se miden cuatro puntos: Ba, Bp, C y D. Así se mantiene una buena correlación interobservador-intraobservador, pero haciéndolo más atractivo, dado que es más sencillo y rápido.

En opinión del autor de este capítulo, la desventaja de esta forma abreviada es la información que se pierde, como la existencia de la elongación, el estado del cuello vesical, los factores predictivos de avulsiones o las recidivas como hiatos amplios, eliminando el sello de calidad que le da el formato completo.

 El prolapso puede afectar a cualquiera de los tres compartimentos pélvicos, y generalmente no se presenta aislado. Los sistemas para su clasificación han evolucionado para ser en la actualidad más completos y objetivos, con el fin de evitar variaciones en los hallazgos y poder comunicarse, planificar tratamientos y valorar la evolución de los POP.

CLÍNICA

El prolapso genital puede manifestarse de formas variadas, y realmente carece de síntomas característicos, siendo sus manifestaciones distintas en función del grado de descenso y de las alteraciones funcionales asociadas. En sus estadios iniciales, suele ser asintomático, no siendo raro que sea un hallazgo casual en la exploración ginecológica.

Cuando manifiesta síntomas, el fundamental y más característico del prolapso es la sensación de bulto u ocupación genital, suele empeorar a lo largo del día con la bipedestación y con los esfuerzos. Este síntoma se asocia de forma independiente a la gravedad del prolapso.

Además es posible encontrar sensación o visualización del bulto genital, el cual se define cuando un POP comienza a resultar sintomático (suele corresponder a un grado II-III de POP-Q), sensación de pesadez o cuerpo extraño en la pelvis y molestias o dolor en el hipogastrio o incluso en la región lumbar. También se pueden asociar a síntomas funcionales que no son tan específicos del tipo de prolapso ni del grado, aunque son más frecuentes en las formas más graves:

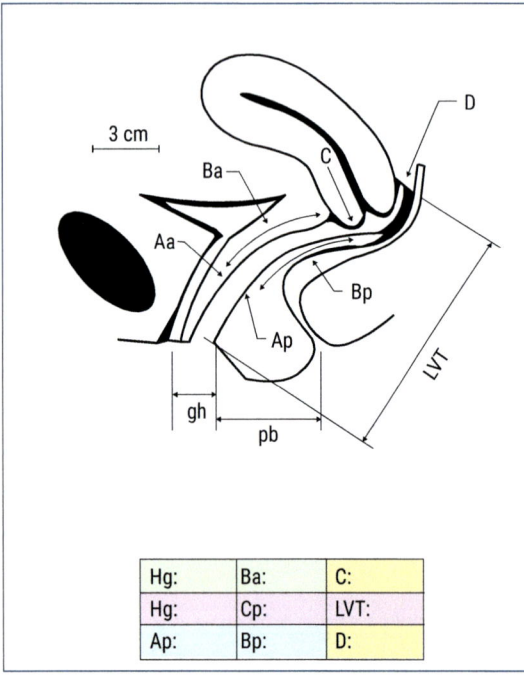

Aa	3 cm proximal al meato uretral en pared vaginal anterior	–3	+3
Ba	Posición más distal de cualquier parte de la pared vaginal anterior (entre Aa y el fondo de saco anterior)	–3	Valor + igual a la posición de la cúpula
C	Posición más distal del cérvix o en ausencia, de la cicatriz de la cúpula		
D	Posición más distal del Douglas/fórnix posterior (nivel de uterosacros) en presencia de cérvix		
Ap	Punto localizado a 3 cm proximal al himen en pared vaginal posterior	–3	+3
Bp	Posición más distal de cualquier parte de la pared vaginal posterior (entre Ap y el fondo de saco posterior)	–3	Valor + igual a la posición de la cúpula
Hg	Desde la parte media del meato uretral hasta la implantación del himen en la línea media de la pared posterior del introito		
Cp	Desde la zona de implantación del himen en el introito hasta la parte media del esfínter anal		
LVT	Longitud máxima total desde el himen hasta el fondo de saco vaginal posterior tras reducir el prolapso		

Hg:	Ba:	C:
Hg:	Cp:	LVT:
Ap:	Bp:	D:

Figura 37-4. Clasificación del prolapso genital según el sistema de cuantificación del prolapso de órganos pélvicos (POP-Q, Pelvic Organ Prolapse-Quantification).

- **Disfunciones urinarias:** la urgencia miccional, el aumento de la frecuencia miccional, la incontinencia urinaria de esfuerzo y/o de urgencia. En otras ocasiones, puede también asociar sensación de dificultad miccional y de vaciado incompleto con residuos posmiccionales elevados. No se considera al prolapso un factor de riesgo para las infecciones urinarias de repetición, pero sí que estas guardan relación con residuales miccionales elevadas.
- **Disfunciones anorrectales:** dificultad defecatoria (defecación obstructiva) que precisa maniobras manuales para expulsar las heces o tenesmo rectal.
- **Disfunciones sexuales:** siendo la más frecuente la dispareunia, la alteración de la imagen corporal y las conductas de evitación.

En los casos más avanzados, se pueden encontrar complicaciones adicionales, como ulceraciones de la mucosa vaginal o el cérvix, y ya de forma más excepcional, herniación del área trigonal con acodamiento de los uréteres con retención urinaria y el consiguiente riesgo de daño renal asociado.

La clínica que presente la paciente no tiene por qué tener una relación directa con la ubicación del POP. Por la teoría integral, puede estar afectado, por ejemplo, el compartimento central; y por la alteración en la distribución de fuerzas del suelo pélvico, puede mayoritariamente presentar síntomas urinarios o defecatorios. Esto mismo explicaría la razón de que, en ocasiones, pequeños prolapsos del compartimento anterior sean muy sintomáticos.

> El prolapso genital es una afección generalmente asintomática, pero cuando presenta síntomas, estos pueden ser variados: la visualización o sensación de una masa en la zona genital, molestias pélvicas, problemas urinarios y de defecación, alteraciones sexuales y, en casos graves, complicaciones en órganos adyacentes. La gravedad y variedad de los síntomas dependen del grado de prolapso y las disfunciones asociadas, y hay que entender que funciona como un sistema en equilibrio, puede haber afectaciones funcional múltiples y existe una variabilidad sintomática a igualdad de grado de prolapso de una mujer a otra.

DIAGNÓSTICO

El diagnóstico del POP es fundamentalmente clínico. Se basa en una evaluación completa que involucra tanto la anamnesis como la exploración física. Hay cuestionarios de calidad de vida, pruebas complementarias como la ecografía del suelo pélvico (**Figs. 37-5** y **37-6**) y pruebas funcionales que permiten una correcta valoración del POP y de los síntomas asociados.

La evaluación inicial recomendada para una mujer con sospecha de POP incluye los pasos descritos a continuación.

Anamnesis

Se realiza una anamnesis general y dirigida a los síntomas anteriormente referidos.

- Antecedentes de cirugías previas y factores de riesgo.
- Insistir en la evolución de los síntomas, la gravedad, la temporalidad y la afectación en la calidad de vida.
- Valoración del potencial de riesgo quirúrgico, movilidad y destreza de la paciente.
- Valoración de la disfunción del vaciado, cuya definición es micción anormalmente lenta y/o incompleta identificada a través de síntomas y estudios urodinámicos que muestran flujos urinarios bajos y residuos postmiccionales anormalmente elevados, preferiblemente en medidas repetidas.
- Grado de trofismo genital y uso de estrogenoterapia local.
- Uso de cuestionarios validados.
- Considerar el deseo de preservación uterina.

Exploración física

La exploración física aborda los siguientes puntos:

- Valoración general corporal sobre la paciente, defectos de la pared abdominal como estrías u otras herniaciones.
- Exploración ginecológica con inspección de genitales externos, para identificar la presencia de cicatrices o desgarros perineales, grado de tropismo vulvovaginal (escala del Vaginal Health Index), exploración de los genitales internos, exploración anorrectal.
- Medición del POP-Q.
- Medición del estado muscular, tono muscular, capacidad contráctil (test de Oxford), presencia de asimetrías o desinserciones musculares (avulsión).
- Valorar la movilidad uretral.

Pruebas complementarias

A continuación, se describen las pruebas complementarias:

- Test de estrés o de esfuerzo con reducción del POP, para identificar la presencia de incontinencia urinaria de

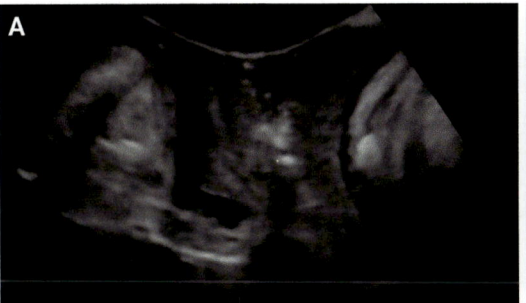

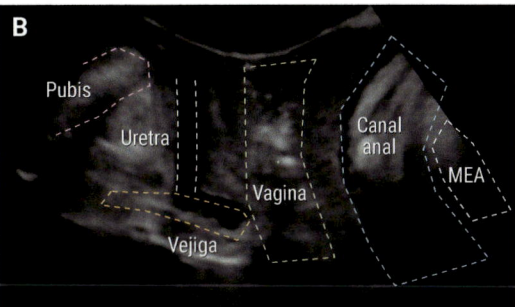

Figura 37-5. Hiato genital. **A)** Imagen bidimensional del hiato genital. **B)** Correlación anatómica del hiato genital. MEA: músculo elevador del ano.

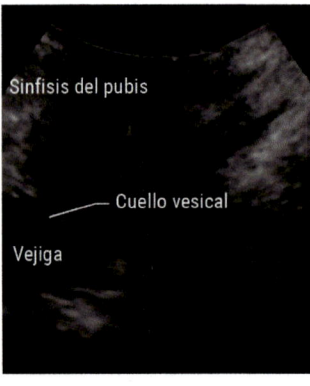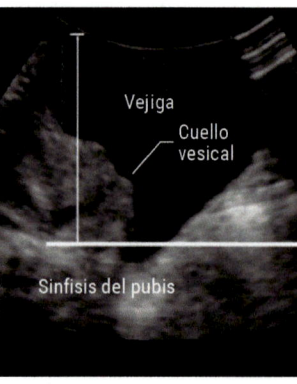

Figura 37-6. Valoración ecográfica del prolapso de órganos pélvicos. Adaptada de: Dietz HP, Lekskulchai O. Ultrasound assessment of pelvic organ prolapse: the relationship between prolapse severity and symptoms. Ultrasound Obstet Gynecol. 2007;29(6):688-91.

esfuerzo oculta. En caso de resultar positivo se podría plantear el estudio urodinámico.
- Análisis de orina.
- Valoración del residuo posmiccional por ecografía (recomendado) o mediante cateterismo intermitente.
- Ecografía ginecológica vía transvaginal.
- Ecografía del suelo pélvico vía transperineal, la cual permite valorar los tres compartimentos, de forma dinámica, a la vez controlando los factores de confusión (vejiga llena, ampolla rectal ocupada y coactivación). Se puede obtener información del residuo posmiccional, el diagnóstico diferencial con lesiones vaginales, cuantificar elongación cervical, valoración del microtraumatismo (*ballooning* o apertura introital) o macrotraumatismo (lesión del músculo elevador del ano), valoración vesical del engrosamiento de la pared vesical, medición del ángulo uretrovesical, de la embudización uretral, y en caso de antecedentes, de mallas de incontinencia a una completa caracterización de la misma.

 Aunque el diagnóstico del POP se basa en la exploración física, y en especial en la cuantificación POP-Q (apoyado por una valoración completa del estado de salud del suelo pélvico), se debe realizar una aproximación global, desde el interrogatorio, donde se incidirá en el grado de afectación en la calidad de vida de la paciente, hasta apoyar la exploración en pruebas complementarias, con idea de completar el diagnóstico y detectar posibles disfunciones asociadas.

TRATAMIENTO

A la hora de exponer el plan terapéutico, se deben establecer expectativas realistas. Se trata de una patología progresiva hasta la menopausia y, a partir de ese momento, puede experimentar períodos de progresión o regresión.

Caben tres enfoques según la gravedad, los síntomas, la afectación en la calidad de vida y el estado general de la paciente:
- **Manejo expectante**: hay que insistir en eliminar o minimizar los factores de riesgo, modificar el estilo de vida y,

si procede, pautar tratamiento hormonal local. Además, se indicarán ejercicios para fortalecer el suelo pélvico: aunque no alteran la gravedad del prolapso en sí, ayudan a prevenir un deterioro posterior, mejoran la calidad de vida y crean un entorno más propicio para una cirugía eventual (recomendación de grado B).
- **Tratamiento médico**: uso de pesarios (recomendación de grado B). Requieren una adecuada valoración pélvica para saber si pueden ser de utilidad y elegir el tamaño adecuado. Restaura la estática de la pelvis femenina, dándole soporte con efecto inmediato en la mejora de la sintomatología, siendo mínimamente invasivo. Difiere de la cirugía de corrección del prolapso y, en algunos casos, llega a evitarla. Hay que tener en cuenta los siguientes aspectos:
  - *Limitaciones*: acortamiento vaginal, cirugías previas que se acompañen de cicatrices dolorosas, apertura hiatal excesiva, avulsión bilateral.
  - *Contraindicaciones*: alergia al material, infecciones pélvicas activas, infecciones vaginales graves, sangrado genital de causa no filiada, úlceras en las paredes vaginales.

  Los tratamientos físicos son otro pilar del tratamiento médico y son guiados por el tándem médico rehabilitador-fisioterapeuta de suelo pélvico: reeducación perineal, ejercicios de rehabilitación perineal, asociados o no a *biofeedback*, electroestimulación funcional. Disminuyen las recidivas y mejoran los resultados quirúrgicos y la satisfacción.
- **Tratamiento quirúrgico**: una vez indicado el POP sintomático con fracaso o no aceptación de las medidas conservadoras. El pronóstico quirúrgico depende de la gravedad de los síntomas, el grado del defecto, la experiencia del cirujano y las expectativas de la paciente. Se estima una recurrencia entre el 20 y el 30 %.

Tratamiento quirúrgico

En el tratamiento quirúrgico del POP, es crucial la selección de la paciente, la preparación y la información adecuada, y tener en cuenta las expectativas. Las técnicas quirúrgicas deben ser individualizadas y consensuadas.

Se requiere un profundo conocimiento anatómico para reparar anclajes, corregir defectos y entender la fisiopatología del POP para disminuir el riesgo de disfunciones *de novo* y recidivas.

Los objetivos del tratamiento quirúrgico son los siguientes:

- Recuperación anatómica, alivio sintomático, corrección de las disfunciones y evitar recidivas.
- Satisfacción de la paciente, que depende en gran medida de: expectativas cumplidas, ausencia de disfunciones *de novo* evitando hipercorrecciones anatómicas y correcta información con consentimientos informados entendidos.

En cuando a los factores de riesgo de recidiva, se deben tener en cuenta:

- Con edad menor de 60 años.
- Historia familiar de prolapso.

- Índice de masa corporal elevado.
- Prolapso avanzado.
- Antecedente de cirugía de prolapso.
- Hiato amplio y debilidad muscular del elevador.
- Experiencia limitada del cirujano.
- Avulsión del elevador.

En la **elección del procedimiento quirúrgico**, habrá que valorar:

- Localización del defecto y afectación multicompartimental: hay que asociar la corrección de la pared anterior/posterior, se recomienda concomitante colporrafia anterior/posterior (grado 2C).
- Defecto primario o recidiva.
- Procedimiento reconstructivo: cuyo objetivo es lograr el mejor resultado anatómico y funcional; en casos seleccionados, se podría recurrir al uso de mallas.
- Procedimiento obliterativo: se centran en cerrar el hiato genital para contener el prolapso e impedir su recidiva. Reservado para mujeres con alto riesgo quirúrgico y que hayan descartado la relaciones sexuales vaginales en el futuro.
- Histerectomía concomitante: ante un POP apical, es preferible la realización de histerectomía antes que la preservación (grado 2B). Existe una razonable preservación por el cirujano experto en pacientes con gran deseo de mantener el útero y que sean conscientes del alto riesgo de recurrencia, con resultados obstétricos no garantizados.
- Necesidad de cirugía de incontinencia: investigar la incontinencia urinaria de esfuerzo (IUE) oculta y valorar la cirugía en un mismo tiempo o en dos pasos.
- Tipo y gravedad del POP: valorar el riesgo de recidiva de este.
- Expectativas y características de la paciente: estado hormonal, edad, función sexual.
- Escuela quirúrgica/experiencia y preferencias del cirujano.

En cuanto a la vía de abordaje, puede ser vaginal, abdominal abierta o laparoscópica. La cirugía se puede realizar con tejidos nativos o materiales protésicos.

Técnicas quirúrgicas reconstructivas

A continuación, se explican las técnicas quirúrgicas reconstructivas.

Compartimento anterior: cistocele

El tratamiento dependerá del tipo de defecto: cistocele central, lateral (defecto paravaginal) o combinado. Su reparación tiene alrededor del 20-30 % de fracasos, cualquiera que sea la técnica empleada.

El POP del compartimento anterior típicamente coexiste con defectos de otros compartimentos; si se realiza reparación del defecto anterior, el defecto apical se debe reparar también.

Para la cirugía primaria, se recomienda la cirugía clásica con tejidos nativos (grado 2B). Si se plantea una cirugía con malla, es preciso individualizar, consensuar e informar de las complicaciones de la malla vaginal.

Richardson, en 1976 clasificó los prolapsos del segmento anterior en cuatro tipos:

- Defectos centrales: defectos verticales en la fascia endopélvica. A menudo afectan al soporte suburetral (IUE), ya que se asocian a cistouretrocele y a la pérdida del ángulo uretrovesical (**Fig. 37-7**).
- Defectos paravaginales: desinserción del arco tendinoso. Puede ser unilateral o bilateral, se asocian también a la pérdida del ángulo uretrovesical e IUE (**Fig. 37-8**).
- Defectos transversales: el daño de la fascia pubovesical ocurre en su inserción en el anillo fibroso pericervical. Se manifiestan por grandes cistoceles que se expresan especialmente en el fórnix anterior, no alteran mayormente el ángulo uretrovesical y, generalmente, no se acompañan de IUE, pero mal identificados o mal operados pueden producir una IUE grave (**Fig. 37-9**).
- Defectos del ligamento pubouretral: la uretra protruye hacia fuera y hacia abajo a través de una vagina que puede

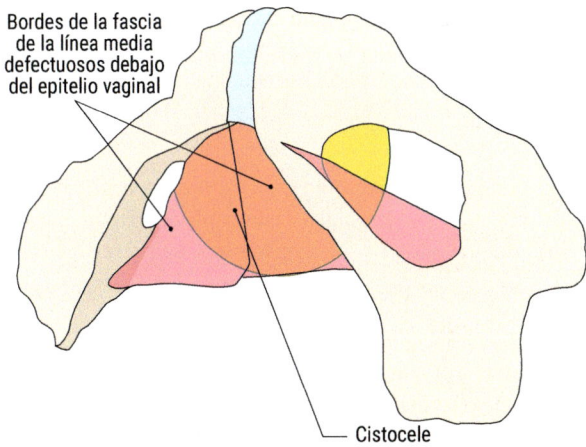

Bordes de la fascia de la línea media defectuosos debajo del epitelio vaginal

Cistocele

Figura 37-7. Defecto central del compartimento anterior de la vagina.

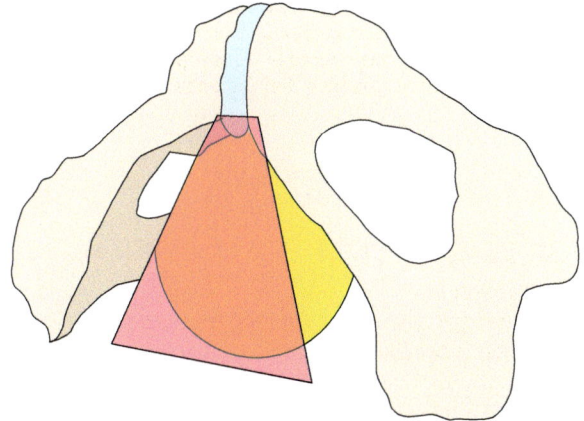

Figura 37-8. Defecto paravaginal del compartimento anterior de la vagina.

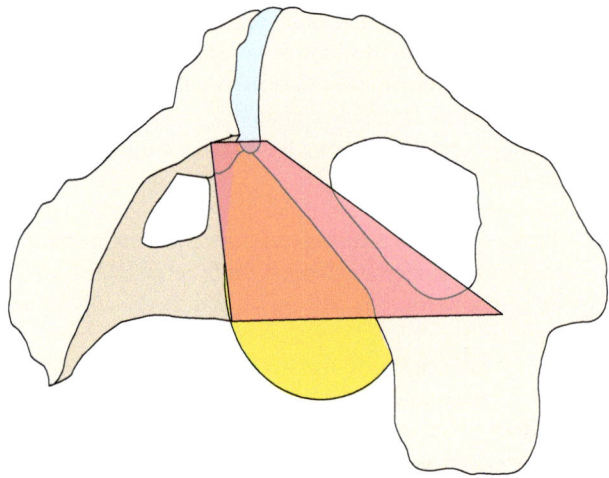

Figura 37-9. Defecto transverso del compartimento anterior de la vagina.

estar intacta. Es el defecto menos frecuente, y se acompaña de IUE (**Fig. 37-10**).

Si existe IUE y se decide realizar un procedimiento, la plicatura de Kelly no es un procedimiento efectivo, se valorará añadir una malla o *sling* suburetral en la paciente con IUE evidente o IUE oculta que desee corrección en el mismo acto, tras consensuar con ella (v. apartado *Situaciones especiales*).

Compartimento medio: prolapso apical

Comprende el prolapso uterino, el prolapso cervical (elongación cervical) y el prolapso de la cúpula vaginal. Rara vez se presenta aislado. La vía vaginal será la preferible, salvo que se plantee la malla laparoscópica en los casos indicados con fuertes factores de riesgo de recidiva.

La histerectomía vaginal debe realizarse según la técnica clásica, asociando, siempre que se desee preservar la funcionalidad, una fijación de la cúpula vaginal a los ligamentos uterosacros (culdoplastia de McCall), para prevenir recidivas.

Toda histerectomía vaginal o abdominal tiene el riesgo de presentar a largo plazo una procidencia de la cúpula que oscila alrededor del 5 %. Desde un punto de vista teórico, una cuidadosa disección y anclaje de los uterosacros a la cúpula pueden disminuir este riesgo.

Esta técnica consiste en disecar los uterosacros al comienzo de la cirugía, y al final, antes de cerrar la cúpula, se anclan al borde posterior de la vagina en la línea media. Al mismo tiempo que sostienen la cúpula y disminuyen la probabilidad de procidencia, también disminuyen la probabilidad de enterocele. En casos en los que esta unión se realiza en un plano muy alto, puede asociarse a lesión u obstrucción ureteral por acodadura ureteral, que sucede entre un 2,4 y un 4,4 % de los casos (**Fig. 37-11**).

Prolapso uterino. Conservación uterina: histeropexia

Actualmente existen algunas indicaciones para conservar el útero, ya sea por deseo expreso de la paciente o como medida de preservación de la fertilidad. La histeropexia se considera que es igual de efectiva que la histerectomía vaginal con suspensión apical, asociando una menor pérdida de sangre y menor tiempo quirúrgico, pero con colocación de material protésico, tanto si es por vía vaginal como por vía abdominal (abierta o por laparoscopia).

En la **tabla 37-2** se describen las contraindicaciones relativas a la preservación del útero (grado de recomendación C).

Prolapso de cérvix. Amputación cervical o intervención de Manchester-Forthergill

Está indicada en casos de elongación cervical aislada, con nivel 1 de DeLancey conservado (ligamentos uterosacros), y eventualmente para conservar la fertilidad.

Sus dos puntos fundamentales son los puntos de Sturmdorf (función hemostática) y la plicatura de Forthergill (orienta los

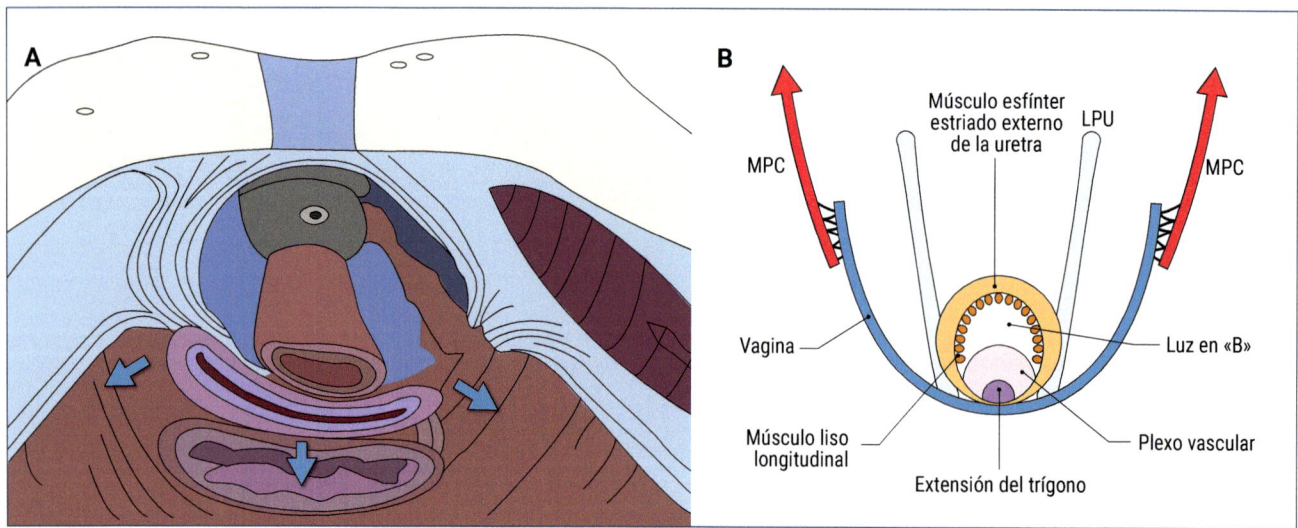

Figura 37-10. Ligamento pubouretral. **A)** Defecto del ligamento pubouretral. **B)** Biomecánica del ligamento pubouretral. LPU: ligamento pubouretral; MPC: músculo pubococcígeo.

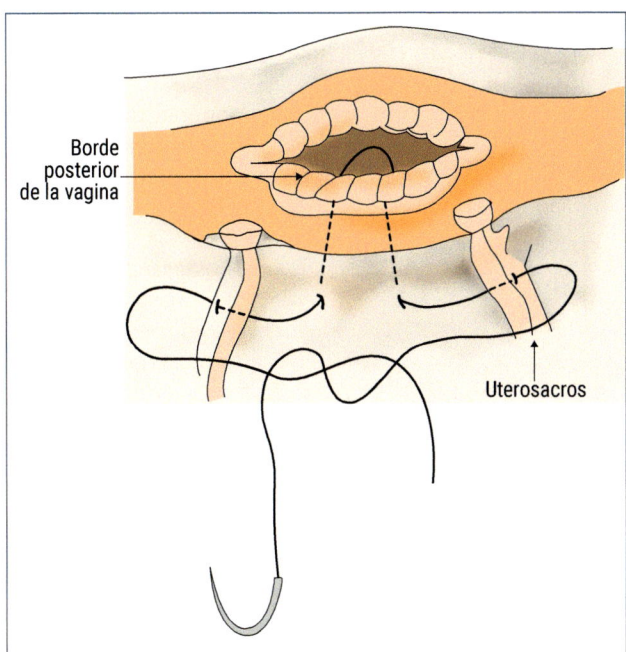

Figura 37-11. Prolapso uterino. Conservación uterina: histeropexia. Culdoplastia de McCall.

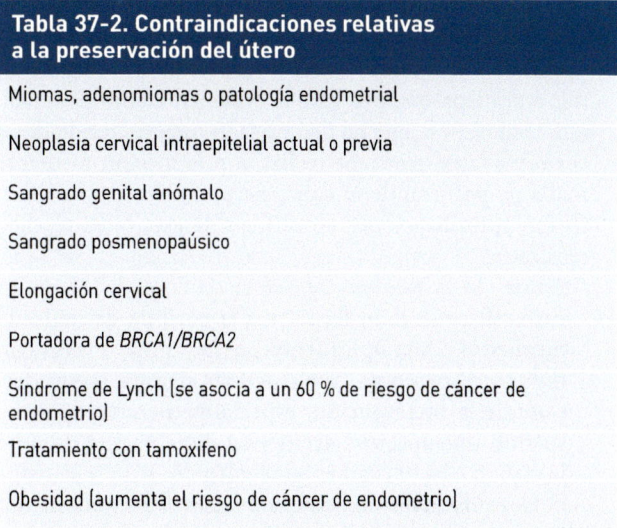

Tabla 37-2. Contraindicaciones relativas a la preservación del útero

Miomas, adenomiomas o patología endometrial

Neoplasia cervical intraepitelial actual o previa

Sangrado genital anómalo

Sangrado posmenopaúsico

Elongación cervical

Portadora de *BRCA1/BRCA2*

Síndrome de Lynch (se asocia a un 60 % de riesgo de cáncer de endometrio)

Tratamiento con tamoxifeno

Obesidad (aumenta el riesgo de cáncer de endometrio)

Imposibilidad de asegurar un seguimiento de la paciente

ligamentos cardinales a la cara anterior del muñón uterino desviando los vectores de fuerza) (**Fig. 37-12**).

Prolapso de cúpula vaginal

Ocurre en mujeres que han sido sometidas a histerectomía y han perdido la suspensión de la cúpula vaginal. Su fre-cuencia es muy variable, de 0,3 al 43 %, incrementándose especialmente tras complicaciones como el hematoma o el absceso de cúpula. Puede ocurrir después de la histerectomía vaginal o abdominal, pero su incidencia es mayor tras una histerectomía vaginal por prolapso, con un promedio de 15 años tras la histerectomía cualquiera que sea la vía por la que se realizó.

Existen diversas técnicas de fijación de la vagina, así como diferentes vías de abordaje, que pueden ser abdominal (abierto o laparoscópico) o vaginal:

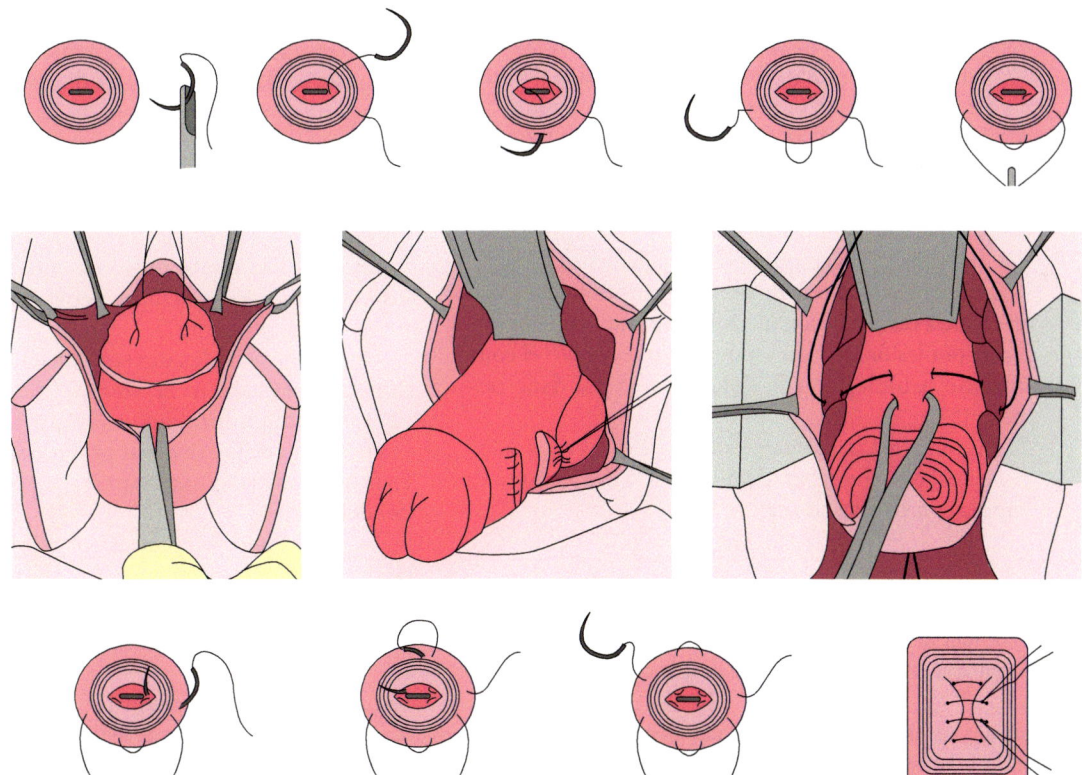

Figura 37-12. Pasos en la cirugía de Manchester o amputación cervical.

- **Abordaje abdominal**: promontofijación (*sacrocolpopexia*): esta técnica siempre utiliza mallas para la fijación de la vagina al promontorio sacro. Puede hacerse por laparotomía o por laparoscopia. Con la evidencia científica actual, esta técnica es la que ha demostrado mejores resultados a corto y a largo plazo. Se realiza con la fijación mediante malla de polipropileno con macroporo (recomendada). Como complicaciones específicas de esta técnica, cabe recalcar:
  - *Erosión de la mucosa vaginal*: se da en el 2-8 % de los casos. Esto se manifiesta por la pérdida de material purulento o hemopurulento por la vagina, a veces con dolor y dispareunia. Suele ocurrir algunos meses después de la intervención, especialmente cuando se ha sufrido una apertura accidental de la vagina durante la cirugía. En el examen ginecológico, se ve y se palpa el trozo de malla en la cúpula vaginal. El tratamiento puede ser conservador, con estrogenoterapia local en caso de extrusiones mínimas, o quirúrgico, cuyo objetivo será la extracción del trozo de malla por vía vaginal directamente. Posteriormente se debe mantener en estrecha observación a la paciente y aplicar estrógenos locales.
  - *Formación de trayectos fistulosos al intestino*: es fundamental el cierre del peritoneo parietal, dejando el tejido protésico sin contacto con las asas intestinales.
  - *Formación de trayectos fistulosos al sacro, con osteomielitis secundaria*: se trata de una complicación rara, pero potencialmente grave. La sintomatología sería el dolor sacro con la presencia de síndrome febril, son precisas pruebas de imagen para su caracterización.
- **Abordaje vaginal**:
  - *Fijación unilateral o bilateral de la cúpula vaginal al ligamento sacroespinoso con puntos irreabsorbibles (técnica de Richter)*: requiere suficiente longitud vaginal, y si se asocia a defecto anterior, tiene peores resultados, por lo que se podría añadir la realización de una plastia anterior. Se considera una técnica de dificultad moderada-alta. Es muy importante enfatizar que el punto se pasa 2-3 cm por dentro de la espina ciática y a través ligamento y del músculo coccígeo que rodea al ligamento sacrociático, nunca por detrás de él. Las complicaciones más frecuentes de la fijación al sacroespinoso son la hemorragia por lesión de vasos pudendos o rectal y/o el compromiso neurológico con dolor pélvico por daño nervioso (**Fig. 37-13**).
  - *Inserción de malla transvaginal*: en los casos muy seleccionados, con alto riesgo de recurrencia del prolapso de cúpula con cirugía clásica.

Compartimento posterior. Rectocele

La diferencia fundamental entre el rectocele y el enterocele es la presencia en este último de la hernia de asa de intestino delgado.

Después de la histerectomía, puede ocurrir un enterocele hasta el 0,1-16 % de los casos. Los resultados de la reparación del defecto posterior son generalmente buenos: el 76-96 %

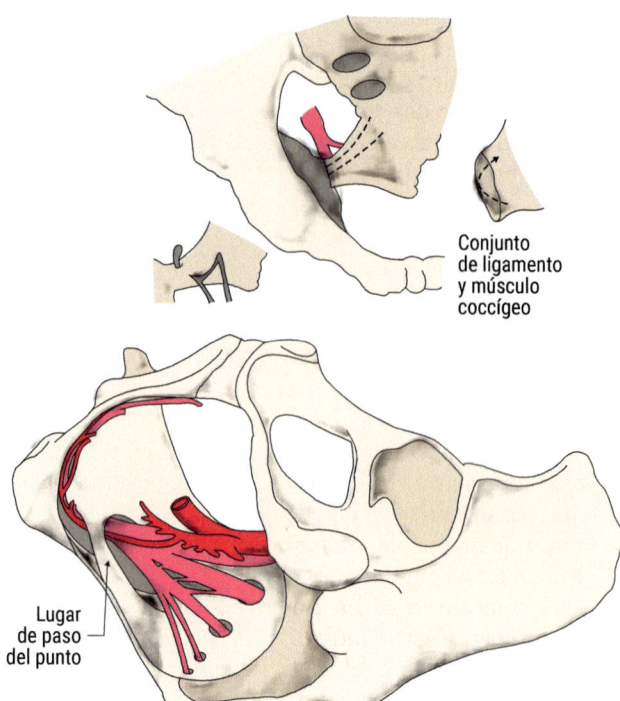

Figura 37-13. Puntos anatómicos básicos en la colpofijación al ligamento sacrociático.

en la colporrafia posterior y el 56-100 % de la reparación del sitio específica:

- La reparación del tabique recto-vaginal: se realiza mediante el fruncido central del mismo o la plicatura de la fascia rectovaginal. No se recomienda la miorrafia de los elevadores, por la alta asociación a dispareunia posterior (nivel de evidencia 1).
- La reparación del sitio específica: tiene el 82-100 % de curación. Basada en la teoría de que la herniación del recto se produce por defectos específicos de la fascia rectovaginal. Se localizan y reparan con sutura reabsorbible.

En aquellos casos en los que durante la realización de una histerectomía abdominal se aprecie un fondo de saco profundo y, por lo tanto, riesgo de enterocele, es posible unir los uterosacros hacia la línea media y, a su vez, anclarlos a la pared vaginal posterior.

Una manera clásica de tratar un enterocele por vía abdominal es por medio de la *sutura de Moschcowitz*, que consiste en un punto en forma circular que toma el peritoneo; se comienza desde la parte más profunda del saco y se continúa en forma helicoidal hasta terminar en la parte más superficial del defecto.

La perineorrafia es optativa, con reparación de los desgarros clínicamente significativos.

Técnicas quirúrgicas obliterantes de la vagina

La colpocleisis (intervención de Le Fort), se emplea en pacientes de edad avanzada, sin actividad sexual y sin planes futuros de ella, con importantes prolapsos o recidivas en las que se prevea un riesgo quirúrgico para cirugía reconstructiva.

Son procedimientos menos invasivos, con menor tiempo quirúrgico y recidivas excepcionales.

Consiste simplemente en cerrar o sellar la vagina mediante la extirpación de dos áreas de mucosa vaginal, una en la pared anterior y otra en la pared posterior, uniendo ambas zonas sin mucosa en el centro, y se dejan los lados para la salida de secreciones vaginales. La complicación principal es la incontinencia urinaria, de esfuerzo por tracción de la uretra media si hay disección excesiva o incontinencia urinaria de urgencia por plicatura e inestabilidad del detrusor (Fig. 37-14).

SITUACIONES ESPECIALES

Es importante conocer la relación del prolapso genital con la vejiga hiperactiva, la IUE, la disfunción de vaciado y las infecciones urinarias de repetición.

El uso de mallas por vía vaginal para el tratamiento del POP es un tema controvertido, motivo de multitud de debates en el momento actual. En la década de los años 90, comenzaron a comercializarse múltiples y variadas mallas para la corrección transvaginal del POP. Su salida al mercado, para la corrección conjunta o por separado de los compartimentos del suelo pélvico, se acompañó de un uso generalizado, en muchas ocasiones no reglado ni controlado.

En julio de 2011, la Food and Drug Administration (FDA) advirtió de que la colocación de la malla quirúrgica transvaginal para tratar el prolapso de órganos pélvicos podría llevar a más riesgos (fundamentalmente dolor crónico y extrusión vía vaginal) que otras opciones quirúrgicas, sin ninguna evidencia de un mayor beneficio. La FDA subrayó que esta advertencia «no se aplica a la malla colocada vía abdominal, o para el tratamiento de la incontinencia urinaria». Desde este momento, la mayoría de las mallas para la reparación de los POP fueron retiradas de la comercialización.

La alerta estaba vinculada a una vigilancia posterior, siendo en enero de 2016 cuando la misma FDA reclasificó a las mallas vaginales desde la clase II (control especial) a la clase III (control precomercialización), basándose en la determinación de que los controles generales y los controles especiales juntos no son suficientes para proporcionar una seguridad razonable y seguridad para este dispositivo, y presentan un riesgo potencial irrazonable de enfermedad o lesión.

El grupo de Cochrane realizó en 2016 una revisión sistemática de las publicaciones al respecto, encontrando porcentajes de extrusión de la malla que varían entre el 0 y el 15 %, apreciando que, para las mallas más recientes, los porcentajes publicados son más bajas, del 0,5 al 7 %. Concluyen que hasta que no se obtengan más datos sobre la seguridad de las mallas, hay que asumir este riesgo de complicaciones, es preciso explicarlo a las pacientes y, quizás, los primeros productos comercializados no fueron rigurosamente evaluados.

La International Continence Society (ICS) recoge por consenso que las mallas vaginales tienen un papel en situaciones concretas:

- Prolapsos recidivados tras cirugía clásica.
- Como indicación primaria en casos muy seleccionados, bien en casos de grandes defectos de la fascia endopélvica (p. ej., un gran defecto lateral) o en pacientes con patología concomitante, que las predispone a un elevado riesgo de recidiva (p. ej., el síndrome de Ehlers-Danlos).

No se apoya su uso en ningún caso para defectos posteriores aislados.

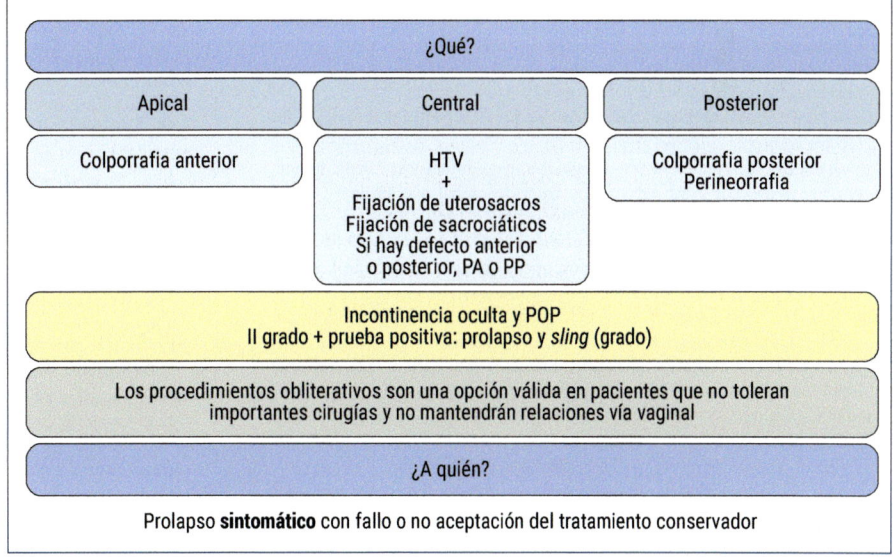

Figura 37-14. Resumen de las diferentes técnicas quirúrgicas en función de la paciente y del defecto anatómico. HTV: histerectomía vaginal; PA: plastia anterior; PP: plastia posterior; POP: prolapso de órganos pélvicos.

PUNTOS CLAVE

- El POP es una enfermedad prevalente e infradiagnosticada que afecta en gran medida a la calidad de vida de las pacientes.
- Es una entidad con un origen multifactorial donde se ven alteradas las complejas interacciones entre los diferentes componentes del suelo pélvico, llevando a una alteración estructural y funcional.
- Es por lo general asintomático; cuando presenta clínica, su síntoma principal es la sensación de ocupación vaginal, pero puede estar asociado a múltiples disfunciones, como urinarias, anorrectales y sexuales.
- El diagnóstico se basa en la exploración física y su cuantificación mediante POP-Q, siendo apoyado por una valo-

ración completa del estado de salud del suelo pélvico. Las pruebas complementarias no suelen ser necesarias, salvo para completar el diagnóstico en caso de disfunciones asociadas.
- El tratamiento es generalmente quirúrgico, pero antes de tomar esta opción, es preciso plantear el manejo expectante y tratamiento médico, que de por sí mejoran los resultados de un eventual tratamiento quirúrgico.
- Existen múltiples técnicas quirúrgicas, y se elegirán unas u otras según una serie de factores como tipo de defecto, si es primario o una recidiva, múltiples compartimentos afectos, características y expectativas de la paciente, asociación a otras disfunciones y experiencia del cirujano.

BIBLIOGRAFÍA

Baessler K, Schuessler B. The depth of the pouch of Douglas in nulliparous and parous women without genital prolapse and in patients with genital prolapse. Am J Obstet Gynecol. 2000;182(3):540-4.

Barber MD, Brubaker L, Nygaard I, Wheeler TL 2nd, Schaffer J, Chen Z, et al.; Pelvic Floor Disorders Network. Defining success after surgery for pelvic organ prolapse. Obstet Gynecol. 2009;114(3):600-9.

Barber MD, Cundiff GW, Weidner AC, Coates KW, Bump RC, Addison WA. Accuracy of clinical assessment of paravaginal defects in women with anterior vaginal wall prolapse. Am J Obstet Gynecol. 1999;181(1):87-90.

Beverly C, Walters M, Weber AM, Piedmonte M, Ballard L. Prevalence of hydronephrosis in patients undergoing surgery for pelvic organ prolapse. Am Obstet Gynecol. 1997;90(1):37-41.

Bland DR, Earle BB, Vitolins MZ, Burke G. Use of the Pelvic Organ Prolapse staging system of the International Continence Society, American Urogynecologic Society, and Society of Gynecologic Surgeons in perimenopausal women. Am J Obstet Gynecol. 1999;181(6):1324-7; discussion 1327-8.

Bump RC, Mattiasson A, Bø K, Brubaker LP, DeLancey JO, Klarskov P, et al. The standardization of terminology of female pelvic organ prolapse and pelvic floor dysfunction. Am J Obstet Gynecol. 1996;175(1):10-7.

Bump RC, Norton PA. Epidemiology and natural history of pelvic floor dysfunction. Obstet Gynecol Clin North Am. 1998;25(4):723-46.

Carter JE. Enterocele repair and vaginal vault suspension. Curr Opin Obstet Gynecol. 2000;12(4):321-30.

Cervigni M, Natale F. The use of synthetics in the treatment of pelvic organ prolapse. Curr Opin Urol. 2001;11(4):429-35.

Corton MM. Anatomy of the pelvis: how the pelvis is built for support. Clin Obstet Gynecol. 2005;48(3):611-26.

Cruikshank SH, Kovac SR. Anterior vaginal wall culdoplasty at vaginal hysterectomy to prevent posthysterectomy anterior vaginal wall prolapse. Am J Obstet Gynecol. 1996;174(6):1863-9; discussion 1869-72.

Culligan P, Murphy M, Blackwell L, Hammons G, Graham CA, Heit M. Long term success of abdominal sacral colpopexy using synthetic mesh. Am J Obstet Gynecol. 2002;187(6):1473-80; discussion 1481-2.

Cundiff G, Harris R, Coates K, Low VHS, Bump R, Addison WA. Abdominal sacral colpoperineopexy: a new approach for correction of posterior compartment defects and perineal descent associated with vaginal vault prolapse. Am J Obstet Gynecol. 1997;177(6):1345-53; discussion 1353-5.

Cundiff G, Weidner A, Visco AG, Addison WA, Bump R. An anatomic and functional assessment of the discrete defect rectocele repair. Am J Obstet Gynecol. 1998;179(6 Pt 1):1451-6; discussion 1456-7.

DeLancey JO. What's new in the functional anatomy of pelvic organ prolapse? Curr Opin Obstet Gynecol. 2016;28(5):420-9.

Delancey JO, Hurd WW. Size of the urogenital hiatus in the levator ani muscles in normal women and women with pelvic organ prolapse. Obstet Gynecol. 1998;91(3):364-8.

DeLancey JO, Kearney R, Chou Q, Speights S, Binno S. The appearance of levator ano muscle abnormalities in magnetic resonance images after vaginal delivery. Obstet Gynecol. 2003;101(1):46-53.

DeLancey JO, Morley G. Total colpocleisis for vaginal eversion. Am J Obstet Gynecol. 1997;176(6):1228-32; discussion 1232-5.

Howden NLS, Weber AM, Meyn LA. Episiotomy use among residents and faculty compared with private practitioners. Obstet Gynecol. 2004;103(1):114-8.

Hoyte L, Schierlitz L, Zou K, Flesh G, Fielding JR. Two- and 3-dimensional MRI comparison of levator ani structure, volume, and integrity in women with stress incontinence and prolapse. Am J Obstet Gynecol. 2001;185(1):11-9.

Hurt WG. Abdominal sacral colpopexies complicated by vaginal graft extrusion. Obstet Gynecol. 2004;103:1033-4.

Käser O, Hirsch HA, Iklé FA. Atlas de cirugía ginecológica. Madrid: Marbán.

Kuo-Cheng L, Mooney B, DeLancey JO, Ashton-Miller JA. Levator ani muscle stretch induced by simulated vaginal birth. Obstet Gynecol. 2004;103(1):31-40.

Maher CF, Qatawneh AM, Dwyer PL, Carey MP, Cornish A, Schluter PJ. Abdominal sacral colpopexy or vaginal sacrospinous colpopexy for vaginal vault prolapse: a prospective randomized study. Am J Obstet Gynecol. 2004;190:20-6.

Martínez-Martín A, Díez-Itza I, Uranga S, Ávila M, Lekuona A, García-Hernández JA. Hospital Universitario de Donostia. San Sebastián. Complejo Hospitalario

Rhodes JC, Kjerulff KH, Langenberg PW, Guzinski GM. Hysterectomy and sexual functioning. JAMA. 1999;282(20):1934-41.

Sartore A, De Seta F, Maso G, Pregazzi R, Grimaldi E, Guaschino S. The effects of mediolateral episiotomy on pelvic floor function after vaginal delivery. Obstet Gynecol. 2004;103(4):669-73.

Shull B. Pelvic organ prolapse: anterior, superior and posterior vaginal segment defects. Am J Obstet Gynecol. 1999;181(1):6-11.

Singh K, Cortes E, Reid WMN. Evaluation of the fascial technique for surgical repair of isolated posterior vaginal wall prolapse. Obstet Gynecol. 2003;101(2):320-4.

Swift SE, Barber MD. Pelvic organ prolapse: defining the disease. Female Pelvic Med Reconstr Surg. 2010;16(4):201-3.

Swift SE, Tate SB, Nicholas J. Correlation of symptoms with degree of pelvic organ support in a general population of women: what is pelvic organ prolapse? Am J Obstet Gynecol. 2003;189(2):372-7; discussion 377-9.

Ulmsten U, Falconer C. Connective tissue in female urinary incontinence. Curr Opin Obstet Gynecol. 1999;11(5):509-15.

Visco AG, Weidner A, Barber MD, Myers ER, Cundiff G, Bump R, et al. Vaginal mesh erosion after abdominal sacarl colpopexy. Am J Obstet Gynecol. 2001;184(3):297-302.

Von Pechmann WS, Mutone M, Fyffe J, Hale D. Total colpocleisis with high levator plication for the treatment of advanced pelvic organ prolapse. Am J Obstet Gynecol. 2003;189(1):121-6.

Webb MJ, Aronson M, Ferguson LK, Lee RA. Posthysterectomy vaginal vault prolapse: primary repair in 693 patients. Obstet Gynecol. 1998;92(2):281-5.

Weber AM, Richter HE. Pelvic organ prolapse. Obstet Gynecol. 2005;106(3):615-34.

Weber AM, Walters M, Ballard L, Booher DL, Piedmonte M. Posterior vaginal prolapse and bowel function. Am J Obstet Gynecol. 1998;179(6 Pt 1):1446-9; discussion 1449-50.

Wong MY, Harmanli OH, Agar M, Dandolu V, Grody T. Collagen content of nonsupport tissue in pelvic organ prolapse and stress urinary incontinence. Am J Obstet Gynecol. 2003;189(6):1597-9; discussion 1599-600.

Wu JM, Matthews CA, Conover MM, Pate V, Jonsson Funk M. Lifetime risk of stress urinary incontinence or pelvic organ prolapse surgery. Obstet Gynecol. 2014;123(6):1201-6.

Disfunción del suelo pélvico

38

A. I. Martín Martínez y S. Carballo Rastrilla

OBJETIVOS

- Desarrollar los cuatro tipos diferentes de patología del suelo pélvico, que tienen muchos nexos entre ellas.
- Ofrecer una información amplia al profesional para que sea capaz de abordar la sintomatología que refiera la paciente y, por otro lado, ser capaces de ser productivos en la consulta, durante la anamnesis.
- Conocer los diferentes tipos de incontinencia urinaria, identificar factores desencadenantes y su correcta fisiopatología.
- Ser capaces de realizar un adecuado estudio de la paciente con incontinencia urinaria, apoyándose en la pruebas complementarias más útiles.
- Entender la complejidad de la incontinencia anal y la implicación del parto como posible factor de riesgo.
- Poder identificar a las pacientes con disfunción sexual que acudan a la consulta de suelo pélvico, su reclamo y plantear alternativas de mejora.
- Entender los mecanismos por los que se genera el dolor pélvico, para realizar una adecuada prevención tanto primaria como secundaria, y poder ofrecer el mejor plan terapéutico.

INCONTINENCIA URINARIA

La incontinencia urinaria o pérdida involuntaria de orina es un síntoma relativamente frecuente que puede afectar a mujeres de todas las edades, con una amplia gama de gravedad, y puede ser el resultado de alteraciones funcionales del tracto urinario inferior o de enfermedades.

Aunque rara vez pone en peligro la vida, la incontinencia urinaria puede llegar a tener un gran impacto en el bienestar físico, psicológico y social de las mujeres que la padecen; incluso afecta al ámbito familiar y a los cuidadores, con unas implicaciones considerables en cuanto a los recursos económicos y sanitarios, tanto para la paciente como para el servicio de salud.

La International Continence Society (ICS) define la incontinencia urinaria como «la queja de cualquier pérdida involuntaria de orina».

Los síntomas del tracto urinario inferior (STUI) (v. **Cap. 36** Bases de la uroginecología) abarcan la fase del almacenamiento, de la micción y la posmicción (**Tabla 38-1**).

Además, los síntomas del tracto urinario se clasifican en síndromes o entidades clínicas como:

- **Síndrome de vejiga hiperactiva**: es aquel en que existe, con o sin incontinencia urinaria, una sintomatología de urgencia miccional, generalmente acompañada de polaquiuria y nicturia, en ausencia de infección u otra patología evidente:
  - Con incontinencia se conoce como *vejiga hiperactiva húmeda.*
  - Sin incontinencia se conoce como *vejiga hiperactiva seca.*

- **Síndrome de vejiga hipoactiva**: se caracteriza por un chorro urinario lento, débil y con necesidad de realizar esfuerzo para orinar, con o sin sensación de vaciado incompleto de la vejiga.
- **Fístulas genitourinarias**: presencia de comunicaciones entre la vejiga y la vagina, y la uretra y la vagina o, más raramente, el uréter y la vagina. Se caracteriza por la pérdida continua de orina sin deseo previo ni control sobre la misma.

Prevalencia

En líneas generales, la prevalencia se estima entre el 8 y el 50 %, en función de la franja de edad, y a pesar de no estar considerada una patología grave y estar infradiagnosticada, sí que tiene relevancia cuando se habla de la salud pública de la población, con una importante repercusión en la calidad de vida del individuo y en el gasto sanitario del sistema.

En las publicaciones científicas, se cuenta cómo se realizó el estudio Epidemiology of Incontinence (EPIC), con una de las encuestas poblacionales más grandes, buscando la prevalencia de los síntomas del tracto urinario inferior y del síndrome de vejiga hiperactiva, se llevó a cabo en cinco países: Canadá, Alemania, Italia, Suecia y el Reino Unido. Con más de 19.000 participantes, apreció una prevalencia general de síntomas de vejiga hiperactiva del 11,8 % (10,8 % en hombres y 12,8 % en mujeres).

En España, la prevalencia en la población general de edad superior a los 40 años es del 21,5 %, siendo más elevada en mujeres (25,6 %) que en varones (17,4 %).

Tabla 38-1. Síntomas del tracto urinario inferior		
Almacenamiento	• Frecuencia • Urgencia • Nicturia • Incontinencia urinaria	• Incontinencia urinaria de urgencia: cuando la fuga involuntaria va acompañada o inmediatamente precedida de sintomatología de urgencia • Incontinencia urinaria de esfuerzo: cuando coincide con la realización de un esfuerzo, como puede ser ejercicio físico, estornudar o toser • Incontinencia urinaria mixta: donde se puede encontrar, en mayor o menor medida, características de ambos tipos de incontinencia
Miccionales	• Chorro enlentecido • Micción «en regadera» o pulverizada • Micción intermitente • Dificultad para el inicio de la micción • Esfuerzo miccional	
Posmiccionales	• Sensación de vaciado incompleto • Goteo posmiccional	• Incontinencia de rebosamiento: a consecuencia de una disfunción de vaciado grave cuando la capacidad vesical se ve superada

Muchos adultos presentan uno o más síntomas del tracto urinario inferior en algún momento de su vida, y la prevalencia de estos síntomas aumenta con la edad. Según los datos de un estudio poblacional, las mujeres presentaron síntomas de llenado con más frecuencia que los hombres (59,2% frente al 51,3%), al contrario de lo que ocurría con los síntomas de vaciado (hombres: 25,7%; mujeres: 19,5%) y los síntomas posmiccionales (hombres: 16,9%; mujeres: 14,2%).

Fisiopatología

La función normal del STUI o tracto urinario inferior se basa en la capacidad de almacenar la orina en la vejiga y de poder expulsarla en el momento adecuado para cada individuo. El equilibrio entre estos dos modos de almacenamiento y de micción se conoce como ciclo miccional.

Por un lado, se distingue el síndrome de vejiga hiperactiva, para el que se han propuesto varias teorías para explicar su fisiopatología, sin llegar a establecer una causa identificable definitiva: las que están principalmente relacionadas con los desequilibrios en las vías neurales inhibidoras y excitadoras de la vejiga, o en la sensibilidad de los receptores de los músculos de la vejiga.

Se aprecia un aumento de la contractilidad del detrusor por hipersensibilidad de los receptores muscarínicos (M2, reduciendo la relajación; o M3, aumentado la contracción vesical).

 Desde el punto de vista práctico, los fármacos antimuscarínicos actúan sobre la activación de la vía parasimpática que produce esta contracción del detrusor.

En la vejiga, se han identificado tres subtipos de receptores beta-adrenérgicos (beta-1, beta-2 y beta-3), siendo los beta-3-adrenérgicos predominantes, con un papel principal en la relajación del detrusor. Durante la fase de llenado vesical, predomina la estimulación de la función simpática, con la activación del receptor beta-3-adrenérgico relajando el detrusor; por ello, los fármacos agonistas beta-3-adrenérgicos actúan de esta forma durante la fase del llenado vesical.

Por otra parte, está la incontinencia urinaria asociada al esfuerzo, cuando la presión intraabdominal excede la presión a la que la uretra proximal puede permanecer cerrada. Esto es debido a la pérdida de soporte de los órganos pélvicos por debilidad de la fascia y la musculatura del suelo pélvico, o bien por un déficit intrínseco de la musculatura esfinteriana uretral.

En la exploración física, se puede observar hipermovilidad uretral, dilatación del cuello de la vejiga en reposo e incluso una corta longitud uretral. Se ha asociado a la edad, obesidad, multiparidad, realización de deporte de alto impacto y al hipoestrogenismo a partir de la fase perimenopáusica.

Diagnóstico

Todos estos síntomas pueden variar considerablemente en el tiempo, incluso fluctuar en días sucesivos. Como profesionales sanitarios, hay que saber interpretar esta variabilidad y aclarar con la paciente la frecuencia con que puede experimentar cada síntoma, así como el impacto en su calidad de vida.

El diagnóstico de la incontinencia urinaria está basado en una serie de procedimientos que incluyen la anamnesis dirigida, la exploración física, el uso de cuestionarios para la medicación de la afectación en la calidad de vida, el diario miccional, la exploración urodinámica, las técnicas de imagen del tracto urinario inferior y otros estudios complementarios, en aquellos casos que se precisen para descartar una patología orgánica o infección urinaria como causante de la incontinencia urinaria.

En la mayoría de los casos, se realizarán procedimientos dentro de la evaluación básica, que debe practicarse a toda mujer con síntomas de incontinencia urinaria, mientras que otros, más específicos, se reservarán para los casos complejos.

Teniendo en cuenta lo que se ha aprendido ya sobre las bases del estudio uroginecológico (v. **Cap. 36** Bases de la uroginecología), que fundamentalmente ha sido cómo realizar una correcta anamnesis, organizar la exploración y conocer los recursos de los que se dispone dentro de las pruebas complementarias, ahora este capítulo va a detallar lo que no debe faltar.

Anamnesis

Es preciso realizar una completa anamnesis:

- Identificación de los factores de riesgo: algunos de ellos serán modificables, como la ingesta excesiva de bebidas y estimulantes (café, té, refrescos, chocolate, sacarina), y ciertos tratamientos farmacológicos. Alta ingesta hídrica, aunque no existe un único valor establecido, se deberá conocer el valor estimado de la ingesta de la paciente y si lo realiza cerca de la hora del descanso nocturno.

- Búsqueda de comorbilidad, antecedentes ginecoobstétricos y de enfermedades neurológicas.
- Frecuencia con la que acude la baño, tanto de día como de noche.
- Hay que preguntar por la cantidad y el tipo de absorbentes que use la paciente de forma diaria, así como la frecuencia y la cantidad de los escapes de orina.
- Es importante identificar los síntomas asociados a la incontinencia urinaria que corresponden al resto de las disfunciones del suelo pélvico, como son el prolapso genital, la incontinencia fecal, el dolor pélvico y la disfunción sexual.
- El uso del diario miccional, entre 3 y 7 días, de rutina en la valoración de las pacientes con STUI, permite medir de forma objetiva la cantidad y frecuencia de las micciones, la ingesta hídrica, así como de los episodios de incontinencia urinaria (**Tabla 38-2**).

Exploración física

Comprenderá la exploración general básica, abdominal, neurológica en el ámbito sensitivo y motor de la zona pélvica, perineal, vaginal, incluyendo en esta última la valoración la existencia de prolapso genital, del estado muscular y la capacidad contráctil.

De forma específica, dentro del estudio de la incontinencia urinaria, figura el estado de la uretra y su movilidad, las pruebas de estrés y la valoración de la cantidad de orina residual tras la micción, preferiblemente mediante la realización de ecografía.

En el manejo inicial de las pacientes, se recomienda descartar la presencia de infección urinaria activa, ya que los STUI podrían verse agravados, se recomienda pautar tratamiento, con especial atención a la población de mayor edad o anciana, donde no hay beneficio en el tratamiento de la bacteriuria asintomática (v. **Cap. 36** Bases de la uroginecología).

Cuestionarios

Por su relevancia clínica, cabe destacar el cuestionario de consultas internacionales sobre incontinencia en su versión breve (ICIQ-SF, International Consultations on Incontinence Questionnaire-Short Form) y el cuestionario de autoevaluación del control de la vejiga (CACV), más específico de la vejiga hiperactiva:

- *El ICIQ-SF-UI (International Consultations on Incontinence Questionnaire-Short Form-Urinary Incontinence)*: tiene cuatro ítems que miden la frecuencia, la cantidad y el nivel de impacto en la calidad de vida (**Fig. 38-1**).
- *El CACV*: tiene una escala de cuatro ítems para los síntomas y para las molestias asociadas (**Fig. 38-2**).

Estudios complementarios

La prueba de estrés o de incontinencia y la prueba de la compresa son estudios sencillos que aportan mucha información y permiten caracterizar el tipo de incontinencia urinaria que presenta la paciente.

La realización de los estudios urodinámicos no aportan beneficio cuando se plantea iniciar tratamiento en una paciente con síndrome de vejiga hiperactiva no complicado e incluso para incontinencia urinaria de esfuerzo no complicada. En caso de disponer de este estudio en nuestro medio y decidir realizarla, es recomendable adherirse a los estándares de buenas prácticas de la ICS, con el fin de aportar parámetros objetivos en el estudio de los escapes de orina y ayudar en la decisión de la pauta terapéutica.

Es prácticamente habitual que los estudios de imagen estén prácticamente limitados a la ecografía de suelo pélvico (v. **Cap. 36** Bases de la uroginecología), aporta mucha información sobre la anatomía de la paciente: el estado del volumen vesical, la movilidad del cuello vesical, la funcionalidad del músculo elevador del ano (MEA) (valoración de microtraumatismos y macrotraumatismos del MEA); y es de especial relevancia en el caso de pacientes con antecedentes de cirugía antiincontinencia, fundamentalmente con material protésico de bandas suburetrales.

Tratamiento

El abordaje de la incontinencia urinaria depende principalmente de dos factores: el grado de manifestación de los síntomas que presenta la paciente y su efecto en la calidad de vida; y el tipo de incontinencia que tenga.

En algunos casos, los cambios en la medicación que esté tomando o el ajuste en su dosificación pueden proporcionar alivio en la sintomatología de la incontinencia urinaria (p. ej., se puede programar la toma de un diurético en horario diurno

Tabla 38-2. Preguntas clave	
Síntomas de incontinencia urinaria de esfuerzo	• ¿Se le escapa la orina al toser, reír, estornudar, levantar peso?
Síntomas de incontinencia urinaria de urgencia	• ¿Alguna vez se le escapa la orina cuando nota una sensación repentina e incontrolable de ganas de orinar?
Síntomas asociados a ambos tipos de incontinencia	• ¿Alguna vez siente un deseo repentino e incontrolable de orinar? • ¿Cuántas veces orina durante el día? • ¿Cuánto tiempo, como máximo, aguanta sin orinar? • ¿Cuántas veces le despiertan las ganas de orinar durante el sueño?
Síntomas sugestivos de disfunción de vaciado	• ¿Tiene la sensación de que no vacía la vejiga completamente?
Síntomas orientativos de la gravedad de la incontinencia	• ¿Se le escapan gotas o se moja mucho? • ¿Utiliza algún sistema de protección para la incontinencia urinaria? ¿Cuál? ¿Cuántas veces se cambia diariamente?

ICIQ-IU-SF

Fecha: Día ☐☐   Mes ☐☐   Año ☐☐

1. Por favor, escriba la fecha de su nacimiento: Día ☐☐   Mes ☐☐   Año ☐☐

2. Nº ID: ☐☐☐☐☐☐

3. ¿Con qué frecuencia pierde orina? (marque una)

Nunca	○ 0
Una vez a la semana o menos	○ 1
Dos o tres veces a la semana	○ 2
Una vez al día	○ 3
Varias veces al día	○ 4
Continuamente	○ 5

4. Nos gustaría saber su impresión acerca de la cantidad de orina que usted cree que se le escapa. Cantidad de orina que pierde habitualmente (tanto si lleva protección como si no). (Marque una)

No se me escapa nada	○ 0
Muy poca cantidad	○ 2
Una cantidad moderada	○ 4
Mucha cantidad	○ 6

5. Estos escapes de orina que tiene, ¿cuánto afectan a su vida diaria? Por favor, marque un círculo en un número entre 0 (no me afectan nada) y 10 (me afectan mucho)

    0   1   2   3   4   5   6   7   8   9   10
  Nada   Mucho

Puntuación de ICI-Q: sume las puntuaciones de las preguntas 3 + 4 + 5 = ☐☐

6. ¿Cuándo pierde orina? (señale todo lo que le pasa a usted)

Nunca pierde orina	○
Pierde orina antes de llegar al WC	○
Pierde orina cuando tose o estornuda	○
Pierde orina cuando duerme	○
Pierde orina cuando hace esfuerzos físicos/ejercicio	○
Pierde orina al acabar de orinar y ya se ha vestido	○
Pierde orina sin motivo evidente	○
Pierde orina de forma continua	○

Figura 38-1. Cuestionario de consultas internacionales sobre incontinencia en su versión breve de incontinencia urinaria: (ICIQ-SF-UI, International Consultations on Incontinence Questionnaire-Urinary Incontinence Short Form).

para disminuir la frecuencia miccional durante la noche) o el control de la patología de base con la diabetes y el control de las glucemias.

En la mayoría de las guías clínicas de las sociedades científicas de referencia, entre ellas el National Institute for Health and Care Excellence (NICE) y la ICS, se puede encontrar que se distinguen diferentes niveles de actuación, empezando por las estrategias conservadoras, aplicables en cualquier entorno asistencial (desde la atención primaria hasta la especializada), las cuales se centrarán en los cambios de estilo de vida, la reeducación de los hábitos de micciones y el entrenamiento de la musculatura del suelo pélvico:

- **Modificación en la ingesta de líquidos**: puede restringirse en determinados momentos (p. ej., antes de salir o de 3 a 4 horas antes de acostarse).
- **Limitar sustancias que irriten la vejiga**: como las bebidas carbonatadas, que contienen cafeína o teína, picantes o alcohólicas.
- **Reducción del peso corporal**: los estudios muestran mayores beneficios para la incontinencia de esfuerzo que para la incontinencia de urgencia.

- **Reducción del hábito tabáquico**: si bien el hecho de ser fumadora se ha asociado a un mayor riesgo de incontinencia urinaria, más allá de los beneficios generales para la salud que tiene el dejar de fumar, ningún estudio ha evaluado si disminuye la incontinencia urinaria.
- **Reeducación o entrenamiento vesical**: busca restaurar el control central (córtex) mediante el vaciado vesical de forma cronometrada, con un mínimo de 6 semanas, pero con una recomendación de entre 8 y 12 semanas antes de la progresión a la terapia farmacológica. Se trata de instruir a la paciente para que siga un horario fijo para orinar mientras está despierta, con el objetivo de disminuir la necesidad de orinar en otros momentos (utilizando la relajación y la respiración profunda). Se puede comenzar con intervalos de cada 30 minutos e ir espaciando gradualmente hasta un máximo de tiempo de 2 a 3 horas.
- **Ejercicios de los músculos pélvicos (Kegel)**: especialmente eficaz para la incontinencia de esfuerzo. Se debe tratar inicialmente la propiocepción, que es la capacidad para localizar y movilizar la musculatura correcta, es decir, los músculos situados alrededor de la uretra, la vagina y el recto. Se deben realizar unas contracciones rápidas (1 o 2 segundos) y luego

Cuestionario corto para la evaluación de la vejiga hiperactiva

Cuestionario de autoevaluación del control de la vejiga (CACV)

Nº ID: □□□□□

Por favor, anote el número aplicable a su caso en las casillas indicadas por las flechas, teniendo en cuenta lo siguiente:

En absoluto = **0** Un poco = **1** Bastante = **2** Mucho = **3**

Síntomas		**Molestia**	
¿Le resulta difícil retener la orina cuando siente la necesidad urgente de orinar?	→ □ +	¿En qué medida le molesta?	→ □ +
¿Necesita ir al lavabo con demasiada frecuencia durante el día?	→ □ +	¿En qué medida le molesta?	→ □ +
¿Se despierta por la noche con la necesidad urgente de orinar?	→ □ +	¿En qué medida le molesta?	→ □ +
¿Tiene pérdidas de orina?	→ □	¿En qué medida le molesta?	→ □

Ahora, sume las puntuaciones de cada columna e introduzca los resultados en estas casillas

Mi puntuación de «Síntomas» → □□ Mi puntuación de «Molestia» → □□

Puntuación de «Síntomas»	Puntuación de «Molestia»	Esta puntuación de «Molestia» significa
0	0	No tiene molestia debido a problemas urinarios
1-3	1-3	Sus síntomas le molestan ligeramente
4-6	4-6	Sus síntomas le molestan bastante
7-9	7-9	Sus síntomas son una molestia importante para usted
10-12	10-12	Sus síntomas son un problema grave para usted
Si su puntuación de «Síntomas» (arriba indicada) es de 4 o superior, debería consultar a su médico	Si su puntuación de «Molestia» (arriba indicada) es de 1 o superior, puede beneficiarle consultar a su médico	

Figura 38-2. Cuestionario de autoevaluación del control de la vejiga (CACV).

se relajan durante otros 10 segundos, unas tres veces al día. A medida que mejora el tono muscular, es posible aumentar el tiempo de contracción hasta unos 10 segundos cada vez. En casos en los que no se consiga una adecuada contracción muscular, se puede recomendar el uso de la biorretroalimentación (*biofeedback*) o de la estimulación eléctrica.

Tratamiento de la vejiga hiperactiva o del componente de urgencia en las incontinencias de orina mixta

El objetivo será aliviar los síntomas de aumento de frecuencia miccional, urgencia e incontinencia de urgencia. Hay que ser conscientes de que ningún tratamiento es curativo, pero, según la paciente y la opción escogida, se podrán encontrar algunos casos en los que el efecto beneficioso se prolongue en el tiempo.

Para la indicación del tratamiento médico, se debe realizar una valoración individualizada de la paciente, teniendo presente para la elección del fármaco la edad, comorbilidades, farmacoterapia actual, impacto de la vejiga hiperactiva en su calidad de vida y compromiso con los cambios en el estilo de vida, la reeducación y adherencia al mismo. Habrá que prestar especial atención a la corrección de la atrofia del tracto genitourinario en aquellas pacientes que lo precisen.

Se cuenta con los antimuscarínicos o anticolinérgicos, los cuales inhiben el efecto parasimpático del tracto urinario inferior. Durante mucho tiempo, han sido el tratamiento de referencia para la urgencia miccional. Este grupo de fármacos aumenta la distensibilidad vesical, reduce la presión intravesical y las contracciones del detrusor. Su eficacia ha quedado ampliamente demostrada en muchos estudios controlados frente a placebo. No obstante, los efectos secundarios, frecuentes y molestos, como sequedad de boca, estreñimiento, sequedad de ojos, visión borrosa, mareos, taquicardia o retención urinaria, conducen a una elevada tasa de abandono del tratamiento. El tiempo medio hasta la interrupción oscila entre 1 y 3,6 meses.

Además, es importante conocer las contraindicaciones de estos fármacos, comunes a todos ellos, como es la retención u obstrucción urinaria grave, glaucoma de ángulo cerrado, miastenia *gravis*, insuficiencia hepática grave; el uso concomitante con inhibidores potentes del CYP3A4, trastornos digestivos (colitis ulcerosa grave, megacolon tóxico, reflujo gastroesofágico y disminución de la motilidad gastrointestinal), neuropatía autónoma y deterioro cognitivo en pacientes de mayor edad. Se aconseja precaución en pacientes con riesgo de prolongación del intervalo QT (hipopotasemia, bradicardia y administración concomitante de fármacos que prolongan el intervalo QT) y enfermedades cardíacas, como la isquemia miocárdica, arritmias e insuficiencia cardíaca congestiva.

Dado que la eficacia entre los diferentes preparados es similar, la elección del fármaco se realizará en función del perfil de efectos secundarios, la tolerabilidad, la comorbilidad médica y el coste.

A continuación, se resumen algunas de las características particulares de los fármacos con efecto anticolinérgico disponibles actualmente en España:

- **Oxibutinina**: es uno de los anticolinérgicos que primero demostraron su eficacia en el manejo de los síntomas, pero su uso se ve muy limitado en relación con los efectos secundarios, especialmente la sequedad de boca y el estreñimiento. Su presentación oral presenta una alta permeabilidad de la barrera hematoencefálica, por lo que se ha relacionado con trastornos cognitivos. Se han probado diferentes preparados para minimizar estos efectos, se cuenta con la aplicación transdérmica, que evita el metabolismo de primer paso hepático, manteniendo similar eficacia con reducción de los efectos secundarios.
- **Cloruro de trospio**: no se detecta el paso al líquido cefalorraquídeo, por lo que los efectos secundarios, como la reducción de la función cognitiva, no son mayores que el placebo. Los estudios muestran la misma eficacia que la oxibutinina, pero con menor sequedad bucal.
- **Tolterodina**: presenta un grado de selectividad similar para todos los subtipos de receptores muscarínicos, por lo que pueden presentar mayores efectos sobre el aumento de la frecuencia cardíaca. Su eficacia es similar a la oxibutinina, con menos efectos secundarios, especialmente en su forma de liberación modificada.
- **Fesoterodina**: se trata de un avance en la molécula de la tolterodina; al compararla con esta, demostró efectos positivos incluso tras el fracaso de la tolterodina.
- **Desfesoterodina**: se trata de un metabolito activo de la fesoterodina, se ha basado su autorización en los estudios publicados de eficacia y seguridad de esta. Se consideran equivalentes a dosis equimolares la desfesoterodina de 3,5 y 7 mg a fesoterodina de 4 y 8 mg, respectivamente, por lo que la dosis final administrada resultaría menor.
- **Solifenacina**: es moderadamente más selectiva para el receptor M3 que para el receptor M2. En estudios clínicos, a una dosis única de 5-10 mg/día, mostró una mayor eficacia que la forma de liberación modificada de tolterodina. En condiciones normales, el paso de la barrera hematoencefálica se considera bajo.
- **Propiverina**: se trata de un fármaco de doble acción, por un lado, anticolinérgica, y por el otro, antiespasmódica, por acción directa sobre el músculo liso principalmente de la vejiga urinaria, que en estudios prospectivos aleatorios demostró la misma eficacia que la oxibutinina y la tolterodina, pero con menor sequedad bucal. Tiene un efecto similar respecto al deterioro del nivel cognitivo en pacientes ancianos.

Por otro lado, existen fármacos agonistas de los receptores beta-3 (β_3), receptor con mayor expresión en la vejiga urinaria, su activación induce a la relajación por medio del sistema simpático. El mirabegrón, cuya dosis recomendada es de 50 mg una vez al día, es el único que ha demostrado consistentemente la eficacia en comparación con el placebo, y también comparativamente con anticolinérgicos como tolterodina o solifenacina. Y hoy por hoy, se trata de una alternativa de tratamiento establecida frente a la terapia antimuscarínica para pacientes con vejiga hiperactiva, como lo demuestran los datos de eficacia y tolerabilidad.

Se han descrito los siguientes efectos adversos: frecuentes (1-10 % de pacientes), como son la infección del tracto urinario, taquicardia, náuseas, estreñimiento, diarrea, cefalea, mareo; y otros menos frecuentes (1-0,1 % de pacientes), como el incremento de la presión arterial, palpitaciones, fibrilación auricular, dispepsia y gastritis.

Está contraindicado en aquellas personas que presentan hipertensión grave no controlada. Debe evitarse su uso en pacientes con insuficiencia hepática o renal graves, y es preciso tener precaución con su administración a pacientes con hipertensión arterial, dado que esta puede verse aumentada con el tratamiento, por lo que, dentro de la valoración de cada paciente, habría que conocer la presión arterial antes del inicio del tratamiento con mirabegrón. Asimismo, debe evitarse en pacientes con prolongación del intervalo QT y en pacientes con obstrucción de la vía urinaria.

Se ha podido constatar una mayor adherencia de las pacientes y una menor discontinuidad en su consumo. Se le atribuye, principalmente, a su menor porcentaje de efectos adversos y efectividad en el control de los síntomas.

Se considera *vejiga hiperactiva refractaria* a la persistencia del cuadro clínico de urgencia, con o sin los síntomas acompañantes, que no ha mejorado tras las medidas conservadoras, empleo de al menos uno o dos fármacos antimuscarínicos, además de mirabegrón, por un período no inferior a 3 meses.

Este tipo de pacientes deben ser derivadas a unidades especializas en el manejo de la patología de suelo pélvico, donde, tras la reevaluación de la paciente y la realización de las pruebas complementarias pertinentes, se plantearán opciones terapéuticas de segunda línea, como la inyección intravesical de toxina botulínica o la neuromodulación (periférica, mediante la estimulación percutánea o transcutánea del nervio tibial posterior; o central, mediante la estimulación del nervio sacro).

Tratamiento de la incontinencia urinaria de esfuerzo o del componente de esfuerzo en las incontinencias de orina mixta

En aquellos casos en los que no se aprecie mejoría con el entrenamiento muscular, incluso aquel realizado de forma intensiva y supervisada de al menos 3 meses, se pensaría en la opción quirúrgica o la alternativa de diversos dispositivos, como los pesarios. Estos son dispositivos de colocación vaginal que pueden resultar útiles para pacientes que presenta incontinencia de esfuerzo mayoritariamente o únicamente relacionadas con actividades o situaciones específicas (p. ej., hacer ejercicio o experimentar una infección de las vías respiratorias superiores con incontinencia relacionada con la tos).

Para aquellas mujeres que desean un tratamiento rápido y definitivo y que están dispuestas a aceptar riesgos quirúrgicos, la cirugía ofrece tasas de éxito más altas que la terapia conservadora.

Las alternativas quirúrgicas para la corrección de la incontinencia urinaria de esfuerzo son:

- **Banda libre de tensión en la uretra media** colocada de forma transobturadora o retropúbica: se ha convertido en la cirugía estándar, debido a sus altas tasas de curación, abordaje mínimamente invasivo, recuperación rápida y bajo riesgo de complicaciones. La colocación de la banda en la zona de la uretra media crea una «hamaca» de soporte para «cerrar» la misma con las maniobras de Valsalva (tos, estornudos o risa). Por lo general, estos cabestrillos se confeccionan utilizando una malla sintética, de polipropileno. No obstante, en los últimos años, estos dispositivos sintéticos han planteado serias preocupaciones, por la experiencia vivida con las mallas transvaginales para la corrección del prolapso de órganos pélvicos, cuyo uso indiscriminado se ha prohibido, con restricciones a centros y grupos con alta experiencia en cirugía del suelo pélvico en la actualidad. Entre las posibles complicaciones de la cirugía de banda suburetral, se puede encontrar el dolor asociado, aumento de las infecciones de orina, incontinencia urinaria *de novo* o por rebosamiento en el caso de generar una obstrucción, sangrado, dispareunia, extrusiones a vagina o a uretra/vejiga. En los últimos años, cada vez hay más publicaciones en los que las bandas suburetrales de inserción única ajustables igualan las tasas de efectividad con un reducción variable, según la serie, del número de complicaciones.
- El mismo concepto de la banda suburetral, pero usando tejido autólogo extraído de la fascia de la pared abdominal, está reservado para aquellos casos en los que no se desee usar tejido sintético, en los que cursen con uretras fijas, ya que con el dispositivo de ajuste se puede graduar la presión ejercida sobre la misma, o pacientes con antecedentes de complicaciones con mallas previas.
- Los agentes ocupantes de espacio en la zona de la uretra proximal, los *agentes bulking*, también conocidos como *terapia de inyección periuretral o transuretral*, dan como resultado tasas de curación más bajas que otras cirugías, y a menudo requieren inyecciones adicionales para lograr la máxima eficacia. Estos procedimientos se han utilizado cada vez más para tratamiento primario de la incontinencia urinaria de esfuerzo, debido a su naturaleza menos invasiva y su rápida recuperación.
- Colposuspensión retropúbica, tipo Burch: con abordaje abdominal abierto o más recomendado vía laparoscópica.
- Esfínter uretral artificial: con series publicadas más cortas en mujeres, de momento limitado a grupos de expertos y en casos en los que se ha producido fallo de otras cirugías. Tratamiento de la incontinencia urinaria por rebosamiento y dependerá de si la causa es la obstrucción del tracto de salida de la vejiga, la debilidad de los músculos de la pared de la vejiga, o ambos.
- Cuando se trata de obstrucción de la salida de la vejiga, esta se puede corregir, como con la cirugía para la corrección del prolapso genital. En aquellos casos en los que haya una debilidad de los músculos de la pared de la vejiga, el primer paso serán las maniobras de aumento de presión abdominal durante la micción. En caso de persistir la disfunción de

vaciado, será necesario instruir a la paciente en el autosondaje vesical, preferiblemente intermitente, con el objetivo de reducir el tamaño de la vejiga, permitiendo que sus paredes recuperen parte de la capacidad para evitar que se desborde.

INCONTINENCIA ANAL O FECAL

La incontinencia fecal tiene un importante impacto social y económico, y perjudica significativamente la calidad de vida, puede contribuir a la pérdida de la capacidad de vivir de forma independiente.

La ICS establece las siguientes definiciones de incontinencia de origen intestinal:

- **Incontinencia fecal:** la pérdida involuntaria de heces (líquidas o sólidas), también conocida como *fuga intestinal accidental.*
- **Incontinencia anal:** la pérdida involuntaria de heces y/o flatos.

Si se clasifica en función de los mecanismos por los que se produce la incontinencia anal, se podrá decir:

- **Incontinencia de urgencia:** su característica principal es el deseo defecatorio, produciéndose la incontinencia anal, a pesar de los esfuerzos por retener este escape.
- **Incontinencia pasiva:** si hay aviso previo, escapes en ausencia de deseo defecatorio.

Prevalencia

La opinión generalizada es que los estudios posiblemente subestimen la prevalencia de la incontinencia fecal, ya que esta varía según la definición utilizada y la población de estudio. Sí que se ha observado que esta prevalencia aumenta con la edad, con cifras similares entre ambos sexos.

Fisiopatología. Factores de riesgo

La continencia depende de la existencia de una serie de factores, entre los que es posible encontrar la función cognitiva preservada, un adecuado volumen y consistencia de las heces, el tránsito colónico, la distensibilidad rectal, la función del esfínter anal, la sensación y los reflejos anorrectales.

Anatómicamente, en el complejo anorrectal, se deberá encontrar sin alteraciones en el recto, el músculo puborrectal, el esfínter anal interno y el externo (**Fig. 38-3**).

Entre los factores de riesgo para la incontinencia fecal, se puede encontrar: la edad avanzada, alteraciones del tránsito intestinal, como episodios de diarrea, la presencia de urgencia defecatoria, incontinencia urinaria y patología sistémica, como la diabetes *mellitus*.

La pérdida de continencia suele ser multifactorial, coexistiendo tanto anomalías anatómicas como funcionales, compensando entre todas las estructuras cuando el daño es leve o inicial. Sus causas principales son:

- **Debilidad del esfínter anal** por causas traumáticas, como las ocurridas tras un parto o una cirugía del canal anal, o

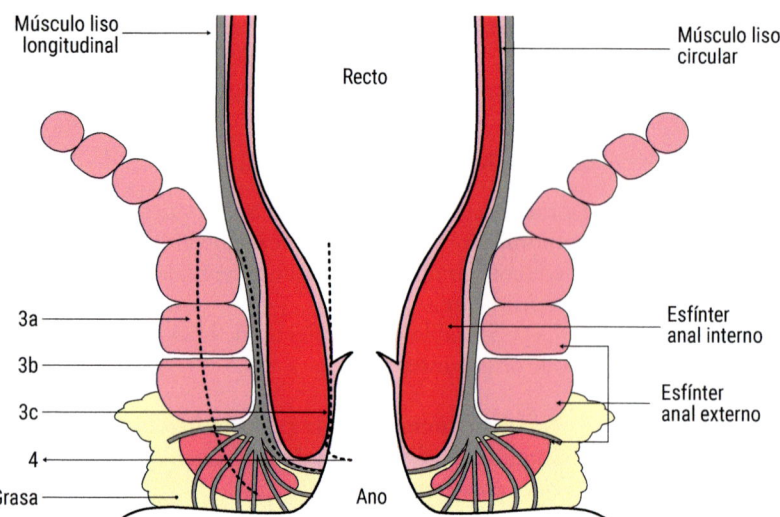

Figura 38-3. Anatomía del canal anal. Niveles de las lesiones obstétricas del esfínter anal (OASIS, *obstetric anal sphincter injuries*) según la clasificación de Sultan.

bien atraumáticas, como los trastornos neurológicos, diabetes o lesión de la médula espinal. Se deben tener en cuenta los siguientes factores:

- Lesiones obstétricas del esfínter anal (OASIS, obstetric anal sphincter injuries): que hace referencia a las lesiones sobre el complejo esfinteriano. Según la clasificación de Sultan, es posible encontrar: desgarros superficiales o de menos del 50 % del espesor del esfínter anal externo (IIIA), de más de ese 50 % (IIIB), en los que el daño incluya el esfínter anal interno (IIIC) o si ya está comprometida la mucosa anal (IV). Se estima una prevalecía variable, publicándose cifras entre el 0,5 y el 14 %, con mayor porcentaje al tratarse de nulíparas. Los factores de riesgo de incontinencia fecal después del parto vaginal incluyen la realización de tocurgia (fórceps principalmente y ventosa), realización de episiotomía, sobretodo la central, recién nacido con alto peso al nacer, antecedentes de una lesión OASIS, una segunda etapa del parto prolongada y la presentación del feto en occipitoposterior. Un adecuado conocimiento de la anatomía ayudará al profesional sanitario en la identificación y reparación de estas lesiones. El síntoma de la incontinencia fecal puede ocurrir inmediatamente o muchos años después del parto.
- Es posible también encontrar lesiones sobre el nervio pudendo que deriven en clínica de incontinencia fecal.
- **Disminución de la percepción de la sensación rectal**: varias patologías están asociadas a alteración de la sensación rectal, incluidas la diabetes *mellitus*, la enfermedad de Parkinson y las lesiones de la médula espinal.
- **Disminución de la distensibilidad rectal**: conduce a una mayor frecuencia y urgencia de las deposiciones, porque se reduce la capacidad de almacenaje del recto, pudiendo presentar incontinencia fecal incluso si la función del esfínter es normal. Los trastornos asociados son aquellos que cursan con procesos inflamatorios del recto, como la proctitis ulcerosa, por radiación y tras exéresis.

- **Rebosamiento**: causado por la retención e impactación fecal, procesos relativamente frecuentes en adultos mayores. Se produce una inhibición constante del tono del esfínter anal interno, lo que permite la fuga de heces líquidas alrededor de la impactación.
- **Idiopática**: ocurre con mayor frecuencia en mujeres de mediana edad o mayores, aunque, por definición, no se puede identificar la causa, probablemente se debe a la denervación de los músculos del suelo pélvico como resultado de una lesión por estiramiento de los nervios pudendo y sacro, como podría ocurrir después de un parto vaginal prolongado o de un esfuerzo defecatorio.

Anamnesis

Es importante ser proactivos durante la anamnesis, ya que muchas personas viven con sentimientos de vergüenza ante esta patología y prefieren no hacer mención. Debe centrarse inicialmente en determinar si realmente hay incontinencia fecal y su gravedad, preguntando por la frecuencia de la defecaciones, sensación urgencia, factores desencadenantes, cantidad de la pérdida fecal y tipo de fuga (sólida, líquida o gaseosa).

La presencia de dolor lumbar o perineal y síntomas motores o sensoriales en las extremidades inferiores, así como la incontinencia urinaria, sugieren un posible origen neurológico (p. ej., lesión de la médula espinal).

Se deben buscar antecedentes de cirugía anorrectal previa, irradiación pélvica, diabetes o enfermedad neurológica; antecedentes obstétricos, como el número de partos vaginales, partos prolongados, uso de fórceps o ventosas, existencia de episiotomía y tipo desgarro perineal.

Exploración

Debe incluir una inspección del área perianal, valorando las características de la dermis perianal, presencia de fístulas perineales, prolapso rectal y hemorroides, entre otros. Se debe realizar una exploración de la sensibilidad investigando el reflejo anocutáneo, en el que se pondrá en evidencia una contracción del esfínter anal tras el roce sobre la dermis perianal; su ausencia sugiere daño a nivel de la columna sacra (S2).

El tacto rectal no servirá para detectar una patología anal (como una masa o impactación fecal) y proporcionar una evaluación básica del tono anal en reposo (principalmente contracción del esfínter anal interno), y tras solicitar una contracción del mismo (esfínter anal externo).

Estudios complementarios

En el estudio complementario de la incontinencia anal, se podrá realizar:

- **Ecografía endoanal rotacional:** constituye el estándar de oro; y la *transperineal,* para la valoración anatómica del canal anal. En aquellos casos en los que no se disponga de exploraciones ecográficas y en centros especializados, esta valoración podría realizarse con resonancia magnética, según recuerda la ICS.
- **Proctografía defecatoria o resonancia magnética dinámica:** en casos seleccionados para la valoración del prolapso rectal.
- **Manometría anorrectal:** se trata de una exploración funcional, muy útil en la evaluación de las presiones del complejo esfinteriano tanto en reposo como con la compresión.

Tratamiento

Se basa en tres pilares, como son las medidas generales, el tratamiento médico y la fisioterapia del suelo pélvico:

- **Medidas generales:** evitar alimentos o actividades que empeoran la sintomatología, como los azúcares no completamente digeridos (p. ej., fructosa, lactosa) y la cafeína. Insistir en mantener la piel perianal limpia y seca, evitando la fricción excesiva sobre la misma; en algunos casos, se podrá sugerir la aplicación de crema protectora (p. ej., de óxido de cinc).
- **Terapia médica:** tiene como objetivo reducir la frecuencia de las deposiciones y mejorar la consistencia de las heces. No se ha demostrado que ningún medicamento específico sea beneficioso para la incontinencia fecal, excepto los antidiarreicos (loperamida) en pacientes con heces líquidas. Se recomienda aumentar la ingesta de fibra, tratar la causa subyacente como la diabetes o la impactación fecal.
- **Fisioterapia del suelo pélvico:** de especial interés es la terapia de biorretroalimentación cuando los estudios funcionales demuestran debilidad del esfínter anal externo o disminución de la capacidad de percibir la distensión rectal debido a una lesión nerviosa, pero también en aquellos casos en los que exista una descoordinación muscular. Se realiza una instrucción a la paciente mediante electrodos de superficie electromiográficos en un tapón anal y un electrodo de superficie de la pared abdominal.

En casos con sintomatología grave y limitante sin respuesta a los tratamientos previos, es posible realizar técnicas avanzadas, siempre en unidades de referencia. Pueden ser los agentes de volumen anal inyectables (buscan aumentar las presiones anales en reposo), esfinteroplastia anal (en pacientes con defecto del esfínter secundario a OASIS o fístula rectovaginal) y neuroestimulación del nervio sacro (la misma terapia que se ofrece a pacientes con incontinencia urinaria, y pacientes con ambos síntomas pueden tener un doble beneficio), con evidencia todavía dudosa del efecto de la neuroestimulación periférica a través del nervio tibial posterior.

DISFUNCIÓN SEXUAL

La sexualidad es una parte integral de la vida humana, tanto para la reproducción, como para la obtención del placer y la intimidad. La sexualidad se relaciona con la salud a través del concepto de *salud sexual y reproductiva,* donde es posible observar el impacto que tiene sobre la calidad de vida, el bienestar físico, psicológico y social de las mujeres.

No obstante, es uno de los aspectos que menos atención reciben dentro de los cuidados en salud, principalmente en aquellas mujeres de mayor edad o cuando existen enfermedades o patologías crónicas.

Como ya se ha visto en otros capítulos, la prevalencia de la patología del suelo pélvico en mujeres varía, pero es común en diferentes etapas de la vida. Factores como el embarazo y el parto, la menopausia, el envejecimiento, la obesidad y ciertos tipos de cirugía pélvica, se asocian a STUI en concreto por ocupación de espacio por prolapso genital o que conlleven dolor en el área genital y pélvica.

En algunos casos, esta sintomatología será transitoria, pero en otros, se puede mantener en el tiempo, y obliga a las pacientes a cambios en su estilo de vida, limitaciones físicas, adaptación psicológica y cambios en la esfera sexual, entre otros.

Algunas de estas consecuencias psicológicas asociadas a la patología del suelo pélvico pueden llegar a ser clínicamente relevantes y afectar a la vida sexual, ya sea limitando la respuesta a la capacidad para iniciar encuentros sexuales o la propia respuesta sexual, por ejemplo, aquellos síntomas dolorosos que se agravan con el coito, cambios en la percepción corporal con menor autoestima se asocian a problemas en los momento íntimos, tanto individuales como compartidos, o cuando la continencia no es completa y su posible aparición conlleva ansiedad y pérdida de la espontaneidad a la hora de la búsqueda de la satisfacción sexual.

Clasificación

En el abordaje de la patología asociada a la sexualidad, es importante conocer la clasificación según la quinta edición del *Manual diagnóstico y estadístico de los trastornos mentales (DSM-5, Diagnostic and Statistical Manual of Mental Disorders, fifth edition)*, donde la disfunción sexual femenina incluye trastornos del deseo sexual, de la excitación, del orgasmo y trastornos sexuales por dolor en el área genital o aquellos que ocurren durante la penetración vaginal (**Fig. 38-4**).

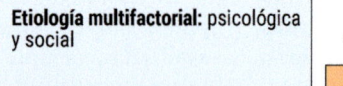
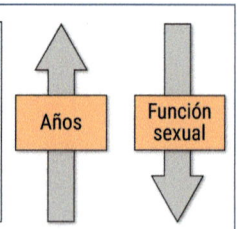

Figura 38-4. Clasificación de disfunción sexual según la quinta edición del *Manual diagnóstico y estadístico de los trastornos mentales* (*DSM-5, Diagnostic and Statistical Manual of Mental Disorders, fifth edition*).

Los trastornos pueden ser:

- **Trastorno del interés o excitación sexual femenino:** es la disfunción sexual más frecuente en la mujer, también conocido como *deseo sexual hipoactivo*. Esta definición debe incluir no solo la falta o ausencia de fantasías sexuales o deseo por cualquier forma de actividad sexual, sino también la presencia de angustia personal, de dificultades interpersonales (o de ambas).
- **Trastorno orgásmico:** con una ausencia o un retraso persistente o recurrente del orgasmo en la mujer después de una fase de excitación sexual normal. Las mujeres muestran una amplia variabilidad en el tipo y la intensidad de la estimulación que desencadena el orgasmo.
- **Trastorno de dolor genitopélvico asociado a la penetración:** es una de las consultas más frecuentes de las pacientes. Es posible encontrar situaciones en las que el dolor se presente como un síntoma persistente o recurrente al intentar la penetración vaginal (dispareunia), o bien cuando existe una contracción involuntaria y persistente de la musculatura de la zona genital que impide cualquier introducción vaginal de un pene en la vagina, un dedo o cualquier objeto que se desee (vaginismo), pudiendo encontrar a menudo miedo anticipatorio, fobias o actitudes frecuentes de rechazo.

Los cambios en la vida sexual estarán vinculados con las diferentes etapas en la vida de la mujer, siendo la perimenopausia y la posmenopausia momentos en los que se produce una mayor frecuencia de disfunciones del suelo pélvico; aunque no se ha establecido una asociación directa a las disfunciones sexuales, sí que el síndrome urogenital presente en estas etapas puede condicionar una dispareunia asociada, entre otros síntomas.

Es importante conocer que, en esta etapa de la mujer, la sexualidad estará influida por cambios biofisiológicos, aspectos socioculturales y psicoemocionales diferentes, que pueden contribuir a reactivar, frenar o interrumpir las relaciones sexuales. Además se pueden encontrar otros problemas de salud, toma de fármacos o antecedentes quirúrgicos que la condicionen, sin olvidar que la sexualidad estará marcada por las experiencias y la vida sexual previa.

Anamnesis, cuestionarios

La evaluación de la actividad y de la función sexual debería formar parte del contenido habitual de la atención a las pacientes que consultan por problemas uroginecológicos, con el objetivo de poder hacer un cribado que permita identificar a las mujeres con posibles problemas sexuales.

La historia clínica y sexual, así como la exploración física detallada, se consideran el primer escalón diagnóstico, necesarias para iniciar el estudio de las disfunciones sexuales independientemente de su edad. Ante una disfunción sexual, la exploración física, ginecológica y/o urológica es necesaria para descartar otras patologías asociadas. Otras pruebas complementarias diagnósticas se realizarán únicamente en caso de que exista sospecha clínica.

Se recomienda tener una actitud proactiva ante las preguntas relacionadas con la actividad y la función sexual, y que estas se realicen durante la anamnesis o entrevista clínica, previamente a la exploración física, para mejorar la comunicación con la paciente. En general, cuanto más cómodo se sienta el médico con la terminología sexual, más sencillo será para la paciente comunicar sus preocupaciones sexuales y discutirlas.

No obstante, cabe recordar que es clave investigar el grado de preocupación que este problema produce.

Se debe realizar un examen físico cuidadoso, dirigido a la sospecha clínica, una evaluación psicológica básica para descartar un posible trastorno de depresión o ansiedad, e indagar sobre las preocupaciones y creencias acerca de la función y respuesta sexual de la paciente.

Los cuestionarios autoadministrados son un método discreto y reproducible para evaluar la salud sexual femenina, de amplio uso en medicina y de suma importancia para la obtención de información de las pacientes sin sesgos y de una manera reproducible. No buscan sustituir a la historia clínica detallada, sino que se han convertido en una herramienta fundamental. Podría decirse que los cuestionarios miden información subjetiva de una forma objetiva, siendo capaces de calcular el grado de afectación en la calidad de vida de la paciente. Los cuestionarios adecuados son:

- Índice de función sexual femenina *(FSFI, Female Sexual Function Index)*: validado al español, se trata del cuestionario de mayor uso en las publicaciones. Consta de 19 preguntas que se agrupan en seis dominios: deseo, excitación, lubricación, orgasmo, satisfacción y dolor. Cuanto mayor sea la puntuación, mejor será la sexualidad (**Fig. 38-5**).
- Perfil breve de la función sexual femenina *(B-PFSF, Brief Profile of Female Sexual Function)*: útil en la detección de mujeres con riesgos de trastorno del interés o de la excitación.
- Cuestionario sexual sobre incontinencia por prolapso de órganos pélvicos *(PISQ, Pelvic Organ Prolapse Incontinence Sexual Questionnaire)*: tiene 31 ítems y contiene tres dimensiones: emocional, física y de la pareja. También

1. En las últimas 4 semanas, ¿cuán a menudo usted sintió deseo o interés sexual?
   - ☐ Siempre o casi siempre
   - ☐ La mayoría de las veces (más de la mitad)
   - ☐ A veces (alrededor de la mitad)
   - ☐ Pocas veces (menos de la mitad)
   - ☐ Casi nunca o nunca

2. En las últimas 4 semanas, ¿cómo clasifica su nivel (intensidad) de deseo o interés sexual?
   - ☐ Muy alto
   - ☐ Alto
   - ☐ Moderado
   - ☐ Bajo
   - ☐ Muy bajo o nada

Excitación sexual es una sensación que incluye aspectos físicos y mentales de la sexualidad. Puede incluir sensación de calor o latidos en los genitales, lubricación vaginal (humedad) o contracciones musculares.

3. En las últimas 4 semanas, ¿con cuánta frecuencia usted sintió excitación sexual durante la actividad sexual?
   - ☐ No tengo actividad sexual
   - ☐ Siempre o casi siempre
   - ☐ La mayoría de las veces (más de la mitad)
   - ☐ A veces (alrededor de la mitad)
   - ☐ Pocas veces (menos de la mitad)
   - ☐ Casi nunca o nunca

4. En las últimas 4 semanas, ¿cómo clasifica su nivel de excitación sexual durante la actividad sexual?
   - ☐ No tengo actividad sexual
   - ☐ Muy alto
   - ☐ Alto
   - ☐ Moderado
   - ☐ Bajo
   - ☐ Muy bajo o nada

5. En las últimas 4 semanas, ¿cuánta confianza tiene usted de excitarse durante la actividad sexual?
   - ☐ No tengo actividad sexual
   - ☐ Muy alta confianza
   - ☐ Alta confianza
   - ☐ Moderada confianza
   - ☐ Baja confianza
   - ☐ Muy baja o nada de confianza

6. En las últimas 4 semanas, ¿con qué frecuencia se sintió satisfecha con su excitación durante la actividad sexual?
   - ☐ No tengo actividad sexual
   - ☐ Siempre o casi siempre
   - ☐ La mayoría de las veces (más de la mitad)
   - ☐ A veces (alrededor de la mitad)
   - ☐ Pocas veces (menos de la mitad)
   - ☐ Casi nunca o nunca

7. En las últimas 4 semanas, ¿con qué frecuencia usted sintió lubricación o humedad vaginal durante la actividad sexual?
   - ☐ No tengo actividad sexual
   - ☐ Siempre o casi siempre
   - ☐ La mayoría de las veces (más de la mitad)
   - ☐ A veces (alrededor de la mitad)
   - ☐ Pocas veces (menos de la mitad)
   - ☐ Casi nunca o nunca

8. En las últimas 4 semanas, ¿le ha sido difícil lubricarse (humedecerse) durante la actividad sexual)?
   - ☐ No tengo actividad sexual
   - ☐ Extremadamente difícil o imposible
   - ☐ Muy difícil
   - ☐ Difícil
   - ☐ Poco difícil
   - ☐ No me es difícil

9. En las últimas 4 semanas, ¿con qué frecuencia ha mantenido su lubricación (humedad) vaginal hasta finalizar la actividad sexual?
   - ☐ No tengo actividad sexual
   - ☐ Siempre o casi siempre la mantengo
   - ☐ La mayoría de las veces la mantengo (más de la mitad)
   - ☐ A veces la mantengo (alrededor de la mitad)
   - ☐ Pocas veces la mantengo (menos de la mitad)
   - ☐ Casi nunca o nunca mantengo la lubricación vaginal hasta el final

10. En las últimas 4 semanas, ¿le es difícil mantener su lubricación (humedad) vaginal hasta el final de la actividad sexual?
    - ☐ No tengo actividad sexual
    - ☐ Extremadamente difícil o imposible
    - ☐ Muy difícil
    - ☐ Difícil
    - ☐ Poco difícil
    - ☐ No me es difícil

11. En las últimas 4 semanas, cuando usted tiene estimulación sexual o relaciones, ¿con qué frecuencia alcanza el orgasmo o clímax?
    - ☐ No tengo actividad sexual
    - ☐ Siempre o casi siempre
    - ☐ La mayoría de las veces (más de la mitad)
    - ☐ A veces (alrededor de la mitad)
    - ☐ Pocas veces (menos de la mitad)
    - ☐ Casi nunca o nunca

12. En las últimas 4 semanas, cuando usted tiene estimulación sexual o relaciones, ¿le es difícil alcanzar el orgasmo o clímax?
    - ☐ No tengo actividad sexual
    - ☐ Extremadamente difícil o imposible
    - ☐ Muy difícil
    - ☐ Difícil
    - ☐ Poco difícil
    - ☐ No me es difícil

13. En las últimas 4 semanas, ¿cuán satisfecha está con su capacidad para alcanzar el orgasmo (clímax) durante la actividad sexual?
    - ☐ No tengo actividad sexual
    - ☐ Muy satisfecha
    - ☐ Moderadamente satisfecha
    - ☐ Ni satisfecha ni insatisfecha
    - ☐ Moderadamente insatisfecha
    - ☐ Muy insatisfecha

14. En las últimas 4 semanas, ¿cuán satisfecha está con la cercanía emocional existente durante la actividad sexual entre usted y su pareja?
    - ☐ No tengo actividad sexual
    - ☐ Muy satisfecha
    - ☐ Moderadamente satisfecha
    - ☐ Ni satisfecha ni insatisfecha
    - ☐ Moderadamente insatisfecha
    - ☐ Muy insatisfecha

15. En las últimas 4 semanas, ¿cuán satisfecha está con su relación sexual con su pareja?
    - ☐ Muy satisfecha
    - ☐ Moderadamente satisfecha
    - ☐ Ni satisfecha ni insatisfecha
    - ☐ Moderadamente insatisfecha
    - ☐ Muy insatisfecha

16. En las últimas 4 semanas, ¿cuán satisfecha está con su vida sexual en general?
    - ☐ Muy satisfecha
    - ☐ Moderadamente satisfecha
    - ☐ Ni satisfecha ni insatisfecha
    - ☐ Moderadamente insatisfecha
    - ☐ Muy insatisfecha

17. En las últimas 4 semanas, ¿cuán a menudo siente disconfort o dolor durante la penetración vaginal?
    - ☐ No tengo actividad sexual
    - ☐ Siempre o casi siempre
    - ☐ La mayoría de las veces (más de la mitad)
    - ☐ A veces (alrededor de la mitad)
    - ☐ Pocas veces (menos de la mitad)
    - ☐ Casi nunca o nunca

18. En las últimas 4 semanas, ¿cuán a menudo siente discomfort o dolor después la penetración vaginal?
    - ☐ No tengo actividad sexual
    - ☐ Siempre o casi siempre
    - ☐ La mayoría de las veces (más de la mitad)
    - ☐ A veces (alrededor de la mitad)
    - ☐ Pocas veces (menos de la mitad)
    - ☐ Casi nunca o nunca

19. En las últimas 4 semanas, ¿cómo clasificaría su nivel (intensidad) de disconfort o dolor durante o después de la penetración vaginal?
    - ☐ No tengo actividad sexual
    - ☐ Muy alto
    - ☐ Alto
    - ☐ Moderado
    - ☐ Bajo
    - ☐ Muy bajo o nada

Dominio	Preguntas	Puntuación	Factor	Mínimo	Máximo
Deseo	1-2	1-5	0,6	1,2	6
Excitación	3-6	0-5	0,3	0	6
Lubricación	7-10	0-5	0,3	0	6
Orgasmo	11-13	0-5	0,4	0	6
Satisfacción	14-16	0-5	0,4	0,8	6
Dolor	17-19	0-5	0,4	0	6
			Rango	2	36

Figura 38-5. Cuestionario del índice de función sexual femenina (FSFI, Female Sexual Function Index).

existe una versión corta con 12 preguntas (PISQ-12), validado, fiable e igualmente predictivo (**Fig. 38-6**).

- La variante *PISQ-IR* (*International Urogynecological Association* [IUGA] *revised*): permite evaluar los resultados en las mujeres que no son sexualmente activas en el momento que consultan por un problema uroginecológico y también en mujeres con incontinencia anal.
- Cuestionario de la Función Sexual de la Mujer (FSM): de diseño español, contiene 14 preguntas.

Para la adecuada valoración de las disfunciones sexuales, habrá que tener en cuenta que: suelen ser multifactoriales, con diversas etiologías, la conducta sexual adoptada tiene una pase biopsicosocial y cultural, por lo que se debe intentar acercarse a la paciente en su contexto; los problemas de pareja influyen, se deberán buscar condiciones que favorezcan estas disfunciones, ya que se podría obtener una importante mejoría tratando el problema subyacente, pero en otros casos, no será posible.

La combinación de las intervenciones biomédicas y psicosociales será el mejor abordaje para cualquier tipo de disfun-

---

Cuestionario PISQ-12

Cuestionario sobre función sexual y prolapso vaginal/incontinencia de orina (PISQ-12)

Instrucciones: A continuación encontrara una lista de preguntas acerca de su vida sexual y la de su compañero. Toda la información es estrictamente confidencial. Sus respuestas confidenciales se utilizarán únicamente para ayudar a los médicos a comprender qué aspectos son importantes para los pacientes en su vida sexual. Por favor, ponga una cruz en la casilla que, desde su punto de vista, responda mejor a la pregunta. Conteste a las preguntas considerando su vida sexual durante los últimos 6 meses. Gracias por su ayuda.

1. ¿Con qué frecuencia siente deseo sexual? Este deseo puede incluir deseo se realizar el acto sexual, planear realizarlo, sentirse frustrada debido a la falta de relaciones sexuales, etc.

☐ Todos los días ☐ 1 vez a la ☐ 1 vez al mes ☐ Menos de 1 al mes ☐ Nunca

2. ¿Llega al clímax (llega al orgasmo) cuando tiene relaciones sexuales con su compañero?

☐ Siempre ☐ Frecuentemente ☐ Algunas veces ☐ Rara vez ☐ Nunca

3. ¿Siente excitación sexual (se excita) cuando tiene actividad sexual con su compañero?

☐ Siempre ☐ Frecuentemente ☐ Algunas veces ☐ Rara vez ☐ Nunca

4. ¿Está satisfecha con las diferentes actividades sexuales de su actual vida sexual?

☐ Siempre ☐ Frecuentemente ☐ Algunas veces ☐ Rara vez ☐ Nunca

5. ¿Siente dolor durante las relaciones sexuales?

☐ Siempre ☐ Frecuentemente ☐ Algunas veces ☐ Rara vez ☐ Nunca

6. ¿Sufre incontinencia de orina (fugas de orina) durante la actividad sexual?

☐ Siempre ☐ Frecuentemente ☐ Algunas veces ☐ Rara vez ☐ Nunca

7. El miedo a la incontinencia (heces u orina), ¿restringe su actividad sexual?

☐ Siempre ☐ Frecuentemente ☐ Algunas veces ☐ Rara vez ☐ Nunca

8. ¿Evita las relaciones sexuales debido a los bultos en la vagina (vejiga, recto o vagina caidos)?

☐ Siempre ☐ Frecuentemente ☐ Algunas veces ☐ Rara vez ☐ Nunca

9. Cuando tiene relaciones sexuales con su compañero, ¿siente reacciones emocionales negativas como miedo, repugnancia, vergüenza o culpabilidad?

☐ Siempre ☐ Frecuentemente ☐ Algunas veces ☐ Rara vez ☐ Nunca

10. ¿Tiene su compañero algún problema en la erección que afecta su actividad sexual?

☐ Siempre ☐ Frecuentemente ☐ Algunas veces ☐ Rara vez ☐ Nunca

11. ¿Tiene su compañero algún problema de eyaculación precoz que afecta su actividad sexual?

☐ Siempre ☐ Frecuentemente ☐ Algunas veces ☐ Rara vez ☐ Nunca

12. En comparación con los orgasmos que ha tenido en el pasado, ¿cómo calificaría los orgasmos que ha tenido en los últimos seis meses?

☐ Mucho menos intensos ☐ Menos intensos ☐ Igual de intensos ☐ Más intensos ☐ Mucho más intensos

Figura 38-6. Cuestionario sexual sobre incontinencia por prolapso de órganos pélvicos de 12 ítems (PISQ-12, Pelvic Organ Prolapse Incontinence Sexual Questionnaire-12).

ción sexual. Para que la intervención sea eficaz y eficiente, es importante tener en cuenta que:

- Hay que adaptarse a las necesidades de la paciente, en función del impacto que represente en su calidad de vida.
- Se deben evaluar las expectativas de las pacientes para consensuar decisiones compartidas.
- Es preciso tratar o minimizar los efectos de las enfermedades y tratamientos farmacológicos que podrían tener un papel causal o promotor de las disfunciones sexuales. Para este punto, se recomienda un enfoque multidisciplinar.
- Se tienen que animar a la participación de la pareja en el tratamiento.
- En aquellos casos en los que se necesite un estudio más profundo, será necesario recurrir al terapeuta sexual.

DOLOR PÉLVICO CRÓNICO

El síndrome de dolor pélvico crónico representa un importante reto, tanto para el profesional como para las pacientes, quienes suelen sufrir el retraso tanto en el diagnóstico como en el tratamiento.

Muchas de estas pacientes, especialmente si los síntomas son de larga evolución, pueden ser identificadas por los profesionales como «pacientes difíciles», las cuales se caracterizan por la forma en que establecen la relación tanto con el equipo de profesionales que las atienden como con el sistema de salud al cual acceden. De esta difícil interacción se pueden entender los altos costos económicos asociados, las pruebas complementarias solicitadas e incluso los procedimientos quirúrgicos y las bajas laborales prolongadas.

Definiciones

A continuación, se exponen las definiciones de dolor que se deben conocer.

Definición de dolor

Para poder comprender el estudio del dolor pélvico es preciso recordar el concepto de dolor, y para ello se recurrirá a la definición de la International Association for the Study or Pain (IASP), que explica el dolor como una experiencia sensorial y emocional desagradable asociada a un daño tisular real o potencial o parecida a la asociada a este, añadiendo seis puntos relevantes:

- Siempre es una experiencia personal, influida en distintos grados por factores biológicos, psicológicos y sociales.
- El dolor y la nocicepción son fenómenos diferentes, ya que el segundo se explica por la actividad de las neuronas sensoriales.
- Las personas aprenden el concepto de dolor a través de sus experiencias personales.
- Debe respetarse el relato acerca del dolor propio.
- Tiene un papel adaptativo, por lo que puede conllevar efectos adversos en la funcionalidad, en el ámbito social y psicológico.

- Hay diferentes formas de expresar el dolor, no únicamente la verbal, y la incapacidad de comunicarlo no niega la posibilidad de que la paciente lo experimente.

Existen distintas clasificaciones para el dolor en función de: temporalidad, localización, intensidad o tipo de dolencia. Según esta última, se podrá encontrar un *dolor nociceptivo,* que es aquel que se produce por la activación de los nociceptores o neuronas aferentes primarias, en respuesta a un peligro o daño. A su vez, se subdivide, según el origen de sus fibras, en *somático* (hablando de la pelvis, serían estímulos provenientes de la pared abdominal, la musculatura del suelo pélvico, el periné, el peritoneo parietal o la pared pélvica) o *visceral* (de vísceras abdominopélvicas o del peritoneo visceral).

Otro tipo de dolor sería el *neuropático,* con origen en el propio tejido neural, ya sea por un daño específico en el tejido nervioso periférico o por una situación de excitotoxicidad.

Y el último tipo es el *nociplástico,* se trata de un dolor «evolucionado», surge de la nocicepción alterada, a pesar de no existir evidencia clara de daño tisular real o potencial que activen los nociceptores.

En líneas generales, se puede decir que la cronicidad y persistencia en el tiempo de un determinado estímulo doloroso, en determinadas circunstancias de la paciente y su entorno, pueden condicionar una respuesta exagerada, que a la larga ya no precise de la causa desencadenante, fruto de una mala adaptación de la respuesta nerviosa del organismo (**Tabla 38-3**).

Definición de dolor pélvico

La nueva versión de la definición de dolor pélvico crónico del Colegio Americano de Obstetras y Ginecólogos (ACOG, American College of Obstetricians and Gynecologists) indica que son síntomas de dolor que se perciben como originados en órganos/estructuras pélvicos, que generalmente duran más de 6 meses. A menudo, se asocian a consecuencias cognitivas, conductuales, sexuales y emocionales negativas, así como síntomas sugestivos de disfunción de tracto urinario inferior, sexual, intestinal, del suelo pélvico, miofascial o ginecológica.

El grupo de trabajo de la ICS, en su publicación de 2017, presenta una guía para poder unificar la terminología que se debe usar al referirse a los síndromes de dolor pélvico crónico. Esta se organiza en una visión de nueve dominios, en función del órgano o sistema que se encuentre afecto, homogeneiza los síntomas, los signos y las teóricas pruebas complementarias a realizar (**Fig. 38-7**).

Abordaje de la paciente

Se trata de condiciones complejas, principalmente descritas por síntomas a veces confusos, donde es preciso excluir otras patologías, y además puede existir el compromiso de varios órganos o sistemas, encontrando de forma muy frecuente asociada comorbilidad. Todo ello complica enormemente el diagnóstico.

Por estos motivos, la evaluación de estas pacientes debe realizarse de forma individualizada, con una anamnesis amplia y dirigida hacia la percepción del dolor y de sus aspectos

Tabla 38-3. Otros conceptos que pueden ayudar a la compresión de los cuadros

Alodinia	• Dolor que aparece tras estímulos que no deberían activar los nociceptores
Hiperestesia	• Sensibilidad aumentada frente a un estímulo
Hiperalgesia	• Aumento significativo del dolor ante un estímulo doloroso, pero no tan intenso como la hiperestesia
Parestesia y disestesia	• Sensación anómala; la primera respuesta, disminuida; la segunda, cuando se produce una respuesta desagradable
Sensibilización	• Aumento de la captación de respuesta de las neuronas nociceptivas a un estímulo normal y/o reclutamiento de respuestas a un estímulo que está por debajo del umbral del dolor, bien por descenso del umbral de excitación o por aumento de la respuesta a estímulos por encima del umbral • El mecanismo fisiopatológico no está claramente establecido, si bien se cree que podría estar en relación con cambios plásticos en el ámbito del sistema nervioso central y periférico, tras estímulos intensos y no controlados, bien por hiperexcitabilidad neuronal, reclutamiento de nociceptores habitualmente inactivos, o bien por disminución del umbral para la estimulación • Clínicamente se deduce de forma indirecta al apreciar un fenómeno de hiperalgesia o alodinia
Sensibilización central	• Aumento de la respuesta y disminución del umbral de las neuronas de sistema nervioso central
Sensibilización periférica	• Mayor capacidad de respuesta y disminución del umbral de estimulación de las neuronas nociceptivas periféricas

biopsicosociales. Ha de constar de una exploración física rigurosa y cuidadosa para conocer los mecanismos desencadenantes del dolor, además de recurrir a las exploraciones complementarias que se consideren necesarias, con el fin de descartar aquellas patologías con entidad propia, dedicando un tiempo adecuado.

Hay tres pilares claves: la necesidad de recopilar toda la información, realizar una correcta anamnesis y exploración física, y utilizar las herramientas de apoyo adecuadas (cuestionarios).

Es preciso recopilar toda la información y los datos disponibles de las patologías, intervenciones, visitas a otros especialistas y el tratamiento propuesto, preferiblemente antes de ver a la paciente, para poder organizar la información.

Hay que disponer de tiempo y espacio para realizar una correcta anamnesis y exploración física, la cual, dependiendo del caso, podrá ser diferida o completada en otra visita.

En cuanto a la anamnesis, se debería conocer la cronología del problema, situaciones que agravan o mejoran la sintomatología, características del dolor, localización del dolor. Preguntar de forma ordenada sobre la sintomatología de órganos asociados, para poder valorar la afectación en la zona gastrointestinal, del tracto urinario, del sistema musculoesquelético, del suelo pélvico y los factores psicológicos. Durante la entrevista inicial, es fundamental ser capaces de transmitir interés, escuchar con atención y validar la experiencia de la paciente, fundamentos obvios pero que con pacientes que experimentan dolor pélvico crónico puedan resultar complicados, por

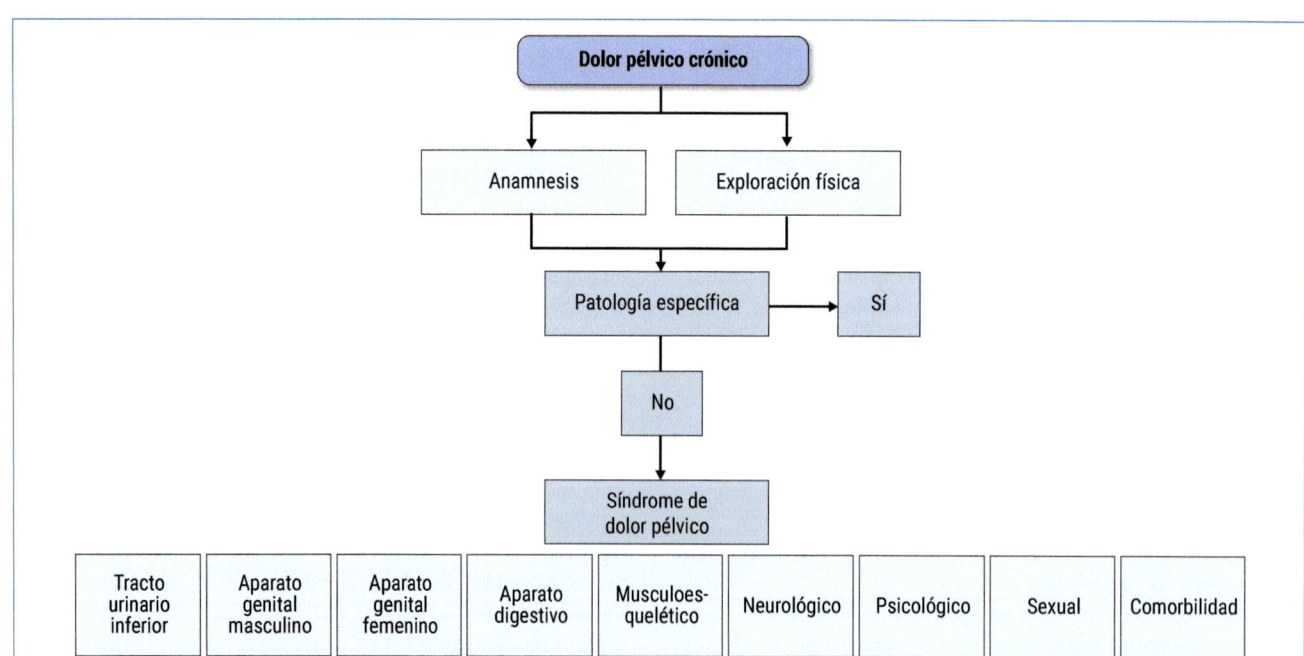

Figura 38-7. Etiología del dolor pélvico crónico. Sistemas implicados.

los posibles sentimientos de frustración por no obtener ni diagnóstico para su patología ni terapias que solucionen el problema. Conseguir una buena relación terapéutica con la paciente conducirá a un mejor cumplimiento del plan propuesto y, quizás, a la aceptación por su parte de objetivos realistas del tratamiento, como la mejora de la funcionalidad y la calidad de vida.

Al realizar la historia de la paciente, se debe insistir en síntomas, signos de alarma o considerados como «bandera roja», que puedan requerir una investigación más profunda y la derivación a otro especialista, o investigar sobre agresiones o experiencias previas de violencia, tanto física como psicológica.

Se puede recurrir a diarios donde la paciente recoja la evolución el dolor a lo largo de semanas o meses, cuantificar la intensidad del dolor según la escala visual analógica (EVA) numérica; en definitiva, recopilar la información sobre las características del dolor de la forma más sencilla y reproducible, tanto para la paciente como para el profesional sanitario (Tabla 38-4).

Por lo que se refiere a la exploración física, el objetivo principal será la identificación de los posibles orígenes anatómicos del dolor, la correlación de los síntomas con la causa y valorar la necesidad de pruebas complementarias. Para ello, es necesario realizarlo de forma ordenada, metódica y sistemática. En ocasiones, la exploración puede generar ansiedad a la paciente, por lo que se debe ir informando de cada paso y cada movimiento, incluso puede ser útil usar un espejo para que esta pueda visualizar su anatomía y la exploración. No puede pasar desapercibida ninguna zona en la cual exista una cicatriz o que la paciente señale como dolorosa, aunque en función del dolor que refiera antes y durante la exploración o con algunas maniobras.

La valoración de la paciente debe realizarse desde su entrada a la consulta (cómo se desplaza, cómo toma asiento), detectando posibles posiciones antiálgicas que adopte de forma consciente o inconsciente.

La exploración física se realizará en diferentes posturas: en bipedestación, posición del raquis, de la cadera, asimetrías, presencia de hernias abdominales entre otros; en decúbito supino, continuando con la exploración de la pared abdominal y su musculatura, cicatrices, presencia de diástasis de rectos anteriores, con maniobras de aumento del Valsalva que aumentaría el dolor de la pared, maniobras de movilización

de la cadera y miembros inferiores, exploración neurológica para la valoración de la afectación radicular lumbosacra; y finalmente, litotomía o posición ginecológica.

Por la connotación que tienen los genitales, es importante la colaboración y la relajación de la paciente para una correcta valoración. Se comenzará con una exploración visual de los genitales externos, grado de trofismo y presencia de cicatrices; se continuará con una valoración neurosensorial de la vulva y el perineo; se podrán usar hisopos de algodón u objetos metálicos romos (p. ej., un clip), donde se podrá valorar el reflejo bulbocavernoso y la presencia o no de alodinia, hiperalgesia o hiperestesia en la vulva; y después, se realizará la exploración digital externa buscando puntos dolorosos y la prueba de pinza rodada desde el ano hasta el pubis, buscando áreas de atrapamiento nervioso.

La exploración vaginal se realizará preferiblemente unidigital, inicialmente sin espéculo si la paciente no lo tolera, buscando cicatrices, ramas musculares desde el plano superficial, donde se encontrará el músculo bulbocavernoso, isquiocavernoso y transverso superficial, el plano medial del MEA con el puborrectal, y el ileococcígeo y profundo con el obturador interno y coccígeo. Deberá detectarse la presencia de avulsiones o roturas musculares y el grado de la contracción muscular que realice la paciente. Se continuará explorando la cara anterior de la vagina y la uretra, la cara posterior y el fondo de saco, con el canal de Alcock y el ligamento sacroespinoso, la movilización cervical y la presencia de masas pélvicas. Para la valoración del prolapso, se recurrirá a cuantificación del prolapso de órganos pélvicos (POP-Q, Pelvic Organ Prolapse-Quantification), y en la mayoría de los casos será necesaria la realización de un tacto rectal para valorar tanto la integridad como la función del complejo esfinteriano anal como de las ramas del puborrectal del MEA.

Si la paciente no es capaz de definir las áreas de dolor durante la exploración, se puede entregar un «mapa de dolor» donde podrá reflejar estas áreas sobre la superficie corporal.

Las pruebas complementarias se realizarán únicamente en función de la clínica, el estado menstrual, la edad y la sospecha diagnóstica.

Por otra parte, es preciso apoyarse en el uso de herramientas que ayuden a medir las percepciones de la paciente acerca de su estado de salud, sus síntomas, su nivel de autonomía o de capacidades, su bienestar o la calidad de vida relacionada con la salud, se refiere a la medida de resultado reportada por la paciente, en concreto, a los siguientes cuestionarios:

- Escala de Marinoff o dolor durante el coito vaginal (Tabla 38-5).
- Cuestionario de dolor neuropático de 4 ítems *(DN4, Douleur Neuropathique-4)*: con cuatro preguntas, dos durante la anamnesis y dos en la exploración con 10 ítems, considerándose positivo un valor superior a 4 (Fig. 38-8).
- Criterios para la sensibilización pélvica *(convergens)*: aplicable para pacientes con dolor pélvico de duración superior a 3 meses, con síntomas discordantes con los hallazgos físicos y pruebas complementarias. Su limitación es que no mide la intensidad del dolor ni el impacto psicosocial,

Tabla 38-4. Síntomas y signos de alarma o de «bandera roja»
Sangrado por el recto o la vejiga
Síntomas digestivos de reciente aparición en pacientes de más de 50 años
Sangrado genital irregular en la perimenopausia y especialmente en la posmenopausia
Sangrado tras el coito
Masas pélvicas
Ideaciones suicidas
Pérdida excesiva de peso

Tabla 38-5. Escala de Marinoff

0: Sin dolor durante el coito
1: Dolor con el coito que no impide que se complete
2: Dolor durante las relaciones sexuales que requieran interrupción
3: Dolor con el coito que impide cualquier coito

y se considera presente la sensibilización pélvica si el *score* o puntuación es superior a 5 (Tabla 38-6).

- Cuestionario de Sensibilización Central (CSI): 25 ítems con una escala por ítem de 0,4, hasta un máximo de 100, considerándose presencia de sensibilización central cuando es mayor de 40.
- Escala de ansiedad o depresión hospitalaria *(HAD, Hospital Anxiety and Depression)*.
- Estudio de resultados médicos-escala de valoración del sueño *(MOS-SS, Medical Outcome Study-Sleep Scale)*.

Síndromes asociados al dolor pélvico

El dolor pélvico en mujeres es un síntoma común, con orígenes diversos, puede tener diversas causas y requerir una evaluación cuidadosa en la consulta de ginecología. Para una mejor compresión de la patología, es útil la clasificación en función de su origen y síntomas asociados:

- Dismenorrea grave y dolor pélvico de origen uterino: dolor pélvico de origen uterino, sin hallazgos de patología uterina, como podría ser la adenomiosis o los miomas uterinos, que explicarían el origen del dolor. Asocia una dismenorrea que es el dolor asociado al sangrado uterino y

fenómenos dolorosos asociados a contracciones violentas e inapropiadas del miometrio uterino.

- Dispareunia, dolor de origen sexual (v. apartado *Disfunción sexual*): la *dispareunia* es el dolor presente de forma persistente o recurrente al intentar la penetración vaginal, a diferencia del *vaginismo,* en el que existe una contracción involuntaria y persistente de la musculatura de la zona genital que impide cualquier introducción vaginal de un pene en la vagina, un dedo o cualquier objeto que se desee, pudiendo encontrar a menudo miedo anticipatorio, fobias y actitudes frecuentes de rechazo.
- Dolor asociado a la endometriosis: se trata de una enfermedad inflamatoria, crónica, de etiología desconocida, caracterizada por la presencia extrauterina de un tejido similar al endometrio, con respuesta hormonal, sin presentar características de malignidad, capaz de generar una reacción inflamatoria crónica y cicatrización. El dolor es el síntoma cardinal de esta enfermedad, con dismenorrea, dispareunia, disquecia, disuria, o dolor pélvico crónico, con gran impacto en la calidad de vida de las pacientes, especialmente en las que son jóvenes. Existen tres formas de enfermedad: la peritoneal superficial, la ovárica (endometrioma) y la endometriosis profunda con capacidad de invasión a estructuras contiguas. No obstante, la relación con la clínica no siempre es alta, y la negatividad en los hallazgos clínicos y en la pruebas de imagen no excluye el diagnóstico. La base del tratamiento será la terapia hormonal y la analgesia, recurriendo en ocasiones al tratamiento quirúrgico, y es recomendado realizar un enfoque multidisciplinar para dotar a la paciente de estrategias para afrontar su patología.

Cuestionario DN4

Fecha: _____ / _____ / _____

Entrevista

Pregunta 1

¿Tiene el dolor una o más de las siguientes características?

Quemazón	Sí ☐	No ☐
Sensación de frío doloroso	Sí ☐	No ☐
Descargas eléctricas	Sí ☐	No ☐

Pregunta 2

¿Se asocia el dolor a uno o más de los siguientes síntomas en la misma zona?

Hormigueo	Sí ☐	No ☐
Sensación de alfileres y agujas	Sí ☐	No ☐
Entumecimiento	Sí ☐	No ☐
Picazón	Sí ☐	No ☐

Examen físico

Pregunta 3

¿Está el dolor localizado en una zona donde el examen físico puede mostrar una o más de las siguientes características?

Hipoestesia al tacto	Sí ☐	No ☐
Hipoestesia a los pinchazos	Sí ☐	No ☐

Pregunta 4

En la zona dolorosa, el dolor puede ser causado o incrementado por:

Cepillado suave	Sí ☐	No ☐

Resultado (Sí = 1; No = 0)

Puntos totales (suma de los puntos obtenidos): _____

Interpretación

Se confirma el diagnóstico y se considera caso de estudio si la puntuación es mayor o igual a 4 puntos de los 10 posibles.

Figura 38-8. Cuestionario de dolor neuropático de 4 ítems (DN4, Douleur Neuropathique-4).

Tabla 38-6. Criterios para la sensibilización pélvica

	Esfera urinaria	Esfera digestiva	Esfera genitosexual	Esfera cutánea-mucosa	Esfera muscular	Score
Umbral de la percepción del dolor	Dolor de llenado y vaciado vesical	Dolor de llenado y vaciado rectal	Dolor relacionado con la actividad sexual	Alodinia pelviperineal	Puntos gatillos pélvicos	/5
Difusión temporal	Dolor tras la micción	Dolor tras la defecación	Dolor tras la actividad sexual			/3
Variación de los síntomas	Variación de la intensidad dolorosa (evolución por ciclos, etc.) y/o de la topografía					/1
Síndromes asociados	Migraña y/o cefalea tensional y/o fibromialgia y/o síndrome de fatiga crónica y/o síndrome de estrés postraumático y/o síndrome de piernas inquietas y/o síndrome de intolerancia química múltiple					/1

Score (puntuación) total de sensibilización pélvica: /10

- Dolor de origen miofascial del suelo pélvico: se define por la presencia de puntos gatillo en la zona del músculo y su fascia, que se describen como nódulos hiperirritables dentro de una banda muscular tensa. Su comienzo puede estar relacionado bien con lesiones musculares directas, con sobrecarga continua, o también puede ser secundario a microtraumatismos repetitivos. El dolor se agrava con la presión sobre el punto gatillo y empeora después de contracciones sostenidas o repetidas de los músculos del suelo pélvico (p. ej., dolor relacionado con la micción o la defecación). El tiempo es un factor clave; un error frecuente es no darle importancia a una alteración miofascial, la cual podría cronificarse.

- Vulvodinia: se entiende como un dolor vulvar que ocurre durante más de 3 meses sin una causa identificable y con un número de posibles factores asociados, entre los que se incluyen factores musculoesqueléticos y neurológicos, comorbilidad dolorosa (como fibromialgia, colon irritable, migrañas, entre otros) y factores psicosociales. Se puede clasificar, en función de cómo ha sido su inicio, en provocado o espontáneo, y por la localización, el subtipo más frecuente es la vulvodinia del tipo de la vestibulodinia localizada provocada. Se trata de una patología poco comprendida entre las pacientes y los profesionales, ya que puede asociarse a un dolor miofascial, sexual, hormonal. Es de vital importancia realizar una minuciosa y precisa anamnesis para comprender tanto las causas como las manifestaciones del dolor vulvar, además de orientarlas hacia las opciones de tratamiento.

- Dolor tras la cirugía: en concreto, está asociado a la colocación de material protésico (mallas): se define como aquel dolor que se desarrolla o aumenta en intensidad tras un procedimiento quirúrgico o lesión tisular, y que persiste más allá del proceso normal de cicatrización, al menos 3 meses después de la intervención. Se puede encontrar tanto en el área intervenida como siguiendo una distribución metamérica del nervio. Se estima que entre un 2 y un 10 % de las pacientes que se intervienen presentará dolor pélvico posquirúrgico. Es de vital importancia el estudio de la existencia de dolor prequirúrgico, ya que serán las pacientes con mayor riesgo de perpetuar la sintomatología dolorosa.

En la cirugía del prolapso genital y de la incontinencia urinaria, siempre ha habido una gran preocupación con el uso de mallas vaginales sintéticas. En la cirugía del prolapso genital, se puso de manifiesto que, aunque el resultado anatómico fuera satisfactorio, podrían asociarse complicaciones, fundamentalmente derivadas de la retracción, desaconsejando su uso a centros de referencia y bajo supervisión de un comité de expertos.

Es necesario puntualizar que la cirugía con material sintético para corregir la incontinencia urinaria de esfuerzo sigue siendo en la actualidad la técnica de elección, y que los resultados y las complicaciones de las mallas para la corrección del prolapso no son extrapolables a las bandas suburetrales libres de tensión. La escisión de las zonas dolorosas a tensión de las mallas vaginales parece ser la técnica quirúrgica de elección si fallan las medidas conservadoras. Pueden ser necesarias varias cirugías, pero no siempre se resuelve el cuadro de dolor.

- Neuropatía pudenda: es una patología caracterizada por dolor en el dermatoma del nervio pudendo. Puede estar causada por un daño directo o indirecto sobre el nervio. La neuralgia puede ser de origen: *visceral* por mecanismos de convergencia viscerosomática o dolor referido en pacientes con otras patología dolorosas; *somático,* siendo la más frecuente la hipertonía de la musculatura pélvica; y *neuropático,* por una lesión sobre el nervio. Es posible encontrar esta lesión tras un parto por elongación de sus fibras o bien atrapado, provocando el síndrome de atrapamiento del nervio pudendo, una patología poco frecuente e infradiagnosticada que se manifiesta por un dolor de características neuropáticas (quemazón, descargas eléctricas, pinchazos, hormigueo) en el área sensitiva inervada por el nervio pudendo (desde el ano hasta la parte distal del pene o clítoris). El dolor puede ser unilateral o bilateral.

La sintomatología dolorosa se presenta con unas características mecánicas muy específicas: aparece o empeora con la sedestación y mejora en decúbito o bipedestación. Los puntos más frecuentes de compresión nerviosa suelen ser: el canal infrapiriforme (10 %), la pinza interligamentaria

(70 %), el canal de Alcock (25 %) o el canal subpúbico, afectando a las ramas terminales, dorsal del clítoris (5 %). Los criterios de Nantes ayudarán en su diagnóstico, teniendo que estar presentes los cinco criterios: dolor en el área del pudendo, aumento con la sedestación, el dolor no despierta a la paciente durante la noche ya que no lo comprime, ausencia de alteración sensitiva en la exploración física y la realización de un bloqueo del nervio que resulte positivo. El tratamiento de este síndrome será multimodal e incluirá recomendaciones del estilo de vida para la paciente, así como el tratamiento médico y, eventualmente, fisioterapia y psicoterapia, reservando la cirugía de descompresión para casos muy seleccionados.

- Dolor pélvico posparto: el parto puede ser fuente de dolor pélvico, tanto si finaliza por vía vaginal como si es por cesárea. Puede haber dolor previo al parto, que puede ceder con este, o cronificarse posteriormente, como puede ser: el dolor lumbar bajo o de la faja pélvica; el dolor posparto agudo; o crónico, cuando perdura mas allá de los 3 meses.

  El tratamiento del dolor relacionado con el parto se basa en la correcta implementación de: *prevención primaria* (limitar la tocurgia, tanto las cesáreas como los partos instrumentados vaginales, episiotomía y desgarros vaginales, prevenir la lesiones del complejo esfinteriano); *prevención secundaria,* con vigilancia de la adecuada cicatrización de las heridas y el buen control analgésico con diagnóstico precoz de otras complicaciones, como los hematomas o los procesos infecciosos; y *prevención terciaria,* con un adecuado acceso a técnicas de fisioterapia, unidades especializadas y abordaje multidisciplinar en aquellas pacientes que lo requieran.

- Dolor asociado a síntomas urológicos: el más frecuente es el síndrome de dolor vesical, término que se recomienda cada vez más, reservando el de cistitis intersticial para aquellas pacientes con lesiones de Hunner en el urotelio, y encontrando en menor medida el síndrome de dolor uretral. Las bases para lograr un tratamiento eficaz son: una anamnesis detallada y un examen físico exhaustivo y sistemático, apoyándose en técnicas complementarias o invasivas para la exclusión de otras patologías, o en casos de mala evolución clínica. En ambos cuadros, el diagnóstico es clínico, y el síntoma principal es el dolor durante el llenado vesical en el caso del síndrome de dolor vesical y durante la micción para el síndrome de dolor uretral. Se podrán encontrar otras patologías que afecten a la salud en general o a otros tipos de cuadros dolorosos. Una vez más, se recalca la importancia de la terapia multimodal, que integra las diferentes especialidades médicas y orientadas al fenotipo individual de cada paciente.

- Otras causas: como pueden ser:
  - El síndrome de congestión pélvica, para el que no existe un consenso, ni diagnóstico, ni tratamiento. Se relaciona con el hallazgo de abundantes plexos venosos pélvicos en el contexto de pacientes con dolor pélvico crónico, siendo el principal factor de riesgo la multiparidad. No obstante, estos hallazgos pueden encontrarse en pacientes asintomáticas.

  - Las adherencias pélvicas en pacientes con antecedentes quirúrgicos, enfermedades pélvicas inflamatorias o la misma endometriosis con alteración mecánica en la movilidad de los órganos y entre el peritoneo tanto visceral como parietal, sin existir una correlación exacta entre la localización anatómica y el dolor. Se trata de un síndrome de difícil manejo en el que la clave principal es la prevención, realizando procedimientos quirúrgicos poco agresivos, reduciendo la isquemia tisular.

  - El dolor de causa intestinal, como el síndrome de intestino irritable, en el que aparece un dolor abdominal con hábitos intestinales alterados, de causa coloproctológica, como la fisura anal, donde se desgarra la mucosa del canal anal, asociando importante disquecia y otros tipos de dolor anorrectal de origen funcional, como el síndrome del elevador del ano o la proctalgia fugaz.

Tratamiento

El abordaje del dolor pélvico en pacientes con disfunción del suelo pélvico implica un enfoque integral que combina evaluación clínica, terapias conservadoras, en algunos casos, intervenciones especializadas. En general, requiere paciencia, colaboración entre el equipo médico y la paciente, e implicación de esta en la toma decisiones.

Un enfoque holístico que abarque aspectos físicos, emocionales y educativos es fundamental para mejorar la calidad de vida y reducir el impacto del dolor pélvico en la funcionalidad diaria.

Se pueden realizar las siguientes actuaciones:

- **Terapias conservadoras:**
  - *Fisioterapia del suelo pélvico*: ejercicios específicos para fortalecer y relajar los músculos del suelo pélvico, así como técnicas de *biofeedback* para mejorar la consciencia y el control muscular.
  - *Terapia manual*: manipulación suave de los tejidos para aliviar la tensión muscular y mejorar la movilidad de la región pélvica.
  - *Educación de la paciente*: información sobre el funcionamiento del suelo pélvico, hábitos posturales y técnicas de relajación para empoderar a la paciente en el manejo de su condición.
- **Intervenciones especializadas:**
  - *Tratamiento médico escalonado* en el manejo del dolor.
  - *Infiltraciones de puntos del dolor*: para aliviar la tensión muscular en áreas específicas. Tanto con infiltraciones con fármacos analgésicos como de tipo mixto, como podría ser la toxina botulínica.
  - *Estimulación eléctrica:* puede utilizarse para mejorar la fuerza y el control muscular.
  - *Biofeedback electromiográfico*: proporciona información en tiempo real sobre la actividad muscular para ayudar a la paciente a modificar patrones disfuncionales.
  - *Técnicas de relajación*.
  - *Abordaje psicológico* con terapia cognitivo-conductual o control de la ansiedad.

Como se ha comentado, sería necesario un enfoque multidisciplinario, con la colaboración de otros profesionales: fisioterapeutas, psicólogos y otros especialistas, según las necesidades individuales de la paciente. Además de un correcto seguimiento con evaluación regular del proceso, ajustar el plan de tratamiento, según sea necesario, y mostrar un apoyo tanto profesional como emocional, la educación continuada de la paciente le permitirá ganar autonomía en la gestión a largo plazo de su disfunción.

PUNTOS CLAVE

- La incontinencia urinaria se define como «la queja de cualquier pérdida involuntaria de orina», que puede llegar a tener un gran impacto en el bienestar físico, psicológico y social de las mujeres que la padecen.
- Es una patología que aumenta con la edad y que, a pesar de no estar considerada como grave, está infradiagnosticada.
- El diagnóstico de la incontinencia urinaria se basa fundamentalmente en la anamnesis dirigida, la exploración física, el uso de cuestionarios para la medicación de la afectación en la calidad de vida y el diario miccional, y se reserva la exploración urodinámica y las técnicas de imagen del tracto urinario inferior para aquellos casos en que se precisen.
- El tratamiento debe ser escalonado y progresivo, con gran importancia del primer nivel en la modificación de los estilos de vida y hábitos de la paciente.
- Cuando sea preciso iniciar un tratamiento médico, se deben conocer bien las características de la paciente y los posibles efectos secundarios, para conseguir la adecuada eficacia y adherencia.
- La incontinencia de origen intestinal se clasifica como incontinencia fecal, pérdida involuntaria de heces, o anal, que incluye los gases.
- El origen es multifactorial, con un importante papel en la edad de las pacientes. En ginecología, es preciso conocer el importante papel que juegan las lesiones del complejo esfinteriano durante el parto. Es de vital importancia saber cómo prevenirlas, ser capaces de repararlas y ofrecer un adecuado seguimiento.
- Las pacientes con patología del suelo pélvico presentan un alto riesgo de padecer disfunción sexual femenina, donde se incluyen trastornos del deseo sexual, de la excitación, del orgasmo y trastornos sexuales por dolor en el área genital que se presenten como un síntoma al intentar la penetración vaginal (*dispareunia*), o bien cuando existe una contracción involuntaria y persistente de la musculatura de la zona genital que impide cualquier introducción vaginal (*vaginismo*), pudiendo encontrar a menudo miedos anticipatorios, fobias y actitudes frecuentes de rechazo.
- El dolor pélvico es aquel que se percibe como originado en los órganos/estructuras pélvicos y que dura más de 6 meses. A menudo, se asocia a consecuencias cognitivas, conductuales, sexuales y emocionales negativas, así como síntomas sugestivos de disfunción del tracto urinario inferior, sexual, intestinal, del suelo pélvico, miofascial o ginecológica.
- Tres pilares clave para afrontar el estudio del dolor pélvico de las pacientes son: ser capaces de recopilar toda la información y los datos disponibles de las patologías, intervenciones, visitas a otros especialistas y tratamientos propuestos; disponer de tiempo y espacio para realizar una correcta anamnesis y exploración física; utilizar herramientas que permitan a la paciente expresarse, como son los cuestionarios.

BIBLIOGRAFÍA

Abrams P, Andersson KE, Apostolidis A, Birder L, Bliss D, Brubaker L, et al. Recommendations of the International Scientific Committee: Evaluation and treatment of urinary incontinence, pelvic organ prolapse and faecal incontinence. En: Abrams P, Cardozo L, Wagg A, Wein A (eds.). Incontinence. 6ª ed. Tokyo: International Consultation on Incontinence; 2017. p. 2549-605.

AIUM/IUGA practice parameter for the performance of Urogynecological ultrasound examinations: Developed in collaboration with the ACR, the AUGS, the AUA, and the SRU. Int Urogynecol J. 2019;30(9):1389-400.

Bautrant E, Porta O, Murina F, Mühlrad H, Levêque C, Riant T, et al. Provoked vulvar vestibulodynia: epidemiology in Europe, physio-pathology, consensus for first-line treatment and evaluation of second-line treatments. J Gynecol Obstet Hum Reprod. 2019;48(8):685-8.

Bliss DJ, Mimura T. Assessment and conservative management of faecal incontinence and quality of life in adults. En: Abrams P, Cardozo L, Wagg A, Wein A (eds.). Incontinence. 6ª ed. Tokyo: International Consultation on Incontinence; 2017. p. 1993-2085.

Bornstein J, Preti M, Simon JA, As-Sanie S, Stockdale CK, Stein A, et al.; International Society for the Study of Vulvovaginal Disease (ISSVD), the International Society for the Study of Women's Sexual Health (ISSWSH), and the International Pelvic Pain Society (IPPS). Descriptors of vulvodynia: a multisocietal definition consensus (International Society for the Study of Vulvovaginal Disease, the International Society for the Study of Women Sexual Health, and the International Pelvic Pain Society). J Low Genit Tract Dis. 2019;23(2):161-3.

Castro D, Espuña M, Prieto M, Badia X. Prevalencia de vejiga hiperactiva en España: estudio poblacional. Arch Esp Urol. 2005;58(2):131-8.

Chapple CR, Nazir J, Hakimi Z, Bowditch S, Fatoye F, Guelfucci F, et al. Persistence and adherence with mirabegron versus antimuscarinic agents in patients with overactiv bladder: a retrospective observational study in UK clinical practice. Eur Urol. 2017;72(3):389-99.

Chronic pelvic pain: ACOG Practice Bulletin Summary, Number 218. Obstet Gynecol. 2020;135(3):744-46.

Doggweiler R, Withmore KE, Meiilink JM, Drake MJ, Frawley H, Nordling J, et al. A standard for terminology in chronic pelvic pain syndromes: A report from the chronic pelvic pain group of the international continence society. Neurourol Urodyn. 2017;36(4):984-1008.

European Association of Urology. EAU Guidelines Office. En: EAU Annual Congress Milan 2023. EAU; 2023.

European Association of Urology. EAU Guidelines on the diagnosis and management of female non-neurogenic lower urinary tract symptoms. En: EAU Annual Congress Amsterdam. EAU; 2022.

Fernández Carnero J, Gilarranz de Frutos L, León Hernández JV, Pecos Martin D, Alguacil Diego I, Gallego Izquierdo T, et al. Effectiveness of different deep dry needling dosages in the treatment of patients with cervical myofascial pain: a pilot RCT. Am J Phys Med Rehabil. 2017;96(10):726-33.

Guralnick ML, Fritel X, Tarcan T, Espuna-Pons M, Rosier PFWM. ICS Educational Module: Cough stress test in the evaluation of female urinary incontinence: Introducing the ICS-Uniform Cough Stress Test. Neurourol Urodyn. 2018;37(5):1849-55.

Handa VL, Cundiff G, Chang HH, Helzlsouer KJ. Female sexual function and pelvic floor disorders. Obstet Gynecol. 2008;111(5):1045-52.

Harlow BL, Bavendam TG, Palmer MH, Brubaker L, Burgio KL, Lukacz ES, et al. The Prevention of Lower Urinary Tract Symptoms (PLUS) Research Consortium: a transdisciplinary approach toward promoting bladder health and preventing lower urinary tract symptoms in women across the life course. J Womens Health (Larchmt). 2018;27(3):283-9.

Irwin DE, Milsom I, Hunskaar S, Reilly K, Kopp Z, Herschorn S, et al. Population-based survey of urinary incontinence, overactive bladder, and other lower urinary tract symptoms in five countries: results of the EPIC study. Eur Urol. 2006;50(6):1306-14; discussion. 1314-5.

Lamvu G, Carrillo J, Ouyang C, Rapkin A. Chronic pelvic pain in women: a review. JAMA. 2021;325(23):2381-91.

Levesque A, Riant T, Ploteau S, Rigaud J, Labat JJ; Convergences PP Network. Clinical Criteria of Central Sensitization in Chronic Pelvic and Perineal Pain (Convergences PP Criteria): elaboration of a clinical evaluation tool based on formal expert consensus. Pain Med. 2018;19(10):2009-15.

Lightner DJ, Gomelsky A, Souter L, Vasavada SP. Diagnosis and treatment of overactive bladder (non-neurogenic) in adults: AUA/SUFU Guideline Amendment 2019. J Urol. 2019;202(3):558-63.

Molero F, Castaño R, Castelo-Branco C, Honrado M, Jurado AR, Laforet E, et al. Vida y sexo más allá de los 50. MenoGuía AEEM. Barcelona: Asociación Española para el Estudio de la Menopausia; 2014.

Nohales FJ (coord.). Manual de dolor pélvico en la mujer. Barcelona: Activa Médica Editorial; 2023.

Nohales F, Muñoz M, Bauset C, Díez I, Cassadó J, Martín A, et al. Dolor pélvico crónico en la mujer; definición, clasificación, terminología y diagnóstico. Guía de Asistencia Práctica de la Sección de Suelo Pélvico de la SEGO. Madrid: Sociedad Española de Ginecología y Obstetricia; 2021.

Pons EM, Clota PM, Aguilón GM, Zardain PC, Alvarez RP. Cuestionario para evaluación de la función sexual en mujeres con prolapso genital y/o incontinencia. Validación de la versión española del "Pelvic Organ Prolapse/ Urinary Incontinence Sexual Questionnaire (PISQ-12)" Actas Urol Esp. 2008;32(2):211-9.

Rai BP, Cody JD, Alhasso A, Stewart L. Anticholinergic drugs versus non-drug active therapies for non-neurogenic overactive bladder syndrome in adults. Cochrane Database Syst Rev. 2012;12(12):CD003193.

Raja SN, Carr DB, Cohen M, Finnerup NB, Flor H, Gibson S, et al. The Revised IASP definition of pain: concepts, challenges, and compromises. Pain. 2020;161(9):1976-82.

Rosen R, Brown C, Heiman J, Leiblum S, Meston C, Shabsigh R, et al. The Female Sexual Function Index (FSFI): a multidimensional self-report instrument for the assessment of female sexual function. J Sex Marital Ther. 2000;26(2):191-208.

Royal College of Obstetrics and Gynecology. Guía Green-top No. 41: The Initial Management of Chronic Pelvic Pain. RCOG; 2012.

Sánchez F, Pérez Conchillo M, Borrás Valls JJ, Gómez Llorens O, Aznar Vicente J, Caballero Martín de Las Mulas A. Diseño y validación del cuestionario de Función Sexual de la Mujer (FSM). Aten Primaria. 2004;34:286-92.

Vaz CT, Sampaio RF, Saltiel F, Figueiredo EM. Effectiveness of pelvic floor muscle training and bladder training for women with urinary incontinence in primary care: a pragmatic controlled trial. Braz J Phys Ther. 2019;23(2):116-24.

Wagg AS, Foley S, Peters J, Nazir J, Kool-Houweling L, Scrine L. Persistence and adherence with mirabegron vs antimuscarinics in overactive bladder: retrospective analysis of a UK General Practice prescription database. Int J Clin Pract. 2017;71(10).

Yeowell G, Smith P, Nazir J, Hakimi Z, Siddiqui E, Fatoye F. Real-world persistence and adherence to oral antimuscarinics and mirabegron in patients with overactive bladder (OAB): a systematic literature review. BMJ Open. 2018;8(11):e021889.

Índice analítico

Los números de página seguidos de *f* indican figura; los seguidos de *t* indican tabla.